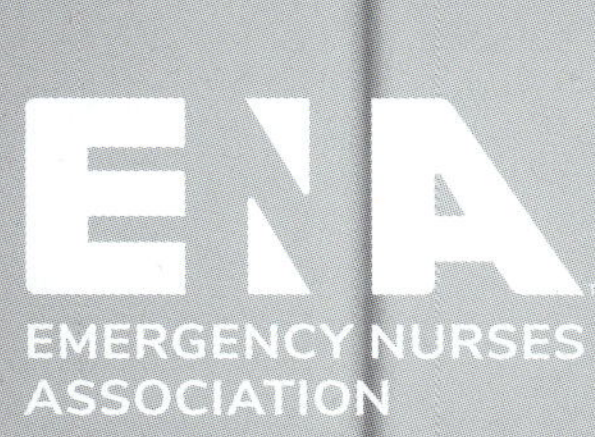

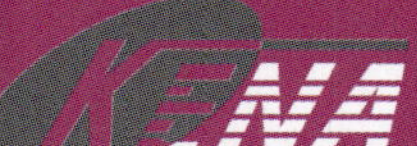

7판

응급간호

SHEEHY'S EMERGENCY NURSING PRINCIPLES AND PRACTICE

병원응급간호사회 옮김

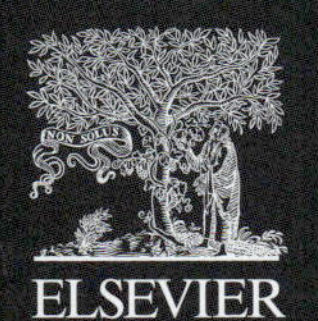

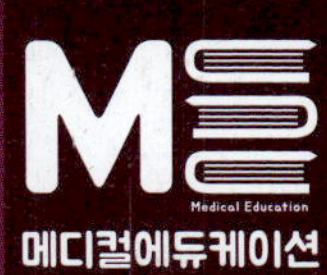

Elsevier
3251 Riverport Lane
St. Louis, Missouri 63043

SHEEHY'S EMERGENCY NURSING: PRINCIPLES AND PRACTICE,
SEVENTH EDITION ISBN 978-0-323-48546-3

Notices

이 한국어판은 메디컬에듀케이션 책임하에 번역되었습니다. 이 책에 수록된 정보, 기법, 실험 등은 의사와 연구자들의 판단 하에 이용되거나 평가되어야 합니다. 의학 분야의 빠른 발전과 성장으로 개개 진단법과 약물 복용법의 검증도 별도로 요구됩니다. Elsevier와 저자, 편집자, 기고자들은 이 책에서 번역된 내용 또는 제품, 기법, 사용법 등으로 인해 발생하는 상해 또는 재산상의 피해에 대해 법적인 어떠한 책임을 지지 않습니다.

7판

응급간호

SHEEHY'S
EMERGENCY NURSING
PRINCIPLES AND PRACTICE

Edited by

Vicki Sweet, MSN, RN, CEN, FAEN
ALS/CQI Coordinator, Emergency Medical Services,
County of Orange,
Health Care Agency
Santa Ana, CA
Associate Faculty, Health Sciences & Human Services
Saddleback College, Mission Viejo, CA

Andi Foley, DNP, RN, ACCNS-AG, CEN, TCRN
Emergency Services Clinical Nurse Specialist
CHI Franciscan: St Francis Hospital.

병원응급간호사회 옮김

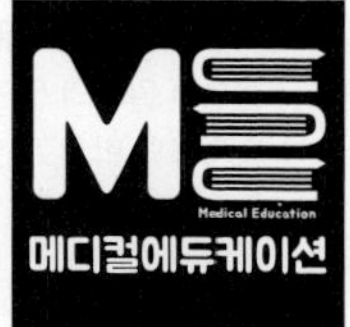

가나다 순

역자

편집위원

김성숙 서울아산병원

김현주 고려대학교 안산병원

서상순 분당서울대학교병원

소지은 아주대학교병원

송복희 국민건강보험 일산병원

윤정희 이대서울병원

이미희 한림대학교 강남성심병원

이상림 서울대학교병원

이주영 가톨릭대학교 서울성모병원

이지향 삼성서울병원

이현심 세브란스병원

허향숙 이대목동병원

7판

응급간호

2023년 11월 17일 인쇄
2023년 11월 24일 발행

저 자 Vicki Sweet, Andi Foley
역 자 병원응급 간호사회
발 행 인 이문수
발 행 처 메디컬에듀케이션(Medical Education)
등 록 제 2021-000122 호
주 소 경기도 용인시 수지구 신수로 767, B동 732호(동천동, 분당수지 U-TOWER)
전 화 Tel. 02-6482-3461 Fax. 02-6499-3463
이 메 일 medu@medupub.com
홈페이지 www.medupub.com

I S B N 979-11-6900-150-2 (93510)
정 가 50,000 원

◆ 표지사진 이강용 간호사 제공

저자 서문 PREFACE

Sheehy's Emergency Nursing: Principles and Practice 개정 7판은 응급간호의 원칙과 실무를 정의하는 전통을 이어가고 있습니다. 응급 간호의 모범적인 사례를 통한 풍부한 자원 제공을 위해 실무현장의 실제 사례, 근거 및 임상 지침을 종합했습니다. 저자들은 실제 임상에서 치료하는 환자의 결과를 향상시키기 위한 궁극적인 지식을 공유하였으며, 각각의 챕터를 확인한 전문간호사는 지리적 다양성을 가지며, 모든 응급 간호 실무 영역이 반영되어 있습니다.

개정 7판에는 윤리적 고려 사항, 직장 내 폭력, 노인 응급 및 외상에 대한 새로운 챕터가 추가되었으며, 응급 간호의 동적이고 지속적으로 발전하는 특성에 대응하여 모든 챕터에서 주요하고 상당한 개선이 있었습니다. 응급 간호의 고유한 문제와 사례에 초점을 맞추기 위해 대부분의 챕터를 간소화하였으며, 일부 컬러 삽화 및 사진을 추가하였습니다.

이 개정 7판이 안전한 실무와 간호를 제공하는 능력 향상에 기여할 수 있기를 바랍니다.

Vicki Sweet and Andi Foley

역자 서문 PREFACE

응급 간호는 전문 간호의 한 분야이나, 특정한 신체 계통이나 질병 과정, 연령 집단 등만을 대상으로 하는 다른 전문 간호분야와 달리 다양한 환자와 질병 과정을 대상으로 한다. 따라서 응급간호 실무는 전문 지식과 기술, 책임과 의무, 의사소통, 자율성 및 타인과의 협력관계를 습득하고 적용하는 것을 요구한다.

이 책은 응급간호의 원칙과 실무를 네 분야로 나누어 집필되었다. 제Ⅰ부는 응급간호의 역사와 개념, 실무의 근간이 되는 법률과 규제 및 다양성에 대한 내용으로 구성되어 있고, 제Ⅱ부는 전문가적 실무를 제공하기 위해 고려해야 할 사항들을 제시하였고, 제Ⅲ부는 응급간호의 전반적 임상기초를 제시하였다. 마지막으로 제Ⅳ부와 제Ⅴ부에서는 내외과적 응급과 외상을 자세히 다루고 있다. 이 책의 내용들은 모두 최신 논문을 근거로 기술되었으며, 실제 사례들을 제시하여 독자들의 이해를 돕고 있다.

이 책의 번역은 코로나가 절정일 시기인 2021년에 응급실 실무 현장에서 근무하고 있던 병원 응급간호사회 실행 이사들을 통해 시작되어 2023년이 되어서 종료되었다. 이 책의 역자들은 코로나로 가장 바쁘고 힘든 시기를 지나면서도 수 차례 만나 워크숍을 하며 용어에 대한 이해와 개념을 공유하였다. 우리나라 응급간호의 내용을 담으려고 노력하였고 편하게 읽고 이해할 수 있도록 문구를 다듬는데 힘을 쏟았다. 병원응급간호사회는 이 책을 통해 병원응급간호사들이 '응급간호업무의 질적 향상과 간호전문화에 한 발 앞서가는' 간호사가 되기를 간절히 바라는 바이며, 앞으로도 응급간호현장의 발전을 위해 책임을 다할 것을 약속 드린다.

끝으로 이 역서 편찬을 위해 적극적 지원을 아끼지 않고 제공해주신 메디컬에듀케이션 이문수 대표님께 감사의 말씀을 전한다.

2023년 11월 역자 일동

간편목차

CONTENTS

간편목차

CONTENTS

목차 CONTENTS

목차

CONTENTS

목차

CONTENTS

7판

응급간호

SHEEHY'S

EMERGENCY NURSING

PRINCIPLES AND PRACTICE

UNIT I

응급 간호의 기초

Foundations of Emergency Nursing

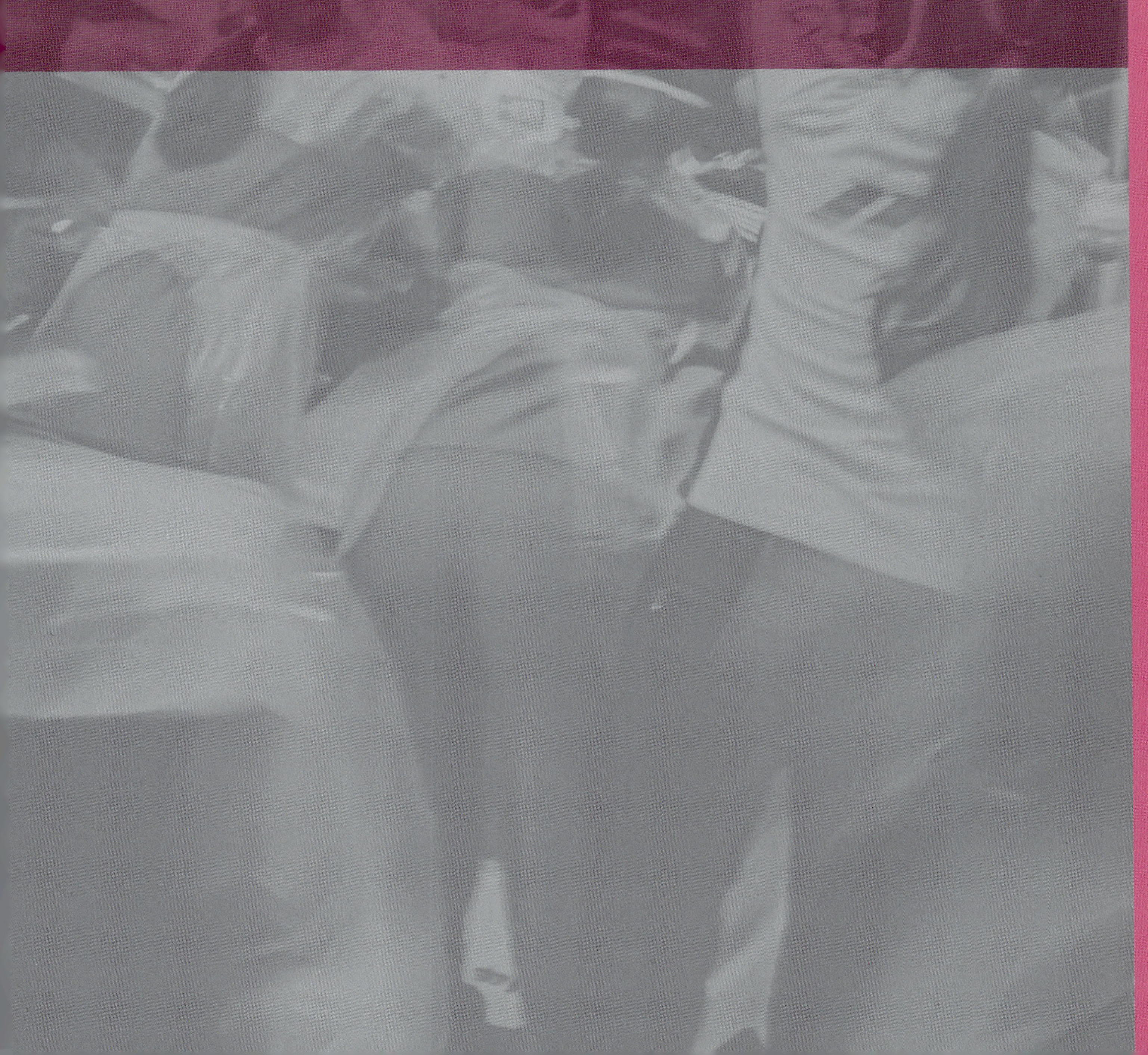

01

응급 간호 실무

Emergency Nursing Practice

Sarah Berry

응급 간호의 역사 요약

A BRIEF HISTORY OF EMERGENCY NURSING

제2차 세계대전 이후, 의료 행위와 병원에 대한 관점이 변화되어 왔다. 당시 대부분의 치료는 지역사회 중심으로 이루어졌고 병원 전 치료는 불분명하였다. 사립 병원의 응급실(ED)은 충분히 활용되지 않았고, 필요에 따라 인력이 배치되었다. 주로 빈곤한 환자에게 의료서비스를 제공하는 공립병원만이 응급실에 의료인력을 배치했다. 수련 중인 인턴과 레지던트/전공의가 대부분의 의료 서비스를 제공하였다. 제2차 세계대전 후 15~30년 동안 의료 서비스의 역동성이 변화하면서 응급실 사용이 증가했다. '가정의'의 1차 의료 서비스 제공 모델은 근무 시간 외 진료를 위해 환자를 응급실로 보내기 시작했다. 병원은 단순히 중증 질환자 또는 외상 환자를 위한 기관이 아닌 도움과 정보를 제공하는 지역사회 자원이 되었다. 더 많은 환자들이 응급실을 이용함에 따라 병원은 치료를 제공하기 위한 간호 직원을 더 많이 필요로 했다. 응급 간호사의 역할이 잘 정의되어 있지는 않았지만 예상치 못한 일시적인 상황과 환자 치료의 긴급함 때문에 가장 경험이 많은 간호사 만이 응급실 근무를 하도록 선정되었다.

응급실이 병원의 중요한 진료 분야로 인식되는 동시에 환자 치료를 위해 병원으로 이송되는 과정도 주목 받기 시작했다. 지역사회 지도자들과 의료계는 제2차 세계대전과 한국전쟁으로부터 얻게 된 경험을 토대로 환자의 응급 분류, 현장 치료 및 신속한 이송에 대한 교훈을 군뿐만 아니라 민간에서도 적용할 수 있음을 깨달았다. 군은 의료진의 진료를 위한 훈련 프로그램을 개발했고, 이송 전략을 수립하였다. 지상의 구급차 이용 외에도 부상 장병의 헬기 이송이 시작되었으며, 1960년대에 현대적인 응급 의료 서비스로 이어지는 지역사회 및 교육 프로그램을 설립하기 위한 법률이 제정되었다. 원격 소통, 휴대용 제세동기와 같은 기술의 개발 또한 응급 의료의 성장에 기여했다. 이러한 역사적 역학의 결과로 응급의학과 응급 간호학은 공인된 전문 분야로 성장했다.

새로운 간호 전문 분야: 실무의 정의

A NEW NURSING SPECIALTY: DEFINING THE SCOPE OF PRACTICE

응급 간호란 건강 상태에 진단되지 않았거나 중재가 필요할 수도 있는, 신체적, 정서적, 심리적 문제가 감지된 혹은 실제 발생한 모든 연령대의 개인을 돌보는 것으로 정의된다. 또한 응급 간호는 예측이 어렵고 일차적이며 급성의 특징을 가지며 다양한 현장에서 발생한다.

대부분의 전문 간호분야는 특정한 신체 계통, 질병 과정, 간호 현장, 연령 집단 또는 전체 간호대상자에 따라 정의된다. 이와는 대조적으로 응급 간호는 지식, 환자 및 질병 과정의 다양성으로 정의된다. 응급 간호사는 모든 연령의 인구 집단을 대상으로 다양한 범위의 질병, 손상 예방, 인명 구조 및 사지 구제 조치 등의 간호를 제공하는 동시에 위기 개입, 법의학적 문제, 완화 의료 및 말기 환자 돌봄(임종간호) 등의 문제를 다룬다. 응급 간호 실무는 일반적인 평가 및 전문적 평가와 중재, 관리 능력의 조합을 필요로 한다. 응급 간호의 이러한 다차원적 측면은 의료 실무에 내재된 역할, 행동 및 프로세스를 명시하고 전문 분야로서 고유한 특성을 설명한다. 응급 간호의 실무 영역, 대상 환자, 간호제공자의 다양성은 간호 전체 수준만큼 다양하다. 응급 간호 실무는 체계적이며, 간호과정, 간호 진단, 의사결정, 분석 및 과학적 사고 및 평가를 포함한다. 응급 간호 실무에 내재된 전문적 행동은 전문 지식과 기술, 책임과 의무, 의사소통, 자율성 및 타인과의 협력 관계를 습득하고 적용하는 것이 요구된다.

응급 간호의 실무 범위는 사정, 진단, 치료 및 평가를 포함한다. 문제 해결을 위해서는 최소한의 치료 또는 전문 생명 유지 조치(소생술), 환자 및 가족 교육, 적절한 이송 및 법적 의미에 대한 지식이 필요하다. 환자 개개인의 다양한 측면과 관련될 수 있는 질병과 부상에 대한 신속한 평가와 안정화가 필요한 경우는 언제 어디서나 간호가 제공된다. 박스 1-1은 응급 간호를 위한 다양한 실무 영역을 설명한다.

박스 1-1 응급 간호 실무 영역

병원 기반 응급실	학교 및 대학
단독 응급실	비즈니스/산업
병원 전 응급 의료 서비스 기관	교정 기관
항공 및 지상 이송 서비스 기관	직업 병원
군사 기반 센터	응급실 내 관찰구역
긴급 요양 센터	주 및 연방 재난관리 대응 팀
일반 클리닉	모바일 통합 의료
건강 예방/유지 조직	원격의료
이송 서비스	독극물 관리 센터

간호 역할에는 환자 돌봄, 연구, 관리, 교육, 상담 및 옹호가 포함된다. 응급 간호의 실무는 응급간호사협회(ENA, Emergency Nurses Association)의 응급 간호 실무 표준에 기술된 특정 역할과 기능을 통해 정의된다.

응급간호사협회

THE EMERGENCY NURSES ASSOCIATION

전문 분야로서의 응급 간호의 발전은 1970년에 공인된 응급실간호사협회(EDNA, Emergency Department Nurses Association: 후에 응급간호사협회로 불림)의 역사와 관련이 있다(박스 1-2 및 그림 1-1). 협회 회원의 급속한 증가, 응급 간호 정의에 대한 관심, 지역사회 의료 및 입법단체로부터의 인정은 많은 실행 계획들을 이끌어 냈다. 설립 5년 내 응급실간호사협회는 응급 간호사 교육을 위한 핵심 커리큘럼을 개발하고 응급 간호사 실무를 가르쳤으며 전국적으로 응급 치료를 다루는 모든 주요 프로그램에 참여하게 되었다. 1970년대 중반 전문 분야로서 응급 간호의 비율은 간호 커뮤니티 내에서 지속적으로 커져갔다. 응급실간호사협회의 주요 업적으로 핵심 커리큘럼 개발, 응급 간호 실무 표준(미국간호사협회와 함께) 및 응급간호학술지(Journal of Emergency Nursing)의 개간 및 발표가 있다. 1978년까지 응급실간호사협회는 조직을 위한 독립적인 관리가 필수적이라 판단하고 일리노이주 시카고에 전담 직원을 둔 자체 사무실을 열었다. 바쁘게 10년이 지나갈 무렵 응급실간호사협회는 국가 인증 개발 과정을 시작하기 위해 인증 위원회에 자금을 지원하여 응급 간호의 전문성을 지속적으로 발전시키고 검증해 나갔다. 한편 응급 간호사

박스 1-2 응급간호사협회의 역사

1968년 미국의 Anita M. Dorr, RN과 Judith C. Kelleher, RN은 응급 의료에 참여하는 간호사들의 기준을 설정하고 효과적인 응급 간호 실무의 개선된 방법을 개발하기 위해 자원을 모을 필요가 있다고 인식했다. 또한, 응급 간호사를 위한 지속적인 교육 프로그램과 응급 치료에 참여하는 간호사들을 위한 단합된 목소리를 낼 필요성을 느끼고 1970년 Ms. Dorr는 East Coast에 응급실 간호사 단체(Emergency Room Nurses Organization)를 결성했고, Ms. Kelleher는 West Coast에 응급실간호사협회(EDNA, Emergency Department Nurses Association)를 결성했다. 두 그룹은 힘을 합쳐 협회는 1970년 12월 1일 뉴욕 로체스터에서 응급실간호사협회(EDNA)로 처음 통합되었다. 첫 번째 전국 협회 회의는 1971년 뉴욕에서 열렸다.

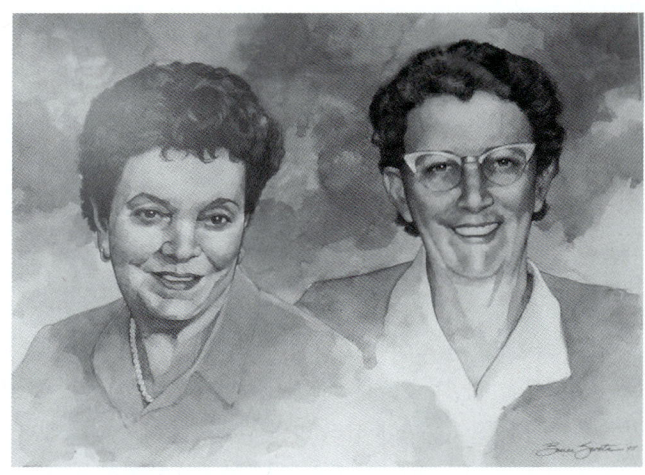

그림 1-1 응급간호사협회 창시자. Judy Kelleher (좌)와 Anita Dorr (우)
(*ENA Archives:* artwork by Bruce Sereta [brucesereta.com].)

는 항공 이송 중 간호 및 중환자 이송 시 간호 등에서 응급 간호의 역할을 추가로 지정하기 시작했다. 간호 및 술기, 고급 실무, 행정 및 교육을 보다 전문화하고 지속적인 연구 개발을 위해 응급 간호 전공 및 간호 프로그램을 갖춘 대학원이 설립되었다.

1985년 협회 이름이 응급간호사협회(ENA, Emergency Nurses Association)로 변경되어 응급 간호의 간호가 제공되는 장소를 특징으로 하는 것이 아닌 독립적인 특정 역할로 인식되기 시작했다. 응급 간호 실무 표준을 개발하고 인증 위원회가 응급 간호를 위한 인증 기관으로 발전하였다. 또 다른 중요한 교육 프로그램인 외상 간호 핵심 과정(TNCC, Trauma Nursing Core Course)이 개발되어 핵심 지식 수준을 표준화

하고 외상 간호 과정을 구현하였다. TNCC는 ENA의 가장 성공적인 프로그램 중 하나가 되어 역량 측정 모델을 만들었다. 다른 국가에서 TNCC를 채택함에 따라 ENA는 국제적으로 다른 나라의 응급 간호 기관과 연계될 수 있었으며, 1980년대 후반에 ENA는 응급 간호사의 날을 만들고 교육과 연구를 목적으로 응급 간호 재단의 설립을 모색하기 시작하였다.

응급 간호가 21세기에 들어서며 응급실의 혼잡, 환자 포화, 비용 상승, 근무 환경의 안전, 간호사 부족 문제 등이 지속적으로 나타나고 있다. 응급실 내 관찰구역 외에도 새로운 진료 영역으로 긴급 치료 센터, 응급실 내 관찰구역 및 직업 치료 센터가 포함되었다. 응급 간호사를 보호하고 자원을 제공하는 것이 ENA의 주요 기능과 역할이었다.

인터넷 기술은 의사소통과 자원 획득을 촉진하였다. 노인 응급 간호 교육(GENE, Geriatric Emergency Nursing Education)과 같은 중요한 새로운 교육 프로그램이 도입되었으며, 911 사건 이후 생물학적 테러와 대량 살상 무기는 응급 간호사와 응급 치료를 위한 새로운 전문 교육 분야가 되었다. 또한 5단계 응급 환자 분류 및 인력 자원의 배치와 생산성에 대한 주제는 협회의 입장 성명서에서 다룬 많은 문제 중 하나였다. 지난 10년 동안 ENA는 인신매매 피해자의 평가 및 식별, 모바일 장치 및 소셜미디어의 사용, 아편유사제 위기(오남용), 건강 행동 관리 등과 같이 의료에 영향을 미치는 국가 차원의 증가하는 문제들을 해결하였다. 미래의 과제를 해결하기 위해 ENA는 다시 한번 스스로를 조사하였고, 행정, 옹호, 회원 자격, 전문성 개발, 연구 및 실천의 핵심 역량을 중심으로 재편성되었다. 기존의 교육 및 네트워킹을 목표로 했던 조직은 응급 간호를 위한 권위자, 옹호자, 로비스트 및 응급 간호사를 대변하는 목소리로 발전했다. ENA는 전 세계 32개 이상의 국가를 대표하는 회원을 기반으로 지속적으로 성장하고 있다.

간호 실무 사명 및 가치

NURSING PRACTICE MISSION AND VALUES

응급 간호의 전문 실무는 '환자 안전과 응급 간호 실무의 우수성을 옹호'한다는 협회의 비전과 사명에 따라 진행된다. ENA의 비전은 글로벌 응급 간호 자원이 되는 것과 '안전한 실무 및 안전한 간호'를 옹호하는 것이다. 비전과 사명은 실무 표준과 전문적 성과를 포함한 응급 간호 실무 표준에 의해 달성된다.

응급 간호 실무의 표준

STANDARDS OF EMERGENCY NURSING PRACTICE

응급 간호 실무 표준은 ENA에서 개발한 권위 있는 간호 실무에 대한 진술로 (1) 응급 간호사의 가치, 우선순위 및 의무를 반영하고, (2) 전문적인 응급 간호 실무에 대한 지침을 제공하며, (3) 실무 평가를 위한 개념틀을 제시한다. 응급 간호 실무 표준은 실무 및 전문직 수행이라는 두 가지 영역으로 분류된다. 실무 표준에는 사정, 진단, 목표설정, 계획, 실행 및 평가가 포함된다. 전문직 성과 표준에는 윤리, 실무의 문화적 고려, 의사소통, 협력, 리더십, 교육, 근거 기반 실무 및 연구, 실무의 질, 전문 실무 평가, 자원 활용 및 환경 건강이 포함된다. 각 표준에는 숙련도가 예상되는 역량이 수반되며, 역량은 표준 준수의 근거가 된다. 표준에 대한 역량은 등록 간호사(RN), 대학원 수준의 준비된 RN 및 APRN (전문 간호사)의 역할에 따라 정의된다.

협력 실무 COLLABORATIVE PRACTICE

건강한 직업환경을 위해서는 다원적이며 긍정적인 헌신과 적절한 동료의식을 통한 의료 종사자들 간의 지원과 협력이 필요하다. 협력 실무는 응급 치료의 수행을 향상시키기 위해 뚜렷하고 상호보완적인 지식과 기술(예: 병원 전 응급 치료 제공자, 응급실 의사 및 간호사, 외상 외과의, 호흡기 치료사, 방사선 전문의 및 약사)을 갖춘 의료 전문가들이 서로 협력하게 만든다. 이렇게 구성된 팀의 실무는 질, 비용, 접근성의 틀 내에서 환자의 요구와 복잡한 문제를 해결할 수 있다. 일차적인 노력은 환자와 환자의 가족, 지역사회를 위한 것으로 다양한 전문가의 연합은 환자와 가족, 지역사회 내에서 성공적인 변화를 만들기 위한 기본이 된다. 일반적으로 공동의 목적이나 활동 또는 임상적 딜레마로 인해 협력이 가능한 영구적 혹은 임시적인 팀이 형성될 수 있다. 연합은 이웃에서 국가적 영향에 이르기까지 모든 문제와 규모를 중심으로 구축될 수 있다. ENA는 전문 조직 연합을 구성한 후 여러 입장 성명서와 부서 지침을 성공적으로 작성하였다. 성공적인 협력의 형성은 다음과 같은 상황에서 발생할 가능성이 높다.

- 목표는 유사하거나 양립할 수 있다.

- 함께 일하는 경우 모두가 목표를 달성할 수 있는 능력이 향상된다.
- 협력의 이점은 비용보다 크다.

지위와 입장 성명 및 입장 실무 가이드라인(지침)

POSITION STATEMENTS AND CLINICAL PRACTICE GUIDELINES

ENA는 양질의 간호 표준을 확립함으로써 응급 간호에 있어 국내 및 국제적 리더십을 보여주었다. 리더십은 모든 수준에서 환자 치료의 개선을 지원하는 데 사용되는 입장 성명 및 임상 실무 지침의 형태로 제시된다. 박스 1-3에 제시된 입장 성명서는 다양한 문제에 대한 조직의 공식 입장을 나타낸다. 전체 목록은 http://ena.org에서 확인할 수 있다.

지역사회 교육 COMMUNITY EDUCATION

응급 간호사는 임상 현장 및 지역사회 내에서 질병 예방 교육과 감소를 위해 적극적인 역할을 한다. 응급 간호사는 질병 및 부상의 위험과 발생을 줄이기 위해 지역사회 교육 프로그램에 적극적으로 참여한다. 궁극적인 예방의 결과는 1차, 2차 및 3차 예방을 통해 달성된다.

- 1차 예방은 위험 요인 수준을 줄여 질병이나 부상을 예방한다(예: 유아용 카시트 배포 및 사용 교육).
- 2차 예방은 질병을 조기에 발견하여 그 영향을 통제하거나 제한하는 것을 목표로 한다(예: 위험한 행동을 하는 사람들에 대한 인간 면역 결핍 바이러스[HIV] 및 성 매개 감염[STI] 검사).
- 3차 예방은 장애를 줄이고 기능을 유지하기 위해 노력을 기울이면서 질병과 부상을 치료하는 데 목표를 갖는다(예: 약물 남용에 대한 치료 프로그램으로 의뢰).

박스 1-3 ENA 입장 성명서와 임상 실무 지침

입장 성명서

응급 간호 고급 실무(2012년 2월)
비상 상황에서의 문화 다양성(2012년 5월)
건강한 작업 환경(2013년 3월)
응급 상황에서의 모바일 전자기기 사용(2013년 9월)
응급 상황에서의 완화 및 임종 치료(2013년 9월)
응급 상황에서 만성/지속적인 통증 환자 관리(2014년 1월)
직장 내 폭력 완화(2015년 1월)
응급 센터의 인신매매 환자 인식(2015년 2월)
친밀한 파트너 폭력(2015년 8월)
양질의 의료 서비스 이용(2016년 7월)
혼잡, 입원대기 및 환자 처리량(2017년 12월)
환자 이송 및 인계(2018년 3월)

ENA 임상 실무 지침

침습적 절차 및 소생술 중 가족의 참여(2012년)
노인응급실 가이드라인(2013년)
비강 내 약물 투여(2016년)

Emergency Nurses Association. *ENA position statements.* https://www.ena.org/practice-resources/resource-library/positionstatements. Accessed July 26, 2018.

환자 안전 개념 PATIENT SAFETY CONCEPTS

합동 위원회(JCI, Joint Commission's Board of Commissioners)는 매년 국제환자안전목표(NPSG, National Patient Safety Goals) 목록을 게시하고 개정한다. NPSG는 다양한 의료환경에서 환자 안전 전문가와 임상의가 문헌과 사용가능한 데이터베이스를 체계적으로 검토한 후 제시된다. 응급 간호사는 이러한 안전 목표를 응급실 환자에게 제공되는 치료에 통합 적용한다. 표 1-1은 병원용으로 승인된 2018년 NPSG의 요약 목록이다.

질, 안전, 손상 예방

Quality, Safety, and Injury Prevention

ENA의 품질안전예방연구소(IQSIP, Institute for Quality, Safety and Prevention)는 업무의 질, 안전, 손상 예방 및 건강과 관련된 문제에 중점을 두고 연구를 진행한다. 자원 개발과 프로그램 및 주요 프로젝트를 담당하는 IQSIP는 지역 및 국가 조직과 협력한다. IQSIP 자문 위원회는 응급실의 운영, 입장 성명서, 연례 공로상 등을 결정하는 위원회에 참가하는 전문가로 구성된다. IQSIP의 실무 범위에는 근거 기반 실무 자원 개발, 간호의 질, 환자와 의료진의 안전 및 상해 예방에 대한 인식 제고, 외부 이해 관계자나 조직과의 논의에서 응급실 간호사 옹호 등이 포함된다.

표 1-1 2019 환자 안전 목표	
Goal 1	**환자를 정확하게 확인한다.**
NPSG.01.01.01	환자를 확인하기 위해 최소 두 가지 방법을 사용한다. 예를 들어, 환자의 이름과 생년월일을 사용한다. 이는 각 환자가 올바른 약과 치료를 받을 수 있도록 하기 위해 수행된다.
NPSG.01.03.01	수혈을 받을 때 환자에게 정확한 혈액이 준비되도록 한다.
Goal 2	**직원 간 의사소통을 개선한다.**
NPSG.02.03.01	중요한 검사 결과를 정확한 시간에 적절한 직원에게 전달한다.
Goal 3	**약물 사용의 안전성을 높인다.**
NPSG.03.04.01	시술 전 라벨이 없는 의약품에 라벨을 붙인다. 가령 주사기, 컵, 용기에 담겨 있는 약. 라벨링은 의약품과 용품이 준비되어 있는 구역에서 수행한다.
NPSG.03.05.01	항응고제 약물을 복용하는 환자의 경우 특별히 주의한다.
NPSG 03.06.01	환자의 약에 대한 정확한 정보를 기록하고 전달한다. 환자가 복용 중인 약을 확인하고 복용 중인 약과 처방된 새로운 약을 비교해 본다. 환자가 집에서 어떤 약을 복용해야 하는지 알고 있는지 확인한다. 환자가 의사에게 진찰을 받고자 할 때마다 복용 중인 최신 의약품 목록을 가져오는 것이 중요하다고 이야기한다.
Goal 6	**알람을 안전하게 사용한다.**
NPSG 06.01.01	의료 장비의 경보를 제시간에 듣고 응답할 수 있도록 개선한다.
Goal 7	**의료 관련 감염의 위험 요인을 줄인다.**
NPSG.07.01.01	미국질병통제예방센터 또는 세계보건기구의 손 세척 지침을 사용한다. 손 위생 개선을 위한 목표를 설정하고 개선한다.
NPSG.07.03.01	입증된 지침을 사용하여 치료하기 어려운 감염을 예방한다.
NPSG.07.04.01	입증된 지침을 사용하여 중심정맥관을 통해 혈액이 감염되는 것을 예방한다.
NPSG.07.05.01	수술 후 감염 예방을 위해 지침을 따른다.
NPSG.07.06.01	카테터로 인한 요로 감염을 예방하기 위해 지침을 따른다.
Goal 15	**환자 안전의 위험 요인을 식별한다.**
NPSG.15.01.01	환자가 자살 위험 요인이 있는지 알아본다.
Universal Protocol	**수술 중 실수를 예방한다.**
UP.01.01.01	정확한 환자와 정확한 부위에 수술이 이루어지도록 확인한다.
UP.01.02.01	환자의 신체에 수술을 할 정확한 위치를 표시한다.
UP.01.03.01	수술 전 잠시 멈추어 실수가 없는지 확인한다.

Modified from The Joint Commission. Patient safety. The Joint Commission website. http://www.jointcommission.org/patientsafety/nationalpatientsafety-goals. Accessed April 24, 2019.

응급 간호의 전문성 검증

EMERGENCY NURSING VALIDATION OF KNOWLEDGE

간호 과학은 실제 또는 잠재적인 건강 문제에 대한 개인의 적응, 건강에 영향을 미치는 환경, 건강을 증진하고 질병의 결과에 영향을 미치는 치료적 중재와 관련된 지식의 영역이다. 응급 간호는 분명하게 특정 관심 현상의 영역이 있는 전문 분야 중 하나이다. 간호에 필요한 지식은 사람, 환경, 건강 및 간호에 대해 공개된 것의 종합으로 볼 수 있다. 따라서 본 학문은 모든 현상을 바라보는 독특한 관점을 가지고 있으며, 이는 궁극적으로 탐구와 지식의 한계와 본질을 정의한다.

전문 간호 지식을 검증하기 위해 설립된 두 가지 프로그램은 자격증 및 추가 교육이다. 전문 간호사 자격증은 점점 더 간호사가 전문 분야에서 실무를 할 수 있는 특정 지식을 습득했다는 표준 보증서로 간주되고 있다. 추가 교육에는 학사학위나 대학과 같은 기존 기관의 석사 학위 또는 APRN 자격증 과정 등과 같은 대학원 프로그램이 포함될 수 있다.

자격/인증을 통한 전문성 검증

VALIDATION OF KNOWLEDGE THROUGH CERTIFICATION

응급 간호의 지식과 전문성을 검증하는 방법 중 한 가지는 자격증을 이용하는 것이다. 간호분야에서 자격증은 마취간호사협회(American Association of Nurse Anesthetists)가 처음 인증을 시작한 1945년으로 거슬러 올라간다. 그러나 대부분의 인증간호사 자격은 지난 30년 이내에 확립되었다. 간호 전문 조직의 수적 증가는 전문 간호 자격이 확산되는 주요 요인이 되었다.

응급간호자격위원회(BCEN, The Board of Certification for Emergency Nursing)는 사전에 정해진 기준에 따라 간호의 정의된 기능적 또는 임상적 영역에서 실무를 수행하기 위한 개인의 능력과 지식을 검증하는 목적을 가지고 인증을 수행한다.

결과적으로 인증 과정은 개인 간호사와 고용주 모두에게 이익이 되는 동시에 사회적으로도 이익이 된다. 자격을 취득하면 고용주와 동료의 존경심이 높아지고 급여가 인상되며 자존감 및 직업적 자부심, 사명감이 커질 수 있다.

고용주와 잠재적 고용주도 전문간호 자격인증의 혜택을 받는다. 인증은 직원의 지식과 전문성에 대한 객관적인 척도와 정보를 제공한다. 간호 전문직은 전반적으로 인증의 혜택을 받는다. 인증 과정 때문에 전문 간호 지식의 체계가 정의되고 검사된다. 인증은 간호사가 정의된 지식 체계를 명확히 이해하고 해당 지식을 기반으로 전문 역량 수준을 달성할 수 있음을 다른 의료 분야에 입증한다. 개인의 자격증 취득 시험 준비는 간호에도 도움이 된다. 성공적인 자격증 취득을 위해서는 전문 지식에 대한 철저한 학습과 연구가 필요하다. 자격증의 갱신은 실무 간호사가 전문 간호 실무의 모든 측면에서 최신 상태를 유지하도록 권장한다.

자격증을 획득하는 방법에는 세 가지가 있다. 한 가지 방법은 주 또는 정부 기관의 인증이다. 주 단위 인증은 특정 확장된 간호 역할을 수행할 수 있는 간호사의 능력에 대한 법적 승인을 나타낸다. 주에 의한 인증은 일반적으로 등록 간호사가 되기 위해 주 위원회 시험에서 다루는 수준을 넘어서는 간호 실무의 특정 측면과 관련된다. 주 인증은 종종 간호사의 인증 기관의 사전 인증, 교육 프로그램 이수 또는 두 가지를 모두 기반으로 한다. 경우에 따라 인증 시험은 주정부 기관에서 관리한다. 주 인증에 대한 요구 사항은 매우 다양하므로 주별 인증이 다른 주에서 인정되지 않을 수 있다. 주 인증의 예로 emergency communications registered nurse (ECRN), mobile intensive care nurse (MICN), trauma nurse specialist (TNS)가 있다.

자격증은 기관을 통해서도 받을 수 있다. 기관은 의료 시설 또는 교육 시스템을 갖춘 곳일 수 있다. 이러한 유형의 인증은 일반적으로 기관별로 다양한 교육기간과 특성을 가진 교육과정을 수료하면 받을 수 있다. 이러한 유형의 인증은 대부분의 경우, 주 또는 전문직단체에서 인증에 대한 내용이나 조건을 통제하지 않는다. 프로그램의 다양성과 국가 기관의 감독 부족으로 인해 이러한 유형의 인증은 특정 인증 기관 외부에서는 적용 가능성이 매우 제한될 수 있다.

간호 전문 분야에서 인증을 획득하는 가장 일반적인 방법은 전문 조직을 이용하는 것이다. 미국간호사인증센터(ANCC, American Nurses Credentialing Center)는 다양한 유형의 인증 프로그램을 제공한다. 대부분의 간호 전문 기관은 전문 분야의 인증 절차를 이미 개발했거나 개발 중에 있다. 이러한 노력은 전문 간호 실무에 안전한 기초 간호 실무 이상의 지식이 필요하다는 증거가 된다.

응급 간호 자격

EMERGENCY NURSING CERTIFICATION

1980년 7월 19일에 응급 간호 인증 시험이 처음 실시되었다. 약 1,400명의 간호사가 1차 시험을 치렀고, 900명이 성공적으로 합격하여 자격증을 받았다. 시험은 총 250개의 문항으로 구성되어 있으며 모두 점수화된다. 인증 시험을 통과하는 합격 점수는 175점이다. 시간이 지남에 따라 인증 시험은 보다 정교한 응급 간호 지식의 척도로 발전했다. 모든 질문과 응답은 문제 은행에 저장되기 전 정확성, 명확성 및 신뢰도를 위해 실질적인 시험으로 사전 테스트된다. 사전 테스트 중인 항목은 시험 채점에 포함되지 않는다. 현재 각 시험에는 25개의 사전 테스트 항목과 150개의 채점 항목이 포함되어 있다. 전문간호사인증 위원회(ABSNC, Accreditation Board for Specialty Nursing Certification)에는 인증을 받기 위해 충족해야 하는 18개의 표준이 있는데 이러한 표준은 위원회의 구조, 평가 보안, 평가 개발, 자율성, 이의제기 프로세스 및 전문 실무 술기를 다룬다. 2002년 2월 전문간호 ABSNC는 응급 간호사(CEN, Certified Emergency Nurse) 인증을 승인했으며 가장 최근에는 2017년 재인증되었다.

자격/인증 및 갱신 Certification and Renewal

인증 시험이 현재의 응급 간호 실무를 반영하는지 확인하기 위해 BCEN에서 역할 기술 연구(RDS, role delineation studies)를 시행한다. RDS는 업무 분석 또는 직무 분석으로 알려진 연구로 주제 전문가의 심사위원회에서 수행된다. 가장 최근의 RDS 결과는 2015년에 발표된 바 있다. 평가 계획은 임상 범주를 기반으로 하며 각 범주 내에서 질문은 사정, 분석/진단, 중재 또는 평가 측면에 초점을 맞춘다.

BCEN은 CEN 시험에 대한 모든 지원서를 접수하고 승인할 책임이 있다. 시험에 합격한 응시자는 4년 동안 유효한 인증카드와 인증서를 받게 된다. 이러한 개인은 인증마크 "CEN."을 사용할 수 있다. 불합격한 응시자는 시험시작일로부터 3개월 후에 다시 시험을 신청할 수 있다. CEN인증 갱신은 다음 두 가지 옵션 중 하나를 완료하여 달성할 수 있다. (1) 시험-시험센터 네트워크를 통해 제공되는 컴퓨터 기반 시험을 성공적으로 통과, (2) 보수교육-최소 75시간의 임상 콘텐츠와 100시간의 교육을 이수한 기록인 로그를 제출하는 것이다. CEN 인증 및 인증항공간호사(CFRN, Certified Flight Registered Nurse), 인증이송간호사(CTRN, Certified Transport Registered Nurse), 인증소아응급간호사(CPEN, Certified Pediatric Emergency Nurse), 추가 개발된 인증외상간호사(TCRN, Trauma Certified Registered Nurse(newly developed)) 인증에 대한 정보는 https://bcen.org/에서 확인할 수 있다.

전문 실무 자격/인증 Advanced Practice Certification

응급 상황에서 자주 활용되는 임상 전문 간호사(CNS, clinical nurse specialist)와 간호실무자(NP, nurse practitioner)의 일반적인 기술과 역량은 ENA와 같은 전문 조직에 의해 확립되었다. 교육, 인증 및 훈련은 상급/전문실무간호사(APRN, Advanced Practice Registered Nurse)를 준비하는 포괄적 접근 방식이다. 그러나 APRN의 면허는 주 규정 및 법령에 의해 관리된다. 각 주는 독립적으로 APRN의 법적 업무 범위, 인정되는 역할, 전문 실무에 들어가기 위한 기준, 초급 역량 평가에 허용되는 인증 시험을 결정한다. APRN 실무에는 학사 과정을 통해 습득한 전문 지식과 기술이 필요하다. APRN인증은 엄격한 시험을 성공적으로 합격하여 획득 가능하며 실무 전문 분야에서 전문성 인증 자격 증명을 부여한다. 응급 상황에서 APRN은 효과적으로 훈련되어 자신의 능력과 지식, 전문 술기를 사용하여 위기 또는 필요 시점에 환자와 가족의 요구를 충족할 수 있으며 상해 및 질병 예방을 포함한 지역사회 봉사 의무에 따른 책임을 확장하는 데 참여해야 한다.

요약

응급 간호 실무는 진화를 거듭하여 의료 및 간호의 특정 전문 분야로 인정받고 있다. ANA 사회 정책 성명에서 간호의 실무와 전문 범위를 공식적으로 정의했다. 응급 간호사는 연구를 통해 전문성을 추가적으로 정의하고 ENA의 실무 범위 및 표준에서 실무 지침을 개략적으로 설명했다. 응급 간호의 실무는 사회의 건강 요구에 크게 영향을 미치는 우리 학제의 권한을 부여한다.

응급 간호는 계속해서 더 복잡해지고 요구가 많아지고 있다. 중환자 및 비응급 환자에 대한 응급 진료 요구가 증가함에 따라 간호 방법 및 기술의 혁신이 필요하다. 응급 간호사는 더 긴 시간 동안 더 심각한 환자를 돌보기 때문에 정교한 모니터링 장비의 필요성이 증가하여, 이전에 중환자실을 위하여 개발된 기술이 이제는 응급실에서 일반적으로 사용된다. 환자의 간호가 복잡해짐에 따라 응급 간호사의 지식은 환자 치료에 대한 점점 더 복잡한 결정을 내리기 위해 지속적으로 확장되어야 한다. ENA의 통합적인 전문 조직으로서의 발전은 응급 간호학을 전문 분야로 발전시키고 모범 사례에 대한 지침을 제공하는 데 큰 역할을 해왔다. ENA가 제공하는 자원에는 실무 지침, 교육 과정, 그리고 응급 간호 실무를 더욱 강화할 수 있는 지역사회 및 정책 옹호 기회가 포함된다. 응급 간호 관련 지식과 전문성의 검증은 여러 분야의 인증을 거쳐 이사회 인증을 받은 전문 교육(대학원)을 통해 이루어질 수 있다.

간호 전문직에 대한 인식은 계속해서 발전하고 있다. 간호가 의사결정 과정에 더욱 적극적으로 참여하고 한 목소리를 내면서 이러한 의료계의 변화는 빛나는 기회가 되었다. 응급 간호사들은 새로운 에너지와 함께 지속적으로 협력하고 하나의 목소리로 말하여 응급 의료 분야에서 파트너로서의 명성을 유지해야 한다.

02

법률 및 규제의 구성

Legal and Regulatory Constructs

Tamara C. McConnell

건강 관련 산업은 접근성, 질, 전문성(면허), 자격, 안전 및 비용과 관련된 광범위한 법률과 규제로 입증된 바와 같이 미국에서 가장 까다롭고 엄격한 규제를 받는 분야 중 하나이다. 의료 관련 법과 규제는 연방, 주, 지방의 모든 수준의 정부와 민간조직에서 개발되고 시행된다. 각 주는 기술과 전문 지식을 갖춘 전문가와 정부 감독 기관으로 구성된 다양한 민관 파트너십을 구성해 자체 규제시스템을 가지고 있다. 또한 여러 계층의 법률이 서로 섞여서 관할 구역에 따라 서로 다른 법령, 규칙, 규정, 판례법, 코드 및 의견이 형성되었다. 응급 간호사는 의료 산업과 관련된 법의 일반 원칙을 이해하고 간호의 전문적 표준을 인식하며 자신의 업무 환경에 적용할 수 있는 적절한 주 또는 연방법을 이해할 수 있어야 한다.

법률 근거 SOURCES OF LAW

응급 간호와 관련된 법적 문제는 다양한 법률 출처를 기반으로 한다. 간호 실무에 영향을 미치는 법률은 헌법(연방 및 주), 관습법(판례), 법령(연방 및 주), 조례, 행정(규제)법 등이 있다(**표 2-1**). 권력의 균형을 유지하고 남용을 방지하기 위해 미국 헌법은 연방 정부를 입법부(법률의 제안), 행정부(법률의 집행), 사법부(법률의 해석)의 세 영역으로 나눈다. 입법부는 상원과 하원으로 구성된 의회이다. 행정부는 대통령과 행정부로 구성된다. 사법부는 법원 시스템으로 구성된다. 각 부서는 법률을 제정하는 데 있어 헌법에 따라 결정된 역할을 하며, 다른 두 부서가 제공하는 견제와 균형에 의해 하나가 비대해지거나 강력해지는 것을 방지한다. 각 주의 시스템은 연방정부 시스템과 같은 형태의 행정부, 입법부 및 법원 시스템으로 이루어져 있다.

연방 차원에서 의회는 일단 전국적으로 적용되는 법령이 되는 법을 제안한다. 법령에는 국토보안법, 메디케어 및 메디케이드와 같은 연방 자금이 수반되거나 응급 의료 및 노동법(EMTALA, Emergency Medical Treatment and Active Labor Act), 건강 보험 이전 및 책임에 관한 법률(HIPAA, Health Insurance Portability and Accountability Act of 1996)과 같은 자금 지원이 필요하지 않은 명령이 포함될 수 있다.

대통령과 주지사는 법을 집행할 책임이 있으며 이러한 집행은 대부분 행정기관을 통해 수행된다. 마약단속국(DEA, Drug Enforcement Agency), 연방수사국(FBI, Federal Bureau of Investigation), 환경보호국(EPA, Environmental Protection Agency) 및 미국교통안전위원회(NTSB, National Transportation Safety Board)는 상당한 정치적 영향력을 가지고 있으며 기관의 규칙을 공표하고 해석 및 집행할 수 있다. 연방 기관과 달리 주에서는 교육, 공중보건, 교통, 노동법과 같은 주별 문제에 대한 행정기관이 있다. 이러한 기관은 해당 연방기관과 흡사한 역할을 하지만, 해당 연방 기관에서 만든 규칙과 규정에 위반하는 규칙 및 규정은 만들 수 없다.

메디케어 및 메디케이드 서비스 센터(CMS, Centers for Medicare and Medicaid Services), 산업안전보건국(OSHA, Occupational Safety and Health Administration), 전국노동관계위원회(NLRB, National Labor Relations Board), 식품의약국(FDA, Food and Drug Administration)과 같은 연방 기관은 응급실의 운영에 영향을 미친다. 주 차원에서 면허위원회, 주 보건부, 검찰 총장실, 아동 보호 서비스 등은 응급 간호에 영향을 미치는 많은 문제를 규제하는 주 기관의 예이다.

사법 시스템은 연방 법원과 주 법원으로 나뉜다. 연방 법원은 연방법 또는 미국 헌법에 관한 분쟁을 해결하며 각 주에 있는 지방 법원으로 나뉜다. 각 지방 법원의 결정은 10개의 순회 법원 중 한 곳에서 항소할 수 있다. 미국 대법원은 순회 법원 분쟁에 대한 최종 권한을 가진다. 다시 말하지만 주 시스템은 재판, 항소 및 최종 항소 법원이 있는 연방 시스템을 반영한다. 주 법원은 의료 과실과 같은 민사 사건을 포함하여 주법에 관한 분쟁을 심리한다.

표 2-1 법과 규정의 근원

법률	출처	중점	사례
대법원법	미국 헌법	국토법 개인의 권리 권위의 견제와 균형	언론의 자유 HIPAA
법령	의회 또는 주 법	시민에 대한 보호	개인정보보호법 EMTALA
판례	사법부	법원의 각종 판례/판결로 구성 사회와 결정이 선례가 될 수 있어 판결이 진화함 법적 근거의 지지 또는 반대	개별 소송
규정	행정부 및 주 연방 행정기관	연방법 및 주법 제정 및 집행	간호사 실무 법

EMTALA, Emergency Medical Treatment and Active Labor Act; *HIPAA*, Health Insurance Portability and Accountability Act.

응급 의료와 노동법

EMERGENCY MEDICAL TREATMENT AND ACTIVE LABOR ACT

더 큰 규모의 통합 옴니버스 예산 조정법(COBRA, Consolidated Omnibus Budget Reconciliation Act)에 대한 수정으로 의회는 1986년에 EMTALA를 제정했다. 이 법령은 병원이 응급진료를 받으려는 환자에 대해 보험상태, 지급불능 등의 환자의 서비스 요구 또는 병원의 제공 능력과 무관한 이유로, 응급검사와 안정화 조치를 거부하는 '환자 덤핑행위'를 금지하기 위한 법령이다. 미국보건복지부(DHHS, Department of Health and Human Services) 내의 CMS는 EMTALA 규정을 시행하고 메디케어 프로그램을 관리하는 부서이다. CMS는 응급실을 응급 의료 상태에 있는 외래 환자의 초기 평가와 치료를 위해 상당한 시간이 소요되고 (사용하는 병원의) 특수 장비와 직원이 있는 구역으로 정의한다. 개인 진료소 및 외래 진료소는 EMTALA를 만족하기 위해 환자를 가까운 응급실에 의뢰할 수 있다. 그러나 EMTALA는 내원 환자의 1/3 이상이 미리 예약되지 않은, 즉 예정에 없던 방문을 수용하는 병원 내 치료 구역, 명칭에 응급 서비스가 암시된 곳, 또는 병원 알림이나 간판이 일반인에게 응급서비스를 위해 방문하는 곳임을 알리거나 위치를 표시하는 경우 적용된다. EMTALA는 모든 메디케어 참여 병원에 법적으로 집행해야 하는 치료 의무를 부과하여 병원 응급실에서 치료 받는 모든 개인이 의료 선별검사(MSE, medical screening examination)를 제공받고 응급 상태가 확인된 경우 안정화 치료 또는 의학적으로 적절한 이송을 받을 수 있는 권한을 준다. 한편 응급 상태가 아닌 환자의 이송에는 제한이 없다.

MSE는 환자 분류에서 시작부터 환자가 안정적으로 입원 또는 이송될 때까지 계속 진행되는 선별 과정이다. 최소한의 MSE에는 활력 징후 평가, 병력 청취, 관련 신체 부위나 시스템에 대한 신체 검사(필요한 경우), 병원에서 이용할 수 있는 보조 검사 및 전문가를 통한 검사(진단 검사 및 컴퓨터 단층촬영, 스캔 또는 이미지 서비스)가 포함되어야 하며 지속적인 모니터링도 포함된다. 병원은 일반적으로 의사 또는 전문간호사(nurse practitioner 또는 physician assistant)와 같이 MSE를 수행할 수 있는 사람을 지정한다. 대부분의 경우 환자 분류는 MSE로 간주하지 않는다. 한편 병원은 선별 검사와 안정화 치료를 제공할 수 있는 온 콜 당직 상태의 의료 인력을 유지해야 한다. 또한 병원은 적절한 전문 서비스 제공을 위해 노력해야 한다.

규제 42 CFR 489.24(b)에 따르면, 이송 가능한 안정적인 환자란 합리적인 의학적 가능성 내에서 이송으로 인해 상태가 악화되거나 임산부의 경우 태아를 분만할 가능성이 없는 상태를 의미한다. 해석 지침 7에 의하면 이송에 안정적인 환자는 기저 질환이 지속될 수 있음에도 불구하고 응급 상태가 해결되었음을 의미한다. 정신 질환의 경우 환자는 보호되고 자신이나 다른 사람에게 해를 끼치는 것이 방지된 상태이다.

환자가 안정되지 않는 경우 병원은 환자 또는 보호자가 이송을 요청하거나 이송으로 인한 위험보다 의학적 이득이 더 크다는 것을 의사가 증명하지 않는 한 환자를 이송하거나 퇴원시킬 수 없다. 불안정한 환자의 이송은 "적절"해야 하며 다음 기준을 충족해야 한다. 환자를 보내는 병원은 수용 가능한 범위 내에서 환자를 안정시키고, 환자는 이송될 시설의 특별한 서비스가 필요한 경우여야 한다. 또한 이송으로 인한 의학적 이득이 위험보다 더 큰 경우여야 하며 위험/이득 분석은 의사의 진단서에 기록된다. 아울러 수용 병원이 이송을 수락해야 하며 필요한 치료를 제공할 시설과 인력을 보유하고 있어야 한다. 이송 병원은 이용 가능한 관련 기록과 추가 기록을 가능한 한 빨리 보내주고, 생명 유지 조치를 포함하여 적절한 장비를 갖추고 자격을 갖춘 인력을 통해 이송이 이루어진다.

이송을 위한 진단서에 서명한 의사는 이송의 위험이 이점보다 실제로 더 크다는 것을 알았을 경우, 그리고 환자의 상태 또는 법에 따른 응급실의 의무를 잘못 해석한 경우 EMTALA로 처벌을 받는다. 응급실 호출을 받았음에도 거부하는 온 콜 당직 의사도 EMTALA에 따라 책임을 질 수 있으며 해당 병원에 벌금이 부과될 수 있다.

42 CFR 489.24(d)(4)에 따라 병원은 환자의 병원비 지불 가능성 관련 문의를 위해 검사 또는 치료를 연기할 수 없으며, 검사가 수행되고 안정화 치료가 시작될 때까지 보험사로부터 사전 승인을 요청할 수 없다. 환자에게 다른 곳에서 더 저렴한 비용으로 서비스를 받도록 권하거나 혹은 퇴원을 권유하거나 보험이 치료를 보장하지 않는다는 제안을 해서는 안 된다.

전문 서비스를 제공하는 병원은 전문 장비 또는 인력(정신 건강, 신생아 집중 치료, 화상, 외상 등)과 같은 자원이 가용한 경우 이송을 수락해야 한다. 이송할 병원이 유사한 능력을 이미 가지고 있거나 이송 병원이 환자를 입원 환자로 입원시킨 경우 또는 이송이 미국 이외의 국가에서 이루어진 경우 수용 병원은 이를 거부할 수 있다. 수용 병원은 불안정한 상태로 이송한 환자를 수용할 때 EMTALA 위반 사항을 보고해야 한다.

처음 EMTALA에서는 병원 소유의 구급차는 다른 병원과의 근접성에 관계 없이 해당 병원으로만 환자를 이송해야 했다. 2003년 병원 소유의 구급차가 지역 응급 의료 서비스(EMS) 내에 통합되어 있는 한 환자를 다른 시설로 이송할 수 있도록 규정이 수정되었다. EMTALA는 응급실이 인력이나 시설 부족으로 환자를 수용하지 못하는 다이버전 상황일 때는, 해당 응급실에서 병원 소유가 아닌 구급차에 있는 환자의 내원을 거부하는 것을 허용한다. 응급실과 무전 또는 전화로 연락을 취했더라도 EMTALA는 병원 소유가 아닌 구급차에 탄 환자가 도착하기 전에는 응급실에 온 것(방문한 것)으로 간주하지 않는다.

EMTALA 위반은 전체 조사의 1/4에서 발견된다. 병원에 대한 재정적 처벌은 여러 위반에 대해 150,000달러에 달했으며 환자(또는 가족)의 피해를 보상해야 한다. EMTALA 위반은 또한 Hill-Burton 법 위반(병원 개선을 위한 연방 자금 손실)을 고려하기 위해 법무부에 보고되고, 차별의 영향을 고려하기 위해 시민권 사무국에 면세 상태를 평가하기 위해 국세청에 보고되며 또 제 3자 인증 기관에 관련 내용이 제공된다. 여러 차례 또는 명백한 위반 사항이 있는 병원 또는 의사는 메디케어 참여 자격이 박탈될 수 있다.

HIPAA와 달리 EMTALA는 민사 소송이 허용되므로 환자가 EMTALA 위반에 대해 직접 병원을 고소할 수 있다. 환자 덤핑과 관련하여 법률은 두 가지 유형의 청구소송이 가능하도록 설정되어 있다. (1) 응급 상태를 결정하기 위한 적절한 의학적 검진을 수행하지 않았거나, (2) 응급 상황을 안정화와 적절한 치료를 제공하지 않은 경우이다. 이때 책임 상한선은 주 법에 의해 설정되지 않는 한 청구소송에는 제한이 없다. EMTALA 청구 소송의 소멸 시효는 2년이다. 환자가 EMTALA 위반에 대하여 병원을 고소할 수 있지만 개별 의사는 고소할 수 없다는 판례가 있다.

정신질환이 있거나 화학 물질 의존과 관련된 문제가 있는 환자는 의학적 질환이 있는 환자와 동일한 EMTALA 보호를 받을 자격이 있다. 응급실은 중독 및 정신 질환과 관련된 응급 상황에 대해 주의 깊게 선별해야 한다. 중독은 두부 외상을 가릴 수 있으므로 면밀히 선별해야 한다. 정신과 환자는 더 이상 자신이나 다른 사람에 대한 위협으로 간주되지 않을 때 EMTALA에 따라 안정화되었다고 본다. **표 2-2**는 법령에 명시되어 있고 판례를 통해 발전해 온 주요 EMTALA 조항의 정의가 요약되어 있다.

건강 보험 이전 및 책임에 관한 법률

HEALTH INSURANCE PORTABILITY AND ACCOUNTABILITY ACT

1996년 8월 21일 의회는 보험 사기 및 남용, 청구 데이터 및 비용 지불을 위한 전자 매체 활용에 있어 개인 의료 정보 사용의 사생활 침해 가능성에 대한 우려를 바탕으로 1996년 건강 보험 이전 및 책임에 관한 법률(HIPAA, Health Insurance Portability and Accountability Act)을 제정했다. HIPAA는 개별적으로 식별이 가능한 건강 정보의 기밀성과 무결성 보장을 위해 전자 기록을 통한 환자의 건강정보 관리 및 코드 세트, 고유한 건강 식별자 및 보안에 대한 국가 표준을 채택할 것을

표 2-2 주요 EMTALA 조항

규정	설명/정의
병원 캠퍼스	CMS는 병원 직원이 의료기관 내 어디에서나 응급 상황에 대응할 것을 요구한다. 의료 센터/의료기관 내는 본관 및 본관에서 250야드 이내 위치한 기타 구조물이 포함된다.
참여 병원	응급실이 있는 병원 및 메디케어 제공자 계약을 체결한 병원
의료 선별검사 (MSE)	응급 상태 여부 확인을 위해 병원 내규, 정책 및 절차에 따라 '자격을 갖춘 의료 제공자/의료인'이 수행한다. 참고: 분류는 의료 선별 검사를 의미하지 않으며 환자 분류는 의사가 환자를 보는 순서를 결정하는 것이다.
의학적 응급상태 (EMC)	• 즉각적인 의료 조치가 없으면 개인(또는 태아의) 건강이 심각한 위험에 빠질 수 있다고 합리적으로 예상할 수 있는 급성 중증 증상(심각한 통증 포함)으로 나타나는 상태. 또는 심각한 신체기능장애 등이 발생할 수 있는 경우를 의미한다. • 산모의 경우, 출산 전에 다른 병원으로 안전하게 이송할 수 있는 충분한 시간이 없거나, 이송이 산모 또는 태아의 건강 또는 안전에 위협이 될 수 있는 경우가 이에 해당된다.
안정화	이송 또는 전원 시 상태가 더 악화되지 않도록 응급상태를 안정화시키는 것이 필요하다. 환자의 상태가 안정화되지 않았더라도 이송을 통한 이득이 위험을 초과하는 경우나 환자가 원하는 경우 이송이 가능하다.
당직표	병원은 일반적인 환자의 요구가 충족되도록 당직 근무자 명단을 확보하고 있어야 한다. 전문의가 항상 대기할 필요는 없으나, 전공의가 해결하지 못하는 상황이 발생할 때 대응 방식을 규정하는 합리적 정책이 병원에 있어야 한다.
이송	CMS는 환자가 의학적 조언에 반하여 퇴원하기로 결정한 경우를 제외하고 퇴원을 포함하여 환자가 의료기관을 떠나는 것을 이송이라 정의한다.
"적절한" 이송	"적절한" 이송은 환자에 대한 평등한 평가(보험상태와 관계없이)가 있어야 한다는 요구 사항과 더 관련이 있으며 다음이 요구된다. • 환자는 이송병원에서 치료를 받고 해당 병원의 능력 범위 내에서 최대한 안정을 취한다. • 환자는 이송될 병원의 치료를 필요로 해야 하고, 이송에 따른 이득이 위험보다 커야 한다. 앞서 설명된 과정은 의사가 서면으로 인증한다. • 수용 병원에 연락을 취하여 환자에게 필요한 치료를 제공할 수 있는 시설인지 확인한다. • 환자는 이송 병원의 의료 기록 사본을 가지고 간다. • 이송은 이송 중 필요하고 의학적으로 적절한 생명 유지 수단의 사용을 포함하여 상황에 따라 요구되는 자격을 갖춘 인력 및 운송 장비를 사용하여 수행된다. • 이송될 병원에는 사용 가능한 공간과 자격을 갖춘 인력이 있으며 환자를 이송하는 데 미리 동의한다.
환자 거부	• 환자에게 추가 건강 검진 및 치료가 제공되고 환자 또는 환자를 대신하는 다른 사람이 제공한 검진 및 치료의 위험과 이점에 대해 알게 된 경우 이 병원은 치료 및 건강검진 요건을 충족한 것이다. • 환자가 검사 및 치료에 대한 동의를 거부하는 경우 의료 기록에는 거부된 검사 및 치료에 대한 설명이 포함된다. 병원은 서면으로 거부의사를 확인하고 환자 또는 환자의 대리인이 검사 또는 치료를 거부하는 위험과 이점에 대해 통보를 받았다는 내용의 환자 서명을 확보하기 위해 합리적인 조치를 취해야 한다.
의사 기록	의사는 이송에 따른 이득이 위험보다 크다는 것을 문서로 남겨야 한다. 기록에는 그렇게 판단한 근거가 되는 이득 및 위험에 대한 개요가 포함되어야 한다.
이송 기록	• H&P 사본, 관찰 기록, 추정되는 진단명, 진단검사결과, 치료 및 치료에 대한 반응, 환자 또는 보호자의 동의서명, 전원 소견서 등을 포함하여 환자의 응급상태와 관련된 모든 의무기록, 응급실 의사나 치료의가 요청하였으나 안정화를 위한 치료를 제공하기에 합당한 시간 내에 나타나지 않거나 요청을 거부한 당직의사의 이름과 주소를 기재할 수 있다. • 이송 당시 바로 전달할 수 없는 기록은 가능한 한 빨리 전달될 수 있도록 한다. • 활력 징후는 이송 직전 이송양식에 기록/포함한다.
거부 불가	전문적인 능력이나 시설을 갖춘 병원은 병원이 개인을 치료할 능력이 있는 경우 전문 능력이나 시설을 필요로 하는 개인의 적절한 이송 수락을 거부할 수 없다.
이의제기	이의제기는 위반 혐의가 발생한 날로부터 2년 이내에 제기해야 한다.
재정 조회	• 참여 병원은 개인의 지불 방법이나 보험상태를 문의하거나 MCO 사전 승인을 받기 위해 적절한 건강 검진이나 치료를 미룰 수 없다. • 재정 조회 전 안정화 치료가 시작되어야 한다.

CMS, Centers for Medicare and Medicaid Services; *EMC*, emergency medical condition; *EMTALA*, Emergency Medical Treatment and Active Labor Act; *H&P*, history and physical; *MCO*, managed care organization; *MSE*, medical screening examination.

요청했다.

HIPAA에 따라 DHHS는 1998년 2월 관련 규제를 공포하고 2000년부터는 준수해야 함을 발표하였다. 2002년에는 관련 법규를 일부 수정하였다. 2000년 12월 최종 ***개인정보법(Privacy Rule)***의 적용 대상자는 의료 공급자(의료기관 등), 민간 및 공공 건강 보험사(의료비용을 지급하는 주체: 건강보험공단, 실비보험사 등), 의료정보교환소(건강정보를 관리, 처리하는 기관: 건강관리정보센터 등) 3가지 기관이고, 그들이 다루는 개인식별정보를 보호하기 위한 국가 표준을 설정하였다. 2003년 2월 최종 ***보안규칙 2003(Security Rule 2003)***은 전자 건강 정보의 기밀성, 무결성 및 가용성을 보호하기 위한 국가 표준을 설정했다. 이 규칙은 많은 수정 과정을 거치느라 2000년 12월까지 최종 버전이 발표되지 못했다. 2001년 4월 14일에서야 공포하고 2003년 4월 14일부터 시행되었다.

HIPAA의 개인 정보 보호 규정에 따라 대상 기관은 개인 건강 정보(PHI, personal health information)가 공개되지 않도록 보호하고 PHI에 대한 접근은 제한된 접근 권한을 가진 기관으로 제한된다.

HIPAA는 환자가 자신의 의료 기록에 접근하고 변경할 수 있는 권리를 제공한다. 또한 환자는 자신의 기록에 어떤 방식으로 접근했는지에 대한 정보를 받을 권리가 있고, 기관은 개인 정보 접근 상황을 공식적으로 고지해야 한다. 그리고 해당 기관은 기관의 개인 정보 보호 프로그램을 관리하고 규정 준수를 책임지는 개인 정보 보호 담당자를 지정해야 한다. 해당 기관은 또한 모든 근로자에게 개인 정보 보호 정책 및 절차를 교육하고 해당 정책 및 절차 위반을 징계해야 한다.

병원은 PHI가 보호되도록 시스템을 개정해야 한다. 전자의무기록 시스템을 수립할 때 비밀번호 보호나 데이터 암호화를 통해 권한이 있는 사람만 의료기록에 접근할 수 있도록 전산화된 시스템을 설계할 필요가 있다. 시스템과 해당 정보를 보호하기 위한 정책과 절차를 개발해야 한다. 모든 이메일 또는 팩스 전송에는 기밀 유지 문구가 포함되어야 한다. 사용자를 확인하기 위한 보안 조치를 취해야 한다.

HIPAA는 개인의 소송 권리를 제공하지 않는다. 즉, 환자는 HIPAA 위반에 대해 의료 제공자를 직접 고소할 수 없다. 그러나 법은 PHI의 부적절한 사용 또는 공개에 대해 형사 및 민형사상 제재를 부과한다. 환자는 시민권 사무국(OCR, Office of Civil Rights)에 공식 불만을 제기할 수 있다. OCR은 불만 사항에 대한 증거를 검토하고 개인 정보 보호 규칙 위반이 있는지 결정할 수 있다. 위반이 있었음을 나타내는 증거가 있을 경우 OCR은 자발적 준수, 시정 조치 계획 또는 해결 동의를 얻어 불만 사항을 해결하려고 시도한다.

OCR은 개인건강 정보를 불법적인 방법으로 획득하거나 고의로 공개한 사건은 범죄 수사를 위해 법무부에 조사를 제기할 수 있다. 위반 기관은 위반 건당 최대 100달러, 연간 최대 25,000달러의 벌금이 부과될 수 있다. "고의로" PHI를 획득하거나 공개하면 최대 50,000달러의 벌금과 1년의 징역에 처해질 수 있다. 위조를 하여 범죄를 저지르면 최대 100,000달러의 벌금과 최대 5년의 징역에 처할 수 있다. 상업적 이익, 개인적 이득 또는 악의적인 피해를 위해 PHI를 판매, 양도 또는 사용할 의도로 범죄를 저지르면 250,000달러의 벌금과 최대 10년의 징역에 처할 수 있다.

법이 시행된 2003년 4월 14일과 2018년 5월 31일 사이에 OCR은 183,458건 이상의 HIPAA 불만 사항을 접수했으며 그 중 96%가 해결되었다. 가장 많이 조사된 5가지 규정 준수 문제는 다음과 같다.

- 보호 대상 건강 정보의 허용되지 않는 사용 및 공개
- 보호 대상 건강 정보에 대한 보호 장치의 부족
- 보호 대상 건강 정보에 대한 환자의 접근 부족
- 전자적으로 보호 대상 건강 정보에 대한 행정적 보호 장치의 부재
- 필요한 최소한의 보호 대상 건강 정보를 초과하여 사용 또는 공개

HIPAA는 모든 상황에서 PHI의 공개를 금지하는 것은 아니며 법률 및 건강 감독, 법 집행, 범죄 보고, 군대를 위해 요구되는 경우 공개를 명시적으로 허용한다. 참전 용사 활동, 국가 안보 및 정보 활동, 장기 및 조직 기증, 학대 및 방치 신고, 사법 및 행정 소송, 공중 보건 감시, 공중 보건 및 안전, 공익 프로그램, 치료, 지불, 의료 사기 보고, 민간 및 공공 건강 보험사, 건강 관리 운영 및 특정 연구 목적으로 공개하기도 한다.

미국 헌법은 연방법과 주법이 상충하는 경우 연방법이 우선한다고 구체적으로 명시하고 있다. 연방법으로서 HIPAA는 주 개인 정보 보호법을 우선한다. 그러나 HIPAA는 최소한의 개인 정보 보호만을 설정하고 PHI를 보호하기 위한 기본 원칙을 설명하는 동시에 주법이 더 엄격한 요구 사항을 부과할 수 있다. 주법이 더 나은 개인 정보 보호를 제공하거나 주법이 보고를 요구할 때, 주 개인 정보 보호법이 우선한다.

보고해야 하는 상황 Reportable Situations

개별 주에서는 환자의 기밀을 유지해야 함에도 불구하고 의료 전문가가 특정 기관이나 개인에게 보고해야 하는 특정 상황을 법적으로 정의했다. 주별로 다르기 때문에 각 응급실에서는 의무 보고 요건과 관련된 특정 주 법률 사본을 확보해야 한다. 의무 보고의 예로는 살인 또는 자살 시도, 아동 학대, 노인 학대, 강간, 전염병, 입원 후 48시간 이내 사망 등이 있다.

상황에 따라 의사나 간호사가 사건을 보고해야 하는 경우 간호사는 의사가 책임자일 것이라고 가정해서는 안 된다. 간호사는 이 법적 책임을 동등하게 분담한다. 간호사가 사건이 법적 보고 요건을 충족한다고 선의로 믿지만 의사가 동의하지 않는 경우, 간호사가 지정된 기관에 보고하거나 사회복지기관이 사건에 대한 책임을 진다는 기록을 남겨두어야 한다.

의료 기록 MEDICAL RECORDS

의료 기록은 응급 치료를 원하는 모든 개인에 대해 작성 및 유지되어야 하며, 연대순으로 환자의 치료 내용, 진행 상태 및 최종 진료 결과를 기록하는 의료 전문가를 위한 커뮤니케이션 시스템 역할을 한다. 환자 진료 기록은 법률, 규제, 진료 및 청구 요구 사항을 충족하기 위해 보관된다. 의료 과실 소송의 경우 의료 기록도 제공된 치료의 증거로 사용된다. 주법은 의료 기록에 포함되는 항목의 최소 요건을 규정할 수 있다.

응급실 기록은 읽을 수 있어야 하고 치료 연대기를 명확하게 보여야 한다. 모든 항목에는 날짜, 시간 및 서명이 있어야 한다. 날짜, 시간 및 서명은 완전해야 한다. 서명은 당사자의 면허(RN, LPN) 번호를 포함해야 한다. 분류 기록은 분류를 정당화하기 위해 통증 수준과 주증상 기간을 나타내야 하고, 모든 적절한 양식과 동의가 의료 기록에 포함되어야 한다.

의료서비스제공자는 명확히 식별되어야 한다. "MD 확인", "감독자에게 통지" 및 "현장 보고"와 같은 항목은 정확한 정보로 보기 어렵다. 정책 및 절차 매뉴얼은 현재 관행을 반영하고 문서화 방법에 대한 지침을 제공해야 한다. 차트 감사는 규제 표준 및 최상의 문서 관행을 준수하는지 확인하기 위해 정기적으로 수행되어야 한다. 약어는 오류가 발생하기 쉬우므로 기관의 승인 목록에 있는 약어로 제한되어야 한다.

환자의 상태와 관련하여 의사, 감독자 또는 관리자와 모든 의사소통과 의사소통 시도는 문서화되어야 한다. 환자를 이롭게 하기 위한 명령(보고) 체계를 따르지 않은 것이 많은 소송의 초점이다. 문서는 주법 준수를 반영해야 한다(예: 사망한 경우 장기 요청의 증거 및 응급실에서 입원한 환자의 생명 유지에 관한 환자의 결정에 대한 문서).

중환자 또는 부상당한 환자는 활력 징후 또는 중재를 자주 기록하여 집중 간호가 수행되고 있다는 문서화된 증거를 가지고 있어야 한다.

일상적인 치료나 수술의 일부가 아니고 환자에게 해를 입히거나 초래할 가능성이 있는 비정상적인 사건이나 상황은 의료 기록에 객관적이고 사실에 입각한 용어로 문서화되어야 한다. 적절한 경우, 환경에 대한 설명을 제공한다(예: "측면 난간 및 잠긴 상태" 또는 "바닥에 물"). 문제가 발견되면(예: 식도 삽관) 해결 방법도 문서화해야 한다(예: 동일한 호흡음이 들리는 위치로 교체된 기관 내관).

모든 퇴원 환자는 서면 및 구두 퇴원 설명을 받아야 한다. 퇴원 설명이 환자와 논의되었다는 기록과 환자가 이해를 표시한 문서는 퇴원 설명문 사본과 함께 기록에 포함되어야 한다. 퇴원 설명문의 언어는 6학년 읽기 수준보다 복잡하지 않아야 하며 환자가 주로 사용하는 언어로 사용할 수 있어야 한다. 부적절한 설명문에 대한 주장은 응급실 소송에서 자주 발생하는 문제이다.

전자 의료 기록 Electronic Medical Records

전자 의료 기록(EMR) 시스템은 다음과 같이 정의된다.

> *하나의 의료 기관 내에서 승인된 임상의와 직원이 생성, 수집, 관리 및 상담할 수 있는 개인에 대한 건강 관련 정보의 전자 기록으로 이러한 시스템은 워크플로를 용이하게 하고 환자 치료 및 환자 안전의 품질을 개선하며 조직이 기존의 종이 시스템보다 규제 표준 및 환자 요구 사항을 더 효과적으로 충족할 수 있도록 한다. 상호 운용 가능한 시스템은 정보 흐름을 능률화하고, 의료 오류를 줄이며, 가독성을 개선하고, 응급실이 규제 및 인증 표준을 준수하도록 하고, 품질 개선을 위한 데이터 수집을 촉진하고, 임상 데이터를 상호 연결하고, 생체 감시 기능을 제공하고, 공급자를 저장한다. 또한 의료 비용을 줄이고 책임 보호를 강화하며 임상 실무에 정보를 제공할 수 있다.*

EMR을 구현하려면 다음 장에서 논의되는 바와 같이 개인 정보 보호 문제를 해결하기 위해 기관의 HIPAA 규정 준수 담당자의 신중한 계획과 참여가 필요하다. 최종 사용자의 전문 지식이 설계에 필요하기 때문에 최전선 인력은 계획 단계에서 중요하다. 유연한 시연 일정으로 시스템을 단계적으로 도입해야 할 수도 있다. 생산성은 긴 학습 곡선에 의해 영향을 받을 수 있기 때문에 교육에 상당한 시간이 필요할 수 있다. EMR 시스템을 가동하기 전에 직원의 준비 상태를 주의 깊게 평가해야 한다. 문제를 감지하고 시스템을 수정하며 직원을 지원하려면 구현 후 평가가 필요하다. 전통적인 종이 시스템을 사용하든 EMR을 사용하든 응급실 기록은 병원 자산이지만 환자는 자신의 차트를 검토 및 복사하고 기록을 수정할 권리가 있다. 각 병원에는 기록에 대한 환자의 요청에 응대하는 방침과 절차가 있어야 한다.

동의 CONSENT

법은 정신적으로 법정 자격이 있는 성인들은 연명의료를 보류 또는 철회하거나, 승인되지 않은 접촉을 하지 않는 등의 자신의 건강 관리와 관련된 사항을 결정할 권리가 있다는 것을 인정한다. 동의 기준은 2009년 CMS와 Joint Commission이 병원에 "문화적으로 성숙한 환자 중심의 진료"를 제공하고 "환자의 필요와 선호" 및 법적 요구 사항을 고려하여 "정보를 근거로 동의하거나 보류할 환자의 권리를 존중"하도록 요구함으로써 강화되어 의무 사항이 되었다. 즉, 주요 치료 및 진단 절차에는 사전 동의가 필요하다.

사전 동의 절차는 환자의 권리를 보호하기 위한 것이며 미국 윤리의 기본 원칙이자 의료 의사결정에 있어 환자의 자율권이라 볼 수 있다. 1914년에 뉴욕주 대법원은 건전한 정신을 가진 성인이 의학적 결정을 내릴 권리가 있다고 판결했다. "정보에 입각한 동의" 프로세스에는 결정 능력의 확보, 정보 전달, 환자의 자발적 동의라는 세 가지 요소가 필요하다. 사전 동의는 환자가 제안된 치료에 대한 위험, 이점 및 대안을 이해하였고 환자에게 질문할 기회가 주어졌고 그 질문에 대한 만족할 만한 답변을 받았다는 것을 의미한다. 일반적으로 응급실 의사에게 위험, 이점 및 대안을 설명할 책임이 있지만 간호사가 환자의 서명을 목격해야 할 수도 있다. 동의가 없으면 치료는 임상적으로 적절하더라도 폭행 또는 구타로 간주될 수 있다.

사전 동의에는 세 가지 기본 유형이 있다. 명시적 동의, 묵시적 동의, 법적 묵시적 동의(긴급)이다. 명시적 동의는 환자가 중재에 구체적으로 동의하는 경우이다. 묵시적 동의는 예를 들어 환자가 혈액을 채취하기 위해 기꺼이 팔을 내미는 경우와 같이 환자의 행동에 의해 암시된 동의이다. 법률에 내포된 묵시적 동의는 생명을 위협하는 상황에서 동의할 수 없는 환자의 생명을 구하거나 건강을 보존하기 위한 응급 처치이다. 생명, 사지 또는 장기를 위협하는 상태의 치료에 대한 책임을 면제한다. 응급 상황에서 장애가 있는 사람이나 미성년자는 합리적인 사람이 치료에 동의할 것이라는 가정하에 치료를 받을 수 있다. 즉각적인 개입의 필요성에 대하여 다른 의사가 같은 의견을 주면 법적으로 더 보호받을 수 있다. 치료를 위한 법원의 명령은 시간이 허락할 때 받을 수 있다.

법적 의사결정 능력이 부족한 성인은 치료에 동의할 수 없다. 의식 변화, 무의식, 정신 질환 또는 화학적 약물의 영향으로 인해 능력이 부족할 수 있다. 응급 상황이 아닌 경우, 의료 결정을 위해 가장 가까운 친척, 법적 보호자, 의료 대리인 또는 영구 위임장을 가진 사람의 동의를 얻어야 한다. 치료를 위한 법원 명령도 받을 수 있다. 정신과 상담은 능력을 결정하는 데 도움이 될 수 있다.

법적 의사결정 능력이 부족한 개인의 경우, 치료를 받을 수 있도록 의사, 정신과 의사 및 법 집행 기관에서 비자발적 동의를 사용하는 경우가 많다. 법적 의사결정 능력이 부족한 개인이 필요한 치료에 대한 동의를 거부하고 필요한 치료가 48시간을 초과하는 경우 대부분의 주에서는 정신 능력을 평가하기 위해 정신과 평가를 통해 판사의 심리를 요구한다.

미성년자(주법에 정의된 법적 동의 연령 미만인 사람)는 종종 응급실에서 치료를 받아야 한다. 대부분의 상황에서 미성년 아동의 의학적 평가 및 치료에는 부모의 동의가 필요하다. 부모 또는 법적 후견인이 의학적 결정 능력을 가지고 있는 한, 아동에 대한 의료 치료를 거부할 권리가 있지만 아동의 최선의 이익을 위해 행동해야 한다. 부모의 허가를 받아 행동하는 학교 관계자 또는 아동 복지 당국과 같은 기타 책임 있는 성인은 미성년자에 대한 치료를 승인할 법적 권한을 가질 수 있다. 부모는 종교적 이유로 자녀를 대신하여 생명, 사지 또는 장기를 구하는 치료를 거부할 수 없다. 1944년에 미국 대법원은 "부모는 스스로 순교자가 될 수 있다. 그러나 동일한 상황에서 그들이 스스로 선택을 할 수 있는 완전한 법적 재량 연령에 도달하기 전에 자녀들을 순교하는 것은 자유가 아니다."라고 이야기했다.

법적 보호자가 사망, 장애 또는 심각한 피해를 예방하는 데 필요하고 가능성이 있는 치료에 대한 동의를 거부하는 경우, 법 집행 기관은 지역 및 주의 아동 학대 및 방치 법률에 따라 개입할 수 있다.

많은 주에서 미성년자가 특정 분야의 치료(예: 정신 건강 서비스, 임신 관련 치료, 피임, 성병 검사 및 치료, 약물 및 알코올 중독 치료)에 대해 동의하는 것을 허용한다.

법원과 주에서는 미성년자가 제안된 치료의 이점과 위험을 이해, 식별 및 인식할 수 있을 만큼 충분히 성숙하다는 것이 입증된 경우 미성년자가 치료에 동의하거나 동의를 거부할 수 있도록 허용하는 "성숙한 미성년자 원칙"을 인정한다. 의사가 이런 결정을 내리는지 또는 사법적 결정이 필요한지 여부는 주마다 다르다.

독립한 미성년자는 성인으로 간주되며 부모의 동의나 통지 없이 치료를 승인할 수 있다. 주마다 독립의 기준이 정해져 있지만, 대부분의 주에서는 미성년자가 기혼, 경제적 자립 및 부모와 떨어져 사는 경우, 또는 현역 복무 중인 미성년자를 독립했다고 인정한다.

환자가 의학적으로 검증된 치료를 거부하는 경우 그러한 결정을 내릴 수 있는 환자의 정신적 능력에 대한 판단이 필요하다. 환자가 정상으로 판단되면 응급 의사는 치료 거부와 관련된 위험에 대한 포괄적인 설명을 제공해야 한다. 환자와 논의한 세부 사항과 환자의 이해는 의무 기록에 철저히 문서화되어야 한다. 환자가 "책임 면제" 양식에 서명하도록 요청해야 한다. 환자가 양식 서명을 거부하는 경우 의료 기록에 거부했음을 반드시 기록해야 한다.

환자의 치료 거부가 환자를 위험에 빠뜨리고 환자의 판단 능력이 의심되는 경우 병원 관리자 또는 피지명인에게 연락하여 법원 명령 치료를 고려하고 정신과 상담을 받아 정신 능력을 평가한다. 병원은 환자 동의, 치료 거부 및 도주와 관련된 정책을 가지고 있어야 한다.

일반적으로 법 집행 기관에 구금된 환자 치료에 대한 동의는 법 집행 직원이 아닌 개인에게 있다. 환자가 알코올이나 약물 중독 또는 섭취로 의심되는 경우 충돌이 발생할 수 있다. 주법은 구금된 개인이 경찰 또는 법의학 목적으로 혈액 및 기타 체액 표본 추출에 대한 동의를 거부할 수 있는지 여부를 규율한다. 환자가 동의하지 않으면 법원 명령을 받을 수 있다. 삼킨 것으로 의심되는 풍선이나 불법 약물이 든 이물질을 제거하기 위한 침습적 수술 절차는 일반적으로 환자가 거부할 경우 법원 명령이 필요하다. 법원은 수술과 관련된 위험 때문에 쉽게 제거를 명령할 수 없다. 법원은 국가와 보호받는 개인의 이익을 상호보완해야 한다. 이에 대한 예외는 의사가 합리적인 수준의 의학적 확실성 내에서 환자가 급박한 위험에 처하여 의료 응급 상황이 발생한다고 믿는 경우이다. 정책 개발을 위한 구체적인 방향은 법률 고문과 상의해야 한다. 응급실은 법 집행 증거 수집 및 사진에 대한 동의, 치료 거부 및 의학적 조언에 반하는 퇴원(AMA)에 관한 정책 및 절차가 있어야 한다. AMA 문서에는 정식 퇴원 전에 퇴원의 위험에 대한 논의와 환자의 이해가 포함되어야 한다. 의료 제공자에게 그들이 떠난다는 사실을 알리지 않고 도피하거나 응급실을 떠난 환자는 리콜이 필요할 수 있으며 응급실은 이것이 필요한 시기와 수행 방법을 결정하는 정책을 가지고 있어야 한다. 앞서 논의한 EMTALA는 AMA와 함께 응급실 책임도 의무화한다.

오바마 케어 AFFORDABLE CARE ACT

ACA (Affordable Care Act)라고도 하는 환자 보호 및 적정 의료법(PPCA)은 2010년 3월 23일 버락 오바마 대통령이 의료 산업을 개혁하기 위한 법률로 서명했으며, 2012년 6월 28일 대법원에서 이를 지지했다. ACA는 2014년 1월 1일부터 시행되었으며, 소비자 보호, 규정, 보조금, 세금, 보험 교환 및 기타 개혁을 통해 민간 및 공공 건강 보험의 경제성, 품질 및 가용성을 확장시켰다. 미국의 50개주 각각이 국가가 운영하는 건강 보험 거래소(민간보험을 저렴하게 구입할 수 있는 사이트)를 만들거나 연방 정부가 운영하는 건강보험 거래소를 따르기로 결정하고 건강보험에 가입하지 않은 벌금으로 물게 한다는 법의 제정 및 시행에 대한 논란이 없었던 것은 아니다.

병원 인증 기관
HOSPITAL ACCREDITATION ORGANIZATIONS

병원은 다음과 같은 세 가지 주요 이유로 인증을 받는다: (1) 민간 인증 기관에서 개발한 일련의 인증 기준을 통해, 병원이 자발적으로 연방에서 제시한 품질, 보건 및 안전과 관련된 최소 기준을 상회하였음을 입증하기 위하여 (2) 인턴 교육이 가능한 교육 병원이 되기 위해서는 필수적으로 받아야 하므로 (3) CMS 참여 조건(CoP)에 따라 필요한 상환 기준을 충족하기 위하여.

40년 이상 동안 연방에서 승인한 두 개의 인증 프로그램이 있었다. 그러나 2008년 환자 및 의료 제공자를 위한 메디케어 개선법(MIPPA, Medicare Improvements for Patients and Providers Act)이 제정된 후 감독이 바뀌었다. 인증 기관은 참여 병원에 대한 감독을 유지하고 CMS는 인증 기관에 대한 감독을 시행한다.

현재 해당 CMS 규정 준수 여부를 결정할 권한이 있는 것으로 간주되는 4개의 병원 프로그램이 있다. 합동 위원회(Joint Commission); 의료 시설 인증 프로그램(HFAP, Health Care Facilities Accreditation Program); Det Norske Veritas (DNV GL) 의료 기관에 대한 국가 통합 인증; 및 의료 품질 개선 센터(CIHQ, Center for Improvement in Healthcare Quality)

태만/부주의 및 과실

NEGLIGENCE AND MALPRACTICE

태만/부주의는 합리적으로 신중한 사람이 동일하거나 유사한 상황에서 행동하는 방식으로 행동하지 않는 것이다. 의료 과실 청구는 환자 또는 그 대리인이 부적절하거나 불법적이거나 부주의한 전문 행위 또는 치료를 주장하는 경우에 요구된다. 간호사는 합리적으로 신중한 다른 간호사가 동일하거나 유사한 상황에서 사용할 기술, 지식 및 치료 수준을 진단 및 치료에 사용하지 않을 때 태만/부주의로 볼 수 있다. 이러한 수준의 기술, 지식, 그리고 보살핌은 "돌봄의 기준"이라고 한다. 간호사-환자 관계의 맥락에서 의료 과실 청구는 과실의 네 가지 요소, 의무, 의무 위반/직무 태만, 주 원인 및 손해를 입증해야 한다(표 2-3).

의무는 일반적으로 간호사가 해당 환자의 보살핌과 치료에 대한 책임을 수락할 때 발생한다. Lunsford v. Board of Nurse Examiners, 648 SW 2d 391 (Tex.App.3 Dist., 1983)에서 법원은 의사가 의무를 져야 하는 것처럼 간호사도 환자에 대해 의무가 있으며, 그 의무는 간호사 면허증에 국가가 부여한 특권에서 비롯된다고 판단했다.

의무(표준) 위반은 제공된 치료가 수용 가능한 치료 표준에 미달(간호사가 치료 표준에서 벗어남)하여 손상이 발생하는 것을 의미한다. 의무 위반과 손상 사이에는 직접적인 인과 관계가 있어야 한다.

마지막으로 환자는 간호사의 부주의로 인해 신체적, 정신적 또는 재정적 피해(손해)가 발생했음을 입증해야 한다. 피해에는 고통과 통증, 의료비, 임금 손실이 포함될 수 있다. 허용되는 경우 부당한 행위를 처벌하거나 억제하기 위한 징벌적 손해배상을 청구할 수 있다.

합리적으로 지적인 일반인은 과실 행동의 결과를 예상할 수 있기 때문에 단순 과실 소송에서는 일반적으로 전문가 증인이 필요하지 않다. 그러나 의무 위반은 전문적 기준에 해당하기 때문에 전문가 증인의 증언이 필요한 과실의 한 형태이다. 법정에서 간호 표준에 대한 증언은 전문가 증인과 간호사 실무법, 제도적 정책 및 절차, 전문 실무 기준, 전문적 입장 진술, 논문과 같은 문서를 활용하여 제시된다. 응급실 정책과 절차 매뉴얼은 현재 관행을 반영하기 위해 정기적으로 개정되어야

표 2-3 간호 과실 요소

구성 요소	설명	예시
의무	의무는 간호사가 환자의 보살핌과 치료에 대한 책임을 받아들일 때 발생한다.	Lunsford v. the Board of Nurse Examiners, 648 SW 2d 391 (Tex. App. 3 Dist., 1983): 법원은 간호사가 의사와 마찬가지로 환자에 대한 의무가 있으며, 그 의무는 간호사 면허에서 국가가 부여한 특권에서 비롯된다고 판단
의무 위반	합리적이고 신중한 간호사가 동일하거나 유사한 상황에서 수행하는 치료 표준에서 벗어남	정맥 주입세트는 공기 색전증을 예방하기 위해 특수 필터를 사용해야 하지만, 간호사가 필터 사용을 생략하여 시스템을 제대로 설정하지 않음
직접적 원인	의무 위반/직무 태만과 발생한 피해, 또는 손해 사이의 인과 관계	그러나 특수 필터를 사용하지 않은 것 때문에 공기 색전증이 발생하지 않았을 수도 있음
손해	위반으로 인해 환자가 입은 금전적 손해 또는 부상	통증, 과거 현재 및 미래의 의료비용, 기형/장애, 조기 사망 및 사망

하며, 정기적으로 평가되어야 한다.

대부분의 의료 과실 소송은 간호사가 아닌 의사, 외과의사 및 기관을 대상으로 하지만 간호사에 대한 청구가 발생하기도 한다. 응급 간호사에 대한 소송의 일반적인 원인에는 투약 오류, 부적절한 환자 모니터링 및 보고 실패, 관찰 및 보고의 실패, 기준에 못 미치는 기록, 환자 상태 및 상태 변화에 대한 부적절한 조회, 제공된 치료 및 치료에 대한 반응에 대한 불충분한 기록, 다른 의료 전문가에게 인계 시 내용 누락, 일치하지 않는 항목 시간 및 이벤트 연대기, 그리고 환자가 넘어진 상황 등이 포함된다.

'상급자 대응'이라는 책임 이론에 따르면 고용주는 고용 범위 내에서 행동하는 직원의 과실 행위에 대해 대리 책임을 진다. 병원 고용주는 직원이 업무를 수행하는 동안의 행위에 대해 법적 책임이 있다. 고용주는 직업적 과실에 대해 책임이 있는 것으로 밝혀진 직원을 대신하여 합의금을 지불해야 할 수 있다. 그런 경우 고용주는 직원에게 손실된 금액(배상금)을 본인에게 상환하도록 요구할 수 있다.

일반적으로 병원에서는 간호사에게 의료 과실 보험을 제공하여 업무상 과실 사건 소송과 관련된 비용과 합의 또는 판결 비용을 충당한다. 이 정책은 간호사의 고용 범위 내에서 간호사의 과실을 법적 책임진다. 의료과실 보험은 고용주의 정책 및 절차 및 면허 행위에 반하는 행위, 병원 밖 사건 등의 위험을 관리하기 위한 수단으로 간호사에게 제공되고 권장된다.

의료 과실 소송과 관련된 또 다른 개념으로 사실추정의 원칙(res ipsa loquitor)이 있다. 이 용어는 "물건이 스스로 말함"을 의미하는 라틴어 구에서 파생되었다. 일반적인 소송에서는 과실의 입증 책임이 원고(피해를 당한 사람)에게 있으나, 의료과실인 경우 의료가 가지는 전문성, 특수성, 복잡성으로 인해 일반인인 원고(환자)가 과실을 입증한다는 것은 거의 불가능에 가깝다고 판단하여 상황만으로 과실을 추정할 수 있다는 개념이다. 이 원칙은 (1) 과실이 없는 상황에서는 일반적으로 발생 하지 않는 사건이 발생, (2) 사건의 발생에 있어 원고는 어떠한 관여를 할 수도 없고, 오로지 피고(의료진)가 결정하고 통제하는 행위 하에 손상이 발생, (3) 태만한 업무가 명확히 환자에 대한 의무의 범주 내에 속하는 경우에 적용될 수 있다.

요약

의료의 법적 측면은 응급 간호가 전달되는 방식에 영향을 미친다. 부주의하거나 무능한 전문가가 간호를 수행하면 대중에게 해를 끼칠 위험이 있기 때문에 정부는 집행 권한을 통해 시민들을 피해로부터 보호해야 한다. 연방법 및 주법 및 기타 규제 요건은 업무 범위를 정의하고 각 관할 구역의 감독 기관을 식별한다. 응급 간호사는 자신의 업무에 영향을 미칠 수 있는 법률 변경 사항에 대한 최신 정보를 유지하고 해당 전문 조직을 통해 모든 진료 표준을 인지하는 것이 중요하다.

03

다양성 접근

Approaching Diversity

Heather Martin

인간으로서 우리 모두는 다양하다. 개별적인 인간은 각자 서로 다르다. 의료 전문가로서 우리는 최근 미국에 도착한 환자와 가족 또는 여러 세대에 걸쳐 이곳에 살아온 사람들을 돌보게 된다. 또한 환자 및 동료와 비슷한 속성을 공유할 수도 공유하지 않을 수도 있다. 응급 간호사는 사회에서 소수인 집단과 마주할 수 있다. 많은 의료인이 문화적 감수성을 위해 교육과정을 수강하고 다양한 문화 또는 민족에 대한 기본 정보를 학습한다. 대부분의 경우 학습된 정보 중 일부는 해당 그룹의 모든 구성원에게 적합하지는 않았다. 간호사가 의료 서비스를 제공하는 모든 그룹(환자 모집단)에 대해 아는 것은 불가능하다. 종종 그룹 내에도 소그룹이 존재하고 다양성이 있다. 일부 개인은 출신 국가 또는 종교와 밀접하게 일치하지만 그렇지 않은 개인도 있다. 의료인은 다양성 문제를 다루고 존중할 의무가 있다. 환자와 동료로부터 학습할 기회는 항상 열려 있으며, 이를 시작하는 방법으로 모든 의료인이 다양성에 대한 자신의 신념과 태도를 미리 검토하는 것이 중요하다.

문화적 다양성을 이해하는 것은 의료 제공자가 환자를 돌볼 때 갖추어야 하는 필수 덕목이다. 신념, 행동 관행, 태도, 의식 및 관습과 관련하여 한 그룹의 사람들이 살아가는 방식은 개인의 식별된 문화를 정의한다. 다양성이란 같지 않은(different), 구분되는(distinct), 뚜렷한 차이가 있는(diverse) 것 또는 정도로 정의된다. 이러한 차이는 연령, 계층, 문화, 민족성, 성별, 국적, 인종, 종교, 성적 취향, 주변화(소외) 등의 특징뿐만 아니라 보이지 않는 가치와 신념을 포함한다. 간호사는 자신을 포함한 모두의 차이점을 인식하고 수용하는 것이 중요하다.

다양성 영역 AREAS OF DIVERSITY

환자에게 다양성과 관련된 질문을 할 때는 필요한 질문을 적절하게 하는 것이 매우 중요하다. 이는 환자의 상태와 치료를 완료할 수 있는 환자의 능력을 평가하는 데 필수적인 질문이다. 이때 편견이나 경멸적인 질문은 환자-간호사의 관계를 방해할 수 있다. "당신은 왜 노숙자입니까?"와 같은 이유를 묻는 질문은 환자가 치료 계획이나 기타 필요한 치료를 잘 따를 수 있는지 여부를 결정하는 데 도움이 되지 않는다. 환자의 평가와 관련이 없고 호기심에 근간한 질문은 부적절하며 환자가 의료인을 불신할 수 있다. 예컨대, 트랜스젠더가 치통으로 내원한 경우 성전환수술에 대해 묻는 것은 부적절하며 의학적 평가에 있어 이러한 질문은 가치가 없다. 비판단적이고 객관적인 방식으로 치료 계획을 설명하고 환자의 개별 상황에 따라 계획이 실현 가능한지를 확인하는 데 환자의 도움을 받는 것이 더 도움이 될 것이다.

철저한 환자 사정에는 다양성 평가가 포함된다. 다양성 평가는 환자의 언어, 환자의 의사결정을 도울 수 있는 사람에 대한 정보, 환자가 자신에게 가장 시급한 의학적 요구가 무엇이라고 믿고 있는지 파악하는 것을 포함한다. 이 평가 동안 간호사는 비언어적 의사소통 효과를 예리하게 인식해야 한다. 눈 맞춤, 개인적인 공간의 문제, 목소리 톤은 환자가 의료인을 신뢰하는 능력에 직접적인 영향을 미칠 수 있다. 다양성의 모든 영역은 개별 환자를 특정 그룹의 구성원으로 식별하거나 식별하지 못할 수 있는 고유한 특성을 가지고 있다.

연령 Age

연령은 태어난 시점부터 어떤 정해진 시간 또는 그 사람의 삶의 단계까지 존재의 길이로 정의된다. 인간은 삶의 모든 단계에서 명백한 해부학, 생리학 및 행동학적 변화가 있다. 건강관리 계획은 이러한 단계의 효과와 각 생애주기 단계가 환자의 반응에 어떤 영향을 미칠 것인지를 기반으로 해야 한다. Joint Commission은 병원과 의료 기관이 문화적으로 민감한 환자에게 안전하고 효과적인 연령별 치료를 보장하기 위하여 지속적인 교육 및 훈련을 제공하고 역량 검증을 시행할 것을 요구한다.

간호사의 태도는 노인 치료의 질에 영향을 미칠 수 있다. 1975년 제정된 Age Discrimination Act는 연방 재정 지원을 받는 모든 프로그램에서 연령에 따른 차별을 금지하는 법이다.

세대 간 차이는 환자의 치료 필요성과 치료에 대한 반응을 예측할 수 있게 한다. 고령의 환자는 일반적으로 동반 질환을 가지고 있고, 영유아는 스스로의 필요를 충족하기 위해 보호자에게 전적으로 의존한다. 노인은 간호사가 병실에 들어가기 전 노크하고 자신을 소개하는 것과 같은 예의에 대해 더 큰 기대가 있을 수 있다. 젊은 성인은 외상 사건과 관련이 있을 가능성이 더 크다. 소아 환자를 돌볼 때 보호자인 가족 구성원과 마찰이 있을 수 있다.

계급 Class

계급은 사회적 지위 또는 사회경제적 지위와 같은 동일한 속성을 공유하며 전통적인 역할과 원칙을 고수하는 사람들로 형성되는 집단을 의미한다. 사회경제적 지위는 다양성의 다른 어떤 영역보다 개인이 평가되는 방식과 더 관련이 높을 수 있다. 사회경제적 지위는 건강에 대한 강력한 예측 변수이다. 사회경제적 지위나 빈곤이 실제 원인인데 인종이나 문화적 차이 때문이라고 해석될 수 있다. 빈곤은 치료로의 접근성, 교통 수단, 필요시 자가 치료를 제공할 수 있는 능력에 직접적인 영향을 미친다. 빈곤은 모든 인종/민족 그룹의 현실이다. 많은 사람이 전쟁이나 장기간의 군사 통치를 피해 미국으로 망명 또는 이민한다. 고국에서도 가난할 생활을 하였고 최소한의 자원이나 교육을 받고 망명이나 이민을 왔을 수 있다.

문화 Culture

문화에는 사회 집단에 속한 사람들이 배우고 공유하는 행동 및 사고 패턴이 포함된다. 문화는 민족적 배경과 밀접하게 연관되어 있다. 문화는 위기나 슬픔에 대한 반응과 같이 환자가 건강 문제에 반응하는 방식에 영향을 미칠 수 있다. 부정적인 속성이 한 집단의 문화의 일부가 되는 것과 연관이 될 수 있고, 그때 낮은 사회적 지위의 영향이 실제로 범죄나 폭력의 원인이 될 수 있다.

문화는 대대로 이어진다. 문화는 또한 개인을 식별할 수 있게 한다. 집단의 특징에 잘 맞을수록 그들의 문화와 동일시 된다. 환자를 섣불리 판단하지 않고 문화에 대해 개방형 질문을 하게 되면 환자를 이해하는 데 도움이 될 수 있다.

민족성 Ethnicity

한 개인의 민족성은 신념, 가치, 관습, 특정 집단에 대한 충성도를 기반으로 한 의식적인 정체성의 선택으로 볼 수 있다. 민족성은 일반적으로 조상의 유산이나 출신 국가와 관련이 있다. 개인의 민족적 정체성은 그 집단에 속하지 않은 누군가에게는 보이지 않는 다양성의 영역일 수 있다. "당신은 헤다 민족 그룹의 사람처럼 보이지 않습니다."와 같은 말은 무지하고 불친절한 것으로 인식된다. 각 그룹의 모든 사람들이 똑같은 형태를 하고 있는 것은 아니다. 모든 인종 그룹은 피부색, 머리색 , 눈의 색이 다양하게 다르다. 일부 그룹에는 쉽게 식별되거나 식별되지 않는 특징들이 있다. 물론 어머니와 아버지가 다른 민족인 많은 환자가 있다. 이러한 개인은 어느 한 그룹 또는 두 그룹 모두와 동일시되거나 그렇지 않을 수 있다. 환자의 성은 일반적으로 특정 민족 그룹의 일부로 식별되는 이름이 아닐 수 있다. 인종에 대한 정보가 부족한 경우 간호사는 환자 사정 초기에 개방형 질문으로 파악해야 한다. 의료 전문가가 민족성에 따라 사람을 식별할 필요가 있다고 판단되면 환자에게 무엇을 선호하는지 물어보는 것이 가장 적절하다. **표 3-1**에는 해당 그룹의 모든 구성원이 식별자로 사용할 수도 있고 그렇지 않을 수도 있는 특정 그룹에서 사용하는 용어가 설명되어 있다.

성별/젠더 Gender

젠더란 남성 또는 여성이라는 자기 개념이다. 이는 매우 쉬운 질문처럼 보이지만 항상 명확하지 않을 수도 있다. 우리는 일반적으로 남성인지 여성인지 구분하기 위해 생물학적 표지(예: DNA)를 사용하지 않으며 착용하는 옷이나 헤어스타일 또는 목소리와 같은 성별 표시를 기반으로 가정한다. 젠더에 대한 체크박스가 있는 기본적인 인구통계학적 정보를 묻는 양식이 도움이 된다. 트랜스젠더 환자는 태어날 때 부여된 성별이 아닌 다른 성별을 동일시한다. 트랜스젠더 환자는 성 전환

표 3-1 민족을 칭하는데 사용되는 용어 (항상 환자의 입장에서 선호하는 용어가 무엇인지 확인 후 사용한다)

아프리카계 미국인	흑인, 아프리카계 미국인, 아프로 아메리칸, 유색인종
아랍인	아랍인, 중동인, 국가에 따른 분류 (소속 국가에 대한 질문에 일부는 태어난 도시로 응답할 수 있음)
중국인	중국인, 중국계 미국인
푸에르토리코인	푸에르토리칸, 푸에르토리퀴노, 보리쿼
일본인	일본계 미국인
멕시코인	멕시칸, 멕시코계 미국인, 라티노, 치카노(멕시코계 미국인은 미국인으로 불리는 것을 선호함)
인디안	부족의 이름이 종종 사용됨, Chippewa, Hopi, Seneed, Colulle, 원주민, 네이티브 아메리칸, 인디안(나바호족과 같은 부족 이름은 정식 명칭이 아님)
베트남인	베트남인, 베트남 난민이라는 용어를 사용하지 않도록 주의해야 함

수술을 받았을 수도 있고 그렇지 않을 수도 있지만 환자가 스스로의 성별을 식별한다는 사실에는 변함이 없다. 환자가 설명하는 이름과 성별을 항상 사용해야 한다. 그들이 스스로 어떻게 언급하는지를 물어보고 참조할 수 있도록 기록해 둔다.

성에 대한 고정 관념적 표현이 지속되고 있다. 의료인은 남성 성폭행 피해자를 인지할 가능성이 낮다. 또한 심장병은 전형적인 증상과 징후를 나타내지 않는 한 여성에서 오진될 수 있다. 의료인은 성별이 환자의 치료에 미치는 영향을 고려해야 한다.

성 정체성 Sexual Identity

성적 지향, 정체성, 선호도는 모두 타인을 끌어당기는 매력과 우리가 성적으로 매력적이라 생각하는 개인의 특성을 나타낸다. 일부 개인은 또한 무성애자일 수 있다. 의료인은 게이 또는 레즈비언 환자가 이성애자라고 가정함으로써 의도치 않게 환자의 기분을 상하게 할 수 있다. 성 활동에 대한 정보가 필요할 때 일상적으로 사용되는 질문은 "당신은 남성, 여성 또는 둘 다와 성적으로 활발합니까?" 이다. 모든 질문은 환자의 사생활을 보호하는 데 중점을 두고 개방형 문장을 사용하여 비판단적인 방식으로 질문해야 한다. "homosexual"이란 단어는 단어의 부정적 의미로 인해 불쾌감을 주는 것으로 여겨져 대화에서 사용을 피한다. LGBTQ (Lesbian, Gay, Bisexual, Transgender, Queer) 커뮤니티의 사람들은 차별에 대한 두려움 때문에 응급실을 기피하는 것으로 나타난 바 있다. 부정적인 과거의 경험, 사생활 보호의 부족, 성별 및 성적 정체성에 과한 질문의 반복으로 인한 당혹감, 좌절감, 무력감 등을 호소하였다. 응급간호사협회의 문화적 다양성 입장 지침서에 명시된 바와 같이 모든 간호사(및 의료서비스제공자)는 각 환자를 인간의 존엄성과 개인의 고유함을 존중하고 연민(compassion)을 가지고 대해야 한다.

인종 Race

인종은 공통의 역사, 국적 또는 지리적 분포를 기반으로 통합되거나 분류된 사람의 그룹으로 정의된다. 인종에 대한 다른 정의로 해당 그룹을 특정할 수 있는 특징이 포함된다. 이러한 정의에는 피부색, 얼굴 생김새의 특징 및 유사성이 포함된다. 인종을 구성하는 것에는 여전히 많은 논쟁이 있다. 종종 인종과 민족은 같은 의미로 사용된다.

17세기와 18세기 인류학자들은 피부색, 머리카락, 신체 비율, 두개골 치수와 같은 관찰 가능한 특성을 기반으로 인종의 분류를 제안했다. 이러한 인구에 대한 전통적인 용어로 Caucasoid, Mongoloid 및 Negroid가 있다. 특정 상황에서 이러한 용어의 사용은 모욕적으로 간주될 수 있다. 오늘날의 인류학자들은 인종을 객관적인 생물학적 사실보다 사회적 구성으로 구분한다.

종교 Religion

종교는 개인이 가지는 종교적 태도, 신념, 관행의 조직적 또는 비조직적 체계이다. 환자는 해당 종교에 적극적으로 임하지 않더라도 종교와 동일시 할 수 있다. 의료인은 자신의 종교적 신념을 강요해서는 안 되며 환자나 가족이 원하는 것에서 종교에 대한 단서를 얻어야 한다. 의료인과 환자의 갈등에 있어 종교적 신념이 원인이 되는 것은 더 이상 드문 일이 아니다. 이는 환자의 종교적 신념이 계획된 치료나 중재의 개입을 금지할 때 특히 그렇다. 간호사는 환자의 결정이 적절하지 않더라도 환자가 치료에 동의하거나 거부할 권리가 있음을 기억해야 한다. 갈등이 발생할 수 있는 문제로 피임법의 사용, 장기 기증, 수혈, 죽음에 대한 결정 등이 있다. 간호사는 특정 환자 그룹을 돌보는 능력에 영향을 미칠 수 있는 종교적 문제가 있는 경우 이를 상급자와 논의해야 한다. 상급자는 간호사의 환자 배정을 바꿔 주거나 다른 직원이 해당 환자를 돌볼 수 있도록 관리해야 한다.

주변화 Marginalization

상대적으로 사회적 권력이 약하고 중요하지 않은 것으로 간주되는 개인(비주류)은 주변화된 지위 또는 주변화를 경험한다. 이들은 지배적인 사회의 일부 구성원에 의해 그들의 다양성이 잘못되거나 가치가 없다고 판단된 사람들이다. 범죄 행위를 하거나 투옥된 개인은 종종 불필요한 존재로 여겨진다. 과체중 환자의 경우 과체중으로 인한 추가적인 요구가 간호사와 의료인에게 도전 과제가 될 수 있다. 노숙자는 노숙을 스스로 선택한 사람으로 치부되어 의료 서비스를 받을 자격이 없는 사람으로 간주될 수 있다. 의료인은 노숙자 환자가 음식이나 피난처와 같이 의료와 관련되지 않은 문제로 응급 서비스를 이용한다고 생각할 수 있다. 정신질환의 병력이 있는 환자는 자신의 의학적 문제를 명확하게 표현하는 데 어려움을 겪을 수 있으므로 단순하게 정신병 환자로 분류된다. 종종 이러한 환자들은 의학적(신체적) 상태가 간과되어 응급실에서 퇴원하거나 정신건강의학과로 의뢰된 후 응급실을 재방문하기도 한다. 발달이 지연된 환자는 의사소통 장벽과 자기 관리의 문제로 인해 매우 어려운 환자로 보일 수 있다. 환자의 보호자는 기준 상태와 치료 계획을 지원할 수 있는 환자의 능력을 평가하는 데 도움이 될 수 있다.

소외된 상태가 치료 계획에 어떤 영향을 미치는지에 대한 객관적인 검토가 필요하다. 간호사와 의료인은 자신이 가지고 있는 편견이 환자 치료에 부정적인 영향을 미치지 않도록 주의해야 한다.

다양성 실천 모델 THE DIVERSITY PRACTICE MODEL

양질의 의료 제공에는 환자와 간호사의 다양성에 대한 인정과 존중이 포함된다는 사실을 인식해야 한다. 다양한 인구를 민감한 방식으로 보살피는 것은 다름을 인정하고 개인의 차이를 인정하고 존중한다는, 옳지 않거나 존중할 가치가 없는 것으로 간주하지 않는다는 것을 의미한다. 간호사는 이러한 정보를 파악하기 위해 치료 계획과 관련된 질문을 해야 한다. 질문은 환자의 치료 계획을 수립하는 데 도움이 되어야 하며, 단순 호기심으로 하는 질문은 피해야 한다. 다양성 실천 모델(표 3-2)은 다양성 문제를 논의할 때 사용할 개념 틀을 제공하기 위해 응급간호사협회 다양성 태스크 포스에 의해 개발되었다. 이 모델은 ABCDE 니모닉/연상 기호를 사용하여 관련 아이디어와 질문을 안내한다.

다양성 실천 모델은 민감한 문제를 논의하거나 환자 기반 사례관리 시 사용할 수 있다. 표 3-3에는 모델을 사용할 때 물어볼 수 있는 질문이 포함되어 있다. 다양성 실천 모델은 간호사의 환자에 대한 가정을 검토하는 것으로 시작된다. 간호사의 가정은 사실일 수 있고 아닐 수 있는 아이디어 또는 생각이며 대개 사실에 근거하지 않는다. 이는 모든 사람이 타인을 가정한다는 것을 인정하는 토론의 시간이다. 간호사는 그 가정들을 전제로 간호사가 무엇을 하고 있고 그 가정들이 환자 치료에 어떤 방식으로 부정적 영향을 미칠 수 있는지 검토해야 한다.

이후 모델은 신념을 검사한다. 신념은 오랫동안 유지되어온 이상적 믿음이며 이 역시 가정에 기반할 수 있다. 전문 의료 분야 시설에는 조직 철학을 설명하는 신념 또는 사명의 선언문이

표 3-2 다양성 실천 모델

A	가정(Assumptions)	집단 및 그룹에 대한 생각이 사실이라고 당연시 하거나 가정하는 행위
B	믿음/신념(Beliefs/Behavior)	그룹이 운영되는 방식에 대한 공유된 아이디어
C	의사소통(Communication)	수신자와 발신자 사이 이해를 바탕으로 한 양방향 정보 공유
D	다양성(Diversity)	사람들 간의 다른 방식과 차이가 건강에 대한 인식과 건강 관리에 미치는 영향
E	교육(Education/Ethics)	다양성에 대한 지식을 얻는 행위

표 3-3 다양성 논의를 위한 환자 질문

가정 (Assumptions)	우리는 개인이나 공동체에 대해 무엇을 가정하거나 당연하게 여기는가?
믿음/신념 (Beliefs/ Behavior)	나의 신념은 내가 환자에게 제공하는 치료에 어떠한 영향을 미치는가? 내 믿음이 환자를 대하는 방식에 반영되는가?
의사소통 (Communication)	환자와 어떻게 의사소통해야 하는가? 영어를 못하는 경우 통역사가 있는가? 환자가 보고 들을 수 있는가?
다양성 (Diversity)	다양성의 어떤 측면이 존재하는가? 다양성의 일부 특성은 보이지만 일부는 보이지 않을 수 있다. (연령, 계급/지위, 문화, 민족, 성별, 인종, 종교, 성 정체성, 주변화)
교육 (Education/Ethics)	어떤 교육적 권장 사항이 있는가?

있다. 이러한 문서는 초기 가정이 조직의 신념과 어떻게 일치하지 않을 수 있는지를 보여주는 데 도움이 될 수 있다. 여기에는 일반적으로 환자의 기본적 권리와 환자의 다양성에 관계 없이 어떻게 동등하게 대우해야 하는지에 대한 설명이 포함된다. 예컨대 우리는 독립선언문(미국) 전문의 신념을 다음과 같이 말할 수 있다.

'우리는 다음과 같은 것들을 자명한 진리로 믿는 바, 모든 사람은 평등하게 창조된다는 것, 그들은 창조주로부터 양도할 수 없는 일정한 권리를 부여받는다는 것, 그리고 이에는 삶, 자유 및 행복의 추구 등이 포함된다는 것, ...'

모든 남성과 여성이 평등하게 창조되었다고 믿는다면 의료 수준은 모든 사람에게 동일해야 한다. 정부 문서나 시설의 사명 및 선언문 또는 그룹 합의문에서 나온 이러한 믿음은 암시된 부정적인 가정을 무시해야 함을 알려준다.

다양성 실천 모델의 세 번째 단계는 발신자에서 수신자로 정보를 전달하는 의사소통에 대한 논의를 포함한다. 간호사가 의사소통이 실제 잘 전달되고 이해되었는지 여부를 아는 것이 매우 중요하다. 정보에 입각한 동의를 얻을 때 다양성 문제를 고려해야 한다. **표 3-4**는 서로 다른 그룹이 동의에 접근하는 방법에 대한 몇 가지 일반적인 정보를 제공한다.

환자는 언제든지 질문을 할 수 있어야 하고 또한 대답을 이해할 수 있어야 한다. 의사소통의 목표는 환자가 치료를 이해하도록 하는 것이다. 병원에서는 환자가 요청하거나 간호사 또는 의료인이 의사소통의 용이성을 위해 통역사가 필요하다고 결정할 때 공인 통역사를 통해 의사소통해야 한다. 통역사는 올바른 의사소통 교육을 이수하고 언어의 유창성을 인증 받아야 한다. 통역사를 이용할 때 의료인은 항상 동석해야 한다.

표 3-4 사전 동의를 위한 고려 사항

아프리카계 미국인	의학용어 사용을 피한다. 이해를 확인하기 위해 피드백을 이끌어 낸다. 동의 과정에 가족을 참여시킨다.
아랍인	서면 동의는 문제가 될 수 있다. 신뢰에 기반한 구두 동의를 더 수용할 수 있다. 절차 이전에 가능한 모든 합병증을 설명하는 것을 싫어한다. 긍정적인 결과를 강조하면서 서면 동의의 필요성을 설명한다.
중국인	환자가 어린 소녀 또는 여성인 경우 동의를 위한 설명 시 가장 나이 많은 남성 가족 구성원을 참여시킨다.
푸에르토리코인	가능한 경우 서면 동의보다 구두 동의를 선호한다. 고개를 끄덕인다고 해서 반드시 동의나 이해를 의미하지 않는다. 정보를 구두로 받을지 서면으로 받을지를 선택할 수 있게 한다. 자료를 읽거나 다른 가족 구성원과 정보를 공유할 시간을 준다.
일본인	절차를 명확하게 설명한다. 피드백과 이해를 이끌어내기 위해 중간 중간 설명을 멈춘다. 환자는 질문하는 것을 불편해 할 수 있다. Nisei (일본계 외국인 2세)는 Sansei (일본계 외국인 3세) 및 Yonsei (일본계 외국인 4세) 보다 의료 전문가의 제안에 동의할 가능성이 더 높을 수 있다.
멕시코인	서류 미비 이민자는 모든 유형의 동의 특히 서면 동의를 의심하는 경향을 보인다. 라틴계 의료 제공자가 동의를 얻는 데 도움이 될 수 있다. 언어 선호도와 읽기 수준을 고려한다. 중요한 결정은 온 가족이 상의해야 할 수 있다.
인디안	가족을 포함하여 관련된 모든 사람의 역할을 설명하면서 환자와 동의에 대해 논의한다. 환자가 동의하기 전 누군가와 상의해야 하는지 질문한다. 일부 개인은 문서가 의도한 바와 달리 사용된 정치적 개인적 과거력 때문에 서면 동의서에 서명하는 것을 꺼릴 수 있다.
베트남인	환자는 말한 내용을 이해하거나 동의하지 않더라도 고개를 끄덕일 수 있다. 환자는 공개적으로 질문을 하지 못할 수도 있다. 환자와 사적인 시간을 충분히 가진다. 환자에게 논의된 내용을 말로 표현해보도록 요청하여 이해도를 평가한다. 환자가 배우자나 믿을 수 있는 친구와 논의할 수 있도록 시간을 준다.

의료인은 자신의 질문을 환자에게 직접 말한다. 환자가 언어를 이해하지 못하더라도 배려하는 어조와 전문적인 말투는 환자가 간호사와 의료인을 신뢰하는 데 도움이 된다.

다양성 실천 모델은 환자의 다양성 영역에 초점을 맞춰 계속된다. 간호사는 환자에게 "무엇이 당신의 질병을 유발했다고 생각합니까?"와 같은 질문을 할 수 있다. 이러한 질문은 환자가 자신의 건강에 대한 견해를 스스로 논의할 수 있도록 격려한다. 환자의 관점은 문화적/민족적 배경에 뿌리를 두고 있을 수 있다. 또한 환자는 자신이 사용한 민간 요법을 공개하기도 한다. 여기에는 약초의 사용이나 의식이 포한된다. 환자가 "질병을 회복하는 능력에서 가장 중요한 것은 무엇입니까?"라는 질문에 강한 종교적 또는 영적 믿음을 드러내거나 간호사에게 환자의 가족 구성에 대한 더 많은 정보를 제공하기도 한다. 심각한 질병에 대해 의사소통할 때 가족 구성원은 매우 중요하다.

표 3-5는 가족과 환자가 심각한 질병에 대한 논의에 어떻게 반응할 수 있는지를 보여준다. 대부분의 가족은 환자에게 심각한 질병이나 진단에 대해 말하지 않는 것을 선호한다. 이는 환자에게 정확한 정보를 전달해야하는 의료적 관행과 일치하지 않는다. 이는 의료인과 간호사가 가족 및 환자와 협력하여 모든 당사자가 치료 계획에 완전히 참여할 수 있도록 하는 공통 기반을 마련해야 하는 부분이다.

다양성과 관련된 통찰이 (관련 영역과 이러한 영역이) 실제 치료에 미치는 영향을 식별하는 것은 매우 중요하다. 잘못된 제스처로 인해 의료인과 갈등이 생기거나 갈등의 원인이 의료인의 다양성(연령, 계급, 문화, 민족, 성별, 인종, 종교, 성적 정체성, 소외)에 대한 몰이해에 기인해 돌봄에 직접적인 영향을 미치는지 검토해 봐야 한다. 간호사는 자신과 환자의 차이점을 인식할 준비가 되어 있어야 한다. 그 목표는 모두를 위한 조화와 더 나은 이해이다.

다양성 실천 모델은 교육 계획으로 끝난다. 간호사는 공식적인 프레젠테이션이 필요하다고 결정할 수 있으며 특정 그룹의 대표를 초대하여 강의를 들을 수 있다. 다양성 문제에 대한 인식 및 반응을 객관화하기 위해 평가를 수행할 수 있다. 종교 단체 및 수혈 거부와 같이 추가로 교육이 필요한 영역을 강조할 수 있으며 '의료비를 지불할 수 없는 개인' 등과 같이 편견이 개입되기 쉬운 상황을 위해 질문할 수 있는 시간이 마련될 수 있다. 이후 편견을 극복하는 데 도움이 되는 추가 정보(예: 빈곤 및 환자의 비용 지불을 지원할 수 있는 정부 또는 병원의 프로그램에 대한 정보)를 받을 수 있다.

직원들이 서로 정보를 공유할 수 있는 방법에는 여러 가지가 있다. 다른 직원이 다양성 문제에 대한 정보를 활용할 수 있도록 사례 연구를 뉴스레터나 전자메일 형식으로 문서화하여 공유할 수 있다. 다른 지역이나 나라의 음식을 곁들인 이동식 트럭을 통한 식사 제공도 다양성을 기념하는 역할을 할 수 있다.

표 3-5 심각한 질병에 대한 환자/가족 반응

아프리카계 미국인	가족 회의를 하거나 가족 중 원로나 가족과 관련된 목사와 이야기한다. 환자는 나이든 친척에게 나쁜 예후에 대해 듣게 될 수 있다.
아랍인	가족은 아픈 사람이 자신의 건강 상태에 대한 모든 진실을 알지 못하도록 하려 한다. 환자에게 정보를 제공하는 가장 좋은 방법에 대해 가족의 대표격인 사람과 논의한다. 정보를 시간을 두고 점진적으로 공개해주길 원하는 가족의 요구를 수용한다.
중국인	일부 가족은 심각한 질병에 대해 논의할 때 가족 모두가 참석하는 것을 선호할 수 있다. 또한 가장이 참여해야 한다.
푸에르토리코인	말기 질환은 종종 환자에게 비밀로 유지된다. 가족은 환자에게 최상의 삶의 질을 보장하기 위한 보호 기전을 수행한다. 입원 시 환자에게 의료 결정에 대한 책임이 다른 사람에 있는지 질문한다.
일본인	가족은 비 영어권 환자에 대한 정보를 필터링할 수 있다. 가족들은 말기 진단을 공개하는 것을 꺼려할 수 있다.
멕시코인	임상의는 환자와 가족에게 가능한 한 빨리 알려야 하며 상태에 대한 논의 시 누가 포함되어야 하는지 환자에게 직접 질문한다.
인디안	건강관리 팀은 상태와 치료 과정을 논의하기 위해 가족이나 부족 회의를 제안할 수 있다.
베트남인	가족은 가장과 상의하지 않고 환자에게 정보를 제공하는 것을 원하지 않을 수 있다. 환자가 더 많은 스트레스와 걱정을 겪을 것이라 믿는다.

요약

유능하고 전문적인 치료의 제공은 우리를 개인으로 규정하는 자질과 공유하는 자질에 대한 이해를 통해 향상될 수 있다. 개인의 견해와 관계 없이 각 환자는 존엄과 존중으로 대우받아야 한다. 자민족 중심주의, 편견, 고정관념, 문화적 차이에 대한 무지는 환자와 동료와의 관계에 부정적 영향을 미친다. 긍정적이고 비판단적이며 민감한 방식으로 다양성에 접근하는 것은 양질의 환자 치료를 제공하는 간호사의 능력에 도움이 된다.

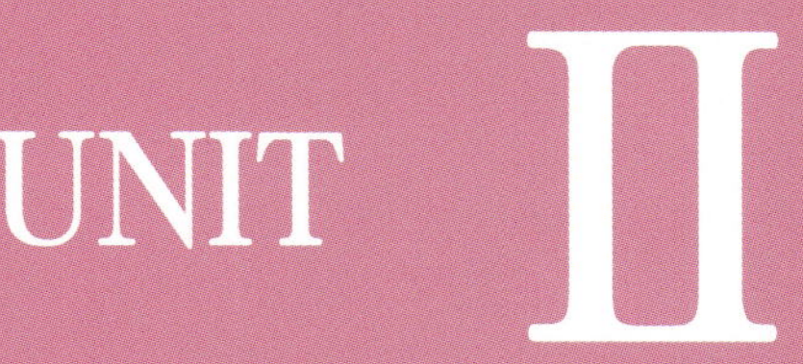

UNIT II

전문가적 실무

Professional Practice

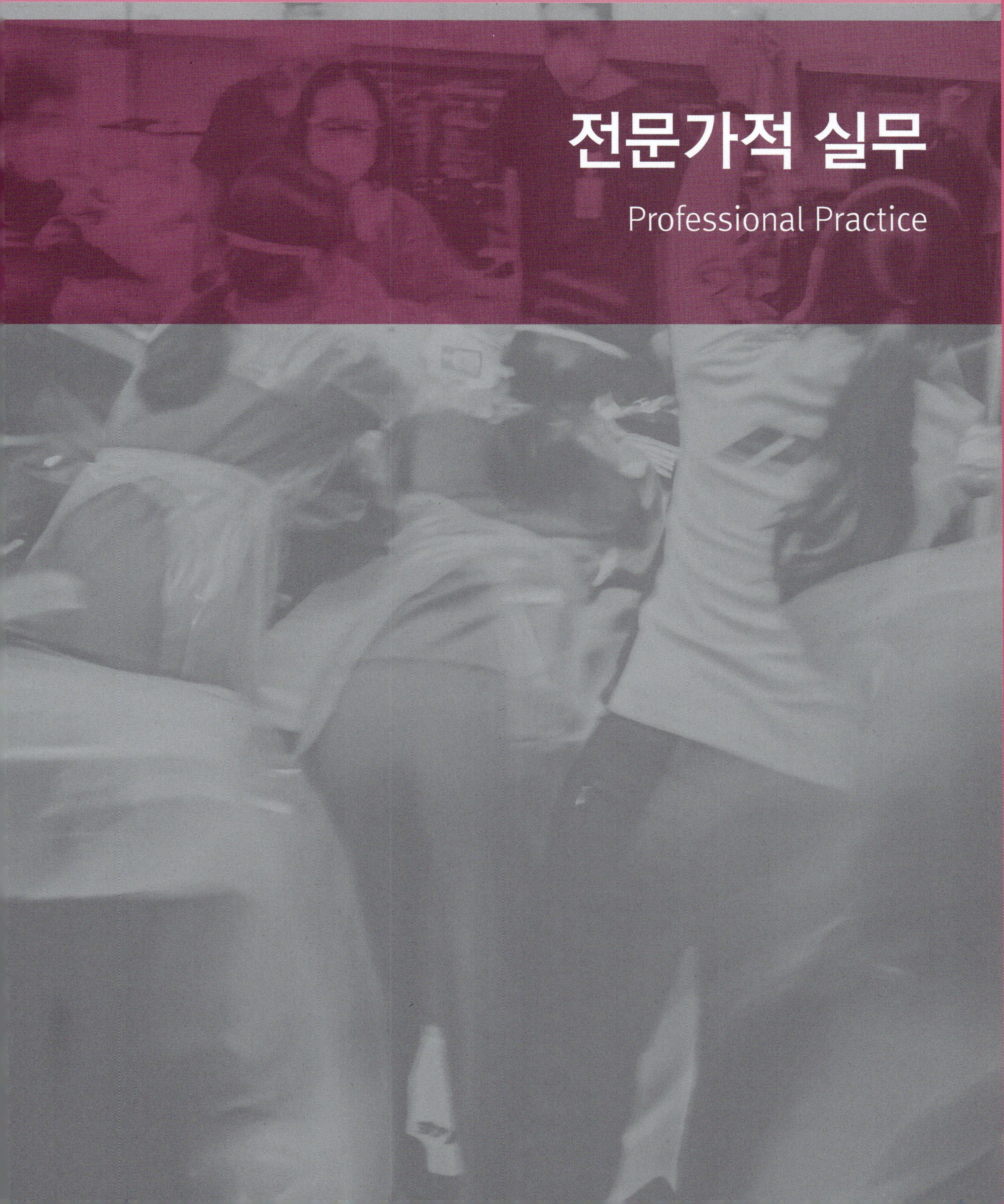

04

근거 기반 실무

Evidence-Based Practice

Sharon Saunderson Coffey and Kierstin Jeana Cohen

플로렌스 나이팅게일(Florence Nightingale, 1820~1910)을 시작으로 오늘날까지 간호는 전장에서, 병상에서, 연구실에서 객관적 정보를 수집하고, 분석하며, 이를 해석해왔다. 그러므로 환자에게 제공하는 돌봄과 치료의 방법은 개인의 의견에 의해 결정되는 것이 아닌 객관적 정보, 즉 과학적 근거에 기반한다. 나이팅게일은 체계적인 사상가였으며 과학적 근거와 통계분석 결과의 활용에 열정적이었다. 그녀는 통계를 사용했을 뿐만 아니라 다른 전문가들과 함께 질문이나 관찰에 대한 답을 검증하고 사회 개혁을 추진하는 것을 돕기 위한 도구를 개발하였다. 또한 차트와 그래프를 통해 통계를 일반인도 이해하기 쉽게 변환하는 데 있어 선구자였으며 많은 정치인이 의학 또는 간호 지식이 없는 경우에도 데이터를 잘 이해하고 사회의 건강 개혁을 지시할 수 있도록 했다.

나이팅게일은 또한 탐구 정신을 가지고 있었다. 관찰한 내용을 검증하기 위해 조사와 검색은 기본이었으며, 궁극적으로 간호사가 환자의 침대 옆에서 할 수 있는 일에 변화를 만들었다. 실제 나이팅게일은 임상 실무를 개혁하기 위해 과학적 근거를 사용한 최초의 간호사였다. 오늘날 이러한 탐구 정신은 근거 기반 실무(EBP, evidence-based practice)라고 불리며, 고품질의 연구와 환자 치료 데이터의 증거를 통합하고 이를 환자 중심 임상 실무와 결합하는 문제 해결 접근 방식으로 설명된다.

나이팅게일이 임상 간호 실무를 변경하기 위해 처음 과학적 근거를 사용한 이후로 100년 이상의 시간이 지났으며, 간호사는 여전히 환자의 침대 옆에서의 실무에 대한 답을 찾고 있다. 또한 간호사는 간호사의 실무가 환자의 건강 결과에 영향을 미친다는 사실에 대한 검증을 원한다. 이때 활용할 수 있는 근거란 무엇이며 양질의 근거란 무엇인가? 또한 검증을 위해서 어떤 과학적 근거가 필요한가? 이러한 질문은 지속적으로 임상 간호사와 간호 관리자, 연구원 및 간호학자의 업무의 많은 부분을 구성하고 있다. 간호사는 의사 및 기타 의료서비스제공자와 함께 근거에 기반한 실무를 개발하는 초기 단계에 있음이 분명하다.

간호 실무에서 근거 기반 변화의 몇 가지 예로 말초 정맥 주사에 대해 헤파린 플러싱 대신 식염수 플러싱을 하게 된 것, 저혈압 환자에서 트렌델렌버그 자세로 환자를 배치하는 일반적 관행을 중단하고 체액 보충 및 침대 머리를 평평하게 한 앙와위 자세를 취하게 한 것, 근육 주사 동안 흡인을 중단하는 것 등을 들 수 있다. 이러한 모든 변화는 기존 관행을 뒷받침할 근거가 부족했기 때문이다.

근거 기반 실무란 무엇인가?

WHAT IS EVIDENCE-BASED PRACTICE?

건강 관리 및 치료 계획에 있어 근거 기반 실무에 대한 다양한 저서의 저자이자, 근거 기반 실무를 사용하는 지도자 중 한 사람으로 영국 옥스포드 대학의 David Sackett이 있다. 그는 근거 기반 실무를 개별 환자 치료에 대한 결정을 내릴 때 최선의 과학적 근거를 의식적이고 명시적이며 현명하게 사용하는 것이라고 설명한다. 근거를 의료 실무에 적용하는 것은 영국의 감염병학자인 Dr. Archie Cochrane에 의해 시작되었다. 그는 의료가 과학적 근거에 의해 뒷받침되지 않는다면 의료비를 지불해서는 안 된다고 믿었다. 이러한 행동의 결과로 Cochrane Collaboration은 의료인이 의료 개입에 대한 개정된 체계적인 검토의 근거를 기반으로 (교육받은) 의료 결정을 내릴 수 있도록 지원하기 위해 설립되었다.

간호 및 건강관리의 실무 관리자 또는 리더는 임상 실무를 교육/적용하기 위해 연구 기반 근거를 요구한다. 근거 기반 실무는 직접적인 진료와 치료에 영향을 미치고, 진료의 질을 높이며 환자의 치료 결과를 개선하고 의료 비용을 줄이며, 의료제공자와 환자 모두의 만족도를 향상시킨다. The Institute of Medicine's Roundtable on Evidence-Based Medicine이

2020년에 제시한 목표는 정확한 최신 임상 정보를 바탕으로 이용 가능한 최상의 근거를 반영하여 임상 실무 결정의 90%를 지원하는 것이다. 이는 의료기관들의 가치가 여전히 임상 현장에서 EBP의 구현을 일관되게 지원하지 않기 때문에 달성하기 어려운 목표이다. 병원이나 조직마다 근거 기반 실무를 사용하거나 사용하지 않는 고유한 이유가 존재한다. 근거 기반 실무 활용의 한계와 장점을 파악하는 것은 임상 실무의 모든 측면에서 간호업무를 지원하는 근거 기반 실무 문화를 시작하고 유지하는 데 도움이 될 것이다. 더 나아가, 근거 기반 실무는 임상 경험, 환자 가치 및 선호도, 이용 가능한 최상의 과학적 근거를 통합한 전문 간호서비스 제공을 지원하게 될 것이다.

근거 기반 실무의 사례 시나리오: 인계 시 의사소통 도구(박스 4-1)는 근거 기반 실무를 이해하고 응급실 임상 환경에 적용하기 위한 맥락을 제공한다. 사례 시나리오를 통해 근거 기반 실무에 대한 단계와 임상 응급실 설정에서 근거 기반 실무를 구현하는 방법을 확인할 수 있다.

근거는 임상 경험에서 얻은 지식과 과학적 연구 또는 연구에서 얻은 지식으로 구성된다. 임상 경험과 과학의 결합은 치료 결정을 내릴 수 있는 견고한 토대를 제공한다. 외부 근거는 무작위 대조시험(RCT), 메타분석, 또는 메타 합성 데이터와 같이 엄격하게 설계된 연구와 같은 여러 출처에 기인한다. 내부 근거는 일반적으로 임상 경험, 질 향상 검토 데이터 또는 질 개선 프로젝트에서 발견된 정보로부터 생성된다.

박스 4-1 근거 기반 실무의 사례 시나리오: 인계 시 의사소통 도구

당신은 바쁜 응급 간호사이다. 최근 다학제 간 회의에서 발표된 응급실 데이터는 지난 3개월 동안 응급실에서 치료를 받은 후 입원한 11명의 환자가 입원 1시간 이내에 보고해야 할 위해 사건이 발생했음을 보여줬다. 11명의 환자 중 6명은 투약 오류가 있었고 3명은 낙상을 겪었다. 모두 새로 입원한 환자에 대한 정보가 충분하지 않은 병동 또는 중환자실 간호사와 연관이 있었다. 최근 간호 저널에서 표준화된 인계 시 의사소통 도구를 사용하여 유해 사건이 감소되는 근거를 제시한 논문을 발견하였다. 당신은 이 정보에 자극되어 응급 간호사가 의사소통을 개선하고 환자에게 불리한 사건을 줄이기 위해 사용될 수 있는 표준화된 의사소통 도구에 대한 아이디어에 대해 추가로 문의하기로 결정했다.

근거 기반 실무 모델

EVIDENCE-BASED PRACTICE MODELS

근거 기반 실무의 설계 및 구현을 위해 여러 간호 모델이 개발되었다. 47개의 저명한 근거 기반 실무 모델은 문헌에서 확인할 수 있으며, (1) 근거 기반 실무 및 지식의 변환 과정, (2) 새로운 지식의 채택을 위한 전략적 변화, (3) 응용 및 질문을 위한 지식 교환 및 합성, (4) 연구 설계와 보급된 연구 결과의 해석의 네 가지 범주로 분류할 수 있다.

이러한 근거 기반 실무 모델 중 하나가 ACE (Academic Center for Evidence-Based Practice) Star Model of Knowledge Transformation (그림 4-1)이다. ACE Star 모델은 지식을 간호 및 건강관리 실무로 이전하여 질 향상의 목표를 달성하기 위한 학제 간 전략이다. 이 모델은 근거 기반 실무 프로세스의 해석 및 구현의 측면을 모두 다루고 있다.

임상 진료 지침의 기능은 진료를 안내하는 것이다. 근거 기반 실무 운동으로 인해 중요한 새로운 지식의 자원이 개발 및 발전되고 있다. ACE Star 모델의 Point 1에 대해 참고할만한 지식자원이 있었지만 최근에야 모델의 Point 2, 3, 4, 5에 대한 지식 형태를 위한 자원이 개발되었다. 이러한 자원은 표 4-1에 요약되어 있다.

ACE Star 모델이 잘 개발되었고 많은 논문이 이 모델을 사용하여 EBP를 실행하였지만, 그 외의 다른 모델에 대해서도 표 4-2에 요약 제시하였다. 이 장에서는 공식적으로 인정된 다양한 근거 기반 실무 모델을 요약하여 알려주며 각각의 다양

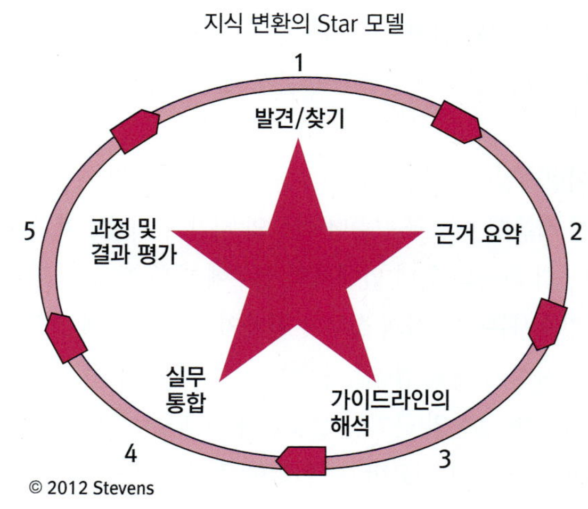

그림 4-1 지식 변환의 Stevens Star 모델 © 2015.
http://nursing.uthscsa.edu/onrs/starmodel/star-model.asp

한 단계에 대해 설명한다.

The Advancing Research and Clinical Practice Through Close Collaboration (ARCC) 모델은 병원 및 지역사회 실무 환경에서 사용되어 왔으며 실무 결과를 개선하기 위한 전략으로 연구되었다. EBP를 실행하기 위한 조직의 강점과 장벽을 식별하고 협력할 멘토를 파악하는 것이 EBP를 지원하는 조직문화가 되도록 한다. ARCC 모델은 간호하는 현장과 조직 전체에서 EBP를 촉진하고 유지하는 데 중심적인 역할을 하는 자원을 구축하고 멘토를 훈련하는 데 중점을 둔다. ARCC 모델은 간호사가 질문하도록 동기를 부여하는 것으로 시작하여 7단계로 구성된다. 순차적 단계는 다음과 같다.

1. 탐구 정신을 갖는다.
2. 가장 관련성이 높고 최상의 과학적 근거를 검색하고 찾는 방법을 결정하는 데 도움이 되도록 PICOT 형식(이 장의 뒷부분에 설명)으로 임상 질문을 개발한다.
3. 가장 엄격한 연구 방법을 사용하여 최신의 적용 가능한 근거를 확보한 연구를 검색하여 임상 질문에 대한 최상의 답변을 이끌어 낸다.
4. 검색을 통해 발견된 근거를 비판적으로 평가하고 종합한다. 타당성, 신뢰성 및 적용 가능성과 같은 점에 대하여 근거를 평가하여 얼마나 근거가 합당한지를 결정한다. 근거의 통합에는 평가된 근거를 결합하여 근거 기반 실무 권장 사항이 있는지 여부를 결정하는 작업이 포함된다.
5. 실행의 위험과 이점 및 실현 가능성을 고려하여 잘 개발된 구현 계획을 통해 합성된 권장 사항을 임상 실무에 통합한다.
6. 구현 계획이 설정된 목표를 충족하는지 확인하기 위해 구현 후 결과를 평가한다.
7. 전파는 마지막 단계이며 공식 또는 비공식적으로 수행할 수 있다. 결과의 공유는 간호 라운딩, 병원 연구일 및 지역이나 국가 또는 국제 회의에 참석 등을 통해서도 공유가 가능하다.

표 4-1 Star 모델의 지식 형태

지식 형태	설명
Point 1. 발견/찾기	CINAHL과 같은 검색 데이터베이스(다양한 연구 논문 제공)
Point 2. 근거 요약	Cochrane Collaboration Data-base of Systematic Reviews (임상주제에 대한 정확한 체계적 문헌 고찰 연구제공) www.cochrane.org/ 참조
Point 3. 가이드라인의 해석	Agency for Healthcare Research and Quality가 후원하는 National Guidelines Clearinghouse (근거 기반 임상 진료 지침에 대한 온라인 액세스 제공) www.guideline.gov 참조
Point 4. 실무 통합	Agency for Healthcare Research and Quality Health Care Innovations Exchange에서 후원하는 Agency for Healthcare Research and Quality (혁신의 프로파일, 가이드라인 채택을 포함한 관리 프로세스 개선을 위한 도구, 혁신자에게 연락하기 위한 정보 제공) http://innovations.ahrq.gov/ 참조
Point 5. 과정 및 결과 평가	Agency for Healthcare Research and Quality가 후원하는 National Quality Measures Clearinghouse (의료 연구 및 품질 기관)(질 측정 방법에 대한 자세한 정보 제공) http://qualitymeasures.ahrq.gov/ 참조

표 4-2 EBP 모델

근거 기반 실무 모델	설명 및 정의
Iowa Model	아이오와 모델은 질문을 하고 질문을 조사할 팀을 구성하고, 근거 기반 결정으로 나아가기 위한 충분한 근거가 있는지 평가한 후 소규모 및 대규모 시행을 통해 임상 실무를 안내한다. 2001년 출판되었으며 아이오와 대학에서 시행되었다.
ARCC Model	통제 및 인지 행동 이론을 통합하는 모델은 시스템에서 EBP를 발전시키기 위해 EBP 멘토를 구축하기 위해 작동한다. 모델의 저자들이 자주 쓰는 EBP 텍스트(Evidence Based Practice in Nursing & Healthcare)에 자세히 설명되어 있다.
PARIHS	개발 중인 이 모델은 연구, 임상 실무, 환자 경험, 지역 정보, 문화 및 리더십을 포함한 요소와 하위 요소를 통합한다.
Johns Hopkins Nursing Evidence-Based Practice Model	이 모델은 여러 가지 지침 단계와 다양한 논문 유형을 통합하는 근거의 등급 척도를 통합한다.
Clinical Scholar Model	멘토링 기반의 모델

임상 질문의 개발 - PICOT 질문

ASKING THE CLINICAL QUESTION: SPIRIT OF INQUIRY – PICOT QUESTION

잘 구축된 임상 질문을 개발하는 것은 간호사와 응급실 직원이 할 수 있는 질문에 대한 답을 찾는 열쇠가 된다. 이를 수행하는 한 가지 방법은 연구 질문을 개발하는 데 사용되는 5가지 연상 기호이다. PICOT은 타당한 임상 질문을 개발하는 데 사용되는 5가지 요소의 약어이다: (P; population) 대상이 되는 집단, (I; intervention, innovation) 중재 및 개입 또는 관련 문제나 관심, (C; comparison, current) 비교 또는 현재의 중재 또는 관심, 문제, (O; outcomes) 임상적 결과, (T; time) 중재 효과를 평가하는 데 필요한 결과나 목표 달성까지 걸리는 시간 (박스 4-2).

PICOT 형식을 사용하면 팀이 관심 있는 임상 주제와 관련된 요소를 완전히 식별할 수 있도록 일관되고, 단계적인 방식으로 안내한다. 질문의 작성 방법, 특히 PICOT 요소에 대해 선택된 단어가 문헌 검색을 위한 핵심 단어가 된다.

표준화된 인계 시 의사소통 도구에 의문을 제기하는 사례에서 응급 간호사가 의사소통을 개선하고 위해 사건을 줄이는 데 사용할 수 있는 주제에 대한 임상 질문을 공식화하기 위해 PICOT을 사용하는 것을 고려한다. PICOT 질문은 다음과 같을 수 있다: 입원실로 전동되는 응급실 환자(P)에서 표준화된 인계 시 의사소통 도구를 사용하는 것(I)이 도구를 사용하지 않는 것에 비교(C)하여 이송 후 첫 24시간 이내(T)에 환자의 부작용(O)을 줄일 수 있는가? 이러한 PICOT 질문은 표준화된 인계 시 의사소통 도구의 사용과 사용하지 않는 상황을 비교하기 때문에 임상적 중재/개입 질문이라 할 수 있다.

박스 4-2 PICOT 질문 형식

중재

________(P)에서 ________(I)는 어떻게 비교되었습니까?

________(C)에게 ________(T) 내에서 ________(O)에게 영향을 미치려면?

치료

________(P)에서 ________(T) 내에서 ________(O)에 대한 ________(C)와 비교하여 ________(I)의 효과는 무엇입니까?

예후/예측

________(P)에서 ________(I)는 ________(C)와 어떻게 비교됩니까?

________(T)보다 ________(O)에 영향을 미칩니까?

진단 또는 진단 검사

________(P)에서 ________(I)는 ________(C)와 비교하여 ________(O)를 진단하는 데 더 정확합니까/있습니까?

병인학

다음과 비교하여 ________(I)가 있는 ________(P)는 ________(C)가 없는 사람은 ________(T)보다 ________(O)에 대한/의 위험이 ________입니까?

의미

________(P) ________(I) ________(O) ________(T) 동안 ________(O)를 어떻게 인식합니까?

Adapted from Ellen Fineout-Overholt. PICOT Questions Template: 2006. This form may be used for education.

과학적 근거 찾기 FINDING THE EVIDENCE

문헌 고찰을 수행하기 위해 많은 연구 및 지식을 검토하는 기술에 대한 숙련이 필요하다. 의료 기관에서 과학적 근거를 검색하는 간호사에게 도움이 되는 인력은 연구 사서이다. 문헌 고찰은 조직적이고 체계적인 방식으로 수행되어야 한다. 문헌 고찰의 첫 번째 단계는 문헌 고찰의 명확한 방향을 제시하는 PICOT 질문의 작성이다. 관심 주제에 대한 근거를 찾기 위해 많은 데이터베이스를 검색할 수 있다. 가령 표준화된 인계 시 의사소통 도구가 포함된 시나리오의 경우 간호 문헌은 CINAHL (Cumulative Index to Nursing and Allied Health Literature)에서 흔히 찾을 수 있는 반면, 의학 저널은 일반적으로 PubMed에서 색인을 검색하여 찾을 수 있다. 정신의학 문헌의 경우 PsychInfo를, 교육 문헌의 경우 ERIC를 이용할 수 있다. 검색할 데이터베이스를 결정한 후 사용할 키워드를 선택한다. 서로 다른 데이터베이스는 다른 출판물 및 근거를 색인화하기 때문에 많은 데이터베이스를 검색할수록 관련 근거나 정보가 누락될 가능성이 줄어든다.

데이터베이스가 선택되면 PICOT 질문에 사용되었던 용어를 검색어로 사용한다. 앞선 PICOT 질문 예시 "입원 병실로 이송되는 ED 환자에서 표준화된 인계 시 의사소통 도구를 사용하지 않는 것과 비교하여 표준화된 인계 시 의사소통 도구를 사용하는 것이 어떻게 이송 후 처음 24시간 이내에 환자의 유해 사례를 줄입니까?"에서 각각의 키워드는 개별적으로 검색하거나 AND 등 접속어 및 단어와 구를 결합하여 검색이 가능하다. 정확한 정보의 검색을 위해 추가전략으로 영어가 아닌 언어로 작성된 논문이나 간행물을 검색하거나 출판된 지 5년이 지난 정보는 제외하는 것이 좋다.

근거의 수준 Levels of Evidence

근거 평가에 일반적으로 사용되는 구조는 그림 4-2에 나와 있다. 신뢰할 수 있는 근거는 임상 결정을 내리는 데 필요한 확신을 제공하므로 근거의 수준과 질은 본질적으로 매우 중요하다. 그림 4-2의 계층 구조에는 8가지 다른 수준의 연구 설계가 포함되어 있으며 수준 1은 피라미드의 맨 위에 있는 가장 높은 근거의 수준이고, 수준 8은 피라미드의 가장 낮은 수준이며 낮은 타당성과 신뢰도를 갖는다. 계층 구조의 최상위에 있는 것으로 간주되는 연구 유형은 RCT에 대한 체계적인 문헌 고찰과 메타분석이다. 계층 구조의 가장 아래 단계에 있는 연구 유형에는 전문가의 의견, 배경 정보 및 전문가 위원회의 보고서 등이 포함된다.

특정 주제에 대한 근거가 수집되면 과학적으로 엄격하게 평가하고 적용 가능성을 평가한다. 근거 수준을 결정하는 것은 근거를 평가하는 중요한 단계이다. 특정 주제에 대한 현재의 과학적 부분을 평가할 때 고려해야 할 몇 가지 다른 요소가 있는데, 이 장에서는 이를 자세히 다루지 않는다. 통계적 보고를 이해하는 것은 간호사가 연구를 평가하고 어떤 연구가 좋은 근

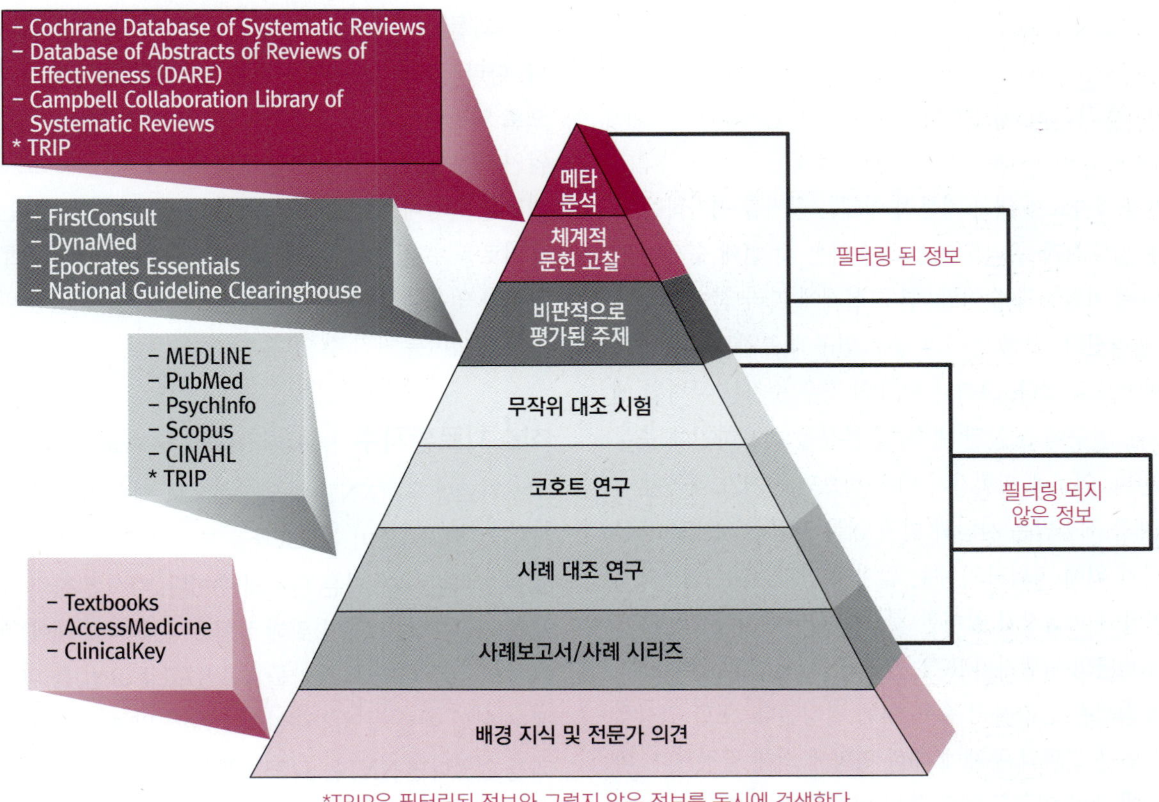

그림 4-2 근거의 수준.

Data from Sackett DL, Straus SE, Richardson WS, et al. Evidence-based medicine: how to practice and teach EBM. 2d ed. Edinburgh: Churchill Livingstone, 2000.

거가 될 수 있는지 또는 결함이 있는 근거인지를 판단하기 위해 갖춰야 하는 매우 중요한 자질이다.

일반적 평가 고려 사항 General Appraisal Considerations

연구의 초록을 간단히 읽고 난 후 다음 단계로 할 일은 각 개별 연구에 포함된 근거를 비판적으로 평가하는 것이다. 근거의 평가에 있어 다음을 확인하여 근거가 얼마나 가치 있는지를 결정한다.

- 타당성(결과가 실제/사실에 기반한 것인가?). 연구의 타당성은 연구 방법론의 엄격함에 관한 것이다. 연구자가 설계한 대로 도구를 사용하여 측정하고 연구를 수행했는지, 중재 그룹에 포함될 사람과 통제 그룹에 포함될 사람을 무작위로 선택했는지 등을 확인한다.
- 신뢰도(매번 동일한 결과를 얻을 수 있는가?)
- 적용 가능성(연구의 결과가 나의 문제나 질문에 적용/응용될 수 있는가?)
- 실행 가능성(부서나 병원에서 해당 프로젝트를 수행할 수 있는가?)

근거의 평가: 통계 분석

Evidence Appraisal: Statistical Analysis

일반적인 통계자료에 대한 기본적 이해는 근거를 평가하는 데 중요하다. 간호사가 주의를 기울여야 하는 첫 번째 숫자는 연구에 관련된 피험자의 수이다. 연구 설계에 따라 참여 피험자의 수는 달라진다. 질적 연구의 경우 연구에 포함된 피험자의 수는 일반적으로 적다. 그러나 RCT의 경우 숫자는 무작위 배정, 대조군, 연구에 포함된 변수 및 분산을 허용하기에 충분히 커야 한다. 연구에 피험자가 너무 적으면 근거가 왜곡될 수 있다. 중재를 제공받은 사람과 받지 않은 사람의 차이를 충분히 확인하기 위해 피험자의 수는 많아야 한다. 많은 연구에서 100명 이하의 피험자가 참여한 것으로 나타나지만 일반적으로 최소 400명의 피험자가 RCT 연구의 최솟값으로 간주된다. 통계적 유의성은 참가자의 수에 의해 결정된다. 또한 임상적 중요성은 연구 결과와 주제에 대한 영향에 의해 결정된다. 환자의 낙상에 대한 연구를 예로 들면 낙상 환자 수가 적어 통계적 유의성을 나타내지 못할 수 있으나 낙상 감소 프로그램을 시행하여 2년 동안 낙상 환자가 없었다면 임상적 유의성이 높은 것으로 볼 수 있다.

통계 데이터는 대부분의 간호사에게 난해할 수 있지만 평가에 중요한 통계는 매우 간단하다. 이 절에서는 알파 통계량(*p*-값), 최소치료환자수(NNT) 및 신뢰구간(CI)과 같이 연구 평가에 필수적인 몇 가지에 대한 간략한 통계적 개요를 설명한다. 일반적인 통계 검증은 제5장을 참고한다.

p-값 *p*-Value

그리스 문자 알파(α)로 표시되고 유의성을 나타내는 *p*-값은 연구에서 발견된 결과가 단지 우연에 의한 것인지 중재 및 개입 효과에 의한 것인지의 가능성을 연구자에게 알려준다. $<.05$로 보고된 *p*-값은 보고된 결과가 연구 변수 이외의 다른 것으로 인한 것일 가능성이 5% 미만임을 의미한다. 물론 대부분의 임상연구는 *p*-값 $<.00001$을 의미 있게 보거나 도출되길 기대한다. 이 수치는 결과가 순전히 우연으로 인해 나타날 확률이 100,000분의 1 미만임을 의미한다. 실제로 대부분의 연구자들은 *p*-값 $<.05$를 통계적으로 유의미한 결과로 받아들인다. 물론 개입된 중재가 생명을 위협할 가능성이 있는 경우 결과를 실무에 반영하기 전에 훨씬 더 낮은 *p*-값이 필요하다. 따라서 허용 가능한 *p*-값은 연구 자체의 위험성과 직접적으로 연관되어 있다. 많은 연구가 삶과 죽음의 문제를 다루지 않기 때문에 *p*-값 <0.05는 일반적으로 통계적으로 유의미한 결과를 나타내는 것으로 받아들여진다. *p*-값 $>.05$는 정보가 흥미로울 수 있지만 실험군과 대조군 간에 통계적으로 유의한 차이가 없음을 의미한다. 이런 경우에도, 앞서 말한 바와 같이 임상적 의미를 가질 수 있다.

최소치료환자수 Number Needed to Treat

최소치료환자수(NNT)는 임상적으로 매우 유용한 통계이다. NNT는 환자 1명이 치료효과를 보기 위하여 (같은 기간에) 치료를 받아야 하는 다른 환자의 수이다. 다시 말하면 표준 치료보다 나은 결과를 얻기 위해 실험을 통해 치료(해야)하는 전체 환자의 수를 나타낸다. 약물 A와 B (표준 요법)를 비교하는 약물 시험의 예를 들면 참여자의 25%가 약물 A 치료를 통해 효과를 얻었다면 NNT는 1/25% 또는 1/0.25, 또는 4이다. 이는 한 명의 긍정적인 결과를 얻기 위해 4명의 환자가 약물 A로 치료해야 함을 의미한다. 실험 연구에서 가장 선호되는 NNT는 1이며, 이는 약물 A로 환자를 치료할 때마다 긍정적인 결과가 있음을 의미한다. 10 이하의 NNT는 일반적으로 허용되는 범위로 간주된다.

신뢰구간 Confidence Intervals, CI

신뢰구간(CI)은 독자에게 결과와 관련된 정밀도의 정도와 치료의 진정한 차이가 발생하는 정도에 대해 알려준다. 즉, CI는 연구 저자가 올바른 가정에 대해 확신하는 정도이다. 가령 CI가 95%인 경우 실험이 올바른 결과를 보고할 확률이 95%라는 것이며, 반대로 결과가 틀린 확률이 5%라는 것을 의미한다. 대부분의 임상 연구에서 지지하는 중재 사용을 고려하기 위해 95~99%의 CI를 요구한다. CI 보고의 다른 의미는 보고된 결과가 95% 정확도에 도달하는 범위를 보고하는 것이다. CI는 일반적으로 두 개의 숫자로 보고되며 이 숫자는 95% CI가 나타내는 최저 및 최고 범위를 나타낸다. 예를 들어, 200명의 도심지역 아동에서 납 중독 발병률에 대한 연구에서 33명의 아동에서 납 중독이 발견된 경우(95% CI, 20, 50), 이는 95% CI에 속하는 납 중독 아동의 수가 20~50명 사이임을 의미한다.

근거에 대한 비판적 평가

CRITICAL APPRAISAL OF THE EVIDENCE

근거가 수집되고 해석되면 간호사는 근거의 전반적 의미를 결정해야 한다. 연구 논문이나 보고서를 해석하는 데에는 여러 측면이 있다. McAlister 등은 심혈관 위험 관리 권장 사항을 뒷받침하기 위해 인용된 논문의 질을 조사했으며 내적 타당도를 갖춘 RCT 결과가 가이드라인 권장 사항에 지정된 모집단이나 중재 또는 결과에 항상 적용되는 것은 아니라는 사실을 발견하였다. 이 연구는 전반적인 질과 각 임상 환경에 적용 가능성에 대한 근거 평가의 중요성을 시사하고 강조한다. 앞선 단락을 통해 통계적 의미에 대해 조금 이해하게 되었으므로 근거의 전반적인 가치를 평가할 때 다음과 같은 추가 질문을 할 수 있다.

- 연구 설계가 연구 질문에 적절한가?
- 연구의 피험자 수는 몇명인가?
- 피험자 수가 충분한가?
- 연구는 동료 심사 저널에 발표된 것인가?
- 연구원은 어떤 자격을 갖추고 있는가?
- 연구의 모집단은 결과가 적용될 모집단과 유사 한가?
- 진료 환경에서 적용이 가능한가?
- 연구 결과가 현실적인가? 너무 고비용이거나 환자가 따르기에 너무 어려운 치료 요법이 포함되어 있는가?
- 연구는 어디에서 수행되었으며 지리적 차이가 문제가 되는가?
- 결과가 환자 집단에 중요한가?

마지막으로 발견한 내용을 종합하여 근거의 발견이 임상에 적용 가능한지, 그리고 임상 질문의 답을 구하는 데 도움이 되는지 생각해 본다. 연구 평가 표를 만드는 것은 검색을 통해 찾은 문헌을 평가하는 데 도움이 될 수 있다(박스 4-1 참고). 연구에 대한 비판적 평가가 완료되면 간호사 또는 의료 종사자 팀이 결과를 실무 권장 사항으로 변환한다.

근거 기반 실무 구현 EBP Implementation

문헌에 대한 비판적 평가가 완료되고 정보가 종합되면 PICOT 질문에 대한 답을 얻을 수 있다. 시나리오에 따르면 표준화된 인계 시 의사소통 도구의 사용은 응급실에서 입원실로 환자를 이송한 후 첫 24시간 이내 환자에게 불리한 결과나 사건이 감소하는 것으로 나타난다. 이러한 결과가 알려진 상태에서 다음 단계는 응급실에서 표준화된 인계 시 의사소통 도구를 사용하기 위한 구현 계획을 세우는 것이다. 시행을 위한 초기 계획은 응급실에서 입원실로 환자를 이송한 후 24시간 이내에 환자 이상반응의 데이터를 수집하는 방법을 결정하는 것으로 시작된다. 구현 전 후 데이터의 평가는 표준화된 인계 시 의사소통 도구 구현의 진정한 효과를 설명하는 데 도움이 된다. SWOT 평가를 수행하면 극복해야 할 도전 과제가 계획의 어느 단계에 있는지 확인하는 데 도움이 된다. 구현 프로젝트의 성공은 좋은 근거뿐만 아니라 조화롭게 짜여진 계획에도 달려 있다. 변화를 구현하기 위한 체계적인 방법에 대한 계획을 수립하는 것은 프로젝트 성공에 필수적이다. 이 계획을 지원하기 위해 EBP의 ARCC 모델 검토를 고려한다. ARCC 모델의 일부 단계는 이미 완료되었지만 몇 가지 다른 단계는 조치가 필요하다.

구현 계획이 성공하려면 SWOT 분석의 모든 약점이나 위협을 생각하고 구현 계획에 솔루션을 통합한다. 프로젝트 구현 계획의 일부는 교육 프로그램을 만들고 모든 직원이 선택한 표준화된 인계 시 의사소통 도구 사용에 대해 교육을 받을 수 있도록 하는 것이다. 이때 고려해야 할 다른 질문은 표준화된 인계 시 의사소통 도구를 의료 기록에 통합할지 여부이다. 표준화된 인계 시 의사소통 도구가 전자 건강 기록에 포함되어야 하는 경우 컴퓨터/정보 기술 부서는 이를 전자 건강 기록에 통합하는 작업을 수행해야 할 수 있다. 일부 기관에서는 도구가 병원이나 조직 위원회를 통해 승인을 받아야 사용이 가능할 수 있다. 계획은 세부적인 내용을 더 많이 생각할수록 구현 성공 가능성이 높아진다. 이 장에서는 철저한 EBP 구현 계획과 관련된 여러 단계를 보여주기 위한 의도로 EBP 프로세스에 대한 개요를 살펴보았다.

평가 EVALUATION

마지막으로 여전히 매우 중요한 사항으로 인계 시 의사소통 도구의 사용이 환자의 유해 사례를 감소시켰는지 여부를 결정하는 것이다. 환자가 응급실에서 입원실로 이송된 후 24시간 이내에 환자의 부작용을 감소시키려는 의도한 결과와 실제 적용 후 결과가 일치하는지, 또한 환자와 직원은 모두 이러한 변화에 만족하는지를 확인하는 평가의 단계는 EBP의 구현 만큼이나 중요하다.

평가는 이해관계자로부터 검토를 이끌어내고 피드백을 기반으로 변경된 사항을 적용, 채택 또는 거부하기로 결정하는데 도움이 되어야 한다. 변경은 타당성, 사용 가능성, 만족도 및 위험/이점 등을 분석하여 평가되어야 한다.

전파 DISSEMINATION

평가 계획과 평가 결과를 전파하기 위한 계획과 지속적인 평가와 변화를 위한 계획이 함께 개발되어야 한다. 전파에는 포스터(poster), 프레젠테이션(presentation) 또는 출판물(publication)과 같은 3P 중 하나 이상이 필요할 수 있다. 포스터는 공식적이거나 비공식적일 수 있으며 지역, 국가 또는 국제적인 자리에서 공유될 수 있다. 부서 소식지만큼 다양한 전문 조직의 저널 등을 통해 결과를 출간할 수 있다. 배포의 방법에 관계 없이 성공을 축하하는 것은 EBP를 통한 변화를 달성하기 위해 수행한 작업을 인정하는 것이다.

요약

의료 변화의 혁신이자 선구자인 간호사는 연구에서 발견된 근거를 임상 실무에 적용하는 데 중요한 역할을 하며 모든 환자의 결과를 개선하는 열쇠가 된다. 플로렌스 나이팅게일 시대부터 간호사는 최전선에서 질문을 하고, 실무 결과를 분석하며, 더 나은 환자 결과를 얻을 수 있도록 변화를 추구했다. 간호사는 더 이상 임상 실무에 만족하지 않고 우수한 임상 치료를 제공하는 방법에 도전하고 있으며, EBP 및 EBP 구현 모델의 이해와 사용을 통해 모든 의료 전문가와 완전한 파트너가 되기 위한 교육 및 실습 범위를 최대한 활용하고 있다. 이는 결과적으로 환자의 건강관리 및 결과 개선을 발전시킨다.

05

연구

Research

Ruthie Robinson

매년 건강 관리와 관련되어 발표되는 연구의 수는 어마어마하다. 간호사들은 이러한 연구를 바탕으로 실무의 변화를 파악하며 읽고, 비판하고, 수행할 수 있을 것으로 기대된다. 연구를 성공적으로 이해하는 능력은 환자의 간호, 환자 결과 및 치료 환경의 지속적인 개선에 매우 중요하다. 이 장의 초점은 응급 간호사가 더 나은 연구 소비자가 되기 위한 기초로서 연구 과정의 개요와 연구 결과를 실무에 통합하는 방법을 이해하는 것이다.

임상 실무에서 연구의 사용: 연구, 근거 기반 실무 및 질 향상 비교

USING RESEARCH IN CLINICAL PRACTICE: COMPARING RESEARCH, EVIDENCE-BASED PRACTICE, AND QUALITY IMPROVEMENT

간호사는 종종 연구, 근거 기반 실무(EBP, evidence based practice) 및 질 향상(QI, quality improvement)이라는 용어를 혼동한다. 이는 용어의 사용이 매우 중복되는 것을 고려하면 놀라운 일이 아니다. 제4장에서 EBP에 대해 자세히 살펴보았다. 이 장에서는 연구에 대해 보다 깊이 있게 알아본다. 간호 연구는 간호 실무에 대한 질문에 답하기 위한 체계적인 조사 과정이다. EBP는 종종 다양한 방식으로 정의된다. 그러나 대부분의 정의에는 (1) 연구 정보, (2) 임상 전문 지식, (3) 환자 선호의 세 가지 구성 요소가 포함된다. 따라서 EBP는 현재의 질 향상 관련 연구, 의학적 전문 지식 및 환자의 선호도를 기반으로 한다. EBP는 실무를 개선하기 위해 고안된 연구 및 기타 근거의 적용이다. 달리 말하면 EBP는 연구 근거 및 기타 근거를 해석하고 이를 임상 결정에 적용하는 것을 뜻한다. 국가품질포럼(NQF, National Quality Forum)에 따르면, QI는 질병 예방, 진단 및 치료의 기준을 높이기 위한 것이며, 결과를 개선하기 위한 체계적인 접근 방식이다. **표 5-1**을 참고한다.

표 5-1 근거 기반 실무, 질 향상, 연구

근거 기반 실무(EBP)	질 향상(QI)	연구(Research)
연구 근거 및 기타 근거의 해석 및 임상 결정에서의 적용	결과 개선을 위한 체계적인 접근	간호 실무 관련 질문에 답하기 위한 가이드라인을 이용한 체계적인 탐구 과정
근거 기반 실무 모델 예: • 아이오와 모델(Iowa Model) • 스테들러 모델(Stetler Model) • 존스홉킨스 간호 모델(Johns Hopkins Nursing Model) • ACE 스타 모델(ACE Star Model of Knowledge Transformation)	질 향상 모델 예: • Plan do study Act • Lean/Six Sigma • Total Quality management	연구 설계 예: • 메타 분석 • RCT • 코호트 연구 • 횡단(적)면 연구 • 질적 연구
근거 기반 실무 프로젝트 예: • 응급실 낙상을 줄이는 모범 사례 구현 • 병원 사망률을 감소를 위한 패혈증 프로토콜 구현	질 향상 프로젝트 예: • 응급실 입원 기간을 줄이기 위해 중증도 분류에 전문간호사 배치 • 코드 시뮬레이션을 사용하여 심정지 시 간호 성과 향상	연구 예: • 퇴원 지침에 대한 환자 지식 • 체온 측정 방법 비교

연구 과정의 내용
COMPONENTS OF THE RESEARCH PROCESS

연구란 무엇인가? Polit과 Beck에 따르면 연구는 질문에 답하거나 문제를 해결하는 데 사용되는 체계적인 방법이다. 연구의 목표는 지식을 개발하고 확장하는 것이다. 그러나 연구를 수행하고 의미 있는 발견을 하는 것은 이러한 발견이 실제 실무에 적용되지 않는다면 간호사나 환자에게 전혀 도움이 되지 않는다. 이 장에서는 임상 실무에서 연구를 실제 사용하는 방법을 검토한다.

연구 과정의 단계 Steps of the Research Process

연구는 체계적인 지식 탐구 방법으로 단계/과정이 필요하다. **표 5-2**를 참고한다. 연구 과정의 단계는 일반적으로 다음과 같다.

1. 문제 인식/식별
2. 문헌 고찰/검토
3. 이론적 근거 및 개념 틀 확립
4. 연구 목적 또는 연구 질문 및 가설
5. 방법론(설계, 표본추출, 데이터 수집, 데이터 측정 및 분석 포함)
6. 결과
7. 논의(결론, 한계, 제언 포함)

표 5-2 연구의 구성 요소

연구 구성 요소	구성 요소 설명
문제 인식	연구를 통해 답을 얻어야 하는 "문제"를 확인한다.
문헌 고찰	현재 발표된 문헌이 나의 연구에 어떻게 기여할 수 있는지 요약하기 위해 문헌을 검색하고 검토하며 종합한다.
이론적 근거 또는 개념 틀	이론적 기반 및 연구 변수와 관련된 명제 또는 관계에 대한 맥락을 설정한다.
연구 목적 또는 연구 질문 및 가설	연구에서 달성하고자 하는 것이다.
방법론 • 연구설계 • 표본 추출 • 데이터 수집 • 데이터 측정 • 데이터 분석	방법론에서 연구자가 연구 질문이나 가설에 답하기 위해 어떠한 접근 방식을 사용할 것인지 설명한다.
결과	데이터 분석을 통해 얻은 결과를 보고한다.
결론 및 고찰 • 결론 • 제한점 • 제언	논의에는 결과가 의미하는 바를 기반으로 결론을 도출하고 결과를 얻은 이유와 결과가 실무에 어떻게 사용될 수 있는지 설명하는 것이 포함된다.

연구 단계 1: 문제 인식
Research Step 1: Problem Identification

연구 과정의 초기 단계는 연구 질문 또는 연구 문제를 정의하는 것이다. 연구 질문이나 문제는 환자 관리, 간호 교육, 간호 관리 또는 간호와 관련된 관심사가 반영된 문제이다. 환자 간호 또는 간호 실무에 대한 문제는 일반적으로 실무의 차이점을 다루거나 이상적이거나 바람직한 것을 다룬다. 연구 가능한 질문은 종종 다음과 같은 임상 경험을 반영한다. (1) 패혈증 환자의 사망률을 개선하는 데 패혈증 지침이 얼마나 효과적인가? (2) 응급실에서 치료 받는 소아 환자에게 어떤 유형의 통증 관리를 사용할 수 있는가? (3) 인신 매매에 대한 교육이 응급실에서 피해자를 구분하는 데 어떤 도움이 될 수 있는가?

연구는 종종 현재의 연구 전반을 요약할 때 미래의 연구에 대한 제언이나 다른 아이디어를 제시하게 된다. 간호사는 의학의 현재 상태에 대한 연구를 검토할 때 연구가 가능한 질문이나 아직 해결되지 않은 임상 문제를 종종 마주치게 된다. 또한 여러 간호 협회 및 연방 조직에서 잠재적으로 가능한 연구 질문에 대한 권장 사항을 발표하기도 한다. 응급 간호사 협회, 미국 중환자 간호 협회, 미국 간호사 협회, 시그마 및 국립 간호 연구소는 연구 우선순위를 확인하고 발표한 조직의 예이다. 연구 질문은 연구자가 무엇을 발견하려고 하는지 정의하고 연구 설계를 추진한다.

연구 단계 2: 문헌 검토/고찰
Research Step 2: Literature Review

문헌 고찰의 목적은 연구 문제를 추가로 공식화하거나 명확히 하기 위해 특정 관심 영역에서 수행된 연구를 탐색하는 것이다. 특정 분야에서 이전에 연구된 내용을 요약하고 비판한 후 연구자는 자신이 제안한 연구가 현재 과학적 상태에 어떻게 기여할 것인지를 설명한다. 좋은 문헌 고찰은 다른 연구를 비판하고 요약하여 수행 중인 연구의 범위에 어떻게 들어 맞는지 확인한다. 철저한 문헌 고찰은 이미 수행된 연구에 기반하여 현재의 연구 필요성을 강조하고 제안된 연구 주제에 신빙성을 더한다.

문헌 고찰을 위한 정보의 출처에는 1차 및 2차 자료가 모두 포함될 수 있다. 1차 자료는 조사를 수행한 사람이 작성한 논문이다. 2차 자료는 원 연구자가 아닌 다른 사람이 준비한 연구에 대한 설명이다. 문헌 고찰은 최상의 임상 사례에 대한 근거를 조사하고 주어진 내용에서 기존 연구와의 차이를 구분하는 데 매우 유용하다.

연구 단계 3: 이론적 근거 및 개념 틀 확립

Research Step 3: Theoretical and Conceptual Frameworks

이론과 개념 틀은 임상 문제 연구를 안내하는 청사진을 제공한다. 이론적 틀은 개념을 정의하고 현상에 대한 체계적인 관점을 제공하기 위해 개념 간의 관계를 정의한다. 또한 연구자가 연구 결과를 기존 지식 체계에 연결할 수 있게 한다. 이 틀은 개념의 정의, 그 개념들의 관계에 대한 명제들, 관찰된 것에 대한 규칙이나 신념을 구성하는 방법, 연구에서 관심의 특정 측면에 대한 정보를 구성하는 체계적인 방법으로 구성된다. 개념 틀은 현상을 조직하기 위한 틀로, 형식이 덜 갖추어져 있고 덜 개발된 시스템이다. 그들은 일반적 주제를 나타내는 개념을 포함하고 있지만, 개념들 사이의 관계를 식별하기 위한 명제의 연역체계가 부족하다. 개념틀은 제안된 연구를 위한 지도이다. 이론은 종종 개념틀에서 진화한다.

연구 단계 4: 연구 질문 및 가설

Research Step 4: Research Questions or Hypotheses

연구하기 전에 연구 질문을 좁히고 정제하며 연구에 적합하게 수정해야 한다. 연구의 관심사는 연구 질문 또는 가설로 명시될 수 있다. 연구 질문은 주요 독립변수와 종속변수를 구분한다. 독립변수는 종속변수와 관련이 있다고 가정하거나 생각하는 요인이다. 종속변수의 변화는 독립변수의 영향에 따라 좌우된다고 가정한다. 종속변수는 연구자가 설명하거나 이해하고자 하는 것이다. 연구 질문은 구체적이어야 하고 너무 많은 측정을 시도하지 않아야 한다. 데이터 분석이 복잡하고 해석하기 어려울 수 있기 때문이다. 예를 들면 연구 질문은 다음과 같다. "응급실 내원 정신질환 환자의 폭력에 있어 검증된 폭력 예측 체크리스트를 사용하면 폭력을 줄이는 데 도움이 될까?" 이때 종속변수는 폭력의 에피소드이고 독립변수는 검증된 폭력 예측 체크리스트의 사용이다. 종속변수는 독립변수와의 관계를 통해 설명된다. 많은 원인이 정신 질환 환자의 폭력에 영향을 미치지만 제안된 연구 질문에서 측정하려는 독립변수는 단 하나(검증된 폭력 예측 체크리스트의 사용)이다.

가설은 두 개 이상의 변수 간의 관계 또는 차이점에 대한 예측이며 연구 질문에서 직접 파생되어야 하기 때문에 연구 질문을 확장한다. 예상되는 결과에 대한 이러한 예측은 연구 과정의 기초이다. 종종 이론에서 비롯되는 가설은 연구 문제에 대한 가능한 솔루션 또는 답변이 된다. 가설은 연구를 시작하기 전에 확인하려는 여러 변수 사이의 관계 특성에 대한 예측이다. 가령 "응급실의 환자 연락이 환자 만족도 점수에 미치는 영향은 무엇인가?"라는 연구 질문을 고려해 볼 때 연구가설은 '응급실 환자 연락은 환자 만족도 점수를 높인다.'이며 반면 귀무가설은 '응급실의 환자 연락은 환자 만족도 점수에 영향을 미치지 않는다.'이다.

연구 단계 5: 방법론 Research Step 5: Methodology

연구방법은 연구자가 연구 질문이나 가설에 답하기 위해 연구를 어떻게 계획하거나 구현했는지 반영한다. 방법론의 구성요소에는 연구 설계, 연구대상, 데이터 수집에 사용되는 측정 법, 연구 절차 등이 포함된다. 연구 설계에는 두 가지 주요 범주가 있다. 양적 및 질적 연구 설계이다(**표 5-3** 및 **표 5-4** 참고). 이 장에서는 양적 연구에 중점을 두고 살펴본다.

연구윤리심의위원회 Institutional Review Board approval, IRB

연구의 연구윤리심의위원회(IRB, Institutional Review Board) 승인은 필수이다. IRB 승인의 목적은 피험자의 권리와 복지를 보호하고, 사전 동의를 위한 적절한 절차를 보장하며, 피험자가 위험과 이점에 대해 독립적인 결정을 내릴 수 있도록 하는 것이다. **박스 5-1**은 동의서에 포함될 구성 요소를 설명한다. IRB의 사전 승인 없이 긴급 동의가 필요한 상황이 있다. 긴급 연구에 대한 사전 동의 면제의 결정 요인은 **박스 5-2**에 설명되어 있다.

샘플링/표본 추출 Sampling

연구를 위해 샘플링 된 피험자는 연구할 모집단과 실험군, 대조군 사이의 상당한 차이를 입증하는 데 필요한 피험자의 예상 수에 따라 달라진다. 피험자 수의 정의는 인간에만 국한되지 않는다. 모집단은 기록, 혈액 샘플, 행동, 단어, 조직, 숫자 또는 동물로 구성될 수 있다. 연구 또는 표본 추출 단위와 관계없이 모집단은 항상 특정 관심 요소로 구성된다. 종종 데이터 수집에 소요되는 비용과 시간 때문에 많은 대상을 포함하는 것이 실현 가능하지 않다. 표본이 특정 모집단을 대표하는지 확인해야 한다. 표본은 표본 편향을 피하기 위해 모집단의 특성을 반영해야 한다. 표본 오류는 표본이 연구 대상 모집단을 대표하기보다는 특정 특성을 가진 표본을 선택하는 경향성을 의미하는 표본 편향으로 인해 발생할 수 있다. 예로 응급 간호사에 대한 새로운 환자 분류 교육 기법의 효과를 연구하는 경우 숙련된 환자 분류 간호사만 대상으로 선택하면 결과에 편향이 생길 수 있다. 한편 응급실에서 신규 간호사만 선택하는 것도 연구 결과에 편향을 가져올 수 있다.

연구자는 연구를 설계할 때 확률 및 비확률 샘플링 기술

표 5-3 양적 연구의 일반적 유형 및 개요

연구 설계	연구 설계 특징
	실험 연구
실험 연구	
• 비동등성 대조군 전후 설계 • 비동등성 대조군 사후 설계 • 단일집단 사전사후 설계	• 독립변수 조작 • 피험자의 무작위 배정(대조군 실험군에 무작위로 배정된 피험자) • 대조군 또는 실험군(연구 그룹 중 하나는 실험적 치료를 받지 않지만 정상 또는 일상적인 치료를 받는다)
유사실험 연구	
• 비동등성 대조군 전후 설계 • 비동등성 대조군 사후 설계 • 단일집단 사전사후 설계 • 시계열 설계	• 독립변수 조작 • 대조군 또는 무작위 배정 부족
	비실험 연구
조사/설문	
• 기술 연구 • 탐색 연구 • 비교 연구	• 기존 데이터 수집 및 설명 • 주제 또는 그룹의 특성을 설명하는 데 도움이 된다. • 중재 수행이 없음 • 경향을 파악하고 향후 니즈를 식별하는 데 도움이 될 수 있다.
관계, 차이	
• 상관관계 연구 • 횡단적 설계 • 종단적 설계와 전향적 설계 • 후향적 설계	• 전반적인 목표는 변수 사이의 관계 또는 차이가 있는지 여부를 확인하는 것이다. *상관관계* • 둘 이상의 변수 간 관계 조사 • 인과 관계 암시 불가능 • 특정 시점의 데이터 반영 *단면연구* • 특정시점의 자료 조사 *종단 연구* • 서로 다른 시점의 동일 그룹 데이터 수집 *후향, 연구* • 사건의 자연적 과정에서 독립 변수의 변화 • 설명, 인과 비교 또는 비교 연구라고 불리기도 함
기타 양적 연구 설계	
방법론적	• 데이터를 얻거나 구성하는 방법과 관련된 통제된 조사 • 연구 도구 또는 기술의 개발, 검증 및 평가
메타 분석	• 특정 주제에 대한 많은 연구 결과의 분석 • 많은 연구, 일반적으로 무작위 대조 임상 시험 데이터의 결합 • 결과를 종합하고 데이터를 통계적으로 요약하여 정확한 추정치 얻어 치료 효과(효과 크기) 및 통계적 유의성 확인

을 사용한다. 확률 표본 추출은 표본을 추출할 대상이나 단위를 선택하기 위해 어떤 형태로든 무작위 선택을 하는 것이다. 무작위 샘플링은 무작위 할당과는 다르다. 무작위 할당은 연구 내에서 참가자 그룹을 실험군과 대조군에 무작위로 할당하는 작업을 포함한다. 확률 샘플링에는 네 가지 기본 유형이 있다. 단순 무작위, 층화 무작위, 클러스터 및 시스템 무작위 추출이다.

비확률 샘플링에는 무작위 선택이 포함되지 않으며 이 전략을 사용할 때 샘플이 모집단을 대표하지 못할 수 있다. 비확률 샘플링의 일반적인 유형에는 편의 추출, 할당량 추출, 목적 추출, 눈덩이 추출 및 이론적인 샘플링이 있다. 편의 표본 추출은 샘플링이 가능한 집단에서 대상자를 선택하는 것이고, 간호 연구에서 사용되는 가장 일반적인 표본 추출 전략이다.

데이터 수집 및 데이터 측정

Data collection and data measurement

데이터 수집은 단순히 연구를 구현하고 데이터를 수집하는 데 사용되는 과정에 대한 설명이다. 성공적인 데이터 수집의 핵심은 연구의 변수를 정확하게 설명할 수 있는 적절한 측정 도구를 사용하는 것이다. 측정도구는 객관적이고 표준화(통일된 항목, 응답 및 점수배정 방식 등)되어 있어야 한다. 측정 항목이 정확하게 정의되어야 하고 측정도구는 정의된 변수를 측정할 수 있는 도구여야 한다. 한 도구의 항목은 변형이 제한되어야 하며, 관련 없는 단서를 제공해서는 안 된다. 복잡한 조작이 필요한 측정 방식은 피하는 것이 좋다.

보다 일반적인 유형의 데이터 수집 측정에는 (1) 생리학적 및 생물 물리학적 측정, (2) 관찰 측정, (3) 인터뷰 및 설문지, (4) 척도, (5) 기록 또는 사용 가능한 데이터가 포함된다. 생리학적 측정은 체온, 체중, 키, 심박출량, 근력, 생화학적 수준(예: 헤모글로빈, 혈당, 칼륨)과 같은 연구 대상의 특성을 측정하는 데 사용되는 것이다. 생리학적 측정의 장

표 5-4 질적 연구의 일반적 유형 및 개요

연구 설계	연구 설계 특징
현상학적 연구	• 연구 대상 집단을 대표하는 사람과의 대화를 통해 발생한다. • '살아있는' 경험에서 의미를 구성한다.
근거 이론 연구	• 목표는 사회적 과정에 대한 이론을 도출하는 것이다. • 연구 중인 사회적 과정을 반영하기 위해 데이터에서 이론을 도출하는 귀납적 추론 접근법을 사용한다.
민족지학 연구	• 목표는 문화적 또는 사회적 그룹과 시스템을 이해하고 과학적으로 설명하고 해석하는 것이다.
사례 연구	• 전반적인 목표는 특정 사례의 고유성과 공통점을 연구하는 것이다. • 역사, 현재 특성, 상호작용 또는 문제와 관련된 자연 조건 및 변수를 연구한다. • 일반적으로 대상이 특정한 방식으로 느끼고 생각하고 행동하는 이유에 초점을 맞춘다.
역사 연구	• 사실에 대한 비판적 평가를 통해 과거를 이해하는 데 사용되는 접근 방식이다.

박스 5-1 연구에 대한 정보에 입각한 동의 양식의 주요 구성 요소

- 연구와 관련된 진술, 연구 목적에 대한 설명, 피험자의 예상 참여 기간에 대한 설명, 예상되는 절차에 대한 설명, 실험 절차에 대한 설명
- 대상에 대해 합리적으로 예측 가능한 위험 또는 불편에 대한 설명
- 연구로부터 합리적으로 기대될 수 있는 피험자 또는 타인에 대한 모든 이점에 대한 설명
- 피험자에게 유리할 수 있는 적절한 대체 절차 또는 치료 과정의 공개
- 대상을 식별하는 기록의 기밀성이 유지될 경우 이를 설명하는 진술
- 최소 위험 이상을 포함하는 연구의 경우, 손상이 발생한 경우, 의학적 치료가 가능한지 여부와 손상이 발생한 경우, 치료의 구성 또는 추가 정보를 얻을 수 있는 위치에 대한 설명
- 연구 및 피험자의 권리에 대한 관련 질문에 대한 답변을 위해 누구에게 연락해야 하는지에 대한 설명
- 참여가 자발적이며 참여를 거부하는 것은 혜택의 손실이나 불이익을 수반하지 않으며 피험자는 불이익이나 다른 자격이 있는 손실 없이 언제든지 참여를 중단할 수 있다는 설명

박스 5-2 고지에 입각한 동의 면제의 주요 구성 요소

1) 연구대상자의 동의를 받는 것이 연구 진행과정에서 현실적으로 불가능하거나 연구의 타당성에 심각한 영향을 미친다고 판단되는 경우
2) 연구대상자의 동의 거부를 추정할 만한 사유가 없고, 동의를 면제하여도 연구대상자에게 미치는 위험이 극히 낮은 경우

점은 데이터가 연구를 수행하는 사람에 의해 영향을 받지 않기 때문에 객관성, 정확성, 민감성이 높다.

연구자가 관심 있는 연구 측면을 관찰할 때 직접 관찰 측정이 사용된다. 가령 연구원은 자녀에게 수행되는 석고붕대 적용 또는 봉합 절차에 대한 부모의 반응을 관찰하기 원한다. 관찰 방법은 상호작용, 간호과정, 행동 변화 또는 그룹 과정과 같이 측정하기 어려운 개체에 가장 유용하다. 세 번째 유형의 데이터 수집은 인터뷰와 설문지의 사용으로 피험자가 자신에 대한 데이터를 보고할 수 있도록 한다. 참가자에게 질문하는 목적은 나이, 종교, 결혼 여부와 같은 직접적인 데이터 또는 지능, 불안 및 통증의 수준과 같은 간접적인 데이터를 수집하기 위함이다. 척도는 특정한 특성, 태도 또는 감정을 소유한 정도와 관련하여 주제를 구별하는 데 사용할 수 있다. 척도는 관심 차원의 비교를 허용한다. 예컨대 골절 정복 중 통증 완화에 신경 차단 또는 국소 마취제 주사가 더 효과적인지 여부에 관심이 있는 연구원은 통증 척도를 사용하여 통증을 측정할 것이다. 마지막으로 기록 또는 이용 가능한 데이터의 사용은 연구자가 전자 기록과 같은 기존 데이터베이스에서 데이터를 수집하는 것을 의미한다.

데이터 측정의 신뢰도 및 타당도

Data measurement validity and reliability

피험자를 측정하기 위해 도구를 사용할 때 연구자는 연구에 대한 신뢰성을 확립하기 위하여 도구의 타당도와 신뢰도를 확인해야 한다. 타당도는 도구가 측정하려는 것을 얼마나 정확하게 측정하는지를 나타낸다. 측정 또는 도구의 신뢰도는 기준을 일관되고 정확하게 측정할 수 있는 능력을 나타낸다. 다시 말해 다른 모집단과 다른 설정에서 동일한 결과를 산출하는 도구는 신뢰 가능하다.

연구 단계 6,7: 결과/논의

Research Steps 6 and 7: Results/Discussion

데이터 분석 Data analysis

데이터 수집이 완료되면 연구자는 통계 분석을 통해 데이터를 요약한다. 분석의 목적은 연구 질문이나 가설에 답하는 것이다. 데이터 수집을 시작하기 전 데이터 분석 계획을 세워야 한다. 통계 분석은 수치로 나타난 데이터를 요약, 구성, 평가, 해석 및 전달하기 때문에 정량적 데이터에 의미를 부여한다. 데이터 분석의 공통 원리를 이해하기 위해 모든 통계 분석을 수행하는 방법을 알 필요는 없다. 특히 결과가 통계적으로 유의한지 여부를 결정할 수 있는 것이 더 중요하다. 이는 결과가 타당하고 다른 집단에도 적용할 수 있음을 의미한다. 통계적 유의성 수준은 결과의 신뢰도 확률을 나타내는 지표이다. 예를 들어, 연구 결과가 .05 수준에서 유의미하다고 표시되면 그런 결과가 우연히 발생할 확률이 5%미만으로 낮다는 것을 의미한다. 통계 분석에는 기술 또는 추론이 있다. 기술 통계는 데이터를 설명하고 요약한다. 예로 중앙값, 평균, 백분율 및 빈도 등이 있다. 추론 통계는 연구의 표본을 기반으로 많은 인구에 대한 결론을 도출하고 판단을 내리고 정보를 일반화하는 데 사용된다. 이후 추론 통계를 사용하여 가설이 올바른지 여부를 결정한다.

추론 통계의 두 가지 범주로 비모수와 모수가 있다. 대부분의 통계 검정은 모수 검정으로, 모집단이 정규분포를 이루고 측정된 변수가 구간 및 비율척도일 때 사용된다. 비모수 검정은 측정된 변수가 명목 또는 서열 척도일 때 사용된다. 이 검증은 변수의 분포에 대해 가정하지 않는다. **표 5-5**는 연구의 측정 수준과 변수를 기반으로 비모수 및 모수 모두에서 일반적으로 수행되는 통계 검증에 대한 개요를 설명한다. 간호사는 종종 생물 통계학자와 협력하여 사용할 적절한 통계 분석법을 결정하고 수행하는 연구에 대한 데이터 분석 지원을 받는다.

결과, 결론, 논의와 제언

Results, conclusions, discussion, and recommendations

연구의 결과는 연구의 목적이나 가설에 따라 정리되는 경우가 많으며 표와 그래프 형태로 보고되는 경우가 많다. 그래프와 표로 요약된 데이터는 연구 질문이나 가설 및 이론적 틀과 더 쉽게 비교할 수 있다. 연구 결과를 바탕으로 연구자는 결론을 내린다. 연구 결론은 논의에 대한 기초를 제공한다. 연구자는 연구 주제와 관련하여 수행된 이전 연구를 엮어 결과가 발생한 이유에 의미를 부여하려는 시도를 해야 한다. 연구자가 연구 방법을 변경하는 추가 연구를 제안할 수 있다. 연구 문제에 대한 향후 연구에서 진전이 있을 수 있도록 결과에 대한 다른 설명이 논의되어야 한다. 연구 결과가 간호를 개선하기 위해 어떻게 사용될 수 있는지 또는 추가 연구를 통해 지식을 발전시키는 방법과 같은 연구의 함의가 제공되어야 한다.

표 5-5 일반적으로 사용되는 통계 분석 방법

모수 검정	비모수 검정	분석 방법 목적
독립표본 t 검정	만-위트니 U 검정(Mann-Whitney U-test)	두 개의 독립 표본을 비교
대응표본 t 검정	윌콕슨 부호 순위 검정(Wilcoxon matched pairs test)	단일 샘플에서 두 세트의 관측치를 비교
일원분산분석	크루스칼-월리스 순위별 분산 분석(Kruskal-Wallis analysis of variance by ranks)	단일 표본에서 세 개 혹은 그 이상의 관찰 값이 있을 때 매칭된 짝(쌍) 검정
이원분산분석	순위별 이원 분산 분석(Two-way analysis of variance by ranks)	단일 표본에서 세 개 혹은 그 이상의 관찰 값이 있을 때 매칭된 짝(쌍) 검정; 두 개의 다른 공변량 영향과 상호작용을 검정
카이제곱검정	피셔의 정확 검정(Fisher's exact test)	불연속 변수의 분포가 두 개(또는 그 이상)의 독립 표본에서 동일하다는 귀무가설을 검정
피어슨 상관계수	스피어먼 상관계수(Spearman's rank correlation coefficient)	두 개의 연속 변수 간의 직선 연관성의 강도를 평가
최소 자승 회귀 분석	비모수 회귀(Nonparametric regression)	한 값을 다른 값에서 예측할 수 있도록 하는 두 개의 양적 변수 사이의 수치적 관계 설명
다중 회귀 분석	비모수 회귀(Nonparametric regression)	종속변수와 여러 예측 변수(공변량) 간의 수치 관계 설명

연구 결과의 실무 활용

USING RESEARCH FINDINGS IN PRACTICE

임상 환경에서 연구를 촉진시키는 요인

Factors Promoting Research in the Clinical Setting

임상 환경에 연구 결과를 적용하는 데는 많은 장벽과 촉진 요인이 있다. 흔히 언급되는 장벽에는 시간 부족, 자원 부족, 관행을 바꿀 수 있는 권한 부족, 지원되지 않는 조직 문화가 포함된다. 자주 인용되는 촉진 요인으로 지원적인 조직 문화, 직원의 연구 및 EBP, 교육 및 멘토링, 조직 자원, 개별 직원의 인센티브, 공유 거버넌스의 존재가 포함된다.

임상 실무에서 연구 활용을 위한 다른 촉진 요인으로 직원 교육 및 기술 개발을 들 수 있다. 핵심 전략은 다양한 형식(예: 평생 교육, 자기주도 학습, 및 웹 기반 자습서)을 사용하여 연구와 관련된 간호사의 기술을 개선하기 위한 교육 계획을 세우는 것이다. 교육은 연구 사용과 관련된 간호사의 기술을 개선하기 위한 실행 전략(예: 연구 문헌 읽기, 연구 결과 이해 및 평가)과 전파 요소를 모두 포함하는 것이 좋다. 연구 활용을 촉진하기 위한 교육 요소 외 추가 전략에는 협력적 학습 접근법을 사용하는 협력 팀 사용, 간호사 대 간호사 협업 기회 제공, 간호사의 연구 활용 노력을 지원하기 위한 역할 모델 및 멘토 보유 등이 포함된다(예: 임상 간호사 전문가). 특히 연구 과정을 일상적인 실무에 통합하는 방법을 찾는 것은 또 다른 핵심 전략이 된다. 접근 방식에는 치료 중재 및 결정에 대한 근거를 논의하기 위한 환자 라운딩, 문제 해결을 위해 간호 부서에서 교육할 수 있는 시간 및 프로토콜의 설정, 연구를 체계적으로 검토 및 평가하기 위한 일관된 방법 사용, 정보 및 데이터 수집 등이 포함될 수 있다. 직원이 실무 검토를 이끌도록 한다.

해결해야 할 다른 주요 연구 활용의 문제로 실무를 변화하기 위한 일관된 방법을 설계하는 것이다. 직원이 연구 활용을 기반으로 실무를 변경하기 시작하면 채택을 촉진하고 유지하기위해 일관된 방식으로 변경을 진행하는 것이 중요하다. 유용한 전략에는 구현 계획, 임상 환경에서의 예비 검사(pilot test), 구현 계획의 효율성 재평가, 조직의 모든 임상 환경에서 권장되는 임상 실무 변경 구현을 위한 과정 수정, 승인된 EBP 모델 사용이 포함된다.

요약

이 장에서는 간호 연구 과정과 연구 결과를 임상 실무에 통합하는 것의 중요성에 대한 개요를 살펴보았다. 연구 과정에 대한 간호사의 참여는 연구 개념에 대한 간호사의 이해부터 간호사가 연구의 제1저자가 되는 수준까지 있다. 참여 정도에 대한 개요는 그림 5-1에 나와 있다. 참여 수준에 상관 없이 모든 간호사는 연구에 참여할 기회가 있다. 모든 간호사의 핵심 역할은 연구를 임상 실무에 더 많이 통합하기 위해 노력하는 것이다.

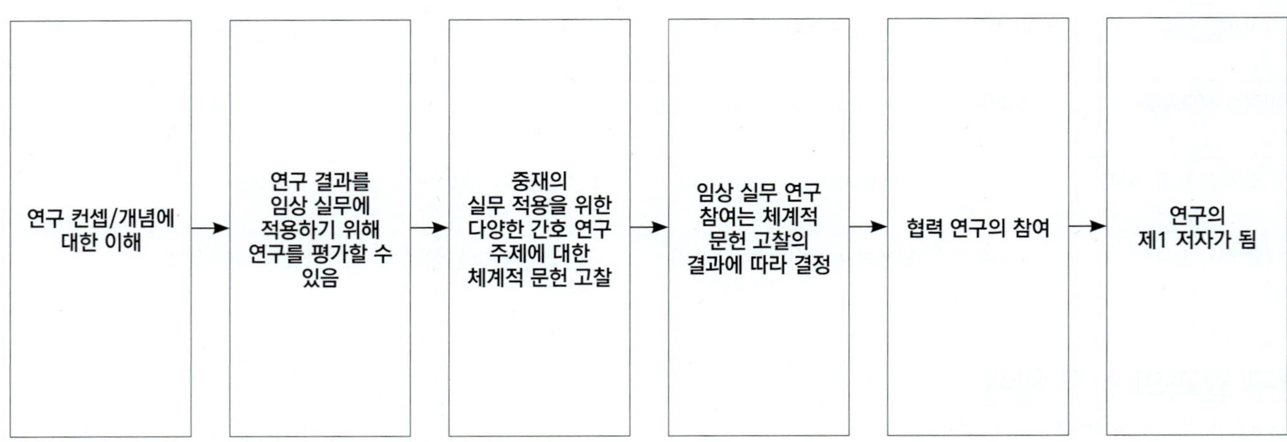

그림 5-1 간호사의 간호 연구 참여 수준

06

윤리적 고려 사항

Ethical Considerations

Lisa Matamoros

윤리학은 철학의 한 분야로, 가장 알맞은 방법으로 행동하기 위한 체계적인 접근 방식을 연구하는 학문이다. 이는 옳고 그름, 좋은 것과 나쁜 것, 감탄할 것과 개탄할 것을 정의한다. 윤리는 성품을 의미하는 그리스어 "ethos"에서 파생되었다. '윤리적'이라고 간주되는 것에 대해 서로 다른 견해가 존재한다. 윤리는 우리가 어떻게 자랐는지 그리고 무엇이 가족 및 지역사회 내에서 정상적이거나 용인되는 행동으로 간주되었는지에 따라 달라진다. 누군가는 이를 도덕이나 가치로 볼 수도 있다. 윤리는 이성에 근거한 옳고 그름에 관한 것인 반면, 도덕은 사회적 규범에 근거한 옳고 그름에 관한 것이다.

윤리적 이론과 원칙은 의사결정 과정을 이끌고 분석할 수 있는 기초를 제공한다. 이해 상충이 있을 때 이러한 이론과 원칙은 결정과 행동을 정당화하는 데 도움이 될 수 있다. 건강 관리 분야에서 행동을 이끄는 네 가지 주된 윤리 원칙은 자율성, 선행, 무해성 및 정의이다.

자율성은 사람들이 스스로 결정을 내릴 수 있는 권리를 인정하는 것이다. 이는 개인의 자유와 자기 결정을 다룬다. 환자들은 자신의 결정이 다른 사람의 권리를 침해하지 않는 한, 자신의 치료에 대한 정보에 입각한 결정을 내림으로써 자신의 운명을 선택할 권리가 있다. 환자가 결정을 내릴 수 있으려면 결정을 내리는 데 필요한 정보가 제공되어야 한다. 환자가 우리가 동의하지 않는 결정을 내릴 수 있다는 우려 때문에 정보 제공을 보류해서는 안 된다.

선행은 다른 사람에게 유익한 일, 이익이 되는 일, 피해를 예방하거나 상황을 개선하는 일을 하는 것이다. 환자의 선호도, 신념, 가치 및 문화를 고려하지 않은 선행은 어떤 사람에게는 해가 될 수 있다.

무해성은 선을 행하는 것이 아니라 고통을 주거나 상해를 입혀 해를 끼치는 것을 피하는 것과 관련이 있다. 이는 윤리적 행동의 핵심이다.

정의는 사람들을 공정하고 평등하게 대우하는 것이다. 정의란 공정하고 공평한 분배를 바탕으로 한 의사결정이고, 편견과 선입견이 없는 것이다. 모든 사람은 기여도와 신분에 관계없이 동일한 서비스를 받을 자격이 있다.

간호 윤리 NURSING ETHICS

간호 윤리는 간호사와 환자, 가족, 의사, 동료 및 의료 팀의 일원인 다른 전문가와의 관계에 매우 다양한 문제가 존재한다는 점에서 독특하다. 간호 역사 초기에는 공식적인 윤리 강령이 없었다. 간호사들은 나이팅게일 선서를 실무의 길잡이로 이용하였다. 미국간호사협회(ANA, American Nurses Association)는 다른 전문 간호 협회와 함께 이러한 관계와 온전한 실무를 위해 간호사가 따라야 할 지침을 개발했다.

간호사 윤리 강령은 간호 실무에 대한 표준 또는 규범을 제공한다. 이러한 표준은 ANA 회원이 직업 행동 강령으로 인정하는 공식 성명이며 행동 지침을 제공하는 역할을 한다. 윤리 강령은 또한 사람들이 자신의 행동의 옳고 그름, 좋은 것과 나쁜 것, 감탄할 것과 개탄할 것을 판단하는 데 사용할 수 있는 최소한의 허용 가능한 행동 기준을 알려준다.

ANA는 1926년에 "제안된" 행동 강령을 발표했다. 이 강령의 목적은 간호사의 실무, 행동, 관계를 안내하는 것이었다. 이 강령은 간호사와 환자, 다른 의료 전문직, 보건 전문직, 다른 간호사 및 간호 전문직과의 관계를 설명했다. 1926년부터 2015년까지 ANA 윤리 강령이 여러 차례 검토 및 수정되어 오늘날의 형태가 되었다.

해석적 진술(강령에 대한 협회의 의견)을 포함한 간호사를 위한 ANA 윤리 강령은 고정되어 있지 않고 사회와 기술, 의료 제공 및 세계의 변화에 따라 수정 및 개정되는 살아 있는 문서이다.

ANA 윤리 강령의 최신판은 2015년에 발표되었다. 이 강령은 간호사의 윤리적 책임에 대해 논의하는 9개 조항과 일상 실무에 지침을 제공하는 해석적 진술로 구성되어 있다. 100개 이상의 간호 협회로 구성된 국제간호사협의회(ICN, International Council of Nurses)도 1953년에 윤리 강령을 채택했다. ANA 윤리 강령과 마찬가지로 이 문서도 세계의 변화를 반영하기 위하여 주기적으로 개정되어왔고, 가장 최근 개정은 2012년에 이루어졌다.

응급 간호 윤리 강령

EMERGENCY NURSING CODE OF ETHICS

응급 간호사는 매일 윤리적인 결정을 내린다. 응급 간호사는 삶과 죽음, 고통과 절망, 자원 할당에 대한 결정을 내린다. 이러한 모든 결정은 응급 간호사가 자신의 가치와 신념을 검토할 것을 요구한다. 응급 간호사는 자신의 가치와 신념을 점검하면서 개인으로서뿐만 아니라 전문직군과 소속된 조직의 일원으로서의 역할도 수행한다. 따라서 응급 간호사는 직업윤리 강령 및 실무 표준과 함께 조직의 미션과 정책을 고려해야 한다.

응급간호는 ANA에서 간호 전문 분야로 공식 인정되었다. 전문성을 인정받기 위한 요건 중 하나는 실무의 범위와 표준을 갖추는 것이다.

응급 간호사협회(ENA, Emergency Nurses Association)는 응급 간호 실무의 범위와 표준을 개발했으며 ANA의 간호 윤리 강령 9개 조항을 채택했다. 해당 조항은 다음과 같다.

1. 간호사는 모든 사람의 고유한 존엄성, 가치 및 고유한 특성을 존중하고 연민(compassion)의 마음으로 환자를 간호한다.
2. 환자는 스스로 결정을 내릴 수 있는 자기 결정권을 가지고 있다. 간호사의 일차적 책무는 환자가 개인, 가족, 그룹, 지역사회 또는 전체 인구 집단 중 어떠한 형태이든 관계없이 오롯이 환자를 대하는 것이다.
3. 간호사는 환자의 권리, 건강 및 안전을 증진하고 옹호하며 보호한다.
4. 간호사는 간호 실무에 대한 권한 및 의무, 책임이 있다. 간호사는 환자의 건강을 증진하고 최적의 치료를 제공할 의무를 다하기 위하여 필요한 조치를 취하고 결정을 내린다.
5. 간호사는 자신에게도 건강과 안전을 증진하고 인격과 성실성을 유지하며, 능력을 유지하고 개인적 및 직업적 성장을 지속할 책임을 진다.
6. 간호사는 개인과 집단의 노력을 통해 양질의 안전한 의료를 제공하는 데 도움이 되는 작업환경과 고용 조건의 윤리적 환경을 설정, 유지 및 개선한다.
7. 간호사는 모든 역할과 환경에서 연구 및 학문적 탐구, 전문적 표준 개발, 간호 및 건강 정책 결정을 통해 직업적 발전을 이룬다.
8. 간호사는 인권을 보호하고 건강을 전도하며 건강 격차를 줄이기 위해 다른 의료 전문가 및 대중과 협력한다.
9. 간호사는 전문 조직을 통해 집합적으로 간호 가치를 분명히 표현하고 직업의 무결성을 유지하며 사회 정의의 원칙을 간호 및 건강 정책에 통합하는 역할을 한다.

응급 간호 실무 표준

EMERGENCY NURSING STANDARDS OF PRACTICE

ENA의 실무 범위 및 표준(Scope and Standards of Practice)은 환자를 돌보는 일과 관련된 행동 및 결정에 대한 지침 원칙과 표준을 제공한다. 이러한 표준은 환자에게 안전하고 양질의 진료를 제공하는 데 필수적이다. 6개의 표준은 실무를 다루고, 11개의 표준은 전문적인 성과를 다루고 있다. 표준 7은 윤리를 다루고 응급 간호사가 윤리적으로 간호를 실천하는 데 필요한 역량을 설명한다. 윤리 표준은 윤리 강령과 통합하여 간호 실무를 다음과 같이 안내한다. 연민과 존경심을 가지고 간호를 실천한다; 모든 환자의 권리를 옹호한다; 잠재적인 윤리적 갈등에서 지침을 찾고 상황에 관계없이 환자의 우선순위를 이해한다; 치료적 관계 및 직업적 경계를 유지한다; 비전문적 행동을 관리하고 완화하기 위해 적절한 조치를 취한다; 환자의 건강정보 및 개인정보와 기밀을 보호한다; 전문적인 책임감을 가지고 실무에 임한다; 전문적인 능력을 유지한다; 간호사의 전인적 건강에 대한 헌신을 보여준다; 안전하고 양질의 윤리적 의료 환경에 기여한다; 인권을 보호하고 건강 격차를 줄이기 위해 전체 의료 팀 및 대중과 협력한다; 개인적 및 직업적 무결성을 유지하고 사회 정의의 원칙을 간호에 통합한다; 임상 또는 윤리적 의사결정 과정을 개선하기 위하여 다른 사람을 이끈다; 의료체계와 지역사회 전반에 걸쳐 의료 자원에 대한 보편적인 환자 접근을 옹호한다.

도덕적 고뇌 MORAL DISTRESS

응급 간호사는 스트레스가 심하고, 업무 속도가 빠르고, 매우 응급한 상황에 요구 사항이 많은, 기술 중심적이며 자원 집약적인 환경에서 일한다. 응급 간호는 잠재적으로 도덕적 고뇌를 일으킬 수 있는 상황을 포함한다. 윤리적 이론, 원칙 및 규범은 간호사가 환자에게 가장 큰 이익이 되도록 윤리적으로 건전한 결정을 내리는 데 도움이 된다. 때때로 도덕적 고뇌를 초래하는 갈등 상황이 발생한다. 도덕적 고뇌는 간호사가 해야 할 옳은 일이라고 알고 있는 것과 할 수 있는 것 사이에 불일치가 존재할 때 발생한다. 간호사는 조직 정책, 자원의 가용 성, 다른 사람의 무능력 또는 거부, 종속 관계 또는 법적 고려사항, 또는 간호사의 개인적인 신념에 의해 한계를 경험할 수 있다.

간호학 저널에서는 1984년에 처음으로 도덕적 고뇌의 문제가 확인된다. 연구자들은 도덕적 고뇌를 간호사의 행동이 자신이 믿는 것과 일치하지 않을 때 경험하는 생리적, 정서적 심리사회적 장애로 설명해왔다. 연구에 따르면 응급 간호사는 환자가 받을 자격이 있다고 믿는 양질의 환자 치료를 제공할 수 없다는 사실에 대해 괴로움을 겪는 것으로 나타났다. 또한 심계항진, 수면장애, 음식 섭취량의 증가 또는 감소, 공황 발작, 두통, 위장 장애, 피로, 고혈압, 분노, 좌절, 슬픔, 죄책감, 자기 가치 상실 등의 증상이 나타난다. 이러한 증상은 직업적 불만족을 유발하고 간호사가 환자에게 무관심해지거나 냉소적으로 변하게 하고 이직을 증가시킬 수 있다.

응급 간호사가 직면하는 많은 상황은 도덕적 고뇌를 초래할 수 있는 윤리적 딜레마를 만든다. 이러한 상황에는 자율성, 정의, 선행 및 무해성의 개념이 포함된다. 많은 사안이 문헌에서 논의되었고 미국응급의학회(ACEP, American College of Emergency Physicians)와 같은 다른 조직과 함께 ENA가 이 문제를 인식하였다. 도덕적 고뇌를 초래하는 상황에는 의료에의 접근성, 과밀화(정의), 공중보건 응급 상황 및 재난(정의, 선행 및 무해성), 통증 관리(선행 및 무해성), 소생술 결정 및 말기 돌봄(자율성), 의사결정 능력(자율성)이 포함된다.

응급 간호의 윤리적 관심

ETHICAL CONCERNS IN EMERGENCY NURSING

과밀화 Crowding

응급 의료 및 노동법(EMTALA, Emergency Medical Treatment and Active Labor Act)과 같은 연방법은 환자의 중증도, 응급실 내 환자 수, 보험 또는 치료 비용 지불 능력 등을 이유로 환자를 거부하는 것을 금지한다. 해당 법은 응급실에 내원하는 모든 사람에 대해 선별검사를 제공하고, 응급 상태이면 안정화 치료를 시작하며, 환자에게 필요한 의료 서비스를 제공할 수 없는 경우 안전한 이송을 하도록 규정하고 있다. EMTALA는 모두에 대한 정의, 공정하고 공평한 보살핌의 원칙을 기반으로 한다.

국립병원외래의료조사(NHAMCS, National Hospital Ambulatory Medical Care Survey)의 자료에 따르면 지난 10년 동안 미국 전역에 걸쳐 응급실 방문이 급증한 것으로 나타났다. 응급실 내원 환자수의 증가는 응급실의 처치능력에 문제를 일으킨다. 이 문제는 응급실을 내원하는 환자의 수와 응급실 근무 직원, 보조 서비스, 전문 서비스 및 입원 환자 병상과 같은 가용 자원의 수와 직접적인 관련이 있다. 환자 수가 증가하면 응급 의료 서비스에 대한 요구와 사용 가능한 자원 사이에 불균형이 발생한다. 환자수의 증가는 자원 부족 또는 공급 지연을 유발하여 대기 시간을 늘린다. 이러한 상황의 예로 진료 지연으로 인한 진단 및 치료 지연, 입원 병상 부족으로 인한 입원 지연, 진단 검사 지연으로 인한 치료 또는 응급실 퇴원 지연, 지역사회 내 정신과 자원 부족으로 인해 응급실에 체류하거나 치료가 지연된 경우 등이 있다.

응급 간호사는 진료환경 문제를 도덕적 고뇌의 한 원인으로 본다. 과밀화는 치료 지연, 간호사 대 환자 비율의 증가를 초래하여 응급 간호사의 업무는 과중해지고 환자의 안전 및 치료의 질에 문제가 발생한다. 연구에 따르면 응급실 과밀화와 입원 대기는 치료나 중재를 지연시키고, 의료 사고나 오류, 부작용을 증가시키며 사망률까지 높이는 것으로 나타났다. 또한 환자 분류와 뇌졸중 환자의 영상 진단 검사, 패혈증에 대한 항생제 투여, 통증 관리 등의 지연; 사망률의 증가; 높은 비율의 접수 취소 등의 상황은 종종 윤리적 딜레마나 도덕적 고뇌를 야기한다. 전국적으로 규제 기관과 고용주들이 대기 시간과 응급실 내 처리 시간에 대한 기준을 제시하고 그 기준에 도달하도록 하는 압박이 심해지고 있고, 이는 간호사에게 추가적인 압박과 스트레스를 야기한다. 응급 간호사는 시기 적절하고 양질의 안전한 치료를 제공해야 할 필요성을 인식하고 있지만 종종 기존 조건에서는 그러한 치료를 제공하기 어려워 도덕적 고뇌를 겪는다.

응급 간호사는 더 건강한 작업 환경을 만들고 과밀화와 관련된 어려움을 최소화하기 위한 방법을 개발하는 데 중요한 역할을 한다. 응급 간호사는 응급실 및 병원 관리자가 대기시간, 처리 시간, 인력 배치수준, 환자 수 및 중증도에 관한 데이터를 수집하도록 돕는다. 간호사는 문제를 식별하고 처리량 개선과 자원 증가 및 환자 치료 개선을 위한 전략을 개발하기 위해 데이터를 사용하고, 응급실 및 병원 전체의 다학제 팀에 참여할 수 있다.

공중 보건 응급 상황과 재난

Public Health Emergencies and Disasters

응급 및 재난 관리는 최대 다수의 사람을 위해 최대 선을 수행하는 공리주의 이론에 기초한다. 또한 선행 및 무해성의 원칙에 기초한다. 재난 상황에는 응급 간호사가 환자에게 최선의 치료를 제공하고, 위해를 방지하고(선행), 해를 입히지 않고(무해성), 상황을 개선(선행)할 것으로 기대한다. 또한 응급 간호사는 공정하고 공평한(정의) 진료를 제공해야 한다.

대량 사상자가 발생하는 재난 상황은 생명이 위험한 극단적 상황 중 하나이다. 이러한 사고는 인간 또는 자연 재해로 인해 발생할 수 있다. 여기에는 생물테러, 전쟁, 화학 물질 노출, 방사선 발생, 허리케인, 쓰나미, 산불, 지진, 화산 폭발, 전염병 등이 포함된다. 이러한 상황에서는 개인의 생명을 구하는 것에서 최대 다수의 생명을 구하는 것으로 초점이 이동한다.

재난 대응과 관련하여 몇 가지 윤리적 문제가 존재하며 이는 많은 문헌에서 논의된 바 있다. 이런 상황에서 간호사에게 발생하는 두 가지 윤리적 문제는 돌봄의 의무와 자기에 대한 의무이다. 재난 상황이 발생하면 자원(물적, 장비 및 인적)이 빠르게 고갈되고 간호사는 최대 다수의 사람에게 최대의 이익을 제공하기 위해 자원을 배급하거나 재할당해야 하므로 도덕적 고뇌가 발생한다. ANA 윤리 강령에 따르면 간호사는 자신도 돌볼 의무가 있다. 응급 간호사는 식량, 물, 위생 및 숙소 등의 자원이 부족한 불리한 조건에서 장시간 일하고 가족과 사랑하는 사람(위험에 처할 수도 있음)과 떨어져 있을 수도 있다. 또한 간호사는 특정 상황에서 개인의 건강 및 신체적 안녕에 위협을 느낄 수 있다. 간호사는 다른 사람들을 위해 자신을 위험에 빠트려야 하는지 고민할 수 있다.

미국의학연구소(IOM, Institute of Medicine)는 2009년에 재난 상황에서 지역 및 주 공중 보건 공무원이 사용할 수 있는 위기 관리 기준을 설정하는 지침이 포함된 보고서를 발행했다. IOM의 주장은 재난 시나리오가 의료 시스템의 한계를 강조하고 결과적으로 중요한 자원에 대한 수요를 충족하기 위해 일반적인 치료 표준을 변경해야 한다는 이해를 기반으로 한다. IOM은 위기 간호 기준을 다음과 같이 정의했다.

> *만연하거나(예: 인플루엔자 팬데믹) 파괴적인(예: 지진 또는 허리케인) 재난으로 인해 일반적인 운영방식과 제공 가능한 치료 수준에 상당한 변화가 필요하다. 제공 가능한 치료 수준의 변경은 특정한 상황인 경우 정당화되고, 지속적인 기간 동안 위기 운영이 필요하다고 판단되면 주 정부가 공식적으로 공표한다. 위기 관리 기준를 적용한다는 공식 결정은 특별한 법적/규제적 권한을 부여하고, 의료인들이 필요한 의료 자원을 사용하고 할당하고 대체 의료 시설 운영을 구현하는 데 필요한 작업을 할 수 있도록 보호한다.*

IOM 지침은 의료 전문가가 공정하고 공평한 치료를 제공하고, 자원이 부족할 때 의사결정과 관련된 고통을 최소화하는 데 도움이 될 수 있다. 응급 간호사는 계획에 참여하여 개인적 또는 직업적으로 재난에 대비한다. 계획을 세우는 것은 잠재적으로 재난과 관련된 도덕적 고뇌를 완화하거나 최소화하는 데 도움이 될 수 있다. 개인적으로 간호사는 신체적, 정서적 안녕에 대한 위험을 최소화하기 위해 자신과 가족을 위한 계획을 세워야 한다. 고용주의 비상대응 계획 및 역할 기대치를 아는 것 외에도, 의사소통 계획, 대피 시 필요한 숙소 계획과 특정 음식, 물, 약물, 아동 및 피부양자 보호 및 애완동물 보호 등의 요구를 예측하는 것이 중요하다. 전문적인 환경에서 응급 간호사는 자원이 제한된 시간 동안 공정하고 공평한 치료를 제공하기 위한 시스템, 프로토콜 및 지침을 꼭 지켜야 한다.

통증 관리 Pain Management

통증의 치료는 응급 간호사의 일반적 역할이다. 통증은 미국 응급실 방문의 상위 10가지 이유 중 4가지를 차지하며, 응급실에서는 우선적으로 진통제를 투여한다. 응급 간호사는 선행과 무해성의 원칙에 따라 환자의 통증을 치료할 윤리적 의무가 있다. 환자의 통증을 관리하는 것은 환자에게 유익하고, 상황을 개선하고(선의), 통증을 경감시켜 해를 입히는 것을 피한다(무해성). 무해성의 원칙은 또한 간호사를 도덕적 고뇌로 이끌 수 있다. 간호사는 약물 중독이나 의존의 원인이 될 것을 우려하여 아편 유사제와 같은 약물 투여를 꺼릴 수 있다.

아편 유사제 위기에 국가적 관심이 집중되었다. 응급 간호사는 응급실에서의 치료 시간에 대한 국가 표준과 통증 치료에 관한 환자 경험 사이에서 지속적 딜레마를 겪는다. 간호사는 통증이 있는 환자에 대한 간호가 지연되거나 통증을 효과적으로 치료할 수 없는 상황에 직면하거나 중독이나 의존의 경우와 같이 치료가 해를 끼칠 수 있다고 인식할 때 도덕적 고뇌를 경험한다. ENA가 다른 응급의학 동료와 공동으로 작성한 성명서는 응급실의 통증 치료에 약물적(아편 유사제 및 기타 약물) 중재와 비약물적 중재를 모두 포함하는 다중 접근법을 사용할 것을 권장한다. 또한 앞서 서술한 과밀화에 대한 논의는 환자의 치료 시간을 개선하는 데 기여할 수 있다. 응급 간호사는 최신 근거 기반 지침을 학습하고 효과적인 통증 관리를 제공하기 위해 의료 팀과 협력해야 한다.

소생 결정 및 생애말 간호

Resuscitation Decisions and End-of-Life Care

환자는 자신의 치료에 대한 결정을 내릴 권리가 있다(자율성). 여기에는 소생술과 같은 연명 치료를 거부할 권리가 포함된다. 응급 간호사는 소생술에 대한 결정을 내릴 때 환자, 가족 또는 둘 모두를 도와야 하는 경우가 많다. 소생술을 제공하지 않기로 결정된 환자지만 간호사는 소생술을 제공하는 것이 최선이라고 믿거나, 환자 또는 가족이 소생술을 시작하기를 원하지만 간호사는 소생술이 고통을 연장할 뿐이라고 믿을 때 응급 간호사는 도덕적 고뇌를 겪는다.

이러한 상황에서 응급 간호사는 의료 팀과 협력하여 환자/가족에게 소생술 제공의 위험과 이점에 대해 알려주어야 한다. 응급 간호사는 조직 내에 있는 사회복지사, 목회자, 윤리 위원회, 완화 치료 부서, 위험 관리 부서와 같은 자원을 이용해야 한다. 응급 간호사는 환자의 자율성과 가족의 역할을 존중하고 지지해야 하며, 환자/가족의 의사에 따라 계획을 수행하고 지원해야 한다. 환자와 가족의 의견이 일치하지 않는 경우 간호사는 해결을 돕기 위해 적절한 병원 자원에 접근해야 한다.

의사결정 능력 Decisional Capacity

의학적 조언을 따르지 않고 응급실을 떠나는 환자는 전체 환자의 1~3%를 차지한다. 의학적 조언을 따르지 않고 응급실을 떠나는 환자군에서 반복적인 방문과 부작용의 비율이 더 높은 것으로 나타났다. 응급 간호사는 이러한 통계에 영향을 미칠 수 있다. 간호사는 항상 시간을 내어 환자와 의사결정에 대해 논의하고 환자의 결정을 옹호한다.

자율성은 한 치료법에 대한 다른 대안적 치료법을 선택하기로 결정하는 것과 같은 단순한 문제가 아니다. 자율성은 결정을 내릴 수 있는 사람의 능력과 결정을 내리는 데 필요한 정보를 받았다는 확신에 관한 것이다. 자율적인 결정을 내리기 위해 환자는 선택 사양을 완전히 이해할 수 있어야 하고 결정의 장단점에 대해 교육을 받아야만 한다. 이와 관련된 능력에는 4가지 필수 구성 요소가 있다. 이는 정보를 이해할 수 있는 능력, 결정이 개인에게 미칠 영향을 파악할 수 있는 능력, 스스로 결정을 내릴 수 있는 능력, 정보를 통한 추론능력, 선택을 표현할 수 있는 능력이다.

응급실에서는 항상 앞서 언급한 능력에 관한 다양한 상황이 발생한다. 응급실에 내원하는 환자는 알코올, 약물이나 두부 외상으로 인한 의식장애, 정신질환, 불안과 같은 인지 장애 등으로 인하여 결정 능력이 상실될 수 있다.

응급 간호사가 동의를 직접 받지는 않지만 동의 과정에 자주 참여하게 된다. 응급 간호사는 의사결정 능력을 확인하는 데 중요한 역할을 수행하며, 이에 관해 의료 팀과 소통할 수 있다. 간호사는 환자의 능력을 알아내기 위하여 좀 더 철저한 조사가 필요한 환자의 행위를 알아차릴 수 있다. 간호사는 치료 거부가 환자에게 해가 된다고 판단하는데, 의사결정 능력이 없다고 판단되는 환자가 치료를 거부할 때 도덕적 고뇌에 직면한다. 의사결정 능력이 없다고 판단되는 환자가 치료를 거부하는 경우, 이는 의료법적 고려가 필요한 상황이 될 수 있다. 이러한 상황에서 환자를 억류하는 것과 마찬가지로 환자를 퇴원시키는 것도 위험을 수반한다. 조직은 이러한 유형의 상황을 처리하는 방법에 대한 지침을 개발하여 의사결정 능력이 없는 사람과 관련되어 발생하는 위험을 최소화하기 위한 조치를 취할 수 있다. 간호사는 의사결정 능력에 관한 주법과 함께 조직의 지침을 숙지하고 그에 따라 개입해야 한다. 응급 간호사는 이러한 딜레마에 직면했을 때 조직 내의 다른 자원도 사용해야 한다. 사회 서비스, 목회 돌봄, 위험 관리 및 정신과 서비스도 도움이 될 수 있다.

도덕적 회복탄력성 Moral Resilience

도덕적 회복탄력성은 최근 문헌에서 새로 정의된 개념이다. Lachman은 그것을 "본성상 도덕적/윤리적인 역경에 직면하여 옳고 선한 행동을 취하고 말할 수 있는 능력과 의지"로 정의한다. 몇몇 저자는 도덕적 회복탄력성과 도덕적 고뇌에서 회복할 수 있는 방법에 대해 설명했다. 이들은 실무, 교육, 연구 및 정책을 통해 간호사가 도덕적 고뇌에서 회복할 수 있다고 제안한다. 실무에서 간호사는 공유 거버넌스 이니셔티브에 참여하고, 다른 의료 전문가와 협력하여 도덕적 고뇌를 유발할 수 있는 상황을 식별하고, 윤리적 가치를 개발하며 윤리적 갈등을 해결하기 위한 지침과 정책을 개발해야 한다. 조직은 윤리 위원회를 만들고 간호사가 윤리적 딜레마를 해결하는 데 도움을 줄 수 있는 의사결정 틀을 제공함으로써 간호사는 도덕적 고뇌로 이어지는 상황과 고뇌에 대처하기 위한 전략을 옹호하고 교육할 기회를 찾아야 한다. 또한, 간호사는 윤리, 도덕적 고뇌, 회복력 개발과 관련된 연구를 장려하고 참여해야 한다.

요약

응급 간호사는 매일 윤리적 딜레마를 겪는다. 옳은 일이라고 믿는 것과 할 수 있는 일 사이에 불일치가 있을 때 간호사는 도덕적 고뇌를 경험한다. 도덕적 고뇌는 간호사에게 신체적, 심리적, 정서적 결과를 초래한다. 앞서 도덕적 고뇌를 다루는 전략을 논의하였다. 간호사는 이러한 조치를 취함으로써 딜레마를 극복 하기 위한 적극적인 행동을 할 수 있다.

직장 내 폭력

Workplace Violence

Bill Schueler

응급 간호 직무의 특성상 응급실 간호사는 위험에 노출되기 쉽다. 응급실은 병원에서 가장 빈번하게 폭력 상황이 발생하는 곳이다. 이 문제는 점차 국가 차원의 관심을 받고 있으며 응급 간호사는 경력의 어느 시점에든 직장 내 폭력(WPV, workplace violence)에 노출될 가능성이 있다. 일부 간호사들은 이 문제가 수십 년 동안 지속되어 왔으며 마침내 최우선 과제로 다루어지고 있다고 말한다. WPV가 새로운 문제이든 오래된 문제이든 응급 간호사는 폭력에 노출될 위험이 더 높으며 이러한 위험은 쉽게 사라지지 않을 것이다. 아프고 부상 당한 사람, 불안하고 동요하는 사람, 극심한 정신질환자 등과 상호작용해야 하는 응급 간호사는 폭력 사건에 지속적으로 노출될 것이다.

많은 WPV 예방 전략에는 한계가 있으며 위험을 크게 줄이지 못하는 것으로 보인다. 현재의 응급 의료 모델에서는 간호사가 환자에 대해 제한된 정보만 가지고 있고 한정된 시간에 간호를 제공해야 하므로 환자들의 폭력적인 단어, 감정의 급격한 변화를 인지하지 못하고 이로 인해 갑작스러운 폭력에 노출된다. 바쁜 응급실 환경은 또한 간호사로 하여금 폭력에 대비하게 하지 못한다. 인력과 자원이 제한되어 있으므로 지속적인 관심을 필요로 하는 성격 특성 및 장애 환자에게 적절한 치료 제공을 못할 수 있다. 환자를 복도에 배치하는 현재 관행은 안정되지 못하고 사생활 보호 부족, 방임의 느낌을 제공하여 흥분한 환자를 더 자극할 수 있다. 우리가 아무리 노력해도 응급 간호사가 제공하는 간호가 항상 환자의 기대에 부응하는 것은 아니다.

WPV를 해결하려면 의료 현장 내 폭력이라는 복잡한 문제가 보편적임을 인정해야 한다. 문제를 드러냄으로써 해결해야 할 시급한 문제가 있음을 깨닫는다. WPV를 줄이기 위해 해야 할 일이 많고, 더 많은 노력을 기울여야 한다. 그것은 더 많은 보안 직원을 추가하거나 다른 정책을 만드는 것처럼 간단하지 않다. 치료의 최전선에서 간호를 제공하는 응급 간호사는 예방 가능한 폭력의 위험을 낮추고 더 안전한 직업 환경을 만드는 데 큰 영향을 줄 수 있다. 응급실에서는 다양한 사람 및 질병과 상호작용하기 때문에 폭력이 완전히 없어질 수는 없다. 그러나 폭력은 병원에서 용인할 수 없다는 입장을 지지하는 철학과 행동을 구현할 수는 있다. 이러한 영향력과 행동을 통해 응급 간호사는 WPV를 줄이고 그 영향을 완화하기 위한 노력의 최전선에 설 수 있는 위치에 있다. 이 장에서는 **박스 7-1**에 제시된 대로 응급 간호사를 위한 실무 전략뿐만 아니라 과학적 문헌 및 전문가의 의견을 통해 WPV 문제를 집중해서 살펴본다.

의료 서비스 및 사회 서비스 분야에서의 폭력 비율은 민간 부문의 다른 비즈니스 영역보다 4배 정도 높다. 노동부의 통계에 따르면 2016년 민간 부분의 모든 기업에서 폭력으로 인해 휴가가 필요할 정도의 부상이 발생한 비율은 정규직 직원 10,000명당 3.8명이었고, 의료 및 사회서비스 부문에서는 14.3명이었다. 이 데이터는 의료 현장에서 발생한 WPV 전체 보고서가 아니라 연방 및 주 기관에 보고된 휴무일이 필요한 부상 보고서에 드러난 수치임을 감안해야 한다. 응급간호사협회(ENA, Emergency Nurses Association)의 응급실 폭력 감시 조사연구(Emergency Department Violence Surveillance Study)에 따르면 응급 간호사의 54.5%가 지난 7일 동안 신체적 폭력과 언어적 공격을 경험한 것으로 나타났다. 보다 최근 연구에 따르면 응급 간호사의 88~100%가 언어 폭력을 경험했으며, 43~96%가 신체적 폭력을 경험했다. 의료 종사자에 대한 폭력의 80%는 환자에 의해 자행되고, 나머지 20%는 방문자, 가족, 동료 및 기타 사람으로부터 발생한다. 폭력 위험 요소의 주의 사항은 **표 7-1**에 제시되어 있다.

WPV의 비용은 상당하다. 폭력 대응 전략을 위해 2016년 미국 병원 및 의료 시스템에서 사용한 금액은 27억 달러로 추정된다. 총 비용에는 다음이 포함된다.

박스 7-1 응급 간호사를 위한 실질적 권고 사항

1. 당신의 신변 안전을 최우선으로 한다. 여러분의 안전을 다른 사람이나 시스템에 의존하지 않는다.
2. 직장 내 폭력 예방 교육에 적극 참여한다. 최소한 매년 새로운 교육과 훈련을 받는다.
3. 응급 간호사 또는 환자에 대한 위험이 감소하거나 중단될 때까지 폭력적인 환자의 치료를 연기한다(생명을 위협하는 상황은 제외).
4. 절대로 청진기를 목에 두르고 다니지 않는다. 주머니에 넣거나 청진기 전용 홀더를 사용한다.
5. 폭력적이거나 폭력적일 가능성이 있는 환자의 방에 들어갈 때 잠재적인 무기가 될 수 있는 품목(펜, 외상 가위, 시계, 귀걸이, 목걸이 및 명찰)을 제거한다.
6. 자신의 감정적, 신체적 한계를 알고 모욕을 개인을 향한 것으로 받아들이지 않는다.
7. 쉽게 구할 수 있는 모든 것이 잠재적인 무기가 될 수 있다는 생각으로 환자의 병실을 평가한다. 들것에 부착된 산소통을 포함하여 방에서 가능한 위험을 제거하고 가능한 경우 들것도 치운다.
8. 폭력적이거나 잠재적 폭력 가능성이 있는 환자를 단독으로 간호하지 않는다.
9. 폭력을 겪은 동료 간호사를 지원한다. 책임은 전가하지 않는다. 폭력을 경험한 간호사는 인생을 바꾸는 사건을 경험한 것이다.
10. 병원의 폭력 예방 정책 및 절차를 숙지한다. 결함이 있는 경우 이러한 정책 및 절차를 개선하도록 한다.
11. 지역 집행 기관과 관계를 수립한다.
12. 병원 보안 담당자를 알고 있어야 하며 함께 훈련한다. 병원 보안 담당자가 없다면 안전을 책임지는 사람을 알아둔다.
13. 폭력 신고 절차를 숙지한다. 병원에 보고 시스템이나 관련 절차가 없는 경우 이를 개발하고 구현하도록 한다.
14. 부상이 없더라도 모든 언어적 및 신체적 폭력 사건을 병원의 폭력 신고 시스템에 보고한다. 동료들에게도 같은 일을 하도록 한다. 보고한 후 리더에게 후속 조치나 정보를 요청한다.
15. 병원의 폭력 데이터와 추세를 파악한다. 데이터를 쉽게 사용할 수 없는 경우 이를 요청한다.
16. 보다 안전한 응급 간호를 촉진하기 위한 주 및 국가 입법을 옹호한다.
17. 환자에게서 발견된 무기를 안전하게 다루는 방법을 알고 싶다면 신뢰할 수 있는 전문가를 통해 교육 받는다.
18. 응급실의 직장 내 폭력에 대해 궁금한 점이 있다면 연구를 설계하고 지역 연구 기관 또는 응급 간호사 협회, 응급 간호 연구소에 도움을 요청한다.
19. 응급실에서 폭력 예방에 관한 전문가가 된다.
20. 앞서 언급한 모든 활동을 수행하여 응급실의 안전 문화를 지원한다.

표 7-1 폭력의 위험 요인

사람	물리적 환경	시스템 및 절차
폭력적 행동을 미리 알아차리지 못하는 직원	제한되지 않은 병원 접근성	긴 대기 시간
환자를 안정시키는 대화기술에 대한 교육 및 적용 부족	복도에 배치	비효율적인 응급실 처리량
응급실/병원 도착 전 선행 사건	과밀화	인력 부족
남성 돌봄 제공자	화기 또는 무기의 존재	부적절한 보안 및 훈련
존엄성과 사생활 보호 훼손, 또는 개인 권리에 대한 통제 상실	어두운 조명	의사소통 결여
의학적 진단	경보 알람 부재	감옥 대신 병원 이용
의식 수준 저하	탈출 경로 부재	법 집행기관 구류 중인 환자
물질 남용 및 중독, 금단	테러리즘의 쉬운 타겟	고립된 공간
나쁜 소식에 대한 반응		절차 및 정책의 일관성 부족
폭력조직 활동		정신건강 인력 및 지역사회 정신건강 관리 부족
가정 폭력		
대처 기전 상실		

- 폭력 대비 및 예방 비용: 2억 8천만 달러
- 폭력 피해자를 위한 의료비: 8억 5,200만 달러
- 보안 및 교육 비용: 11억 달러
- 의료, 인력, 배상금 및 기타 비용: 4억 2,900만 달러

세분화하면 2016년에 폭력 관련 비용으로 병원이 지불한 돈은 481,596달러로 추정된다. 병원에서 부상당한 직원을 위해 지불한 연간 비용은 약 94,000달러에서 270,000달러까지 다양하다. 폭력은 이직률 증가, 초과 근무, 임시 직원의 고용, 생산성 저하 및 사기 저하와 관련되어 그에 해당하는 비용도 상당량 지불하게 한다.

폭력은 비단 미국만의 문제가 아니다. 전 세계 간호사의 약 3분의 1이 신체적 폭행, 따돌림 또는 부상을 당하고, 간호사의 4분의 1이 성희롱을 당하고 있다. 세계의 지역별로 독특한 WPV 문제가 발생하는 것으로 보인다. 앵글로 지역(호주, 캐나다, 영국, 아일랜드, 뉴질랜드, 스코틀랜드, 미국)에서는 신체 폭력 및 성희롱 비율이 가장 높다. 전 세계적으로 응급실은 간호사에게 폭력의 위험이 가장 높게 드러나는 곳이다.

이스라엘의 병원과 비교할 때 미국의 병원은 테러를 포함한 폭력의 쉬운 표적으로 여겨질 수 있다. 워싱턴 주 응급실 직원들을 대상으로 한 연구에 따르면, 63%의 응급실에 24시간 보안 요원이 근무하고 있고, 응급실 직원의 45%가 현재 배치된 보안 요원이 충분하지 않다고 응답했다. 응급실 직원의 26%만이 현재의 보안 요원 수가 환자 급증 또는 대규모 사상자 사건에 대응하기에 적절하다고 생각했다. 보안 및 법 관련 용어로 쉬운 표적을 soft target이라고 한다. Hard target은 강력하고 가시적인 보안 시스템, 감시 및 신속한 대응을 갖춘 병원이 될 것이다. 미국의 많은 병원은 환자의 흐름을 신속하게 개선하거나 병원을 폐쇄하거나 현지 법 집행 기관과 협력할 수 있는 능력이 없고 훈련 과정도 없다. 시설 문제를 병원의 개방된 환경과 최대 용량으로 운영되는 응급실과 결합하면 폭력 발생의 위험은 높아진다. 현재 미국 의료계의 문화는 개방적이고 환영 받는 병원을 갖는 것이다. 따라서, 강력한 형태의 보안은 개방된 병원을 추구하는 현재 추세와 맞지 않다. 달리 말하면, 미국 병원은 극단적인 형태의 폭력에 대처할 준비가 되어 있지 않다.

의료 분야의 WPV가 국가적 관심을 받고 있지만 완화 전략은 없는 실정이다. 2018년 현재 폭력 예방 프로그램 및 의료 시설 교육을 요구하는 국가 규정은 없다. 산업안전보건국(OSHA, Occupational Safety and Health Administration)은 고용주가 작업장의 안전을 위해 드러난 위험으로부터 안전한 작업 환경을 제공해야 한다고 명시한 "일반 의무 조항"을 따르도록 한다. 이러한 규정은 널리 시행되지 않지만 의료 환경에서 안전한 실무 표준이 된다. 2017년 OSHA 지시는 고위험으로 간주되는 의료 분야의 WPV 조사에 대한 설명과 지침을 제공했다. 2016년 말 OSHA는 의료 및 사회서비스 부문에 폭력 예방 교육에 대한 국가 표준을 고려하기 위한 정보 요청을 발표했다. 2017년 초 OSHA는 제안한 표준에 대한 지지와 증거를 발표하는 응급 간호사와 공청회를 열었다.

많은 미국 병원의 인증 기관인 The Joint Commission은 특히 병원 폭력과 관련된 위해 사건 범주를 가지고 있다. 위해사건(sentinel event)이란 즉각적인 조사, 근본 원인 분석 및 시정조치가 필요한 심각한 안전 사고이다. 폭력 관련 위해 사건의 범주는 '병원에서 병원 직원, 의사, 방문자 또는 판매인을 강간, 폭행(사망, 영구적인 피해 또는 심각한 일시적인 피해로 이어짐) 또는 살인'하는 것으로 정의된다. The Joint Commission의 위해 사건 데이터는 8년 동안 이 범주에 해당하는 사건이 68건(연간 평균 8.5건) 발생했음을 보여주었다.

2018년 초, 의료 WPV 예방을 다루는 첫 번째 입법 법안이 미국 하원에서 다루어졌다. H.R.5223이라고도 하는 병원(The Health Care Workplace) 내 폭력 예방법은 캘리포니아 하원의원 Ro Khanna에 의해 발의되었다. 이 법이 통과되면 OSHA는 Medicare 및 Medicaid 기금을 받는 모든 미국 병원에 의무적인 폭력 예방 교육을 개발하고 규제해야 한다. 이 법의 독특한 측면은 WPV 예방 프로그램 개발에 대한 간호사의 참여 요건, WPV 사건을 보고한 의료 종사자에 대한 보복 금지, 지역 응급 구조원에게 도움을 요청하는 간호사에 대한 보복 금지 등이 있다. 응급 간호사 및 기타 간호 기관은 2018년 초 이 법에 대한 의회 지원을 위해 로비를 시작했다.

WPV에 대한 이러한 더 큰 인식과 국가적 관심에도 불구하고 **표 7-2**에서 볼 수 있듯이 의료 분야의 폭력 예방에 대한 장벽은 아직도 많이 존재한다. 의료 현장에서의 폭력은 직업 특성상 발생할 수밖에 없다는 생각이 지속된다. 이러한 주제는 간호 제공자 본인뿐만 아니라 일부 사법 시스템, 검사, 의료 지도자에 의해 영속된다. WPV의 정의가 다양한 것도 혼란을 증가시키는 원인이다. WPV는 고의적인 폭력만 포함하는지, 아니면 고의적인 폭력과 그렇지 않은 폭력이 모두 포함하는지, 언어 폭력과 위협에만 국한되었는지 동료 간의 따돌림이나 폭

표 7-2 폭력의 예방의 장벽

응급 간호사가 환자를 모르는 경우	직장 내 폭력에 대한 일관되지 않은 정의
폭력 행위에 대한 관용	부적절한 직장 내 폭력 예방 프로그램
연중 무휴인 운영 시간	리더십의 책임 부족
스트레스가 많고 감정적인 환경	고객 서비스에 집중
폭력적이거나 공격적인 행동에 대한 보고 부족	재정적 지원이 부족한 정신 건강 및 사회서비스
행정적 지원 및 자원 부족	폭력의 정상화

력이 포함되는지에 대한 전국적 합의가 없으며 WPV에 대한 정의는 대부분 각 병원이나 의료 기관이 결정한다.

근거에 따르면 WPV 발생과 관련된 간호사 측 요인들이 몇 가지 있다. 2018년 6월 6일 Giske, MSN, Behavioral Health Unit Nurse Manager와의 대화에 따르면 응급 간호사는 언어 폭력에 둔감 해질 수 있고, 환자 행동이 어디까지 수용 가능한지에 대한 경계를 설정하지 않아 위험 행동이 계속될 수도 있다고 하였다. 또한 개인 안전에 관한 사항을 보안 담당자나 물리적 장벽 및 시스템 전략에 맡기기도 한다. WPV의 예방 전략은 응급 간호사가 안전하다고 느끼게 할 수 있지만 폭력의 위험을 줄이지 못할 수 있다. 응급 간호사의 안전에 대한 인식은 폭력 위험의 현실과 크게 다를 수 있다. 일반적으로 병원은 안전하다는 인식과 개인의 능력에 대한 과신은 폭력으로 인한 부상의 위험을 증가시킬 수 있다. 응급 간호사는 높은 범죄율과 같은 지역사회 위험 요인을 고려해야 할 수 있다. 적절한 보안 자원, 폭력에 대한 시의 적절한 대응과 같이 간호사가 자신을 안전하게 만든다고 생각하는 것들은 폭력 발생 비율과 관련이 없었고, 폭언 발생률이 낮다고 해서 폭행 발생률이 낮은 것은 아니었다.

간호사는 폭력 사건을 보고하는 것을 시간 낭비라고 생각하고 이를 실제보다 적게 보고하는 경향이 있다. 이는 지원 부족, 보고 후 적절한 조치가 일어나지 않을 것이란 인식, 심각한 부상이라고 인지하지 못함, 보복에 대한 두려움, 약하거나 무능하다고 인식되는 것에 대한 두려움, 고객(환자)은 항상 옳다는 기대 또는 문화 등으로 인해 발생하는 것으로 나타났다. 응급 간호사의 64%는 언어적 및 신체적 폭력이 예상 되는 직무의 한 부분이라는 데 동의하고 폭력에 대한 더 높은 내성을 보여준다. 응급 간호사들은 환자들이 힘든 하루를 보낸 것부터 정신질환 병력이 있는 것과 같이 다양한 요인들로 폭력적인 행동을 보이는 것을 정상으로 여길 수 있다. 상사는 간호사가 폭력 보고서를 작성할 수 있도록 시간을 허용하거나 지원하지 않을 수 있고 폭력 사건 보고 시스템 자체가 없을 수 있다. 간호사는 관리자에게 구두로 보고하는 것을 공식적인 보고로 간주할 수 있다. WPV 보고를 위한 명확한 절차의 부재도 과소 보고의 원인이 된다. 그렇다 하더라도 사용 가능한 데이터는 모든 신체적 폭력 및 언어 폭력 사건의 보고율이 3% 정도밖에 안될 수 있음을 보여준다. 유감스럽게도 사건 보고를 통해 폭력이 감소한다는 근거는 없다. 그러나 보고는 데이터 수집에 필수적이다. 이는 폭력의 경향성을 파악할 수 있게 한다. 보고는 WPV 예방 프로그램을 평가하는 데 필수적인 요소이며 장비 및 추가 인력과 같은 필수 자원을 조달하는 데 도움이 될 수 있다.

직장 내 폭력 예방

PREVENTION OF WORKPLACE VIOLENCE

놀랍게도, 현재 권장되고 전국적으로 사용되고 있는 폭력 예방 전략에 대한 과학적 근거는 충분하지 않고, 권장 사항이 의료 분야 전반에 걸쳐 얼마나 널리 퍼져 있는지는 알 수 없다. 이 글을 쓰는 현재 9개 주에만 의료 종사자에 대한 폭력 예방 교육이 의무로 되어 있다. 이러한 전략은 정부 및 규제 기관에서 주로 권장한다. 이는 실제로 다양한 폭력 예방법을 연구할 수 있는 중요한 기회를 제공한다. 현재 표준은 WPV 예방 프로그램을 보유하는 것이다. 종합 프로그램은 **박스 7-2**에서 볼 수 있듯이 규제 기관에서 권장하는 많은 요소로 다소 복잡할 수 있다.

OSHA는 다음 목록에 나타나는 4가지 유형의 WPV를 강조한다. 비공식적인 다섯 번째 유형의 WPV는 최근 빈번해진 총격 사건과 테러리즘의 증가로 인해 고려된다.

1. **범죄 의도:** 가해자가 직장 또는 직원에게 폭력을 행사할 타당한 이유가 없다. 강도, 좀도둑, 침입, 저격수 및 테러 행위가 이 유형에 해당한다.
2. **환자/고객:** 폭력적인 사람이 환자, 방문자 또는 그들의 가족이다. 이는 의료 폭력 사건이 적용되는 가장 큰 범주이다.
3. **근로자 대 근로자:** 이러한 유형의 폭력은 현재 또는 과거 직원들에 의해 자행된다.

박스 7-2 직장 내 폭력 예방을 위한 프로그램 구성 요소

- 직장 내 폭력의 정의
- 직장 내 폭력 사건에 대한 신고 시스템
- 직장 내 폭력에 대한 모든 보고 파악, 동향 및 추적
- 경영진 및 리더십의 헌신
- 간호사의 참여
- 작업장 위험 평가 및 분석
- 식별된 위험 예방 및 통제
- 폭력 사건의 근본 원인 분석
- 위험 식별, 점점 격앙되는 행동과 중재, 정책/절차, 최신 데이터 및 추세, 보고 절차, 사고 후 보고, 의료인을 위한 폭력 피해자 지원-안전 교육 프로그램
- 지속적인 위험 평가 및 교육

4. **개인적 관계:** 가정 폭력이 포함되며 가해자는 직장이 아닌 직원 개인과 관계가 있다.
5. **이념적 대립:** 종교적, 이념적 또는 정치적 이유로 사람이나 조직을 대상으로 하는 폭력이다. 가해자는 자신의 신념이 정당하다고 생각한다.

병원의 물리적 환경은 응급 간호사의 안전에 영향을 줄 수 있다. 책상 높이와 깊이, 직원과 환자 사이의 물리적 장벽, 잠긴 문, 적절한 조명, 모서리용 곡선 거울, 무거운 의자, 정렬된 의자, 대피(탈출) 경로 및 명확한 시야와 같은 단순한(하지만 종종 간과되는) 환경적 디자인 요소는 안전에 영향을 미치는 것으로 나타났다. 응급실의 물리적 환경 안전을 강화하는 옵션으로 방탄 유리, 금속탐지기 및 버튼 하나만 누르면 응급실 전체를 폐쇄하는 시스템과 같은 설계 요소가 포함될 수 있다. 긴급 상황에 대해 보안 또는 지역 법 집행 기관에 신속하게 신고할 수 있는 조용한 경보/알람은 폭력 예방에 대한 효과가 입증되지 않았지만 널리 사용된다. 경보는 응급 간호사의 자신감을 높이고 두려움을 감소시킬 수 있지만, 각 응급실 설정이나 환경마다 다른 경보 시스템이 필요할 수 있다. 각 응급실의 상황을 평가하여 예상되는 위험에 맞춘 환경 전략은 장기적인 문제를 완화하는 데 도움이 될 수 있다.

금속탐지기에 대한 연구는 병원에서 폭력 사건을 줄이는 데 그 효과가 입증되지 않았다. 무기로 가해지는 폭력의 위험은 줄어들 수 있지만 의료 환경에서 대부분의 폭력은 무기 없이 발생하는 것으로 나타났다. 때리거나 발로 차거나 물어 뜯는 것은 무기 없는 폭력의 예이다. 연구에서 병원에 들어오는 모든 환자와 방문자의 무기를 금속탐지기로 검색하지 않으며, 응급실 병원의 총기 난사 사건에 대한 연구에서는 병원의 총기 난사 사건의 30~36%만이 금속탐지기에 의해 방지된 것으로 나타났다.

간호사는 종종 환자에게 무기 소지 여부에 대해 묻는 것을 꺼린다. 이러한 질문이 간호사 평가의 일부인 경우 무기가 발견되었을 때 취해야 할 조치를 고려해야 한다. 무기를 보관하는 절차가 확립되어 있는지, 총, 칼 또는 기타 무기를 어떻게 취급하라는 교육이 있는지 확인해야 하며, 응급실에 들어가는 사람의 무기가 발견되어 압수되었더라도 간호사는 폭력에 대응하는 방법을 인지하고 있어야 한다. 금속탐지기는 대화기법과 신체 기술 훈련을 대신할 수 없으므로 의료에서 폭력을 줄이는 데 효과가 제한적이다. 이는 잘 계획된 폭력 예방 교육 계획이 중요함을 반증한다.

범죄가 많은 지역의 병원이 폭력 문제가 더 많을 것이란 예측이 항상 맞는 것은 아니다. Blando 등의 연구에 따르면 범죄율이 높은 지역 밖에 위치하는 소규모 병원의 폭력 발생률이 범죄율 높은 지역 내에 위치한 대형병원보다 더 높은 것으로 나타났다(2~5배). 하지만 폭력조직의 활동과 폭력 행위가 응급실 내로 유입될 가능성은 있다. 이런 경우 응급 간호사는 알려진 폭력조직 구성원에게 다른 환자와 마찬가지로 정직하고 존중하는 태도로 대한다. 병원이 폭력 조직이 활동하고 있다고 알려진 구역 내에 있는 경우, WPV 예방 프로그램에 폭력 조직 인지에 대한 교육이 포함되어 있어야 한다.

강력한 보안 프로그램은 의료 직원의 부상 위험을 줄인다. 워싱턴 주 응급실에 대한 최근 연구에 따르면 응급실의 63%만이 24시간 보안 담당자를 지원하고, 응급실 직원의 45%는 현재 보안 인력이 부적절하다고 보고했다. 전략적으로 배치된(적절한 교육을 받고 자원을 보유한) 병원 보안 담당자는 응급 간호사의 안전에 영향을 미칠 수 있다. 응급실 입구 근처에 배치된 보안 요원은 신속하고 적극적인 개입이 가능하고 존재 자체가 심리적 안정을 제공할 수 있다. 보안 담당자는 정책, 신체적 능력, 정서적 흥분을 감소(deescalation)시키는 대화기법만을 사용할 수 있고 손을 댈 수 없다는 등의 규정에 따라 폭력 사건에 대한 대응이 제한될 수 있다. 제한 사항은 대화기법이 실패할 때 사용할 수 있는 물리적 대응을 못하게 할 수 있다.

적절하게 훈련된 보안 담당자가 없으면 환자, 방문객 및 의료 종사자가 부상을 입을 위험이 높아진다. 보안 담당자는 병원 홍보대사로서 정책을 집행하고 환자와 방문객의 행동 기대치에 맞게 행동할 수 있다. 또한 보안 담당자는 현지 법 집행 기관과의 관계를 강화할 수 있다. 여느 변화되는 상황과 마찬가지로 인원 추가는(보안요원 포함) 잠재적으로 폭력적인 상황을 악화시킬 수 있다. 응급 간호사와 보안 담당자가 함께하는 다학제 간 훈련은 응급실 폭력 사건에 적절하고 안전하게 대응하는 데 가장 중요하다.

환자 특성, 물리적 환경 및 개별 간호사의 반응이 응급실 폭력에 영향을 미치지만 시스템 요인 또한 WPV에 영향을 미치는 것으로 나타났다. 응급실 과밀화는 응급실 폭력의 원인으로 알려져 있다. 응급실 환자 처리의 효율성은 응급실 물리적 폭력과 반비례 관계이다. 응급실과 병원의 작업 과정과 환자 처리가 비효율적일수록 응급실에서 신체적 폭력의 위험이 높아진다. 이는 응급실 과밀화는 병원 전체 수준의 문제이므로 병원의 효율성과 처리량을 늘리려는 노력이 WPV를 이론적으로 감소시킬 수 있다는 의미이다.

응급실의 안전한 직원 배치는 간호사에게 영향을 미친다. The Joint Commission에 따르면 인력 부족은 병원 폭력의 위험 요소이다. 응급 간호사의 66%가 도전적인 행동을 보이는 환자를 관리하는 데 지원 부족을 느꼈다고 보고했다. 응급 간호사는 제한된 자원이며 인력 부족은 불안하고 잠재적으로 폭력적인 환자의 치료에 부정적인 영향을 미친다.

폭력 예방 VIOLENCE PREVENTION

현재 대부분의 요소가 전문가의 합의에 기반을 두고 있기는 하지만, WPV를 해결하고 예방하기 위해 권장되는 최선의 전략은 통합적인 폭력 예방 프로그램이다. 박스 7-2는 필수 폭력 예방 프로그램의 요소를 제시한다. 연구에 따르면 한 응급실에서 WPV 프로그램 시행의 결과로 폭력이 50% 감소했다. 이 성공의 요점은 리더십의 열렬한 지원과 환경 변화, 지지적 정책 및 절차 등을 포함한 프로그램 실행과 높은 직원 참여율이었다. 연구는 또한 WPV 예방 프로그램을 지속적으로 평가 및 개정하고, 직원 안전을 최우선으로 하는 직장 문화를 갖는 것의 중요성을 강조했다. 어떤 유형의 훈련이 WPV 예방에 효과적인지를 보여주는 과학적 근거는 충분하지 않지만 박스 7-2에서 볼 수 있듯이 훈련은 폭력 예방에 필수적인 요소이다.

공격성 평가 도구를 지속적으로 사용하면 폭력 위험을 예측할 수 있다. 다양한 정도의 타당도와 신뢰도를 가진 여러 종류의 공격성 위험 평가 도구를 사용할 수 있다. Brøset Violence Checklist (www.riskassessment.no)는 여러 문헌에서 사용되었으며 가장 높은 타당도를 보여준다. 평가 도구는 공격적 행동의 확대를 줄이기 위해 환자의 요구를 식별하여 조기 개입할 수 있는 기회를 제공한다. 병원과 조직은 환자 특징과 단위 역학에 적합한 평가 도구를 선택하는 것이 좋다. 종합적인 폭력 예방 계획은 폭력에 대한 팀 대응을 고려해야 하며 폭력적인 상황을 응급 간호사가 혼자 처리하도록 해서는 안 된다. 팀 대응은 공격적인 사람과 직원 모두에게 지지를 제공하고 환자를 결박하거나 격리하는 비율을 줄인다. 응급 간호사는 폭력적인 환자를 절대로 홀로 대면해서는 안 된다. 오리건 주에서는 만약 고용주가 안전을 위하여 다른 직원을 배치할 수 없는 경우 간호사가 폭력을 행한 환자의 간호를 거부하는 것이 가능하다. 폭력에 대한 팀 대응은 구성원 변화와 대인관계 역학과 응급실 팀의 임시적 특성 때문에 어려울 수 있다. 폭력에 대한 다학제 간 팀 접근 방식은 분리를 극복하고 협력을 장려하는 데 도움이 될 수 있다.

포괄적인 WPV 예방 프로그램의 교육 부분에는 최소한 정서적 흥분을 감소시키는 대화기법, 자기 방어 및 비상 코드에 대한 대응 방법이 포함되어야 한다. 다른 고려 사항으로 점차 흥분하고 있는 행동을 빨리 인식하는 것, 병원별 데이터 및 추세, 정책 등이 포함될 수 있다. 교육 프로그램은 어떤 유형의 프로그램이 가장 좋은지 보여주는 근거가 없음에도 불구하고 간호사들은 호의적으로 보는 것 같다. 연구된 프로그램에는 박스 7-2에 나열된 권장 요소가 모두 포함되어 있지 않다. WPV 예방 프로그램은 폭력 사건으로 유발된 스트레스 및 소진과 같은 영향을 상쇄할 수 있다. 교육 프로그램에는 총기 난사와 위기 개입을 포함한 폭력과 점점 흥분하고 있는 행동을 식별하고 이에 대응하는 훈련이 포함되어야 한다.

성격, 정서적 고통 또는 신체적 질병에 관계없이 공격적인 행동에는 항상 원인이 있다. 다른 잠재적인 원인에는 개인의 자유 제한, 물리적 환경, 직원이나 주변 사람이 보여주는 태도와 행동이 포함된다. 응급 간호사는 환자의 공격적 행동이 위기에 처한 사람이 충족되지 않은 요구 사항을 전달하려고 하거나 상황이 그들의 대처 능력을 초과하였음을 의미한다는 가정을 할 수 있어야 한다. 2018년 6월 6일 I. Giske와의 대화에 따르면 위기는 각 개인에게 고유하며 위기에 처한 사람들에게 공격성과 폭력의 위험이 증가한다는 것을 기억해야 한다.

간호사는 흥분한 사람을 성공적으로 진정시킬 수 있지만 절차와 많은 고려 사항이 있다. 박스 7-3에 강조된 바와 같이 환자 또는 방문자와 대화하는 데 몇 분만 더 할애하면 귀중한 시간을 절약할 수 있다. 환자를 안정시키는 대화기법은 간호사마다 다를 수 있다. 2018년 6월 6일 I. Giske와의 대화에 따르면 때때로 환자를 안정시키는 대화기법이 폭력을 예방하기도 하지만 어떤 경우는 약물 투여가 최선의 선택일 수 있다. 모든 환자들에게 효과가 있는 것도 아니고 상황에 따라 적절하지 않을 수도 있으므로 환자를 안정시키는 대화기법이 유일한 방법이 되어서는 안 된다. 간호사가 공격당하려는 순간에 가장 적절한 대응은 현장에서 탈출한 후 도움을 요청하는 것이다. 다른 간호 절차와 마찬가지로 환자를 안정시키는 대화기법은 기술이다. 지속적인 연습과 경험이 필요하다.

환자를 안정시키는 대화기법은 실용적일지라도 성공하지 못할 가능성이 항상 존재한다. 폭력적인 상황을 성공적으로 통제, 억제 및 대응하기 위해서는 효과적인 신체 기술 훈련이 필요하다. 신체적 기술에 대한 우려에는 너무 공격적일 수 있고(부적절한 훈련과 함께), 과거 배우거나 배우지 않은 기술에 의존할 위험, 고용주가 직원에게 적용 가능한 신체 통제, 제지 및 이탈(자기 방어) 기술을 훈련시키는 것보다 산재 보상을 선호한다는 인식 등이 포함된다.

일반적인 신체 기술 훈련에는 손잡기, 옷 잡기, 초킹, 머리카락 잡아당기기, 목 졸라 잡기, 발로 차기, 때리기, 껴안기 등의 제어와 제지 및 이탈 기술이 포함된다. 훈련에 따라 엎드린 자세로 억제해야 하는 경우가 있을 수 있지만 이런 경우 호흡에 심각한 위험을 초래할 수 있다. 엎드린 자세에서 환자를 통제하고 억제하는 것은 일시적이어야 한다. 연구에 따르면 신체적 기술을 가르칠 때 자신감과 안전이 증가한다.

반대로 여러 연구에서 신체적 기술이 사용되지 못함이 입증되었다. 간호사가 제기하는 문제는 신체적 기술의 지속적인 능력 유지이다. 특정 신체 기술을 포함한 훈련은 폭력적인 상황에서 기억이 안 날 수도 있고 탈출 기술이 성공적이지 않거나 배운대로 기술을 적용하지 못할 수도 있다. 이러한 격차는 각 기술이 지속되고 잘 기억나고 효과적으로 적용될 수 있도록 하는 지속적인 연습의 중요성을 강조한다. 한 연구에 따르면 간호사의 최대 66%가 신체적 기술이 폭행을 피하거나 탈출하는 데 도움이 된다고 느꼈다.

박스 7-3 흥분한/동요된 사람을 위한 대화기법의 고려 사항

개인적 공간 및 거리를 보장한다.
예의 바르게 자신을 소개한다.
도발하지 않는다.
한 사람만 환자와 이야기한다.
간결하고 단순하게 대화를 유지한다.
메시지를 반복한다.
필요 및 욕구, 감정을 확인한다.
적극적인 자세로 듣는다.
동의하거나 동의하지 않는 것을 이해한다.
규칙을 설정하고 명확한 한계를 설정한다.
행동을 통제하도록 지도한다.
선택과 희망/낙관을 제공한다.
환자 및 관련 직원과 상황을 공유한다.

Adapted from Richmond J, Berlin J, Fishkind A, Holloman G, Zeller S, Wilson M, et al. (2012). Verbal de-escalation of the agitated patient: consensus statement of the American Association for Emergency Psychiatry Project BETA De-escalation Workgroup. *West J Emerg Med.* 13(1):17-25.

강력한 WPV 예방 프로그램의 일부는 계획, 예방 전략, 사고 후 대응 및 지원을 설명하는 명확한 절차가 될 수 있다. 모든 정책에는 가정 폭력, 직원간 폭력, WPV, 강간 또는 성폭행, 총격 사건에 대처하기 위한 전략이 포함되어야 한다. 균형 잡힌 정책에는 폭력을 겪은 사람을 지원하고 돌보는 절차도 포함되어야 한다.

폭력에 대한 무관용은 WPV 예방 정책의 일반적인 구성 요소이다. 응급 의료 및 노동법(EMTALA, Emergency Medical Treatment and Active Labor Act) 때문에 응급실은 폭력적인 행동을 이유로 환자를 거부할 수 없다. 결과가 더 쉽게 적용될 수 있기 때문에 가족, 방문자, 의사를 포함한 직원에게는 무관용 집행이 더 적절할 수 있다. 현재의 정책은 폭력사건 이 발생한 이후에 적용되므로 정책은 예방의 효과가 없다. 무관용 정책은 폭력 감소의 효과를 보여주지 못하고 있다. 폭력 예방은 무관용이 아닌 위험 평가, 대응 및 자원 할당에 중점을 두어야 한다. 치료를 제공하면서도 폭력에 직면하는 독특한 상황은 간호사에게 '환자 치료의 역설(patient care paradox)'로 알려진 윤리적 딜레마를 제공한다. 환자의 안전을 증가시키는 동일한 조치가 동시에 응급 간호사 개인의 위험을 증가시킬 수 있다. 이 역설은 스트레스, 불만족 및 소진에 영향을 미치는 것으로 알려져 있다. 더 나은 전략에는 정책을 이해하고 행동에 대한 책임을 물을 수 있는 능력을 가진 사람들에게 행동 기대치와 결과를 전달하는 것이 포함될 수 있다.

폭력 위험을 알리는 다양한 방법이 있다. 환자와 방문객을 포함한 대중에게는 응급실과 병원에 있는 동안 행동 규칙을 설명하는 표지판이나 안내를 게시하면 WPV 계획을 강화하는 데 도움이 될 수 있다. 병원 내의 진료 절차는 환자와 대중이 쉽게 알 수 있도록 간판이나 게시물을 게시하는 것이 도움이 된다. 직원, 감독자, 경영진, 리더십과 기타 일반 대중은 한 사람의 행동이 고조되어 파괴적인 상황이 될 때 이러한 징후를 쉽게 지적할 수 있다. 병원 표지판에 공격적 행동에 대한 결과를 게시하는 것도 도움이 될 수 있다. 이때는 병원 절차 및 주법에 따라 시설에서 퇴출 등의 법이 허용하는 최대한의 처벌을 포함하여 게시하는 것이 좋다.

폭력적 행동을 가장 잘 예측할 수 있는 지표는 폭력의 과거력이다. 전자 기록을 사용하면 이러한 위험을 의료 팀의 모든 구성원에게 알리는 데 도움이 될 수 있다. 많은 폭력적인 환자/방문객이 응급실에서 퇴원했다 하더라도 다른 많은 사람이 병원에 입원하여 폭력적인 행동이 계속 될 수 있다. 전자 기록에 경고 또는 표시를 해두면 환자가 치료받는 전반에 걸쳐 폭력 위험을 지속적으로 상기시킬 수 있다. 문이나 출입구에 설치된 경고는 간호사, 보조 직원 및 방문자에게 추가적인 시각적 경고를 제공할 수 있다.

물리적 제어, 억제 및 이탈 기술은 운동 기술 훈련 및 반복을 통해 배우며, 이 모든 것은 WPV 예방 프로그램에 포함되어야 한다. 성공적인 수행을 위해서는 환자/방문객 및 의료 팀 모두에 대한 신체적 상해의 위험을 줄이기 위한 특정 지식과 실무가 필요하다. 신체적 기술 훈련이 다른 전략보다 더 효과적이라는 연구 결과는 없다. WPV 프로그램 및 이론 모델에 따라 다양한 신체 기술을 선택하여 간호사에게 교육한다. 어떤 신체적 통제, 억제 및 자기 방어 기술이 의료 환경에 적합한지에 대한 전문적 의견은 크게 다르다. 응급 간호사는 기술이 사용되지 못할 상황을 피하기 위해 WPV 예방 프로그램의 일부로 포함된 신체 기술을 연습해야 한다.

폭력 상황에서의 대응 전략 STRATEGIES DURING VIOLENT ENCOUNTERS

환자가 폭력적일 경우 응급 간호사의 안전뿐만 아니라 환자의 안전을 위해 안전해질 때까지 치료를 연기하는 것이 적절하다. 폭력적인 행동에 대응하든 구속/결박을 적용하든 신체적 다툼이 일어날 때마다 간호사와 환자 모두에게 부상의 위험이 높다. 교육 및 신체적 기술 훈련을 유지하면 폭력 상황이 발생하는 순간 폭력 상황을 성공적으로 종결하고 부상의 기회를 줄일 수 있다. 결과를 보장할 수는 없지만 대화를 통해 환자를 안정시키고 신체 기술을 사용하는 것은 응급 간호사의 안전을 위해 필수적이다.

폭력 상황 이후 AFTER VIOLENCE

작업장 안전 문화가 자리 잡은 병원은 폭력 사건 이후 의료 종사자를 지지할 가능성이 크다. 연구에 따르면 의료 종사자의 42%가 사고 후 지원을 받았다. WPV의 부정적인 영향은 박스 7-4에 나와 있는 것처럼 심각하고 광범위하다. 간호사들은 자신의 동료, 리더십, 사법 시스템에 의한 지원이 부족하고 심지어 배신감을 느낀다고 보고했다.

현재 권장 사항은 모든 WPV 예방 프로그램에 폭력 사건 후 간호사를 지원하는 전략을 포함하는 것이다. 간호사에게 신체적 상해가 발생한 경우 즉시 의료적 조치를 취해야 한다. 간호사는 고용주의 근로자 보상 프로그램을 사용할 수 있으며 많은 조직에서 직원 지원 프로그램을 제공하고 있다. 직장 내 폭력에 대한 심리적 부작용을 보다 즉각적으로 처리하기 위해 잘 설계된 동료 간 지원 프로그램, 스트레스 디브리핑, 심리상담 또는 외상 치료 정보가 제공되어야 한다.

메디케어 및 메디케이드 서비스 센터(CMS, Centers for Medicare and Medicaid Services)의 권고와 J. Flynn,

박스 7-4 직장 내 폭력의 영향

급성 및 영구적 부상
트라우마
외상 후 스트레스
응급실에서 일하는 것이 두려워짐
작업 시간 손실
동료와의 관계 변화–회피하고 싶은 마음에서 배신감까지
환자와의 관계 변화–경미한 과잉 경계에서 무관심으로
이직 의향
버림받은 느낌
퇴사 의향
직장 내 자기 성취 감소

Nurses Service Organization Health Risk Manager 및 L. Pierce, RN과의 대화에 따르면 폭력 사건이 발생한 후 환자와 가족에게도 제지 또는 격리 등의 조치를 할 수밖에 없었던 폭력 사건 전체 과정에 대한 디브리핑이 필요하다.

근본 원인을 파악하고 폭력 자료를 통해 관련 지식체를 강화하기 위하여 폭력 사건은 면밀히 검토되어야 한다. 이후 학습한 내용은 공유하고 재발 방지를 위해 필요한 경우 폭력 예방 계획이 조정될 수 있다. 간호 행위가 미숙해서 폭력 사건이 발생했다고 판단되는 경우, 병원은 전문적인 책임감을 강조하면서도 시스템과 프로세스가 폭력 사건의 원인일 수 있다는 것을 인정하는 문화가 되어야 한다. 모든 언어폭력 및 신체 폭력 사건은 추 적 및 추세 파악을 위해 병원에 보고되어야 한다. 앞서 언급했듯이 폭력 사건 보고서는 데이터 수집에 도움이 되며 추가 교육 및 자원의 필요성에 대한 정당성을 제공할 수 있다. 응급 간호사는 한 사람이 다른 사람을 의도적으로 폭행하는 것은 병원 환경이든 아니든 범죄이며, 이를 법 집행 기관에 보고해야 함을 기억해야 한다. 폭력의 원인이 외상성 뇌 손상, 저산소혈증, 패혈증, 쇼크 및 정신질환과 같은 질병과 관련이 있어 범죄로 간주되지 않는 경우도 있다. 이러한 상황에서 폭력은 질병의 징후로 간주된다.

비록 폭력을 신고하는 것이 중요하지만, 고용주가 법 집행 기관에 폭력 상황을 신고하는 것을 막을 수도 있고 보복과 비난에 대한 두려움을 경험할 수 있다. 법 집행 기관에 보고된 폭력 행위는 병원 행정부에서 처리되지 않거나 법원에 기소되지 않을 수 있고, 이때는 가해자 측의 법적 책임이 줄어들 수 있다. 소규모 시골 병원에 고용된 간호사는 지역사회 사람들의 보복을 두려워하여 법 집행 기관에 신고하는 것을 꺼릴 수 있다. 소도시 정치는 법 집행 기관에 보고하는 효율성을 제한할 수도 있다. WPV 사건 및 보고 절차에 대한 상호 이해를 강화하기 위해 현지 법 집행 기관과 적절한 관계를 구축하는 것이 좋다.

법원은 폭력 행위가 의도적인지 의도적이지 않은지를 판단하는 데 도움이 될 수 있다. 법원의 판단 절차는 법 집행 기관에 폭력을 보고하는 것으로 시작된다. 이후 해당 지역의 검사가 범죄자에 대한 형사 고발을 맡게 된다. 관련인은 자세한 내용에 대한 진술을 요청 받을 수 있으며, 진술이나 선고에 참석하도록 요청 또는 명령을 받을 수도 있다. 응급 간호사는 돌보는 입장에서 피해자로 역할을 전환함에 따라 법적 절차의 과정이 어렵게 느껴질 수 있다. 법적 절차가 진행됨에 따라 휴무일이 필요할 수 있는데 병원이 이를 지원하지 않을 수 있다. 현재 60%의 주에서 의료 종사자에 대한 폭행에 강화된 처벌을 제공하고 있지만, 이러한 법률이 의료 분야의 폭력을 예방한다는 것을 보여주는 과학적 근거는 없으며, 데이터에 따르면 강화된 처벌이 폭력적인 범죄자에게 일관되게 적용되지 않는 것으로 나타났다. 현지 법 집행 기관과 검사와의 전문적인 관계는 간호사가 WPV와 관련된 법률의 공정한 적용을 받는 데 도움이 될 수 있다.

병원에 폭력 예방 표준이 없는 경우 책임 관련 문제가 생길 수 있다. 병원의 위험 관리 동향에는 폭행 후 간호사에 대한 지원이 증가한다는 보고가 포함된다. 간호사는 법원에 출두해야 하는 경우 법 집행 보고 및 법적 지원이 필요하다. 다음 단계는 병원이 지원을 하지 않는다고 판단하거나 자신의 권리가 침해되었다고 판단한 경우 간호사가 개인적으로 변호사를 고용할 수 있다. 응급 간호사는 WPV에 대한 병원 정책 및 절차를 따르고 시설의 보고 프로그램을 통해 각 폭행을 보고함으로써 책임 위험을 줄일 수 있다. WPV로 인한 부상은 일반적으로 근로자 보상 프로그램에 따라 보상된다. 간호사의 추가 보험 정책은 부상을 보상하고 상담하는 데 도움이 될 수 있다.

일부 병원에서는 간호사가 보안 담당자 역할을 할 것으로 기대하고 간호사가 훈련 범위 내에서 행동했음에도 불구하고 폭력 사건에 대해 간호사를 비난한다. 어떤 경우에는 병원에서 적절한 교육을 제공하지 않았으며 폭력 예방을 위한 주 법을 따르지 않기도 했다. 병원은 행동 건강 자원 및 재정적 의사결정 관행의 부족으로 인해 피로와 씨름하고 있으며, 안전과 보안을 낮은 우선순위로 보고 있다. 폭력 예방을 위한 현행법은 이를 준수하는 병원과 이를 시행하는 기관에 의해서만 유효하다.

폭행 후 간호사를 돌보는 것은 최우선순위가 되어야 한다. 그러나 일부 병원에서는 보고 절차를 간호사를 지원하는 수단이 아니라 사건을 조사하고 징계 절차를 시작하는 수단으로 사용했다. 이는 특히 간호사가 부당하게 해고된 경우 더욱 심했으며 이러한 불공정한 관행은 이탈, 소진 및 이직률을 높이는 데만 기여할 뿐이다.

심각한 폭력 사건 이후에 간호사를 공감적으로 돌보는 것은 폭력의 잠재적인 부정적 영향을 줄일 수 있다. 그러나 때때로 간호사 본인이 도움을 구하지 않는 것이 가 장 큰 문제인 경우가 있다. 어떤 사람에게는 자기 관리가 능사가 아니다. 간호사는 동료나 고용주의 지원이 없으면 외로운 정신적 또는 정서적 상태에 빠질 수 있다. 병원과 간호사는 환자를 돌봐야 할 뿐만 아니라 폭력에서 살아남은 간호사를 돌봐야 할 의무가 있다.

요약

의료 현장에서 폭력은 복잡한 문제이다. 응급 간호사는 현재 실행되고 있는 다양한 폭력 예방 방법에 대한 과학적 연구에 기여해야 한다. 간호사들이 응급실이 강력한 안전 문화와 긍정적인 폭력 예방 분위기를 달성하도록 돕는 데 보다 적극적인 역할을 하게 되면 환자, 방문객 및 직원들에게 변화를 만들어 낼 수 있다. 개인의 위험 요소를 해결하고 과밀화 및 환자 처리량과 같은 시스템 문제를 우선적으로 다루는 것이 긍정적인 폭력 예방 분위기를 조성하는 데 도움이 된다. 응급 간호사가 안전하지 않다고 느끼면 환자의 안전을 보장할 수 없다. 모든 응급 간호사는 폭력이 없는 시설에서 일할 권리가 있다.

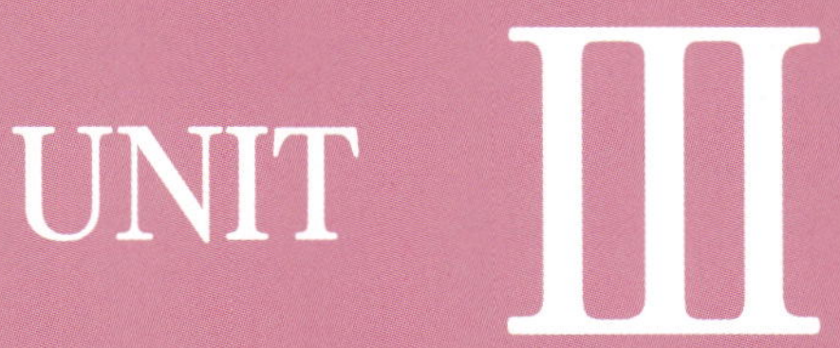

응급 간호의 임상기초

Clinical Foundations of Emergency Nursing

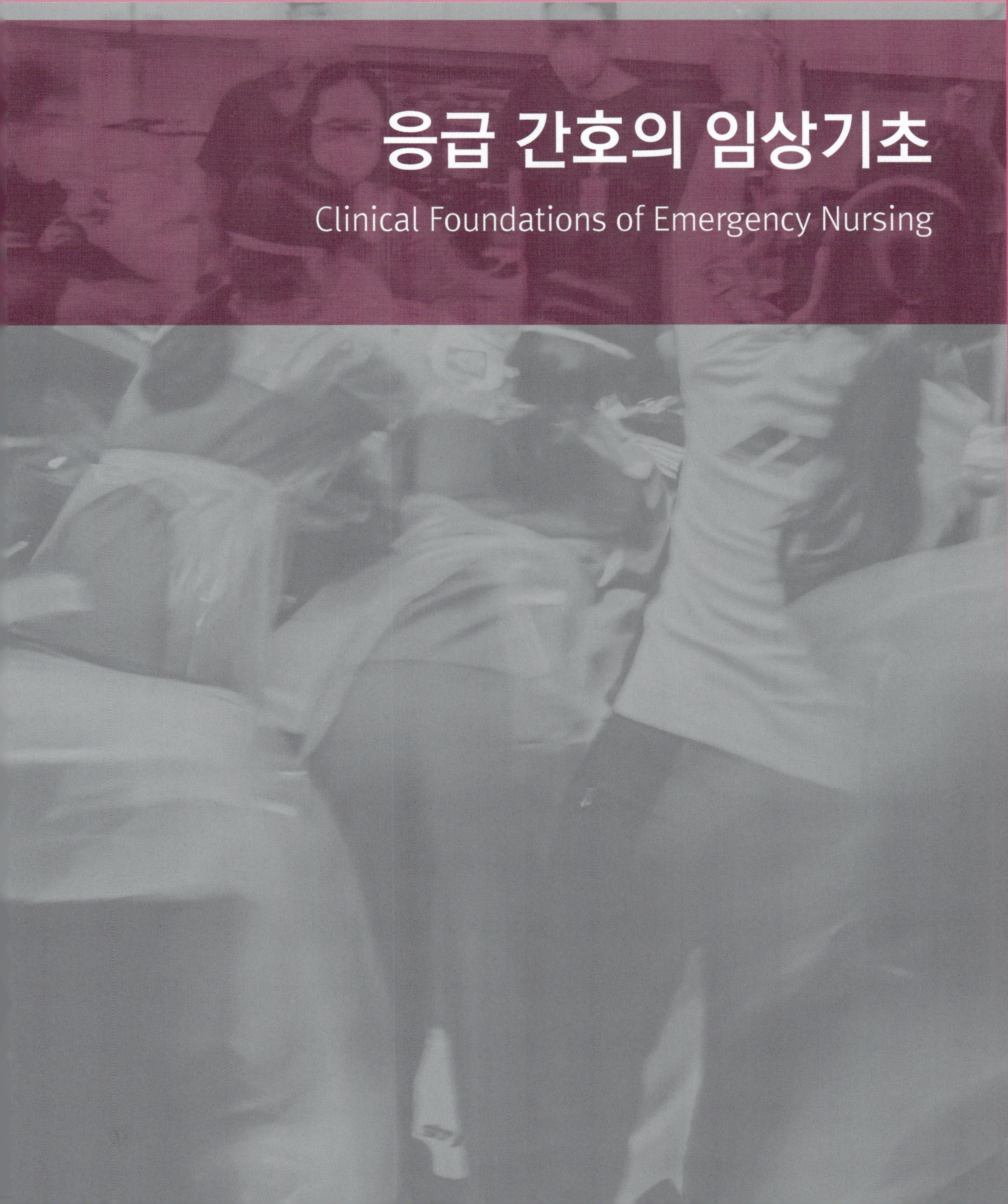

환자 분류

Triage

Andi Foley

응급 환자 분류란 응급 환자가 적시에 응급의료서비스를 받을 수 있도록 환자의 증상(주호소)을 기반으로 긴급도를 분류하는 과정이다. 환자의 주 호소를 기반으로 하는 평가는 응급 간호의 전문 분야로 인정 확립되었다. 응급 환자 분류 간호사는 즉시 진료를 받아야 하는 환자와 진료를 기다릴 수 있는 (비교적 안전한) 환자를 신속하게 구분해야 한다. 2015년 통계에 따르면 약 1억 4천만 건의 응급실 방문이 있었으며, 매 방문마다 최소 1회의 환자 분류가 이루어졌다. 분류 간호사는 환자 평가를 기반으로 긴급한 수준을 분류하고, 분류 결과에 따라 해당 환자를 응급실 내 여러 구역 중 적절한 치료 구역에 배치한다.

세계적으로 심각해지는 응급실 과밀화로 인해 응급 환자 분류와 입원 대기에 대한 관심이 높다. 많은 의료기관에서 과밀화 해결을 위해 사용한 전략들이 오늘날의 응급 환자 분류 시스템과 분류 간호사의 업무로 정립되었다.

분류의 역사는 부상당한 군인을 위해 '소독 병원'을 지정했던 프랑스군의 이야기로 거슬러 올라간다. 제2차 세계대전 이후 분류의 개념은 치료를 받는다면 전투에 복귀할 가능성이 높은 군인들을 신속하게 구분하는 과정을 의미하게 되었다. 당시 분류의 목적은 다시 싸울 수 있는 군인들에게 의료/치료를 제공하는 것이었다.

응급실 환자 분류의 개념은 응급실을 방문하는 환자의 수가 증가하기 시작한 1950년대에 도입되었다. 응급실은 응급 치료를 원하는 늘어나는 환자를 치료해야 했기 때문에, 환자의 안전을 위해 내원 즉시 신속하고 정확하게 환자를 분류하는 시스템이 매우 중요하게 되었다.

2017년 미국간호사협회(ANA, American Nurses Association)는 응급 간호 실무 범위 및 표준(Emergency Nursing: Scope and Standards of Practice)의 제2판 발표에서 간호 역사상 처음으로 응급 간호 실무에 고유한 응급 환자 분류를 공식 표준으로 포함하도록 승인하였다. 응급 환자 분류를 위한 역량에는 분류 방법을 이해하고, 유효하고 신뢰할 수 있는 시스템을 사용하여 환자의 우선순위를 결정하고, 환자 간호 개선을 위해 관련 팀과 의사소통 및 협력하고, 환자를 교육하고, 필요에 따라 장·단기적으로 분류 프로세스를 개선하는 것이 포함된다. 이 장에서는 응급 간호의 범위 및 실무 표준에서 제시한 환자 분류 기준 및 역량과 관련된 고려 사항을 설명하고자 한다.

법적 고려 사항 LEGAL CONSIDERATIONS

응급 의료 및 노동법

Emergency Medical Treatment and Active Labor Act

1986년 미국 의회는 환자가 지불 능력이 없다는 이유로 다른 시설로 전원하거나 응급실 입실을 거부할 수 없고, 지불 능력에 관계없이 응급치료를 받을 수 있도록 하는 응급 의료 및 노동법(EMTALA, Emergency Medical Treatment and Active Labor Act)을 통과시켰다. EMTALA는 메디케어(Medicare) 자금 지원을 받는 병원에게 내원하는 모든 환자를 대상으로 응급 상태인지를 확인하는 의료선별검사(MSE, medical screening examination)를 시행하도록 의무화하였다. 메디케어 및 메디케이드 서비스 센터(CMS, Centers for Medicare and Medicaid Services)는 의료선별검사를 분류 프로세스와 별개로 정의한다. 응급 간호사가 의료선별검사를 수행하도록 허용하는 것은 주 간호 실무 범위, 병원 의료 조례 및 교육에 따라 다르다. 일단 응급 상황이 확인되면 환자는 이송 전에 의료기관 능력 내에서 안정되어야 한다. 환자가 병원의 능력을 넘어선 치료가 필요하거나 환자가 이송을 요청하는 경우 적절한 이송이 진행될 수 있다.

건강 보험 이전 및 책임에 관한 법률

Health Insurance Portability and Accountability Act

1996년 환자 개인 건강 정보 보호 및 보안을 위해 건강 보험 이전 및 책임에 관한 법률(HIPAA, Health Insurance Portability and Accountability Act)이 제정되었다. 개인 정보 보호의 대상은 전자 의무 기록과 팩스나 구두로 공유되는 정보로 확장되었다. 응급 환자 분류 간호사는 복도 및 대기실 같은 공공 장소에서 일할 때 HIPPA에 대해 알고 있어야 한다. 붐비는 대기실에서 환자의 이름을 크게 부르는 것은 HIPPA 위반이 아니지만, 환자가 응답한 후 환자에게 걸어가면서 환자의 주 호소를 물어보는 것은 위반이 될 수 있다. 응급 환자 분류 간호사는 HIPPA 법률을 숙지하고 환자 개인의 정보 보안을 유지하기 위해 모든 노력을 기울여야 한다.

우선순위 설정 능력 ABILITY TO PRIORITIZE

환자 치료의 우선순위를 정하는 능력은 분류 간호사가 가장 먼저 갖춰야 할 자질이다. 환자 분류는 환자 교육에 대한 내용과 임상적인 부분을 공식적으로 훈련 받은 경력 간호사가 가장 잘 수행할 수 있는 전문적인 역할이다.

응급 환자 분류 간호사는 응급실 환자의 80% 이상을 맞이하는 최초 응급실 의료 팀의 중요한 구성원이다. 분류 간호사는 간단한 중증도 평가를 기반으로 누가 바로 진료를 받고 누가 기다려야 하는지를 결정한다. 이러한 결정은 환자 안전에 영향을 미친다.

과소분류(undertriage)는 환자의 실제 긴급도보다 더 낮게 분류하여 필요한 치료를 지연시킬 수 있고, 과대분류(overtriage)는 실제 긴급도보다 더 높게 분류하여 다른 사람에게 더 시급히 제공되어야 할 자원을 사용하여 급한 환자의 치료를 방해할 수 있다. 따라서 환자 분류 간호사는 스트레스가 높은 역할을 수행하는 데 필요한 지식, 경험 및 특성을 갖추고 있어야 한다.

환자 분류 간호사는 항상 전문적이어야 하며 환자, 방문자, 직원 및 응급실 담당 간호사와 의사소통하면서 동시에 여러 작업이 가능해야 한다. 분류 간호사는 환자에게 안정을 제공하고 환자 및 가족의 우려 사항을 다루기 시작하며 치료 시간에 대한 기대치를 설정한다. 분류 간호사는 전문적인 환자 평가 능력, 면담과 조합 기술, 질병 및 손상에 대한 광범위한 지식, 과거 경험을 사용하여 환자의 긴급함에 대한 미묘한 단서 식별 능력을 갖추고 있어야 한다. 명백하게 위중한 상태인 환자는 환자 분류 간호사에게 큰 문제가 되지 않는다. 유능한 분류 간호사의 시금석은 흔하지는 않지만 위험도가 높은 미묘한 증상 및 징후를 포착해 내는 능력과 비판적으로 생각하는 능력이다.

분류 업무의 복잡성 때문에 응급간호사협회(ENA, Emergency Nurses Association)는 분류 역할을 하기 전에 최소 1년의 응급 간호 경험을 가지고 있어야 한다고 권고하였다. 응급 환자 분류 역할을 하는 간호사는 외상, 심장 및 소아 치료 관련 교육뿐만 아니라 전문소생술, 노인병, 산부인과, 신경과, 화상 및 정신건강 관리를 포함하는 전문 과정의 검증을 성공적으로 마쳐야 한다. 또한 응급 간호사 자격을 취득하는 것이 좋다.

ENA의 입장은 분류 간호사가 역할을 효율적이고 편안하게 할 수 있도록 공식적인 근거 기반 환자 분류 오리엔테이션을 제공할 것을 제안한다. 서면 프로토콜은 의사결정에 도움이 되며, 경험이 풍부한 분류 간호사와 함께하는 임상 실무는 초보 분류 간호사에게 질문하고 사례를 검토하고 역할에 익숙해질 수 있는 기회를 제공한다. 지속적인 역량 평가에는 필요에 따라 관찰, 차트 검토, 지속적인 교육 및 훈련이 포함된다.

분류 간호사는 고정, 낙인 및 편견을 알고 있으면 더 성공적으로 분류할 수 있다. 분류 간호사는 환자가 응급실을 방문했을 때 처음으로 질문을 하고 환자의 주 호소를 명확히 하는 의료진이기 때문에 분류 중에 내린 결정은 환자의 전체 응급실 궤적에 영향을 미칠 수 있다. 분류 간호사가 환자의 호소 일부에 고정된 편견을 가지고 분류 등급을 결정하면 전체 팀이 초기 분류 지침을 따르는 경향이 발생한다. 무의식적이든 의도적이든 낙인이나 편견을 유발하는 불공정한 신념은 과대 분류 또는 과소 분류를 유발하여 질 높은 환자 치료를 위태롭게 할 수 있다.

응급 환자 분류 과정 Triage Process

분류 과정은 간호사가 정확한 긴급도 등급을 지정할 수 있도록 관련된 주관적 및 객관적 정보를 신속하게 수집하는 것이다. 이는 환자가 응급실에 도착한 직후부터 매우 짧은 시간 안에 시작된다. 분류 과정은 환자를 한눈에 살펴보는 것으로 시작된다. 응급 환자 분류 간호사는 중요한 정보를 수집하기 위해 시각, 청각, 후각과 같은 모든 감각을 사용한다. **표 8-1**을 참고하라. 환자가 즉각적인 치료가 필요한 상태인지 여부는 한눈에 결정된다. 그런 경우 분류 과정은 종료되고 즉시 환자를 치료 영역으로 옮긴다. 이러한 과정은 소수의 환자에서만 적용된다. 대부분의 다른 환자들은 환자의 주 호소와 상태에 대한 추가 정보 수집을 위해 면담을 거친다.

2단계 분류 시스템에서는 첫 번째 간호사가 환자의 상태를 한눈에 살펴보고 주 호소를 판단한다. 그다음 분류간호사는 이 정보를 기반으로 환자를 치료 영역으로 직접 이동할 필요가 있는지, 2단계 분류 과정인 면담을 진행할 만큼 충분히 안정적인지 결정한다.

응급 환자 분류 면담 Triage Interview

환자의 질병이나 부상에 대한 추가 정보를 수집하는 데 도움이 되는 면담을 위해 상담실 또는 면담 영역으로 이동한다. 환자 분류 면담은 간호사가 환자의 신원을 확인하고 환자에게 자신을 소개하며 환자 분류 과정의 목적을 설명하는 것으로 시작해야 한다.

환자의 주증상은 인용 부호를 사용하여 환자의 말로 기록한다. 일부 환자는 "오늘 응급실에 온 이유가 무엇입니까?" 또는 "구급차를 부르게 된 이유는 무엇입니까?"라는 질문을 통해 주 호소를 확인할 수 있다. 환자의 주 호소가 파악되면 간호사는 관련 징후 및 증상을 포함한 정보를 도출하기 위해 간단한 면담을 진행한다.

적절한 주관적 정보를 수집하는 것은 올바른 환자 분류 단계 결정을 위해서 중요하다. 만약 분류 간호사가 환자 상태를 명확하게 이해하지 못한다면 후속 질문과 명료화가 필요하다. 환자가 응급실 방문에 대해 모호하거나 포괄적인 이유로 답하는 경우 정보를 얻기 어려울 수 있다. 간호사는 환자의 주 호소

표 8-1 한눈에 생명을 위협하는 상태 식별하기

사용 감각	카테고리	예시
시각	외양이 아파 보이는지	
	명확한 변형, 절단	두개 안면이상이 있는 아동, 심각한 척추후만증
	도착 방법	걸어서, 들것에 실려, 휠체어 사용
	체격	키가 크거나, 작은, 왜소한, 마른, 비만인
	옷	적절한, 깨끗한, 흐트러진
	만성 질환	항암화학요법으로 인한 탈모, 만성 폐쇄성 폐질환으로 인한 오므린 입술 호흡
	운동/활동 수준	어려움 없이 걷기, 구부리기, 복부를 움켜쥐고 있음, 보조기구 사용
	혈흔 또는 피부의 출혈	
	호흡	명백한 호흡 곤란, 가정용 산소 사용
	피부색	심한 황달
	의식 수준	우는, 흐느끼는, 웃는, 말을 하는, 무기력한
청각	호흡	천명음, 협착음, 그렁거리는 호흡
	언어	목소리 톤, 음량, 언어의 정확성, 말끝을 흐리는
후각	대변, 소변, 구토	실금, 질병 관련
	케톤산증	당뇨
	알코올, 담배	
	비위생적인 상태	주거 환경에 따른 평가
	농양	감염
	화학 물질	노출-피부 또는 옷

표 8-2 PQRST 니모닉(연상 기호)

조항	설명 및 정의
P (provokes: 유발 요인)	무엇이 증상을 유발합니까? 무엇이 증상을 악화시키나요? 무엇이 완화시키나요?
Q (quality: 양상)	증상의 양상은 어떻습니까?
R (radiation: 방사)	증상이 발생한 부위는 어디인가요? 증상이 다른 부위로 옮겨가나요? 증상이 한 군데 또는 여러 군데에서 느껴지나요?
S (severity: 강도)	0~10점 중 0은 증상이 없는 상태, 10은 상상할 수 있는 최악의 경우라면 현재 증상은 몇 점입니까?
T (time: 시간)	증상이 나타난지 얼마나 되었습니까? 언제 시작됐습니까? 통증은 얼마나 오래 지속되었습니까?

와 관련된 병력과 관련 증상 및 징후에 대한 조사에 집중해야 한다. PQRST 니모닉(연상 기호)은 환자 평가에 대한 체계적인 접근 방식의 한 예이다. 표 8-2를 참고하라. 간호사는 정보를 얻기 위해 다양한 개방형(감정 및 인식 도출) 및 폐쇄형(사실적, 예/아니오) 질문을 사용해야 한다. "알레르기가 있습니까?"와 같은 폐쇄형 질문은 기본 정보를 얻는 데 도움이 된다. 세부적인 내용을 이끌어내기 위해서 개방형 질문이 사용된다. 표 8-2 및 표 8-3의 예를 참고하라. 되풀이 해서 말하기, 관찰을 말로 표현하기, 정보 공유하기, 적극적으로 경청하기, 요약하기는 중요한 의사소통 전략이다. 간호사의 면담 기술은 각 환자와 상황에 따라 달라질 수 있다.

환자가 영어를 구사하지 못하거나 모국어로 말하는 것이 더 편한 경우 의료 통역사의 도움을 받는다. 모든 병원은 비 영어권 환자를 위해 직접 방문하거나 전화나 영상 서비스와 같은 기술을 통한 통역 서비스를 제공해야 한다. 가족은 의료 용어와 환자를 이해하지 못할 수 있기 때문에 가족 구성원을 통역사로 사용하는 것은 문제가 될 수 있다. 개인적이고 사적인 정보를 공유하는 것이므로 분류 간호사는 전문 의료 통역사 또는 가족 구성원이 병력을 수집하는 데 활용된 경우 이를 반드시 기록해야 한다.

분류 과정은 채 몇 분이 걸리지 않는다. 체계적이고 효율적인 평가가 매우 중요하다. 분류 간호사는 멀티태스킹하거나 특정 업무를 보조 직원에게 위임할 수 있어야 한다.

주 호소 및 관련 증상에 대한 충분한 정보를 얻은 후에도 분류 간호사는 긴급도 단계를 결정하기 위하여 현재 복용 중인

표 8-3 환자 면담 예시 질문

사건	환자 분류 질문
경도 화상	• 화상 원인 및 기전 • 화상의 위치 및 깊이 • 화상의 범위 • 응급실 도착 전 치료
경미한 자동차 사고	• 사고는 언제 일어났습니까? • 현장에서 이동은 어떻게 했습니까? • 사고 당시 차량의 속도는 얼마입니까? • 운전자였는지 동승자였는지? 전면 충돌 아니면 후면 충돌? • 안전벨트 착용 여부, 에어백이 터졌는지? • 자동차 손상 정도 • 지금 가장 불편한 곳은?
낙상	• 언제 일어났습니까? • 지금 가장 불편한 곳은? • 낙상/추락- 어디에서 어디로 떨어졌는지? • 낙상한 원인(낙상 전 어지러움)
운동 관련 부상	• 무슨 일이 있었는지 설명해주세요. • 헬멧을 쓰거나 보호장비를 착용했습니까? • 의식을 잃었습니까? • 현장에서 이동은 어떻게 했습니까? • 지금 가장 불편한 곳은?

약물, 과거 병력, 알레르기 유무, 마지막 월경 기간 또는 예방 접종과 같은 다른 정보를 필요로 할 수도 있다. 분류 등급을 결정하기 위해 정보를 모아야 하는 약물로는 처방 또는 비 처방 약물, 약초 제제 또는 가정 요법 등이 포함될 수 있다.

분류 간호사는 환자의 현재 부상이나 질병 상태에 따라 간략하고 집중적인 신체 평가를 수행한다. 표 8-4를 참고하라. 신체 평가의 목적은 분류 간호사의 결정을 뒷받침하는 추가 정보를 수집하는 것이다. 담당 간호사는 환자가 치료 영역으로 이동한 후에 보다 심층적인 평가를 수행한다.

활력 징후와 환자 분류 Vital Signs and Triage

응급실은 전통적으로 환자 분류 과정의 일부로서 모든 환자에 대한 활력 징후를 평가하였다. 활력 징후가 측정되지 않았다고 해서 치료를 미루어서는 안 되며, 응급 상황인 환자는 즉시 치료실로 이동해야 한다. 일부 응급실은 모든 아급성 환자에게 활력 징후를 평가하도록 하고 있다. 안정적인 활력 징후 평가는 중증도 분류를 지원하기 위한 추가 정보를 제공한다. 그러나 가장 최근의 연구에서 활력 징후는 사례의 8%에서만 중

표 8-4 집중 신체 검사 예시

주 호소	신체검사
호흡 부족	호흡률, 호흡 깊이, 호흡 노력 호흡 보조근 사용 피부색 산소 포화도 최대 유량 의식 수준 자세 말하는 능력(완전한 문장 구현) 비정상적 호흡음
팔 부상	변형, 구부러짐 색, 모세혈관 재충전 시간, 맥박 감각 움직임-ROM
손가락 열상	상처 길이, 깊이, 위치 모양, 부종 CSM, 인대 부상 여부 이물질 관련 단서 출혈, 멍
눈 가려움증	염증 징후, 배액/삼출 눈물, 광선공포증 시력저하
팔 쇠약	의식 수준 저하 GCS (글래스고우 혼수 척도) 안면 비대칭 회내근 처짐(Pronator drift) 음성 명료도 및 발음 악력 눈동자-크기 및 반응

CSM, Circulation, sensation, and motor; *ROM*, range of motion.

증도 분류의 정확도에 영향을 미쳤다. 환자 분류 간호사는 연령별 활력 징후 정상치, 활력 징후에 영향을 미치는 약물 및 특정 질환의 과정 등에 대해 잘 알고 있어야 한다.

타당도와 신뢰도를 갖춘 환자 분류 도구

VALID RELIABLE TRIAGE SYSTEMS

모든 응급실에서 사용하는 공통된 환자 분류 도구는 존재하지 않는다. 환자 분류 간호사는 한눈에 생명을 위협하는 상태를 식별한 후 환자 면담 및 신체 검사를 기반으로 긴급도 단계를 지정한다. 환자 분류가 발전함에 따라 도구의 신뢰도에 대한 관심이 높아졌다. 응급실 과밀화에 대한 우려와 3단계 평가 시스템의 신뢰도에 의문을 제기하는 연구 결과를 기반으로 미국응급의학회(ACEP, American College of Emergency Physicians)와 ENA는 5단계 분류 척도의 근거를 검토하기 위한 5단계 분류 태스크포스를 소집하였다. 이러한 노력의 결과로 ACEP와 ENA 모두 타당성을 갖춘 5단계 분류 도구의 사용을 권장하고 있다. 많은 분류 도구가 전 세계적으로 개발되고 있지만 일반적으로 사용되는 분류 도구에는 ATS (Australasian Triage Scale), CTAS (Canadian Triage Acuity Scale), ESI (Emergency Severity Index) 및 MTS (Manchester Triage Scale)의 네 가지 분류 도구가 있다.

Australasian Triage Scale

ATS는 1994년부터 모든 호주 응급실에서 사용되고 있다. ATS는 환자가 제시하는 주 호소 및 관련 평가를 기반으로 긴급도를 분류한다. 5가지 단계는 최대 대기시간과 관련이 있고, 레벨별 대기시간은 즉시부터 120분까지 제시되어 있다. ATAS는 다양한 과학적 연구를 통해 타당도와 신뢰도가 확인되어 소아과, 안과 및 정신과 환자에게 적용 가능하고 재평가에 대한 고려 사항도 포함하고 있다. 교육 자료는 호주 보건부에서 구할 수 있다.

Canadian Triage Acuity Scale

Australasian Triage Scale을 기반으로 하는 CTAS는 캐나다 응급 간호사회(National Emergency Nurses Association)와 협력하는 캐나다 응급 의사 그룹에 의해 개발되었다. 캐나다 내 모든 응급실은 이 타당도와 신뢰도를 갖춘 5단계 평가 시스템을 사용한다. 시스템은 진료를 위해 내원하는 모든 환자가 내원 후 최소 10분 이내에 평가되어야 한다고 규정한다. 각 분류 단계별로 해당되는 주 호소 또는 조건 목록이 있다. 응급 간호사는 주 호소와 주관적이고 객관적인 평가에 기반하여 긴급도 단계를 결정한다. CTAS는 각 분류 단계별로 의사에게 진료를 받기까지의 시간을 정해 놓았지만 이 목표 시간을 100% 충족하는 것은 현실적이지 않다는 것을 인지하고 있다. 5가지 분류 단계별로 재평가 시간이 구분되며 관련 자료는 캐나다 응급의사협회(http://ctas-phctas.ca)에서 구할 수 있다.

Emergency Severity Index

ESI는 처음에 응급 상황과 고위험 환자를 분류한 다음, 응급실에서 사용할 것으로 예상되는 자원의 양에 따라 단계를 결정하는 5단계 분류 척도이다. 연구에 따르면 ESI는 타당도와 신뢰도를 갖춘 도구이다. ESI는 다른 5단계 분류 척도와 달리 분류 단계와 관련된 시간을 정하지 않고 각 수준을 표준 색상과 연결하지 않는다. 알고리즘 및 구현을 포함한 교육 자료는 ESI Triage 그룹(https://www.esitriage.com/educational-materials/)에서 무료로 제공된다.

Manchester Triage Scale

영국에서 개발된 MTS는 유럽 전역에서 널리 사용된다. MTS에는 52개의 주 증상별 차트가 포함되어 있으며, 각 증상에 대해 가장 중요한 질문부터 가장 긴급하지 않은 질문까지 안내하여 분류 간호사를 지원한다. 사용되는 주 증상 차트들이 다양함에도 불구하고 MTS 역시 타당하고 신뢰도가 높은 분류 척도로 확인되었다. ATS 및 CTAS와 마찬가지로 MTS는 도착 후 평가를 위한 시간 목표를 할당하고 각 단계별로 표준화된 색상을 할당한다. 교육 자료는 Manchester Triage Group (https://www.triagenet.net/classroom/)에서 구할 수 있다.

즉각적인 침상 배정 IMMEDIATE BEDDING

한눈에 생명을 위협하는 상태라고 판단되었기 때문이든 의사의 진료나 치료 공간이 사용 가능해졌기 때문이든 분류 다음 과정은 환자를 올바른 치료 영역으로 배치하는 것이다. 즉각적인 침상 배정을 위해 해당 영역의 환자 배치 담당자와 의사소통이 필요하다. 경우에 따라 이는 전문적인 역할을 하는 사람일 수 있고 주임 간호사(charge nurse)일 수도 있다. 일부 병원에서는 분류 간호사가 환자를 배치하기도 한다.

환자의 치료 영역이 결정되면 환자가 그 장소에 쉽게 도착할 수 있도록 하는 것도 분류 간호사의 책임이다. 여기에는 환자와 가족을 치료 공간으로 직접 데리고 가거나 팀의 다른 구성원에게 인계하는 것이 포함될 수 있다.

"Pull-Until-Full" 즉각적인 침상 배정
"Pull-Until-Full" Immediate Bedding

응급실의 치료 공간을 사용할 수 있을 때 응급실 도착과 응급실 평가 사이 시간을 줄이기 위한 방법으로 Pull-Until-Full 시스템이라고도 하는 즉각적인 침상 배정을 실시한다. ENA는 Pull-Until-Full 방법이 분류 팀이 환자에게 직접 치료를 제공할 수 있는 방법임을 제안하였다.

환자 분류 기록 TRIAGE DOCUMENTATION

환자 분류 간호사는 각 환자에 대해 얼마나 많은 정보를 수집하고 기록해야 할까? 이는 많은 응급실에서 내원하는 환자에 대한 선별 항목을 늘려야 한다는 요청으로 인해 고민하고 있는 문제 중 하나이다. 요구되는 항목에는 낙상 위험, 흡연, 약물 및 알코올 사용, 자살, 인신매매, 가정 폭력이 포함된다. 모든 응급실에는 부서에서 요구하는 선별 검사를 자세히 설명해 놓은 정책 또는 지침이 있어야 한다. 최소한 환자 분류 간호사는 환자에게 할당된 긴급도를 뒷받침할 수 있는 충분한 정보를 기록해야 한다. 분류와 관련된 문서 기록 요소는 일반적으로 다음을 포함한다.

- 환자 분류 면담 시간 및 날짜
- 2개의 환자 식별자(병원 정책에 따라)
- 주 호소
- 주 호소를 기반으로 한 간략한 주관적/객관적 평가
- 활력 징후와 통증 점수(낮은 긴급도 환자의 경우)
- 긴급도 분류 단계
- 약물, 진단검사 또는 영상 검사를 포함한 중재
- RN 서명(종이 기록을 사용하는 경우)

치료 영역에 직접 데려갈 필요가 없는 안정적인 환자를 위해 분류 간호사는 다음과 같은 보다 자세한 정보를 수집할 수 있다.

- 알레르기 유무
- 체중
- 마지막 생리기간
- 처방약, 일반의약품 및 약초를 포함한 약물 사용
- 과거 병력
- 예방 접종 상태
- 도착 방법

분류 기록은 종종 전자 의무 기록을 사용하여 표준화된다.

이 방법은 치료 과정 전반에 걸쳐 자료가 공유되기 때문에 중복된 정보 입력을 방지할 수 있다. 또한 전자 의무 기록은 특정 데이터를 입력해야만 다음 기록이 가능하도록 프로그래밍하여 자료 입력 누락을 막을 수도 있다. 분류 기록을 종이에 하는 경우, 문서화 과정에서 시간을 절약하여 환자 치료를 신속하게 진행할 수 있도록 양식은 최대한 사용자 친화적이어야 한다. 체크박스는 수집해야 할 특정 정보에 대해 간호사를 상기시키는 역할을 할 수 있다. 시스템과 관계없이 분류 문서는 도착 시 환자의 주 호소, 외모 및 긴급도 수준에 대한 스냅샷을 제공한다.

특별 고려 사항 SPECIAL CONSIDERATIONS

환자 분류 단계의 변경 Changing Triage Acuity Score

종종 혼동을 일으키는 개념은 초기 환자 분류 단계를 변경하는 것이다. 환자 분류의 목적은 도착 시 환자 상태에 대한 스냅샷을 제공하는 것이라는 것을 기억하라. 주치의 또는 담당 간호사가 환자를 평가하면 분류 점수의 필요성은 사라진다. 주치의 또는 담당 간호사가 평가하기 전에 환자의 상태가 개선되었더라도 초기 분류 점수는 수정되어서는 안 된다. 사용 중인 분류 체계에 관계없이 대기하는 동안 환자의 상태가 악화되지 않는 한 분류 점수는 변경되지 않아야 한다. 환자 분류 점수는 응급실 도착 시 환자의 상태를 나타내는 것임을 기억해야 한다.

감염 예방 Infection Prevention

응급 환자 분류 간호사의 역할 중 하나는 감염 가능성이 있는 환자를 식별하고, 적절한 감염 통제 조치를 취하며, 상황을 기록한 후 담당 간호사와 협력하여 환자를 적절한 치료 영역으로 이동하는 것이다.

감염성 질환 선별은 통상 모든 환자 분류 평가의 한 부분이다. 내원한 환자가 잠재적으로 다른 환자나 직원 또는 방문객을 쉽게 감염시킬 만한 상태인지, 환자에게 결핵 증상이 있는지, 환자가 기침, 발열, 설사 또는 전염성 발진이 있는지, 환자가 최근에 해외 여행을 했거나 전염병에 걸린 다른 사람에게 노출된 적이 있는지 확인한다.

일부 응급실 환자는 항암 화학 요법 및 방사선 치료 또는 질병 과정으로 인해 면역이 억제되어 감염에 더 취약하다. 대기실에서 환자를 보호하고 격리하기 위해 모든 노력을 기울여야 한다. 이들은 일반 환자와 분리되어야 하며 적절하게 설정된 격리 치료실로 가능한 한 빨리 이동해야 한다.

The Joint Commission National Patient Safety Goals은 의료 관련 감염 위험의 감소에 중점을 둔다. 감염 예방은 손 위생 지침을 엄격하게 준수하면서 환자를 분류하는 동안 시작된다. 모든 환자 접촉 전후에 비누와 물 또는 알코올 성분의 손 소독제를 사용한 손 위생은 필수이다.

호흡기 감염의 확산을 방지하기 위하여 질병관리본부는 기침으로 응급실에 내원하는 모든 환자에게 (비말이 퍼지는 것을 방지하기 위해) 마스크 착용을 요청할 것을 권고한다. 손 위생 외에도 호흡기 위생과 기침 예절을 지켜야 한다. 대기실에 환자와 방문객이 사용할 수 있는 휴지를 비치하고 쓰레기를 처리할 수 있는 장소를 마련하는 것은 감염예방을 위한 효과적인 방법이다. 장난감이 있는 대기실은 감염 확산을 방지하기 위한 청소 시스템이 확립되어 있어야 한다.

앰뷸런스/구급차 환자 분류 Ambulance Triage

2015년 미국 응급실 환자의 약 15%가 구급차로 이송되었다. 대부분의 응급실에는 별도의 구급차 분류 영역이 존재한다. 구급차 환자의 분류 과정은 도보 환자와 동일해야 한다. 즉, 한눈에 생명을 위협하는 상태를 식별한 후 간략한 주관적/객관적 평가를 수행하고 긴급도 단계를 결정해야 한다. 분류 간호사는 구급차 환자를 평가하고 환자가 대기실에서 기다리는 것이 적절한지 결정해야 한다. 응급실 내원 방식이 환자 진료 순서를 결정해서는 안 된다.

소아 환자 The Pediatric Patient

분류 간호사는 즉각적인 치료가 필요한 아동을 빠르고 정확하게 구분할 수 있어야 한다. 영유아는 몸집이 작고 이동이 용이하므로 중증 질환을 가지고 있거나 부상을 입었을 때도 구급차가 아닌 자가용으로 응급실에 내원할 수 있다. 다양한 이유로 응급 간호사는 종종 아동을 분류하는 데 어려움을 느끼며, 이는 과대 또는 과소 분류로 이어질 수 있다. 분류 간호사는 소아 환자를 안전하게 분류하기 위하여 정상적인 성장과 발단 단계를 이해하여 정상에서 얼마나 벗어나 있는지를 신속하게 구분할 수 있어야 한다. 연령별 성장 도표에 대한 지식은 환자 분류 간호사가 주관적이고 객관적인 평가를 하는 데 도움이 된다. 학령기 아동은 간호사에게 통증이 있는지 알릴 수 있다. 청소년은 환자 분류 간호사에게 자세한 병력을 제공할 수 있다. 간호사는 아동의 연령 그룹별로 흔한 질병이나 부상에 대해 잘 알고 있어야 한다.

ENA 응급 간호 소아과정은 포괄적인 소아환자 분류 과정의 구성 요소를 설명한다. 구성 요소에는 소아 평가 삼각형(The pediatric assessment triangle), 신체 검진, 병력 청취 등이 포함된다.

소아 평가 삼각형은 평가 프로세스의 첫 번째 단계이며 보다 명확하게 한눈에 파악하는 평가 도구이다. 분류 간호사는 자신의 감각을 이용하여 전반적인 겉모습을 확인한 후 호흡 상태와 피부 순환 상태를 평가한다. **표 8-5** 참조하라. 이 빠른 평가는 아이가 치료 구역으로 바로 들어가야 하는지, 아니면 분류 과정을 계속할 수 있을 만큼 충분히 안정적인지를 결정하는 데 사용된다.

생명을 위협하는 응급 상황이 아니라고 판단되면 환자 분류 간호사는 주관적/객관적 평가를 시작한다. 분류 간호사는 분류 평가 중에 발견할 수 있는 심각한 문제를 암시하는 일반적인 소아 위험 신호에 대해 잘 알고 있어야 한다. **박스 8-1**을 참고하라. 병력은 영유아를 가장 잘 알고 있는 부모 또는 간병인으로부터 얻는 것이 좋다. 분류 간호사는 정보제공자로부터 현재 우려되는 사항을 파악할 수 있을 것이다. 장애아동의 경우 문제를 암시하는 미묘한 징후나 변화를 가장 잘 알아차릴 수 있는 사람은 보호자다. 말을 하는 아동은 "무슨 일이 있었나요?", "아프니?"라는 특정 질문에 답할 수 있다.

마지막으로 분류 간호사는 활력 징후를 측정하여 정상 범위 내에 있는지 확인한다. 예를 들어, 분당 160회의 심장 박동수는 신생아에서 정상이지만 아프거나 다친 유아의 경우에는 중요한 문제가 된다.

노인 환자 The Geriatric Patient

2015년에 미국의 65세 이상 인구가 차지하는 비율은 미국 전체 인구의 10% 미만이었지만, 응급실을 방문한 환자의 30% 이상을 차지했다. 남성과 여성 모두의 평균 기대 수명은 계속 증가하고 있으며, 많은 사람이 만성 질환을 앓고 있다. 복잡한 다약제 요법을 필요로 하는 의학적 문제 역시 노인 환자의 주요 문제이다. 노인 환자는 너무 많은 증상을 호소하거나 증상을 모호하게 표현하거나, 간호사에게 구급차를 타고 응급실에 온 이유를 말하지 못할 수 있으므로 분류를 위한 면담이 어려

표 8-5 소아 평가 삼각형

전반적 인상	아동이 아파 보입니까? 아동이 활동적입니까? 아동이 주변 환경을 인지하고 있습니까? 아동이 깨어 있습니까? 울고 있습니까? 졸려 하거나 반응이 없습니까? 환경 및 양육자와 아동의 상호작용은 어떻습니까?
호흡 노력	아동이 호흡하기 편안해 하는 자세는 무엇입니까? 기도에서 들리는 호흡음이 있습니까? 아동이 기침을 하거나 침을 흘립니까? 아동의 호흡양상은 어떻습니까? 호흡수는 느리거나 정상입니까? 정상에 비해 빠른 편입니까? 호흡 보조 근육의 사용 징후가 있습니까?
피부 순환	아동의 피부색이 창백하거나 칙칙하거나 청색증이 있거나 얼룩덜룩하거나 홍조가 있습니까? 명백한 출혈이 있습니까? 아동에게 발한이 있습니까?

Emergency Nurses Association. *Emergency Nursing Pediatric Course: Provider Manual.* 5th ed. Des Plaines, IL: Emergency Nurses Association; 2020.

박스 8-1 소아 응급 상황

비정상적인 활력 징후 외에도 응급 환자 분류 간호사는 다음과 같은 소아 위험 신호를 알고 있어야 한다.

- 협착음과 같은 비정상적인 기도 소리
- 그렁 거리는 소리
- 호흡 노력 증가(보조 근육 사용 또는 견축)
- 모세혈관 재충전 시간 2초 이상
- 함몰 또는 불룩한 천문
- 의식 수준 변화
- 심한 통증
- 점상 출혈

Emergency Nurses Association. *Emergency Nursing Pediatric Course: Provider Manual.* 5th ed. Des Plaines, IL: Emergency Nurses Association; 2020.

울 수 있다. 노인 환자의 추가 정보는 구급대원이나 요양 시설 또는 가족을 통해 얻어야 한다.

- 고령자는 흔히 일반적인 의학적 문제의 비정형적 징후와 증상을 나타낸다. 가령 의식 수준 변화는 감염의 첫 징후일 수 있다.
- 활력 징후에 대한 약물의 영향을 고려한다.
- 분류 중 상호작용은 노인 학대와 방임을 선별할 수 있는 기회이다.

정신 행동 장애 환자

Patients With Behavioral Health Concerns

정신 행동 장애 관련 병력이 있거나 새로운 증상이 시작된 환자는 일반적으로 대처 기전이 실패할 때 응급실에 내원한다. 그들은 혼자 병원에 오거나 가족, 친구 또는 경찰과 함께 오기도 한다. 때때로 환자는 수갑을 차고 도착하거나 구급차의 들것에 결박된 채로 도착하기도 한다. 이러한 환자는 안전한 지료 구역으로 바로 이동해야 한다.

정신 행동 장애 환자의 분류도 한눈에 생명을 위협하는 상태가 있는지를 식별하는 것으로 시작한다. 기괴한 복장, 시끄럽거나 빠른 말, 알코올 냄새, 태도 및 활동 수준을 평가할 수 있다. 한눈에 생명을 위협하는 상태인지를 식별한 후, 분류 간호사는 환자가 치료 영역으로 바로 갈지 아니면 보다 포괄적인 평가가 필요한지를 결정한다. 충동적인 환자를 돌볼 때 최우선 관심사는 직원과 환자의 안전이므로 환자가 자신 또는 다른 사람을 위험에 처하게 할 가능성이 있는지를 확인해야 한다. 숙련된 분류 간호사는 응급실에 보안 요원을 대기하게 하고 환자와 신속하게 관계를 구축하며 환자와 직원의 안전을 평가한다. 평가를 위한 질문에는 다음이 포함될 수 있다.

- 자신이나 다른 사람을 해칠 생각을 한 적이 있습니까?
  - 대답이 "예"인 경우 환자에게 계획이 있는지 여부와 환자가 계획을 수행할 수단이 있는지 확인한다.
  - 유효하고 신뢰할 수 있는 자살 위험 평가 도구를 사용한다.
- 당신이나 나에게 상처를 줄 수 있는 물건을 소지하고 있습니까?
- 의학적 또는 정서적 문제로 입원한 적이 있습니까?
- 어떤 약을 복용하고 있습니까? 현재 복용 중입니까?
- 물질 남용에 대한 질문: 어느 정도의 양을 얼마나 자주 사용합니까? 마지막 사용이나 마지막으로 술을 마신 것은 언제입니까?
- 환청, 환촉, 환각이 의심되는 경우 환자에게 확인한다.
- 환자가 편집증적인 말을 하고 있는지 확인한다.
- 환자의 외모, 행동, 운동 능력 및 언어를 확인한다.
  - 가령, 환자가 눈을 맞추고 질문에 적절하게 대답하는지 확인한다.

산과 환자 The Obstetric Patient

산과적 문제가 있는 환자의 분류는 표준화되어 있을 수도 있고 간호를 제공하는 간호사만큼 다양할 수 있다. 일부 응급실은 분류 관리 및 의사결정의 표준화를 위해 산과와 협력하고 있다. 응급실에서 간단한 선별만 하고 산부인과 병동으로 바로 이송하는 프로토콜 또는 임신 초기 환자를 위해 응급실에서 태아 심박동를 확인하는 프로토콜 등이 있을 수 있다.

미국산부인과학회(ACOG, American College of Obstetricians and Gynecologists)는 여성 건강, 산부인과 및 신생아 간호사 협회에서 개발한 모아-태아 분류 지수(MFTI, Maternal-Fetal Triage Index)와 같은 표준화되고 유효하며 신뢰할 수 있는 도구를 사용할 것을 권장한다. MFTI는 활력 징후, 생명을 위협하는 증상, 임박한 분만 또는 더 높은 수준의 치료 필요성을 통합하는 5단계 분류 도구이다. 사용된 분류 도구와 상관없이 분류 간호사는 모든 단계에서 산과적 합병증에 대한 인식을 가지고 임신한 환자와 태아 모두의 안전을 증진시키는 데 힘써야 한다.

진단 및 중재 개입

IMPLEMENTING DIAGNOSTICS AND INTERVENTIONS

분류 시 간호 Triage Care

분류 팀이 제공하는 치료의 범위는 응급실마다 다르며 종종 적절한 치료 영역의 가용성에 따라 다르다. 분류 간호사는 환자에게 초기 중재(예: 얼음 찜질, 거상 및 부상당한 사지의 부목 고정)를 제공할 뿐만 아니라 환자가 응급실 방문 동안 받을 것으로 예상하는 치료에 대한 기대 수준도 알아낼 수 있다. 환자가 부상 부위나 상처를 피 묻은 천으로 감싸고 있을 때 분류 간호사는 임시 드레싱을 제거하고 상처의 정도를 평가한 다음 적절한 드레싱을 적용해야 한다. ENA는 지역 및 주 규정이 허용하는 경우 대기 중인 응급실 환자를 위한 특정 호소 기반 중재를 권장한다.

많은 응급실에는 평가 전 간호사가 치료를 시작할 수 있도록 승인하는 간호사 주도 분류 프로토콜 또는 상시 명령이 있다. 프로토콜에는 진단검사(검사실, 방사선 및 심전도)가 포함될 수 있으며 환자가 미리 결정된 기준을 충족하는 경우 발열 또는 통증에 대한 약물 투여가 포함될 수 있다. 분류 중재 프로토콜은 해당 부서에서 개발하고 의료진(medical staff)이 승인한다. 분류 평가가 완료되면 간호사는 적절한 프로토콜을 구현하도록 선택할 수 있다. 프로토콜의 목표는 환자의 체류 시간을 줄이고 환자와 직원의 만족도를 높이며 진료를 받지 않고 돌아가는 환자의 수를 줄이는 것이다.

대기 중인 환자의 재평가

REASSESSMENT OF PATIENTS WAITING

응급실이 혼잡해져 대기시간이 길어지면 대기 중인 환자의 상태가 악화되지 않았는지 확인하는 재확인 또는 재평가 프로토콜이 있어야 한다. 모든 환자가 특정 시간 내에 재평가되어야 한다는 정책은 비현실적일 수 있지만, 각 응급실에는 진료를 기다리는 환자를 재평가하고 문서화하는 프로세스가 있어야 한다.

환자 분류 과정 수정

MODIFYING THE TRIAGE PROCESS

응급실 내 다른 구역에 비해 일정 구역의 환자 수가 늘어나서 전체적인 환자의 진료 흐름을 조율해야 하거나 분류 결정에 이의를 제기하는 동료와 논의한 후에 변경이 필요한 경우 또는 환자의 상태가 변하여 재평가하는 경우 등이 발생하면 기존 분류 과정의 수정이 필요할 수 있다. 이렇게 상황에 맞추어 분류 프로세스를 수정하여 환자의 치료 요구를 맞추기 위한 노력을 '그 순간에 적합한 것 찾기(finding the momentary fit)'라고 한다.

전화 분류 Telephone Triage

의학적 조언을 구하는 전화통화는 전화로 환자를 평가하기 어렵기 때문에 응급실에서 문제가 된다. 대부분의 응급실에는 생명을 위협하는 상황인 경우 전화를 끊고 911에 전화를 걸도록 지시하고, 그렇지 않은 질문인 경우 응급실은 전화로 의학적 조언을 제공하지 않으며 환자가 응급실에 직접 내원해야 함을 정중하게 알리도록 하는 정책이 있다. 전화 분류에 대한 ENA의 입장은 공식적인 교육과 프로토콜이 마련되어 있지 않으면 간호사가 전화로 조언을 제공하지 않는다고 명시되어 있다.

재난/재해 상황 환자 분류 Disaster Triage

재난 상황이 발생했을 때 내원하는 환자의 수가 응급실의 용량을 초과하면 재난 분류 시스템이 활성화된다. 재난 분류는 재난 현장에서 시작되며 환자가 병원에 도착하면 다시 분류된다. 표준 응급실 분류 시스템은 재난 분류 시스템과 동일하지 않다. 재난 분류는 가장 많은 수의 아프거나 부상당한 사람들에게 최대의 이익을 제공하는 것을 목표로 하는 군사적 분류와 유사하다. 재난에서 분류 과정은 매우 빠르며 기도, 호흡, 관류 및 의식 수준에 대한 간략한 평가가 포함된다. 재난 분류 팀은 제한된 자원을 알고 있어야 하며 일부 환자는 구조할 수 없음을 이해해야 한다. 제17장을 참고한다.

환자 중증도 분류 체계 개선

TRIAGE PROCESS IMPROVEMENT

응급실은 효율성을 최대화하며 환자와 직원의 안전을 보장하기 위해 환자 진입 과정을 면밀히 조사해야 한다. 환자 분류가 지연되면 환자의 체류 시간이 길어질 수 있다. 응급실 리더십은 처리량 문제와 중증도 분류 정확도, 접수 취소 비율, 진료까지 대기 시간, ECG를 포함한 진단까지 소요되는 시간과 같은 여러 시간 지표들을 측정하고 평가해야 한다. 모든 응급실은 효율성을 높이고 환자를 치료 영역으로 쉽게 이동할 수 있는 방법을 찾기 위해 진입 단계를 지속적으로 살펴봐야 한다.

요약

응급실은 계속해서 의료 시스템의 안전망 역할을 한다. 분류 간호사는 안전과 효율성을 위하여 지속적으로 필수적 역할을 수행한다. 분류 간호사는 응급실에서 환자와 가족의 초기 접촉자로서 환자 결과에 중요한 영향을 직접적으로 미칠 수 있다. 접근 방식은 다양하지만 성공적인 분류의 공통 요소에는 경험 있고 유능한 응급 간호사가 있다.

09

환자 사정

Patient Assessment

Vicki Sweet

응급 간호사는 실무 환경에 관계없이 모든 가능한 내·외과적 건강 문제와 손상과 관련된 건강 문제, 사회적 및 행동 건강 문제 등에 직면한다. 응급 간호사는 다양한 환자 상태를 관리하는 데 능숙해야 할 뿐만 아니라 태아 및 신생아에서 100세에 이르기까지 다양한 연령대의 환자를 편안하게 돌볼 수 있어야 한다. 환자의 사정은 간호 과정의 첫 번째 단계이며 각 환자가 나타내는 질병이나 손상의 특성, 문제의 심각성, 문제에 대한 환자의 인식, 개입의 필요성과 반응을 식별하는 데 중요하다. 환자의 신체적 및 정서적 상태를 신속하게 사정하는 능력은 응급 간호사에게 필수적인 기술이며, 문화적 다양성과 감수성 또한 환자 사정의 중요한 부분이다.

환자 사정은 일반적으로 간호사가 처음으로 환자를 만날 때 시작되지만 환자 도착 전에 응급실로 오고 있는 동안 함께 있는 구급대원으로부터의 정보를 통해 시작될 수도 있다. 각 환자의 초기 사정에 대한 체계적이고 표준화된 접근 방식은 생명을 위협하는 상태의 즉각적인 인식, 특정 질병 또는 손상의 징후와 증상 식별, 치료 우선순위 결정에 필수적이다. 박스 9-1은 응급간호사협회(ENA, Emergency Nurses Association)의 외상 간호 핵심 과정(TNCC, Trauma Nursing Core Course) 및 응급 간호 소아과 과정(ENPC, Emergency Nursing Pediatric Course)에서 교육하는 A-I 니모닉(연상기호)을 사용한 초기 사정의 표준화된 접근 방식을 설명한다.

환자 사정 과정에서 수집된 정보는 주관적인 것과 객관적인 것이 있다. 주관적 정보는 환자 자신이나 환자의 가족 또는 중요한 타인이 제공한 정보이다. 이 정보는 정보를 제공한 사람이 그 건강 문제를 어떻게 인식하고 있는지에 대한 정보를 제공한다. 간호사는 환자나 가족 구성원이 공유하기로 선택한 정보가 항상 사실이 아닐 수 있음을 인지해야 한다. 사람들은 발현된 문제를 식별하고 관리하는 데 도움이 되는 중요한 정보를 생략할 수 있다(예를 들어, 빈맥이 있는 환자는 불법 약물 사용으로 인해 통증이 유발되었다고 자발적으로 말할 수 있고 그렇지 않을 수도 있다). 객관적 정보는 사실로 간주되는데, 이는 관찰되거나 측정된 결과이다. 객관적 정보는 신체 검사 과정(시진, 청진, 촉진, 타진, 냄새 맡기)과 생리적 측정, 혈액 감사 및 기타 검사 등을 통해 얻는다. 많은 객관적 징후는 특정 질병 및 장애의 징후이며 보다 구체적이거나 집중적인 사정이 필요함을 나타낼 수 있다. 객관적 정보는 환자의 주관적 정보를 임상적으로 검증할 수 있는 단서를 제공하기도 한다. 그러나 철저한 정보가 없다고 해서 반드시 질병이나 손상이 존재하지 않는다고 말할 수는 없다. 철저한 응급 간호 사정에는 대인관계 기술, 해부학 및 생리학에 대한 지식, 신체 사정 기술 및 각 환자의 고유한 상황에 비판적 사고를 적용하는 능력이 포함된다.

이 장에서는 모든 환자에게 적용되는 일반적인 지침을 검토한다. 특정 환자의 질병, 손상 또는 장애에 대한 자세한 사정 및 관리 고려 사항은 관련 장에서 찾을 수 있다.

초기 사정 INITIAL ASSESSMENT

초기 사정은 1차와 2차 사정 두 단계로 나뉜다(박스 9-1 참고). 1차 사정은 환자의 기도, 호흡, 순환, 장애 상태를 확인하고 환자를 노출(A-I 니모닉의 ABCDE 부분)시켜 순차적 평가를 함으로써 잠재적으로 생명을 위협하는 상태를 즉시 식별하고 관리할 수 있도록 신속하게 수행된다. 2차 사정의 목표는 질병이나 부상의 임상 지표(니모닉의 FGHI 부분)를 식별하는 것이다. 소생술이 필요한 경우가 아니라면 1차와 2차 사정 모두 몇 분 이내에 완료할 수 있다.

1차 사정 Primary Assessment

환자의 전반적 인상은 종종 초기 접촉의 첫 몇 초 동안 환자의 외모(옷차림, 위생, 피부색, 표정), 자세 및 운동 능력, 언어 능력(정상, 어눌함, 침묵, 말을 할 수 없음), 감정 및 기분, 명백한 고통의 정도에 대한 관찰을 기반으로 형성된다. 간호사는 환자가 아픈지 아닌지를 빠르게 결정한다. 특정 상태는 특정 냄새와 관련이 있으므로 비정상적인 냄새가 있으면 이를 보고한다. 숙련된 응급 간호사는 종종 냄새만으로 위장 출혈, 당뇨병성 케톤산증 또는 특정 감염을 식별할 수 있다. 1차 사정의 구성 요소는 **표 9-1**에 요약되어 있다.

박스 9-1 최초 평가의 구성 요소

최초 평가의 구성 요소

1차 평가

A 기도(Airway; 외상 환자인 경우 경추를 보호하면서)
B 호흡(Breathing)
C 순환(Circulation)
D 장애(Disability; 간단한 신경학적 평가)
E 노출/환경 조절(Exposure/environmental control)

2차 평가

F (Full set of vital sign; 활력 징후 평가, 집중 보조 장치(심장 모니터링, 산소 포화도), 가족 참여 촉진)
G (Give comfort; 편안함을 위한 조치/소생 부속품을 준비)
- L–진단 검사(Laboratory studies)
- M–심박수 및 리듬 모니터링(Monitor cardiac rate and rhythm)
- N–비위관 또는 구위관 삽입 고려(Consider placement of nasogastric or orogastric tube)
- O–산소 및 환기(Oxygen and ventilation)
- P–통증 평가(Assess pain)

H (History and head-to-toe assessment; 병력 청취와 머리부터 발끝까지 신체 검사)
I (Inspect posterior surfaces; 신체 후면 시진) 신체 후면 평가

기도 Airway

기도 개방성 평가는 연령에 적합한 발성 또는 소리에 대한 평가를 포함한다. 환자에게 검사를 위해 입을 벌리도록 요청한다. 환자가 요청하는 대로 수행하지 못하면 턱 밀어올리기 또는 턱 들어올리기를 수행하여 혀가 기도를 막고 있는지, 구강내 눈에 보이는 다른 이물질이 있는지를 관찰한다. 또한 입술, 입, 인두 또는 목의 부종을 평가하고, 침을 흘리거나 연하 곤란이 있는지와 비정상적인 기도 소리(협착음)를 확인한다. 기도가 부분적 또는 전체적으로 막힌 경우 기도의 개방성을 확보하기 위해 즉각적인 개입이 필요하다. 기도는 비인두 또는 구인두 기도기와 같은 부속 장치를 사용하거나 기관 내 삽관을 통해 개방성을 유지할 수 있다. 호흡 사정을 진행하기 전에 기도 개방성 문제를 해결한다. 경추 손상이 의심되는 경우 척추 보호가 필요하다. 이러한 경우 경추를 중립 정렬 상태로 유지하면서 기도 조작을 수행해야 한다.

호흡 Breathing

호흡 사정에는 자발 호흡의 존재 여부를 확인하는 것이 포함된다. 호흡의 속도와 패턴, 대칭적인 흉부 상승 및 하강 여부를 평가한다. 호흡이 힘든 상태는 비강의 팽창 또는 수축, 부속 근육의 사용 등으로 확인할 수 있다. 관류의 지표인 흉벽의 완전성과 피부색에 주목한다. 호흡이 없거나 비효율적인 경우 보조 환기가 필요하다. 추가 산소가 제공되어야 하며 환자에게 환기를 최대화할 수 있는 자세를 취하도록 한다. 개방된 흉부 상처를 해결하고, 외상의 경우 긴장성 기흉을 완화하기 위한 중재가 제공되어야 한다. 호흡 상태 및 환기와 관련된 생명을

표 9-1 ABCDs 사정

구성 요소	설명	수행
기도(Airway)	기도의 개방성을 확인한다.	부분 또는 완전 기도 폐쇄를 식별하고 기도의 개방성 확보를 위한 환자의 자세 변경 및 구인두/비인두 기도기 삽입, 경추를 보호한다.
호흡(Breathing)	호흡 노력의 존재와 효과를 결정한다. 호흡의 다른 이상(예: 비정상적인 패턴, 소리, 흉벽 완전성 파괴)을 식별한다.	산소 요법, 구강 대 마스크 환기 또는 백 마스크 환기로 호흡을 돕는다. 필요시 기관 삽관을 한다.
순환(Circulation)	맥박의 존재와 질, 특성 및 동일성을 평가한다. 모세혈관 재충전 시간, 피부색 및 체온, 발한 여부를 평가한다.	대상자들에게 흉부 압박, 제세동, 동시성 심율동전환과 약물 치료를 시작한다. 부정맥을 치료하고, 출혈을 막고, 정맥로를 확보하고 손실된 체액을 등장성 결정질 또는 혈액 제제로 보충한다.
기능 장애(Disability)	의식 수준을 결정한다.	의식 수준 변화의 잠재적 원인을 식별하고 지시된 대로 치료한다. 동공 크기와 반응성을 평가한다.

위협하는 손상은 순환 사정을 진행하기 전에 해결해야 한다.

순환 Circulation

순환 상태의 초기 평가에는 피부색, 체온 및 수분 상태 평가가 포함된다. 특히 혈액 순환 장애가 의심되는 경우 중심 및 말초 맥박수와 양상을 모두 확인해야 한다. 혈액 순환이 비효율적이라고 판단되면 임상적 상태에 따라 흉부 압박의 필요성을 고려한다. 혈역학적 모니터링과 혈관 내로 도관 삽입이 진행되어야 한다. 외상의 경우 외부 출혈을 억제한다.

기능 장애 Disability

1차 사정에서 환자의 의식 수준을 결정하기 위해 간단한 신경학적 사정을 수행해야 한다. AVPU 니모닉은 간단하고 신속한 검사 도구이다.

A (Alert): 환자가 깨어있고, 기민하며, 음성에 반응하고 방향감각이 있다.

V (Verbal): 환자가 음성에 반응하지만 완전하지 않다.

P (Pain): 환자가 목소리에 반응하지 않고 통증 자극에 반응한다.

U (Unresponsive): 환자가 음성이나 고통스러운 자극에 반응하지 않는다.

추가로 동공의 크기, 대칭 및 빛에 대한 반응을 사정해야 한다. 의식 수준의 변화가 확인되면 간호사는 약물, 질병, 외상 또는 행동 상태를 포함한 가능한 원인을 고려해야 한다. 구체적인 사정 결과는 이후 장들에서 다루게 된다. 의식의 변화는 2차 사정 동안 추가 조사가 필요하다.

노출 및 환경 통제 Exposure and Environmental Control

간호사가 질병이나 부상의 징후를 철저히 평가하고 구분할 수 있도록 1차 사정 중에는 환자의 옷을 탈의한다. 열 손실을 방지하기 위해 따뜻한 담요 또는 주변 온도를 올리고 환경을 통제하는 것이 중요하다. 환자를 감싸는 것은 존엄성을 유지하고 사생활을 보호하며, 체온 손실을 줄인다.

2차 사정 Secondary Assessment

A-I 니모닉 패턴에 따라 즉각적인 요구 사항이 해결되면 간호사는 2차 사정을 완료할 수 있다. 이 단계에는 활력 징후 평가, 통증 사정, 병력 청취, 머리부터 발 끝까지의 신체 검사가 포함된다. 박스 9-1을 참고한다.

활력 징후 평가 Full Set of Vital Signs

활력 징후는 환자의 현재 생리적 상태를 객관적으로 나타내는 지표이다. 활력 징후는 환자 평가의 연속성 중 중요한 부분이며, 환자의 진행 상태를 확인하기 위해 지속적으로 평가되어야 한다. 전체 활력 징후는 시설의 정책에 따라 다를 수 있지만 일반적으로 체온, 맥박 및 호흡, 혈압, 산소 포화도 및 체중 평가가 포함된다. 의료 팀이 동시에 소생술 시나리오에 참여할 때는 2차 사정 전에도 활력 징후를 확인할 수 있다. 기민한 응급 간호사는 활력 징후의 미묘하고 중대한 변화를 모두 인식하고 보고한다. 중재가 시작되면 적절한 활력 징후를 재평가하여 치료 효과를 사정해야 한다. 활력 징후가 비정상인 경우 특히 응급실에서 환자의 처분에 대한 결정이 내려지기 전에는 사정을 반복한다.

체온 Temperature

체온은 신체 활동, 질병 상태, 환경적 요인, 염증, 감염, 부상 등 많은 요인에 의해 영향을 받는다. 비정상적 체온이 심각한 의학적 문제의 유일한 표지인 경우가 있을 수 있으므로 체온은 모든 환자에게 의무적으로 측정해야 한다. 적절한 측정 부위는 체온 측정에 대한 기관의 선호도(구강, 고막, 직장 등)와 환자의 연령 및 상태를 고려해서 선택해야 한다. 일부 상황에서는 요도 카테터 또는 식도를 통한 심부 체온 측정이 필요할 수 있다. 비정상적으로 높거나 낮은 체온 측정치는 항상 대체 부위에서 추가로 측정해 보거나 다른 체온계를 이용하여 또는 다른 평가자가 확인해야 한다.

맥박 Pulse

맥박은 심박수와 리듬(규칙적 또는 불규칙적인)을 사정한다. 맥박의 양상(튀어오를 정도로 강함, 정상, 약하거나 거의 느낄 수 없음, 없음)과 중심 및 말초 맥박의 동등성을 유의하여 확인한다. 맥박의 사정을 모니터에 의존하면 맥박의 양상이나 기타 특성을 알 수 없다. 그러나 모니터를 통해 리듬 장애를 식별할 수 있기 때문에 모니터링 역시 중요하다. 맥박은 다른 객관적인 신체 소견과 함께 심혈관 기능을 나타내는 중요한 지표이다. 맥박수의 변화는 항상성을 유지하기 위한 보상 기전이 작동하고 있다는 첫 번째 신호인 경우가 많다. 체액 고갈 초기에 자율 신경계가 손상되지 않은 건강한 성인은 맥박수의 미약한 증가만으로 정상적인 수축기 혈압을 유지할 수 있다. 심리적 또는 환경적 요인과 관련 없이 환자 연령의 정상 범위에서 벗어난 맥박 측정치는 원인 질환이 완전히 배제될 때까지 비정상적인 생리학적 상태의 표시로 간주되어야 한다.

호흡 Respirations

호흡의 속도, 리듬 및 깊이와 호흡 노력을 평가한다. 증가된 호흡 노력의 징후는 비강 팽창, 흉골상, 늑간 또는 흉골하 견축, 보조 근육 사용(목 및 복부 근육), 완전한 문장으로 말할 수 없음, 비정상 호흡음 등을 통해 확인할 수 있다. 흡기 시에는 가슴이 양쪽에서 대칭으로 확장되어야 한다. 폐 또는 흉벽에 문제가 있는 경우, 호흡 중 흉부가 비대칭으로 올라갈 수 있다. 이러한 비대칭은 가슴이 노출된 상태에서만 볼 수 있다. 가슴의 윤곽이 깔때기형 가슴, 비둘기형 가슴인지 확인하고, 척추 후만 및 측만증을 확인한다. 가슴 윤곽의 해부학적 변화는 정상적인 폐 팽창을 방해하고 호흡기 상태를 악화시킬 수 있다.

산소 포화도 Oxygen saturation

산소 포화도 측정은 호흡 또는 혈역학적 손상, 의식 수준의 변화 또는 심각한 질병/부상이 있는 환자에게 필수적이다. 기준 값을 설정하고 지속적인 모니터링을 통해 미묘한 변화를 감지한다. 정확도를 보장하려면 맥박 산소 측정기에 나타난 맥박 수치를 요골 또는 심첨 맥박수와 비교한다. 판독값은 항상 환자의 임상 증상과 상관관계가 있어야 한다. 저혈압, 빈혈, 극단적인 말초혈관 수축, 저체온, 일산화탄소 중독, 메트헤모글로빈혈증이 있는 경우 산소 포화도 측정이 정확하지 않을 수 있다. 측정값은 인조 손톱과 매니큐어, 특히 파란색, 빨간색 또는 밝은 광택제로 인해 영향을 받을 수 있다.

혈압 Blood pressure

혈압은 심장의 수축력, 심박수, 순환량 및 말초혈관 저항을 반영하는 매개변수이다. 수축기 혈압(SBP)은 심박출량을 반영한다. 이완기 혈압(DBP)은 말초혈관 저항의 척도이다. 맥압은 SBP와 DBP의 차이며 대략적인 일회박출량을 나타낸다. 이는 쉽게 계산할 수 있으며 쇼크나 두부 외상과 같은 특정 상황에서 고려해야 한다. 좁아진 맥압은 심박출량의 감소와 말초혈관 저항의 보상적 상승을 나타낸다. 맥압은 SBP보다 초기 쇼크의 저혈량 변화에 훨씬 더 민감하다. 넓어진 맥압은 두개내압의 증가를 나타낼 수 있다.

혈압은 청진, 촉진, 비침습적 혈압 모니터 또는 도플러 초음파를 통한 다양한 방법으로 평가할 수 있다. 정확한 측정을 위해서 적절한 크기의 커프를 선택하는 것이 중요하다. 커프가 너무 작으면 혈압이 높게 측정되고, 커프가 너무 크면 낮게 측정된다. 1회의 혈압 측정치는 정보로서 거의 또는 전혀 가치가 없으므로, 연속적으로 혈압을 측정하고 이를 기록해야 한다. 비정상 혈압이 문제 상황이 아닐 수 있는 것처럼 정상 혈압이 반드시 모든 상태가 정상임을 나타내는 것은 아니다. 건강한 성인은 상당한 양의 체액 손실에도 불구하고 모든 보상 기전(즉, 심박수 및 혈관 수축을 증가시키는 능력)을 작동하여 혈압을 유지한다. 환자가 항고혈압 요법을 받고 있는 경우 응급실 방문 중에 측정한 혈압은 환자에 따라 상당한 편차를 나타낼 수 있다. 또한 통증, 두려움 또는 불안과 같은 상황은 혈압 상승을 유발할 수 있다.

기립성 활력 징후(Orthostatic vital signs)

실신 에피소드가 있거나 체액 손실이 의심되는 환자들은 기립성 활력 징후 측정이 필요할 수 있다. 일어날 때 활력 징후의 변화를 평가하기 위하여 간호사는 환자가 2~3분 동안 누운 자세의 혈압과 맥박을 기록한다. 이후 환자가 1분 동안 앉은 상태에서 혈압, 맥박 및 증상을 기록하고, 환자를 일어서게 한 후 1분 후에 혈압, 맥박 및 증상을 다시 평가한다. 성인에서 맥박수가 분당 30회 이상 증가하고 체위 변화와 함께 대뇌 관류 저하를 시사하는 증상(현기증 또는 실신)이 나타나면 검사는 양성으로 간주된다. 바로 누운 자세에서 측정하는 것이 앉은 자세에서 측정하는 것보다 더 정확할 수 있다. 기립성 활력 징후 측정은 각 병원의 프로토콜을 따른다.

체중 Weight

소아 환자는 응급실 방문 시 매번 체중을 측정해야 한다. 소아과에서는 약물을 체중(kg) 단위로 투여하기 때문에 체중은 항상 킬로그램 단위로 기록한다. 약물의 용량이 체중(또는 이상 체중)을 기준으로 계산되는 경우에는 성인도 체중을 측정해야 한다. 보고된 체중에는 오류가 있을 수 있다.

통증 사정 Give Comfort Measures

통증은 일반적으로 다섯 번째 활력 징후라고 불린다. 통증은 주관적인 경험이지만 응급실에 내원하는 모든 환자는 초기 사정 동안 통증이 있는지 질문하고 불편함을 암시하는 호소나 행동 신호를 기록해야 한다. 제10장에서는 통증 사정과 통증 관리를 다룬다.

병력 청취 History

환자의 병력을 확보하는 것은 환자 사정의 중요한 구성 요소이다. 환자 면담은 종종 머리부터 발끝까지 신체검사를 수행하는 동안 이루어진다. 수집해야 할 내용은 환자의 주 호소, 현재 질병 또는 부상의 이력, 과거 병력, 현재 복용 중인 약물(처방전 없이 구입할 수 있는 일반의약품, 약초 보조제 및 향정신성 약물 포함) 및 알레르기가 포함된다. 문제에 대한 환자의 설명을 주의 깊게 듣는 것이 중요하다. 환자 자신의 말을 듣고 환자의 불편을 기록해야 한다. 때때로 환자가 자신의 증상이나 응급실에 내원한 이유를 설명할 수 없는 경우가 있다(예: 환자가 반응이 없거나 말을 잘 못하는 아동인 경우). 사건이나 질병의 발병을 발견한 사람으로부터 정보를 수집하려는 시도가 이루어져야 한다.

AMPLE은 적절한 이력을 확인하고 얻는 데 도움이 된다. **표 9-2**는 AMPLE을 사용하여 얻을 수 있는 과거 병력을 요약한

표 9-2 AMPLE (연상기호) 사용 환자 과거 병력 확인

	설명	인터뷰 질문
A	알레르기(Allergies)	환자는 약물에 알레르기가 있는가?(형태와 반응의 중증도 기록) 약물 부작용이 있는가? 음식물 알레르기가 있는가? 환경 알레르기가 있는가?
M	약물(Medications)	최근 복용 약물(처방 또는 비처방 약물, 약초 보조제 또는 향정신성 약물) 마지막 약물 복용은 언제인가?
P	과거 건강력(Past health history)	과거 병력 이전에 이러한 문제가 발생한 적이 있는가? 의학적 진단이 내려진 적이 있는가? 환자가 수술 받은 적이 있는가? 무슨 이유로, 결과는? 환자의 현재 주 호소에 영향을 줄 수 있는 가족력이 있는가? 환자에게 개인 주치의가 있는가?(가능한 경우 이름과 의사의 병원을 알아둔다) 마지막 파상풍 주사는 언제 맞았는가?(개방성 상처, 눈 상처일 때) 마지막 정상 생리 기간은 언제였는가?(여성의 경우) 임신 가능성이 있는가?
L	마지막 섭취(Last meal eaten)	식이 섭취 이력 마지막 수분 섭취? 마지막 식사는 언제? 마지막 배뇨는? 배변은 언제?
E	질병/부상의 원인이 된 사건 (Events leading to the illness/injury)	현재 질병 또는 부상의 병력 부상이나 질병이 처음 발생한 원인과 시기 영향 요인 증상 발병 후 수일 또는 수주 이내의 여행 가족 접촉자의 질병 증상 연대 및 기간 관련 증상 통증이나 불편감 위치 환자가 증상을 위해 무엇을 했는가?

다. 질문은 개방형이지만 주 호소에 맞추어 질문해야 하고, 환자가 제공한 정보를 기반으로 해야 한다. 가능하고 적절하다면 가족력과 사회력을 함께 얻어야 한다. 시각, 청각 또는 언어와 관련되어 의사소통을 위한 특별한 필요한 부분이 있는지 확인하고 해결해야 한다. 환자가 질문에 응답할 수 있으면 다른 사람에게서 얻은 모든 정보를 환자에게 확인받아야 한다. 가능한 경우 과거 의료 기록이 도움이 될 수 있다. 전자 의무 기록 및 건강 정보 교환을 통해 기록에 즉시 접근이 가능할 수 있다. 그러나 병력을 확인할 때까지 치료가 지연되어서는 안 된다.

앞서 언급한 자료 외에도, 많은 병원에서는 환자 사정을 위한 다양한 선별 도구를 사용한다. 면역 상태, 결핵의 징후 및 증상 또는 기타 전염성 질병(예: 수두)에 대한 노출력을 확인할 수 있다. 대인 폭력, 자살 위험 또는 알코올 및 담배 사용에 대한 선별이 필요할 수 있다. 신종 감염병 때문에 많은 시설에서 해외여행 기록을 요청하기도 한다.

일반적인 머리부터 발끝까지(전신) 신체 검사

General Head-to-Toe Assessment

모든 위중한 환자, 특히 반응이 없는 환자는 머리부터 발끝까지 완전한 사정이 이루어져야 한다. 경미한 질병이나 부상 또는 한 가지 기관에 대한 증상만을 나타내는 환자는 신속한 일반 평가와 특정 문제에 대한 집중 사정만 필요할 수 있다. 특정 상태 또는 부상의 평가에 대한 자세한 정보는 이후 장들에서 찾을 수 있다.

머리와 얼굴 Head and face

머리와 얼굴에 외상, 발진, 반상 출혈 또는 부종의 징후가 있는지 검사하고 만져본다. 코, 귀 또는 눈에서 나오는 분비물을 기록한다. 외상의 경우 머리와 얼굴의 뼈를 촉진하여 뼈의 기형이나 연발음(빠각빠각 소리), 비대칭, 압통 등이 있는지 주의 깊게 살핀다. 구강 점막의 색, 수분 상태, 염증, 부기 및 출혈에 대해서도 평가한다. 안구 질환이 있는 환자는 시력을 측정하며 최근 시각적 변화에 대해 질문해야 한다.

신경학적 호소나 결함(예: 두통, 현기증, 발작, 의식 수준 변화, 의식 상실 또는 실신)이 있는 환자의 경우 신경학적 평가를 집중적으로 수행한다. 대뇌 기능의 가장 중요한 지표는 환자의 의식 수준이다. 박스 9-2는 의식 수준 변화의 잠재적 원인을 조사하기 위한 니모닉을 제공한다. 시간, 장소, 사람 및 상황에 대한 환자의 지남력을 평가힌다. 글래스고우 혼수 척도(GCS, Glasgow Coma Scale) 및 미국국립보건원(NIH, National Institutes of Health) 뇌졸중 척도는 신경학적 상태와 시간 경과에 따른 신경학적 변화 추세를 확인하고 의사소통하는 데 사용되는 표준화된 도구이다. 일부 시설에서는 FOUR Score Coma Scale을 사용할 수도 있다. 동공의 크기, 모양 및 반응성을 평가하고, 보다 자세한 신경학적 평가로 근력과 긴장도, 감각 및 뇌신경 기능에 대한 평가를 수행한다. 이는 이후 장에서 다룬다.

박스 9-2 의식 수준 저하의 원인: AEIOU-TIPPS

A 알코올(Alcohol)
E 뇌전증, 전해질(Epilepsy/electrolytes)
I 인슐린(저혈당 또는 고혈당)(Insulin (hypoglycemia or hyperglycemia))
O 아편제(Opiates)
U 요독증(Uremia)
T 외상(Trauma)
I 감염(Infection)
P 독성물질(Poison)
P 정신 질환(Psychosis)
S 실신(Syncope)

목 Neck

목에 연조직 손상, 뼈의 기형 또는 연발음, 부종, 발진, 병변 및 종괴의 징후가 있는지 관찰한다. 상태에 따라 경정맥 모양을 평가할 수 있다. 부상의 경우 경추를 촉진하여 압통, 뼈의 융기 또는 발 저림 등의 증상이 있는지 확인한다. 주 호소에 따라 연하 곤란(삼키기 어려움)이나 쉰 목소리에 대한 호소를 기록해야 한다.

흉부 Chest

흉부 평가에는 폐 및 심장 기능의 임상적 평가가 포함된다. 흉부 평가는 환자의 주 호소나 상태에 따라 달라진다. 호흡수와 깊이, 호흡 노력의 정도, 흉벽 확장의 대칭성, 부속 근육 또는 복부 근육의 사용, 역행 호흡 소견 등이 기록되어야 한다. 흉부에 부상이나 이상이 있는지 검사하며 중심 정맥 접근 장치나 맥박 조정기, 이식형 제세동기 및 약물 패치가 존재하는지를 주목해야 한다. 청진을 통해 양쪽 호흡음이 양쪽이 동일한지(정상, 감소, 없음)를 확인하고, 호흡음은 천명음(wheezes), 수포음(crackles), 건성 수포음(rhonchi)과 같은 소리가 들리는지 확인해야 한다. 호흡 곤란과 비정상적인 호흡음이 있는 환자는 추가 사정이 필요하다. 심음 청진은 심장 판막, 심방 및 심실 근육, 전도 시스템에 대한 정보를 제공할 수 있다. 허혈성 흉통이 의심되는 환자는 지속적인 심장 모니터링과 즉각적인 12-유도 심전도(ECG)를 포함한 추가 사정이 필요하다.

복부 Abdomen

복부 윤곽에 이상이 있는지 검사한다. 장음의 유무와 특성을 평가해야 한다. 복부 4사분면 모두 경직, 압통 및 근성 방어(guarding)가 있는지 확인하기 위해 부드럽게 촉진한다. 복부 촉진은 항상 마지막 단계로 수행되어야 하며 환자가 통증이나 압통이 있다고 말한 부위에서 시작한다. 의사의 지시에 따라 토사물 또는 대변 내에 혈액이 있는지 확인하고, 의사 처방에 따라 기타 진단 검사를 시행한다. 변비, 설사, 메스꺼움, 구토, 소화불량, 복통 및 위장 출혈에 대한 환자의 호소는 추가 평가가 필요하다.

골반/회음부 Pelvis/Perineum

필요한 경우 골반과 회음부에서 열상, 찰과상, 발진, 병변, 부종 또는 출혈이 있는지 관찰해야 한다. 생식기 문제를 호소하는 환자의 경우 질이나 음경의 배액 또는 분비물을 확인하고 기록한다. 질 출혈이 관찰되면 혈액 손실양(또는 패드에 젖은 피의 양)을 보고해야 한다. 지속 발기증은 겸상적혈구 위기 또는 척수 손상과 같은 병리학적 상태를 암시할 수 있다. 요실금을 호소하는 환자는 배뇨 시 통증이나 작열감, 빈도, 혈뇨, 배뇨량 감소, 옆구리 압통이 있는지 질문해야 한다. 분석을 위해 소변 샘플을 채취해야 한다. 가임기 여성 환자의 경우 임신 가능성을 고려하고 신중하게 월경력을 확인한다. 소변 검사로 임신 상태를 확인한다. 환자가 임신한 경우 태아의 심박동 위치와 심박동 유무 및 심박동수를 평가한다.

사지 Extremities

사지 모두 발적, 부종, 발진, 병변 또는 상처에 대해 평가한다. 맥박의 질과 움직임, 감각기능을 평가 기록한다. 손상의 경우 손상 부위에서 원위부 신경 혈관 상태는 맥박의 질과 피부 온도(손상되지 않은 부위와 비교하여 손상된 사지), 모세혈관 재충전 시간, 감각 및 운동 기능의 사정이 필요하다.

신체 후면 Posterior surfaces

환자의 등과 팔과 다리의 후면에서 출혈이나 찰과상 상처, 혈종, 반상 출혈, 발진, 병변 및 부종의 유무를 평가해야 한다. 집중 사정은 제시된 조건에 따라 수행된다.

지속적인 사정 ONGOING ASSESSMENT

지속적인 사정은 중재에 대한 환자의 반응을 확인하고 환자 상태의 개선 또는 악화를 결정하는 데 필수적이다. 재평가 간격은 환자의 임상 상태를 기반으로 해야 한다. 시설의 프로토콜은 외상 점수 계산과 같은 특정 상황에 대한 지침을 제공할 수 있다. 섬유소 용해 요법을 받는 환자에 대해 15분마다 활력 징후 측정 및 신경학적 평가를 반복한다. 또는 아편 유사제 또는 기타 진통제를 투여한 후 통증 점수의 재사정 등이 있다.

특정 환자 그룹 SPECIAL PATIENT POPULATIONS

아동과 노인은 사정 과정에서 고려해야 할 독특한 해부학 및 생리학적 특성을 가지고 있다. 산과 환자와 비만 환자는 신체 습관의 변화로 인해 평가에 어려움을 겪는다. 이러한 변수에 주의를 기울이면 평가 과정을 향상하고 환자 결과를 최적화할 수 있다. 이러한 집단에 대한 특별 고려 사항은 UNIT VI에서 다룬다.

요약

이 장에서는 응급실 환자의 초기 사정 필수 구성 요소를 제시하였다. 대부분의 환자가 생명이 위태로운 상태로 응급실을 방문하지는 않지만, 생명이 위태로운 상황은 1차 사정(A-I 니모닉의 ABCDE 부분)에서 즉시 식별되고, 모든 질병/부상의 지표가 2차 사정(A-I 니모닉의 FGHI 부분)에서 식별된다. 사정 범위는 당시 환자의 상태, 주 호소, 환경적 요인을 고려하여 응급 간호사가 결정한다. 철저하고 체계적인 사정은 환자의 입원 기간 동안 적절한 중재를 위한 우선순위 설정으로 이어진다.

10

통증

Pain

Randy Hamm

통증은 응급실을 방문하는 환자들에게 가장 흔한 증상이며, 과거 지속적으로 많은 환자의 통증은 적절하게 치료되지 못하였다. 미국에서는 통증으로 응급실을 방문하는 건수가 매년 4,400만 건 이상에 달한다. 지난 10년 동안 통증 관리를 개선하기 위한 연구와 노력은 응급실 통증 관리에 대한 관심을 증가시켰다. 통증 관리에 많은 진전이 있었지만, 제대로 된 응급실 환자의 통증 조절을 위해서는 아직도 해야 할 것이 많은 실정이다.

응급 간호사는 응급실 통증 관리에서 중요한 역할을 할 수 있으며 또한 해야 한다. 응급 간호사는 최적의 통증 조절을 위한 환자의 주된 옹호자이다. 응급 간호사는 일반적으로 통증이 있는 환자를 가장 먼저 사정하고 식별한다. 응급 간호사는 독립적으로 비약물적 중재를 수행할 수 있고 진통제 처방을 요청할 수 있으며, 모든 중재의 적절성을 평가하는 주된 책임을 진다. 또한 퇴원 시 환자가 집에서 최적의 통증 관리를 할 수 있도록 교육을 제공한다. 응급 간호사들은 통증 관리에서 적극적인 역할을 수행함으로써 환자들에게 의미 있는 변화를 제공할 수 있다.

이 장에서는 통증의 병태생리와 현재 정의에 대해 논의하고 응급실에서의 특정한 성인 및 소아의 통증 관리에 대해 자세히 검토해 본다.

통증의 정의 및 분류

DEFINITIONS AND CLASSIFICATIONS OF PAIN

국제통증연구학회 또는 세계통증연구학회(IASP, International Association for Study of Pain)는 통증을 '실제적인 또는 잠재적인 조직 손상과 관련된 감각적이고 정서적인 불쾌한 경험'으로 정의했다. 통증은 생리적 요소와 정서적 요소를 모두 가지고 있다. 더 많은 연구가 수행되고 병태생리에 대한 이해가 추가됨에 따라 통증의 연속성(continuum of pain)이 확인되었다.

통증은 유해자극통증 또는 유해자극수용성 통증(nociceptive pain)과 신경병성 통증(neuropathic pain)으로 분류된다. 유해자극 통증 또는 유해자극수용성 통증은 유해자극이 가해져 정상적인 신경 전달 경로가 활성화하여 발생한다. 유해자극 통증 또는 유해자극수용성 통증은 체세포와 내장에 포함된 신경 전달 물질에 의한 자극으로 유발될 수 있다. 신경병성 통증은 외상이나 신경 질환으로 인해 발생할 수 있다. 외상이나 신경질환은 말초 또는 중추신경계에서 감각 자극이 비정상적으로 처리되게 한다. 통증의 병태생리는 이 장의 다음 절에서 논의된다.

급성 통증은 잠재적 또는 실제 조직 손상으로 인해 발생한 통증이다. 급성 통증은 갑자기 발생하며, 손상이 치유되거나 질병이 해결되면 사라진다. 급성 통증은 신체의 질병이나 손상을 경고하는 보호 기전의 기능을 한다. 통증이 발생함으로써 통증을 일으킨 원인(예: 벌침)을 제거하는 것과 같은 방어기전을 시작할 수 있다. 급성 통증에는 생리적 요소와 정서적 요소가 모두 있다. 대부분의 환자는 통증의 위치와 강도를 설명할 수 있을 뿐만 아니라 통증을 완화하는 방법(약물적 및 비약물적 방법)을 찾아낼 수 있다. 급성 통증은 환자들이 응급실을 찾는 주된 이유 중 하나이다.

만성(암성 및 비암성) 통증은 급성 사건에 의해 시작되거나 원인이 알려지지 않을 수 있다. 만성 통증은 3개월 이상 지속되는 장기간의 통증이며 많은 경우 수개월에서 수년 동안 지속된다. 만성 통증도 응급실을 방문하는 원인의 상당 부분을 차지하고 있으며 미국에서는 1억 명 이상의 성인이 만성 통증을 가지고 있다. 만성 통증 관련 비용은 연간 6,350억 달러에 달한다.

만성 통증의 원인을 쉽게 밝히지 못하는 경우도 있다. 통증의 정도와 통증에 대한 환자의 반응을 연관짓는 것이 어려울 수 있다. 응급실에서 볼 수 있는 만성 통증 유형의 예로는 기계

표 10-1 응급실에서 관찰되는 통증의 유형

통증의 유형	특징		원인	
급성 통증	갑자기 시작 경고성 보호 작용 단기간 통증 지속	통증 부위 식별 가능 특정한 객관적 징후 및 증상 불안	외상 수술 시술	골절 췌장염과 같은 질병 감염
만성 통증	지속적 통증 존재 통증 부위 식별 어려움 수개월에서 수년 동안 통증 지속 치료의 어려움 우울 동반		기계적 요통 관절염 편두통 골반통	
암성 통증	지속적 통증 치료 또는 질병의 진행과정의 변화로 증가할 수 있음		종양 HIV/AIDS	항암화학요법 방사선 치료
신경병성 통증	타는 듯한 통증 무감각 전기가 흐르는 듯한 통증		말초 또는 중추 신경의 일차 병변 말초 또는 중추 신경 기능 장애	
내장 통증	쥐어 짜는 듯한 통증 경련	더부룩한 느낌 당기는 느낌	장 폐색 정맥 폐색	허혈
체성 통증	욱신거림 쑤심		골 전이 퇴행성 관절 질환	

HIV/AIDS, Human immunodeficiency virus/acquired immunodeficiency syndrome.

적 요통(mechanical lowback pain)과 퇴행성 또는 염증성 관절 통증이 있다. 응급실에서 만성 통증을 치료하는 가장 좋은 방법을 이해하려면 더 많은 연구가 필요하다.

만성 통증의 하위 유형으로 만성 비암성 통증이 있다. 이러한 유형의 통증이 있는 환자는 조직 이상(abnormality)의 수준과 호소하는 통증의 정도 사이에 연관성이 약하다. 이 환자들은 표준 치료에 잘 반응하지 않는다.

암성 통증은 특히 질병과 관련된 만성 통증의 한 형태이다. 암성 통증은 질병의 진행, 질병의 치료(예: 방사선 또는 화학요법)와 관련된 통증 또는 기존의 의학적 문제와 관련된 통증으로 인한 것일 수 있다. 암성 통증은 일반적으로 질병의 진행과 관련된 통증의 관리에 중점을 두고 치료를 하기 때문에 별도로 분류하고 있다.

통증은 다차원적인 현상이다. **표 10-1**은 응급실에서 볼 수 있는 다양한 유형의 통증을 요약한 것이다. 응급 간호사가 통증을 평가할 때 익숙해야 하는 여러 통증 관련 용어도 있다. **표 10-2**에는 이러한 용어 중 일부에 대한 설명이 포함되어 있다.

표 10-2 통증 관련 용어

용어	설명 및 정의
무해자극통증	일반적으로는 통증을 일으키지 않을 자극에 통증을 느낌. 이질통은 감각의 질적 변화와 관계가 있음
무통	고통스러워야 하는 자극에 대해 통증이 발생하지 않는 상태
통각 과민	일반적으로 통증을 유발하는 자극에 과도한(증가된) 반응
감각 과민	어떤 자극에 대하여 정상 이상의 감각을 느낌. 특히 촉각, 통각, 온도각 등의 표재지각에 대하여 자주 볼 수가 있음. 정도가 심하게 되면 모두 통증으로 느껴질 수 있음
신경통	신경 분포를 따라 느끼는 통증
신경염	신경이나 신경 다발의 염증
신경병증	신경의 기능장애나 병리적 변화
유해 자극	정상조직에 손상을 주는 자극
통증 역치	환자가 통증이라고 느끼는 최소한의 자극 수준
통증 내성 수준	환자가 견딜 수 있는 최대의 통증 수준
감각이상	자발적 또는 유발된 비정상적 감각

통증의 병태생리학 PATHOPHYSIOLOGY OF PAIN

통증의 병태생리는 감각적, 정서적, 행동적, 영적 요인을 포함하며 매우 복잡하다. 통증에 대한 인지는 통각(nociception)이며, 통증 자극을 전달하고 조절하는 세 가지 경로가 관여한다. 이 현상을 설명하는 이론이 관문 조절 이론(Gate Control Theory)이다. 통각 수용기 또는 통증 수용기는 피부, 근육, 관절, 동맥 및 내장에 위치한다. 통각 수용기는 화학적, 열적, 또는 기계적 자극에 의해 자극된다. 자극의 예로 열상, 조직 손상을 유발하는 열, 복부에 염증이나 혈액이 있을 때 발생하는 복부 근육의 신장 등이 포함될 수 있다. 통증 수용기는 여러 가지 자극에 민감하고, 몸 전체에 다양한 수준으로 밀집되어 있다. 피부에는 내장보다 더 높은 밀도로 존재하는데 이는 피부가 신체의 첫 번째 방어선이라는 것을 고려하면 타당하다.

조직이 손상되면 칼륨, 류코트리엔(leukotrienes), 브래디키닌(bradykinins), 세로토닌(serotonin), 히스타민(histamines), 아라키돈산(arachidonic acid), 트롬복산(thromboxanes), P 물질(substance P) 및 혈소판 활성 인자와 같은 신경 전달 물질이 방출된다. 이러한 화학 물질은 급성 통증뿐만 아니라 만성 통증의 원인이 될 수 있다. 프로스타글란딘도 방출되지만 신경 종말을 직접 자극하지는 않으며 대신 신경 종말을 더 민감하게 만든다.

통증 섬유 Pain Fibers

통각 수용기의 신경 활동 전위는 두 가지 형태의 신경 섬유에 의해 전달된다(그림 10-1). 유수신경(수초화된 A-델타)은 통증 자극(빠른 통증)을 빠르게 전달한다. 이는 날카로운 통증 감각을 생성한다. 무수신경(무수 섬유)은 자극 전달이 더 느리고(느린 통증) 작열감 또는 쑤시는 감각을 담당한다. C 섬유는 또한 욱신거림, 깊은 내장 통증 및 만성 통증과 관련된 감각을 생성한다. 두 섬유 모두 말단은 척수 후각에 존재한다. 이러한 신경 전달의 대부분은 교양질(substantia gelatinosa)에서 종료된다.

척수 Spinal Cord

구심성 섬유의 대부분은 척수의 후각에서 2차 뉴런과 시냅스를 형성한다. 2차 뉴런은 정보를 상위 뇌 영역으로 전달하는 투사 세포(projection cells)이며 다른 간신경 세포나

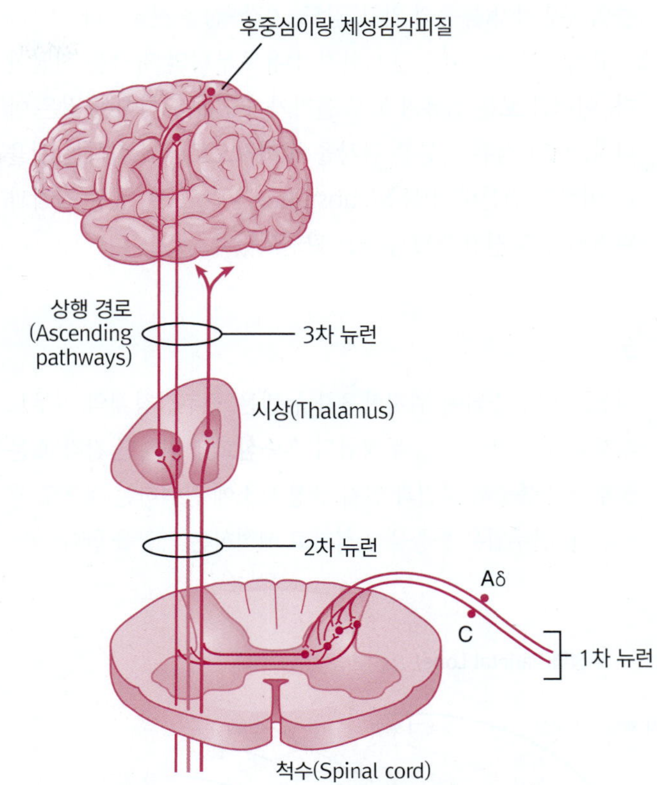

그림 10-1 통각 경로. A-델타(Aδ) 섬유와 C 섬유는 척수의 후방의 관문으로 들어오는 1차 감각 구심로를 구성한다. 여기에서 우리는 척수를 가로질러 교차하는 2차 뉴런이 척수시상로의 일부인 시상으로 올라가는 것을 볼 수 있다. 3차 구심신경은 변연계, 전두엽 피질, 두정엽의 후중심회(postcentral gyrus)의 일차 감각 피질로 투사된다. (컬러 삽화 739p 참고)

(From McCance KL, Huether SE: *Pathophysiology: The Biologic Basis for Disease in Adults and Children.* 8th ed. St Louis, MO: Mosby; 2019.)

다른 투사 세포에 통증 자극을 전달하는 흥분성 개재 뉴런(interneuron)과 국소 반사와 관련된 운동 뉴런, 전달을 조절하는 억제성 개재 뉴런 3가지 종류가 있다. 이곳에 위치한 1차 뉴런과 2차 뉴런의 세포 사이의 연결이 통증 관문을 구성한다. 관문 조절 이론에서 가정하는 이 관문은 통증 자극을 뇌로 전달하는 것을 조절한다. 이 이론은 침술과 마사지와 같은 많은 비약물적 방법이 통증 관리에 도움이 될 수 있는 이유를 설명하는 데 도움이 된다.

통증 자극을 뇌(일차로는 통증 자극 전달의 중계소 역할을 하는 시상)로 전달하는 다양한 척수 경로가 있다. 이 경로 중 2가지가 신척수시상로(neospinothalamic)와 고척수시상로(paleospinothalamic)이다. 신척수시상로는 속성 통증 섬유들의 주요 경로이다. 이 통로의 신경 섬유는 척수의 반대쪽으로 교차하여 위쪽 시상으로 전달한다. 이 통로를 통해서는 통

증의 분별감각(통증의 위치, 강도, 기간 등)을 전달한다.

고척수시상로는 느린 C신경 섬유로부터의 자극을 전달한다. 이러한 모든 섬유가 뇌로 올라가기 전에 교차하는 것은 아니다. 느린 섬유는 통증 감각을 구체적으로 국소화하는 것을 더 어렵게 만든다. P물질(substance P)는 느린 통증 감각과 관련된 주요 신경 전달 물질로 확인되었다.

뇌 The Brain

시상, 뇌간, 중뇌에 위치한 3차 뉴런은 중추신경계의 일부로 투사된다(그림 10-2). 두정엽의 후중심회에 위치한 감각 호문쿨루스는 통증의 분별과 인지 구성 요소에 관여하는 것으로 생각된다. 전두엽은 통증을 인식하고 해석하는 역할을 한다.

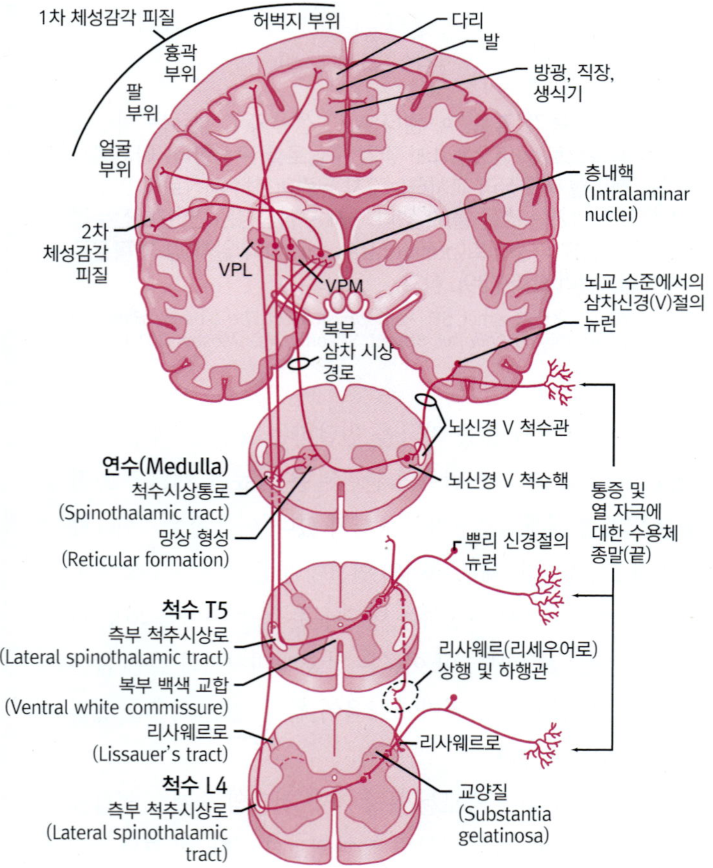

그림 10-2 통증과 온도 감각을 매개하는 중추신경계 통로. VPL, Ventral posterior lateral thalamic nuclei; VPM, ventral posterior medial thalamic nuclei. (컬러 삽화 739p 참고)

(From McCance KL, Huether SE: *Pathophysiology: The Biologic Basis for Disease in Adults and Children.* 8th ed. St Louis, MO: Mosby; 2019.)

변연계와 망상로는 통증 신호에 반응한다. 뇌의 이 영역들을 자극하면 위험에 대한 각성, 스트레스 호르몬 방출, 통증에 대한 정서적 반응이 유발된다.

통증 조절 Pain Modulation

신체에는 통증을 관리하는 고유한 수단이 있다. 이는 통증 억제 또는 항통각수용성 반응 시스템 내에서 발생한다. 구심성 섬유는 수도관주위 회색 영역, 큰솔기핵(magnus raphe nucleus) 및 척수 전각의 통증 억제 복합체를 자극한다. 이러한 기전은 신체가 통증을 관리하고 계속 생존할 수 있게 한다. 관문 조절 이론은 통증이 어떻게 조절될 수 있는지 설명하는데 도움이 된다. 척수 후각에는 통증 감각 섬유와 경쟁하여 효과를 "조절"하는 감각 신경이 있다. 후각의 더 큰 A-베타 섬유는 구심성 통증 섬유의 진폭을 감소시킬 수 있다. 이것은 침술을 사용하거나 부상 부위를 문지르거나 국소 약물을 사용하는 것이 통증을 완화할 수 있는 방법을 다시 설명해준다. 그림 10-3은 통증 조절을 보여준다.

통증을 조절하는 또 다른 방법은 억제성 신경 전달 물질 또는 항통각 반응을 통한 것이다. 통각수용기가 열, 독성 화학 물질 또는 조직 손상에 의해 자극되면 역치 탈분극 또는 직접적 흥분이 발생한다. 조직이 손상된 후 염증 반응은 간접적인 흥분을 유발할 수 있다.

척수, 뇌 및 기타 신체 부위는 억제성 신경 전달 물질을 생성한다. 통증 조절에 기여하는 신경 전달 물질인 γ-아미노부티르산(GABA) 및 글리신은 뇌와 척수의 통증 충동을 억제한다. 노르에피네프린과 세로토닌은 연수와 뇌교의 통증 충동을 억제한다.

내인성 아편 유사제 Endogenous Opioids

인체에는 자체 내인성 아편유사제도 있다. 내인성 아편유사제는 뇌와 척수에서 통증 자극 전달을 억제하는 신경 펩티드이다. 이러한 신경 전달 물질의 수용체 부위는 외인성으로 투여된 아편이 작용하는 부위이기도 하다. 내인성 아편유사제의 네 가지 유형은 엔케팔린(enkephalins) 엔도르핀(endorphins), 다이노르핀(dynorphins) 및 엔도모르핀(endomorphins)이다.

1970년대 후반까지 진통제가 어떻게 작용하는지에 대한 이해가 거의 없었으며 연구와 발견은 오늘날에도 계속되고 있다. 엔케팔린은 엔돌핀보다 약하지만 모르핀보다 강력하고 오래 지속된다. 다이노르핀은 일반적으로 통증 자극을 방해하고 엔도모르핀은 주로 항통각수용성이다.

이러한 신경 전달 물질이 신체 전체에서 작용하는 특정 아편 유사제 부위는 하위 유형으로 μ-1 및 μ-2를 가지고 있는 뮤(μ)와 카파(κ) 및 델타(δ) 수용체이다. 이러한 수용체 부위 각각은 독특한 유형의 아편유사제와 결합한다. 뮤 수용체는 흥분성 신경 전달 물질의 분비를 억제한다. 베타 수용체(Beta receptors)는 엔케팔린과 상호작용하여 통증 자극을 조절한다. 카파 수용체(Kappa receptor)는 진정 작용과 약간의 진통을 유발한다. 연구에서는 알려진 아편유사제 부위에 대한 추가 하위 유형뿐만 아니라 일부 다른 내인성 아편유사제를 발견했다. 최근에 발견된 아편유사제는 통각/오르파닌-FQ이며, 이는 다이노르핀과 유사하다.

통증 이론 PAIN THEORIES

통증은 보호 기전이며 통증의 생리에 대한 이해가 통증에 대한 이론을 만들었다. 세 가지 구체적인 이론이 제안되었다. 첫 번째는 앞에서 논의한 관문 조절 이론이다. Melzack와 Wall(1965)에 의해 통증 자극을 열고 닫으며 관리할 수 있는 "관문"을 제안되었다. 이것은 약물적(예: 국소 마취제) 또는 비약물적(예: 침술) 방법으로 수행될 수 있으며, 이는 관문을 통한 통증 전달을 "닫거나" 늦출 수 있다. 앞서 논의한 바와 같이 신체는 본질적으로 통증을 "조절"하여 유기체가 생존할 수 있도록 한다. 연구들은 지속적으로 이 이론의 타당성을 입증하고 있다.

René Descartes는 손상 활성화 특정 통증 수용체를 제안했다. 이것은 특이성 이론으로 알려져 있으며, 특히 급성 통증과 급성 통증 관리를 설명하는 데 유용하다. 그러나 만성 통증과

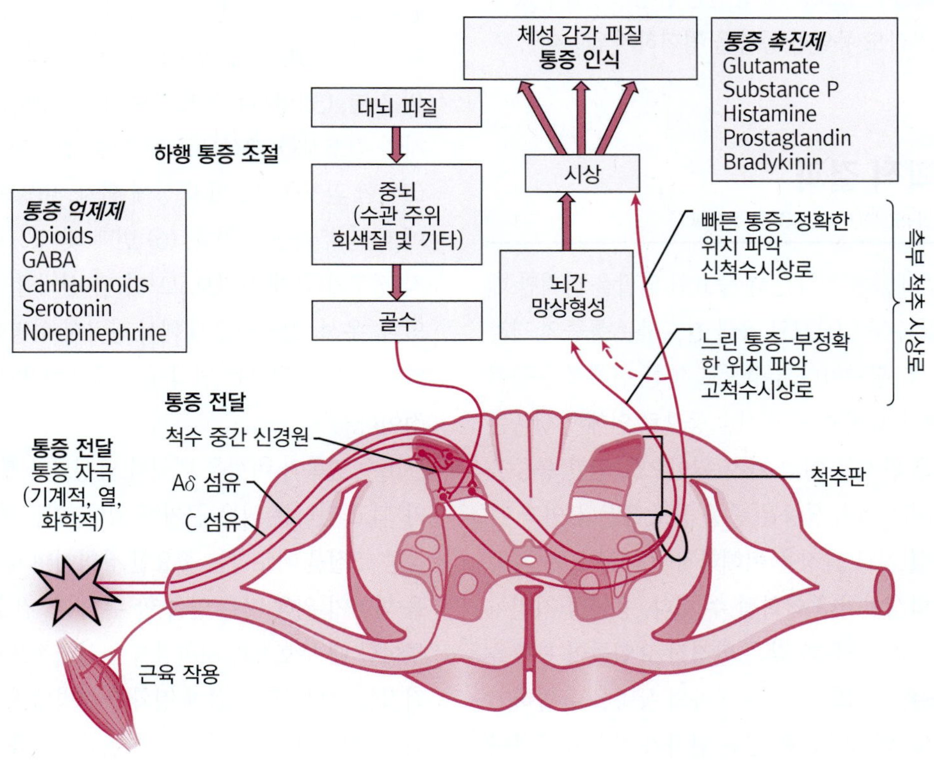

그림 10-3 **척추 후각의 Laminae II 및 V에서 끝나는 통증 섬유.** 수초화된 Aδ 섬유(빠른 국소 통증)는 신척수시상로를 통해 신호를 시상으로 전달하는 두 번째 뉴런 세트에서 시냅스한다. C 섬유(느린 통증)는 laminae II, IV 및 V의 뉴런과 연결되는 laminae II 및 V interneurons에서 시냅스하고 통증 신호를 고척수시상로(paleospinothalamic tract)를 통해 망상계 및 중뇌로 전달한다. 척수시상로의 축색돌기는 척수를 가로질러 전방 및 외측 척수 백질에서 올라간다. (컬러 삽화 740p 참고)

(From McCance KL, Huether SE: *Pathophysiology: The Biologic Basis for Disease in Adults and Children*. 8th ed. St Louis, MO: Mosby; 2019.)

통증의 정서적 구성 요소는 이 이론을 통해 완전히 설명할 수 없다.

만성 통증은 오늘날의 사회와 응급실에서 흔하고 어려운 문제가 되었다. 모든 통증 관리에는, 특히 만성 통증 관리에는 전인적 접근이 필요하다. 통증에 대한 신경매트릭스 이론(neuromatrix theory)은 관문 조절 이론을 확장하여 만성 통증을 포함한다. 만성 통증은 신호로 알려진 신경 자극 패턴에 의해 유발되는 다차원적 경험으로 이론화된다. 자극은 신체자기 신경매트릭스라고 하는 널리 분포된 네트워크에 의해 뇌에서 생성된다. 이 신경매트릭스에는 개인과 개인의 감정, 경험 및 유전적 소인이 포함된다. 시냅스는 처음에는 유전적으로 결정되지만 변형될 수 있는 뉴런의 중심과 고리로 구성되어 있다. 신체로부터의 감각 입력에 의해 촉발되거나 독립적으로 뇌에 의해 촉발될 수 있다. 신경매트릭스에서 통증의 신경 신호 패턴을 생성한다. 이는 환상지통과 같이 통증의 구체적이거나 명백한 원인이 없는 일부 형태의 만성 통증을 설명하는 데 도움이 된다. 또한 개인의 통증 경험의 차이와 환자에 맞는 맞춤형 관리의 필요성을 강조한다. 동일한 증상(즉, 급성 충수돌기염)을 가진 환자라도 동일한 통증을 경험하지 않는다.

통증의 생리학적 결과

PHYSIOLOGIC CONSEQUENCES OF PAIN

통증이 경고하고 인체를 보호하는 데 중요한 역할을 하지만 해로운 결과를 초래할 수도 있으므로 응급 간호사는 통증의 결과를 알고 있어야 한다. 질병이나 부상으로 인한 신체적 통증이나 질병이나 부상을 치료하기 위한 시술 등으로 인해 발생하는 통증과 같이 응급실 환자는 여러 가지 원인으로 인한 통증을 경험할 수 있다. 심리사회적 통증은 종종 공포 또는 불안과 관련이 있으며, 응급실 치료 과정을 이해하지 못해서 또는 가족과의 분리로 인해 발생하거나 악화될 수 있다. 응급실 직원이나 장비, 밝은 조명이나 소음과 같은 환경적 요인들이 통증을 유발할 수 있다. 체온 조절의 부족은 환자의 통증을 유발하거나 악화시킬 수 있다. 마지막으로, 많은 환자가 자신의 증상이 고려조차 되지 않을 때 폭력이나 차별의 피해자로 느끼며 영적 고통을 경험한다.

통증은 신체에 많은 해로운 영향을 미친다. 자율신경계는 에피네프린 및 코티솔과 같은 "스트레스 호르몬"을 방출하여 통증에 반응한다. 이들은 혈관수축을 일으켜 치유를 방해할 수 있다. 환자의 심박수가 증가하고 심박출량과 산소 소비량이 증가할 수 있다. 통증으로 흉부 운동을 제한하고 환기를 감소시키면 폐 혈류가 감소될 수 있다. 이것은 무기폐, 폐렴 등을 일으키고 결국에는 패혈증과 사망에 이를 수 있다. 통증은 근육 수축, 경련 및 경직을 유발할 수 있다. 완화되지 않은 통증은 면역 체계 억제, 신체적 변화 및 심리적 손상을 유발한다.

통증은 여전히 환자가 응급실을 방문하는 가장 흔한 증상이다. 응급 간호사는 통증의 정의, 생리 및 생리적 결과에 대해 잘 알고 있어야 한다. 통증은 전인적이며 동시에 개별적으로 보아야 적절하게 배려하는 치료가 제공될 수 있다.

통증 관리에 대한 오해와 장벽

MYTHS AND BARRIERS TO PAIN MANAGEMENT

전통적으로 많은 근거 없는 믿음과 장벽들이 모든 환자에 대한 최적의 통증 관리를 가로막아왔다. 대표적인 근거 없는 믿음과 장벽들로 (1) 많은 환자가 아편유사제에 중독되거나 마약을 찾고 있다는 인식, (2) 소수 민족과 여성의 치료에 있어서의 차별, (3) 아편유사제 투여의 부작용에 대한 두려움, (4) 의사와 간호사를 대상으로 한 통증 관리에 대한 교육 부족, (5) 고위험 환자(노인, 인지 장애 환자, 비영어권 환자 및 어린이)에 대한 부적절한 치료, (6) 빈맥 및 찡그린 얼굴과 같은 생리적 징후가 환자 자기보고보다 더 신뢰할 수 있다는 믿음 등이 있다. 우선 (2)~(6)에 대해서 간략히 설명하고 (1) 많은 환자가 약물을 찾고 있다는 인식에 대해서는 좀 더 자세히 설명할 예정이다.

소수 민족과 여성은 백인과 남성보다 부적절하게 통증 관리가 되고 있다는 많은 근거가 있다. 이는 응급실에서의 적절한 통증 조절을 가로막는 중요한 장벽이며 응급 간호사는 이 장벽을 피하기 위해 많은 일을 할 수 있다. 간호사는 아편유사제를 투여할 때 무호흡과 저혈압을 비합리적으로 두려워할 수 있다. 적절한 모니터링과 함께 정확한 연령별 용량과 진통제 투여 방법을 선택한다면 간호사는 아편유사제를 안전하게 투여할 수 있다. 응급 임상의는 통증 관리에 대한 구체적인 교육이 부족할 수 있다. 지식이 증가하면 진통제를 제공할 때 편안해지고 최적의 통증 관리를 제공하는 능력이 최적화된다. 또한 응급 간호사는 어린이, 노인, 인지 장애 환자 및 영어가 모국어가 아닌 환자를 돌볼 때 통증이 완화되지 않았는지 좀 더 높은 관심을 가지고 살펴야 한다. 이러한 환자가 일반적으로 통증과 관련된 주증상을 가지고 응급실을 방문하면 응급 간호사는 적절한 통증 관리가 되도록 옹호자의 역할을 해야 한다. 진통제 선택을 권고할 때 나이에 특별한 주의를 기울여야 한다. 비스테로이드성 항염증제(NSAIDs)는 신장 및 위장 부작용 때문에 노년층에서 종종 피해야 하며 아편유사제 용량은 줄여서 투여해야 한다. 추가적인 응급실-특이 장벽은 진단이 내려질 때까지 통증 치료를 시작할 수 없다는 일반적 믿음이다. 특히 복통이 있는 환자와 다발성 외상의 피해자에서 그러하며 이 장벽은 이 장의 뒷부분에서 논의될 것이다.

"Opiophobia"는 응급실 환경에서 적절한 통증 관리에 가장 중요한 장벽일 것이다. 최근 연방정부가 처방약 남용의 빈도 증가에 주의를 기울이면서 응급실은 특히 처방약 남용과 관련하여 우려의 대상이 되었다. 많은 응급 간호사와 의사는 환자가 실제로 아편유사제에 중독되어 마약을 찾고 있다고 지나치게 우려한다. 환자가 아편유사제 중독이라고 가정하는 응급 간호사는 통증을 호소하는 환자를 치료하지 않을 위험이 있다. 윤리적 딜레마는 분명하다. 많은 응급실 환자가 중독되어 있다고 가정할 때 간호사는 득보다 실이 더 많을 수 있다.

그럼에도 불구하고 요통, 편두통, 복통이 있는 일부 환자는 응급실을 자주 방문할 수 있으며 아편유사제 치료가 적절할 수도 있고 적절하지 않을 수도 있다. 한 응급실에서 몇 가지 주증상을 정해두고 1년에 6회 이상 같은 증상을 호소하며 응급실을 방문하는 환자를 위한 개별 치료 프로그램을 개발하였다. 프로그램을 적용하기 시작한 해에 총 45,000건의 응급실 방문이 있었고, 그 중 124명(0.002%)의 환자만이 기준을 충족했다. 이 환자들의 응급실 방문 횟수는 프로그램을 적용한 다음 해에 감소했지만 개별 환자에 대한 장기 효과는 측정되지 않았으므로 프로그램의 "성공"을 평가할 수는 없다. 그러나 통증 관리를 위해 반복 방문하는 환자에 대한 개별 치료 프로그램을 적용하는 것이 도움이 될 수 있다. 개별화 치료 계획은 1차 의료기관 의료 제공자와 환자 및 응급실 직원이 협력하여 개발해야 한다. 특히 암, 요통, 두통, 겸상적혈구병 환자에게 도움이 될 수 있다. 응급 임상의가 쉽게 접근할 수 있는 표준 치료 계획을 수립하면 개별 간호사나 의사와 상관없이 치료를 표준화할 수 있다. 계획의 목표는 단순히 응급실 방문을 줄이는 것이 아니라 환자가 보고한 통증의 완화를 위한 개선이어야 한다.

아편유사제 중독 Opioid Addiction

아편유사제 중독은 미국과 전 세계에게 증가하고 있는 문제이다. 마약 처방은 계속해서 미국에서 중독 사망의 주요 원인이다. 2008년에는 미국에서의 우발적 사망의 주요 원인으로 약물 과다 복용이 자동차 사고를 추월하였으며, 2014년에는 28,000명 이상이 마약 과다 복용으로 사망했다. 미국질병통제예방센터(CDC, Centers for Disease Control and Prevention) 보고서에 따르면 과거 잘못된 마약 처방이 헤로인 남용 및 과다 복용의 가장 강력한 위험 요소였다. 많은 병원 시스템이 응급실에서 마약을 처방하는 데 엄격한 규정을 두고 있지만, 급성 통증 상태로 응급실을 방문하여 평가하는 짧은 기간 동안 마약을 사용하는 것은 중독을 유발하지 않는 것으로 보인다.

성인 통증 관리 ADULT PAIN MANAGEMENT

환자의 기대 Patient Expectations

환자는 통증 완화를 기대한다. 통증이 있거나 없는 응급실 환자에 대한 연구에서 환자는 통증이 72% 정도 감소할 것을 기대하였으며, 연구 대상자 중 18%는 통증이 완전히 사라질 것으로 기대했다. 통증 완화에 대한 기대는 도착 시 통증의 강도, 연령 또는 성별과 관련하여 차이가 없었다. 히스패닉 및 비히스패닉 백인 응급실 환자 간의 통증 완화 기대치를 비교한 연구에서 두 인종 간에 통증 완화 기대치의 차이는 없는 것으로 나타났다. 대부분의 환자는 100 mm 시각적 아날로그 통증 척도(VAS)를 사용하여 69~81 mm 사이의 통증으로 통증이 줄어들 것을 기대했으며, 또 다른 연구에서는 급성 복통이 있는 환자 48명을 인터뷰한 결과 44%는 응급실에 있는 동안 완전한 통증 완화를 기대했다.

환자는 빠른 통증 관리도 기대한다. 한 연구에서 응급실에 도착한 성인 환자들을 대상으로 진통제 투여 전 대기할 수 있는 합리적인 시간에 대한 설문 조사를 실시하였다. 설문에는 퇴원 시 통증 완화 요구 사항이 충족되었는지와 응급실 진료에 대한 전반적인 만족도를 묻는 질문이 포함되어 있었다. 연구 결과에서 초기 진통제 투여에 대한 평균 합리적인 대기 시간은 평균 23분이었으며 환자의 주 호소에 따라 다르지 않았다. 통증 완화 요구가 충족되었다고 보고한 환자는 전반적인 응급실 치료에 더 만족했다. 환자 경험에 중점을 두는 이 시대에 최적의 통증 관리는 전체 응급실 환자 만족도를 향상시키는 데 도움이 될 수 있다. 응급실에 내원하는 환자는 신속하고 적극적인 통증 관리를 기대하고 있는 것이 분명하다.

사정: 통증 강도 측정 이상의 평가

Assessment: More Than a Pain Score

철저한 통증 사정없이 최적의 통증 완화 치료를 제공하는 것은 불가능하다. 통증 평가는 중재의 종류를 선택할 수 있도록 하며(약물 vs 비약물), 재평가는 궁극적인 통증 완화 또는 환자가 원하는 목표를 달성하기 위한 통증 감소를 위한 핵심 행위이다. 통증 평가는 일반적으로 환자에게 통증 강도를 알아내는 것을 의미한다. 통증 척도를 사용하면 주관적 상태를 객관적으로 측정할 수 있다. 숫자 등급 척도(NRS; 0~10)는 응급실에서 가장 일반적으로 사용되는 척도이며 응급실 환경에서 급성 통증에 사용할 수 있음이 검증되었다. 평가 도구는 연령에 적합해야 하며, 말을 못하는 환자의 통증을 평가할 때는 FLACC 척도(Face (얼굴), Leg (다리), Activity (움직임이나 활동), Cry (울음) 및 Consolability (안전성))와 같은 척도를 사용하고 각별히 주의를 기울여야 한다. 많은 평가 도구가 있지만 이 장의 목적은 여러 도구를 검토하는 것이 아니고 통증 평가의 핵심 원칙을 제시하는 것이다. 통증 강도 외의 통증의 여러 측면들을 평가할 수 있는 많은 다차원적 도구가 개발되어 있어 사용이 가능하다. 이러한 다면적 통증 평가 도구들은 현실적으로 응급실 환경에서 사용하기 어려울 수 있다. 그러나 응급 간호사는 통증 강도를 평가하는 것 외에도 환자의 주 호소, 통증 유형(급성, 만성, 암 및 임종기), 통증 위치, 통증 지속 기간, 응급실 내원 전 시행한 중재, 환자 연령 및 통증에 대한 문화적 표현을 이해할 수 있어야 한다.

단순히 진료 기록에 통증 점수를 기록하는 것만으로는 통증이 완화되지 않는다. 간호사는 환자를 믿고 통증을 줄이기 위한 적절한 중재를 시작해야 한다. 최근 연구에 따르면 응급 간호사가 환자들의 통증 점수를 낮게 추정한다는 것이 드러났다. 그 연구에서 응급 간호사에게 환자의 통증을 평가하도록 요청하고 간호사가 평가한 통증 점수를 환자가 보고한 통증 점수와 비교해 보니, 간호사가 환자보다 평균 2.4점 낮게 평가하였다. 환자가 보고한 통증의 강도를 축소하여 평가하면 부적절한 중재가 제공될 수 있다.

통증 평가와 통증 관리 사이의 연관을 정립하는 것은 환자치료에 결정적이다. 여러 연구에서, 통증 점수를 기록하기 위한 의료기록지 내 지정된 공간을 제공하는 것이 어떤 효과를 나타내는지 실험하였다. 진통제를 실제 사용함에 있어서 통증 점수를 기록하는 것의 효과는 다양하다. Nelson 등은 통증 점수 표시 방법 교육(documentation education intervention) 후 응급실(ED)에 내원한 환자의 진통제 투여비율이 확연히 증가(25%->36%)하였다고 보고하였다. 또 높은 통증 점수의 외상환자들을 대상으로 한 연구에서는, 통증 평가를 기록한 환자에서 그렇지 않은 환자에 비하여 진통제 투여 비율(33%-60%)이 높았다. 다른 응급실 연구자들은 간호사와 의사들의 통증 평가를 향상시키기 위해 견본차트(template)를 사용하였다. 차트를 이용한 통증 평가 기록은 41%에서 57%로 증가하였지만 진통제 투여에는 차이가 없었고, 퇴원 시에는 진통제 처방건수가 감소하였다. 요약하면 통증 점수의 문서화 및 기록은 매우 중요하다. 그렇지만, 간호사는 그다음 단계를 꼭 수행해야 하는데, 적절한 중재(치료)와 통증 관리를 위하여 모든 처치는 (통증 점수를 이용하여) 재평가되어야 하며 적합한 치료가 선택되도록 도움을 주어야 한다.

관리: 통증 관리 목표 설정

Management: Establishing a Pain Management Goal

응급실 방문 초기에 최적의 개별화된 통증 관리 목표를 설정하는 것은 매우 중요하다. 퇴원 시에 통증이 완전히 조절되어 통증 점수가 0점이 되는 것 또는 입원 시보다 통증이 감소하는 것은 올바른 목표일 수도 또는 아닐 수도 있다. 환자는 가능할 때마다 통증 관리 목표를 설정하는 데 참여해야 한다. Fosnocht 등은 이러한 문제를 조사하기 위하여 응급실 도착 및 퇴원 시 통증 점수를 기록하고 환자가 응급실에 머무는 동안 전반적인 통증 완화 정도를 확인하였다. 그런데 퇴원 시 통증이 완화되었다고 답한 환자와 그렇지 않다고 답한 환자 사이의 통증 점수 변화에는 차이가 없었다. 이 자료는 응급실 통증 관리의 효과를 통증 점수의 변화만으로 평가할 수 없음을 보여준다.

통증 관리 목표 설정과 치료 계획에 환자를 참여시키는 것이 중요하다. 그런데 치료 계획을 수립할 때 간호사는 환자들이 진통제 투여를 원할 것이라고 가정하는 것이 맞을까? 최근 자료에 따르면 복통 환자의 98%가 의사나 간호사에게 통증을 보고했지만 33%만이 진통제를 요청하였고, 통증 강도는 환자가 진통제를 원하는지 여부를 결정하는 인자는 아님을 확인하였다. 이 연구는 통증 점수를 기록하는 것으로 통증 평가를 할 수 없음을 보여준다. 응급 간호사는 환자를 통증 관리 목표를 설정하는데 적극적으로 참여시킬 뿐만 아니라 구체적으로 환자가 진통제를 원하는지 물어봄으로써 통증 치료 계획을 수립하는 데 도움을 줄 수 있다.

일반적인 통증 관리의 원칙 General Pain Management Principles

미국응급의학회(ACEP, American College of Emergency Physicians)에서 작성한 "응급실의 통증 관리" 정책은 다음과 같은 기본 원칙을 개괄한다. 통증 관리는 즉시 시작되어야 하고, 진단을 기다리느라 치료가 지연되서는 안 된다. 마약성 진통제와 비마약성 진통제 모두의 사용이 고려되어야 하고, 의사 및 환자 교육 전략이 개발되어야 하며, 지속적인 연구가 수행되어야 한다. 이러한 원칙은 통증 관리를 안내하는 기본 사항을 다룬다.

비약물적 접근 Nonpharmacologic Approaches

비약물적 중재는 진통제를 투여할 때 보조 수단으로 사용되어야 하며, 일부 환자에게는 비약물적 중재만으로도 충분할 수 있다. 경미한 통증이 있는 일부 환자는 진통제 투여가 필요하지 않을 수 있고 어떤 환자들은 진통제를 거부할 수도 있다. 한 연구에서는 응급실 환자의 15%가 진통제를 거부한 것으로 나타났다. 실제 많은 비약물적 중재가 가능하며 비약물적 중재 중 일부는 응급실에서 유용하지만 다른 일부는 전문 교육(예: 최면) 없이는 응급실에서 이용하지 못할 수 있다. 모든 간호사는 통증으로부터 전환, 팔다리의 올리기와 자세잡기 등의 물리 요법, 온찜질 및 냉찜질 요법 등을 적용할 수 있어야 한다. 온찜질은 만성 통증과 겸상적혈구 통증 에피소드가 있는 환자에게 유용할 수 있다. 냉찜질은 근골격 부상으로 인한 급성 통증에 사용해야 하며 급성 허리 부상과 관련된 통증에 종종 유용하게 사용된다. 전환(transform)에는 음악 치료, 자료 읽기 및 대화가 포함된다. 응급 간호 지도자는 환자의 주의를 돌릴 수 있는 자료를 준비하고 사용을 촉진하기 위해 쉽게 접근할 수 있도록 하는 것이 중요하다. 주의 환기 기술은 경미한 근골격 손상이 있는 소아 환자를 대상으로 한 연구에서 대상자들의 통증 점수가 감소하는 것으로 나타났지만 성인의 경우에는 그렇지 않았다. 비약물적 중재는 많은 응급실 환자의 통증 완화에 중요한 역할을 한다.

약물적 접근 Parmacologic Approaches

약물 치료는 환자의 통증 관리 목표를 달성하기 위해 종종 필요하다. 응급 간호사는 개별 환자에게 가장 적합한 진통제의 종류, 용량 및 투여 경로를 제안하는 데 도움을 줄 수 있다. 환자의 주 호소, 연령, 병력, 알레르기, 통증 병력 및 명시된 통증 관리 목표가 진통 중재를 결정하는 데 도움이 되어야 한다.

진통제 투여 경로는 경구, 정맥, 피하 및 자가통증조절장치(PCA, patient-controlled analgesia)를 포함하여 다양하다. 여러 번 투여해야 하는 경우에는 근육 주사를 사용하지 않는 것이 좋다. 경구 진통제가 충분하지 않거나 정맥 경로를 사용할 수 없는 경우 피하 경로를 사용해야 한다. 피하 경로는 정맥보다 작용 시간이 다소 느리지만 효과는 동일하며 일반적으로 암이나 완화 치료가 필요한 환자에서 사용된다. 정맥을 통한 아편유사제 투여는 심한 통증 환자에게 적용되며 대부분의 약제에서 최대 효과는 15~30분이다. 따라서, 통증 재평가와 통증 조절이 충분하지 않은 경우 추가 용량 투여는 15분 후에 해야 한다. 응급 간호사에게는 여러 가지 먼저 해야 할 일들이 많아 쉽지 않지만, 정맥 주사 또는 피하 약제 투여 후 15분과 경구 약제 투여 후 60분 이내에 통증을 재평가하기 위해 최선을 다해야 한다. 추가 경구 제제는 일반적으로 초기 투여 후 2시간 이후에 투여되어야 한다.

마지막으로 자가통증조절장치는 여러 약제를 빈번하게 투여할 필요가 있는 환자에게 아편유사제를 투약하는 우수한 방법이다. 자가통증조절장치는 환자에게 통증 관리에 대한 통제력을 제공한다. 응급실에서 자가통증조절장치를 사용한 연구 보고는 매우 제한적이다. 응급실에서 사용하기 위해서는 간호사는 자가통증조절장치를 위해 특정 교육을 받아야 하며 응급실에서 사용하기 위한 장비와 투약 카트리지가 준비되어야 한다.

올바른 진통제를 선택하는 것도 중요하다. 아세트아미노펜(Acetaminophen), 비스테로이드성 항염증제(NSAID) 및 아편유사제는 응급실 통증 관리의 핵심이다. 아세트아미노펜은 비스테로이드성 항염증제와 달리 염증 인자에 대한 작용없이 경증에서 중등도의 통증을 완화시키며 경구 또는 직장 투여가 가능하고 위 점막을 자극하지 않는다. 아세트아미노펜은 코데인(Codeine), 옥시코돈(Percocet) 및 하이드로코돈(Norco 및 Vicodin)을 포함한 많은 경구 아편 복합 진통제에도 포함되어 있다. 아세트아미노펜의 최대 일일 권장 용량(건강한 성인의 경우 4,000 mg)이 있기 때문에 24시간 이내에 투여할 수 있는 경구 아세트아미노펜-아편유사제(아편유사진통제) 약물의 수를 제한해야 하는 경우가 있다. 24시간 이내에 아세트아미노펜 4,000 mg을 초과하여 복용하면 간독성 위험이 증가한다. 응급 간호사는 환자가 아세트아미노펜을 포함한 진통제 처방을 받고 퇴원할 때 아세트아미노펜의 투여 용량에 대해 환자에게 교육해야 한다.

비스테로이드성 항염증제는 응급실 환경에서 흔히 사용되는 두 번째 진통제 범주이며, 염증 인자가 관여하는(예: 염좌 및 좌상) 통증을 포 함하여 경증에서 중등도의 통증이 있는 환자에게 사용된다. 이부프로펜(Ibuprofen)은 이러한 상황에서 가장 일반적으로 사용된다. 비스테로이드성 항염증제는 또한 염증 인자와 관련된 심한 통증(예: 콩팥산통, 급성 겸상적혈구 통증 에피소드 및 근 골격 외상) 환자에게 아편유사제의 보조 요법으로 사용할 수 있다. 아편유사제 또는 비스테로이드성 항염증제를 투여 받은 콩팥산통(신산통, renal colic) 환자에 대한 체계적 문헌 고찰에 따르면 비스테로이드성 항염증제를 투여 받은 환자의 통증 점수가 더 크게 감소하였다. 그러나 비스테로이드성 항염증제만으로는 콩팥산통을 관리하기에 충분하지 않은 경우가 많다. 비스테로이드성 항염증제 투여는 아편유사제 의 투여 용량을 줄이는 것을 가능하게 할 수 있다. 정맥로가 확보되면 15 mg 용량의 케토로락(Toradol)을 6시간마다 정맥내로 투여할 수 있다. 케토로락은 탈수된 환자에서 급성 신부전을 유발할 수 있다. 모든 비스테로이드성 항염증제는 사이클로옥시게나제(COX, cyclooxygenase) 효소 억제로 인한 위장 출혈과 신장 손상 및 심혈관 위험 증가와 관련이 있다. 고령의 환자나 기존에 신장 또는 위장 질환의 병력이 있는 환자에게는 이 약의 사용을 신중히 고려해야 한다. 이러한 환자들에게 투여할 때는 용량을 줄여서 투여해야 한다. 2005년 미국식품의약국(FDA, Food and Drug Administration)은 모든 비스테로이드성 항염증제 제조업체에 모든 약제에 대한 경고문을 발행하여 환자에게 특히 장기간 사용 시 위장관계 및 심혈관계 합병증의 위험이 증가함을 알릴 것을 지시했다. 마지막으로 비스테로이드성 항염증제는 진통천장효과(analgesic ceiling effect)를 가지고 있는데, 이는 일정 수준이 넘어가면 약물의 용량을 늘리더라도 진통효과가 증가되지 않는다는 것을 의미한다.

이론적으로 COX-2 선택적 비스테로이드성 항염증제는 염증을 일으키는 COX-2만 선택적으로 억제하고 위장 시스템을 보호하는 COX-1은 억제하지 않기 때문에 위장에 해를 입히지 않는다. 그러나 신장 또는 간을 보호하지는 않는다. COX-2 선택제는 골관절염 환자에게 유익한 것으로 밝혀졌다. 그러나 COX-2 선택적 억제제는 심근경색 및 뇌졸중의 위험 증가와 관련이 있는 것으로 밝혀졌으며, 매우 고가이다. 응급실 환경에서는 처방하지 않거나 드물게 사용해야 한다.

아편유사제는 심한 통증이 있는 환자에게 처방되며 특정 약제는 경구(예: 코데인, 하이드로코돈, 모르핀, 옥시코돈), 정맥(모르핀, 펜타닐, 하이드로모르폰) 또는 자가통증조절장치 펌프를 사용하여 투여할 수 있다. 비스테로이드성 항염증제와 달리 아편유사제는 진통의 천장 효과가 없다. 경구 제제는 종종 아세트아미노펜과 조합되며 중등도의 통증 완화를 위해 사용된다. 주로 퇴원 후 통증을 관리하는 데 도움이 되도록 응급실에서 퇴원할 때 처방된다. 코데인과 함께 아세트아미노펜이 자주 처방된다. 코데인은 전구체 형태이므로 전구체 약물을 활성 형태로 전환시킬 수 없는 일부 환자들은 코데인을 복용할 때 통증이 완화되지 않는다고 보고한다.

모르핀과 하이드로모르폰(Dilaudid)은 응급실 환경에서 심한 통증을 관리하기 위한 기본 옵션이다. 다른 경로가 없을 때 설하 또는 구강 내 볼의 점막을 통해 투여할 수 있는 황산 모르핀(Roxanol)의 액상 제제가 있다. Chang 등의 연구에서, 응급실의 환자 51명에게 모르핀 0.1 mg/kg 또는 하이드로모르폰 0.015 mg/kg(등가 용량)을 투여했을 때 두 약제 모두 통증 점수 감소에 동등하게 효과적인 것으로 밝혀졌다. 메스꺼움, 구토, 저혈압 및 호흡 억제의 발생률은 두 약제에서 유사하게 나타났다. 두 약제의 가장 흔한 부작용은 메스꺼움과 구토였으며, 최대 19%의 피험자가 이러한 증상을 보고했다. 응급 간호사는 이러한 증상을 완화하기 위해 항구토제를 투여할 준비를 해야 한다. 이 연구에서 분당 12회 미만의 호흡수를 경험한 환자는 없었고, 각 그룹에서 1명의 환자는 90% 미만의 산소포화도를 경험했으며, 날록손(Naloxone) 투여가 필요한 환자는 없었다. 소양증은 모르핀 투여자에게 더 빈번하게 발생하였다. 여러 연구 자료는 응급실에서 심한 통증 환자에게 두 약제를 투여하는 것에 대한 근거를 뒷받침한다. 간호사는 아편유사제를 투여할 때 호흡 억제 또는 저혈압의 높은 발병률을 걱정해서는 안 된다. 그러나 간호사는 개별 환자 특성(나이, 의식 상태, 체중, 약물 복용 및 병력)을 평가하여 올바른 약제, 용량 및 경로를 선택하는 데 도움을 주어야 한다.

모르핀(morphine)과 하이드로모르폰(hydromorphone)의 시작 용량을 적절하게 선택하는 것이 중요하다. 0.10 mg/kg 또는 0.15 mg/kg의 황산 모르핀을 투여 받도록 무작위 배정된 응급실 환자에 대한 최근 결과는 통증 완화 점수에 의미 있는 차이가 없음을 보여주고 재평가 및 개별 투여의 중요성을 강조한다. 응급 간호사는 모르핀 설페이트와 하이드로모르폰의 투여량과 두 약물 사이의 동등진통용량(equianalgesic dosing)의 차이를 모를 수 있다. **표 10-3**은 이러한 차이점을 설명한다. 정맥내 모르핀의 일반적인 초기 용량은 0.10 mg/kg이며, 이는 60세 미만의 건강한 성인에서 하이드로모르폰 0.015 mg/kg과 같다. 70 kg 성인의 경우 이는 대략 7 mg의 모르핀 또는 1 mg의 하이드로모르폰과 같다. 종종 간호사는 7 mg의 정맥내 모르핀을 투여하는 것을 꺼려하지만 1 mg의 하이드로모르폰 정주를 주저하지 않는다. 이 현상은 대부분 동일한 진통효과를 내는 동등진통용량에 대한 원칙에 익숙하지 않고 1 mg의 하이드로모르폰이 모르핀 7 mg보다 훨씬 적다고 믿고 안심하는 경향 때문이다. 두 용량 모두 안전하며 시작 용량으로 사용해야 한다. 간호사는 하이드로모르폰 투여가 응급실 환경에서 심한 통증을 치료할 수 있는 탁월한 옵션을 제공하기 때문에 하이드로모르폰 투여에 익숙해지고 편안해져야 한다.

펜타닐(Fentanyl)은 응급실에서 심한 통증이 있는 환자에게 사용하는 세 번째 아편유사제다. 펜타닐은 효과가 빨리 나타나기 시작(1~2분)하고 짧게 지속(최대 60분)된다. 시술을 위한 진정 요법과 단기 통증 완화에 유용하다. 다른 아편유사제에 비해 혈역학적 효과가 제한적이고 작용 시간이 짧기 때문에 신경학적 상태가 변경되거나 경계성 저혈압이 있는 외상 환자에게 특히 유용할 수 있다. 의식 수준이 변할 가능성이 있는 환자는 약제 효과가 사라진 후 30~60분 내에 재평가해야 한다. 펜타닐은 마이크로그램(mcg) 단위로 투여되며, 1 mcg/kg이 합리적인 시작 용량(70 kg 성인의 경우 70 mcg)이다.

표 10-3 동등진통용량

마약성 진통제	등가 용량(mg) 경구	비경구
모르핀	30	10
하이드로모르폰	7.5	1.5
펜타닐	–	0.1
옥시코돈	20	–

메페리딘(Demerol)을 언급하지 않고는 아편유사제에 대한 논의가 완전하지 않다. 메페리딘의 대사산물인 노르메페리딘의 중추신경계에 작용하여 흥분과 발작을 유발할 수 있는 신경독성으로 인해 메페리딘의 사용은 권장되지 않는다. 사용할 수 있는 많은 다른 약제의 효과가 대부분의 환자에게 동등하게 나타나지만, 만약 어떤 환자가 메페리딘만으로 통증이 완화된다면 그 약물의 사용을 엄격히 금지해서는 안 된다.

올바른 약물, 용량 및 경로를 선택하면 최적의 통증 관리를 촉진하는 데 도움이 된다. 효과적인 통증 관리의 핵심은 환자의 통증 목표가 달성될 때까지 진통제의 신속한 평가, 치료, 재평가 및 진통제 투여 용량 조정이다.

간호사 초기 진통 프로토콜

Nurse-Initiated Analgesic Protocols

과밀한 응급실은 간호사들이 신속한 통증 관리를 제공하는 능력을 제한할 수 있다. 한편으로는 응급실 과밀화가 의사/간호사가 개발한 간호사 초기 진통 프로토콜(NIAP, nurse-initiated analgesic protocols)을 구현할 수 있는 기회를 제공한다. NIAP의 효과는 여러 문헌에서 분명히 밝혀졌다. NIAP는 간호사(특히 분류 간호사)가 의사 평가 전에 진통제를 투여하는 것을 허용한다. 이 프로토콜은 첫 진통제가 신속하게 투여되게 하고 진통제 사용의 전반적인 증가를 촉진할 수 있다. 이 프로토콜은 긴급도 레벨이 낮아서 초기 의사 평가를 더 오래 기다려야 하는 경증 및 중등도 통증을 가진 환자에게 가장 유용하다. NIAP는 새로운 개념이 아니며 호주와 영국의 응급 간호사가 이 분야에서 앞서나가고 있다.

NIAP에는 일반적으로 (1) 비약물, (2) 비아편유사제(비아편유사진통제), (3) 아편유사제의 세 가지 범주 중 하나의 중재가 포함된다. 비약물적 중재로는 얼음찜질, 거상, 주의 환기 등의 중재가 권장된다. 비아편유사제 프로토콜에는 가벼운 통증을 위한 이부프로펜과 아세트아미노펜 사용이 포함된다. 경구 아편유사제를 포함한 프로토콜에서 코데인과 함께 아세트아미노펜을 투여하는 경우가 가장 흔하다. 다른 연구자들은 간호사가 아세트아미노펜과 함께 옥시코돈을 투여하거나 아세트아미노펜과 함께 하이드로코돈을 투여할 수 있도록 하는 프로토콜을 개발했다. Seguin과 동료의 연구에서 모르핀, 하이드로모르폰 및 옥시코돈의 투여를 허용하는 NIAP를 개발했으며, Seguin은 프로토콜이 거의 사용되지 않았다고 보고한다.

모르핀 및 하이드로모르폰과 같은 더 강력한 아편유사제를 포함하는 프로토콜을 (환자의 반응을 모니터링할 수 없는 경우) 분류 시에 적용하는 것은 적합하지 않을 수 있다. 그러나 철저한 간호 평가와 적절한 모니터링은 가능한 상황에서 의사 평가가 지연되는 경우에 응급실의 치료실에서 적용하는 것은 매우 적절할 수 있다. 호주에서는 의사 평가 전에 간호사가 모르핀을 투여할 수 있도록 하는 프로토콜을 구현했다. 그들은 포괄적인 교육 패킷을 개발하고 진통제 관리 및 부작용에 대한 프로토콜의 영향을 모니터링한다. 그들은 프로토콜의 적용이 매우 성공적임을 보고했다. 환자 분류 구역에서 NIAP에 대한 환자 만족도를 조사한 한 연구는 통증 감소를 목적으로 분류 구역에서 중재를 받은 환자는 초기 분류 시에 통증에 대한 즉각적인 관심을 받은 덕분에 전반적인 응급실 치료에 더 만족한다고 보고했다.

그러나 NIAP 실행에는 (1) 안전에 대한 우려, (2) 프로토콜 따르기를 꺼림, (3) NIAP 사용을 꺼리는 간호사, (4) 환자가 진료를 받지 않고 떠날 것이 라는 우려, (5) "약물 의존" 환자에 대한 우려 등이 장벽으로 작용한다. 의사 평가 전에 투여되는 진통제(특히 아편유사제)의 안전성은 빈번한 관심사이다. 그러나 자료는 이 행위의 안전성을 뒷받침한다. 또 다른 있음직한 우려는 간호사가 프로토콜을 따르지 않고 원래 의도를 넘어 사용을 확장할 것이라는 점이다. 대부분의 NIAP는 흉통이나 복통이 있는 환자를 제외한다. Fry 등의 연구에서 간호사는 프로토콜에서 제외된 복통이 있는 7명의 환자(3%)에게 경구 아편유사제를 투여했다고 언급했다. 다행히 부작용은 발생하지 않았다. 소규모 연구이지만 Seguin은 연구를 통해 진통제 투여 후 활력 징후를 측정하도록 한 지침이 항상 준수되지는 않는다고 언급했다. 현재 약물 안전성 이슈에 있어 NIAP를 반대하는 가장 강력한 주장은 환자가 의사 평가 전에 떠날 수 있고, "약물 의존" 환자가 경구 아편유사제를 위해 반복적으로 응급실을 내원할 가능성에 대한 우려이다. 코데인과 함께 아세트아미노펜을 투여 받은 202명의 환자에 대한 전향적 평가에서 31명의 환자(15%)가 의사 평가 전에 떠난 것으로 나타났다. 이 환자들에 대한 책임에 관한 우려는 타당하지만, 많은 환자가 의사의 평가 전에 응급실을 떠나기 때문에 하이드로코돈 또는 코데인과 같은 진통제를 받은 후 환자에 대한 위험은 의사의 평가 전에 퇴원하는 다른 많은 환자의 맥락에서 논의되어야 한다. 의사 평가 전에 퇴원하는 모든 환자는 잠재적인 법적 책임 공방의 가능성이 있다. 경구 아편유사제를 투여 받은 후 퇴원하는 환자를 추적하기 위한 질 모니터링 절차가 마련되어 있어야 하며, 이러한 절차를 통해 개별 환자를 적절하게 관리할 수 있다. 기관 정책에 어느 시점에서든 의사 평가 전에 응급실을 떠나는 경우는 향후에는 NIAP를 적용하지 않을 것임을 명시할 수 있다.

요약하면, NIAP는 신속한 통증 관리를 용이하게 하는 기회를 제공한다. 프로토콜 개발에는 응급실의 의사, 간호사, 관리자 및 병원 약사 간의 협력적인 접근이 필요하다. 적절한 교육, 정책 개발, 지속적인 질 개선 모니터링, 약물 안전성에 대한 관심은 최적의 통증 관리와 잠재적 남용 방지 및 부작용 예방 사이의 균형을 유지하는 데 있어 핵심 요소가 될 것이다.

응급실 통증 관리의 특정 문제

Specific Emergency Department Pain Management Challenges

복통 및 외상 관련 통증 치료

Treating Abdominal and Trauma-Related Pain

복통이나 다발성 외상이 있는 환자는 응급실 환경에서 부적절하게 통증이 부적절하게 관리될 위험이 높다. 응급실 환경에서 통증 관리를 저해하는 가장 널리 퍼진 오해와 중대한 장벽 중 하나는 진단이 내려질 때까지 복통이 있는 환자에게 진통제를 제공할 수 없다는 것이다. 이 오해는 Cope's Early Diagnosis of the Acute Abdomen의 1987년 판에서 시작되었지만, 최근 2000년 개정판은 이 관행을 반박한다. 이 오해는 현재 여러 연구에서 나온 자료로 반박되고 있다. 연구에도 불구하고 논란은 여전히 존재하며 더 많은 정보를 원하는 간호사는 Knopp와 Dries의 2006년 사설을 참조할 수 있다. 응급 간호사는 응급 및 외과 임상의와 함께 복통을 관리하기 위한 프로토콜 개발에 참여하는 것이 좋다.

다발성 외상 환자 또한 통증 치료가 잘 되지 못할 위험에 처해 있다. 최근 자료는 장골 골절 환자에 대한 진통제 투여가 전국적으로 증가했다고 보고한다. 진통제 투여를 절대 해서는 안 되는 금기증은 호흡 억제, 혈역학적 불안정성 및 혼수 상태이다. 저혈압은 심장에 미치는 영향이 적은 약물(예: 펜타닐)

을 신중하게 선택하고 매우 천천히 투여하여 혈관 내 용적을 유지함으로써 최소화할 수 있다.

겸상적혈구 급성 통증 에피소드
Sickle Cell Acute Pain Episodes

많은 응급 간호사와 의사는 이러한 오해를 반증하는 자료에도 불구하고 겸상적혈구병 환자가 아편유사제 의존적이라고 생각하며 좌절감을 표현하기도 한다. 만성적이고 종종 심신을 쇠약하게 하는 이 질병을 가진 환자 또한 응급실 치료에 대한 좌절감을 표현한다. 겸상적혈구병은 많은 심각한 병태생리학적 합병증(예: 급성 뇌졸중, 급성 흉부 증후군, 담낭염, 만성 용혈성 빈혈, 철 과부하, 폐고혈압, 말단 장기 부전, 관절의 무혈성 괴사, 만성 다리 궤양) 및 급성 통증(때때로 응급실 진통제 관리가 필요한)을 경험한다. 통증 에피소드의 빈도의 증가는 사망 위험의 증가와 관련이 있다.

급성 통증 에피소드는 높은 우선순위로 치료되어야 하고 신속한 진통제 관리가 이루어져야 한다. 응급 환자를 5단계로 분류하는 응급환자분류도구(Emergency Severity Index, 버전 4)는 겸상적혈구병과 관련된 급성 통증 에피소드가 있는 환자를 우선순위가 높은 레벨 2 환자로 분류해야 한다고 명시하고 있다. 그럼에도 불구하고 최근 자료에 따르면 환자의 27%만이 레벨 2로 분류되었고, 환자는 진통제를 받기까지 평균 90분을 기다려야 했다. 12개월의 연구 기간 동안 개별 환자의 총 방문 횟수를 기준으로 초기 진통제까지 걸리는 시간에는 차이가 없는 것으로 나타났다.

응급 임상의가 소수의 개별 환자에 대한 경험을 겸상적혈구병이 있는 모든 환자에게 일반화할 수 있다. 현재로서는 일부 겸상적혈구병 환자가 다른 환자보다 더 자주 방문하는 이유를 이해하지 못한다. 그들의 질병이 더 심각하거나 더 많은 통증 에피소드를 경험하거나 기타 알려지지 않은 사회문화적 요인이 원인일 수 있다.

응급 간호사는 급성 통증 에피소드 및 겸상적혈구병이 있는 환자에 대해 신속하고 적극적인 진통 관리를 시작해야 한다. 가이드라인은 응급실 도착 후 15분 이내에 정맥내 모르핀 또는 하이드로모르폰을 투여할 것을 권장한다. 많은 경우에 이 권장 사항을 지키는 것이 실현 가능하지 않을 수 있지만, 90분은 진통 관리 권고안을 훨씬 초과한 시간이다. 겸상적혈구병 환자는 부적절한 진통제 관리의 위험에 처한 또 다른 집단을 대표하며 응급 간호사는 이러한 환자의 통증 완화를 극대화하는 데 중요한 역할을 할 수 있다.

의료인으로부터 유발된 시술 통증
Health Care Worker–Induced Procedural Pain

응급 간호사 및 기타 의료 종사자는 요도 및 정맥 카테터 및 비위관 삽입을 포함한 처치를 수행하여 통증을 유발할 수 있다. 통증 감소를 위해 요도 카테터 삽입 전에 남성에서 리도카인 젤의 국소 투여는 근거가 있으나 여성은 그렇지 않다. 비위관 삽입과 관련된 통증을 감소시키기 위해 다양한 방법이 평가되었다. 문헌은 비강으로 투여되는 리도카인 젤, 비인두 및 구강인두 리도카인 분무, 코에는 리도카인과 페닐에프린, 구강인두에는 벤조카인 스프레이가 포함된 테트라카인의 사용을 지지한다. 열상을 봉합과 관련된 통증은 분류 시 간호사가 리도카인, 에피네프린, 테트라카인(LET, lidocaine, epinephrine, and tetracaine) 혼합물을 적용하여 감소시킬 수 있다. LET를 적용하면 국소 마취제를 주입하는 동안 통증을 감소시킬 수 있다. 이 제제 또는 유사한 제제에 대한 상설 명령(standing order)이 모든 응급실에 있어야 한다.

퇴원 교육 Discharge Teaching

응급 간호사는 퇴원 진통제 교육을 제공하는 데 중요한 역할을 한다. 최근 자료에 따르면 퇴원 시에도 환자들의 통증 점수가 중등도 정도로 지속된다. 많은 환자가 응급실에서 퇴원한 후 최대 96시간까지 통증을 계속 경험하며, 최대 78%의 환자가 응급실에서 퇴원할 때 처방된 진통제를 사용하였다고 보고하였다. 진통제 퇴원 교육에는 진통제 투여, 투여 간격, 부작용 및 증량을 피할 필요성에 대한 논의가 포함되어야 한다. 환자는 완화되지 않은 통증에 대해 의료서비스제공자에게 연락하거나 필요한 경우 응급실에 다시 오도록 항상 권고되어야 한다.

소아 통증 관리 PEDIATRIC PAIN MANAGEMENT

매년 모든 응급실 방문의 약 1/3은 소아와 관련된다. 이러한 응급실 내원 중 일부는 골절, 열상 및 둔기 손상과 같은 외상으로 인한 경우도 있지만, 암, 장 질환, 편두통과 같은 만성 질환과 겸상적혈구병 및 맹장염과 같은 기존 질병의 급성 악화로 응급실을 방문한 경우도 모두 발달단계에 맞는 적절한 통증 평가 및 관리가 필요하다. 또한 이러한 부상 및 질병의 대부분은 정맥 천자, 요추 천자, 도뇨관 삽입, 열상 봉합, 진단 영상 또는 골절 정복 같은 고통스럽고 불안을 유발하는 진단 및 치료 절차가 필요하다. 환자 옹호자로서 발달 단계에 맞는 적절한 평가 및 통증 관리 술기를 사용하기 위해 필요한 지식과 기술을 갖추는 것은 응급 간호사의 책임이다. 소아 통증 평가 및 관리의 원칙은 **표 10-4**에 요약되어 있다.

소아 통증 관리의 특정 오해와 장벽

Pediatric-Specific Pain Management Myths and Barriers

연구에 기반한 소아 통증 관리 및 평가의 발전에도 불구하고 오해와 장벽은 계속해서 진료에 영향을 미치고 있다. 가장 흔한 오해 중 하나는 영유아가 성인보다 통증을 덜 경험하고 고통스러운 사건에 대한 기억을 유지하지 못한다는 것이다. 실제로 영아는 고통스러운 자극에 과도하게 반응하고 관리되지

표 10-4 통증 평가 및 관리 지침

일반적 원칙

1. 모든 영유아는 통증을 경험한다.
2. 통증 관리 실패는 장단기적으로 부정적인 영향을 미칠 수 있다.
3. 예측 가능한(시술로 인한) 통증은 예방적으로 치료해야 한다.
4. 평가 및 관리는 발달 단계에 따라 적절해야 하며 비약물적 및 약물적 중재를 함께 사용해야 한다.

연령	평가	적응증	비약물적 중재	약물 중재	고려 사항
신생아와 영아 (말하기 전)	PIPP: 출생~3개월 FLACC: 3개월~7세	발꿈치 천자, 요추 천자, 정맥 천자, 포경수술, 도뇨관 삽입, 예방 접종 및 주사	부모 참여, 포대기, 쓰다듬어주기, 자세 지정 및 젖먹이기	경구용 자당 및 젖꼭지 사용, LMX4, EMLA (리도카인과 프릴로카인의 공용 혼합물), vapocoolants	• TAC 및 LET는 손끝, 발가락 및 음경에 사용금지 • 불안정한 신생아 및 금식 상태에서 자당은 권장되지 않음 • 메트모글로빈혈증의 병력이 있는 경우 EMLA를 사용 금지
미취학아동 (말을 하거나 못함)	FLACC, Oucher Scale, VAS, CAS, FACES Pain Scale, Poker Chip Tool	요추 천자, 정맥 천자, 도뇨관 삽입, 진단을 위한 처치, 열상 봉합, 예방 접종 및 주사	부모의 참여, 거품 불기, 주의 분산, 놀이, TV/비디오, 노래, 칭찬, 보상, 간단한 설명	LMX4, EMLA, vapocoolants, TAC (테트라카인, 아드레날린 및 코카인), LET (리도카인, 에피네프린 및 테트라카인), S-Caine 패치(리도카인 및 테트라카인), 리도카인	• 온전한 피부일 때만 LMX4, EMLA 사용
학령기	Oucher Scale, VAS, CAS, FACES Pain Scale, Poker Chip Tool	요추 천자, 정맥 천자, 도뇨관 삽입, 진단을 위한 처치, 열상 봉합, 예방 접종 및 주사	부모의 참여(나이가 많은 아동은 선택 가능), 주의 분산, 비디오게임, 퀴즈, 심호흡, 음악, 칭찬, 얼음이나 찜질팩	LMX4, EMLA, vapocoolants,, TAC, LET, S-Caine 패치, 리도카인	
청소년	자가 보고, 점수 및 상처 그림 점수 척도, VAS	요추 천자, 정맥 천자, 도뇨관 삽입, 진단을 위한 처치, 열상 봉합, 예방 접종 및 주사	부모의 참여(나이가 많은 아동은 선택 가능), 주의 분산, 비디오게임, 퀴즈, 심호흡, 음악, 칭찬, 얼음이나 찜질팩	LMX4, EMLA, vapocoolants, TAC, LET, S-Caine 패치, 리도카인, 완충 리도카인, Ionphoresis를 이용한 리도카인	

NPO, Nothing by mouth.
Data from Bauman BH, McManus JG Jr. Pediatric pain management in the emergency department. *Emerg Med Clin North Am.* 2005;23(2): 393-414; Hatfield L, Messner E, Lingg K. Evidence-based strategies for the pharmacologic management of pediatric pain during minor procedures in the emergency department. *Top Emerg Med.* 2006;28(2):129; Mace S. Pain management and procedural sedation in pediatric patients. In: Mace S, Durcharme J, Murphy M, eds. *Pain Management and Sedation.* New York, NY: McGraw-Hill; 2006; Merkel S, Voepel-Lewis T, Malviya S. Pain assessment in infants and young children: the FLACC scale. Am J Nurs. 2002;102(10):55.

않는 통증에 대해 극단적인 생리적 반응과 호르몬 반응을 보인다. 이 스트레스 반응은 산소 요구량과 신진대사를 증가시키고 치유를 지연시켜 이환율과 사망률에 영향을 미친다. 포경수술 중 통증 반응을 평가했을 때 마취하지 않은 신생아가 마취한 신생아보다 통증 반응이 더 높았고, 4~6개월 후 예방 접종을 하는 동안 더 큰 고통을 겪었다. 심한 통증은 외상 후 스트레스 장애로 이어질 수 있으며, 회피 행동, 불균형적인 통증 및 불안 반응, 악몽, 바늘 공포증으로 입증되는 바와 같이 미래에 치료에 대한 반응에 영향을 미칠 수 있다. 통증을 치료하지 않으면 이후의 고통스러운 절차를 적절하게 관리하는 능력이 감소하는 것으로 나타났다.

두 번째로 일반적으로 받아들여지는 믿음은 아편유사제 투여가 어린이에게 더 위험하고 신체 검사 및 진단을 방해할 수 있다는 것이다. 아편유사제는 신진대사와 제거가 미성숙하기 때문에 신생아에게 더 조심스럽게 사용해야 하지만 더 적은 양을 지속적으로 주입함으로써 안전하게 사용할 수 있다. 생후 3~6개월이 되면 영아는 나이든 소아와 유사한 속도로 아편유사제를 대사하고 제거하며 소아과에서 아편유사제 사용은 성인에서보다 더 위험하지 않다. 현재의 연구 또는 실무 표준은 검사 및 진단을 위해 진통제 투여를 보류하지 말도록 권고한다. 오해가 계속해서 실무에 영향을 미치고 있지만, 이제 연구에서는 병태생리학적 발견이 이러한 오해를 입증하지 못한다는 것을 분명히 보여준다. 신생아, 유아 및 어린이의 아편유사제 투여는 안전하다.

소아 통증 사정 Pediatric Pain Assessment

소아의 통증 경험을 예상하고 예측하려면 발달 단계에 맞추어 적절한 사정을 진행되어야 하고 이는 소아에서 성공적인 통증 관리에 가장 중요하다. 통증은 독특하고 개별화된 경험이기 때문에 응급 간호사는 환자의 보고를 믿고 나이, 인종, 성별, 문화, 인지, 감정 및 과거 경험을 고려해야 한다. 아동의 통증 평가에 대한 임상 기준은 자가 보고식이지만 이 기준은 언어적, 인지적으로 적절한 아동에 국한된다. 그림 10-4는 통증이 있는 유아에서 관찰될 수 있는 안면 변화를 보여준다. Oucher Scale, 시각적 상사 척도(Visual Analogue Scale), 색상 아날로그 척도, 얼굴 통증 척도(Faces Pain Rating Scale)(그림 10-5) 및 Poker Chip Tool과 같은 1차원 도구는 모두 3

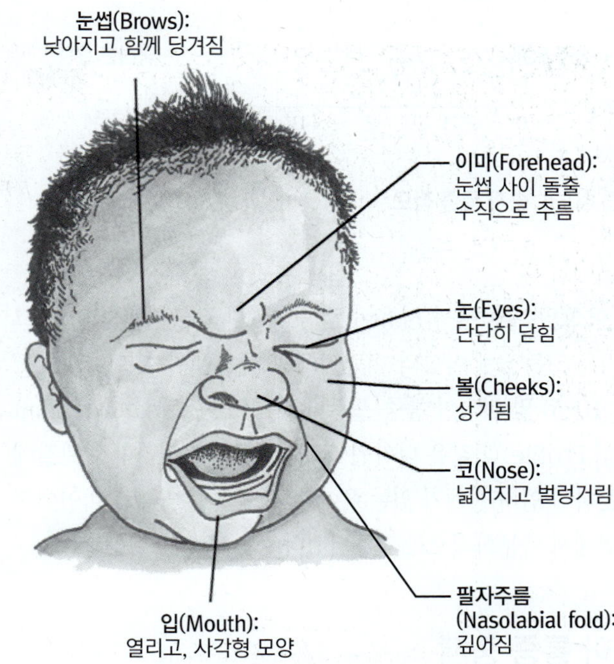

그림 10-4 얼굴 표정은 영유아의 통증에 대한 가장 일관된 행동 지표이다.

(From Hockenberry MJ, Wilson D, Winkelstein ML, et al. *Wong's Nursing Care of Infants and Children*. 7th ed. St Louis, MO: Mosby; 2003.)

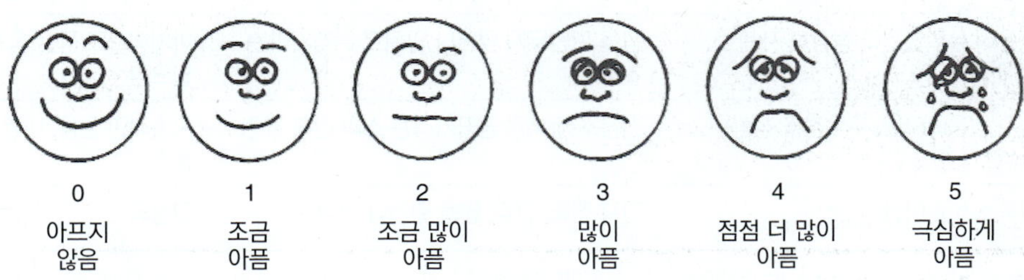

그림 10-5 얼굴 통증 척도(Wong-Baker FACES Pain Rating Scale)

(From Hockenberry MJ, Wilson D. *Wong's Nursing Care of Infants and Children*. 8th ed. St Louis, MO: Mosby; 2007.)

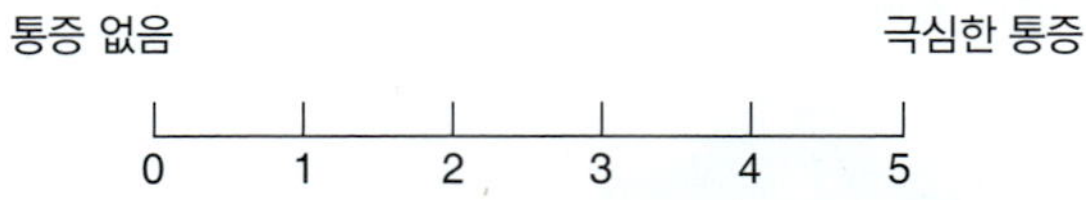

그림 10-6 숫자 통증 척도

세 이상의 아동에서 사용이 검증되었다. 숫자 통증 척도(그림 10-6)는 5세 이상의 어린이에게 사용할 수 있다. FLACC (표 10-5) 및 미숙아 통증 프로파일(PIPP, Premature Infant Pain Profile)과 같은 다차원 도구는 행동 및 생리학적 관찰에 의존하며 인지 장애가 있는 유아 및 아동뿐만 아니라 비언어적 측면에서 다문화적으로 검증되었다.

소아 통증 중재 Pediatric Pain Interventions

적절한 초기 평가와 지속적인 통증 평가는 성공적인 통증 관리에 직접적으로 기여한다. 최적의 소아 통증 관리를 위해서는 가능할 때마다 비약물적 중재와 약물적 중재를 모두 사용해야 한다. 이 과정은 항상 아동과 가족을 치료과정에 준비시키는 것으로 시작해야 한다. 표 10-4는 처치 시 통증을 완화시키기 위해 사용할 수 있는 연령별 중재를 보여준다. 리도카인, EMLA 크림(리도카인과 프릴로카인의 공융 혼합물) 및 LMX4는 주의 분산 기술과 결합될 때 정맥로 확보, 주사, 요추 천자 및 경미한 수술 절차와 관련된 통증을 관리하는 데 효과적이고 안전한 것으로 나타났다. S-카인 패치(리도카인 및 테트라카인) 및 완충 리도카인(리도케인 도포 시 생기는 작열감을 줄이기 위해 $NaHCO_3$를 추가한 제제)은 나이가 많은 어린이에게 주의 분산 및 음악 요법과 함께 사용하면 정맥주사와 관련된 통증을 줄이는 데 효과적이다. 증발냉각기(vapocoolants)는 작용 시간이 빠르고 주의 분산 요법과 함께 사용하는 경우 주사와 예방 접종으로 인한 통증을 줄이는 효율적인 방법이다. 자당(sucrose)은 아기를 꼭 안기, 모유 수유, 엄마의 자세 잡기 및 쓰다듬어 주기 등과 함께 3개월 이하의 영아를 위한 채혈을 위한 발꿈치 천자, 정맥로 확보, 주사 및 도뇨관 삽입과 관련된 통증을 줄이는 데 효과적인 것으로 나타났다.

TAC (테트라카인, 아드레날린 및 코카인) 및 LET (리도카인, 에피네프린 및 테트라카인)는 세척 및 봉합이 필요한 개방 상처의 초기 통증 완화를 제공하는 국소 마취제이다. 이러한 제제는 통증을 최소화하기 위해 국소 마취와 봉합 또는 세척 전에 적용해야 하고, 약 15~20분 동안 또는 가장자리 주변이 희게 될 때까지 적용해야 한다. 이 약제는 손가락 끝, 발가락 또는 음경이나 순환이 감소된 부위에 적용해서는 안 된다. 더 복잡하거나 긴 시술(예: 진단 영상, 골절 정복 및 열상 복구)은 종종 주의 집중 및 국소 마취만으로는 성공적으로 수행할 수 없다. 표 10-6은 시술 진정에 사용되는 일반 마취제 및 진정-수면제 및 용량을 설명한다.

아세트아미노펜 및 이부프로펜 및 케토로락과 같은 비스테로이드성 항염증제를 포함한 비오피오이드가 경증에서 중등

표 10-5 FLACC (얼굴, 다리 , 활동, 울음 , 진정): 3개월에서 7세

	점수		
관찰 항목	0	1	2
얼굴	특별한 표정 변화 없는 미소	간혹 찡그리거나 얼굴 찌푸림, 저항, 무관심을 표현	지속적인 찌푸림, 입을 다물고 있는 턱, 아래턱 부위 떨림
다리	정상 자세 및 이완	불안하고 지속적인 움직임 혹은 긴장	발을 차거나 다리를 들어올림
활동	조용히 누워있거나 정상적 자세, 쉽게 움직임	몸을 가만두지 않거나 앞뒤로 뒤척거리는 긴장	아치형으로 몸을 움츠림, 굳거나 경련을 일으킴
울음	울지 않음(깨어있거나 잠을 청함)	신음소리 혹은 끙끙거리는 소리 간혹 불평	지속적인 울음, 비명, 혹은 흐느끼거나 불평
마음의 안정도	만족스러운 이완	간혹 접촉, 안김, 말을 걸거나 안심	진정되거나 안위의 어려움

Each of the five categories is scored from 0 to 2, resulting in a total score between 0 and 10. Before scoring, awake children are observed for 2 minutes and asleep children are observed for 5 minutes.
From Markel S, Voepel-Lewis T, Shayevitz J, et al. The FLACC: a behavioral scale for scoring postoperative pain in young children. *Pediatr Nurs.* 1997:23(3):293-297. © 2002, The Regents of the University of Michigan. Used with permission.

도의 통증에 탁월한 완화 효과를 제공하지만(표 10-7) 종종 제대로 사용되지 않는다. 코데인, 옥시코돈, 하이드로코돈과 같은 경구용 아편유사제는 종종 중등도에서 중증의 통증을 관리하는 데 필요하다. 모르핀과 펜타닐은 심한 통증 치료에 탁월한 선택이다. 표 10-8은 이러한 약제의 경로와 용량을 제안한다. 어린이와 유아는 성인과 동일한 호흡 억제 및 무호흡 위험이 있다. 이러한 위험은 신중한 용량과 주입 속도를 선택하고 지속적인 평가 및 모니터링을 함으로써 크게 감소할 수 있다.

다양한 약물 중재 외에도, 응급실 환경에서 통증이 있는 모든 소아 환자의 통증 완화를 최적화하는 데 도움이 되는 비약물적 중재가 약물 중재와 결합되어야 한다. 표 10-4는 가능한 연령별 비약물적 중재를 제시한다.

표 10-6 소아과 절차적 진정제 사용 권장 사항

약명	표준 용량	최대 용량
미다졸람(Midazolam)	0.05~0.1 mg/kg IV로 2~3분	아동 < 5 세: 6 mg IV/IM 아동 > 6 세: 10 mg IV/IM
케타민(Ketamine)	1~1.5 mg/kg IV 또는 IM (느리게 적정)	투여 속도는 0.5 mg/kg/min을 초과하지 않는다.
프로포폴(Propofol)	1~1.5 mg/kg IV (느리게 적정)	3~3.5 mg/kg
클로랄하이드레이트(Chloral hydrate)	최소 용량 25~50 mg/kg PO (30분 주기 반복) 최고 용량 60~80 mg/kg PO (피크 30~90분)	신생아: 1 g 소아: 2~2.5 mg/kg

IM, Intramuscular; *IV*, intravenous; *PO*, by mouth.
Data from Mace S. Pain management and procedural sedation in pediatric patients. In: Mace S, Ducharme J, Murphy M, eds. *Pain Management and Sedation*. New York, NY: McGraw-Hill; 2006; Custer JW, Rau RE, Johns Hopkins Hospital Children's Medical and Surgical Center. *The Harriet Lane Handbook: A Manual for Pediatric House Officers*. 18th ed. Philadelphia, PA: Mosby/Elsevier; 2009.

표 10-7 소아과 약리학적 권장 사항: 경미한 통증에서 중간 수준 통증

약물	투여경로	용량
아세트아미노펜(Acetaminophen)	PO PR	10~15 mg/kg 4시간마다(75 mg/kg/일 최대 용량) 처음 복용량 20~40 mg/kg, PO와 동일
이부프로펜(Ibuprofen)	PO	4~10 mg/kg 6시간마다
케토로락(Ketorolac)(연령 > 2 yr)	IV IM	0.5 mg/kg 에서 최대 15 mg 일회 복용량 1 mg/kg 에서 최대 30 mg 일회 복용량

IM, Intramuscular; *IV*, intravenous; *max*, maximum; *PO*, by mouth; *PR*, by rectum.
Data from Bauman BH, McManus JG Jr. Pediatric pain management in the emergency department. *Emerg Med Clin North Am*. 2005;23(2):393-414.

표 10-8 소아과 약리학적 권장 사항: 중간 수준 통증에서 심각한 통증

약물	투여경로	소아 용량 < 50 kg	소아 용량 > 50 kg
코데인(Codeine)	PO	0.5~1 mg/kg q 3~4 h	30~60 mg q 3~4 h
옥시코돈(Oxycodone)	PO	0.1~0.2 mg/kg q 3~4 h	5~10 mg q 3~4 h
하이드로코돈(Hydrocodone)	PO	0.05~0.2 mg/kg q 4~6 h	5~10 mg q 4~6 h
모르핀(Morphine)	IV/subcutaneous	0.1 mg/kg q 2~4 h	5~8 mg q 2~4 h
펜타닐(Fentanyl)	IV/subcutaneous	0.5~1 mcg/kg q 1~2 h	25~50 mcg q 1~2 h
하이드로모르폰(Hydromorphone)	IV/subcutaneous	0.02 mg/kg q 2~4 h	1 mg q 2~4 h

IV, Intravenous; *PO*, by mouth.
Data from Bauman BH, McManus JG Jr. Pediatric pain management in the emergency department, *Emerg Med Clin North Am*. 2005;23(2):393-414.

요약

성인 및 소아 특유의 통증 병태생리학을 더 잘 이해하는 것부터 검증된 다차원 평가 도구, 최첨단 약물 및 비약물적 중재에 이르기까지, 오늘날의 응급 간호사가 성인 및 소아 환자 모두에게 안전하고 효과적인 통증 완화를 제공할 수 있는 기회는 엄청나다. 응급 간호사는 변화를 주도할 수 있고 모든 환자를 위해 뛰어난 통증 관리를 최적화할 수 있다. 이는 통증에 특화된 교육을 늘리고 촉진하고, 실무에 연구를 적용하고, 환자 옹호자로 활동하며, 항상 적극적인 목소리를 유지함으로써 촉진될 수 있다.

11

상처 관리

Wound Management

Nancy J. Denke

상처와 연조직 손상은 매년 응급실에서 볼 수 있는 흔한 증상이다. 따라서 상처의 유형, 심각도 및 해부학적 위치에 따른 상처 관리를 이해하는 것이 중요하다. 이러한 손상에는 급성 및 만성 상처도 포함된다. 상처는 피부 또는 조직에 가해지는 직간접적인 물리적인 힘으로 인해 피부 또는 조직의 정상적인 완전성 또는 기능의 붕괴로 정의될 수 있다. 상처 관리의 목표는 손상된 피부 조직의 완전성과 기능을 회복하고 상처 치유에 영향을 미치는 위험 및 원인을 식별하는 것이다. 응급실에서 간호사는 단순하고 간단한 상처를 많이 다루지만 상처는 복합적이거나 환자 개인의 외모와 기능을 크게 바꿀 수 있다. 생명을 위협하는 출혈이나 신경 혈관 손상이 없는 한 상처(표면 외상)가 있는 환자는 진료의 우선순위로 간주되지 않는다.

상처 관리에 대한 체계적인 접근 방식은 최적의 치유 촉진, 감염 예방 및 흉터 형성 감소와 같은 상처 관리의 기본 원칙을 통합하여 적용하는 것이다. 이는 LACERATE라는 약어를 사용하여 수행할 수 있다: 상처를 보고 평가한다(Look); 마취 고려(Anesthetic); 상처 부위 세척(Cleaning); 준비(Equipment); 치료(Repair); 결과 평가 및 합병증 예상(Assessing); 파상풍 예방 접종 상태 확인(Tetanus); 상처 관리에 대한 환자 교육(Educate).

해부학 및 생리학

ANATOMY AND PHYSIOLOGY

피부는 신체의 가장 큰 기관으로 외부로의 수분 손실을 방지하고 보호하는 등 많은 중요한 기능을 수행하며 체온 조절에도 관여한다. 피부는 복잡하고 역동적인 3층 기관이다. 피부층에는 혈관, 신경 말단, 모낭, 콜라겐 기질 및 땀샘이 포함되어 있으며, 모두 신체 보호라는 하나의 주요 역할을 한다. 보호 기전의 일부로 피부는 감각 기관의 역할을 한다. 모든 층에는 접촉, 표면 온도 및 통증을 감지하는 특수 감각 신경 구조가 포함되어 있다.

바깥 층은 표피이며, 진피는 표피 아래 있는 층이고, 피하 조직은 진피 아래에 존재한다(그림 11-1).

표피 또는 외부 층에는 케라틴으로 알려진 단단한 섬유질 단백질이 포함되어 있다. 이 층은 화학 물질과 미생물로부터 신체를 보호하고 피부 유연성을 제공하며 탈수를 방지하는 밀봉을 생성하고 상처 치유를 촉진하는 세포를 생성한다. 또한 건강한 뼈에 필요한 칼슘과 인의 정상적인 흡수에 필수적인 비타민 D를 합성한다. 표피에는 혈관이 없으며 진피와 피하 조직의 밑에 있는 혈관으로부터 영양분을 받는다. 표피의 두께는 위치에 따라 다르다. 눈꺼풀보다 발바닥과 손바닥에서 훨씬 더 두껍다. 표피층(경결)이 두꺼워지는 것은 잘 맞지 않는 신발을 신었을 때처럼 반복적인 압력이나 마찰, 반복적인 동작 또는 동일한 형태의 육체 노동의 반복으로 인해 발생한다.

진피(중간층)는 표피 아래에 위치하며 콜라겐과 엘라스틴 섬유(결합 조직)로 구성되어 강도, 탄력 및 외력에 대한 보호를 제공하며 표피와 피하층에 부착되어 있다. 피부층 중 가장 두꺼운 층이다. 진피의 결합 조직에는 림프관, 신경 및 열 수용체들이 존재하고 혈액 공급이 풍부하다. 진피에서 발견되는 콜라겐은 인장 강도를 제공(손상받지 않고 잘 늘어남)하는 반면 엘라스틴은 피부가 변형에 저항할 수 있도록 한다. 콜라겐은 상처와 같은 염증 상태에서 활성화되는 섬유아세포 및 케라티노사이트를 비롯한 다양한 유형의 세포를 가져와 상처 부위의 조직 성장을 향상시키는 데 중요한 역할을 한다. 통증, 접촉, 압력, 열 및 추위에 대한 감각 수용체는 진피에서도 발견되는 반면, 모낭과 땀샘은 피부의 표피와 진피층 사이에서 발견된다.

피하층은 진피 아래, 근육 조직 위에 위치하여 신체 윤곽을 제공한다. 또한 진피 아래에 지방을 저장하고 열 손실에 대한 단열을 제공한다. 피하 조직은 외상으로부터 보호하고 에너지 저장소 역할을 한다. 피하 조직으로 가는 혈류가 부족하면 상처 치유에 부정적인 영향을 미친다. 감염과 같은 손상된 치유의 합병증은 종종 피하 조직에서 발생한다.

피부는 땀과 증발을 통해 체온을 조절한다. 피부와 폐를 통한 불수의적인 체액 손실은 하루 450~600 mL 또는 시간당 12~16칼로리의 열 손실을 만든다. 피부의 비만 세포와 랑게르한스 세포(대식세포)가 항원과 병원체에 반응하기 때문에 피부는 타고난 면역을 제공한다. 정상적인 피부 생물군(즉, 응고효소 양성 및 응고효소 음성 포도상구균, 연쇄상 구균 및 디프테로이드)은 환경에 존재하는 다른 미생물에 대한 방어선을 형성한다(표 11-1).

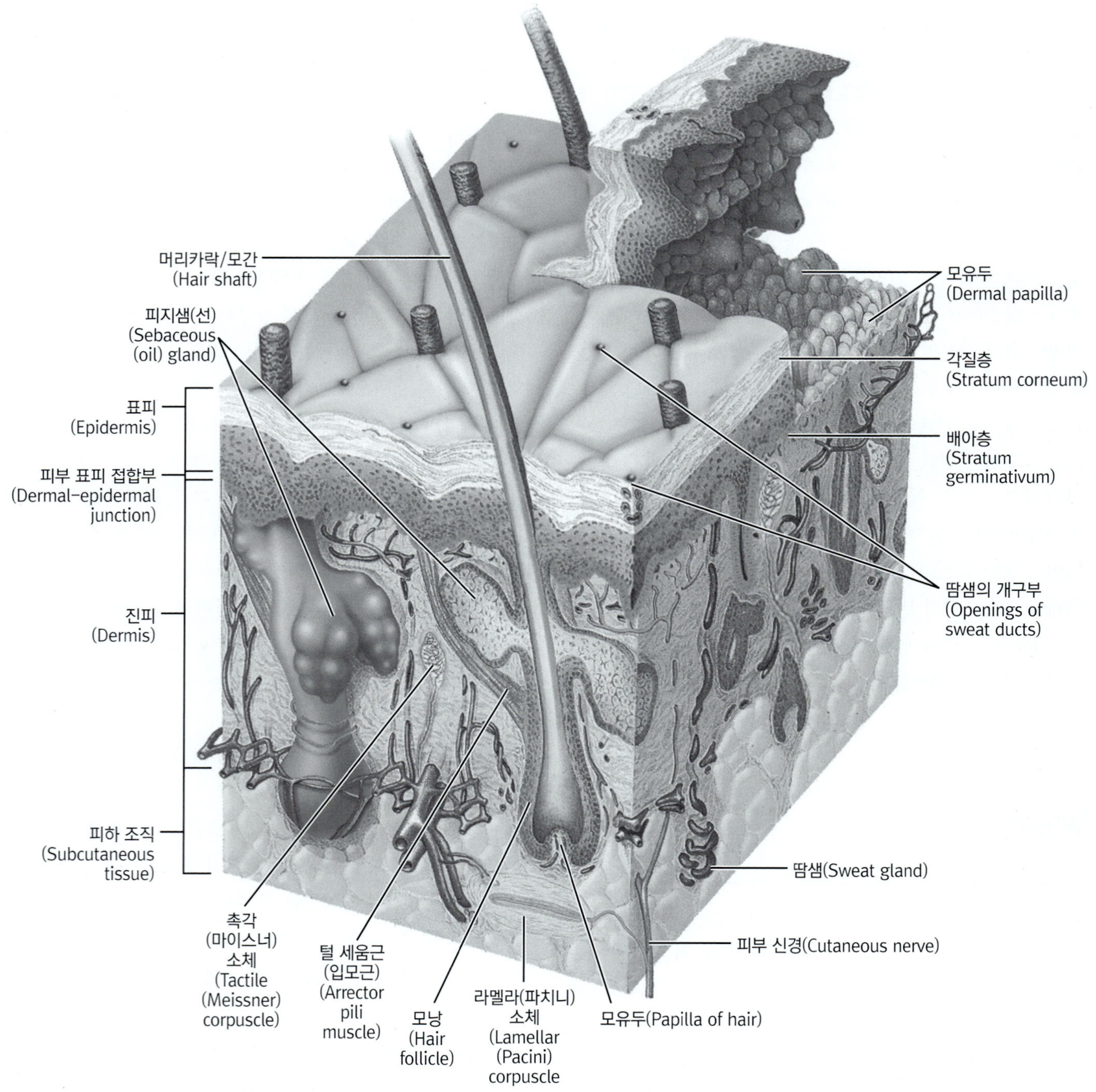

그림 11-1 피부의 해부학적 구조 (컬러 삽화 741p 참고)

(From Patton KT, Thibodeau GA. *Structure and Function of the Body*. 15th ed. St Louis, MO: Mosby; 2016.)

표 11-1 상처 치유와 관련된 세포

세포 종류	활동기	기능
혈소판 (Platelets)	수초 이내	혈전 형성 응고 기능의 활성화 염증 매개체(PDGF, TGF-β FGF, EGF, 히스타민, 세로토닌, 브래디키닌, 프로스타글란딘, 트롬복산) 반응
호중구 (Neutrophils)	24시간 이내 정점	박테리아 식균 작용 상처 조직 제거 단백질 분해효소의 방출, 활성 산소 생성, 혈관 투과성 증가
각질 형성세포 (Keratinocytes)	8시간	염증 매개체 방출 인접 각질 형성 세포를 자극하여 움직이게 함 혈관 신생
림프구 (Lymphocytes)	72~120시간	정확한 기전은 불분명 하지만 상처 치유의 증식 단계 조절 콜라겐 침착
섬유아세포 (Fibroblasts)	120시간	육아 조직의 합성 콜라겐 합성 세포외기질의 구성 성분 생성, 프로테아제의 방출 염증 매개체 방출

Singh S, Young A, McNaugh CE. The physiology of wound healing. *Surgery*. 2017;35(9):475.

노화에 따른 피부 변화

SKIN CHANGES WITH AGING

노화에 따른 피부의 구조적, 기능적 퇴행은 단순한 미용상의 문제가 아니다. 나이가 들어감에 따라 진피는 얇아지고 탄력이 떨어지므로 피부의 재생 능력이 감소하여 상처 치유가 느려지며, 이는 내인성 요인(예: 유전적 구성 및 호르몬 수치 변화)과 자외선 노출 및 담배 흡연과 같은 외인성 요인의 영향을 받는다(표 11-2). 노년층에서 흔히 볼 수 있는 영양실조는 회복 지연에 기여한다. 활동/이동성 장애와 결합되면 제대로 치유되지 않는 욕창이 발생할 위험이 높아진다.

표 11-2 상처 치유 지연 요인

요인	상처 치유에 미치는 영향
영양 부족 • 비타민 C • 단백질 • 아연	 콜라겐 섬유 형성 및 모세혈관 발달 지연 조직 복구를 위한 아미노산 공급 감소 상피화 장애
부적절한 혈액 공급	손상 부위에 영양공급 감소, 삼출성 찌꺼기 제거 및 염증 반응 감소
코르티코스테로이드 약물	백혈구에 의한 식균 작용 장애, 섬유아세포 보호 및 기능 억제, 육아조직 형성 억제, 상처 수축 억제
감염	염증 반응 및 조직 파괴 증가
흡연	강력한 혈관 수축제인 니코틴은 치유 부위 혈류를 방해함
상처의 기계적 마찰	육아조직 파괴 및 상처 가장자리 부착 방지
고령	섬유아세포에 의한 콜라겐 합성을 늦추고 순환을 손상시키며 피부의 상피화에 더 오랜 시간이 필요하고 식세포 및 면역 반응에 변화가 나타남
비만	지방 조직의 혈액 공급 감소
당뇨	콜라겐 합성 감소, 초기 모세혈관 성장 지연, 식균 작용 손상(고혈당증 결과), 혈관 질환에 따른 산소 및 영양소 공급 감소
전반적으로 나쁜 건강상태	상처 치유를 촉진하는 데 필요한 요소의 전반적인 결핍 유발
빈혈	조직 수준에서 더 적은 산소 공급

Lewis SL. Inflammation and wound healing. In: Lewis SL, Bucher L, Heitkemper MH, Harding MM, Kwong J, Roberts R, eds. *Medical-Surgical Nursing: Assessment and Management in Clinical Practice*. 10th ed. St Louis, MO: Elsevier; 2017:168.

상처 치유 WOUND HEALING

정상적인 상처 치유는 염증, 증식 및 재형성(또는 성숙) 단계의 세 가지 순차적인 중첩 단계에서 발생하는 체계적인 과정이다. 상처 치유의 주된 이유 중 하나는 피부 장벽을 복원하여 추가 손상이나 감염을 방지하는 것이다. 각 선형의 동적 단계는 순차적이며 이러한 각 단계에서 세포 및 생화학적 이벤트가 발생하는 경로를 생성한다. Sorg 등(2017)은 "상처 치유는 매우 복잡한 순서로 상호작용하는 많은 유형의 세포와 매개체에 의존하는 복잡한 과정"이라고 언급했다. 각 단계는 상호 배타적이지 않고 오히려 시간이 지남에 따라 단계가 중첩되어 조직 복구 과정의 경로를 생성한다. 상처 치유 단계 중 한 단계라도 중단되면 특히 65세 이상의 환자에서 치유가 20~60% 지연된다(그림 11-2).

염증 단계 Inflammatory Phase

초기 또는 염증 단계는 즉시 시작되고 병변 위치에서 염증, 부종 및 홍반의 주요 징후와 일치하며 2~5일 동안 지속되는 보호 기전이다. 염증 단계는 응고 연쇄 반응(피브린과 트롬빈의 활성화)으로 시작되고, 혈소판은 손상된 혈관에 붙어 혈전을 형성한다. 이것은 영향을 받은 혈관과 인접 조직의 세포 및 조직학적 반응으로 구성된 복잡한 일련의 사건이다. 호중구는 염증 반응을 증폭시키는 전염증성 사이토카인을 분비한다. 혈관 확장은 처음 10분 후에 일어나며 염증 세포와 대식세포(이 과정의 핵심 역할)와 함께 증가된 혈류에 상처를 노출시킨다. 그런 다음 대식세포가 성장 인자와 사이토카인을 생성하면, 그들은 부상 부위로 동원되어 감염과 싸우고 신체가 스스로 복구를 시도할 때 소실된 조직의 상처를 제거한다. 즉, 다양한 세포 파편의 청소를 용이하게 한다(대식세포가 이 단계 또는 증식 단계에 없으면 조직 형성이 감소하고 출혈이 생기기도 한다). 혈전 아래에는 피브리노겐 가닥의 네트워크가 형성되어 상처 가장자리를 결합한다. 프로스타글란딘은 강력한 혈관 확장제로서 모세혈관 투과성을 증가시켜 육아 조직의 형성을 자극한다.

딱지 형성이 시작된 후 염증 과정이 시작되고 상처가 아프고 부종이 생긴다. 손상된 조직의 혈관 확장은 단백질 누출 및 항체 방출로 이어지며, 이는 손상 후 6시간 후에 해당 부위에 도달하는 백혈구를 위한 배지를 생성한다. 백혈구는 호중구를 사용하여 박테리아를 둘러싸고 삼켜 감염에 대한 단기 방어를 제공함으로써 식균 작용을 통해 박테리아를 공격한다. 단핵구는 감염에 대한 장기적인 방어를 제공한다. 대식세포는 섬유아세포를 모집하고 콜라겐 섬유 네트워크를 생성하여 비타민 C와 적절한 산소 공급이 있을 때 조직의 과립화를 시작한다.

증식 단계 Proliferative Phase

염증성 단계에서 증식성 단계로의 전환은 상처 치유 과정에서 중요한 단계로, 손상 후 빠르면 48시간 후에 시작하여 대략 4~21일 후에 종료된다. 이 복잡한 과정은 육아 조직의 동시 형성, 콜라겐 침착, 상피화 및 상처 수축 및 폐쇄를 통해 손상된 조직 주변 영역을 줄이는 것을 목표로 한다. 염증 단계와 증식 단계는 밀접하게 상호 연결되어 있으며 증식 단계는 염증을 해결하는 데 중요한 역할을 한다.

과립화 동안 섬유아세포 활성이 최고조에 달하여 새로운 모세혈관층을 형성하고 손상된 조직과 맞물리며 조직 성장을 위한 산소와 단백질을 제공한다. 섬유아세포가 활동하는 동안 콜라겐이 생성되어 흉터 조직을 형성한다. 이 흉터 조직은 처

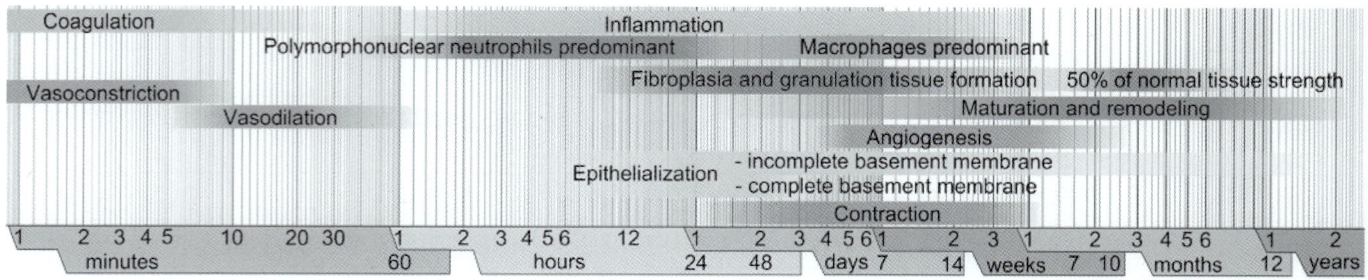

그림 11-2 상처 치유의 타임라인 (컬러 삽화 741p 참고)
(By Mikael Häggström, used with permission.)

음에는 반투명하고 회백색이며 축축하고 부서지기 쉬워서 쉽게 출혈이 일어나고 최소한의 힘으로도 손상된다. 상처 수축은 혈소판 성장 인자에 의해 자극되는 콜라겐 합성에 의해 강화된 섬유아세포 형성 후에 시작된다. 혈관 네트워크의 회복인 혈관 신생은 상처 회복 동안 필요한 부위에 영양분과 산소 동원을 가능하게 하기 시작한다. 수축하는 동안 쌓인 상처 기질은 콜라겐 다발을 부착하고 형성하는 많은 섬유아세포, 대식세포 및 혈관으로 구성된 과립 조직으로 대체된다. 이 묶음은 상처 가장자리를 서로 더 가깝게 당겨 스캐폴딩 패턴을 형성한다. 이 스캐폴딩은 상처 부착을 허용하고 상처 크기를 감소시킨다. 이 상처 수축과 재형성은 부상 후 6~18개월 동안 계속될 수 있으며, 선형 상처는 가장 빠르게 수축하고 원형 상처는 가장 느리게 수축한다. 이 치유 단계의 장애는 기형과 구축의 형성으로 이어질 수 있다.

재형성/리모델링 단계 Remodeling Phase

상처 치유의 세 번째이자 마지막 단계는 부상 후 약 2~3주에 시작되어 최대 2년까지 지속될 수 있다. 처음에는 콜라겐 섬유가 무작위로 발달하지만 다른 단백질과 함께 조직화된 방식으로 발달한다. 이 방식은 단백질들이 상처에 침착될 때 합성과 분해 사이의 균형과 관련되어 있다. 그러나 2주 이내에 이러한 섬유는 응력선을 따라 두꺼운 섬유로 재구성되고 몇 주 또는 몇 달에 걸쳐 강도가 증가한다. 2주가 지나면 인장 강도(당기는 힘에 버티는 정도)의 약 10~20%가 회복된다. 그럼에도 불구하고 상처는 결코 동일한 수준의 조직 강도에 도달하지 못하며, 부상 전 인장 강도의 80%가 3개월에 회복되고 장기간 남아 있다. 흉터가 증식함에 따라 혈관의 수준이 감소하고 흉터는 시간이 지남에 따라 빨간색에서 분홍색, 회색으로 변한다. 유전, 스트레스 및 상처 부위의 움직임이 흉터의 양을 결정한다.

상처 치유 영향 요인 Factors Affecting Wound Healing

상처 치유는 기존 상태와 약물에 의해 크게 영향을 받는다. 이러한 요인에는 동맥/정맥 부전, 림프부종, 병적 비만, 신경병증, 신생물, 겸상적혈구병, 감염, 당뇨병, 스트레스, 흡연, 알코올 사용, 영양실조, 코르티코스테로이드 및 항암화학요법 사용 등이 포함된다. 비스테로이드성 항염증제(NSAIDs)의 사용은 염증 반응의 감소로 인해 논란이 되고 있다. 상처 치유 동안 NSAID의 사용은 주의해서 권장되어야 한다. **표 11-2**는 상처 치유에 대한 기존 요인의 영향을 설명한다. 상처 치유에 영향을 미치는 또 다른 변수는 부상 당시 환자의 환경이다. 박테리아 오염은 감염 위험을 증가시킬 수 있으며, 입, 회음부 및 상주 균상이 가장 많이 분포하는 발의 상처 등이 해당된다.

상처 평가 WOUND EVALUATION

급성 창상 관리는 창상 위치와 특성에 따라 다르다. 일관된 평가를 수행하는 것은 최적의 상처 관리를 제공하는 데 필수적이다. 상처 평가는 심각한 출혈로 인해 즉각적인 중재가 필수적이지 않다면 ABC의 평가 및 안정화를 따른다. 부상 기전은 부상의 심각성에 대한 단서를 제공할 수 있다. 작은 물건으로 인한 상처는 얕은 상처일 수 있지만, 큰 개에게 물린 상처는 심각한 깊은 조직 손상을 일으킬 수 있다. 상처의 모양은 상처 봉합의 어려움에 대한 단서를 제공한다. 들쭉날쭉한 가장자리는 봉합하는 데 더 많은 기술이 필요하며 치유되지 않을 수 있다. 치료가 지연되면 감염과 같은 합병증의 위험이 증가하기 때문에 부상 이후 경과된 시간이 중요하다.

환자의 나이, 신체 상태, 현재 건강 상태 및 직업도 상처 치유에 영향을 미친다. 당뇨병, 이차 말초 신경병증, 병적 비만, 영양실조 또는 코르티코스테로이드 약물 사용과 같은 의학적 상태는 상처 치유를 지연시킬 수 있다. 아스피린과 NSAID는 응고와 치유에 영향을 미친다. 환자의 직업은 장기적인 상처 관리와 상처 관리 순응도에 영향을 미칠 수 있다. 사회적 요인을 간과해서는 안 된다. 흡연하는 환자는 종종 상처 치유 과정이 지연되어 감염 위험이 높아진다. 알레르기 병력 및 예방 접종 상태도 초기 사정 중에 평가해야 한다.

골절, 탈구 또는 신경혈관 손상과 같은 관련 손상에 대해 환자를 평가해야 한다. 힘줄이나 인대 손상, 이물질 유무, 말초신경 손상 등도 적절히 고려하여 관리해야 한다. 상처가 났을 때 오염된 상처는 감염될 위험이 매우 높다. 오염된 것으로 간주되는 상처는 박테리아 접촉량이 많은 상처이다. 농업 관련 사고, 오염된 물에 노출된 상처(연못, 호수, 산호초) 및 전신에 물린 상처는 일반적으로 부상 당시 심하게 오염된 상처를 대표한다.

상처 부위 준비 WOUND PREPARATION

상처 준비는 조명이 좋은 통제된 환경에서 상처를 사정하는 것으로 시작된다. 준비 중 상처를 마취하면 환자에게 통증이나 불편함을 주지 않고 상처를 철저히 세척하고 검사할 수 있다. 상처를 사정하고 평가할 때 출혈을 조절하면서 파편(이물질, 손상된 조직)을 제거하는 것이 필요하다. 상처 주변의 털을 제거할 필요는 없다. 특히 눈썹은 절대 밀지 않는데, 이는 눈썹이 다시 자라지 않아 명백한 미용상의 결함을 남길 수 있기 때문이다. 털을 그대로 두는 것은 또한 상처 정렬 및 봉합을 위한 랜드마크 역할을 한다. 머리카락이 상처를 가리면 면도하는 대신 잘라야 한다. 면도는 모낭을 제거하여 치유 과정에서 세균 오염을 일으켜 감염이 발생한다. 박테리아, 부스러기 및 오염을 제거하기 위한 고압 세척 또는 직접 접촉/스크러빙 시 무균술을 사용하여 수행해야 한다. 상처에서 파편을 제거하면 상처 치유의 염증 단계에서 증식 단계가 촉진되며, 두 단계 모두 치유 과정에서 중요한 단계이다.

튀는 체액에 노출될 가능성이 있으므로 적절한 개인 보호 장비를 사용해야 한다. 선호되는 방법인 고압세척은 잔해물을 제거하고 농양 주머니나 감염관의 미성숙 치유를 방지하여 감염률을 줄이는 데 탁월하다. 적절한 세척액의 압력은 고려해야 할 가장 중요한 문제 중 하나이다. 소독액에 상처를 담그기만 하면 잔해가 충분히 제거되지 않고 조직에 해로울 수 있다. "제곱인치당 7파운드(psi) 이상으로 세척하면 박테리아 수와 감염 발생률이 현저히 감소한다." 18게이지 바늘과 튀김 방지 장치가 있는 35 cc 주사기를 사용하면 7~8 psi를 제공하며 상처를 세척할 때 상업용 장치만큼 우수하다. 심하게 오염된 상처는 최소 5분 동안 세척해야 한다. 때로는 더 긴 시간 세척이 필요할 수 있다. 빠르고 사용하기 쉬운 것으로 밝혀진 또 다른 장치는 "분사병 기술"이 있다. 이 기술은 500 mL의 멸균수 또는 일반 식염수 병을 사용한다(야외인 경우 개봉되지 않은 생수병도 사용할 수 있음). 이것은 알코올 솜으로 뚜껑을 닦고 나서 18게이지 바늘로 뚜껑을 약 10~20회 뚫은 다음 용기를 단단히 짜서 강한 압력의 유체 흐름을 생성하는 방식으로 수행된다. 이 방법은 물린 상처나 심하게 오염된 상처가 아닌 저압 상처 세척에만 사용된다. 과산화수소 또는 농축 포비돈-요오드는 조직 독성 때문에 상처 세척용으로 사용해서는 안 된다.

이상적인 상처 세척제는 생존 가능한 조직에 독성이 없고 쉽게 구할 수 있고 비용 효율적이어야 한다. Weiss 등(2013)은 세척액이 방부제가 필요하지 않으며 수돗물이나 멸균 식염수로 관주된 상처의 감염률에 차이가 없음을 발견했다. 또한 일부 방부제는 조직 독성을 일으켜 상처 치유를 지연시킨다는 사실도 확인되었다. 포비돈-요오드는 광범위한 항균 용액이다. 과산화수소는 상처에서 산소를 흡수하고 세포를 파괴하고 혐기성 세균을 보호하지 않기 때문에 사용해서는 안 된다(표 11-3).

부드러운 솔 사용과 같은 직접적인 접촉으로 상처를 세척하는 것은 상처 괴사조직 제거에 효과적이지만 잠재적으로 조직을 파괴한다. 강력한 세정제가 함유된 비누나 알코올이 함유된 비누는 조직을 더 손상시킬 수 있다.

찔린 상처는 상처의 탐색이 제한되고, 상처에 묻혔을 수 있는 파편을 제거하는 것이 적절한 상처 치유에 매우 중요하기 때문에 적극적으로 세척해야 한다. 찔린 상처의 원인이 된 물체가 손상되지 않은 상태로 제거되었는지, 그리고 물체에 오염 물질이 묻었을 수 있는지 환자에게 반드시 물어본다. 찔린 상처를 소독액으로 적시는 것이 상처 감염의 발병률을 감소시킨다는 증거는 없다.

상처를 봉합하기 전에 생존할 수 없는 손상된 조직을 제거하고 이물질을 제거해야 한다. 상처는 1차, 2차 또는 3차 유합에 의해 봉합될 수 있다. 봉합 유형은 상처의 감염 여부, 오염 정도에 따라 다르다.

출혈 조절 CONTROL OF HEMORRHAGE

출혈을 조절하면 검사, 탐색 및 상처 봉합이 가능하다. 지혈을 위한 가장 직접적인 방법 중 하나는 사지에 지혈대를 사용하는 것이고, 이는 상처를 적절하게 검사하고 치료할 수 있도록 하는 것이다. 손가락 지혈대에는 여러 형태가 있다. 시판되는 기구를 사용하거나, Penrose 배액관과 헤모스텟을 이용하여 만들거나 장갑을 끼고 장갑 끝을 해당 손가락 위로 자르고, 장갑 손가락을 해당 손가락의 바닥방향으로 굴린다(그림 11-3). 지혈대는 자주 사용되며 짧은 시간 동안의 사용은 안전하다. 상처에 근접하게 위치하여 출혈 혈관을 볼 수 있고 쉽게 분리할 수 있게 해준다. 절차가 완료되면 지혈대는 제거해야 한다(참고: 손가락 지혈대를 30~45분 이상 놔두면 손상을 입을 가능성이 있다). 사지 상처를 지혈하는 데 유용한 또 다른 장치는 혈압 커프가 있다. 혈압 커프는 고이는 혈액의 재축적을 막는 데 자주 사용되는 귀중한 도구로, 상처를 효과적으로 평가할 수 있도록 지혈상태를 확보한다. 이러한 각 장치는 사용에 있어 공통적인 요소가 있다. 이는 짧은 기간 동안만 사용할 수 있으며 사용 시 주의를 기울여야 한다는 점이다.

국소 마취 LOCAL ANESTHESIA

적절한 신경혈관 검사를 기록한 후에만 상처를 마취해야 한다. 국소 마취는 상처를 세척, 봉합 또는 스테이플할 때 통증을 차단하여 이러한 절차 중 불편함을 최소화하는 데 사용된다.

표 11-3 통증 평가 및 관리 지침

상처 치료에 사용되는 제제 요약 정리

사용제	생물학적 작용	조직 독성	전신 독성	잠재적 사용	비고
포비돈-요오드, 스크럽용 (베타딘7.5%)	바이러스를 죽임; 강력한 살균력	상처 조직에 유독한 세제 성분	열린 상처에 통증 유발	손 세정제	요오드 알레르기 가능
포비돈-요오드 (베타딘10%)	바이러스를 죽임; 살균	최대 강도에서 잠재적 독성: 1% 용액에는 조직 독성 없음	매우 드묾	상처 주변 세척제: 상처 세척을 위해 <1%로 희석	상처 세척을 위해 사용하는 경우 10:1로 식염수에 희석
클로르헥시딘 글루코산염	살균	눈을 포함한 조직에 유독	매우 드묾	손 세정제	열린 상처, 눈 또는 귀는 피한다
폴록사머 188 (Shur-Clens); 플루로닉 F-68	항균 또는 항바이러스 작용이 없음	알려진 바 없음	알려진 바 없음	상처 세정제	상처와 눈에 무독성
헥사클로로펜 (pHisoHex)	그람 양성균에 대한 정균	상처 조직에 잠재적으로 유독함	반복 사용 시 기형 유발 가능성 있음	대체 손 세정제	전신 흡수는 신경 독성을 유발
과산화수소	매우 약한 항균제	조직 및 적혈구에 유독함	매우 드묾	상처 주변 세정제	거품 작용으로 표면 찌꺼기 및 응고된 혈액 제거

Lammers RL, Aldy KN. Principles of wound management. In: Roberts JR, Custalow CB, Thomsen T, eds. *Robert's and Hedge's Clinical Procedures in Emergency Medicine and Acute Care.* 7th ed. Philadelphia, PA: Elsevier; 2018:627.

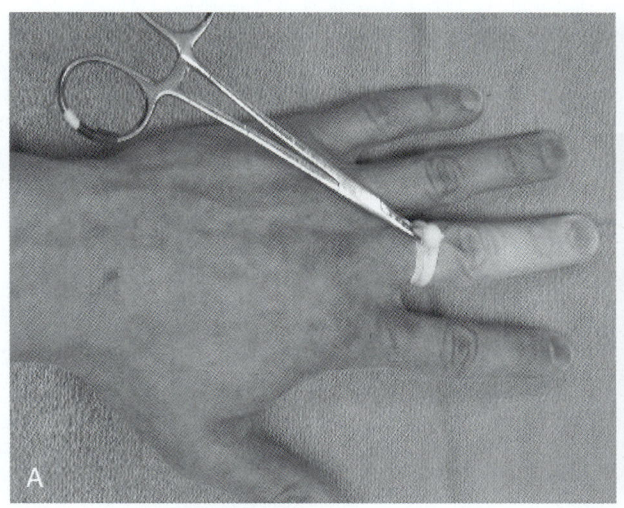

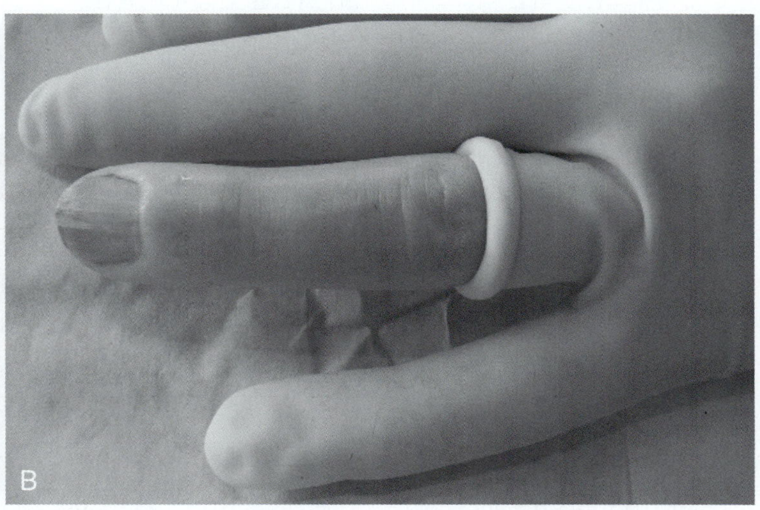

그림 11-3 손가락 지혈대

((A) From Robinson JK, Hanke CW, Siegel DM, et al. *Surgery of the Skin: Procedural Dermatology.* 2nd ed. St Louis, MO: Elsevier; 2010. (B) From Bolognia JL, Schaffer JV, Cerroni L. *Dermatology: 2-Volume Set.* 4th ed. St Louis, MO: Elsevier; 2018.)

표 11-4는 일반적으로 사용되는 국소 마취제를 요약한 것이다.

리도카인(lidocaine)은 다른 마취제와 비교하여 더 큰 효능, 감소된 자극 및 오래 지속되는 마취 효과 때문에 국소 마취에 선호되는 약이다. 한 번 주사할 때 최대 300 mg, 3~5 mg/kg의 용량으로 안전하게 사용할 수 있다. 작용 발현은 몇 초 이내에 발생하며 국소적으로 상처에 침윤된 경우 20~60분 동안 지속된다. 리도카인을 국소 신경 차단제로 사용하면 약 4~6분 안에 신경이 차단되고 효과는 75~120분 동안 지속된다. 리도카인을 부피바카인(bupivacaine[마르카인(Marcaine)])으로 대체할 수 있다. 리도카인과 동일한 마취를 제공하지만 작용 발현 시간이 약간 느리고 마취 지속 시간이 최대 4~8배 더 길다. 기타 마취제로는 프로카인(procaine), 메피바카인(mepivacaine[카르보카인(Carbocaine)]) 및 테트라카인(tetracaine[폰토카인(Pontocaine)])이 있다. 국소 마취제를 결정할 때 작용제의 지속 시간이 중요하다. 프로카인의 지속 시간은 15~45분이고, 리도카인의 지속 시간은 1~2시간, 부피바카인은 4~8시간 지속된다.

일부 통증은 리도카인을 상처에 주입하는 것과 관련이 있다. 이 통증은 용액을 완충하는 중탄산나트륨을 추가하면 최소화할 수 있다. 8.4% 중탄산나트륨을 1:10 비율(1 mL 중탄산염 대 10 mL 리도카인)로 가온 혹은 실온의 이들 약제에 추가하면 이러한 제제의 마취 효과를 손상시키지 않으면서 침윤과 관련된 통증을 감소시킨다. 용액의 pH가 상승함에 따라 침전이 발생하기 때문에, 부피바카인은 중탄산나트륨으로 완충해야 한다.

에피네프린은 일반적으로 국소 마취 기간을 연장하고 혈관 수축을 통해 지혈에 도움이 되므로 리도카인에 추가된다. 또한 혈관 수축으로 마취제 흡수가 느려지고 마취 지속시간이 최대 2~6시간까지 증가한다. 에피네프린이 포함된 리도카인은 혈관이 많은 부위의 열상에만 사용해야 한다. 에피네프린 용액은 코, 귀, 손가락 및 음경을 포함하여 말단 동맥이 공급되는 부위에 절대 사용해서는 안 된다.

리도카인의 단점은 용량(3~5 mL/kg 이상)과 관련이 있으며 알레르기 반응의 가능성이 있다. 중추신경계(CNS) 자극, 발작, 심근억제 및 심장전도 차단은 가장 일반적으로 보고되는 독성 반응이다.

마취 도포제는 단순하고 경미한 열상 관리에 이상적이며, 5 cm 이하의 열상으로 제한하는 것이 가장 좋다. 마취 도포제는 침윤성 마취제(주사제)보다 사용하기 쉽고 통증이 적다. LAT(리도카인, 아드레날린 및 테트라카인) 젤은 봉합 전에 열상에 적용할 수 있는 마취 도포제이며 열상 복구를 위한 침윤성 마취제의 대안이다. 얼굴과 두피는 혈관 분포가 많기 때문에 사지나 몸통보다 이 부위의 열상이 더 효과적으로 마취된다. 손가락, 발가락, 코, 귀 및 음경에 사용하는 것은 금기시 된다. 사용 가능한 솔루션에는 리도카인, 에피네프린(epinephrine[아드레날린(Adrenalin)]) 및 tetracaine(테트라카인(LET 또는 LAT))이 있다. 테트라카인, 아드레날린 및 코카인(TAC)은 독성에 대한 우려와 이 코카인 함유 혼합물을 금지하는 연방 규제 문제로 인해 더 이상 사용되지 않는다.

널리 사용되는 또 다른 국소 마취제는 점성 리도카인이다. 이 국소 제제는 세척 전에 찰과상 부위에 바를 수 있지만 상처 봉합용 마취제로는 사용되지 않는다. 점성 리도카인의 흡수는 미미하지만 약물이 충분히 흡수되면 넓은 부위(예: 마찰로 인한 상처)에 바르면 독성을 유발할 수 있다. EMLA (Emla

표 11-4 상처 봉합에 사용되는 마취제

마취제	분류	최대 용량	지속 시간
리도카인	Amide	4.5 mg/kg (최대 300 mg)	1~2시간
에피네프린 함유 리도카인	Amide	7 mg/kg (최대 500 mg)	2~4시간
부피바카인	Amide	2.5 mg/kg (최대 175 mg)	4~8시간
에피네프린 함유 부피바카인	Amide	3 mg/kg (최대 225 mg)	8~16시간
프로카인	Ester	8 mg/kg (최대 1 g)	15~45분
에피네프린 함유 프로카인	Ester	10 mg/kg (최대 1 g)	30~60분

Moreira M. Wound management. In: Markovchick VT, Pons PT, Bakes K, Buchanan J, eds. *Emergency Medicine Secrets.* 6th ed. Philadelphia, PA: Elsevier; 2016:627.

cream 5% (5g)) 및 LMX4 (lidocaine)와 같은 마취 크림은 일반적으로 시술 통증을 줄이는 데 사용된다. 이러한 약제는 손상되지 않은 피부에만 적용해야 하며 상처 치료에 사용해서는 안 된다.

마취 도포제는 침습의 필요성을 없앨 수 있지만 적절한 마취를 위해서는 최소 20분이 필요하다. 면봉에 마취액 2~3 mL를 적셔 열상 부위에 직접 도포한다. 테가덤(Tegaderm)과 같은 투명 드레싱을 면봉 위에 직접 바르면 테이프를 사용할 때 용액이 흡수되는 것을 방지하면서 제자리에 고정할 수 있다(만약 면위에 테이프를 붙일 경우에는 반드시 장갑을 착용하여야 마취제의 흡수를 방지한다). 에피네프린의 혈관수축 작용으로 상처주위에 하얀 고리가 생겨 마취된 부위임을 알 수 있다. 에피네프린 성분 때문에 이 용액은 말단 동맥(코, 귀, 손가락, 음경)이 공급하는 부위에는 사용할 수 없다. 원하는 마취 효과가 달성되지 않으면 국소 마취제의 주사가 더 필요할 수 있다. 마취 효과는 개별 약제의 지속 시간 때문에 각 용액에 따라 약간 다르다.

국소 신경 차단은 상처 부위의 부종과 변형을 최소화하기 위해 상처 침윤에 대한 대체 경로를 평가할 때 매우 유용할 수 있다. 국소 차단은 더 적은 양의 마취제가 필요하며 특정 영역의 구심성 감각 신경을 차단함으로써 더 효과적일 수 있다. 국소 신경 차단 또는 말초 차단은 구심성 및 원심성 자극 전도를 제거하기 위해 상처 부위를 지배하는 신경을 따라 마취제를 주입함으로써 달성된다. 주사 시 혈관으로 리도카인 주입를 예방하기 위해 매 주사 전에 흡인하여 확인한다.

더 큰 마취 효과가 필요한 경우 국소 마취 또는 정맥 국소 마취(Bier block)(주로 상지 손상에 사용)을 선택할 수 있다. 얼굴, 손, 손가락, 발, 발가락과 입의 열상은 종종 국소 마취에 적합하다.

국소 마취에 대한 한 가지 대안은 아산화질소(N_2O)이다. 아산화질소는 불안과 통증을 유발할 수 있는 시술에 사용할 수 있는 다용도 약제이다. 소아 환자의 골절 정복술이나 봉합 등 통증 유발 시술에 정맥 주사 없이 안전하게 투여할 수 있다. 경미한 기억 소실 효과는 소아 집단에서 사용할 때 이상적이다. 여러 연구에 따르면 N_2O는 작용시간과 배출이 빠르고 부작용이 적기 때문에 다른 진정제(케타민, ketamine) 또는 미다졸람, midazolam)보다 실제로 선호되는 것으로 나타났다. 환자는 상처 조직 제거 또는 봉합과 같은 짧고 고통스러운 절차 동안 아산화질소와 산소의 50% 혼합물을 흡입한다. 자가 투여는 적절한 수준의 마취를 제공하면서 사용되는 아산화질소의 양을 제한한다. 맥박 산소 측정기로 환자를 지속적으로 모니터링해야 한다.

봉합 WOUND CLOSURE

상처 치유/봉합은 1차, 2차 또는 3차의 세 가지 방법 중 하나로 발생한다. 1차 유합은 다양한 상처 봉합 기술을 사용하여 상처 치유를 촉진하고 상처가 최상의 기능적, 심미적 상태로 치유되도록 한다. 다른 상처의 경우 2차 유합이나 지연된 1차 유합은 상처가 열린 채로 남겨두었다가 봉합한다.

1차 유합에 의한 봉합은 합병증 없이 손상 직후에 수행된다. 이러한 유형의 상처 치유는 기저 구조를 정렬하면서 깨끗한 열상 또는 외과 절개의 가장자리를 접합할 때 발생하며 부종을 최소화하고 사강을 제거한다.

2차 유합은 상처가 약간의 흉터와 함께 스스로 치유되도록 한다. 많은 경우, 상처 가장자리가 채워지는 것을 방지하는 광범위한 조직 손실이 있다. 상처는 과립화, 수축 및 상피화에 의해 치유되도록 열린 상태로 남아 있다.

지연 봉합 또는 3차 유합은 상처 감염이 매우 의심되어 "닫기에는 너무 더럽다"고 간주되거나 상당한 부종이 있을 때 적용되며, 처음 두 가지 유형의 치유가 결합된 것이다. 이러한 상처는 일반적으로 5~10일 동안 열린 상태로 두었다가 봉합하여 감염 위험을 줄인다. 앞에서 언급한 기술로 봉합할 수 없는 상처는 피부 이식편이나 피판 봉합이 필요할 수 있다.

환자들이 자주 묻는 질문은 "상처를 봉합하는 것이 언제 가장 적절한 시기인가?"로 2013년 Cochrane Review는 동일한 질문을 제기했으며, 감염의 징후가 없고 깨끗한 상처의 1차 봉합은 손상 후 6~12시간 내에 할 수 있다고 결론 지었다. 검토에서는 또한 1차 봉합을 약간 지연시키는 것이 상처 감염의 위험을 잠재적으로 감소시키는 반면, 치유 시간을 증가시킬 가능성이 있음을 발견했다.

켈로이드는 콜라겐의 과도한 축적으로 인해 형성될 수 있으며 두꺼운 표피층이 원래 상처의 경계를 넘어 발달한다. 켈로이드는 더 어두운 색소 침착이 있는 개인과 가족력이 있는 개인에서 더 흔히 나타난다. 귓불, 삼각근 및 가슴 부위에 자주 형성된다. 예방 방법은 당겨지지 않도록 봉합하고 생존할 수 없는 괴사조직 제거에 초점을 맞추어 염증을 감소시키는 것이다.

상처 테이프, 봉합사, 스테이플 및/또는 상처 접착제와 같은 다양한 방법이 1차 상처 봉합에 사용된다. 각 기술은 상처의 크기, 깊이, 위치에 따라 다르며, 상처가 일상적인 인장력을 견딜 만큼 충분히 회복력이 있고, 상처가 가장 취약할 때 상처 치유를 향상시킬 때까지 상처 봉합 유지를 목적으로 한다.

상처 테이프는 적절한 상처 준비 후에 최소한의 장력을 받는 표면 선형 상처에 사용되는 미세 다공성 비폐쇄성 재료이다. 상처 테이프는 피부가 얇고 연약한 환자(예: 고령자 또는 스테로이드 의존성 환자)에서 봉합사 제거 후 또는 봉합사로 더 깊은 층을 봉합한 후 보조물로 자주 사용된다. 테이프를 붙이기 전에 벤조인 팅크를 온전한 피부에 얇게 도포하여 접착력을 확보한다. 상처 테이프는 손가락에 감아서는 안 된다. 치유 중 부종이 발생하면 스트립이 늘어나지 않아 손가락이 조여져 허혈 및 괴사 가능성이 있다. 드레싱은 테이프 위에 적용할 수도 있고 적용하지 않을 수도 있다. 간단한 테이프 적용은 마취가 필요하지 않다. 이 방법을 사용한 상처 봉합의 장점은 사용의 용이성, 환자의 편안함, 조직 조임, 감염 및 봉합사 흉터의 예방이다. 단점은 상처 가장자리가 붙는 것이 정확하지 않고 접착력이 일정하지 않다는 점이다. 테이프 스트립은 떨어지거나 습기, 비누 및 상처 삼출물에 노출될 때까지 제자리에 남아 있다. 그림 11-4는 테이프로 관리한 상처를 보여준다.

더마본드(Dermabond)와 인더밀(Indermil) 같은 조직 접착제는 특히 어린이 및 비협조적인 환자의 단순 상처 가장자리를 간단하고 빠르게 접합한다. 털이 많은 부위에도 사용할 수 있다. 조직 접착제는 관절과 같이 피부 장력이 증가한 부위나 동물에게 물린 부위, 심하게 오염된 상처, 점막 또는 수분 함량이 높은 부위에는 사용해서는 안 된다. 눈 주위에 사용하는 경우에는 환자를 바로 눕히고 머리를 기울여 접착제가 실수로 눈에 떨어지지 않도록 한다. 상처 주위에 오일을 바르면 접착제가 눈에 들어갈 수 있는 것을 방지할 수 있다. 조직 접착제는 전층피부 손상 봉합의 보조제로 사용될 수도 있다.

접착제는 적절한 상처 준비 및 건조 후에 상처 가장자리를 손으로 잡아당긴 다음 부드러운 솔질 동작으로 인접한 상처 가장자리에 발라준다. 상처 가장자리에 접착제를 도포한 후, 가장자리를 최소 60초 동안 집고 있어야 한다. 해당 부위가 건조하고 끈적거리지 않으면 떼어낸다. 퇴원 교육에서 봉합된 상처에 액체나 연고를 바르지 않도록 강조해야 한다. 이것은 접착제를 약화시켜 상처의 봉합을 저해하거나 벌어지게 한다. 또한 일반적으로 5~10일 이내에 접착제가 자연적으로 벗겨지는 것에 대하여 환자에게 교육해야 한다.

스테이플은 두피, 몸통 및 사지의 선형 열상을 봉합하기 위한 빠르고 경제적인 대안이다(그림 11-5). 스테이플로 봉합한 상처는 감염 발생률과 조직 반응성이 낮지만 봉합사와 동일한 효과로 봉합되지는 않는다. 또한 흉터가 더 뚜렷하게 남는다. 따라서 스테이플은 두피와 같이 흉터가 잘 보이지 않는 부위에만 사용을 권장한다(표 11-5). 다만 스테이플은 심미적 결과가 좋지 않기 때문에 영구적인 탈모가 있는 두피 부위에는 사용해서는 안 된다. 또한 섬세한 조직, 뼈가 돌출된 부위 또는 움직임이 많은 부위에 사용해서는 안 된다. 스테이플의 올바른 배치는 필수적이다. 상처의 가장자리를 마주 잡고 끝을 뒤집어주면 치유 중에 피부가 부어올라도 괜찮다. 하나 또는 두 개의 스테이플만 필요한 경우 국소 마취는 선택 사항이다. 마취제의 침투로 인한 통증은 하나 또는 두 개의 스테이플 삽입과 관련된 통증보다 크다. 스테이플은 일반적으로 7~10일 동안 그대로 둔다. 퇴원 시 제거를 위해 특수 스테이플 제거기가 필요하며 스스로 제거할 수 없음을 퇴원 교육에서 환자에게 상기시켜야 한다. 24~48시간 동안 상처를 부드럽게 세척하는 방법에 대한 지침도 제공해야 한다. 한편 스테이플을 두피에 적용한 직후에도 샤워를 할 수 있다.

봉합사는 상처 가장자리에 접근하고 부착하여 감염을 감소시키고 상처 치유를 촉진하며 흉터 형성을 최소화한다. 봉합사의 선택은 깊이, 위치, 조직 반응성 및 봉합사 특성(매듭 유지력 및 인장 강도)에 따라 달라진다. 봉합사의 종류와 크기는 염증을 유발하고 치유를 지연시킬 수 있다. 봉합사는 흡수성(천연물질) 또는 비흡수성(합성물질)일 수 있다. 봉합사 재료의 본질적인 특성은 안정성, 강도, 반응, 작업성 및 감염 가능성이다. 표 11-6은 다양한 봉합 재료에 대한 이러한 품질을 설명한다.

이상적인 봉합재는 강하고 쉽게 고정되며 감염에 강하고 국소 반응이 최소화된다. 봉합사는 삽입 후 최소한의 불편함을 유발한다. 그러나 이물질로 작용하여 국소 염증을 일으킬 수 있다. 봉합사를 적용한 후 항생제 연고를 얇게 바르고 비접착성 드레싱으로 덮는다. 봉합사 제거 권장 사항은 상처 위치에 따라 다르다. 움직임이 있는 부위의 상처나 표면 장력 증가의 경우 봉합사는 더 오래 유지해야 한다. 표 11-7은 봉합사 제거에 대한 지침을 제공한다. 사후 관리 지침에는 통증 관리, 국소

상처 테이프 적용

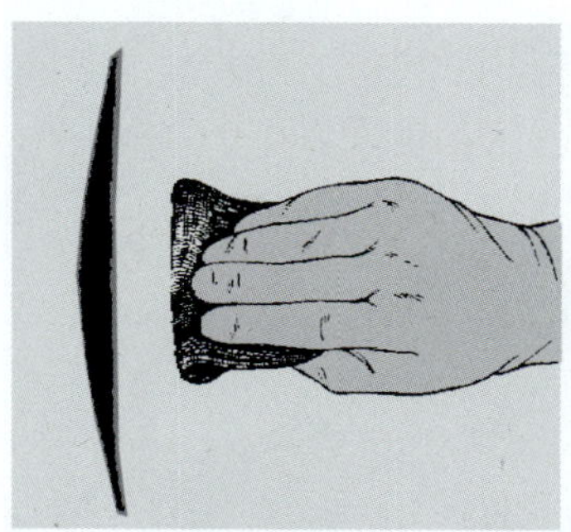

1. 상처 준비(필요한 경우 봉합) 후 상처 주위에서 최소 2인치의 피부를 완전히 건조시킨다. 일반적으로 피부가 잘 건조되지 않고, 지혈에 실패하면 테이프가 피부에 접착되지 않는다.

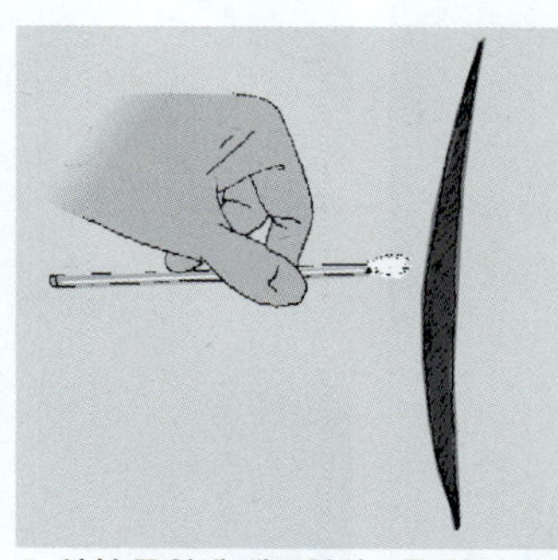

2. 상처 주위에 벤조인팅크를 얇게 코팅하여 테이프 접착력을 높인다. 벤조인은 감염 위험을 증가시키기 때문에 상처에 들어가지 않아야 한다. 벤조인이 눈에 들어가지 않도록 한다.

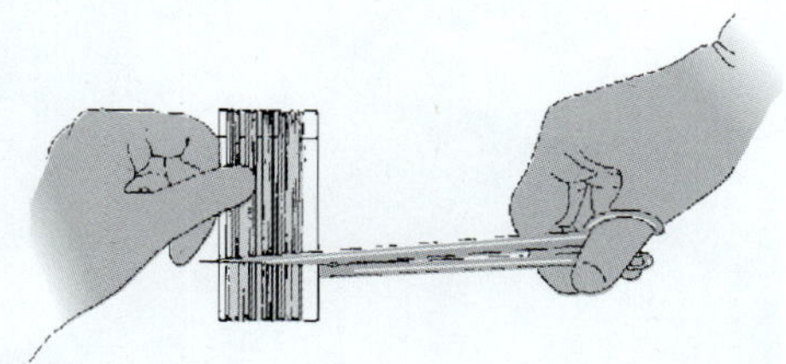

3. 뒷면을 제거하기 전 테이프를 원하는 길이로 자른다.

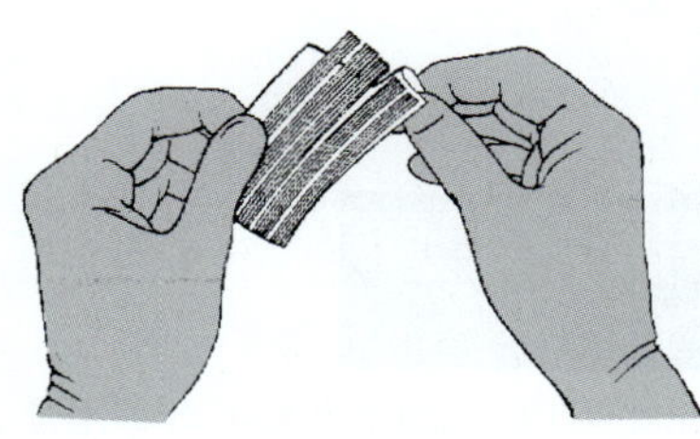

4. 테이프는 양쪽 끝에 천공된 탭이 있는 카드에 부착되어 있다. 테이프에서 탭 끝을 부드럽게 떼어낸다.

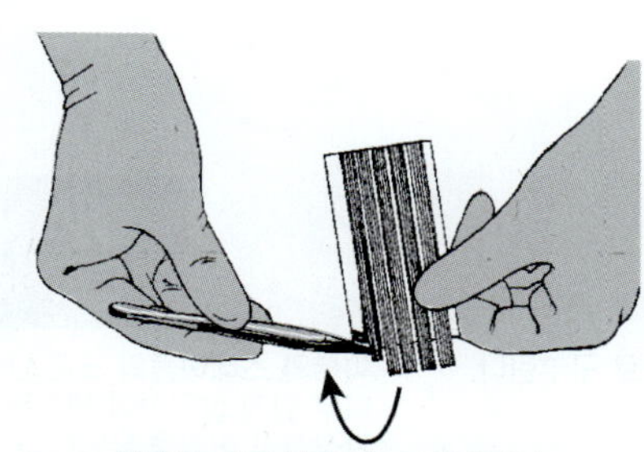

5. 집게를 사용하여 카드 뒷면에서 테이프를 떼어낸다. 옆이 아닌 뒤로 직접 당긴다.

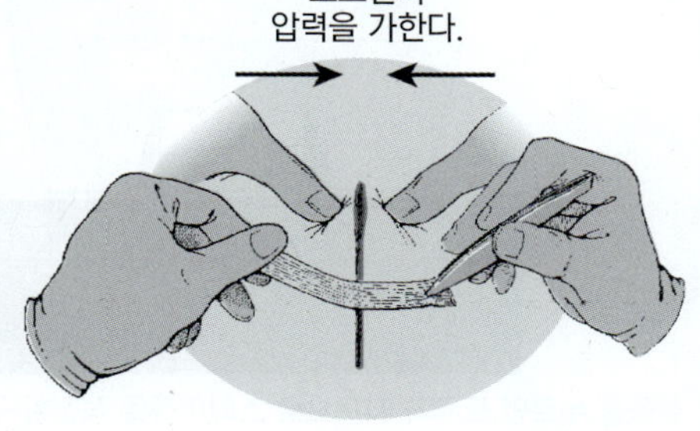

6. 상처의 중간 부분에서 첫 번째 테이프의 절반을 놓고 제자리에 고정한다.

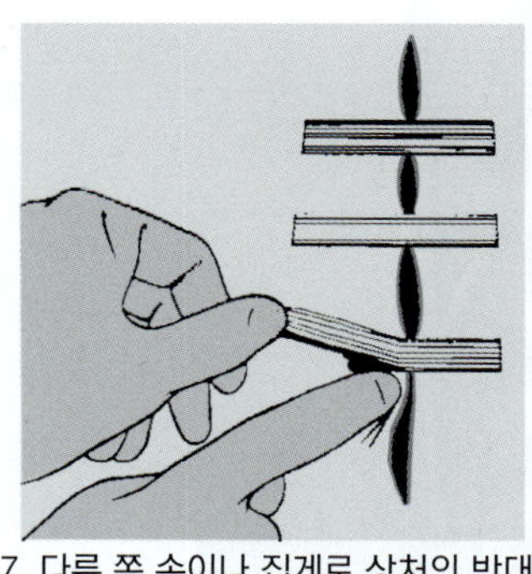

7. 다른 쪽 손이나 집게로 상처의 반대쪽을 부드럽고 단단하게 붙인다. 보조가 없는 경우 상처 가장자리를 접합할 수 있다. 상처가 충분히 닫힐 때까지 상처를 양분하여 테이프를 부착한다.

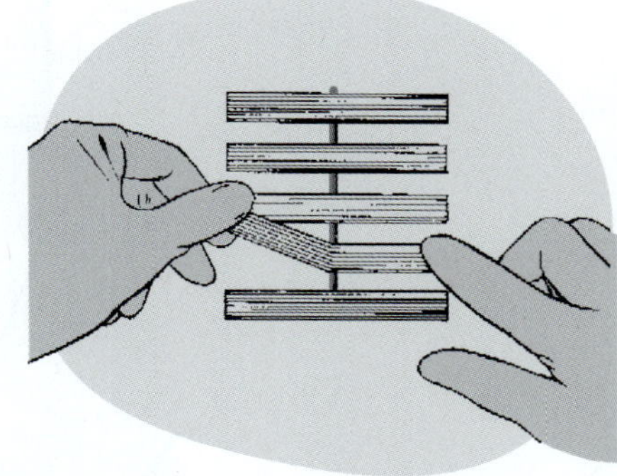

8. 상처는 완전히 막히지 않고 상처 가장자리가 완전히 붙는다.

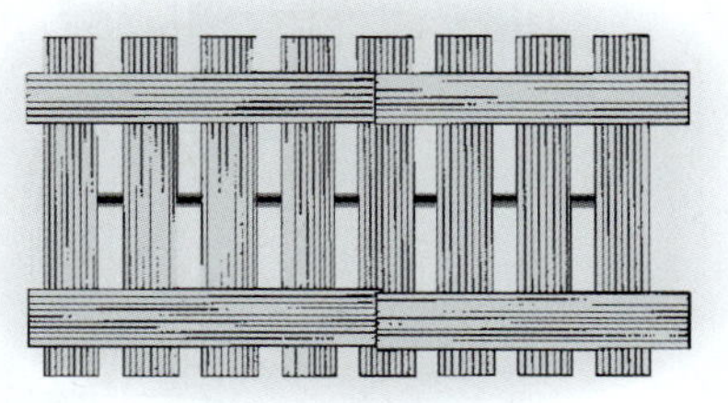

9. 테이프 스트립을 사용하는 경우에만 추가 지지 스트립을 상처에서 약 2.5 cm 상처 방향과 평행하게 놓는다. 이러한 방식으로 테이핑하면 테이프 끝에 발생할 수 있는 피부 물집을 방지할 수 있다.

그림 11-4 상처 테이핑 (컬러 삽화 742p 참고)

(From Roberts JR, Custalow CB, Thomsen T, eds. *Robert's and Hedge's Clinical Procedures in Emergency Medicine and Acute Care.* 7th ed. Philadelphia, PA: Elsevier; 2018.)

상처 스테이플

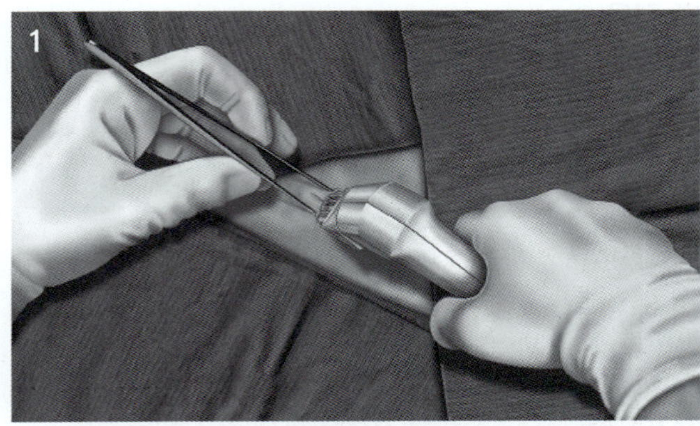

스테이플로 고정하기 전 손이나 집게로 피부 가장자리를 대략적으로 뒤집는다. 가능하면 보조가 임무를 수행하도록 한다. 상처 가장자리를 뒤집지 못하면 돌이킬 수 없는 결과를 초래한다.

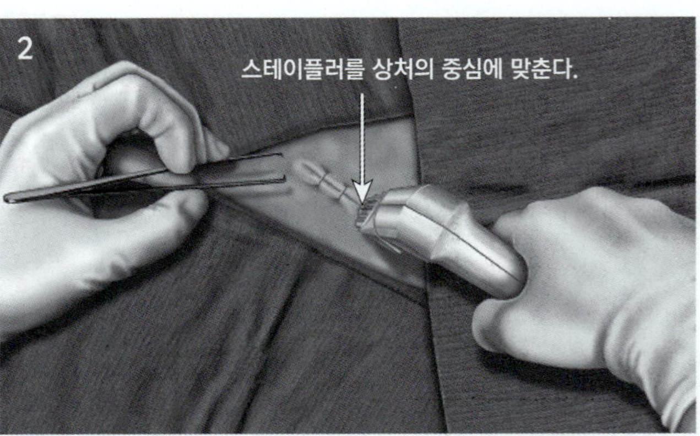

상처의 중심에 스테이플의 중심을 맞춘다. 스테이플 핸들을 눌러 스테이플 하나를 상처 여백으로 전진시킨다. 스테이플이 너무 깊게 삽입되지 않도록 피부를 너무 세게 누르지 않는다.

3

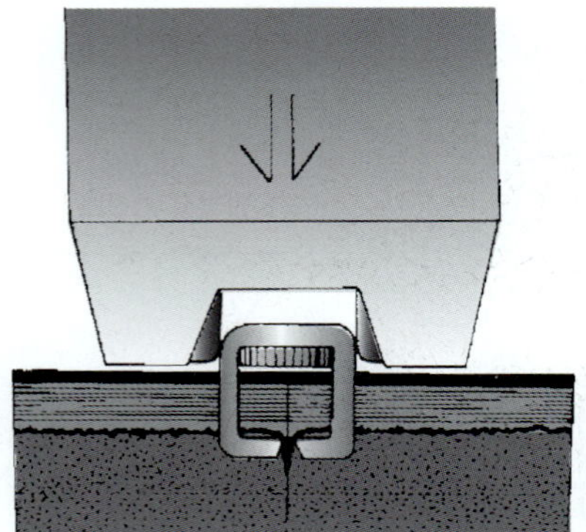

핸들을 누르면 모루가 자동으로 스테이플을 적절한 구성으로 구부린다.

4

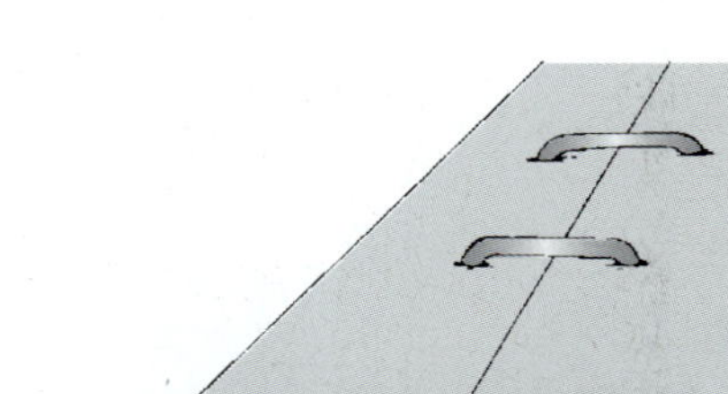

피부와 스테이플의 크로스바 사이에 약간의 공간을 남겨 둔다. 스테이플을 너무 깊게 삽입하여 생성된 과도한 압력은 제거 시 통증뿐만 아니라 상처 가장자리 허혈을 유발한다. 스테이플 바는 피부선에서 2~3 mm 위에 있다.

5

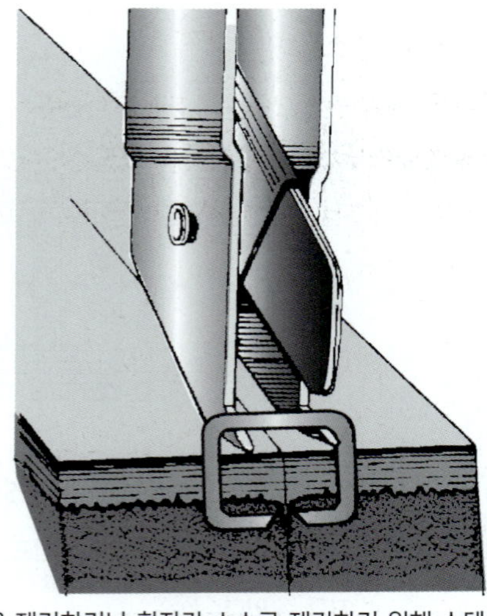

스테이플을 제거하거나 환자가 스스로 제거하기 위해 스테이플 제거기를 제공한다. 스테이플을 제거하려면 제거기의 아래턱을 스테이플의 크로스바 아래에 놓는다.

6

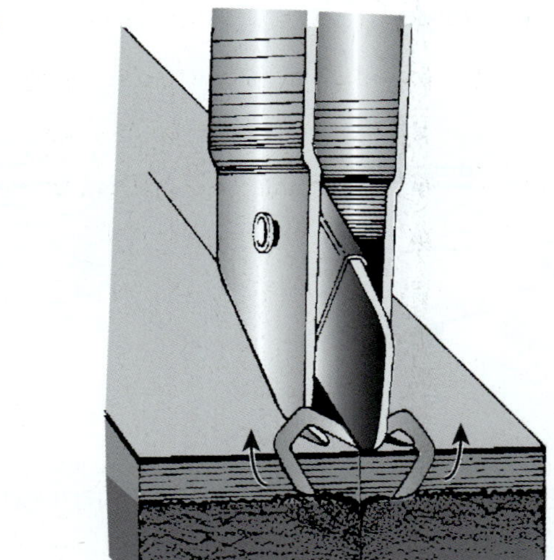

핸들을 부드럽게 쥐면 윗턱이 스테이플을 압박하여 피부에서 빠져나온다.

그림 11-5 상처 스테이플 적용 (컬러 삽화 743p 참고)

(From Roberts JR, Custalow CB, Thomsen T, eds. *Robert's and Hedge's Clinical Procedures in Emergency Medicine and Acute Care*. 7th ed. Philadelphia, PA: Elsevier; 2018.)

표 11-5 흉터의 가시성을 최소화하는 요인

기여 요인	흉터 최소화 방법
상처 방향(예: 정적 및 동적 장력 선에 수직)	레이어드 봉합, 상처의 선택적 절개의 적절한 방향
감염(봉합사 제거 및 괴사조직 제거 후 2차 봉합 필요, 넓은 흉터 생성)	적절한 상처 준비: 세척 및 오염된 상처에 지연된 봉합 사용
과도한 긴장	레이어드 봉합, 적절한 부목 적용과 상처부위 거상
봉합사 자극	7일 이내 봉합사 제거
상처 가장자리가 고르지 않음	상처 상단 레이어 봉합 시 조심스럽고 균일한 접합으로 가장자리의 부종이 불규칙해지는 것을 방지
상처 가장자리의 내번	단순 봉합사의 적절한 배치 또는 수평 매트리스 봉합사 사용
오염물이나 이물질	적절한 상처 준비 및 괴사 조직 제거
조직 괴사	플랩에 모서리 봉합사 사용, 주변 순환 또는 정맥 복귀가 있는 상처의 융기, 봉합 전 생존이 불가능한 상처 가장자리 절제
혈종	적절하게 맞는 드레싱과 부목 사용
흉터 또는 찰과상 피부의 과색소 침착	6개월 동안 자외선 차단지수 15 이상의 자외선 차단제 사용
치유 상처 가장자리 사이에 혈전의 중첩	적절한 지혈 및 폐쇄, H_2O_2 면봉, 압박 드레싱의 적절한 적용
입술선과 같은 해부학적 구조가 적절히 정렬되지 못함	세심한 마감 및 정렬, 국소 마취로 상처 가장자리가 뒤틀리기 전 정렬, 봉합사를 표시 또는 배치

Moreira M. Wound management. In: Markovchick VT, Pons PT, Bakes K, Buchanan J, eds. *Emergency Medicine Secrets*. 6th ed. Philadelphia, PA: Elsevier; 2016:627.

표 11-6 상처 봉합용 봉합사 재료

상처 봉합사 특징					
봉합사	**매듭 안정성**	**인장 강도**	**조직 반응**	**봉합 무결성 기간 (일)**	**매듭 묶기(용이성)**
흡수성(Absorbable)					
Surgical gut	나쁨	보통	가장 많음	5~7	어려움
Chromic gut	보통	보통	가장 많음	10~14	어려움
Coated Vicryl	좋음	좋음	최소	30	최고
Dexon	최고	좋음	최소	30	최고
PDS	보통	최고	거의 없음	45~60	좋음
Maxon	보통	최고	거의 없음	45~60	좋음
Biosyn	나쁨	좋음	최소	14~21	좋음
Monocryl	좋음	최고	최소	7	좋음
Vicryl Rapide	좋음	좋음	최소	5	좋음
비흡수성(Nonabsorbable)					
Ethilon	좋음	좋음	최소		좋음
Novafil	좋음	좋음	최소		좋음
Prolene	거의 없음	최고	거의 없음		보통
Silk	최고	거의 없음	가장 많음		최고

Lammers RL, Aldy KN. Principles of wound management. In: Roberts JR, Custalow CB, Thomsen T, eds. *Robert's and Hedge's Clinical Procedures in Emergency Medicine and Acute Care*. 7th ed. Philadelphia, PA: Elsevier; 2018:627.

표 11-7 봉합사 제거 가이드라인

위치/부위	제거기간(일)
눈꺼풀	3~5
눈썹	4~5
귀	4~6
입술	3~5
얼굴	3~5
두피	7~10
흉곽	7~10
손과 발	7~10
팔과 다리	10~14
관절	14

상처 관리(상처를 24시간 건조한 상태로 유지하고 그 이후에는 간단한 샤워를 해도 됨), 감염 징후 관찰이 포함되어야 한다.

봉합의 신 기술

NEW TECHNOLOGY IN WOUND CLOSURE

레이저를 사용하여 상처를 봉합하는 것을 레이저 봉합이라 한다. 이 과정은 매우 간단하다. 수용성 단백질 용접봉을 상처 틈을 따라 움직이며 레이저로 가열한다. 이 방법은 재상피화를 증가시키고 치유를 개선하며 흉터 형성을 줄이는 것으로 밝혀졌다.

박스 11-1 상처 치료의 요약

A. 환자를 안정시킨다.
B. 병력(파상풍 예방 점종 상태 및 알레르기 포함)
C. 신체 검사
   1. 신경 혈관 검사
   2. 무균상태에서(해당 부위를 마취하고 출혈을 멈춘 후) 해부학적 구조, 피부, 신경, 힘줄, 혈관, 근육 및 근막 검사
   3. 전문의와 상의
D. 뼈 손상이나 이물질 존재 감지를 위한 단순 X선 검사
E. 상처 준비
   1. 피부에 미세한 손상을 줄이기 위해 주변 머리카락 등을 면도하지 않는다.
   2. 베타딘 용액으로 주변 피부를 정돈한다.
   3. 이물질 및 괴사된 조직을 섬세하게 제거한다.
   4. 고압 세척을 한다(i.e., 18-게이지 바늘, 35-mL 주사기). 식염수, 1% 포비돈-요오드(베타딘) 사용 또는 항생제 용약 또는 비이온성 용액 사용
F. 상처 봉합
   1. 접착 테이프, 봉합사 또는 스테이플 사용
   2. 상처가 높은 장력을 받지 않는다면, 피하봉합사를 사용하지 않는다.
G. 항생제
   1. 국소 항생제 도포(i.e., 삼중 항생제 연고 사용)
   2. 고위험군이 아닌 한 전신 항생제 사용 금지
H. 옷 입기 및 고정
I. 다음을 포함하는 상처 관리 지침:
   1. 감염 징후 – 발적, 부종, 사지에서 발견되는 붉은 색 줄무늬, 통증 및 발열
   2. 거상 – 가능한 경우 슬링 사용
   3. 상처를 묽은 하이드로젠페로하이드를 사용하여 매일 세척하고, 딱지를 제거한다.
   4. 필요한 경우 봉합사 제거 전까지 고정한다.
   5. 상처 확인 – 고위험군(고양이에게 물린 경우, "사람에게 물린 경우")
   6. 봉합사 제거 – 봉합사를 조기에 제거한 경우 접착 스트립을 적용할 수 있다.

Modified from Simon B, Hern HG Jr. Wound management. In: Marx J, Hockberger R, Walls R, eds. *Rosen's Emergency Medicine*. 6th ed. St. Louis: Mosby; 2006.

상처 드레싱 WOUND DRESSINGS

대부분의 경우 가장 좋은 드레싱은 상처의 특성에 따라 달라진다. 상처가 새어 나온 경우 상처가 옷에 달라붙는 것을 방지하기 위해 상처를 덮는 것이 좋다. 비접착성 거즈 드레싱이 일반적으로 사용된다. 피부가 찢어지거나 피부가 벗겨지는 표재성 상처에는 비접착성 드레싱을 사용해야 한다. 이 상처는 재상피화를 촉진하는 수분 유지 드레싱이 효과적이다.

수분 보유 드레싱의 한 유형은 박테리아 침입으로부터 상처를 보호하는 장벽을 제공하는 얇고 탄력 있고 투명한 폴리우레탄 필름 드레싱이다. 이 드레싱은 체액을 필름 밑에 고이게 하여 상처를 불리기 때문에 상처의 배액량이 많은 경우는 피부가 약한 사람에게도 필름 드레싱을 사용해서는 안 된다. 과도한 체액을 생성하는 상처는 거품 또는 알지네이트 및 하이드로파이버 드레싱이 적합하며 하루에 여러 번 드레싱을 교체해야 할 수도 있다. 상처에 가장 적합한 드레싱을 선택하는 데 자주 사용되는 네 가지 기본 원칙이 있다.

- 건조한 상처에는 수분 공급이 필요하다.
- 과도한 삼출물이 있는 상처에는 흡수성 드레싱이 필요하다.
- 괴사 또는 명백한 파편이 있는 상처는 드레싱 전에 괴사 조직 제거가 필요하다.
- 감염된 상처는 드레싱 전에 적절한 항균 처리가 필요하다.

얼굴과 귀의 상처는 그 부위를 깨끗하게 유지하는 한 드레싱이 필요하지 않을 수 있다. 상처에 따라 드레싱 전에 항생제 연고(예: 바시트라신 또는 네오스포린)를 얇게 도포할 수 있다. 은이 코팅된 흡수성 드레싱은 광범위한 항균 작용을 한다. 경미한 감염이 있는 상처에 사용하여 염증을 줄이고 치유를 촉진한다.

상처 파우치 시스템(예: KCI Wound Vac)은 하루에 50 mL 이상의 체액을 배출하거나 특히 피부에 손상을 주는 체액과 관련된 상처에 사용된다. 이러한 상처 장치는 상처에서 삼출물을 제거하고 부종을 줄이며 혈류를 증가시키는 것을 기반으로 한다. 이 치료법은 항생제 사용을 대체하는 것이 아니라 심각하게 집락화되거나 감염된 상처에서 생성된 과도한 삼출물을 관리하기 위한 치료법이다.

상처 감염 예방 WOUND PROPHYLAXIS

상처는 오염물질, 피부 상주균, 파상풍 및 광견병으로 인한 국소 및 전신 감염의 위험이 있다. 이러한 감염원에 대한 보호는 세척으로부터 시작된다.

파상풍 예방 Tetanus Prophylaxis

파상풍은 전신 감염으로 그람 양성이며, 포자를 형성하는 혐기성 간균인 *Clostridium tetani*가 원인이다. 일단 활성화되면, 바실러스는 살균을 포함하여 거의 모든 것에 대해 극도로 내성을 보인다. 파상풍의 잠복기는 2일에서 21일이다. *C. tetani* 포자는 토양, 정원 이끼 및 동물이나 사람의 배설물이 있는 모든 곳에 존재한다. 포자는 상처를 오염시킬 수 있지만 몇 년 동안 조직에 휴면 상태로 남아 있다. *C. tetani*가 순환계에 들어간 후 간균은 중추신경계(CNS)의 세포에 부착되어 연수의 호흡 중추를 억제한다. 증상은 경미하거나 심할 수 있으며 국소 관절 경직 또는 턱을 열 수 없는 증상이 포함된다. 심각한 파상풍은 심한 입 벌림 장애, 요통, 음경 통증, 빈맥, 고혈압, 부정맥, 발열, 발작을 특징으로 한다. 파상풍 예방에는 예방 접종과 세심한 상처 관리가 포함된다. 자세한 내용은 https://www.cdc.gov/tetanus/clinicians.html을 참고한다.

예방 접종을 받지 않은 대부분의 환자는 50세 이상이다. 따라서 손상의 중증도와 상관없이 모든 환자에서 파상풍을 고려해야 한다. 파상풍 예방 접종은 아동기 예방 접종 요법의 일부이며 성인의 정기적인 파상풍 예방 접종으로 계속된다. 백신에는 4가지 종류가 있다(표 11-8).

표 11-8 파상풍 예방 유형

유형	사용
DTaP	디프테리아 및 파상풍 독소 및 백일해백신: 6주에서 6세 사이 영유아에게 투여
DT	백일해 성분 없는 디프테리아 및 파상풍 독소: 백일해에 금기인 6주에서 6세까지 영유아에게 투여
Tdap	무세포 백일해 백신이 포함된 파상풍 및 디프테리아 독소: 청소년과 성인에게 일반적으로 단일용량으로 제공 • 임산부는 예외, 임신 중 Tdap 받아야 함
Td	파상풍 및 디프테리아 독소: 7세 이상 아동 및 성인에게 투여 • Note: 작은 d는 소아용, DTaP 제형보다 적은 양의 디프테리아 독소를 나타낸다.

Immunization Action Coalition. *Tetanus: questions and answers.* http://www.immunize.org/catg.d/p4220.pdf. Published 2013. Accessed April 27, 2019.

광견병 예방 Rabies Prophylaxis

광견병 노출은 야생 동물이나 가축에게 물렸을 때 발생할 수 있다. 광견병은 미국에서 자주 발생하는 병으로 동물 공격이 유발되지 않았고 광견병에 대한 면역이 없는 가축이나 야생 동물(박쥐와 같은)과 관련된 경우에 고려되어야 하며, 광견병 사례의 90%가 개로 인해 발생한다. 많은 경우에 광견병에 감염된 동물은 입에 거품이 있는 전형적인 모습을 보이지 않을 수 있다. 대신, 설명할 수 없는 마비와 행동의 변화로 광견병의 징후를 보인다(**표 11-8** 참고).

광견병은 일부 포유류의 타액에서 발견되는 신경독성 바이러스이다. 잠복기는 3~8주이므로, 물린 사람은 광견병 예방접종(PEP)을 받을 수 있도록 가능한 한 빨리 치료를 받는 것이 중요하다. 교상 후 광견병 바이러스는 말초신경을 통해 중추신경계로 이동하여 뇌척수염을 유발한다. 광견병 바이러스는 증상이 나타나기 전 2주 동안 타액과 눈물에서 배출될 수 있으며, 이후에는 호흡기 분비물 또는 척수액으로 배출될 수 있다. 동물을 찾을 수 없을 때는 항상 예방 조치를 취한다. PEP는 팔에 일련의 4회 백신 주사와 광견병 면역 글로불린 1회 투여하는 주사이다.

광견병 예방은 응급 처치가 아닌 예방적 처치여야 한다. 치료 결정은 특히 환자가 응급실에 있는 동안 어느 정도 긴급하게 내려져야 한다. 광견병 전파 위험이 높은 물림은 즉각적인 치료가 필요할 수 있지만 위험이 낮은 물림은 10일 관찰 기간 또는 진단 결과를 기다릴 수 있다. 많은 것은 문제가 되는 종, 해당 지역의 일반적인 광견병 위험, 공중 보건 실험실에서 검사 결과를 신속하게 얻을 수 있는 능력에 달려 있다. 지역 공중 보건 공무원과의 상담은 의사결정 과정에 도움이 될 수 있다.

임상의가 걱정하는 한 가지 질문이나 주제는 물린 것이 관찰되지 않았으나 방이나 자녀의 방에서 박쥐를 발견한 사람을 진료하는 방법이다. **표 11-9**를 참고한다. 질병통제예방센터에서 권장하는 사항은 다음과 같다.

PEP (노출 후 예방)는 박쥐와 같은 방에 있었고 물림이나 직접적인 접촉이 발생했다는 사실을 모를 수 있는 사람과 (예: 잠자던 사람이 깨어나서 방에 있는 박쥐를 발견하거나 성인이 어린이, 정신 장애가 있는 사람 또는 술에 취한 사람과 함께 방에서 박쥐를 목격함) 박쥐를 테스트하여 광견병을 배제할 수 없는 경우 고려할 수 있다.

급성 상처의 항생제 사용

Use of Antibiotics for Acute Wounds

단순하고 깨끗한 상처가 있는 건강한 개인에게 예방적 항생제를 일상적으로 사용하는 것은 아무런 이점이 없다. 세심한 상처 관리, 괴사 조직 제거, 적절한 상처 봉합 및 드레싱은 이러한 경미한 상처에 대해 지시되는 가장 중요한 감염 제어 요소이다. 국소 항생제 연고는 경미한 오염된 상처의 감염 위험을 감소시키는 것으로 밝혀졌다. 예방적 항생제의 사용은 다음과 같은 상황에서 권장된다: 찔린 상처, 관절 개방 또는 개방 골

표 11-9 광견병의 주요 원인

물린 상처 유형	호기성균	혐기성균	특별 고려 사항
개에게 물림	• *Pasteurella (canis)* • *Streptococcus* • *Staphylococcus* • *Neisseria*	• *Fusobacterium* • *Bacteroides* • *Prevotella* • *Propionibacterium*	• *Capnocytophaga canimorsus*
고양이에게 물림	• *Pasteurella (multocida and septica)* • *Streptococcus* • *Staphylococcus* • *Neisseria* • *Moraxella*	• *Fusobacterium* • *Propionibacterium* • *Prevotella*	• *Bartonella henselae*
사람에게 물림	• *Streptococcus (anginosus)* • *Staphylococcus (aureus)* • *Eikenella (corrodens)*	• *Fusobacterium* • *Prevotella*	

Edens MA, Michel JA, Jones N. Mammalian bites in the emergency department: recommendations for wound closure, antibiotics, and postexposure prophylaxis. *Emerg Med Pract.* 2016;18(4):16.

절, 심하게 오염되거나 주요 연조직 손상, 손/손바닥 물림, 치료 지연, 면역 저하 또는 만성 질환이 있는 개인 건강 문제(예: 당뇨병 및/또는 심장 판막 질환).

특정 상처 SPECIFIC WOUNDS

상처는 급성 또는 만성일 수 있으며 다음과 같이 분류된다. 찰과상, 농양, 박리, 열상, 찔린 상처, 물림의 6가지 기본 유형으로 나뉜다. 상처의 심각성은 손상의 원인과 손상된 조직의 양에 따라 다르다. 상처는 경미한 불편감을 유발할 수도 있고 심각할 수도 있어 상당한 불편함을 유발하고 자기 관리, 자아상 및 업무에 영향을 미친다. 어떤 경우에는 생활 방식이 영구적으로 변경된다. 응급실에서 발생한 모든 외상성 상처는 오염된 것으로 간주해야 한다. 적절한 상처 관리는 치유와 흉터 형성 또는 2차 세균성 피부 감염과 같은 합병증의 가능성을 줄이는 데 중요하다. 적절한 관리가 없으면 이러한 급성 상처는 만성 상처가 될 수 있다(**표 11-10**).

찰과상 Abrasions

찰과상은 일반적으로 마찰로 인해 피부가 딱딱한 표면에 문질러지거나 긁힐 때 발생한다. 이러한 마찰 상처는 스포츠나 일련의 작업에 참여하는 동안 지속될 수 있다(예: 도로 발진, 잔디 발진/화상 또는 카펫 "화상"). 표재성 찰과상은 표피의 제거를 포함하고, 부분 두께 찰과상은 표재성 진피까지 확장될 수 있다. 이러한 깊은 마찰 부상은 수많은 신경 말단이 노출되어 있기 때문에 열상보다 더 고통스럽다. 찰과상은 부분층 화상과 동일한 생리학적 효과를 나타낸다.

심각한 감염 위험은 피부 및 피부의 보호 능력 상실로 인해 발생한다. 세척은 합병증을 예방하기 위해 찰과상 관리에 중요하다. 피부에 남아 있는 이물질은 표피를 얼룩지게 하고 영구적인 흉터나 문신과 같은 자국을 유발할 수 있다. 오염이 심한 찰과상에는 국소 도포 또는 침투에 의한 국소 마취를 사용해야 한다. 국소 항생제 연고와 비접착성 드레싱이 사용되는데, 때때로 공기 중에 노출해 둘 수 있다. 드레싱은 가피가 형성될 때까지 매일 갈아주어야 한다. 연약한 새 조직의 변색을 방지하기 위해 의복이나 자외선 차단제를 6~12개월 동안 사용해야 한다.

농양 Abscesses

피부 아래에 국소적으로 고름이 모이면 농양이 생긴다. 고름은 결국 분출할 수 있다. 그러나 상처 관리에 농양이 터지기를 기다리는 것은 포함되지 않는다. 상처를 세척하고 국소 마취제로 마취한 다음 배액한다. 조직의 타원형 부분을 제거하여 배액을 용이하게 한 다음, 상처를 요오도폼 또는 이와 유사한 물질로 느슨하게 채우고 헐거운 드레싱으로 덮는다. 소아 환자의 경우 피부 감염 치료에 주의를 기울여야 한다. 지역사회 감염성 메티실린 내성 황색 포도구균(CA-MRSA)은 피부 감염의 일반적인 원인이 되었다. 항생제를 선택할 때 국소 내성 패턴을 고려해야 한다. 환자와 상처 치유를 면밀히 모니터링하려면 추적 관찰이 필수적이다.

박리/찢김 Avulsions

박리는 상처 가장자리의 근접이 불가능한 전층 피부 손실이다. 벗겨진 손상(degloving injury)은 피부가 밑에 있는 근막과 근육에서 벗겨지는 심각한 견열 손상(avulsion injury)이다. 손가락의 벗겨진 손상은 흔하며 힘줄과 인대의 손상을 포함한다. 관리에는 주사 또는 국소 도포에 의한 국소 마취, 그 후 소실된 조직의 세척 및 괴사조직 제거가 포함된다. 큰 박리의 치료에는 피부 이식술이 종종 필요하다. 상처는 노출된 조직을 보호하기 위해 부피가 큰 드레싱으로 덮어야 한다.

타박상 Contusions

피부 통합성이 유지되는 둔기 외상은 타박상을 유발한다. 부종, 통증 및 변색은 손상된 조직으로 혈액이 유출되어 발생한다. 신경혈관 상태를 평가한 후, 필요에 따라 냉찜질과 통증 완화가 치료적 중재에 포함된다. 큰 상처나 사지에 위치한 상처는 봉와직염이나 구획 증후군의 발병 여부를 주의 깊게 관찰해야 한다.

열상 Lacerations

열상은 진피층을 통한 전단력에 의해 발생하는 열린 상처이다. 표재성 열상은 표피와 진피를 침범하는 것이고 더 심각한 상해는 피하 조직과 근육을 포함한 더 깊은 층을 침범한다. 초기 중재는 출혈을 조절하고 손상 원위부의 신경혈관 기능을 평가하는 데 중점을 둔다. 마취제는 이물질 제거와 괴사 또는 죽은 조직의 절제를 용이하게 하기 위해 사용해야 한다. 하부 구조에 손상이 있는지 자세히 사정해야 한다. 상처 봉합에는 테이프 봉합, 스테이플 또는 봉합사로 봉합한 후 가장자리의 접합이 포함된다. 깊은 상처는 피부 층층이 봉합한다. 상처를 봉합한 후 항생제 연고를 얇게 바르고 비접착성 드레싱을 적용할 수 있다.

찔린 상처 Puncture Wounds

복잡하지 않고 깨끗하며 상처가 발생한 지 6시간 미만인 찔린 상처는 저압 세척과 파상풍 예방만 필요하다. 상처 부위를 적시는 것은 입증된 이점이 없다. 건강한 환자는 예방적 항생제를 필요로 하지 않는다. 찔린 상처는 심각해 보이지 않으며 이러한 상처는 종종 제대로 치료되지 않는다. 외부 상처와 관계없이 손상 부위와 하부 구조의 근접성을 철저히 평가해야 한다.

고압 주입 부상(예: 페인트 건 및 네일 건 부상)은 하부 조직에 심각한 손상을 일으킨다. 손상은 표면에 드러난 상처의 모양보다 적을 수 있다. 손의 고압 주입 부상은 상처 오염의 위험이 있기 때문에 파상풍 예방, 광범위 항생제를 사용하고, 손 전문의와 상의하여 치료해야 한다. 관리에는 괴사 조직 제거 후 배액관 배치 및 멸균 드레싱 적용이 포함된다. 이러한 부상은 혐기성 유기체에 감염될 위험이 크며 원인균 식별이 지연되고 심부 조직 괴사가 증가하는 경우 높은 이환율 및 사망률을 수반한다.

감염의 위험이 높고 예후가 좋지 않은 찔린 상처는 부상의 위치, 환자의 건강 상태, 관통 대상의 유형에 따라 결정된다. 상처가 6시간 이상 경과하거나, 물질과 파편으로 오염되어 있거나 야외에서 발생된 상처이거나, 신발을 관통한 부상이거나, 당뇨병이나 면역억제와 같은 기저 질환이 있는 환자에서 발생한 경우에는 좋지 않은 결과가 발생한다. 찔린 상처로 인한 대부분의 감염은 그람 양성균에 의해 발생하며 황색 포도구균이 우세하다. 운동화를 관통한 상처에는 녹농균(*Pseudomonas aeruginosa*)이 자주 감염된다. 녹농균(*P. aeruginosa*) 감염은 일반적으로 시프로플록사신(ciprofloxacin[시프로(Cipro)]) 또는 레보플록사신(levofloxacin[레바퀸(Levaquin)])으로 치료된다.

물림 Bites

물림은 동물이나 사람에 의해 유발될 수 있으며 타박상, 열상 및 찔린 상처를 포함한다. 치아는 조직을 부수거나 찢어서 광범위한 손상을 일으킬 수 있다. 이러한 부상의 80~90%는 개에게 물린 것이고 고양이에게 물린 경우는 5~10%로 보고된다. 영장류, 악어, 낙타와 같은 이국적인 동물도 물어서 상처를 입힌다. 출처에 관계없이 물린 상처는 오염된 것으로 간주된다. 환자는 종종 여러 미생물에 의한 집락이 형성되고(일반적으로 물린 후 12~24시간) 상처가 발적, 부기, 관절을 움직일 수 없음(특히 굴곡), 열감 및 삼출물과 같은 감염 징후를 보이기 시작할 때까지 다른 증상이나 징후가 나타나지 않는 경우도 있다. 감염, 농양, 봉와직염, 패혈증, 골수염, 건초염, 광견병, 파상풍 및 신체 부위 손실은 물린 상처의 잠재적 합병증이다. 아목시실린-클라블라네이트(amoxicillin-clavulanate[오구멘틴(Augmentin)])는 이러한 물린 상처의 선택 약물이며, 목시플록사신(moxifloxacin)은 페니실린 알레르기가 있는 환자의 대체 약물로 사용된다. 페니실린에 알레르기가 있는 개인을 위한 다른 옵션은 다음과 같다.

- 세프록심(cefuroxime)
- 독시사이클린(doxycycline)
- 에리스로마이신(erythromycin)
- 트리메토프림-설파메톡사졸(trimethoprim-sulfamethoxazole)

모든 물린 상처는 출혈이 없어도 철저한 병력과 검사가 있어야 한다. 또한 물림과 연관된 관절 부상에 특히 주의해야 한다. 관절의 운동 범위 평가와 함께 신경, 혈관 평가가 수행되어야 한다. 감염의 징후가 있으면 적절한 항생제 치료를 시작해야 한다. 관절, 뼈 부위 또는 이물질이 관련된 경우 방사선 사진을 촬영해야 한다. 상처 배양은 일반적으로 필요하지 않다. 그러나 혈액 배양은 면역이 억제된 개인에게 필요하다. 손이 물린 경우 사용을 제한하기 위해 부피가 큰 드레싱이나 부목으로 손을 고정하는 것이 좋다. 광견병과 파상풍 예방은 모든 개인에게 고려되어야 한다(**표 11-10** 참고).

사람에게 물린 상처는 일반적으로 말다툼, 싸움 또는 성행위로 인해 발생하거나 심지어 자해로 발생할 수 있으며, 손 또는 상지가 가장 흔한 부상 위치이다. 인간의 타액에는 황색 포도구균, 연쇄상 구균, 코리네박테리움 및 박테로이데스 유기체를 포함하여 mL당 100,000,000개의 유기체가 포함되어 있기 때문에 인간에게 물릴 때 감염이 가장 위험하다. 물린 상처를 통해 인간 면역 결핍 바이러스와 함께 B형 및 C형 간염 바이러스에 감염될 위험은 낮을 수 있다.

사람에게 물린 상처는 두 가지 범주로 나눌 수 있다: 주먹 쥔 상태의 손에 난 상처와 교상이고, 이중 대부분이 교상이다. 교상은 치아가 피부의 온전함을 깨뜨릴 만큼 충분한 힘으로 피부 속에 박힐 때 발생한다. 이러한 유형의 부상은 가장 흔하며 남성보다 여성에게 더 자주 나타난다.

꽉 쥐거나 주먹 쥔 상태 또는 싸움으로 인한 부상은 주먹이 맞은 사람의 치아와 접촉할 때 발생하며, 가장 고전적으로 세 번째, 네 번째 또는 다섯 번째 중수지절 관절의 등쪽에 자국을 남긴다. 주먹을 쥔 부상은 일반적으로 관절의 침범으로 인해 교합 부상보다 더 심각하다. 박테리아가 상처에 인접한 건초로 퍼져 손가락을 구부리거나 펴지 못하거나 손가락 끝의 감각을 잃게 된다. 상처를 철저히 검사하여 개인의 전체 가동 범위를 확인해야 한다. 이 평가를 통해 손가락이 구부러진 위치에 있을 때 신근 힘줄이나 연골이 손상되지 않았는지 확인해야 한다.

부상이 확인되면 환자는 외과적 탐색, 세척 및 상처 괴사 조직 제거를 위해 입원해야 한다. 비수술적 관리가 가능하다고 결정되면 상처를 세척하고 괴사 조직을 제거해야 한다. 그런 다음 상처를 열린 상태로 유지하고 편안한 위치에 부목을 고정해야 한다. **사람에게 물린 상처는 감염될 위험이 높기 때문에 상처가 피부를 관통된 경우 언제든지 예방적으로 항생제를 투여한다.** 상처가 심하게 감염되었거나 전신 증상을 보이거나 수술실에서 세척 및 괴사 조직 제거가 예정되어 있는 경우 정맥 항생제를 처방해야 한다. 항생제의 지속기간은 5~7일이다.

사람이 얼굴을 물린 경우 감염의 명백한 징후가 없는 한 미용상의 이유로 1차 봉합한다. 봉합하기 전에 세척 및 상처를 평가해야 한다. 1차 봉합은 물린 후 24시간까지 가능하다.

매년 미국에서 발생하는 450만 건의 개 물림 중 절반은 5세에서 9세 사이의 아동에서 발생하며, 5분의 1은 의료 조치가 필요한 것으로 나타났다. 얼굴, 머리, 목은 아동이 자주 물리는 부위이다. 팔과 사지는 성인의 부상 부위이다. 개는 강력한 턱을 가지고 있기 때문에 혈관, 뼈 및 신경에 손상을 입히는 짓눌림 부상이 일반적이다. 지난 수년 동안 모든 개에게 물린 상처는 열어 두어야 한다는 것이 관행이었다. 그러나 Paschos 등의 2014년 연구에 따르면 개에게 물린 상처는 봉합했을 때 감염률이 증가하지 않는 것으로 밝혀졌다. 상처 관리의 시기는 결과적으로 감염율이 중요했다. 1차 봉합은 개선된 미용적 외관을 나타냈으며 개에 물린 상처에 항생제 사용은 감염률이 매

표 11-10 광견병 노출 후 예방 일정

광견병 노출 후 예방 스케쥴/일정/단계, 미국, 2010		
백신 접종 상태	**중재**	**요법[a]**
접종한 적 없음	상처 세척	모든 PEP는 비누와 물로 상처를 즉시 철저히 세척하는 것을 시작으로 한다. 가능한 경우 항바이러스제(예: 포비돈-요오드 용액)를 사용하여 상처를 세척한다.
	인간 광견병 면역 글로불린 (HRIG)	국제 용량인 20 unit/kg 으로 투여한다. 해부학적으로 가능한 경우 전체 용량을 상처 주위와 상처 안으로 침투시켜야 하며, 나머지 용량은 백신 투여로부터 멀리 떨어진 해부학적 부위(근육내[IM])에 투여해야 한다. 또한 HRIG는 백신과 동일한 주사기로 투여해서는 안 된다. 광견병 면역 글로불린은 광견병 바이러스 항체의 활성 생산을 부분적으로 억제할 수 있으므로 권장 용량 이상을 투여하지 않는다.
	백신	인간 이배체 세포 백신(HDCV) 또는 정제된 병아리 배아 세포 백신(PCECV) 1.0 mL, IM (삼각근 부위[b]), 1회 0,[c] 3, 7, 14일째에[d]
접종한 적 있음[e]	상처 세척	모든 PEP는 비누와 물로 즉시 철저히 세척하는 것으로 시작한다. 가능한 경우 포비돈-요오드 용약과 같은 항바이러스제를 사용하여 상처를 세척한다.
	HRIG	HRIG은 투여해서는 안 된다.
	백신	HDCV 또는 PCECV 1.0 mL, IM (삼각근 부위[b]), 1회 0[c],3일째에

[a] 이 용법은 아동을 포함한 모든 연령대의 사람에게 적용된다.
[b] 삼각근 부위는 성인과 아동이 접종할 수 있는 유일한 부위이다. 영유아에서 허벅지 바깥쪽에 접종할 수 있다. 둔부에는 접종하지 않는다.
[c] 0일은 백신 1회 투여일이다.
[d] 면역 억제자가 있는 사람의 경우 광견병 PEP는 0,3,7,14,28일에 5회 백신을 모두 사용하여 투여한다.
[e] HDCV, PCECV, 또는 광견병 백신 흡착(RVA)을 통한 사전 예방 접종의 이력이 있는 사람; HDCV, PCECV 또는 RVA가 있는 이전 PEP, 또는 다른 유형의 광견병 백신을 사용한 이전 백신 접종 및 백신 접종에 대한 문서화된 항체반응 이력이 있는 경우

Rupprecht CE, Briggs D, Brown CM, et al; Centers for Disease Control. Use of a reduced (4-dose) vaccine schedule for postexposure prophylaxis to prevent human rabies: recommendations of the advisory committee on immunization practices. *MMWR.* 2010;59(RR2):6.

우 낮기 때문에 논란의 여지가 있다(**표 11-11**).

고양이에게 물리는 것은 주로 팔, 팔뚝 또는 손에서 발견된다. 고양이의 길고 가느다란 이빨은 피부와 밑에 있는 연조직을 쉽게 관통하여 피부에 작은 천공을 만드는데, 피부는 빠르게 치유되므로 물린 후 3시간 이내에 박테리아가 갇히게 되어 감염을 일으킬 수 있다. 고양이에게 물린 곳에서 흔히 볼 수 있는 유기체는 개의 것과 비슷하지만 고양이로 인해 상처 입은 작은 구멍을 적절하고 충분하게 세척하기 어려울 수 있다. 고양이에게 물린 것은 깊은 찔린 상처를 유발하는 경향이 있기 때문에 감염 위험이 높은 것으로 간주된다.

표 11-11 상처 감염의 위험 요인

요인	고위험군	저위험군
종	고양이(반려 및 야생) 사람 원숭이 돼지 낙타 곰	개(손발 물림 제외) 설치류
상처 부위	손(특히 주먹 쥔 부상 [CFIs]) 발	얼굴 두피
상처 유형	찔림 짓눌린 부상 또는 깊은 구조 손상, 약화된 조직의 존재 6시간 이상의 발견 지연	열상 표피
환자 특성	50세 이상 당뇨 신부전 간 질환 알코올 중독 면역 질환 영양부족 코르티코스테로이드 또는 기타 면역 억제제 사용 말초혈관 질환 물린 부위의 만성 부종	

Eillbert WP. Mammalian bites. In: Walls RM, Hockberger RS, Gausche-Hill M, eds. *Rosen's Emergency Medicine: Concepts and Clinical Practice.* 9th ed. Philadelphia, PA: Elsevier; 2018:692.

표 11-12 물린 상처 봉합 및 예방적 항생제 사용에 대한 권장 사항

종	봉합	예방적 항생제
개, 코요테, 늑대	손발을 제외한 대다수 상처	손발 상처 고위험 상처[a]
고양이	얼굴만	표피를 관통하는 모든 상처
사람	얼굴만(물린 후 최대 24시간까지)	표피를 관통하는 모든 상처
원숭이	얼굴만(물린 후 최대 24시간까지)	표피를 관통하는 모든 상처
설치류	모두(흔하지 않음)	없음
패럿, 돼지, 말, 낙타, 곰, 큰 고양이	얼굴만	표피를 관통하는 모든 상처

[a] 고위험 상처: 깊게 찔린 상처, 짓눌린 상처, 또는 깊은 구조 손상, 발견 지연(6시간 이상), 주로 봉합된 상처, 고위험 환자.

Eillbert WP. Mammalian bites. In: Walls RM, Hockberger RS, Gausche-Hill M, eds. *Rosen's Emergency Medicine: Concepts and Clinical Practice.* 9th ed. Philadelphia, PA: Elsevier; 2018:691.

요약

피부는 신체와 외부 환경 사이의 첫 번째 장벽이다. 피부 통합성의 상실은 감염에 저항하고 체액을 유지하며 체온을 조절하는 능력에 영향을 미친다. 흉터나 상처와 같은 표면 외상으로 인한 변화는 신체 이미지에 영향을 미치며 환자에게 심각한 불안을 유발할 수 있다. 응급 간호사는 평가, 세심한 상처 관리, 파상풍 예방 접종 및 항생제 사용 적응증에 대한 지식과 상세한 퇴원 교육을 통해 잠재적인 상처 합병증을 줄이는 데 중요한 역할을 한다. 감염 위험을 줄이기 위한 가장 효과적인 개입은 철저한 상처 세척이다. 박스 11-1은 상처 관리에 대한 요약을 제공한다.

소생술 또는 침습적 시술 동안 가족의 참여

Family Presence During Resuscitation and Invasive Procedures

Patricia Kunz Howard

환자와 가족에 대한 헌신은 응급 간호의 주요 신조이다. 응급 간호사는 환자와 가족이 치료 계획 결정에 참여할 권리를 존중한다. 가족들에게 심폐소생술(가족 참여) 동안 참석할 수 있는 옵션을 제공하는 것은 25년 이상 동안 진행되어 왔으며 전문 조직에 의해 지지되었다. 소생술 및 침습적 시술 동안 가족의 존재를 지지하는 치료 전달 모델은 환자와 가족에게 양질의 치료를 제공하는 데 필수적인 부분이다. 과학적 근거에 따르면 환자와 가족은 소생술 및 침습적 시술 중에 참여할 수 있는 선택권이 있어야 한다.

가족이 시술 동안 함께하는 것은 가족 지지의 핵심으로서 가족 구성원이 어려운 상황과 위기 동안 함께함으로써 혜택을 받을 수 있도록 한다. 가족은 환자와 서로를 지지하고, 무력감을 완화하고, 상황의 현실을 직시하고, 경우에 따라 사랑하는 사람의 삶의 마지막 순간을 공유할 수 있는 기회를 가진다. 응급 간호사는 가족 참관의 이점을 인식하고 모든 응급 부서의 치료 표준으로 삼을 것을 옹호해야 한다.

이 장에서는 가족 참관을 뒷받침하는 근거에 대한 개요를 제공하고 의료 전문가뿐만 아니라 환자와 가족을 위한 가족 참관의 이점을 포괄적으로 설명한다. 이 장에서 제시하는 주제는 소생술 중 가족 참관의 진화, 소생술 및 침습적 시술 중 가족 참관을 지지하는 근거, 가족 참관에 대한 조직적 지원, 가족 참관을 구현하는 방법에 대한 정보, 의료 전문가를 위한 교육 및 평가이다.

근거 EVIDENCE

소생술 동안 가족의 참관을 허용한 최초의 사례는 1982년 미시간 주 잭슨 시의 Foote Hospital에서 보고되었다. 두 시술 과정에서 Foote Hospital의 가족들은 참관을 요청 받았다. Foote Hospital은 대부분의 병원과 마찬가지로 소생술 중 "가족 부재" 정책을 따르고 있었으며, 참관 기회에 맞춰 관행을 검토하게 되었다. 9년이 넘는 기간 동안 Foote Hospital에서 소생술을 시행하는 동안 참관한 가족 구성원은 가족과 함께하는 긍정적인 가족 경험을 보고하였다. 구체적인 조사 결과에 따르면 조사 대상 가족의 72%는 소생실에 있는 것을 선호했으며 직원의 71%는 시술 중 가족 참관을 지지했다. 또한, 병원의 전문심장소생술위원회(Advanced Cardiac Life Support Committee)는 가족의 존재 여부와 관계없이 소생술 상황에 차이가 없음을 발견했다. 이러한 발견은 소생술 및 침습적 시술 동안 가족 참여의 이점을 설명하는 연구의 틀을 제공하게 된다. 향후 25년 동안 300개 이상의 기사와 중요한 연구가 가족 참여 옵션을 제시하는 데 실질적인 근거를 제공했다. 환자와 가족의 혜택과 가족 참관을 허용하는 것에 대한 선호는 분명하지만 연구는 의료 제공자의 인식에 초점을 맞추고 있다.

소생술 및 소아 중환자 치료의 침습적 시술 중 가족의 참관에 대한 체계적인 문헌 고찰이 수행되었다. 이 연구의 결과에 따르면 부모는 소생술 및 침습적 시술 동안 아이와 함께 있기를 원하고 유사한 상황에서 다시 참관하기를 원했으며, 다른 부모에게도 추천한다고 하였다. 자녀가 소생술에 실패했을 때, 소생술을 참관한 부모는 그렇지 않은 부모보다 자녀 상실에 더 잘 대처하고 적응하는 것으로 나타났다. 이러한 연구는 환자(성인 및 어린이 모두)가 침습적 시술 및 소생술 동안 가족의 참여에 의해 위안을 받았다는 것을 추가로 보여준다.

가족 참관에 대한 간호사의 인식 조사는 대부분의 간호사가 소생술 동안 가족이 참관하는 것을 적극적으로 추천하지는 않았지만, 가족 참여를 관리하는 자신의 능력에 대해 확신하는 것으로 나타났다. 이 연구에서 가족의 참여를 촉진할 수 있는 자신의 능력에 대해 자신 있는 간호사는 가족이 참관하는 것으로부터 더 큰 혜택을 얻을 수 있다고 인식했다. 지지자의 참여는 기본이고, 이 역할은 종종 목회자가 수행했다. 가족의 참여에 대한 잠재적인 장벽은 야간 교대 근무 중 목회자의 지원 부족 등이 있었다.

간호사와 의사의 지식, 태도, 소생술 동안 가족의 참여에 대한 순응을 향상시키기 위해 고안된 교육적 중재를 시행하는 과정에서 가족의 참여에 관한 제도적 정책에 대한 지식이 부족함을 드러냈다. 한 연구에 따르면 간호사는 의사보다 가족의 참관은 환자의 권리라고 생각하는 확률이 더 높았다. 이 조사의 결과는 또한 교육적 개입이 간호사나 의사의 태도를 바꾸지 않았다는 것을 보여주었다. 그러나 교육을 받은 사람들에게서 실무에서의 변화가 일어났다. 의료 제공자가 교육적 개입을 받은 시간 동안 87%에서 가족 참관이 실행된 데 비해 의료 전문가가 교육적 개입을 받지 않은 시간 동안은 23%만 가족 참관이 실행되었다.

연구는 의료 전문가의 인식과 가족 참관이 의료 팀에 미치는 영향에 초점을 맞추었다. 언급된 일반적인 우려 사항은 치료 방해, 가족 방해, 소생술 지연 또는 연장, 소송, 의료 전문가의 스트레스 등이었다. 소생술 동안 가족이 함께 있어서 발생하는 소송은 문헌에서 확인되지 않았다. 대부분의 경우 소생술 동안 가족이 함께 있었기 때문에 가족은 모든 것이 수행되었음을 인식하여 소생술이 더 빨리 중단되었다. 의료 전문가에 의해 확인된 우려 사항 중 일부는 실제로 가족참여에 대한 인식 대 실제 경험일 수 있다.

조직적 지원 ORGANIZATIONAL SUPPORT

1993년 응급간호사협회(ENA, Emergency Nurses Association)는 가족의 참여를 지지하는 최초의 주요 조직이 되었다. 그 이후로 ENA는 가족 참관에 대한 교육을 개발하고 주제에 대한 연구를 지원하며 가족 참여 임상 진료 지침을 발행했다. ENA는 가족의 참관이 매우 중요하여 소아응급 과정 및 외상 간호 핵심 과정에 가족 참관에 대한 교육을 포함했다. 미국심장협회(AHA, American Heart Association)는 2000년 가이드라인과 전문심장소생술(Advanced Cardiac Life Support) 과정에서 심폐소생술 및 응급 심혈관 치료에 대한 지침이 개정될 때마다 이러한 내용을 포함한다. 이러한 관행을 용이하게 하기 위해 전문가 간 팀의 모든 구성원은 가족의 참여에 대해 교육을 받아야 하며, 가족 지원은 임상 실무에 직접 관련되지 않은 팀 구성원이 제공해야 한다.

구현/수행 IMPLEMENTATION

가족 참여의 긍정적인 구현은 가족을 지원하기로 약속한 개인 또는 사람들의 그룹에서 시작된다. 이들은 최신 과학적 근거에 대해 잘 알고 있으며 가족의 존재를 지지해야 한다. 가족의 참여가 환자, 가족 및 의료 팀에게 상호 이익이 되는 방식으로 발생하기 위해서는 부서 및 기관 지원이 필수적이다. 각 시설에는 각 환자가 가족으로 지정한 사람을 포함하도록 가족에 대한 명확한 정의가 있어야 한다. 가족 참관의 촉진은 문서화된 정책, 교육 및 전문가 간 협력이 있는 시설에서 가장 성공적일 것이다.

역할 및 책임 Roles and Responsibilities

가족 지원 담당자(FSP, family support person)의 역할은 소생술 및 침습적 시술 동안 참여하는 가족 구성원의 요구를 충족시키는 데 필수적이다. FSP는 가족이 참관하는 동안 예상되는 사항을 알고 있는지 확인하고, 치료 팀이 가족이 참관하기를 원한다는 것을 알고 있는지 확인하고, 모든 팀원이 가족이 곧 참관할 것임을 인식하고 있는지 확인할 책임이 있다. FSP가 지원을 제공할 때 가족의 존재는 치료를 방해하지 않는다.

응급 간호사 또는 목회 치료 팀의 구성원은 종종 FSP의 역할을 수행한다. 사회 복지사 또는 임상 경험이 있는 자원 봉사자와 같이 침습적 시술 및 소생술에 대한 지식을 보유한 다른 팀원도 FSP 역할을 수행할 수 있다.

교육 EDUCATION

가족의 참여에 대한 교육은 관련 가능성이 있는 전문 의료 팀의 모든 구성원에게 필수적이다. 교육에는 다음 요소가 포함되어야 한다.

- 기관의 지침 또는 정책
- 가족 지원 담당자의 역할
- 가족 참관의 옹호
- 가족 참관 경험 평가

평가 EVALUATION

가족 참관에 대한 공식 평가는 참관 과정이 환자와 가족이 원하는 편익을 달성하고 있음을 확인시켜줄 것이다. 이 평가에는 전문가 팀, 환자(적절한 경우) 및 가족에게 다음과 같은 질문을 하는 것이 포함되어야 한다.

- 지침/정책에 설명된 과정을 따랐습니까?
- 환자 및 가족의 인식은 어땠습니까?
- 치료를 제공하는 의료 전문가의 인식은 어떻습니까?
- 결과는 무엇이었습니까?

요약

가족의 참여를 용이하게 하는 것은 환자, 가족 및 의료 팀에게 필수적이다. 가족 참여의 이점에 관한 근거는 매우 설득력이 있다. 이는 환자 및 가족 중심의 접근 방식과 일치한다. 가족의 참여는 가족 구성원에게 환자와 서로를 지지하고 정보에 입각한 치료 결정을 내릴 수 있는 기회를 제공한다.

가족 참관으로 인한 환자의 혜택은 가족이 얻는 혜택과 유사하다. 소생술에서 살아남은 환자는 가족 구성원의 존재에 의해 지지받고 있다고 느꼈다고 보고한다. 그들은 마치 방에 있는 누군가가 실제로 그들을 돌보고 의료 팀이 그들을 실제 사람으로 돌볼 수 있도록 도운 것처럼 느꼈다. 응급 간호사 및 기타 의료 전문가는 환자와 가족을 옹호하는 혜택을 받는다. 의료 연속체 전반에 걸쳐 가족의 참여를 수용하면 환자와 가족의 요구를 더 잘 충족할 수 있다.

13

응급실의 중환자 관리

Management of the Critical Care Patient in the Emergency Department

Renee Semonin Holleran

응급실의 중환자 관리

CRITICAL CARE IN THE EMERGENCY DEPARTMENT

응급실에 중환자가 장기간 머무르는 현상은 지난 수십 년 동안 점점 더 흔해지고 있다. 응급실에 중환자가 대기하는 이유로는 중환자실 부족, 지속적인 간호사 부족, 응급실의 수는 감소하는 반면, 증가하는 응급실 방문 건수 등을 들 수 있다. 궁극적으로 입원 병상이 가득 차면 중환자실에서 일반 병상으로 환자를 이동할 수 없어 중환자가 응급실에 체류하게 된다. 응급실의 중환자 수용이 증가하는 또 다른 이유는 응급실에서 중환자실로의 환자 이동을 촉진하는 정책 및 절차의 부족, 환자 흐름을 개선하기 위한 행정적 지원의 부족, 입원 환자를 수용할 수 있는 의료 자원의 권역화 부족이다.

중환자나 중증 외상 환자의 입원 치료는 응급실에서 제공되는 일반적인 초기 안정화 치료와는 사뭇 다른 요구들이 있다. 안전하고 질 높은 중환자 치료를 보장하려면 추가 교육, 장비 및 자원이 필요하다.

중환자나 중증 외상 환자를 치료하려면 응급실에는 숙련된 중환자 전담 임상의와 장비, 그리고 환자를 면밀히 모니터링할 수 있는 구역이 필요하다. 입원 가능한 병상이 제한되어 발생하는 과밀화를 완화하기 위해 만들어진 관찰 구역이 있다. 응급실 관찰실에 입원한 환자에게 호흡 곤란, 쇼크, 심정지 및 사망을 포함하여 예측할 수 없는 많은 위험 상황이 발생한다. 이 장의 초점은 응급 간호사가 응급실에 있는 중환자나 중증 외상 환자를 돌볼 때 필요한 일반적인 임상 조건과 중재에 대해 논의하는 것이다. 이 장에는 인공 환기 환자의 관리, 선택된 침습적 라인 및 패혈증에 대한 내용이 포함되어 있다.

기계 환기 MECHANICAL VENTILATION

중환자 또는 중증 외상 환자의 기계 환기는 응급실에서 어려울 수 있다. 인공호흡기 설정, 알람, 환자 자세 및 구강 관리는 해결해야 할 문제 중 일부이다.

기관 삽관 및 기계 환기 적응증

Indications for Intubation and Mechanical Ventilation

삽관은 다양한 임상 상황에서 시행되지만 일반적으로 다음 세 가지 주요 범주 중 하나에 속할 때 수행된다: 기도 개방 유지 실패, 부적절한 산소 공급 또는 비효율적인 환기

기도 개방 확보 유지 실패 또는 예상되는 실패

Failure, or Anticipated Failure, to Protect or Maintain a Patent Airway

다음 그룹에 해당되는 환자는 기도 문제의 위험이 더 높다:

- 구토 반사 상실을 동반한 의식 저하 또는 혼수 상태인 환자: 외상성 뇌손상(TBI), 약물 과다 복용, 무산소증, 뇌졸중, 뇌동맥류 등
- 부분 또는 완전 기도 폐색 환자: 흡인 손상으로 인한 부종, 목 외상, 후두개염, 후두 부종, 기관지 경련, 이물질 흡인, 화상
- 일부 약물요법을 받고 있는 환자: 간질 지속증에 대한 벤조디아제핀 요법, TBI 환자의 증가된 두개내압(ICP)을 조절하거나 공격적 환자에서 진단검사를 하기 위한 진정/마비 약물

부적절한 산소 공급 Inadequate Oxygenation

단락(shunt)은 폐로 혈액공급은 되지만 폐포에서 환기가 되지 않는 상태로 폐렴, 급성 호흡 곤란 증후군(ARDS), 급성 폐손상(ALI), 폐 출혈 또는 폐 타박상, 무기폐의 경우에서 발생한다. 사강 환기는 폐포가 환기는 되지만 혈액 관류가 되지 않는

상태로 폐색전, 저혈압 및 심인성 쇼크와 같은 낮은 심박출 상태에서 발생한다.

확산 이상은 폐부종 또는 폐섬유증에서와 같이 모세관-폐포막을 통한 가스교환의 폐쇄 또는 제한으로 인해 발생한다. 패혈증, 일산화탄소 중독, 또는 시안화물 중독과 같이 세포내로 산소가 이동하지 못하기 때문에 부적절한 산소공급이 발생할 수 있다.

부적절한 환기 Inadequate Ventilation

부적절한 환기는 척수 손상, 외상성 뇌손상, 약물 과다 복용 및 길랭-바레 증후군과 같은 신경학적 원인으로 인해 발생할 수 있다. 근병증과 중증 근무력증으로 인한 근육 이상은 환기 실패의 원인이 된다. 마지막으로 흉막 삼출, 혈흉, 기흉, 동요가슴(flail chest), 복부 고혈압과 같은 해부학적 원인은 환기를 손상시킬 수 있다.

정의 Definitions

응급 간호사가 숙지해야 하는 기계 환기와 관련된 중요한 정의가 있다. 박스 13-1에는 이에 대한 요약이 포함되어 있다.

박스 13-1 기계적 환기에 대한 정의

- **급성 폐 손상(Acute lung injury, ALI)**: 급성 저산소성 호흡 부전, 흉부 단순 X선 검사상의 미만성, 양측 폐 침윤, 폐 쐐기압 < 18 mmHg 및 PaO_2/FiO_2 비율 < 300을 특징으로 하는 중증 형태의 ARDS
- **급성 호흡 곤란 증후군(Acute respiratory distress syndrome, ARDS)**: PaO_2/FiO_2 비율 < 200을 제외하고 ALI와 동일한 정의
- **압력 손상(Barotrauma)**: 높은 기도 압력으로 인한 폐 조직 손상, 폐포 파열은 기흉, 폐 간질 부종 및 종격동기종을 유발
- **흡입 산소 농도(FiO_2)**: 흡기시 산소 비율은 0.21 (21%)에서 1.0 (100%)이다. 정상적인 주변 공기의 산소 함유량은 FiO_2 0.21이다.
- **기능적 잔기용량(Functional residual capacity, FRC)**: 정상적인 호기가 끝날 때 폐에 남아 있는 공기의 양
- **표준체중(Ideal body weight, IBW)**: 성별과 키에 따른 예상 체중
- **남성**: IBW = 50 kg + 2.3 kg / inch (152 cm 이상)
- **여성**: IBW = 45.5 kg + 2.3 kg / inch (152 cm 이상)
- **흡기대 호기 비(I:E ratio)**: 호기시간에 대한 흡기시간 비율: 정상적인 조건에서 호기 단계는 수동적이며 활성 흡기단계의 두 배임(1 :2)
- **흡기 유속(Inspiratory flow rate)**: 인공호흡기에서 호흡이 전달되는 속도. 분당 리터로 측정되며 흐름이 높을수록 호흡이 더 빨리 전달됨
- **흡기시간(Inspiratory time (T_i))**: 일회호흡량이 전달되거나 압력이 유지되는 시간(모드에 따라 다름). I:E 비율 또는 흡기 유량으로 설정
- **평균 기도압(Mean airway pressure)**: 한번의 흡기/호기 주기 동안 폐가 노출되는 평균 압력
- **분당 환기량(Minute ventilation, VE)**: 1분 동안 폐로 들어오고 나가는 공기의 양. 일회호흡량과 호흡수를 곱한 값. VE = Vt × rate.
- **최고 흡기압(Peak inspiratory pressure, PIP)**: 인공호흡기 압력계에서 측정한 흡기 최고점의 폐 측정압력
- **호기말 양압(positive end expiratory pressure, PEEP)**: 호기말 폐에 남아 있는 가스의 양(FRC)을 증가시켜 호기말에 기도 압력을 제공하기 위해 기계 환기에 사용되는 요법. 이상적으로 폐를 통한 혈액의 단락을 감소시키고 가스 교환을 개선하기 위해 폐포의 표면적을 증가시킴
- **기도 고평부압(Plateau pressure)**: 환기의 흡기 단계 동안 유지되는 일정한 압력 값으로 기계적 흡기 중 일시중지 또는 보류 버튼을 눌러 측정
- **민감도(Sensitivity)**: 환자가 인공호흡기를 흡기 단계로 촉발하기 위해 생성한 음압의 양을 측정한 것
- **일회호흡량(Tidal volume, Vt)**: 규칙적인 호흡동안 한번의 호흡으로 들이마시거나 내쉬는 공기의 양
- **용적손상(Volutrauma)**: 기계적 환기로 인한 폐포의 체적관련 과팽창 손상
- **환기 대 관류 비율(Ventilation/perfusion ratio (V/Q))**: 환기대 관류 비율. 정상은 0.8. V/Q 가 높으면 사강 환기를 나타내고 낮으면 단락 환기를 나타냄
- **환기율(Ventilatory rate, VR)**: 환기율. 빈도(f)라고도 함

기계 환기/인공호흡기 분류
Classification of Mechanical Ventilators

인공호흡기에는 양압과 음압의 두 가지 유형이 있다. 음압 환기(예: 철폐, 흉곽인공호흡기)가 응급실 환경에서 사용될 가능성은 거의 없다. 응급실에서 사용되는 양압 환기에는 두 가지 유형이 있다. 인공 호흡기 환기 모드는 인공호흡기의 흡기 주기를 종료하는 매개변수(용적 제어 또는 압력 제어)에 따라 명명 된다.

용적 조절 환기, 압력 가변성
Volume-Controlled, Pressure Variable

이는 가장 일반적인 환기 모드이다. 사전에 설정된 일회호흡량(Vt)은 인공호흡기 주기의 흡기 단계에 전달된다. 폐의 순응도와 저항에 따라 설정된 일회호흡량을 전달하는 데 필요한 압력이 달라진다. 이 모드의 장점은 환자가 보장된 분당 환기량을 받는다는 것이다. 단점은 폐 순응도가 낮은 환자에게 설정된 일회호흡량을 전달하기 위해 고압이 필요할 때 폐 손상의 가능성이 있다는 것이다. 제어된 강제(또는 제어된) 환기(CMV), 보조 제어(AC)환기 및 동기화된 간헐적 강제 환기(SIMV) 모드가 이 범주에 포함된다.

압력 조절 환기, 용적 가변성
Pressure-Controlled, Volume Variable

흡기 압력이 미리 설정되어 있으며 인공호흡기는 해당 압력에 도달할 때까지 호흡을 전달한다. 압력에 도달하기 위해 전달되는 일회호흡량은 폐의 순응도와 저항에 따라 달라진다. 이 모드의 장점은 팽창하는 폐의 압력을 제한한다는 것이다. 평균 기도 압력은 흡기 시간(T_i)을 연장하여 조작할 수 있으므로 최고 압력 또는 고평부압이 높아질 가능성을 줄일 수 있다. 단점은 분당 환기량이 보장되지 않고 저환기 또는 과호흡을 방지하기 위해 더 세심한 모니터링이 필요하다는 것이다.

기계 환기 모드 Modes of Ventilation

조절 강제 환기 Controlled Mandatory Ventilation (CMV)

방법: 설정된 일회호흡량으로 설정된 호흡수만큼 공기를 전달하고, 환자의 호흡 노력을 무시한다. 이것은 환자에게 신체적 불편함을 유발할 수 있으며 일반적으로 환자가 의식이 없거나 신경근 차단제를 투여 받은 경우에 사용된다.

설정 매개변수: FiO_2, Vt, VR, PEEP, I:E 또는 T_i

가변 매개변수: PIP

보조 조절 환기 Assist-Control Ventilation

방법: 인공호흡기는 설정된 일회호흡량을 설정된 수만큼 전달한다. 민감도를 환자의 자발적 호흡 노력을 인식할 수 있는 수준으로 설정하여 각 호흡노력에 추가하여 설정된 전체 일회호흡량을 전달한다. 자발적 호흡을 인식하도록 민감도를 조정할 수 있다. 환자는 힘들게 노력하지 않고도 원할 때마다 호흡을 위한 공기를 제공받는다. 환자는 이 모드에서 과호흡을 할 수 있으며 분당 환기를 모니터링하고 필요한 경우 환자를 적절히 진정시켜야 한다.

설정 매개변수: FiO_2, Vt, VR, 유량, PEEP, 민감도

가변 매개변수: PIP

동기화된 간헐적 강제 환기
Synchronized Intermittent Mandatory Ventilation (SIMV)

방법: 매분 설정된 비율로 설정된 일회호흡량이 전달된다. 이러한 유형의 환기를 통해 환자는 자발적으로 호흡할 수 있지만 추가적인 지원은 되지 않는다. 인공호흡기가 기계 호흡과 자발 호흡을 동기화하도록 민감도가 설정된다. 유사한 모드인 간헐적 강제환기(IMV)는 환자의 자발적 호흡과 동기화되지 않는다. 급성폐손상 또는 급성호흡 곤란 증후군 환자는 인공호흡기의 도움 없이 수요 밸브를 열고 기관 내관을 통해 호흡하기 위해 충분한 노력을 하는 데 어려움을 겪을 것이다. SIMV를 압력 지원과 함께 사용하여 자발적 호흡 시도가 인공호흡기가 압력 제한 호흡을 제공하도록 할 수 있다.

설정 매개변수: FiO_2, Vt, VR, I:E 또는 T_i, PEEP, 민감도

가변 매개변수: PIP, 민감도

압력 조절 환기 Pressure Controlled Ventilation (PCV)

방법: 이 모드에서는 분당 환기가 보장되지 않는다. 따라서 저환기 및 저산소증을 방지하기 위한 면밀한 모니터링이 필요하다. 환기율(VR)이 너무 빠르게 설정되면 자동 호기말양압(PEEP)이 발생할 수 있다. 민감도는 환자의 호흡 노력을 인식하도록 설정되어 있으며 각 인공호흡 시도와 함께 사전 설정된 전체 압력이 전달된다(AC와 대조적으로 용적이 설정 매개변수임). 민감도는 환자의 호흡 노력을 인식하기 위해 조정할 수 있다. 평균 기도 압력은 흡기 시간을 연장하여 증

가한다. 일부 환자의 경우 산소 공급을 개선하기 위해 최고 흡기압(PIP) 상승 없이 평균 기도압을 높이려면 흡기시간(T_i)을 연장해야 할 수 있다.

설정 매개변수: FiO_2, VR, PIP, PEEP, T_i 또는 I:E

가변 매개변수: Vt, flow

압력 보조 환기 Pressure Support Ventilation (PSV)

방법: 자발적으로 호흡하는 환자의 흡기를 지원한다. 환자가 자발적으로 호흡하려는 노력이 인공호흡기를 작동시켜 미리 설정된 압력 한계까지 흐름을 전달하도록 한다. 압력은 흡기 내내 유지된다. 이는 제공된 압력 지원을 점진적으로 감소시켜 인공호흡기 제거 목적으로 자주 사용된다.

설정 매개변수: FiO_2, PIP, 민감도, PEEP

가변 매개변수: VR, Vt, T_i

지속기도양압 Continuous Positive Airway Pressure (CPAP)

방법: 용적 또는 압력 호흡이 제공되지 않는다. 환자는 자신의 속도와 호흡량으로 자발적으로 호흡하고, 반면 인공호흡기는 호흡 주기 동안 일정한 압력을 유지한다. 이 모드는 관을 제거하기 전 환자의 환기 및 산소 공급 능력을 평가하는 데 주로 사용된다. 또한 후두 부종 또는 기도 압박이 있는 환자와 같이 산소 공급 또는 환기 이상이 없지만 기도 보호만 필요한 환자에게 사용된다. 이 모드는 신경학적으로나 혈역학적으로 보상 부전의 가능성이 있는 환자에게 주의해서 사용해야 한다.

설정 매개변수: PEEP, FiO_2

가변 매개변수: VR, Vt

기계 환기로 인한 손상 방지

Preventing Injury From Mechanical Ventilation

일반적으로 높은 고평부압(plateau pressure)과 흡기 압력으로 인해 발생하는 인공호흡기 관련 손상을 줄이기 위해 다양한 전략이 개발되었다. 응급실에서 마주할 가능성이 가장 높은 전략은 관용적 과탄산혈증이다.

관용적 과탄산혈증 Permissive Hypercapnea

과탄산혈증은 폐포 환기를 감소시켜 고용량 및 고압으로 인한 폐 손상을 방지하는 폐 보호 전략이다. 이때는 일회호흡량(4~6 mL/kg 이상적인 체중(kg))과 압력 제한을 낮춘 환기를 적용한다. 동맥의 이산화탄소 압력($PaCO_2$)은 점진적으로 상승하고 pH는 7.2~7.25로 떨어진다. 이 수준의 산증은 일반적으로 환자가 견딜 수 있다. 허용성 과탄산 혈증은 두부 손상이나 심각한 대사성 산증이 있는 환자에게 적합하지 않다.

역비 환기 Inverse-Ratio Ventilation (IRV)

정상적인 흡기 대 호기(I:E) 비율과 반대이므로 흡기 단계가 호기 단계보다 길다(2:1~4:1). 일반적으로 압력 제어 모드(PC/IRV)에서 수행된다.

T_i가 길수록 PIP와 고평부압은 낮아지고 평균 기도압은 높아진다. 이것은 일정한 압력을 유지하고 산소화를 개선함으로써 폐포의 주기적인 개폐로 인한 잠재적인 손상 효과를 방지한다.

이러한 형태의 환기는 매우 불편하므로 항상 화학적 마비와 진정제를 필요로 한다.

기타 고급 환기 전략

Other Advanced Ventilatory Strategies

다음 모드들이 환자의 치료결과를 개선했다고 확정하기 위해서는 추가 연구가 필요하다.

고주파 진동 환기 High-frequency oscillatory ventilation

고주파 진동 환기(HFOV)는 일반적으로 180~360회/분의 높은 호흡수와 1~3 mL/kg의 매우 낮은 일회호흡량을 특징으로 한다. HFOV에서 압력은 일정한 팽창 압력을 유지하면서 진동한다. 가스는 흡기 시 폐로 밀려들어오고 호기 시 배출된다. 정상적인 기계적 환기에 반응하지 않는 저산소증이 있는 환자에게 사용된다. 성인을 위한 고주파 인공호흡기는 쉽게 구할 수 없다.

기도 압력 방출 환기

Airway pressure-release ventilation (Bilevel)

기도 압력 방출 환기(APRV)는 일정한 기도 양압(고평부압과 유사)을 유지하는 시간 주기의 압력 제어 방식이며, 이산화탄소 배출을 위해 주기적이고 짧고 간헐적으로 기도압 방출을 허용한다. 이 방법을 사용하면 환자가 자발적으로 호흡할 수 있으므로 화학적 마비가 필요하지 않다.

인공호흡기 종류에 따라 수정된 버전의 APRV는 자발적 호흡 노력 동안 압력 지원을 제공한다.

일회호흡량은 가변적이어서 과탄산혈증이나 저탄산혈증을 예방하기 위해 환자의 분당 환기량에 대한 세심한 관찰이 필요하다.

인공호흡기 세팅 Selecting Ventilator Settings

인공호흡기 모드 및 설정은 의사의 선호도, 임상 평가, 산소와/혹은 환기의 변화 정도에 따라 결정된다. 의사의 지도하에서 호흡 치료사는 인공호흡기 매개변수를 설정하고 모니터링하는 데 가장 숙련되고 지식이 풍부한 사람이다. 응급 간호사는 사용된 개념과 치료법에 대해 잘 알고 있어야 하며 인공호흡 지원 목표에 대한 협력 토론에 참여해야 한다.

일회호흡량(용량 조절 환기 사용)

Tidal Volume (Using Volume-Controlled Ventilation)

일회호흡량이 너무 크면 환자가 과팽창 부상을 입을 위험이 있다. 급성폐손상 또는 급성호흡 곤란 증후군 환자는 6 mL/kg IBW에서 시작해야 한다. 한 연구에서 6 mL/kg IBW와 기존의 12 mL/kg IBW를 사용할 때의 환자 결과를 비교했다. 기도 고평부압(plateau pressure)은 30 cm HO_2 미만으로 유지하였고, 이를 위해 저용량 그룹의 일회호흡량을 4 mL/kg만큼 떨어뜨렸다. 저용량 그룹은 상대적으로 사망률이 22% 감소했다. 8 mL/kg IBW은 만성 폐쇄성 폐질환(COPD) 및 천식 환자에게 적합하고, 더 긴 호기 시간을 위해 일회호흡량의 용적을 높이고 호흡수를 줄인다.

정상적인 폐를 가진 사람에게는 8~9 mL/kg가 적절하다. 신경근 질환이 있는 환자는 무기폐를 예방하기 위해 약간 더 높은 일회호흡량 용적이 도움될 수 있다.

압력(압력 조절 환기 사용)

Pressure (Using Pressure-Controlled Ventilation)

압력은 순응도에 따라 조정되어야 한다(즉, 순응도가 감소하면 압력 지원이 증가하고 순응도가 증가하면 감소). 20 cm H_2O의 압력 지원으로 시작하고 6~8 mL/kg의 일회호흡량이 되도록 조정한다.

호흡수 Rate

호흡수를 너무 빠르게 설정하면 환자가 호기 시간이 부족할 위험이 있다. 초기 속도를 선택할 때 분당 환기량과 일회호흡량의 용적이 고려한다. 원하는 분당 환기는 일반적으로 5~10 L/min이다. 초기 호흡수는 선택한 일회호흡량의 용적과 산증 정도에 따라 다르며, 일반적으로 분당 8~18회이다. 인공호흡기 설정을 변경한 후 20분 후에 동맥혈 가스(ABG, arterial blood gas) 분석을 위한 검체를 채혈한다. 호흡수의 추가 조정은 임상 목표와 환자 반응에 따라 다르다. 목표는 동맥혈내 이산화탄소분압($PaCO_2$)의 범위(TBI에서와 같이) 또는 수소이온농도(pH) 범위(수동적 고탄산 혈증에서와 같이)를 기반으로 할 수 있다. 요약하면, 호흡수의 증가는 pH 증가 및 $PaCO_2$ 감소와 같으며, 호흡수 감소는 pH 감소 및 $PaCO_2$ 증가와 같다.

흡입산소농도 FiO_2

환자의 동맥혈 산소 분압(PaO_2)을 알 수 없는 경우 FiO_2를 60~100%로 시작한다. 산소 포화도와 동맥혈가스(ABG)를 모니터링하면서 산소 비율을 낮출 수 있다. 흡입산소농도(FiO_2)와 호기말양압(PEEP)은 동맥혈 산소 분압(PaO_2)이 정상 범위의 중간을 유지하도록 관리되어야 한다. 머리 부상이나 심장 문제가 있는 환자는 동맥혈 산소 분압(PaO_2)이 정상 범위의 상단에 있어야 한다. 급성폐손상 또는 급성호흡 곤란 증후군 환자는 정상 범위의 하단을 유지하고, 더 낮은 흡입산소농도(FiO_2)와 호기말양압(PEEP)을 사용할 수 있어 산소 독성 가능성이 줄어든다. 흡입산소농도(FiO_2)가 0.6 (60%)보다 높은 경우 장기간의 폐 손상과 관련이 있다. 그러나 필요한 경우 저산소혈증을 예방하기 위해 사용해야 한다.

호기말양압 PEEP

호기말양압(PEEP)은 환자의 기도에 대기압 이상으로 압력을 가하여 기능적 잔류 용량(FRC)을 증가시켜 폐포 허탈을 방지한다. 호기말양압(PEEP)은 모든 환기 모드에서 사용할 수 있다. 대부분의 환자는 무기폐를 예방하기 위해 5 cm H_2O의 호기말양압(PEEP)을 적용해야 한다. COPD 및 천식 환자에게 극도의 주의(보통 3 cm H_2O)를 기울여 적용하면 추가 공기 포획을 방지한다. 높은 수준의 호기말양압(PEEP)은 흡입산소농도(FiO_2)를 0.6 (60%) 미만으로 줄이는 데 도움이 된다. 10 cm H_2O보다 큰 호기말양압(PEEP)은 정맥 순환 감소 및 저혈압을 유발할 수 있으므로 호기말양압(PEEP)의 혈역학적 영향을 면밀히 모니터링해야 한다.

흡기대 호기 비 I:E Ratio

정상적인 I:E 비율은 1:2 또는 1:3이다. 폐쇄성 기도 질환이 있는 환자는 공기 트랩 및 폐포 과팽창을 방지하기 위해 호기 시간을 1:4 이상으로 늘려야 한다. 이 환자 집단에서 동맥혈내 이산화탄소분압($PaCO_2$)을 낮추기 위해 호흡수를 늘려 호기 시간을 단축시키면 실제로는 동맥혈내 이산화탄소분압($PaCO_2$)은 증가하고 임상 상태가 악화될 수 있다.

민감도 Sensitivity

민감도는 환자의 자발적 호흡 노력을 인식하도록 설정된다. 일반적으로 -1~-2 cm H_2O로 설정된다. 설정이 너무 높으면 환자의 노력이 증가하고 설정이 너무 낮으면 인공호흡기가 과도하게 작동하여 과호흡이 발생할 수 있다.

최고 흡기압 PIP

최고 흡기압(PIP) 경보는 기준선보다 10~15 cm H_2O 높게 설정해야 한다. 이것은 간호사에게 폐 순응도 감소 또는 완전한 호기를 허용하지 않는 상태에 대해 경고한다. 폐 순응도는 염증 반응과 관련된 수액 및 모세관 누출로 종종 감소한다. 그러면 최고 흡기압(PIP)이 증가하게 된다.

기계 환기에 대한 환자 관리

Management of the Patient on Mechanical Ventilation

제22장에는 폐질환 환자의 특정 치료 및 ABG 분석에 대한 정보가 포함되어 있다. FiO_2 및 PEEP는 산소화(PaO_2)를 개선하는 데 사용되는 설정이다. 평균 동맥압을 65 mmHg 이상으로 유지하면서 FiO_2를 0.6 미만으로 유지하기 위해 종종 PEEP를 높여 미묘한 균형을 이룬다. Vt 및 VR은 $PaCO_2$를 조정하는 데 사용되는 설정이다. 응급 간호사는 환자의 심박수, 심전도(ECG) 패턴 및 말초 산소 포화도를 지속적으로 모니터링해야 한다. 호기말 CO_2 ($EtCO_2$)모니터링은 기도 삽관 중인 환자의 기관 내관 위치를 평가하는 데 유용한 보조 자료이다. 혈역학적으로 불안정한 환자나 환기/관류(V/Q) 불일치가 있는 환자에서 $PaCO_2$와 상관 관계가 제한적이다. 소생술을 위한 앰부 백은 기계적 고장이 발생한 경우에 대비하여 항상 환자의 침대 옆에 보관해야 한다. 흡인 장비를 쉽게 사용할 수 있어야 하며 기관 내 튜브 깊이는 환자의 차트에 기록되어야 하고 환자가 움직이거나 동요할 때, 기도에 기포가 관찰될 때, 낮거나 높은 PIP 경보가 울릴 때, 목소리가 들리거나 튜브에 문제가 있을 때는 반드시 환자를 평가해야 한다. 환자의 기준선 FiO_2, 환기 모드, PIP, PEEP/압력 지원 및 Vt를 알고 기록하여 문서화한다. 기계적 환기를 받는 동안은 2시간마다 이를 기록해야 한다. 변화가 있는지 환자를 지속적으로 평가한다. 산소 공급 및 환기의 목표는 명확해야 한다. 조정 매개변수가 제공되지 않은 경우 응급 간호사는 값이 원하는 범위를 벗어날 때 의사에게 알려야 한다.

인공호흡기 관리

Ventilator Management

인공호흡기 경보는 항상 켜져 있어야 하며 최대 볼륨으로 설정되어야 한다. 인공호흡기 경보의 원인을 즉시 평가한다. **표 13-1**에는 인공호흡기 경보 문제를 해결하는 방법이 요약되어 있다.

압력 외상의 징후와 증상을 모니터링한다(이 장의 뒷부분에서 논의되는 합병증 참고).

환자가 적절하게 환기되고 있는지에 대해 의문이 발생할 경우 인공호흡기를 분리하고 앰부 백으로 인공호흡한다. 앰부 백의 산소 흐름이 양호한지 확인하고 환자가 PEEP에 의존하는 경우 PEEP 밸브를 사용한다(적절한 산소 공급을 위해 PEEP 필요). 적절한 산소 공급을 유지하기 위해 진정제나 신경근차단제를 투여해야 하는 경우 환자의 투약 전 분당 환기에 맞게 호흡수를 조정하고 ABG 분석을 반복한다.

기계 환기 합병증 Complications of Mechanical Ventilation

기계 환기에는 여러 가지 합병증이 발생할 수 있다. 다음은 응급실에서 응급 간호사가 겪을 수 있는 몇 가지 합병증에 대한 설명이다.

저혈압 Hypotension

양압 환기는 흉부 내압을 증가시키고 결과적으로 정맥 환류 및 심박출량을 감소시킨다. 혈류량이 감소한 상태의 환자에서 정맥 환류의 감소는 저혈압을 유발할 수 있다. 양압이 높아질수록 저혈압 반응이 더 심해진다. 이것은 PEEP가 10 cm H_2O보다 클 때 가장 분명히 나타난다. 혈역학적 상태는 PEEP을 높일 때와 삽관 직후에 면밀히 모니터링해야 한다. 체액 상태를 최적화하면 저혈압의 정도가 줄어든다.

표 13-1 인공 호흡기 경보 문제의 해결

최초 평가:
- 기도: 기도 내관(ETT)이 삽입되어 있는 경우 – 삽입 깊이 확인, 호기말 CO_2 확인, 호흡음 확인
- 호흡: 호흡음 확인, 흉부 움직임 관찰, 맥박산소 측정기 확인 및 환자의 피부색 확인
- 순환: 맥박, 심전도(ECG) 및 혈압 확인

경보/알람	가능한 원인	관리
무호흡	환자에 의한 불충분한 자발 호흡 CPAP 또는 압력 지원 모드	• 인공호흡기 모드를 설정된 호흡수로 제공하는 모드로 전환
높은 기도압	ETT 폐쇄: 가래, 꼬임, 물기 순응도 또는 저항 증가: 몸통의 화상, 기관지 경련, 폐 허탈, 기흉, 기관지 삽관, 폐 호흡과정의 악화 불안/두려움/통증/인공호흡기에 저항	• 기도 흡인 • 저항의 원인을 제거 • 모드 또는 설정 조정 • 불안에 대한 치료 전 저산소증 원인 확인 • 흉부 영상 검사 촬영 • 인공호흡기의 모드 수정 및/혹은 진통/진정제 투여
낮은 기도압	인공호흡기 분리 인공호흡기 기계 누출 커프 손상 비의도적 발관	• 모든 연결이 분리되지 않고 단단히 조여졌는지 확인 • 기도내관 커프 문제 해결 • 기도내관 빠진 경우 백마스크 적용
산소압 저하	산소통이 비어 있는 경우 실린더 밸브가 닫혀 있음 산소장치가 벽 단자에 연결되어 있지 않음	• 벽과 산소통 연결 확인 • 해결될 때까지 백-마스크 환기

용적 손상 Volutrauma

기계적 환기로 인한 폐포의 과도한 팽창 손상이다. 높은 PIP와 가장 밀접한 관련이 있다. 이러한 손상은 계면활성제를 분해하고 상피 및 내피 세포 장벽을 파괴하며 폐의 사이토카인 수준 및 염증 세포를 증가시키는 것으로 추정된다. 급성폐손상 또는 급성호흡 곤란 증후군 환자는 폐 보호 환기 전략을 사용해야 한다.

압력 손상 Barotrauma

압력 손상은 높은 기도 압력과 폐포 파열로 인한 폐 조직 손상이다. 이것은 기흉, 긴장성 기흉, 피하 기종 또는 종격동 기종으로 이어질 수 있다. 증상으로는 저혈압, 빈맥, 동맥 산소 포화도 감소(SaO_2), 중심 정맥 산소 포화도/혼합 정맥 산소 포화도($ScvO_2$/SvO_2) 감소, 심박출량 감소, 호흡음 감소, 흉부 운동의 불균형, 기관 이탈 등이 있다. 일회호흡량을 줄이고 PIP 및 고평부압을 주의 깊게 모니터링해야 한다.

산소 독성 Oxygen toxicity

장기간 0.5보다 큰 FiO_2는 폐 상피를 손상시키는 활성 산소를 생성할 수 있으며 계면활성제 불활성화, 폐포 내 부종, 간질 비후, 폐 섬유증을 유발할 수 있다. 손상 정도는 FiO_2 수준 및 노출 기간과 관련이 있다. FiO_2와 함께 PEEP를 사용하면 – 혈역학적으로 허용된다면 – FiO_2를 0.5 미만으로 쉽게 줄일 수 있다. 급성폐손상 또는 급성호흡 곤란 증후군이 심한 경우 FiO_2를 50% 미만으로 낮추는 것이 불가능할 수 있다. 그러나 저산소혈증과 저혈압의 치료는 산소 독성 가능성보다 우선한다.

감염 Infection

인공호흡기 관련 폐렴(VAP)은 심각하고 잠재적으로 생명을 위협하는 기관삽관의 합병증이며 삽관 및 기계적 환기 적용 후 48시간 이내에 발생하는 병원 내 폐렴으로 정의된다. 인공호흡기 관련 폐렴(VAP)은 가장 흔하고 치명적인 병원 내 감염이다. 삽관된 환자의 9~27%에 영향을 미치고 있는 것으로 알려져 있다. 인공호흡기 관련 폐렴(VAP)은 사망 위험을 두 배로 늘리고 인공호흡 기간을 연장하며 중환자실 입원 기간, 총 입원 기간 및 비용을 증가시킨다. 인공호흡기 관련 폐렴(VAP)은 다음 조치를 사용하여 예방할 수 있다.

- 철저한 손 씻기
- 무균/멸균 흡인 기술

- 식염수 세척의 일상화 금지
- 무균 기도 확보 기술
- 기관지 위생
- 정기적인 구강 관리
- 침대 머리를 30도 올리기

요약 Summary

안전하고 효과적인 기계 환기를 제공하기 위해 응급 간호사는 인공호흡기의 기능과 관리에 대해 잘 알고 있어야 한다. 기계 환기는 위독하거나 부상당한 환자를 지원할 수 있지만 부적절하게 관리되면 불필요한 해를 입힐 수 있다.

침습적 모니터링 INVASIVE MONITORING

매년 응급실에 내원하는 중환자 수가 증가하고 응급실 체류시간도 늘어난다. 심근경색, 뇌졸중, 패혈증 및 기타 시의 적절한 치료가 필요한 응급 상황에 대한 조기 진단 및 치료에 중점을 두면서 전통적으로 중환자실에 맡겨졌던 모니터링 및 치료를 시작하기 위해 응급실 내 인력이 필요하게 되었다. 혈역학적 모니터링의 원칙과 관리 그리고 그 한계에 대한 지식은 데이터를 정확하게 해석하는 데 필수적이다. 혈역학적 모니터링의 목표는 조직 저관류와 그로 인한 기관 기능 장애의 위험이 있는 환자에게 치료를 시작하는 것이다.

일반적인 모니터링 원칙 General Monitoring Principles

침습적 라인을 준비하고 모니터링 할 때 몇 가지 일반 원칙을 적용할 수 있다:

- 직접 측정을 위해 원하는 위치(혈관 또는 뇌)에 카테터를 삽입한다. 카테터는 튜브를 통해 모니터링 변환기(transducer)에 연결된다.
- 카테터를 변환기에 연결하는 모니터링 튜브는 혈관이나 뇌에서 변환기로 가는 신호의 왜곡을 방지하기 위해 딱딱하다.
- 변환기 시스템(광섬유를 사용하지 않는 경우)은 액체로 채우고 유지된다. 용액은 일반적으로 병원 프로토콜에 따라 헤파린이 추가되거나 포함되지 않은 일반 식염수이며 카테터에 연결하기 전에 채운다. 변환기는 혈관이나 뇌의 압력 신호를 감지하고 이를 전기 파형으로 변환하여 모니터에 표시한다.
- 플러시 백을 연결할 때, 관류액과 드립 챔버에서 공기를 제거하는 것이 좋다. 이렇게 하면 관류액 수위가 낮아지거나 백이 옆으로 쏠려 있는 경우 시스템에 공기가 유입되는 것을 방지할 수 있다.
- 플러시 백은 시스템의 압력을 극복하고 혈액의 역류를 방지하기 위해 300 mmHg로 가압된다.
- 변환기 시스템은 응고를 방지하기 위해 카테터에 매우 천천히 수액을 주입한다(2~3 mL/hr). 두개내 모니터링 시스템에 연결된 경우 튜브를 클램핑해야 한다. 변환기의 빠른 세척은 시스템의 초기 프라이밍 및 시스템에서 혈액 제거를 위해 허용된다.
- 튜브를 점검하고 마개 포트를 포함한 모든 기포를 제거해야 한다. 기포는 파형을 왜곡하고 부정확한 측정을 초래할 수 있다.
- 영점 조정(zeroing)에 사용되는 개방형(통기식) 스톱콕 캡은 막힌 덮개로 교체해야 한다. 이렇게 하면 스톱콕이 실수로 열린 위치로 돌아가는 경우 심각한 혈액 손실을 방지할 수 있다.
- 연결은 견고해야 하며 정기적으로 보이는 곳에 배치해야 한다. 느슨한 연결은 심각한 출혈이나 감염을 초래할 수 있다.
- 모니터를 측정 중인 압력에 적합한 범위로 설정한다. 일반적으로 중심정맥압(CVP) 및 폐동맥압(PAP)의 경우 0~20 mmHg 또는 0~40 mmHg, 동맥압의 경우 0~100 mmHg, ICP의 경우 0~50 mmHg가 모니터링 척도이다.
- 영점 조정 시 변환기는 기준점과 올바르게 정렬되어야 한다. 중심정맥압(CVP), 폐동맥압(PA) 카테터 및 동맥압 측정의 경우 기준점은 네 번째 늑간강 높이와 전후 흉벽 사이의 중간 지점에 위치한 정맥 정위축(phlebostatic)이다. 두개내압(ICP) 모니터링에 사용되는 변환기는 일반적으로 측뇌실 또는 제4뇌실 수준에 배치된다. 귀의 이주는 좋은 기준점이 된다. 변환기의 위치가 기준점보다 낮으면 실제 두개내압보다 높게 측정되고 변환기의 위치가 기준점보다 높으면 실제 두개내압보다 낮게 측정된다.
- 라인의 개통성은 정기적으로 확인해야 하며 파형이 감소된 것처럼 보일 때마다 확인해야 한다.

• 침습적인 라인을 삽입하기 전에 환자의 응고 상태를 검토하고 고려하며, 필요한 경우 정상 수준에 맞추어야 한다.

동맥 혈압 모니터링 Arterial Blood Pressure Monitoring

직접적인 동맥 혈압 모니터링은 동맥에 카테터를 삽입하여 수행된다. 일반적으로 요골 동맥에 삽입되지만 상완, 대퇴 및 발등 동맥에도 삽입할 수 있다. 카테터는 관류액이 채워진 변환기 시스템에 부착되어 압력을 전기 파형으로 변환하고 동시 연속 판독을 위해 모니터에 표시한다. 동맥 파형은 박동성이며 심장 주기의 수축기 및 이완기 단계를 나타낸다. 파형의 중복맥박패임(dicrotic notch)은 수축기와 이완기를 구분한다(그림 13-1).

동맥압은 심박출량과 전신 혈관 저항(혈류량 대 혈관 저항)에 의해 결정된다. 압력, 유량, 부피 사이의 관계는 매우 복잡하다. 그러나 저혈압은 일반적으로 대규모 순환기계 변화에 따른 보상 기전의 실패를 나타낸다. 교감 신경 스트레스 반응은 혈액량과 혈류가 감소함에도 불구하고 고갈될 때까지 정상적인 혈압을 유지한다. 혈압 측정은 유용한 선별 도구이며 변화 추이 평가에 도움이 되지만 단독 측정으로서는 생리학적 지표로서의 중요성은 제한적이다.

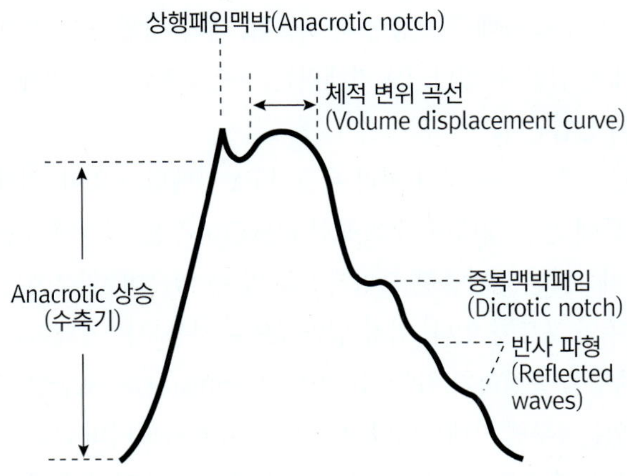

그림 13-1 동맥 파형. 동맥 파형의 생성과 혈류의 가속은 수축성 상승과 상관관계가 있다. 파형의 어깨와 같이 둥근 부분은 혈액량 변화와 동맥벽의 팽창을 나타낸다. 일반적으로 수축성 및 혈류변화 단계의 피크는 진폭이 동일하다. 하행부분은 혈액의 이완기 흐름을 나타낸다. 중복맥박패임은 수축기와 이완기를 구분한다. 파형의 내리막 부분의 추가되는 변형은 말초에서 반영되는 맥파와 관련이 있다.

(From Davoric GO. *Handbook of Hemodynamic Monitoring.* 2nd ed. Philadelphia: Saunders; 2004.)

평균 동맥압(MAP)은 관류압을 나타낸다. 이완기는 수축기보다 길기 때문에 MAP는 두 숫자의 평균으로 계산하지 않는다. 대부분의 모니터링 시스템이 계산하여 표시한다. 계산은 다음과 같다.

$$\frac{\text{수축기 혈압[SBP]} + (2 \times \text{이완기 혈압[DBP]})}{3}$$

알렌검사(Allen test)는 전통적으로 요골 동맥 캐뉼라 삽입 전에 수행된다. 이 검사는 요골 동맥이 막히거나 손상된 경우 척골 동맥의 결순환에 의해 손으로의 혈행이 유지될 수 있는지를 평가한다. 검사방법은 환자에게 주먹을 꽉 쥐게 하고 임상의가 요골 및 척골 동맥에 동시에 직접적인 압력을 가하여 흐름을 막아본다. 환자에게 주먹을 펴도록 하고 척골동맥에 대한 압력을 해제한다. 부수적인 흐름이 온전한 경우 손은 7초 이내에 분홍색으로 변한다. 15초 이상 색상이 돌아오지 않으면 다른 부위를 선택해야 한다.

동맥관 모니터링 적응증
Indications for Arterial Monitoring

동맥관 모니터링의 적응은 다음과 같다:

• 혈역학적으로 불안정하거나 불안정할 가능성이 있는 환자 모니터링
• 빈번한 혈액 가스 분석
• 혈관 작용 약물의 적정량 확인. 혈관에 작용하는 약물은 주입 용량이 조금만 변해도 혈압의 큰 변동을 초래할 수 있다. 직접적인 동맥 혈압 모니터링은 잠재적으로 유해한 변화를 즉시 감지하여 용량을 신속하게 조절할 수 있다.
• 신경계 손상 환자의 뇌관류압(CPP) 평가를 위한 평균동맥압(MAP) 모니터링
• 대동맥 내 풍선 펌프 요법

동맥관 모니터링 합병증
Complications of Arterial Monitoring

동맥관의 합병증은 흔하지 않다. 여기에는 삽입 부위로의 혈류 차단으로 인한 허혈성 조직 괴사, 감염, 혈전 형성, 혈관 경련, 색전증, 혈종 및 가성 동맥류가 포함된다. 삽입 부위의 원위부 혈류 평가는 적어도 2시간마다 수행해야 한다.

중심정맥압 모니터링
Central Venous Pressure (CVP) Monitoring

중심정맥 카테터는 전통적으로 내경정맥, 외경정맥 또는 쇄골하 정맥을 통해 상대 정맥에 삽입되거나 대퇴 정맥을 통해 하대 정맥에 삽입된다. 대퇴부 부위는 우심방으로부터 거리가 떨어져 있어 정확성이 낮을 수 있으므로 압력 모니터링을 목적으로 한다면 피해야 한다. 최근 연구에 따르면 초음파 유도 중심정맥관 삽입은 특히 경험이 적은 임상의의 경우 합병증을 줄이고 삽입 성공률을 향상시킨다. 판독값은 액체가 포트를 통해 주입될 때 간헐적으로 측정되거나, 변환기 시스템을 통해 연속적으로 판독될 수 있다. 삼중 루멘 카테터와 같은 다중 포트 카테터는 혈관작용약물을 주입하거나, 지속적인 중심정맥압(CVP)을 모니터링하거나, 혹은 동시에 포트 사용이 필요한 경우에 특히 유용하다. 중심정맥압(CVP)은 심방 근육섬유의 신장으로 인한 우심방 압력을 반영한다. "신장(stretch)"이 우심방과 우심실의 혈액량으로 인해 발생하는 경우 혈관 내 용적 상태를 나타낼 수 있다. 그러나 중심정맥압(CVP) 값은 정맥벽과 우심실 순응도에 의해 영향을 받는데, 정맥벽과 우심실 순응도는 혈액량의 다양한 변화에 빠르게 적응할 수 있다. 중심정맥압(CVP)과 혈액량의 직접적인 상관관계는 없음에도 불구하고, 체액량 허용치에 관한 귀중한 데이터를 제공한다. 체액 과부하, 스트레스, 심부전 및 만성 신부전이 있는 환자는 체액 부하에 민감하다. 만약 적정 수액을 투여하고 중심정맥압(CVP)이 지속적으로 크게 증가하면 심장 용적이 제한된다. 마찬가지로, 저혈량 및 패혈증 환자는 수액 공급이 지연되거나 부적절하면 견디기 힘들다. 두 경우 모두 조심스럽게 체액량을 적정하게 조절해야 한다. 중심정맥압(CVP) 수치는 체액량 변화가 심한 질병이나 부상의 초기 단계에서 가장 유용하다. 중심정맥압(CVP) 상승의 원인에는 혈관 내 용적 증가, 흉부 내압 증가, 우심실(RV) 기능 장애, 심장 압전, 폐 고혈압, 만성 좌심실 기능 또는 복강 내압 증가가 있다. 중심정맥압(CVP)이 감소하는 원인에는 혈액량 저하, 갑작스러운 혈액 또는 체액 손실, 정맥 확장 또는 흉부 내압 감소가 포함된다. 중심정맥압(CVP)은 앙와위 자세에서 판독을 수행하고 호기 끝에서 설정된 영점 기준점에서 판독해야 한다. 정상 수치는 6~10 mmHg이지만 환자마다 다르다(물 압력계 시스템은 수은 대신 물의 센티미터로 측정한다. 정상은 6~10 cm H_2O이다). 한 번의 측정치보다는 추이를 모니터링할 때 가장 정확하다. 중심정맥압(CVP)은 수액 주입 중과 주입 후에 그리고 혈관 작용제의 시작 및 용량 변경 시 모니터링되어야 한다. 중심정맥압(CVP)은 임상 평가에 유용한 보조 수단이며 임상 증상과 함께 평가되어야 한다.

중심정맥압 모니터링 적응증 Indications for the Insertion of a Central Venous Pressure (CVP) Monitor

중심정맥압(CVP)은 외상, 수술, 패혈증 또는 혈액량이 부족하거나 초과가 의심되는 기타 응급 상황 후 수액 소생의 가이드 역할을 한다. 이는 수액 소생술의 목표가 특정 측정값과 연결되어 있는 패혈증 치료 지침을 사용할 때 특히 유용하다. 중심정맥관을 통해 혈관 작용 약물을 주입하면 말초 정맥에 대한 자극 및 주변 조직의 잠재적인 침윤 및 괴사의 위험이 크게 감소한다.

중심정맥압 모니터링 합병증 Complications Related to Central Venous Pressure (CVP) Monitoring

합병증은 일반적으로 라인 삽입과 관련이 있으며 기흉, 혈흉 또는 동맥 천자를 포함한다. 지속적으로 카테터를 유치하는 환자는 감염 위험이 더 높다.

폐동맥압 모니터링
Pulmonary Artery (PA) Pressure Monitoring

폐동맥(PA) 카테터는 경정맥, 쇄골하, 대퇴, 상완 또는 기저 정맥에 삽입할 수 있다. PA 카테터는 일반적으로 유도 카테터를 통해 삽입된다.

임상 적응증에 따라 여러 유형의 PA 카테터가 있다. 카테터를 통해 혼합 정맥내 산소 포화도(SvO_2) 측정, 경정맥 조율기 및 지속적인 심박출량 모니터링을 할 수 있으며, 일부에는 추가 주입 포트가 있다. 가장 일반적으로 사용되는 카테터는 심박출량을 측정하기 위한 서미스터(thermistor)가 포함된 루멘이 있는 4루멘 카테터이다. 우심방 압력은 카테터의 근위 포트를 통해 측정된다. 폐동맥의 수축기 및 이완기 압력과 폐 쐐기 압력(PWP)은 말단 포트를 통해 측정된다. 그림 13-2는 PA 카테터를 보여준다.

카테터 팁이 우심방, 우심실 및 폐동맥을 통과할 때 파형을 모니터링하며 카테터를 삽입한다. 카테터 팁이 폐동맥에 있으면 풍선이 팽창하고 폐동맥의 더 작은 가지에 들어갈 때까지 카테터가 전진한다. 그곳에서 측정되는 압력을 폐동맥쐐기압

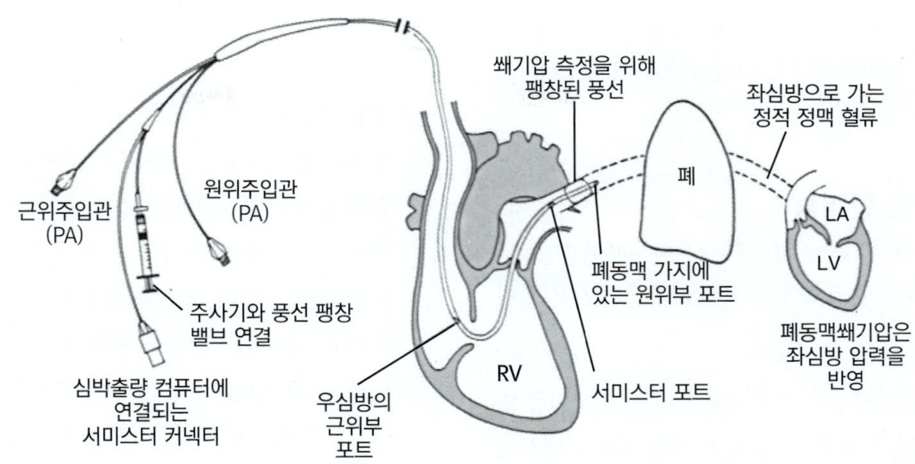

그림 13-2 심장 내 폐동맥 카테터 위치.

(From Preuss T, Wiegard DL. Single pressure and multiple pressure transducer systems. In Wiegard DL, ed. *AACN Procedure Manual for Critical Care.* 4th ed. St Louis, MO: Elsevier/Saunders; 2011.)

(PAW, pulmonary artery wedge pressure) 또는 폐모세혈관쐐기압(PCWP)이라고도 한다.

풍선이 팽창되면 혈류가 멈추고 카테터 팁은 간접적으로 좌심방을 감지한다. 이는 좌심실 확장기말압(LVEDP) 또는 "충전 압력"을 반영한다. 압력은 좌심실의 체액으로 인한 근육 섬유의 신장을 반영하므로 체액 상태를 평가할 수 있다. 그러나 정맥압 측정과 마찬가지로 신장은 체적 변화에 의해서만 발생하는 것이 아니라 심실과 혈관계의 순응도에 의해 영향을 받는다. 호기말양압(PEEP), 심낭 압전, 경직된 흉벽, 증가된 복강 내압 및 심장 기능은 모두 심장과 폐 구조의 혈액량이 아닌 압력을 반영하며 체액량 상태 해석의 정확성에 영향을 미친다. 심실 근육이 경직되어 있으면 체적의 작은 변화가 압력 측정의 큰 변화를 초래할 수 있다. 보다 유연한 심실은 조금만 늘어나도 체적 증가를 수용하므로 압력이 높아지지 않는다. 심실 유연성(경직)을 감소시키는 요인에는 허혈, 좌심실 비대, 제한적 심근병증 및 쇼크 상태가 있다. 심실 순응도를 증가시키는 요인에는 후부하 감소(항고혈압제, 대동맥 내 풍선 펌프 요법 등) 심근병증(비제한적) 및 허혈의 해소가 있다.

폐동맥쐐기압은 혈액량의 직접적인 지표는 아니지만 추가 수액 공급에 대한 판단에 도움을 제공한다. 수액 주입 후 처음에 압력이 증가하고 정상 범위 내로 안정되면 더 많은 수액을 투여하는 것이 안전할 수 있다. 그러나 폐동맥쐐기압이 상승하여 30~60분 후에도 높은 상태를 유지하면 추가 수액 공급이 제한된다. 승모판 협착증은 좌심실 확장기말압과 상관없이 폐동맥쐐기압을 높인다. 폐질환이 없는 환자의 경우 폐동맥쐐기압 대신에 폐동맥 확장기 혈압(PAD)을 사용하여 좌심실 확장기말압을 추정할 수도 있다. 조건이 허용되고 환자의 상관관계가 확립되면 폐동맥 확장기 혈압(PAD)이 풍선 팽창의 빈도 및 관련 위험을 감소시키거나 풍선이 기능하지 않을 때 종종 사용된다. 폐동맥쐐기압은 흉부 내압의 영향을 받으므로 호기 말에 읽어야 한다. 파형의 호기 말 위치의 모양은 환자가 양압 환기를 받고 있는지 여부에 따라 달라진다. 잘못 읽으면 기록된 값과 실제 값이 크게 다를 수 있다. 잘못된 값에 근거한 치료는 환자에게 해로울 수 있다.

폐동맥쐐기압에 대한 호기말양압(PEEP)의 영향은 완전히 명확하지 않다. 그러나 판독을 위해 호기말양압이 제거되어서는 안 된다. 이것은 되돌리기 어려울 수 있는 저산소증을 유발할 가능성이 있을 뿐만 아니라 정맥 회수율을 증가시킨다.

폐동맥 카테터 적응

Indications for the Use of Pulmonary Artery (PA) Catheters

PA 카테터는 임상 양상이 혼란스럽거나 혈역학적 변화가 빠른 환자를 평가하는 데 도움이 되는 다양한 심장 기능 지표를 직접 측정할 수 있는 경로를 제공한다. **표 13-2**는 심장 지표에 대해 설명한다.

심장 지표와 산소 수송 측정치는 급성 심근경색, 쇼크, 외상 또는 체액 및 순환 상태가 명확하지 않은 기타 중대한 질병이 있는 환자를 모니터링하는 데 사용된다. PA 카테터는 환자의 예후를 예측하는 것 외에도 약리 및 수액 요법의 지표가 된다. PA 카테터를 올바르게 삽입하려면 시간과 기술이 필요하며 잠재적으로 심각한 합병증을 유발할 수 있다. 임상의는 응급실에서 카테터를 삽입하기 전에 각 환자의 위험 대 이득을 비교해야 하며, 안전하게 삽입하거나 모니터링할 수 없는 경우 진행하지 않아야 한다.

폐동맥 카테터 관련 합병증

Complications Related to Pulmonary Artery (PA) Catheters

중심정맥 라인에 대해 나열된 합병증 외에도 다음과 같은 합병증도 보고되었다:

- **풍선 파열:** 풍선의 과팽창과 관련이 있으며 공기 색전증 및 풍선 조각의 색전을 유발할 수 있다. 풍선은 천천히 팽창해야 하며 제조업체의 팽창값을 초과하지 않아야 한다. 풍선을 팽창시킬 때 저항이 느껴지지 않거나 풍선 포트를 통해 혈액이 보이면 주입을 중단하고 의사에게 알려야 한다.
- **결절:** 일반적으로 반복적인 후퇴와 전진으로 인해 카테터에 고리가 생긴다. 이는 측정값에 영향을 미칠 뿐만 아니라 카테터 제거에서도 문제가 된다. 수술적 제거가 필요할 수 있다.
- **폐동맥 천공:** (1) 삽입 중, (2) 풍선의 감지되지 않은 지속된 쐐기압, (3) 심장 박동의 전단력 때문에 (4) 카테터 팁이 원위 동맥 분기점에 있는 경우 풍선이 부풀었을 때 동맥 파열이 발생할 수 있다. 천공은 종종 대량의 객혈을 나타내며 치명적일 수 있다. 발생을 최소화하려면 다음을 수행한다: (1) 비정상적 쐐기압을 감지하기 위해 압력 파형을 지속적으로 모니터링한다. (2) 풍선을 천천히 팽창시키고 압력이 측정되는 즉시 중지한다. (3) 풍선이 팽창되어 있는 시간을 최소로 유지한다. (4) 풍선을 팽창시키기 위해 액체가 아닌 공기만을 사용한다. (5) 고압 플러시를 피한다. (6) 카테터가 쐐기에 있을 때 절대로 플러시하지 않는다.
- **혈전 또는 색전:** 대부분의 카테터는 혈전 형성을 방지하기 위해 헤파린이 결합되어 있다. 고압 시스템 세척은 카테터의 혈전을 방출할 수 있으므로 피해야 한다.

표 13-2 심장 지표

지표	약어	계산식	측정 방법	정상수치	평가 대상
심박출량	CO	HR × SV	1분 동안 심실에서 분출되는 혈액의 양	4~8 L/min	펌프효과 및 심실 기능
심장지수	CI	CO/BSA		2.4~4.0 L/min	체중 당 심박출량
평균동맥압	MAP	$\frac{SBP + (DBP \times 2)}{3}$	수축기와 이완기 동안 혈관계 전체의 평균 압력	70~105 mmHg	관상동맥 및 조직 관류의 적절성
중심정맥압	CVP	압력 수치 확인	우심방 충전압력의 간접적인 측정	2~6 mmHg	우심실 기능 및 용적
우심방압	RAP	압력 수치 확인	우심방 충전 압력	2~6 mmHg	우심실 기능 평가
폐동맥압 (수축기/이완기)	PAP PAS PAD	압력 수치 확인	수축기 및 이완기 동안 폐동맥의 압력	15~25 mmHg 0~5 mmHg	PAS: 수축기 동안 우심실 압력 반영 PAD: 폐 혈관계의 이완기 압력 반영
폐 쐐기압	PWP	압력 수치 확인	이완기 말의 심근섬유 신장량	6~12 mmHg	전부하. 이완기 말 심실 부피, 체액량 평가에 사용
전신 혈관 저항	SVR	$\frac{(MAP - RA) \times 80}{CO}$	혈액량 배출을 위해 심실이 극복해야 하는 저항, 임피던스 또는 압력	800~1200 dynes/sec/cm^2	후부하. 좌심실에 대한 저항
일회박출량	SV	$\frac{CO}{HR} \times 1000$ mL/L	수축할 때마다 좌심실에서 방출되는 혈액의 양	60~100 mL/beat	전부하(PWP), 후부하(SVR), 심근 수축력에 영향
일회박출량지수	SVI	$\frac{SV}{BSA}$		33~47 mL/beat/m^2	체중에 따른 일회 박출량
폐 혈관 저항	PVR	$\frac{(MAP - PWP) \times 80}{CO}$	폐순환으로 혈액을 배출하기 위해 우심실이 극복해야 하는 저항, 임피던스 또는 압력	<250 dynes/sec/cm^2	우심실에 대한 저항

BSA, Body surface area; *DBP*, diastolic blood pressure; *HR*, heart rate; *RV*, right ventricle; *SBP*, systolic blood pressure.

- **부정맥:** 모든 환자는 삽입할 때부터 지속적으로 ECG를 모니터링해야 한다. 조기 심실 수축(PVC)은 카테터가 우심실에 있을 때 자주 발생한다. PA 압력 파형은 지속적으로 모니터링해야 하며 기외 파형의 증가가 관찰될 때마다 우심실 압력 파형을 참조해야 한다. 병원 정책이 허용하는 경우 간호사는 우심방압(RA) 파형이 얻어질 때까지 카테터를 뒤로 당긴 다음 의사에게 알린다.
- **판막 손상:** 풍선이 팽창된 상태에서 카테터를 빼지 않는다.

두개내압 모니터링 Intracranial Pressure Monitoring

두개내압(ICP)은 뇌의 뇌척수액(CSF)(10%), 혈액(10%), 뇌 조직(80%) 간의 관계를 측정한 것이다. Monro-Kellie 이론은 뇌 구성 요소 중 하나의 부피가 증가하면 나머지 뇌 구성 요소들이 그에 상응하는 보상적 감소가 있다고 가정한다. 정상적인 상황에서 세 구성 요소 간의 순응도는 두개내압을 0에서 15 mmHg 사이로 유지한다. 딱딱한 두개골에 쌓여 있는 뇌의 보상 기전이 한계에 도달하면 두개내압이 증가한다. 한계를 벗어나면 구성 요소 중 하나가 조금만 변해도 두개내압이 크게 증가한다(그림 13-3).

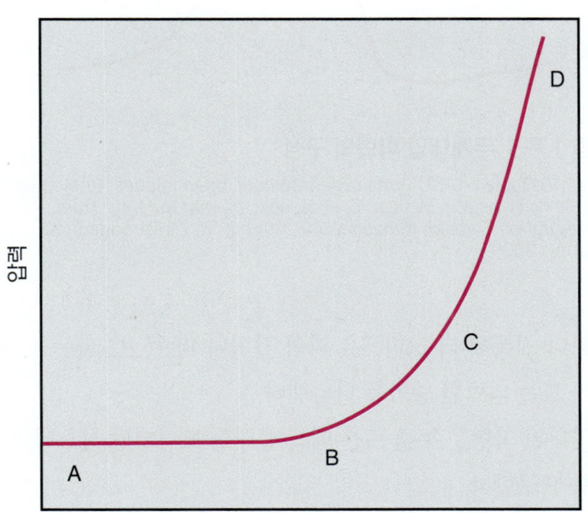

그림 13-3 압력-부피 곡선. A지점에서 B지점까지는 용적이 증가해도 두개내압(ICP)이 일정하게 유지되고 뇌순응도가 높다. B지점에서 뇌 순응도가 변화하기 시작하고 ICP가 상승한다. B지점에서 C지점까지 순응도는 낮고 두개내 용적이 증가함에 따라 ICP가 상승한다. C지점에서 D지점까지는 부피가 약간 증가하면 ICP가 크게 상승한다.

(From McQuillan KA, Thurman PA. Traumatic brain injuries. In McQuillan KA, Makic Flynn MB, Whalen E, et al., eds. *Trauma Nursing: From Resuscitation Through Rehabilitation.* 4th ed. St. Louis: Saunders; 2009.)

두개내압의 상승 정도와 기간은 이환율 및 사망률과 역상관 관계가 있다. 치료 기준은 다양하지만 일반적으로 성인의 경우 20~25 mmHg, 1~5세 어린이의 경우 15 mmHg, 유아의 경우 10 mmHg이다. 신체의 자동 조절 시스템은 대뇌 혈류를 평균동맥압 50~150 mmHg의 범위 내로 일정하게 유지한다. 평균동맥압과 두개내압의 차이가 뇌관류압(CPP, cerebral perfusion pressure)이다.

$$\text{MAP} - \text{ICP} = \text{CPP}$$

두개내압(ICP)이 심하게 상승하면 뇌관류압(CPP)과 뇌혈류(CBF)가 감소한다. 뇌관류압이 너무 낮으면 허혈이 발생하고 뇌관류압이 너무 높으면 두개내압이 상승한다. 평균 뇌관류압은 80~100 mmHg이다. 50 mmHg 이하로 떨어지면 관류 저하와 허혈이 발생한다. 달리 지시가 없는 한 뇌관류압은 60~70 mmHg로 유지되어야 한다.

뇌관류압은 계산하려면 ICP 모니터링 장치가 필요하다. 대뇌혈류, 산소화, 온도 및 압력을 측정하기 위한 다양한 방식을 사용할 수 있다.

두개내압 측정은 뇌실내 카테터, 경막하, 경막외, 지주막하 또는 실질내 변환기를 통해 얻을 수 있다(그림 13-4). **표** 13-3에는 ICP 모니터링 장치에 대한 설명이 나와 있다.

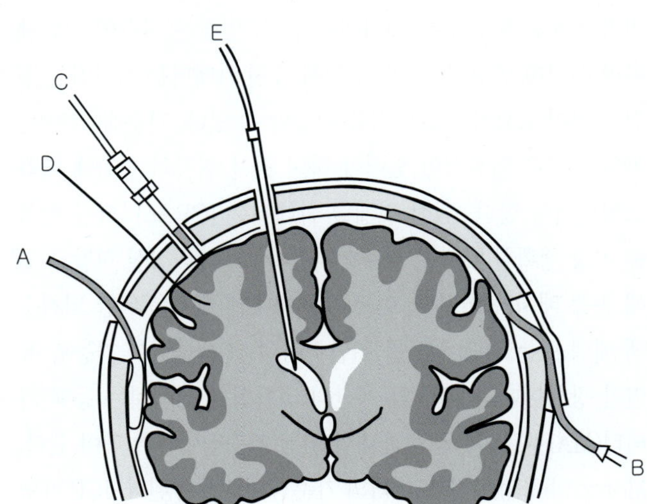

그림 13-4 두개내압 모니터링 장치를 삽입할 수 있는 잠재적 부위를 보여주는 뇌의 관상 부분. (A) 경막외; (B) 경막하; (C) 지주막하; (D) 뇌실질 내; (E) 뇌실내

(From McNair ND. Intracranial pressure monitoring. In Clochesy JM, Breu C, Cardkin S et al., eds. *Critical Care Nursing.* 2nd ed. Philadelphia: Saunders; 1996.)

표 13-3 ICP 모니터링 장비

장비	설명	변환기 옵션	장점	단점
뇌실 절개술 카테터 (Ventriculostomy catheter)	측부 뇌실에 카테터 삽입	광섬유 외부 압력 전달계 내부 압력 전달계	가장 정확한 두개내압 측정 뇌척수액 배액 및 샘플링 가능 외부에서 초기화 가능	배치 어려움 감염 위험 높음 막힐 가능성 있음 우발적인 과도한 뇌척수액 배액
경막하 프로브 또는 카테터 (Subdural probe or catheter)	경막하 공간에 프로브 또는 카테터를 삽입	광섬유 외부 압력 전달계 내부 압력 전달계	삽입 용이	뇌척수액 배액 불가능 낮은 정확도
경막외 센서 (Epidural sensor)	경막외강에 센서 삽입	광섬유 외부 압력 전달계	삽입 용이	뇌척수액 배액 불가능 간접적 압력 측정 낮은 정확도
실질내 프로브 (Intraparenchymal probe)	뇌실질에 프로브 배치	광섬유 내부압력 전달계	삽입 용이 높은 정확도	뇌척수액 배액 불가능 낮은 정확도
지주막 나사 (Subarachnoid screw)	볼트의 끝이 지주막 공간에 배치	광섬유 외부 압력 전달계	삽입 용이	뇌척수액 배액 불가능 낮은 정확도

CSF, Cerebrospinal fluid; *ICP*, intracranial pressure.

변환기를 영점 조정하기 위한 기준점은 외이도(귀의 이주)와 외부적으로 일치하는 Monro의 구멍이다. 변환기 시스템은 외부 압력전달계 또는 광섬유일 수 있다. 광섬유 변환기는 삽입 전에 영점 조정되며 삽입 후 추가 영점 조정 또는 수평 조정이 필요하지 않다. 케이블은 깨지기 쉬우므로 프로브를 구부리거나 비틀지 않도록 주의해야 한다. 영점은 시간이 지남에 따라 서서히 변경될 수 있다. 액체 충전 카테터는 정기적인 영점 조정이 필요하므로 영점을 수정할 수 있다. 기준점(외이도)과의 수평은 일관성이 있어야 하며 환자 위치의 변화에 따라 조정되어야 한다. 뇌실 절개술 카테터는 ICP 모니터링 장치 중 가장 정확한 것으로 간주되지만 뇌부종 및 심실 허탈로 인해 종종 배치가 어렵다. 이것은 두개내압 제어를 위한 뇌척수액 배액 또는 진단 검사를 위한 뇌척수액 샘플링이 가능한 유일한 장치이다. 뇌관류압 계산의 정확성을 위해서는 동맥 카테터(MAP의 경우)와 두개내압 영점 기준점이 동일해야 한다. Monro의 구멍은 두 모니터의 기준점으로 사용된다. ICP 파형은 맥동 파형이라는 점에서 동맥 파형과 유사하다. 정상적인 ICP 파형에는 병리학적 상태에서 변경되는 세 가지 독특한 파동이 있다. P1 또는 percussion wave, P2 또는 tidal wave, P3 (dicrotic wave로 알려진)이다(그림 13-5). P1 파동은 대뇌 순응이 약해지고 자동 조절이 손상된 경우를 제외하고 P2 파보다 진폭이 더 크다. P1 파와 같거나 더 큰 P2 파는 ICP의 증가 또는 임박한 증가를 나타낸다.

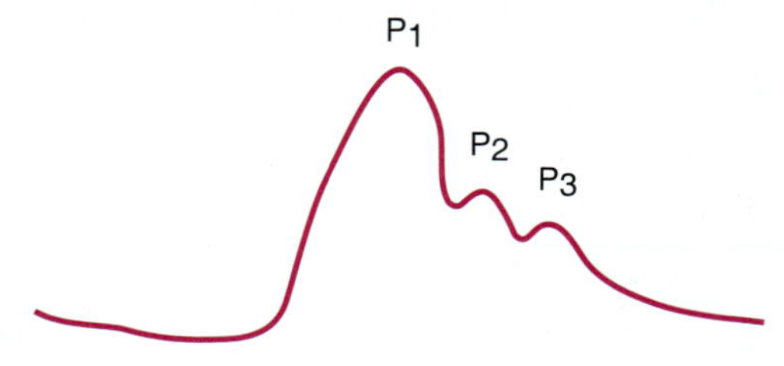

그림 13-5 두개내압 파형의 구성

(From McQuillan KA, Thurman PA. Traumatic brain injuries. In McQuillan KA, Makic Flynn MB, Whalen E, et al, eds. *Trauma Nursing: From Resuscitation Through Rehabilitation.* 4th ed. St. Louis: Saunders/Elsevier; 2009.)

약화된 파형은 누출 또는 폐색에 대한 모니터링 시스템의 평가를 요구한다.

두개내압 모니터링 적응

Indications for the Use of ICP Monitoring

근거 기반 손상성 뇌질환 진료 지침에서는 컴퓨터 단층촬영(CT, computerized tomography) 스캔이 비정상적이거나 CT 스캔이 정상이고 2개 이상의 고위험군인 중증 손상성 뇌질환(Glasgow Coma Scale score 8 미만) 환자에 대해 ICP

모니터링 장치 사용을 권장한다. 고위험 지표에는 (1) 40세 이상 연령, (2) 자세 운동 반응, (3) SBP 90 mmHg 미만이 포함된다. ICP 모니터링은 자주 사용되지 않지만 지주막하 출혈 및 뇌졸중의 관리와 함께 사용된다.

ICP 모니터링이 필요한 특정 조건은 제24장과 제35장을 참고한다.

두개내압 모니터링 합병증

Complications Related to the Use of ICP Monitor

감염: 감염은 ICP 모니터 사용과 관련된 합병증이다. 뇌실 절개술 카테터는 다른 장치보다 감염 발병률이 높다. 삽입할 때와 기기를 조작하거나 접근할 때 엄격한 무균 기술을 유지해야 한다. 멸균된 폐쇄 드레싱을 적용하고 유지해야 한다.

뇌실 허탈, 탈출 또는 출혈: 뇌실 절개술 카테터에서 뇌척수액을 배액할 때 한 번에 소량(2~3 mL)만 제거해야 한다. 배액 시스템은 지속적으로 모니터링하거나 미리 결정된 두개내압에 도달하면 배액되도록 설정할 수 있다(중력 원리 사용). 배액 시스템의 높이를 변경하지 않고 머리 높이를 변경하면 뇌척수액이 원하는 것 이상으로 배액되거나 전혀 배액되지 않을 수 있다. 뇌척수액이 너무 빨리 배출되면 뇌 조직이 비워진 공간으로 이동하여 혈관이 늘어나거나 찢어져 출혈이나 뇌탈출이 발생할 수 있다. 외상성 뇌 손상 환자에서 문제는 뇌척수액의 과도한 배액이 아니라 뇌실의 허탈이다. 이로 인해 파형 및 압력 판독값이 소실될 수 있지만 뇌 또는 신경 기능이 손상되지는 않는다. 응급실에서는 알람이 켜진 상태에서 시스템을 모니터 모드로 유지하고 의사가 달리 지시하지 않는 한 두개내압이 치료 임계값에 도달할 때 뇌척수액을 배출하는 것이 가장 안전하다.

액체 유입 시스템: 액체로 채워진 변환기 라인은 플러시 시스템이 없는 일반 압력 튜브에 연결해야 한다. 사용해야 할 변환기 시스템에 플러시 시스템이 포함된 경우 비활성화하고 고정해야 한다. 실수로 뇌에 체액이 주입되는 것을 방지하기 위해 선이 ICP 모니터링 라인임을 나타내도록 잘 표시되어야 한다.

CSF 누출 또는 시스템에 공기 유입: 모든 연결이 단단히 조여져 있는지 확인한다. 액체가 채워진 변환기 시스템을 사용할 때 공기와 기포가 제거되었는지 확인한다. 백을 연결할 때 공기를 제거하고 드립 챔버를 액체로 채운다. 기포는 압력 전달을 방해하고 부정확한 측정값을 제공한다.

폐색: 폐색은 시스템 내에 혈액이나 뇌조직으로 인해 발생할 수 있으며 꺾인 파형(dampened waveform)으로 나타난다. 뇌실 절개술 카테터에서 뇌척수액을 배출할 수 없는 경우 의사에게 알린다. 특정 지침과 교육이 수립되지 않은 한 카테터를 직접 세척하지 않도록 한다. 튜브(카테터가 아니라)는 세척할 수 있다. 광섬유 카테터는 깨지기 쉽고 쉽게 파손될 수 있으므로 교체가 필요할 수 있다. 카테터를 부드럽게 취급하고 외부 손상으로부터 보호한다. 카테터가 빠지지 않도록 단단히 연결되어 있는지 확인한다.

요약 Summary

침습적 모니터링은 환자의 상태와 선택한 치료에 대한 반응에 대해 중요한 정보를 제공할 수 있다. 그러나 응급 간호사는 침습적 모니터링의 사용 적응증, 장비 사용 방법, 응급실에서의 사용과 관련된 합병증을 인식하고 관리하는 방법에 익숙해야 한다.

패혈증 SEPSIS

패혈증은 전 세계적으로 주요한 사망 원인 중 하나이다. 2017년 세계보건총회(World Health Assembly)와 세계보건기구(WHO)는 패혈증을 세계적인 건강 문제로 규정했다. 패혈증과 관련된 이환율 및 사망률을 개선하기 위해 패혈증의 예방, 조기 진단 및 관리를 개선하기 위한 결의가 채택되었다. 패혈증의 발병률은 나이가 들수록 증가할 수 있기 때문에 고령화에 따라 발병 건수도 계속 증가할 것으로 예상된다. 패혈증의 발병률은 면역 저하환자, 중환자, 유치 카테터가 있는 환자, 매우 어린 환자에서도 증가한다.

정의 Definitions

1991년에는 염증 반응의 연속체에 따른 패혈증의 정의를 명확히 하기 위해 ACCP (American College of Chest Physicians)와 SCCM (Society of Critical Care Medicine) 간의 합의 회의가 소집되었다. 이 시기 전에는 용어가 제대로 정의되지 않았고 일관성 없이 적용되었다. 염증 반응을 설명하기 위해 보편적인 용어를 사용하는 것이 신뢰할 수 있는 역학 데이터 수집 및 연구 결과를 향상시킬 수 있다는 회의의 의도였다. 합의된 정의에는 다음이 포함된다.

- **감염**(Infection): 미생물의 침입에 대한 숙주의 염증 반응
- **균혈증**(Bacteremia): 혈류에 박테리아 존재
- **전신염증반응증후군**(SIRD, systemic inflammatory response syndrome): 다양한 감염에 대해 비특이적 전신반응. 원인은 반드시 감염에 의한 것이 아니라 외상, 췌장염, 쇼크, 화상, 허혈 또는 수술에 관련된 염증반응을 포함한다.
- **패혈증**(Sepsis): 전신염증반응이 감염 또는 감염 추정으로 기인된 상황이다. SIRS 기준(박스 13-2) 중 2가지 이상이 존재하고, 감염에 대한 합당한 임상증거가 존재한다. 혈액배양검사가 양성일 필요는 없다.
- **심각한 패혈증**(Severe sepsis): 감염, 단일 또는 다중 장기기능 장애, 저관류 또는 저혈압 발생 혹은 추정된다. 저관류는 유산산증, 핍뇨 및/또는 의식 상태의 급성 변화로 나타날 수 있다.
- **패혈성 쇼크**: 심각한 순환기, 세포 및 대사 이상이 패혈증 단독보다 사망 위험이 큰 패혈증의 하위 집합. 저혈압은 SBP가 90mmHg 미만, MAP가 60mmHg 미만 또는 SBP가 기준선에서 40mmHg 이상 감소한 것으로 정의한다. 정상 혈압을 유지하기 위해 혈관수축제가 필요하고 이는 패혈증 쇼크의 정의에 포함된다.
- **다발성 장기기능부전 증후군**(MODS, Multiple organ dysfunction syndrome): 의학적 중재가 필요한 최소 두 기관의 가역적 기능 장애. **표 13-4**는 장기 허혈 및 기능 장애에 대한 설명이다.

패혈증의 치료에는 급성 심근경색 및 뇌졸중과 유사한 적극적이고 시간을 다투는 치료가 필요하다. 여러 연구에서 사망률 감소를 위해 중환자 및 감염병을 대표하는 국제 전문가 그룹이 근거 기반 지침을 개발하게 되었다. 패혈증 및 패혈성 쇼크 관리의 핵심은 조기 진단 및 치료이다. 패혈증 생존 캠페인은 패혈증에 대한 인식과 치료를 개선하고 사망률을 줄이기 위한 중환자의학회(Society of Critical Care Medicine), 유럽 집중치료학회(European Society of Intensive Care)의 공동 노력의 산물이다. 이 가이드라인은 2004년에 처음 제시되었으며 패혈증 환자의 소생 및 관리에 대한 45가지 권장 사항을 제시하고 있다.

2016년 패혈증 생존 캠페인: 패혈증 및 패혈성 쇼크 관리에 대한 국제 지침이 개정되었다. 패혈증이 의심되는 경우 진단 및 관리를 위해 1시간 생존 번들이 제안되었다. 이 지침은 특히 패혈증 환자의 응급실 관리와 관련이 있다.

박스 13-2 SIRS 징후

- 체온 <96.8℉ (36℃) or >100.4℉ (38℃)
- 심박수 >90 beats/min
- 호흡률 >20 breaths/min (or $PaCO_2$ <32 mm Hg)
- 비정상 WBC counts
- >12,000/mm^3
- <4000/mm^3
- >10% bands

SIRS, Systemic inflammatory response syndrome; *WBC*, white blood cell.

표 13-4 장기 허혈의 영향

장기	증상
CNS	의식 수준의 급성 변화 착란 기운이 없고 졸림
호흡기계 (Respiratory)	저산소증/저산소혈증 환기/관류 불일치 성인 호흡 곤란 증후군(ARDS) 급성 폐손상(ALI)
심혈관계 (Cardiovascular)	심혈관계 박출률 감소 양심실의 확장
신장(Renal)	핍뇨 무뇨 크레아티닌수치 상승 급성 신부전
대사/내분비 (Metabolic/Endocrine)	고혈당증 유산산증 부신기능부전 갑상선 기능 저하증 이화작용
간(Hepatic)	간효소수치 상승 고빌리루빈혈증

CNS, Central nervous system.

병태생리학 Pathophysiology

패혈증은 숙주 내에서 세포성, 체액성 및 염증성 상호작용의 일련의 복잡한 사건의 결과이며 전신 염증 및 응고로 나타난다. 초기에 병원체에 대한 국소 반응은 단핵구의 세포 활성화

를 초래하여 인터루킨-1, 인터루킨-6 및 종양 괴사 인자와 같은 전염증성 사이토카인의 방출이 자극된다. 이러한 사이토카인은 국소 혈관 확장을 일으키는 화합물을 생성하고 병원체와 싸우고 파괴하기 위해 세포독성 화학 물질을 방출한다. 정상적인 상황에서 염증 반응은 항염증성 사이토카인과 균형을 이루어 상처 치유를 촉진하고 항상성을 유지한다. 그러나 패혈증에서는 초기 염증 반응이 통제 불능 상태로 진행하여 내피에 손상을 입히고 세포 독성 물질을 혈류로 방출한다. 내피에 대한 추가 손상은 세포액의 유출, 간질 부종, 혈관 내 부피 감소, 그리고 상대적인 저혈량증을 초래한다. 사이토카인과 종양 괴사 인자에 의한 산화질소의 대량 생산은 전신 혈관 확장 및 저혈압을 유발하게 된다. 그 결과, 조직에 대한 산소 공급이 산소 요구량을 따라가지 못하고 전체 조직에 저산소증과 쇼크가 발생한다. 이는 패혈증 및 패혈성 쇼크로 전환되는 것을 나타낸다. 또한 내피 손상은 응고 및 보체 연쇄반응을 자극하여 미세순환 응고, 혈소판 응집 및 혈전 형성을 유발한다.

진단 Diagnosis

패혈증의 사망률은 패혈성 쇼크 및 장기 기능 장애로 진행됨에 따라 기하급수적으로 증가하기 때문에 패혈증의 조기 발견 및 치료가 필수적이다. 그러나 패혈증의 초기 단계의 여러 증상이 염증 반응 외에도 다양한 상황에서 일반적으로 나타나는 증상들이기 때문에 진단을 내리기 쉽지 않다. 따라서 패혈증의 진단은 종종 상세한 병력 청취와 사정을 통해 결정된다. 패혈증 초기 단계의 활력 징후는 이환율 및 사망률에 영향을 미치는 손상이 진행되고 있음에도 불구하고 정상으로 유지된다. 병력, 관련된 증상 및 상승된 혈청 젖산 농도치와 같은 감염 또는 관류 저하를 시사하는 진단 검사 결과값의 조합은 즉각적인 중재가 필요함을 나타낸다.

응급실에서 확인하는 진단검사 결과 소견은 패혈증의 단계에 따라 다르다. 초기에는 비정상적인 백혈구(WBC) 수 또는 미성숙 세포의 증가가 발견된다. 염증 반응이 진행됨에 따라 혈액량 저하의 징후가 분명할 수 있으며, 이는 헤마토크리트 및 헤모글로빈의 상승과 같은 혈액농축 결과들로 나타난다. 기관 및 조직의 저관류는 저산소혈증, 대사성 산증, 젖산 증가, 간 효소 증가, 고빌리루빈혈증으로 나타날 수 있다. 응고 연쇄반응이 자극되면 혈소판 감소증, 트롬빈 시간 연장 및 낮은 피브리노겐 수치가 나타난다.

패혈증의 원인을 식별하기 위한 영상 검사 결과는 가능한 한 빨리 얻어야 한다. 환자의 안정성과 이송 및 검사를 위해 제한된 공간(예: CT 검사 기기 내)에 배치하는 위험을 고려해야 하며 신중하게 평가해야 한다.

응급실 관리 Emergency Department Management

Rivers 등은 패혈증 및 4 mmol/L 이상의 혈청 젖산 수치 또는 감염과 관련된 불응성 저혈압으로 응급실에 내원한 환자의 치료에서 표준 요법과 조기 목표 지향적 요법(EGDT)을 비교하는 획기적인 연구를 수행했다. 이 연구에서 환자는 중환자실(ICU)로 이송되기 전에 응급실에서 6시간 동안 치료를 받았다. 치료 목표는 혈역학적 지표를 설정하여 전체적인 관류 저하 상태를 해결하는 체계적인 과정을 구현하는 것이다. 표준 요법과 EGDT 요법의 원내 사망률은 각각 46.5%와 30.5%였다. EGDT 그룹은 갑작스러운 심폐 합병증의 발생 건수가 2배 감소했다. 후속 연구는 이 연구의 결과를 검증했다.

패혈증 생존 캠페인은 패혈증 위험이 있는 환자를 평가하고 식별하는 데 초점을 맞춘 접근 방식을 제공하기 위해 개발되었다. 원칙은 견고한 임상 실무를 기반으로 하지만 모든 지침이 모든 환자 시나리오를 충족하는 것은 아니다. 임상의가 개별 상황에 따라 지침을 적용할 때 자신의 판단이 중요하다. 중환자를 응급실에서 간호하든 중환자실로 이송되든 지체 없이 치료를 시행해야 한다는 것은 분명하다.

Surviving Sepsis Campaign Bundle: 2018

패혈증 생존 캠페인 번들 2018은 3시간 및 6시간 번들을 단일 시간 번들로 통합한다. 목표는 패혈증이 의심되는 환자의 소생 및 관리를 즉시 시작하는 것이다. 1시간 번들에는 다음이 포함된다:

- 젖산 수치 측정, 초기 젖산이 >2 mmol/L인 경우 다시 측정한다.
- 항생제를 투여하기 전에 혈액 배양을 얻는다.
- 광범위 항생제를 투여한다.
- 저혈압 또는 4 mmol/L 이상의 젖산에 대해 30 mL/kg로 수액(결정질) 투여를 빨리 시작한다.
- 환자가 평균 동맥압(MAP) ≥65 mmHg를 유지하기 위해 수액 소생술 중 또는 후에 저혈압인 경우 승압제를 적용한다.

캠페인에 따르면 '시간 0' 또는 '내원 시간'은 응급실에서 분류 시간으로 정의되거나 다른 치료 기관에서 전원 오는 경우 차트를 통해 확인된 패혈증 요소와 패혈성 쇼크의 요소에 일치하는 첫 번째 내용이 입력된 시간으로 정의된다.

응급실에서 패혈증 환자의 사정, 관리, 평가

Assessment, Management, and Evaluation of the Patient with Sepsis in the Emergency Department

응급실에서 패혈증 환자에 대한 사정, 관리 및 평가에는 집중적인 팀 접근이 필요하다. 다음은 패혈증 치료에 대한 요약이다.

사정 Assessment

1. 기도, 호흡, 순환, 의식 수준 및 노출(ABCDE) 평가 및 중요한 중재를 시행한다.
2. 잠재적인 감염 원인을 파악하기 위해 현재 질병의 병력을 확보한다.
   a. 머리: 귀, 부비동 또는 목의 통증, 림프선 부종, 울혈
   b. 목: 통증, 뻣뻣함
   c. 흉부: 숨가쁨, 기침, 흉막통, 폐분비물, 울혈
   d. 복부: 메스꺼움, 구토, 설사, 복통(전신 또는 국소적), 식욕 부진
   e. 신장/골반/생식기: 질 또는 요도 배액; 옆구리, 등 또는 골반 통증; 빈뇨, 혈뇨, 핍뇨 또는 배뇨 곤란; 방광 충만; 탁한 소변
   f. 사지: 명백한 기형, 개방 골절, 봉와직염
   g. 연조직: 홍반, 홍반 경계를 넘어선 통증, 국소 부종, 수포
   h. 일반적 증상: 두통, 권태감, 오한, 신체 통증, 쇠약, 현기증, 의식 수준 변화
   i. 과거 의료 및 수술 병력: 면역 저하 상태, 보철 장치, 전염병에 대한 최근 노출
3. 신체 사정: 감염 징후, 패혈증
   a. 발열: 중심 체온이 38℃ (101.4℉) 이상
   b. 저체온증: 체온이 36℃ (96.8℉) 미만
   c. 빈호흡: 분당 20회 이상의 호흡 수
   d. 의식 수준 저하
   e. 심각한 말초 부종
   f. 저혈압: 환자의 기준선에서 SBP 90 mmHg 미만, MAP 70 mmHg 미만, SBP 40 mmHg 이상 감소
   g. 장음 소실
   h. 지연된 모세혈관 재충전
   i. 국소 감염을 나타내는 신체 사정 결과: 악설음, 천명음, 흉부 타진 시 둔감한 소리; 복부 팽창, 국소적 압통; 반발 압통, 홍반, 두드러기, 부종, 화농성 배액; 뇌수막염; 점상 또는 자반 발진
4. 패혈증과 관련된 진단적 평가
   a. 당뇨병과 관련이 없는 고혈당증(120 mg/dL 초과)
   b. WBC 수 12,000/mm^3 초과, WBC 수 4,000/mm^3 미만, WBC 수 정상이지만 밴드 호중구(band neutrophil)가 10% 이상
   c. 혈장 C 반응성 단백질이 정상 값보다 2 표준 편차(SD) 초과
   d. 동맥 저산소 혈증: 60 mmHg 미만의 PaO_2
   e. 핍뇨: 2시간 이상 0.5 mL/kg/hr 미만의 소변 배출량
   f. 상승된 크레아티닌: 0.5 mg/dL 이상
   g. 혈소판 감소증: 혈소판수가 100,000/mm 미만
   h. 응고 이상: INR (International normalized ratio)이 기준선 1.5 이상 또는 4.0 이상
   i. 고빌리루빈혈증: 총 빌리루빈이 4 mg/dL 이상
   j. 고젖산혈증: 2 mmol/L 초과

관리 Management

패혈증 및 패혈성 쇼크 환자의 관리는 다음을 기반으로 해야 한다.

a. 기도, 호흡 및 순환을 유지한다.
b. 배양 검사 시행: 패혈증 증상을 보이는 환자의 30~50%가 혈액 배양에서 양성 반응을 보인다. 항생제 치료를 시작하기 전에 혈액, 소변, 상처, 분비물, 뇌척수액 등을 포함한 모든 출처의 배양액을 채취해야 한다.
c. 항생제 투여: 환자가 응급실에 입원한 후 1시간 이내에 항생제를 투여해야 한다. 항생제 선택은 가능한 모든 병원체를 포괄할 수 있을 만큼 충분히 광범위해야 한다. 항생제 내성에 대한 우려가 언급되지만 패혈증 및 패혈성 쇼크 환자에게는 병원체 및 항생제 감수성이 확인되기 전까지 광범위 항생제를 사용한다. 병원균이 확인되고 민감도가 확인되면 원인균에 맞는 항생제를 사용해야 한다.

d. 환자가 저혈압(SBP 90 mmHg 미만, MAP 70 mmHg 미만, SBP가 기준선에서 40 mm 미만 감소) 또는 혈청 젖산 농도 4 mmol/L 초과인 경우 결정질 또는 콜로이드 용액으로 수액을 신속하게 일시 투여(bolus)한다.
- 최소 30 mL/kg의 결정질 용액을 5분에서 30분에 걸쳐 신속하게 일시 투여한다(참고: 소아 환자의 경우 용량은 20 mL/kg).
- 유치 도뇨관을 삽입한다.
- 수액을 투여할 때마다 혈압, 심박수, 소변량 및 동맥 산소 포화도를 평가한다.
- MAP가 70 mmHg보다 상승되거나 폐부종 같은 경우 수액 손상이 없다면 투여를 반복한다.

e. 진행 중인 저혈압 치료: 혈압 목표치에 도달하는지, 치료 효과가 있는지는 동맥 카테터를 통한 지속적인 측정으로 가장 잘 모니터링된다. 연구에 따르면 수액 소생술의 효과를 정확하게 측정하기 어려울 수 있다. 환자는 또한 체액 과부하의 위험이 있다.

f. 승압제 투여: 65 mmHg 이상의 MAP가 적절한 초기 목표인 것으로 밝혀졌다. 고혈압 병력이 있는 환자는 적절한 관류를 유지하기 위해 더 높은 목표치가 필요할 수 있음을 기억하는 것이 중요하다. 노르에피네프린(norepinephrine)은 다른 승압제보다 부작용이 적기 때문에 선호되는 승압제이다.

지속적 평가 Ongoing evaluation

심박수, 혈압, 소변량을 지속적으로 모니터링하고 기록한다. 의식 수준을 모니터링한다. 소생술의 적절성을 확인하기 위해 소생술 동안 간헐적으로 젖산 수치를 재평가한다. 말초 라인을 통해 승압제를 주입하는 경우 일혈 및 조직 손상의 징후를 확인하기 위해 삽입 부위 주변의 피부를 평가한다. 65~85 mmHg 사이의 MAP을 유지하기 위해 승압제의 양을 조정한다. 필요한 경우 다른 시설에서 치료를 받기 위해 이송을 준비한다.

요약 Summary

패혈증 환자의 치료를 위해 즉각적으로 소생술 및 관리를 시작하도록 권고된다. 패혈증 생존 캠페인은 1시간 번들을 권장한다. 여기에는 젖산 수치 측정이 포함된다. 항생제를 투여하기 전에 혈액 배양을 한다. 광범위 항생제 투여, 저혈압 또는 4 mmol/L 이상의 젖산 수치에 대해 30 mL/kg을 수액을 신속하게 투여하고 MAP ≥65 mmHg를 유지하기 위해 수액 소생술에도 불구하고 환자가 저혈압인 경우 승압제를 적용한다.

패혈증과 패혈성 쇼크의 치료는 시간 의존적이고 노동 집약적이다. 응급실과 중환자실이 협력해야만 한다. 응급 간호사의 역할은 응급실에서 패혈증 지침의 성공적인 이행과 패혈증 및 패혈성 쇼크가 있는 환자에게 치료를 지속하는 것이다.

가족 관리 CARE OF THE FAMILY

응급실에서 중환자를 돌보는 것은 매우 어려운 일이다. 응급 간호사는 안전하고 능숙한 치료를 제공하기 위해 추가 교육과 기술이 필요하다. 여기에는 환자와 동행한 가족이나 중요한 보호자를 돌보는 것도 포함된다. 이러한 환자 중 많은 수가 응급실에서 사망하거나 입원 또는 중환자실로 이송되기 전에 사망할 수 있다.

응급 간호사는 이러한 가족의 고통을 관리하는 방법을 고려해야 한다. 여기에는 환자의 소생술에 참관하는 것이 포함될 수 있다. 환자에게 제공되는 치료에 대해 위안, 안심 및 교육을 제공한다. 그리고 가족들에게 정보를 제공한다.

요약

중환자를 돌보는 일은 응급실과 응급 간호사에게 많은 어려움을 안겨준다. 인공 호흡기 관리 및 침습적 모니터링과 같은 추가 술기의 필요성과 이러한 기술의 능력을 보장하는 방법이 필요하다. 환자를 면밀히 모니터링할 수 있도록 적절한 직원 배치를 항상 고려해야 한다. 언급한 바와 같이 응급 간호사와 중환자실 간호사는 중환자가 안전하고 전문적인 진료를 받을 수 있도록 협력해야 한다.

응급실의 완화 및 말기 환자 간호

Palliative and End-of-Life Care in the Emergency Department

Garrett K. Chan and Colleen Vega

완화 의료 및 생애말 간호의 개요

OVERVIEW OF PALLIATIVE AND END-OF-LIFE CARE

완화 의료는 생명을 위협하거나 심각한 진행성 질병에 직면한 환자와 가족에게 포괄적이고 전문적인 방법으로 접근하여 신체적, 심리적, 정서적, 영적 고통을 완화하고 삶의 질을 높이는 데 중점을 둔다. 완화 의료는 의사소통, 전문 치료 계획 및 다학제 간 접근 방식의 증상 관리를 강조한다. 다학제 간 완화 의료 팀에는 간호학, 의학, 사회 서비스, 심리학 분야의 전문가와 성직자 및 자원 봉사자가 포함된다. 완화 의료는 질병 치료 중재와 공존할 수 있으며 질병이나 부상의 초기 진단부터 시작하여 환자가 사망할 때까지 그리고 그 이후에도 남은 가족들에게 사별 치료의 형태로 계속된다. 완화 의료는 환자와 가족 중심이며 환자와 가족의 개인적, 문화적, 영적 가치, 소망, 목표를 존중한다. 말기환자 간호는 일반적으로 사망이 임박한 사람을 돌보는 데 초점을 맞춘 완화 의료의 한 단계이다. 생애말 단계에서는 최소한의 연명 치료가 사용되거나 권장된다.

응급실에서는 고통과 죽음이 일반적이다. 질병통제예방센터(CDC, Centers for Disease Control and Prevention)에 따르면 2015년 미국 응급실에서 약 195,000명이 사망했다. 또한 응급실은 빠르게 변화하고 스트레스가 많으며 불안이 높은 부서로서 의료진은 환자에 대한 충분한 정보가 없는 상태에서 환자 치료에 관한 결정을 내리게 된다. "응급실은 환자가 초기 진단 및 안정화 치료를 받은 후 퇴원하거나 이송되는 과도기적 장소이다."라는 시나리오는 실제로 환자와 가족의 고통, 불안 및 기타 고통스러운 증상과 감정을 완화하는 데 도움이 되는 완화 치료가 환자에게 제공되고 있음에도, 응급실의 유일한 초점이 진단 및 초기 치료에 있다는 잘못된 인상을 줄 수 있다.

응급실에 오는 많은 환자는 완화 치료가 필요할 수 있다. 내원하는 환자는 일반적으로 통증, 호흡 곤란 또는 메스꺼움과 같은 증상을 주로 호소한다. 완화 의료 또는 생애말 간호가 필요한 환자들에는 울혈성 심부전, 만성 폐쇄성 폐질환, 치매 및 심각한 외상과 같은 질병의 진행 단계가 있는 환자가 포함된다. 임종 치료의 혜택을 받을 수 있는 다른 환자 집단은 영아돌연사 증후군 환자의 가족이나 유산한 여성의 가족이 있다.

심폐소생술 및 기타 전문 치료가 일상적으로 사용되는 구조(Rescue) 지향적인 문화에 살고 있다. 그러나 일부 환자는 이러한 적극적인 조치가 필요하지 않거나 혜택을 받지 못할 수 있다. 대신, 특히 임종 시에 보살핌과 위로가 필요할 수 있다. 응급 간호사는 삽관 및 흉부 압박과 같이 간호사가 할 수 있는 일부 중재가 임종 직전의 환자에게 적합하지 않을 수 있음을 인식하는 것이 중요하다. 환자들의 삶의 목표와 치료에 대한 기대를 신중하게 탐구하는 것이 각 상황에 적합한 중재를 결정하는 데 도움이 된다.

응급 간호사는 유용하고 적절한 중재만 제공하면서 환자와 가족의 신념과 욕구를 고려한 적절한 치료 계획을 수립하는 데 중요한 역할을 한다. 응급간호사협회(ENA, Emergency Nurses Association)는 응급 간호사가 최적의 말기환자 간호를 제공하는 데 도움이 되는 입장 성명서를 개발했다. 이에 따르면 응급실은 말기 질환자가 방문하는 임시 휴식 공간이 될 것이다. 암, 치매, 허약, 장기 부전(예: 간경변, 심부전, 신경근 질환) 및 기타 수명을 제한하는 많은 질병이 있는 환자는 완화 의료의 대상이 될 수 있다. "P-CaRES" (Palliative care and Rapid Emergency Screening; 완화 치료 및 신속한 응급 검사)와 같은 완화 의료 선별 도구들이 응급실에서 사용되고 있다. 선별 도구는 응급 간호사에게 어떤 환자가 완화 의료 상담의 혜택을 가장 많이 받을 수 있는지에 대한 지침을 제공한다(박스 14-1). 마지막으로, 가능하다면 환자에게 누가 보호자이고 그들의 대리 의사결정자가 누구인지 묻는 것이 중요하다. 보호자를 확인하면 간호사가 정보를 받아야 하는 사람, 치료 영역 내에 허용되는 사람, 치료 결정을 내릴 사람을 알 수 있다.

박스 14-1 완화치료 선별 검사

환자가 각 범주에 하나 이상의 항목을 가지고 있는 경우 완화 치료 상담을 고려한다.

1. 환자는 생명을 제한하는 질병이 있습니까?	• 진행성 치매 또는 중추신경계 질환(근위축성측삭경화증, 뇌혈관 사고) • 진행성 암 • 진행성 만성 폐쇄성 폐질환(24-시간 산소 공급) • 진행성 심부전 • 말기 신장 질환(i.e., 투석 의존 , 크레아티닌 >6 mg/dL) • 기존 중증 동반질환과 함께 패혈성 쇼크 • 즉각적인 사망의 가능성(노년층 주요 외상, 성인의 진행성 후천성 면역 결핍 증후군)
2. 환자는 다음 중 하나 이상에 해당됩니까?	• 기능저하 • 6개월 이내 병원이나 응급실 방문 • 12개월 미만의 여명 • 간병인의 고통 및 복잡한 장기적 요양 요구 • 조절되지 않는 증상(예: 호흡 곤란, 통증, 메스꺼움, 구토)

박스 14-2 말기 환자의 주요 증상 및 징후

호흡기계 (Pulmonary)	호흡 곤란 기침 머리/비강 막힘 "죽음의 딸랑이"(사망직전 환자의 목에서 나는 소리) 호흡 곤란/호흡저하
신경계/신체기능 (Neurologic/Functional)	통증 척추압박 쇠약 피로 활동저하/부동 불면 혼란/치매/섬망 기억 변화
소화기계 (Gastrointestinal)	오심/구토 연하 곤란 신경성 식욕부진 체중저하 불쾌한 맛 복수 변비/장 폐쇄 설사 변실금 딸꾹질
비뇨기계 (Urinary)	요실금 방광 경련 기능 장애 또는 통제 불가능
피부 (Integumentary)	욕창 점막염 칸디다증 가려움증/소양증 부종 출혈 감염(e.g., 대상포진) 발한
정신(Psychiatric)	우울 불안
기타	고열

Modified from Ferrell BR: *HOPE: Home Care Outreach for Palliative Care Education Project,* Duarte, Calif, 1998, City of Hope.

응급실의 완화 의료 원칙

PALLIATIVE CARE PRINCIPLES IN THE EMERGENCY DEPARTMENT

완화 의료에 대한 정의는 여러 가지가 있다. 그러나 다양한 정의 중에서 공통적으로 완화 의료는 다학제 간 학문이며 환자 및 가족 중심, 증상 관리가 포함되어 있다. 또한 정서적/심리적 치료, 사회복지, 영적/실존적 돌봄, 의사소통 및 전문 치료 계획, 가족에 대한 사별 이후 보살핌도 포함된다. 이 중 환자의 증상 관리, 정서적/심리적, 사회적 영적 치료의 완화 의료 및 임종/말기 환자 치료의 핵심 원칙을 다룬다.

증상 관리 Symptom Management

임종을 앞둔 환자의 일반적인 증상은 박스 14-2에 나열되어 있다. 응급 간호사는 이러한 증상을 평가하고 심각성을 줄이기 위한 개입을 하는 것이 중요하다. 이러한 모든 증상이 중요하지만 이 장에서는 통증, 호흡 곤란, 오심/구토, 변비 및 섬망과 같은 응급실에서 볼 수 있는 일반적인 증상에 초점을 맞춘다.

간호사는 증상의 존재 또는 개선에 대해 중재 개입 전 후로 평가하고 재평가해야 한다. 중요한 것은 많은 중재가 완화적이면서 치료적이라 볼 수 있다는 것이다. 가령, 말기 울혈성 심부전 환자가 호흡 곤란을 주로 호소하여 응급실에 온 경우 간호사는 폐부종으로 인한 호흡 곤란을 완화하기 위한 완화 요법으로 푸로세미드(furosemide[라식스(Lasix)])를 투여할 수 있다. 푸로세미드는 말기 울혈성 심부전 및 폐부종에 대한 치료제보다는 완화제로 사용된다. 또 다른 예로 말기 암 환자가 심한 피로와 빈혈로 인한 이차적인 호흡 곤란으로 응급실에 온 경우 호흡 곤란을 완화하기 위해 수혈을 할 수 있다. 이 예에서 빈혈은 되돌릴 수 없는 만성 상태이기 때문에 수혈은 질병 상태의 호전이 아닌 증상 완화적인 것으로 간주된다.

통증 Pain

통증은 실제 또는 잠재적 조직 손상과 관련된 불쾌한 감각 및 정서적 경험으로 정의되거나 그러한 손상으로 설명된다. 이 정의는 통증의 다차원적 측면을 반영하고 이 증상의 생리적, 정서적, 사회적 영향을 고려한다. 일반적으로 인용되는 또 다른 정의는 "통증은 그 사람이 말하는 것이 무엇이든, 고통을 겪고 있다고 말할 때마다 경험하는 것"이다. 통증은 주관적인 증상이며 자가 보고는 통증의 유효한 척도임을 인식하는 것이 중요하다. 그러나 의식 수준의 변화, 언어 장벽, 실어증 또는 기타 요인으로 인해 통증을 전달할 수 없는 환자의 경우 달리 입증될 때까지 환자는 통증이 있는 것으로 간주해야 한다. 가족은 환자와 상당한 시간을 보내고 평상시 편안함의 수준을 잘 알기 때문에 환자의 가족은 환자가 고통을 겪고 있는지 여부를 결정할 수 있다. 환자가 통증을 느끼거나 다른 증상이 있는지 가족에게 간호사가 질문해야 한다.

응급 간호사가 대면하는 일반적인 문제는 급성 통증과 만성 통증의 고유한 특성과 차이점을 이해하는 것이다. 일반적으로 심한 급성 통증이 있는 환자는 고함, 몸부림, 찡그린 얼굴 및 기타 눈에 보이는 불편 징후와 같은 행동을 보인다. 그러나 만성 통증(즉, 급성 조직 손상 이후 몇 주에서 몇 달 동안 지속되는 통증)이 있는 환자는 이러한 가시적인 불편 징후가 없을 수 있지만 그럼에도 불구하고 통증을 경험한다. 급성 통증과 만성 통증은 크게 다르므로 응급 간호사는 외적인 행동에 관계없이 통증이 있다고 말로 표현하는 환자를 계속 믿어야 한다. 환자가 심한 통증을 경험하더라도 잠을 잘 수 있다는 점에 유의하는 것이 중요하다. 이 현상은 기진맥진한 탓이며 통증이 수면을 멈추게 할 것이라는 일반적 인식과 반대되는 현상이다. 제10장에서는 통증의 병태생리, 평가 및 관리에 대해 자세히 설명한다.

과다 진정, 호흡 억제(호흡수: 8회/min 미만)와 같은 아편유사제의 부작용이 있는 환자는 진통효과를 유지한 채 부작용을 완화시키기 위해 매우 소량의 날록손(naloxone[나르칸(Narcan)])을 투여해야 한다. 날록손을 사용하면 불안, 근육통, 빈맥, 고혈압, 폐부종 및 심폐 허탈을 포함한 다양한 증상을 유발할 수 있다. 진통효과는 유지한 채 부작용을 완화시키기 위해 환자에게 날록손을 투여하는 방법은 다음과 같다:

1. 아편 유사제 투여를 중단한다.
2. 0.4 mg의 날록손(1앰플)과 생리식염수를 섞어 총량을 10 mL (1mL = 0.04 mg)로 희석한다.
3. 환자에게 호흡하도록 상기시킨다. 마약에 취했지만 환자는 말을 듣고 눈을 뜨거나 반응할 수 없으면 보고한다.
4. 환자가 반응할 때까지 1분마다 1 mL (0.04 mg)를 정맥내 투여한다. 2~4 mL를 투여한 후 더 깊은 호흡과 더 높은 수준의 각성과 같은 전형적인 반응은 기록한다. 날록손의 점진적 투여 시, 급성 아편유사제 금단증상을 예방해야 한다.
5. 환자가 총 0.8 mg의 날록손(2앰플)에 반응하지 않으면 진정 및 호흡 억제의 다른 원인(예: 벤조디아제핀, 뇌졸중)을 고려한다.
6. 날록손의 작용 지속 시간은 대부분의 속효성 아편유사제의 작용 지속 시간보다 상당히 짧다. 날록손의 반복 투여 또는 지속적인 날록손 주입이 필요할 수 있다.
7. 의식이 개선될 때까지 기다린 후, 더 낮은 용량으로 아편유사제를 다시 시작한다.

환자는 수면 중에 분당 8회 호흡할 수 있음을 기억한다.

호흡 곤란 Dyspnea

호흡 곤란은 숨이 참 또는 숨가쁨으로 정의되며 환자와 이를 목격하는 사람 모두에게 극도로 고통스럽고 두려울 수 있다. 만성 폐쇄성 폐질환, 폐렴 및 폐색전증과 같은 폐 질환을 포함하여 많은 질병이 호흡 곤란을 유발한다. 울혈성 심부전과 같은 심장 질환; 말기 신장 질환; 불안; 대사 장애; 빈혈증; 재정적, 법적, 가족 또는 영적 문제도 호흡 곤란을 야기할 수 있다. 호흡 곤란의 초기 관리는 근본 원인에 초점을 맞추고 필요한 경우 질병 치료에 개입하는 것이다. 그러나 어떤 경우에는 호흡 곤란의 근본 원인이 확인되지 않을 수 있다. 호흡 곤란은 주관적인 증상이며 환자가 경험하는 주관적인 호흡 곤란의 정도

박스 14-3 수정된 보그(Borg) 척도

점수	중증도
0	호흡 곤란[a]이 전혀 없음
0.5	매우, 아주 약간(눈에 보이는 정도)
1	아주 약간
2	약간의 호흡 곤란
3	보통
4	다소 심함
5	심한 호흡 곤란
6	
7	매우 심한 호흡 곤란
8	
9	매우 아주 심함(거의 최대)
10	최대

[a] 호흡 곤란이라는 용어는 규모를 명확히 하기 위해 추가하였다.

에 따라 치료를 조정해야 함을 인식하는 것이 중요하다. 산소포화도와 같은 객관적인 정보는 환자가 경험하는 호흡 곤란과 관련이 없을 수 있다.

호흡 곤란의 평가는 수정된 보그 척도(Borg scale)와 같은 수치 평가 척도를 사용할 수 있다. 수정된 보그 척도는 0에서 10까지의 척도이며 응급실에서 사용하도록 검증되었다(박스 14-3). 수정된 보그 척도 점수 추세는 간호사에게 중재가 호흡 곤란 치료에 효과적인지 여부를 알려준다.

호흡 곤란에 일반적으로 사용되는 세 가지 약리학적 접근으로 산소, 아편유사제 및 항불안제의 사용이 있다. 아편유사제와 항불안제는 호흡 억제와 진정을 포함하는 부작용이 있지만, 주의 깊게 약물의 용량을 조절하고 모니터링하면서 투여할 수 있다. 또한 환자의 자세를 변경하고, 주의를 환기하는 유도 영상을 사용하고 얼굴에 부채질을 하는 것(삼차신경 자극) 것과 같은 비약물적 중재가 호흡 곤란 관리에 효과적인 것으로 나타났다.

메스꺼움/오심 및 구토 Nausea and Vomiting

메스꺼움과 구토의 원인은 다양하며 이러한 증상은 응급실 환자들에게 자주 나타난다. 오심과 구토는 기저의 병태생리에 대한 정확한 평가를 바탕으로 올바른 약물을 선택하면 효과적으로 관리할 수 있다.

메스꺼움과 구토에는 뇌와 위장관의 두 가지 기관이 특히 중요하다. 뇌의 제4뇌실 피질 및 전정 기관의 기저부에 있는 화학수용기 유발영역이 메스꺼움과 구토를 자극하는 영역이다. 위장관에는 위와 소장 내벽에 메스꺼움과 구토를 일으키는 화학수용체가 있다.

수용체가 자극되면 신경 전달 물질인 세로토닌, 도파민, 아세틸콜린 및 히스타민이 메스꺼움과 구토를 유발할 수 있다. 이 4가지 신경 전달 물질은 화학수용기 영역에서 발견된다. 전정기관에서는 아세틸콜린과 히스타민이 우세하고, 위장관에서는 세로토닌이 주요 신경 전달 물질이다. 피질은 더 복잡하고 특정 신경 전달 물질과 관련이 없다. 메스꺼움과 구토의 생리를 알면 응급 간호사가 이 증상을 관리하는 데 가장 도움이 되는 항구토제를 이해하는 데 도움이 된다. VOMIT(vestibular, obstruction of bowel, dysmotility of upper gut, infection/inflammation, toxins stimulating the chemoreceptor trigger zone: 전정, 장폐색, 상부 위장의 운동장애, 감염/염증, 화학수용기 유발 영역을 자극하는 독소)라는 약어를 사용하는 것도 응급 간호사가 메스꺼움의 원인을 기억하는 데 도움이 될 수 있다.

도파민 매개 메스꺼움은 메스꺼움의 가장 흔한 형태이다. 도파민 길항제는 페노티아진(phenothiazines)과 부티로페논(butyrophenone) 신경이완제의 두 가지 범주로 분류된다. 페노티아진에는 프로클로르페라진(prochlorperazine[콤파진(Compazine)]), 프로메타진(promethazine[페네르간(Phenergan)]) 및 메토클로프라미드(metoclopramide[레글란(Reglan)])와 같은 약물이 포함된다. 부티로페논 신경이완제에는 할로페리돌(haloperidol[할돌(Haldol)])과 드로페리돌(droperidol[이냅신(Inapsine)])이 있다. 페노티아진과 부티로페논 신경이완제는 졸음과 추체외로 부작용을 일으킬 가능성이 있다.

세로토닌 길항제는 일반적으로 응급실에서 사용된다. 종종 이러한 약물은 특히 항암 화학 요법으로 유발된 메스꺼움이나 위장관 팽창으로 인한 메스꺼움, 또는 다른 치료법에 반응하지 않는 메스꺼움에 매우 효과적이다. 약제가 비싸고 짧게 투약해서 메스꺼움이 조절되지 않으면 중단해야 한다. 이 약물 범주의 약물에는 온단세트론(ondansetron[조프란(Zofran)])과 그라니세트론(granisetron[키트릴(Kytril)])이 있다.

히스타민 길항제는 아편유사제나 화학요법제와 같은 약물로 인한 메스꺼움에도 사용할 수 있다. 히스타민 길항제는 또한 항콜린성 특성을 가질 수 있다. 이 범주의 약물에는 디펜히드라민(diphenhydramine[베나드릴(Benadryl)]), 메클리진(meclizine[안티버트(Antivert)]) 또는 히드록시진(hydroxyzine[비스타릴(Vistaril) 또는 아타락스(Atarax)])이 포함된다.

메스꺼움이 전정 기관의 장애로 인한 경우 항콜린제가 효과적이다. 이 부류의 약물은 다른 부류의 항구토제와 병용할 수 있다. 항콜린성 약물의 예는 스코폴라민(scopolamine)이 있다.

앞서 언급한 약물과 함께 사용할 수도 있는 보조제는 덱사메타손(dexamethasone), 테트라히드로칸나비놀(tetrahydrocannabinol[THC]) 및 로라제팜(loraze-pam[아티반(Ativan)]) 등이 있으며, 작용 기전은 불분명하지만 임상시험에서 효과적인 것으로 입증되었다.

변비 constipation

변비는 많은 원인으로 인해 발생하고 매우 고통스럽고 힘겨운 증상이 될 수 있다. 아편유사제의 장기간 사용은 변비를 유발할 수 있다. 따라서 아편유사제를 투여받는 모든 환자에 대해 장요법을 시행해야 한다. 변비 관리의 최선의 전략은 예방이다.

변비에 가장 도움이 되는 약물은 자극성 완하제이다. 자극성 완하제는 위장관의 연동 활동을 증가시킨다. 여기에는 자두주스, 센나 제제 및 비사코딜(bisacodyl)이 포함된다. 삼투성 완하제는 장 내강으로 물을 끌어들여 대변의 양과 대변의 수분 함량을 증가시킨다. 이 부류의 약물에는 마그네슘 우유, 구연산 마그네슘 및 락툴로스가 포함된다. 대변 연화제로도 알려진 세제 완하제는 대변의 수분 함량을 증가시키고 물에 있는 지방의 용해를 촉진하여 대변의 부피를 증가시킨다. 이러한 약물에는 도쿠세이트 나트륨(sodium docusate)과 포스포-소다 관장(Phospho-Soda enema)이 포함된다. 윤활성 자극제는 대변을 윤활하고 장을 자극하여 연동 활동을 증가시킨다. 글리세린 좌약과 윤활젤은 윤활 자극제의 두 가지 예이다. 따뜻한 물이나 비눗물과 같은 대용량 관장은 결장을 팽창시키고 연동 운동을 증가시키는 데 사용할 수 있다.

섬망 Delirium

섬망은 삶의 마지막 몇 주 또는 며칠 동안 나타나는 흔한 증상이다. 가족들이 섬망이 있는 환자를 지켜보는 것은 매우 불안하고 힘겨울 수 있다. 섬망을 관리하기 위해 삶의 마지막에 나타날 수 있는 고통을 줄이는 것이 가장 중요하다. 섬망은 갑작스러운 혼돈의 시작, 상황에 대한 인식 감소, 수면/각성 주기의 혼란, 부주의로 특징지어진다. 섬망에는 3가지 유형이 있다. 과잉행동(초조 및 안절부절), 저활동(비활동, 졸음) 및 혼합(저활동 및 과잉행동)이다. 불행히도 섬망은 단기 생존율과 관련이 있다.

섬망의 원인은 여러 가지가 있다(박스 14-4). 원인이 가역적인 경우(즉, 저혈당, 저산소증, 패혈증, 수막염, 티아민 결핍, 약물/독소 과다복용)는 즉시 치료해야 한다. 응급실에서 일정 기간 이상 체류할 특정 환자에게는 활력 징후와 혈당 검사가 필요하다.

할로페리돌(haloperidol)과 같은 항정신병제는 과잉행동 섬망을 치료하는 데 일반적으로 사용된다. 삶의 마지막에 불응성 섬망은 표준 중재가 실패했을 때 로라제팜(lorazepam)이나 디아제팜(diazepam)과 같은 진정제가 필요할 수 있다. 약물은 섬망을 치료하는 데 자주 사용되지만 환자의 환경을 바꾸는 것도 섬망을 줄이기 위해 수행할 수 있다. 과도한 조명이나 어둠을 줄이거나 수면/각성 주기를 유지하거나 소음과 잦은 방 교체를 줄이면 섬망 증상을 줄일 수 있다. 안경, 보청기, 틀니를 환자에게 제공하고 신체 억제대 사용은 피해야 한다. 환자, 가족 및 직원에게 안전한 환경을 제공하는 것은 섬망을 성공적으로 관리하는 열쇠이다.

박스 14-4 말기 섬망의 원인

아편유사제 독성	고용량의 아편유사제 또는 장기간의 아편유사제 투여는 졸음, 동요 또는 혼합된 아형 증상을 유발할 수 있다.
통제되지 않는 통증	심한 통증은 섬망으로 이어질 수 있다. 일부 환자는 통증이 있어서 의사를 전달하는 것이 어려울 수 있다.
발열 또는 패혈증	열은 뇌의 산화대사를 감소시켜 섬망을 유발할 수 있다.
약물 상호작용	수면제, 스테로이드, 항경련제, 알코올, 항무스카린제는 섬방을 유발할 수 있다.
상승된 두개내압	뇌종양, 뇌졸중 또는 뇌전이로 인한 두개내압 증가는 섬망을 유발할 수 있다.
고칼슘혈증	고칼슘혈증은 암환자에게 가장 흔하게 나타난다. 암환자의 10~30%가 고칼슘혈증에 영향을 받는다.

정서적, 심리적, 사회적, 영적 돌봄

Emotional, Psychological, Social, and Spiritual Care

응급 간호사는 곤경에 처한 환자에게 적극적인 처치를 제공하는 전문가다. 그러나 좋은 응급 간호 실무의 또 다른 측면은 환자와 가족의 정서적, 심리적, 사회적, 영적 요구를 돌보는 것이다. 환자와 가족은 위기에 처해 응급실에 오고 그들의 대응책은 도전을 받게 된다. 환자와 가족은 정신적 스트레스 상황이고 통제할 수 없다고 느끼기 때문에 과도한 행동을 보일 수 있다. 또한 환자의 실존적 고통은 증상을 심하게 느끼게 하고 제공된 정보를 지속적으로 유지하는 능력에 영향을 줄 수 있다. 환자와 가족들에게 정보를 자주 반복해서 말해 주어야 할 수 있다.

응급 간호사가 이러한 문제를 해결하기 위해 사용할 수 있는 간단한 중재는 치료 계획과 응급실에 머무는 동안 예상되는 사항에 대해 환자와 가족에게 명확하게 자주 알려주고, 신뢰할 수 있는 사회 구성원인 교목, 가족 또는 친구에게 전화하는 것과 같은 네트워크의 지원 요청을 권장하는 것이다. 환자와 가족의 요구를 예상하는 것은 고통의 확대를 피하는 데 도움이 될 수 있다. 소생술 중 가족의 참관(FPDR, family presence during a resuscitation)은 생존자를 돌보는 중요한 방법이며 가족 중심의 치료를 제공하는 또 다른 방법 중 하나이다(제13장 참고). ENA는 1993년에 소생술 중 가족 참관 옵션을 허용하는 결의안을 승인했다. 소생술 중 가족의 참관은 여전히 논란의 여지가 있지만 병원 및 병원 밖 환경에서 심리적 이점을 보여주는 증거가 증가하고 있다. 응급 치료 팀의 도착은 종종 가족들이 사랑하는 사람의 죽음의 심각성과 현실에 대한 이해에 도움이 된다. 가족 참관이 환자나 직원에게 최선이 아닐 수 있는 상황이 있다(예: 지나치게 공격적인 행동, 술에 취한 가족 구성원 또는 정서적으로 불안정한 개인). 소생술이 종종 실패하기 때문에 소생술 중 가족의 참관 정책을 채택하는 것은 각 기관에 달려 있다.

영성 Spirituality

영적 고통은 환자의 믿음이 충족되지 않을 때 존재할 수 있다. 영적 고통은 통증, 불면증, 우울증, 절망, 분노, 자해 또는 죄책감으로 나타날 수 있다. 심각한 질병에 직면하면 환자의 믿음이 깨질 수 있다. 환자는 배신감을 느끼거나 버림받았다고 느낄 수 있다. 환자의 믿음에 대해 이야기하면 영적 고통을 덜어주는 데 도움이 될 수 있다. 환자의 영적 또는 종교적 견해는 죽음에 직면함에 따라 바뀔 수 있다. 환자의 신념 체계를 확인하는 것은 의료 전문가가 치료 목표, 치료 옵션을 다루거나 신뢰와 관계를 구축하는 데 도움이 될 수 있다. 또한 환자의 신념 체계를 다루는 것은 질병에 대처하는 데 도움이 되는 효과적인 요소가 될 수 있다.

완화 의료 및 생애말 간호의 의사소통 문제

COMMUNICATION ISSUES IN PALLIATIVE AND END-OF-LIFE CARE

응급 간호사는 응급실에서 고통과 죽음을 자주 목격한다. 곤경에 처한 환자를 돌보는 것이 일상적인 일이 될 수 있으며, 주변의 고통에 둔감해질 수 있다. 이러한 둔감화는 환자, 가족 및 동료와 효과적이고 정중하게 의사소통하는 간호사의 능력에 중대한 영향을 미칠 수 있다. 반면 환자와 가족은 대부분 죽음에 대해 생소하다. 그들은 예상치 못한 부상이나 질병, 만성 질환 악화, 또는 말기 질환으로 위기에 처하여 응급실에 내원하고 증상 관리와 소생술 또는 생명 연장 치료를 찾게 된다. 환자와 가족은 위기에 처해 있으며 응급 의료진의 도움과 답변을 구한다.

이러한 상황을 대처할 준비가 되지 않았다는 느낌을 피하기 위해 응급 임상의가 사회 서비스, 목회 서비스 및 훈련된 자원봉사자와 같은 다른 분야와 협력하여 이러한 시나리오를 역할극을 통해 실습하고 사망 선고, 사별 서비스, 후속 연락, 사망 후 해야 할 일에 대한 서면 정보 등을 미리 파악하는 것이 필요하다.

치료 계획 결정 및 사망 알림/심각한 소식 전달과 같은 커뮤니케이션 영역은 양질의 임종 치료를 제공하는 데 필수적이다.

치료계획 결정 Deciding on a Plan of Care

응급실에서 죽음에 접근하는 7가지 궤적이 있다. (1) 도착 시 사망; (2) 병원 전 소생술을 시행하였으나 응급실에서 사망; (3) 병원 전 소생술을 시행하고 입원까지 생존; (4) 말기 질환 상태로 응급실 내원; (5) 허약하고 죽음에 가까운 상태로 내원; (6) 도착 시 살아 있고 반응이 있었지만, 응급실에서 심정지; (7) 잠재적으로 예방 가능한 사망이다. 응급 임상의는 소생술에 능숙하지만 소생 조치와는 다른 치료 중재가 필요한 사망

경로가 있다. 일부는 적극적인 증상 관리와 인본주의적 치료의 혜택을 받는 반면, 다른 일부는 흉부 압박, 제세동 및 삽관과 같은 보다 적극적이고 신속한 중재가 필요하다.

나쁜 예후를 인식하고 환자에게 가장 유익한 중재를 설정하는 것이 치료 계획을 결정하게 할 것이다. 소생술이 치료의 표준이지만, 임종 직전의 모든 환자에게 적합하지 않을 수 있다. 어떤 중재가 적절한지 환자 및 대리 의사결정자와 논의하는 시간을 갖는 것은 최상의 치료 목표를 설정하는 데 도움이 될 수 있다. 책임에 대한 두려움은 응급실에서 일하는 모두의 관심사일 수 있다.

그러나 '성공'의 정의를 기존의 맥박을 되돌려 환자를 소생시키는 것에서 적극적인 완화 의료 관리로 확장하면 임상의가 환자를 포기하는 느낌을 완화할 수 있을 것이다.

사망 선고/나쁜 소식 전하기

Death Notification/Delivering Serious News

갑작스럽고 예상치 못한 사망에 대해 가족에게 알리거나 심각한/나쁜 소식을 전하는 것은 임상의에게 스트레스가 될 수 있다. 사망 통지는 직접 또는 전화로 할 수 있으며, 경찰서와 같은 다른 기관의 지원을 받을 수도 있다. Kenneth Iserson 박사는 사망 알림을 개선하기 위한 훌륭한 리소스를 발표했다. Iserson 박사는 사망 통보와 관련된 정책 및 절차를 개발할 것을 강력히 권장한다. 사망 통보는 준비, 통보, 지원, 사후(PISA; prepare, inform, support, and afterward)의 4단계로 나눌 수 있다. PISA에 대한 소개는 다음과 같다.

준비 단계에서는 심각한 뉴스를 전달하기 위해 준비하는 4가지 활동이 있다. 간호사는 앉을 수 있는 편안한 장소(조용한 방)를 마련하고, 휴지를 제공하고, 생존자/가족이 다른 사람에게 알릴 수 있는 전화를 제공하고, 필요한 경우 도움을 요청할 수 있는 "패닉 버튼"과 같은 유족의 요구를 예상해야 하며, 목회자나 아동 생활 전문가와 같이 도움이 될 다른 분야의 구성원을 생각한다. 간호사는 또한 검시관 사무실, 장례식장 및 사별 서비스와 같은 생존자가 연락할 수 있는 기관 목록을 가지고 있어야 한다.

의료 팀은 또한 사망한 개인을 확실히 확인하고 통지를 받을 사람의 이름과 관계를 확인해야 한다. 의료 팀은 사망을 둘러싼 상황과 가족들에게 위안이 될 수 있는 모든 세부 사항에 대한 완전한 정보를 가지고 있어야 한다. 사망 통보는 다른 직원의 지원을 받아 가장 경험이 많은 사람이 해야 한다. 생존자(보호자)와 같은 높이에 앉아야 하며 한 사건에서 여러 명의 사망자가 발생한 경우 모든 주요 생존자에게 동시에 알리도록 한다.

의료 팀의 조직화로 어려운 소식도 원활하게 소통할 수 있다. 피해자가 한 명 이상인 경우 각 보호자 그룹에 한 명의 직원을 할당한다. 보호자들을 더 편안하고 조용한 방으로 안내한다. 모든 임상의는 식별 배지를 착용하고, 눈에 잘 띄도록 하며, 심각한 소식을 전할 때 옷에 혈액이나 기타 체액이 묻지 않은 상태이도록 한다. 다수의 사상자가 발생한 경우 어느 가족이 어느 방에 있는지 정확하게 식별해야 한다. 사회 복지사 또는 목사와 같은 직원이 이미 가족과 상호작용한 경우 심각한 소식을 전할 때 해당 직원이 참석하도록 한다. 방에 들어가기 전에 잠시 무슨 말을 할 것인지 생각해 보고 불편하면 다른 직원과 연습을 해 보는 것도 좋다. 또한 심각한 소식을 전할 것이며 방해 받지 않을 수 있도록 의료 팀에 반드시 미리 알린다.

정보 제공 단계에서는 소개와 사실 전달이라는 두 가지 활동이 핵심이다. 심각한 소식을 전하기 전에 방에 있는 사람들의 신원을 확인하고 환자와의 관계를 설명하도록 요청한다. 자신과 다른 의료 팀 구성원을 함께 소개하고 환자 치료에서 그들의 역할을 소개한다. 항상 환자의 이름을 부르고 "피해자", "고인" 또는 "우리 환자"와 같은 용어를 사용하지 않는다.

소식을 전할 때 먼저 보호자들에게 사건에 대해 무엇을 알고 있는지 물어보고 알려진 것과 알려지지 않은 것을 이해하도록 한다. 그런 다음 심각한 상태나 사망에 이르게 한 병원 전 사건과 소생 노력을 포함한 병원에서의 치료에 대해 간략하게 설명한다. 명확하고 비전문적인 언어를 사용하고 의학 용어를 사용하지 않는다. 만약 보호자가 당신에게 환자가 죽었냐고 묻는다면, 그는 당신에게 두 가지 정보를 주고 있다: (1) 보호자는 사실에 대해 전달받을 준비가 되어 있고, (2) 그 또는 그녀는 환자의 사망소식에 대해 대처할 준비가 되어 있을 수 있다.

사망 알림에서 가장 어려운 부분은 "D" 단어("dead", "died" 또는 "death")를 사용하는 것이다. "더 이상 우리와 함께하지 않음", "해내지 못함", "사라짐" 또는 기타 혼란스러운 용어와 같은 완곡어법을 사용하지 않도록 한다. 이러한 모호한 용어를 사용하면 보호자들에게 혼란을 줄 수 있으며 환자가 사망했다는 매우 중요한 점을 이해하지 못할 수 있다. 보호자가 이해하지 못하는 것 같으면 다른 "D" 단어를 사용한다. 심각하거나 나쁜 소식을 전한 후 생존자들이 반응할 수 있도록 몇 분 동안 잠시 모든 활동을 멈춘다. 불신, 부정, 분노, 죄책감, 질병 악화를 포함하여 예측하지 못하는 모든 유형의 반응에 대비한다.

지원 단계에서 건강 관리 팀의 활동은 슬픔에 빠진 가족을 지원하도록 설계되었다. 모든 보호자가 이 단계에서 건강 관리 팀의 지원을 필요로 하는 것은 아니다. 그러나 응급 간호사는 보호자에 대한 자신의 평가를 기반으로 지원을 제공할 준비가 되어 있어야 한다. 가족/생존자들에게 의료 팀이 최선을 다해 할 수 있는 모든 조치를 취했으며, 모든 문화적 또는 종교적 관습을 존중할 것이라고 안심시킨다. 정중한 방식으로 정보를 수집해야 한다. 팀에서 인지하지 않는 한 문화적 또는 종교적 관습을 존중하는 것은 불가능하다. 영적 돌봄은 종종 이 과정을 위한 훌륭한 자원이다. 응급 간호사는 또한 가족의 죄책감과 정신적 고통을 덜어주어야 한다. 종종 보호자들은 자신의 역할에 의문을 제기하고 더 빨리 도움을 구하지 않은 것에 대해 스스로를 비난하기도 한다. 그것이 매우 명백한 사실이 아닌한, 그 사건이 그들의 잘못이 아니라고 안심시켜 죄책감을 덜어 준다.

환자가 고통을 겪지 않았다고 보호자들을 안심시킨다. "두부 손상이 심한 대부분의 사람들은 사고에 대한 기억이 전혀 없습니다." 또는 "[환자의 이름]이 의식이 없었고, 그[또는 그녀]가 고통을 겪었다고 생각하지 않습니다."와 같은 유용한 문구를 기억해 두는 것이 도움이 된다.

소아 사망 시 부모가 자신의 역할에 대해 가질 수 있는 비관적이고 비현실적인 요구에 대응한다. 죽음으로부터 자녀를 보호할 방법이 없다는 것을 부모에게 상기시킨다. 또한, 소아 사망에서 간호사는 부모와 다른 가족 구성원이 아이뿐만 아니라 아이에 대한 희망, 꿈, 기대에 대해서도 슬퍼하고 있음을 깨닫도록 도와야 한다. 부모는 또한 유산(20주 이전에 임신 상실)이 되었을 때 불안, 우울증, 스트레스 장애 및 슬픔을 경험할 수 있다. 응급 간호사는 유산이 동반할 수 있는 슬픔을 인정하고 유가족에게 정서적 지원을 제공해야 한다. 질문에 답변하여 생존자를 돕고, 물이나 화장지 제공, 다른 가족 구성원에게 전화하기, 경청 같은 위안 조치 제공, 문화적 또는 영적 의식을 촉진하고 보호자가 환자를 볼 시간을 허용해 주는 것도 지원하는 방법이다. 또한 이 고통스러운 시기에 개인 정보를 보호하기 위해 미디어 또는 영상으로부터 가족과 생존자를 보호하는 것이 중요하다.

마지막으로 지원 단계에서 응급 간호사는 장례 준비를 위한 지역 연락처와 검시관/검시실 연락처, 영아 돌연사 증후군, 살인 피해자, 노인 생존자, 소아 사망과 같은 경험을 한 그룹과 같은 지원 그룹에 대한 서면 목록을 제공해야 한다. 가족 및 보호자들에게 다른 질문이 있는지 물어보고 추가 질문이 있는 경우 연락 가능한 병원의 연락처를 제공하고 보호자와의 만남을 마무리한다. 이로써 병원에서 해야 할 일은 모두 완료되었으며 준비가 되면 언제든지 떠날 수 있다고 조언한다. 보호자들을 지원하기 위해 비상구 또는 이동 수단까지 동행한다.

생명윤리학적 고려 사항
BIOETHICAL CONSIDERATIONS

임종 치료와 관련된 몇 가지 윤리적 및 법적 문제가 있다. 이러한 문제의 대부분은 지역, 주 또는 국가 법률 및 규정의 적용을 받는다. 그러나 합법적인 것과 가장 윤리적인 것을 혼동해서는 안 된다는 점에 유의해야 한다. 응급실에서 일반적인 생명윤리적 고려 사항에는 사전 지시, 장기 및 조직 기증, 사후 절차, 부검, 연명 조치의 보류 또는 철회, 이중 효과 원칙, 조력 자살 및 안락사가 포함된다.

사전 지시 Advance Directives

30년 전 Karen Ann Quinlan의 획기적인 법원 판결 이후 환자들은 사전 의료 지시서를 통해 임종 결정에 대한 생각과 감정을 표현하도록 권장되었다. 이 법은 환자가 병원에 입원할 때 환자(또는 어린이의 부모 또는 보호자)에게 사전 의료 지시 및 의료 결정을 내릴 수 있는 권리에 대한 정보를 제공해야 한다고 명시하고 있다. 이러한 결정은 환자의 영구 기록의 일부가 된다. 많은 사람은 의미 있는 존재라고 느끼는 것 이상으로 의료 기술에 의해 생명을 유지하는 것을 두려워한다. 그 누구에게도 개인의 결정을 뒤집을 권한이 있어서는 안 된다. 특히 죽음의 방식을 선택할 때는 더욱 그렇다. 사전 지시서는 개인의 희망에 대한 지침이어야 하며 환자가 최종 결정을 할 수 있는 능력이 있고 치료를 거부할 권리가 있다는 개념에 기반을 둔다. 이러한 문서는 환자가 의사결정 능력을 상실한 경우에만 유효하다. 환자의 의사결정 능력은 결정의 결과를 이해하고 평가하는 환자의 능력에 초점을 맞춘 몇 가지 질문으로 판단할 수 있다(박스 14-5).

박스 14-5 의사결정 능력

1. 환자의 이해 능력	• 환자는 결정을 내리는 데 필요한 기본 정보를 이해하는 능력이 있는가?
2. 환자의 평가 능력	• 환자가 자신의 결정에 따른 결과를 추론하고 평가할 수 있는가? • 환자가 스스로 결정을 내리는가? • 그 결정은 시간이 지나도 합리적으로 일관성이 있는가?
3. 환자의 의사소통 능력	• 환자가 결정을 전달할 수 있는가?

하지만 사전 지시가 없다면 어떻게 해야 할까? 의료 윤리학자들은 이 분야에서 상당한 법적 불확실성에도 불구하고 이 질문에 답하려고 노력해 왔다.

사전 지시서는 생존 유언장, 건강 관리에 대한 영구 위임장, 소생술 금지(DNR)/소생술 시도 금지(DNAR)/자연사 허용(AND)의 세 가지 형태로 제공된다. 생존 유언은 돌이킬 수 없는 혼수 상태와 불치병이 발생한 경우 개인이 특별한 조치에 대한 치료 방식을 지시할 수 있는 법적 문서이다. 이 문서의 적법성은 주 및 국가마다 다르다. 건강 관리에 대한 영구 위임장은 환자가 결정을 내릴 수 없을 때 대리 의사결정자를 지정한다. 환자는 지정된 대리인이 따라야 하는 의료 유형에 대한 제한 또는 지표를 지정할 수 있다.

DNR/DNAR/AND는 차트에 기록되어야 하는 순서이다. 일부 지역에서는 증인이 필요할 수 있다. DNR 명령은 어떤 인명 구조 조치를 시작해야 하는지에 대해 설명하며 심폐소생술만, 약물 치료만 또는 제세동 없음과 같은 제한을 지정한다. DNR 명령이 있더라도 이러한 상황에서 통증을 완화하고 환자를 편안하게 하기 위해 모든 노력을 기울인다. 사전 지시서는 주마다 다르므로 의료 전문가는 해당 주의 규정을 숙지해야 한다. 자연사 허용은 죽음이 질병의 자연적 과정이라는 것을 인식하고, 질병의 과정을 변경하기 위한 어떠한 개입이 시도되지 않는다는 것을 의미한다.

POLST/MOLST

완화 의료 팀이 환자의 치료 목표를 문서화하는 데 사용하는 유용한 도구가 많이 있다. POLST(The Physician Orders for Life -Sustaining Treatment; 연명 치료 의사 지시) 또는 MOLST(Medical Orders for Life Sustaining Treatment; 연명 치료 의료 지시)가 흔히 사용된다. 이 양식은 환자가 임종을 앞두고 어떤 종류의 의료 치료를 선호하는지 명확히 할 수 있다. 의사 및/또는 보조의사, 전문 간호사는 환자 또는 지정된 의사결정자와 함께 이 양식을 작성한다. 환자가 말기 진단을 받았거나 1년 미만의 생존 기간이 남은 경우 POLST를 완료하는 것이 좋다. 해당 주의 POLST에 대한 정보는 http://polst.org/programs-in-your-state를 참고한다.

대부분의 주에서 병원 전 DNR 명령은 응급실에서 유효한 것으로 인식된다. 응급 간호 및 의학의 함정은 DNR 명령 또는 사전 지시가 있는지 여부를 확인하지 못하거나 이러한 문서를 무시하는 것이다. 환자와 대리 의사결정권자가 원하는 치료 목표가 무엇인지 결정하기 위해 이 문서를 읽은 후 논의하는 것이 중요하다.

환자의 의사가 담긴 서면 증거에도 불구하고 여전히 많은 보호자는 적극적 의학적 치료를 제공하지 않는 것을 견디기 힘들어한다. 대부분의 의료 제공자는 가족만큼이나 죽음에 대한 생각을 불편해한다. 의료 전문가는 죽음을 치료하는 것이 아니라 생명을 보존하도록 훈련을 받았다. 응급실에서 환자와 가족, 의료 제공자 사이에 좋은 관계를 구축하는 것은 위기 상황에서 어려울 수 있다. 불행히도 응급실에서 환자의 희망 사항을 식별하는 것이 불가능하지는 않더라도 어려울 수 있다. 응급실에서는 유언장, 사전 의료 지시서 및 기타 문서가 즉시 확인되지 않을 수 있다. 또한 위기에 처한 가족은 쉽게 결정을 내리지 못할 수도 있다. 응급 간호사는 위기 상황이 진행되는 동안 환자 및 가족과 지속적인 관계를 유지하는 것이 중요하다. 가족들은 간호사에게 정보와 조언을 구하는 것이 더 쉽다는 것을 알게 될 것이다. 이러한 어려운 문제가 발생할 때 가족을 도울 수 있도록 하는 것은 중요한 간호 기능이다.

장기 및 조직 기증 Organ and Tissue Donation

연방법 및 메디케어 규정에 따르면 병원은 생존한 가족 구성원이 말기 환자의 조직 및 장기 기증을 승인할 수 있는 기회를 제공해야 한다. 장기 및 조직 기증에 대한 대화를 시작하는 것은 어려울 수 있다. 그러나 일부 가족은 장기나 조직 기증을 먼저 요청하기도 한다. 장기 또는 조직 기증을 둘러싼 중요한 측면은 가족의 애도 과정을 존중하고 편안하게 결정을 내리는 데 필요한 모든 정보를 제공하는 것이다. 장기 기증에 대한 자세한 내용은 제15장을 참고한다.

부검 Autopsy

부검 수행 결정은 일반적으로 환자가 사망한 관할 지역의 검시관이나 검시실에서 내린다. 응급실은 검시관에게 연락할 시기를 기술한 정책과 절차를 개발해야 한다. 규정은 주마다 다르며 주 내에서도 다를 수 있다. 응급실 임상의는 지역 규정, 선호도 및 절차를 결정하기 위해 지역 검시관 및 기타 기관과 상의해야 한다.

부검이 필요한지 여부를 결정하기 위해 몇 가지 요인이 고려된다. 첫째, 사망 원인이다. 범죄와 관련된 또는 범죄와 관련된 것으로 의심되는 사망은 부검의 대상이 된다. 둘째, 갑작스럽거나 사고와 관련된 예기치 않은 사망의 원인을 확인하기 위해 수행한다. 마지막으로 가족 구성원이 부검을 요청할 수 있다. 마지막 경우에는 검시관이 아닌 병리학자라면 누구나 부검을 할 수 있다.

연명 조치 보류 또는 철회

Withholding or Withdrawing Life-Sustaining Measures

일반적으로 소생술 중재를 시행하도록 교육받았기 때문에 치료를 보류하거나 철회하는 것은 응급 임상의나 간호사에게 어려운 일이다. 그러나 도덕적으로나 법적으로 치료를 보류하거나 철회하는 것은 정당하다. 이는 미국의 자기 결정권을 반영하는 관습법에 강한 뿌리를 두고 있으며 자율성, 선행 및 악의 없음의 윤리적 원칙에 의해 뒷받침된다. 환자 및 대리 의사결정권자는 병원의 환자 권리 장전에 따라 언제든지 치료를 거부하거나 철회할 수 있다. 환자의 권리 장전에 대한 병원의 정책을 참조한다. 치료를 보류하는 것은 치료를 중단하는 것과 도덕적으로 동등한 것으로 간주된다. 최종 결과는 환자가 치료를 받지 않는 것이다. 그러나 응급 임상의가 치료를 중단하는 것보다 치료를 보류하는 중단을 결정하는 것이 더 어렵다.

이중 효과의 원리 Principle of Double Effect

이중 효과의 윤리적 원칙은 특정 행동의 의도된 결과와 의도하지 않은 결과를 구분한다. 어떤 경우에는 행위가 두 가지 효과를 가져온다. 하나는 선이고, 다른 하나는 악이다. 환자에게 선을 가져오는 의무를 다하는 데 해를 끼칠 수밖에 없는 상황에서 해당 조치는 여전히 허용된다.

이중 효과의 원리는 죽어가는 환자에게 진통제를 투여할 때 가장 일반적으로 적용된다. 아편유사제는 통증 및 기타 고통 증상을 완화하는 데 사용된다. 괴로움의 해소는 좋은 효과이다. 그러나 아편유사제는 또한 사망에 이를 수 있는 호흡 및 심혈관 억제를 유발하는 잠재적으로 유해하거나 나쁜 영향을 미친다. 환자가 사망할 수도 있다고 예측하였으나, 간호사의 의도가 고통과 통증을 완화하기 위함이라면 아편유사제를 투여하는 것이 도덕적으로나 법적으로 허용된다. 환자를 죽음에 이르게 하는 것이 주 목적이라면 아편유사제를 투여하는 것은 도덕적으로나 법적으로 허용되지 않는다. 임종 사례의 경우, 아편유사제 투여와 상관없이 환자는 결국 자연적인 질병 진행의 결과로 사망하게 된다는 점에 유의하는 것이 중요하다. 주요 문제는 간호사가 환자가 죽을 때까지 고통을 계속 경험하도록 허용할지 또는 간호사가 고통을 완화하려고 시도하는지 여부이다. 환자의 고통을 덜어주는 것이 좋은 간호 관행이다.

의료 제공자 돌봄

CARE FOR THE CAREGIVER

일부 죽음은 의료진에게 상당한 영향을 미칠 수 있다. 환자의 죽음이 그들과 가까운 누군가의 죽음을 떠올리게 할 수 있기 때문이다. 아동 사망, 태아 사망, 대규모 사상자, 임상의가 알고 있는 사람의 사망 또는 특히 외상으로 인한 훼손이 심한 사망 환자는 임상의와 간호사에게 중대한 영향을 미칠 수 있다. 사건의 스트레스를 관리하기 위해 임상의가 죽음이 의미가 있었다는 것을 인식하는 것이 중요하다. 동료들은 죽음이 미치는 영향을 무시하기보다는 서로를 지지할 수 있는 방법을 찾아야 한다.

스트레스에 대처하기 위해 많은 전략을 사용할 수 있다. 일부 전략은 사고 직후에 사용할 수 있고, 다른 전략은 더 장기적인 경우 효과적이다. 전략의 예에는 가능한 경우 휴식을 취하기, 상급자에게 응급실의 다른 부분에 재배정을 요청하기, 사건에 대해 논의할 수 있는 동료 또는 친구 찾기, 스트레스에 대해 관리자와 이야기하기, 사건에 노출된 후 기분이 어떤지 잠시 생각해 보는 시간을 갖기 등이 포함된다. 자가 모니터링 사용하여 신체적 증상과 생각과 감정에 주의를 기울인다. 충격적인 상황에 대한 반응을 평가하고 정상적인 반응과 비교해 본다. 부정적인 생각의 영향을 최소화한다. 신체 운동, 명상, 유머, 음악, 이완(예: 지압, 반사 요법, 치료 마사지), 적절한 영양 섭취, 적절한 휴식과 같은 기본 건강 원칙을 따르는 요법을 포함한다.

공감 피로(번아웃)와 외상 후 스트레스의 증상과 징후를 인식하는 것 역시 중요하다. 응급실에서 일하는 것은 시간, 자원, 신체적, 정서적 능력이 많이 요구되는 힘든 일이다. 외상성 스트레스의 증상과 징후를 인식하는 것은 건강한 가정과 직장 생활을 유지하는 데 중요하다. 끊임없이 죽음에 대처하는 것은 우리의 건강한 삶에 큰 타격을 줄 수 있다. 따라서 우리 자신과 서로를 모니터링하는 것이 필수적이다. 공감 피로 및 외상 후 스트레스의 증상에는 병가 수의 증가, 결정을 내리기 어려움, 문제 해결의 어려움, 고립 또는 위축, 행동 폭발 및 기타 고통스러운 증상이 포함될 수 있다. 소진 또는 외상 후 스트레스의 징후에는 빈맥, 호흡수 증가 또는 혈압 상승이 포함될 수 있다.

돌봄 제공자에는 가족과 친구도 포함될 수 있다. 간병인/돌봄제공자는 장애 또는 장기적 질병을 앓는 개인에게 공식 또는 비공식 지원을 제공하는 모든 개인으로 정의된다. 돌보는 일은 큰 부담이 될 수 있다. 환자를 간호하는 것은 우울증, 삶의 질 저하, 면역력 저하, 불안 및 조기 사망과 관련이 있다. 또한 사랑하는 사람을 돌보기 위해 직장을 그만둬야 하는 가족 간병인에게는 상당한 재정적 부담이 있을 수 있다. 가족과 간병을 하는 보호자를 돌보는 것은 응급실에서 환자에게 제공되는 치료에 포함시켜야 하는 중요한 요소이다.

요약

완화 및 임종 간호는 우수한 응급 간호의 초석이며 응급 간호사가 시작하는 보완 치료이다. 의료 서비스의 향상과 의료 서비스 선택의 폭을 넓힌 기술 발전으로 인해 이러한 선택과 개선을 언제 사용해야 하는지에 대한 질문이 생겼다. 사람들은 여전히 존엄하게 죽기를 원하며 의료 제공자로서 우리는 그들이 그렇게 할 수 있도록 해야 한다. 이러한 문제를 처리하는 방식은 의학적 결과뿐만 아니라 환자 및 가족 치료의 질에도 영향을 미친다.

장기 및 조직 기증

Organ and Tissue Donation

Nancy Bonalumi

생명을 구하는 이식에 요구되는 장기의 부족으로 미국에서는 매일 20명이 사망한다. 2017년에 미국에서 114,000명 이상의 사람이 장기 기증을 받기 위한 대기자 명단에 올랐으나 이 중 34,770건의 이식만이 수행되었다. 대기자 명단에 있는 3명 중 2명은 60세 이상이고, 18세 미만의 어린이가 약 2,000명에 달하며, 약 58%는 소수 민족이다. 장기 이식에 요구되는 장기의 부족은 장기 기증자의 부족에 기인한다. 미국 성인의 95%가 장기 기증을 지지하지만 오직 54%만이 장기 기증자로 등록되어 있다. 5건 중 4건의 장기 기증은 사망한 기증자에 의해 이루어진다. 생체 기증자는 주로 신장을 기증하며, 2017년에 6,100개 이상의 신장이 기증되었다.

사망에 임박했거나 병원에서 사망한 모든 사람은 잠재적인 장기 기증 후보로 간주되어야 한다. 병원은 고인의 가족이 환자의 조직 또는 장기 기증을 결정할 수 있는 기회를 제공해야 한다. 장기 기증에 대한 절대적 금기증이 거의 없고(**표 15-1**) 연령 상한 또는 하한이 명확하지 않다. 장기 기증에 대한 대중의 인식과 장기 기증 의사표현이 증가함에도 잠재적 장기 기증자 숫자보다 장기 이식 대기자가 3배 이상 많다.

기증을 가로막는 장벽에는 병원이 잠재적 기증자를 식별하여 장기구득기관(OPO, organ procurement organization)에 알리지 않는 것, 기증에 대한 가족과의 논의 부족, 기증과정에 대한 지식이 없는 요청자의 요청, 기증에 대해 논의하는 의료인과 잠재적 기증자의 가족 간의 문화적 장벽이 포함된다. 기증을 원하는 가족에게 그 기회를 주기 위해서는 잠재적 기증자를 식별하고 승인 절차를 개선하는 것이 필요하다.

응급실 환경에서는 사망했거나 사망에 임박한 환자의 기증 가능성을 결정하는 것이 필수적이다. 응급 간호사는 의사결정 및 장기 획득 과정을 지원하는 데 있어 유일하고 중요한 역할을 한다. 응급 간호사가 중요한 순간에 환자와 가족과 함께 있는 것은 정보를 알리고, 환자나 가족의 소망을 확인하며, 그러한 소망이 지켜지도록 보호할 수 있는 기회를 제공한다. 응급 간호사는 장기 기증과 관련된 자격 있는 자가 환자의 가족에게 연결될 수 있도록 지역 OPO에 연락해야 한다. 응급실 직원이 장기 기증 요청 과정에 참여한다면 환자의 가족은 응급실 직원이 장기 기증을 예상하고 적절한 소생 치료를 제공하지 않을지도 모른다고 느낄 수 있다.

표 15-1 장기 기증에 대한 절대 및 상대적 금기

절대적 금기	상대적 금기
• 80세 이상 • 인간 면역 결핍증 • 활동성/전이성 암 • 장기간의 저혈압 또는 저체온증 • 파종성 혈관내 응고 증후군 • 겸상적혈구성 빈혈 또는 기타 혈색소 병증	• 악성 중추신경 질환 및 피부암 (5세 이상) • 고혈압 • 당뇨 • 70세 이상의 생리적 연령 • B형 또는 C형 간염 • 흡연 이력

Sweet V. *Emergency Nursing: Core Curriculum.* 7th ed. St Louis, MO: Elsevier; 2018:80-89.

장기 및 조직 기증의 역사와 개요

OVERVIEW AND HISTORY

최초로 보고된 의학적 장기 이식은 3세기에 시행되었다. 의학적 장기 이식의 중요한 발전은 20세기 초 최초의 성공적인 각막 이식과 함께 시작되었다(**표 15-2**).

수술 기법이 개선되고 일련의 세 가지 사건이 발생함으로써 장기 이식은 생명을 구하고 의미 있게 연장할 수 있는 실행 가능한 치료법 중 하나가 되었다. 첫 번째 사건은 1960년대 후반에 사망을 결정하는 신경학적 기준의 발전이었다. 이 기준은 사람의 모든 뇌 활동이 중단되면 사망선고를 할 수 있도록 허용했다. 두 번째 사건은 1967년 11월 Christiaan Barnard 박사의 성공적인 심장 이식 직후 발생한 1968년 통일시신기증법(Uniform Anatomical Gift Act)의 채택이었다. 이 법의

표 15-2 장기 및 조직 이식의 이정표

연도	이벤트
1682년	Meekran은 군인의 두개골 일부를 개의 두개골로 교체 시도
1800년	Wolfe는 각막 이식 수술 시행
1860년대	Grahm은 신부전 환자 치료 위해 나무 고리형 투석기 개발 사용
1881년	피부 이식이 심한 화상을 치료하기 위한 임시 수단으로 시도됨
1893년	Williams는 양의 췌장을 인간에게 이식 시도
1902년	Ullman은 염소 모델에 신장 이식 시도
1940년대	Sir Peter Medawar는 피부 이식편을 저온 냉장으로 치료하고 면역 반응과 거부에 대해 연구
1940년대	Kolft는 오늘날 사용되는 기계의 기초가 되는 투석기계 설계
1954년	Merrill과 동료들은 투석요법 시행
1954년	Murray과 Harrison은 살아 있는 일란성 쌍둥이 사이에 최초로 신장 이식 시행
1963년	Starzl은 최초의 간 이식 시행
1963년	Hardy는 최초의 폐 이식 시행
1967년	Lillehei는 최초의 신장 및 췌장 이식 시행
1967년	Barnard는 최초의 심장 이식 시행
1968년	1968년 통일시신기증법(Uniform Anatomical Gift Act)이 50개 주에서 모두 법률로 채택, 법은 개인이 장기 또는 조직 기증자가 되기로 결정하는 것을 허용하고, 이러한 사람의 의지를 식별할 수 있는 기증자 카드 옵션을 소개함
1968년	Harvard 뇌사 판정 기준 발표
1981년	Shumway가 최초의 심장-폐 이식 시행
1984년	장기 이식법(Organ Transplant Act) (PL 98-507) 통과
1986년	장기 이식 TF 보고서가 발간되어 장기 및 조직의 정보센터 역할을 하는 비영리 민간 기관인 UNOS가 개발
1986년	미국은 11개 UNOS를 지역으로 분할하고 각 지역 당 OPO를 지정. 각 지역에 대한 자세한 내용은 아래 사이트를 참조 https://optn.transplant.hrsa.gov/members/regions/
1987년	1986년 법개정으로 병원이 Medicare 자금 지원을 받게 되며 환자 및 직원 교육 기준을 충족해야 함
1980년대 후반	통일시신기증법(Uniform Anatomical Gift Act) 주별로 통과
1996년	의회는 소득세 환급과 함께 장기 및 조직 기증 정보를 우편으로 발송하도록 승인함(약 70만 가구)
1997년	국립 장기 및 조직 기능 이니셔티브는 기증에 사용할 수 있는 장기와 조직의 수를 늘리기 위해 미국 보건복지부에 의해 시작되었으며, 병원이 메디케어(Medicare)와 메디케이드(Medicaid)에 참여하기 위한 장기, 조직 및 안구 기증에 대한 최종 규칙이 발표됨
1998년	기증에 대한 최종 규칙이 발효되어 각 병원은 사망이 임박한 사람이나 사망한 사람에 대해 적시에 OPO에 연락을 취해야 함. 조항은 OPO 직원 또는 훈련된 병원 직원들만으로 기증에 대한 논의 가능자를 제한
2002년	미국에서 장기 이식을 기다리는 사람들의 수에 대한 최신 데이터가 OPTN을 통해 온라인으로 제공됨
2003년	미국 보건복지부 장관 Tommy G. Thompson은 4월을 장기 기증의 달로 지정
2003년	The Organ Donation Breakthrough Collaborative (집중적이 프로그램을 시행하여 미국 최대 병원의 기증을 늘리기 위해 보건복지부가 출범한 단체)는 모범 사례를 통해 광범위한 기증을 촉진, 2005년 이 센터는 기증자 1인당 장기 수를 늘리는 것을 목표로 이니셔티브에 합류하며, 프로그램의 수정된 버전은 현재 기증 및 이식 실행에 지속적으로 참고됨
2004년	장기 기증 및 회복 증진에 관한 법률(Organ Donation and Recovery Improvement Act) (PL 108-216)은 국가 장기 이식법의 권한을 확대하여 살아 있는 장기 기증자의 여행 및 생활비 상황과 주 및 공공기관에 대한 보조금을 제공함
2005년	프랑스에서 최소의 성공적인 부분 안면 이식술 시행
2006년	미국의학연구소(IOM, Institute of Medicine)는 새로운 보고서인 〈장기 기증: 행동의 기회〉를 발표함. IOM은 사망자의 기증을 늘리기 위한 수많은 전략의 윤리적, 사회적 의미를 조사하고 생체 기증과 관련된 몇 가지 윤리적 문제를 고려하여 17가지 조치 권장 사항을 제시함
2010년	스페인 발데브론 병원에서 첫 얼굴 전체 이식 성공
2014년	Vascularized composite allographs (VCAs)가 연방규정(OPTN 최종 규칙) 및 법률(국립장기이식법(National Organ Transplant Act))이 적용되는 장기의 정의를 추가하고 2014년 7월 3일부터 시행함

중요한 특징은 장기, 눈, 조직을 기증할 권리를 부여해 개인이 자신 또는 사랑하는 사람의 장기나 조직을 기증할 수 있도록 허용했다. 1987년, 2006년, 그리고 2013년에 상황과 관행의 변화를 반영하여 통일시신기증법이 개정되었다. 세 번째 사건은 장기 이식 수혜자에게 이식된 장기의 거부반응을 방지하는 면역억제제의 개발이다. 이것은 더 많은 성공적인 장기 이식을 가능하게 해 장기 이식 수요가 급속하게 증가하는 데 기여했다.

1984년 미국 의회는 국가의 심각한 장기 기증 부족 문제를 해결하고 장기 매칭 및 배정 과정을 개선하기 위해 국립장기이식법(National Organ Transplant Act)을 통과시켰다. 이 법은 장기 매칭을 위한 국가 등록부를 유지하기 위해 고형장기 적출 및 이식 네트워크(OPTN, Organ Procurement and Transplantation Network)(https://optn.transplant.hrsa.gov)를 설립했다. OPTN은 미국 장기 이식 시스템의 성공과 효율성을 보장하기 위해 노력하고 있다. OPTN의 목표는 이식 건수 및 이식 접근성을 높이고 이식 후 생존율을 향상시키며 환자 안전과 시스템의 효율적인 관리를 촉진하는 것이다. OPTN은 1986년부터 장기이식관리센터(UNOS, United Network of Organ Sharing)와 계약을 맺고 국립장기이식법을 시행하고 있다. UNOS는 24시간 장기센터 운영을 통해 장기 매칭 및 배정 과정을 관리감독하고 있다. 또한 장기 회복, 분배(할당) 및 이송을 위한 합의 기반 정책 및 절차 개발; 장기 기증 및 이식에 관한 과학적 데이터 수집 및 관리; 국가의 장기 이식 대기자 명단과 수혜자/기증자 장기 특성을 포함하는 컴퓨터 보안 시스템 유지; 그리고 기증과 이식, 기증의 필요성에 대한 전문적이고 공적인 교육을 제공한다. 연방법에 따라 모든 미국 이식 센터 및 OPO는 Medicare를 통해 기금을 받으려면 OPTN의 회원이어야만 한다(표 15-3).

병원은 지역 OPO와 협력하여 사망이 임박했거나 병원에서 사망한 환자에 대해 적시에 연락을 취해야 한다. 장기 기증에 대한 환자 가족과의 접근은 OPO 직원이나 지정요청자로서 장기 기증 훈련을 받은 병원 직원만이 시행해야 한다. 지정요청자는 OPO가 제공한 교육과정을 이수한 자를 말한다.

표 15-3 참여 조건: 장기, 조직 및 안구 기증

장기 조달 책임	장기 이식 책임
병원은 다음과 같은 서면 프로토콜을 보유 및 실행한다. • 사망이 임박했거나 병원에서 사망한 개인에게 적시에 통지해야 하는 OPO와의 계약을 포함한다. • OPO는 장기 기증에 대한 의학적 적합성과 조직 및 안구 기증에 대한 의학적 적합성을 결정한다. • 기증 가능한 모든 조직과 안구를 잠재적 기증자로부터 확보하고 조직과 안구의 획득, 처리, 보존, 저장 및 이송에 협력하기 위해 적어도 하나의 조직은행 및 안구은행과의 계약이 필요하다. • 지정된 OPO와 협력하여 각 잠재적 기증자의 가족에게 장기, 조직, 눈 기증 또는 기증 거부를 선택할 수 있음을 알려야 한다. 가족에 대한 요청을 시작하기 위해 병원에서 지정한 개인은 장기조달 담당자 또는 지정된 코디네이터이어야 한다. • 지정 요청자는 OPO가 제공하거나 승인한 과정을 완료하고 잠재적 기증자 가족에게 접근, 장기 또는 조직 기증을 요청하기 위한 방법론에서 조직 및 커뮤니티와 함께 설계/훈련된 개인이다. • 잠재적 기증자의 가족의 상황, 의견, 신념에 대한 신중함과 민감성을 필요하다. • 병원이 지정된 OPO 조직 안구 기증 은행과 협력하여 직원에게 기증 문제에 대해 교육하고 사망 기록을 검토하여 잠재적 기증자 식별을 개선하고, 기증 가능성이 있는 장기나 조직 안구를 구분한다.	• 장기 이식을 하는 병원은 OPTN의 회원이어야 한다. • 병원이 모든 유형의 이식을 수행하는 경우 OPTN Scientific Registry 및 OPO의 요청에 따라 장기 이식 관련 데이터를 제공해야 한다.

OPO, Organ procurement organization.
42CFR 482.45. Condition of participation: Organ, tissue, and eye procurement. (n.d.). https://www.law.cornell.edu/cfr/text/42/482.45. Accessed April 27, 2019.

장기 기증 모범 사례

ORGAN DONATION BEST PRACTICES

조직 구조 Organizational Structure

병원은 장기 기증에 대해 다양한 수준의 직원과 직종을 이끌 수 있는 리더십을 가지고 주도적으로 참여하며 강한 책임감을 가져야 한다. 병원, 지역 OPO, 이식 센터 및 검시관 간의 협력적이고 통합된 관계가 필요하다. 아울러 지역 및 국가 수준에 대한 기증 비율을 벤치마킹하는 것이 권장된다.

조기 추천 Early Referral

잠재적 기증자의 초기 식별은 종종 응급실에서 발생한다. 병원은 사망했거나 기계 환기를 하고 사망이 임박한 환자를 OPO에 알려야 한다. 낮은 통일시신기증법(Uniform Anatomical Gift Act)의 점수와 같은 기준을 제시하면 응급간호사가 사망으로 진행될 위험이 있는 환자를 식별하는 데 도움이 될 수 있다. 잠재적 기증자를 조기에 통보하면 지역 OPO 담당자가 기증자의 적합성을 판단하고 가족이 사랑하는 사람의 장기 또는 조직 기증 요청에 대비할 수 있는 충분한 시간을 제공할 수 있다.

문화적 역량 Cultural Competence

장기 기증에 대한 정보 제공과 기증 요청은 문화적으로 가장 민감하고 효과적인 방식으로 전달되어야 한다. 성공적인 전략 중 하나는 지역사회 인구 집단과 같은 특성을 가진 기증 요청자를 훈련시켜 문화 및 언어 장벽을 줄이는 것이다. 역사적으로 소수민족들은 장기 기증 비율이 상당히 낮다. 연구에 따르면 기증자 등록은 잠재적 기증자의 승인률을 높이는 데 긍정적인 영향을 미친다. 기증자 등록을 늘리기 위해서 OPO 및 의료 시스템이 고려할 수 있는 전략은 병원 내에서 기증 가능자를 평가하고 접근하는 것과 더불어 소수민족 커뮤니티를 대상으로 하는 대중 교육에 힘쓰는 것이다.

개인의 기증의사 표시 First Person Authorization

통일시신기증법의 규정에 따라 개인은 사후 장기 기증을 승인할 수 있다. 이식을 위해 인간의 장기와 조직을 기증할 수 있는 법적 근거는 의료 치료 결정에 적용되는 사전 동의가 아니라 통일시신기증법의 원칙에 기반한다. 통일시신기증법은 장기 기증은 자발적 의도로 법적 구속력이 있는 개인 간의 무보상이어야 함을 요구한다. 기증자의 자율적인 결정은 최종적인 것으로 간주되어야 하며, 가족이 이를 번복할 수 없다(**박스 15-1**).

병원 내 코디네이터 In-House Coordinators

지역 OPO가 원내 코디네이터를 대형 외상 센터에 배정하면 기증자 추천 및 장기 기증이 증가한다. 원내 코디네이터의 역할은 급성 치료 팀의 일원이 되고 지역 OPO를 대표하는 것이다. 현장 근무는 의사소통을 개선하고 표준 및 감사를 성과 개선의 도구로 사용하는 것을 증가시키고 코디네이터가 임상 팀, 지역 OPO 및 기증자 가족 간의 연락 담당자로 역할을 할 수 있다.

박스 15-1 개인의 기증의사 표시

(개인은 사망 전 법적 구속력이 있는 해부학적 기증을 할 권리가 있다.)

FPA는 존중받아야 한다. 결정은 최종적이다. *(UAGA Section 8)*	가족의 허락은 보장되지 않는다.	법률: 기증자의 결정은 타인에 의해 변경될 수 없다.	가족은 결정된 사항, 즉 동의에 대한 수정이나 취소에 대한 권한이 없다.	병원 내 팀의 의무: 기증자의 권리와 자율성을 항상 존중한다. *(UAGA C.26:6-89)*

FPA, First person authorization; *UAGA*, Uniform Anatomical Gift Act.
Organ Donation and Transplantation Alliance. First person authorization [table]. In: Legal aspects of a registered donor: what you need to know. Hospital C-Suite Snapshot Series. https://organdonationalliance.org/wp-content/uploads/2017/10/CSuite-Snapshot-Fall-2017-FINAL.pdf. Published Fall 2017. Accessed April 27, 2019.

장기 기증 증진을 위한 기타 전략

OTHER STRATEGIES TO INCREASE ORGAN DONATION

생체 기증자 기증 Living Donor Donation

대부분의 장기 및 조직 기증은 기증자가 사망한 후에 이루어지지만 일부 장기 및 조직은 기증자가 살아 있는 동안 기증될 수 있다. 미국 최초의 이식 성공은 생체 기증자에 의해 1954년에 이루어졌다. 한 남자가 일란성 쌍둥이 형제에게 신장을 기증했다. 장기 이식에 대한 수요가 증가함에 따라 사망자 기증에 대한 대안으로 생체 기증이 증가하고 있으며, 매년 6,000건 이상의 생체 기증이 이루어지고 있다. 대부분의 생체 기증은 가족이나 가까운 친구 사이에서 이루어진다. 단일 신장 기증은 가장 빈번한 생체 기증이다. 생체 기증자는 두 개의 신장 중 하나를 기증할 수 있으며 남은 한 개의 신장은 노폐물을 제거하는 필수 기능을 기증자에게 제공한다. 생체 기증자는 두 엽의 간 중 하나의 엽을 기증할 수 있다. 이는 이식 후 남아 있는 간의 간세포가 간을 성장시켜 원래 크기대로 재생하기 때문에 가능한 것이다. 이러한 간의 재성장은 간 기증자와 간 수혜자 모두에게서 단기간에 발생한다. 생체 기증자가 폐 또는 폐의 일부, 췌장의 일부 또는 장의 일부를 기증하는 것도 가능하다. 이러한 장기는 재생되지 않지만 기증된 장기와 기증자에게 남은 장기가 모두 완전히 기능할 수 있다.

각 잠재적 생체 기증자는 기증에 적합한지를 평가받게 된다. 평가는 기증 과정에서 예상되는 심리적, 신체적 반응을 검사하는 것이다. 이것은 기증 전, 도중 또는 후에 부작용이 발생할 위험을 최소화하기 위해 수행된다. 일반적으로 생체 기증자는 18세에서 60세 사이로 신체적으로 건강해야 하고 장기 기증자가 되기 위한 금기 사항 여부를 선별해야 한다. 생체 기증자의 기증 결정은 기증자와 수혜자 모두의 이익과 위험에 대해 사전에 신중하게 고려되어야 한다. 장기 이식으로 생명을 구하게 되는 수혜자는 위험이 매우 적다. 그러나 건강한 기증자는 불필요한 대수술과 회복의 위험에 직면한다. 생체 기증자는 다른 위험에 직면할 수도 있다. 소수의 기증자들은 기증 후 생명 유지, 장애 또는 의료 보험을 기증 전과 동일한 수준으로 유지하는 데 문제가 있었다. 생체 기증자들은 예상치 못한 의학적 문제로 인해 직장 복귀가 지연될 수 있기 때문에 재정적 문제를 겪을 수도 있다.

순환계 사망 후 기증 Donation After Circulatory Death

대체로 이식된 장기 4개 중 약 3개가 사후 기증자로부터 기증된다. 사후 기증자 장기 기증에서 빠르게 증가하는 범주는 순환계 사망 후 기증(DCD, donation after circulatory death)이다. 이는 "뇌사"(뇌 전체의 비가역적 모든 기능의 상실)를 선언하기 위해 사용되는 신경학적 기준이 아닌 심폐 기준(순환 및 호흡 기능의 비가역적 중단)에 기초하여 선언된 사망으로 정의된다. DCD 기증자는 무박동성, 무수축성, 심장사 후 기증으로 불릴 수 있다.

뇌사 기준이 개발되기 전까지는 심장사 후 기증자로부터 장기를 얻는 것이 일반적이었다. 당시 장기 획득 및 보존 기술은 원시적이었고, 장기의 기능도 심장박동이 있는 뇌사 기증자의 경우 더 우수했다. 심각한 이식 장기 부족과 보존 기술의 발전으로 무박동 기증자로부터 장기 회수가 다시 가능해졌다.

OPTN/UNOS은 DCD에 대한 규칙을 개발했다. 이 규칙은 순환 및 호흡 기능의 비가역적 중단에 의한 사망 후 장기 회수 과정을 설명한다. 잠재적인 DCD 기증자는 사망했거나 사망이 임박한 환자이다. 또한 환자, 환자의 승인된 대리인 또는 환자의 사전 지시에 의해 결정된 대로 의료 개입이 더 이상 혜택을 제공하지 않는다는 결정이 내려지고 치료를 철회하기로 결정된 환자도 포함된다. 생명 유지 장치는 통제된 수술 환경에서 제거된다. 기증자가 사망한 것으로 판명되면 장기가 회수된다. 명백한 이해 충돌을 피하기 위해 외과의사나 장기 획득에 참여한 사람은 말기돌봄이나 사망선언에 참여할 수 없다.

이식안전공동위원회(Joint Commission Transplant Safety accreditation) 인증 표준에 따르면 병원은 심장사 후 장기 기증을 다루는 서면 기증 정책을 보유해야 한다. 병원, 의료진 및 OPO는 무수축성 기증자의 장기 회수에 접근하는 방법을 문서화해야 한다.

추정적 동의 Presumptive Consent

가족이 기증 동의를 거부하는 것은 장기 기증의 주요 장벽이다. 추정 동의 또는 장기 기증에 대한 "opt-in (선택적 거부)" 접근 방식은 장기 기증 승인을 기증자가 특별히 달리 명시되지 않는 한 모든 사람이 기증자라고 가정하는 것이다. 스페인, 벨기에, 프랑스, 웨일즈를 포함한 유럽 약 30개국에 "opt-out"의 일부 버전이 있다. 역사적으로 요청자는 장기 기증이 공정한 방식으로 설명되는 "가치 중립적" 접근 방식을 사용한다. 동의는 장기 기증 개념에 대한 가족의 모든 반대를 극복함으로써 달성된다. 전통적인 동의 요청은 스트레스가 많은 시기에 가족이 또 다른 중요한 결정을 한 번 더 내려야하기 때문에, 종종 부정적인 응답으로 이어졌다. 추정적 동의는 기증자가 다른 사람을 돕고 생명을 구하려는 욕구가 있다고 가정한다. 동의를 위한 설명 시, 기증의 이점을 강조하고, 종종 가족 내에서 감정적인 반응을 일으키는 기증의 임상적 측면에 대한 설명은 피한다. 동의를 얻는 방법에 대한 지속적인 연구는 이 방법이 장기 기증 비율을 높이는 데 성공적인지 여부를 결정할 것이다.

장기 기증 과정 THE DONATION PROCESS

환자가 사망하면 지역 OPO 담당자는 환자가 잠재적 장기 기증자인지 조직 기증자인지 결정한다. 장기 또는 조직을 회수하기 전에 4가지 주요 단계를 완료해야 한다.

1. 사망의 확정 및 선언
2. 검시관의 승인(주법에서 요구하는 대로)
3. 현지 OPO 통보
4. 친족의 동의

사망 판정 Determination of Death

기증 절차를 시작하려면 환자가 사망한 것으로 선언되어야 한다. 전통적으로 죽음은 사람의 심장 박동이 멈출 때 발생하는 것으로 믿어졌다. 기술이 발전함에 따라 환자의 생명이 기계 장치로 유지할 수 있었다. 결과적으로, 뇌사 기준에 의한 사망 판정은 인정된 관행이 되었다. 1981년 통일사망판정법(UDDA, Uniform Determination of Death Act)은 뇌사를 (1) 순환기 또는 호흡 기능의 비가역적 중단 또는 (2) 뇌간을 포함한 전체 뇌의 모든 기능의 비가역적 중단이 지속되는 환자로 정의한다. 사망 판정은 승인된 의료 표준에 따라 이루어져야 한다. 사망 판정 후에는 환자의 의료 기록에 사망시간을 포함한 사망 판정이 기록되어야 한다. 지역 OPO가 환자에게 기증자로서의 적합성을 평가하지 않은 경우, 지정된 요청자가 가족과 기증에 대해 논의하기 전에 사망 통지가 필요하다.

검시관 승인 Medical Examiner's Approval

잠재적인 장기 기증자의 최대 70%가 검시관/부검의(ME/C, medical examiner/coroner) 관할에 속하는 것으로 추정된다. 이러한 경우, OPO는 환자나 가족의 동의 또는 기증 의사와 상관없이 이러한 경우 장기 및 조직 획득을 진행하기 전에 ME/C의 승인을 받아야 한다. 장기 및 조직 기증에 대한 전국 검시관 협회 입장 성명에서는 ME/C는 사망한 사람이 자신의 관할권에 속하는 경우에 사망의 원인 및 방법 확인, 적절한 증거 수집 및 보존에 관한 법적 의무를 수행할 수 있도록 보장하기 위한 협정이 있다면, 장기 및 조직 획득을 허용해야 한다고 명시하고 있다.

검시관 규정은 주마다 다르지만 일반적으로 다음을 포함하여 특정 상황에서 사망이 발생하면 검시관에게 알려야 한다.

1. 살인
2. 자살
3. 사고사
4. 입원 후 24시간 이내 사망
5. 환자가 혼수상태로 입원하여 사망한 경우
6. 18세 이하의 환자가 사망한 경우

환자의 의무기록에는 검시관과의 의사소통에 대한 표기가 포함되어야 한다.

기증 동의 받기 Obtaining Consent for Donation

응급 간호사는 종종 잠재적 기증자의 가족과 가장 먼저 상호작용하고 지원을 제공한다. 기증 과정에서 가족이나 가까운 친척을 지원하는 것은 전문직으로서 응급 간호사의 역할 중 가장 어렵지만 잠재적으로 보람 있는 역할 중 하나이다. 기증 과정 중 가족을 돕는 것은 가족에게 편안함과 위안을 준다. 편안함은 사망 당시가 아닌, 이후 사망을 실감했을 때 경험하게 된다. 사랑하는 사람이 다른 사람을 도울 수 있었음을 아는 것은 종종 가족이 상실에 대처하고 삶을 지속하는 데 도움이 된다.

장기 기증을 한 가족을 지지할 수 있는 가장 좋은 사람은 가족과 친밀한 관계를 키워온 전문가이다. 이러한 책임을 수행하도록 지정된 사람은 기증 절차에 익숙해야 하며 사망과 조직 및 장기 기증에 대한 자신의 감정을 편안히 다스릴 수 있어야 한다. 응급 간호사는 기증 과정에서 가족을 지지할 수 있는 이상적인 위치에 있다. 그들은 입원 기간 동안 가족 및 환자와 함께 일했으며 대부분의 상황에서 가족과 가장 친밀한 관계를 갖는다.

의사, 응급 간호사, 사회 복지사 및 목회자는 모두 장기 기증 과정에 기여하는 팀원의 예이다. 이 과정에서 지역 OPO 담당자, 지정 요청자 및 가족 후원자가 핵심 역할을 한다. 각 병원은 지역 OPO와 협력하여 담당자를 결정한다. 기증 관련하여 가족에게 접근하고 가족에게 기증에 대한 정보를 제공하는 사람은 훈련된 지정 요청자 또는 지역 OPO 담당자여야 한다. 응급 간호사는 훈련 및 병원 프로토콜에 따라 기증 과정에 지원자 또는 지정된 요청자로 참여할 수 있다. 응급 간호사가 지원자 역할을 위해 훈련을 받을 경우 일반인보다 집중적인 훈련이 덜 필요할 수 있다. 각 기관에는 가족에게 제공하기 위해 확립된 프로토콜이 있을 수 있으며 기증이 진행되기 전에 이 프로토콜을 고려해야 한다.

일부 기관은 지역 OPO와 협력하여 직원을 지정된 요청자로 훈련시키는 프로그램을 가질 수 있다. 기증을 선택하는 가족에게 접근할 수 있는 유일한 사람이 지정 요청자나 지역 OPO 직원이다. 방금 사망한 환자를 돌보는 응급 간호사는 기증 과정에 익숙하지 않을 수 있다. 지정된 요청자는 훌륭한 자원이 될 수 있으며 기증과정을 지원할 수 있다. 간호사는 이 문제에 대한 지원을 위해 지역 OPO와도 이야기할 수 있다. 기관의 코디네이터가 직접 또는 전화로 가족의 동의를 얻을 수 있다. 전화 동의는 전화로 두 명의 증인이 기증을 확인해야 한다. 기증 절차와 관련하여 응급실 교육 프로그램을 요청할 수 있다.

소생술 중 가족 참관이 장기 기증에 미치는 영향 The Effect of Family Presence During Resuscitation on Organ Donation

미국 전역의 많은 응급실에서는 소생술 동안 가족이 함께 있을 수 있도록 선택할 수 있다(제12장 참고). 가족 참관은 가장 일반적으로 "침습적 시술 또는 소생술 동안 환자와 시각적 또는 신체적 접촉할 수 있는 위치의 환자 치료 영역에 가족의 참관"으로 정의된다. 연구에 따르면 소생술 동안 환자와 함께 머물렀던 가족들은 치료 과정에 대한 의심을 없애고 가능한 모든 조치를 취했음을 확인하게 됐다고 보고했다. 소생술 중 참관을 선택하지 않은 가족 구성원은 사별하는 동안 심리적 어려움을 겪을 가능성이 더 크다. 환자의 임상 상태가 환자가 생존할 수 없음을 나타내는 경우 소생술 동안 참석할 수 있는 선택권을 가족에게 제공해야 한다.

사망 통보 Notification of Death

가족이 장기나 조직을 기증할 기회에 대해 인식하기 전에 환자가 사망했다는 사실을 알려야 한다. 가족은 사망을 막기 위해 가능한 모든 조치와 치료가 시행되었다는 사실을 알고 편안해야 한다. 가족은 극심한 절망을 느낄 수 있다. 가족은 매우 슬퍼하고 환자가 사망했다는 사실을 믿지 못할 수 있다. 죽음에 대한 논의 직후에는 어떤 논의도 불가능할 수 있다. 가족은 또 다른 중요한 결정을 고려하도록 요청 받기 전에 슬퍼하고 무슨 일이 일어났는지 이해할 충분한 시간이 필요하다.

뇌사 판정을 위해 환자는 중환자실에 입원할 수 있으며, 여기서 뇌사 기준이 충족되었는지 확인하기 위한 일련의 검사가 시행된다. 뇌사 판정에 의해 사망이 선언되면 가족은 죽음에 적응할 시간이 더 많아진다. 가족이 사망했다는 사실을 이해하도록 돕는 것은 어렵다. 주치의는 가족이 이해할 수 있는 용어로 가족에게 정보를 제공하고 담당 간호사와 의료 전문가에 의해 반복 교육이 이뤄져야 한다.

응급실 환자의 심장 무수축으로 인한 사망 선고 시 가족은 환자의 사망에 대해 명백하게 받아들인다. 사건의 실상을 파악하는 것은 가슴 아픈 일이다. 심정지로 인한 사망은 명백한 생명의 마지막 순간으로 인식된다. 가족 구성원은 치료 방향에 대한 선택이나 가족의 사망에 적응할 시간이 적다. 이러한 상황에서 심장사 후 장기 기증은 가족에게 하나의 선택권으로 제공될 수 있다.

가족은 불안정하고 충격에 빠질 수 있다. 기증에 대한 선택권이 제시되기 전에 가족 구성원이 생각을 정리하고 가족 구성원이 사망했다는 사실에 적응할 시간을 주어야 한다.

가족 사정과 지지 Family Assessment and Support

응급실에 있는 가족들은 상실감과 슬픔을 함께 나눌 수 있는 개인실이나 편안하고 조용한 장소를 제공받아야 한다. 가족 구성원 사망에 대한 인지가 가족이 극복해야 할 가장 큰 장애물이다. 이 과정에서 사망 직후 시신을 보는 것이 중요한 단계가 될 수 있다. 가족이 고인을 보기로 선택한 경우에는 목사나 사회 복지사와 같은 지지자가 있어야 한다. 죽음을 둘러싼 다양한 종교, 인종, 민족 집단의 신념과 관습에 대해 문화적으로 이해하는 것은 고인의 가족을 성공적으로 돌보는 데 매우 중요하다.

기증에 대해 선택권을 주기 전에 가족이 아는 것 또는 들은 것에 대한 사정이 매우 중요하다. 가족이 사망 사실을 인정할 때까지 기증에 대해 논의해서는 안 된다. 가족 구성원의 법적 지위에 대한 언급이 있을 때 가족은 죽음과 사망이라는 말을 들어야 한다. 병원에서 흔히 저지르는 오류는 사망에 대해 완곡하게 표현하는 것이다. 예를 들어, 환자가 "더 이상 우리와 함께하지 않을 것입니다." 또는 "끝났습니다."라고 말을 한다. 가족에게 환자의 사망에 대해 말할 때 직설적으로 말해 잘못된 해석을 방지해야 한다. 충격과 부정 때문에 가족은 사랑하는 사람에게 "더 이상 희망이 없다."라는 메시지의 진정한 뜻을 이해하지 못할 수 있다. 이러한 이해는 뇌사 기준에 의해 사망한 것으로 간주되는 환자의 가족의 경우에 매우 중요하다.

가족을 사정할 때의 다른 목표로는 가족의 문화적, 종교적 배경과 이것이 기증에 미치는 영향에 대한 사정이 포함되어야 한다. 선택은 가족의 몫이다.

가족이 기증을 거부하면 거부의사 또한 정당한 것이다. 모든 가족이나 모든 사람이 장기 기증을 선택하지는 않는다. 기증에 대한 결정이 무엇이든 올바른 결정이며 받아들여져야 한다. 응급 간호사의 역할은 가족이 결정을 내릴 때 지지하는 것이다.

가족 교육 Family Education

가족은 무엇이 가족에게 옳고 가족 구성원이었던 환자가 무엇을 원했는지 결정하기 위해 기증에 대한 정보가 필요하다. 이때 상세하고 이해하기 쉬운 정보가 필수적이다. 추정적 동의 방법을 사용하더라도 가족이 기증과 그 혜택에 대한 결정을 강요 받아서는 안 된다.

가족이 기증을 승인하면 즉시 기증이 이루어진다는 사실을 알아야 한다. 기증에 필요한 절개로 인해 신체 외형의 변화가 있을 수 있다. 신체 손상에 대한 대처도 중요하지만 추정적 동의 절에서 논의된 것처럼 장기 기증의 이점을 논의하는 것도 매우 중요하다.

오늘날은 장기 기증에 대한 절대적인 배제 기준이 거의 없기 때문에 가족이 대답해야 하는 선별 질문은 최소화된다. 조직 및 장기 기증은 가족이 승인한 후 조직을 회수하기 위해 복구팀을 구성할 수 있을 때 이루어진다.

내부 장기와 일부 조직의 획득은 수술실에서 이루어진다. 다조직, 다기관 획득 절차는 일반적으로 획득 시작 후 4~5시간 내에 완료된다. 지역 OPO는 눈, 판막 및 피부를 회수하기 위한 직원을 파견한다. 가족이 특별한 장례를 준비했다면 응급 간호사나 기증 코디네이터에게 그 계획을 알려야 한다. 안구는 영안실에서 회수할 수 있다.

기증 과정 동안 지역 OPO의 기증 코디네이터의 지원을 받을 수 있다. 대부분의 장기 기증은 코디네이터가 병원에 내원하여 환자를 진단하고 가족을 만나고, 가족의 동의를 얻어 기증 획득 절차를 조율한다. 조직 기증만 하는 경우 코디네이터는 병원에 있을 가능성이 낮지만 상담 및 필요한 지원을 받을 수 있다. 코디네이터는 응급 간호사, 장기 획득 팀과 협력한다.

장기 획득 과정 THE PROCUREMENT PROCESS

조직 기증자와 장기 기증자는 다르게 관리된다. 뇌사 판정을 받은 잠재적 장기 기증자는 여전히 뛰고 있는 심장을 가지고 있다. 심장사 후 기증자(또는 조직 기증자)는 사망 선고를 받고 심장이 뛰지 않는 상태이다. 조직 또는 장기 기증자의 관리는 다음 절에서 설명한다. 이러한 환자는 이식을 위한 생존 가능한 조직 및/또는 장기를 보존하기 위해 주의 깊게 관리되어야 한다. 이식할 수 있는 조직과 장기는 박스 15-2에 나열되어 있다.

박스 15-2 장기 및 조직 이식

조직	장기
각막	간
뼈	신장
췌관 세포	심장
골수	췌장
인대	소장
힘줄	
심장 판막	
피부	
정맥	
중이도	

조직 획득 Tissue Procurement

조직 획득은 내부 장기 획득보다 덜 복잡하다. 획득 기관의 코디네이터는 회수 팀의 서비스를 주선하고 수술실의 간호 직원과 협력하여 모든 당사자에게 편리한 수술 시간과 조건을 설정한다.

심장사 후 조직 회수에 허용되는 최대 시간은 뼈의 경우 약 10시간, 심장 판막의 경우 6~10시간, 각막 및 피부의 경우 24시간이다. 이러한 시간 제한은 획득 기관 및 냉장 가능 상태에 따라 다를 수 있다. 심정지 시간과 회수 시간이 가까울수록 좋다.

사망 후 안구 기증자는 가능하면 냉장실에 안치하며, 머리는 20도 정도 올리고 눈은 종이 테이프로 감는다. 테이핑 전에 인공 눈물을 각 눈에 주입할 수 있지만 필수는 아니다. 부기를 방지하고 획득 과정을 용이하게 하기 위해 눈 위에 냉찜질을 할 수 있다. 안구 회수는 멸균 시술 절차를 통해 20~30분 소요된다. 회수된 안구 조직은 방부제 용액으로 포장해 용기를 얼음 위에 놓고 안구 회복 센터로 보낸다. 각막은 일반적으로 24~48시간 이내에 이식된다.

심장 판막의 회수를 위해서는 심장 전체를 기증자에게서 제거한다. 심장에서 분리한 판막은 기능 검사를 진행하고, 심장 전체의 병리학적 상태를 검사한다. 혈청학적 검사를 시행하고 보통 40일 후 크기와 필요에 따라 동형 이식을 위해 판막을 양도한다. 기증자의 가슴에는 단일 절개만이 있으므로, 가족이 원할 경우 관의 뚜껑을 열고 장례를 치르는 것이 가능하다.

영안실에서도 피부 획득이 가능하다. 청결한 장소와 멸균술이 필요하다. 피부절제기(dermatome)는 엉덩이, 허벅지, 등 및 복부에서 피부를 회수하는 데 사용된다. 피부의 가장 바깥 면을 떼어 낸 분할 두께 이식편은 기증자가 짙은 황갈색을 띠거나 색소가 많은 경우가 아니면 잘 보이지 않는다. 피부가 공여되면 항생제로 처리하고, 이식을 위해 외과적으로 준비한 후 70°F(21℃)에서 보관한다. 회수된 피부는 심각한 화상을 입은 환자를 감염, 체액 이동 및 기타 화상 합병증으로부터 심각한 화상을 입은 환자를 보호하기 위해 화상 환자에게 임시 이식된다.

고형 장기 획득 Solid-organ Procurement

이식을 위한 고형 장기의 회수는 복잡하고 여러 전문 분야의 협력이 필요하다. OPO 코디네이터는 기증자의 임상 관리를 감독하고 활력 징후, 수분 섭취 및 배설 모니터링, 중요 기관 관류를 위한 혈압 유지, 항생제를 포함한 수액 요법 및 약물 사용을 포함하여 다음 중재를 준수하도록 한다.

환자가 기증자로 정해지고 회수될 모든 장기의 수혜자가 배정되면 회수 팀이 소집된다. 기증자는 기계적 장치를 유지한 채 수술실로 이송되고 이송 전 설정 목표에 따라 수술실에서 혈역학적으로 유지된다. 기증할 모든 장기 및 조직이 제거 후 보존될 때까지 각 기관의 기능을 유지한다. 기증자에게서 장기를 적출하고, 멸균 구역에서 개별적으로 검사하고, 보존액으로 세척하고, 운송 또는 즉시 이식을 위해 멸균 용기에 포장한다(심장, 심장 및 폐, 단일 폐의 경우). 신장의 경우 24시간 경과까지 이식이 가능하다. 췌장과 간의 이식 시간은 6~20시간이다. 조직형 검사는 주로 신장 기증자와 수혜자 사이에서 수행되며 어떤 경우에는 심장, 심장 및 폐, 단일 폐 기증자와 수혜자 간에도 수행된다.

재정적 고려 사항 FINANCIAL CONSIDERATIONS

기증자의 가족은 환자가 뇌사 판정 후 장기 획득을 설정한 시점부터 환자 치료 또는 기증과 관련된 비용을 지불하지 않는다. 수혜자, 제3자 보험, Medicare 또는 Medicaid는 기증과 관련된 모든 비용을 지불한다. 기증 절차와 관련된 모든 비용은 사망한 기증자의 청구서에서 삭제되어야 한다. 지역 OPO 코디네이터는 장기 기증 동의 절차 중 가족에게 이를 알려야 한다.

2017년 평균 이식 비용은 단일 신장의 경우 414,000달러에서 심장-폐 또는 신장-심장과 같은 다기관 이식의 경우 250만 달러 이상이었다. 건강 보험은 이러한 비용의 일부 또는 대부분을 부담할 수 있지만 보험 정책은 매우 다양하다. Medicare와 Medicaid는 이식 비용 지불에 적합한 사람들에게 도움을 줄 수 있는 공적 자금 의료 보험 프로그램이다.

요약

응급 간호사는 조직 및 장기 기증과 관련된 중대한 책임이 있다. 응급 간호사는 환자가 뇌사 기준을 충족하거나 응급실에서 사망할 때 지역 OPO에 연락하여 가족에게 조직 또는 장기를 기증할 기회를 제공한다. 응급 간호사는 잠재적 기증자 식별, 잠재적 기증자의 생명 유지 방법 및 주 또는 지역 이식 팀의 지원 인력에 대한 정보를 알고 있어야 한다. 잠재적인 장기 기증자의 가족을 지원하고, 조정하고, 중재하는 것은 응급 간호사의 역할 내에 있다.

아주 오랫동안 기증의 개념은 외상 피해자, 즉 중환자 치료 환경에서 뇌사 기준에 따라 유지되고 사망 선고된 환자와만 연관되어 왔다. 사망한 거의 모든 사람이 이식을 위해 일부 조직이나 장기를 기증할 수 있다. 이것은 위기에 처한 환자와 가족을 위한 응급 간호의 필수적인 부분이다.

16

항공 및 지상 환자 이송

Air and Surface Patient Transport

Reneé Semonin Holleran

환자 이송은 모든 응급실의 필수적인 부분이다. 환자를 다른 치료 시설로 이송해야 하거나, 진단 검사를 위해서 또는 입원을 위해 병원 내에서 이송해야 할 때 환자는 이동하게 된다. 이송 간호는 상세한 교육 및 훈련을 포함하는 전문 분야로 발전했다. 응급 간호사는 이송 전 환자 준비 및 안정화에 자주 참여한다. 이를 위하여 응급 간호사는 이송 적응증, 이송 환경에서 간호와 의학의 실무가 어떻게 바뀌는지, 이송과 이송 전 준비, 이송이 환자에게 미치는 영향, 환자 이송과 관련된 법적 문제 등에 대해 잘 알고 있어야 한다.

이송 팀은 간호사, 전문 간호사, 의사, 진료 보조원, 구급대원, 호흡기 치료사 및 응급 구조사(EMT, emergency medical technicians)를 포함한 다양한 인력으로 구성될 수 있다. 환자 이송 팀의 수준은 기본 생명 유지(BLS, basic life support) 가능 수준에서 중환자 치료까지 다양할 수 있다. 환자의 상태와 필요에 따라 필요한 팀 유형이 결정되어야 한다.

이송 차량에는 운반차 형태의 구급차, 고정익 항공기 및 헬리콥터가 포함된다(그림 16-1). 환자의 상태, 추가 치료의 필요성, 환자의 위치, 날씨 및 특정 이송 서비스의 가용성은 환자를 이송하는 데 사용되는 차량 유형에 영향을 미칠 수 있다.

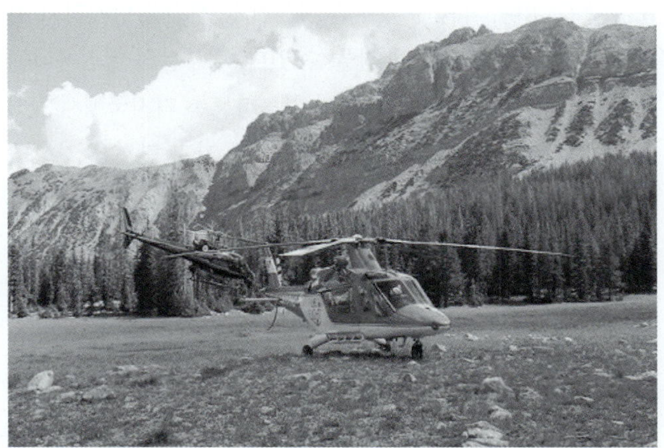

그림 16-1 헬리콥터 이송. (© Arlene Jean Gee.)

환자 이송의 최우선 개념은 항상 안전이다. 여기에는 환자 안전, 이송 팀 안전, 이송 팀 및 사용 차량과 상호작용하는 모든 사람의 안전이 포함된다.

이송 팀을 선택할 때 이송 팀의 질과 역량, 차량, 장비 및 직원 훈련 수준을 항상 고려해야 한다. 의료이송시스템인증위원회(CAMTS, Commission on Accreditation of Medical Transport Systems)(http://www.camts.org) 인증은 이송 프로그램이 일련의 표준을 충족했다는 문서를 제공하여 환자가 이송의 전 과정에서 체계적이고 안전하며 전문적인 치료를 받을 수 있도록 보장한다.

역사적 관점 HISTORICAL PERSPECTIVE

한 위치에서 다른 위치로 환자를 이송하는 것은 새로운 개념이 아니며, 간호사는 이송과 관련된 많은 역사적 명소에서 다양한 역할을 했다. 플로렌스 나이팅게일은 크림 전쟁 중 부상당한 병사들의 수송을 도왔다. 여러 시대에 걸쳐 전장의 군인들은 모든 유형의 이동 수단으로 이송되었다. 나폴레옹의 주치의인 Dominique Larrey는 전장에서 부상당한 병사를 카트로 분류하고 이송하는 체계적인 시스템을 개발했다.

최초의 병원 기반 구급차 서비스는 1865년 오하이오주 신시내티에서 시작되었다. 불행하게도 환자 이송은 전쟁과 병행하여 계속 발전했다. 1945년, 버마의 정글에서 최초의 헬리콥터 구조가 기록되었다. 20세기에는 항공 의료 이송의 사용이 확대되었다.

한국 전쟁, 베트남 전쟁, 중동 전쟁은 전장에서 부상당한 사람들을 돌보는 데 헬리콥터 이송의 효율성을 보여주었다. 최초의 병원 기반 헬리콥터 프로그램은 1970년대 초 콜로라도와 캘리포니아에서 시작되었다. 오늘날 270대 이상의 민간 기반 헬리콥터가 미국과 유럽, 아프리카, 호주 및 뉴질랜드를 포함한 전 세계에서 환자를 이송하고 있다.

1960년대와 1970년대에 의회는 응급 의료 및 이송에 관한 수많은 법안을 제정했다. 응급 의료 및 노동법(EMTALA)은 환자의 이송 및 이송에 대한 지침을 명확히 하기 위해 제정되었다. 응급 간호 실무 및 환자 이송과 관련된 법적 규정에 대한 논의는 제2장에 있다.

이송의 유형 TYPES OF TRANSPORT

환자 이송은 두 가지 별개의 환경에서 발생한다. 즉, 지상에서 구급차를 이용하거나 공중에서 회전익 수송기(헬리콥터) 또는 고정익 수송기(비행기)를 이용한다. 항공 및 지상 이송에 따른 장단점이 있다. 따라서 환자 상태, 병원 도착까지 소요 예정 시간 및 날씨, 지형, 작업 공간, 장비, 인력 및 착륙 지점의 접근성과 같은 많은 요소를 기반으로 항공 또는 지상 이송을 결정해야 한다.

지상 이송 Surface Transport

지상 이송은 대부분 구급차량을 사용하여 수행된다(그림 16-2). 환자 접근은 일반적으로 대부분의 지상 차량에서 더 쉽다. 차량은 또한 인큐베이터, 인공호흡기 및 대동맥 내 풍선 펌프와 같은 더 큰 장비를 수용할 수 있다. 이송 중 치료 수준은 기본심폐소생술에서 중환자 운송에 이르기까지 이송 인력의 교육 및 훈련에 따라 다르다. 미국의 많은 지역에서 이용 가능한 중환자 이송 팀과 차량은 복잡한 생리학적 지원이 필요한 중환자 및 외상 환자의 이송도 제공한다. 이송 차량을 선택할 때 의뢰 기관은 법적으로 이송 중에 치료의 질과 수준이 저하되어서는 안 됨을 기억해야 한다. 또한 파견/이동 의사는 환자를 이송하는 동안 제공된 치료에 대한 책임을 진다.

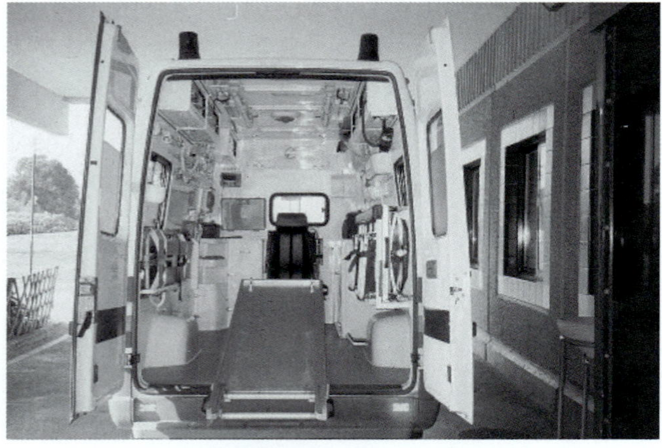

그림 16-2 **지상 이송 차량의 예.** (© Marek Pawluczuk.)

악천후는 이송 방법 결정에 영향을 미친다. 도로 통행이 불가능할 경우 일반적으로 항공 이송이 유일한 대안이다. 날씨로 인해 항공 이송 수단이 정지되면 지상 이송이 유일한 선택이다. 또 다른 중요한 이송 고려 사항은 시간이다. 중환자나 부상을 입은 많은 환자의 경우 병원 도착까지의 시간이 짧을수록 환자의 생존 가능성이 높아진다. 마지막으로, 이송 차량의 선택은 지역사회의 필요에 따라 달라진다. 일부 고립된 농촌 지역에는 인구가 많이 분산되어 있는데 지상 구급차가 단 한 대 뿐이다. 이 차량이 시설 간 이송 중이라면 이 이송 기간 동안 해당 지역사회 내 다른 환자들은 이송을 보장 받지 못한다.

항공 이송 Air Transport

항공 이송은 무분별하게 선택되어서는 안 된다. 미국의 많은 지역에서 항공 의료 이송은 지상 기반 서비스를 대체하는 것이 아니라 보조적인 것으로 간주되어야 한다. 그러나 항공 이송은 시골과 국경 지역에서는 환자를 이송하는 가장 비용 효율적이고 안전한 방법일 수 있다. 지상 이송에 대한 회전익 수송기의 이점에 대한 연구는 여전히 결론에 이르지 못했다. 지상 운송보다 헬리콥터를 선택할 수 있는 몇 가지 이유에는 운송 시간이나 이송 거리, 의료진의 중환자 치료 능력이 포함된다. 그러나 일부 지역에서는 중환자 치료 팀이 지상 운송수단에만 배치되어 있다.

회전익 항공기 또는 헬리콥터는 신속한 지점 간 운송을 제공한다. 헬리콥터는 어려운 지형을 우회하여 대부분의 지역에 도달할 수 있다. 착륙 구역은 긴 지상 이동 시간을 방지하기 위해 환자 또는 환자 근처에 만들 수 있다. 대부분의 헬리콥터는 연료 보급 없이 일상적인 비행이 가능하도록 기지국에서 150마일 이내에서 운행한다. 헬리콥터의 한 가지 단점은 기상조건에 따라 비행이 지연되거나 취소가 결정될 수 있다는 것이다. 헬리콥터 객실 크기와 구성으로 인해 환자 상태 사정과 기내에서의 중재가 제한될 수 있다. 무게 제한은 탑승 인원과 장비의 양을 제한한다. 헬리콥터로 이송하는 경우 이송 전에 포괄적인 환자 안정화가 필요할 수 있다.

고정익 이송의 장점은 장거리를 이동할 수 있다는 것이다. 정교한 의료 장비가 탑재된 기압이 일정하게 유지되는 객실에서 치료가 가능하다. 많은 고정익 항공기는 여러 명의 환자를 수송할 수 있다. 전천후 항법 장비로 악천후 시에도 이송이 가능하다. 고정익 이송에는 승무원과 환자의 안전을 보장하기 위해 적절한 비행장이 필요하다.

이송 과정 Transport Process

오늘날 환자 이송에는 체계적인 과정이 필요하다. 이송 과정에는 여러 요소가 있는데 이송 과정이 원활하고 효율적이려면 미리 이러한 구성 요소를 배치해야 한다.

이 과정은 미국 전역과 전 세계적으로 계속 변화하고 있다. 병원 전, 응급 및 중환자 전문 분야를 포함한 여러 조직에서 환자 이송을 수행하는 방법에 대한 권장 사항을 발표했다. 응급실 의료진은 시설 내 환자와 외상환자의 이송에 대한 적응증과 이용할 수 있는 자원에 대해 잘 알고 있어야 한다.

병원 전 이송 Prehospital Transport

미국 대부분의 지역에서 일반인은 9-1-1 긴급 전화번호를 통해 병원 전 이송을 시작할 수 있다. 노련한 입원 전 응급 의료 서비스(EMS)는 환자를 가장 가까운 적절한 의료 시설로 이송한다. 지상 이송은 또한 필요 시 환자 상태에 따라 지역 병원에서 상급 병원으로 기관 간 이송을 위해 개시될 수 있다.

병원 전 이송 환경(현장 대응)에서 헬리콥터 사용은 지역 EMS 또는 기타 주정부 기관에서 관리할 수 있다. 전미 EMS 의사협회(NAEMSP, National Association of EMS Physicians)와 미국응급의학회(ACEP, American College of Emergency Physicians)는 현장에서 항공 의료 이송을 사용하기 위한 지침과 정책을 제안했다. 이러한 적응증 일부는 **박스 16-1**에 요약되어 있다.

기관/시설 간 이송 Interfacility Transfers

모든 응급 간호사는 기관 간 이송을 조직하고 구성하는 데 참여할 가능성이 있다. 효과적인 구성에는 의뢰 기관의 진료 수용 능력에 대한 평가 및 이해, 사용 가능한 EMS 및 이송체계에 대한 심층 지식이 포함된다. 이러한 지식이 사전에 잘 갖추어져 있으면 이송 과정이 신속하게 이루어질 수 있다.

응급 간호사는 환자 이송에서 수행해야 할 잠재적인 역할을 알고 있어야 한다. 오늘날 미국에는 이송 팀을 이용할 수 없는 곳이 거의 없다. 응급 간호사 또는 기타 간호사가 환자 이송 시 이송 팀과 동행하도록 요청 받는 경우 이송 차량에서 사용할 수 있는 장비의 유형, 작동 방법 및 해당 팀의 기술 수준을 알고 있어야 한다. 간호사의 안전도 이송 과정에서 중요한 요소이다. 이송 차량에는 적절한 보호대가 있어야 한다. 안전 브리핑도 제공되어야 하며, 간호사는 안전한 이송을 제공하는 데 도움이 되는 기타 정보를 제공해야 한다.

이송 방법의 발달은 의뢰 기관의 인력 및 시설에 대한 객관적인 사정에서 시작된다. 응급실에 오는 모든 환자를 치료할 의사와 간호사의 자격과 자질을 평가해야 한다. 고려해야 할 특수한 분야에는 중환자실, 수술실 및 소아과, 산부인과, 신생아 및 정신과 병동이 포함된다. 전문 진단 검사를 수행하고 적절한 혈액 및 혈액 제제를 제공할 수 있는지도 사정되어야 한다. 이러한 모든 요소는 아프거나 부상당한 환자가 이용할 수 있는 치료 수준에 영향을 미친다.

수용 기관의 능력을 이해하는 것은 의뢰 기관의 책임 중 하나이다. 외상 환자는 미국외과학회 외상위원회(ACS-CoT, American College of Surgeons-Committee on Trauma)

박스 16-1 병원 환경 외의 항공 이송 사용

수술을 통한 출혈 조절과 같은 특정 개입이 적시에 필요한 경우
적절한 치료 센터로 이송해야 하는 불안정한 활력 징후를 초래한 부상
흉관 삽입과 같은 전문 중재 기술을 갖춘 팀의 이송이 필요한 경우
환자의 위치가 항공 이송이 합리적인 경우
최종 치료센터까지 환자의 거리
12세 미만 및 55세 이상 환자의 심각한 외상
외상 또는 산전 합병증이 있는 임산부
다발성 손상
차량에서 튕겨져 나온 환자
보행자 또는 자전거 운전자가 차량에 치인 경우
머리, 가슴, 또는 복부에 짓눌린 부상
GCS 13점 이하
척추/척수 손상
심각한 복통
안전벨트 표시의 존재
동요가슴
절단(전문 병원 치료 필요)
미국 화상 협회 기준에 따른 주요 화상
응급 의료 제공자의 판단

박스 16-2 적절한 환자 이송 모드 결정

- 환자의 상태가 이송 시간을 최소화해야 하는가?
- 환자가 시간에 민감한 평가나 치료가 필요한가?
- 환자가 지상 이송이 문제가 될 수 있는 장소에 있는가?
- 이송 경로를 따라 현재 예상되는 날씨는 어떠한가?
- 의뢰 시설에 이용 가능한 헬기 착륙장이나 공항이 있는가?
- 환자의 체중과 체격은 어느 정도인가?
- 어떤 종류의 장비가 환자와 함께 이동되어야 하는가?
- 환자는 어떤 중재/이송 팀을 필요로 하는가? 예를 들어 중환자, 소아, 신생아 등
- 이송 차량을 이용하면 적절한 응급 의료 서비스 없이 의뢰 시설이나 지역사회를 떠날 수 있는가?
- 의뢰 시설에서 이용할 수 있는 특수 지상 이송 서비스가 있는가?
- 항공 이송이 사용 가능한가?
- 환자가 국제적인 이송을 필요로 하는가? 환자의 의학적 요구에 맞는 서비스 이용이 필요한가?

Modified from Thomson D, Thomas S: Guidelines for air medical dispatch, *Prehosp Emerg Care* 7(2):265, 2003.

에서 외상 센터로 지정한 시설에서 가장 최상의 진료를 받을 수 있다. 고위험 신생아는 신생아 중환자실 치료를 받을 수 있다. 전문 치료의 다른 영역에는 뇌졸중 센터, 화상 센터, 사지 접합 센터, 소아 센터, 고위험 산모 센터, 개심술 센터 및 고압 산소 센터가 있다.

한 기관에서 다른 기관으로 환자를 이송하는 행위는 잘 문서화되어야 하며 각 기관에서 식별한 법적 지침에 속해야 한다. 적절한 모드와 팀 유형을 결정하는 것은 의뢰 기관의 가장 중요한 역할 중 하나이다. 환자가 자신의 건강 상태로 인해 동의할 수 없고 가족이 없는 경우 묵시적 동의법에 따라 환자를 이송할 수 있다. 환자, 가족 또는 의뢰 기관의 대리인이 이송 동의서에 서명해야 한다. 박스 16-2에는 의뢰 기관이 어떤 유형의 환자를 이송해야 하고 적절한 이송 방식을 결정하는 데 도움이 될 수 있는 몇 가지 질문이 포함되어 있다.

의사소통 Communication

의뢰 기관에서 수용 기관까지 간호사 간 의사소통이 이루어져야 한다. 간호사 간 의사소통이 어렵다면 이송 팀의 구성원이 전원 의뢰서를 제공할 수 있다. 의무 기록, 검사결과지 및 영상 검사 사본을 환자와 함께 이송해야 한다. 가능하면 이 정보를 최대한 빨리 수용 기관에 제공해야 한다. 원격 의료는 이를 훨씬 쉽게 만들었다. 이송 프로그램 안에 의뢰 기관과 수용 기관 간의 의사소통 시작과 추적 관찰 방법을 기록한 정책과 절차가 포함되어야 한다. 정보 보호 대상인 의료 정보를 전달할 때는 건강 보험 이전 및 책임에 관한 법률(HIPAA) 지침을 따라야 한다.

이송 팀 탑승원 Transport Team Members

환자와 동행하는 이송 팀 탑승원은 환자 상태에 따른 치료 수준에 의해 결정된다. CAMTS 표준10은 기본 소생술(BLS), 전문 소생술(ALS) 및 중환자 이송을 위해 필요한 탑승원에 대해 간략하게 설명한다. 차량 운전자와 함께 최소 2명의 탑승원이 환자와 동행해야 한다. 팀은 이송 서비스의 서비스 범위를 반영해야 한다. 필요 시 전문 팀이 구성되어야 한다. 예를 들어, 위급한 신생아를 위해 신생아 이송 팀이 필요할 수 있다. 모든 팀 탑승원은 이송 과정에 능숙해야 한다.

대부분의 이송 팀은 환자 치료 프로토콜을 사용한다. 프로토콜과 차이가 있거나 문제가 발생하는 경우 의사와 의사소통하여 처치에 대한 지침을 제공할 수 있는 능력이 있어야 한다.

이송 팀 구성 형태는 다양하고 많다. 이송 간호는 전문 분야로 발전했다. 이송 간호사는 이송 팀에 합류하기 전에 구체적이고 엄격한 교육을 받는다. 항공 및 지상 이송 간호사협회(ASTNA, Air and Surface Transport Nurses Association)(이전의 국가 항공 간호사 협회)는 비행 생리학, 안정화, 의사소통 및 의료 문제와 같은 영역에서 표준화된 교육과 훈련을 제공하기 위해 항공 및 지상 이송 간호 핵심 커리큘럼을 개발했다. 초기 교육에는 전문 기도술, 침습적 시술, 중환자 및 응급 치료를 포함한 이론 및 실습 수업이 포함되어야 한다. 신규 이송 간호사가 이송 경험을 할 수 있도록 프리셉터 프로그램이 자주 사용된다. 간호 술기를 유지하고, 최신 치료법에 관한 정보를 개정하고, 정책과 절차를 검토하려면 반복적인 훈련이 필요하다. 월간 이송 검토는 성과 향상 기회를 제공하고 직원 간의 학습 경험 공유를 촉진한다. 지속적인 수행 개선은 이송 간호 실무 지도 원칙 중 하나여야 한다.

간호사는 전문심장소생술(ACLS, Advanced Cardiac Life Support) 자격을 갖거나 전문 기도 관리술 및 흉관 삽입, 바늘 흉강삽관술 및 골내 주사와 같은 기타 침습적 기술에 대한 교육 및 평가를 지속적으로 유지해야 한다. 환자 상태에 따른 이송 수준에 따라 침습적 대동맥 내 풍선 펌프 관리가 추가교육

으로 포함될 수 있다. 이송 프로그램의 서비스 범위에 외상 환자가 포함되는 경우 팀은 전문외상소생술(ATLS, Advanced Trauma Life Support), 이송전문고급외상과정(TPATC, Transport Professional Advanced Trauma Course), 또는 침습적 술기가 가능한 외상 간호 핵심 과정(TNCC, Trauma Nursing Core Course)을 요구할 수 있다.

이송 간호사는 공인 비행 등록 간호사(CFRN, Certified Flight Registered Nurse) 또는 공인 운송 등록 간호사(CTRN, Certified Transport Registered Nurse) 자격을 취득해야 한다. 많은 이송 간호사는 중환자 또는 응급 치료와 같은 전문 분야의 자격을 선택할 수도 있다.

일부 주에서는 병원 전 환경에서 일하는 간호사에 대한 추가 자격 증명이 필요하다. EMT 또는 EMT-paramedic (EMT-P)가 포함될 수 있다. 이송 간호사는 해당 주에서 요구하는 규정을 숙지해야 한다.

산과, 소아 또는 신생아 환자의 이송에는 특정 교육을 받은 전문 팀이 필요하다. 미국소아과학회(AAP, American Academy of Pediatrics)는 소아 및 신생아 환자를 안정화, 관리 및 이송하는 데 필요한 교육, 훈련 및 특정 장비에 대한 지침을 제공한다.

이송 팀 탑승원은 특수한 상황에서 업무한다. 환자와의 상호작용은 짧고 종종 서두르게 된다. 이송되는 환자는 이송이 필요한 상황으로 인해 추가 부상이나 사망의 위험이 증가한다. 이송 탑승원은 가족이 수용 병원과 접촉하는 유일한 사람이 자신이라는 사실을 기억해야 한다. 팀은 이송에 필요할 수 있는 중재 및 기타 절차를 설명하면서 가족과 연락을 취해야 한다. 의뢰 병원 인력과 의사소통을 지속하는 것은 이송 팀에게 환자 상태를 알릴 수 있는 기회를 제공한다. 협력 관계를 육성하는 것은 환자 간호를 향상시킬 수 있는 기회를 제공할 뿐만 아니라 이송 간호사 역할에 대한 헌신과 자부심을 심어준다.

이송 장비 Transport Equipment

주 및 지역 규정은 일반적으로 지상 및 항공 이송 수단 모두에 필요한 장비를 지정한다. 그러나 의료이송시스템인증위원회(CAMTS), 전미 EMS 의사협회(NAEMSP), 미국응급의학회(ACEP), 미국소아과학회(AAP), 미국외과의사협회(ACOS, American College of Surgeons)에서 권장하는 이송 가능 장비에 대한 몇 가지 일반적인 지침이 있다.

임무, 운송 차량의 크기 및 환자의 임상 상태는 운송 중 운반되는 장비에 영향을 미치는 요소이다. 일반 장비에는 제세동기 및 외부 심장 박동기와 같은 소생 및 안정화에 필요한 장비뿐만 아니라 기도 유지, 산소 공급 및 활력 징후를 모니터링 및 관리하는 데 사용되는 장비가 포함되어야 한다. 전문 소생 및 통증 관리를 위한 약물도 포함되어야 한다.

모든 장비는 적절한 기능을 유지하기 위해 정기적으로 관리되어야 한다. 연례 예방 유지보수 점검은 날짜를 기입하고 팀 구성원이 볼 수 있어야 한다. 약물은 유효기간 만료 여부를 확인하고 적절한 온도에서 보관해야 한다. 팀원들이 장비 사용 방법에 관한 적절한 교육과 훈련을 받을 수 있도록 정책과 절차가 마련되어 있어야 한다. 오작동하는 장비를 제거하고 교체 방법을 확립하고 이를 문서화해야 한다.

기술이 계속 발전함에 따라 많은 장비가 다기능화되고 유효기간이 길어지고 있다. 또한 체외 관류와 같은 전문 시술을 이송 중에 지속할 수 있다. **박스 16-3**에는 이송 중에 사용할 수 있는 일부 장비에 대한 요약이 포함되어 있다.

이송 준비 Preparation for Transport

아프거나 부상당한 환자의 이송을 위한 준비는 환자의 특정 질병, 부상 및 연령에 따라 다르다. 이송 방식, 이송 차량의 크기 및 기능도 환자의 이송 준비 방법을 결정하는 데 도움이 된다. 이송 중 발생할 수 있는 문제는 출발 전에 확인해야 하며 현장 또는 의뢰 병원에서 적절한 개입을 수행해야 한다.

EMS 기관(현장 이송)과 의뢰 병원(병원 간 이송)은 가용한 자원과 인력 내에서 적절한 평가와 안정화를 시작하여 환자를 준비하는 데 걸리는 시간을 줄이는 데 도움이 될 수 있다. 이송 팀이 도착하면 환자를 빠르고 안전하게 이동할 수 있도록 불필요한 절차 및 진단 검사를 피해야 한다.

기도 유지와 호흡 AIRWAY AND BREATHING

이송 중 기도 개방은 가장 중요하다. 잠재적인 기도 손상을 미래 예상하여 이송 전에 필요한 중재를 수행할 수 있도록 해야 한다. 기관내 삽관은 흡인할 수 있는 환자, 흉부 팽창에 어려움이 있는 환자 또는 인공호흡이 필요한 환자(예: 의식 수준 변화, 안면 골절, 기도 폐쇄 또는 흡입 화상 환자)에서 고려되어야 한다. 이송 차량의 내부 크기와 차량 내 이송 팀의 위치도

박스 16-3 환자 이송을 위한 준비 권장 사항[a]

기도와 환기(Airway and Ventilation)

휴대용 및 고정식 흡인 장치
큰 구경의 흡인 카테터
흡인 카테터(이송되는 환자에 따라 다양한 크기)
여분의 배터리와 전구가 있는 후두경(연령 고려)
후두경 블레이드(이송되는 환자 유형에 따른 크기)
기관내 튜브(이송되는 환자의 연령에 따라 커프가 있는 경우와 없는 경우)
주사기
Magill 집게(이송 연령에 따라 크기 다름)
윤활 젤
위관(연령에 따라 다름)
호기말 CO_2 측정 장치
백마스크 장치: 수동식, 자체 팽창(연령에 따른 적합한 크기)
의료 지시에 따라 사용이 승인된 대체 기도기
네뷸라이저
연령에 따른 적합한 탐침이 확보된 맥박 산소 농도계
휴대용 인공호흡기

심장(Cardiac)

휴대용 배터리로 작동되는 모니터, 제세동기 및 외부 맥박 조정장치

혈관 주입(Vascular Access)

정맥 카테터(연령에 따라 적합한 것)
정맥 주입 팩 또는 기타 정맥 주입을 위한 장비
결정질 용액
정맥 투여 세트
정맥 내 펌프 또는 용액 모니터
골강 내 접근 장비

약물(Medications)

심혈관 약물
항부정맥제
에피네프린
니트로글리세린
아스피린
승압제
호흡기 약물
알부테롤
비마약성/마약성 진통제
항간질제
진정 또는 기타 삽관 보조제
신경근 차단제
혈당계 및 글루카곤 또는 $D_{50}W$

이동 장비(Immobilization Devices)

경추 고정 칼라(환자 연령 및 크기에 따라 적합한 것)
머리 고정 장치
하지 견인 장치
부목
방사선 투과성 백보드

밴드/붕대(Bandages)

화상 팩
삼각근 고정 붕대
드레싱 용품
거즈롤
탄력 붕대(압박 붕대)
밀폐 드레싱
다양한 크기의 드레싱

의사소통(Communication)

양방향 무선 통신
휴대전화

산과적 준비물(Obstetric)

분만 관련 세트
Bulb 흡인기
열 흡수제 및 헤드 커버
적절한 열원

기타(Miscellaneous)

지역이나 주 규정, 또는 이송 팀의 임무에 따라 달라질 수 있음

[a] 이 목록은 제안된 목록으로 달라질 수 있다.

이송 전에 기도를 안정화하는 결정에 영향을 줄 수 있다.

흉벽 손상, 척수 손상 또는 신경학적 기능 장애가 있는 환자도 인공호흡이 필요할 수 있다. 기흉 또는 혈흉의 가능성이 있는 경우 흉관 삽관을 이송 전에 수행해야 한다. 기흉의 재발을 방지하기 위해 폐쇄형 배액 시스템을 적용해야 한다.

혈역학적 안정화 HEMODYNAMIC STABILIZATION

적절한 맥박수와 혈압을 유지하기 위한 중재는 이송 전에 시작되어야 한다. 여기에는 출혈 조절, 저혈량증 교정, 유치도뇨관 삽입, 심장 모니터링이 포함된다. 압박드레싱이나 상처 봉합을 통해 외부 출혈 부위를 조절해야 한다. 장골 골절용 부목과 골반 손상 시 골반 안정화 장치는 골절을 안정화하고 출혈을 억제한다.

체액 손실을 대체하려면 적절한 정맥 주사(IV)가 필요하다. 직경이 큰 IV 카테터는 빠른 수액 주입을 가능하게 한다. 이송을 위해 혈액 대체제를 준비해 환자와 함께 이송할 수 있다.

체액 관리가 필요한 환자는 소변량 측정을 위해 유치도뇨관(금기가 아닌 경우)을 삽관할 수 있다. 배설량 측정 외에도 소변 배출은 장거리 이송 시 환자의 불편함을 줄여준다.

모든 IV는 개통 여부를 확인하고 안전하게 유지해야 한다. 라인이 여러 개인 경우 라벨을 부착하면 이송 중 정확한 라인에 약물을 투여할 수 있다. 쇄골하 또는 내경정맥에 삽관된 경우 항공 이송 전에 기흉의 존재를 배제하기 위해 흉부 방사선 사진을 촬영해야 한다.

약물은 이송 프로토콜에 따라 주입 펌프로 투여하거나 모니터링 장치가 있는 장치를 배치해야 한다. 대부분의 이송 팀은 최소한 모든 혈관 작용 약물을 펌프 또는 주입기에 배치한다. 모니터에 표시되지 않는 약물은 이송 중 주의 깊은 관찰이 필요하다.

신경학적 안정화 NEUROLOGICAL STABILIZATION

환자의 신경학적 상태를 안정시키기 위한 모든 시도가 이루어져야 한다(즉, 정상적인 두개내압 유지, 발작 조절, 척수의 완전성 보존).

두부 손상 환자의 뇌관류압 유지에는 증가된 두개내압을 조절하기 위한 측정이 포함된다. 이송 중 약물(예: 만니톨, 진정제, 신경근 차단제) 및 수액 투여, 환자 자세 및 인공호흡 설정과 같은 치료 유지에 대해 환자를 수용하는 신경과 전문의 또는 신경외과 의사와 상의해야 한다.

이송 중 발작 위험을 줄이기 위해 예방 약물이 필요한지 의사 간 협의하고 결정해야 한다. 신경근 차단제를 투여 받은 발작 위험이 있는 모든 환자는 약물 조절 지시에 따라 발작 예방을 위한 처방을 받아야 한다.

척수 손상이 의심되는 환자는 움직이지 않도록 적절하게 고정되어야 한다. 환자가 둔기 외상으로 의식 수준이 변경된 경우에도 고정을 수행해야 한다. 척추 통증 또는 압통; 사지 마비 또는 따끔거림과 같은 특정 신경학적 문제; 척추의 해부학적 기형; 높은 부상 기전; 또는 약물 또는 알코올 중독의 경우에도 척추를 고정해야 한다. 긴 이송 시간은 드문 일이 아니며 욕창 발병 위험을 줄이기 위한 예방 조치를 취해야 한다. 뼈 부위를 채우거나 진공 부목을 사용하면 환자에게 더 나은 환경을 제공할 수 있다.

근골격 안정화 MUSCULOSKELETAL STABILIZATION

근골격계 손상 환자의 치료에는 출혈 예방, 골절 고정, 상처 치료 및 진통제 투여가 포함되어야 한다.

부목 적용 시 말초 맥박확인, 이송 중 부종이나 출혈의 증가를 관찰할 수 있도록 해야 한다. 에어 부목은 항공 운송 중 압력 변화에 반응하므로 사용해서는 안 된다. 골반 골절은 골반 바인더로 안정화되어야 한다. 대퇴골 골절에 대한 견인 부목은 이송에 사용될 수 있다.

사지 이식을 위해 이송된 환자는 특별한 주의가 필요하다. 절단된 부위를 식염수에 적신 거즈로 싸서 비닐 봉지에 넣어 보존한다. 비닐 봉투는 차가운 밀폐용기에 넣어야 한다. 이때 환부나 절단부가 얼면 안 된다. 이는 조직 파괴를 유발하고 이식을 하지 못하게 한다.

이송 전 상처 관리는 출혈 조절, 초기 세척 및 멸균 드레싱 적용으로 제한될 수 있다. 이송 팀 구성원은 파상풍 예방 접종 여부를 기록해야 한다.

화상 치료에는 화상을 입은 체표면적율 계산과 수액 처치가 포함된다(제41장 참고). 수액 처치는 이송 내내 계속되어야 한다. 이송 팀은 이송 차량에 적절한 수액 공급이 가능한지 확인해야 한다. 환자를 따뜻하게 유지해야 하므로 여름철에도 이송 차량에서 히터를 가동해야 할 수 있다. 조이는 반지, 목걸이 및 의복은 제거해야 한다. 순환 장애가 있는 경우 의료 감독의 지시에 따라 이송 전에 가피절개술을 수행해야 한다.

환자와 가족의 정서적/심리적 지지 EMOTIONAL AND PSYCHOSOCIAL SUPPORT OF THE PATIENT AND FAMILY

이송이 필요한 환자와 환자의 가족은 많은 신체적, 정서적, 심리적 요구를 가지고 있다. 응급 및 이송 간호사는 환자의 두려움을 인식하고 질문에 답함으로써 이러한 요구를 해결할 수 있다.

집, 가족 및 익숙한 환경에서 환자를 이동하면 환자의 스트레스가 증가한다. 항공으로 이송 시 환자는 비행에 대한 두려움이 있을 수 있다. 환자와 가족은 화를 내고 이송을 의뢰한 병원에 대해 분노하기도 한다. 이송의 필요성은 종종 환자 또는 가족에게 환자가 사망하고 있다는 것으로 받아들여지기도 한다. 이송 스트레스는 불안을 유발하여 심박수 및 호흡수 증가, 발한, 메스꺼움, 구토 및 전반적인 상태 악화를 유발할 수 있다.

의뢰 병원의 의료진과 이송 팀이 함께 협력하여 이송의 모든 절차, 소음, 사유 등을 충분히 설명하여 환자의 두려움을 줄여야 한다. 이송 탑승원은 환자에게 의뢰 병원에 대한 신뢰를 심어주기 위해 노력해야 한다. 이 확신은 환자가 생존할 경우 가정으로 돌아가 향후 이송을 의뢰한 병원에서 치료를 받을 수 있기 때문에 중요하다.

연구에 따르면 환자가 다른 병원으로 이송되어야 할 때 가족에게는 특별한 요구 사항이 있는 것으로 나타났다. 가족들은 이송 팀이 사랑하는 사람들을 진정으로 돌보고 있다는 느낌을 받기를 원한다. 그들은 예후, 특히 환자가 살거나 사망 가능성 여부를 포함하여 환자의 상태에 대한 구체적인 사실을 알고 싶어 한다. 따라서 그들이 이해할 수 있는 용어로 절차와 치료를 설명해야 한다. 질문에 정직하게 대답하고 긍정적으로 약간의 희망이 있다고 느낄 수 있게 한다. 이 정보는 가족의 반응을 평가할 수 있도록 항상 제공되어야 한다. 가족에 대한 업무는 시간이 많이 걸리지만 이는 이송 관리의 중요한 부분이다.

환자의 가족도 큰 두려움을 갖고 있다. 환자가 심하게 아프거나 부상을 입었다면 사랑하는 사람과의 마지막 상호작용이 될 수 있다. 가족은 이송의 필요성을 이해하지 못할 수 있다. 즉각적인 이송의 필요성을 설명하는 시간이 필요하다. 가족은 또한 이송된 병원에서 환자를 위해 무엇을 할 수 있는지에 대한 과장된 생각인 "메카 증후군"을 가질 수 있다. 가족은 입원하는 병원이 환자의 생명을 구할 것이라고 믿을 수도 있지만 실제로는 그렇지 않을 수도 있다.

가족 구성원이 환자와 동행하기를 원할 수 있다. 헬리콥터 이송의 경우 공간 및 무게 제한으로 인해 동행이 불가능할 수 있다. 그러나 지상 구급차 또는 고정익 항공기는 유형에 따라 가족 구성원이 사용할 수 있는 공간이 있을 수 있다. 지상 수송 중 가족 구성원이 환자와 함께 오는 것을 허용할지 여부는 이송 탑승원이 결정해야 하지만 항공 수송의 최종 결정은 기장의 책임이다. 가족 구성원의 존재는 특히 환자가 어린이일 때 환자의 불안을 어느 정도 완화할 수 있다. 환자의 상태가 변할 수 있고 약속이 항상 지켜질 수는 없기 때문에 이송이 시작되는 시간까지 가족 동반에 대한 결정을 해서는 안 된다.

가족의 불안을 완화하기 위해 수용 병원에 대해 가능한 한 많은 정보를 제공한다. 지도, 환자 입원 계획 및 전화 연락처 등의 정보는 환자가 이송을 위해 떠난 뒤 추후 진행방향을 알려준다. 가족은 예상 이동 시간과 병원 도착 예정 시간을 알아야 한다. 이 시간은 날씨, 예상치 못한 지연, 시간대 변경 및 기타 요인을 고려하여 계산되어야 한다. 이송 시간을 최대한 길게 잡는 것이 항상 최선이다. 이송이 예상보다 빨리 완료되면 가족은 안도감을 느낄 것이다. 반면에 이송이 예상보다 오래 걸리면 가족은 이송 자체의 결과를 두려워 할 수 있다.

가능하면 출발 전에 마지막으로 해야 할 일 중 하나는 환자와 가족이 시간을 보낼 수 있도록 하는 것이다. 마지막 인사는 이송의 가장 중요한 순간일 수 있다.

기록/문서 Documentation

인계 서류는 필수이다. 이는 법적 의무 준수를 확인하고, 간호 기준을 설정하도록 하며, 잠재적인 소송 상황에서 간호 제공자를 보호한다. 기록에는 부상 기전, 부상 시간, EMS 도착 시간, 현장 및 이송 중 제공된 간호, 이송 중 사용된 프로토콜 또는 처방이 포함된다. 기관 간 이동과 관련된 문서에는 병원 입원 전 기록, 응급실 기록 및 이송 중 간호에 대한 기록이 포함된다. 이송 형태와 이송 형태에 대한 지시가 문서에 포함되어야 한다. 이 양식은 의료 시스템마다 다를 수 있다.

이송 중 간호 Care During Transport

이송 탑승원은 환자의 안정성을 유지하기 위한 중재를 수행해야 한다. 프로토콜과 의사의 처방이 이송 팀의 특수 중재 수행을 명확히 한다. 이송 중 필요할 수 있는 중재에는 기도 확보, 흡인, 수액 투여, 응급 흉관삽입술 수행, 약물 투여 및 ALS 시행이 포함된다. 위급 상황 시 장비와 인력이 불충분하면 인근의 기관으로 이송을 전환할 수 있다. 불필요한 지연을 방지하기 위해 이송 전에 이러한 기관의 위치를 인지하고 있어야 한다.

좌심실 보조 장치 또는 대동맥 내 풍선 펌프와 같이 이송 팀이 일반적으로 사용하지 않는 장비는 훈련된 탑승원이 관리해야 한다. 이송 팀에 추가된 동반 인원은 안전 및 운영 문제가 포함된 이송 환경에 대한 오리엔테이션을 받아야 한다. 또한 비행기로 이동할 경우 유니폼과 헬멧을 착용해야 한다.

이송 중 모든 간호는 기록해야 한다. 이송 양식 사본은 수용 기관의 환자 차트에 삽입해야 한다. 기록에는 환자 평가, 중재 및 환자의 중재에 대한 반응이 포함되어야 한다. 또한 환자의 상태에 영향을 미친 비정상적인 사건이나 영향도 기록해야 한다.

의사소통 Communication

효과적인 의사소통은 전체 이송 과정의 필수 구성 요소이다. 응급 의료 센터에 이송 요청이 접수되면 수신자는 해당 부서에 회신한다. 이후 무선 통신으로 관련 정보를 전송한다. 중증도 및 지역 프로토콜에 따라 의료 지휘 센터 또는 수용 병원의 전원 부서와 직접 연결할 수 있다. 이송 팀이 환자에게 중재를 시행할 수 있도록 환자의 자료를 전송받을 수 있어야 한다.

성공적인 의사소통에는 모든 담당자가 환자의 상태에 대해 인지하는 완전한 순환이 포함된다. 이송 과정의 설정은 의사 대 의사의 접촉으로 시작된다. 의사소통은 진행형으로 이송 및 수용기관의 직원에게 필수적인 정보를 제공하는 것에 초점을 두어야 한다.

응급 및 이송 간호사는 해당 분야의 의사소통 센터 및 센터 이용 방법에 대해 잘 알고 있어야 한다. 모든 의사소통 중에 환자정보를 보호하기 위해 모든 노력을 기울여야 한다. 환자 이름 또는 기타 식별 요소의 사용은 피해야 한다.

의학적 관리 Medical Control

의학적 관리 조직은 시스템마다 다르다. 온라인 의학적 관리는 환자 치료에 대한 지시를 제공할 목적으로 무선 또는 전화를 통해 이송 탑승원과 의사(또는 의사 대리인) 간의 직접 의사소통을 의미한다. 오프라인 의학적 관리에는 치료의 질을 보장하는 데 필요한 관리 기능이 포함된다. 각 의학적 관리 시행자는 이송 시 제공되는 치료를 직접적으로 책임지는 의사이다. 이송 팀원의 적절한 훈련, 오리엔테이션 및 지속적인 교육을 보장하는 것은 의학적 관리 시행자의 책임이자 의무이다.

이송 간호 Transfer of Care

환자가 이송되는 동안 의뢰 및 수용 기관은 환자 치료의 책임을 분담한다. 수용 기관에 도착한 후에야 의뢰 병원의 법적 책임이 종료된다.

환자 이송의 스트레스 STRESSES OF TRANSPORT

환자를 이송하는 동안 환자는 환경 요인에 노출된다. 대기 조건, 차량 구성, 항공기의 움직임 및 환자 상태의 변화에 따라 문제가 발생한다. 이 중 일부는 환자에게 유해하지만 이송 전과 이송 중에 적절한 간호를 받으면 유해한 영향을 최소화할 수 있다. 이는 환자와 이송 팀 모두에게 스트레스를 줄 수 있으며 환자와 팀 구성원 모두 안전한 이송을 완료하기 위해 중재가 필요할 수 있다.

고도의 영향 Effects of Altitude

항공기의 고도가 변경되면 대기 변화가 발생한다. 해수면에서 대기권으로 상승하면 대기압이 저하되고, 이는 가스의 부분압과 온도 감소 및 가스 팽창을 야기한다. 하강 중에는 반대 현상이 나타난다.

보일의 법칙에 따르면 기체의 부피는 압력에 반비례한다. 항공기가 상승함에 따라 대기압은 감소하고 가스는 팽창한다. 해수면에서 1,100 mL의 가스는 6,000 ft (1.8 km) 고도에서 130 mL, 18,000 ft (5.5 km)에서 200 mL, 34,000 ft (10.4 km)에서 400 mL로 팽창한다. 가스 팽창은 항공기가 상승하는 모든 이송 수단에서 잠재적인 문제이다.

기흉, 심막기종, 종격동기종, 복부 팽만 환자 또는 일부 인공호흡기와 같이 가스 팽창의 영향을 받을 수 있는 장비를 적용하고 있는 환자는 기압 변화의 영향에 대해 면밀히 모니터링해야 한다. 흉관삽입술이나 위관 삽입과 같은 중재는 이송 전에 수행해야 한다.

고정익 및 회전익 수송기는 서로 다른 원리에 따라 설계된다. 환자 수송에 사용되는 고정익 항공기는 가압되어 있어 높은 고도에서 비행할 때 편안한 객실 분위기를 제공한다. 항공기 내에서 생리학적으로 편안한 환경을 유지할 수 있는 이러한 기능은 대기 변화에 영향을 받을 수 있는 환자를 이송할 때 이점이 된다. 가압으로 인해 높은 고도에서 비행할 수 있지만 환경의 미세한 변화조차도 상태가 심하게 손상된 사람에게는 해로울 수 있다.

가압 시스템이 고장 나면 객실 내 압력이 손실되어 급격한 기압 변화를 일으킬 수 있다. 이 급속한 감압으로 인해 객실 내부가 객실 외부 압력과 같아지므로 급격한 산소 손실, 급격한 온도 저하 및 가스 팽창과 같은 현상들로 종종 인체에 해로운 영향을 미친다. 건강한 사람은 이러한 변화를 견딜 수 있지만 건강이 좋지 않은 사람은 빠르게 악화될 수 있다. 환자를 이송하는 사람들은 이러한 영향을 인지하고 출발 전에 합병증을 최소화하기 위해 가능한 모든 조치를 취해야 한다.

헬리콥터에는 가압기능이 없다. 따라서 헬리콥터가 오르내릴 때마다 대기압의 변화가 느껴진다. 결과적으로 헬리콥터로 이송된 환자는 고정익 항공기로 이송된 환자보다 더 큰 위험에 처할 수 있다. 높은 고도가 환자에게 문제가 될 수 있는 경우 이송 간호사는 헬리콥터 조종사에게 가능한 한 낮은 고도에서 안전하게 비행하도록 요청해야 한다.

저산소증 Hypoxia

항공으로 이송되는 많은 환자는 특수한 환경으로 인해 저산소 상태에 있다. 이 저산소 상태는 대기압의 변화가 발생할 때 강화된다. 저산소증에는 네 가지 주요 유형이 있다.

- **저산소증:** 호흡하는 공기에 산소가 부족하거나 산소가 폐에서 혈류로 확산되는 것을 막을 때 발생
- **허혈성 저산소증:** 혈액 내 산소 운반 능력 감소로 인한 결과
- **정체성 저산소증:** 혈액순환이 원활하지 않아 발생
- **조직 독성 저산소증:** 신체 조직의 산소 사용 방해로 인한 결과

항공기가 고도를 높이면 산소 분압(Po_2)이 감소하고 산소 분자가 폐포막을 통과하는 확산 기울기가 감소한다.

실내 공기는 21%의 산소로 이루어져 있다. 환자가 산소를 공급받는 경우 흡입된 산소의 일부가 환자의 산소 요법에 사용된다. 수압이 47 mmHg와 같다고 가정하면 해수면에서 Po_2는 150 mmHg 이다: (760 mmHg 대기압 − 47 mmHg) × (0.21) = 150 mmHg. 6,000 ft 고도에서 계산된 Po_2는 118 mmHg이다: (609 mmHg − 47 mmHg) × (0.21) = 118 mmHg.

호흡기계 가지를 따라 내려가면서 Po_2가 약 45 mmHg 감소한다. 따라서 폐포 수준에서 해수면의 PaO_2는 약 105 mmHg이고 6,000 ft의 PaO_2는 약 73 mmHg이다. 정맥혈의 Po_2는 약 40 mmHg이므로, 동맥과 정맥의 차이만큼인 확산기울기는 해수면에서 65 mmHg (105 − 40)이고 6,000 ft에서는 22 mmHg이다. 저산소증 환자는 이러한 확산 기울기의 감소에 심각한 영향을 받으며 항공 의료 이송 중 손상 위험이 증가한다. 환자는 심부전, 호흡 곤란 증후군, 일산화탄소 중독, 저혈량성 쇼크, 순환 헤모글로빈의 부적절한 양, 저체온증과 같은 저유량 상태에 의해 유발된 정체된 저산소증이 포함된다. 고도로 인한 Po_2 감소는 저산소증과 관련된 문제를 교정하기 위한 중재가 수행되지 않는 경우 이러한 환자의 악화를 더욱 고착화한다. 환자가 담배를 피우면 저산소증의 위험이 훨씬 더 크다.

저산소증의 징후와 증상에는 활력 징후의 변화, 빈맥, 동공 수축, 혼란, 방향 감각 상실, 혼수 등이 있다. 이 모든 징후는 여러 다른 질병과 부상으로 인해 발생할 수 있으므로 저산소증의 진단을 더 어렵게 만든다. 저산소증과 관련된 문제를 감지하려면 환자를 세밀하게 관찰해야 한다. 가압 고정익 항공기로 환자를 수송하면 Po_2의 감소에 따른 합병증을 제한할 수 있다. 항공 이송에 사용되는 대부분의 항공기는 7,000~10,000 ft 아래에서 비행할 때 해수면 객실 압력을 유지할 수 있다. 더 높은 고도에서는 기내에 압력을 가할 수 있다. 최대 객실 기압 고도는 일반적으로 9,000 ft 미만에서 유지된다. 객실의 압력이 조절될 때 대기의 변화는 제한되고 조절되며 견딜 수 있는 범위 안에 있게 된다.

환자를 이송하기 전에 안정화 조치를 취하면 대기 변화의 영향을 줄일 수 있다. 산소 공급이 필요할 수 있으며 환자가 이전에 산소를 필요로 했다면 공급량을 높여야 할 수 있다. 이러한 산소 공급량 증가는 예방적인 임시조치이다. 환자가 수용 기관에 도착하면 동맥혈 가스 분석 결과에 따라 산소 공급을 줄이거나 중단할 수 있다.

환자의 적절한 자세는 저산소증의 영향을 방지한다. 들것의 흉부 고정 장치를 풀어 적절한 흉부 이동을 보장하면 환자가 더 쉽게 호흡할 수 있다. 금기가 아닌 경우 환자의 머리를 높이는 것도 환기 및 산소 공급에 도움이 될 수 있다.

저혈량 환자는 혈액의 헤마토크릿과 산소 운반 능력을 증가시키기 위해 수혈을 받을 수 있다. 의식이 명료한 환자는 일반적으로 호흡수 증가와 산소 포화도 감소로 불안해한다. 차분한 환경을 제공하고 모든 절차, 소음 및 장비를 철저히 설명하면 환자의 무력감을 줄일 수 있다.

의식 수준, 산소 포화도 측정 및 활력 징후 모니터링은 이송 중 환자 상태에 대한 수치를 제공한다. 환자의 질병이나 부상에 따라 운송 중 산소 사용을 고려해야 한다.

탈수 Dehydration

고도가 올라가면 주변 습도가 저하된다. 객실의 가압을 유지하기 위해 고정익 항공기에서는 공기의 수분을 제거하기 때문에 수분 손실이 커진다. 탈수 또는 발한 환자는 체액 부족의 위험이 증가하게 된다. 탈수를 방지하기 위해 IV 수액을 투여해야 한다.

구강호흡 환자와 기관 삽관 환자도 탈수의 영향을 받는다. 이 환자들은 호흡 중 가습 기능의 상실로 분비물이 끈적해지고 배출이 어려워진다. 기도가 개방을 유지하기 위해 흡인이 가능해야 한다.

기온 저하 Decreased Temperature

고도가 높아지면 온도가 낮아진다. 고도가 1,000 ft 증가할 때마다 온도는 -55℃에 도달할 때까지 2℃씩 떨어진다. 상승하는 동안 이 온도 강하는 항공기를 냉각시킨다. 동체가 차가워져 객실 내부로 차가운 기운이 전해진다. 외부 온도 변화는 지상으로 이송되는 환자에게도 영향을 미친다. 비행기의 가장 차가운 부분은 외벽이다. 이 기온 저하는 겨울에 현저하게 나타나지만 연중 내내 두드러진다.

고도로 인한 외부 온도 변화 외에도 여러 환경 조건이 항공 이송에 영향을 미친다. 특히 환경적 온도 저하가 중요하다. 병원 간 이송은 병원 외부로 환자를 이동하고, 헬리콥터 외부로 이송하거나 비행장 내에서는 구급차로 이송한 후 수송기로 옮겨 타야 한다. 수용기관에서는 반대 상황이 발생한다. 이러한 다중 이송은 환자를 외부 환경에 노출시킨다. 이송이 필요한 환자, 특히 영유아 또는 노인 환자는 이러한 스트레스를 잘 견디지 못하며 의식 저하, 심박수 증가, 오한 등 한랭 스트레스의 징후 및 증상을 나타낼 수 있다. 이러한 증상은 환자의 산소 요구량을 증가시켜 경미한 저산소증을 크게 악화시킨다.

환경적 온도 강하에 대한 이송 전에 적절한 안정화 방법으로 외부환경에 대한 노출을 최소화하는 것이 가장 중요하다. 이송 수단의 실내 온도는 이송 승무원의 요구가 아닌 환자의 요구에 맞추어 조절해야 한다. 린넨의 적절한 공급을 유지하고 환자를 구조용 담요로 감싸는 것은 추운 환경에서 유용하다. 열 손실을 줄이기 위해 환자의 머리에 캡을 씌울 수 있다.

추위는 이송 장비에도 영향을 줄 수 있다. 이송 팀은 장비에 영향을 미치는 온도 범위를 알고 있어야 한다. 기기 손상을 모니터링하고 손상 시 교체하기 위한 정책과 절차가 마련되어 있어야 한다.

추운 환경에서 발생하는 다른 문제에는 IV 용액 냉각 및 약물, 특히 만니톨의 결정화가 포함된다. 환경 변화로 인한 한랭 스트레스 환자는 따뜻한 IV 수액이 필요하다. 항공기에 보관된 용액 또는 환경에 노출된 용액은 매우 차가우므로 투여 전에 따뜻하게 해야 한다. 가능하면 용액을 기내에서 가장 따뜻한 곳에 보관해야 한다. 일부 이송 차량에는 약품보관 장비가 있다.

신경근 차단제와 같은 약물은 환자의 체온 유지 능력을 방해할 수 있음을 기억해야 한다. 이러한 유형의 약물을 사용하려면 이송 중에 환자를 면밀히 모니터링해야 한다. 이송 팀이 환경이 편안하다고 느끼는 경우에도 환자는 항상 보호되어야 한다.

가속 및 감속력 Acceleration and Deceleration Forces

가속력은 이륙 및 "상승" 중에 발생한다. 이때 가장 일반적으로 하지에 혈액이 고여 심하게 손상된 환자에서 견딜 수 없는 체액 이동을 유발한다. 혈관내액량 보충과 환자의 적절한 체위는 이러한 힘의 영향을 최소화할 수 있다.

감속력은 감속, 정지 또는 급강하 중에 발생한다. 항공기에서 머리를 앞으로 숙인 환자의 경우 감속력으로 인해 머리와 상체에 울혈을 일으킨다. 몸속의 혈액이 머리 쪽으로 모여 안구에 혈액을 증가시킨다. 감속력은 두개내압이 증가된 환자에게 가장 해롭다. 이 현상은 또한 울혈성 심부전 환자에게 악영향을 미칠 수 있다.

가속 및 감속력의 영향은 속도, 각도 및 지속 시간에 따라 다르다. 이러한 힘은 고정익 항공기에서 훨씬 더 두드러진다. 특정한 경우에 조종사는 안전 조치와 규정이 충족되는 한에서 이러한 영향을 제어할 수 있다. 환자가 심하게 아프거나 부상당한 것으로 알려진 경우 이송 요원은 이 문제를 승무원과 상의해야 한다. 종종 저속 하강을 선택하게 된다. 비행장이 충분히 긴 경우 착륙을 위한 구간을 길게 설정해 일부 감속력을 줄일 수 있다.

이러한 힘에 대항하기 위해 환자를 배치하는 것이 매우 중요하다. 많은 항공기에서 들것 고정 장치는 교체할 수 없다. 따라서 환자의 머리 부분이 먼저 객실에 진입해야 한다. 환자가 머리를 올린 자세를 견딜 수 있다면 체액 이동이 머리보다는 몸의 중심부에 집중되어 이러한 힘의 영향을 최소화할 수 있다.

헬리콥터는 또한 가속 및 감속의 영향을 받지만 고정익 항공기보다 영향이 적다. 전진 및 후진 이동 외에도 헬리콥터는 측면 이동이 가능하다. 이러한 움직임으로 인한 힘은 거의 의미 있지 않다. 헬리콥터 내부의 협소한 공간 때문에 이러한 힘에 대항하기 위한 위치로 환자를 배치하기가 더 어렵다. 다행히 헬리콥터에서 조종사의 통제가 훨씬 더 크다.

멀미 Motion Sickness

과도한 움직임으로 인한 평형 변화는 항공 또는 지상 이송으로 멀미를 유발할 수 있다. 환자와 이송 팀원에게 메스꺼움과 구토가 발생할 수 있다. 예방적 사전 투약은 이러한 합병증을 제한하는 데 사용할 수 있는 최선의 중재이다.

멀미의 다른 원인에는 저산소증이 포함된다. 항공기 제어판의 깜박이는 표시등과 같은 과도한 시각적 자극; 스트레스; 두려움; 불쾌한 냄새; 열; 그리고 식사 여부, 상승 중 발생하는 위가스 팽창은 문제를 악화시킬 수 있다. 이러한 증상을 예방하거나 제한하기 위해 이송 요원은 적절한 산소를 공급하고, 고정된 시각적 기준을 응시하게 하고 객실 내부의 열기를 식히고, 스트레스 요인과 두려움을 제한하려고 시도하고, 환자를 앙와위로 눕혀야 한다.

멀미가 있는 이송 팀원의 경우 사전 투약이 필요할 수 있다. 졸음을 유발하지 않거나 이송 팀원이 환자를 치료하고 이송 중 안전을 유지하는 능력을 방해하지 않는 약물을 선택해야 한다. 다른 예방 조치로는 생강 쿠키를 먹고 지압 팔찌를 사용하는 것이 있다. 승무원은 종종 환자에게 주의를 집중할 때 멀미에서 "회복"된다. 그러나 이송 후에 잔류 증상이 나타날 수 있다.

소음 Noise

이송 차량은 본질적으로 시끄럽다. 엔진 소음은 주의를 산만하게 할 뿐만 아니라 스트레스를 증가시키는 지속적으로 큰 윙윙거림을 만든다. 외부 소음을 줄이는 것은 종종 불가능하지만 귀마개, 헤드폰 또는 헬멧을 사용하여 제한할 수 있다. 불행히도 환자가 소음 감소 장치를 사용하면 의사소통이 줄어들고 환자가 들을 수 없다. 이때 환자는 팀이 자신에 대해 이야기한다고 생각해 점점 더 초조해질 수 있다. 가능한 한 많은 대화에 의식이 있는 환자를 포함시키는 것이 중요하다.

소음은 또한 호흡음, 심장음 및 혈압 청진을 방해한다. 도플러 장치는 혈압감지가 가능하나 호흡이나 심장 소리를 듣는 데는 거의 사용되지 않는다. 적절한 환기를 확인하기 위한 다른 사정 방법으로는 양측 흉벽 움직임 관찰, 산소 포화도 측정기 사용, 청진기를 사용해 기관지를 청진하는 방법이 있다.

이송 팀은 항공기나 지상 수송 차량의 소음에 익숙할 수 있지만 환자에게는 미리 주의를 주어야 한다. 항공기에는 사고를 예방하기 위해 여러 경고 신호가 있지만, 환자는 이러한 경보를 항공기가 충돌할 위험이 있음으로 해석할 수 있다. 이러한 두려움을 완화하기 위해 환자와의 비행 전 이송 설명 시부터 지속적으로 알려주어야 한다.

장기간의 소음 노출은 이송 팀의 문제이기도 하다. 시간이 지남에 따라 소음의 해로운 영향을 최소화하기 위해 보호용 귀마개 또는 헬멧을 사용해야 한다. 청력의 변화를 모니터링하기 위해 정기적인 청력 검사가 권장된다.

진동 Vibration

설계 구조상 항공기는 진동한다. 진동의 영향은 헬리콥터에서 특히 이륙 및 착륙 시 훨씬 더 두드러진다. 이로 인해 장비가 헐거워지고 비행 중 위험해 질 수 있다. 연방항공청(FAA, Federal Aviation Administration) 규정에 따라 이착륙 시 모든 장비를 고정해야 한다. 예상치 못한 난기류에 대비하여 장비를 항상 고정해야 한다.

환자는 항상 들것에 고정되어야 하며 싣고 내리기 전에 들것 고정 장치가 제대로 체결되었는지 확인해야 한다. 이송하는 동안 환자가 움직일 수 있도록 끈을 느슨하게 할 수 있다. 그러나 보호대가 완전히 풀려서는 안 된다.

진동이 장비에 영향을 줄 수 있다. 다시 말하지만, 문제를 방지하기 위해 장비를 정기적으로 검사해야 한다.

부동 Immobilization

환자의 장시간 부동은 욕창과 정맥 울혈로 이어질 수 있다. 공간의 제약과 환자 체위 변경의 불가능이 이를 악화시킨다. 가장 위험한 환자는 척추 보호대에 고정된 척추 부상이 의심되는 환자이다.

출발하기 전에 모든 부목, 깁스 및 압박 부위에 완충제를 대야 한다. 척추 보호대에 고정된 경추손상이 의심되는 환자의 천골 부위 아래에 작은 수건이나 완충제를 놓을 수 있다. 이송 시 제한된 공간 내에서 적절한 체위 및 운동범위를 사정해야 한다. 관류가 감소된 부위의 사정은 활력 징후 측정의 일부여야 한다.

이송 시간에는 수용 병원까지 비행하는 데 걸리는 시간뿐만 아니라 지상 이송 시간, 예상치 못한 지연, 이송 시간 등이 포함된다. 예를 들어, 자동차 충돌로 부상당한 환자는 사고지점에서 경추를 보호하기 위해 척추 보호대에 고정된다. 이 환자는 지상 구급차에 의해 가장 가까운 병원으로 이송된다. 부상 평가 후, 환자는 주요 외상 센터에서 치료가 필요하다고 결정된다. 경추의 방사선 사진은 확실하지 않아 환자는 이송 중에 척추 보호대에 고정된 채 있어야 한다. 그 후 환자는 구급차를 타고 가장 가까운 공항으로 이송되어 수용 비행장으로 이송된 후 다시 외상 센터로 이송된다.

부상에 대한 고려는 환자를 안정화하는 동안 우선해야 하지만 부동으로 인해 발생할 수 있는 문제를 최소화하기 위해 완충 부목, 견인 장치를 사용하고 뼈 돌출부를 보호하며 경과를 관찰해야 한다.

소아 환자 이송

TRANSPORT OF THE PEDIATRIC PATIENT

소아 이송 팀은 아프거나 부상당한 소아 환자의 이송을 고려해야 한다. 소아 전담 이송 팀이 없다면 이송을 담당하는 팀은 이송 중에 아프거나 부상당한 소아를 안전하고 능숙하게 관리할 수 있도록 추가 교육 및 훈련을 받아야 한다.

아동의 이송과 관련된 많은 문제는 성인의 문제와 유사하다. 그러나 중재는 아동의 고유한 해부생리학적 특징을 고려해야 한다. 아동의 연령과 체중에 적절한 규격의 장비를 사용할 수 있어야 한다.

소아 환자는 저산소증의 영향을 받기 쉽다. 어린이는 산소 마스크 사용에 비협조적일 수 있다. 이 경우 산소 마스크를 아이의 얼굴 앞에 놓고 산소를 아이에게 공급할 수 있다. 아이를 동반한 가족은 마스크를 잡고 아이가 협조하도록 격려하여 산소 공급을 도울 수 있다.

아동의 위 용적이 작기 때문에 위 가스 팽창으로 인한 합병증이 발생하는 경향이 더 크다. 많은 아동용 비위관에는 배출구가 없어 위를 비우기 어렵기 때문에 사용해서는 안 된다.

어린이의 신체 질량에 대한 표면적의 비율이 클수록 어린이는 열 손실에 더 취약하다. 체표면적에서 머리와 목의 비율이 커 열손실이 증가하고 저체온증의 위험에 빠질 수 있다. 스타킹 모자와 여분의 린넨은 아이를 따뜻하게 유지하는 데 도움이 된다.

소아는 연령에 적합한 장비로 안전하게 이송되어야 한다. 장난감이나 안심 담요와 같은 친숙한 물건을 제공하면 아이의 두려움을 완화하는 데 도움이 된다.

아이의 상태가 안정되면 가족을 이송에 포함시키는 것이 유리할 수 있다. 가족 구성원은 아동을 위로하고, 시술을 설명하는 데 도움을 주며, 아동이 이송 수단에 머물 수 있도록 아동의 주의를 돌릴 수 있다.

안전 SAFETY

이송 전, 이송 중, 이송 후의 안전은 항상 관련된 모든 사람의 주요 관심사여야 한다. 항공이든 지상이든 환자 이송에는 고유한 위험이 있으며, 이송 과정에 관련된 모든 사람은 자신과 환자를 안전하게 보호하는 방법을 알고 있어야 한다.

이송 팀 구성원은 이송 중에 발생할 수 있는 비상 사태를 처리하기 위해 반복적인 교육을 받아야 한다. 또한 이송 서비스를 사용하는 직원에 대한 교육을 포함하는 안전 프로그램이 마련되어 있어야 한다.

안전 교육에는 비상 시 차량 운전자를 돕는 방법(차량 유형에 따라 다름), 비상 산소 차단 및 환자 준비 방법이 포함되어야 한다. 비상 상황이 발생한 후 해야 할 일에 대해 의사소통이 이루어져야 한다. 안전 계획에는 팀이 모일 장소, 도움을 요청하는 방법 및 기본적인 생존 기술이 포함되어야 한다. ASTNA의 입장 성명서인 Critical Care Transport Nurse Safety in the Transport Environment에는 이송과 관련된 안전에 대한 적절하고 유용한 정보가 포함되어 있다. https://cdn.ymaws.com/ast-na.site-ym.com/resource/collection/4392B20B-D0DB-4E76-959C-6989214920E9/ASTNA_Safety_Position_Paper_2018_FINAL.pdf에서 접속할 수 있다.

이송 팀 구성원은 항상 편안함을 느껴야 하고, 안전하지 않은 실무에 참여하거나 용인하는 것을 거부할 수 있어야 한다. 각 이송 서비스는 이송 환경을 지속적으로 평가하고 안전을 소통할 수 있는 방법을 포함한 안전프로그램을 갖춰야 한다.

고정익 수송기 Fixed-Wing Transports

모든 장비는 FAA 규정에 따라 보호되어야 한다. 엄격한 요구 사항을 충족하면 난기류가 발생하거나 충돌이 발생하는 경우 비행 물체가 승객과 승무원을 다치게 하지 않는다. 기체 자체에 고정되지 않은 장비는 소프트 팩에 보관하고 이착륙 시 바닥에 놓아야 한다. 장비 또는 외부 품목이 비상구를 막지 않아야 한다.

지상 요원은 항공기 안전에 대해 교육을 받고 브리핑을 받아야 한다. 이 브리핑에는 환자 승하차 정보가 포함되어야 한다. 예를 들어, 중량 분배는 항공기에서 중요하지만 지상 요원은 이러한 요구 사항을 인식하지 못할 수 있다. 또한 지상 요원은 프로펠러 및 제트 엔진의 배기 카울링과 같은 위험 구역을 피하도록 훈련을 받아야 한다. 조종사나 이송 팀의 지정된 구성원이 승인할 때까지 아무도 항공기에 접근해서는 안 된다.

기장은 항상 항공기의 안전을 책임지며 기상 조건으로 인해 비행을 취소할지 여부를 결정할 수 있다. 그러나 팀의 모든 구성원은 안전에 대한 책임이 있다. 대부분의 비행 프로그램은 날씨에 관한 결정이 내려질 때까지 조종사와 환자 상태의 심각성에 대해 논의하지 않는다. 이것은 생사가 걸린 임무를 고려할 때 조종사의 과도한 스트레스를 덜어준다. 조종사는 자신의 판단에 영향을 미치는 죄책감이나 의심 없이 이 결정을 내릴 수 있어야 한다.

이송과 관련된 모든 사람은 출발 전에 브리핑을 받아야 한다. 조종사는 환자의 상태와 이륙 및 착륙과 관련된 특정 요구 사항에 대해 알아야 한다. 예를 들어, 내부 장기와 체액의 이동을 초래하는 단거리 착륙은 일부 환자에게 부정적인 영향을 미친다. 가족 구성원은 비행 시간, 비상구 위치 및 작동에 대해 브리핑을 받아야 한다. 흡연은 금지되어 있다. 안전벨트는 착륙 및 이륙 시 필수이지만 비행 내내 착용하는 것이 좋다.

소화기는 명확하게 위치가 표시되어야 하며 모든 사람은 사용법에 대한 교육을 받아야 한다. 신속한 대피를 위한 비상 절차를 정기적으로 훈련해야 한다.

회전익(헬리콥터) 수송기

Rotor-Wing (Helicopter) Transports

헬리콥터 이송은 마치 드라마의 한 장면 같다. 많은 사람이 헬리콥터의 착륙과 이륙을 보기 위해 모인다. 이때 구경하는 사람들은 위험으로부터 멀리 떨어져 있어야 한다. 안전 착륙 구역(LZ)은 헬리콥터의 크기에 따라 100 ft × 100 ft에서 최대 200 ft × 200 ft 크기의 공터에 설정해야 한다. 모든 전선, 나무 및 가능한 위험을 표시하고 무전기를 통해 조종사에게 설명해야 한다. 조명탄은 조종사가 LZ를 찾는 데 도움을 주기 위해 점화될 수 있다. 착륙 중 헬리콥터에서 조명탄이 날아가 화재를 유발할 수 있음에 유의한다. 환자, 지상 요원 및 관람객은 LZ에서 최소 500 ft 떨어져 있어야 하며, 헬리콥터가 착륙하는 동안 등을 돌려야 한다. 회전풍(회전익에 의해 생성되는 바람)은 먼지, 흙 및 자갈의 소용돌이를 일으켜 지상에 있는 사람들에게 위험을 초래한다.

지상 요원은 조종사 또는 지정된 이송 팀 구성원이 안전하다는 신호를 보낼 때까지 헬리콥터에 접근해서는 안 된다. 헬리콥터는 오르막이 아닌 내리막에서 접근해야 한다. 날개가 아직 회전하는 동안 사람들이 헬리콥터에 접근하기 때문에 많은 부상이 발생한다. 날개의 회전이 느려지면서 날이 떨어져 예기치 않은 부상을 입을 수 있다. 각 항공기는 다르기 때문에 응급실에서 운행되고 있는 항공기에 대해 잘 알고 있는 것이 좋다. 헬리콥터 착륙 안전에 대한 추가 지침은 박스 16-4에 나와 있다. 이 정보는 자주 검토되어야 하며 헬리콥터 이송이 예상될 때 검토할 수 있도록 쉽게 사용할 수 있어야 한다. 대부분의 이송 프로그램은 사용 부서에 지속적인 교육을 기꺼이 제공한다.

지상 이송 Surface Transports

지상 차량은 해당 지역 또는 주 규제 기관에서 검사하고 허가를 받아야 한다. 비상 산소 차단 밸브와 소화기의 위치를 알아야 하며 안전벨트는 이송 차량에 탑승하는 모든 사람에게 제공되어야 하고 반드시 사용해야 한다. 장비는 이송 팀원이나 환자를 다치게 하지 않도록 고정되어야 한다.

조명과 사이렌 사용에 대한 정책이 마련되어야 한다. 항공 이송과 마찬가지로 지상 팀 구성원은 자신과 환자를 위험에 빠뜨릴 수 있는 이송을 거부하는 데 지원을 받아야 한다.

자동차 사고 Vehicle Crashes

많은 응급실이 지상 및 항공 이송 계획에 모두 관련되어 있기 때문에 Postaccident/incident plan (PAIP)과 실행에서 그들의 역할을 알고 있어야 한다. 불행히도 충돌, 부상 및 사망이 발생하면 많은 지역에서 응급실은 희생자를 데려오는 곳이 될 것이다. 일부 병원에는 응급 직원이 대비할 수 있도록 사고가

박스 16-4 헬리콥터 착륙 안전을 위한 가이드라인

착륙 구역(LZ; Landing zone)의 크기는 헬리콥터의 크기에 따라 100 ft × 200 ft 이다.
쉽게 식별할 수 있는 LZ를 가능한 한 수평으로 선택하고 해당 구역에 파편이나 높은 장애물이 없는지 확인한다.
조종사가 풍속과 방향을 추정할 수 있도록 LZ 모서리에 연기를 통한 플레어 표시를 한다.
깜빡이는 비상등은 낮에는 보기 어렵다. 교차로, 수로, 독특한 건물 또는 야구장, 축구장과 같은 랜드마크는 공중에서 훨씬 더 쉽게 찾을 수 있다.
야간에는 섬광이나 헤드라이트 등 불필요한 조명과 백색등을 끈다. 이러한 조명은 조종사의 야간 시야를 방해한다. 접근하는 헬리콥터에 스포트라이트를 비추지 않는다.
깃발, 콘, 안전테이프, 구급차 매트리스, 정맥주입에 사용되는 폴대, 기타 헐거운 장비, 막대기, 돌 및 깨진 유리는 헬리콥터의 로터 블레이드로 빨려들어가거나 착륙 및 이륙 중에 날아갈 수 있다.
안전 고글을 포함하여 적절한 개인 보호장비를 갖춘 소방관과 같은 사람만 LZ 근처로 출입할 수 있다.
해당 지역을 보호하는 인력을 지정한다. 흡연을 금지하고 주변 사람을 안전한 거리에 둔다.
조종사나 다른 항공 의료진이 지시하지 않는 한 헬리콥터에 접근하지 않는다. 메인 로터가 계속 회전 중인 경우 몸을 낮게 유지한다.
항상 승무원 시야 내에서 헬리콥터에 접근하고 후방이나 경사면에서 접근하지 않는다. 항공기가 후방 적재 중이면 조종사 또는 승무원의 신호를 받은 후 머리를 숙이고 조심스럽게 접근한다.
이송 팀 구성원만 항공기 문을 잠그거나 잠금 해제하고 기타 합의된 방식으로 처리한다.
요청된 경우에만 이송 팀을 지원한다. 극적인 비상사태가 안전을 위협하지 않는 한 헬리콥터의 최종 접근 중에 무선으로 조종사에게 연락을 시도하지 않는다.

발생했음을 알리는 특정 코드가 있다.

PAIP에는 통지 절차, 직원 및 가족을 위한 자원, 그리고 사건의 일부인 불가피한 홍보 및 지역사회 우려 관리가 포함되어야 한다. 일부 응급실의 경우 차량 사고가 재난 계획에 포함된다.

요약

항공 및 지상 환자 이송은 많은 환자의 결과를 개선했다. 적절한 안정화 절차는 이송 중 발생할 수 있는 잠재적인 문제를 예상하고 대비하는 것이다. 환자 이송 훈련을 받은 전문 인력과 장비를 사용하여 이송 과정에서 환자가 안전하고 적절한 치료를 받을 수 있도록 한다. 환자 이송은 특정 교육과 훈련이 필요한 간호 전문 분야이다. 전문 치료를 위해 이송이 필요한 환자를 이송 및 수용하는 것도 응급 간호 실무의 복잡한 부분이다. 안전과 환자 간호의 개념을 결합하면 응급 간호사가 이송이 필요한 환자에게 전문적인 간호를 제공할 수 있다.

17

재난 관리

Health Emergency Management

Michael De Laby

비상 관리 또는 재난 대비 프로그램의 목표를 이해하려면 먼저 재난을 구성하는 요소를 정의하는 것이 중요하다. 자연 재해와 인공 재해 모두 지역사회의 생명과 재산에 극적인 영향을 미칠 수 있으며 수일에서 수개월, 심지어 수년까지 파괴가 지속된다. 재난이라는 용어 자체는 정의하기 어려울 수 있다. 재난은 대체로 예측할 수 없고 사건과 영향을 받는 지역사회에 따라 그 영향이 다르기 때문이다. 10명 이하의 사상자를 낸 사건도 자원이 한정되어 있는 농촌 지역이나 외부 지원 없이 적절한 자원 배치가 어려운 지역에서는 재해로 간주될 수 있다. 재해라는 용어는 발생한 지역사회의 기반 시설을 압도하는 사건으로 가장 잘 정의된다. 재해감소를 위한 국제전략기구(UNISDR, United Nations International Strategy for Disaster Reduction)는 재난을 "광범위한 인적, 물질적, 경제적 또는 환경적 손실과 영향을 수반하는 공동체 또는 사회의 기능에 대한 심각한 붕괴로서, 영향을 받는 공동체 또는 사회가 자체 자원을 사용하여 대처할 수 있는 능력을 초과하는 것"으로 정의한다.

미국 국토안보부의 국가 대응 프레임워크(National Response Framework)는 재난을 "인구, 기반시설, 환경, 경제, 국가 사기 또는 정부 기능에 심각한 영향을 미치는 비정상적 수준의 대량 사상자, 피해 또는 혼란을 초래하는, 테러리즘을 포함한 자연 또는 인위적 사건"으로 정의한다.

2001년 세계 무역 센터 공격, 2011년 도호쿠 지진 및 쓰나미, 2005년 Katrina, 2017년 Irma, 2018년 Harvey와 같은 역사적 사건은 국가가 조정하는 비상 대응 시스템의 필요성을 부각시킨다. 간호사를 포함한 응급 구조대원들은 재난의 규모가 확대되고 고통받는 사람들의 영상이 다양한 매체를 통해 재생됨에 따라 의무감을 느끼게 된다. 그러나 인간의 필요에 부응하는 것은 몇 가지 보급품을 챙기고 도움을 주기 위해 다음 버스를 타는 것처럼 간단하지 않다.

1995년에 오클라호마 시티에서 Alfred P. Murrah 빌딩 폭발의 여파로 떨어지는 파편에 의해 간호사가 사망했고, 이는 보호 장비와 적절한 훈련의 필요성을 보여준다. 허리케인 Katrina 발생으로 걸프만 지역에 자발적으로 모인 수백 명의 구조대 및 의료진은 발길을 돌려야 했다. 전문 기술이 필요한 부분이 있었으나, 현지 공무원은 예상치 못한 인원을 관리하거나, 전문 자격을 검증하거나, 실제 사건 중에 적절한 업무를 부여하고 조정할 수 있는 수단이 없었다. 기증품의 분류 및 분배를 조율할 수 없었기 때문에 비축품을 배포하지 못했다. 조정력의 부족으로 제때 물자를 사용하는 것이 어렵고 때로는 불가능하다. 역할, 책임 및 자원 관리 전략에 대한 계획과 준비는 인력, 장비 및 공급품을 가장 필요로 하는 사람 및 지역사회와 연결하는 데 필수적이다. 응급 관리 프로그램의 개발은 재난 발생 시 자원을 조정하고 지역사회의 요구를 충족하기 위한 기반을 제공하는 데 도움이 된다.

재난 발생 시 해당 지역사회에 대한 비상 관리 기능을 조정하기 위해 영향을 받는 지역 차원에서의 준비가 매우 중요하다. 많은 사람이 이와 관련하여 연방 정부(특히, 미국연방재난관리청(FEMA, Federal Emergency Management Agency))를 주도적인 일차적 역할을 하는 기구로 잘못 인식하고 있다. 실제로 지역 비상 관리자는 주지사가 연방 재난 대응을 시작하기 훨씬 전에 주 내와 주 간 지원을 요청한다. 연방 정부 조직은 일반적으로 지역이나 주의 물자가 고갈되거나 재난 사건에 필요한 자원이 충분하지 않을 때 활성화된다. FEMA는 구조 및 복구 노력을 지원하도록 요청 받을 수 있는 많은 연방 부서 또는 기관 중 하나일 뿐이다.

위기 관리의 진화

EVOLUTION OF EMERGENCY MANAGEMENT

공중 보건 및 안전의 기능으로서 비상 관리는 정부의 필수적인 역할이다. 냉전 시대에 미국의 주요 재난 위험은 소련의 핵 공격으로 여겨졌다. 개인과 지역사회는 폭탄 대피소를 건설하도록 권장되었으며 모든 지역사회에는 민방위 책임자가 있었다. 1960년대에 일련의 자연 재해가 발생한 후, 카터 행정부는 비상 관리를 위하여 1970년대에 FEMA를 설립하였다. 1970년대에는 인간의 실수나 불법 행위로 인해 야기되고 화학 물질이나 기타 독성 물질과 관련된 새로운 범주의 재난 상황도 분명해졌다.

지난 10년 동안 여러 연방 법률이 제정되어 지역 수준에서 연방 정부 지원을 이용할 수 있게 되었다(표 17-1). 비상 관리 법안의 가장 중요한 부분 중 하나는 1988년 의회에서 제정되었다. Robert T. Stafford 재난 구호 및 비상 지원법의 주요 조항에는 대부분의 연방 재난 대응 활동에 대한 승인(법적 권한)이 포함되어 있다. Stafford 법은 또한 재해로 인한 손실을 줄이기 위한 위험 완화 조치를 장려하고 연방 대응 계획의 수립을 승인했으며 모든 주에서 자체 비상 운영 계획을 준비하도록 했다. 1992년에 발표된 획기적인 연방 문서인 연방 대응 계획(Federal Response Plan)은 선포된 재난과 모든 비상 사태에 연방 정부 지원을 제공하기위해 가장 자주 사용되는 활동을 그룹화하는 기전으로 ESF (Emergency Support Functions)를 규정하고 조직했다. 공중 보건 및 의료 서비스 부속서인 ESF #8은 2008년에 개정되었으며 다음과 같은 핵심 기능 영역으로 분류된다.

- 공중 보건/의학적 요구 평가
- 건강 감시
- 의료진
- 건강/의료/동물용 장비 및 용품

표 17-1 주요 연방 입법 이정표

연도	이정표 또는 입법 조치	핵심 요소
1803년	의회법(Congressional Act)	지역 재정 지원을 제공하기 위한 최초의 연방 조치 중 하나(뉴욕 포츠머스, 화재로 황폐화)
1934년	홍수 방지법(Flood Control Act)	홍수 통제 프로젝트를 설계 및 구축할 수 있는 승인된 미 육군 공병대
1950년	민방위법(Civil Defense Act)	주 및 지방 정부에서 시행할 대피소, 대피 훈련 프로그램 마련
1950년대	임시입법(Ad hoc legislation)	일련의 허리케인 이후 재난 지원 기금 제공
1968년	국가 홍수보험법(National Flood Insurance)	국가 홍수 보험 프로그램(NFIP) 생성
1974년	재해 구호법(Disaster Relief Act)	NFIP를 통한 조정된 연방 대응 및 복구 노력
1979년	카터 대통령 행정명령 (Executive order by President Carter)	FEMA (연방 재난관리청) 신설
1988년	재난 구호 및 긴급 지원법 (Robert T. Stafford Disaster Relief and Emergency Assistance Act)	수정된 재해 구호법-대부분의 연방 재해 대응활동에 대한 법적 권한으로 구성, 재해로 인한 손실을 줄이기 위한 위험 완화 조치를 권장하고 연방 대응 계획의 승인된 생성을 확인 및 모든 주에서 자체 비상 운영 계획을 준비하도록 요구
1994년	스탠포드법 개정(Stafford Act amended)	1950년대의 민방위법 대부분을 통합
1995년	넌-루가 법(Nunn-Lugar Act)	핵심 목적은 국내외에서 미국에 대한 핵 위협을 줄이는 것 테러로 인한 국내 재난관리에 대한 정부의 우려를 반영한 최초의 연방법률
1996년	비상관리지원 협약(Emergency Management Assistance Compact)	주간 상호 원조를 위한 형태 및 구조 제공
2001년	애국 법(Patriot Act)	미국 법 집행 기관의 감시 및 수사 권한 대폭 강화
2002년	국토보안법(Homeland Security Act)	국토 안보부를 신설하고 국가 테러리즘 재조명
2002년	공중보건보안 및 생물테러대응법(Public Health Security and Bioterrorism Preparedness and Response Act)	공중보건 준비 및 개선 관련 생물학적 제제에 대한 통제, 식품, 의약품 및 식수 공급 보호, 국가 생물 테러 대비 차단 보조금 프로그램 신설
2006년	전염병 및 위험 대응법 (Pandemic and All-Hazards Preparedness Act)	국립 생물 테러 병원 대비 프로그램(NBHPP)을 보건 자원 및 서비스 관리국(HRSA)에서 대비 및 대응 차관보(ASPR)로 이전함. ASPR은 공중보건 및 의료 준비 및 대응에 관한 보건복지부 장관의 수석 고문임

- 환자 대피
- 환자 간호
- 의약품, 생물의약품 및 의료기기의 안전 및 보안
- 혈액 및 혈액 제제의 안전
- 식품 안전 및 보안
- 농업/농산물 안전 및 보안
- 작업자의 안전과 건강
- 모든 위험과 관련된 공중보건 및 의료 상담
- 기술 지원 및 지지
- 정신건강의학
- 공중보건 및 의료 정보
- 질병의 매개체 제어
- 음용수/폐수 및 고형 폐기물 처리
- 사망률 관리
- 수의학 지원
- 인적 서비스 조정

2001년 세계 무역 센터에 대한 공격이 있은 후 몇 달 동안 조지 W. 부시(George W. Bush) 대통령은 연방 정부 행정부 내에 국토안보위원회를 구성하고 일반적으로 "국토안보 대통령 지시" 또는 HSPD(미국의 국토 안보 정책에 대한 대통령의 결정을 기록하고 전달하는)로 알려진 일련의 행정 명령을 내리기 시작했다. 그 중 부시 대통령은 2003년 2월 국토안보부 대통령 지침(HSPD-5, Management of Domestic Incidents)을 발표하여 국토안보부 장관에게 국가 사고 관리 시스템(NIMS, National Incident Management System)을 개발하고 관리하도록 지시했다. 이 시스템은 연방, 주, 지방 및 부족 정부가 다양한 국내 사건을 관리하기 위해 효과적으로 협력할 수 있도록 전국적인 템플릿을 제공하기 위한 것이다.

NIMS에 따라 각 기관은 모든 유형과 규모의 비상 사태에 적용할 수 있는 포괄적인 사고 관리 접근 방식을 취할 수 있으므로, 각 사고에 대해 유연하게 조정되며 효율적인 대응이 가능하다. NIMS 조직에서 국토안보부 장관의 역할은 국내 사고를 관리하는 것이다. HSPD-5는 모든 연방 부처와 기관이 NIMS를 채택하고 모든 프로그램에서 이를 구현하도록 요구한다. 이 지침은 또한 연방 부처와 기관이 연방 준비 지원(예: 보조금, 계약 및 기타 활동)을 위한 조건으로 NIMS 준수를 의무화하도록 요구한다. 그 결과 NIMS는 국가 생물테러 병원 대비 프로그램을 통해 미국 의료 시스템의 필수 구성 요소가 되었다. 원래 보건자원행정당국(HRSA, Health Resources and Services Administration)에서 관리하던 국가 생물테러 병원 대비 프로그램은 현재 미국보건복지부(DHHS, US Department of Health and Human Services)에 준비 및 대응 비서관(ASPR, Assistant secretary for preparedness and response) 아래에 있다. 프로그램의 초점은 생물테러만이 아니라 모든 위험에 대비하는 것이다. 사고 관리를 위한 NIMS 모델은 사고 명령 시스템(ICS, Incident Command System)이다. ICS는 사고 발생 시 자원 관리를 돕기 위해 설계된 표준화된 현장 비상 관리 시스템이다. 조직이 재난 계획의 기초로 ICS 모델을 사용할 때 비상시에 작동하는 사전 정의된 관리 계층, 프로세스 및 프로토콜을 채택하여 대응하는 동안 다른 조직과의 통합이 가능하다.

응급 관리 프로그램
EMERGENCY MANAGEMENT PROGRAMS

응급 관리 프로그램은 모든 유형의 비상 사태에 대비, 대응 및 복구할 수 있는 관할 구역의 역량과 능력을 강화하는 것을 목표로 한다. 재난은 범위, 크기 및 규모가 다르며, 여러 기관과 때로는 여러 관할 구역에 걸쳐 통합 조정이 필요한 경우가 많다. 응급 관리 프로그램은 연방, 주, 지방, 미국 적십자(American Red Cross)와 같은 비정부 조직, 종교 및 대학 기반 프로그램, 병원 및 비즈니스 프로그램과 같은 민간 부문을 포함하여 다양한 수준과 다양한 유형의 조직 내에 존재한다.

생명을 구하고 부상을 예방하며 환경과 재산을 보호한다는 목표로 응급 관리 프로그램은 재난 주기의 4단계에 중점을 둔다. 현재는 이 4단계를 예방, 대비, 대응 및 복구로 정의한다. 예방에는 정상 상태로 돌아갈 수 있는 능력을 향상시켜 위험의 영향을 제한하려는 노력이 포함된다. 대비에는 위험에 대응하기 위한 계획을 세우는 것이 포함되며, 대응에는 위험 영향을 줄이거나 제거하는 것이 포함된다. 복구는 충격에서 사건 이전 수준의 기능으로 복원하는 것이다. 응급 관리 프로그램은 재난 주기 모델을 사용하여 대비, 경고 시스템 및 대응 조정을 개선하고 취약성을 줄여 인명, 재산, 및 인프라의 대응 능력 증진에 활용한다.

건강 비상 관리 Health Emergency Management

건강 비상 관리 프로그램은 건강 관리 부문에 중점을 둔 관할 구역의 역량과 능력을 강화하는 것을 목표로 한다. 건강 비상 관리 프로그램 분야의 예로는 공공, 행동 및 환경 건강, 보건 연구소, 역학 및 전염병, 응급 의료 서비스(구조 및 구급), 간호 및 응급 의학이 있다. 건강 비상 관리 및 건강 관리 대비 노력의 목표는 생명을 보존하고 건강 영향을 최소화하며 대상자를 보호하는 것이다. 응급 상황에서 의료 분야는 치료를 원하는 환자 수의 증가와 증가하는 수요를 충족하기 위한 공급품, 장비, 의약품 및 직원의 가용성과 관련된 고유한 문제에 직면한다. 또한 환자 진료를 제공할 수 있는 물리적 공간의 가용성으로 인해 어려움을 겪는다. 비상 관리는 의료 시설 및 직원을 위한 준비 활동의 개발을 지원하고 사고 명령 시스템에 대한 훈련을 촉진함으로써 의료에 대한 영향을 조절할 수 있다.

건강관리 시설 Health Care Facilities

병원은 재난 발생 시 필수적인 참여자이며 사고 발생 시 지역사회를 위한 대응 구성 요소로 간주된다. 응급실은 응급 의료 서비스 시스템을 통해 많은 환자를 수용하거나 환자가 직접 방문할 수도 있다. 응급 간호사는 환자나 간호사 자신에게 위험을 증가시킬 수 있는 잠재적 위험 또는 노출에 대한 인식을 유지하고 선별하는 것이 필수적이다. 이를 인식하여 합동 위원회(Joint Commission)와 같은 많은 인증 기관은 환자 관리를 개선하고 병원이 재해 시 환자를 돌볼 준비를 더 잘할 수 있도록 표준을 강화했다.

병원이 의료 시스템의 중요한 부분이지만, 다른 많은 유형의 의료 시설 및 제공자가 건강 비상 관리 계획 및 대비에 고려되고 포함되어야 한다. 이러한 필요성으로 인해 메디케어·메디케이드 서비스 센터(CMS, Center for Medicare and Medicaid Services)는 2016년에 Medicare 및 Medicaid 참여 제공자 및 공급업체를 위한 비상 대비 요건을 발표했다. 이 규칙은 장기 치료 및 전문 간호 시설과 같은 입원 치료 제공자와 외과 및 투석 센터, 진료소, 가정 건강 기관 및 호스피스 제공자와 같은 외래 환자 간호 제공자에 적용된다. 새로운 CMS 규칙은 면허가 있는 간호 제공자가 비상 계획, 재난 중 환자 치료를 다루는 정책, 통신 계획, 시설의 재난 대비 능력을 테스트하기 위한 훈련 및 실습 프로그램을 개발할 것을 요구한다. 건강 관리 대비 활동에 이러한 시설을 포함하면 특정 건강 문제가 있는 취약한 인구의 요구 사항이 재난 중에 보살핌을 받을 수 있도록 보장하는 데 도움이 된다.

건강 관리 연합(HCC, Health Care Coalitions)은 지역사회 내의 모든 수준의 제공자들이 건강 관리 재난 대비 및 대응 활동을 함께 다루게 하기 위해 건강 관리 시설을 하나로 모으는 중요한 모델 중 하나이다. 이러한 개별 의료 및 대응 조직은 의료 및 공중 보건 대비 및 대응 기능을 제공하고 연결하는 데 중요한 역할을 한다. 정보, 자원, 정책 및 관행의 공유를 용이하게 하는 허브 역할을 하는 HCC는 사건 전, 중, 후에 의료 인프라를 지원할 수 있다. DHHS는 재난 상황에서 치료 능력을 최대화하기 위해 대비, 대응 및 복구 노력을 추진하는 데 도움이 되는 목표를 개발했다. HCC 파트너는 비상 대비 계획 및 활동에 참여하여 자신의 요구를 충족하고 관할 구역 전체의 의료 요구를 충족할 수 있다.

재난재해 간호 Disaster nursing

간호는 건강 관리 팀의 가장 큰 구성 요소이기 때문에 재난현장에서 간호사의 역할은 필수적이다. 재난 시 간호사의 필요는 1850년대 플로렌스 나이팅게일과 크림 전쟁으로 거슬러 올라간다. 전시 의료는 수요가 자원보다 훨씬 많다는 점에서 재난 의료와 유사하다. 1918년에서 1919년 사이의 독감 대유행 기간 동안 의료 시스템은 무너졌고, 대체 진료 장소가 필요했다. 제한된 자원과 비정상적인 업무 상황에도 환자 치료를 제공할 수 있었던 것은 간호사의 적응성과 유연성 때문이었다. 간호사의 일상적인 역할은 재난 상황에서 간호사를 탁월한 간호 제공자로 만든다.

그러나 비상 대비는 준비하고 예상한 것 이상이다. 간호사는 재난환경에서 간호사가 제 역할을 할 수 있도록 준비시키는 핵심 간호 원칙을 이해해야 한다. 현재는 재난 및 대비 활동과 관련된 전반적인 교육이 부족한 실정이다. 또한 간호사 및 기타 의료 제공자가 계획 및 재난 훈련에 항상 포함되는 것은 아니다. 증가하는 위협의 수에 비해 간호 전문직을 대상으로 하는 대비 활동 수준은 대체로 불충분하다. 간호사 및 기타 의료 전문가는 개인 대비 계획을 수립하고 그들이 살고 있는 지역사회의 요구 사항을 해결하기 위해 재난 교육 및 훈련을 받아야 한다.

재난이 의료 시스템 인프라와 비상 시 대응 능력에 미치는 영향에도 불구하고 많은 간호사가 스스로를 비상 대응자로 여기지 않고 재난 간호에 대해 교육받는 데 시간을 투자하지 않아 문제를 가중시킨다. 실제로 응급 상황 시에는 간호사가 최전선에서 도움이 필요한 사람들을 돕게 된다. 간호사들은 서아프리카 에볼라 위기 시 간호를 제공하도록 배치되었다. 불행히도 일부 간호사는 적절한 개인 보호 장비를 가지고 있지 않았거나 개인 보호 장비를 올바르게 "착탈의"할 수 있는 능력이 없었고 이후에 바이러스에 노출되었다. 이것은 간호사가 응급 관리 개념에 대해 스스로 교육하고 스스로 준비하며 자신의 역할과 한계를 이해하고 다양한 유형의 사건에 대한 대응을 이해해야 할 필요성을 보여준다.

응급 간호사는 일상적으로 계획, 평가, 적응 및 대응한다. 그래서 환자를 돌보는 동안 예측할 수 없고 혼란스러운 환경으로 쉽게 전환할 수 있다. 재난 대응에 적극적으로 참여하기 위해 응급 간호사는 재난이 발생하기 전에 ICS 및 다양한 비상 관리 분야(완화, 대비, 대응, 복구 및 통신)에 대한 이해를 통해 추가 기술과 지식을 습득해야 한다.

재난 교육을 받고 재난에 참여하는 간호사는 중요한 역할을 하고 사람들이 기본적인 생존 욕구를 먼저 충족할 수 있도록 하며 사람들을 위해 가능한 최상의 건강 수준을 얻는 목표를 달성할 수 있다. 간호사는 가용 자원을 평가하고, 의료 접근의 불평등을 시정하고, 문화적, 언어적, 종교적 다양성이 존중되도록 보장할 수 있기 때문에 재난 상황에서 지역사회를 위한 이상적인 자원이다. 우선순위를 설정하고, 영향을 받는 집단의 건강 요구를 식별하고, 실제 및 잠재적인 공중 보건 문제를 규정하고, 치료에 대한 접근을 확보하고 유지하기 위해 협력하는 것은 재난 시 간호사가 수행하는 또다른 중요한 역할이다. 간호사는 매일 의사소통, 중증도 분류, 우선순위 지정, 교육, 환자의 신체적, 정서적 요구를 충족시키는데 이는 모두 대응 및 회복에 필요한 자질이다. 응급간호사협회(ENA)는 응급 상황 대비 간호사의 역할에 대해 입장문을 작성했다.

재난 교육을 이수한 간호사는 자신의 지역사회 내에서 재난 대응자가 되거나 도움이 필요한 다른 지역사회에서 봉사할 수 있다. 병원 직원, 의료 예비군(MRC, Medical Reserve Corps), 재난 의료 지원 팀(DMAT, Disaster Medical Assistance Team) 또는 재난 발생 시 도움을 주기 위해 구성된 어떤 지역사회 조직의 일부이든 간에, 응급 간호사는 리더십 역할을 수행할 수 있다. 국토 안보의 모든 위험 분류법과 재난 대비에 관한 국가 기관 및 연방 기관에서 제공하는 모든 간행물을 지침으로 사용하여 응급 간호사는 개인적, 전문적으로 국토 안보와 관련된 4가지 임무를 단계별로 수행할 수 있다.

ICS 및 NIMS의 훈련 및 교육 개요

Training and Education Overview of ICS and NIMS

ICS의 개념은 30년 전 캘리포니아에서 발생한 엄청난 산불의 여파로 개발되었다. 1970년에 13일 동안 16명이 사망하고, 700개의 구조물이 파괴되었으며, 50만 에이커 이상이 불탔다. 이 화재와 관련된 비용과 손실은 1일당 총 1,800만 달러에 달했다. 모든 대응 기관이 최선을 다해 협력했지만, 의사소통과 조정의 많은 문제로 인해 효율성이 저하되었다. 그 결과, 의회는 미국 산림청에 기관 간 조치를 효과적으로 조정하고 다중 화재 상황에 적용할 수 있는 자원을 할당하는 시스템을 설계하도록 명령했다. 이 시스템은 잠재적 비상 사태를 위해 조직된 캘리포니아 소방 자원(FIRESCOPE)으로 알려지게 되었다. FIRESCOPE ICS는 주로 모든 유형의 비상 사태에 대해 일상적인 운영을 관리하기 위한 목적으로 직무 책임과 조직 구조를 기술하는 명령 및 통제 시스템이다.

1981년까지 ICS는 남부 캘리포니아 전역의 주요 소방서에서 널리 사용되었다. ICS는 홍수, 유해 물질 사고, 지진 및 항공기 추락과 같은 광범위한 상황에 대해 공공 안전 대응자가 효과적이고 조정된 역할로 도움이 될 수 있음을 빠르게 인지하였다. 이 시스템은 수천 명의 비상 대응 및 관리 인력이 관련된 재난사고를 관리할 수 있을 정도로 유연했다. FIRESCOPE ICS에 비교적 사소한 용어와 조직 및 절차 수정을 도입함으로써 ICS는 모든 위험 환경에 적응할 수 있게 되었다.

병원 및 개업의를 위한 ICS 요건

ICS Requirements for Hospitals and Practitioners

NIMS는 비상 관리 및 대응에 직접적인 역할을 하는 모든 연방, 주, 지방, 부족, 민간 부문 및 비정부 직원이 NIMS 및 ICS 교육을 받을 것을 요구한다. 여기에는 응급 의료 서비스(EMS), 병원, 공중 보건, 소방 서비스, 법 집행, 공공 사업/공공 시설, 숙련된 지원 요원, 기타 비상 관리 대응, 지원, 자원봉사자와 같은 모든 응급 서비스 관련 분야가 포함된다. 병원 대비에 관련되거나 관심이 있는 응급 간호사 관리자는 병원 및 의료 시스템을 위한 FEMA 교육 IC 100 및 200 HCA에 등록해야 한다. 재난지휘체계(HICS(이전 HEICS), Hospital Incident Command System)는 다양한 유형의 재난에 대비하고 대응하기 위해 노력하는 미국의 6,000개 이상의 병원에 중요한 기반이 된다.

비상 대응자 자격 증명

Credentialing of Emergency Responders

FEMA의 HSPD-5 이니셔티브 중 세 가지 주요 노력은 상호 원조 프로세스를 개선하기 위한 NIMS의 정책을 지원하는 것이다. 여기에는 비상 대응자 훈련을 위한 공통 수행 표준 설정, 전형적인 대응 자원에 대한 공통 정의 사용(National Mutual Aid and Resource Management Initiative 또는 "자원 유형"), 상호원조 지원을 위한 비상대응요원의 신원 및 자격 검증 국가시스템을 포함한다. 현재 국가 비상 대응자 자격 인증 시스템(NERCS, National Emergency Responder Credentialing System)이라고 하는 자격 증명 시스템은 승인되지 않은(즉, 자체 파견되거나 자격이 없는) 직원이 사고 현장에 접근하는 것을 방지하는 데 도움이 될 수 있다. 대부분의 국토 안보 전문가들은 일단 시스템이 완전히 작동하면 재난 현장에 대한 접근이 주 간 상호 원조 협정을 통해 지원을 제공할 자격이 있는 사람들로 제한된다는 데 동의한다.

2002년 국가 생물테러 병원 대비 법안은 비상 급증 요구를 충족시킬 수 있을 정도의 충분한 병원 인력을 배치할 수 있도록 주 기반 국가 시스템을 구현하도록 명령했다. 의료 전문 자원 봉사자 사전 등록을 위한 비상 시스템(ESAR-VHP)이 개발되었으며 현재 여러 주에서 운영되고 있다. 이 시스템은 주어진 의료 전문직에 필요한 자격 증명 유형과 검증할 수 있는 항목에 따라 4단계로 구성된다. ESAR-VHP에 대한 정보는 https://www.phe.gov/ esarvhp/Pages/about.aspx에서 확인할 수 있다.

박스 17-1 국가적 대응 시나리오

핵폭발: 10킬로톤 즉석 핵 장치	자연재해: 주요 지진
생물학적 공격: 에어로졸 탄저병	자연재해: 주요 허리케인
생물학적 전염병 발병-유행성 인플루엔자	방사성 공격: 방사선 분산 장치
생물학적 공격: 페스트	폭발물 공격: 폭탄 즉석 폭발 장치 사용
화학적 공격: 수포성 제제	생물학적 공격: 식품 오염
화학적 공격: 유독성 산업 화학물질	생물학적 공격: 외래 동물 유발 질병
화학적 공격: 신경 작용제	사이버 공격
화학적 공격: 염소 탱크 폭발	

From Homeland Security Council. *The National Planning Scenarios.* Washington, DC, 2006.

요약

비상 대비는 모든 시민의 책임이다. 의료 전문가는 재난 주기의 모든 단계에 대해 준비를 확실히 할 더 큰 책임이 있다. 재난 중 배치 기회에 관심이 있는 응급 간호사는 적절한 ICS 및 재해 관련 안전 교육을 받아야 하며 재난이 발생하기 전에 주 자격 인증 프로그램에 참여해야 한다. 일부 병원과 의료 시스템은 재난 발생 시 비상 대응을 제공할 수 있는 의료 팀을 구성하고 장비를 갖추고 있다. 대부분의 관할 구역에서는 현장 물류, 자격 증명 및 책임으로 인해 발생하는 문제 때문에 재해 발생 시 자체 배치된 대응자를 수용하지 않는다. 개별 대응자는 일반적으로 요청되지 않는다. 그러나 팀으로 함께 조직하고 훈련하는 개인(예: 지역 또는 주 ENA 지부, 지역사회 비상대응팀(CERT, Community Emergency Response Team) 또는 의료예비군(Medical Reserve Corps))은 자금 지원 및 보조금을 받을 자격이 있으며, EMAC를 통해 요청 및 배치될 수 있다. 국가 재난 의료 시스템을 통해서 개인을 위한 기회를 가질 수 있다. 가장 중요한 것은 비상 대비가 집에서 시작된다는 것이다. 개인적인 대비는 필요 시 자신과 가족을 지지하고 의료 전문가로서 대응할 수 있도록 돕는다.

화학적, 생물학적, 방사능, 핵 위협

Chemical, Biological, Radiologic, Nuclear (CBRN) Threats

Michael De Laby

대량 살상 무기: 위협
WEAPONS OF MASS DESTRUCTION: THE THREAT

응급 간호는 잠재적인 대량 살상 무기(WMD, weapons of mass destruction)로 통칭되는 CBRN (Chemical, Biological, Radiologic, and Nuclear; 화학, 생물학, 방사선 그리고 핵) 물질에 의해 발생하는 재해를 포함하여 다양한 유형의 재난 및 대량 사상자 사건(MIC, mass casualty incidents)에 대비해야 한다. 미국 법전, 50조는 WMD를 "(a) 독성 또는 유독한 화학 물질 또는 그 전구체; (b) 질병 유기체; 또는 (c) 방사선 또는 방사능"으로 정의한다. WMD는 목표 인구를 죽이거나, 다치게 하거나, 병들게 하거나, 위협하거나, 공포를 가할 목적으로 테러리스트(국내외)와 군사 기관 모두에서 사용하거나 비축한다. 이러한 광범위한 심리적 효과의 가능성 때문에 WMD는 또한 대량효과무기(WME, weapons of mass effect)라고도 불린다. 이 장에서는 CBRN 대량 살상 물질의 특성과 의료 대응 고려 사항에 대해 간략히 설명한다.

누가 위협하는가? Who Threatens

국내외 테러 위협에는 CBRN 물질이 이용될 수 있다. 이러한 위협을 하는 집단에는 개인, 정치 및 특수 이익 단체, 비동맹 단체, 종말론 또는 종교 단체, 반군이 포함된다. 국내 테러리스트는 미국 출신 테러리스트를 뜻한다. 그들은 Ted Kaczynski (연쇄 소포 폭탄테러범)와 같은 개인일 수 있다. Murrah Federal Building 폭탄 테러로 유죄 판결을 받은 Timothy McVeigh; 또는 Eric Rudolph (올림픽 공원 폭파범)도 같은 예이다. 국내 테러리스트는 KKK (Ku Klux Klan)와 같은 증오 관련 조직; 차량과 건물에 방화를 자행한 지구 해방 전선(ELF)과 같은 생태학적 "특별 관심" 그룹; 일본에서 사린 가스 공격을 일으킨 옴진리교와 같은 종교 집단; 또는 오레곤 주 더 달레스에서 수백 명의 주민들을 병들게 한 책임이 있는 Bhagwan Shree Rajneesh의 추종자들이 포함될 수 있다. 외국 테러리스트는 알카에다, 하마스와 같은 조직에 속할 수 있으며/또는 국가의 후원을 받을 수 있다. WMD 물질의 사용 또는 위협 사용은 연방 수사국이 관할권을 갖는 연방 범죄이다.

왜 화학적, 생물학적, 방사능, 핵 물질을 사용하는가? Why Chemical, Biological, Radiologic, and Nuclear Agents

CBRN은 테러를 위한 실용적인 도구이다. CBRN 무기는 소량으로도 커다란 영향력을 발휘한다. CBRN 물질은 은폐 및 운송이 쉽고 탐지하기 어려울 수 있다. 이러한 물질 중 다수는 특유의 냄새나 기타 명백한 물리적 특성이 없다. CBRN 구성 성분은 지역사회에서 널리 사용 가능하고 쉽게 만들 수 있으며 상대적으로 저렴하다. 생물 무기는 잠재적으로 높은 충격과 상대적으로 저렴한 비용 때문에 "가난한 자의 원자 폭탄"으로 불린다. 재료는 지역 공장, 철물점, 산업 환경, 학교 실험실, 대학 및 병원에서 구할 수 있다.

대량 사상자 차이점 Mass Casualty Differences

자연 재해로 인한 대량 사상자(MCI)와 CBRN 구성성분과 관련된 테러로 인한 사상자 사이에는 차이가 있다. MCI는 교통사고나 대규모 총격과 같은 인위적 사건이나 지진, 허리케인, 토네이도 또는 전염병과 같은 자연 사건으로 인해 발생할 수 있다. 자연 재해는 계획되지 않은 반면, 테러는 계획되고 자행되는 사건이다. 테러리즘 또는 테러 위협은 연방 범죄이며, 피해자의 개인 소지품을 수거할 때는 증거물 보관의 연속성 원칙을 따르는 것을 포함하여 여러 조직과의 협력을 필요로 한다. 구조대원은 2차 테러 가능성이 있는 장치를 알고 있어야 한다. CBRN 물질의 경우 사망 및 파괴의 가능성이 더 크다. 많은 자연 재해는 사전에 일종의 경고와 함께 온다. 그러나 일반적으로 테러 행위에 대해서는 대비가 어렵다. 우발적(예: 러시아 체르노빌)이든 의도적이든(예: 일본 도쿄) CBRN 물질과 관련된 MCI는 불안 반응과 노출 또는 오염 가능성에 대한 두려움 증가를 초래할 것이다. 기존의 심인성 질환이 악화된 사람도 응급실에 나타날 수 있다. 병원 및 응급 의료 서비스(EMS) 시스템은 쉽게 압도될 수 있다.

핵-방사능 위협 NUCLEAR-RADIOLOGIC THREATS

대부분의 사람은 매일 일정 수준의 환경 방사선에 노출된다. 이온화 방사선원의 예로는 상업용 식품 살균 처리기, 연기 감지기, 의료 장비, 방사성 의약품 및 영상 검사 장치 등에 사용된다. 핵 위협은 사고나 오작동의 결과일 수도 있고, 테러리스트가 단독으로, 폭발물과 함께 핵을 사용하거나 핵 폭발을 시도하는 것과 관련될 수 있다. 핵폭발은 복잡성과 보안 프로세스로 인해 가장 가능성이 낮은 시나리오로 간주된다. 그러나 가장 큰 파괴적인 영향을 미칠 수 있다. 제2차 세계대전 중 일본 히로시마와 나가사키에서 발생한 핵폭발은 명백한 핵-방사능 위협이 인간에 미치는 영향에 대한 설명 중 하나이다. 현재는 북한과 이란과 같은 국가와 국내외 테러리스트로부터 핵사용의 위협을 감지할 수 있다.

핵-방사능 장치의 유형
Types of Nuclear-Radiologic Devices

잠재적인 방사선 및 핵 위협은 다음과 같다.

- **방사선 피폭 장치(RED):** 수많은 사람이 자신도 모르게 조사될(irradiated) 수 있는 곳에 방사선원이 배치된다. 소련의 반체제 인사인 Alexander Litvinenko가 경험한 것처럼 RED를 공공 장소에 배치하거나 방사성 물질을 음식이나 음료에 넣어 방사선을 내부 조사할 수 있다.
- **방사선 확산 장치 또는 RDD (dirty bomb):** 방사선원은 기존의 폭발 장치와 결합된다. 폭탄은 폭발하며 방사성 미립자와 에어로졸화된 방사선원을 퍼뜨린다. 지리적 영역과 연기 기둥 내의 사람들은 다양한 수준의 오염을 겪는다. 폭발 화상, 폭발, 방사능 오염, 오염 물질 흡입 및 파편 부상으로 인해 부상을 입을 수 있다.
- **원자력 시설 또는 원자로:** 원자로에 대한 의도적(사보타주) 또는 비의도적(균열 또는 용해) 손상은 오염된 증기와 연기를 통해 높은 수준의 방사선을 방출할 수 있다.
- **임시 핵 장치:** 일본 나가사키를 파괴한 폭발과 유사한 10~20킬로톤의 폭발을 일으킬 수 있는 조작된 또는 정제되지 않은 핵폭탄. 테러리스트들은 이 대량 살상 무기를 만들기 위해 핵분열 물질을 획득할 수 있다.
- **원자핵융합 무기:** 무기 등급의 원자 또는 수소 폭탄. 이 장치는 핵분열 또는 핵융합으로 에너지를 생성한다. 1분 동안 1킬로톤 폭발(TNT 1,000톤에 해당)의 효과는 다음과 같다:
  - 약 400야드의 폭발 범위
  - 열 복사는 약 400야드를 태움
  - 폭발로부터 최대 1/2마일 떨어진 곳에서 높은 비율의 방사성 낙진
  - 폭발로부터 최대 1/2마일 떨어진 곳에서 감마 및 중성자 복사
  - 컴퓨터 마이크로칩과 회로를 파괴하거나 손상시키는 전자기 펄스(EMP)(항공 폭발은 EMP의 효과를 증가시킴)

이러한 모든 핵 위협은 알파, 베타, 감마선의 형태로 이온화 방사선을 방출할 수 있다.

방사선 기초 Radiation Basics

방사선은 근원에서 방출되는 에너지이며 자연 환경에서 지속적으로 발생한다. 우리는 토양, 태양, 생활 공간과 직장 내 특정 제품에서 나오는 낮은 수준의 자연 방사선에 둘러싸여 있다. 비전리와 전리 두 가지 주요 방사선 형태가 있으며, 전리 방사선은 잠재적인 건강 위험을 내포하고 있다. 전리 방사선은 밀착되어 있는 원자의 화학 결합을 끊고 에너지를 생성하거나 이온화하기에 충분한 에너지를 가지고 있다. 전리 방사선에는 파동(전자기)과 입자의 두 가지 형태가 있다. 입자 형태의 방사선은 알파, 베타, 중성자선 등이 있고, 전파 형태 방사선은 감마선과 X선이 있다.알파, 베타, 감마, 중성자, X선이 있다. 정확한 조건과 양에서 이온화된 입자는 살아 있는 세포와 상호작용하여 세포 내에서 화학적 변화를 일으키는 유리기를 생성할 수 있다. 생물학적 손상은 세포 DNA 결합, 단백질 및 세포막에 발생할 수 있으며 나중에 조직 변화, 돌연변이, 종양 또는 암으로 나타날 수 있다.

방사선 종류 Types of Radiation

전리 방사선은 감마선 또는 X선과 함께 알파 또는 베타 입자의 형태로 직접 방출될 수 있다. 중성자는 전하를 운반하지 않기 때문에 간접적으로 이온화하는 입자이다.

- 알파 입자 방사선은 2개의 중성자와 2개의 양성자로 구성되며 에너지가 매우 크고 쉽게 이온화된다. 알파는 공기 중 몇 센티미터 이동하며, 입자는 종이 한 장, 의복 또는 죽은 인간 피부의 외부 층으로 차단되는 등 방사선 중 투과성이 가장 낮다. 외부에서 노출되었을 때 위협이 거의 없지만 흡입 또는 흡수/내재화는 심각한 위험이 될 수 있다.
- 베타 방사선은 핵에서 방출된다. 알파보다 작은 입자이며 적당히 침투하여 공기 중에서는 최대 몇 미터, 조직에서는 몇 밀리미터까지 이동한다. 베타 입자는 유리, 나무 또는 플라스틱으로 차단할 수 있다. 베타 입자와 에너지는 시간이 지남에 따라 "베타 화상"으로 알려진 피부 손상을 일으킬 수 있다.
- 감마선과 X선은 깊숙이 침투할 수 있고 차폐하기 어려운 고 에너지 파동 형태의 방사선이다. 감마선은 더 멀리 이동하며 납이나 콘크리트와 같은 특수 차폐가 필요하다.
- 중성자는 핵에서 방출되는, 침투력이 높고 에너지가 강한 입자이다. 특별한 차폐가 필요하다.

선량 Dose

피폭을 이해하려면 방사선량을 공부하거나 측정해야 한다. 방사선 측정 인자에는 활동도(A), 흡수선량(D), 등가선량(H)이 포함된다. 활동도는 이온화된 입자의 방출 측정값이며 퀴리(Ci)라는 단위로 측정된다. 더 많은 퀴리가 존재한다는 것은 더 많은 방사능을 의미한다. 방사성 물질의 양이 원래 양의 절반으로 붕괴하는 데 걸리는 시간이 "반감기"이다. 가이거 계수기는 방사성 붕괴를 감지하고 측정하는 데 사용된다. 흡수선량(D) 또는 rad는 조사된 조직의 단위 질량당 조직에 축적된 에너지이다. rad는 미국 표준 측정 단위인 반면, 흡수선량 단위의 국제 단위 체제(SI)는 그레이(Gy)이다. 등가선량(H)은 렘 단위로 측정되며 흡수선량(D)을 포함하며 생물학적 손상을 유발하는 효과에 대해 가중치를 부여한다. Sievert는 등가선량을 측정하는 데 사용되는 SI 단위이다. 등가선량은 모든 유형의 방사선 조직 손상에 대한 공통 척도를 제공한다.

모든 사람은 자신의 생활 및 작업 환경에서 자연 방사선에 노출된다. 사람이 태양, 토양, 건축 자재 등으로부터 받는 연간 자연 방사선량은 약 300 millirem (300 mrem)이다. 로스앤젤레스에서 뉴욕으로 비행하는 항공사 승객은 2.5 mrem의 우주 방사선에 노출되는 반면, 보호되지 않은 응급 간호사는 휴대용 흉부 단순 X선 검사 중에 잠재적으로 5 mrem에 노출된다. 다른 전형적인 환자 노출 방사선량은 다음과 같다: 뼈스캔, 400 mrem; 복부 컴퓨터 단층촬영, 760 mrem; 바륨 관장, 870 mrem; 심장 삽관술, 45,000 mrem. 목표는 방사선 노출 및 오염 수준을 검사가 가능한 수준에서 가능한 한 낮게(ALARA, as low as reasonably achievable) 유지하는 것이다.

병원 방사선 안전 책임자 또는 보건 물리학자는 선량 노출을 계산하고 제염 조치의 효과를 모니터링하는 데 도움을 줄 수 있다.

보호 원칙: 시간, 거리 및 차폐

Protection Principles: Time, Distance, and Shielding

전리 방사선의 영향으로부터 보호하기 위한 원칙에는 시간, 거리 및 감쇠 또는 차폐 요소가 포함된다. 방사선원 근처에서 보내는 시간을 제한하면 방사선 노출로 인한 영향이 제한된다. 가능한 한 방사선원에서 멀리 떨어져야 한다. 이온화 방사선의 강도는 거리 제곱의 역수에 비례한다(즉, 거리가 멀수록 받는 선량은 적음). 방사선 감쇠 또는 적절히 차폐하면 방사선 노출과 방사선량을 줄일 수 있다. 적절한 차폐 재료는 방출되는 방사선 유형에 따라 알파 입자는 옷이나 종이로 차단되고, 베타 입자는 더 두꺼운 플라스틱 또는 목재로 흡수를 방해할 수 있다. 감마선, 중성자, 엑스선은 적절한 양의 납(앞치마 또는 납이 깔린 방), 콘크리트(방사선 벙커) 또는 흙(노두)으로 훨씬 더 많은 차폐를 필요로 한다.

노출, 오염 및 혼입

Exposure, Contamination, and Incorporation

방사선 손상은 외부 또는 내부 피폭(오염) 또는 투과성 방사선원에 노출되어 발생하는 방사선 조사 후에 시작된다. 신체내로 방사성 오염 물질이 섭취되거나 흡수되면 전신 손상이 발생한다. 오염은 방사선 흡입, 섭취 또는 신체 또는 의복에 퇴적되어 방사성 물질에 대한 내외부 노출 후 발생한다. 잠재적으로 오염된 것으로 간주되는 환자를 조사하고 적절하게 오염을 제거해야 한다.

외부 방사선 노출은 피해자에게서 방사능이 방출되거나 보호자에게 위협이 되지 않는다. 방사성 동위원소에 오염된 사람은 의학적으로 안정화되고 적절하게 오염이 제거되어야 하며 추적 치료 및 평가가 필요하다.

내부 오염은 방사성 오염 물질이 폭파물질 형태로 박혀 있거나 흡입되거나 섭취될 때 발생한다. 이것은 방사성 파편과 폭탄 입자가 박혀 있거나 핵 물질이 에어로졸화되어 흡입될 때 폭발한 RDD 근처의 희생자에게 발생할 수 있다. 결합은 골수 줄기 세포, 위장(GI) 융모, 간 세포 및 갑상선 세포와 같은 방사선에 민감한 시스템 세포의 세포와 조직이 방사능 오염을 흡수하기 시작하는 것을 의미한다.

급성 방사선 증후군 Acute Radiation Syndrome

전신 또는 부분 방사선 조사로 인해 발생하는 급성 질병을 급성 방사선 증후군(ARS, acute radiation syndrome)이라 한다. 전리 방사선은 조혈, 소화 및 중추신경계를 포함하는 가장 방사선에 민감한 세포에 먼저 영향을 미친다. ARS는 신체의 영향을 받는 시스템을 기반으로 하여 세 가지 증후군으로 세분화되고, 잠재적인 피부 방사선 손상을 포함한다.

신체 영향 Body Systems Affected

증후군이 나타나는 순서는 세포 방사선 민감도와 흡수선량을 기준으로 한다. 증후군에는 조혈 증후군, 위장관 증후군, 중추신경계 또는 신경혈관 증후군 및 피부 방사선 손상이 포함된다.

조혈증후군 Hematopoietic syndrome

골수 줄기 세포와 부세포는 특히 방사선에 민감하며 방사선 조사는 점점 더 빠른 세포 사멸과 혈액 성분 형성의 변화를 초래한다. 골수 줄기 세포 및 유사한 시스템의 파괴는 림프구감소증, 범혈구감소증, 패혈증 및 출혈을 초래한다. 조혈 증후군을 유발하는 방사선량은 0.3~0.7 Gy (30~70 rads)의 노출에서 볼 수 있다. 2일 동안 절대 림프구 감소율은 방사선 수준 노출을 예측하는 데 사용된다.

위장관증후군 Gastrointestinal syndrome

미세 융모와 위장관 내막의 파괴는 6~10 Gy (600~1,000 rads)의 흡수선량에서 발생한다. 점막 내층이 파괴되고 장벽이 벗겨지면 설사, 심한 메스꺼움, 구토, 복통 및 발열, 위장관 출혈, 탈수 및 빈혈을 포함할 수 있는 후속 전신 효과가 발생한다. 전수 치사량(lethal dose, LD 100:인구의 100%를 죽일 수 있는 최소량)은 약 10 Gy (1000 rads)이다.

중추신경계증후군 Central nervous system syndrome

CNS 증후군은 치명적인 결과를 초래한다. CNS 증후군은 20~50 Gy (2,000~5,000 rads)의 흡수선량 노출 후에 나타날 수 있으며 신경과민, 혼란, 의식 수준 변화, 경련 및 사망으로 나타난다. 이 강렬한 방사선에 노출된 후 몇 분 후에 증상이 시작될 수 있다.

피부 방사선 손상 Cutaneous radiation injury

피부와 조직에 대한 방사선 손상은 2 Gy (200 rads)의 낮은 선량에서도 발생할 수 있다. 최소한의 에너지가 필요하기 때문에 다른 ARS 증상 없이 발생할 수 있다. 베타 방사선으로 인한 베타 화상을 예로 들 수 있다. 용량이 증가함에 따라 피부 및 기저 조직 손상이 증가한다. 방사선 화상 부상은 몇 주 또는 몇 달에 걸쳐 나타날 수 있으며 단계적으로 분류되고 등급이 매겨진다. 증상에는 가려움증, 따끔거림, 부종, 홍반 및 궤양이 포함될 수 있으며, 그 부위에 상처가 생기면 건조하거나 습한 박리 및 괴사를 유발할 수 있다. 통증 관리와 감염 관리가 중요하다.

급성 방사선 증후군 단계 Acute Radiation Syndrome Stages

ARS 증상도 일련의 4단계 또는 병기로 분류된다. 병기의 진행은 세포의 방사선 민감도와 노출 방사선의 선량 및 유형에 따라 달라진다. ARS의 4단계는 전구기, 잠복기, 현병기, 회복 또는 사망이다. 전구기 또는 오심-구토-설사 단계는 노출 선량에 따른다. 일반적으로 노출 후 수분에서 수일 후에 시작되며 증상은 수일 동안 지속될 수 있다. 잠복기는 전구기 이후 몇 시간에서 몇 주 후에 발생하며 환자가 건강하다고 느끼고 건강해 보일 수 있는 기간으로 표시된다. 현병기는 특정 증후군으로 인한 증상이 나타나며 수시간에서 수개월까지 지속될 수 있다. 회복 또는 사망 단계는 증후군에 따라 며칠에서 몇 년까지 지속된다.

진단 및 치료 Diagnosis and Treatment

ARS는 상당한 방사선 조사 후 예측 가능한 질병 경과를 따른다. 일반혈액검사(CBC, complete blood count) 분석은 노출 수준과 상관 관계가 있다. ARS는 노출 후 처음 8~12시간 동안은 2~3시간마다, 이후 2~3일 동안은 4~6시간마다 림프구 수에 초점을 맞춰 연속 CBC 분석으로 평가해야 한다. 노출 용량 수준에 대한 선량 측정, 2동원체 염색체 분석과 같은 유전적 분석을 통해 정량화할 수 있다. 메스꺼움, 구토, 설사, 피부 홍반, 물집을 포함한 모든 증상과 발병 시간을 기록해야 한다. 구토의 시작 시간은 예후 및 노출 수준과 상관관계가 있다. 치료 고려 사항은 ARS 증상에 따라 항구토제 및 수액이 포함된다. 다른 가능한 치료에는 줄기 세포 치환, 사이토카인, 복용하였거나 흡수된 경우 카타르제, 킬레이트제 및 결합제가 포함되며, 이들 중 일부가 응급실에서 시행될 수 있다.

계획 Planning

- 먼저 환자를 안정시킨다. 기도, 호흡 및 순환을 확인한다.
- 의심되는 경우 적절하게 오염을 제거하고 영향을 조사한다.
- 오염이 없는 노출에는 오염 제거가 필요하지 않다.
- 외상, 화상 또는 기타 부상을 치료한다. 지지적 치료를 제공한다.
- 공중 보건 및 법 집행 기관에 알린다.
- 연속 CBC, 백혈구 항원(HLA) 및 혈청 아밀라아제를 포함한 진단을 위한 검체를 확보한다. 상당량의 선량이 내재화된 경우에는 개구부에서 면봉으로 채취한 검체나 소변이 포함될 수 있다. 2동원체 염색체 분석을 고려한다.
- 병원 방사선 안전 책임자, 건강 물리학자, 방사선 비상 지원센터 훈련소(REAC/TS, Radiation Emergency Assistance Center Training Site) 또는 국군 방사선 생물학 연구소(AFRRI, Armed Forces Radiobiology Research Institute)를 포함한 전문가와 상의한다.

생물학적 제제 BIOLOGIC AGENTS

생물학적 병원체는 수백 세기 동안 군대에 의해 연구되고, 무기화 및 사용되었다. 병원체를 중세, 프렌치 인디언 전쟁 동안, 독일은 제1차 세계대전, 일본은 제2차 세계대전에 사용했다. 1984년 오리건 주 댈러스는 미국에서 처음으로 알려진 생물학적 공격의 현장이었다. 그곳에서 종교 집단인 Rajneeshee는 카운티 선거 전에 샐러드 바와 공공 장소 전체에 살모넬라(*Salmonella*)균을 살포하여 지방 카운티 정부를 장악하려고 시도했다. 500명 이상이 병에 걸렸다. 2001년 9월 다양한 미국 언론사 사무실과 2개의 미국 상원 사무실에 대한 탄저균 공격으로 5명이 사망하고 22명이 감염되었다.

오늘날 국내외 테러리스트들은 생물무기를 개발하고 배치했다. 공격적인 생물학적 무기 프로그램을 보유한 국가에는 남아프리카 공화국, 미국, 소련, 영국, 이라크, 시리아, 북한 및 이란이 포함된다. 미국을 포함한 대다수 국가가 1972년 생물무기 협약 조약에 서명함으로써 공격적인 생물 무기 개발이 중단되었다. 소련도 서명했지만 1990년대까지 유전적으로 변형된 "슈퍼 병원체"의 비밀 연구, 개발 및 생산을 계속했다고 한다. 소비에트연합 미생물학자들의 망명 이후 생산 활동이 축소되고 시설이 폐쇄되었다.

생물학적 위협: 박테리아, 바이러스, 독소

Biologic Threats: Bacteria, Viruses, and Toxins

생물학적 위협 요소에는 박테리아, 바이러스 및 독소가 포함된다. 박테리아는 포자를 형성하고 조직 염증 반응을 일으킬 수 있는 단세포 미생물이다. 바이러스는 단백질로 코팅된 RNA 또는 DNA로 구성된 가장 단순한 병원체이다. 바이러스는 숙주 세포를 필요로 하며 다양한 세포 특이적 질병을 일으킬 수 있다. 바이러스성 질병은 혈관 손상과 다발성 기관 부전을 초래할 수 있다. 독소는 자연의 독이며 그에 상응하는 양의 인공 화학 물질보다 더 치명적이다. 독소 또는 전구체는 야외 정원(ricin)에서 발견되거나 주방 식료품 저장실(botulinum)에 존재할 수 있다.

감염 방법 또는 전달 경로에는 흡입, 섭취, 주사 및 피부 접촉이 포함된다. 예로 천연두와 같은 바이러스에 감염된 환자의 호흡기 비말 흡입, 살모넬라 섭취 또는 탄저병 포자와의 피부 접촉 등이 있다. 많은 생물학적 제제는 사람에서 사람으로 전염된다.

미국질병통제예방센터(CDC)는 특정 박테리아, 바이러스 및 독소 생물학적 위협을 범주 A, B 및 C 질병 또는 인자로 분류했다. 분류 요소에는 보급 용이성; 투과성; 높은 이환율과 사망률의 가능성; 사회적 혼란의 가능성; 감시 필요성, 생산 용이성 등이 있다. CDC 범주 A 제제는 탄저병, 보툴리누스 중독, 페스트, 천연두, 야토병 및 에볼라, 마르부르크, 라사, 마추포를 포함한 바이러스성 출혈열(VHF, viral hemorrhagic fevers)이다. 의심되는 모든 생물학적 제제 사례는 감염 관리 실무자, 해당 병원 직원 및 공중 보건 공무원에게 알려야 한다.

역학: 단서 Epidemiology: The Clues

생물학적 공격이나 전염병 발병은 교묘하지만 단서를 찾을 수 있다. 단서에는 특정 지역에서 발생한 특이한 감염; 면역 저하자의 사망 증가; 여러 가지 유사한 질병 발병; 다중, 약물 내성 병원체; 병들고 죽어가는 동물 증가; 물리적 증거; 또는 병원체 전달 장치가 포함된다. 중증도 분류 및 의무기록 중 질병 감시 요인에는 여행 이력, 전염성 접촉, 지난 3~5일 동안의 활동 및 고용 이력이 포함될 수 있다. 의심되는 범주 A 환자에 대해 지역 및 주 공중 보건 공무원과 함께 병원 감염 관리 실무자에게 알려야 한다.

CDC 범주 A 박테리아 CDC Category A Bacteria

탄저균/탄저병 Anthrax

탄저균은 고유한 막대 모양의 그람 양성 포자 형성 박테리아이며, 특정 농업 지역과 가축을 키우는 사람들 내에 존재하고, 오염된 가죽이나 액체를 취급할 때 양모 선별자병을 유발할 수 있다. 포자 접촉은 피부 탄저병을 유발할 수 있다. 포자 섭취는 GI 탄저병을 유발할 수 있는 반면, 포자 흡입은 호흡기 또는 흡입 탄저병을 유발할 수 있다. 감염은 박테리아가 국소 림프절로 이동하여 부종 인자 독소 또는 치사 인자 독소를 생성한다. 흡입 탄저병은 가장 치명적인 질병이며 흉부 단순 X선 검사에서 종격동이 넓어진 것으로 입증된 바와 같이 폐렴과 달리 종격동염을 유발할 수 있다.

증상 Manifestations

피부 탄저병은 피부 가려움증과 수포성 궤양이 되는 구진 병변을 유발한다. 궤양 부위에는 중등도에서 중증의 부종이 발생할 수 있다. 병변은 1~2주 내에 검은색 가피가 발생한다. 피부 탄저병은 다른 사람과의 접촉을 통해 전염될 가능성이 약간 있다.

GI 탄저병은 상부 또는 하부 장관 내 포자 발아에서 발생한다. 상부 위장관 침범은 부종, 림프절 병증 및 패혈증을 유발한다. 하부 위장관 침범에는 혈변, 복수, 복통 및 부분적으로 괴사된 하부 장관과 관련된 패혈증의 증상이 동반된다.

흡입 탄저병 환자는 처음에는 계절성 독감 환자처럼 느껴질 수 있다. 감염자는 2~6일의 잠복기를 지난 후 마른 기침, 근육통, 피로, 발열을 경험할 수 있다. 피해자는 단기간에 호전된 후 갑자기 고열, 호흡 곤란, 쇼크 및 사망을 경험할 수 있으며, 24~36시간 내에 사망할 수 있다. 환자는 종격동염이 발생할 수 있으며, 약 50%에서 출혈성 뇌수막염이 발생한다.

치료 Treatments

탄저병이거나 탄저병에 노출된 가능성이 있는 환자를 돌볼 때는 표준 예방 조치가 필요하다. 상처 배액과의 접촉을 피한다. 탄저병 피해자는 표본 배양과 항생제가 필요하다. 미국 식품의약국(FDA)에서 승인한 치료제에는 시프로플록사신(ciprofloxacin), 레보플록사신(levofloxacin), 독시사이클린(doxycycline) 및 페니실린(penicillin)이 있다. 기타 치료에는 산소 보충, 호흡 손상 관리 및 지지 치료가 포함된다. 국방부는 6가지 과정을 포함하는 예방 접종 요법을 사용할 수 있지만 새로운 민간 탄저병 예방 접종 프로토콜은 CDC에서 개발 중이다.

계획 Planning

- 응급실을 포함한 병원은 잠재적으로 오염된 우편물 및 "백색 가루" 사건을 처리하기 위한 프로토콜 및 계획이 있어야 한다.
- 의심 사례를 감염 관리 실무자와 공중 보건 담당자에게 보고한다.
- 표준 예방 조치를 사용하고 상처 배액 접촉을 피한다.

페스트/흑사병 Plague

페스트(plague) 또는 페스트균(*Yersinia pestis*)은 541년과 1346년에 유행병을 일으킨 비포자 형성, 그람 음성 간균으로, 후자는 "흑사병" 또는 "대역병"으로 알려져 있다. 일부 쥐, 땅다람쥐, 프레리도그를 포함한 특정 설치류에서 발견되는 *Y. pestis*는 미국 서부와 호주를 제외한 모든 대륙의 토착종이다. *Y. pestis*는 감염된 설치류에서 기생한 벼룩에 물림으로써 인간에게 전염된다.

이 질병에는 선 페스트, 패혈성 페스트, 폐 페스트를 비롯한 여러 변형이 있다. 선 페스트는 사람의 국소 림프절로 전달되어 선염 또는 bubos (크고 고통스러운 염증이 있는 림프절)를 유발하므로 그 이름이 선 페스트이다. *Y. pestis*는 선 페스트에서 패혈성 페스트로 진행될 수 있다. 그러나 둘 다 사람 대 사람으로 전염되지 않는다. 소수의 개인은 전염성이 높고 호흡기 비말을 통해 퍼지는 2차 폐 페스트에 걸릴 수 있다. 폐 페스트는 아마도 가장 중요한 세균전 또는 테러 위협일 것이다. 에어로졸화하고 폐 페스트를 유도하는 기술은 미국과 소련의 세균전 후기에 개발되었다. 세계보건기구(WHO)는 500만 명의 인구가 사는 도시에 50 kg의 *Y. pestis*가 방출되면 약 150,000명이 폐 페스트에 걸리고 36,000명이 사망할 것이라고 보고했다. 다른 보균자들이 도시를 탈출할 것이고, 감염은 확산될 것이다.

증상 Manifestations

오한, 발열, 쇠약 및 통증 동반 수포의 발달을 포함한 페스트 증상은 감염된 벼룩에 물린 후 2~8일 후에 시작된다. Bubos는 겨드랑이, 사타구니 또는 경추 부위에 형성되는 경향이 있으며, 통증으로 인해 환부의 움직임이 제한된다. 치료하지 않으면 질병은 치명적인 패혈성 페스트 또는 폐 페스트로 진행될 수 있다.

폐 페스트의 증상은 1~6일의 잠복기로 시작하여 고열, 근육통, 오한, 두통, 흉통, 객혈을 동반한 기침이 이어진다. 치료하지 않으면 호흡 곤란, 청색증, 쇼크가 발생하여 사망에 이를 수 있다. 폐 및 패혈성 페스트의 다른 합병증에는 손가락, 발가락, 귓불, 코 및/또는 음경에 영향을 줄 수 있는 말단 괴저가 포함될 수 있다.

페스트의 진단은 병력, 림프절 흡인물, 가래 및 뇌척수액의 그람 염색 및 배양에 의해 이루어진다.

치료 Treatments

선 페스트가 확인된 환자는 표준 예방 조치가 필요하다. 선 페스트, 폐 페스트 또는 폐 페스트 가능성이 있다고 진단 받은 환자는 엄격한 호흡기 비말 예방 조치가 필요하다. 배양 검체를 채취한 후 가능한 한 빨리 항생제가 필요하다. 질환이 활성화된 환자나 노출 후 예방을 위한 항생제 치료에는 스트렙토마이신(streptomycin), 겐타마이신(gentamicin), 독시사이클린(doxycycline), 시프로플록사신(ciprofloxacin) 및 클로람페니콜(chloramphenicol)이 포함된다.

계획 Planning

- 페스트가 의심되면 병원 검사실/미생물학과에 알려야 한다.
- 의심 사례를 감염 관리 실무자와 공중 보건 담당자에게 보고한다.
- 많은 수의 폐 페스트 환자가 발생하여 격리가 불가능할 시 코호트 격리로 환자를 관리한다.

야토병/툴라레미아 Tularemia

박테리아 *Francisella tularensis*에 의해 유발되는 야토병은 미국, 북미 및 유라시아에서 자연적으로 발생하는 잠재적으로 치명적인 질병이다. 작은 동물, 특히 설치류, 토끼, 다람쥐, 산토끼에서 발견되기 때문에 일반적으로 "토끼열"이라고 한다. 야토병은 가장 알려진 병원성 질환 중 하나로 감염을 유발하기 위해서는 10개 정도의 유기체를 주입 또는 흡입해야 한다. 이것은 수년간 잠재적인 세균 무기로 연구되었다. 일본은 1932년에서 1945년 사이에 만주 연구부대에서 *F. tularensis*를 무기로 연구했다. 러시아, 미국 및 기타 국가에서는 이전에 *F. tularensis*를 공격용 무기로 실험하고 비축했다. 1973년까지 미국은 공격용 무기고를 파괴했다. *F. tularensis*는 감염, 전파가 쉽고 질병과 사망을 유발할 수 있는 능력 때문에 위험한 잠재적 생물학적 무기로 간주된다. 인간의 야토병 감염은 섭취, 접촉 또는 에어로졸 흡입으로 발생할 수 있지만 사람에서 사람으로 전염되지는 않는다.

증상 Manifestations

감염은 점막, 위장관 및 폐와의 간균 접촉을 통해 발생한다. 야토병의 증상은 노출 후 3~5일에 나타나지만 최대 14일이 소요될 수 있다. 다른 독감 유사 질병과 마찬가지로 증상에는 갑작스러운 발열, 오한, 두통, 인후통, 마른 기침, 설사, 근육통 및 진행성 쇠약이 포함될 수 있다. 증상에는 흉막성 흉통, 폐렴을 동반한 숨가쁨, 객혈, 폐문 림프절병증 및 패혈증이 포함될 수 있다.

치료 Treatments

야토병이 의심되는 환자에게는 표준 예방 조치가 필요하다. 객담 그람염색과 혈액 배양으로 진단한다. 지정된 국가 표준 실험실은 신속한 진단 테스트 및 식별을 지원할 수 있다. 성인과 어린이에게 모두 항균치료로 스트렙토마이신(streptomycin)을 선택 약물로 사용하거나 겐타마이신(gentamicin)을 적용한다. 야토병 백신은 연구용 신약(IND, investigational new drug)으로 제공되며 FDA

에서 검토 중이다.

계획 Planning

- 에어로졸로 인한 환자가 내원하면 유사한 증상을 보이는 여러 희생자가 나타날 것으로 예상할 수 있다.
- 의심 사례를 감염 관리 실무자와 공중 보건 담당자에게 보고한다.
- 야토병이 의심되는 환자를 위한 표준 예방 조치를 시행한다.

CDC 범주 A 바이러스 CDC Category A Viruses

천연두 Smallpox

천연두는 두 종류의 수두바이러스(소두창 또는 대두창) 중 하나에 의해 발생한다. 대두창은 기침, 재채기 및 직접 접촉을 통해 공기 또는 비말로 사람 간 전파되는 매우 독성이 크고 전염성이 강한 질병이다. 발열, 특징적인 발진이 나타나고 사망률은 30%에 이른다. 천연두는 1977년 소말리아에서 마지막으로 발병했는데 1970년대까지 개발도상국에서 질병과 사망의 중요한 원인이었다. 1980년까지 WHO는 세계 인구의 천연두 근절을 인증했다. 현재 알려진 유일한 표본은 조지아 주 애틀랜타의 CDC 연구소와 러시아 모스크바의 Vector 연구소에 있다.

천연두는 전염성 병원체를 사용하는 생물학적 전쟁에서 일관되게 선택되었다. 천연두는 아마도 1754년에서 1767년 사이, 즉 영국군이 아메리칸 인디언에게 감염된 담요를 배포한 프렌치 인디언 전쟁 중 무기로 처음 사용되었을 것이다. 이 전염병으로 인한 인디언 사망률은 약 50%였다. 1796년 Edward Jenner의 우두 백신은 천연두의 확산을 막았다. 미생물학자이자 전 소련 생물무기 프로그램 책임자인 Ken Alibek 박사는 소련이 다양한 탄약으로 천연두를 더욱 무기화하려 했음을 알렸다.

증상 Manifestations

천연두 감염은 감염된 체액, 오염된 물체 및 침구와의 접촉을 통해 발생한다. 잠복기는 7~17일이며, 이후 림프절로 확산되어 증식한다. 첫 번째 증상은 고열이며 권태감, 두통, 몸살, 때때로 메스꺼움과 구토를 포함할 수 있다. 다음 2~4일 동안 가장 전염성이 강한 단계로 혀와 입에 발진이 발생한다. 그런 다음 발진은 얼굴, 팔, 다리, 말단으로 손과 발로 퍼진다. 열이 떨어질 수 있다. 발진은 액체가 차고 통증이 있는 융기로 발전하여 나중에 두꺼워지고 특징적인 중심 함몰부 또는 배꼽모양으로 발달한다. 열이 오르고 발진이 날카롭게 융기된 농포로 변하여 딱지가 생긴다. 딱지가 떨어질 때까지 그 사람은 전염성이 있는 것으로 간주된다.

치료 Treatments

천연두는 매우 전염성이 높다. 평가와 치료는 엄격한 공기 및 접촉 감염 통제 예방 조치를 사용하여 음압 환경에서 이루어져야 한다. 진단은 임상적 증상, 양성 조직 배양 및 전자 현미경으로 확인된 양성 바이러스로 이루어진다.

천연두의 치료는 보조적이다. 항바이러스제와 면역 글로불린이 치료에 도움이 될 수 있지만 백신접종에 의한 예방이 가장 효과적이다.

계획 Planning

- 천연두의 모든 사례는 생물 테러를 나타내며 연방 범죄로 간주된다. 따라서 범죄 수사를 예상해야 한다.
- 천연두 예방 접종을 시행한 구성원으로 응급실 내 대응팀을 구성한다.
- 의심 사례를 감염 관리 실무자와 공중 보건 담당자에게 보고한다.

바이러스성 출혈열 Viral hemorrhagic fevers

VHF는 4가지 바이러스 계열 중 하나에 의해 발생하는 발열 및 출혈 장애를 특징으로 하는 질병이다. VHF 질병은 고열, 혈관이상, 패혈증, 출혈 및 다기관 장기 부전을 유발하는 RNA 바이러스에 의해 발생한다. 4개의 VHF 바이러스 계열은 필로바이러스과(마르부르크 및 에볼라), 아레나바이러스과(라사열), 플라비바이러스과(황열) 및 부냐바이러스과(리프트 밸리 열)이다. 병원체는 아프리카, 중남미, 중동의 토착종으로 일반적으로 벌레에 물리거나 감염된 체액과 접촉으로 감염된다. 이 그룹에 속하는 다른 질병에는 한타바이러스, 크림-콩고열 등이 있다. 여러 국가에서 높은 이환율 및 사망률과 함께 전염성 때문에 VHF를 무기화하는 것을 연구했다. VHF는 치료 및 백신 선택이 제한적이다.

증상 Manifestations

VHF 증상에는 발열, 근육통, 발진, 쇠약, 저혈압, 피로, 황달, 결막 충혈, 점상 출혈, 파종성 혈관내 응고 및 쇼크를 포함한 출혈 합병증이 포함된다. 진단 검사 시 혈소판 감소증을 나타낼 가능성이 있으며 신부전 또는 간부전을 나타낼 수 있다.

치료 Treatments

대부분의 VHF 바이러스는 매우 전염성이 강하다. 환자는 표준주의, 비말주의 및 접촉주의 예방 조치가 있는 일인실에 재실해야 한다. 음압을 포함한 공기 중 예방 조치는 호흡기 질환이 있는 환자나 폐 시술 또는 기침을 자극하는 치료를 받는 환자에게도 선택될 수 있다. 대부분의 VHF에는 백신이 없다. 그러나 황열병은 예외이다. 아레나바이러스, 분야바이러스 및 원인이 알려지지 않은 VHF는 리바비린(ribavirin)으로 효과적으로 치료할 수 있다. VHF 치료의 대부분은 정맥 수액, 혈역학 모니터링, 환기, 투석 및 2차 감염에 대한 항생제를 포함한 보조치료이다. 바늘 천자 및 항응고 요법은 금기이다.

계획 Planning

- 다량의 체액 또는 분비물과의 접촉을 방지하기 위해 추가 보호 장비가 필요할 수 있다.
- 모든 부위의 발열과 출혈은 VHF의 특징이다.
- 의심 사례를 감염 관리 실무자와 공중 보건 담당자에게 보고한다.

CDC 범주 A 독소 CDC Category A Toxin

독소는 생물체에 의해 자연적으로 생성되는 유해 물질이며 인공 화학 또는 합성 독극물보다 단위 측정 당 독성이 더 높을 수 있다. 독소는 접촉(트리코테센 진균독[T2 진균독] 제외)을 통해 질병을 일으키지 않으며, 사람에서 사람으로 전파되지 않는 경향이 있다. 독소는 일반적으로 섭취되지만 에어로졸 버전은 흡입될 수 있다. 독소의 예로는 가장 강력한 신경독인 보툴리눔(botulinum); 치명적인 세포독소인 리신(ricin); 무력화 위장염을 유발하는 포도구균 장독소 B(SEB); 유일한 피부 활성 독소인 T2 진균독소가 있다. 이 중 보툴리눔은 유일한 CDC 범주 A 독소이다.

보툴리눔 독소 Botulinum

클로스트리디움 보툴리눔(*Clostridium botulinum*)은 보툴리눔 독소를 생성하는 포자 형성 혐기성 간균이며 알려진 중량 기준으로 가장 유독한 물질이다. 보툴리누스 중독은 식품 매개, 유아 보툴리누스 중독 및 상처 보툴리누스 중독의 세 가지 형태로 자연적으로 발생하는 신경마비 질환이다. 흡입 보툴리누스 중독은 부자연스러운 현상이며 생물학적 공격의 결과이다. 적절하게 제조되고, 분산되고, 흡입되면 1 g의 보툴리눔이 100만 명 이상을 죽일 수 있다. 보툴리누스 중독은 수년 동안 생물 테러 및 생물 무기 개발의 대상이었다. 1930년대에 일본 731부대는 생물전 실험에서 포로들에게 보툴리눔 배양물을 먹였다. 보툴리누스 중독 무기를 개발 및 비축했거나 개발 중인 것으로 생각되는 국가에는 미국, 소련, 이라크, 이란, 북한 및 시리아가 포함된다. 1990년과 1995년 사이에 옴진리교는 생물테러의 주범으로서 일본의 여러 지역에 에어로졸화된 보툴리누스 중독 공격을 시도했지만 실패했다.

증상 Manifestations

징후와 증상은 노출 후 6시간에서 2주 사이에 시작되며 흡입을 포함한 모든 형태의 보툴리누스 중독에서 동일하다. 질병의 증상은 흡수된 독소의 비율과 양에 따라 다르다. 신경학적 증상은 안검하수, 시야흐림, 복시, 연하 곤란, 발성장애를 포함한 연수마비를 동반한 대칭적, 하행 이완성 마비를 포함한다. 환자는 혼수 상태가 나타날 수 있으며 회복 전에 몇 달 동안 기계적 환기가 필요하다. 임상 진단은 하행 마비와 함께 연수 마비로 이루어진다. 양성 *C. botulinum* 검체 배양 및 마우스 중화반응 분석으로 진단을 확인할 수 있다.

치료 Treatments

보툴리누스 중독 환자를 돌볼 때는 표준 예방 조치가 적절하다. 보툴리누스 중독의 치료에는 신속한 진단 후 유형별 보툴리눔 항독소를 조기에 사용하는 것이 포함된다. 보조 치료에는 연장된 기계 환기 및 장 또는 비경구 튜브 공급이 포함될 수 있다.

계획 Planning

- 의심 사례를 감염 관리 실무자와 공중 보건 담당자에게 보고한다.

- 보툴리누스 중독 확인 시 응급실이나 병원은 가정에서 만든 통조림 제품 및 잠재적으로 오염된 불법 약물 사용을 포함한 식품 매개 물질을 고려해야 한다.
- 사람 간 보툴리누스 중독 전파는 없다.

화학 제제 CHEMICAL AGENTS

화학 제제는 대량 살상 무기로 사용될 수 있으며 다양한 국가의 군대와 테러리스트에 의해 배치되었다. 테러 공격에 사용되는 화학 성분은 지역사회에서 쉽게 구할 수 있다. 이러한 위협은 지역 철물점, 학교, 실험실 및 지역사회 고속도로와 철도를 통과하는 대형 트럭에서 발견된다. 주요 효과에 따라 대부분의 화학 제제는 신경 작용제, 발포제, 혈액 작용제 또는 폐/질식 작용제로 분류될 수 있다. 화학 제제 대응에는 EMS와의 조정, 독극물 통제, 효과적인 오염 제거 및 병원 최초 수용자와 오염 제거 팀의 적절한 개인 보호 장비 사용 계획이 필요하다.

화학 무기의 첫 번째 사용에는 기원전 423년에 스파르타 동맹국이 지시한 유독성 연기가 포함되었다. 15세기와 16세기 동안 속이 빈 폭발성 박격포 포탄에 독극물을 사용하고 제1차 세계대전에서 염소 가스를 배치했다. 최근 군사 교전에서 사용된 화학 무기에는 겨자가스, 포스겐, 시안화물 및 사린이 포함된다. 미국과 소련을 포함한 많은 국가가 1972년 생물 무기 협약 조약에 서명하여 생물 및 화학 무기를 제거할 것이라고 명시했지만 정보 소식통은 일부 서명 국가가 공격적인 화학 무기 작전을 계속하고 있다고 밝혔다.

신경 작용제 Nerve Agents

신경 작용제는 특별히 전쟁을 위해 개발되었다. 가장 독성이 강한 화학 물질로서 매우 강력한 유기인산염에 비유된다. 이러한 제제는 아세틸콜린에스테라아제(AChE) 억제제로, 효소 아세틸콜린에스테라아제의 효과를 방해하고 차단한다. 그 결과 수용체 부위에 아세틸콜린이 축적되어 신경을 반복적으로 자극한다. 1930년대 후반 독일 과학자가 살충제를 개발하려고 하던 중에 신경 작용제가 발견되었다. 그 이후로 타분(GA), 사린(GB), 소만(GD), 사이클로사린(GF), VX와 같은 신경작용제가 군사 배치를 위해 여러 국가에서 개발되고 비축되었다. G 제제는 휘발성이며 물에 용해된다. VX는 휘발성이나 용해성이 거의 없다. VX는 오일과 같은 성질을 가진 환경에서 지속성을 띠어 더 큰 접촉 위험을 나타낸다.

미국은 1972년 생물무기금지협약(Biological Weapons Convention Treaty)에 서명하면서 비축된 신경작용제를 파괴하기 시작했다. 1988년에 이라크 군은 사린, 소만, 겨자 가스 및 기타 물질을 포함한 화학 물질의 칵테일로 80,000명의 쿠르드 공동체를 폭격했다고 보고되었다. 신경 작용제는 역사적으로 군대에 의해 개발되고 통제되었지만 테러리스트들에 의해서도 사용되었다. "저효능" 사린은 1995년 일본 마쓰모토의 옴진리교와 일본 도쿄의 지하철에서 살포되었다. 도쿄 지하철 방출로 12명이 사망하고, 5,000명 이상이 치료와 검사를 받기 위해 지역 병원에 보내졌다.

증상 Manifestations

신경 작용제는 신경 자극 전달을 방해하고 신경을 과도하게 자극하여 니코틴 효과(골격근 경련, 경련, 쇠약, 이완성 마비, 빈맥 및 고혈압) 및 무스카린성 효과(동공 수축, 동공 축동, 침샘, 눈물샘, 땀샘, 기관지샘의 과분비, 오심, 구토 및 설사)를 생성한다. 신경계 증상에는 행동 변화, 과민성, 발작 및 무호흡이 포함될 수 있다. 경증/중등도 노출 증상에는 국부적인 발한, 경련, 오심, 구토, 쇠약 및 호흡 곤란이 포함될 수 있다. 심각한 노출 증상에는 무의식, 발작, 경련, 무호흡, 이완성 마비 등이 있다. 모든 노출 시 독성이 있으며, 치사량과 생존 가능한 양의 차이는 거의 없다. 노출은 흡입, 피부/눈 접촉, 섭취 또는 주입를 통해 발생할 수 있다. SLUDGEM 연상기호로 노출 징후와 증상을 기억한다.

S 타액(Salivation) 분비 및 증가
L 눈물 흘림(Lacrimation)
U 요실금(Urinary incontinence)
D 배변 실금(Defecation, incontinence)
G 위장 장애(Gastrointestinal distress)
E 구토(Emesis)
M 동공 축소(Miosis)

치료 Treatment

신경 작용제 노출에 대한 제염 및 해독제 전달이 중요하다. 노출 후에는 환자의 의복을 벗겨 가능한 한 빨리 오염을 적절히 제거해야 한다. 화학 물질 오염의 75~90%는 피해자의 옷을 벗으면 막을 수 있다. 산소 보충, 분비물 흡인, 기관삽관을 포함한 호흡 지원이 필요할 수 있다. 디아제팜(diazepam)은 발작 활동에 필요할 수 있다.

신경 작용제 해독제는 아트로핀(atropine)과 염화프라리독심(pralidoxime chloride; 2-PAM Cl)이 있다. 미군은 2개의 자동주사기로 구성된 Mark 1 해독제 키트를 개발했다. 하나의 자동주사기는 0.7 mL 희석액 IM에 2 mg 아트로핀을 전달하고 다른 하나는 2 mL 희석액에 600 mg의 2-PAM Cl을 포함한다. 응급실 관리에는 연령 및 증상 발현 정도(경증, 중등도 또는 중증)에 따른 용량으로 해독제를 투여하는 것이 포함된다. 증상이 가라앉기 시작할 때까지 해독제를 투여한다. 따라서 많은 용량이 필요할 수 있다. 발작은 디아제팜으로 치료한다.

계획 Planning

- 신경 작용제는 극도로 독성이 있어 노출 후 몇 분에서 몇 시간 이내에 사망에 이를 수 있다.
- 응급실에 내원하는 환자는 증기 배출 가스 또는 오염 물질 접촉으로 인한 잠재적인 위협이다.
- 첫 번째 수용자는 화학적 사상자 제염 대응을 위해 적절하게 보호되고 훈련되어야 한다.
- 의심 사례를 감염 관리 실무자, 공중 보건 담당자 및 법 집행 기관에 보고한다.

수포제 Vesicants

수포제(vesicants) 또는 수포 작용제(blister agent)는 잠재적인 전신 효과가 있는 소포 또는 피부 수포를 유발하는 인공 화학 물질로 황, 3가지 질소 겨자(H1, H2, H3), 루이사이트(lewisite) 및 포스겐 옥심(phosgene oxime)을 포함한다. 수포제는 제1차 세계대전 이후, 1980년대 이란-이라크 전쟁 동안, 그리고 1988년 쿠르드족에게 사용되었다. 수포제는 피부 화상을 유발하고 접촉 및 흡입 위험이 있다. 겨자 가스는 특유의 마늘 냄새 또는 겨자 냄새 때문에 명명되었다. 유황 겨자는 값이 싸고 물방울이나 증기로 흩어질 수 있기 때문에 테러리스트의 위협의 수단이다. 겨자는 기름지고 안정적이며 환경에 남아 피부, 점막, 폐 및 혈액 생성 기관을 공격한다. 겨자 노출은 접촉 즉시 통증이 없고 잠복 반응 기간이 있는 반면 루이사이트는 즉각적인 통증과 불편을 유발한다. 겨자제와 포스겐 옥심에는 해독제가 없지만 루이사이트에는 해독제(British antilewisite, BAL)가 있다.

증상 Manifestations

수포제에 대한 노출은 접촉이나 흡입을 통해 발생할 가능성이 가장 높지만 오염된 음식이나 물의 섭취로도 가능하다. 증상에는 눈물과 결막염, 눈꺼풀 부기, 안검경련, 가려움증, 발적, 안과적 손상, 특히 따뜻하고 습한 부위(겨드랑이, 사타구니 등)의 작열감 및 수포가 포함될 수 있다. 다른 증상으로는 인후 및 점막 작열감, 쉰 목소리, 숨가쁨, 기침, 복통, 구토, 설사 등이 있다. 소포제 흡입은 전신 효과, 폐부종 및 사망을 초래할 수 있다. 상당한 겨자 가스 노출은 골수 줄기 세포 억제, 백혈구 감소증 및 이에 따른 면역 감소를 유발할 수 있다.

치료 Treatment

소포제 노출에 대한 치료는 대부분 보조적이지만 노출 후 2분 이내에 손상이 시작되기 때문에 즉각적인 제염으로 시작된다. 눈 노출은 다량의 세척, 국소 산동제 및 항생제 처방을 받는다. 기관지 확장제가 도움이 될 수 있다. 보조치료의 목표는 증상을 완화하고 치유를 촉진하며 2차 감염을 예방하는 것이며 몇 달이 걸릴 수 있다.

계획 Planning

- 유황 겨자 피해자는 겨자, 마늘 또는 양파 냄새를 호소할 수 있다. 안구 노출은 눈에 껄끄러운 느낌을 유발할 수 있다.
- 항생제 치료는 진단검사실 및 배양 감수성 소견에 따라 이루어져야 한다.
- 의심 사례를 감염 관리 실무자와 공중보건 담당자에게 보고한다.

혈액 작용제: 시안화물 Blood Agents: Cyanides

혈액 작용제는 주로 시안화물을 포함하는 화학 물질의 구식 용어이며, 혈액이 조직으로 산소를 운반하는 능력을 방해함으로써 빠르게 사망에 이르게 하는 강력한 화학 물질이다. 시안화수소(HCN)는 급속한 증발과 확산으로 인해 전쟁에 이상적인 무기는 아니지만 제1차 세계대전 당시 프랑스, 제2차 세계대전 당시 일본, 1980년대 이라크 정부가 전쟁 무기로 사용했다. 시안화물(Zyklon B)은 제2차 세계대전 중 강제 수용소에서 가스실 희생자를 죽이기 위해 대량 학살용으로 사용되었다.

최근 역사에서 다양한 개인과 단체가 시안화물을 살인 및 집단 자살의 제제로 사용했다. 다양한 발생 장소와 전달 방식은 의도적 중독에서 시안화물의 다양성과 사용 용이성을 보여준다. 이러한 최근 사건 중 일부는 다음과 같다.

- 2004년 7월, 메릴랜드에 사는 19세 소년은 가장 친한 친구의 탄산음료에 시안화물을 첨가해 독살 혐의로 종신형을 선고받았다.
- 1982년에 7명의 시카고 사람들이 시안화물이 첨가된 초강력 타이레놀 캡슐을 섭취한 후 사망했다.
- 1978년 가이아나 존스타운에서 짐 존스 목사의 추종자 913명이 시안화물 함유 쿨에이드로 자살했다.

시안화물은 이상적인 테러리즘 무기의 특성을 많이 가지고 있기 때문에 CDC와 국토안보부는 이를 화학 테러리즘의 가장 가능성 있는 제제로 간주한다.

- 시안화물은 많은 산업 분야에서 사용되며 철도와 고속도로를 통해 전국적으로 운송되므로 풍부하고 쉽게 구할 수 있으며, 테러리스트가 절도 또는 납치 시도를 통해 쉽게 접근할 수 있다.
- 많은 생물학적 또는 핵무기와 달리 시안화물은 사용하기 위해 특별한 과학적 또는 기술적 지식이 필요하지 않다.
- 시안화물은 빠르고 치명적인 작용 기전으로 인해 대량의 무력화와 사상자를 유발할 수 있을 뿐만 아니라 출처 식별의 어려움으로 인해 발생하는 대규모 혼란과 공황을 유발할 수 있다.
- 시안화물은 대부분의 국가에서 주요 공중 보건 준비 장애 해결을 위해 많은 양의 특정 자원(해독제)을 필요로 한다.

시안화물에 대한 노출은 여러 가지 방법을 통해 발생할 수 있다. 흡입, 접촉 또는 섭취를 통해 체내로 흡수되기 때문에 분산의 용이성은 심각한 문제이다. 가장 자주 논의되는 것은 시안화수소 가스가 사무실 건물, 지하철 또는 경기장과 같은 밀폐된 공간으로 방출되는 것이다. 또한 시안화물 염은 의약품이나 식품 및 물에도 첨가할 수 있다. 테러리스트들은 테러 행위의 부수적인 요소로서 폭발과 총격을 시작할 가능성이 있다. 특히 터널과 같은 밀폐된 공간에서 발생하는 화재 및 플라스틱을 포함한 연소 내용물은 시안화물 노출의 원인이 될 수 있다.

증상 Manifestations

시안화물은 호기성 대사와 에너지 생산을 효과적으로 차단하여 세포 저산소증과 세포 사멸을 초래한다. 추가로 산소를 보충해도 세포의 산소 결핍을 극복할 수 없으며 혐기성 대사로 인해 높은 수준의 젖산이 축적된다. 시안화물 중간 이상의 노출 농도에서 노출 경로에 따라 몇 분에서 몇 시간 내에 매우 빠르게 사망할 수 있다. 세포 질식제인 시안화물은 심각한 호흡 곤란과 사망을 유발할 수 있다. 그러나 적시에 인지하고 진단하면 시안화물 중독을 효과적으로 치료할 수 있다.

시안화물은 쓴 아몬드와 같은 냄새가 나는 것으로 보고된다. 그러나 인구의 60%는 유전적으로 이 냄새를 감지할 수 없다. 노출의 증상에는 불안, 빈호흡, 동요, 현기증, 쇠약, 오심, 혼란, 혼수, 경련, 호흡 곤란, 무호흡, 심장 부정맥 및 사망이 포함된다.

때때로 과도한 정맥 포화로 인해 피부가 장미빛 또는 체리빛을 띨 수 있다. 기타 영향에는 두통과 심각한 눈, 코, 목 자극이 포함될 수 있다. 상승된 혈장 젖산 수치는 상승된 시안화물 수치의 대리 지표로도 유용하다.

치료 Treatment

노출 치료에는 환기가 가능하거나 신선한 공기와 산소 보충이 가능한 곳으로 즉시 이동하는 것이 포함된다. 시안화물 가스는 공기보다 가벼워 깨끗한 공기 환경에서 즉시 옷을 벗는 것이 오염을 제거하는 데 매우 효과적이다. 급성 시안화물 중독에 대한 몇 가지 치료법이 있다. 아질산나트륨, 티오황산나트륨, 아밀산 아질산염 성분을 포함하는 해독제 키트와 최근에는 시안화물의 영향을 상쇄하는 히드록소코발라민(hydroxocobalamin)이 사용된다. HCN 노출 후 혈류에 축적되는 심각한 대사성 산증의 영향을 중화하기 위한 중탄산나트륨과 같은 완충제; HCN 중독과 관련된 저관류 상태 동안 관상 및 뇌 혈류를 증가시키기 위한 에피네프린과 같은 교감신경 자극제; 및 반복 또는 장기간 전신 발작의 치료를 위한 디아제팜(diazepam), 로라제팜(lorazepam), 미다졸람(midazolam) 및 페노바르비탈(phenobarbital)과 같은 항경련제를 사용할 수 있다.

계획 Planning

- 환자는 쓴 아몬드 냄새가 난다고 말하거나 보호자가 환자의 입에서 쓴 아몬드 냄새를 맡을 수 있다.
- 희생자는 장미빛 또는 체리빛 피부가 나타날 수 있다.
- 의심되는 사례를 법 집행 기관 및 공중보건 담당자에게 보고한다.
- EMS units 해독 키트를 제공한다.

폐 및 질식 작용제 Pulmonary and Choking Agents

제1차 세계대전 중 무기로 사용된 폐 및 질식작용제는 지역사회에서 대량으로 발견되며 고속도로와 철도를 통해 매일 운송된다. 이러한 작용제에는 염소, 포스겐, 암모니아 및 호흡기에 스트레스를 유발하고 폐 조직을 자극하고 손상시키는 화학 물질이 포함된다. 폐 또는 질식 작용제의 흡입은 비심장성 폐부종을 일으켜 질식을 유발할 수 있다. 이러한 화학 물질이 수분과 접촉하면 산 또는 알칼리를 형성하기 시작하여 염증, 자극, 화상 또는 지연된 조직 손상을 유발한다. 주로 흡입 위협이 되지만 이러한 화학 물질 노출은 피부 접촉, 섭취 또는 안구 노출을 통해서도 발생할 수 있다.

증상 Manifestations

환자는 노출된 제품의 냄새를 맡을 수 있다. 환자는 포스겐의 특징적인 냄새인 염소 노출 시 맵고 자극적인 냄새 또는 새로 깎은 건초 냄새를 보고할 수 있다. 이러한 약제에 노출되면 눈 자극, 결막염, 기침, 천명, 가슴 조임, 두통, 오심, 질식감, 호흡곤란, 청색증, 호흡 곤란, 거품이 많은 가래를 포함한 폐부종 증상이 나타날 수 있다. 포스겐을 포함한 일부 약제는 중등도 내지 상당한 노출이 되었어도 비교적 무증상이거나 몇 시간 동안 지속될 수 있는 잠복기를 보일 수 있다. 잠복기는 보통 단순한 운동으로 인한 호흡 곤란, 저산소증 및 폐부종으로 이어진다.

폐 또는 질식제 노출에 대한 검사는 없다.

치료 Treatment

치료는 보조적이다. 질식/폐 작용제에 대한 해독제는 없다. 조치에는 원인물질의 제거 및 철저한 제염이 포함된다. 의학 요법에는 가능한 기관삽관을 포함한 산소 보충과 가능한 기계적 환기를 통한 호흡 지원 및 흡입 기관지 확장제의 투여와 기도 유지 관리가 포함될 수 있다. 산소 보충과 가능한 기계적 환기를 통한 호흡 지원; 및 흡입 기관지 확장제의 투여. 피부 노출은 다량의 수돗물로 오염을 제거해야 한다. 안구 노출은 다량의 식염수 세척과 철저한 평가를 받아야 한다. 환자는 흉부 운동과 호흡 용이성을 촉진하기 위해 high-Fowler's 자세를 취한다. 포스겐에 노출된 환자는 잠재적인 잠복기 영향 때문에 휴식을 취해야 한다.

계획 Planning

- 첫 번째 수용자는 화학적 사상자의 제염 대응을 위해 적절하게 보호되고 훈련되어야 한다.
- 겨드랑이와 사타구니를 포함하여 따뜻하고 습한 부위에 특히 주의하면서 다량의 물로 오염을 제거한다.
- 의심 사례를 감염 관리 실무자와 공중 보건 담당자에게 보고한다.
- 피해자가 노출된 후 강제 휴식을 취하도록 계획한다.

요약

응급 간호는 많은 종류의 MCI에 대한 지식과 준비가 필요하다. 테러와 CBRN 제제와 관련된 재난은 역사를 통틀어 MCI 희생자의 주원인이었다. CBRN 제제는 비교적 저렴하고 널리 이용 가능하며 극적인 사망과 질병을 유발하여 높은 충격과 공포의 가능성을 제공한다. 많은 국가에서 지정학적 불안정과 함께 국내외 테러리즘의 증가는 더 많은 CBRN 사건의 가능성을 나타낸다. 효과적인 응급 간호사 대응 계획은 잠재적인 위협 인식 및 적합한 의학적 치료로 시작된다.

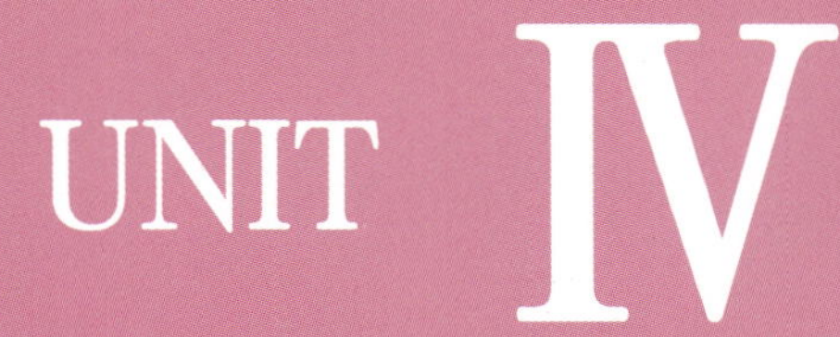

내·외과적 응급 간호

Medical and Surgical Emergencies

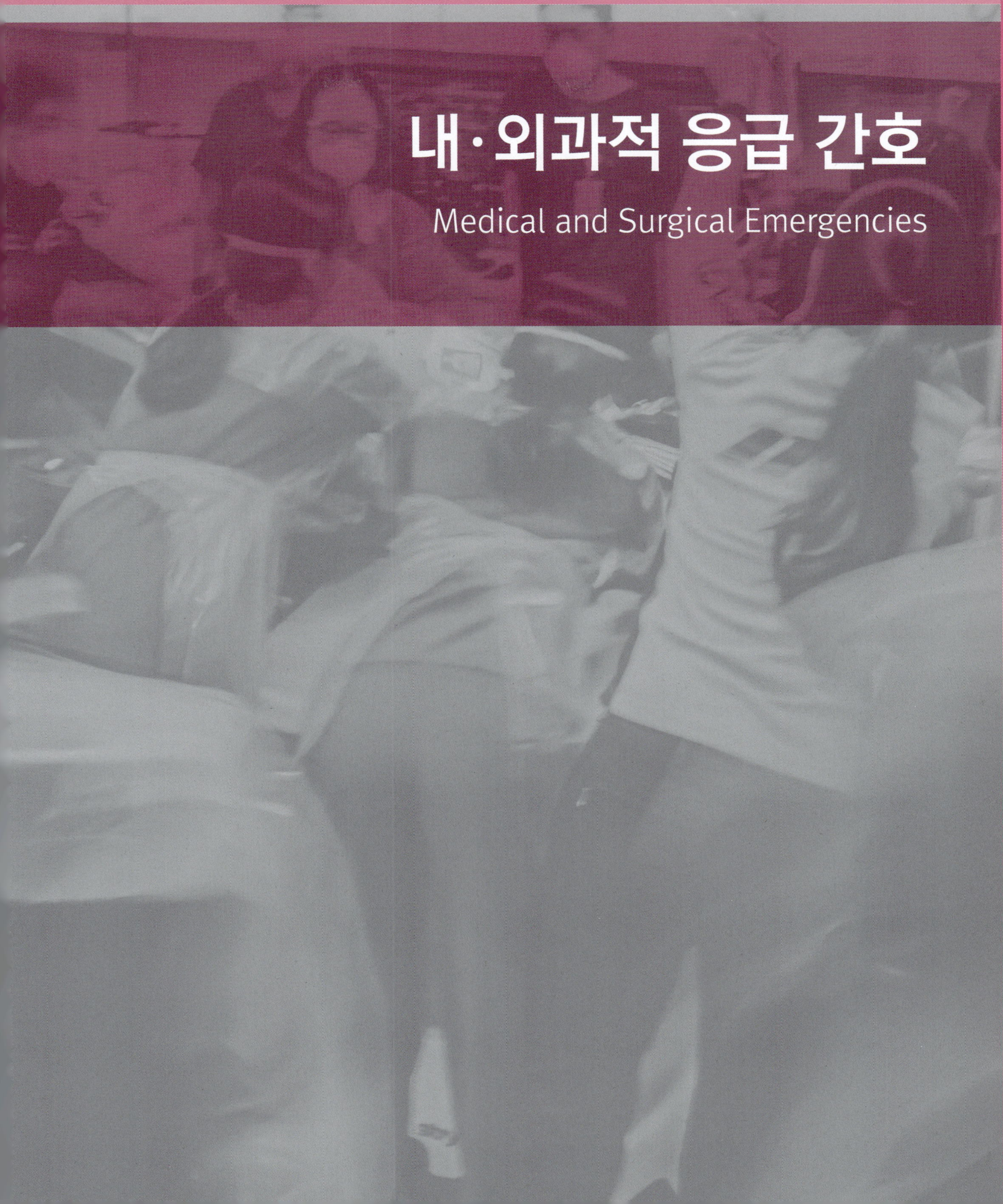

의료 환경에서 전염병 및 유기체

Communicable Diseases and Organisms in the Health Care Setting

Sherri-Lynne Almeida

감염은 병원체가 인체에서 증식하는 것이다. 이때 병원체, 숙주 및 전염방식 세 가지 요인이 감염 사슬을 형성한다. 감염 시 감염체는 일반적으로 증식하기 위해 숙주의 자원을 사용하고 숙주를 희생시킨다. 감염체 또는 병원체는 숙주의 정상적인 기능을 방해하고 만성 상처, 괴저, 감염된 사지의 상실, 심지어 사망까지 초래할 수 있다. 감염에 대한 숙주의 주요 반응은 염증이다.

병원체는 일반적으로 미세한 유기체로 간주되지만 정의가 더 광범위하고 박테리아, 기생충, 진균 및 바이러스가 포함된다. 명백한 질병이 생성되는 정도 또는 질병을 일으키는 병원체의 힘을 결정하는 감염원의 속성을 병원성(pathogenicity)이라고 한다. 일부 감염원은 고병원성이며 일상적으로 질병을 유발하는 반면, 다른 감염원은 정상적인 숙주 방어가 손상된 경우에만 질병을 유발한다.

감수성(susceptibility)이 높은 숙주는 병원체에 대한 효과적인 해부학적 및 생리학적 방어 능력이 결여된 숙주이다. 감수성에 영향을 미치는 특성에는 영양 및 예방 접종 상태, 호르몬 영향, 연령, 의료 및 약물 병력, 기저 병리학적 상태, 외상과 같은 신체 손상이 포함된다. 병원체가 특정 숙주에서 질병을 일으키는 정도, 그로 인한 질병의 심각성, 숙주로 또는 숙주로부터 전염되는 효율성 또는 이러한 요인의 조합을 병원체의 독성(virulence)이라고 한다.

병원체의 전염은 병원체의 생존에 필수적이다. 주요 전파 방식은 접촉(직접 및 간접), 공기 및 비말이다. 직접 전파는 감염원과 민감한 숙주 사이에 사람 대 사람 접촉이 발생할 때 발생한다. 직접적인 접촉의 예로는 물림; 성교; 오염된 혈액 직접 주입(바늘에 찔린 부상); 또는 재채기, 기침, 침을 뱉거나 구토하는 동안 눈, 코 또는 입의 결막에 비말 방사 등이 있다. 간접 전파는 민감한 숙주가 감염원에 오염된 무생물과 접촉할 때 발생하며, 감염원은 적절한 전파경로를 통해 숙주로 옮겨져 유입된다.

매개물은 환자 치료 장비, 더러워진 린넨, 수술 기구, 드레싱, 식품, 물, 우유와 같은 오염된 무생물과 혈액, 혈청, 혈장, 조직 또는 장기와 같은 생물학적 물질이다. 매개물 전파는 물림 시 침의 주입, 역류, 배설물의 피부 노출 또는 손상된 피부를 침투할 수 있는 물질로 인해 발생한다. 마지막으로 공기 중 전파는 일반적으로 호흡기관을 통한 미세한 에어로졸의 전파로 정의된다. 기침이나 재채기를 하는 감염원과의 접촉 시 공기 중 큰 감염 입자를 전달할 수 있다. 공기 전파에 영향을 미치는 요인에는 주변 기류, 감염자에 대한 근접성 및 공간적 방향이 포함된다.

급성 치료 환경에서 감염 예방

INFECTION PREVENTION IN THE ACUTE CARE SETTING

병원 환경에서 감염원은 접촉 및 흡입 노출을 통해 민감한 숙주로 전파된다. 의료 관련 감염(HAI, health care-associated infections)은 입원 당시 존재하지 않았거나 잠복기 동안 병원 치료를 받으면서 획득한 감염이다. HAI 감염은 입원 후 48시간 이상, 퇴원 후 최대 3일, 수술 후 최대 30일, 그리고 감염과 무관한 진단으로 환자가 입원했을 때 의료 시설에서 발생한 감염을 의미한다.

많은 요인이 HAI에 기여한다. 입원 환자는 종종 면역이 저하되거나 침습적 검사 및 치료를 받는다. 환자 치료 수행과 병원 환경은 환자 간 미생물의 전파를 촉진할 수 있다. 강력한 항생제 사용은 항생제 내성을 촉진한다. HAI 예방에 진전이 있었지만 의료 행위의 변화는 감염 발병의 새로운 기회를 지속적으로 제시한다. 가장 흔한 유형의 감염은 중심정맥관 관련(CLABSI), 수술 부위(SSI), 카테터 관련 요로 감염(CAUTI) 및 인공호흡기 관련 폐렴(VAP)이며 모두 다양한 유기체에 의해 유발된다.

부적절한 손위생 또는 손위생의 불이행은 HAIs 발생을 증가시키는 가장 명백한 원인이고, 권장 사항에 따른 손위생 준수는 저조하다. 질병통제예방센터(CDC)에 따르면 의료인은 필요한 시간의 절반 미만으로 손을 씻는 것으로 나타났다. 이러한 상황은 규정 미준수, 접근 가능한 적절한 장비의 부족, 높은 직원 대 환자 비율, 손 씻기 제품에 대한 알레르기, 위험 및 절차에 대한 직원의 불충분한 지식, 손 씻기 권장시간의 지속기간과 같은 다양한 이유 때문이다.

손이나 기타 피부 표면이 혈액이나 기타 신체 물질로 오염된 경우 가능한 한 빨리 해당 부위를 세척해야 한다. 검사 중 오염된 신체 부위에서 깨끗한 부위로 손이 이동하는 경우 또는 의료 장비나 병실 가구와 같은 무생물과의 접촉 후 그리고 먹기 전에는 항상 장갑 착용 여부에 관계없이 모든 환자 접촉 전후에 손을 씻어야 한다.

감염원으로부터 환자를 보호하는 것 외에도 임상 및 비임상 의료 종사자는 스스로를 보호해야 한다. 의료 종사자는 B형 간염 바이러스(HBV) 및 인간 면역 결핍 바이러스(HIV), 클로스트리디움 디피실리(*Clostridium difficile*), 메티실린 내성 황색 포도구균(MRSA) 및 결핵(TB)과 같은 병원체에 직업적으로 노출될 위험이 있다. 감염 환자의 혈액에 오염된 바늘이나 다른 날카로운 기구에 베인 상처, 환자의 혈액과 눈, 코, 입, 피부의 접촉, 호흡기 질환 환자와의 긴밀한 접촉을 통해 발생한다.

모든 환자 치료에 표준 주의를 적용해야 하고 전파방식에 따른 적절한 예방조치를 취해야 한다(**표 19-1**).

더 안전한 기술(needleless systems)을 사용하고, 사용한 바늘을 적절한 손상성 폐기물 용기에 버리고, 부상을 방지하도록 설계된 안전 기능이 있는 의료 기기를 사용하여 많은 바늘 찔림 및 기타 관통 노출을 예방할 수 있다. 혈액 노출이 예상되는 경우 장갑, 눈 및 안면 보호구 또는 가운과 같은 적절한 보호장구를 사용하면 눈, 코, 입 또는 피부에 대한 노출을 예방할 수 있다.

병원체에 대한 노출은 의료 환경에서 우려되는 사항이다. 응급 간호사는 일하는 장소와 환자 이동에 따라 전염병에 직면하게 된다. 모든 감염원은 잠재적인 위험을 내포한다.

표 19-1 표준 예방 조치 및 전염 기반 예방 조치

표준 예방 조치	전염 기반 예방 조치
손위생 수행	접촉 주의: • 적절한 환자 배치를 보장한다. • 개인 보호 장비(PPE)를 적절히 사용한다. • 환자의 이동을 제한한다. • 일회용 환자 전용 장비를 사용한다. • 입원실의 청소와 소독을 우선으로 한다.
감염성 물질에 노출될 가능성이 있는 경우 PPE 사용	비말주의: • 비말을 통제한다. • 적절한 환자 배치를 보장한다. • 개인 보호 장비를 적절하게 사용한다. • 환자의 이동을 제한한다. • 입원실의 청소와 소독을 우선으로 한다.
호흡기 위생/기침 에티켓 지키기	공기 주의: • 공기 전파를 통제한다. • 공기 감염 격리실(AIIR)에 적절하게 환자를 배치한다. • 감수성이 있는 의료 종사자의 병실 출입을 제한한다. • 환자의 이동을 제한한다. • 감수성이 있는 사람의 경우 백신으로 예방 가능한 감염으로부터 보호하고 보호되지 않은 접촉 후 가능한 한 빨리 예방 접종한다.
적절한 환자 배치 확인	
환자 치료 장비와 환경을 적절하게 취급하고 청소하며 소독한다.	
섬유 및 세탁물은 주의해서 다룬다.	
안전한 바늘 취급 관행/규칙을 따르고 의료 종사자의 안전을 보장한다.	

Adapted from CDC: Infection Control Basics (2016).

우려되는 병원체 PATHOGENS OF CONCERN

Clostridium difficile

*C. difficile*은 결장의 염증을 일으키는 그람 양성 간균이다. *C. difficile* 감염(CDI, *C. difficile* Infection)의 가장 흔한 증상은 묽은 설사와 발열이다. CDI의 위험이 높은 환자는 항생제에 노출된 환자, 양성자 펌프억제제(PPIs), 위장 수술, 의료 시설에 장기간 입원한 환자, 면역 저하 상태, 기저 질환 및 고령자이다.

CDC 데이터는 *C. difficile*가 2011년에 미국에서 약 500,000명의 감염을 일으켰고, 초기 진단 후 30일 이내에 29,000명이 사망한 것으로 추정한다.

*C. difficile*은 대변에서 배출된다. 감염된 대변으로 오염된 표면, 장치 또는 물질은 포자의 저장소 역할을 할 수 있다. 포자는 오염된 표면을 만지고 적절하게 손을 씻지 않은 의료인의 손을 통해 환자에게 전염될 수 있다. *C. difficile* 배양 기간은 일반적으로 7일 미만이다. 그러나 포자는 환경에서 최대 70일까지 생존할 수 있으며 오염된 표면과의 접촉한 손을 통해 전염될 수 있다.

열이 있고 24시간 이내에 3회 이상의 형체가 없는 변(물설사)의 병력이 있는 응급실에 내원한 환자는 *C. difficile* 검사를 받아야 한다. 대변 배양 검사를 처방해야 한다. 이것은 사용 가능한 검사 중 가장 민감한 테스트이다. 그러나 종종 위 양성 결과가 나타날 수 있다. *C. difficile* 독소는 불안정하고 실온에서 분해되기 때문에 위음성 결과를 방지하기 위해 즉시 검사하거나 검체를 냉장보관하는 것이 중요하다.

CDC에 따르면 CDI 환자의 약 20%는 항생제 중단 후 2~3일 이내에 상태가 호전된다. 감염은 일반적으로 메트로니다졸(metronidazole), 반코마이신(vancomycin; 경구 투여) 또는 최근 승인된 피닥소마이신(fidaxomicin)을 포함한 적절한 항생제(약 10일)로 치료할 수 있다. 치료 후 환자의 증상이 해결되면 환자가 집락 상태로 남아 있을 수 있으므로 *C. difficile* 검사를 반복하지 않는 것이 좋다. CDI 환자의 약 20%에서 감염이 재발하여 매우 쇠약해질 수 있다.

대변 미생물군 이식(대변 이식)은 재발성 *C. difficile* 감염 환자를 돕는 가장 효과적인 방법인 것으로 보인다. 목적은 죽거나 억제된 박테리아를 대체하고 결장을 "좋은" 박테리아로 채우는 것이다.

간염 Hepatitis

간염은 경미하거나 생명을 위협할 수 있는 간의 급성 또는 만성 바이러스 감염이다. 급성 바이러스성 간염은 A형, B형, C형, D형, E형 간염 바이러스의 5가지 인자에 의해 발생한다. 간염 바이러스 중 HBV, C형 간염 바이러스(HCV) 및 D형 간염 바이러스(HDV)만이 만성 간염을 유발할 수 있다.

B형 간염 Hepatitis B Virus

HBV는 급성 및 만성 감염을 일으키는 간을 공격하는 감염이다. 만성 감염자는 HBV 환자의 주요 원인이다. 만성 간 질환 및 원발성 간세포 암종과 관련된 사망 및 이환율의 위험이 증가한다. HBV 감염의 유병률은 매우 다양하다. 세계보건기구(WHO)는 2억 5,700만 명이 HBV (B형 간염 표면 항원 [HBsAg] 양성으로 정의됨)에 감염된 것으로 추정한다. 2015년 B형 간염으로 인해 887,000명이 사망했으며, 가장 흔한 원인은 질병의 합병증이었다. 이러한 만성 감염자는 간경화와 간암으로 사망할 위험이 높다. 2016년 미국에서는 총 3,218건의 급성 B형 간염 감염 사례가 보고되었다. 발병률은 인구 100,000명당 1.0건이었다. 새로운 HBV 감염 비율이 증가했으며, 이는 주사에 의한 약물 사용 증가와 가장 관련이 있다.

HBV는 감염된 사람의 혈액 또는 체액(타액, 뇌척수액, 복막, 흉막, 심낭 및 활액, 양수, 정액 및 질 분비물, 혈액을 포함하는 기타 체액, 고정되지 않은 조직 및 기관)과의 접촉에 의해 전염된다. 전염은 경피 또는 점막 경로를 통해 감염된 체액에 노출되어 발생한다.

전 세계적으로 주요 HBV 전파 방식에는 보균자와의 성접촉 또는 가족 간 접촉, 모자간 전파, 비멸균 바늘과 주사기의 재사용, 바늘 스틱 또는 날카로운 기구 노출, 면도기 또는 칫솔 공유 등이 있다. 또한 HBV는 의료인 및 공공 안전 종사자의 감염성 직업 재해이다.

HBV의 잠복기는 평균 90일이며 범위는 60~150일이다. 표면 항원(HBsAg)은 노출 후 1주에서 9주 사이에 검출될 수 있다. 잠복기의 변화는 부분적으로 접종원에 있는 바이러스의 양, 전염 방식, 화학적 또는 물리적 수단에 의한 바이러스 병원성의 변화, 특정 항체의 투여, 비정상적인 바이러스-숙주 상호작용과 관련이 있다.

HBV의 진단은 임상적, 혈청학적, 역학적 소견에 근거한다. HBV 감염 혈청학적 표지자(HBsAg)의 검출은 B형 간염 감염을 확인한다. 감염은 다양한 증상으로 나타날 수 있다: 황달을 동반한 급성 질환 후 회복, 무증상 감염 후 회복, 만성 활동성 간염으로 진행되는 급성 질환, 무증상 감염 후 만성 활동성 간염, 전격성 질환. 며칠에서 일주일 이상까지 다양한 짧은 전구기 단계가 황달이 시작되기 전에 나타날 수 있다. 대표적인 증상으로는 식욕부진, 쇠약, 피로 등이 있다. 오심, 구토 및 설사도 발생할 수 있다. 많은 환자가 우상복부 통증을 호소한다. 황달기에는 소변이 짙어지고 황달이 뒤따른다. 짙은 소변의 출현은 빌리루빈뇨에 의해 발생하며, 이어서 옅은 또는 회색의 변과 점막, 공막, 결막 및 피부가 황색으로 변색된다. 황달은 총 빌리루빈 수치가 2.0~3.0 mg/dL을 초과하면 분명해진다. 간 압통과 간 비대도 있다.

회복은 황달 및 기타 증상이 사라지면서 시작된다. HBsAg 및 E형 간염 표면 항원도 사라진다. B형 간염 표면 항체(anti-HBs)의 출현은 감염이 가라앉고 있음을 나타낸다. 이 치명적일 수 있는 질병은 정신적 혼란, 정서적 불안정, 출혈 증상 및 혼수 상태를 특징으로 한다.

B형 간염에 대한 가장 효과적인 예방은 B형 간염 백신이다. B형 간염 백신은 B형 간염 및 간세포 암종과 같은 결과를 예방한다. 3개의 단일 항원 백신과 3개의 혼합 백신이 미국에서 사용 가능하다. 소아와 성인에게 가장 흔히 사용되는 예방 접종 일정은 3회 근육 주사이며, 2차 및 3차 접종은 각각 1차 접종 후 1개월 및 6개월 후에 시행된다. 연구에 따르면 생후 6개월 이후에 B형 간염 예방 접종을 시작한 건강한 예방 접종자들의 면역학적 기억은 최소 30년 동안 유지되었다. 백신은 임상 질환 및 만성 HBV 감염을 장기적으로 보호한다. 항체 수준이 낮아지거나 검출 가능한 수준 이하로 감소하더라도 세포 면역은 지속되는 것으로 보인다. 출생 시 B형 간염 예방 접종을 시작한 백신 접종 코호트 중 백신 유도 면역의 지속 기간을 결정하기 위한 장기 추적 연구가 진행 중이다.

유아, 소아, 청소년 또는 성인의 정기 예방 접종 후에는 적절한 항체 반응을 위한 예방 접종 후 검사가 필요하지 않다. 임상 관리가 면역 상태에 대한 지식에 의존하는 개인(HBs-Ag 양성 산모에게서 태어난 영아, 혈액 또는 체액에 대한 경피 또는 점막 노출 위험이 높은 의료인 및 공공 안전 종사자) 및 만성 혈액 투석을 받는 환자, HIV에 감염된 환자 및 기타 면역 저하 환자, 만성 HBV 환자의 성 파트너에게만 검사가 권장된다.

HBsAg 양성 혈액에 경피또는 점막이 노출된 비면역자에게는 능동 및 수동 면역 모두 사용한다. 노출 후 예방적 조치를 결정한 경우 노출 후 최소 24시간 이내 가능한 한 빨리 B형 간염 면역 글로불린 0.06 ml/kg을 1회 투여하고 B형 간염 백신 접종을 시작해야 한다. 백신을 접종할 수 없는 경우 1개월 후에 2차 HBIG 접종을 해야 한다.

C형 간염 Hepatitis C Virus

HCV는 세계 곳곳에서 발견되었다. WHO는 전 세계적으로 7,100만 명이 만성 C형 간염에 감염되어 있고, 매년 약 399,000명이 이 질병으로 사망하는 것으로 추정한다.

HCV는 혈액 매개 바이러스이며 사람의 혈액과의 직접적인 접촉을 통해 전염될 수 있다. HCV 감염 선별 검사를 거치지 않은 수혈, 소독되지 않은 바늘, 주사기 또는 기타 의료 장비의 재사용 또는 약물 사용자 간의 바늘 공유를 통한 전염은 잘 알려져 있다. 성 감염 및 주산기 감염도 발생할 수 있지만 빈도는 낮다. 부적절하게 멸균된 장비를 사용하는 경우 경피적 절차(예: 귀 및 신체 피어싱, 할례, 문신)를 사용한 사회적, 문화적, 행동 관습과 같은 다른 전파 방식이 발생할 수 있다.

잠복기는 2주에서 6개월이며 평균 6주에서 9주 사이이다. 80%의 사람은 초기 감염 후 어떤 증상도 나타나지 않는다. HCV 감염은 일반적으로 무증상이다. 따라서 급성기에 진단되는 사람은 거의 없다. 증상이 있는 사람들은 발열, 피로, 식욕 감퇴, 오심, 구토, 복통, 짙은 소변, 회색 변, 관절통 및 황달을 나타낼 수 있다. 이 질병은 일반적으로 급성기에 덜 심각하지만 만성이 일반적이다. 만성 감염은 증상이 있거나 무증상일 수 있다. 만성 C형 간염에 걸린 사람은 간경변이나 간세포 암종으로 발전할 수 있다.

진단은 HCV에 대한 항체(anti-HCV) 검출에 달려 있다. 감염은 감염 후 4~10주 후에 감지할 수 있다. HCV RNA PCR 분석은 감염 후 약 2~3주에 감염을 감지할 수 있다.

HCV에 대한 백신은 없다. 백신이 없는 경우 혈액 및 장기 기증자에 대한 선별 및 검사를 포함하여 감염을 예방하기 위한 모든 예방 조치를 취해야 한다. 혈장 유래 제품의 바이러스 비활성화; 의료 및 치과 장비의 적절한 멸균을 포함하여 의료 환경에서 감염 통제 행위의 수행 및 유지; 주사 남용을 줄이고 안전한 주사 행위를 시행하도록 일반인과 의료 종사자의 행동 변화를 촉진하고 고위험 약물 및 성행위를 가진 사람을 위한 상담이 필요하다.

치료 지침은 급성 C형 간염에 대한 치료를 권장하지 않는다. 환자는 추적관찰을 해야 하며 HCV RNA가 6개월 후에도 지속되는 경우에만 치료를 고려해야 한다.

인간 면역 결핍 바이러스/AIDS

HUMAN IMMUNODEFICIENCY VIRUS/AIDS

HIV는 면역 체계를 표적으로 삼고 약화시킨다. 이 바이러스는 질병 퇴치에 중요한 CD4+T 세포를 파괴한다. HIV 감염의 진행 단계는 후천성 면역 결핍 증후군(AIDS)이다. 2016년 WHO는 약 3,700만 명이 HIV에 감염되었다고 보고했으며 전 세계적으로 180만 명이 새로 감염되었다. HIV는 3,500만 명 이상의 목숨을 앗아갔고 전 세계적으로 계속해서 공중 보건 문제로 대두되고 있다.

HIV 질병의 경과는 가변적이며 개인의 면역 결핍 및 그로 인한 합병증의 심각성에 따라 결정된다. 1차 원인 바이러스는 HIV-1 바이러스이며, 전 세계적으로 AIDS를 유행시킨 원인이 되는 감염원이다. 1986년에 덜 흔하고 덜 치명적인 유형의 HIV인 HIV-2가 서아프리카의 AIDS 환자로부터 분리되었다. HIV-1과 HIV-2는 모두 동일한 전염 방식을 가지고 있으며 유사한 기회 감염 및 AIDS와 관련이 있다. HIV-2에 감염된 사람에서 면역 결핍증은 더 천천히 발병하고 경미한 것으로 보인다. HIV-1에 감염된 사람과 비교할 때 HIV-2에 감염된 사람은 감염 초기에 덜 감염된다.

HIV 전파의 주요 방식은 혈액, 뇌척수액 또는 정액과 같은 신체 분비물과 마모된 피부 또는 점막의 접촉; HIV에 오염된 바늘과 주사기의 사용; 감염된 혈액 또는 그 구성 요소의 수혈; HIV에 감염된 조직 또는 기관의 이식; 보호되지 않은 성교를 통한 사람 대 사람 감염이다. 또한 HIV는 엄마에게서 아이에게 전염될 수 있다. HIV에 감염된 여성의 모유 수유를 통해 유아에게 전염시킬 수 있다.

감염된 혈액에 대한 경피적 노출과 관련된 HIV 감염의 전파 위험은 각 노출에 대해 약 0.3%로 추정된다. CDC는 오염된 바늘 200개당 1개의 HIV 혈청 이환을 추정한다. 문헌에서 주사침 자상에 의한 HIV 감염 확률은 0.03%에서 0.3% 사이이며, 이는 부상 깊이, 접종 혈액량, 주사침 자상 정도에 따라 증가한다. Wyzgowski 등의 연구에서 AIDS 진단을 받은 대부분의 사람들은 HIV 감염으로 이어지는 고위험 행동을 보였다고 지적했다. 이것은 위험한 행동이 HIV 감염의 약 95%의 원인인 의료 종사자에게도 적용된다.

HIV 잠복기는 가변적이다. CDC는 13세에서 64세 사이의 모든 사람에게 일상적인 신체 검사의 일환으로 적어도 한 번은 HIV 검사를 받을 것을 제안한다. 고위험군은 더 자주 검사해야 한다. 세 가지 유형의 검사가 가능하다: 핵산 검사(NAT, nucleic acid tests), 항원/항체 검사, 항체 검사. HIV 검사는 일반적으로 혈액이나 구강액으로 시행한다. 또한 소변으로도 검사를 시행할 수 있다. 감염 직후 HIV를 검출할 수 있는 검사는 없다. NAT는 일반적으로 노출 후 10~33일 이내에 감염을 감지할 수 있다. 혈청에 대한 항원/항체 검사는 일반적으로 노출 후 18~45일 이내에 감염을 감지할 수 있으며, 항체 검사는 23~90일이 소요될 수 있다.

CD4 림프구는 HIV의 주요 세포 표적이다. CD4 수와 감소율은 예후 예측 가치가 있으며 항레트로바이러스 치료의 필요성과 기회 감염 예방의 필요성을 결정하는 데 사용된다. HIV 감염은 다양한 임상 증후군을 유발할 수 있다. 이러한 증후군은 질병의 지속 기간 및 면역 억제의 중증도와 관련이 있다. AIDS 감염 시 여러 암, 폐 및 폐외 결핵, 재발성 폐렴, 소모성 증후군, 신경계 질환(HIV 치매 또는 감각 신경병증), 침습적 자궁경부암을 포함하여 12가지 이상의 기회 감염에 주의해야 한다. AIDS는 심각하고 생명을 위협하는 임상 상태이다. 이 증후군은 HIV 감염의 후기 임상 단계를 나타내며 대부분 면역 및 다른 기관의 진행성 손상의 결과이다.

현재 HIV를 예방하는 백신은 없다. 감염 예방은 바이러스 전파를 통제하는 데 달려 있다. 통제에는 예방 상담, 노출전 예방요법(PrEP, preexposure prophylaxis) 및 노출 후 예방요법(PEP, postexposure prophylaxis)이 모두 포함된다. 의료 환경에서 전파 위험을 최소화하기 위한 예방 조치를 구현해야 한다. 직업적 노출의 예방에는 교육과 보호장구 사용 강화가 포함되어야 한다. 또한 안전 장치의 수행과 오염 물질의 적절한 폐기가 필수적이다.

HIV 고위험군은 감염 가능성을 낮추기 위해 매일 약을 복용할 수 있다(PrEP로 알려짐). 이 요법은 두 가지 약물(테노포비르(tenofovir)와 엠트리시타빈(emtricitabine))을 결합한다. 연구에 따르면 병용 요법을 지속적으로 사용하면 HIV를 예방하는 데 매우 효과적인 것으로 나타났다. 이 요법은 성관계로 인한 HIV 감염 위험을 90% 이상, IV 약물 사용으로 인한 위험을 70%까지 낮출 수 있다.

PEP는 일반적으로 고위험 직업군의 노출 후 사용된다. HIV에 노출된 후 72시간 이내에 PEP를 시작해야 한다. 연구에 따르면 PEP는 HIV에 노출된 후 72시간 이상 지난 후에 시작하면 HIV 감염 예방에 거의 또는 전혀 영향을 미치지 않는다. 치료 과정은 28일 동안 지속되며 약물은 하루에 한 번 또는 두 번 복용한다.

직업적으로 HIV에 노출된 의료 제공자는 PEP를 받는지 여부에 관계없이 노출 후 추적 검사, 의학적 평가 및 상담을 받아야 한다.

인플루엔자 바이러스 Influenza (Flu) Virus

인플루엔자는 전염성 호흡기 질환이다. 역사적으로 인플루엔자는 20세기에 세 차례의 대유행(전 세계적인 질병 발생)을 포함하여 수세기 동안 호흡기 질환을 유발했다. 4가지 유형의 인플루엔자 바이러스는 A, B, C 및 D이다. 인플루엔자 A형 바이러스는 전염병을 일으킬 가능성이 있다. 계절성 인플루엔자 발병은 인플루엔자 A형 또는 B형 바이러스에 의해 발생할 수 있다. 인플루엔자 C형 바이러스는 덜 자주 발견되며 사람에게 경미한 질병을 유발할 수 있다.

4가지 유형의 인플루엔자 바이러스 중 A형만 하위 유형으로 나뉜다. 아형 지정은 헤마글루티닌(H, hemagglutinin) 및 뉴라미니다제(N, neuraminidase)의 두 가지 바이러스 표면 단백질(항원)의 존재를 기반으로 한다. 현재까지 18개의 다른 헤마글루티닌과 11개의 다른 뉴라미니다제 표면 단백질이 인플루엔자 A형 바이러스에서 확인되었다. 하위 유형은 단독으로 H 단백질 유형(H1-H18)으로 지정되거나 N 단백질 유형(N1-N11)이 뒤따른다. 사람에게서 발견되는 인플루엔자 A 아형은 H1N1과 H3N2이다. 인플루엔자 A형 바이러스는 독성, 특정 숙주에 대한 감염성, 전파 방식 및 감염의 임상적 증상이 다양하다.

인플루엔자 바이러스는 일반적으로 매우 종 특이적이다. 즉, 바이러스가 개별 종을 감염시키고 특정 종에 충실하며 다른 종에 감염을 일으키는 경우는 거의 없다. 인플루엔자 D형은 사람을 감염시키거나 질병을 일으키는 것으로 알려져 있지 않다.

계절성(또는 일반) 독감은 인플루엔자(A 또는 B) 바이러스에 의해 유발되는 호흡기 질환이다. 갑작스러운 발열, 기침, 두통, 근육 및 관절 통증, 심한 권태감, 인후통 또는 콧물이 나타날 수 있다. 잠복기는 바이러스에 노출된 후 약 1~4일이다.

감염된 사람들이 기침, 재채기 또는 대화를 할 때 바이러스가 전파될 수 있다. 바이러스가 포함된 작은 비말이 공기 중으로 흩어지며 가까이 있는 사람이 이 비말을 흡입하여 감염될 수 있다. 질병이 시작된 후 처음 3~4일 동안 가장 전염성이 높다. 일부는 증상이 나타나기 1일 전부터 발병 후 최대 5~7일까지 다른 사람들을 감염시킬 수 있다.

인플루엔자는 65세 이상, 만성 질환이 있는 사람, 임산부, 어린 아이와 같은 특정 고위험 인구에서 심각한 질병 및/또는 사망을 유발할 수 있다. 인플루엔자 바이러스의 합병증은 이염에서 세균성 폐렴 또는 울혈성 심부전에 이르기까지 다양하다.

대부분의 인플루엔자는 임상적으로 진단된다. 그러나 인플루엔자 활동이 낮은 경우 인플루엔자와 다른 호흡기 바이러스(리노바이러스, 호흡기 세포융합 바이러스, 아데노바이러스)를 구별하기 위해 호흡기 검체 채취 및 진단 검사가 필요할 수 있다.

고위험군이 아닌 인플루엔자 진단을 받은 대상자는 대증요법으로 관리할 수 있다. 이 치료는 증상 완화에 중점을 둔다. 인플루엔자 바이러스 감염으로 인해 중증 또는 진행성 질환이 있는 사람은 항바이러스 약물로 치료해야 한다. 항바이러스 치료는 증상 발현 후 48시간 이내에 시작해야 한다. 증상을 감소시키고 질병의 지속 기간을 단축시킬 수 있다. 또한 어린이와 성인의 합병증을 줄일 수 있다.

인플루엔자는 주로 지역사회 기반이지만 HAI는 지역사회에서 유병률이 높을 때 발생할 수 있다. 의료 환경에서 계절성 인플루엔자를 예방하기 위한 전략은 **표 19-2**에 나열되어 있다.

CDC와 WHO는 매년 독감 백신 예방 접종을 권장하고 인플루엔자 감염 예방의 가장 중요한 단계로 여긴다.

유행성 독감은 심각한 질병의 세계적 발병 또는 대유행을 일으키는 치명적인 인간 독감이다. 이는 새로운 인플루엔자 A형 바이러스가 나타날 때 발생한다. 자연 면역이 거의 없기 때문에 이 질병은 사람에서 사람으로 쉽게 퍼질 수 있으며 매우 짧은 시간에 전국과 전 세계를 휩쓸 수 있다.

유행성 인플루엔자 바이러스는 사람이 아닌 인플루엔자 A형 바이러스에 직접 감염되거나 사람이 아닌 인플루엔자 A형 바이러스가 다른 인플루엔자 A형 바이러스와 유전 정보를 교환할 때 발생할 수 있다.

2009년에는 신종 인플루엔자 A형 바이러스(H1N1)가 등장했다. 미국에서 처음 발견되어 전 세계로 퍼졌다. CDC는 바

표 19-2 의료 환경 에서 계절성 독감을 예방하기 위한 전략

계절성 인플루엔자 백신을 홍보하고 접종한다.	시설 내 방문자 접근 및 이동을 관리한다.
노출 가능성 최소화: • 증상이 있는 환자에 대한 선별 및 분류 • 호흡기 위생 및 기침 예절 실천	인플루엔자 활동 모니터링
아픈 의료진의 모니터링 및 관리	환경 및 엔지니어링 통제 구현
표준 예방 조치 준수: • 손위생 • 장갑 착용 • 가운 착용	의료인에 대한 훈련 및 교육
비말 예방 조치 준수	환자와 의료인에게 항바이러스제 치료와 화학적 예방 조치 실시 (해당되는 경우)
에어로졸 발생 절차 수행 시 주의한다.	

Adapted from CDC: Influenza (flu). (2019).

이러스로 인해 미국에서 6,080만 건(범위, 4,330만~8,930만 건), 274,304건의 입원(범위, 195,086~402,719건), 12,469명의 사망자(범위, 8,868~18,306건)가 있다고 추정했다. CDC는 또한 바이러스가 출현한 2009년 첫 해 동안 H1N1 바이러스 감염으로 전 세계 151,700~575,400명이 사망한 것으로 추정했다. 전 세계적으로 (H1N1)pdm09 바이러스 관련 사망의 약 80%가 65세 미만의 사람들이었다.

2009년 8월 10일 WHO는 H1N1 팬데믹이 끝났다고 발표했다. 그러나 (H1N1)pdm09 바이러스는 매년 전 세계적으로 질병 및 사망을 유발하는 계절성 인플루엔자 바이러스로 계속 순환하고 있다.

메티실린 내성 황색 포도구균

Methicillin-Resistant *Staphylococcus aureus*

Staphylococcus aureus 박테리아는 몸 안에 침입하지 않는 한 일반적으로 무해하다. 베인 상처나 다른 상처를 통해 몸을 관통하고, 그 후에도 종종 건강한 사람들에게는 경미한 피부 문제를 일으킬 뿐이다. 수십 년 전 병원에서 치료에 일반적으로 사용되는 광범위한 항생제에 내성을 보이는 포도상구균 균주가 나타났다. 이 균주는 메티실린 내성 황색 포도구균 (MRSA)으로 알려지게 되었다. β-락탐이라는 항생제에 내성이 있다. β-락탐 항생제에는 메티실린(methicillin), 옥사실린(oxacillin), 페니실린(penicillin) 및 아목시실린(amoxicillin)이 있다.

약 3명 중 1명은 *S. aureus*에 감염되어도 질병으로 발현되지 않는다. 100명 중 2명은 MRSA에 감염된다. 2014년 CDC 연구에 따르면 생명을 위협하는 MRSA 감염이 의료 환경에서 감소하고 있다. 2005년과 2011년 사이에 침습성 감염이 54% 감소한 것으로 나타났다.

집락화는 관찰 가능한 임상 증상 없이 사람의 몸 표면 또는 안에 있는 박테리아의 존재를 말한다. MRSA 집락은 코, 인두, 겨드랑이, 직장 및 회음부에서도 발생할 수 있다.

감염은 병원체의 성장과 함께 박테리아가 조직으로 침입하는 것을 의미한다. 박테리아가 피부의 틈으로 들어갈 때 감염이 발생할 수 있다. MRSA를 포함한 *S. aureus* 감염은 일반적으로 여드름, 종기 또는 거미 물린 것과 유사한 작은 붉은 돌기로 시작하지만 외과적 배액이 필요할 수 있는 깊고 고통스러운 농양으로 빠르게 변할 수 있다. 때때로 박테리아는 피부에 국한된 채로 남아 있다. 그러나 그들은 또한 신체 깊숙이 파고들어 뼈, 관절, 심장 판막 및 폐에 잠재적으로 생명을 위협하는 감염을 일으킬 수 있다. MRSA 감염은 치명적일 수 있다.

MRSA는 미국에서 병원 내 병원체로 널리 퍼져 있다. MRSA를 포함한 *S. aureus* 감염은 면역 체계가 약화된 병원 및 의료 시설(예: 요양원 및 투석 센터)에 있는 사람에게 가장 자주 발생한다. 의료 관련 MRSA 감염에는 수술 상처 감염, 요로 감염, 혈류 감염 및 폐렴이 포함된다.

병원에서 MRSA의 가장 중요한 저장소는 감염되었거나 집락화 된 환자이다. 병원 직원이 MRSA의 저장소 역할을 할 수 있고 수개월 동안 병원체를 보유할 수 있지만, 집락화 또는 감염된 환자 간의 전염이 더 일반적이다.

MRSA의 1차 전파 경로는 의료 종사자의 손으로 알려져 있으며, 직원 자신의 감염 또는 감염된 신체 부위; 또는 MRSA가 포함된 체액으로 오염된 기구, 물품 또는 환경 표면 및 감염된 환자와의 접촉으로 인해 오염될 수 있다.

MRSA가 다양한 병원 물품(예: 의자, 침대 프레임 및 매트리스)을 오염시키는 능력은 여러 연구에서 확인되었다. 연구에 따르면 *S. aureus*는 장기간 생존할 가능성이 있으며 건조에 저항력이 있다. MRSA가 환경에서 환자로 직접 전파된다는 증거는 없지만 MRSA로 환경을 오염시키면 의료인의 장갑을 오염시켜 환자에게 전파되기에 충분하다.

MRSA는 조직 검체 또는 비강 분비물에서 약물 내성 박테리아의 징후를 확인하여 진단한다. 병원에서 환자가 감염 징후를 보이거나 MRSA가 있는 것으로 알려진 다른 의료 시설에서 병원으로 이송된 경우 MRSA 검사를 받을 수 있다. 환자가 이전에 MRSA의 병력이 있는 경우에도 검사를 받을 수 있다.

*S. aureus*와 함께 많은 중요한 감염 유발 박테리아가 가장 일반적으로 처방되는 항생제에 내성을 갖게 된다. 항생제 내성은 박테리아가 박테리아를 죽이도록 설계된 항생제의 존재 하에서 생존할 수 있는 방식으로 변화하거나 적응할 때 발생한다. 어떤 경우에는 박테리아가 너무 내성이 생겨 사용 가능한 항생제가 효과가 없을 수 있다. 다음은 항생제 내성의 주요 원인이다:

- **인간의 불필요한 항생제 사용:** 다른 내성 박테리아와 마찬가지로 MRSA는 수십 년 동안 과도하고 불필요한 항생제 사용의 결과이다. 수년 동안, 항생제는 이러한 약물에 반응하지 않는 바이러스 감염뿐만 아니라 일반적으로 저절로 없어지는 단순한 세균 감염에 대해서도 처방되었다.
- **음식과 물에 함유된 항생제:** 처방약이 항생제의 유일한 공급원은 아니다. 미국에서는 소, 돼지, 닭에서 항생제를 찾을 수 있다. 아픈 동물에게 적절한 양의 항생제를 투여해도 내성 박테리아가 생성되지 않는 것으로 보인다.
- **세균 돌연변이:** 항생제를 적절하게 사용하더라도 표적 세균을 모두 파괴하지는 않기 때문에 약제 내성 세균의 증가에 기여한다. 박테리아는 진화적으로 빠른 속도로 살아가기 때문에 하나의 항생제로 치료를 받고 살아남은 세균은 곧 다른 항생제에 저항하는 법을 습득한다. 그리고 박테리아는 새로운 약물이 생산될 수 있는 것보다 훨씬 더 빨리 돌연변이를 일으키기 때문에 일부 세균은 대부분의 사용 가능한 치료법에 내성을 갖게 된다.

MRSA와 같은 항생제 내성균에 감염된 사람들은 입원기간이 더 길고, 비용이 더 많이 들며, 감염 때문에 사망할 가능성이 더 높다. 감염 치료를 위해 선택한 약물이 효과가 없을 때, 2차 또는 3차 선택 약물로 치료하는 것은 덜 효과적이고, 더 독성이 있으며, 더 비쌀 수 있다.

CDC에 따르면, 개방성 또는 배수성 피부 또는 연조직 감염이 있는 모든 환자와 MRSA 감염되었거나 MRSA 감염 위험이 높은 모든 환자(박스 19-1)에 대해 표준 예방 조치 및 접촉 예방 조치를 사용해야 한다. 다음 조건이 적용되어야 한다:

- 1인실에서 환자를 검사한다.
- 환자를 돌볼 때 장갑을 착용한다(깨끗한 비멸균 장갑이 적절함). 고농도의 미생물을 함유할 수 있는 감염성 물질(예: 상처 배액 또는 드레싱)과 접촉한 후에는 장갑을 교체한다. 병실을 떠나기 전에 장갑을 벗고 즉시 항균제로 손을 씻는다. 장갑을 벗고 손을 씻은 후에는 미생물이 다른 환자와 환경으로 옮겨가는 것을 방지하기 위해 잠재적으로 오염된 환경 표면이나 환자 병실의 물건을 만지지 않는다.
- 환자의 상처에 상당한 접촉이 예상될 경우 치료 제공 시 보호장구 가운을 착용한다. 이렇게 하면 혈액, 체액, 분비물, 배설물이 튀어 의복이 오염될 수 있는 시술 및 환자 간호 중에 피부를 보호하고 의복의 오염을 방지할 수 있다. 검사실을 떠나기 전에 가운을 벗는다.
- 혈액, 체액, 분비물 및 배설물이 튀거나 분무될 수 있는 시술 및 환자 간호 중에 눈, 코, 입의 점막을 보호하기 위해 마스크와 보안경 또는 안면 보호구를 착용한다.
- 꼭 필요한 목적이 있을 때만 환자를 검사실로 이동한다.
- 혈액, 체액, 분비물, 배설물로 오염된 장비는 피부 및 점막 노출, 의복 오염, 다른 환자 및 환경으로 접촉전파되지 않도록 관리한다. 재사용 가능한 장비는 적절하게 세척되고 재처리될 때까지 다른 환자에게 사용하지 않고 일회용 품목은 적절하게 폐기해야 한다.
- 환자 간호 물품과 오염 가능성이 있는 표면은 사용 후 세척 및 소독해야 한다.

박스 19-1 MRSA 관련 위험 요인

- MRSA 감염 병력, 집락화
- (지난 12개월 이내) 입원, 투석, 또는 신부전, 당뇨, 수술 장기요양시설 거주, 유치 카테터 또는 의료 기기 사용 이력
- 주사제 사용, 감금
- MRSA에 감염되었거나 집락화 된 것으로 알려진 사람과 긴밀한 접촉
- 지역사회 또는 인구 집단 내에서의 MRSA 높은 유병률
- 지역적 위험 요인: 지역 보건소에 문의

MRSA, Methicillin-resistant *Staphylococcus aureus.*
Adapted from CDC: *Staphylococcus aureus* in Healthcare Settings. (2019).

- 중요하지 않은 의료 장비 표면을 세제/소독제로 청소한다.
- 알코올을 사용하여 넓은 표면을 소독하지 않는다.
- (1) 환자를 진료하는 동안 장갑을 낀 손으로 자주 만지거나, (2) 혈액이나 신체 물질로 오염될 가능성이 있거나, (3) 청소하기 어려운 중요하지 않은 표면에는 적절하게 보호 덮개를 사용한다.
- 사용 가능한 경우 미국환경보건국(EPA, Environmental Protection Agency)에 등록된 소독제를 선택하고 제조업체의 지침에 따라 사용한다.
- 청소 표면(예: 바닥, 벽, 테이블 상판)을 정기적으로 눈에 띄게 깨끗하게 유지하고 엎질러진 경우 즉시 청소한다.
- 다제내성균의 존재와 관련하여 불확실한 경우 일반적인 가사 용도로 설계된 EPA 등록 병원 세제/소독제를 사용한다.

결핵 Tuberculosis

결핵(TB, tuberculosis)은 감염성 사망 1위이자 전 세계 10대 사망 원인 중 하나이다. 2016년 WHO는 전 세계적으로 1,040만 건의 새로운 결핵 사례와 170만 명이 사망한 것으로 추정했다. 전 세계적으로 결핵 사망률은 2000년과 2016년 사이에 37% 감소했다. 결핵 유병률은 전 세계 또는 미국 인구에 고르게 분포되어 있지 않다. 일부 하위 그룹이나 개인은 감염 가능성이 더 높거나 노출이 활동성 결핵으로 진행될 가능성이 더 높아 결핵에 걸릴 위험이 더 높다. 미국에서 전체 결핵 발병률은 2017년 6월 인구 100,000명당 2.9명으로 매우 낮다. 그러나 HIV 감염 환자, 노숙자, 결핵 유병률이 높은 국가에서 최근에 온 이민자, 정맥 주사 약물 사용자, 도심 거주자 및 소수 민족과 같은 특정 인구에서 발병률이 높은 것으로 나타났다.

2016년 미국에서 총 9,272명의 결핵 사례가 보고되었다. 이 데이터는 2015년보다 2.9% 감소하고, 1992년보다 65.2% 감소한 것을 반영한다. WHO에 따르면 2016년에 가장 많은 신규 결핵 사례가 발생한 곳은 인도, 인도네시아, 중국, 필리핀, 파키스탄, 나이지리아, 남아프리카로 전 세계적 결핵 사례의 64%를 차지했다.

결핵은 결핵균에 의해 발생하며 일반적으로 폐(폐결핵) 또는 호흡기를 감염시킨다. 그러나 감염은 신장, 척추 및 뇌에서 발생할 수 있다. 결핵은 잠복 결핵과 활동성 결핵 두 가지 상태가 있다. 적절하게 치료하지 않으면 둘 다 잠재적으로 생명을 위협할 수 있다. 잠복 결핵은 개인을 아프게 하지 않고 존재할 수 있다. 신체는 박테리아와 싸울 수 있고 급성 질병을 예방할 수 있다. 잠복 결핵에 걸린 개인은 증상이 없으며 아프지 않을 수 있다. 그들은 전염성이 없으며 박테리아를 다른 사람에게 퍼뜨릴 수 없다. 그들은 일반적으로 TB 피부 반응 검사 또는 TB 혈액 검사에서 양성 반응을 보일 것이다. 잠복 감염을 치료하지 않으면 결핵이 발병할 수 있다. 면역이 저하된 사람들의 경우 박테리아가 활성화되어 결핵을 유발할 수 있다.

면역 체계가 TB 박테리아의 증식을 더 이상 막을 수 없을 때 활동성 결핵이 발생한다. 증상이 나타나고 다른 사람을 감염시킬 수 있다. 결핵의 증상은 3주 이상 지속되는 기침, 흉통, 객혈이나 가래를 배출하는 기침, 쇠약 또는 피로, 체중 감소, 식욕 부진, 오한, 열, 식은땀을 포함할 수 있다.

50년 전까지만 해도 결핵을 치료하는 약은 없었다. 이제는 모든 국가에서 단일 약물에 내성이 있는 균주가 조사되었다. 게다가 모든 주요 항결핵제에 내성이 있는 결핵 균주가 등장했다. 약제내성 결핵은 일관성이 없거나 부분적인 치료, 환자가 필요한 기간 동안 약물을 규칙적으로 복용하지 않거나, 의사와 의료 종사자가 잘못된 치료 요법을 처방하거나, 약물 공급이 원활하지 않아 발생한다. 특히 위험한 형태의 약제내성결핵은 다제내성 결핵(MDR-TB)으로 이소니아지드(isoniazid)와 가장 강력한 항결핵제인 리팜피신(rifampicin(리팜핀(rifampin))에 내성이 있는 결핵균으로 정의된다.

약제내성 결핵은 일반적으로 치료가 가능하지만 6~9개월 동안 여러 약제를 복용해야만 치료할 수 있다. 특히 많은 결핵 환자가 HIV에 감염되어 있는 환경에서 광범위 약물 내성(XDR, extensively drug-resistant) 결핵의 출현은 결핵 관리에 심각한 위협이 되고 있으며, 약제내성 결핵의 관리를 위해 기본적인 결핵 관리를 강화하고 WHO 지침을 적용해야 할 시급한 필요성을 확인시켜준다.

TB는 사람이 공기 중 입자 또는 비말 핵에 운반되는 결핵균에 노출될 때 퍼진다. 비말 핵은 기침, 노래 또는 재채기와 같은 호기 노력 중에 폐 또는 호흡기 결핵 환자에 의해 생성된다. 그런 다음 핵은 폐포로 흡입되어 폐포 대식세포에 의해 흡수된다. 일부 대식세포는 간균을 죽일 수 있다. 간균은 세포 내에서 증식하여 감염을 일으킨다. 감염이 질병으로 진행하는 데 영향을 미치는 요인에는 노출의 강도, 감염 이후 간격, 연령 및 기타 기저 질환이 포함된다. 폐 외 결핵은 간균이 혈류를 통해 다른 기관으로 이동할 때 발생한다.

잠복기는 원발성 병변 또는 심각한 투베르쿨린 반응까지의 시간으로 약 2주에서 10주이다. 이론적으로 살아 있는 결핵균이 가래로 배출되는 한 환자는 전염성이 있다.

전염성 정도는 간균의 독성; 환기의 적절성; 태양 또는 자외선에 대한 간균 노출; 기침, 재채기, 말 또는 노래를 통해 배출된 간균의 수에 따라 다르다.

결핵의 병원 내 전파는 감염성 결핵이 있는 사람과의 긴밀한 접촉 및 기관지경 검사, 기관 내 삽관, 흡인, 개방 농양 세척 및 부검과 같은 절차의 수행과 관련이 있다. 가래 배출과 흡입 치료도 전염 가능성을 높일 수 있다.

TB 감염을 진단하기 위해 TB 피부 검사와 TB 혈액 검사의 두 가지 검사를 사용할 수 있다. TB 피부반검사는 소량의 투베르쿨린을 팔 안쪽 피내에 주사하여 시행한다. 투베르쿨린 피부 검사를 받은 사람은 48~72시간 이내에 숙련된 의료 종사자가 팔의 피부 반응을 살펴보게 해야 한다. 결과는 융기되거나 딱딱한 부위 또는 부어 오름의 크기에 따라 다르다. 결과는 다음과 같을 수 있다:

양성 피부 검사: 결핵균에 감염되었음을 의미한다. 다른 추가적인 검사를 통해서 잠복결핵인지 활동성 결핵인지를 확인할 필요가 있다.

음성 피부 검사: 검사결과 반응이 없다면 잠복 결핵이나 활동성 결핵이 있을 가능성이 없다.

미국에서는 QuantiFERON–TB Gold In-Tube 검사(QFT-GIT)와 T-SPOT.TB 검사(T-Spot)의 두 가지 TB 혈액 검사를 사용할 수 있다.

양성 TB 혈액 검사: TB 박테리아에 감염을 확인한다. 사람이 잠복 결핵이나 활동성 결핵이 있는지 여부를 결정하려면 추가 검사가 필요하다.

음성 TB 혈액 검사: 환자의 혈액이 검사에 반응하지 않았으며 잠복 결핵이나 활동성 결핵 가능성이 없다.

모든 국가 및 의료 환경에서 결핵 예방 및 통제 프로그램을 수립해야 한다. 또한 분류 지침에는 잠재적인 결핵 환자 식별이 포함되어야 한다(박스 19-2). 환자가 활동성 결핵으로 진단되면 확산 방지를 위한 공중 예방, 항투베르쿨린 약물 투여, 보조 치료와 같은 치료 중재를 고려해야 한다. 폐결핵의 경우, 신속하고 구체적인 약물 치료를 통해 감염력을 조절하는 것이 가장 좋으며 일반적으로 4~8주 내에 가래로 전환된다. 입원은 병원 수준의 치료가 필요한 중증 질환 환자와 의학적 또는 사회적 상황으로 인해 스스로를 돌볼 수 없는 환자에게 필요하다. 결핵 환자의 격리를 위해 음압 격리실이 권장된다. 세균학적으로 객담이 음성이거나 기침을 하지 않거나 적절한 화학요법을 받고 있는 것으로 알려진 환자는 격리가 필요하지 않다.

잠복성 질환이 있는 환자의 경우, 결핵 감염이 있거나 접촉한 적이 있고 활동성 결핵이 배제된 사람에게 예방적 화학요법을 권장한다. 고위험군에 대해서도 치료가 권장된다.

비산업화 국가에서는 BCG(Bacille Calmette-Guérin) 백신을 투여하여 결핵을 예방한다. BCG는 결핵 유병률이 높은 많은 국가에서 소아 결핵성 수막염 및 속발성 결핵을 예방하기 위해 사용된다. 그러나 BCG는 *M. tuberculosis* 감염 위험이 낮고 성인 폐결핵에 대한 백신의 다양한 효과 및 투베르쿨린 피부 검사 반응성에 대한 백신의 잠재적 간섭으로 인해 미국에서 예방적 사용을 위해 일반적으로 권장되지 않는다.

박스 19-2 결핵 환자 식별

병력 및 사회적 정보:
- 최근 고위험국에서 이사보다는 이주했거나 여행을 한 경우
- 이전에 치료를 받지 않았거나 치료 요법을 잘 따르지 않는 결핵 병력
- 장기요양 시설, 요양원, 교정시설, 정신병원, 노숙자 보호소 등의 입소자
- 감염자와의 밀접 접촉
- 정맥 주사 약물 남용 또는 알코올 남용
- 의료 종사자

객관적 임상 정보:
- 체중감소, 식욕부진, 권태감
- 몇 주 또는 몇 달에 걸쳐 악화되는 기침
- 점액성 또는 피가 섞인 가래를 동반한 젖은 기침(productive cough)
- 식은땀 오한, 미열
- 영양 실조
- 인간 면역 결핍 바이러스와의 동시 감염
- 기존의 의학적 상태(예: 당뇨, 혈액학적 장애, 말기 신질환)
- 장기간 스테로이드 또는 면역 억제제 치료
- 피부반응검사 또는 방사선 사진에서 양성 반응을 보인 병력

Adapted from Jensen PA, Lambert LA, Iademarco MF, Ridzon R. Guidelines for preventing the transmission of *Mycobacterium tuberculosis* in health-care settings. *MMWR.* 2005;54/No. RR-17.

요약

감염성 질병의 가능성을 인식하는 것은 응급실의 모든 환자를 간호하는 데 가장 중요하다. 생명을 위협하는 전염병이 만연함에 따라 모든 환자가 잠재적인 감염원이 될 수 있다고 가정하고 노출 가능성이 있을 때마다 표준 예방 조치를 취해야 한다. 전염병과 관련된 위험에 대한 세심한 주의는 감염과 오염의 확산을 줄일 수 있다.

체액, 체액 교정, 전해질 및 혈관 접근

Fluids, Fluid Replacement, Electrolytes, and Vascular Access

Betty Kuiper

물은 신체에서 가장 많은 부분을 차지하는 물질로, 성인의 경우 총 체중의 65%, 만삭아의 경우 75%, 노인의 경우 45% 이하를 차지한다. 정상적인 생리적 상태에서는 물은 조절과 균형의 시스템을 통해 전해질 균형을 유지한다. 체액 및 전해질 장애는 응급실 방문의 주된 요인이다. 체액 및 전해질 이상은 위장(GI), 비뇨기과, 심장, 호흡기 및 내분비 질환뿐만 아니라 다양한 형태의 외상으로 인해 발생할 수 있다.

순환 상태의 평가와 관련 변수의 조정은 현재 응급실에 방문한 주 호소나 증상에 관계없이 응급실 환자 관리의 기본이다. 체액 교정은 명백한 체액 손실이 있는 환자에게 필요하다. 수액 종류, 주입속도 및 주입량은 환자 상태, 기저 질환 및 현재 체액 불균형에 따라 결정된다. 지속적 수액공급은 경구 섭취가 거의 없거나 전혀 하지 못하는 환자에게 사용되는 반면, 적극적인 수액 교정은 심각한 체액손실이 있는 환자에게 적용된다. 혈액학적 질환과 암환자, 출혈의 증상이 있는 환자는 혈액 제제의 보충이 필요할 수 있다.

약물 투여, 수액 및 전해질 교정, 혈액 또는 혈액 제제 수혈을 위해 혈관 확보가 필요할 수 있다. 일상적인 혈관 확보는 손과 팔의 말초 정맥에 카테터를 삽입하는 것이 있다. 삽입 위치 선택은 상황의 긴급성, 환자의 혈관 상태 및 투여되는 용액의 특성에 따라 다르다. 중심정맥관은 침습적 혈역학적 모니터링이 필요하거나 특정 농축 용액 주입 또는 말초 정맥에 쉽게 접근할 수 없는 경우에 사용할 수 있다. 골수에 바늘 삽입(골내 삽입)은 응급 시 혈관 확보에 사용된다. 장시간 치료가 필요한 환자는 카테터나 이식 포트가 필요할 수 있다.

이 장에서는 물, 물의 대사, 체액 교정, 전해질 구성의 상호 작용 및 혈관 접근 방법에 대해 설명한다.

병태생리학 PATHOPHYSIOLOGY

물과 전해질은 상호 의존적이다. 하나의 병태생리 변화는 다른 하나의 기능과 결과에 영향을 미친다. 정상적인 체액과 전해질 유지는 구조적, 생리적, 환경적 요인의 결과이다.

물/수분 WATER

물은 영양소 및 기타 필수 물질의 수송, 대사 산물 제거, 정상적인 세포 대사 및 체온 유지를 포함하여 많은 중요한 대사 기능을 가지고 있다. 연령, 체중, 체지방, 성별 및 주변 온도와 같은 환경 요인에 따라 개개인의 수분 요구량이 결정된다. 지방은 사실상 물이 없다. 따라서 체지방의 증가는 체수분 비율의 감소와 연관이 있다. 성인은 음식과 음료를 통해 하루에 평균 2,300 mL의 수분을 섭취한다. 체액 배설의 가장 일반적인 신체기관은 창자, 피부, 폐 및 신장이다. 신장은 체액과 전해질 균형의 주요 조절자이며 매일 약 1,500 mL의 소변이 배설된다.

총 체액량(TBW, total body water)은 세포외액(ECF, extracellular fluid)과 세포내액(ICF, intracellular fluid)로 구성되어 있다. 세포외액은 총 체액량의 1/3 혹은 약 15 L를 구성한다. 세포외액에는 혈장, 간질액, 뇌척수액, 안구내액, 위장관내 체액과 잠재적 공간(즉, 흉막강, 복막강) 내 체액을 포함한다. 세포내액은 총 체액량의 2/3를 차지하고 신체의 모든 세포내 체액 함량의 합이며 약 25 L이다.

정상적인 체액량과 긴장성 또는 삼투압을 유지하는 데 영향을 미치는 두 가지 조절기전은 갈증과 신장 기능이다. 갈증은 수분섭취에 대한 일차 조절기전이다. 이것은 증가된 혈장 삼투압(최소 2%) 또는 감소된 체액량에 반응하는 전외측 시상하부의 수용체에 의해 유발된다. 갈증은 체액 손실에 대해 적절한 보충이 가능하게 하고, 세포외액의 고장성 및 감소된 세포내액량에 의해 자극된다. 마찬가지로 갈증은 세포외액의 저긴장성과 증가된 세포내액량에 의해 억제된다. 갈증 기전은 삼투압 증가에 의해 유발되기 때문에, 갈증 기전은 수분과 나트륨이 동일하게 손실되는 저장성 또는 저나트륨성 탈수에는 효과적이지 않다. 시상하부 기능 장애는 또한 갈증기전을 감소시킨다. 갈증 기전에 부정적인 영향을 미치는 다른 요인으로는 뇌 손상 및 우울증, 혼란, 요실금에 대한 두려움과 같은 심리사회적 요인이 있다.

체액량 균형의 신장 조절은 긴장과 체수분에 영향을 받는다. 사구체 여과액이 고장성일 때 시상하부의 삼투압 수용체가 자극되고 항이뇨 호르몬(ADH, antidiuretic hormone)이 뇌하수체에서 방출된다. 항이뇨 호르몬은 신장 집합세뇨관에서 물의 투과력을 증가하여 물이 체내로 재흡수되어 혈액을 묽게 하고 소변을 농축시킨다. 만약 혈장 또는 사구체 여과액이 저장성인 경우, 항이뇨 호르몬 분비가 억제되고 집합 세뇨관에서 물의 재흡수를 줄인다. 혈액은 농축되고 신장에서 수분이 저류되므로 소변은 희석된다.

신장은 레닌-안지오텐신-알도스테론 체계를 통해 체수분량을 조절한다. 세포외액량, 특히 혈액량이 적을 때, 신장의 수용체는 레닌이라는 효소를 분비한다. 레닌은 안지오텐시노겐(정상 혈장 단백질)을 자극하여 안지오텐신 I을 분비하고, 폐에서 다른 효소에 의해 안지오텐신 II로 전환된다. 안지오텐신 II는 부신피질을 자극하여 알도스테론을 분비하고, 이는 칼륨 및 수소 이온과 교환하여 사구체 여과액으로부터 나트륨 재흡수를 증가시킨다. 이 교환은 혈장 긴장도를 증가시켜 항이뇨 호르몬 분비, 수분 보유 및 체액량 증가로 이어진다. 과도한 세포외액량(혈액량)의 경우, 알도스테론 분비가 저하되고 세뇨관에서 나트륨과 물의 재흡수가 감소한다.

체액 교정 FLUID REPLACEMENT

수액 요구량을 유지하거나 수액 손실을 대체하기 위해 정맥주사로 수액 투여가 필요할 수 있다. 등장성, 저장성 및 고장성 결정질 용액은 초기 및 치료 수액으로 사용될 수 있다. 등장성 용액(젖산 링거 및 0.9% 생리식염수)은 체액성분과 유사하여 혈관내 수분보유가 많아져 혈관내 용적을 증가한다. 저장액(0.45% 생리식염수, 0.2% 생리식염수 및 5% 포도당용액)은 체액을 세포 내 공간으로 이동시켜 세포 탈수를 예방하는 데 유용하다. 그러므로 이 용액은 순환량을 감소하여 혈압저하를 야기할 수 있다. 고장액(5% 포도당-생리식염수, 10% 포도당-생리식염수, 10% 포도당 용액, 5% 포도당-0.45% 생리식염수, 20% 포도당 용액)은 체액을 세포에서 혈관외 공간으로 이동시키고 전해질 교정에 사용할 수 있으며 이뇨작용을 촉진한다.

표 20-1 결정질/콜로이드

결정질(혈관 내 체적 증가)	콜로이드(체액을 혈관으로 끌어당김)
0.9% 생리식염수	덱스트란(synthetic)
0.45% 생리식염수	헤타스타치(synthetic)
5% 포도당	신선 동결 혈장
젖산	플라즈메네이트
고장성 식염수(7.5%)	알부민
	전혈 및 적혈구

Data from Alexander M, Corrigan A, Gorski L, Hankins J, Perucca R. *Infusion Nursing: An Evidence-Based Approach*. 3rd ed. St Louis, MO: Saunders Elsevier; 2010.

체액 교정에는 결정질 및 콜로이드 용액이 사용된다. 결정질 용액은 투여량 만큼 혈관내 용적을 증가시키는 반면, 콜로이드는 삼투작용을 통해 수분을 혈관 내로 끌어들인다(**표 20-1**). 합성 및 천연 콜로이드 용액을 사용할 수 있다.

혈액 및 혈액 제제 Blood and Blood Products

혈액 손실은 혈액 세포와 응고 인자도 손실된다. 전혈(whole blood) 수혈이 혈액 손실 대처에 이상적이다. 그러나 전혈은 비싸고 쉽게 구할 수 없으며 전염병 감염의 위험이 있다. 혈액은 분리할 수 있으므로 필요한 성분만 투여한다. 이런 방법은 다른 혈액성분이 필요한 환자에게 유용하다. 농축적혈구(P-RBC)는 수혈에 가장 자주 사용된다. 성분 대체에 사용되는 기타 혈액 제제에는 혈소판, 신선동결혈장 및 알부민이 있다. 혈액 제제는 항상 생리식염수를 사용하여 투여된다. 다발성 외상이나 대량 출혈 및 저온응집병(cold agglutinin disease)에는 혈액 온열기(blood warmer) 사용이 권장된다. 소아과에서 영아의 경우 교환 수혈에 사용하고 소아의 경우 시간당 15 mL/kg을 초과하는 수혈 속도에 대해 혈액가온주입기를 사용해야 한다. 소아환자의 경우, 신생아의 교환수혈과 소아의 시간당 15 mh/kg 이상의 속도로 수혈이 필요한 경우는 혈액가온주입기를 반드시 사용해야 한다.

혈액 투여 전 혈액샘플을 채취하여 혈액형 및 교차적합검사를 확인해야 한다. 이상적으로는 투여 전에 모든 혈액에 대해 혈액형과 교차적합검사를 수행해야 한다. 그러나 이 절차는 시간이 오래 걸릴 수 있다. 더욱이 항체가 발견되면 추가 시간이 필요할 수 있다. 표 20-2는 혈액형이 다른 공여자의 수혈 가능한 혈액형의 혈장 및 RBC에 대해 요약되어 있다. 유형별 혈액 또는 완벽한 교차적합검사가 시행되지 않은 혈액은 위험한 출혈환자에게 제공될 수 있다. 의사는 잠재적인 부작용을 확인해야 할 의무가 있다. O형 혈액은 특정 혈액형을 기다릴 수 없는 심각한 출혈환자에게 제공될 수 있다. 여성 환자에게는 Rh(-) O형 혈액을, 남성 환자에게는 Rh(+) O형 혈액을 수혈한다. 그러나 많은 병원에서는 여성과 남성 환자 모두에게 Rh(-) O형 혈액을 제공한다.

수혈이 위험이 없는 것은 아니다. 혈액 처리 절차는 전염병의 감염위험을 줄였다. 그러나 부적합 수혈, 환자 알레르기 또는 응고 인자의 고갈로 인해 수혈 부작용 반응이 발생할 수 있다. 알 수 없는 수혈부작용은 환자의 생명에 중대한 위협이 된다. 수혈 전 기관의 정책에 따라 혈액과 환자의 정보를 꼼꼼히 확인해야 한다. 수혈하는 동안 환자를 발열, 오한, 두드러기, 호흡 곤란, 요통, 혈뇨를 포함한 부작용 징후가 있는지 주의 깊게 모니터링해야 한다. 다른 약물은 수혈 주입로를 통해 정맥주입할 수 없다. 만약 추가 처방된 약물 투여가 즉시 투여해야 한다면 다른 정맥로를 확보해야 한다.

표 20-2 혈액형 구분

환자	호환 가능한 수혈
A형	A 또는 AB 혈장, A 또는 O 적혈구
B형	B 또는 AB 혈장, B 또는 O 적혈구
AB형	AB 혈장, A, B, AB, 또는 O 적혈구
O형	A, B, AB, 또는 O 혈장, O 적혈구
Rh-	반드시 Rh- 혈액 수혈
Rh+	Rh- 또는 Rh+ 전부 수혈 가능
O-	적혈구의 보편적인 기증자
AB+	혈장의 보편적인 기증자

RBCs, Red blood cells.
Data from Elkin MK, Perry AG, Potter PA: *Nursing Interventions and Clinical Skills.* 3rd ed. St Louis, MO: Mosby; 2004.

전해질 ELECTROLYTES

전해질은 전하를 운반할 수 있는 물질이다. 양전하를 띤 전해질을 양이온(cation)이라고 하고, 음전하를 띤 전해질을 음이온(anion)이라고 한다. 전해질은 세포외액과 세포내액에서 다양한 농도로 존재한다(그림 20-1).

혈청 전해질 값은 세포외액 전해질 값과 동일하다(표 20-3). 임상에서 세포내 전해질 농도를 직접 측정하는 것은 아직 불가

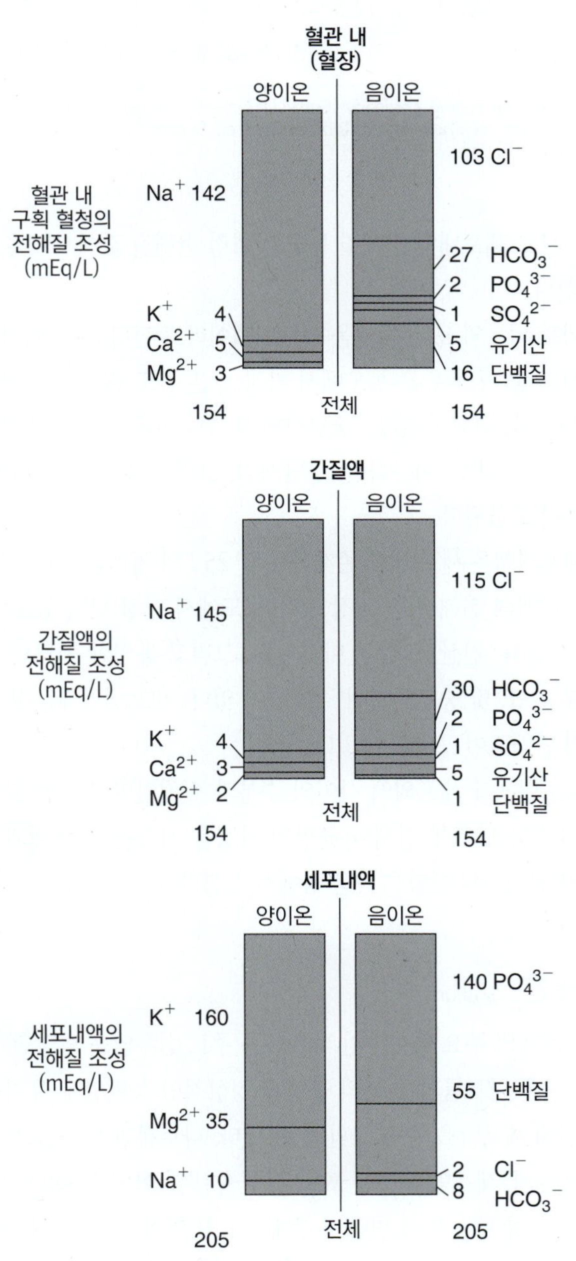

그림 20-1 유체 구획의 전해질 함량

(From Lewis SL, Heitkemper MM, Dirksen SR, et al: *Medical-Surgical Nursing: Assessment and Management of Clinical Problems.* 7th ed. St Louis, MO: Mosby, 2007.)

표 20-3 성인의 전해질 검사 정상 수치

측정되는 요소	혈청 내 정상 수치
전해질	
나트륨(Na^+)	136~145 mEq/L (136~145 mmol/L)
칼륨(K^+)	3.5~5.0 mEq/L (3.5~5.0 mmol/L)
염소/염화물(Cl^-)	98~106 mEq/L (98~106 mmol/L)
총 칼슘(Ca^{2+})	8.4~10.5 mg/dL (2.1~2.6 mmol/L)
마그네슘(Mg^{2+})	1.5~2.5 mEq/L (0.75~1.25 mmol/L)
인(P)	2.7~4.5 mg/dL (0.87~1.45 mmol/L)

Data from Alexander M, Corrigan A, Gorski L, Hankins J, Perucca R. *Infusion Nursing: An Evidence-Based Approach.* 3rd ed. St Louis, MO: Saunders Elsevier; 2010:934.

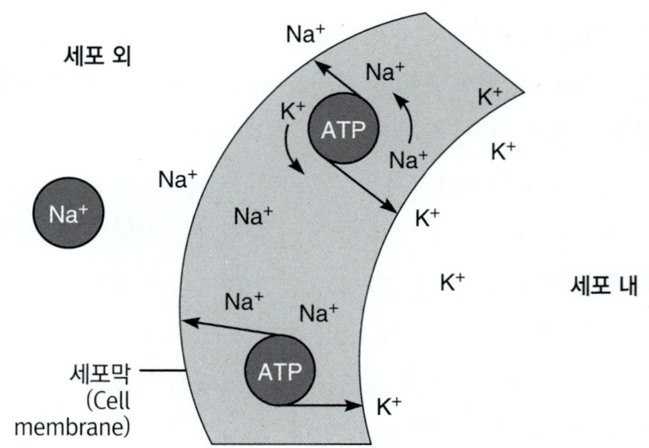

그림 20-2 **나트륨 칼륨 펌프.** 나트륨이 세포 내로 확산되고 칼륨이 세포 밖으로 확산됨에 따라 에너지가 공급되는 능동 수송 시스템은 나트륨을 세포외로 칼륨은 세포내로 이동시킨다.

(From Lewis SL, Heitkemper MM, Dirksen SR, et al: *Medical-Surgical Nursing: Assessment and Management of Clinical Problems.* 7th ed. St Louis, MO: Mosby, 2007.)

능하므로 세포내액 전해질 농도는 혈청 전해질 값에서 유추해야 한다.

세포 외부의 모든 체액을 세포외액이라고 한다. 세포외액의 전해질 중 가장 높은 농도에서 가장 낮은 농도 순으로 살펴보면 나트륨, 염화물, 칼륨, 중탄산염 및 수소이온이다. 세포외액에는 또한 산소, 이산화탄소, 단백질, 그리고 몇 가지 기타 음이온이 포함된다.

세포내액은 세포 내에 존재하는 약 25 L의 체액을 나타낸다. 세포내액의 전해질 중 가장 높은 농도에서 가장 낮은 농도 순으로, 칼륨, 인산염, 황산 마그네슘, 그리고 동일한 농도의 나트륨, 수소 및 중탄산염이 결합되어 있다. 세포내액에는 또한 여러 단백질이 포함되어 있다.

세포내액과 세포외액 사이의 수분과 전해질의 섬세한 균형을 유지하기 위해 견제와 균형의 과정을 지속한다. 조절과정과 각 전해질의 역할은 다음 장에서 설명한다.

나트륨 Sodium

세포외액의 주요 양이온인 나트륨은 주로 삼투압을 담당한다. 나트륨은 나트륨과 수분의 균형과 정상적인 동맥압을 유지하기 위해 세포막을 통해 교환될 수 있다. 나트륨과 염화물은 체액량 유지, 세포막을 통한 포도당, 인슐린 및 아미노산의 이동, 근력, 신경 기능 및 소변량 유지에 중요한 역할을 한다. 나트륨은 재분극 동안 세포막을 통한 나트륨과 칼륨을 이동시키는 나트륨-칼륨 펌프에 필수적이다(그림 20-2). 나트륨이 세포 내로, 칼륨이 세포 외로 확산됨에 따라 능동수송시스템은 나트륨을 세포 외로, 칼륨의 세포 내로 되돌아오게 에너지를 제공한다.

나트륨 수치는 레닌-안지오텐신-알도스테론 시스템, 교감신경계, 그리고 심방 나트륨 이뇨 인자에 의해 매개되는 아직은 명확하지 않은 시스템을 통해 유지된다. 체액량이 감소하면 혈류와 동맥압이 감소하고, 이는 신장의 압력수용기를 자극한다(그림 20-3). 압력수용기는 교감신경계를 자극하여 신장 세동맥의 혈관 수축, 사구체 여과율 감소, 나트륨 및 수분 저류를 유발한다. 수분 섭취(또는 혈액량)가 정상 이상으로 증가하면 반대 현상이 발생한다.

증가된 동맥압에 대한 반응으로 심방에서 분비되는 심방 나트륨 이뇨 호르몬(ANH, atrial natriuretic hormone)은 나트륨 이뇨(소변으로 비정상적인 양의 나트륨 배출), 이뇨, 혈관 확장 및 ADH 분비, 레닌 및 알도스테론에 대한 길항 효과를 생성한다. 결과적으로 나트륨 배설이 증가하면 과도한 체액량을 조절한다.

염화물 Chloride

혈액과 세포외액의 주요 음이온인 염화물은 다른 전해질과 함께 다양한 체액에서 분비된다. 나트륨과 염화물은 땀, 담즙, 췌장액 및 장액으로 배설된다. 위액에는 염화물과 수소가 포함되어 있다. 나트륨과 마찬가지로 염화물은 산-염기 균형을 유지하는 데 협력적인 역할을 하고 적혈구에서 산소와 이산화탄

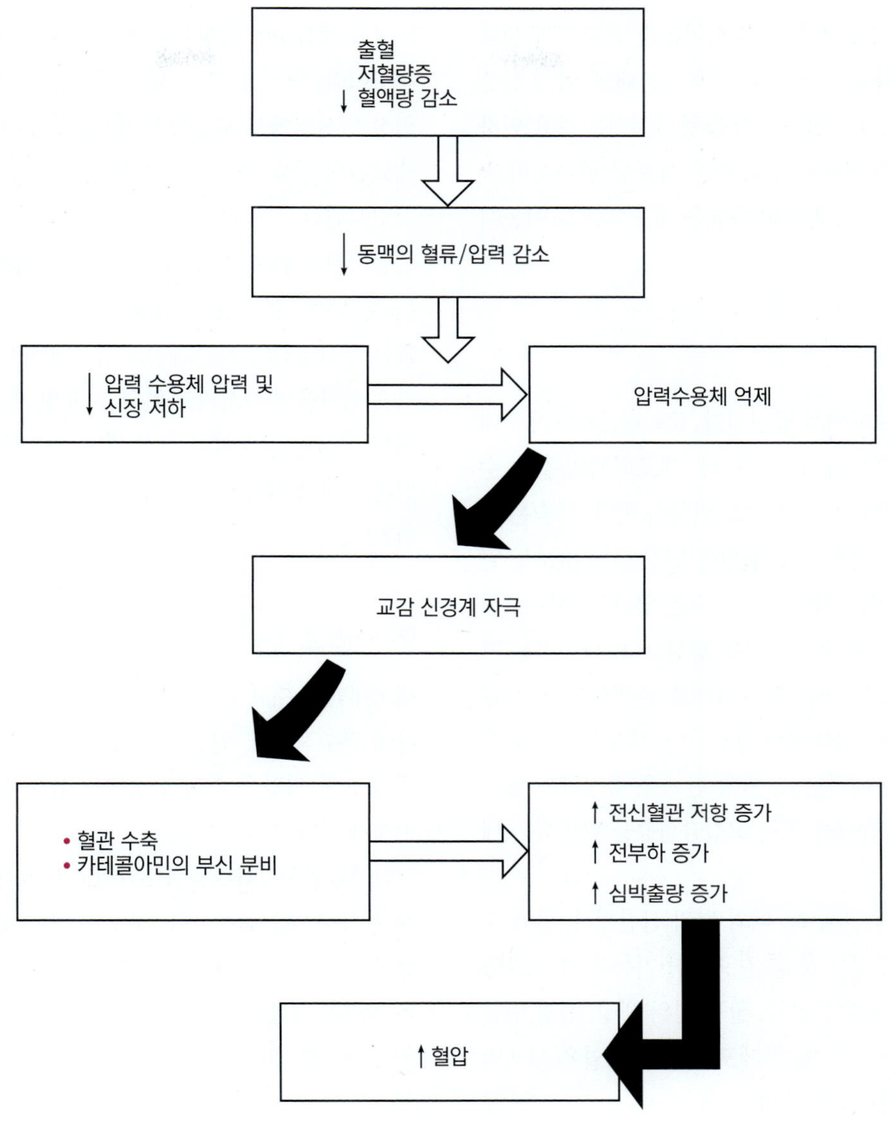

그림 20-3 압력 수용체의 반응

소 교환에 참여한다. 혈청 염화물 수치는 혈청 나트륨 수치에 의해 수동적으로 조절된다. 혈청 나트륨이 증가하면 혈청 염화물도 증가한다. 그러나 더 많은 중탄산염을 생성하기 위해 신장에서 염화물이 사용되기 때문에 염화물 수치는 중탄산염 농도와 반비례한다.

칼륨 Potassium

칼륨은 체내에서 가장 풍부한 양이온으로 세포내액에 98%, 세포외액에 2% 존재한다. 칼륨은 주로 세포막 전위를 담당하며 나트륨-칼륨 펌프에서 나트륨에 대응한다. 칼륨은 세포의 삼투압 농도와 체액량을 조절하고 땀, 위액, 췌장액, 담즙 및 소장의 체액으로 분비된다.

칼륨 수치는 주로 신장의 원위 및 집합 세뇨관에 의한 칼륨 분비를 통해 조절된다. 칼륨 분비는 증가된 세포외액의 칼륨 농도, 알도스테론 수치 및 원위 세뇨관 혈류량에 반응하여 증가한다. 세포외액의 칼륨 증가는 신세뇨관에 위치한 나트륨-칼륨 펌프를 자극한다. 이 펌프는 세포막을 투과한 칼륨 교환을 통해 세포내 나트륨 농도를 유지한다. 세포외 칼륨 수치의 증가는 또한 부신피질에서 알도스테론 분비를 유발한다. 알도스테론은 세뇨관 세포가 칼륨을 분비하는 속도와 칼륨에 대한 신세뇨관의 투과성을 증가시킨다. 이것은 혈청 칼륨 수치에 의해 조절되는 시스템이다. 결과적으로 원위세뇨관 혈류의 증가는 칼륨이 소변으로 빠르게 배설되게 한다.

알칼리증은 일시적으로 칼륨을 수소이온과 교환하여 세포로 밀어 넣어 혈청 칼륨 수치를 감소시킨다. 반대로, 급성 산증은 칼륨 분비를 감소시키고 혈청 칼륨을 증가시키는 주요 인자이다. 급성 산증은 세포외액의 수소 이온 농도를 증가시키고, 이는 과도한 수소 이온과 교환하여 칼륨을 세포 밖으로 이동시킨다.

칼슘 Calcium

체내 칼슘의 약 99%는 뼈에서 발견된다. 그러나 1%는 세포내액에서, 0.1%는 세포외액에서 발견된다. 세포외액의 칼슘 수치가 떨어질 때 뼈는 칼슘의 큰 저장소 역할을 한다. 칼슘은 혈액에서 두 가지 형태로 운반된다. 절반은 혈장 단백질(보통 알부민)에 결합하고, 소량의 비이온화 칼슘은 인산염, 시트르산염, 황산염과 같은 음이온과 복합체를 형성한다. 나머지는 자유롭고 대사 활성이 있는 이온화된 형태로 존재한다. 대부분의 이온화된 칼슘은 세포외액에서 발견된다. 대부분의 칼슘은 혈장 단백에 결합된 형태이므로, 혈청 단백을 측정하지 않고 총 혈청 칼슘으로 저칼슘혈증 또는 고칼슘혈증을 판별하는 데 한계가 있다.

칼슘은 평활근과 골격근 수축, 뼈와 뇌의 신진대사, 혈액 응고, 폐 계면활성제의 주성분 등 많은 중요한 기능을 가지고 있다. 칼슘은 세포막 분극 및 탈분극, 활동 전위 생성, 신경 전달 및 근육 수축에 필수적이다. 심근 세포의 칼슘 채널은 세포막을 통한 칼슘 이동을 가능하게 한다.

칼슘 항상성에 대한 가장 중요한 조절 인자는 부갑상선 호르몬(PTH, parathyroid hormone), 칼시토닌 및 비타민 D이다. 세포외액의 칼슘 수치가 정상 이하로 떨어지면 부갑상선은 부갑상선 호르몬을 방출하고, 이는 뼈에 직접 작용하여 다량의 칼슘이 세포외액으로 방출되도록 자극한다. 칼슘 이온 농도가 증가하면 부갑상선 호르몬 분비가 감소하여 과도한 칼슘이 뼈에 침착된다.

뼈는 칼슘 저장을 유지하기 위해 칼슘의 적절한 섭취와 흡수가 필요하다. 신장과 위장관에서 칼슘 흡수는 부갑상선 호르몬에 의해 조절된다. 저칼슘혈증 상태에서 부갑상선 호르몬은 장내 칼슘 재흡수를 위해 필요한 비타민 D의 형태인 비타민 D_3를 활성화한다. 부갑상선 호르몬은 또한 신장을 직접 자극하여 신세뇨관에서 칼슘 재흡수를 증가시켜 소변으로의 칼슘 배설을 방지한다.

칼슘 재흡수에 영향을 미치는 또 다른 요인은 인산염의 혈장 농도이다. 혈청 칼슘 수치는 혈청 인산염 수치와 반비례한다. 혈장 인산염에서 부갑상선 호르몬을 간접적으로 자극하여 신세뇨관의 칼슘 재흡수를 증가시키고 소변으로의 칼슘 배설을 감소시킨다.

증가된 칼슘 수치에 대한 반응으로, 갑상선은 칼시토닌이라는 호르몬을 분비한다. 혈장 칼슘 수치에 대한 칼시토닌의 효과는 부갑상선 호르몬의 효과와 정반대이다. 칼시토닌은 뼈의 칼슘 침착을 증가시키고 뼈의 분해 및 제거를 담당하는 파골세포의 형성을 감소시켜 혈장 칼슘 수치를 감소시킨다. 칼시토닌은 또한 신세뇨관과 위장관에서 칼슘 흡수에 약간의 영향을 미친다.

인산염과 인 Phosphate and Phosphorus

세포내액의 주요 음이온인 인은 탄수화물, 지방 및 단백질 대사에 필수적이다. 인산염은 또한 호르몬 활동과 산-염기 균형에 중요한 역할을 하며 항상성을 유지하는 데 칼슘과 밀접한 관계가 있다.

신세뇨관은 "과다흐름(overflow)" 기전에 의해 정상적인 인산염 수치를 유지한다. 사구체 여과액의 인산염 수치가 정상 수치 아래로 떨어지면 기본적으로 여과된 모든 인산염이 재흡수된다. 여분의 인산염이 사구체에 존재하면 과량의 인산염은 소변으로 배설된다.

마그네슘 Magnesium

마그네슘은 두 번째로 중요한 세포 내 양이온이다. 신체의 마그네슘 절반 이상이 뼈에 저장되고 나머지는 세포, 특히 근육에 저장된다. 신체의 마그네슘 중 극히 일부분만이 세포외액에서 발견된다. 마그네슘은 세포 대사에 필수적인 역할을 한다.

체액 및 전해질 이상
FLUID AND ELECTROLYTE ABNORMALITIES

체액과 전해질의 불균형은 생리적 이상, 외상 또는 스트레스로 발생할 수 있다. 체액과 전해질 농도는 밀접하게 관련되어 있다. 예를 들어, 나트륨 저류가 수분 과잉과 관련이 있는 것처럼 나트륨 손실은 거의 수분 손실과 관련이 있다.

체액 및 전해질 치료 목적은 일일 요구량 유지, 손실 혹은 과잉 회복, 추가 손실 또는 과잉 예방이다. 경구 섭취를 통한 전해질 조정이 선호된다. 그러나 구토, 설사 또는 기타 체액 손실로 응급실에 내원한 대부분의 환자는 경구 섭취로 손실에 대한 교정이 어려운 상황이다. 전해질 불균형 치료는 천천히 교정하고 근본 원인을 주의 깊게 치료하는 데 중점을 둔다. 전해질 수치, 수액량, 심혈관, 신장 및 신경계의 기능을 주의 깊게 모니터링해야 한다.

수분 관련 이상 Water Abnormalities

체수분 불균형은 기저 질환, 의인성 원인, 환경적 요인 또는 심리적 이상이 원인일 수 있다. 세포외액 불균형은 세포외 수분 결핍으로 발생할 수 있고, 이는 불감적 수분 손실 또는 발한의 증가(고열, 열사병), 요붕증, 삼투성 이뇨, 출혈, 위장관계 손실(구토, 위흡인, 설사, 누공 배액), 이뇨제의 과용, 부적절한 수분 섭취 그리고 화상이나 장폐색으로 제3 공간 체액 이동과 연관이 있다. 세포외 수분과잉은 등장성 또는 저장성 수액의 과도한 정맥주입, 심부전, 신부전, 원발성 다갈증, 부적절한 항이뇨 호르몬(SIADH, syndrome of inappropriate antidiuretic hormone) 증후군, 쿠싱 증후군 및 코르티코스테로이드의 장기간 사용으로 인해 발생할 수 있다. 기저 원인 판단은 수액 요법과 함께 시행되어야 한다.

탈수/수분 결핍 Water Depletion

수분 결핍은 섭취 감소, 설사, 구토, 과도한 발한, 과도한 호흡, 신장 질환, ADH 결핍(즉, 요붕증), 과도한 이뇨제 사용 및 당뇨병성 케톤산증(DKA, diabetic ketoacidosis)으로 인해 발생할 수 있다. 수분 결핍은 거의 항상 나트륨 손실과 관련이 있다.

탈수의 징후 및 증상에는 갈증, 안구 함몰 및 피부 긴장도 감소, 점막 건조, 피부 홍조, 소변량 감소, 소변 비중 증가, 체온 증가, 빈맥, 섬망 및 혼수가 포함된다. 수분 결핍이 있는 대부분의 환자는 나트륨 및 기타 전해질도 결핍되어 있으므로 경구 또는 비경구 교정 요법은 상황별로 결정해야 한다. 물과 나트륨 손실을 보충하기 위해 자주 선택되는 수액은 생리식염수(0.9%)이다. 체액 교정을 위한 수액을 결정시 전해질 및 혈장 삼투압 농도의 확인이 필요하다.

수분 과잉 Water Excess

수분 과잉의 증상은 체중 증가, 근육 경련, 폐 또는 말초 부종, 과호흡, 착란, 환각, 혼수로 나타난다. 수분 과잉은 수분 섭취 증가, 과도한 수액요법, 신장 질환, 과도한 ADH 분비 및 신장으로의 부적절한 수분 이동(예: 쇼크, 심부전)으로 인해 발생할 수 있다.

체액량 과잉의 치료 목적은 원인을 규명하는 것이며, 목표는 전해질 불균형 없이 체액 과잉을 제거하는 것이다. 주요 치료 방법은 이뇨제 투여와 수액 제한이다. 다른 가능한 치료로는 나트륨 섭취 제한, 복수에 대한 복부 천자, 흉수에 대한 흉수 천자 등이 있다.

전해질 불균형 Electrolyte Abnormalities

전해질 불균형은 기저 질환, 기아, 치료 약물, 약물 과다 복용 또는 기타 의인성 원인에 의해 유발된다. 전해질 이상 시 증상은 대부분 신경근 기능장애(예: 쇠약, 마비, 경련, 하지 불안, 경직, 무반사, 반사과다 및 근긴장증)와 관련이 있다. 부정맥은 다양한 전해질 이상으로 발생한다. 심실성 부정맥은 저칼륨혈증 및 고칼슘혈증에서 발생할 수 있고, 심정지는 고칼륨혈증에서 발생할 수 있다. 다형성 심실빈맥(torsades de pointes)은 저칼슘혈증에서 발생하곤 한다. 저마그네슘혈증과 관련된 부정맥에는 심실성 기외수축, 다형성 심실빈맥, 심방세동 등이 있다. 고마그네슘혈증은 방실 차단을 유발할 수 있다.

음이온 갭 anion gap

양극과 음극 전해질 사이의 균형은 음이온 갭을 계산하여 측정된다(계산법: $Na^+ - (Cl^- - HCO_3^-)$). 일부 공식에는 나트륨에 칼륨이 포함될 수 있다. 이 측정치는 대사성 산증이 산의 과잉인지, 중탄산염 손실로 기인된 것인지를 결정하는 데 유용하다. 성인에서 음이온 갭의 정상 범위는 10~14 mmol/L이다. 음이온 갭 이상은 측정되지 않은 음이온이나 양이온의 변화나 나트륨, 염화물, 중탄산염의 측정 오류로 인한 것일 수 있다.

고음이온 갭(high-anion-gap) 대사성 산증의 원인은 젖산증, 케톤산증(당뇨병, 알코올성, 기아), 중독(에틸렌글리콜, 메탄올, 살리실산염) 그리고 신부전(급성 및 만성)이다.

나트륨 불균형 Sodium Abnormalities

나트륨과 염화물은 세포막을 통해 대부분 함께 이동하므로, 나트륨 불균형은 일반적으로 염화물 불균형과 관련이 있다.

저나트륨혈증 Hyponatremia

저나트륨혈증은 아마도 임상 분야에서 볼 수 있는 가장 흔한 전해질 불균형일 것이다. 저나트륨혈증은 징후와 증상이 특이적이지 않아 증상으로 진단되는 경우는 드물다. 임상 증상은 삼투압 농도 감소 및 뇌부종으로 나타나며, 오심, 쇠약, 혼란, 불안 및 지남력 장애를 포함한다. 혈청 나트륨 수치가 매우 낮아지면 발작, 혼수 또는 사망이 발생할 수 있다.

경증 저나트륨혈증은 치료가 필요하지 않다. 저나트륨혈증의 주요 원인이 체액 불균형인 경우 생리식염수로 치료한다. 심한 저나트륨혈증에서는 고장성(3%) 식염수를 주입 펌프로 조심스럽게 투여할 수 있다. 이때 나트륨 교정에 따른 체액 과부하에 대해 주의 깊게 모니터링해야 한다.

고나트륨혈증 Hypernatremia

고나트륨혈증은 스스로 체액 손실을 교정할 수 없기 때문에 유아, 노인 및 쇠약해진 사람에게 상당한 위험이 된다. 임상 징후 및 증상은 저나트륨혈증과 유사하지만 이차적으로 고삼투압 농도 및 세포 탈수가 발생한다. 환자는 갈증을 호소하고 탈수 증상을 보일 것이다. 초기 증상으로는 식욕부진, 오심 및 구토가 있다. 혈청 나트륨 수치가 145 mEq/L 이상으로 상승하면 초조, 불안, 기면, 혼수, 근육 경련 및 반사 과다와 같은 신경학적 증상이 발생할 수 있다. 두개내 출혈은 수축된 뇌 조직이나 혈관계의 팽창으로 인해 발생할 수 있다.

나트륨 과잉의 치료는 정상적인 체액량과 삼투압을 회복하는 데 중점을 둔다. 저혈량증이 나트륨 과잉의 원인일 때 수액요법이 우선적 치료이다. 경구 섭취가 불가능한 경우, 정맥주사를 통해 5% 포도당(D_5W) 또는 저장성 생리식염수를 초기 투여한다. 고나트륨혈증의 빠른 교정은 뇌부종과 발작을 유발할 수 있다.

염화물 불균형 Chloride Abnormalities

염화물 불균형은 단독으로 발생하는 경우는 거의 없고 일반적으로 나트륨 또는 칼륨 이상과 함께 발생한다.

저염소혈증 Hypochloremia

저염소혈증은 저나트륨혈증과 함께 발생하며 염화칼륨의 분비로 인한 고칼륨혈증과 함께 나타날 수도 있다. 염화물 결핍의 증상은 근육 약화, 경련, 경직, 느리고 얕은 호흡, 그리고 호흡 정지의 심각한 증상을 포함하며 저나트륨혈증 증상과 동일하다. 치료는 혈청 수준을 주의 깊게 모니터링하면서 염화물 및 나트륨을 보충하는 것이다.

고염소혈증 Hyperchloremia

고염소혈증은 고나트륨혈증에서 볼 수 있는 모든 징후와 증상을 보이며 호흡 곤란을 유발한다. 고염소혈증의 원인은 염화암모늄 섭취를 제외하고는 고나트륨혈증을 일으키는 원인과 동일하다. 치료는 기본적으로 고나트륨혈증과 동일하다.

칼륨 불균형 Potassium Abnormalities

칼륨은 신체 내에서 다양한 영향을 받는다. 알칼리증, 알도스테론, 인슐린 그리고 β_2 작용제는 칼륨을 세포내로 유도하는 반면, 산증 및 고삼투압증은 칼륨을 세포외로 이동한다. 칼륨 불균형은 대부분 심전도 변화를 보이며, 심전도 변화는 칼륨 수치의 심각도와 상관 관계가 있을 수도 있고 그렇지 않을 수도 있다.

저칼륨혈증 Hypokalemia

저칼륨혈증은 혈청 칼륨수치가 3.5 mEq/L 미만으로, 근육 약화, 경련, 마비, 반사 저하, 마비성 장폐색증, 감각 이상, 강직, 부정맥, 저비중뇨증의 증상이 있다. 근력 약화는 일반적으로 하지와 근위부 근육에서 더 두드러진다. 호흡근 약화는 호흡부전이나 호흡 정지로 이어질 수 있다. 횡문근 융해증도 발생할 수 있다. 평평하거나 역전된 T파 및 U파와 같은 심전도 변화를 보이나, 임상적 중증도와는 관련이 없다. 심전도상 ST분절 역위, U파의 존재 및 서맥을 나타낼 수 있다. 심실성 기외수축은 가장 흔한 부정맥이다.

저칼륨혈증은 칼륨 섭취 감소 또는 세포외에서 세포내로 칼륨 이동의 결과이다. 원인은 구토, 설사, 장폐색, 누공, 위장관계 흡인, 신부전, 이뇨제 사용, 고알도스테론증 및 마그네슘 고갈이다. 신장염, 투석, DKA, 이뇨제, 쿠싱 증후군 및 스테로이드 요법도 저칼륨혈증과 관련이 있다.

칼륨 수치가 3.5 mEq/L 미만인 경우 치료가 권장된다. 수액에 칼륨제제 추가 시 40 mEq/L를 초과해서는 안 된다. 칼륨 보충 시 굵은 말초혈관이나 중심정맥관을 통해 5~10 mEq/hr의 속도로 주입하고, 고칼륨혈증과 심장마비를 예방하기 위해 시간당 20 mEq를 초과해서는 안 된다. 또한 칼륨 보충 시 주입 펌프 사용이 권장된다. 칼륨 보충으로 인한 고칼륨혈증을 예방하기 위해 심장 모니터링과 칼륨 수치의 지속적 확인이 권장된다. 심각한 상황이 아니면 경구용 칼륨제를 복용하거나 장관영양에 칼륨을 추가할 수 있다. 혈청 마그네슘 수치를 확인해야 하는데, 이는 지속적인 저칼륨혈증으로 고갈될 수 있기 때문이다.

고칼륨혈증 Hyperkalemia

고칼륨혈증은 혈청 칼륨수치가 5.0 mEq/L[mmol/L] 이상으로, 심각한 부정맥과 신경근 효과, 예를 들어 이완성 마비로 이어지는 감각 이상 및 근육 약화를 보인다. 다양한 심전도 변화는 고칼륨혈증의 중증도와 상관관계가 있다. 혈청 칼륨이 5.5~6.5 mEq/L에 도달하면 T파가 상승하는 반면, 6.5~8.0 mEq/L에 도달하면 PR 간격이 연장되고 QRS 복합체가 넓어진다. 고칼륨혈증에서 나타나는 부정맥에는 동서맥, 동정지, 1도 심방차단, 방실결절 리듬, 특발성 심실 리듬 및 심실 세동이 포함된다. 무수축(asystole)이 발생하기도 한다. 고칼륨혈증은 경구 섭취나 정맥주입 증가, 급성 신질환, 칼륨 보존성 이뇨제 복용, 칼륨 함유 염 대체제, 압궤 손상, 종양 용해 증후군, 신장 질환, 안지오텐신 전환 효소(ACE) 억제제, 부신 기능 부전, 산증, 무산소증 및 저나트륨혈증 시 나타날 수 있다.

염화칼슘 또는 칼슘글루콘산 투여는 고칼륨혈증의 신경근 효과를 안정화시키는 가장 빠른 방법이다. 혈청 칼륨은 포도당, 인슐린 및 중탄산나트륨(논쟁의 여지가 있음)의 투여에 의해 빠르게 감소하며, 이는 나트륨과 교환하여 칼륨을 세포내로 이동하기 때문이다. 그러나 이런 치료는 혈청 칼륨의 일시적인 감소만을 제공한다. 소변을 통한 칼륨 배설은 루프 또는 삼투성 이뇨제로 촉진된다. 초기 처치에 실패하면 심각한 고칼륨혈증에 대해 신장 투석이 필요할 수 있다. 비응급 상황에서는 나트륨 폴리스티렌 설포네이트(Kayexalate, 경구 또는 직장)와 같은 이온 교환 수지를 사용할 수 있다. 지속적인 심전도 모니터링과 주기적 칼륨 수치 확인은 고칼륨혈증 환자에게 필수적이다.

칼슘 불균형 Calcium Abnormalities

칼슘 불균형은 식이 요법, 약물, 외상 또는 질병으로 인해 발생할 수 있다. 뼈는 칼슘의 저장소이다. 그러나 저장을 유지하려면 적절한 식이 섭취가 필요하다. 칼슘 이상은 종종 인산염과 마그네슘 이상과 관련이 있다.

저칼슘혈증 Hypocalcemia

저칼슘혈증은 신경계를 더욱 흥분시켜 심장 부정맥, 변비 및 식욕 부진으로 이어질 수 있다. 골격근에서 흥분성은 강직성 근육 수축으로 이어질 수 있다. 발작은 때때로 뇌 조직의 증가된 흥분성의 결과로 나타난다. 임상 징후에는 Trousseau 징후(상완의 혈압 커프로 압력을 가하면 손목 경련)와 Chvostek 징후(안면 신경을 가볍게 두드리면 비정상적인 안면 경련이 발생함)에 양성을 보인다.

다른 증상으로는 근육 경련, 찡그린 얼굴; 손가락, 발가락, 코, 입술 및 귓볼의 무감각 및 저림, 과민성 심부 건 반사; 그리고 복통이 나타날 수 있으며, 심전도상 QT 간격이 길어질 수 있고 환자는 불안과 짜증을 내며 정신병적인 것처럼 보일 수 있다.

칼슘 불균형은 부갑상선 기능 저하증, 비타민 D 저하, 흡수 장애 증후군, 영양 실조, 신장 질환, 쿠싱 증후군 및 뼈의 전이성 암종에서 발생한다. 칼슘 채널 차단제의 과다 복용도 저칼슘혈증을 유발할 수 있다. 일반적으로 대량 수혈은 저칼슘혈증과 관련이 있고, 이는 저장혈액 내 구연산염이 칼슘과 결합하여 비활성화되기 때문이다.

혈청 마그네슘 수치가 낮은 환자는 칼슘 대체에 잘 반응하지 않으므로 저칼슘혈증 치료전에 저마그네슘혈증을 조절해야 한다. 저칼슘혈증은 칼슘제의 정맥주입으로 쉽게 교정된다. 성인의 경우 5% 포도당(D_5W)에 10% 칼슘 글루콘산(각 93 mg의 칼슘 함유) 1~2개를 혼합하여 10~20분에 걸쳐 투여한다. 심각한 결핍의 경우, 초기 신속 주입 후에 지속적인 점적 주입이 필요할 수 있다. 칼슘을 투여하는 동안 칼슘 수치, 심장 리듬 및 혈압을 주의 깊게 모니터링해야 한다.

고칼슘혈증 Hypercalcemia

고칼슘혈증은 두통, 흥분, 피로, 권태감, 집중력 저하, 식욕 부진, 오심, 구토 및 변비와 같은 비특이적 증상이 특징이다. 신경학적 이상은 종종 주요 증상이고, 환자는 무기력하거나 혼돈되고 우울해 할 수 있다. 심부건 반사가 저하되고 QT 간격이 짧아질 수 있으며, 환자는 다뇨증, 다갈증 또는 장폐색을 보일 수 있다. 만성 고칼슘혈증은 신장 결석, 소화성 궤양 및 췌장염과 연관이 있다.

고칼슘혈증의 치료는 기저 원인의 치료와 수액요법과 루프 혹은 삼투성 이뇨제로 칼슘의 신장 배설을 증가시키는 것이다. 다른 치료는 장내 칼슘 흡수를 감소시키고 소변을 통한 칼슘 배설을 증가시키기 위해 코르티코스테로이드 투여를 포함한다. 칼시토닌 또는 인산염의 투여는 골내 재흡수를 억제한다.

인산 불균형 Phosphate Abnormalities

인산 불균형은 칼슘 이상과 관련이 있다. 인산염 상승은 칼슘 손실과 함께 발생하는 반면, 인산염 저하는 칼슘 상승과 함께 발생한다. 인산염 이상이 있는 환자는 칼슘 이상의 영향에 대해 주의 깊게 모니터링해야 한다.

저인산혈증 Hypophosphatemia

저인산혈증은 무증상부터 식욕 부진, 근력 약화, 횡문근 융해증, 호흡 부전, 용혈 및 의식 변화에 이르기까지 다양한 임상 양상을 보인다. 원인으로는 부갑상선 기능항진증, 비타민 D 결핍, 장 흡수 장애, 신부전, 영양실조, 알코올 남용 및 악성 종양이 있다.

경미한 인 결핍 치료에는 경구 보충제와 인 함량이 높은 음식 섭취가 포함될 수 있다. 심각한 저인산혈증은 중증일 수 있으며, 인산나트륨 또는 인산칼륨의 정맥투여가 필요할 수 있고, 이런 경우 혈청 인산염 수치를 자주 모니터링해야 한다. 칼슘-인산 결합 증가에 따른 갑작스러운 저칼슘혈증 증상의 발생은 인산염 정맥 투여의 잠재적인 합병증이다.

고인산혈증 Hyperphosphatemia

고인산혈증은 혈청 칼슘의 감소와 관련이 있고 저칼슘혈증의 임상적 결과이다. 인산염 증가의 가장 심각한 영향은 각막, 폐, 신장 및 혈관과 같은 연조직에서 인산-칼슘 결정의 침전과 관련이 있다. 원인으로는 부갑상선 기능저하증, 급성 및 만성 신질환, 애디슨병, 백혈병, 유육종증, 골용해성 전이성 골종양, 우유-알칼리 증후군 등이 있다.

치료에는 인산염 섭취 제한, 수산화알루미늄과 같은 경구 인산염 결합제 사용, 배설 증가가 포함된다. 인산염 배설을 촉진하기 위해 생리식염수의 정맥주입 후 이뇨제 투여한다.

마그네슘 불균형 Magnesium Abnormalities

마그네슘 불균형은 종종 다른 전해질 이상과 연관이 있다. 임상적으로, 저마그네슘혈증 및 고마그네슘혈증은 저칼슘혈증 및 고칼슘혈증처럼 부갑상선호르몬(PTH)과 칼시토닌의 분비와 연관이 있다. 칼슘과 마그네슘 배출은 상호 의존적이다.

저마그네슘혈증 Hypomagnesemia

저마그네슘혈증은 흡수장애 증후군, 궤양성 대장염, 소장 우회술, 간경변증, 알코올 중독, 만성 신장 질환, DKA, 이뇨제 요법, 갑상선 기능 항진증, 신독소 및 영양실조로 인해 발생할 수 있다. 증상으로는 오심, 구토, 진정, 심부 건 반사 증가, 근육 약화 등이 있다. 심각한 저마그네슘혈증이 있는 경우 저혈압, 서맥, 혼수, 호흡마비, 심정지가 발생할 수 있다. 전신 쇠약, 근육 연축, Trousseau 및 Chvostek 징후의 양성도 나타날 수 있다. 연장된 QT 간격, 다형성 심실빈맥(torsades de pointes), 심실 빈맥 및 심실 세동과 같은 부정맥은 저마그네슘혈증과 관련이 있다.

치료는 증상의 중증도에 따라 다르다. 경미한 마그네슘 결핍은 경구 보충제로 치료할 수 있으며 마그네슘이 많이 함유된 식품의 섭취를 늘릴 수도 있다. 상태가 심하면 정맥주입 또는 근육주사로 황산마그네슘을 투여해야 한다. 마그네슘 교정 시 활력 징후, 심부 건 반사, 수액량, 배뇨량, 혈중 마그네슘 수치를 주의 깊게 모니터링해야 한다. 마그네슘을 너무 빨리 투여하면 심장 또는 호흡 정지를 유발할 수 있기 때문이다.

고마그네슘혈증 Hypermagnesemia

고마그네슘혈증은 진행성 신부전, 부신피질 기능 부전, 치료용 마그네슘 과다 복용 또는 신부전 환자의 일반적 마그네슘 용량을 투여하나 이차적 배설 감소로 인해 발생할 수 있다. 가능한 증상은 저혈압, 호흡 억제, 심정지이다. 고마그네슘혈증의 치료는 증상의 심각도에 따라 다르다. 치료에는 글루콘산 칼슘 투여, 이뇨요법 또는 투석이 포함될 수 있다. 마그네슘 조절 시 주기적인 마그네슘 수치, 활력 징후 및 심부 건 반사를 면밀히 모니터링해야 한다.

혈관 접근과 병태생리학

VASULAR ACCESS AND PATHOPHYSIOLOGY

정맥은 전신에 위치한 모세혈관에서 혈액을 받아 심장으로 되돌려 보낸다. 혈액은 작은 세정맥에서 점점 더 큰 정맥으로 모여 결국에는 하대정맥과 상대정맥으로 흐른다. 혈관 직경은 사람마다, 신체의 위치에 따라 다르다. 손과 팔의 표면 혈관은 주요 말초정맥로이다. 이외 목, 다리, 발 및 머리의 혈관을 사용할 수 있다. 정맥 내에 위치한 밸브는 혈류의 역류를 방지한다. 따라서 정맥주입 카테터는 정맥 흐름과 같은 방향으로 삽입해야 한다. 노인 환자는 혈관벽의 콜라겐이 손실되어 현저하게 얇아진다. 목의 말초 정맥은 쇄골하 정맥으로 흐르고 정맥주사로로 사용될 수 있다. 외경정맥은 대부분의 환자에서 목의 측면에서 볼 수 있다. 내경정맥은 외경정맥의 내측 아래에 위치한다. 쇄골하 정맥은 중심정맥관 삽입에 사용된다.

말초 정맥 접근 Peripheral Venous Access

말초 정맥 카테터 삽입은 응급 간호사의 일상적인 기술이다. IV 카테터를 삽입하는 것이 환자와 응급 간호사에게 위험이 없는 것은 아니다. 말초 정맥 카테터는 일반적으로 손, 팔의 말초 정맥 또는 목의 외경정맥에 삽입된다. 발등 쪽 혈관과 복재정맥은 색전증과 정맥염의 발병률이 높기 때문에 성인에서는 거의 사용되지 않으나, 유아에서는 일반적으로 사용된다.

혈관 확보 시 무균술을 준수해야 한다. 초기 삽입은 사지의 말초 정맥에서 시작한다. 근위부 정맥은 외상 환자 또는 저혈량성 쇼크 환자와 같이 즉각적인 수액 보충이 필요한 경우가 아니면 일상적으로 사용되지 않는다. 심폐소생술 시 흉부 압박 중단을 최소화하기 위해 말초 정맥이 사용된다. 말초 정맥을 통한 약물 전달 시 지연을 최소화하기 위해, 약물 투여 후 수액의 급속 주입을 시행한다. 근위부 말초 정맥은 표적 기관에 도달하기 전에 대사될 수 있는 반감기가 매우 짧은 약물을 투여 받는 환자(예: 아데노신) 및 특정 영상 연구(예: 나선형 흉부 컴퓨터 단층촬영)를 위한 약물 주입이 필요한 환자에게 사용된다. 두피 정맥은 판막이 없으므로 어느 방향으로든 주입할 수 있고 쉽게 보이므로 유아에게 사용될 수 있다.

말초 정맥 카테터 삽입은 환자와 응급 간호사에게 많이 위험하지는 않다. 잠재적인 합병증에는 수액/약물의 침윤, 정맥염, 혈액, 공기 또는 카테터 조각으로 인한 색전증, 전염병 그리고 봉와직염이 포함된다. 응급 상황에서 삽입된 카테터는 적절한 무균술이 지켜졌는지 재평가되어야 한다. 그렇지 않은 경우 가능한 한 빨리 카테터를 교체해야 한다. 응급 간호사는 주삿바늘에 찔리거나 혈액 또는 체액의 직접적 접촉으로 감염에 노출될 위험이 있다. 표준 예방 조치와 바늘의 적절한 폐기를 통해 위험을 최소화하기 위해 주의를 기울여야 한다.

카테터 선택 Catheter Selection

카테터의 크기와 유형은 긴급성과 환자의 연령 및 혈관 구조에 따라 결정된다. 큰 직경의 카테터는 많은 양의 콜로이드 용액 또는 혈액 또는 혈액 제제를 투여하는 데 사용되는 반면, 작은 직경의 카테터는 일상적인 혈관 확보에 사용된다. 정맥염 발생 가능성을 줄이기 위해 처방된 치료가 시행 가능한 가장 작은 크기와 가장 짧은 길이의 카테터를 선택해야 한다. 혈관에 비해 큰 카테터는 카테터 주변의 흐름을 방해하고 주변 혈관벽에 손상을 줄 수 있다. 날개 달린 카테터는 쉽게 삽입되고 최소한의 노력으로 혈관 확보가 가능하나, 신속한 수액 주입에 적합하지 않다. 이 카테터는 작은 크기로 제공되므로 소아 및 노인 환자에게 유용하나, 다른 카테터보다 불편할 수 있다. 안전 기능이 있는 정맥주입 카테터는 의료 종사자가 혈액 매개 병원체에 노출될 가능성을 줄이기 위해 많이 사용된다.

삽입 Insertion

무균술은 정맥 카테터 삽입 동안 감염으로부터 환자를 보호하는 데 필수적이다. 삽입 부위 준비 및 카테터 삽입 시 멸균장갑을 착용해야 한다. 중심정맥관 삽입 시에는 추가적 예방 조치가 필요하다. 선택한 삽입 부위는 순환이 적절하고 감염이 없어야 한다. 손과 팔의 말초 정맥은 우선적으로 선택된다. 그 외에는 하지의 정맥 또는 외경정맥이 선택된다. 외경정맥은 대부분의 환자에서 접근할 수 있지만, 삽입을 위해 환자의 목을 돌려야 한다. 환자의 머리를 낮추면 경정맥이 팽창하고 삽입 중 공기 색전증의 위험을 줄일 수 있다. 경부 외상이 의심되는 환자에게는 외경정맥의 사용을 권장하지 않는다. 또한 이러한 환자에서 내경정맥의 사용은 금기이다.

사지 부위의 혈관을 선택한 후 쉽게 삽입할 수 있도록 혈관을 확장하기 위해 지혈대를 근위부에 묶는다. 노인은 정맥이 두드러져 보일 수 있어 지혈대가 필요하지 않을 수 있다. 지혈대 적용은 약한 정맥의 경우 압력 증가로 혈관을 파열시킬 수 있다. 지혈대 아래의 혈관을 부드럽게 두드리거나 문지르면 팽창에 의해 혈관 크기가 증가한다. 혈관이 쉽게 보이지 않거나 촉지되지 않는 경우 따뜻한 수건을 5분 동안 정맥에 적용하면 혈관이 확장되어 카테터 삽입을 용이하게 할 수 있다.

신속하게 카테터 삽입이 필요한 경우 삽입부위의 국소 마취는 일반적으로 사용하지 않는다. 그러나 시술 부위 준비 후 진통 효과를 위해 삽입 부위에 1% 리도카인(lidocaine)을 주입할 수 있다. 시간이 허락한다면 주사 대신 국소 마취제(EMLA, LMX-4, Ametop)를 삽입 부위에 도포할 수 있다. 사용하는 국소 마취제에 따라 마취 효과를 얻는데 30~60분이 소요된다.

중심정맥 접근 Central Venous Access

쇄골하, 내경정맥 및 요측피정맥(cephalic veins)은 단기 및 장기 정맥주입로에 사용된다. 단기 중심정맥로 확보는 말초정맥로 확보가 불가능하거나 환자의 상태가 혈역학적 모니터링이 필요할 때 선택된다. 장기 중심정맥로 확보는 장기간의 수액요법, 완전 비경구 영양법, 장기간의 항생제 요법 혹은 반코마이신(vancomycin)과 같은 부식성 약물 요법, 암 또는 후천성 면역 결핍 증후군과 같은 소모성 질환이 있는 환자에게 적용된다. 카테터 관련 감염 위험을 줄이기 위해 무균술을 사용하여 삽입해야 한다. 카테터를 삽입하는 사람과 보조 간호사는 무균 장갑과 가운, 마스크 및 모자를 착용해야 하며, 환자는 머리부터 발끝까지 대공포로 덮어야 한다. 응급실에서 중심정맥관 삽입을 위해 일반적으로 쇄골하정맥 또는 경정맥이 선택된다. 초기 삽입과 관련된 합병증에는 감염, 혈종, 기흉 및 공기 색전증이 있다.

대퇴 동맥의 내측에 위치한 대퇴 정맥은 일부 환자에서 중심정맥관 삽입에 사용될 수도 있다. 대퇴 정맥은 삽입하는 동안 흉부압박을 지속할 수 있기 때문에 심정지 시 주로 선택된다. 대퇴 정맥은 혈역학적 모니터링도 가능하다. 대퇴 정맥 삽입과 관련된 합병증에는 혈종 및 감염이 있다. 대퇴골 부위는 항상 오염된 것으로 간주되어야 하며 다른 부위의 중심정맥관 삽입이 가능하면 즉시 교체해야 한다.

단일관 및 다중관 카테터를 사용할 수 있다. 각 주입관에 대한 접근 부위와 표시에 대한 인지는 적절한 관리에 중요하다. 약물 및 혈액 성분 투여에 사용할 수 있는 근위부 주입관은 병원 지침에 따라 주입을 중단하고 채혈을 할 수 있다. 일반적으로 직경이 큰 원위부 주입관은 고용량 또는 점성 액체, 콜로이드 및 약물을 투여하는 데 사용할 수 있다. 일부 카테터에는 제조업체 권장 사항에 따라 사용해야 하는 추가 주입관이 있다.

환자는 응급 상황이 아닌데 장기 사용 중심정맥관을 가지고 응급실에 내원할 수 있다. 여기에는 말초에 삽입되어 있거나 터널링 된 외부관과 완전히 피부 안에 이식된 카테터가 포함된다. 두부 정맥 또는 기저 정맥에 말초로 삽입된 긴 카테터는 몇 주 동안 거치할 수 있다. 이러한 카테터의 거치 시간은 꾸준히 증가하고 있다. 정중선 카테터(MLC, midline catheter)는 쇄골하 정맥 바로 아래까지 삽입되는 반면, 말초 삽입 중심 카테터(PICC, peripherally inserted central catheter)는 상대정맥까지 삽입된다. 합병증에는 감염 및 카테터 이동이 있다. 터널링 된 외부관과 이식된 포트는 일반적으로 몇 달 또는 몇 년에 걸쳐 사용된다. 이식된 주입 포트는 피하 조직, 일반적으로 오른쪽 쇄골 아래 또는 상완의 안쪽에 위치한다. 카테터는 포트에서 큰 정맥을 통해 상대 정맥으로 삽입된다. 비코어링(예: Huber) 바늘만이 포트에 사용된다.

Groshong 카테터는 채혈이나 수액 또는 약물을 투여하지 않는 경우 닫힌 상태로 유지되는 특이한 slit이 있는 터널형 카테터이다. Slit은 채혈 시 닫히고 수액 또는 약물 투여 중에 열린다. 이러한 특수한 기능 때문에 Groshong 카테터에는 헤파린 주입이 필요하지 않다. 그러나 이 카테터는 사용할 때마다 생리식염수 주입이 필요하다. 각 카테터마다 세척(flushing) 용액의 적절한 양과 농도는 병원 지침을 참조해야 한다.

정맥 주입로는 각 주입관의 사용과 개방 상태 확인은 제조업체 권장 사항에 따라 사용해야 한다. 이러한 장치 중 다수는 채혈 및 수액 공급에 사용할 수 있다. 무균술, 마스크 및 장갑 착용은 감염 위험을 최소화하기 위해 중심정맥관 삽입 시 필수적이다. 중심 순환계로의 감염은 중심정맥관 삽입 환자에게 상당한 위험하다. 중심정맥 카테터는 개방성을 유지하기 위해 사용 후 적절하게 세척해야 한다. 부적절한 세척은 카테터의 폐색을 야기하고 중심정맥관 교체로 이어진다.

중심정맥관과 관련된 부작용에는 카테터 팁으로 인한 정맥 폐색, 혈관내 혈전(혈관벽 위 또는 벽에서 발견됨) 및 섬유소 슬리브 형성이 있다. 폐색의 증상은 삽입 부위 또는 카테터 경로의 통증, 안면 부종 또는 삽입 부위의 부종을 포함한다. 폐색된 혈관 주변의 혈관 부하가 증가함에 따라 표재 정맥이 더 뚜렷해질 수 있다. 카테터 팁은 이동하거나 심장내막 또는 혈관벽에 위치될 수 있다. 이런 경우 일반적으로 혈액을 채혈할 수 없거나 외부 표지자가 적절한 위치에 있지 않는 것으로 확인된다. 환자를 옆으로 돌리거나, 팔을 올리거나, 환자에게 기침을 하도록 요청하면 카테터를 적절한 위치로 되돌리는 데 도움이 될 수 있다.

카테터 끝에 피브린 슬리브가 생겨서 혈액 역류를 방해할 수 있다. 피브린 슬리브는 흉부 방사선 사진으로 확인된다. 치료에는 조직 플라스미노겐 활성제(alteplase라고도 함) 또는 Cathflo Activase를 포함한 혈전용해제 투여를 한다. 물리적 장애 및 지질 또는 약물 침착과 같은 기타 상황으로 카테터의 폐색이 유발될 수 있으므로 이 요법을 고려하기 전에 배제해야 한다. 혈전용해제 약물 용량 및 카테터 저류시간은 제조업체 프로토콜 및 병원 프로토콜에 설명되어 있다.

약물, 카테터 끝단의 마찰 또는 세균에 의한 혈관벽 내막의 자극은 카테터가 삽입된 혈관벽에 혈전을 유발할 수 있다. 이런 경우 정맥관에서 혈액을 빼낼 수 없다.

골강내 주입 Intraosseous Infusion

이 방법은 성인과 어린이 모두의 신속한 혈관 접근이 필요할 때 사용된다. 골내 바늘, 골수천자 바늘 또는 척추 바늘을 경골 내측, 흉골, 대퇴 원위부, 상완골, 요골, 척골, 쇄골 또는 장골능의 골수강에 삽입한다. 체중이 3 kg 미만인 신생아의 경우, 바늘 크기는 18G이고, 성인의 경우 15~16게이지 바늘을 사용한다. 삽입 직후 골수를 빼내어 일부 진단 검사에 사용할 수 있다. 수액, 혈액 및 혈액 제제, 약물을 골내 부위에 안전하게 주입할 수 있다. 신속한 수액 투여를 위해 압력을 가하거나 주입 장치가 필요할 수 있다. 경골은 어린이에게 선호되는 삽입 부위이나 얇은 흉골을 사용해서는 안 된다. 그림 20-4는 선호하는 부위를 보여준다. 감염되거나 화상을 입은 부위는 바늘을 삽입해서는 안 된다. 사지 골절, 봉와직염 및 골다공증도 골내 주입이 금기이다. 골내주입과 관련된 합병증에는 공기 또는 지방 색전, 골절, 골수염, 구획 증후군 및 피하 농양이 있다. 골내 주입로는 보다 안정된 정맥로 확보를 위한 일시적 방법이므로 가능한 한 빨리 대체 혈관 확보가 필요하며, 이는 24시간 이내에 제거되어야 한다.

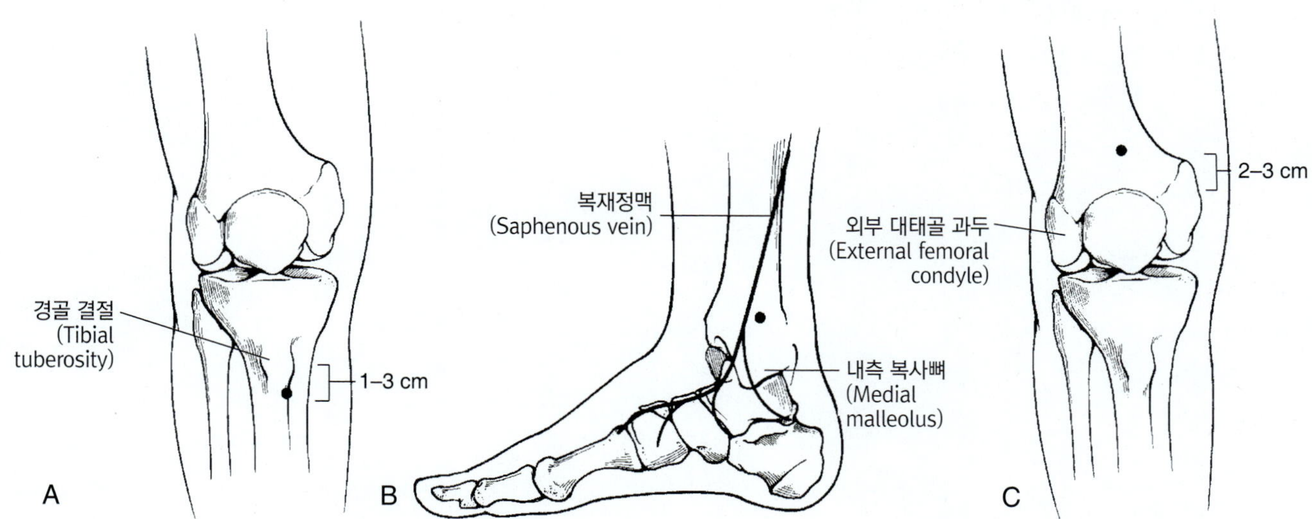

그림 20-4 IO 삽입 부위를 보여주는 그림. (A) 근위 경골. IO 바늘은 경골 결절과 경골의 내측면에서 1~2 cm 말단에 삽입된다. 바늘의 경사는 관절 공간에서 멀어진다. (B) 원위 경골. IO 바늘은 대복재정맥 뒤쪽의 내측 복사뼈와 경골간부의 접합부에서 원위 경골의 내측 표면에 삽입된다. 바늘은 성장판에서 멀어지는 방향으로 머리쪽으로 삽입된다. (C) 원위 대퇴골. IO 바늘은 정중선의 외부 과두 위로 2~3 cm 삽입되고 성장판에서 멀어지는 방향으로 두족골을 향하게 된다.

요약

외상 환자, 만성 노인 환자 또는 이전에 건강했던 급성 단순 위장염 환자를 간호하는 경우에도 환자의 순환계에 대한 평가를 간과해서는 안 된다. 응급 간호사는 체액과 전해질의 이상과 혈관 접근의 필요성을 예상해야 한다. 현재 문제와 잠재적인 발생 가능한 문제의 인식은 효과적인 치료와 합병증 예방에 필수적이다.

쇼크

Shock Emergencies

Gina Carbino

쇼크는 부적절한 조직 관류의 임상 증상이다. 이는 산소 전달, 이동 또는 활용의 기능 장애로 인해 신체의 산소 요구가 공급보다 많을 때 발생한다. 초기 단계에서 다양한 보상기전으로 저관류세포에 산소공급을 돕는다. 산소 전달 부족이 지속되면 세포는 신체의 대사 요구를 충족시키기 위해 호기성 대사에서 혐기성 대사로 전환된다. 이때 초기 단계에서 인지하지 못하고 치료하지 않으면 빠르게 사망에 이를 수 있다. 이 장에서는 응급실에서 쇼크의 병태생리학, 유형 및 치료와 특정 환자 집단에 대한 쇼크의 영향에 대해 설명한다.

병태생리학 PATHOPHYSIOLOGY

쇼크는 부적절한 조직관류로 인해 발생하고, 이는 조직으로 산소 전달 및/혹은 산소 사용의 실패로 조직 기능 장애를 야기한다. 저산소증과 부적절한 조직 관류가 있는 경우 세포는 산소와 영양소, 특히 포도당을 공급받지 못하고 대사성 폐기물을 제거할 수 없다. 세포의 산소 요구량이 지속적으로 조직의 산소 공급량을 초과할 때 세포 손상과 결과적으로 사망이 발생한다.

정상적인 세포 대사는 포도당을 분해하고 기질을 산화시키는 호기성 환경을 필요로 한다. 이 과정에서 효소 매개 화학 반응은 에너지를 아데노신 삼인산(ATP, adenosine triphosphate)으로 전달한다. ATP의 산화 에너지 합성은 세포 생존에 필요하며 생명의 기본이다. 이 과정을 세포 호흡이라고도 한다.

세포 호흡은 세포질에 위치한 미토콘드리아로 알려진 소기관 내에서 발생한다. 미토콘드리아 내에서 ATP 합성과 에너지를 생산된다. 세포질 내 리소좀은 세포 내에서 화학 반응을 매개하는 가수분해 또는 소화 효소를 저장한다.

세포 에너지 생산과 ATP 합성은 지속적인 산소 공급에 의존한다. 산소 전달(DO_2)은 혈류, 산소 포화도, 산소에 대한 헤모글로빈의 친화력에 영향을 미치는 요인과 조직으로의 산소 전달에 영향을 미치는 요인과 같은 많은 요인의 영향을 받는다. 산소 소모량(VO_2)은 신진대사를 위해 조직이 혈액에서 제거한 산소의 양이다. 산소 부채는 세포의 산소 요구량과 가용 산소 소비량 간의 차이를 나타낸다. 지속적인 산소 부족은 혐기성 환경을 만들어 세포가 에너지를 생산하는 비효율적인 방법인 혐기성 대사로 전환하도록 한다.

혐기성 대사는 세포 내에서 젖산, 수소 이온 및 무기 인산염의 축적을 초래한다. ATP 생산이 감소하고 단백질 생산이 저하된다. 그 결과 세포의 미토콘드리아가 손상되고 미토콘드리아 손상은 이온 수송 이상과 세포 사멸과 관련된 문제를 유발한다. 이러한 변화에 의해 활성화된 세포내 효소는 ATP 저장소를 더욱 고갈시키고 손상되지 않은 세포를 포함한 세포막을 손상시키는 효소를 방출한다.

나트륨은 세포 내로 이동하여 세포 부피를 증가시키고, 칼륨이 세포 외부로 옮겨지게 한다. 이때 세포는 간질액의 흡수로 인해 팽창하기 시작한다. 이 부종은 모세혈관 내강을 좁히고 세포로의 산소와 영양분 공급을 더욱 감소시킨다. 칼륨의 이동은 신경계, 심혈관 및 근육 세포 기능을 방해한다. 결국 에너지 의존적인 칼륨 채널이 실패하여 세동맥이 확장되어 보상되지 않은 쇼크가 발생한다.

조직 손상으로 인해 신체가 면역 반응을 시작하여 전 염증성 사이토카인과 인지질을 방출한다. 이것은 신체를 보호하는 일련의 변화를 시작한다. 전염증성 사이토카인은 과염증 반응 또는 전신 염증 반응 증후군(SIRS, systemic inflammatory response syndrome) 반응으로 분비되어 면역 체계를 활성화시킨다. 면역계의 기능 중 하나는 SIRS에서 발생하는 세포자멸사를 막는 것이다. 쇼크의 원인을 조기에 인지하고 관리하지 않으면 SIRS가 지속되어 아라키돈산(arachidonic acids), 프로스타글란딘(prostaglandins), 트롬복산(thromboxanes) 및 기타 대사 산물이 생성된다.

항상성을 유지하기 위해 항염증 매개체가 생성된다. 불행히도, 이러한 매개체는 면역 억제를 담당하여 환자를 감염 위험에 더 많이 노출시킨다. 신체가 전염증과 항염증 반응의 균형을 성공적으로 유지하기 위해서는 조기에 쇼크 상태의 원인을 관리하고 치료가 필요하다.

사이토카인, 아라키돈산 대사 산물 및 기타 독소의 활성화는 혈장 연쇄 반응 시스템(plasmatic cascade system)을 유발한다. 이 시스템은 내피 및 실질 세포 사멸 및 응고에 영향을 미친다. 이로 인해 세포 복구가 불가능하고 파종성 혈관내 응고(DIC, disseminated intravascular coagulation)가 발생할 수 있다. 이 상태는 결국 사망으로 이어질 수 있는 악순환으로 발전한다.

포도당 신생 합성(gluconeogenesis)은 고군분투하는 세포에 에너지를 제공하기 위해 촉발된다. 또한 간과 신장은 에피네프린(epinephrine), 노르에피네프린(norepinephrine), 글루카곤(glucagon) 및 코티솔(cortisol)의 분비에 대한 반응으로 더 많은 포도당을 생성한다. 이로 인해 혈청 포도당 농도가 증가한다. 인슐린 저항성은 혈청 사이토카인의 생산 증가로 인해 발생한다. 증가된 포도당 생성과 인슐린 저항성은 세포 성장과 신진대사를 더욱 손상시킨다. 이로 인해 쇼크 환자, 특히 패혈증 환자의 치료에 인슐린 요법을 사용하는 프로토콜이 개발되었다.

그림 21-1은 부적절한 조직 관류, 손상된 산소 및 포도당 사용의 결과로 발생하는 손상된 세포 대사에 대한 요약이다.

쇼크의 단계 Stages of Shock

쇼크의 원인에 관계없이 신체는 일련의 보상 반응을 시작한다. 이 보상기전은 조직관류의 감소로부터 시작된다. 결과적으로, 이러한 보상기전의 목적은 조직으로의 산소 전달을 증가시키는 것이다. 이를 달성하기 위해 혈액은 신장, 위장관(GI), 간 및 피부에서 중요한 기관으로 분배된다. 주요 보상 반응에는 압력수용기, 교감 신경계, 체액 이동 및 내분비계 반응이 포함된다. 이러한 보상 기전이 없으면 쇼크는 다발성 장기 부전(MOF, multiorgan system failure)으로 진행되어 궁극적으로 사망에 이르게 한다.

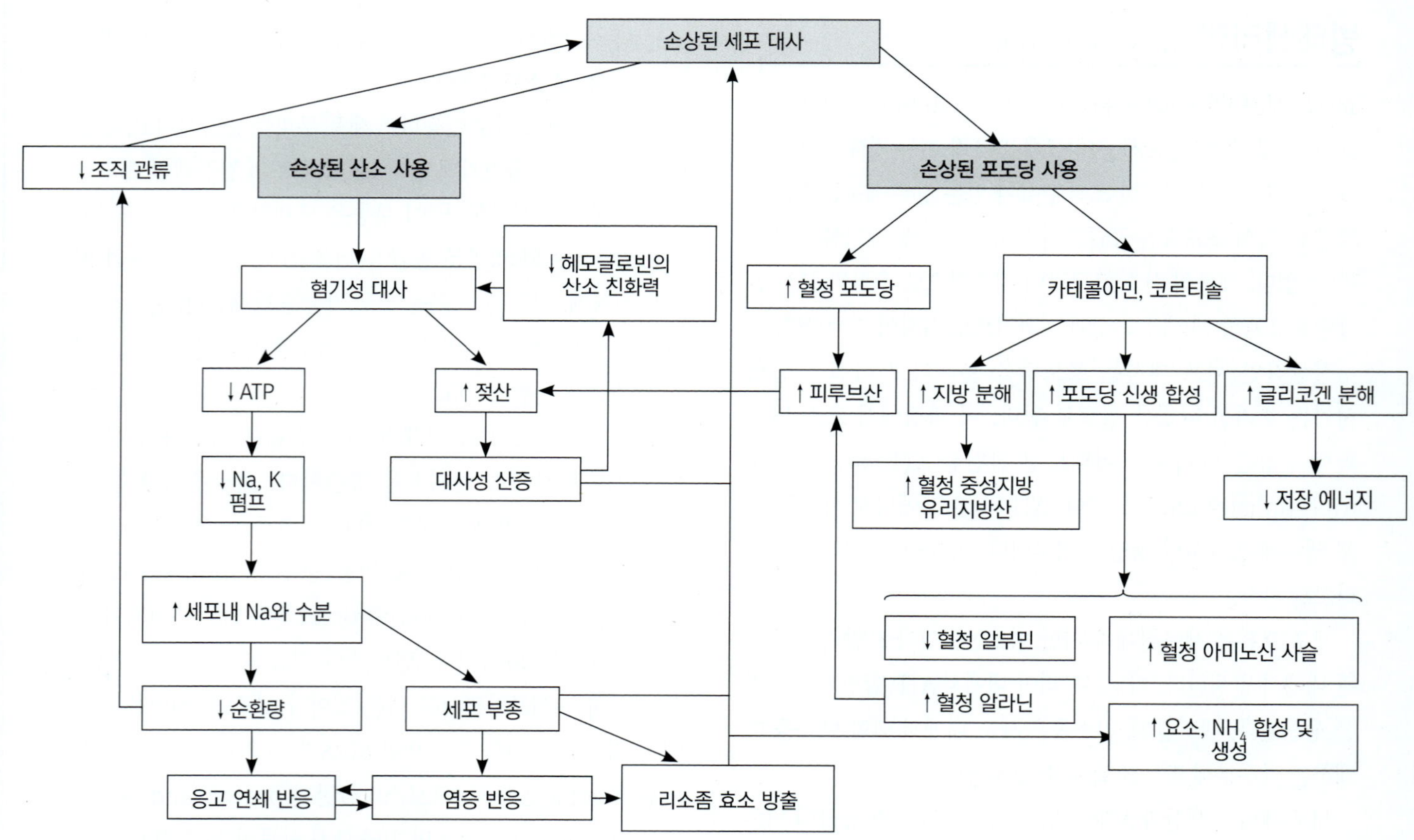

그림 21-1 쇼크에 의한 세포 대사 장애. ATP, 아데노신 삼인산

(From Baldwin KM, Morris SE. Shock, multiple organ dysfunction syndrome, and burns in adults. In: McCance KL, Huether SE. *Pathophysiology: The Biologic Basis for Disease in Adults and Children.* 5th ed. St Louis, MO: Mosby; 2006.)

보상성 쇼크라고도 하는 쇼크의 1단계에서는 수축기 혈압을 정상 범위로 유지하기 위한 기전이 작동한다. 말초혈관 수축은 확장기 혈압을 높이고 맥압을 좁게 만든다. 이 단계에서 환자는 불안하거나 안절부절 못하는 것처럼 보일 수 있다. 신장에서 체액저류가 증가시키기 때문에 소변량이 감소한다. 호흡수 증가는 산소 전달을 증가시키고 이산화탄소를 방출하기 위해 발생한다.

비보상 또는 진행성 쇼크로 알려진 2단계 쇼크는 보상 기전이 더 이상 관류 저하의 정도를 따라갈 수 없는 상태이다. 수축기 혈압이 감소하여 이미 좁혀진 맥압이 더욱 심해진다. 환자는 빈맥이 발생하고 피부가 차갑고 축축해지며 의식 변화 또는 무의식 상태를 야기한다. 이 단계에서 혈청 젖산 수치가 상승하기 시작하고 산염기 장애가 생긴다. 이 단계에서도 여전히 환자의 상태는 가역적인다.

쇼크 3단계 또는 비가역적 쇼크는 쇼크의 마지막 단계이다. 적극적인 치료에도 불구하고 이 단계에서 파종성 혈관내 응고장애(DIC), 다발성 장기부전(MOF) 및 사망을 초래하는 경우가 많다. 쇼크 3단계 동안 환자는 일반적으로 혼수 상태에 빠지며 심한 저혈압과 전체적인 산증을 보인다. 심각한 징후는 서맥이다. 파종성 혈관내 응고장애, 자반병 또는 점상출혈과 같은 응고장애가 종종 나타난다.

표 21-1은 쇼크 상태의 진행 상황을 요약한 것이다.

표 21-1 쇼크의 단계

단계	병태생리
보상 단계 (비진행성)	다양한 수용체가 전신 압력 강하를 감지하고 일련의 생리학적 변화를 시작한다. 교감신경계에 의해 매개되는 항상성 보상 기전은 주요 기관 관류를 증가시킨다. 호기성 대사가 혐기성 대사로 바뀌고 젖산이 생성된다.
보상부전 단계 (진행성)	보상 기전이 실패하기 시작한다. 처음 도움이 되었던 기전이 이제는 더 많은 손상을 야기한다. 세포 교란이 발생하여 장기가 괴사하기 시작한다. 심각한 젖산 과다와 염증/면역 시스템 활성화가 이에 기여한다.
비가역적 단계 (내화)	불응성 쇼크에서는 어떠한 치료로도 쇼크의 과정을 되돌릴 수 없다. 쇼크의 원인 또한 구별할 수 없다. 쇼크 상태의 임상적 진행은 환자마다 다르며 쇼크의 원인, 환자의 연령, 저관류 상태의 중증도 및 기간, 기저 질환과 같은 요인에 의해 영향을 받는다.

Modified from Holleran RS. Shock emergencies. In: Hoyt KS, Selfridge TJ, eds. *Emergency Nursing Core Curriculum.* 6th ed. St Louis, MO: Mosby; 2007.

보상 기전 Compensatory Mechanisms

쇼크 상태 동안 체내 항상성을 유지하기 위해 여러 보상기전이 유발된다. 다음은 이에 대한 설명이다.

압력수용기/수용체 Baroreceptors

압력수용기는 총경동맥 분기점에 인접한 대동맥궁과 오른쪽 및 왼쪽 경동맥에 위치한 특수 신경 조직의 집합체이다. 압력수용기 반사는 연수(medulla oblongata)에 신호를 보내 혈관의 신장(stretch)에 반응한다. 이것은 혈관신장도에 따라 자율신경계 반응을 일으킨다. 저혈량 상태에서와 같이 혈관이 정상보다 적게 늘어나면 압력수용기 자극의 억제 또는 감소가 발생한다. 그 결과 교감신경계 반응이 활성화된다. 반대로, 체액과부하와 같은 혈관 신장의 증가는 압력수용기를 증가시키고 부교감신경 반응을 유발한다. 이러한 반응은 매우 빠르게 발생하며 대부분 몇 초에서 몇 분 이내에 발생한다.

화학수용체 Chemoreceptors

화학수용기는 압력수용기와 같은 위치에 있다. 이는 혈액 내 pH, 산소 및 이산화탄소의 변화에 반응하여 자극된다. pH와 산소가 낮고 이산화탄소가 높을 때 화학수용체는 호흡 중추를 자극하여 호흡의 속도와 깊이를 증가시킨다.

교감신경계 Sympathetic Nervous System

순환량과 심박출량이 감소하면 교감신경계가 자극된다. 이것은 에피네프린, 노르에피네프린 및 α- 및 β-수용체를 자극하는 기타 내인성 카테콜아민의 방출을 초래한다. α-수용체의 자극은 세동맥 및 정맥 혈관 수축으로 이어지며 혈액을 주요 기관으로 이동시킨다. 다른 효과에는 부신의 자극이 포함되며, 이는 궁극적으로 신장에 의한 체액 저류로 이어지고, 또한 심장 심박동수 변동효과 또는 빈맥이 나타난다. β-수용체 자극은 수축성 효과가 있어 심근 수축력을 증가시키고 관상동맥 혈류를 개선한다. α- 및 β-아드레날린 효과는 정맥 환류 증가, 심실 충만, 심박수 및 심근 수축력을 증가시킨다. 이는 심박출량과 혈압을 향상시킨다.

간질액의 이동 Shift of Interstitial Fluid

체액의 정상적인 분포는 세포내 75%, 세포외 25%이다. 세포외액의 1/3은 혈관 내, 2/3는 간질에 위치한다. 정수압과 혈장 교질삼투압(COP, colloid oncotic pressure)은 혈관 내 공간과 간질 공간 사이의 정상적인 체액 분포를 유지하는 힘을 의미한다. 정수압은 모세혈관층의 동맥 말단에서 간질 공간으로 체액을 밀어낸다. 교질삼투압은 알부민과 같은 혈장 단백질로 인해 체액을 모세혈관층으로 끌어들인다.

레닌-안지오텐신-알도스테론 체계 Renin-Angiotensin-Aldosterone System

이차적인 교감신경계 반응으로 신장 저관류 및 β-수용체의 매개는 레닌의 방출을 유발한다. 레닌은 안지오텐시노겐의 안지오텐신 I로의 전환을 활성화한다. 안지오텐신 I은 폐의 혈관 내피에서 안지오텐신 전환 효소(ACE, angiotensin-converting enzyme)에 의해 전환된다. 이것은 혈관수축과 알도스테론 생성을 유발한다. 알도스테론은 원위 세뇨관 내에서 나트륨과 물의 재흡수를 촉진한다. 안지오텐신은 또한 뇌하수체 후엽에서 항이뇨 호르몬(ADH, antidiuretic hormone)을 방출하여 수분 보유를 증가시킨다. 이 효과는 간질 공간에서 혈관 내 공간으로의 수분을 이동시켜 결과적으로 순환량과 심박출량이 증가한다. 이러한 반응의 결과로 소변량의 감소와 요 비중은 증가한다. 쇼크가 진행됨에 따라 핍뇨와 신부전이 발생한다.

부신 반응 Adrenal Gland Response

부신은 환자가 쇼크 상태 시 교감신경계에 의해 자극되어 에피네프린과 노르에피네프린의 방출을 유발한다. 이러한 내인성 카테콜아민의 방출은 빈맥을 유발하고 수축성을 증가시키고, 이는 주요 기관의 관류 향상을 위해 심박출량을 증가시킨다. 에피네프린과 노르에피네프린 모두 말초혈관 수축을 일으켜 말초혈관 저항을 증가시키고 심장으로의 혈액 환류를 증가시킨다.

스트레스 반응은 시상하부가 코르티코트로핀 분비 호르몬을 분비하도록 자극하고, 이는 뇌하수체가 부신피질 자극 호르몬(ACTH, adrenocorticotropic hormone)을 분비하도록 자극한다. 이것은 부신에서 코르티솔(또 다른 스트레스 반응 호르몬)의 방출을 일으켜 혈당을 높이고 물과 나트륨의 신장 저류를 유발한다.

쇼크의 유형 CATEGORIES OF SHOCK

쇼크는 여러 가지로 분류된다. 가장 일반적으로 사용되는 방법은 조직 저산소증 또는 쇼크의 원인에 기반한다. 이는 쇼크를 저혈량성, 심인성, 폐쇄성 및 분배성의 네 가지 범주로 구분한다. 응급 간호사가 가장 자주 경험하는 쇼크 유형은 응급실이 속한 지역의 인구 특성에 따라 다르다. 다음 절에서는 원인에 따른 쇼크 범주를 설명한다.

저혈량성 쇼크 Hypovolemic Shock

저혈량성 쇼크는 혈관 내 용적의 손실 또는 감소로 인해 발생하고 불충분한 순환량으로 정의할 수 있다. 순환량 감소는 전혈, 혈장 또는 기타 체액의 손실 또는 재분배로 인해 발생할 수 있다. 출혈성 쇼크는 혈액 손실로 인한 일종의 저혈량성 쇼크이다. 이는 둔상 또는 관통상 등 외상, 상부 또는 하부 위장관 출혈, 코피, 응고 장애로 인한 복강내 출혈 또는 수술 중 출혈로 인해 발생할 수 있다. 비출혈성 원인에는 열사병, 화상, 설사, 구토, 알도스테론 저하증, 다뇨가 있다. 재분배 또는 제3의 공간 이동은 체액이 혈관 내 공간에서 간질 공간으로 이동할 때 발생한다. 이것은 화상이나 패혈증에서와 같이 모세혈관 투과성 또는 모세혈관액 압력의 변화로 발생할 수 있다. 혈관 내 용적 손실은 심장의 전부하를 감소시킨다. 전부하 감소는 일회박출량을 낮추고, 이는 심박출량 감소를 야기한다. **표 21-2**는 70 kg 남성 환자를 기준으로 출혈에 대한 생리학적 반응을 보여준다.

심인성 쇼크 Cardiogenic Shock

심인성 쇼크는 심장이 펌프로의 기능이 작동하지 않아 심박출량이 크게 감소할 때 발생한다. 심근 손상은 수축력을 손상시켜 심실 비우기를 감소시킨다. 이것은 심실의 이완기말 압력을 증가시키고 조직 관류를 감소시킨다. 심인성 쇼크는 다양한 원인으로 발생하며 사망률이 높다. 여기에는 좌심실의 40% 이상을 손상시킨 심근경색증, 심한 심근 타박상, 판막 심장병, 심근병증, 유두 근육 파열, 심실 중격 파열, 심정지 후 심근손상이 포함되나 이외에도 다양한 원인이 있다. 여기에는 저혈압을 유발하는 부정맥도 포함된다.

펌프 장애가 발생하면 심근은 혈액을 배출할 수 없다. 수축력 감소로 인해 일회박출량이 감소하여 심박출량과 혈압이 감

표 21-2 출혈에 대한 병태생리학적 반응(70-kg 성인 남성 기준)

혈액 손실(%)	맥박	혈압	맥박압	의식 수준	호흡수	소변량
Class One (I) Up to 15% (up to 750 mL)	<100	정상	정상 또는 증가	약간 불안정함	14~20	> 30 mL/h
Class Two (II) 15~30% (750~1,500 mL)	>100	정상	감소	불안정함	20~30	20~30 mL/h
Class Three (III) 30~40% (1,500~2,000 mL)	>120	감소	감소	불안, 혼돈	30~40	5~15 mL/h
Class Four (IV) >40% (>2000 mL)	>140	감소	감소	불안, 혼돈	30~40	5~15 mL/h

From Emergency Nurses Association. *Trauma Nursing Core Course (TNCC).* 8th ed. Des Plaines, IL: Emergency Nurses Association; 2020.

소한다. 이에 따른 조직 관류의 감소는 심근 허혈을 촉진하고 손상 영역을 확장하여 심장 수축력을 더욱 손상시킨다. 심근 수축력은 또한 저산소혈증, 대사성 산증, 심실 이완기 용적 및 교감 신경계 자극에 의해 영향을 받는다.

이완기 동안 좌심실이 불완전하게 비워지면 좌심실, 좌심방 및 폐혈관의 압력이 상승한다. 폐 모세혈관이 폐포 공간으로 체액을 누출시켜 폐부종을 유발하고 이에 따라 폐혈관압이 증가한다. 상승된 폐혈관압은 우심실과 우심방의 압력을 증가시켜 우측 심부전으로 이어질 수 있다.

쇼크에 대한 보상 보상반응으로 기인된 심근 활동의 증가는 심근의 산소 요구량이 증가하고 심근 허혈이 증가한다. 이것은 심박출량을 더욱 손상시키고 결국 심혈관 허탈로 진행한다.

폐쇄성 쇼크 Obstructive Shock

폐쇄성 쇼크는 적절한 심박출량을 방해하는 폐혈관 구조의 기계적 폐쇄 또는 압박으로 인해 발생한다. 폐색으로 수축기 동안 심근을 적절히 비우거나 확장기 동안 채우지 못하게 되면 부적절한 심박출량 및 조직 저관류가 발생한다. 폐색전은 폐동맥 내강의 많은 부분이 막혔을 때 우심실 비우기를 방해한다. 폐고혈압은 우심실이 폐혈관의 높은 압력에 대항하여 혈액을 보내야 하므로 어려움이 있고, 실패 시 우심부전을 야기한다. 공기 색전은 우심방에서 폐유출로로의 흐름을 방해하여 수축기 동안 우심실이 비워지는 것을 방지한다. 심낭 압전은 심장을 압박하고 심방과 심실의 충만을 방해하여 심박출량을 감소시킨다. 긴장성 기흉, 협착성 심낭염 및 제한성 심근병증은 폐쇄성 쇼크의 또다른 원인이다.

분배성 쇼크 Distributive Shock

분배성 쇼크는 말초혈관 확장을 일으키는 매개체의 방출로 인해 발생하는 쇼크의 한 유형이다. 신경성 쇼크, 아나필락시스/과민성 쇼크, 패혈성 쇼크의 세 가지 유형으로 더 나눌 수 있다.

신경성 쇼크 Neurogenic Distributive Shock

신경성 쇼크는 외상이나 척수 마취로 인한 급성 척수 파열과 가장 흔히 관련이 있다. 신경성 쇼크의 다른 원인은 뇌 손상, 저산소증, 약물 작용 및 인슐린 쇼크와 관련된 저혈당이다. 신경성 쇼크에서는 연수의 혈관운동중추로부터의 조절이 제한되어 교감신경계의 혈관운동조절능이 상실된다. 부교감신경 반응은 혈관을 확장시키고 교감신경계의 긴장도를 떨어뜨린다. 교감 신경 분포의 억제는 노르에피네프린의 방출을 방해하고 신체의 혈관 수축 능력을 방해한다. 결과적으로 정맥 환류(전부하)와 심박출량이 감소한다.

아나필락시스/과민성 쇼크 Anaphylactic Distributive Shock

아나필락시스 쇼크는 전신적이고 생명을 위협하는 항원-항체 반응으로 심각한 과민 반응이다. 항체는 외부 단백질이나 항원에 처음 노출된 후 발생한다. 급성 면역 및 염증 반응은 비만세포(mast cell)에서 히스타민 또는 기타 매개체의 빠른 방출에 의해 기인한다. 이것은 곤충 독, 꽃가루, 조개류, 음식 및 약물에 대한 면역 글로불린 E(IgE) 매개 반응에서 가장 일반적이다. 최신 연구에 따르면 아나필락시스 쇼크의 병태생리는 정맥 긴장도의 현저한 감소와 체액의 유출로 인해 정맥환류량이 감소하고 심근 기능이 저하됨을 나타낸다. 임상 증상은 일반적으로 급성 및 갑작스럽게 나타나는 저혈압, 의식 수준 변화, 두드러기, 혈관 부종, 숨가쁨, 메스꺼움, 설사, 경우에 따라 심장 마비를 포함한다.

패혈성 쇼크 Septic Distributive Shock

패혈성 쇼크는 수액소생요법에도 불구하고 저혈압을 동반한 패혈증으로 정의된다. 이것은 종종 65 mmHg 이상의 평균 동맥압(MAP, mean arterial pressure) 유지와 승압제 투여를 필요로 한다. 패혈성 쇼크는 가장 흔한 분배성 쇼크이며 사망률이 40~50%에 이를 수 있다. 패혈성 쇼크는 전신 염증 반응을 일으키는 감염원 또는 감염 유발 매개체에 의해 발생한다. 그 결과 급성 호흡 곤란 증후군(ARDS), 파종성 혈관내 응고장애(DIC), 다발성 장기부전(MOF) 및 결국 사망을 초래하는 광범위한 세포 기능 장애를 야기한다. 이것은 중환자실에 입원한 환자에게 가장 흔한 유형의 쇼크이다.

쇼크의 임상적 징후

CLINICAL MANIFESTATIONS OF SHOCK

쇼크는 세포 수준에서 발생하지만 쇼크 상태의 징후는 전신 수준에서 나타난다. 저혈압, 빈맥, 의식 수준 변화, 모세혈관 재충전 시간 지연, 소변량 감소, 창백하고 축축한 피부와 같은 임상 소견을 확인하려면 세심한 신체 검진이 필요하다. 언급한 증상은 믿을만한 쇼크 징후로 밝혀졌다. 다음은 쇼크의 다른 임상 소견에 대한 사항이다.

호흡기계 Respiratory

쇼크 동안 호흡변화는 저산소증에 영향을 받는다. 호흡수, 양상, 호흡일에 대한 평가를 시행해야 한다. 빈호흡은 흔한 증상이며, 이산화탄소를 감소시키고 산소를 증가시켜 세포성 산증을 보상하기 위한 노력으로 발생한다. 적절한 산소 공급은 맥박산소측정기로 확인할 수 있지만, 실제 순환량이 부족하면 세포 저산소증과 혐기성 세포 대사가 지속된다. 따라서 호흡의 깊이와 호흡 속도의 점진적인 증가는 쇼크의 초기 징후일 수 있다. 또한 호흡음이 없거나, 비대칭적이거나 감소될 수 있다. 쌕쌕거림, 악설음 또는 거친 숨소리는 종종 심인성 쇼크와 함께 발생하는 폐 울혈을 나타낸다.

순환기계 Circulatory

심박출량은 일회박출량과 심박수에 의해 결정된다. 일회박출량은 전부하(preload), 후부하(afterload), 심근수축력(contractility)에 영향을 받는다. 전부하는 이완기 말에 우심실과 좌심실의 부피이고, 이는 순환량, 흉강내압의 영향을 받는다. 전부하는 심근 신장과 심근 수축력에 영향을 미친다. 후부하는 동맥압 혹은 심실이 수축 시 극복해야 할 저항이고, 이는 좌심실이 수축하는 데 필요한 압력이다. 후부하는 대동맥압, 폐동맥압 및 전신혈관저항의 영향을 받는다. 후부하의 증가는 일회박출량을 감소시키고 결과적으로 심박출량을 감소시킨다. 수축성은 심장의 수축력을 나타낸다.

맥박수는 교감신경계가 쇼크 시 감소된 심박출량에 반응할 때 증가한다. 일회박출량의 감소는 약하고 희미한 맥박을 초래한다. 맥박의 유무, 속도, 규칙성 및 강도에 대해 말초 맥박을 중심 맥박과 비교 평가한다. 수축기 혈압의 저하는 심박출량 감소 또는 정맥 환류 감소로 인해 발생한다. 쇼크 초기에는 말초혈관저항에 대한 교감작용으로 인해 이완기 혈압이 상승하여 혈관수축을 일으킨다. 결과적으로 수축기 혈압이 감소하면 맥압이 좁아진다. 쇼크가 진행됨에 따라 교감신경 활동의 효과가 떨어지고 이완기 혈압이 떨어지기 시작한다.

심박출량 감소로 인한 동맥 팽창의 감소와 그에 비례하는 일회박출량 감소는 환자가 반듯이 누웠을 때 편평한 경정맥을 유발한다. 편평한 경정맥은 전신순환량 감소 또는 저혈량증을 나타낸다. 반대로 폐쇄성 쇼크나 심인성 쇼크 환자는 우심실 부전이나 폐압 증가로 인해 경정맥 팽창을 보일 수 있다.

심음을 청진하여 속도, 강도 및 S_3 또는 S_4와 같은 비정상적인 심음의 존재를 평가하고 심잡음, 마찰음 또는 전속력과 같은 불규칙성을 식별한다. 멀어진 심음은 심장압전을 나타낼 수 있다. 심장 부정맥은 심근 손상이나 대사성 산증으로 인해 자주 발생한다. 교감신경계의 자극은 빈맥을 유발한다. 쇼크의 진행과 에피네프린의 고갈은 서맥, 방실 차단 및 심실세동과 같은 심실성 부정맥을 유발한다.

의식 수준은 쇼크와 그 진행을 평가하는 민감한 지표이다. 대뇌 관류 감소 및 저산소증은 초기에 안절부절, 불안 또는 혼돈으로 나타난다. 심각한 대뇌 관류 저하 및 저산소증을 동반한 쇼크가 계속 진행되면 환자는 명백한 의식저하 및 반응이 없는 상태가 된다.

기타 다른 장기 Other Organ Systems

조직 관류가 감소하면 신체는 혈액을 뇌, 심장, 폐의 세 가지 필수 기관으로 순환시킨다. 혈액은 심박출량과 대뇌 관류를 유지하기 위해 "필수적이지 않은" 장기에서 순환을 점차 줄여나간다. 교감신경계 활동과 말초혈관수축은 피부로의 혈액을 차단하여 창백하고 차가운 피부 또는 청색증 및 발한을 유발한다. 또한 모세혈관 재충전 시간이 2초 이상으로 지연된다. 피부 관류 및 모세혈관 재충전 시간은 저체온증 또는 기존의 말초혈관 질환에 의해 변경될 수 있다.

정상적인 소변량은 시간당 0.5~1 mL/kg이다. 쇼크에서 소변량은 신장의 관류 저하와 ADH의 방출로 인해 이차적으로 감소된다. 소변 비중은 신장의 원위세뇨관에서 물과 나트륨의 재흡수와 함께 증가한다. 칼륨은 소변으로 배설된다. 혈액 요소 질소(BUN, blood urea nitrogen)와 크레아티닌 수치는 신장 관류가 감소함에 따라 증가한다.

혈관 수축은 위장관의 저관류 또는 장허혈을 유발한다. 임상증상으로는 장음이 저하되거나 소실, 혈청 아밀라아제 수치 상승을 동반한 췌장 효소 누출, 젖산과 같은 기질을 대사하지 못하는 간기능 장애 등이 있다. 또한, 마비성 장폐색증이나 위장관 괴사의 위험이 증가한다. 이것은 장내 세균의 확산으로 감염과 패혈성 쇼크를 유발할 수 있다. 동시에, 간의 관류저하와 간 기능의 변화가 있어 젖산이 중탄산염으로 전환되는 것을 감소시키고 글리코겐을 저장하고 이는 혈당 수치를 증가시킨다. 이러한 효과는 쇼크 환자에서 발견되는 대사성 산증을 악화시킨다.

쇼크 환자 관리 MANAGEMENT OF THE PATIENT IN SHOCK

환자 사정 Patient Assessment

쇼크 상태에 있는 환자에 대한 평가는 임상적 사정 및 병력 청취, 진단검사 소견으로 구성된다. 응급 간호사는 환자의 병력에 근거하여 쇼크 발병 위험이 있거나 다음의 임상 소견 중 하나 이상을 나타내는 경우 쇼크 발생에 대해 의심해야 한다: 저혈압, 빈맥, 의식 수준의 변화, 모세혈관 재충전 지연, 소변량 감소, 창백하고 축축한 피부 또는 사지.

병력 청취 HISTORY

환자의 질병이나 외상과 관련된 병력을 신속하게 수집해야 한다. 응급 간호사는 혈액 손실을 유발할 수 있는 간, 비장 또는 장골과 같은 장기에 손상을 줄 수 있는 외상기전을 확인하고, 감염원에 대한 최근 노출; 또는 요도 카테터, 말초삽입형 중심정맥관 또는 영양관과 같은 침습적 장치의 존재 등 환자를 쇼크 위험에 빠뜨릴 수 있는 요인을 고려해야 한다. 후천성 면역결핍증 환자 또는 장기 이식을 받았거나 항암 요법을 받고 있는 환자와 같이 면역이 저하된 환자는 패혈증 및 패혈성 쇼크의 위험이 있다. 당뇨병, 심혈관 질환 또는 혈액학적 장애의 병력은 환자를 부적절한 조직 관류로 인한 합병증에 대한 더 큰 위험에 처하게 할 수 있는 몇 가지 의학적 상태임을 고려해야 한다.

코르티코스테로이드, 항생제 및 면역억제제와 같은 약물은 쇼크 합병증에 대한 추가 위험 요소가 될 수 있다. 와파린과 같은 항응고제는 경미한 부상에도 과도한 출혈을 일으켜 출혈성 쇼크를 유발할 수 있다. 최근 수술이나 부동 상태는 폐색전으로 인한 폐쇄성 쇼크나 피부 통합성 장애는 패혈성 쇼크의 위험 요인이 될 수 있다. 환자, 가족 또는 주보호자에게 수집할 수 있는 정보가 많을수록 쇼크의 원인을 식별하고 적절한 중재를 시작할 가능성이 높아진다.

박스 21-1은 쇼크와 관련된 병력 수집과 관련하여 요약되어 있다.

소생술 Resuscitation

모든 환자의 소생술은 1차 평가 및 즉각적이고 올바른 중재와 함께 시작된다. 쇼크의 원인을 조기에 인지하고 목표 지향적인 치료를 하는 것은 환자의 긍정적인 결과에 매우 중요하다. 저산소증과 부적절한 조직 관류를 교정하기 위해, 적절한 산소 공급과 순환 지원이 필수적이다. 효과적인 환기 지원과 함께 안정적인 기도 확보 및 유지는 필수적이다. 이를 위해서는 기관 내 삽관과 기계적 환기가 필요할 수 있다. 양압 환기는 환기에 도움이 될 수 있다. 산소 공급을 증가시키기 위해 환자에게 추가 산소를 공급해야 한다.

소생술 종료시점 Resuscitation End Points

지난 20년 동안 쇼크 소생술은 광범위하게 연구되고 있다. 근거 기반 방법을 사용하여 출혈성 및 패혈성 쇼크를 포함한 특

박스 21-1 환자의 병력

주 호소
통증, 압박(PQRST)
Provocation (유발요인)
Quality (양상)
Radiation/region (방사 및 부위)
Severity (scale 0~10) (강도)
Time (time of onset) (시간/기간)
의식 수준
현기증, 실신
쇠약, 피로
호흡 곤란
부종: 부위 및 유형
구토, 토혈
설사, 흑색 변
질 출혈
발열, 오한
발진, 두드러기
다뇨증, 갈증
부상, 위치/부위, 손상기전, 작용한 힘, 보호구 착용 여부
출혈, 부위, 예상 혈액 손실량
내과 및 외과 병력
알레르기

정 쇼크 증후군 환자를 관리하기 위한 소생술 종료 시점을 확인하였다. 소생술 종료 시점의 사용 목적은 다음과 같다.

- 쇼크 상태의 생리학적 이상 정도의 확인
- 다발성 장기 부전(MOF) 발생 또는 사망 위험을 예측하기 위해
- 환자가 다기관 기능장애 없이 생존할 수 있는지 여부를 예측하는 종료 시점을 결정하기 위해
- 적절한 소생 종료 시점을 사용하여 환자의 생존 개선을 위해

제안된 소생술 종료 시점에는 혼합 정맥 산소 포화도(SVO_2) 모니터링으로 측정된 산소 전달, 중심정맥압(CVP) 및 폐모세관 쐐기압력으로 측정한 혈역학적 결과, 염기 결핍 및 젖산 수준 모니터링으로 측정된 산-염기 상태가 포함된다.

순환과 관류 관리

Management of Circulation and Perfusion

순환 관리는 저혈량성/출혈성 쇼크에서 체액 또는 혈액 손실을 확인하는 것부터 시작된다. 활동성 출혈은 직접적인 압박, 색전술 또는 수술적 중재를 통해 조절되어야 한다. 응급 치료팀은 환자 관리에 가용할 수 있는 인력과 중재를 인지하고 현재 시설에서 중재를 제공할 수 없는 경우 환자를 적절한 병원으로 이송해야 한다. 말초 정맥로는 구경이 큰 정맥(IV) 카테터를 삽입해야 한다. 중심정맥관 삽입이 필요할 수 있지만, 감염 위험과 치료 지연에 대해 신중하게 고려해야 한다. 골내 접근은 급속 주입과 약물 투여에 대한 대안이다.

수액 소생술에는 정도가 없다. 근거 기반 가이드라인에서는 쇼크 소생술 중 목표 혈압을 다음과 같이 유지해야 한다고 권장한다.

- 외상으로 인한 조절되지 않는 출혈의 경우: 평균동맥압(MAP) 40 mmHg (출혈이 조절될 때까지)
- 전신 출혈이 없는 외상성 뇌 손상의 경우: 평균동맥압(MAP) 90 mmHg
- 기타 모든 쇼크 상태의 경우: 평균동맥압(MAP) 65 mmHg 이상

출혈성 쇼크의 순환과 관류

Circulation and Perfusion in Hemorrhagic Shock

출혈성 쇼크 환자의 소생술에 대해서는 논란이 있다. 주요 주제는 수액의 종류, 수액량, 수혈 및 허용 저혈압과 관련이 있다. 앞서 논의한 바와 같이 연구에서는 활동성 출혈 시 특정 수치가 아닌 환자의 반응에 따라 혈압을 관리해야 함을 보여주고 있다. 적극적인 수액 소생술은 혈전 이동, 정맥 팽창, 응고 인자 희석, 응고 장애 악화 및 저체온증과 관련이 있다.

대량 혈액 제제 사용은 응고 장애, ARDS, MOF 및 사망과 관련이 있다. 또한 혈액 공급이 불충분할 수 있고 비용이 많이 든다. 미래의 출혈 조절에는 재조합 인자 VIIa, 헤모글로빈 기반 산소 운반체 및 혈액 대체제의 투여가 포함될 수 있다. 트라넥삼산(tranexamic acid) 투여는 외상과 심각한 출혈 위험이 있는 성인 환자의 사망률을 줄이는 것으로 보고되어 세계보건기구(WHO)의 필수 의약품 목록에 추가되었다.

심인성 쇼크의 순환과 관류

Circulation and Perfusion in Cardiogenic Shock

심박출량과 심근수축력을 향상시키기 위한 방법에는 교감신경 흥분제 또는 혈압상승제 투여가 포함된다. 이는 저혈량증

을 교정하고 전부하의 최적화가 선행되어야 한다. 승압제에는 도파민(dopamine), 도부타민(dobutamine), 노르에피네프린(norepinephrine), 에피네프린(epinephrine), 페닐에프린(phenylephrine)이 있다. 약해진 심장에 대한 보조를 위해 기계적 지원이 시작될 수 있다. 기계적 지원을 위한 장치에는 대동맥 내 풍선 펌프, 우심실 보조 장치 및 좌심실 보조 장치가 포함될 수 있다.

신경성 쇼크의 순환과 관류

Circulation and Perfusion in Neurogenic Shock

척수 손상은 초기에 수액 소생술로 관리할 수 있다. 반응이 없고 다른 저혈압 원인이 배제된 경우, 적절한 평균동맥압(MAP)을 유지하기 위해 승압제를 사용할 수 있다.

패혈성 쇼크의 순환과 관류

Circulation and Perfusion in Septic Shock

패혈증과 패혈성 쇼크의 관리는 지난 10년 동안 많은 관심을 받아왔다. 응급실은 중증 패혈증 및 패혈성 쇼크의 관리를 위한 목표지향요법의 시작에 중요한 역할을 한다. 연구 결과에 따르면 응급실에서 중환자실까지 원활하고 조직적인 치료가 연속될 때 더 나은 결과가 나타났다. 저혈압은 정질액이나 콜로이드 수액을 30 mL/kg의 속도 투여를 통해 관리되어야 하지만, 일부 연구에서는 정해진 주입량의 적절성에 의문을 제기하기도 한다. 환자의 저혈압이 수액 소생술에 반응하지 않으면 65 mmHg 이상의 평균동맥압(MAP)을 유지하기 위해 노르에피네프린 투여를 시작해야 한다.

아나필락시스/과민성 쇼크의 순환과 관류

Circulation and Perfusion in Anaphylactic Shock

심한 저혈압과 심혈관 허탈은 아나필락시스가 있는 환자에서 갑작스럽고 빠르게 진행될 수 있다. 이 상황에서 심장의 용적을 회복하기 위해 적극적인 수액 소생술이 필요하다. 전부하를 증가시키거나 수액요법 효과를 증진시키기 위한 간단한 중재에는 수동적 하지거상이 있다는 것을 기억하는 것도 중요하다. 환자를 앙와위로 눕히고 환자의 두 다리를 들어 올린다. 에피네프린은 심장에 대한 베타 효과를 통해 심박출량을 증가시키기 위해 투여된다. 환자가 심한 쇼크 상태에 있을 때 에피네프린은 정맥주입만이 효과적인 것으로 밝혀졌다.

폐쇄성 쇼크의 순환과 관류

Circulation and Perfusion in Obstructive Shock

폐쇄성 쇼크에서 순환과 조직관류를 회복하려면 폐쇄의 원인을 찾고 적절한 중재를 수행해야 한다. 예를 들어, 긴장성 기흉의 경우 바늘 흉강감압술을 시행 후 흉관을 삽입해야 한다.

산-염기 균형 Acid-Base Balance

부적절한 조직관류 및 저산소증은 산증을 유발한다. 신체는 여러 가지 방법으로 산증을 보상하려고 시도한다. 폐와 신장은 쇼크 상태에 있는 환자의 산-염기 균형에 중요한 역할을 한다. 주요 완충 시스템은 간질액, 혈액, 세포내액, 소변 및 뼈에서 발견된다.

초기 쇼크에서는 빈호흡으로 인해 호흡성 알칼리증이 발생한다. 이것은 신체 조직에서 산소 농도를 높이고 이산화탄소 농도를 낮추려는 시도이다. 화학수용기에서 증가된 이산화탄소와 수소 이온은 뇌의 호흡 중추를 자극하고 환자의 호흡 속도와 깊이를 증가시킨다. 혐기성 대사는 혈청 젖산을 증가시켜 대사성 산증을 유발한다. 중요한 것은 젖산 수치와 염기 결핍은 간 및 신장 질환과 같은 다른 요인의 영향을 받을 수 있다는 것이다. 지속적으로 심각한 염기 결핍과 낮은 pH는 합병증의 초기 지표일 수 있다. 대사성 산증은 환기, 수액 및 약물을 통해 적절한 산소 공급과 관류를 제공하여 교정된다. 쇼크 상태의 원인을 신속하게 파악하고 적절한 중재를 시작하여 혐기성 대사의 원인을 수정해야 한다. pH가 7.1 미만인 경우 pH를 교정하기 위해 중탄산나트륨 투여가 필요할 수 있다. 그러나 적절한 환기와 수분 공급이 이루어지기 전에는 중탄산나트륨을 투여해서는 안 된다.

혈역학적 모니터링 HEMODYNAMIC MONITORING

응급실에서 혈역학적 모니터링의 필요성은 논란의 여지가 있다. 모든 침습적 시술 시에는 환자에 대한 위험과 이점을 고려해야 한다. 지속적인 혈역학적 정보와 중재에 대한 즉각적인 반응 등 모니터링은 쇼크 환자를 돌보는 데 중요한 역할을 할 수 있다. 하지만 감염, 출혈, 혈관 절개, 시간과 자원의 남용의 위험성도 있다.

맥박산소 포화도 Pulse Oximetry

맥박 산소 측정기는 동맥 헤모글로빈 포화도 측정을 통해 저산소증을 결정하는 비침습적 방법이다. 빛은 조직을 통과하여 환자에게 부착된 프로브를 통해 광 검출기로 전달된다. 옥시헤모글로빈과 디옥시헤모글로빈의 빛 흡수 능력은 동맥 포화율을 결정하기 위해 모니터에 의해 계산된다. 말초 순환의 변화, 혈관 작용 약물의 사용, 저체온, 빈혈, 혈액 희석 및 주변 조명의 변화는 맥박 산소 측정기의 정확성에 영향을 미친다.

중심정맥압 Central Venous Pressure

중심정맥압(CVP)은 심장의 오른쪽으로 되돌아오는 전부하 또는 혈액량을 간접적으로 측정하는 데 사용된다. 정상적인 중심정맥압 범위는 2~8 L/min 이다. 2 L/min 미만의 중심정맥압은 순환량이 감소했음을 나타낸다. 8 L/min보다 큰 측정값은 정상 압력보다 높다는 것을 의미한다. 이것은 종종 폐부종, 체액 과부하, 심낭 압전 또는 긴장성 기흉의 결과일 수 있다. 중심정맥압 모니터링은 쇼크 관리에서 초기 목표지향요법의 효과를 측정하는 유용한 도구로 제안되어 왔지만 이 제안도 논란의 여지가 있다.

동맥관 Arterial Lines

동맥압은 침습적인 동맥관을 사용하여 직접 측정하거나 비침습성 혈압 모니터링(NIBP, noninvasive blood pressure monitoring)을 사용하여 간접적으로 측정할 수 있다. 쇼크 상태의 중환자에서 NIBP의 정확도는 논쟁의 여지가 있다. 동맥관은 정밀도가 우수하고 혈관 작용 약물의 적정성 확인이 필요할 때 지속적인 모니터링을 제공할 수 있다. 또한 혈액응고장애가 있는 환자에게 특히 중요한 진단검사 수치 측정에 필요한 천자 횟수를 줄여준다. 정상 평균동맥압은 70~90 mmHg이다. 65 mmHg 미만의 평균동맥압은 일반적으로 뇌, 신장 및 관상동맥과 같은 중요한 기관을 관류하기에 부적절한 것으로 간주된다.

혼합정맥산소 및 중심정맥 산소 포화도 모니터링 Mixed Venous Oxygen and Central Venous Oxygen Saturation Monitoring

혼합정맥산소(SVO_2) 및 중심정맥 산소 포화도($ScvO_2$)의 측정은 조직 산소화의 간접적인 측정으로 사용된다. SVO_2는 폐동맥 내 하대정맥과 상대정맥에서 혼합된 혈액 내 산소를 측정할 수 있는 폐동맥관을 통해 모니터링된다. $ScvO_2$는 상대정맥에서만 산소 함량을 측정하는 특수 중심정맥관으로 모니터링된다. $ScvO_2$는 신체의 상부, 특히 뇌와 관상동맥의 혈액을 나타내는 반면, SVO_2는 전체 조직의 산소 공급을 더 잘 예측하는 것으로 여겨진다. SVO_2와 $ScvO_2$의 정상 범위는 65~70%이다. SVO_2는 일반적으로 $ScvO_2$보다 높다. 이는 $ScvO_2$는 산소 추출이 가장 큰 뇌와 관상 혈관에서 돌아오는 혈액을 측정하기 때문이다. 출혈, 빈혈, 혈액희석, 쇼크 상태에서는 낮은 값이 보일 수 있다. 말기 패혈증 및 아나필락시스 쇼크, 저체온증 및 FiO_2 증가에서 높은 값을 얻는다. $SvcO_2$ 및 SVO_2 모니터링은 다양한 유형의 쇼크에 대한 목표지향요법의 효과를 모니터링하는 데 사용할 수 있다.

쇼크 응급 상황을 위한 진단 검사 LABORATORY AND DIAGNOSTIC TESTING FOR SHOCK EMERGENCIES

진단 및 혈액 검사는 쇼크의 원인을 찾는 것을 목표로 한다. 전혈구 수; 혈액형 검사 혹은 교차 반응 검사; 포도당, BUN 및 크레아티닌을 포함한 혈청 화학 검사; 간 기능 검사; 응고 검사를 모두 고려해야 한다. 쇼크의 원인이 심장인 경우 심장 관련 검사도 시행해야 한다. 혈청 젖산 수치, 동맥혈 가스 수치, 염기 결핍 수치는 저관류 환자의 산소 부족 정도에 대한 추정치를 제공한다.

환자의 병력을 기반으로 필요한 영상 검사가 처방될 수 있다. 모든 환자는 흉부 영상 검사를 받아야 한다. 환자가 외상을 입은 경우 골반이나 장골과 같이 출혈이 발생할 수 있는 환부의 방사선 사진을 촬영해야 한다. 외상에 대한 집중 평가 초음파(FAST, focused assessment sonography for trauma)는 복부 출혈을 신속하게 판별하는 데 도움이 될 수 있다. 컴퓨터 단층촬영 또는 자기공명영상 스캔은 출혈 부위나 감염 가능성을 확인하는 데 도움이 될 수 있다.

다른 진단적 술기에는 12-유도 심전도검사, 진단적 복막 세척, 기관지경 검사, 복수천자, 위내시경이 포함될 수 있다.

응급 간호 관리 EMERGENCY NURSING MANAGEMENT

쇼크 환자의 응급 간호는 병력 청취와 신체검진으로 시작된다. 쇼크의 모든 잠재적 원인은 환자의 병력과 주 호소에서 신속하게 식별해야 한다. 또한 환자의 일반적인 상태를 평가해야 한다. 불안과 혼돈은 부적절한 조직 관류 및 저산소증의 징후이기 때문에 환자의 의식 및 행동 수준을 살펴야 한다. 환자의 피부색과 체온도 평가해야 한다. 피부는 분홍색, 창백함, 얼룩덜룩함, 따뜻함, 시원함 또는 축축함으로 설명할 수 있으며, 이는 피부 관류에 대한 결과이다. 자반 병변과 점상출혈은 옷 아래에 숨겨져 있거나 멍으로 오인될 수 있다.

1차 평가를 수행하고 중재를 시작해야 한다. 명백한 출혈의 징후 시 중재되어야 한다. 심각한 외부 출혈에는 지혈대나 압박 드레싱을 적절히 사용하는 것이 좋다. 지혈대에 의한 손상을 예방하기 위해 다음의 몇 가지 조치를 취할 수 있다.

- 지혈대는 가능한 한 원위부에 적용하되 상처에서 최소 5 cm 상부에 위치
- 관절 부위에 지혈대 적용 피하기
- 노출된 피부에 지혈대를 직접 대어 불필요한 움직임이나 미끄러짐을 방지
- 의료적으로 안전한 지혈대를 적용하며 지혈대로 인한 손상이 발생한 경우 즉시 해제(일반적으로 지혈대를 적용 시간이 2시간 미만이면 손상이 거의 없어야 함)
- 절대 이물질 위에 직접 지혈대를 적용하지 않음

의식이 저하된 환자는 기도를 확보하는 것이 우선이다. 산소를 제공하면 조직으로의 산소 전달 DO_2를 증가시키는 데 도움이 될 수 있다. 혈관 수축과 낮은 심박출량으로 인해 혈압을 측정하는 것이 어려울 수 있다. 중심 및 말초 맥박을 촉진해야 하지만 이 방법은 매우 부정확하기 때문에 혈압 값을 추정하는 데 사용해서는 안 된다. 모세혈관 재충전은 소아 환자에서 관류를 평가하는 데 도움이 되는 것으로 밝혀졌다. 그러나 모세혈관 재충전 확인 시 주변 온도의 영향을 항상 고려해야 한다. 호흡음, 심장음, 장음이 청진되어야 한다.

수액, 혈액 및 혈액 제제가 체약량 보충에 필요할 수 있다. 소생을 위해 많은 양의 혈액과 혈액 제제가 필요한 경우, 혈액 희석과 같은 부작용을 예방하기 위해, 환자가 적절한 비율의 혈액량 대체를 받을 수 있도록 대량 수혈 프로토콜을 제정해야 한다. Rh(-) O형 적혈구는 환자의 혈액형 확인 전에 사용할 수 있다. Rh(+) O형 적혈구는 Rh(-) O형 혈액이 제한적일 때 남성 환자에게 때때로 사용된다. 혈액형을 모르는 폐경 전 여성에게 혈액을 투여해야 하는 경우 Rh_O(D) 면역 글로불린을 고려해야 한다.

쇼크의 약리학적 중재에는 승압제가 포함될 수 있다. 승압제의 선택은 쇼크의 유형에 따라 결정된다. 이러한 약물은 효과와 조직 침윤 가능성에 대한 면밀한 모니터링이 필요하다. 말초 정맥관을 통한 혈압상승제의 단기 투여는 안전한 것으로 나타났다. 환자가 불안하고 두려워할 수 있으므로 안위와 통증 관리를 무시해서는 안 된다. 가족 구성원의 동행을 허용하는 것도 회복을 촉진할 수 있다.

쇼크와 관련된 합병증 COMPLICATIONS ASSOCIATED WITH SHOCK

쇼크 상태에서는 여러 합병증이 발생한다. 가장 치명적인 것은 다발성 장기 손상에서 장기 부전, 사망에 이르는 다발성 장기부전(MOF)이다. 순차적 장기부전평가 점수(SOFA, sequential organ failure assessment score)는 장기 부전의 정도와 진행 방식을 설명하기 위해 개발되었다. 평가에는 호흡, 응고(혈소판), 간 기능(빌리루빈), 심혈관(승압제 사용), 중추신경계 및 신장 기능(크레아티닌)이 포함된다.

DIC는 광범위한 미세혈관 응고에 이어 응고 인자의 고갈이다. 미세 혈전이 형성되고 다양한 기관의 미세 혈관에 분포하여 이차적으로 섬유소용해가 섬유소를 빠르게 용해하지 못하는 경우 경색, 조직 허혈, 출혈성 괴사를 일으킨다. 이차적 섬유소용해는 응고 인자를 감소시키고 항응고제로 작용하는 섬유소 분해 생성물의 방출을 손상시킨다. 이러한 과정은 심각한 출혈 경향에 기여한다. DIC는 혈액 제제의 대량 수혈 후 또는 급성 폐손상과 관련하여 발생할 수 있다. 환자를 DIC 발병 위험에 빠뜨리는 다른 요인으로는 다발성 외상, 신경 외상 및 지방 색전이 있다. 뱀 교상과 같은 심각한 독성 또는 면역 반응도 DIC를 야기할 수 있다. DIC에 대한 초기 중재는 조기 원인 감별 및 신속한 처치이다. 쇼크 응급 환자의 경우 출혈이나 감염의 원인을 찾는 것이 포함된다. 정맥로 삽입 부위나 상처의 지속적인 출혈은 DIC의 중요한 경고신호이다. 환자에게 명백하거나 잠재적인 출혈, 혈뇨, 점상출혈 및 반상출혈이 있는지 관찰해야 한다.

특정 인구 집단 SPECIAL POPULATIONS

응급 간호사는 소아, 노인 및 임산부 환자가 체액 손실 및 기타 쇼크 원인에 다르게 반응한다는 것을 인지하는 것이 중요하다. 소아는 맥박수를 높여야만 심박출량을 늘릴 수 있다. 하지만 이는 또한 심장의 산소 소비를 증가시키므로, 빈맥이 지속된다면 이 보상기전은 결국 실패하게 된다. 서맥은 아동에게 임박한 심정지의 불길한 신호이다. 영유아와 고령 노인은 정상적인 생리학적 반응과는 차이가 있고, 이는 체액손실과 같은 쇼크에 대처하는 신체 보상기전을 방해할 수 있다. 노인 환자는 기존의 심장 질환 또는 증가된 심박수를 유지하지 못하기 때문에 보상능력이 제한될 수 있다. 베타 차단제와 같은 약물은 심장의 박동수를 증가시키는 능력을 방해한다.

표 21-3은 이러한 차이점 중 일부를 설명한다. 특정 인구 집단의 응급 상황은 다른 장에서 더 자세히 다룬다.

표 21-3 소아, 노인, 임산부의 쇼크

환자	설명
소아	심박수를 증가시켜 심박출량이 증가한다. 고정된 심박출량; 상당한 체적 손실에도 불구하고 동맥압을 유지함; 쇼크의 징후가 나타나기 전 순환량의 25% 손실; 저혈압 및 혼수는 불길한 징후; 초기 임상 증상은 빈맥, 빈호흡, 창백, 차가운 피부 및 반점, 지연된 모세혈관 재충전 시간; 결정질액 20 mL/kg의 초기 체액 보충 필요
노인	쇼크의 진행이 매우 빠름; 노화의 정상 생리학적 변화는 보상 기전을 감소시킴; 저체온증에 걸리기 쉬움; 기저 질환이 동반 질환과 공존하며 쇼크에 기여함
임산부	임신 시 과다혈량증은 환자가 최대 1,500 mL의 혈액 손실에도 정상 혈압을 유지할 수 있음을 의미함; 자궁에 의한 하대정맥의 압박은 순환량을 30% 감소시킴; 환자를 왼쪽으로 눕히거나 수동으로 자궁을 왼쪽으로 옮기거나 오른쪽 둔부 아래에 수건을 받쳐 들어올림; 위 운동성 감소와 위배출 감소로 인한 흡인의 위험성; 카테콜아민 방출과 관련된 태반 혈관 수축을 예방하기 위해 혈량 저하가 의심되면 치료 시행; 산모의 안정성에도 불구하고 태아의 문제 가능성이 존재함을 숙지함

요약

쇼크는 부적절한 조직 관류 및 산소 공급으로 인해 발생하는 점진적이고 역동적인 과정이다. 원인에 관계없이 쇼크 시 세포 반응은 동일하다. 간호 사정, 조기 인식 및 적절한 중재는 쇼크 과정을 예방하거나 회복시키고 긍정적인 환자 결과를 보장하는 데 필수적이다.

호흡기계 응급 상황

Respiratory Emergencies

Andi Foley and Vicki Sweet

환자는 경증 호흡 곤란에서 생명을 위협할 수 있는 다양한 호흡기 질환으로 응급실에 내원한다. 호흡 손상의 조기 경고 신호를 인지하고 호흡부전을 예방하기 위해 신속하게 중재하는 것이 중요하다.

이 장에서는 호흡기계의 해부 및 생리의 기본과 천식, 기관지염, 폐기종, 폐부종, 폐색전, 익수 및 자연 기흉을 포함한 주로 발생하는 호흡기 응급 상황에 대해 다룬다.

해부학 및 생리학

ANATOMY AND PHYSIOLOGY

호흡기계는 상부 및 하부 기도 구조를 포함한다. 상기도는 비인두, 구인두 및 후두인두를 포함한다. 상기도 내의 구조는 호흡 중 허탈을 방지하는 연골 고리에 의해 지지된다. 연골 고리는 안전과 지지를 위해 하기도에는 평활근 섬유로 대체된다. 상기도와 하기도를 연결하는 후두는 흡인을 방지하는 관문 역할을 한다. 하기도는 후두, 기관, 기관지, 세기관지 및 폐포로 구성된다. 호흡기계의 기능적 기본 단위는 폐포로, 인접한 모세혈관과 상호작용하여 폐포에서 혈액으로 산소 수송을 담당한다.

흉강 내는 음압이 있어 진공 효과를 일으켜 흡기 중에 공기를 폐로 끌어들인다. 호기 중에 이 음압이 감소하고 공기가 수동적으로 배출된다. 흡기 동안 공기는 상부 및 하부 기도를 통해 이동하면서 여과되고, 데워지고, 가습된다. 섬모는 공기가 지나가는 통로 내에 위치한 털이 있는 구조로, 공기가 폐포 쪽으로 이동하는 것을 돕는다. 섬모는 하기도가 오염되지 않도록 점액과 이물을 호흡기계 밖으로 내보내는 데 도움을 준다. 점액은 이물질을 가두고 기도를 촉촉하게 유지한다. 호기 중에 음압이 감소하고 폐가 반동하며 공기가 수동적으로 배출된다. 산소와 이산화탄소(CO_2)는 세기관지, 폐포관, 폐포 주머니, 폐포 및 폐 모세관에서 교환된다.

호흡기계의 주요 기능은 신체에 산소를 공급하고 이산화탄소를 배출하는 것이다. 세포 산소화는 (1) 세포로 운반되는 적절한 산소 공급, (2) 산소에 대한 헤모글로빈의 친화성, (3) 헤모글로빈이 세포로 산소를 쉽게 방출하는 것과 같은 여러 요인에 따라 달라진다. 산소에 대한 헤모글로빈의 친화력은 산소-헤모글로빈 해리 곡선으로 설명된다. 곡선이 왼쪽으로 이동하면 헤모글로빈이 폐에서 더 쉽게 산소를 흡수하지만 조직으로 쉽게 산소를 방출하지 않는다. 곡선이 왼쪽으로 이동된 상황에는 산증, 저체온증, 일산화탄소 증가, 메트헤모글로빈혈증, 2,3-디포스포글리세르산(2,3-DPG) 수준 감소가 포함된다. 곡선이 오른쪽으로 이동하면 헤모글로빈에 의한 산소 흡수가 덜 빠르지만 세포로의 산소 전달은 더 쉽다. 산소 해리는 온도, 산-염기 균형 및 이산화탄소 압력(Pco_2) 농도에 영향을 받는다.

정상적인 가스 교환은 적절한 환기와 관류에 달려 있다. 호흡은 폐환기, 폐포-모세혈관 막을 통한 산소와 이산화탄소 확산, 세포로부터의 산소와 이산화탄소 수송, 환기 조절로 구분된다. 환기는 공기가 폐포 안팎으로 물리적으로 흐르는 것을 말한다. 호흡은 세포 수준에서 산소와 이산화탄소의 실제 교환이다. 확산은 체액의 입자가 농도가 높은 영역에서 농도가 낮은 영역으로 이동하여 체액에 입자가 고르게 분포되는 과정이다. 관류는 조직으로의 혈액 수송과 관련이 있다. 환기/관류(V/Q) 불일치는 환기 또는 관류가 부적절할 때 발생한다. 극도의 불균형이 있을 때, 산소가 충분하지 않은 혈액이 동맥계로 이동한다.

환자 사정 PATIENT ASSESSMENT

호흡 평가는 전체적으로 시작해야 한다. 환자의 피부색과 호흡일을 신속하게 평가한다. 기도 개방부터 시작하여 체계적인 방식으로 호흡 평가를 완료한다. 중재가 필요할 때마다 사정을 중단하고 재평가를 수행한다. 환자는 먼저 기도가 개방되어 있어야 한다. 기도 개방이 확인되면 환자의 호흡을 평가하고, 이를 위해 코의 팽창, 수축, 부속 근육 사용, 기관 당김감(tracheal tugging) 또는 호흡 곤란을 살핀다. 창백하거나 청색증과 같은 비정상적인 피부색, 그렁거림, 완전한 문장으로 말하기 어려움, 삼각자세(tripod position) 또는 의식 수준 저하와 같은 다른 징후에 확인해야 한다. 환자의 의식 상태의 변화는 악화의 조기 경고 신호일 수 있다. 기도, 호흡 및 순환이 평가되면 머리부터 발끝까지 빠르게 평가한다. 호흡 소리에 귀를 기울이고 전체 활력 징후를 평가한다. 사정하는 동안 환자의 몸짓 및 신체적 특성을 주의 깊게 살펴본다. 예를 들어, 만성 폐쇄성 폐질환(COPD) 환자는 술통형 흉부 및/또는 곤봉형 손가락을 가질 수 있다. 일부 환자에서는 정상일 수 있지만, 심혈관 이상, 판막 심장 질환 또는 선천적 결함을 시사할 수도 있다. 마찰음이나 압통이 있는지 흉부를 촉진한다. 비정상적 호흡음(쌕쌕거림, 건성수포음 또는 수포음)이 있는지 모든 폐 영역을 청진하고 전체 활력 징후를 평가한다.

환자의 병력 조사에 증상 발병시기, 최근 외상 또는 부상의 병력, 흡기 또는 호기 시 통증, 기침 유형(유증상인 경우), 객혈, 발열 및 오한, 흡연력, 직업, 생활 환경, 최근 여행 여부, 인체 면역 결핍 바이러스(HIV) 상태, 기좌 호흡, 야간 호흡 곤란, 심장 질환, 폐기종, 천식, 심부 정맥 혈전증(DVT) 또는 알레르기를 포함한 과거 병력도 확인한다. 호흡기 증상의 악화가 빠른 경우, 응급 간호사는 기흉, 폐색전증, 흡인 또는 심장 문제를 고려해야 한다. 천식, 폐렴 및 폐부종은 수시간에서 수일에 걸쳐 진행될 수 있다. 증상이 장기적으로 진행성인 경우 만성 폐색성 폐질환, 흉수, 빈혈, 좌심실 심부전, 폐 고혈압 또는 만성 폐질환을 고려해야 한다. 환자가 호소하는 증상을 기록해 둔다. 응급실에 도착하기 전에 어떤 치료가 제공되었는지를 확인하는 것도 중요하다. 병력 수집 시 석면, 베릴륨 분진, 새 배설물, 석탄 분진, 산화철 또는 실리카 분진과 같이 환자가 노출되었을 수 있는 직업상의 위험에 대해 질문하는 것을 잊지 않도록 한다. 이는 각각 석면폐증, 베릴로증, 새조련사의 폐(bird handler's lung), 흑색폐, 철폐증 및 규폐증과 같은 폐 질환과 관련이 있다.

환자가 흡연자이면 환자에게 담배를 피우는 정도와 담배를 피운 기간을 확인한다. 흡연은 엘라스틴과 콜라겐 섬유를 손상시키기 때문에 폐 순응도를 감소시킨다. 흡연 환자는 일반적으로 분비물 및 기침 증가와 함께 미각 및 후각이 감소한다. 담배 연기는 호흡기계 정화 기능에 부정적인 영향을 미친다. 흡연은 암, 만성 기관지염, 폐기종 및 감염의 발병률을 증가시킨다.

호흡기 응급 상황이 있는 환자는 산소 포화도, 심장 리듬 및 활력 징후의 지속적인 모니터링을 위해 침상 옆에 모니터를 배치해야 한다. 환자의 산소 포화도는 호흡기 응급 상황에서 종종 감소하지만, 모니터의 숫자에만 의존하지 않는다. 인조 손톱, 매니큐어 및 수족냉증과 같은 요인으로 인해 모니터에 표시되는 산소포화도 측정값이 왜곡될 수 있다. 환자가 호흡 곤란을 호소하는 경우, 비강 캐뉼라, 비재호흡기 또는 백 밸브마스크 장치와 같이 환자상태에 가장 적합한 장치를 사용하여 산소를 투여한다.

응급실에서 환자를 진단하고 치료하기 위해 영상검사가 필요할 수 있다. 환자는 최소한 두 가지 방향으로 흉부 방사선검사를 시행해야 한다. 폐색전(PE), 폐종양 또는 흉막삼출이 우려되는 경우 컴퓨터 단층촬영(CT) 스캔 검사가 고려된다. 호흡기 응급 상황이 있는 모든 환자는 일반혈액검사(CBC, complete blood count), 종합대사패널(CMP, comprehensive metabolic panel) 및 동맥혈 가스(ABG, arterial blood gas)를 포함한 혈액 검사를 받아야 한다.

특정 호흡기계 응급 상황

SPECIFIC PULMONARY EMERGENCIES

급성 기관지염 Acute Bronchitis

급성 기관지염은 일반적으로 바이러스에 의해 유발되는 염증 과정이다. 일반적인 원인 바이러스에 인플루엔자 A형 또는 B형 바이러스, 파라인플루엔자 바이러스, 호흡기 세포융합 바이러스(RSV), 라이노바이러스, 콕사키 바이러스 및 아데노바이러스가 포함된다. 급성 기관지염은 감기와 독감유행시기에 더 흔하며 연령 제한이 없다. 폐렴 마이코플라스마(*Mycoplasma pneumoniae*), 헤모필루스 인플루엔자(*Haemophilus influenaze*), 폐렴구균 및 사슬알균과 같은 유기체로부터 이차 감염이 가능하다. 급성 기관지염의 가장 높은 발병군은 흡연자, 노인 및 어린이이고 겨울철에 발생한다. 환자들은 인후통, 코막힘, 기침을 주로 호소한다. 처음에는 기침이 건조하고 비생산적이며 밤에 악화될 수 있다. 악화 요인에는 추위에 대한 노출, 말하기, 심호흡 및 웃음이 포함된다.

며칠 후 환자의 기침은 일반적으로 생산적으로 변한다. 다른 증상으로는 미열, 흉부 불편감, 피로 등이 있다.

진단적 검사는 임상적 증상을 기반으로 한다. 흉부 방사선검사는 급성 기관지염과 폐렴을 구별할 수 있게 해준다. 급성 기관지염의 치료에는 수분 섭취 증가, 기타 자극 물질 피하기, 기침약 복용, 가습기 사용 등이 포함된다. 항생제는 이차적 감염이 없는 경우 도움이 되지 않는다.

폐렴 Pneumonia

폐렴은 폐의 한쪽 또는 양쪽에서 발생할 수 있는 바이러스, 세균 또는 진균 감염에 의한 염증 반응이다. 상기도 감염, 귀 감염 또는 눈 감염이 선행될 수 있다. 폐렴은 모든 연령에서 발생할 수 있지만, 2세 미만과 65세 이상에서 호발한다. 면역이 저하되었거나 흡연을 하거나 기저 만성 질환이 있는 환자도 폐렴에 걸릴 위험이 있다. 환자의 폐렴 위험을 증가시킬 수 있는 일부 기저 질환에는 낭포성 섬유증, COPD, 당뇨병, 심부전, HIV 감염 또는 후천성 면역 결핍 증후군(AIDS), 항암요법 또는 이식 이력으로 인한 면역 저하 등이 있다. 부동 환자 또는 병상 안정 중인 갈비뼈 골절이 있는 사람들도 위험이 증가한다.

환자는 일반적으로 발열, 오한, 권태감, 가래가 있는 기침, 객혈, 호흡 곤란 및 흉막 흉통을 나타낸다. 때때로 환자는 두통, 메스꺼움, 구토 및 설사를 경험할 수 있다. 노인에서는 전형적인 증상 대신 의식 수준의 변화가 있을 수 있다. 신체 검사에서 환자는 기침으로 사라지지 않는 악설음과 폐 경화가 사정될 것이다. 원인에 따라 다양한 유형의 폐렴이 있다. 여기에는 지역사회획득폐렴(CAP, community-acquired pneumonia), 병원감염성 폐렴(HAP, hospital-acquired pneumonia), 인공호흡기관련폐렴(VAP, ventilator-associated pneumonia), 비정형폐렴 및 흡인성폐렴이 포함된다. CAP는 폐렴구균 박테리아에 의해 유발되는 가장 흔한 유형의 폐렴이다. 일반적으로 겨울철에 발생한다. HAP는 환자가 이미 다른 질병으로 입원한 후 입원 중에 폐렴에 걸리기 때문에 CAP보다 더 심각하다. VAP는 환자가 인공호흡기를 사용하여 폐렴이 발생하는 경우이다. 비정형 폐렴은 레지오넬라(*Legionella pneumophila*), 폐렴 마이코플라스마(*Mycoplasma pneumoniae*) 또는 클라미디아(*Chlamydia pneumoniae*)에 의해 발생한다. 흡인성 폐렴은 연하 곤란이나 뇌 손상이 있는 환자에서 발생할 수 있다.

폐렴 환자의 치료는 유형에 따라 다르지만, 일반적으로 가습 산소공급, 항생제, 체액 및 전해질 균형 모니터링이 포함된다. 진단은 임상 징후, 객담 배양 검사, 흉부 영상 검사 및 일반혈액검사(CBC) 검사를 기반으로 한다. 맥박산소측정값은 초기에 확인하고 이후 모니터링하여 환자의 산소 공급이 시간이 지남에 따라 변화가 있는지 확인한다. ABG 결과로 산소공급의 기준선으로 얻을 수 있다.

폐렴구균 폐렴 백신접종은 2세 미만 및 65세 이상의 환자에게 권장된다. 흡연자나 기저 질환이 있는 사람들에게도 예방접종을 권장한다. 환자의 병력을 청취할 때는 반드시 인플루엔자, 폐렴구균 백신 등 예방 접종에 대해 확인한다. 환자교육에 폐렴구균 백신, 인플루엔자 백신 및 환자가 흡연자이거나 흡연자 주변에 자주 있는 경우 금연의 중요성이 포함되어야 한다.

천식 Asthma

천식은 기도 염증과 과민 반응을 특징으로 하는 폐쇄성 폐질환이다. 증상은 경증에서 중증까지 다양하다. 천식은 조절될 수 있지만 완치되지는 않으며 유병률과 입원이 증가함에 따라 예측할 수 없는 경과를 보인다. 대부분의 천식 환자는 아동이며 남성이 여성보다 발병빈도가 높다. 어린 시절에 천식 진단을 받은 사람들의 30%는 성인이 되어서도 천식을 앓게 된다. 천식 환자의 1/3 이상에서 가족력이 있다.

기도 염증과 과민 반응은 특정 유발 요인에 대한 반응으로 발생한다(박스 22-1). 면역학적 유발 요인은 비만세포, 호산구, 면역 글로불린 E(IgE) 항체를 포함한 복잡한 다세포 활성화와 함께 체내 면역 반응을 일으킨다(그림 22-1). 염증 매개체는 평활근 수축, 혈관 확장, 점막 부종, 점액 분비 증가, 대식세포 호산구 침윤을 유발한다. 아세틸콜린은 기도 저항과 기관지 분비를 직접적으로 증가시킨다. 이 콜린성 반응은 IgE를 제외하고 히스타민과 염증 매개체 방출을 더욱 자극한다.

비면역 유발인자는 자율신경계를 자극하고 비만세포와 염증 매개체 반응을 유발한다. 감정 유발인자는 부교감 신경계와 시상하부의 자극을 통한 것이다. 아스피린 감수성은 프로스타글란딘 합성에 대한 반응을 통해 천식을 악화시킨다. 운동 유발성 천식은 격렬한 운동하고 10~20분 후에 발생하고, 감소된 기도 가온, 감소된 가습 및 증가된 호흡수에 따른 기도 냉각으로 인해 발생한다. 천식과 관련된 일반적 상황인 위식

박스 22-1 천식 발작의 유발

알레르겐 흡입
- 동물 비듬
- 집먼지 진드기
- 꽃가루
- 곰팡이

대기오염인자
- 배기가스
- 향수
- 산화제
- 이산화황
- 담배연기
- 에어로졸 스프레이

바이러스성 상부 호흡기 감염

부비동염

운동 및 차갑고 건조한 공기

스트레스

약물
- 아스피린
- 비스테로이드성 항염증제
- β-아드레날린성 차단제

직업적 노출
- 금속
- 나무 및 채소 먼지
- 산업용 화학 물질 및 플라스틱
- 약제

식품 첨가제
- 아황산염(중아황산염 및 메타 중아황산염)
- 맥주, 와인, 말린과일, 새우, 가공 감자
- 글루타민산나트륨
- 타르트라진

호르몬/월경

위식도 역류

정서적 스트레스

From Lewis SL, Heitkemper MM, Dirksen SR et al. *Medical-Surgical Nursing: Assessment and Management of Clinical Problems.* 7th ed. St Louis: Mosby; 2007.

도 역류는 위산 역류를 동반한 식도 경련을 유발하고 이는 인근 기관지 및 식도 구조의 경련을 유발한다.

면역학적 및 비면역학적 유발 요인은 점액 생성 증가, 기도 과민성, 기도 협착 및 만성 염증성 기도 변화를 유발한다. 이러한 유발 요인은 천식 환자에서 초기 또는 후기 반응을 유발할 수 있으며, 초기 반응은 급속한 기관지 경련을 포함하는 반면 후기 반응은 염증성 상피 병변, 점막 부종 증가 및 분비 증가를 포함한다. 폐포 간의 복잡한 상호작용은 기도를 자극하는 만성 염증 과정을 유발한다. 급성 악화에는 기도경련, 염증 및 점

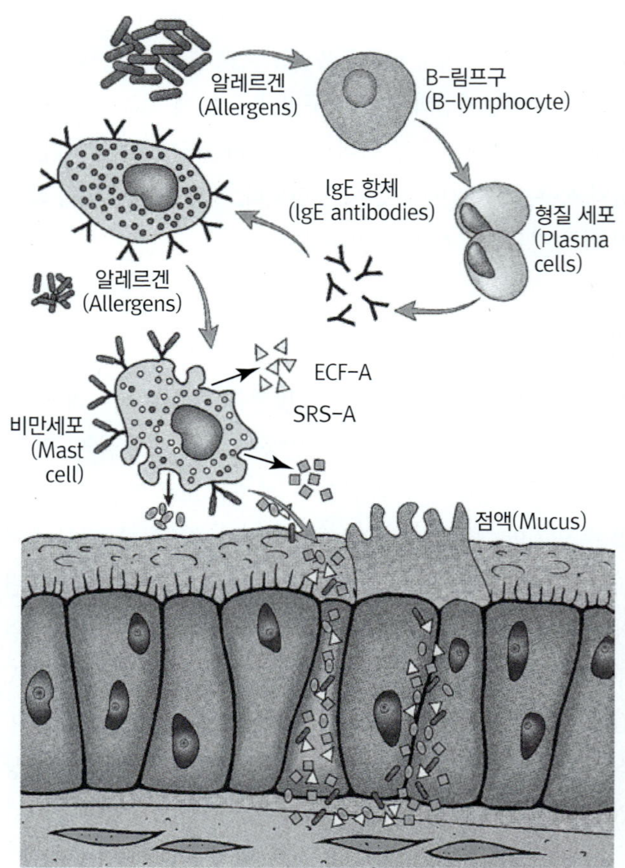

그림 22-1 천식의 초기 단계 반응은 알레르기 항원 또는 자극제가 비만세포의 면역 글로불린 E 수용체를 교차 연결한 다음 활성화되어 히스타민 및 기타 염증 매개체를 방출할 때 촉발된다. ECF-A, 아나필락시스의 호산구 화학 주성 인자; IgE, 면역 글로불린 E; SRS-A, 아나필락시스의 느리게 반응하는 물질

(From Lewis SL, Heitkemper MM, Dirksen SR, et al. *Medical-Surgical Nursing: Assessment and Management of Clinical Problems.* 7th ed. St Louis, MO: Mosby; 2007.)

액으로 인한 기도 폐쇄가 포함된다.

천식을 진단하는 확실한 검사는 없다. 진단은 주의 깊은 병력 청취, 신체사정 및 진단 검사를 기반으로 해야 한다. 병력에는 증상, 증상의 패턴, 일반적인 유발 요인, 가족력 및 알레르기가 포함되어야 한다. 신체 사정에서 상기도 비염, 부비동염 또는 비용종뿐만 아니라 천명음 및 연장된 호기 시간이 관찰될 수 있다. 진단적 검사에는 일반혈액검사(CBC with differential), 비강 도말 및 가래 검사가 포함되어야 한다. 일반혈액검사는 호산구 상승이 보여질 수 있다. 흉부 방사선검사에서 폐문 혹은 기저부 침윤, 점액 폐색 및 폐포 허탈에 의해 이차적으로 발생하는 무기폐 영역이 확인될 수 있다. 천식 진단에 도움이 되도록 5세 이상의 환자는 폐활량계를 사용하여

폐의 용적과 흡기/호기양을 측정하는 폐활량 측정을 해야 한다. 폐활량 측정은 폐쇄를 확인하고 기도 협착의 가역성을 평가할 수 있다. 최대 호기 유량(PEER, peak expiratory flow rate)은 폐를 완전히 팽창하도록 흡기 후 강제 호기 시 생성되는 최대 유속이다. 최대 호기 유량계(peak flowmeter)를 사용하여 측정한다. PEFR은 급성기 치료에 대한 반응을 모니터링하는 데 사용되지만 진단 도구로 설계된 것은 아니다. PEFR 측정은 노력에 따라 달라지므로 여러 번 측정하는 게 정확한 결과를 얻을 수 있다.

2012 Expert Panel Report 3: 천식 진단 및 관리에 대한 지침은 기존 지침을 확장하고 새로운 근거를 기반으로 개정하였다. 중점 개정에는 예방, 위험 감소 및 급성 악화기의 손상 감소 방안이 포함된다. 전문가는 환자 교육과 천식에 영향을 미치는 환경적 요인 또는 기저 질환에 중점을 두고 다양한 연령 그룹에 초점을 맞춘 장기적인 천식 관리에 대한 단계적 접근 방식을 권장했다. 또한 천식 악화를 관리하기 위한 치료 전략을 수정하였다.

- 천식 악화 단계의 단순화
- 병원 전 단계에서 알부테롤(albuterol), 산소 및 의학적 감독하에 항콜린제 및 경구용 전신 코르티코스테로이드 투여를 허용하는 프로토콜의 개발 권유
- 레바부테롤(levalbuterol) 치료 추가
- 초기 치료에 반응하지 않는 심각한 악화 시 황산마그네슘 또는 헬리옥스(헬륨과 산소의 의료용 가스 혼합물) 투여 추가
- 퇴원 시 흡입형 코르티코스테로이드 투여 시작 고려

흡입된 알레르겐은 특히 30세 미만의 환자에게 흔한 유발 요인이다. 천식이 지속되는 환자의 경우 알레르겐에 대한 민감도 확인을 위한 피부 검사가 권장된다. 환자가 음식 알레르겐에 대해 피부 반응을 보일 수 있지만, 이는 일반적으로 급성 악화로 이어지지 않는다. 흡입된 알레르겐 외에도 직업적 노출, 바이러스성 질병 및 위식도 역류와 같은 다른 유발 요인이 천식 발작을 자극할 수 있다. 위식도 역류질환(GERD)은 흡입형 기관지확장제에 반응하지 않고 야간에 악화되는 양상이 있다. 위식도 역류질환이 의심되면 위장관 검사가 필요하다.

직업성 천식은 초기에는 저녁 또는 야간에 발생하는 기침과 함께 비염 또는 눈자극의 증상이 있다. 장기간 노출되면 환자는 기침, 천명음, 호흡 곤란과 같은 증상이 심해진다. 이러한 증상은 자극 물질에 노출되지 않으면 시간이 지남에 따라 감소한다. 흡연자는 기도 자극이 증가하기 때문에 직업성 천식 발병률이 더 높다.

천식의 임상 증상에는 기침, 천명음, 호기 시간 연장, 최대 호기유량 감소 등이 있다. 환자는 또한 호흡일 증가와 보조 근육 사용을 경험할 수 있다. 호흡 감소, 낮은 산소 포화도, 의식 수준 변화, 호흡 곤란으로 응급실에 내원한 환자는 즉각적인 중재가 필요하다. 이 환자들은 증상 완화를 위해 분무 요법(nebulizer)과 함께 고유량 산소 공급 및 지속적인 맥박 산소 측정이 필요하다. 신속한 중재가 제공되지 않으면 호흡 부전으로 이어질 수 있으므로 세심한 관찰이 필요하다. 중증도는 가정에서 증상 조절을 위해 필요한 약물, 이전 삽관 경험, 최근 입원력, 폐활량 지수, 야간 증상, 응급실 방문 횟수를 고려하여 평가할 수 있다. ABG 값은 초기에는 동맥 산소압(PaO_2) 감소와 과호흡으로 인한 동맥 이산화탄소압($Paco_2$) 감소를 보이나, 결국 동맥 이산화탄소압($Paco_2$) 는 상승하여 환기/관류 불일치(V/Q mismatching)가 발생한다.

중재 목표는 정상에 가까운 폐기능과 운동 수준을 유지하고 만성 증상과 급성 악화를 예방하며 약물의 부작용을 방지하는 것이다. 치료에는 폐기능의 객관적인 측정, 환경 조절, 유발 요인 제한, 약물 투여 및 포괄적인 환자 교육이 포함된다.

PEFR은 중재를 위한 객관적인 정보를 제공하고, 개인별 일일 변화를 기록하고, 급성 악화를 감지하고, 약물 치료를 선택하고, 유발 요인을 식별하는 데 도움을 준다. 최대 호기 유량 측정값을 올바르게 얻으려면 환자는 가능하면 일어서서 심호흡을 하고 들숨을 모두 내쉬어야 한다. 세 번의 기록값 중 가장 높은 값이 기록된다. 바이러스 감염 여부, 날씨, 약물 변화, 환경 및 기타 가능한 유발 요인에 대한 기록과 함께 최대 호기 유량 측정 일지는 천식 관리에 도움이 된다.

집먼지 진드기 항원, 동물의 비듬, 꽃가루, 곰팡이와 같은 알레르겐을 피하고 환경을 조절하면 증상을 크게 줄일 수 있다. 베개와 매트리스에 집먼지 진드기 방지 커버를 사용하고, 매주 침구를 54℃ 이상의 물에 세탁하고, 카펫을 제거하면 집먼지 진드기를 줄이는 데 도움이 된다. 애완견 비듬, 실외 꽃가루 및 곰팡이를 줄이기 위해 애완 동물을 집 밖에 두는 것도 방법이다. 천식 환자는 알레르겐 노출을 줄이기 위해 이른 아침과 정오 시간에 공기청정기를 켜고 실내에 있어야 한다.

천식용 약물은 기관지 경련, 기도 염증, 점막 부종 및 기도 과민반응을 감소시킨다. 이러한 약물은 경구, 정맥 주사 또는

피하 투여하거나 흡입할 수 있다. 분무기 및 흡입기와 같은 여러 형태의 흡입 요법이 있다. 흡입 요법은 적은 양의 약물, 신속한 효과, 호흡기계로의 직접 전달, 적은 부작용, 통증이 없고 편리한 투여의 장점이 있다.

천식 악화는 호흡 곤란, 기침, 천명음, 흉부 압박감이 점진적으로 악화되는 상황으로 정의할 수 있다. 심각하게 악화되면 집중 모니터링과 치료를 위해 중환자실에 입원해야 한다. 영아와 천식으로 사망 위험이 높은 환자군은 특별한 주의를 기울여야 한다. 이런 고위험군에는 최근(과거 1년 이내) 삽관 또는 중환자실 입원 이력이 있는 환자, 천식 악화로 인해 2회 이상 입원한 환자, 3회 이상의 응급실 방문 또는 1년 이내에 응급실에 방문한 적이 있는 환자가 포함되고, 이런 경우 사망 위험이 증가한다. 한 달에 2개 이상의 속효성 β_2 작용제(SABA, short-acting β_2-agonists) 흡입기를 사용하는 환자도 위험이 증가한다.

응급실에서 중등도 혹은 중증 악화가 있는 환자는 다양한 증상을 나타낸다. 중증도 결정은 폐기능과 같은 객관적인 지표를 근거로 한다. 객관적인 지표는 증상과 함께 천식의 심각도를 판단하는 신뢰할 수 있는 지표이다. 응급실의 치료는 저산소혈증과 기도 폐쇄를 완화하고 기도 염증을 줄이는 것을 목표로 한다. 이러한 치료에는 산소 요법, 속효성 β_2 작용제(SABA) 투여, 흡입 이프라트로피움 브로마이드(ipratropium bromide) 및 전신 코르티코스테로이드의 투여를 포함한다. 또한, 다른 치료에 반응하지 않는 중증 악화 환자에게는 정맥 내 황산마그네슘 투여 또는 헬리옥스(heliox)와 같은 보조 요법을 고려해 보아야 한다. 천식 악화를 완화하는 것이 응급실의 치료의 목표이지만, 악화의 재발을 예방하기 위한 노력도 제공되어야 한다. 환자는 1~4주 이내에 천식 치료에 대해 재점검 받도록 하며 응급실에서 처방된 모든 약물에 대해 정확한 설명이 제공되어야 한다. 환자에게 증상이 악화되면 약물을 증량하거나 진료가 필요함을 교육해야 한다. 최근 지침은 흡입기 사용을 교육하고 초기부터 흡입용 코르티코스테로이드 투여 시작도 고려해야 한다고 권장한다.

만성 폐쇄성 폐질환

Chronic Obstructive Pulmonary Disease, COPD

COPD는 폐의 흡기 및 호기양 감소를 특징으로 하는 진행적이고 비가역적 증후군이다. COPD에는 폐기종과 만성 기관지염이 포함된다. COPD는 흡연과 밀접한 관련이 있어 금연은 COPD의 발병을 예방할 수 있다. COPD에는 4단계가 있다. I기는 경증 COPD이다. I기 COPD의 경우 환자는 자신의 폐기능이 비정상적이라는 사실조차 깨닫지 못할 수 있다. II기는 중등도 COPD로 간주된다. 이 시점에서 환자는 만성 호흡기 증상과 운동성 호흡 곤란으로 인해 치료를 받을 수 있다. III기 경우 환자는 호흡 곤란이 증가하고 운동 능력이 감소하며 반복적인 악화로 인해 삶의 질에 영향을 미칠 수 있다. IV기는 심각한 기도 제한을 수반하는 매우 심각한 단계이다. 삶의 질이 크게 영향을 받으며 COPD의 악화는 생명을 위협할 수 있다.

환자가 응급실 내원 시 호흡 곤란의 원인을 감별하는 것이 중요하다. COPD 외에 천식, 울혈성 심부전, 기관지 확장증, 결핵, 폐쇄성 세기관지염 또는 미만성 범세기관지염의 감별진단이 필요하다. COPD의 급성 악화가 있는 환자는 호흡 곤란 악화, 가래 증가, 화농성 가래를 호소한다. 일반적으로 COPD 환자는 흉통, 만성 기침, 호흡음 감소 및 빈호흡을 보인다. 급성 악화 기간 동안 상부 호흡기 감염, 발열, 천명음, 빈맥 및 빈호흡도 나타날 수 있다.

신체 검사에서 건성 수포음, 천명음이 나타날 수 있다. 환자가 급성 감염인 경우 악설음을 확인할 수 있다. 다른 징후로는 호흡시 입술을 오므리고 호기하거나, 콧구멍을 벌렁거리고, 부속 근육을 사용하는 것이 있다. 환자는 호흡을 용이하게 위해 몸을 기대거나 앞으로 기울여 앉기를 원할 수 있다.

COPD 환자는 두 가지 주요 범주로 나뉜다. 원발성 만성 기관지염 COPD와 비원발성 만성 기관지염 COPD로 나뉜다. 원발성 만성 기관지염 COPD 환자는 부종과 청색증을 보인다. 이들은 기관지염과 범소엽 폐기종으로 인해 점액 생성과 염증이 증가된다. 환기 감소 및 심박출량 증가는 V/Q 불일치를 유발하여 적혈구 증가증 및 저산소혈증을 유발한다. 비원발성 만성 기관지염 COPD 환자들은 호흡 곤란이 심하고 피부색이 분홍색이다. 폐포 파괴로 산소교환이 감소되어 신체는 과호흡과 심박출량 감소로 보상한다. 비원발성 만성 기관지염 COPD 환자는 심박출량이 감소하고 산소가 많이 함유된 혈액을 가지고 있다.

COPD 환자는 자가 질병 관리법을 배워야 한다. 환자는 자극 물질을 피하고 적절한 수분 공급, 가습 및 체위배액법을 통해 기관지의 청결을 유지해야 한다. 증상을 조절하기 위해 일상적으로 기관지 확장제, 거담제, 점액 용해제를 사용한다. 항콜린성 기관지 확장제 사용은 COPD 환자들에게는 간헐적 분무 치료보다 더 나은 효과를 보일 수 있다. 코르티코스테로이드는 드물게 사용되지만 감염 시 적극적으로 투여해야 한다. 바이러스 및 세균 감염은 COPD 악화의 주요 원인이므로, 환자는 인플루엔자 및 폐렴구균 백신을 맞아야 한다. 기침 및 가래 발생과 양상의 변화는 즉각적인 항생제 치료가 필요함을 의미한다. 적절한 교육, 환자의 자가 간호, 적절한 영양 및 운동은 치료의 중요한 부분이다.

진행성 질환에서는 심각한 저산소혈증과 고탄산혈증을 동반한 만성 호흡부전을 보인다. 혈청 이산화탄소 농도가 호흡을 유발하지 못하고, 저산소증 또는 낮은 혈청 산소농도가 호흡의 원동력이 된다. PaO_2가 55 mmHg 이하로 떨어지면 산소 공급이 필요하다. 응급실에서의 중재에는 산소 요법, 약물 분무요법, 기관지 확장제 및 스테로이드 사용이 포함된다. 저유량 산소는 비강 캐뉼라 또는 벤츄리 마스크로 투여할 수 있다. 환자가 호흡 부전 상태일 때 고유량 산소의 투여를 지연해서는 안 된다.

폐기종 Emphysema

폐기종은 폐포벽의 파괴로 발생하는 말단 세기관지에서 원위부 호흡기관의 영구적, 비정상적 비대상태를 말한다. 폐포 파괴로 이어지는 병리학적 변화는 염증 세포에서 단백질 분해 효소의 방출과 관련이 있다. 폐포 손상은 폐실질의 염증과 폐실질을 보호하는 역할을 하는 α_1-항트립신의 비활성화로 인해 발생한다. 폐포벽의 소실과 함께 산소와 이산화탄소 교환에 필수인 폐모세혈관층의 현저한 감소가 있다. 폐내의 탄성 조직의 손실은 작은 세기관지 감소로 이어진다. 기도 외부의 증가된 압력은 기도 저항을 증가시키고 공기순환을 감소시킨다.

사람의 폐에는 25,000개의 꽈리세포와 300만 개의 폐포가 있다. 침범된 폐 조직의 영역에 따라 중심소엽성, 범소엽성 및 수포성 폐기종으로 분류한다. 중심소엽성 폐기종은 폐의 상부 영역을 침범하고 세기관지의 비대에 반응하여 소엽의 중심에서 발생한다. 이는 만성 기관지염과 관련이 있다. 중심소엽성 폐기종은 비흡연자에게서 거의 발생하지 않는다. 범소엽성 폐기종은 흔하진 않으며 가족성 α_1-항단백질분해효소 결핍과 관련이 있다. 범소엽성 폐기종은 주로 폐의 하부 및 전방 영역에서 발생하며 흡연과 직접적인 연관은 없다. 광범위하게 꽈리세포와 많은 수포(팽창된 상태에서 직경 1 mm 미만의 공기주머니)를 침범한다. 수포성 폐기종은 전반에 걸친 폐기종이 아니라 수포 내에서 독립된 폐기종 변화가 특징이다.

흡연, 만성 기관지염 및 폐기종 사이에는 직접적인 상관관계가 있지만 모든 흡연자에게 폐기종이 발생하는 것은 아니다. 유전적 또는 가족적 특성이 있는 환자는 이 질병에 취약하다. 소수의 환자는 혈청 α_1-항프로테아제 또는 α_1-항트립신의 유전적 결핍을 가지고 있는데 이는 폐섬유의 단백분해효소 흡수를 방해한다. 단백분해효소는 염증이 진행될 때 대식세포나 다형핵 백혈구에서 발견되는데 흡연이나 오염물질 흡입 시 활성화된다.

최종적으로 폐의 탄성이 파괴되고 자연 회복력과 지지력이 상실된다. 호기 동안 증가된 흉부압은 기도의 조기 폐쇄와 함께 허탈을 유발하는 반면, 폐의 지지력 감소는 잔류 용적 증가와 유속 감소를 유발한다. 흡기속도는 만성 기관지염, 공기 포획(air trapping) 및 팽창된 공기 공간으로 인한 기도 폐쇄가 없는 한 정상이다. 결국 폐포벽의 파괴로 인해 폐포-모세혈관 막에서 가스 교환 면적이 감소하여 반점 모양의 폐기종 변화와 V/Q 불일치, 생리적 사강 증가, 비정상적인 ABG 값이 발생한다.

환자는 질병 진행 초기에 만성 기관지염의 징후를 보일 수 있다. 운동 시 발생하던 호흡 곤란이 서서히 안정 시에도 호흡곤란으로 진행된다. 원발성 폐기종은 호흡 곤란을 동반하나 기침이나 가래 생성과 관련이 없다. 호흡 곤란의 중증도는 폐의 파괴 심각도와 상관관계가 없다. 호흡 곤란이 증가하면 기도 폐쇄가 진행됨을 나타낸다. 질병이 진행됨에 따라 가슴의 전후 직경 증가, 척추 후만증, 늑골 융기, 늑연모서리의 발적, 늑골각의 확장과 같은 명백한 구조적 변화가 있을 수 있다. 청진 시 호흡음 감소, 호기성 천명음, 과공명음이 나타난다. 영상 검사상 폐의 과팽창이 보여진다. 영상 검사결과상 폐기종의 다른 소견은 감소된 혈관표시(vascular marking), 과방사선 투과, 흉골과 심장 사이의 넓은 공간을 포함된다. 폐기능 검사는 과팽창, 잔존 용적 증가, 폐활량 감소, 호기 유속감소와 함께 총 폐활량 증가가 보여진다. 폐기종은 확산 능력의 감소로 천식이나 기관지염과 구별될 수 있다. ABG 값은 PaO_2 감소를 제외하고 경증 폐기종의 경우 정상일 수 있다. 질병이 진행됨에 따라 $Paco_2$가 상승한다.

폐기종 환자의 치료에는 기관지 확장제의 사용이 포함된다. 흡입형 교감신경자극제와 이프라트로피움 브로마이드는 우선 치료법이다. 환자는 분비물을 배출하여 기관지를 청결하게 유지하는 법을 연습해야 한다. 모든 환자에게 금연을 권장해야 한다. 금연 프로그램을 환자에게 제공하고 방문할 때마다 환자에게 흡연 습관에 대한 질문 및 금연할 준비가 되었는지 평가한다. 환자는 단계별 유산소운동에 참여하도록 권유한다. 오므린 입 호흡법을 통한 횡격막을 사용하는 복식 호흡은 호흡과 연관된 근육 강화와 폐 호기양을 증가시킬 것이다. 폐기종을 가진 모든 환자는 공기 오염과 담배와 같은 자극제를 피해야만 한다. 질병이 진행될수록 환자는 집에서 운동 시, 수면 시 혹은 지속적으로 산소 요법이 필요할 수 있다. 증상이 악화되면 지속적 맥박산소 포화도 모니터링과 산소 치료, 기관지 확장제 및 스테로이드 투여를 위해 응급실 진료를 받아야 한다. 산소 포화도 수치 감소 환자는 중증환자로 분류되어 즉시 중재가 제공되어야 한다.

만성 기관지염 Chronic Bronchitis

만성 기관지염은 더 큰 기도의 COPD라 할 수 있다. 대부분 흡연과 관련이 있지만 환경적 오염 물질과도 연관이 있다. 담배 연기, 공기오염물질 및 먼지와 같은 다양한 자극제의 결과로 염증이 발생하고, 기관지 점막의 염증은 점액 생성을 증가시킨다. 증가된 점액 생성은 점막하 샘(submucosal gland)의 팽창 및 비후를 초래하고 이는 기도 폐쇄를 초래할 수 있다.

만성 기관지염은 환자가 최소 2년 동안, 매년 최소 3개월 이상 지속되는 가래가 있는 기침이 있을 때 진단된다. 이 질병은 40세에서 55세 사이의 환자에서 가장 흔히 발생한다. 만성 기관지염이 있는 환자는 잦은 마른 기침, 기침 후 호전되는 양상의 수포음, 술통가슴(barrel chest), 호기시간 증가의 증상이 있다. 질병이 진행됨에 따라 환자는 쌕쌕거림과 안정 시에도 호흡 곤란 증상을 보일 것이다. 환자는 일반적으로 호흡 곤란이나 다양한 양상의 객담 생성 증가를 인지할 때까지 치료를 받지 않는다.

만성 기관지염 환자를 평가할 때 환자의 일상에서의 거동 범위와 피로도 수면 패턴 및 수면 자세에 문제가 있는지에 대한 병력을 확인한다. 환자는 증상을 줄이기 위해 앉은 자세로 잠을 잘 수도 있다. 신체검진에서 환자는 호흡보조 근육을 사용하고 청색증을 보일 수 있다. 질병이 진행됨에 따라 환자의 폐에 이산화탄소가 저류하게 된다. $Paco_2$ 수치가 너무 높으면 환자는 혼돈 증상이 발생하고 두통과 빛에 대한 민감성을 호소할 수 있다. 만성 기관지염 환자는 말초 부종과 경정맥 팽창이 있을 수 있다. 산재된 악설음과 쌕쌕거림과 같은 이상 폐음과 호기 시간 증가가 나타난다. 후기 단계에서 흉부 영상 검사상 폐의 과팽창을 확인할 수 있다.

중재에는 저유량 산소 요법, 기관지 확장제 및 스테로이드가 포함될 수 있다. 환자가 가정에서 산소 요법을 받고 있다면 산소통 근처에서 흡연의 위험성을 강조하여 교육해야 한다. 감염이 있는 경우 항생제를 투여할 수 있다. 이러한 환자들과 금연에 대한 교육도 중요하다.

폐색전증 Pulmonary Embolus

폐색전증은 용해되지 않은 물질 조각이 혈관을 막고 말단에서 순환을 방해하는 질환이다. 조기 평가 및 중재 시행으로 증상 발현 후 1시간 이내에 사망하는 치명적인 폐색전증 환자의 사망률을 10% 감소시켰다는 연구 보고가 있다. 매년 약 100,000명의 환자가 폐색전증으로 사망한다. 폐색전증은 일반적으로 진단이 간과되는 경향이 있다.

일반적으로 나타나는 증상은 폐색의 크기에 따라 비특이적일 수 있으며, 이로 인해 응급 간호사는 초기에 다른 원인을 먼저 고려할 수도 있다. 가장 흔한 증상은 호흡 곤란이고, 환자는 빈맥, 빈호흡, 안절부절, 초조 및 불안의 징후를 나타낼 수 있다. 환자는 갑작스러운 호흡 곤란과 심한 흉통을 호소할 수 있고 흡기 시 통증이 악화될 수 있다. 진찰 시 환자는 발한을 보일 수 있으며 청진 시 천명음이 들릴 수 있다. 환자는 또한 기침, 객혈, 발열을 호소하고 실신할 수 있다. 점상 출혈은 환자의 흉벽에서 관찰될 수 있고, 이는 지방 색전증(일반적으로 장골 골절이 동반된 환자)과 관련이 있을 가능성이 가장 높다. 색전증으로 인해 큰 혈관이 막히면 증상이 더 심해질 수 있으며 저혈압 및 우심실 부전 징후가 포함될 수 있다. 폐색전증의의 진단은 임상 증상이 종종 비특이적이기 때문에 매우 어려울 수 있다.

폐 혈전색전증은 종종 다리의 심부정맥에서 기인된다. 정맥 혈전색전증의 가장 흔한 위험 요인은 부동, 외상, 수술, 장골 골절, 임신, 암, 심부전 및 에스트로겐 사용을 포함한다. 정맥 혈전색전증은 비만, 말초 순환 감소, 울혈성 심부전 및 혈전 정맥염에서도 볼 수 있다. 때때로 심근경색증도 폐색전을 유발할 수 있다.

Virchow 증상으로 알려진 혈액 정체, 혈관벽 상피 손상 및 응고 변화로 인해 정맥 혈전이 형성될 수 있다. 색전은 혈전이 떨어져 정맥계와 우심장을 통해 이동하여 마침내 폐혈관에 머물면서 혈류를 차단하고 폐 일부에 관류를 감소시킨다. 색전증이 큰 폐혈관을 막으면 폐혈관 저항이 증가하고 심박출량이 감소한다. 색전증은 기관지 경련과 혈관 수축을 유발하는 세로토닌, 히스타민, 프로스타글란딘 및 카테콜아민을 방출에 신체가 반응하도록 한다. 계면활성제 생성이 중단되고 폐포가 허탈된다.

폐색전증에 대한 간단한 진단검사는 없다. V/Q 불일치가 있는지 확인하기 위해 V/Q 스캔 또는 나선형(spiral) CT 검사가 시행된다. V/Q 스캔에서 폐혈관으로의 환기는 적절하나 혈류 장애가 있거나 나선형 CT 검사에서 폐동맥 가지에 혈액충전 결함이 있는 경우 진단이 확인된다. 추가 검사에는 ABG 측정, 12-유도 심전도검사, 흉부 방사선 사진 및 심장 효소검사가 포함된다. 다른 가능한 원인을 배제하기 위해 진단적 혈액검사가 시행된다. 흉부 방사선 사진은 정상일 수 있다. 12-유도 심전도검사는 T파 역위를 포함하여 비특이적 T파 및 ST-분절 변화를 나타낼 수 있다. 추가 심전도의 변화에는 새로 발생된 우각차단(RBBB), 사지유도에서 뾰족한 P파를 동반한 우축편위, 오른쪽 전흉부 유도(V_1~V_3)에서 T파 변이가 있다. ABG 값은 PaO_2와 $Paco_2$ 감소를 보인다. 폐색전증에 대한 유일한 진단적 검사는 폐동맥조영술이다. 이 침습적 절차는 일반적으로 마지막으로 시행되고 이를 위해 양쪽 하지에 이중 초음파촬영이 선행되어야 한다.

이러한 임상 증상으로 응급실에 내원한 환자는 지속적인 심전도 모니터링과 산소 요법을 받아야 한다. 환자의 안위를 위해 진통제를 투여할 수 있다. 혈압을 유지하기 위해 정맥주사로 수액과 승압제를 사용해야 한다. 진단이 내려지면 혈전 형성 예방을 위해 정맥주입용 항응고제 투여가 시작된다. 체중-기반 헤파린 프로토콜 또는 저분자량 헤파린 사용이 이러한 환자에게 선호되는 항응고제 치료이다. 금기 사항이 없다면 혈역학적으로 불안정한 환자에게 즉시 조직 플라스미노겐 활성제와 같은 혈전용해 요법을 시작해야 하며, 이는 폐색전이 진단된 모든 환자에 대해 응급실에서 사용을 고려할 수 있다. 외과적 중재가 필요할 수 있으며, 외과적 중재에는 색전절제술 또는 하대정맥 필터의 삽입이 포함될 수 있다.

폐부종 Pulmonary Edema

폐부종은 일차적인 질병 과정이 아니라 급성 호흡기 질환의 결과이다. 폐부종은 심각한 호흡 곤란, 발한, 고혈압, 빈맥, 불안 및 빈호흡 증상을 동반하는 생명을 위협하는 합병증이다. 많은 경우 환자는 분홍색의 거품 같은 가래를 생산한다.

폐부종은 심인성과 비심인성으로 나뉜다. 심인성 폐부종은 좌심실의 수축력이 불충분할 때 발생하며, 이로 인해 정수압이 증가한다. 증가된 좌심실 압력은 좌심방 비우기를 억제하고 혈액이 폐포-모세혈관 막으로 역류하며 폐모세혈관 여과가 증가한다. 폐순환의 체액은 폐포-모세혈관 막을 통과하여 공기를 포함하는 폐포 공간을 물로 채운다. 결과적으로 폐에 체액이 증가한다. 심인성 폐부종의 잠재적인 원인에는 급성 관상동맥 증후군과 심부전이 있다.

비심인성 폐부종은 폐포-모세혈관 막의 일차적 손상의 결과이다. 통합성의 상실은 막 투과성을 증가시켜 간질 공간에 체액과 단백질 축적을 일으키고 결국 폐포로 이동시켜 폐에 상당한 체액 축적을 일으킨다.

급성 호흡 곤란 증후군(ARDS, acute respiratory distress syndrome)은 급성 폐 손상으로 인한 비심인성 폐부종의 원인이다. 폐포 상피와 폐 혈관계의 손상은 모세관 투과성 증가로 부종을 유발한다. ARDS 환자는 폐 순응도 감소, 불응성 저산소혈증, 중증 급성 호흡 곤란 및 폐 실질 경화가 나타난다. 초기 폐 손상 직후에는 폐 모세혈관 울혈, 내피 세포 부종 및 광범위한 미세 무기폐가 있을 것이다. 초기 손상 후 1일에서 5일 사이에 폐포의 석회화가 균일한 양상으로 진행됨이 흉부방사선 사진에서 확인된다. ARDS의 후기 단계는 II형 폐포 세포의 증식과 콜라겐 침착이 특징이다. ARDS와 관련된 전체 사망률은 약 40~70%이다. 외상, 패혈증 및 체액 과부하와 같은 많은 원인이 ARDS를 유발한다.

과도한 세포외액은 동맥 모세혈관 막의 압력 증가로 체액을 주변 조직으로 밀어내므로 폐부종을 유발할 수 있다. 체액은 폐포-모세혈관 막을 가로질러 폐포로 이동하여 폐부종을 유발한다. 체액 과부하는 좌심실 수축력을 억제하고 과도한 체액은 심인성 폐부종과 동일한 효과로 좌심방으로 역류한다. 과도한 체액량은 인스턴트 음식 같은 짠 음식 섭취, 수돗물 관장의 남용 또는 나트륨 함량이 높은 정맥주사로 인해 발생할 수 있다. 신기능 장애와 간경변도 체액 과부하를 유발할 수 있다.

폐부종 환자는 심혈관 및 호흡기 증상이 있다. 심혈관 증상은 전신적인 체액 과부하로 인해 발생한다. 좌심실 기능이 저하되면 일반적으로 우심실 기능도 저하되어 경정맥이 울혈된 심부전, 환자가 앉을 때의 천골 부종, 하지 요흔성 부종, 체중 증가, 빠른 도약 맥박, S_3와 S_4 심음이 나타나며, 상태를 치료하지 않고 그대로 두면 맥박이 약해진다. 피부는 차고 창백하고 축축하며 일부 환자에서는 청색증이 나타나거나 피부색이 얼룩덜룩하게 보일 수 있다. 혈압은 초기에는 과잉 체액을 펌프질하기 위해 증가하지만 상태가 악화됨에 따라 감소한다.

호흡 증상은 폐포액의 증가가 폐포-모세혈관 막을 통한 산소 교환을 방해하기 때문에 발생한다. 환자는 호흡 곤란이 진행되고 산소 공급을 증가시키려는 노력으로 호흡수가 증가한다. 증가된 호흡수는 Pco_2를 감소시켜 호흡성 알칼리증을 유발한다. 상태가 악화되면 신체에서 대사성 노폐물을 제거하기 위해 대사성 산증이 발생한다. 환자가 호흡 노력에 지치면 호흡이 힘들어진다. 폐의 체액은 천명음과 거품 같은 흰색 가래와 함께 기침을 유발한다. 객담은 전격성 폐부종에서 분홍색을 띨 수 있다. 청색증이 존재할 수 있으며 저산소증이 증가함에 따라 산소 포화도가 감소한다. 기관지 경련이 발생하여 쌕쌕거림, 천명음 및 건성수포음을 유발할 수 있다. 흉부 방사선 사진은 일반적으로 양측 간질 및 폐포 침윤을 보여준다.

치료는 고유량 산소를 투여하여 산소 공급을 개선하고 심장 기능을 개선하여 심장 부하를 줄이는 데 중점을 둔다. 기관지 경련을 줄이기 위해 에어로졸 흡입 치료를 통해 기관지 확장제를 투여할 수 있다. 호기말 양압 치료는 적극적인 산소 요법에도 불구하고 저산소증이 지속되면 고려된다. 최대 환기에 반응하지 않는 저산소혈증 환자는 이차적으로 다발성 장기 부전으로 진행되어 예후가 좋지 않다.

과도한 체액에 반응하여 심박수가 증가한다. 그러나 이로 인해 심장의 충전 시간이 감소하고 수축성이 감소한다. 정맥을 통한 디곡신 투여는 수축을 증가시키고 심박수를 감소시킨다. 도부타민(dobutamine) 정맥주입은 심장 수축력을 증가시키고 말초혈관 저항을 감소시키기 위해 투여된다. 도파민(dopamine)은 혈역학적으로 불안정한 저혈압 환자에 사용되는 반면, 니트로프루시드(nitroprusside)는 혈관 확장에 의한 후부하를 감소시키는 데 사용된다. 또한 이뇨제(예: 푸로세미드(furosemide), 부메타나이드(bumetanide)) 투여와 다리를 낮추는 high-Fowler's position 을 취하게 함으로써 심장 부하를 감소시킨다. 다리를 낮추는 자세는 하지의 정맥 팽창 또는 혈액 울혈을 초래하여 순환량을 감소시킨다. 모르핀(morphine) 정맥주입은 혈관 확장을 일으켜 정맥 충만을 증가시키고 전부하를 감소시킨다. 전부하는 좌심실의 혈액량의 결과이다. 폐부종의 지료는 순환량을 감소키고 심방으로의 환류를 감소시켜 심근의 과신장을 방지하여 수축력을 증가시키는 것이다(Starling 법칙). 니트로글리세린(nitroglycerin)의 투여는 정맥 팽창과 정맥 충만을 증가시켜 심장으로의 혈액 순환을 감소시킬 수 있다. 다른 중재에는 유치도뇨관을 삽입하여 소변 배출량과 이뇨제의 효과를 모니터링하는 것이 포함된다.

폐 이식 Lung Transplants

폐 이식은 비가역적 폐부전에 대한 마지막 치료이다. 폐부전은 폐가 더 이상 산소와 이산화탄소를 교환할 수 없을 때 발생한다. 최근 폐 이식 환자의 생존율이 길어 응급 치료를 받을 가능성이 더 높다. 가장 흔한 합병증은 흉막강 합병증, 폐실질 합병증, 기회감염, 면역억제 유발 합병증이다. 흉막강의 초기 수술 후 합병증에는 기흉이나 혈흉이 있다. 다른 합병증으로는 유미흉과 농흉이 있다. 언제든지 환자는 급성 거부 반응이나 폐색전증을 나타낼 수 있다. 기회 감염은 박테리아, 바이러스, 진균 또는 기생충에 의해 유발될 수 있으며, 항생제 투여는 응급실에서 가능한 한 빨리 시작해야 한다. 다른 합병증은 환자의 만성 약물 요법과 관련될 수 있다. 응급실에 내원한 이식 환자는 면역 저하 상태로 인해 감염 위험이 증가하므로 응급실에 있는 동안 보호 예방 조치(양압실 배치는 필수적임)를 받아야 한다.

자연 기흉 Spontaneous Pneumothorax

자연 기흉은 기저 폐 질환의 유무에 관계없이 발생할 수 있다. 원발성 자연 기흉은 기저에 폐질환이 없는 환자에서 발생하는 반면, 이차성 자연 기흉은 COPD 또는 폐섬유증과 같은 폐 질환의 병력이 있는 사람에서 발생한다. 일반적으로 원발성 자연 기흉은 키가 크고 마른 20~40세 남성에서 발생한다. 나이 든 남성은 이차성 자연 기흉을 경험할 가능성이 더 높다. 흡연자는 자연 기흉이 발생할 위험이 증가한다. 자연 기흉의 원인은 대개 폐상부나 흉막하 기종 수포의 파열이다. 의인성 기흉은 쇄골하 카테터 삽입 또는 경흉부 바늘 흡인과 같은 침습적 술기 또는 기계적 환기 및 심폐소생술에 따른 외상으로 인해 발생할 수 있다.

기흉 환자는 호흡 곤란과 기흉이 발생한 쪽의 흉통을 경험한다. 기흉이 클수록 증상이 더 심해진다. 기흉이 크면 청색증, 저혈압, 심한 호흡 곤란과 함께 피하 폐기종이 나타날 수 있다. 환자의 산소 포화도를 면밀히 모니터링해야 한다. 중재는 임상 증상과 허탈 정도를 기반으로 한다. 15% 미만의 무증상 기흉환자는 특별한 조치없이 입원 또는 외래에서 경과 관찰될 수 있다. 다른 치료 방법에는 바늘 흡인과 흉관 삽입술이 있다. 이 환자들은 같은 증상으로 응급실에 다시 올 가능성이 더 크다.

흡입 손상 Inhalation Injury

흡입 손상이 있는 환자를 평가할 때 고려해야 할 세 가지 요소는 질식제 노출(또는 질식), 열 손상, 연기 흡입 손상/노출(또는 폐 자극)이다. 질식제에 대한 노출은 조기 사망의 가장 흔한 원인이다. 일산화탄소(CO)는 화재로 인한 가장 흔한 질식 물질이다.

일산화탄소 중독 Carbon Monoxide Poisoning

헤모글로빈은 산소보다 CO에 훨씬 더 큰 친화력을 가지므로, 헤모글로빈에서 산소는 쉽게 해리된다. 이 변화는 조직 내 저산소증으로 이어진다. 10% 이상의 카르복시헤모글로빈(COHb, carboxyhemoglobin) 수치는 CO 노출을 나타낸다. 흡연자나 자동차 배기가스에 노출된 개인은 COHb 기준이 10%일 수 있다. 태아 헤모글로빈은 CO와 훨씬 더 빨리 결합하므로 태아는 CO 중독으로 인한 부상 위험이 더 크다. COHb 수치가 증가함에 따라 증상이 악화된다. 환자는 두통, 현기증, 메스꺼움, 구토, 조정능력 상실 또는 호흡 곤란을 호소할 수 있으며, 환자는 "cherry red"라고 불리는 홍조, 혼란 및 무기력이 나타날 수 있다. 환자는 또한 시각 장애를 호소할 수 있다. 심장 합병증에는 심한 심근 저산소증으로 인한 ST 분절 하강이 나타난다. COHb 수치가 높으면 환자는 혼수 상태에 놓이거나 발작을 일으키거나 심장 모니터에 이소성박동이 나타날 수 있다. 맥박산소 농도측정기는 산소 헤모글로빈과 일산화탄소 헤모글로빈을 구별할 수 없기 때문에 판독 값을 신뢰할 수 없다. 고압산소치료요법은 COHb 수치가 25~30% 이상인 환자에게 고려될 수 있다.

CO 중독에 대한 추가 고려 사항은 다른 질식제에 대한 노출 가능성이다. 예를 들어, 시안화물은 양모, 실크, 종이 제품, 고무, 플라스틱 및 폴리우레탄이 연소될 때 생성될 수 있다. 밀폐된 공간에 있을 때 이러한 노출 위험이 증가한다. 시안화물은 세포 대사를 방해하여 혐기성 대사를 일으키고 결과적으로 젖산증과 산소 소비를 감소시킨다. 시안화물 중독의 임상 증상은 시안화물 흡입이 호흡기, 심혈관 및 중추신경계에 영향을 미치기 때문에 여러 증상을 포함할 수 있다. 응급실에서의 치료에는 질산아밀, 질산나트륨 및 티오황산염이 포함된 시안화물 해독제 투여 또는 Cyanokit 사용이 포함된다.

온열 손상 Thermal or Heat Injury

열 손상의 원인은 증기, 폭발성/휘발성 가스 또는 뜨거운 액체 흡인이다. 열을 효율적으로 교환하는 기도의 능력은 성문 폐쇄를 통해 열로부터 하기도를 보호한다. 상기도의 극심한 열은 초기에 점막의 홍반, 부종 및 수포를 유발한다. 이러한 환자는 점막 부종이 증가하여 기도가 막힐 수 있으므로 부상 후 처음 24시간에서 48시간 동안 면밀히 모니터링해야 한다.

연기 흡입 손상 Smoke Inhalation Injury

염화수소, 포스겐, 암모니아 및 이산화황과 같은 독성 가스의 흡입은 가스중독으로 정의한다. 이러한 독소는 폐 내피 세포를 손상시키고 상피 섬모를 파괴하여 점막 부종을 유발하고, 계면활성제 생산이 감소하고 무기폐를 야기한다. 폐부종은 초기 손상 후 24~48시간 이내에 발생할 수 있다. 이러한 환자를 위한 중재에는 가습 산소 제공, 객담배출 및 기관지 확장제가 포함된다. 심한 폐부종이 발생할 경우 기도 개방을 유지하기 위해 삽관 및 기계적 환기가 필요할 수 있다.

흡입 손상 가능성이 있는 환자를 평가할 때 자세한 병력을 얻는 것이 중요하다. 환자가 밀폐된 공간에 있었는지, 환자가 독성 가스에 노출된 시간, 사건이 발생한 일반적인 환경은 어땠는지를 확인한다. 사망률은 연령과 신체 및 인지 장애와 함께 증가하므로 자세한 병력을 확보하는 것이 중요하다. 초기 중재에는 환자의 혈역학적 상태를 확인하면서 기도 개방성을 유지하는 것이 포함된다. 탄소성 가래, 그을린 얼굴 또는 코털, 목이나 얼굴에 화상을 입은 환자는 흡입 손상에 대해 주의 깊게 평가해야 한다. 쉰 목소리, 쌕쌕거림, 호흡 곤란, 안절부절도 나타날 수 있다. 이러한 환자는 과도한 부종이 발생하기 전에 기도를 유지를 위해 조기 삽관이 필요할 수 있다. 연기 중독 환자는 100% 산소를 투여해야 한다. COHb 반감기는 실내 공기에서 4~5시간이나, 이 시간은 100% 산소 투여로 단축될 수 있으며 고압산소치료로 더 단축될 수 있다.

이물질 흡인 Foreign Body Aspiration

이물질 흡인은 다양한 임상 징후를 나타낼 수 있다. 특히 6개월에서 4세 사이의 아동에게 가장 흔하게 발생한다. 상기도의 이물질 흡인은 명백한 임상 증상을 나타내며 생명을 위협할 수 있다. 이물질이 하기도로 흡인되면 갑작스러운 기침, 재채기 및 질식이 일반적으로 발생한다. 기도가 완전히 막히지 않는 한 환자는 한동안 무증상 상태일 수 있다.

치료는 사례의 중증도에 따라 다르다. 상기도의 이물질 폐색이 있는 경우 기도에서 제거하기 위해 기본심폐소생술을 따르다. 기본심폐소생술로 이물질이 제거되지 않으면 직접 후두경을 통해 확인해야 한다. 모든 시도로 이물질을 제거하지 못하면 바늘 또는 윤상갑상선절개술을 수행해야 한다. 흉부 및/또는 목 방사선 사진으로 이물질이 확인될 수 있다. 이물질은 직접 확인하고 제거해야 한다. 하기도 폐쇄는 기도 폐쇄를 중재하기 위해 일반적으로 기관지경검사를 시행한다.

침수/익수 손상 Submersion Injury

침수 손상은 물에서 가장 흔하지만 화학 물질이나 건조 물질에 의해서도 침수 사망은 5세 미만의 아동과 젊은 성인 남성에서 더 흔하다. 위험 요인에는 관리 부족, 수영 기술 부족, 판단력 부족, 알코올 또는 약물 남용이 포함될 수 있다.

민물이든 바닷물이든 모든 익사 희생자의 사망 원인은 심각한 저산소증이다. 물을 흡인하면 폐포에 범람하여 계면활성제가 손실되어 가스 교환 장애로 이어진다. 물 안의 염소, 해조류, 모래 및 진흙과 같은 오염 물질은 폐 손상을 악화시킨다. 익사의 가장 중요한 생리학적 기전은 후두경련으로 인한 저산소혈증이다. 일부 환자에서는 질식으로 인해 기도가 이완되어 물이 폐로 들어갈 수 있다. 소수의 환자에서 심정지 및 호흡 시도 중단까지 기도가 이완되지 않기 때문에 물 흡인이 발생하지 않는다.

임상적으로 환자는 호흡 곤란, 기관지 경련, 의식 상실, 폐부종, 저체온, 관류 불량, 저혈압, 부정맥, 대사성 산증, 전해질 이상 및 척수 손상과 같은 외상을 나타낼 수 있다. 척수 손상은 다이빙을 하거나 머리가 먼저 물에 빠졌을 때 가능하며 청소년과 젊은 성인에게 더 흔하다. 침수 손상의 결과는 나이, 침수 시간, 액체의 유형, 물의 온도 및 관련 부상에 따라 결정된다. 차갑거나 얼음물에 빠지는 경우 더 나은 신경학적 회복을 보일 수 있다. 찬물에 빠져 발생하는 서맥, 무호흡 및 혈관수축은 관상동맥 및 대뇌 혈관계로 혈액과 산소를 유도한다.

침수 손상을 입은 환자에 대한 치료에는 기도 개방 유지와 경추 안정화가 포함된다. 환자의 환기 상태를 평가하고 적절한 산소 포화도를 유지하기 위해 산소를 투여한다. 투여된 산소로 산소 포화도를 유지할 수 없는 경우 기관 삽관 및 기계적 환기를 진행한다. 저체온증이 발생하면 환자를 천천히 가온해야 한다. 필요하다면 등장성 결정질 용액으로 수액 소생을 시작한다. 진단적 검사(CBC, 전해질 및 ABG) 시행 및 흉부 방사선 사진을 촬영한다. 기타 간호 중재에는 위를 감압하고 흡인 위험을 최소화하기 위한 위관 삽입과 소변양을 모니터링하기 위한 유치도뇨관 삽입이 있다. 그리고 관련 부상의 조기 인지가 중요하다. 일부 환자에게는 이뇨제 치료, 두개내압 모니터링, 신경근 차단제와 같은 추가 치료가 필요할 수 있다. 예방적 항생제와 스테로이드는 권장되지 않는다.

요약

호흡기 응급 상황은 급속한 임상 악화를 초래할 수 있다. 정확한 사정과 호흡 손상과 관련된 징후 및 증상에 대한 지식은 응급 간호사의 역할에 매우 중요하다. 신속한 중재가 제공되지 않으면 호흡 손상은 호흡 부전 및 사망으로 이어질 수 있다.

23

심혈관계 응급 상황

Cardiovascular Emergencies

Andi Foley and Vicki Sweet

미국심장협회(AHA, American Heart Association)는 20세 이상의 미국인 중 6.3%가 관상동맥질환(CHD, coronary heart disease)을 가지고 있다고 추정한다. CHD로 갑작스럽게 사망한 많은 성인은 조기 경고 징후가 없거나 인지하지 못한다. AHA는 미국인은 40초마다 심근경색(MI, myocardial infarction)으로 사망할 것으로 예측한다. CHD의 발병에 기여하는 일반적인 위험 요인에는 혈중 콜레스테롤 수치 상승; 치료되지 않은 고혈압; 흡연; 당뇨병; 비만; 규칙적인 신체 활동 부족; 매일 과일과 채소의 낮은 섭취량을 포함한 열악한 식이 섭취; 그리고 알코올 중독이 있다.

많은 연구에서 예방이 심장 질환과 관련된 합병증을 줄이는 열쇠임을 주장한다. CHD에서 시간은 정말 중요하다. 조기 중재가 이루어질수록 환자는 긍정적인 결과를 경험하고 일상 삶으로 복귀할 기회가 더 커진다.

심혈관 질환을 가진 환자는 응급실에 내원하기 전이나 심지어 진료하는 동안에도 항상 명백한 징후와 증상을 보이는 것은 아니다. 질병 진행 및 이에 따른 영향과 함께 기본 해부학 및 생리학을 이해하는 것은 응급 치료를 제공하는 데 필수적이다. 이 장의 초점은 질병 과정 및 진행과 관련된 심혈관 응급 상황이다.

해부학 및 생리학

ANATOMY AND PHYSIOLOGY

심장은 판막으로 분리된 4개의 방이 있는 근육질 기관이다. 판막의 주요 기능은 혈액의 역류를 방지하는 것이다. 두 개의 펌프 시스템에도 불구하고 심장은 동시에 작동한다. 정맥계에서 산소가 소모된 혈액은 하대정맥과 상대정맥을 통해 우심방으로 들어간다. 그런 다음 혈액은 우심실에서 폐 혈관계로 불출되어 폐에서 산소를 공급받는다. 이산화탄소와 산소의 교환이 일어난 후, 산소화 된 혈액은 폐정맥을 통해 좌심방으로 이동한다. 좌심실은 동맥 시스템을 통해 혈액을 전신으로 불출한다. 그림 23-1은 심장 해부학과 심장을 통한 혈류를 보여준다. 좌심실은 우심실보다 강하고 분당 4~8 L의 혈액을 불출할 수 있다. 심장 근육의 산소는 좌우 관상동맥의 혈액에 의해 제공된다. 관상동맥은 심장 표면에 있으며 심실이 이완되는 동안 채워진다.

심장은 심외막, 심근 및 심내막의 3가지 독립적 층으로 나뉜다. 내장 심낭으로도 알려진 심외막은 관상동맥을 포함한 심장의 바깥층이다. 다음은 심장의 두껍고 근육질 부분인 심근이고, 이는 동심원의 근섬유 고리로 구성되어 있다. 이러한 동심원의 수축은 심실 안팎으로의 혈류를 순환시킨다. 마지막으로 심내막층은 심방과 심실의 가장 안쪽 부분으로 평활 조직으로 이루어져 있다. 심내막 층에는 심장 판막 표면도 포함된다. 심장 전체는 심낭이라고 하는 섬유낭으로 둘러싸여 있다. 주머니는 심장을 제자리에 고정하고 내부에 액체가 있어 심장을 윤활하고 수축 시 마찰을 방지한다.

심장 조직의 가장 독특한 특성 중 하나는 전기 활동을 시작하는 능력을 의미하는 자동능이다. 그림 23-2는 심장의 전기 전도 시스템을 보여준다. 동방결절(SA node)은 가장 높은 자동능을 가지며 분당 60~100회로 자발적으로 탈분극한다. 동방결절에 의해 생성된 자극은 심방내로(즉, Bachmann bundle, Wenckebach 및 Thorel tract)에 의해 방실결절(AV node)로 전달된다. 심장 근육의 전기 자극은 심방에서 시작하여 심방 수축의 기계적 현상을 유발한다. 방실결절에서 자극 전달이 약간 지연되어 심실 자극이 시작되기 전에 심방 수축이 완료된다. 방실결절에서 전기 활동은 좌우 다발을 포함하는 히스 다발(His bundle)에 의해 심실로 전달된다. 다발은 푸르키네(Purkinje) 섬유에서 끝나며, 여기에서 자극이 심실 근육으로 전달되어 심실 수축이 발생한다.

심장 주기의 기계적 현상을 이완기 및 수축기라고 한다. 심장 주기의 약 60%는 심실이 채워지는 이완기이다. 이완기 동안 대동맥판과 폐동맥판은 닫히고 승모판과 삼첨판은 열린다.

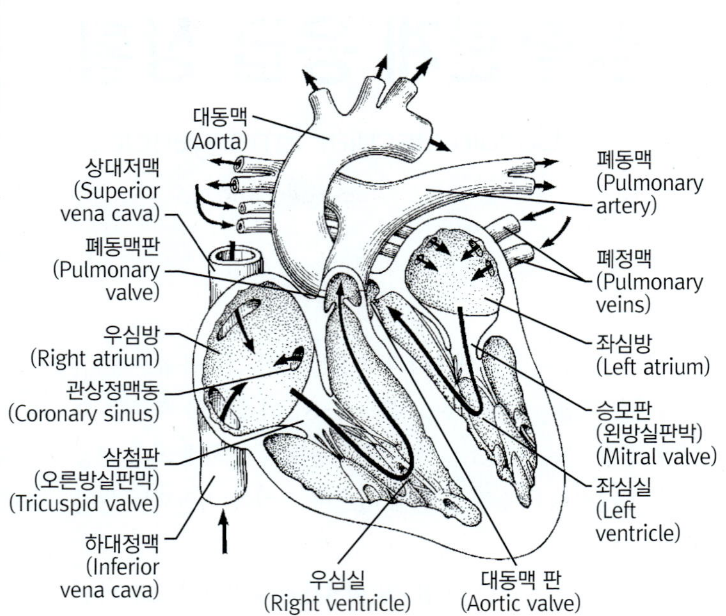

그림 23-1 심장의 혈액순환. 화살표는 혈류의 방향 나타냄

(From Atkinson LJ, Fortunato NM. *Berry and Kohn's Operating Room Technique*. 8th ed. St Louis, MO: Mosby; 1996.)

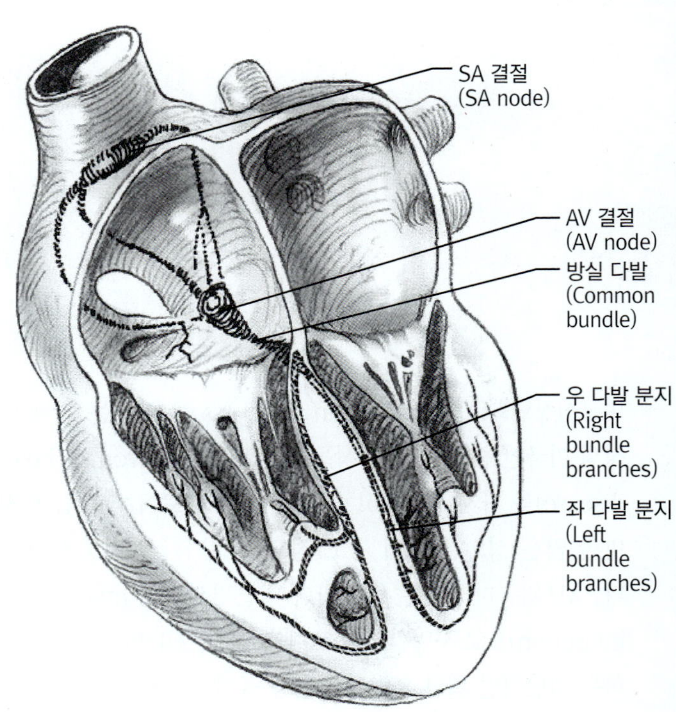

그림 23-2 심장의 전도체계. *AV*, 방실; *SA*, 동방(굴심방)

(From Davis JH, Drucker WR, et al. *Clinical Surgery*. Vol 1. St Louis, MO: Mosby; 1987.)

이것은 심방의 전기적 자극과 기계적 수축에 해당한다. 심방이 수축함에 따라 심방의 압력은 심실보다 높아져 방실 판막이 열리고 혈액이 압력이 높은 곳에서 낮은 곳으로 흐른다(그림 23-3). 심장 주기의 수축기 단계는 심실 수축, 폐동맥 판막 및 대동맥 판막 개방에 해당한다. 수축하는 동안 방실 판막이 닫히고 건삭이 수축하여 혈액 역류를 방지한다. 그림 23-4는 심장 주기의 전기적 및 기계적 구성 요소 간의 관계를 보여준다.

심혈관계 내의 압력은 전부하과 후부하 모두에 의해 영향을 받고, 이는 심박출량에 큰 영향을 준다. 전부하는 우심장 쪽으로 들어가는 혈액의 양을 나타내고, 후부하는 심장이 심실 혈액량을 불출하기 위해 극복해야 하는 동맥계의 압력을 나타낸다.

심장 활동은 자율 신경계에 의해 조절되며 각 신경계의 구체적인 효과는 표 23-1에 설명되어 있다. 심장과 대혈관의 수용체는 교감신경계의 신호에 반응한다(표 23-2). 이들의 자극은

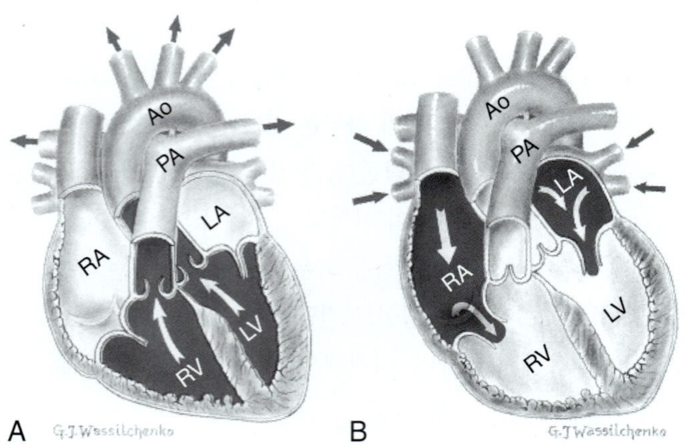

그림 23-3 혈류의 이동 (A) 수축기 및 (B) 이완기. *Ao*, 대동맥; *LA*, 좌심방; *LV*, 좌심실; *PA*, 폐동맥; *RA*, 우심방; *RV*, 우심실

(From Canobbio MM. *Mosby's Clinical Nursing Series*. Cardiovascular Disorders. Vol 1. St Louis, MO: Mosby; 1990.)

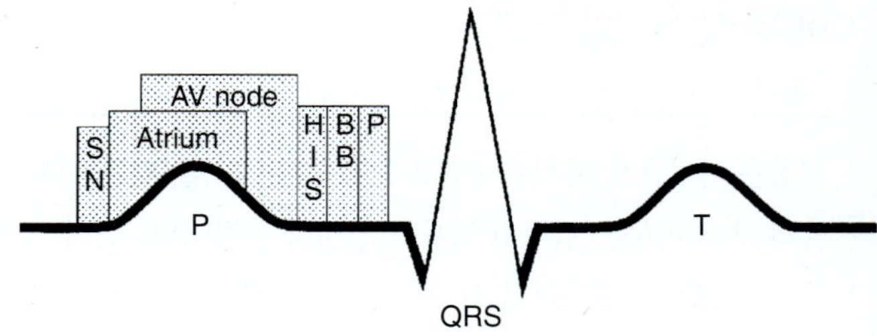

그림 23-4 심전도 파형에 따른 심장활동의 모식도. 시간에 따른 전도체계의 활동을 심전도파형 위에 표시. *AV*, 방실; *BB*, 번들/다발 가지; *HIS*, 다발; *P*, 푸르키네 섬유; *SN*, 굴심방/동결절

(From Lounsberry P, Frye SJ. *Cardiac Rhythm Disorders: A Nursing Process Approach*. 2nd ed. St Louis, MO: Mosby; 1992.)

표 23-1 심장의 부교감 및 교감 신경 자극

신경 자극	심장 영향	임상 증상
부교감 신경	SA 결절 전도를 느리게 함 AV 결절 전도를 늦추고 불응기를 증가시킴	증상이 있는 서맥 일시적인 심방 차단
교감신경	심박수 증가 AV 결절 기능 향상 푸르키네 섬유 및 심실 근육 불응기 단축 심실 수축 증가 말초혈관 저항 증가	빈맥 고혈압 심박출량 증가

AV, Atrioventricular; *SA*, sinoatrial.

표 23-2 교감 신경 수용체

교감신경	수용체 위치	임상 반응
α	혈관 평활근	혈관 수축
β_1	심근	심박수, 수축, 자동능 및 전도 증가
β_2	말초혈관과 폐	말초혈관 확장 및 기관지 확장
도파민성	신장, 장간막, 대뇌 및 관상동맥	혈관 확장

심박수, 수축성, 자동능, 전도 및 혈관 평활근에 영향을 미친다. 이 수용체는 인지된 위협이나 혈액량 손실과 같은 생리학적 변화에 대한 대응을 위해 신체를 준비한다.

특정 심혈관계 응급 상황

SPECIFIC CARDIOVASCULAR EMERGENCIES

심정지/심장 마비/돌연사 Cardiac Arrest

심정지는 심장의 전기적 자극이 중단되어 심장 펌프 기능이 저하될 때 발생한다. 성인에서 돌연사의 일반적인 원인은 심실빈맥(VT, ventricular tachycardia)이며, 치료하지 않으면 심실 세동(VF, ventricular fibrillation)으로 악화된다. 이러한 치명적인 부정맥은 일반적으로 진행 중인 심근경색의 최종 결과로 나타난다. 그러나 이러한 부정맥과 그에 따른 심정지는 동맥류 파열, 심근병증, 류마티스성 심장 질환, 승모판 탈출증 및 심장 수술과 관련될 수도 있다. 심장 마비는 또한 많은 다른 상태 또는 상황과 연관될 수 있다. 표 23-3은 심폐 정지의 다른 잠재적인 원인과 징후, 증상 및 치료적 중재를 제시한다. 의료 팀은 심정지와 관련된 정보를 수집해야 한다. 심정지의 원인을 파악하면 재발을 예방하는 데 도움이 될 수 있다.

심정지 상황에서 즉각적인 중재는 기본심폐소생술로 시작된다. 효과적인 흉부압박에 초점을 맞춘 심폐소생술은 긍정적인 결과를 얻는 데 필수적이다. 전문소생술은 기본심폐소생술이 완료되지 않은 초기에 시행해서는 안 된다. 기본 및 전문심폐소생술에 관련된 단계는 지속적인 연구를 기반으로 진화하고 있다. 따라서 모든 의료 제공자는 환자에게 가능한 한 최상의 근거 기반 치료를 제공하기 위해 변화에 뒤쳐지지 않아야 한다.

기본심폐소생은 일차 사정과 적절한 중재로 시작된다. 심정지를 확인한 직후 흉부압박, 기도 유지, 인공호흡(C-A-B, compressions, airway, breathing)의 초기 기본심폐소생술을 시작한다. 적절하게 수행된 흉부 압박은 정상 심박출량의 약 30%를 생성하며, 이는 심장과 뇌가 짧은 시간 동안 조직 생존을 유지하기에 충분한 혈류량이다. 흉부 압박은 맥박이 없는 환자를 단단한 표면에 반듯이 눕힌 상태에서 가장 잘 수행된다. 이 자세는 흉강의 균일한 압박을 허용한다. 흉부압박은 경동맥이나 대퇴동맥과 같은 중심 맥박을 생성할 수 있을 만큼 균일하며 강해야 한다. 제세동은 초기 소생술의 또 다른 중요한 단계이다. 생존 가능한 심장 박동을 회복하기 위한 노력으

표 23-3 심정지(심폐정지)의 감별 진단

원인	주요원인	징후와 증상	치료적 중재	요점
대사성	저혈당	의식 수준 저하 인슐린 또는 경구 혈당 강하제 사용의 신체적 징후; 빈맥성 부정맥; 발작, 흡인	50% 포도당 수액 IVP 또는 IV 불가능한 경우 글루카곤 IM	당뇨병 병력 있는 환자에서 저혈당 가능성을 고려
	고칼륨혈증	ECG: 연장된 QT 간격; 높고 뾰족한 T 파; P파 손실; 넓은 QRS 파	IV 염화칼슘 또는 글루콘산칼슘, 중탄산 나트륨, 인슐린과 포도당	혈액 투석 및 신부전 환자에서 흔히 볼 수 있으며, 칼륨 보존성 이뇨제를 복용하는 환자와 횡문근 융해증 환자에서도 볼 수 있음
약물반응	삼환계 항우울제 아미트립틸린(Elavil), 아미트립틸린 및 페르페나진(Etrafon, Triavil), 이미프라민(Tofranil), 독세핀(Sinequan), 프로트립틸린(Vivactil)	빈맥성 부정맥 지연된 QT/염전성 심실빈맥 (torsade de pointes)	중탄산나트륨 IV	직접적인 심장 독성을 일으킴, 종종 성인에서 독성의 지연 반응
	아편제	서맥성 부정맥: 심방 차단	날록손 IV	길거리 마약은 여러 물질과 혼합되었을 수 있음
	베타 차단제	심장 차단; 서맥성 부정맥 PVCs	아트로핀	PVCs는 서맥을 야기할 수 있음
		호흡기: 기관지 경련	아미노필린	
폐 관련 (저산소증을 유발하는 질환)	천식	저산소증 및 호흡성 산증을 유발하는 심한 기관지 경련 ECG: 빈맥성 부정맥(특히 심실 세동)	기관 삽관 및 기계환기	교감 신경 흡입제의 남용
	폐색전증	흉막 흉통; 고위험 환자군(수술 후, 피임약 복용)의 호흡 곤란, 실신(최근 연구에 따르면 60%가 초기 주 호소로 실신을 이야기함); 빈맥성 부정맥	적절한 환기 지원; 혈전용해제 사용 고려	병태 생리학; 급성 저산소증 및 폐심장성 빈맥성 부정맥
	긴장성 기흉	확장된 목정맥; 기관 편위, 비대칭성 흉부 확장 ECG: 종종 PEA	바늘 흉관삽관술; 흉관 삽입	흉부 둔상 환자에서 흔히 볼 수 있음. 심폐소생술 동안 흉부압박에 의해 종종 발생(특히 COPD환자의 경우)
신경계	두개내압 증가의 모든 원인 (예: 지주막하 출혈, 경막하 혈종, 중추)	신경성 호흡, 동공 확장; 비정상적인 자세(제뇌자세/피질제거자세) ECG: 다양한 부정맥 특히 심방 차단	중추 신경성 과호흡(호흡성 알칼리증을 유발하여 뇌 혈관 수축을 유발함); 스테로이드; 이뇨제; 수술	뇌간 및 자율/중추신경계 손상
저혈량성	체액감소를 유발하는 모든 원인, 위장관 출혈, 장기손상을 동반한 심각한 외상, 자궁 외 임신 및 파열, 동맥 박리 또는 누출	빈맥; 혈압 감소; 차갑고 축축하고 창백한 피부; 외부 출혈의 명백한 징후	IV 수액; 쇼크; 자세; 수술	알려지지 않은 심폐 정지의 주요 원인
기타 심인성 원인	심장 압전	경정맥 확장; 혈압 감소; 약한 심음; 맥압 증가 ECG: PEA; 서맥성 부정맥	IV 수액: 아트로핀; 이소프로테리놀; 심낭 천자; 개흉술	흉부 둔상 또는 장시간 CPR을 한 환자에서 나타남

COPD, 만성 폐쇄성 폐질환; *CPR*, 심폐소생술; *IM*, 근육주사; *IV*, 정맥 내; *IVP*, 정맥주사; *PEA*, 무맥성 전기활동; *PVC*, 조기 심실 수축

[a] 심폐 정지의 원인은 일차성 심장 이상 외에도 많기 때문에 의료 제공자는 잠재적인 원인과 관련 징후 및 증상에 대해 잘 알고 있어야 한다. 평가 결과와 함께 진단 검사를 시행하여 환자의 문제 원인을 시기 적절하고 정확하게 식별하면 필요한 최종 치료 중재가 결정된다. 이 표는 심폐정지를 초래할 수 있는 비 일차적 심장 이상 중 일부를 나열한다. 또한 이 표는 각 상태에 대한 치료적 개입과 환자에게 필요할 수 있는 기본적 및 전문 생명 유지 조치가 나열되어 있다.

핵심:정확하고 신속한 평가와 중재를 받는 것은 환자가 좋은 결과를 얻을 수 있는 최상의 기회를 제공한다.

로 조기 제세동은 명백한 근거가 있다. 제세동과 동기식 심장율동전환에 대해서는 이 장의 뒷부분에서 더 자세히 설명하도록 한다.

기계적 심폐소생술 장치는 수년 동안 사용했다. 많은 버전이 있고 일부 장치는 단순히 흉부 압박을 제공하는 반면, 다른 장치는 환자에게 흉부 압박과 동시에 환기를 모두 제공할 수 있다. 기록 장치는 환자의 리듬, 수행되는 압박, 제공된 제세동 또는 심장율동전환 시도를 포함하여 소생술을 기록할 수 있다. 기록 장치 또는 피드백 장치를 사용하는 이점은 일관된 흉부 압박을 제공하고 의료 취약지 응급실에서 장시간 소생술을 지속하거나 지연되는 이송 시간 동안 구조자의 피로를 줄이거나 예방하는 것이다. 또한, 소생술에 참여할 충분한 직원이 없는 경우, 흉부 압박 장치를 사용하면 구조자는 전문심폐소생술을 유지할 수 있다. 이러한 장치의 사용은 특별히 교육을 받고 경험이 풍부한 사람만 사용해야 한다.

응급실에서 개흉술과 개방 심장마사지에 대한 적응증은 흉부 관통상에 의해 이차적으로 심폐 정지가 발생한 환자로 제한된다. 일반적으로 흉부 둔상을 입은 환자의 소생술 중 개흉술의 예후는 매우 좋지 않은 것으로 밝혀졌다. 개흉술 및 개방 심장마사지는 거의 수행되지 않으며 개흉술을 수행한 후 맥박이 회복되는 경우 해당 병원에서 환자를 관리할 수 있는 적절한 기반이 있는 경우에만 시도해야 한다.

가족의 소생술 참관

Family Presence During Resuscitation

소생술 동안 가족이 함께 있게 하는 것은 흔한 일일 뿐만 아니라 응급간호사협회(ENA, Emergency Nurses Association) 및 미국 중환자돌봄 간호사협회(AACN, American Association of Critical-Care Nurses)를 비롯한 많은 협회에서도 이를 지지하고 있다. 소생술 중 가족이 함께 있을 수 있는 선택을 제공하는 방법은 제12장에서 자세히 설명한다.

전기적 치료 중재 Therapeutic Electrical Interventions

심장병 환자의 치료에 전기를 사용하는 것은 일반적이다. 심박조율, 제세동 또는 심장율동전환에 관계없이 전기는 종종 생명을 구하는 중재가 된다. 목표는 심장 내의 정상적인 전기 전도를 회복하는 것이며, 이는 차례로 수축을 시작하고 필수 심박출량을 회복해야 한다. 심폐 정지 상태인 환자는 현재 심장 리듬에 대한 신속하고 정확한 평가가 필요하며 근거 기반 알고리즘에 따라 응급 처치가 뒤따라야 한다. 의료 제공자는 환자와 직원 모두의 부상을 방지하기 위해 기본적인 제세동기 안전 개념을 알고 있어야 한다. 치료적 전기 중재를 사용하기 전에 알아야 할 몇 가지 필요한 안전 사항은 다음과 같다.

- 모든 약물 패치를 제거한다. 그대로 두면 충격 전달 중 방전이 발생하고 환자가 화상을 입을 수 있다.
- 접착 패드/패치를 사용하는 경우 와이어가 닳거나 노출된 부분이 있는지 정기적으로 주의 깊게 점검한다.
- 이식 장치 위에 접착 패치를 직접 부착하지 않는다.
- 전기 충격 전, 항상 주변사람에게 "떨어지세요."라고 큰소리로 알린다. 각 충격을 전달하기 전 시각적으로 모든 사람이 환자로부터 떨어져 있는지 확인한다.

제세동 Defibrillation

제세동은 구조자가 환자의 치명적인 부정맥을 정상 리듬으로 변환하기 위해 전기를 사용하는 결정적인 방법이다. 부정맥을 인식할 수 있을 뿐만 아니라 응급 간호사는 각각의 비정상적 리듬에 대한 현재의 근거 기반 중재에 대해 알고 있어야 한다. 첫 번째 단계는 병원에서 사용되는 장비에 익숙해지는 것이다. 사용할 제세동기가 단상형인지 이상형인지 확인한다. 또한 심장 조율기가 가능한지, 제세동, 심장율동전환을 할 수 있는지, 자동제세동기(AED)에 불과한지 확인한다. 제세동기를 사용하기 전에 기계가 충전되고 있는지, 완전히 충전된 배터리가 있는지 확인하는 것 또한 매우 중요하다. 이러한 유지 관리는 응급 상황에서 제세동기를 적시에 사용할 수 있도록 매일 수행해야 한다.

이전에는 단상 제세동기를 사용하여 전류가 한 방향으로만 흐를 수 있었다. 기술의 발전으로 양방향 제세동기가 개발되어 에너지가 양방향으로 흐를 수 있다. 이상 에너지 전달을 통해 치명적인 리듬을 변환하는 데 필요한 에너지 양을 크게 줄였다. 제세동 또는 동기화된 심장율동전환에 필요한 에너지를 결정할 때 제세동기가 단상인지 이상인지 확인하고 에너지 전달에 대한 제조사의 권장 사항을 숙지한다.

환자의 리듬이 제세동이 필요한지 확인한 후 접착 전극 패드를 환자의 가슴에 붙인다. 하나의 패드는 우상부 흉부의 흉골 바로 아래 위치하고, 다른 하나는 왼쪽 유방 아래 환자의 왼쪽 측면에 있는 심장 정점으로 부착한다. 다른 옵션은 하나의 패드를 흉골의 약간 왼쪽 앞쪽에 배치하고 다른 패드를 뒤쪽에 배치하는 것이다. 두 옵션 모두 그림 23-5에 나와 있다. 패들을 사용하는 경우 전도용 젤을 도포하거나 시중에서 판매되는 제세동기용 패드에 올려놓은 후 동일한 위치에 단단히 고정한다. 환자에게 이식된 장치가 있는 경우 패드/패들의 위치를 약간 변경해야 할 수 있다. 이식된 장치 바로 위에 패드/패들을 놓지 않는다. 외부 장치와는 1인치 이상 떨어지게 위치해야 한다.

제세동을 시행하려면 기계를 켜고 원하는 모드를 선택해야 한다. "제세동" 모드가 활성화되어 있는지 확인한다. 다음으로 에너지 양을 선택/프로그래밍하고 기계를 충전해야 한다. 완전히 충전되면 기기에서 경고음이 울린다. 이때 구조자는 충격이 가해질 것이라고 큰 소리로 알리고("나는 물러났어요, 모두 물러나세요") 모든 인원이 환자와 접촉하지 않았는지 시각적으로 확인해야 한다. 에너지를 전달하려면 충격이 전달될 때까지 장치의 해당 버튼을 길게 누른다. 제세동 모드에서는 충격이 즉시 전달된다. 구조자는 충격이 전달된 직후 흉부압박을 지속해야 한다.

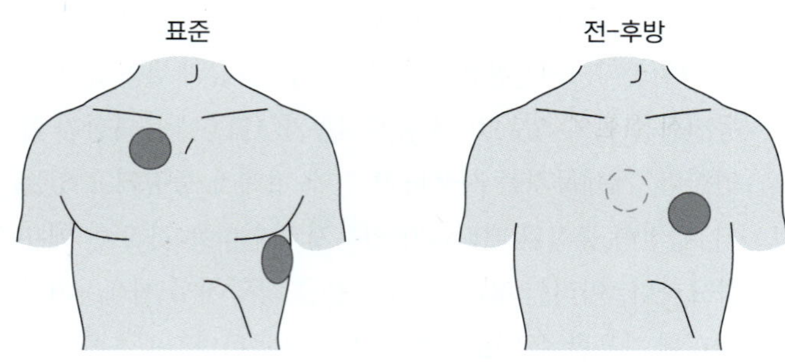

그림 23-5 제세동을 위한 표준 및 전-후방 전극 배치 부위
(From Rosen R, Barkin R: *Emergency Medicine: Concepts and Clinical Practice.* 4th ed. St Louis, MO: Mosby, 1998.)

성공적인 제세동은 여러 요인에 따라 달라진다. 환자가 심정지 상태가 된 이유가 중요하다. 원인을 파악하면 원인을 치료하고 재발을 방지하는 데 도움이 된다. AHA의 전문심폐소생술(ACLS) 지침을 사용하여 의료 제공자는 초기 심정지에 대한 원인을 재고해야 하고(표 23-3 참고) 제세동이 실패한 이유를 판단해야 한다.

심장율동전환 cardioversion

동기화된 심장율동전환은 환자가 혈역학적으로 불안정하거나 약리학적 중재에도 심실 빈맥, 심실상 빈맥, 심방 세동 또는 심방 조동이 지속될 때 사용된다. 동기화된 심장율동전환에서 에너지는 심장의 R파에 맞춰져 있으며 상대적 불응기 동안 에너지 전달을 피하여 심실 세동을 예방할 수 있다. 동기화된 심장율동전환은 심전도의 T파 같이 재분극의 취약한 기간동안은 잠재적 에너지 전달을 감소시킨다(그림 23-6). 동기화된 심장율동전환에 필요한 에너지 수준은 불규칙한 빈맥의 경우 더 높을 수 있다.

심장율동전환의 절차는 제세동의 절차와 동일하지만 4가지 중요한 차이점이 있다.

1. 환자에게 절차를 설명하고 가능한 경우 사전 동의를 받아야 한다.
2. 기계는 동기화 모드로 설정되어야 한다.
3. 시간이 허락한다면 의식이 있는 환자에게 진정제를 투여해야 한다.
4. 충격 버튼을 누르면 기계가 R파를 감지하여 적절한 순간에 에너지를 전달하기 때문에 충격 전달이 약간 지연될 수 있다.

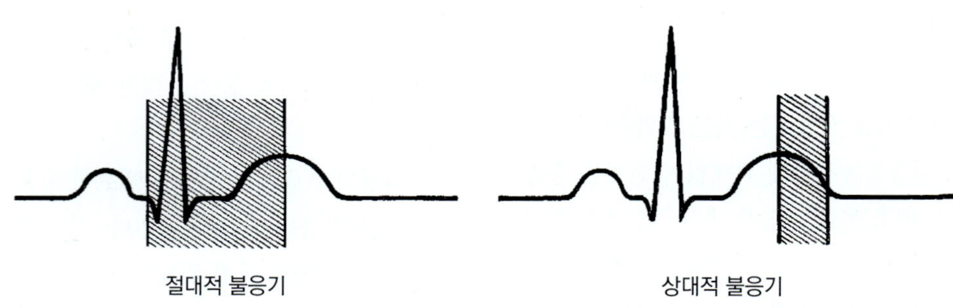

그림 23-6 ECG의 절대 및 상대적 불응기

이전에 논의한 바와 같이 환자의 현재 상태의 원인을 파악하여 사용 결정을 하는 것이 중요하다. 심정지의 잠재적 원인인 "Hs & Ts"는 **표 23-4**에 나와 있다. 가능하면 심장율동전환 시도 전후에 12-유도 ECG를 얻어야 한다. 시술 직후 환자의 심장 리듬, 활력 징후 및 의식 수준을 평가하고 환자가 혈역학적으로 안정되고 허용 가능한 리듬으로 돌아올 때까지 면밀히 모니터링해야 한다. 심장율동전환의 합병증에는 무수축, 접합부 리듬, 조기 심실 수축(PVC, premature ventricular contractions), 심실 빈맥, 심실 세동, 색전증 및 원래의 부정맥으로의 전환이 있다.

환자의 리듬을 변환시키는 또 다른 방법은 Valsalva 법을 사용하여 미주 신경을 자극하는 것이다. 미주 신경의 자극은 심박수를 늦출 수 있고 부정맥을 종료할 수 있다. 과거에는 안구 누름과 환자의 얼굴에 얼음물을 가하는 방법이 사용되었으나, 이러한 방법은 더 이상 권장되지 않는다.

의사는 리듬을 전환하기 위해 경동맥 마사지를 시도할 수 있다. 이것은 경동맥을 압박함으로써 압력수용체를 자극하여 자율 신경계의 부교감 신경 분지를 자극하는 것이다. 이 자극은 혈압과 심박수를 감소시킨다. 한번에 한쪽만 수행해야 한다. 시술 중 혈전이 떨어지면 환자는 뇌졸중의 위험이 있다.

경동맥 마사지 시도 전, 시도 중, 시도 후에 환자를 면밀히 관찰해야 한다. 인구의 75% 이상에서 우측 경동맥의 마사지는 동방결절에 영향을 미치는 반면, 좌측 경동맥 마사지는 방실결절에 영향을 미친다. 동방결절 활동이 완전히 소실되면 방실결절은 심박 조율기 활동을 대신할 수 있다. 왼쪽을 먼저 마사지하면 방실결절이 완전히 차단되어 심실 박동이 느려질 수 있다. 적절하게 수행된 경우에도 경동맥 마사지는 15~30초 동안 무수축을 유발하며 이후 새로운 심박 조율기가 활성화되기 전에 약간의 심실성 기외수축을 유발할 수 있다. 경동맥 마사지를 할 때마다 응급 소생 장비와 약물이 준비되어 있어야 한다. 경동맥 마사지의 합병증에는 추가적인 부정맥(예: 심실 빈맥, 심실 세동, 무수축), 뇌졸중, 대뇌 산소 결핍증 및 발작이 있다.

표 23-4 심정지의 잠재적 원인

Hs	Ts
저혈량증(출혈 또는 탈수)	혈전증(관상동맥 또는 폐)
저산소증	긴장성 기흉
저칼륨혈증/고칼륨혈증	심장압전
저체온증	약물(오남용)
수소이온(산증)	독소
저혈당증	외상

심장박동조율기/페이스메이커 Pacemakers

심장박동조율기는 적절한 심박수와 심박출량을 복원하는 데 사용되는 전기 장치이다. 경정맥 또는 경피 경로를 통해 사용할 수 있다. 경피적 심박조율기(TCP, transcutaneous pacemaker)는 증상이 있고 불안정한 서맥과 2도 또는 3도 방실 차단을 경험하는 환자를 위한 임시 중재법이며, 이는 환자가 최종 치료를 받을 때까지 적용 및 관리가 용이하기 때문이다. TCP는 다음 단계에 따라 적용할 수 있다.

1. 제조사에서 권장하는 대로 환자의 가슴에 페이싱 전극을 놓는다.
2. 심박 조율기를 켜고 의사 처방대로 요구 속도를 설정한다(보통 60~70회/분).
3. 밀리암페어(mA) 전류량을 페이서 스파이크가 환자의 모니터링 리듬으로 표시되는 캡처 리듬이 발생할 때까지 천천히 올린다.

전기적 캡처(페이서 스파이크) 및 기계적 캡처(환자의 맥박)를 유지하면서 환자가 임상적 안정을 유지할 수 있는 가장 낮은 수준으로 심박조율기의 전류를 유지한다. 지속적인 심박조율기 사용은 환자가 불편할 수 있다. 따라서 진통제 또는 항불안제 사용을 고려해야 한다.

완전한 심방차단이 있는 환자는 심장 박동기 자극에 전기적으로 또는 기계적으로 반응하지 못할 수 있다. 성공적인 심박조율은 심근의 상태에 달려 있다. 기계적 캡처는 조율된 리듬과 일치하는 맥박의 존재로 평가된다. 심박조율이 효과적인 것으로 간주되려면 두 가지 유형의 캡처(전기 및 기계)가 모두 있어야 한다. 캡처 부족의 두 가지 주요 원인은 산증과 저산소증이다. 환자의 산소 포화도와 산-염기 수준을 평가하여 추가적으로 기도 또는 인공호흡 중재가 필요한지 여부를 결정한다. 페이서 스파이크가 없는 경우 먼저 TCP 전극을 확인한 다음 모든 와이어와 연결을 검사한다. 필요한 경우 경피적 심박조율 전극과 피부 표면 사이의 접촉이 적절한지 확인하기 위해 전극을 교체한다. 전극을 적용하기 전에 피부가 깨끗하고 건조해야 한다.

이식형 제세동기 Implantable cardioverter-defibrillator

이식형 제세동기(ICD)는 생명을 위협하는 부정맥, 특히 심실성 부정맥의 위험이 있는 환자에게 사용되는 소형장치이다. ICD 장치는 쇄골 바로 아래의 흉벽 또는 복강의 피부 아래에 외과적으로 이식된다. 이 소형 발생장치는 환자의 리듬을 모니터링하여 환자의 요구, 장치 기능 및 프로그래밍에 따라 심박조율, 심장율동전환 또는 제세동을 제공한다.

ICD가 있는 환자가 이식된 장치가 오작동하거나 고장 나서 외부 제세동이 필요한 경우 안전하고 효과적인 방식으로 수행하는 방법을 아는 것이 중요하다. 제세동기 패들 또는 접착 패치를 ICD 장치 바로 위에 놓으면 안 된다. 표준 패들/패치 배치 및 제세동 시도가 실패하면, 소생술 팀은 제세동을 위해 전후방 배치를 시도해야 한다. 환자와 직접 신체 접촉을 하는 의료 전문가는 ICD 장치가 작동할 때 약간의 무해한 따끔거림을 경험할 수 있다. ICD가 부적절하면 ICD 발생기 위에 자석을 놓아 장치를 비활성화할 수 있다. ICD가 오작동할 수 있는 경우, 제조업체는 장치 점검을 위한 다양한 방법을 가지고 있으며, 일부 병원에는 응급실 내에 장치 점검 기계가 있다.

소생 중재 Resuscitation Interventions

수액소생술 Fluid resuscitation

소생술 중 정맥 내 수액의 공급은 환자 개인별로 기준이 결정된다. 일부 환자는 체액 손실에 이차적으로 결정질 수액 교정이 필요할 수 있는 반면, 다른 환자는 엄격하게 수액 공급이 제한된 체액 과다 상태에 있을 수 있다. 환자의 현재 상태를 결정하는 것 외에도 가능한 한 많은 건강 기록을 수집하는 것이 중요하다. 이 정보는 투여되는 수액의 양, 속도 및 종류에 영향을 미치기 때문이다. 모든 중재 후에는 환자의 반응을 재평가해야 한다. 뇌 조직에 대한 부작용 때문에 소생술 동안 포도당 함유 용액은 권장되지 않는다. 선택되는 수액은 생리 식염수 또는 젖산 링거 용액이다.

약물 치료 Pharmacologic therapy

응급 약물 치료는 환자의 심장 리듬, 12-유도 ECG 및 혈역학적 상태에 따라 다르다. 응급 간호사는 병원 및 지역 응급 의료 서비스 팀에서 일반적으로 사용하는 응급 약물에 대해 잘 알고 있어야 한다. 심정지, 특히 무수축, 무맥박 전기활동(PEA, pulseless electrical activity), 심실세동 및 무맥성 심실빈맥 관리의 일차 약물은 에피네프린이다. 심실세동과 무맥성 심실빈맥을 치료하려면 약물 투여 전에 제세동 후 즉각적인 흉부압박이 필요하다는 것을 기억하는 것이 중요하다.

심폐 정지와 관련된 심실성 부정맥이 있는 환자는 아미오다론(amiodarone) 투여의 이점을 얻을 수 있다. 심실세동 또는 무맥성 심실빈맥 치료를 위해 고려되는 기타 항부정맥제에는 리도카인 또는 마그네슘을 포함된다. 심실성 부정맥이 조절된 후 치료적 약물 농도를 유지하기 위해 전환제의 지속 주입이 필요하다. 3도 방실 차단, 이소성 리듬, 서맥 및 심실 기외 수축이 있는 환자에게는 항부정맥제를 투여해서는 안 된다. 이소성 박동은 환자의 심박출량에 기여할 수 있다. 따라서 항-부정맥제는 심박출량을 효과적으로 감소시킬 수 있으나, 더 이상의 보상부전 또는 무수축을 유발할 수 있다.

서맥성 부정맥이 있고 환자가 안정적이면 초기에는 미주신경의 자극을 차단하는 아트로핀(atropine)을 사용할 수 있다. 아트로핀은 고도 방실 차단 부정맥에는 효과적이지 않을 수 있다. 이소프로테레놀(isoproterenol)은 β-아드레날린 작용제이며 서맥에서 심박출량을 증가시키는 데 사용될 수 있다. 이소프로테레놀의 일반적인 사용은 심실 과민성에 대한 영향 때문에 권장되지 않으나, 심장이식 후 증상이 있는 서맥 환자에게는 일차 약물로 사용된다. 아트로핀은 이식 중 미주신경이 제거되기 때문에 심장 이식 환자에게 사용되지 않는다. 혈역학적으로 불안정한 서맥 환자에는 심박조율이 필요하다.

상심실성 부정맥은 심장 충전 시간을 감소시켜 효과적인 심박출량을 저하시키고 환자의 혈역학적 안정성을 저해할 수 있다. 아데노신은 회로성 부정맥을 치료하는 데 사용된다. 반감기가 10초 미만으로 매우 빠르게 작용하는 약물이므로, 근위 정맥에 신속하게 투여한 후 즉시 생리식염수를 bolus로 투여해야 한다. 부작용으로는 홍조, 호흡 곤란, 저혈압, 흉통, 일과성 서맥, 일과성 무수축 및 심실 기외 수축이 있다. 이러한 부작용은 일반적으로 중재 없이도 자발적으로 종료된다. 이부틸리드(ibutilide), β-아드레날린성 차단제(예: 메토르롤롤(metoprolol)) 및 칼슘 채널 차단제

(예: 베라파밀(verapamil) 및 딜티아젬(diltiazem))와 같은 기타 약물은 심실상 빈맥(예: 심방세동, 심방 조동, 심실상 빈맥, 심방 빈맥)에 사용된다. 이러한 약물을 투여할 때 서맥과 저혈압을 모니터링한다. 맥박은 있지만 혈역학적으로 불안정한 빈맥은 동기화된 심장율동 전환술이 필요로 한다.

심정지 동안 사용되는 기타 약물에는 중탄산나트륨, 칼슘 및 황산마그네슘이 있다. 중탄산나트륨은 고칼륨혈증, 기존의 중탄산염 반응성 산증 및 삼환계 항우울제 과다 복용을 포함한 특정 임상 상황에 사용되고 있다. 마그네슘은 다형성 심실빈맥, 의심되는 저마그네슘혈증 및 불응성 심실세동의 치료에 유용한 것으로 간주된다. 심근 수축 및 전기자극 형성에 필수 이온인 칼슘은 고칼륨혈증, 저칼슘혈증 및 칼슘 채널 차단제 독성에 권장된다.

심폐정지 동안에는 혈역학적 상태가 불안정하여 환자의 심박동뿐만 아니라 심혈관계를 안정시키기 위한 중재가 필요하다. 정맥주입로 접근이 어려울 때는 골강내 경로 또는 기관내관을 통해 심혈관 약물을 투여할 수 있고 이에 대한 개요는 **표 23-5**를 참고한다.

심정지 후 목표 체온 유지 치료
Post-Cardiac Arrest Targeted Temperature Management

최근 연구에 따르면 심정지 후 환자는 제한된 저체온증이 도움이 될 수 있다. AHA는 소생술 후 24시간 동안 심정지 후 의식이 없는 환자에게 목표 체온 유지 치료 사용을 승인했다. 이는 저체온을 유지한 생존자의 신경학적 상태가 개선되었음을 보여주는 연구 결과를 기반으로 한다. 저체온 유지요법을 하는 경우, 심정지 후 환자의 체온을 면밀히 모니터링하고 병원 프로토콜에 따라 33℃ 또는 36℃로 목표체온을 설정하고 체온 낮추기를 시작한다. 설정한 목표체온보다 더 낮게 유지되지 않기위해 세심한 주의를 기울여야 한다.

급성 관상동맥 증후군 Acute Coronary Syndrome

급성 관상동맥 증후군(ACS)은 관상동맥 질환과 임상 증상을 설명하는 데 사용되는 일반적인 용어이다. 여기에는 불안정 협심증, ST 분절 상승 심근경색증(STEMI, ST elevation myocardial infarction), Q-파 심근경색증이라고도 하는 non-STEMI가 포함된다. 초기 증상은 매우 유사하며 가장 적절한 치료를 결정하기 위해 신속하고 철저한 평가 및 진단 검사가 필요하다. 환자가 심근경색의 초기 단계에서 신속하고

표 23-5 심혈관계 응급 상황에서 약물 투여를 위한 대체 경로

경로	간호 관리
골강내(IO)	
모든 연령의 환자에게 사용 가능: • 3 kg 미만의 환자는 18-게이지 바늘을 사용한다. • 다른 모든 연령과 체중에서는 15-게이지 바늘을 사용, 길이는 삽입 위치에 따라 다르다. 골단판을 제외한 경골의 모든 부위(예: 경골원위부, 대퇴골의 중앙 전방 원위부 1/3, 장골능, 상완골) 흉골은 3세 이상의 환자에서 사용 가능하다. 약물, 수액, 혈액 및 혈액 제제 투여가 가능하다.	무균술을 이용하여 I.O 바늘을 삽입한다. IO 삽입 장치(e.g., EZ-IO)를 사용하는 제조사의 지침을 따른다. 골수가 흡인되고 침윤증상 없이 수액이 주입되면 적절하게 위치함이 확인된다. 이탈을 방지하기 위해 드레싱으로 단단히 고정한다. 삽입된 부위와 아래쪽 또는 원위부에서 IV 유출을 관찰한다. 수액이나 약물을 제공하기 전 개통성을 확인한다. 개방성을 유지하기 위해 식염수를 주입한다. 투여 전 고장성-알칼리성 용액을 희석한다.
기관내(ET)	
IV 접근이 불가능할 때 선택된 응급약물: 에피네프린 아트로핀 리도카인 날록손 정맥주입 권장용량의 2.0-2.5배 용량을 고려한다. 바소프레신(ET 투여 용량과 IV 용량 동일)	멸균 식염수 혹은 멸균 증류수에 약물을 희석한다(i.e., 10 mL 성인, 1~2 mL 아동). ET 튜브는 가능하다면 아래로 위치하고 투여한다. 튜브에 카테터를 삽입하고 약물 투여를 진행하는 것을 고려한다. ET 튜브를 통해 신속하게 약물을 투여하고 기관지에서 약물을 에어로졸화 하기 위해 백-마스크 호흡기 장치를 3~4회 빠르게 눌러 공기를 주입한다.

IV, Intravenous.

적절한 치료를 받으면 경색으로 인한 사망률을 크게 줄일 수 있다. ACS는 관상동맥 내 죽상판의 염증, 파열 또는 미란으로 발생한다. 혈소판 활성화 결과, 막을 변화시켜 혈소판의 응집을 허용하여 관상동맥 혈류를 차단한다.

죽상경화증의 병인에는 동맥 내막에 지질이 축적되고, 동맥 내층의 석회화 및 경화, 동맥벽이 두꺼워지는 현상이 있다. 일반적으로 죽상동맥경화증은 대동맥과 관상동맥, 대뇌동맥, 대퇴동맥 및 기타 크거나 중간 크기의 동맥에 영향을 미친다. 죽상동맥경화증의 위험인자는 흡연, 고지혈증, 고혈압, 당뇨병, 스트레스, 운동부족, 노화, 지방과 콜레스테롤이 많은 음식, 성별, 가족력 등이 있고, 이러한 여러 위험 요소는 개인의 ACS 발병 가능성을 높인다.

급성 관상동맥 증후군 개요

Overview of Acute Coronary Syndrome

앞서 논의한 바와 같이, 급성 심근경색증(AMI, acute myocardial infarction)의 주요 원인은 파열되거나 균열된 죽상경화판 및 혈소판 활성화로 인해 좁아진 관상동맥에 혈전이 형성되는 것이다. 이로 인한 혈관 폐색 및 혈전증은 심근의 저산소증 및 괴사를 유발한다. 심근 저산소증은 관상동맥 경련 또는 박리성 대동맥류에 의해 유발될 수도 있다. 완전한 괴사는 몇 시간에 걸쳐 발생한다. 괴사 영역 주위에 허혈이 발생한다. 심근 손상은 수축 장애 및 다양한 부정맥을 유발하고 이는 이차적으로 심근 조직의 불안정과 전도 결함을 유발한다. 경색의 위치와 크기는 영향을 받는 관상동맥과 폐색이 발생한 위치에 따라 다르다. AMI는 종종 심근의 전벽을 감싸고 있는 좌전하행 관상동맥의 폐색으로 인해 발생한다.

Non-STEMI는 관상동맥에 의해 혈액을 공급받는 심근세포의 괴사를 유발하는 혈전에 의한 간헐적 폐색과 관련이 있다. 혈전이 커지면 색전이 생겨 결국 관상동맥 미세혈관을 막아 심장 효소가 약간 상승한다. 불안정형 협심증의 근본적인 병리학적 변화는 죽상경화반의 혈전에 의한 부분 폐쇄이다. Non-STEMI 또는 불안정 협심증 환자는 심근경색증으로 진행될 위험이 높다.

관상동맥 또는 동맥이 좁아지거나 막히면 심근이 저산소 상태가 되어 종종 전형적인 흉골하부 불편감 또는 흉통을 유발한다. 통증은 흔히 짓눌리는 듯한, 타는 듯한, 날카롭거나 묵직하다로 묘사된다. 모든 환자가 전형적인 징후와 증상을 보이는 것은 아니다. 일부는 심장 질환과 쉽게 연관되지 않는 모호한 증상을 가지고 있다. 따라서 신속한 평가 및 병력을 수집하는 것이 필수적이다. 추가 정보는 고위험군을 식별하고 이들에게 적시에 적절한 치료를 제공하는 데 매우 중요하다. 통증이 있는 경우 몇 분에서 몇 주까지 지속될 수 있으며 위치도 다양할 수 있다. 국소적 저산소증, 젖산 축적, 저산소성 심근의 반응은 경험하는 통증 강도와 연관이 있다. 통증은 흉골하 부위에 국한되거나 턱이나 왼팔 아래로 방사될 수 있다. 관련 증상으로는 횡격막 신경이 자극되면 메스꺼움, 구토, 발한 및 딸꾹질이 포함된다.

AMI 환자는 심장수축력이 좋지 않아 혈압이 낮아지고 심박출량이 감소할 수 있다. 나트륨과 수분 저류는 심박출량 감소와 정맥압 증가로 인해 발생할 수도 있다. AMI가 발생하면 심실 부전이 발생할 수 있다. 심한 심실 부전은 일회박출량을 감소시키고 심실 이완기 압력을 증가시키며 교감 신경 반응은 말초로의 혈류를 감소시킨다. 신장으로 가는 혈류가 감소하면 사구체 여과율(GFR, glomerular filtration rate)이 낮아진다. 감소된 GFR은 신장 세포가 레닌을 생성하도록 자극하여 안지오텐신 수치를 높이고 알도스테론을 분비하게 한다. 증가된 알도스테론 및 감소된 GFR은 나트륨 및 수분 저류 및 간질 부종을 유발한다.

급성 관상동맥 증후군 환자 사정

Patient Assessment for Acute Coronary Syndrome

ACS의 증상을 경험하는 환자의 즉각적인 평가는 증상이 시작된 후 첫 1시간 내에 심실 세동의 발생률이 증가하기 때문에 중요하다. 환자가 심각한 상태를 부인하고 치료를 미루는 것이 일반적이다. 대부분의 환자는 증상이 시작될 때 휴식을 취하거나 중간 정도의 활동만 한다. AMI를 나타내는 흉통은 보통 심하고 30분 이상 지속되며 휴식을 취하거나 니트로글리세린(nitroglycerin)과 같은 혈관 확장제로 완화되지 않는다. 아이러니하게도 AMI 환자의 최대 20%는 흉통을 느끼지 않는다. 당뇨병 환자는 신경병증에 걸리기 쉽고 통증을 느끼지 않을 수 있다. 85세 이상의 환자에서 AMI의 전형적인 증상은 호흡 곤란이다. 심장 이식을 받은 환자는 이식 중에 통증 수용체의 신경이 제거되기 때문에 흉통을 경험하지 않을 수 있다.

환자의 흉통에 대해 신속하고 정확한 병력을 확보하는 것은 중요하다. PQRST 니모닉은 필요한 모든 정보를 얻을 수 있는 체계적이고 조직적인 방법이다. 또한 협심증이 의심되는 환자는 협심증과 AMI를 감별 진단해야 한다. 협심증은 안정형과 불안정형의 두 가지로 나뉜다(표 23-6). 전형적인 협심증으로 알려진 안정형 협심증은 운동이나 긴장된 활동 중이나 후에 예측 가능한 흉통이 발생한다. 불안정형 협심증의 두 가지 범주는 전형적인 불안정형 협심증과 프린츠메탈 협심증(Prinzmetal angina)이다. 경색 전 협심증이라고도 하는 전형적인 불안정 협심증의 발작은 일반적으로 지속시간이 길어지고 빈도가 증가하며 각 상황마다 악화된다. 전형적인 불안정형 협심증은 좌주(left main) 관상동맥 및 근위 좌전하행 관상동맥 질환과 관련이 있다. 전형적인 불안정형 협심증 환자의 50%는 관상동맥이 완전히 또는 거의 폐쇄(70~100% 협착)된다(그림 23-7). Prinzmetal 협심증 또는 변이형 협심증은 환자가 휴식을 취할 때 흉통이 발생하며 일반적으로 매일 같은 시간에 발생한다.

환자의 통증을 평가하는 것 외에도 발한, 메스꺼움, 구토, 소화 불량, 호흡 곤란, 심계항진 또는 현기증과 같은 관련 증상이 있는지 확인한다. 적절한 병력 청취와 투약력(처방전, 비처방전, 비타민 및 약초 제제) 확인이 매우 중요하다. 환자가 복용하는 모든 약물을 아는 것은 흉통의 다른 가능한 원인을 감별하는 데 귀중한 정보를 제공할 수 있다(감별 진단). 예를 들어, H_2 차단제, 제산제, 수크랄페이트 및 비스테로이드성 항염증제와 같은 약물은 열공 탈장, 위궤양 또는 소화성 궤양, 췌장염, 식도 경련, 말로리-바이스 증후군(Mallory-Weiss syndrome), 부르하버 증후군(Boerhaave syndrome) 같은 위장 질환이나 외상 후 근골격계 통증, 퇴행성 디스크 질환, 명치 통증, 늑연골염, 몬도르병 및 대상 포진 후 증후군으로 발생하는 통증을 심인성 통증과 구별하는 데 도움이 될 수 있다. 표 23-7은 흉통과 자주 관련된 일반적인 병인 요인을 나열한다.

AMI 환자 사정에서 일반적으로 환자는 급성으로 안 좋아 보인다. AMI의 혈역학적 영향 때문에 환자는 다양한 심박수와 부정맥을 가질 수 있다. 이러한 환자는 낮은 심박출량 및 교감신경 자극 또는 수축력 장애로 인해 이차적으로 고혈압을 보일 수 있다. 제1심음은 심근 수축력 감소로 인해 감소하고 제2심음은 폐동맥 압력 증가로 인해 증가할 수 있다. S_3 소리(갤럽)

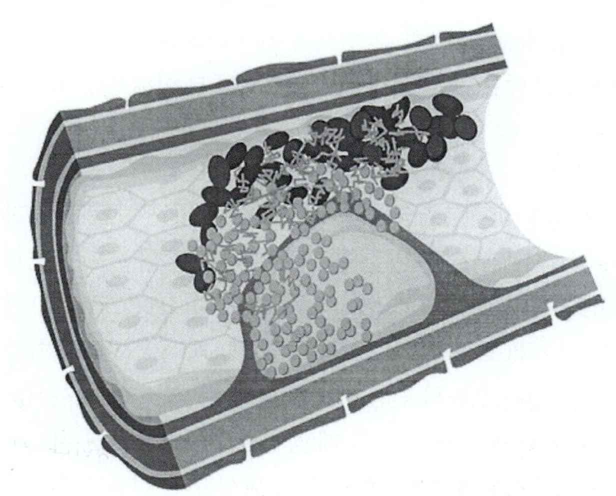

그림 23-7 혈전 생성

(From Roetting M, Tanabe P. Emergency management of acute coronary-syndromes. *J Emerg Nurs.* 2000;26(6 suppl.):S1-S42.

표 23-6 협심증의 감별 진단

특징	안정형 협심증	불안정형 협심증
통증의 부위	흉골하: 턱, 목, 팔과 등으로 방사통 가능	흉골하: 턱, 목, 팔과 등으로 방사통 가능
통증 기간	1~5분	5분; 자주 발생
통증의 특징	쑤시는, 쥐어짜는 듯한, 걸린 듯한, 타는 듯한	안정형 협심증과 동일하나 강도가 심함
다른 증상	일반적으로 없음	발한; 허약감
통증 악화요인	운동; 활동; 식사; 추운 날씨; 기대는 자세	운동; 활동; 식사; 추운 날씨; 기대는 자세
통증 완화요인	휴식; 니트로글리세린; 이소소르바이드(isosorbide)	니트로글리세린; 이소소르바이드(isosorbide)는 부분적 완화만 가능
ECG	일시적 ST 분절 하강; 통증 완화와 함께 사라짐	ST 분절 하강; 종종 T 파 역위; 심전도는 정상일 수 있음

ECG, electrocardiogram.

는 심실 확장과 심실내 압력 증가의 결과로 나타날 수 있다. 새로운 수축기 잡음의 존재는 허혈성 승모판 역류 또는 심실 중격 결손을 시사한다.

일시적인 심낭 마찰음은 진행되는 괴사의 염증 반응에 의해 이차적으로 발생할 수 있다. 또한 좌심부전(HF)으로 인한 교대 맥박이 있을 수 있다. 경정맥 팽창은 혈액이 경정맥으로 역류하여 발생한 울혈로 압력이 높아져 발생된다. 이것은 환자가 45도 각도로 앉았을 때 관찰될 수 있다. 이 환자들은 또한 심근 조직의 염증 및 괴사로 인해 체온이 상승할 수 있다.

환자는 종종 발한과 불안을 나타낸다. 발한은 자율신경계 반응과 관련이 있는 반면 불안은 통증, 열 또는 두려움으로 인한 것일 수 있다. 환자가 두려움이나 공포를 느끼는 것은 일반적이다. 청색증이 존재할 수 있으며 이는 감소된 산소 헤모글로빈 농도와 말초혈관계로의 혈액 공급 감소로 인해 발생한다.

심전도 Electrocardiogram

ECG의 변화는 관상동맥 폐색의 위치, 심근 허혈 및 조직 괴사의 존재에 관한 정보를 제공한다. ECG의 유도는 ECG 신호가 나타내는 심장 영역을 결정한다(그림 23-8, 그림 23-9). ECG의 변화는 심근 손상이나 허혈로 인해 이차적으로 전류 흐름의 변화가 보일 때 발생한다(그림 23-10). 전류가 유도 쪽으로 흐를 때 상향 편향이 발생하고 전류가 유도에서 멀어지면 하향 편향이 발생한다. 전류가 유도에 수직으로 흐르면 이상 ECG 편향이 발생한다. 그림 23-11에서 그림 23-14는 심근경색에 따른 ECG 변화를 보여준다. 주기적 ECG검사는 AMI 진단을 확인하기 위해 환자 사정, 병력 및 기타 진단 검사와 함께 사용되는 중요한 도구이다. 한번 검사한 ECG는 단독으로 진단에 사용할 수 없다. ECG 결과는 민감도가 50%로 ECG 변화는 다른 조건에서도 발생할 수 있다.

S파의 끝과 T파의 시작 사이의 분절(ST 분절)의 상승은 심근 손상을 나타내며 관상동맥 폐색 후 몇 분 후에 발생한다. 심근경색의 ECG 변화는 **표 23-8**에 나와 있다. 적어도 2개 이상의 유도에서 ST 분절의 높이가 1 mm 이상이거나 두 개 이상의 유도에서 비정상적인 Q파가 관찰되는 경우 새로운 전벽층 심근경색이 발생한 것이다. ST 분절은 경색 후 24시간 동안 상승된 상태를 유지할 수 있다. 병리학적 Q파(너비가 0.04초 이상이고 전체 QRS 높이의 최소 25% 이상 깊이)는 24시간 이내에 발생하며 비가역적 심근 세포 사멸을 나타낸다. T파 역전은 허혈이 시작된 후 6~24시간에 발생하며 수개월에서 수년 동안 지속될 수 있다. T파 역전이 있는 경우에도 저산소증을 고려해야 한다. ST분절이 1 mm 이상 함몰된 경우에도 AMI와 관련될 수 있다. 상호 변화(ST-분절 함몰 및 뾰족한 T파)는 손상된 영역 반대편의 ECG 유도 영역에서 볼 수 있다. 고칼륨혈증은 높고 뾰족한 T파를 나타내며 즉시 중재되어야 한다(**박스 23-1**).

안정형 협심증이 있는 환자는 ST 분절이 저하를 보일 수 있는 반면, 불안정형 협심증과 프린츠메탈 협심증에서는 ST 분절 상승이 발생할 수 있다. 심낭염은 많은 유도에서 ST 분절 상승이 관찰되며, 출혈성 뇌졸중은 T-파 역전과 관련되며, 심실 동맥류는 ST 상승과 관련될 수 있다.

Q파의 존재는 전벽층 심근경색과 관련이 있다. 그러나 현재 연구에 따르면 Q-파(STEMI) 및 비-Q-파(non-STEMI) 경색은 모두 경벽 또는 심내막하를 침범할 수 있다. 일반적으로 Q파 경색은 넓은 영역의 심근괴사, 더 높은 효소 수치, 최근에 발생한 관상동맥 혈전증, 빈번한 구토, 울혈성 심부전, 전도 결함, 부정맥, 우회순환 부재와 관련이 있다. Non-STEMI는 하부(II, III, aV_F), 외측(I, aV_L, V_5, V_6) 또는 전방(V_1~V_6) 유도에서 ST 분절 하강과 상승된 심장 효소 수치로 진단된다. ST 분절 상승은 Q파 경색과 대부분 관련이 있다.

하부 또는 외측 AMI가 의심되는 모든 환자는 우심실 경색에 대해 평가되어야 한다. 우심실 경색은 우측 관상동맥의 폐쇄로 인한 하벽부 심근경색 환자의 40%에서 나타난다. ECG 변화는 V_1에서 독립적 ST 분절 상승 또는 V_1에서 V_4까지의 ST 상승이 포함될 수 있다. 우심실 경색을 결정하는 보다 신뢰할 수 있는 방법은 우심실 유도(V_{3R}~V_{6R})를 사용하는 것이다. 그림 23-15a와 **박스 23-2**는 우심실 유도 배치를 보여준다. V_{4R}유도를 사용하면 우측 관상동맥 폐쇄에 대한 민감도가 높다.

후벽 경색의 ECG 변화(V_1~V_4까지의 ST 함몰)는 후벽 부분 반대편인 전벽의 상호 변화를 나타낸다. 다른 변화는 V_1과 V_2에서 0.04초보다 지연된 R파와 V_1과 V_2에서 더 큰 R/S 비율이 보인다. 추가 평가에는 후방 ECG 유도(V_7 ~ V_9, 그림 23-15b 및 **박스 23-2** 참고)가 포함될 수 있다.

표 23-7 흉통의 감별진단에서 고려해야 할 병인학적 요인

	P	Q	R	S	T
병인학적 요인	*촉발/완화*	*질*	*방사/부위*	*중증도/증상*	*시간/일시적*
허혈성/협심증	촉발 요인: 노력과 관련된 활동, 과식, 정서적 스트레스 완화 요인: 활동 감소 또는 중단, 니트로글리세린으로 완화, 휴식으로 완화	조이는 듯한, 타는듯 한, 깊은, 수축하는 통증	후흉골 손바닥 크기의 부위 통증은 왼쪽 어깨, 왼손(특히 네 번째, 다섯 번째 손가락), 상복부, 기관 후두쪽 절대 눈높이보다 높은 영역으로 방사되지 않음	관련 증상: 심한 발한, 쇠약, 숨가쁨, 메스꺼움, 구토	통증의 점진적 시작은 최대 강도의 통증에 이르게 하며 일반적으로 협심증의 통증은 1~5분간 지속됨
심근경색	촉진 요인: 노력과 관련된 활동, 과식, 정서적 스트레스	심각한 가슴 통증	흉통: 등, 턱 또는 왼팔에 통증이 있을 수 있음	관련 증상: 심계항진, 호흡 곤란, 발한, 메스꺼움, 구토, 현기증, 쇠약, 임박한 죽음의 느낌	보통 통증은 30분 이상 지속됨
심낭염	촉진 요인: AMI 이후에 발생할 수 있으며, 바이러스, 콜라겐, 혈관장애와 관련될 수 있음	흉통은 둔하거나 으스러지는 유형	목, 팔 또는 어깨에 방사되는 전방 흉통, 흡기가 길어지거나 깊어지면 통증이 심해짐	관련 증상: 발열(i.e., 101°~102℉ 또는 38.3°~38.9℃); 심낭마찰; ECG: ST-분절 상승 V_1 및 aV_R 제외	몇시간에서 며칠동안 지속
대동맥 박리	갑작스러운 발병	찢어지는 듯한 양상의 심한 통증	앞가슴과 뒷가슴 종종 전방 흉부에서 견갑골 내 영역 또는 복부로 방사 대동맥 박리의 진행에 따라 통증이 이동할 수 있음	관련 증상: 호흡 곤란, 빈호흡, CHF (박리로 인한 대동맥판 역류로 이차성) 동맥박리와 관련된 CVA, 실신, 하반신 마비, 맥박 손실 갑작스러운 실신	갑작스러운 발병
식도 장애(식도 역류, 식도 경련)	촉발 요인: 종종 운동이나 음식(과식, 매운 음식, 산성 음식, 찬음식) 또는 에탄올 섭취에 의해 유발	타는 듯한 또는 작열감, 압박감 있는 심한 통증	목, 귀, 턱 또는 하복부로 방사	관련 증상: 연하 곤란, 흡인	수분에서 수일
코카인 유발	촉진 요인: 코카인 사용 완화 요인: 니트로글리세린	날카로운, 무거운, 가슴 압박을 동반한 심한 통증	양쪽 팔로 방사되는 흉골 아래쪽의 통증	관련 증상: 빈맥, 심계항진, 발한, 구역, 현기증, 실신, 호흡 곤란	코카인 사용 후 1~6 시간 후
관상동맥우회술(CABG)로 인한 내유방동맥(IMA) 채취	촉진 요인: CABG 환자의 이식을 위한 IMA 사용	경증에서 중증의 흉통, 작열감, 따끔거림 및 둔한 유형의 통증	전방 흉부, 전체 흉벽에 걸쳐 방사될 수 있으며, 특히 이식 부위에 걸쳐 목이나 겨드랑이로 방사될 수 있음	관련 증상: 무감각, 흉골 촉진 시 압통, 절개선을 따라 감각 과민, 흉골의 치유 지연	지속적인 통증 쏘이는 듯한 통증은 몇 초 동안 지속될 수 있으며 하루에 여러 번 발생할 수 있음
승모판 탈출증	완화 요인: 누운자세에서 완화, 니트로글리세린 사용으로 완화되지 않음	날카로울 수 있으나 주로 둔하게 아픔	비후방 흉통	관련 증상: 수축기 잡음, 설명할 수 없는 호흡 곤란, 쇠약, 수축기 딸깍 소리	발병은 갑작스럽거나 재발할 수 있음 몇 초 동안 지속 또는 며칠 동안 지속될 수 있음

-계속

표 23-7 흉통의 감별진단에서 고려해야할 병인학적 요인

	P	Q	R	S	T
병인학적 요인	*촉발/완화*	*질*	*방사/부위*	*중증도/증상*	*시간/일시적*
5-플루오라실(5-FU) 치료	촉진 요인: 5-FU주입 후 완화 요인: 니트로글리세린으로 완화	경증에서 중증 통증	가슴 중앙에 통증, 왼쪽 어깨와 왼쪽 팔로 방사	관련 증상: 메스꺼움, 구토, 빈맥, 고혈압	5-FU 주입 몇 시간 후 발생 치료 중에는 흉통 없음
자발성 기흉	COPD, 만성 천식	날카롭고 찌르는 중등도에서 중증 통증	일반적으로 전체 폐 부위의 통증(반흉부), 등과 목으로 방사	관련 증상: 호흡음 감소 또는 부재, 흉부 방사선 사진상 기흉	치료하지 않으면 통증이 지속됨
빈맥성 부정맥	촉진 요인: 불안, 디기지탈리스 독성, 운동, 기질성 심장질환 완화 요인: 항부정맥제, 전기적 치료, 미주신경 자극법	날카롭고 찌르는 듯한 유형의 흉통 심계항진 중 박동 건너뜀이 있을 수 있음	전흉부 통증	관련 증상: 쇠약, 피로, 혼수, 두근거림, 현기증	발병 시 발작 몇 시간 동안 짧게 지속됨
불안 장애	우울증 또는 불안의 병력이 있을 수 있음	통증은 모호함, 비활성화 되기도 함	앞쪽 가슴 또는 복부	관련 증상: 호흡 곤란, 피로, 식욕부진	몇 시간 또는 며칠 동안 지속
글루타민산나트륨	글루타민산나트륨이 많은 음식 섭취 시 발생	타는 듯한 가슴 통증	후방 흉골 통증	관련 증상: 안면 통증, 메스꺼움, 구토	식사 직후 또는 식사 후 몇 시간까지 발생
근골격계	촉진 요인: 흡기 또는 근골격 운동으로 인한 통증	전신 통증, 경직, 압통, 부종	전흉벽의 압통	휴식을 취해도 완화되지 않는 지속적인 흉통	통증 지속시간은 일반적으로 협심증과 관련된 통증보다 김

AMI, 급성 심근경색; *CHF*, 울혈성 심부전; *COPD*, 만성 폐쇄성 폐질환; *CVA*, 뇌혈관 사고/손상; *ECG*, 심전도

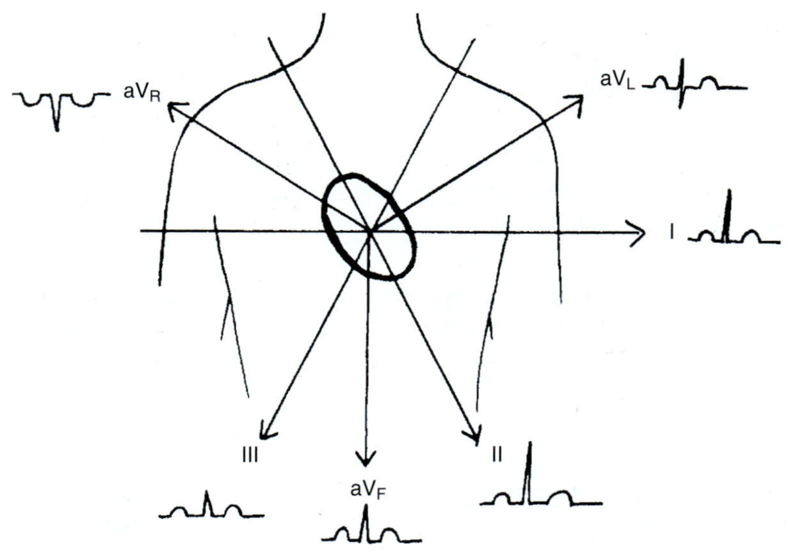

그림 23-8 6개의 사지 유도(유도 I, II, III, aV_R, aV_L, 및 aV_F)는 일반적으로 그림과 같다.

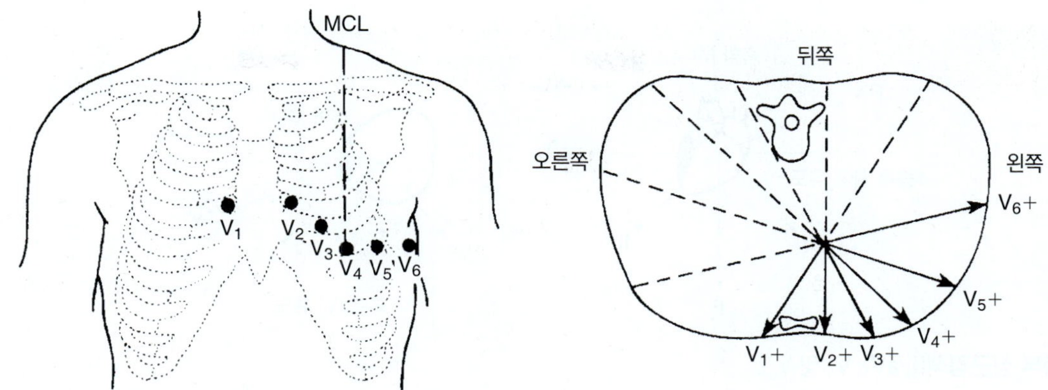

그림 23-9 **전흉부 또는 흉부(V_1~V_6) 유도.** *MCL*, 수정된 흉부 유도

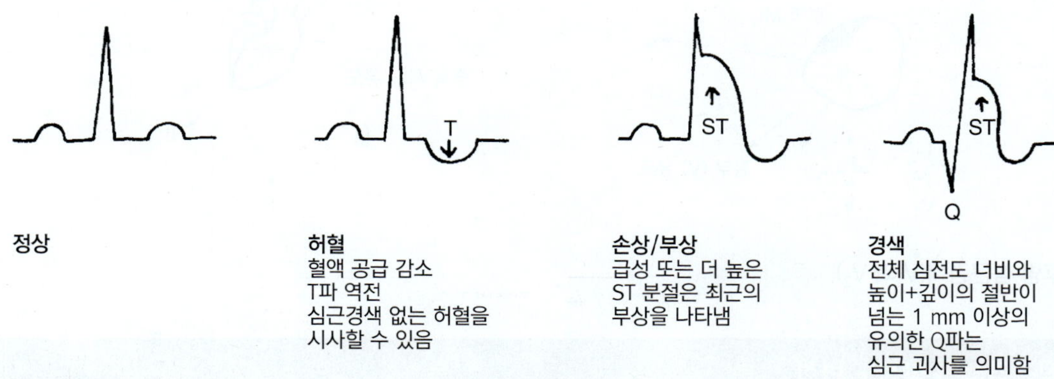

그림 23-10 **심전도 변화**

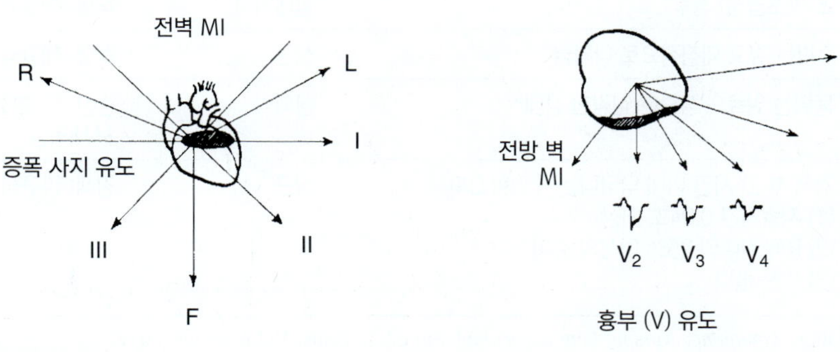

그림 23-11 **전방 심근경색(V_2, V_3 과 V_4).**

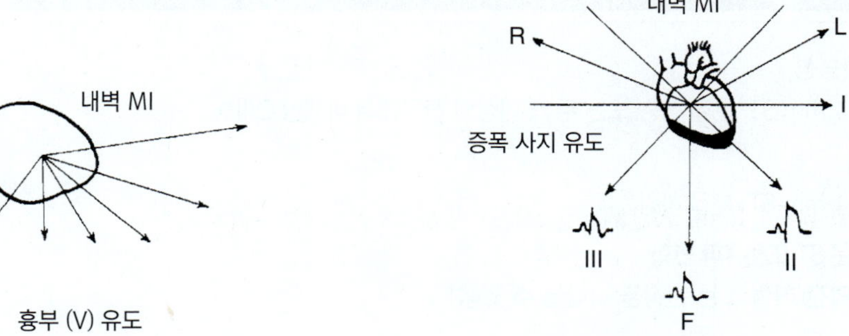

그림 23-12 **하부 심근경색(II, III 및 aV_F).**

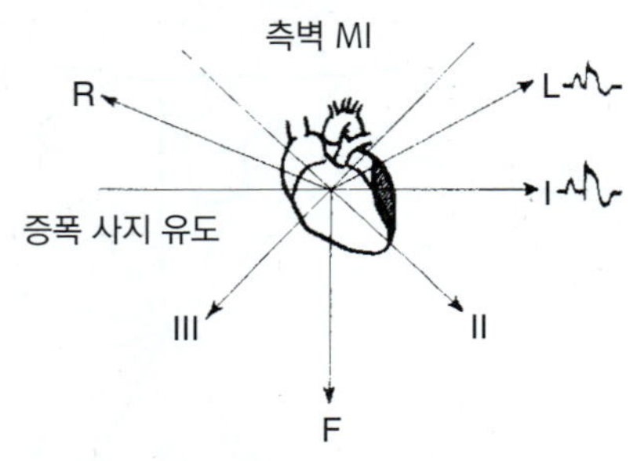

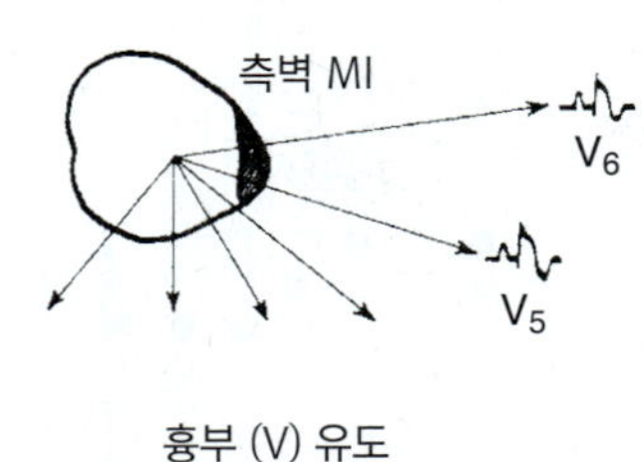

그림 23-13 측부 심근경색(I, aV_1, V_5 및 V_6).

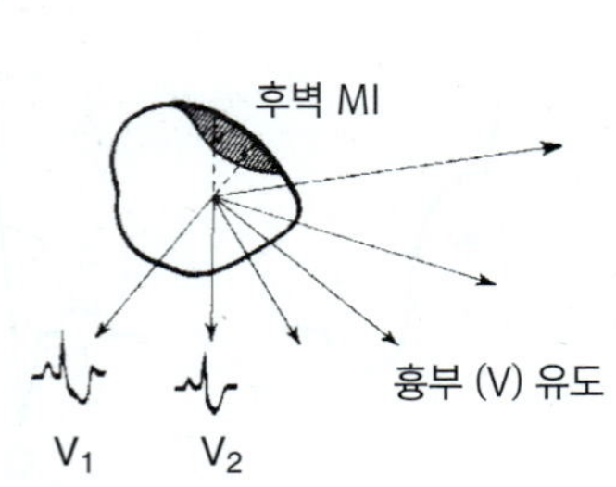

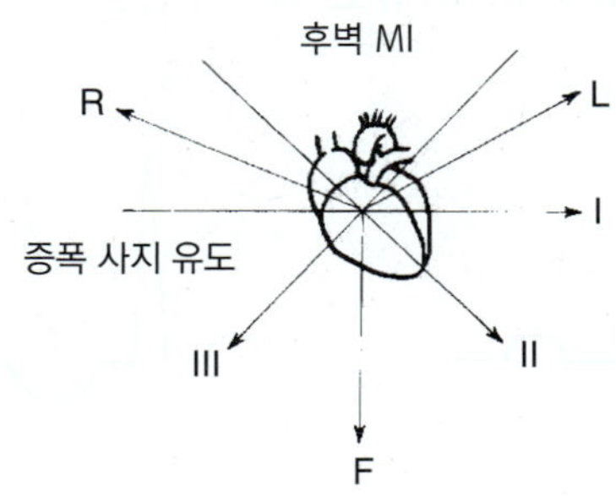

그림 23-14 후방 심근경색(V_1과 V_2).

표 23-8 심근경색의 심전도 변화

ECG 징후	발병/형태	손상 부위	의미
높고 뾰족한 T파	초기(초급성) 징후	심내막하	허혈; 해결되면 사라짐
T파 역전	T 파는 깊고 대칭적으로 나타남	심근	허혈; 해결되면 사라짐
ST분절 상승	등위선 위로의 상승은 심각한 상태	심외막	손상: ST 분절은 몇 시간 또는 며칠 내 다시 내려감
유의한 Q파	경색 후 24시간 이내 나타나는 유의한 Q파 (1) 지속시간 0.04초 이상 (2) R파 깊이의 25% 이상의 깊이 (3) 또는 둘다	심근	경색; 영구적

From Emergency Nurses Association. *Emergency Nursing Core Curriculum.* 7th ed. St Louis, MO: Elsevier; 2017.

박스 23-1 유의미한 ECG 변화의 기준

새로운 전층(경벽) AMI 가능성

≥ 두 개 유도 이상에서 ≥1 mm ST-분절 상승 또는 두 개 이상의 전극에서 비정상 Q파

변화/새로운 긴장 및 허혈

≥ 두 개 유도 이상에서 ≥1 mm ST-분절 하강

긴장 및 허혈로 인한 새로운 ST 또는 T파 변화

ST 하강 <1 mm 및 T파 역전(허혈 또는 긴장을 나타낼 수 있음)

AMI, Acute myocardial infarction; *ECG*, electrocardiogram.

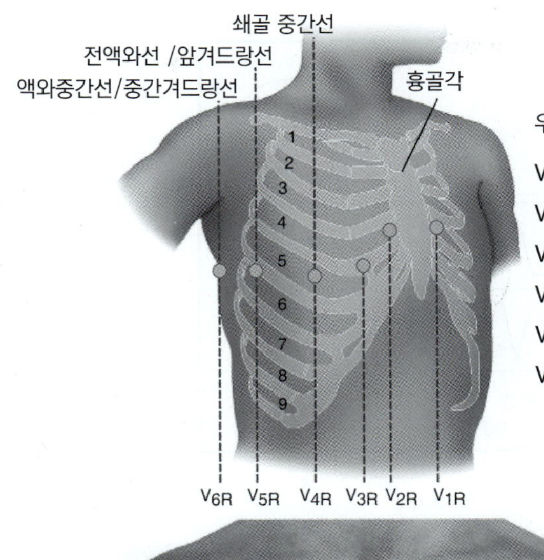

우측 흉부 리드

V_{1R}: 왼쪽 흉골 경계의 4번째 늑간강(ICS) (V_2)와 동일

V_{2R}: 오른쪽 흉골 경계에 있는 4번째 ICS (V_1)과 동일

V_{3R}: V_{2R}와 V_{4R} 중간

V_{4R}: 5번째 ICS의 오른쪽 쇄골 중앙선

V_{5R}: V_{4R}과 같은 수평 높이에 있는 오른쪽 앞겨드랑선

V_{6R}: V_{4R}과 같은 수평 높이에 있는 오른쪽 앞 중간겨등랑선

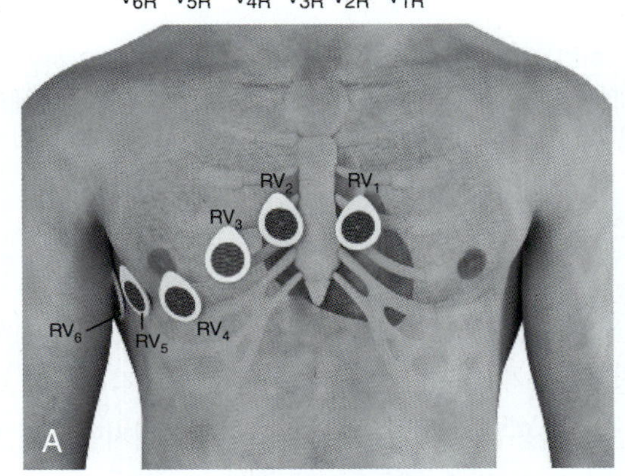

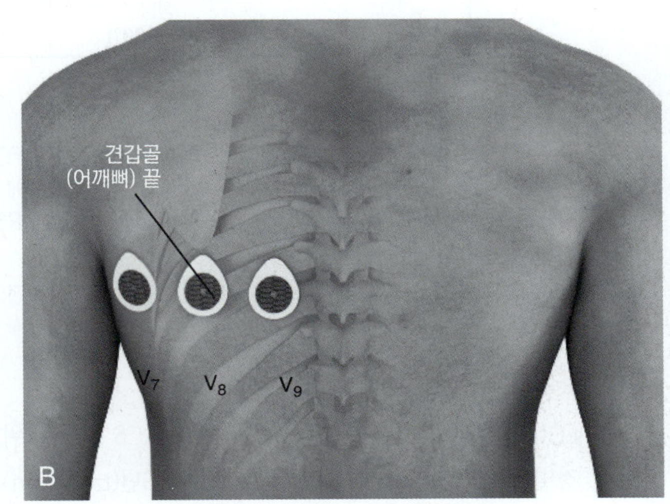

그림 23-15 **우심실** (A) 후벽면, (B) 심전도 유도 부착 부위 (컬러 삽화 744p 참고)

지속적인 ECG 모니터링은 AMI 환자에게 필수적이다. 두개 이상의 유도 혹은 연속적 ST분절 모니터링은 ECG의 변화를 감지하고 부정맥을 식별하는 데 사용할 수 있다. Wide-complex QRS 리듬을 진단하는 데 사용하는 가장 좋은 유도는 MCL1 및 MCL_6이다. 사지 유도와 심와부 유도의 조합은 관상동맥의 추가 폐색과 이와 관련된 ST 분절 변화를 감지하고 부정맥을 감지하는 데 유용하다. 병상 내 모니터링이 허용되는 경우 V_1, I 및 aV_F 유도의 조합을 통해 ECG 축을 빠르게 평가할 수 있다. 그림 23-16은 유도 I 및 aV_F를 기반으로 하는 축의 개요를 제공한다. Wide-complex QRS 리듬이나 부정맥에서 축의 평가는 심실상 부정맥과 심실 부정맥을 구별하는 데 도움이 된다. III, V_3 및 V_5 유도는 좌전하향지(LAD, left anterior descending) 관상동맥을 반영하고 II, III 및 aV_F 유도는 우측 관상동맥을 반영한다. V_1에서 V_6까지의 유도는 좌전하향지 동맥을 반영하며, V_5 및 V_6 유도는 좌전하향지 또는 좌측 굴절(left circumflex) 관상동맥을 반영한다. I 및 aV_L 유도는 좌측 굴절(left circumflex) 동맥과 좌전하향지 동맥을 반영한다. 다중 유도 ECG 모니터링 및 지속적인 ST 분절 모니터링은 보다 일반적이 되었으며 응급 간호사가 이러한 판독 값을 정확하게 해석할 수 있어야 한다.

박스 23-2 우심실 및 후면의 유도 부착 위치

우심실 유도

V_{3R} = V_1 과 V_{4R} 사이
V_{4R} = 다섯 번째 늑간 공간 오른쪽 쇄골중앙선
V_{5R} = 다섯 번째 늑간 공간 오른쪽 앞겨드랑선
V_{6R} = 다섯 번째 늑간 공간 오른쪽 중간겨드랑선

후면 유도

V_7 = 다섯 번째 늑간 공간 후방 겨등랑선
V_8 = V_7 과 V_9 사이 다섯 번째 늑간
V_9 = 척주 옆 다섯 번째 늑간

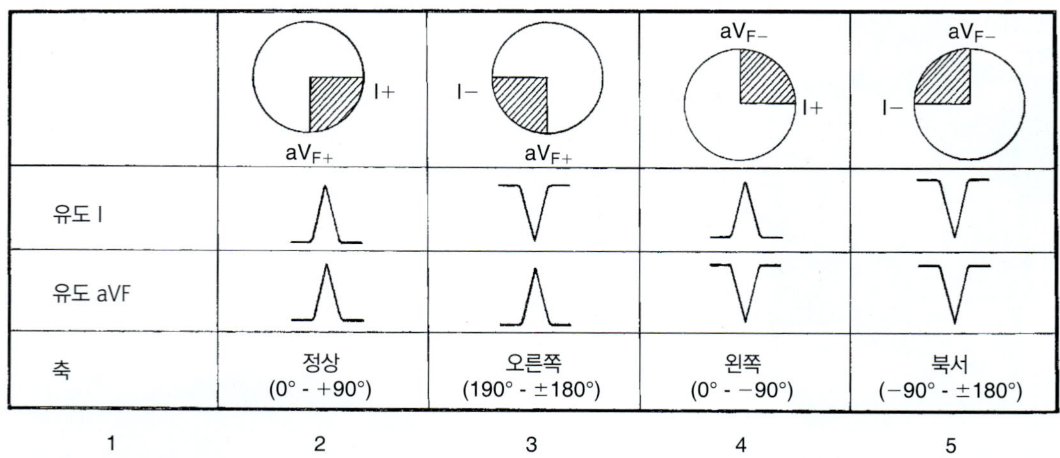

그림 23-16 QRS 축의 결정. (1) 유도 I 및 aV_F에서 우세한 QRS 극성을 확인한다. (2) 빈맥 중 QRS가 I 및 aV_F에서 주로 양성인 경우 축은 0도에서 90도까지 정상 사분면에 속한다. (3) 만약 I 에서 음이고 aV_F에서 양인 경우 우측 편위를 나타낸다. (4) I 에서 우세하게 양성이고, aV_F에서 음성이면 좌측 편위를 나타낸다. (5) QRS가 I 및 aV_F 모두에서 주로 음성인 경우, 심실 빈맥을 진단하는 확실한 비정상적인 "북서" 편위를 나타낸다.

(Modified from Drew BJ: Bedside electrocardiographic monitoring. *Heart Lung*. 20:610, 1991.)

심장효소 검사 Cardiac biomarkers

ECG 모니터링 외에도 심장효소 검사는 ACS 진단을 위한 정밀검사의 일부이다. 심장 특이적 트로포닌(troponin)은 근육의 근원섬유에서 발견되는 단백질이다. 심장 특이적 트로포닌에는 트로포닌 I 및 트로포닌 T 두 가지 형태가 있다. 둘 다 심근 수축에서의 역할 때문에 심장 근육에 매우 특이적이다. 트로포닌 T는 AMI 후 3~12시간에 감지할 수 있으며 12~48시간에 최고조에 달하고 10~14일 후에 정상으로 돌아간다. 트로포닌 I은 빠르면 3~12시간에 측정할 수 있으며, AMI 후 10~24시간에 최고조에 달하고 3~7일 후에 정상으로 돌아간다.

괴사성 심근에서 방출된 심장 표지자에는 CK 및 CK-MB가 포함된다. 이는 한때 AMI의 최종 진단을 위한 지표였다. 그러나 CK-MB는 상승하는 데 4~12시간이 걸릴 수 있다. 트로포닌 I 및 T 검사의 심장 특이성 때문에 미오글로빈(myoglobin) 검사와 함께 CK-MB는 AMI 또는 NSTEMI 진단에 더 이상 권장되지 않는다. 응급 간호사는 각 병원에서 측정된 심장 표지자의 정상 범위에 대해 잘 알고 있어야 한다.

ACS 환자에 대한 추가 검사에는 폐렴, 기흉, 외상 및 악성 종양과 같은 흉통의 다른 원인을 배제하기 위해 흉부 영상 검사가 포함된다. 흉부 영상 검사는 또한 심장 비대 및 폐 울혈의 유무를 확인하는 데 유용하다. 어떤 상황에서는 심장초음파가 심근 벽 운동, 판막 이상 및 중격 결손을 평가하는 데 사용될 수 있다. AMI의 진단은 아니지만 심장초음파는 심근 손상 정도를 결정하는 데 유용하다. 광범위한 심근 손상은 환자를 심부전 및 심인성 쇼크와 같은 합병증의 위험에 빠뜨린다. 관상동맥 컴퓨터 단층촬영 혈관조영술은 ACS 증상이 있는 환자를 평가할 때 운동부하 검사보다 더 효율적이고 저렴하다. 이 진단 절차의 목적는 ECG가 정상이고 심근 표지자가 음성인 환자에서 급성 관상동맥 죽상동맥경화증을 배제하는 것이다.

환자 관리 Patient Management

AMI가 의심되는 환자에 대한 접근 방식은 체계적이어야 한다. 환자의 현재 상태를 평가함과 동시에 환자의 병력을 확인하고 기본 중재 및 진단 검사를 시작하는 것은 최종 치료가 적시에 시행되게 하는 필수 요소이다. 시간이 매우 중요한 요인임을 잊지 말아야 한다.

지속적인 평가에는 주기적 혈압 측정, 지속적인 ECG 및 맥박 산소 측정 모니터링이 포함된다. 또한 통증 유무와 통증의 강도, 위치 및 방사통에 대한 사정과 재평가는 환자 치료의 중요한 구성 요소이다. 모든 중재 후에는 환자의 반응을 평가하여 원하는 결과가 달성되었는지 확인하는 것이 중요하다.

호흡 곤란이 있거나 산소 포화도가 90% 미만인 환자는 산소를 보충해야 한다. 산소 공급을 유지할 수 없거나 환자가 산증을 나타내는 경우 기관삽관 및 기계적 환기의 적응이 된다.

초기 평가 후 금기 사항(예: 알레르기, 활동성 위장관 출혈)이 아니라면 아스피린을 경구로(씹어서) 투여해야 한다. 환자가 경구용 아스피린을 삼킬 수 없는 경우, 직장용 아스피린 좌약을 1회 투여할 수 있다. 아스피린의 경구 권장량은 비장용성 코팅 정제 160~325 mg이다. 환자가 아스피린에 "알레르기"가 있는 경우, 티카그렐러(ticagrelor), 클로피도그렐(clopidogrel), 프라수그렐(prasugrel)과 같은 다른 경구용 항혈소판제를 고려할 수 있다. 항응고제 치료는 헤파린(heparin)이나 에녹사파린(enoxaparin)과 같은 저분자량 헤파린을 정맥 투여하는 것이다.

니트로글리세린(nitroglycerin)은 금기 사항이 없는 환자의 협심증 및 AMI와 관련된 흉통 치료에 적극 권장되는 약물이다. 니트로글리세린은 0.3 mg 또는 0.4 mg 설하 투여나 스프레이로 투여할 수 있다. 1정 또는 스프레이를 5분마다 최대 3회 투여한다. 니트로글리세린은 관상동맥을 확장하고 말초 정맥을 확장하여 후부하를 감소시키며, 심장으로의 정맥혈 복귀를 감소시켜 전부하를 감소시킨다. 수축기 혈압(SBP)이 100 mmHg보다 낮다면 니트로글리세린을 일반적으로 투여하지 않는다. 설하 니트로글리세린 투여가 효과가 없으면 니트로글리세린을 정맥주사할 수 있다.

흉통 치료를 위한 또 다른 약물은 모르핀 황산염(morphine sulfate)이다. 모르핀(morphine)이나 펜타닐(fentanyl)과 같은 아편류는 질산염이 효과가 없을 때 사용된다. 아편류 진통제인 모르핀은 가슴 통증과 불안을 모두 완화시켜 심근의 산소 소비량을 줄인다. 모르핀 투여 후 호흡 상태와 혈역학적 반응을 주의 깊게 모니터링한다.

경피적 관상동맥 중재술 Percutaneous coronary intervention

경피적 관상동맥 중재술(PCI)은 AMI 환자의 폐색된 관상동맥에 혈류를 재관류시키기 위해 심혈관조영실에서 수행되는 일련의 침습적 시술이다. PCI 중재가 이전의 표준 치료였던 섬유소용해요법보다 환자의 예후를 개선했다는 근거가 입증되었다. STEMI 환자의 경우 응급실 도착부터 관상동맥 중재까지의 표준 시간은 90분이다.

응급 간호사는 PCI 절차와 스텐트 유지에 대해 잘 알고 있어야 한다. 스텐트 개방 상태를 유지하기 위한 약물 요법을 준수하지 않는 환자는 스텐트 폐쇄로 인한 ACS 증상으로 응급실에 다시 내원할 수 있다. 대부분의 환자는 시술 전과 시술 후 24시간 동안 당단백질 IIb/IIIa 억제제를 정맥주사로 투여받는다. 이후 경구용 항혈소판제의 투여로 대체된다.

섬유소용해요법 Fibrinolytic therapy

AMI 환자에 대한 섬유소용해요법의 빈도는 감소하고 있는데, 이는 현재 조기 PCI 중재가 환자에게 좋은 결과를 가져온다는 연구에 근거한다. 섬유소용해요법의 목표는 관상동맥 혈전을 용해시켜 저관류 심근으로의 혈류를 회복하며 경색 과정의 진행을 중단하거나 예방하는 것이다. 섬유소용해제 치료는 증상이 시작된 후 12시간 이내거나 응급실 내원부터 PCI 시행 시간이 120분을 초과하는 경우 시작하는 것이 좋다.

섬유소용해요법은 혈전생성과정의 요소에 표적으로 작용하여 혈전 분해 과정인 섬유소 용해를 유발한다. 혈전 용해는 플라스민으로 전환되는 플라스미노겐의 활성화로 시작된다. 플라스민은 혈전, 순환하는 피브리노겐, 인자 V 및 인자 VIII에서 피브린을 분해하거나 파괴한다. 섬유소 용해제는 플라스미노겐의 외인성 공급원이다.

섬유소 용해제는 출혈의 위험을 크게 증가시킨다. 따라서 투여 전에 철저한 평가와 정확한 과거력을 확인하는 것이 중요하다. 섬유소용해요법에 대한 절대 금기 사항에는 과거 1년 이내에 발생한 뇌혈관 사고 또는 뇌출혈의 병력이 포함된다. 섬유소용해요법을 받는 환자에서 발생하는 합병증에는 재관류 부정맥, 천자 부위 출혈, 재폐색/재경색, 출혈성 뇌졸중이 있다. 환자가 섬유소 용해제 투여 후에도 호전되지 않으면 응급 PCI 또는 응급 관상동맥우회술을 고려할 수 있다.

주입 중 및 주입 후에 저혈압, 헤모글로빈 및 헤마토크릿 감소, 빈맥에 대해 면밀히 모니터링하는 것이 중요하다. 호흡 곤란, 발진 또는 두드러기가 있는지 관찰한다. 환자는 침상안정, 동맥 및 정맥 천자 제한, 혈압 커프의 사용을 제한하여 조직 손상을 최소화한다. 심혈관 조영술만이 명백한 재관류를 확인할 수 있으나, 응급 간호사는 흉통의 해소, ST 변화의 정상화, 가속심실고유리듬과 같은 재관류 부정맥의 발생이 재관류의 지표임을 인지해야 한다.

추가 약물 요법 Additional pharmacologic therapy

새로운 혈전 형성과 관상혈관 재폐색을 예방하기 위해 섬유소용해요법과 함께 헤파린(heparin) 주입이 권장된다. 일시 투여는 섬유소용해요법 시작과 동시에 투여된다. 헤파린은 ST 분절 상승이 없는 ACS 환자에게도 사용하도록 권장된다. 사용 가능한 헤파린에는 정맥주사용 헤파린, 피하 비분획 헤파린 또는 저분자량 헤파린(예: enoxaparin)이 있다.

안지오텐신 전환 효소(ACE) 억제제(예: 에날라프릴(enalapril), 캅토프릴(captopril), 리시노프릴(lisinopril))는 AMI 발생 24시간 이내에 투여해야 한다. ACE 억제제의 사용은 사망률 감소와 관련이 있다. ACE 억제제 요법에 대한 알려진 금기증에는 알레르기, 신부전 병력 또는 양측 신장 동맥 협착증이 포함된다.

베타 차단제는 심근의 산소 요구량을 줄이고 심실세동 발생 가능성을 줄여 사망률과 이환율을 줄이는 데 도움이 되기 때문에 AMI 후 24시간 이내에 투여가 권장된다. 베타 차단제는 수축기 혈압이 100 mmHg 미만인 저혈압 또는 서맥 환자에게는 금기이다. 또한 만성 폐쇄성 폐질환 환자와 심장 전도 장애 또는 심부전 증상이 있는 환자에게는 베타 차단제를 투여해서는 안 된다. 일단 베타 차단제를 투여하기로 결정되면 응급 간호사는 저혈압, 서맥 및 심장 전도 장애를 포함한 부작용에 대해 환자를 면밀히 모니터링해야 한다.

당단백질 IIb/IIIa 억제제(glycoprotein IIb/IIIa inhibitors)는 non-ST-elevation ACS 환자에게 투여를 고려할 수 있다. 혈소판 유착, 활성화 및 응집은 혈전 생성에 중요한 역할을 하며, 이는 ACS가 AMI로의 악화될 수 있다. 당단백질 IIb/IIIa 억제제는 수용체 부위를 길항하거나 억제하고, 이는 혈소판 응집을 억제한다. IIb/IIIa 약물은 아스피린 및 헤파린 요법과 무관하게 혈전 발병 위험을 줄인다.

부정맥 Dysrhythmias

CHD로 인한 심근으로의 혈류 부족은 심장의 전기 전도 시스템에 영향을 주어 다양한 부정맥을 유발할 수 있다. **표 23-9**는 수정된 Vaughan-Williams 분류 도구에 따른 부정맥 및 항부정맥제의 범주를 요약한 것이다. 약물 분류를 이해함으로써 응급 간호사는 약물의 예상되는 작용과 약물 투여와 관련된 간호수행 및 환자사정을 계획할 수 있다.

서맥 Bradycardia

서맥은 분당 60회 미만의 심박수로 정의되며 AMI 환자, 특히 하벽 경색 환자에서 자주 발생한다. 서맥성 부정맥에는 방실결절 차단이 포함된다. 전도 시스템의 손상 정도와 범위에 따라 4가지 유형의 차단이 발생하고, 방실차단은 1도 방실차단; 2도 Mobitz I형(Wenckebach); 2도 Mobitz II형; 3도 또는 완전 방실차단으로 분류된다. 전도차단은 심근 경색, 감염, 전도 시스템의 퇴행성 변화, 류마티스성 심장 질환 또는 베타 차단제, 칼슘 채널 차단제 및 강심제와 같은 약물로 인해 발생할 수 있다. 증상이 있는 서맥 및 방실 차단의 중재에는 아트로핀 및 에피네프린과 같은 약물 투여가 포함된다. 경피적 심박조율기 또는 경정맥 심박조율기를 사용할 수도 있다. 2도 Mobitz I형 심장 차단은 방실 결절을 통한 전도 누락이 발생되며 일반적으로 일시적이다. 이 리듬은 우관상동맥이 심장 하부영역 및 방실결절에 혈류를 공급하기 때문에 일반적으로 하부 경색과 관련이 있다. 2도 Mobitz II형 방실차단은 다발 가지를 통한 전도가 손상될 때 발생하며 이차적으로 전벽과 다발 가지에 혈류를 공급하는 좌관상동맥이 차단될 때 발생한다. 이러한 형태의 2도 차단은 다른 형태보다 3도 차단으로 진행될 가능성이 더 크다.

기타 부정맥 Other Dysrhythmias

긴 QT 증후군(long QT syndrome)은 심장 내의 이온 채널 기전에 영향을 미치고 심실 재분극을 늦추는 장애이다. 이온 이동의 변화와 함께 torsades de pointes라고도 알려진 다형성 심실 빈맥이 발생할 수 있다. 이 장애는 특정 이뇨제, 항생제, 항히스타민제, 항진균제, 항우울제 또는 심장, 콜레스테롤 저하제 또는 당뇨병 약물과 같이 QT 간격을 연장하는 약물을 사용한 후에 발생할 수 있다. 이 증후군은 또한 심장 전기 전도 시스템의 선천적 이상일 수 있으며, 이는 현재 적어도 9개의 유전자에서 발견된다. 긴 QT 증후군의 치료는 환자의 증상의 중증도에 따라 다르다. 생활 방식 수정이나 베타 차단제와 같은 약물처럼 간단하거나 ICD 및 심장 박동기와 같은 침습성 이식 장치를 포함할 수 있다. 주요 목표는 심각한 증상이나 급사를 예방하는 것이다.

표 23-9 수정된 Vaughan-Williams 분류 스키마를 통한 항부정맥 약리학 제제의 구분

분류	약리학적 변화	전기화학적 영향	징후	약물 예시	비고
I	나트륨 통로 차단 (세포막 안정화)	전도 속도 감소: PR과 QRS 간격 연장	심실성 부정맥	모리시진(Ethmozine)	부정맥 발생 가능성에 대한 위험
IA		재분극 차단 및 지연 따라서 활동전위 시간과 불응기 연장	심방 및 심실성 부정맥	퀴니딘 설페이트(Quinidex) 프로카인아미드 HCL (Pronestyl) 디소피라미드(Norpace)	심장 차단, 저혈압, 연장된 PR/QRS/QT 간격 관찰
IB		잠재적 지속 시간 단축	심실성 부정맥	리도카인 HCL (Xylocaine) 토카이니드 HCL (Tonocard) 멕실레틴 HCL (Mexitil)	잠재적 독성: 현기증, 혼돈, 발작
IC		심방, 방실결절, 심실/히스 섬유에서 전기전도 지연	심실성 부정맥	플레카이니드 아세테이트(Tambocor) 프로파페논(Rythmol)	부정맥 발생 가능성에 대한 위험
II	β-아드레날린성 차단	교감 신경 자극을 억제하면 심박수 감소, 심근 과민성 감소, 활동전위 단축	상심실성 및 심실성 부정맥	롤프로프라놀롤 HCL (Inderal) 에스몰롤 HCL (Brevibloc) 아세부톨롤(Sectral)	저혈압, 서맥, 심장 차단 관찰
III	칼륨 통로 차단	지연된 재분극 및 활동 전위의 연장, 따라서 심근 과민성 감소	심실빈맥 및 심실세동	아미오다론 HCL (Cordarone) 도페틸리드(Tikosyn) 이부틸리드 푸마레이트(Corvert)	부정맥의 악화, 저혈압 관찰 폐 섬유증은 아미오다론 사용 시 발생할 수 있음
IV	칼슘 통로 차단	전기자극 전도를 지연하고 개시 속도를 감소시킴	SVT 및 심방 부정맥	베라파밀(Calan) 딜티아젬(Cardizem) 니페디핀(Procardia)	저혈압, 서맥, 심장 차단 관찰
기타/미분류	칼륨 통로 개방	방실결절을 통한 전도를 느리게 하고 불응기간 증가	SVT	아데노신(Adenocard)	효과가 매우 빠르고 반감기가 짧음

AV, Atrioventricular; *HCL*, hydrochloride; *SVT*, supraventricular tachycardia.

흔하게 발생하는 또 다른 부정맥은 심실상 빈맥이며, 이는 심근 허혈 또는 전벽 경색을 나타낼 수 있다. 종종 흉통과 관련된 빈맥은 심근의 산소 소비량을 증가시키고 경색범위를 확장할 수 있기 때문에 위험하다. 치료는 초기 및 반복되는 사정에서 확인된 임상 소견에 따라 다르다. 혈역학적으로 불안정한 환자의 치료에는 아데노신(adenosine), 베라파밀(verapamil), 프로카인아미드(procainamide)와 같은 약물이 포함될 수 있다. 미주신경 자극이나 동기화된 심장율동전환도 사용할 수 있다. 부정맥의 평가에는 체계적인 접근이 필요하다(박스 23-3).

심부전 Heart Failure

심부전(HF)은 심근(한쪽 또는 양쪽 심실)의 수축력이 적절하게 기능하지 못할 때 발생한다. 이 부적절함은 수축기(펌프 장애) 또는 이완기(심실 충전 장애)로 분류될 수 있으며, 결과적

박스 23-3 심전도/심장 리듬의 체계적 분석

속도

서맥: 60회/분 미만
정상: 60~100회/분
빈맥: 100회/분 이상

리듬

리듬은 불규칙한가? 규칙적인가?

P파

P파가 보이는가? P파는 매 QRS파 이전에 보이는가? P파의 편향은 정상인가?

QRS

정상은 0.06~0.12초. QRS파는 정상 모양인가?

P/QRS 관계

매 P파 생성 후 QRS파가 나타나는가?

PR 간격

정상은 0.12~0.2초. 간격이 지연되거나 짧아졌는가?

으로 정맥 울혈, 일회박출량 감소, 심박출량 감소 및 말초혈관 압력 증가를 초래한다. 발병은 점진적이거나 갑작스러울 수 있다. HF에 대한 주요 유발 요인은 일종의 심근 손상이다. HF는 단독으로 또는 폐부종과 함께 나타날 수 있다. 또한 ACS, 고혈압, 체액과다, 심장 판막질환, 부정맥, 심근질환, 갑상선 기능 항진증, 발열, ARDS 같은 질환의 증상일 수 있다. 심부전은 산소 독성 증후군, 기흉이나 MTX, 부설판, 니트로푸란토인 같은 약물에 의해서도 발생할 수 있다.

심부전의 증상은 심한 호흡 곤란, 기좌호흡, 피로, 쇠약, 복부 불편(복수 또는 간 울혈에 의해 이차적으로 발생), 체위 의존성 부종, 경정맥 팽창, 양측 수포음 및 3차 심음(갤럽)이다. 환자에 대한 사정 및 재평가는 환자가 기도를 확보하고 호흡이 효과적이며 순환이 적절한지 확인하기 위해 조직적이고 체계적으로 시행해야 한다. 환자의 활력 징후를 면밀히 관찰하고 잠재적인 부정맥이 있는지 ECG 리듬을 모니터링해야 한다. 산소 포화도 모니터링, 폐 및 심음 청진, 확장된 경정맥 및 말초 부종 관찰도 심부전 환자 간호에 중요하다.

중재에는 혈청 B형 나트륨 이뇨 펩티드(BNP, B-type natriuretic peptide)와 같은 진단 검사가 포함된다. 이것은 심실 벽 신장성에 대한 반응으로 분비되는 심장 호르몬이다. BNP 측정은 의료 팀이 환자의 심부전의 중증도를 결정하고 확인된 원인을 치료하는 데 도움이 된다. 중재와 진단은 동시에 시행되어야 한다. 초기 중재에는 환자를 high-Fowler's 자세로 하고, 산소를 공급하고, 심박출량을 증가시키기 위해 적절한 약물(예: 전신 혈관 저항을 감소시키는 ACE 억제제, 도부타민(dobutamine))을 투여하는 것이 포함된다. 좌심실 보조 장치는 이러한 환자에게 임시 조치로 사용될 수도 있다. 정확한 섭취 및 배출 기록을 통해 수액량을 철저히 관리하는 것도 매우 중요하다.

심낭염 Pericarditis

심낭염은 심낭의 염증이며 AMI, 외상, 감염 또는 신생물로 인해 발생할 수 있다. 젊은 환자에서 심낭염의 원인은 콕사키(Coxsackie) 바이러스, 연쇄상구균, 포도상구균, 결핵 및 *Haemophilus influenzae*와 같은 감염이 포함한다. 심낭 마찰음은 AMI와 함께 심낭염에서 청진될 수 있다. 마찰음은 경색부위의 염증으로 인해 심낭 표면에 윤활액을 소실되었을 때 발생한다. 심낭염은 AMI 후 2~3일 후에 가장 분명하게 나타난다.

심낭염이 있는 환자는 열, 오한, 호흡 곤란, 흡기 및 활동 시 심해지는 양상의 심한 흉통을 경험한다. 빈맥이나 기타 부정맥도 나타날 수 있다. 심낭 마찰음은 환자가 앞으로 몸을 기울일 때 강도가 증가한다. 환자는 전반적인 권태감을 호소할 수 있으며, aV_R 및 V_1을 제외한 모든 ECG 리드에서 ST 분절 상승이 1~3 mm 나타난다. 치료적 중재에는 비강 캐뉼라를 통한 산소 공급, 진정, 진통 및 침상 안정이 포함된다. 항염증제와 스테로이드도 처방될 수 있다.

대동맥류 Aortic Aneurysm

동맥류는 동맥벽의 약화로 인해 동맥의 확장된 영역(정상 크기의 최소 1.5배)이다. 동맥류는 대동맥을 따라 어디에서나 발생할 수 있으며 일반적으로 죽상동맥경화증 및 감염, 흡연, 고혈압, 외상, 고지혈증, 당뇨병, 매독 및 유전과 같은 관련 요인에 의해 발생한다. 복부 대동맥류는 흉부 동맥류보다 더 자주 발생하며 여성보다 남성에서 자주 나타난다.

죽상동맥경화 과정은 동맥 내벽의 약화 및 파괴를 가져온다. 시간이 지남에 따라 혈류의 자극으로 인해 벽이 두꺼워지고 근육 섬유가 섬유 조직 및 칼슘 침전물로 대체된다. 동맥류는 시간이 지남에 따라 확대되고 동맥류의 벽 장력이 증가한다. 동맥류의 확장은 혈전을 발생시키고, 이는 떨어져 나가 환자의 원위 순환부, 예를 들어 하지에서 혈전색전증을 유발할 수 있다.

동맥류는 세 가지 유형이 있고, 여기에는 방추형, 낭형 및 박리형이 있다. 방추형 동맥류는 동맥의 전체 둘레로 확장된 동맥 부분을 특징으로 하는 반면, 낭형 동맥류는 동맥의 일부만 확장한다. 박리형 동맥류는 실제로 동맥의 내막이 찢어져 내막과 내막 사이에 혈액이 흐를 수 있게 한다(그림 23-17). 박리형 동맥류는 찢어진 정도와 위치에 따라 더 분류된다. 제1형 박리는 상행 대동맥에서 발생하고, 대동맥궁을 넘어 확장된다. 제2형 박리는 상행대동맥에서만 발생하고, 제3형 박리는 왼쪽 쇄골하동맥의 원위부에서 시작된다.

대동맥이 박리되면 대동맥에서 분기되는 주요 혈관(예: 심근, 대뇌, 장간막 및 신장)이 막힐 수 있다. 박리의 파열은 심낭압전 또는 흉강으로의 출혈을 일으켜 출혈, 쇼크 및 사망을 초래할 수 있다.

환자 사정 Patient Assessment

징후와 증상은 동맥류의 위치와 크기에 따라 다르다. 환자가

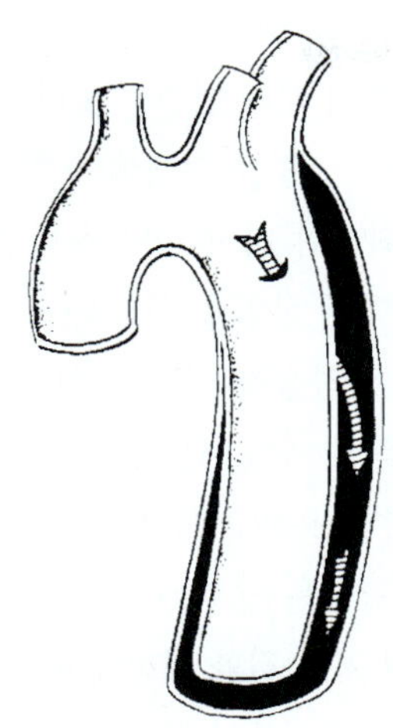

그림 23-17 **대동맥류 해부**

초기 증상을 경험하는 것은 매우 드물며 일부는 파열이 발생할 때까지 완전히 무증상일 수 있다. 복부 대동맥류는 신체 검사 중 복부를 촉지하는 동안 맥동 덩어리가 느껴질 때 발견될 수 있다. 이것은 비만 환자에서 느끼기 어려울 수 있다. 누출되거나 파열된 복부 대동맥류로 응급실에 내원한 환자는 복통을 동반한 극심한 요통 및 촉진 시 압통을 특징으로 하는 일반적인 증상을 보일 수 있다. 요통은 전방 척추 인대의 신장으로 다리, 사타구니 또는 허리로 방사될 수 있다. 흉부 대동맥 박리 환자는 극심한 "찢기는 듯한" 통증, 등으로 방사되는 흉골하 흉통, 호흡 곤란, 기관 압박에 따른 협착음 또는 기침을 호소할 수 있다. 동맥류의 파열은 동맥류 원위부의 혈류역학적 안정성과 혈류를 손상시킨다. 동맥류 위치에 관계없이 환자는 심한 불안, 빈맥, 주요 맥박의 부재, 양측 혈압 차이, 고혈압, 편마비 또는 하반신 마비가 있을 수 있다. 양측 혈압과 맥박을 비교하는 것을 포함하여 활력 징후의 정확한 초기 및 재평가는 동맥류 상태에 관한 귀중한 정보를 의료 제공자에게 제공할 수 있다.

진단 검사에는 흉부 영상 검사, 자기공명영상, 의심되는 부위(흉부 또는 복부)의 대조를 통한 컴퓨터 단층촬영 스캔, 초음파, 경식도 심장초음파 및 혈관조영술이 포함될 수 있다.

환자 관리 Patient Management

모든 환자는 high-Fowler's 자세(혈역학적으로 안정적인 경우)를 제공하고 고유량 산소가 제공되어야 하며 두 개의 굵은 정맥로를 확보해야 한다. 이러한 환자를 치료하는 주요 목표는 통증, 불안 및 혈압의 조절이다. 혈압을 면밀히 모니터링하는 것이 중요하다. 고혈압이 있는 경우 니트로프루시드 나트륨(nitroprusside sodium)과 같은 약물을 사용하여 혈압을 원하는 수준으로 유지할 수 있다. 박리성 동맥류는 종종 심박수와 혈압을 가능한 한 낮게(수축기 90~120 mmHg) 조절하기 위해 베타 차단제를 투여할 수 있다. 환자에게 저혈량성 쇼크의 징후가 있는 경우 중재는 ABC 유지, 수액 소생 및 응급 수술 준비에 중점을 둔다.

고혈압성 위기 Hypertensive Crisis

혈압의 정상 범위 및 고혈압의 범주는 다음과 같이 과학적 근거를 기반하여 나뉜다.

- 정상: 수축기 혈압 120 mmHg 미만 및/또는 이완기 혈압 80 mmHg 미만
- 상승: 수축기 혈압 120~129 mmHg 및/또는 이완기 혈압 80 mmHg 미만
- I기 고혈압: 수축기 혈압 130~139 mmHg 및/또는 이완기 혈압 80~89 mmHg
- II기 고혈압: 수축기 혈압 140 mmHg 이상 및/또는 이완기 혈압 90 mmHg 이상

혈압이 갑자기 상승하면 환자는 생명을 위협하는 상황에 처하게 된다. 고혈압성 위기는 급성 표적 장기 손상 정도와 혈압을 낮추어야 하는 긴급도에 따라 분류된다. 고혈압성 위기는 다시 고혈압성 응급 상황과 고혈압성 긴급 상황으로 분류된다. 고혈압성 응급 상황은 새로운 장기 손상 또는 악화되는 장기 손상을 예방하기 위해 과도하게 높은 혈압을 1~2시간 이내에 신속하게 낮추어야 하는 임상 상황이다. 고혈압성 긴급 상황은 수일에서 수주에 걸쳐 발생할 수 있으며 일반적으로 말단 기관 손상의 징후 없이 상승된 이완기 혈압(DBP, diastolic blood pressure)을 나타낸다. 치료는 확인 후 24~48시간 이내에 이루어져야 한다.

고혈압의 기저 기전에 관계없이 혈압 상승은 전신 또는 말초혈관 저항과 심박출량을 증가시킨다. 이러한 증가는 교감신경 활동을 증가시키고 레닌-안지오텐신 시스템을 활성화시키는 카테콜아민의 방출을 자극함으로써 자속된다. 그 결과는 혈압의 지속적인 증가이다. 고혈압성 위기는 일반적으로 고혈압의 병력이 있는 환자에서 발생한다. 고혈압성 위기를 유발하는 상황에는 신장 질환(예: 급성 사구체신염, 혈관

염), 내분비 문제(예: 갈색세포종, 쿠싱 증후군), 교감신경 유사 약물(코카인(cocaine), 암페타민(amphetamines), 펜시클리딘(phencyclidine), 리세르그산(lysergic acid), 디에틸아미드(diethylamide) 다이어트 알약)의 사용 및 식품-약물 상호작용(예: 모노아민 산화효소 억제제 및 티라민 상호작용)이 있다.

환자 사정 Patient Assessment

고혈압성 위기가 있는 환자는 일반적으로 수축기 혈압이 180 mmHg를 초과하거나 이완기 혈압이 120 mmHg를 초과한다. 일차 증상은 새로운 또는 진행하는 말단 장기 손상의 증상이다. 심각한 고혈압에 의한 전신 말초혈관 저항과 교감 신경 자극의 증가는 심근 부하와 심근 산소 소비를 증가시킨다. 심혈관 증상에는 울혈성 심부전, 흉통, 협심증 및 AMI가 포함된다. 신경학적 변화에는 두통, 메스꺼움, 구토, 현기증, 시각 장애(예: 시야 흐림, 일시적인 시력 상실, 시력 감소, 눈부심), 정신 상태 변화(예: 초조, 혼란, 기면, 혼수) 및 발작이 있다. 다른 신경학적 증상으로는 국소 뇌신경 마비, 감각 장애, 운동 장애, 실어증 및 편마비가 있다. 안저 검사에서 망막에 대한 고혈압의 영향으로 유두 부종을 나타낼 수 있다.

환자 관리 Patient Management

ECG 변화 및 부정맥에 대한 면밀한 모니터링 외에도 빈번하고 정확한 활력 징후 측정을 수행해야 한다. 정맥주사를 위한 정맥로가 확보되어야 하고, 가능하다면 가장 정확한 혈압 측정을 위해 동맥관 삽입을 시작해야 한다. 동맥관 삽입이 불가능한 경우 비침습적 혈압 장치를 사용하여 지속적인 혈압 모니터링을 할 수도 있다. 측정값이 정확하려면 올바른 크기의 커프를 사용하고 올바르게 적용해야 한다. 중재의 목표는 이완기 혈압을 낮추는 것이다. 자료에 따르면 수축기 혈압은 환자의 기저 질환 위험에 따라 140 mmHg에서 160 mmHg 사이로 조절해야 한다. 이보다 낮은 압력은 뇌혈류를 손상시킬 수 있기 때문이다. 니트로프루시드 나트륨(nitroprusside sodium), 니트로글리세린(nitroglycerin), 클레비피딘(clevidipine), 페놀도팜 메실레이트(fenoldopam mesylate), 에날라프릴(enalapril), 에날라프릴라트(enalaprilat), 라베탈롤 염산염(labetalol hydrochloride), 니카르디핀 염산염(nicardipine hydrochloride), 에스모롤 염산염(esmolol hydrochloride)과 같은 약물은 수축기 혈압의 안전하고 효과적인 감소를 위해 사용된다. 이러한 약제 사용시 환자의 반응을 평가한다(즉, 나타나는 증상이 개선되었는지 또는 새로운 증상이 나타나지 않는지).

요약

심장 질환은 미국 사회의 주요 건강 위험 요인이다. 응급간호사는 연구와 근거 기반 실무의 변화뿐만 아니라 이런 환자군의 간호에 적용 가능한 진단적, 중재적 최신 기술 습득을 유지해야 하는 과제를 안고 있다.

24

신경계 응급 상황

Neurologic Emergencies

Lorie Ledford

뇌졸중, 수막염, 발작과 같은 일차적 신경학적 병리 또는 패혈증, 독성 뇌병증 또는 심폐 기능 저하와 같은 이차적 질병 과정으로 인한 다양한 신경학적 증상으로 응급실에 환자들이 내원한다. 신경학적 증상은 급성, 아급성 또는 만성으로 발생할 수 있다. 원인에 관계없이 신경학적 응급 상황은 심각한 장애를 유발할 가능성이 있고 환자의 생명에 위협이 될 수 있다. 이 장에서는 신경해부학 및 생리학을 검토한 후 환자의 신경학적 사정에 중점을 두어 기술한다. 일반적으로 볼 수 있는 몇 가지 신경 병리학에 대해 논의할 것이다. 신경학적 외상은 제35~37장에서 논의될 것이다.

해부학 및 생리학

ANATOMY AND PHYSIOLOGY

신경계는 생각, 지성, 감정뿐만 아니라 모든 신체 기능을 제어하는 신체의 명령 센터이다. 신체와 환경으로부터 감각 입력을 수용한다. 그런 다음 감각 입력은 체신경 및 자율 신경계를 통해 신체의 생리학적 반응을 제어하도록 해석된다. 신경계는 중추신경계(CNS)와 말초신경계(PNS)로 구성된다. 중추신경계는 뇌와 척수로 구성되며 말초신경계는 중추신경계 이외의 모든 신경을 포함한다.

세포 수준에서 신경계는 뉴런과 신경교세포의 두 가지 유형의 세포로 구성된다. 뉴런은 정보 처리 세포이다. 신경교세포는 뉴런에 영양을 공급하고 지지하며 보호한다. 감각(구심성) 섬유(sensory (afferent) fibers)는 신체와 환경에서 중추신경계로 정보를 전송한다. 운동(원심성) 섬유(motor (efferent) fibers)는 중추신경계에서 신체로 흥분성 또는 억제성 신호를 전송하여 근육, 분비선 활동 또는 평활근 반응을 유발한다.

기능적으로 중추신경계는 자발적인 움직임을 허용하는 체성 신경계를 통해 골격근과 피부에 연결된다. 중추신경계는 불수의적 작용을 조절하는 자율신경계를 통해 평활근, 내부 장기 및 땀샘에 영향을 미친다. 자율신경계는 다시 교감신경계와 부교감신경계로 나뉜다. 교감신경계는 “투쟁-도피(fight-or-flight)” 기능을 조절하고, 부교감신경계는 “휴식-이완(rest-and-relax)” 반응을 조절한다.

중추신경계 Central Nervous System

3,000억 개 이상의 뉴런이 인체를 제어하는 일을 한다. 뉴런은 시냅스라고 하는 접합부에서 통신한다. 대부분의 시냅스는 화학 물질이며, 신경 전달 물질을 사용하여 한 뉴런에서 다음 뉴런으로 정보를 전달한다. 신경 전달 물질의 예로는 아세틸콜린(acetylcholine), 도파민(dopamine), 세로토닌(serotonin) 및 히스타민(histamine)이 있다. 전기 시냅스는 한 뉴런에서 다음 뉴런으로 탈분극을 전파한다.

보호막 Protective Layers

중추신경계의 섬세한 조직은 외부 공격으로부터 보호층을 제공받는다. 뇌는 모발, 두피, 두개골, 뇌척수막, 뇌척수액(CSF, cerebrospinal fluid)으로 보호된다. 두개골은 8개의 융합된 뼈(전두골, 2개 두정골, 2개 측두골, 후두골, 접형골, 사골)로 구성된다. 뼈 아래에는 뇌막인 경막, 거미막, 연질막의 세 층이 있다. 경막의 확장은 뇌간 및 소뇌에서 대뇌를 분리하는 소뇌천막을 포함하여 뇌를 지지하는 구조를 형성한다. 마지막으로, 뇌척수액은 뇌실계, 지주막하 공간의 뇌와 척수 주위를 순환하여 완충의 역할을 한다. 척수는 피부, 근육, 33개의 척추(경추 7개, 흉추 12개, 요추 5개, 천추 5개, 미추 4개), 수막 및 뇌척수액에 의해 보호된다. 24개의 추간판은 척추 관절을 강화시켜 척추의 움직임을 제한하고 충격을 흡수하는 역할을 한다.

뇌 Brain

성인 뇌의 무게는 약 1.36 kg 또는 전체 체중의 2%이다. 휴식

시 뇌는 분당 750~900 mL의 혈액을 공급 받는다. 이는 심박출량의 약 15~20%이다. 자동조절기전은 60 mmHg에서 140 mmHg 범위의 평균동맥압(MAP)으로 일관된 뇌 혈류를 유지할 수 있다. 대뇌 혈류는 이산화탄소, 수소 이온 및 산소 농도를 기반으로 자동 조절된다. 뇌에는 저장 산소가 없고 무산소 대사 능력이 없어 단 몇 초 동안이라도 혈류가 공급되지 않으면 대뇌 저산소증을 일으킨다. 뇌는 대뇌 저산소증에 반응하여 대뇌 혈관 확장으로 혈류를 빠르게 증가시킨다. 뇌는 약 2분의 포도당을 저장할 수 있다. 뇌는 포도당을 세포로 이동시키는 데 인슐린이 필요하지 않으므로 인슐린 기능 장애에도 불구하고 포도당 대사가 가능하지만 저혈당에 민감하다.

구조적으로 뇌는 대뇌, 소뇌 및 뇌간으로 구성된다. 이러한 각 구성 요소는 모든 신체 기능을 제어하기 위해 시너지 효과를 발휘하는 고유한 기능을 가지고 있다. 대뇌는 왼쪽과 오른쪽 대뇌 반구로 나뉜다. 각 반구는 전두엽, 두정엽, 측두엽, 후두엽의 4개 엽으로 더 나뉜다. 대뇌 피질은 감각, 운동 및 지적 기능을 담당한다. 소뇌는 균형과 조정을 유지하기 위해 공간 지각과 평형을 통합하는 역할을 한다. 중뇌, 교뇌, 뇌수질로 구성된 뇌간은 뇌와 척수 사이에 메시지를 전달한다. 심박수, 혈압, 호흡, 체온, 의식과 같은 많은 불수의적이고, 중요한 신체 기능의 제어는 뇌간에서 비롯된다. 뇌 안에는 뇌실 시스템이 있다. 각 대뇌 반구에 하나씩 큰 측뇌실, 중뇌 위의 세 번째 뇌실, 뇌간과 소뇌 사이에 네 번째 뇌실이 있다. CSF는 뇌실에서 생성되고 뇌실을 통해 흐른다. 뇌실을 통한 CSF 흐름이 차단되면 비교통성 수두증을 초래한다. CSF의 과잉 생산 또는 재흡수 장애도 수두증을 발생시킨다.

뇌 신경 Cranial Nerves

12쌍의 뇌신경(CN)이 있다. CN I 및 II는 대뇌에 부착되어 있다. CN III ~ XII는 뇌간에 붙어 있다. 각 신경의 명칭(**표 24-1**)은 신경의 분포(즉, 안면) 또는 기능(즉, 시신경)을 설명한다. 뇌신경은 순수 운동신경이거나 순수 감각신경이거나 혼합되어 있을 수 있다. 많은 뇌신경은 체신경 기능과 자율신경 기능을 모두 가지고 있다. 뇌간을 따라 위치하기 때문에 뇌신경 기능은 증가된 두개내압(ICP, intracranial pressure)을 모니터링하는 데 특히 유용하다.

표 24-1 뇌신경 및 기능

순서	이름	기능
I	후(각)신경	후각정보 전달
II	시신경	시각정보 전달
III	눈돌림신경 동안신경	윗 안검 올림. 동공 축소 대부분의 눈바깥쪽 움직임
IV	도르래신경 활차신경	안근의 아래방향, 안쪽 방향 움직임
V	삼차신경	씹기, 이악물기, 턱의 외측 움직임, 각막반사, 얼굴 감각 관련
VI	갓돌림/외전신경	눈의 외측 움직임
VII	얼굴신경	얼굴 움직임, 맛, 눈물분비, 침분비
VIII	속귀신경/ 청(각)신경	평형감각 유지, 청각
IX	혀인두 신경 설인신경	삼키기, 구토반사, 혀 뒤쪽의 미각
X	미주신경	삼키기, 구토반사, 복부 내장, 발성
XI	더부신경 부신경	머리와 어깨 움직임
XII	혀밑/설하 신경	혀의 움직임

뇌 혈류 Cerebral Blood Flow

내경동맥은 뇌의 전반구에 혈류를 공급하고 척추 동맥은 뇌의 후반구에 혈류를 공급한다. 내경동맥은 양측 전방 대뇌동맥(ACA, anterior cerebral arteries), 단일 앞교통 동맥(AcoA, anterior communicating artery) 및 양측 뒤교통 동맥(PcoA, posterior communicating arteries)으로 분기된다. 척추 동맥은 양측 후대뇌동맥(PCA, posterior cerebral arteries)으로 분기된다. ACA, AcoA, PcoA 및 PCA를 결합하여 윌리스 환(circle of Willis)을 만든다. 이런 혈관의 연계는 혈관 중 하나가 좁아지더라도 지속적인 혈류를 공급한다. 그러나 윌리스 환이 안전하게 기능적 순환을 유지하는 것은 인구의 약 50%에만 해당되는 것으로 알려져 있다. 내경동맥의 다른 동맥 가지는 전방 뇌에 혈류를 추가로 공급하고 척추 동맥의 가지는 후방 뇌에 혈류를 제공한다.

정맥 배류는 경막에 위치한 정맥동을 통해 발생한다. 혈류는 대뇌 정맥으로 계속 흐르고 마지막으로 내경정맥으로 흘러간다.

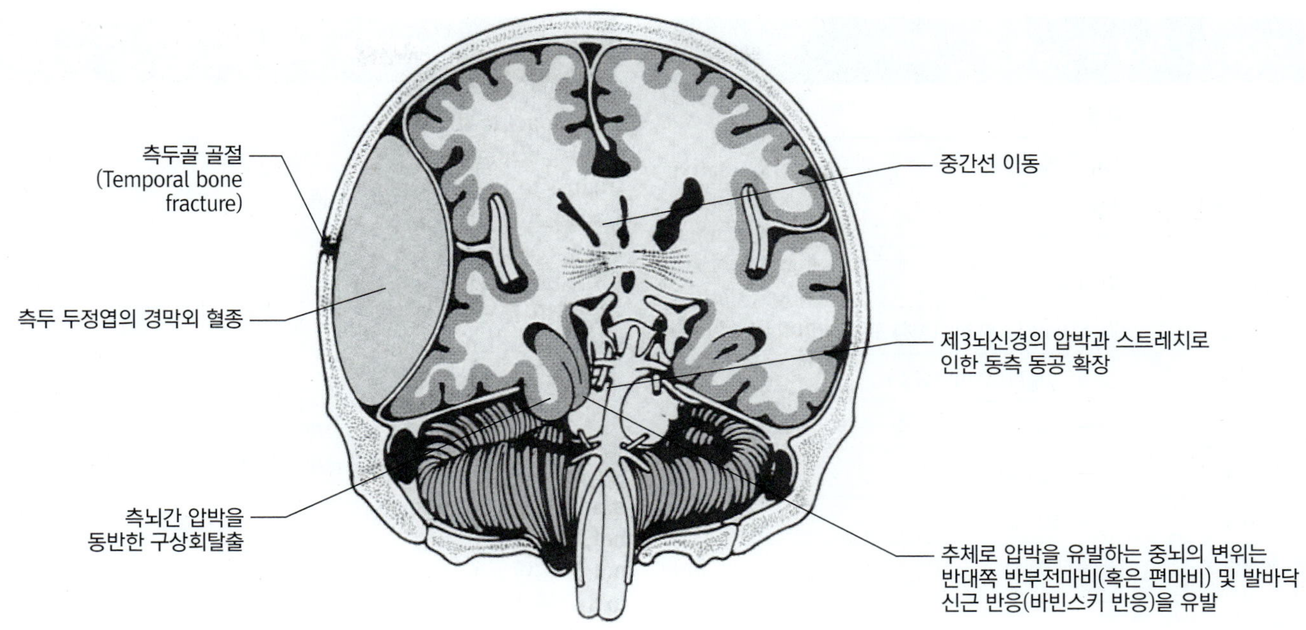

그림 24-1 측두 두정엽 혈종에 의한 측두엽 하부 탈장을 보여주는 단면도. 탈장은 소뇌에서 발생할 수 있으며 중간선 이동 및 이상물질 영향도 참고

(From Meeker MH, Rothrock JC. *Alexander's Care of the Patient in Surgery.* 10th ed. St Louis, MO: Mosby; 1995.)

혈관-뇌 장벽(BBB, blood-brain barrier)은 뇌를 보호하는 고도로 전문화된 기전이다. 선택적 투과성은 이상 물질이 뇌로 들어가는 것을 제어한다. 독소는 차단되지만 산소와 포도당은 쉽게 통과한다. BBB는 뇌 조직을 보호하는 동시에 치료에 필요한 항생제와 같은 치료 물질의 통과를 억제할 수도 있다. 외상, 저산소증, 방사선 및 감염과 같은 뇌에 대한 상해는 BBB를 변경시켜 뇌 조직을 유독한 물질에 노출시킬 수 있다.

뇌 관류 Cerebral Perfusion

평균 성인 두개골은 약 1,500 mL의 총 부피를 포함할 수 있다. 일반적으로 이것은 80% 뇌 조직, 10% 혈액 및 10% CSF로 분포된다. 신체는 CSF의 양을 줄임으로써 단기적으로 ICP의 상승을 보상한다. 그러나 ICP가 계속 상승하면 혈행이 차단되어 산소와 포도당 전달이 감소한다. 정상 ICP는 0~15 mmHg이다. 20 mmHg 이상의 지속적인 ICP 상승은 뇌 조직의 파괴로 이어진다. 뇌관류압(CPP, cerebral perfusion pressure) 모니터링은 ICP 상승에 대한 치료를 결정한다. CPP는 MAP - ICP로 정의된다. CPP는 적절한 뇌관류를 위해 50~60 mmHg 범위로 유지되어야 한다. MAP를 증가시키기 위해 승압제를 사용할 수 있다. 삼투성 이뇨제 투여 또는 CSF의 외부 심실 배액은 ICP를 낮추는 데 사용된다. 단독 혹은 복합적 요법을 사용하여 CPP를 유지한다. 자가 조절과 치료 중재로 ICP를 낮추지 못하면 뇌탈출이 일어나거나 뇌사를 일으킬 수 있다(그림 24-1).

뇌척수액 Cerebrospinal Fluid

CSF는 측뇌실에 위치한 맥락막 신경총에 의해 생성된다. 매일 약 500 mL의 CSF가 생성되며 한 번에 135~150 mL의 순환량이 생성된다. CSF는 거미막하 공간 내의 거미막 융모에 의해 재흡수된다. 거미막 공간의 혈액이나 고름은 거미막 융모의 재흡수를 방해하여 수두증을 유발할 수 있다. 정상적인 앙와위 체위에서 뇌척수액 압력은 10 mmHg 이다. 상승된 CSF 압력은 ICP를 상승시킨다. 낮은 CSF 압력은 척추성 두통을 유발한다. 표 24-2는 정상적인 CSF 특성을 요약한 것이다.

척수 Spinal Cord

척수는 수질에서 시작하여 L1 또는 L2까지 연결된다. CSF를 포함하는 경막낭은 S2까지 확장된다. 말총(cauda equine)은 척수의 기저부에서 뻗어 있는 긴 신경 섬유 다발이다. 척수는 척추의 척추관 안에 위치한다. 이것은 다양한 경로를 통해

표 24-2 정상 뇌척수액

질	설명
양상	맑고 무색, 무취
세포 수	WBC 5/mm^3 RBC 0/mm^3
압력	80~180 mm H_2O
포도당	60~80 mg/100 mL (혈청 포도당 값의 2/3)
단백질	15~45 mg/100 mL (요추)
pH	7.35~7.40
나트륨	140~142 mEq/L
염화물	120~130 mEq/L
체적량	125~150 mL

RBC, 적혈구; *WBC*, 백혈구

뇌에서 발생한 감각 및 운동 신호를 전송한다. 추간공을 통해 31쌍의 척수 신경이 뻗어나간다. 척수 신경의 감각 구성 요소는 몸 전체에 걸쳐 피부 분절(dermatome)에 분포되어 있다. 슬개골 반사와 같은 척수 반사는 뇌 활동과 무관하게 기능한다. 따라서 척추 반사는 뇌 기능을 평가하는 적절한 지표가 아니다.

환자 사정 PATIENT ASSESSMENT

초기 신경학적 사정은 일차 및 이차 신경학적 상태의 기준선이 되므로 중요하다. 정확한 초기 사정의 결과를 통해 간호사는 환자의 신경학적 상태의 개선 또는 악화를 평가할 수 있다. 신경학적 기능 장애의 첫 번째 징후는 변화된 의식 수준(LOC, level of consciousness)이다. 혼란, 치매, 섬망 또는 뇌병증이 있는 환자는 환자에게 정확한 정보를 얻지 못할 수 있다. 또한 경미한 불안과 같은 의식 수준의 미묘한 변화는 간호사에게는 판단하기 어려울 수 있지만 가족은 쉽게 인식할 수 있다. 따라서 신경학적 평가의 첫 번째 단계는 현재 상황에 대한 가장 정확한 정보제공자가 누구인지 파악하고 결정하는 것이다.

사정은 선행된 사건, 발병시기, 증상, 유사한 상황의 경험 유무 및 관련 과거 병력과 현재 병력을 얻는 것으로 시작된다. 신체 사정는 글래스고우 혼수 척도(GCS, Glasgow Coma Scale) 점수로 시작된다. 이것은 신경학적 평가에 사용되는 가장 널리 알려진 도구이다(박스 24-1). 그러나 GCS는 다소 주관적일 수 있고 편측 증상을 식별하거나 동공기능 평가가 포함되어 있지 않다. FOUR Score Coma Scale과 같은 다른 평가 도구가 연구되고 있지만 세계적으로 인정되지는 않았다.

박스 24-1 글래스고우 혼수 척도

눈뜨기 반응	
자발적으로 눈뜸	4
이름을 부르거나 명령에 눈뜸	3
통증자극에 눈뜸	2
눈뜨지 않음	1
운동 반응	
명령에 따라 움직임	6
국소적 통증에 반응	5
정상적인 굴곡 반응(통증 회피)	4
비정상적인 굴곡 반응(피질제거자세)	3
비정상적인 신전 반응(대뇌제거자세)	2
무반응	1
언어 반응	
지남력 있음	5
혼동(시간, 장소 사람 중 1개라도 틀린 경우는 3점)	4
부적절한 단어(문장 사용 아님. 대화 안 됨)	3
이해할 수 없는 소리(신음)	2
무응답	1
총점	**3~15**

운동 기능, 동공 검사, 뇌신경 기능 및 활력 징후가 신경학적 검사에 포함된다. 운동 기능 평가는 근력을 평가하고 양측을 비교한다. 동공 검사에는 각 동공의 크기와 빛에 대한 반응을 평가한다. 동공 검사는 주관적일 수 있으나, 동공계(pupilometer)를 사용하면 보다 일관되고 정확한 동공 검사 결과를 제시할 수 있다. 두 동공이 최대 1 mm의 차이가 있는 동공부동증(anisocoria)은 인구의 최대 20%에서 나타난다. 환자가 기저에 동공부동증이 있는지 확인하는 것은 신경학적 평가에 중요하다. 뇌신경 평가는 대뇌 및 뇌간 기능에 대한 정보를 제공한다. 마지막으로 신경학적 검사에서 활력 징후를 고려한다. 심박수와 리듬, 호흡수와 리듬, 혈압, 체온은 뇌간에서 조절된다. 활력 징후의 변화는 신경학적 상태가 악화되고 있다는 신호일 수 있다.

신경계 환자의 응급 간호 관리

EMERGENCY NURSE MANAGEMENT OF THE PATIENT WITH NEUROLOGIC CONDITIONS

기저 질환과 관계없이 신경학적 변화가 있는 환자의 응급 치료는 기도 유지, 적절한 호흡 및 효과적인 순환(ABC)을 유지하는 것으로 시작된다. 경험상 GCS가 8점 이하인 환자는 기도 유지를 위해 기관 삽관이 필요하다. 또한 의식이 저하된 구토 환자에서도 기관 삽관을 고려해야 한다. 약물이나 독소로 인한 호흡 저하 또는 ICP 증가로 인한 불규칙한 호흡은 기계 환기를 제공을 위해 삽관이 필요하다. ICP가 상승하면 고혈압과 빈맥이 나타날 수 있다. 뇌탈출을 예방하려면 즉각적인 중재가 필요하다. ABC가 안정화되면 통증, 메스꺼움 및 기타 증상에 대한 중재가 필요하다. 진단적 검사는 다른 질환을 배제할 수 있다. 신경학적 응급 상황이 있는 환자의 확정적 치료는 상태에 따라 다르다.

두통 Headache

두통은 응급실에서 흔히 볼 수 있는 주 호소이나, 의학적으로 응급 상황과 관련된 두통은 극히 드물다. 두통은 질병이 아니라 증상이다. 국제두통질환분류(ICHD, International Classification of Headache Disorders)의 제3판은 두통의 유형과 하위 유형을 250가지 이상으로 분류한다. 두통 중 생명을 위협하는 원인에는 지주막하 출혈, 정맥동 혈전증, 측두동맥염, 수막염 및 일산화탄소 중독이 포함된다. 정확한 병력과 사정을 통해 응급 처치가 필요한 두통을 감별할 수 있다.

두통 사정에는 증상의 시작, 두통의 위치, 강도, 양상, 지속기간, 선행 요인 및 관련 증상이 포함되어야 한다. 운동이나 외상과 같은 선행 요인과 현기증, 메스꺼움, 구토 또는 시각 장애와 같은 관련 증상은 진단 검사를 결정하는 데 도움이 된다. 갑자기 발생하고 발병 시 최대 통증으로 "내 인생 최악의 두통"이라고 호소하는 두통은 지주막하 출혈(SAH, subarachnoid hemorrhage) 가능성을 나타내는 적신호이다. 과거력은 두통의 원인 감별에 도움이 되는 이전 외상이나 기저 질환에 집중되어야 하고, 여기에는 두통, 고혈압, 뇌실-복막 단락, 발작, 최근 감염 또는 이전 두개골 수술의 병력이 포함된다.

두통은 두개외 또는 두개내 상태로 인해 발생할 수 있다. 두개외 원인에는 치아 문제, 측두하악 관절(TMJ) 문제, 시각 굴절 문제, 녹내장, 부비동염, 경추 긴장, 발열, 저산소증, 빈혈, 고혈압 위기, 알레르기, 열 관련 질병 및 탈수가 포함된다. 삼차 신경통, 요추 천자, 뇌진탕, 약물, 수면 장애 및 정신병은 기타 두개외, 비응급 두통 원인이다. 두통의 두개내 원인에는 편두통, 긴장성 두통, 군발성 두통, 측두 동맥염 등이 있다. 외상은 두통의 두개내 원인이기도 하다(제35장 참고). 진단적 검사는 두통의 원인을 확인하는 데 중점을 두어 효과적인 치료가 가능하게 한다. 혈액검사는 진단에 도움이 될 수 있지만 영상검사는 두통의 두개외 원인 진단에는 제한적이다.

편두통 Migraine Headache

미국 인구의 14% 이상이 편두통이나 심한 두통이 있다고 보고된다. 이러한 장애는 성인 여성이 남성보다 2배 더 많다. 미국에서 연간 약 120만 건의 응급실 방문이 편두통으로 인한 것이다. 편두통을 진단하는 검사는 없다. 진단은 환자의 병력과 증상을 기반으로 한다. 혈액 검사와 영상 검사는 응급실에서 편두통을 치료하는 데 도움이 되지 않는다. 응급실의 치료 목표는 두통의 다른 원인을 배제하고 통증을 완화시켜 환자가 외래에서 관리할 수 있도록 하는 것이다.

편두통은 음식, 다이어트, 감정, 월경, 약물, 날씨 변화, 수면 장애 및 밝은 빛에 의해 유발될 수 있다. 환자에게 유발 요인을 확인하기 위해 두통 일지를 작성하도록 권유한다.

역사적으로 편두통은 원래 혈관성 두통으로 여겨졌으나, 최근의 연구에서는 편두통이 통각수용과정 장애의 결과임을 나타낸다. 과민성 감각 경로는 자극을 두통 및 편두통과 연관된 증상으로 전환한다. 편두통 증상은 중등도에서 중증의 통증을 포함하는데, 4~72시간 지속되고 일반적으로 편측으로 맥동 또는 찌르는 듯한 통증과 구역, 구토, 광선 공포증 및 활동에 의해 악화되는 소리공포증이 포함될 수 있다.

응급실에서 현재 권장되는 급성 편두통 치료는 메토클로프라미드(metoclopramide)나 프로클로르페라진(prochlorperazine) 및 피하 수마트립탄(sumatriptan) 투여이다. 불안증을 예방하거나 치료하기 위해 디펜히드라민(diphenhydramine) 또는 미다졸람(midazolam)을 투여할 수 있다. 편두통에 제공할 수 있는 기타 약물은 정맥주사용 아세트아미노펜(acetaminophen), 아스피린(aspirin), 클로르프로마진(chlorpromazine), 케토롤락(ketorolac), 발프로산(valproate)이 있다.

편두통으로 응급실 방문 시 거의 50%에서 아편유사제가 계속 투여된다. 연구에 따르면 아편유사제는 편두통 치료에 효과가 없고 응급실 재방문과 관련이 있다. 반면에 덱사메타손(dexamethasone)은 편두통의 재발률을 잠재적으로 감소시키므로 치료에 포함되어야 한다. 환자가 탈수 증상이 없는 한 수액 치료는 필요하지 않다.

만성 편두통을 가진 환자는 외래에서 관리되고 예방 치료가 필요하다. 베타 차단제, 항경련제 그리고 항우울제 투여가 편두통의 빈도, 지속시간, 강도를 줄이는 데 도움이 된다고 알려져 있다. 아직 연구 중이긴 하나, 항히스타민제제와 ACE 억제제는 편두통에 효과적일 수 있다. 편두통 예방을 위한 칼슘 채널차단제와 이뇨제 사용은 근거가 모호하다. 오나보툴리눔 독소 A(onabotulinum toxin A)는 만성 편두통 환자에게 두통을 감소시키는데는 효과적이나 간헐적 편두통에는 효과가 없다. 카페인 함유 일반약이나 부탈비탈(butalbital)이 포함된 약은 두통 환자에게 일반적으로 사용되지 말아야 하는데, 이는 이런 약물은 약물 남용 두통을 유발하기 때문이다.

측두 동맥염 Temporal Arteritis

측두 동맥염은 혈관의 면역 매개 염증이다. 경동맥의 뇌혈관 가지에 자주 침범된다. 이는 여성에게 더 흔하고 50세 이전에는 거의 발생하지 않으며 거의 백인에서만 발견된다. 측두 동맥염의 증상으로는 두통, 갑작스러운 시각 장애, 발열, 적혈구 침강속도 증가, C 반응성 단백질 상승 등이 있다. 측두 동맥염이 의심되는 환자의 응급실치료는 영구적인 시력 상실을 예방하기 위해 코르티코스테로이드(corticosteroids)를 신속히 투여하고 통증 조절과 류마티스 전문의에게 외래 진료를 의뢰하는 것이다. 정확한 진단을 위해서는 측두 동맥 생검이 필요하다.

발작 Seizures

발작은 뇌의 비정상적인 과도한 전기 활동으로 인해 발생한다. 모든 발작은 질병 자체가 아니라 질병 과정의 증상이고, 모든 발작이 간질에 기인하는 것은 아니다. 간질의 원인은 외상성 뇌손상, 뇌종양, 뇌염, 선천적 또는 유전적 기형이 포함된다. 비간질성 발작의 원인으로는 저나트륨혈증, 두부 외상, 발열, 임신성 고혈압, 고혈당, 벤조디아제핀(benzodiazepine) 금단증상, 알코올 금단증상, 대사성 뇌병증 등이 있다. 심인성 비간질성 발작은 발작과 유사한 증상을 보이지만, 뇌내에서 비정상적인 전기적 활동은 없다. 그리고 발작의 60% 이상이 원인 불명이다.

약 220만에서 300만 명의 미국인이 간질 진단을 받고 살고 있다. 발작은 전통적으로 대발작과 소발작으로 분류되었다. 2017년 국제뇌전증기구(ILAE, International League Against Epilepsy)에서는 발작의 세 가지 특징을 기반으로 하는 새로운 발작 분류 체계를 발표했다: 세 가지 특징은 뇌내(국소, 일측, 양측), 발작 중 인지 수준(인지 혹은 인지장애), 기타 발작 양상(운동 및 비운동 행동)이다(박스 24-2). 심인성(psychogenic) 발작은 혼합된 증상과 간질 단계를 나타낼 수 있다. 최근 연구에 따르면 일부 발작 유형에서는 프로락틴 및 크레아틴 키나아제(CK) 수치가 상승했지만 심인성 발작에서는 정상 수치가 확인되었다. 이러한 검사표지자는 발작 유형 감별에는 유용하진 않지만 간질 발작을 확인하는 데 유용하다.

치료는 발작의 유형에 따라 다르다. 환자는 첫 번째 발작을 경험하거나 돌발성 발작 및 간질 지속 상태로 응급실에 내원한다. 응급실 치료의 목표는 발작을 중단하고 발작 후유증을 치료하며 발작의 응급 원인을 확인하는 것이다. 발작 중재에 대한 최근 권장 사항에는 환자가 다치지 않도록 안전한 환경 관리와 주기적인 혈당검사 및 처방에 따른 약물 투여가 있다.

간질지속증 Status Epilepticus

간질지속증은 5분 이상 지속되는 발작 또는 발작 사이에 신경학적 상태가 회복되지 않고 발작을 반복하는 것이다. 간질지속증은 즉시 중재하지 않으면 심각한 사망률을 초래할 수 있는 의학적 응급 상황이다. 장기간의 발작은 저산소증, 발열, 심부전, 흡인, 횡문근 융해증, 신부전, 산증, 뇌부종, ICP 증가, 저혈당 및 사망을 유발할 수 있다.

간질지속증의 치료는 단일 발작과 동일하게 시작된다. 기도 개방을 유지하기 위해 삽관이 필요할 수 있다. 지속되는 발작 양상이 숨겨지는 것을 피하기 위해 신속기관삽관(RSI, rapid sequence intubation) 동안 근마비제 사용은 피해야 한다. 미다졸람(midazolam) 또는 프로포폴(propofol)은 이런 환자의 RSI 시 안전한 대체 약물이다. 프로포폴, 펜토바르비탈(pentobarbital), 미다졸람의 진정마취는 뇌의 전기적 활동을 감소시키는 것으로 나타난다. 지속적은 뇌파검사(EEG)는 진정마취를 위해 약물을 사용할 때 발작을 충분히 조절하는지 모니터링하는데 유용하다. 주기적인 사정은 발작 후유증을 예방하거나 조기에 발견하는 데 있어 필수적이다.

박스 24-2 발작 유형

인지/인식 있는 국소 발작
(이전에 단순부분발작이라고 함)

증상

- 영향을 받는 뇌의 영역에 따라 다름
  - 후두 부위는 불빛이 깜빡이는 증상 유발
  - 운동 피질은 경련을 일으킬 수 있음

발작 후 단계

- 영향받은 부위에 따른 신경학적 기능장에 기간이 있을 수 있음
- 일과성 허혈 발작 또는 뇌졸중과 유사할 수 있음

인지/인식 장애를 동반한 국소 발작
(이전에는 복합 부분 발작이라고 함)

증상

- 깨어 있는 것처럼 보이지만 명령에 반응하지 않거나 환경과 상호작용하지 않음
- 입을 실룩거리거나 얼굴을 찡그리거나 말을 반복하는 등의 반복 행동

발작 후 단계

- 깨어 있는 것처럼 보이지만 명령에 반응하지 않거나 환경과 상호작용하지 않음
- 기면, 혼란, 사건에 대한 기억 상실

전신 발작
(이전에는 대발작 또는 강직성 간대발작이라 함)

증상

- 갑작스러운 의식 소실
- 강직성 근수축기 이후 간대기

발작 후 단계

- 호흡이 편안해지며 깊은 수면 상태

전신발작의 아형

- 실신 발작/소발작
평가: 잠깐의 의식 장애
- 간대성 발작
평가: 근육의 리듬성 떨림
- 근간대성 발작
평가: 잠깐의 근육 수축
- 강직/긴장성발작
평가: 근육 강직
- 무긴장 발작
평가: 근육 통제능력 상실

Adapted from Brodie M. The 2017 ILAE classification of seizure types and the epilepsies: what do people with epilepsy and their caregivers need to know? *Epileptic Disord.* 2018;20(2):77–87.

뇌졸중 Stroke

뇌졸중은 24시간 이상 지속되는 뇌혈류 장애로 인해 갑작스럽게 발생하는 신경학적 기능 장애이다. 뇌졸중은 미국에서 다섯 번째 주요 사망 원인이며, 매년 거의 800,000명이 뇌졸중에 걸리고 130,000명이 뇌졸중으로 사망한다. 뇌졸중은 장애를 유발하는 신경학적 질환 중 가장 흔하다.

혈류 장애는 조직으로 산소의 공급을 방해하여 세포 허혈과 사멸을 초래한다. 뇌졸중의 87%는 허혈성이며 혈전이나 색전으로 인한 혈관 폐쇄의 결과로 발생한다. 나머지 13%는 뇌내출혈(ICH, intracerebral hemorrhage), 뇌동맥류 및 동정맥기형(AVM, arteriovenous malformation)으로 인한 출혈이다. 일과성 허혈 발작(TIA, transient ischemic attack)은 갑자기 발생하여 24시간 이내에 회복되는 일시적 신경계 기능 장애이다. TIA를 경험한 환자의 최대 10%는 2일 이내에 뇌졸중을 경험하고 최대 20%는 90일 이내에 뇌졸중을 경험한다. 뇌졸중의 최대 80%는 위험 요인을 관리하면 예방할 수 있다. 예방 가능한 위험 요인에는 고혈압, 당뇨병, 비만, 약물 남용, 흡연, 죽상동맥 경화증, 심장 판막 질환, 심방 세동 및 경동맥 폐쇄가 있다. 예방 불가능한 위험 요인에는 연령, 성별, 인종/민족, 뇌졸중의 가족력이 포함된다.

뇌졸중 치료는 지역사회와 병원 전 단계에서 시작된다. FAST(얼굴, 팔, 말, 시간)와 같은 간단한 도구를 사용하여 뇌졸중 징후에 대해 일반인에게 교육하는 것은 뇌졸중의 조기 인지에 도움이 될 수 있다. 뇌졸중 증상을 조기에 인지하지 못하면 치료 시간, 혈전 용해제 및 혈관 내 치료에 대한 적용 가능성을 크게 줄여 환자의 장애 부담을 증가시킨다. 뇌졸중 증상이 의심되면 즉시 응급처치를 해야 한다.

뇌졸중의 조기 진단과 신속하고 효과적인 치료 방법을 결정하기 위한 연구는 계속 진행 중이다.

혈전성 허혈성 뇌졸중은 혈관내에 동맥경화성 플라크가 축적된 결과이다. 혈관의 분지나 만곡 지점은 특히 취약하다. 폐색으로 인해 대뇌 조직의 요구를 충족시킬 수 없을만큼 혈류가 감소하면 허혈이 발생한다. 허혈성 세포의 중심부는 반음부

(penumbra)로 알려진 저관류 조직으로 둘러싸여 있다. 반음부는 조기 재관류로 회복될 수 있으나, 무산소 상황이 길어지면 반음부의 사멸을 초래할 것이다. 색전성 뇌졸중은 색전이 뇌로 이동하여 혈류를 차단할 때 발생한다. 심방 세동은 심장 색전성 뇌졸중 원인의 50% 이상을 차지한다. 다른 원인은 식물인간 같은 장기간 부동상태나 심장 판막의 혈전, 심내막염, 공기 및 지방이다. 뇌졸중에서 관찰되는 신경학적 결함은 영향을 받는 부위에 따라 다르다. 주요 대뇌 혈관의 폐색은 나타나는 신경학적 증상이 예측 가능하다. **표 24-3**은 이러한 패턴 중 몇 가지를 간략하게 보여준다.

허혈성 뇌졸중 환자의 초기 치료는 ABC 관리에서 시작된다. 산소 포화도를 94% 이상으로 유지하기 위해 필요에 따라 산소를 투여한다. 혈당을 측정하고 60 mg/dL 미만이면 $D_{50}W$를 투여한다. 미국국립보건원 뇌졸중 척도(NIHHS, National Institutes of Health Stroke Scale)를 이용하여 사정을 시행한다. 정맥로를 확보하고 일반혈액검사(CBC), PT/PTT, INR 및 트로포닌 검사를 위해 채혈한다. 12-유도 ECG와 흉부 영상 검사를 시행한다. 비조영 두부 컴퓨터 단층촬영(CT) 스캔을 수행하며, 다른 검사를 위해 두부 CT 스캔 검사가 지연되지 않도록 한다.

환자가 혈관내 혈전절제술 또는 동맥내 tPA의 사용 대상이면 뇌혈관 CT 스캔을 시행한다. 목표는 현재 미국식품의약국(FDA)이 승인한 유일한 뇌졸중 치료용 혈전용해제인 조직 플라스미노겐 활성제(tPA)를 적용대상이 되는 환자에게 응급실 도착 후 60분 이내에 최대한 빨리 투여하는 것이다. tPA 투여 및 금기 사항에 대해서는 **박스 24-3**을 참고한다. 허혈이 지속되면 1분마다 거의 200만 개의 뇌 세포가 죽는다. 다른 검사를 위해 tPA 투여를 지연하지 않는다. 진단적 검사 결과가 환자에게 tPA투여가 적합하지 않은 경우 tPA를 중단할 수 있다. 환자가 tPA 적용 대상이면 혈관내 치료 계획과 상관없이 약물을 투여한다.

뇌졸중 환자는 혈압 관리가 필요하다. tPA 투여 전 혈압은 185/110 mmHg 미만이어야 한다. 라베탈롤(labetalol) 또는 니카르디핀(nicardipine)은 혈압 조절을 위해 권장된다. 니트로프루시드 나트륨(sodium nitroprusside)은 이완기 혈압이 140 mmHg 이상인 경우 고려될 수 있다. 환자가 tPA의 대상이 아닌 경우 뇌관류를 유지하기 위해 허용되는 범위 내에서 혈압을 높게 유지해야 한다. 라베탈롤 또는 니카르디핀 사용은 혈압이 220/120 mmHg 이상인 경우 24시간 동안 10~15% 이하로 혈압을 낮추는 것을 목표로 한다.

표 24-3 뇌혈관 및 영향 위치에 따른 뇌졸중의 증상

전대뇌동맥 (Anterior cerebral artery)	발과 다리의 반대쪽 마비 보행장애 발, 발가락 및 다리의 감각 상실 의지력 상실 감정과 반응의 감소(정동둔마) 이상언행반복증
후대뇌동맥 (Posterior cerebral artery)	기억 장애 시각장애: 동측반맹, 색맹, 깊이 지각의 상실 물체를 인식할 수 없음
중뇌동맥 (Middle cerebral artery)	편마비 감각 장애 동측반맹 우성 반구가 영향을 받는 경우 완전실어증
척추동맥 (Vertebral artery)	어지러움 안구진탕 연하 곤란 안면 통증 동측 안면 마비 및 쇠약 운동 실조 어둔함
기저동맥 (Basilar artery)	사지마비
전방하행소뇌동맥 (Anterior inferior cerebellar artery)	피로 오심 구토 안구진탕 외측 동향주시의 동측 마비 몸통과 팔 다리의 반대쪽 통증 및 온도 감각 장애
왼쪽 (Left sided)	오른쪽 편마비 수용적, 표현적, 혹은 완전실어증 지적 장애 느리고 신중한 행동 오른쪽 시야 결함
오른쪽 (Right sided)	왼쪽 편마비 충동적 행동 판단력 부족 왼쪽 시야의 결함

tPA를 투여 중인 환자에게 정맥로 또는 모니터링 라인의 삽입은 피하는 것은 필수이다. 유치 요도관은 tPA 투여 전에 삽입하거나 tPA 의 초기 일시 투여가 완료된 후 최소 30분 후에 삽입해야 한다. 뇌졸중으로 진단된 모든 환자는 연하 곤란

박스 24-3 조직 플로스미노겐 활성제의 사용 적응증과 사용법

용량: 0.9 mg/kg
최대 용량 90 mg
일시 투여량: 총 투여량의 10%
점적주입: 1시간 동안
안전한 약물 투여를 위해 조직 플라스미노겐 활성제 투여 전 폐기물을 제거해야 한다.
정맥내 튜핑 프라이밍 용량은 20 mL까지 가능하다.
환자가 전체 용량을 투여 받을 수 있도록 주입관을 통해 생리식염수를 흘려보내 주입 종료시 관내 조직 플라스미노겐 활성제를 주입되게 한다.

사용 기준:

18세 이상 연령
80세 미만의 환자에 대해 마지막으로 정상으로 알려진 이후 4.5시간 이내
80세 이상인 경우 마지막으로 정상으로 알려진 이후 3시간 이내
NIHSS 중 상지나 하지에 국한된 신경학적 이상이 없는 경우
80세 이상:
당뇨병 및 이전 뇌졸중 병력이 있는 경우 마지막으로 정상으로 알려진 후 3시간 이내
NIHSS 점수 25 이상, 항응고제 복용
위의 항목에 해당 사항이 없는 경우 마지막으로 알려진 정상 이후 4.5시간 이내

금기 사항:

컴퓨터 단층촬영상 두개내 출혈
치료에도 불구하고 수축기 혈압이 185 이상 또는 이완기 혈압이 110 이상
혈소판 < 100,000/mm^3
INR (International normalized ratio) > 1.7, aPTT (activated partial thrombo plastin time) > 40초, PT (prothrombin time) > 15초
24시간 이내 저분자 헤파린 투여력
48시간 내 트롬빈 억제제, factor Xa 억제제 사용
응고검사 결과가 비정상
14일 이내 수술
3개월 이내 심한 두부 외상
심내막염
3일 이내의 두개내 또는 척추 수술
지난 3개월 이내 허혈성 뇌졸중
21일 이내 위장 출혈
두개내 출혈 이력
두개내 신생물/종양
혈당 < 50 mg/dL

상대적 금기 사항: 위험보다 이점이 큰 경우 사용 고려

임신
분만 후 14일
출혈 체질 또는 응고병증 병력
국제 표준 비율에 따른 쿠마딘 사용
14일 이내의 외상
최근 심근 경색
심낭염
왼쪽 심장의 혈전
7일 이내 압박지혈이 불가능한 부위의 동맥 천자
비파열, 불안정한 뇌동맥류 또는 동정맥 기형
고혈당
발작-증상이 발작후 증상인지 감별 필요

Adapted from Demaerschalk B, Kleindorfer D, Adeoye O, et al. Scientific rationale for the inclusion and exclusion criteria for intravenous alteplase in acute ischemic stroke. *Stroke.* 2016;47:581–641.

검사를 완료할 때까지 NPO 상태를 유지해야 한다. 병원 또는 수용시설 간에 안전한 환자 이송이 필요하며, 가능하다면 NIHSS 평가결과를 공유한다.

적시의 tPA 투여는 허혈성 뇌졸중 환자의 결과를 개선하는데 중요하다. tPA 적응증 환자에게 tPA를 적시에 사용하도록 하기 위한 노력은 뇌졸중 유사 증상을 가진 환자의 혈전용해요법 사용률을 증가시켰다. 한 연구에 따르면 최종적으로 뇌졸중 유사증상으로 진단된 환자의 tPA 사용으로 인한 뇌내 출혈 위험은 미미하다고 보고되었다.

출혈성 뇌졸중은 지주막하 공간 또는 뇌내 조직 출혈의 결과이다. 출혈성 뇌졸중으로 인한 사망률은 50%에 이르며 일부 환자만이 정상으로 회복된다.

뇌내출혈(ICH, intracerebral hemorrhage)은 가장 흔하게 고혈압으로 인해 발생하며, 약물남용, 동맥류 또는 AVM 파열, 뇌종양, 응고 장애 및 항응고제 사용이 또다른 원인이다. ICH는 전체 뇌졸중의 10%를 차지한다. 전형적인 증상은 갑작스러운 신경학적 기능의 장애, 두통, 구토 및 급격히 악화되는 의식 장애를 포함한다.

뇌졸중의 나머지 3%는 지주막하 출혈(SAH)로 뇌동맥류 또는 AVM 파열의 결과이다. 환자는 갑작스럽게 "내 인생 최악의 두통"을 경험하고 종종 메스꺼움, 구토 및 의식 수준 저하가 뒤따른다. 비조영 두부 CT 스캔은 뇌 실질 또는 지주막하 공간의 출혈을 보여준다. SAH 환자의 요추 천자 시 혈액이 섞인 CSF가 관찰된다. 출혈의 원인을 확인하기 위해 뇌혈관조영술을 시행할 수 있다.

출혈성 뇌졸중 환자의 초기 중재는 ABC 확보에서 시작된

다. 출혈로 ICP가 빠르게 증가하고 뇌는 반대쪽으로 밀리기 시작할 것이다. 그러므로 뇌탈출과 뇌사를 예방하기 위해 출혈을 멈추고 ICP를 감소시키는 신속한 중재가 필요하다.

항혈전제의 길항제 사용이 필요할 수 있다. 길항제 선택은 항혈전제에 따라 다르다(**표 24-4**). 혈압 조절은 적절한 CPP를 유지하면서 출혈 감소를 위한 적정한 혈압으로 낮추는 것을 목표로 한다.

혈압 관리는 균형을 이루는 작업이다. 상승된 혈압은 라베탈롤 또는 니카르디핀으로 조절하는데 60 mmHg 이상의 CPP를 유지하기에 충분한 MAP을 유지하면서 혈관의 압력을 줄여야 한다. CPP가 60 mmHg 이상으로 유지될 수 없으면 승압제를 투여한다. 또한 ICP를 줄이기 위한 처치가 취해질 수 있다. 외부 뇌실 배액관을 삽입하면 ICP 측정과 CSF 배액이 가능하여 두개내 용적을 줄임으로써 ICP를 감소시킨다.

다른 조치로는 침대 머리를 높게 유지, 머리를 정중선에 유지, 진통제 또는 진정제 투여, 자극 감소, 만니톨 또는 고장성 식염수 같은 삼투성 이뇨제 투여 등이 있다. 혈당과 심부 체온을 정상화하기 위해 모니터링과 중재가 필요하다. 호기말 CO_2 모니터링은 정상 이산화탄산혈증을 유지하기 위해 필요하다. 과호흡은 뇌혈관 수축을 일으켜 뇌로 가는 혈류를 감소시킨다. 과호흡요법은 뇌탈출이 우려되는 절박한 상황에서만 시도되어야 한다. 항경련제는 예방적으로 투여되지 않지만 발작이 발생하면 추가된다. 환자는 연하 곤란 스크리닝이 완료될 때까지 NPO를 유지한다.

ICH의 최종 치료는 명확하게 정리되어 있지 않다. 진행 중인 연구에서는 외과적 중재가 사망률과 환자 결과에 유익하다고 한다. ICH에 대한 최신의 미국심장협회(AHA, American Heart Association)/미국뇌졸중협회(ASA, American Stroke Association) 지침은 조기 외과적 중재는 소뇌 출혈이 있는 환자에 한해 Class 1으로 구분한다. 다른 나라에서는 ICH에 대한 수술의 적응증 및 시기와 관련하여 의견이 분분하다. 동맥류로 인한 SAH의 최종 치료는 동맥류의 외과적 클리핑 또는 혈관내 코일링이다. 금기 사항이 없는 한 혈관내 코일링이 선택된다. 동맥류를 치료하기 전에 재출혈 위험을 줄이기 위해 혈압을 160 mmHg 미만으로 유지한다. 니모디핀(nimodipine) 투여는 SAH 후 신경학적 악화의 원인인 혈관 경련을 감소시키기 위함이다.

AVM을 제거하기 위해 외과적 클리핑, 방사선 외과적 제거 및 혈관내 폐쇄가 사용된다. 어떤 경우에는 파열 시 감압 개두술을 시행할 수 있지만 AVM의 외과적 중재는 몇 주 지연될 수 있다.

표 24-4 항혈전성 역전제

항혈전제	역전제
비타민 K 길항제	비타민 K, FFP, 프로트롬빈 복합 농축액
직접 Xa인자 억제제	프로트롬빈 복합 농축액
직접 트롬빈 억제제	다비가트란-프렉스바인드 기타-프로트롬빈 복합 농축액
미분획 헤파린	프로타민
저분자량 헤파린	프로타민, rFVlla
혈전용해제	동결 침전, 트라넥삼산, 아미노카프로산
항혈소판제	DDAVP, 혈소판

DDAVP, 데스모프레신; *FFP*, 신선동결혈장; *rFVIIA*, 재조합 인자 VIIa.

Adapted from Frontera JA, Lewin JJ III, Rabinstein AA, et al. Guideline for Reversal of Antithrombotics in Intracranial Hemorrhage: A Statement for Healthcare Professionals from the Neurocritical Care Society and Society of Critical Care Medicine. *Neurocrit Care*. 2016;24(1):6-46.

뇌수막염 Meningitis

뇌수막염은 뇌와 척수를 둘러싸고 있는 수막층의 염증이다. 원인에는 박테리아, 바이러스, 곰팡이 및 기생충 요인이 있다. 바이러스성 뇌수막염은 가장 흔한 형태이며 일반적으로 세균성 뇌수막염보다 경미한 경과를 보인다. 세균성 뇌수막염은 이환율과 사망률이 높다. *Neisseria meningitidis*, *Haemophilus influenzae* 및 *Streptococcus pneumoniae*에 대한 백신은 세균성 뇌수막염의 발병률을 감소시켰다. 다른 유형의 박테리아는 개두술 또는 개방성 두개골 골절 후에 발생하는 수막염의 원인이다. 뇌수막염은 호흡기를 통해 전염되기 때문에 뇌수막염이 의심되는 환자는 비말 격리를 시행한다.

뇌수막염은 발열, 두통, 피로와 같은 독감과 유사한 증상으로 시작된다. 뇌수막염의 경과는 매우 빠르게 진행될 수 있다. 뇌수막염 환자의 95%는 두통, 의식 수준 변화, 뒷목 경직(뻣뻣함)의 세 가지 특징 중 적어도 두 가지 증상을 보인다. 점상 또는 자반성 발진은 수막구균성 질환의 징후이다. 수막구균성 수막염은 사망률이 15%이고, 환자의 20%는 심각한 장애가 있다.

진단은 요추 천자로 확인된다. CSF는 탁하며, 높은 백혈구 수, 높은 단백질 및 낮은 포도당 결과를 보인다. 그람 염색과 배양은 원인 인자를 식별하는 데 유용하다. 요추천자 후 가능한 한 빨리 항생제를 투여하면 결과가 향상된다. 덱사메타손(dexamethasone)은 폐렴구균 및 *H. influenza* 수막염에서 좋은 결과를 보이지만, 수막구균 수막염에서는 효과가 없다.

지주막하 공간의 화농성 삼출물은 교통성 수두증으로 이어질 수 있다. 수두증, 농양 및 뇌부종은 ICP를 증가시킬 수 있다. 응급실에서의 추가 치료에는 신경학적 상태를 모니터링하고 통증 관리 및 발열 조절을 제공하는 것이 포함된다.

예방적 항생제는 수막구균 환자의 가족, 친구 및 환자와 밀접하게 접촉한 사람들을 위해 사용된다. 환자의 호흡기 분비물에 노출된 의료인도 예방적 항생제를 투여받아야 한다.

길랭-바레 증후군 Guillain–Barré Syndrome

길랭-바레 증후군(GBS)은 마비를 유발하는 급성 면역 매개 다발성 신경병증이다. 여러 변형이 GBS 에 속한다. 가장 흔한 유형은 급성 염증성 탈수초성 다발성 신경병증과 급성 운동 축삭 신경병증이다. GBS는 남성과 성인에서 더 흔하다. 연간 발병률은 미국에서 대략 100,000명당 1명이다.

GBS 환자의 3분의 2가 지난 몇 주 동안 호흡기 또는 위장 감염이 보고되었다. *Campylobacter jejuni*는 감염 이전에 가장 흔히 확인된 병원체이다. 거대 세포 바이러스, Epstein-Barr 바이러스, 인간 면역 결핍 바이러스(HIV), 인플루엔자 바이러스 및 *H. influenza*는 GBS와 관련이 있다. GBS와 인플루엔자 백신 간의 연관성은 없다고 밝혀졌다. GBS의 위험은 인플루엔자 백신 접종 후보다 인플루엔자에 걸린 후 더 높다.

GBS의 특징적인 증상은 심건 반사의 저하나 결여가 동반된 대칭적으로 진행되는 근육 약화이다. 환자의 90%는 다리에서 시작하여 상향으로 진행되는 형태를 갖는다. 하향으로 진행되는 형태는 팔이나 얼굴에서 시작된다. 질병은 비교적 경미하거나 빠르게 진행될 수 있고, 환자의 20~30%는 인공호흡기 지원이 필요하다. 자율신경 기능장애로 심장의 부정맥, 체위성 저혈압, 장폐색 등의 증상이 일반적으로 동반된다. 운동 장애에도 불구하고 감각 기능은 최소한으로 영향을 받는다. 환자는 신경 뿌리 염증으로 인해 통증을 호소할 것이다. 일반적으로 GBS는 2주에서 4주에 걸쳐 진행되고 회복이 시작되기 전에 4주 동안 정체기가 이어진다. 진행을 늦추거나 멈추려면 조기 치료가 필수적이다.

GBS는 임상적으로 진단된다. 질병을 진단하는 검사 표지자는 없다. CSF는 증상 발병 1주일 후 정상 세포수와 함께 단백질 수치 상승을 나타낸다. 환자 증상의 다른 원인을 배제하기 위해 추가적 진단 검사가 필요할 수 있다. 응급실 치료 목표는 지지적 치료에 중점을 둔다. 경증 환자는 외래 진료를 받을 수 있지만 대부분의 환자는 호흡 기능, 자율신경계 기능 장애 및 통증 관리를 면밀히 모니터링하기 위해 입원이 필요하다. 환자는 삼키기 평가가 완료될 때까지 NPO를 유지해야 한다. 면역 글로불린(IVIG) 주사와 혈장 교환은 진행을 멈추고 회복을 가속화하는 데 효과적이다. 두 가지 치료법은 효과는 동일하나, 함께 사용할 때 추가적인 이점은 없다. GBS의 사망률은 3~7%이다. 1년이 되면 환자의 약 60%가 완전히 운동 회복을 하고 84%가 도움 없이 걸을 수 있다. 소수의 환자에서는 만성 탈수초성 다발신경병증이 발병한다. 기능 회복에도 불구하고 쇠약과 통증은 수년간 많은 환자를 괴롭힐 수 있다.

중증근무력증 Myasthenia Gravis

중증근무력증(MG)은 가장 흔한 신경근 전달 장애이다. MG는 만성, 무통, 변동성 근육 약화를 유발하는 자가면역질환이다. 아세틸콜린 항체는 시냅스 후 뉴런의 아세틸콜린 수용체를 차단하고 이는 근육 수축을 방해한다. MG는 남성보다 여성에게 호발한다. 안검하수와 복시가 가장 흔한 증상이다. MG 환자의 20%에서 안구 근육에 국한된다. 안면 근육 침범은 연하곤란, 언어 장애 및 무표정한 얼굴(웃지 못함)을 유발한다. 몸통의 근육은 영향을 적게 받는다. 근육을 사용하려는 반복적인 시도는 근육 약화를 악화시킨다.

감염, 외상, 스트레스, 수술 또는 특정 약물이 근무력증 위기를 유발할 수 있다. 위기 시 심각한 근육 약화는 호흡 부전으로 이어질 수 있으며 기계적 환기가 필요할 수 있다. 기존의 폐질환이 없는 경우 환자는 호흡 기능이 좋지 않아도 정상적인 동맥혈 가스 수준과 산소 포화도를 유지할 수 있다. 강제 폐활량 및 흡기력을 확인하여 호흡 기능을 모니터링해야 한다. 혈장 교환 또는 IVIG는 MG 악화의 치료에 유용하다.

응급실에서 코르티코스테로이드(corticosteroid) 및 아자티오프린(azathioprine) 또는 타크롤리무스(tacrolimus)와 같은 면역억제제를 투여하여 면역 반응을 감소시킬 수 있다. 최종 진단은 외래에서 관리된다. 혈청 항체 검사, 에드로포늄

검사, 근전도 검사로 진단을 확정한다. 아세틸콜린에스테라제 억제제는 MG를 관리하기 위해 처방된다.

과도한 아세틸콜린에스테라제 억제제는 콜린성 위기를 유발할 수 있다. 콜린성 위기는 MG와 유사한 근육 약화를 나타낸다. 콜린성 위기에는 설사, 호흡기 분비물 증가, 발한이 나타나며, 이는 근무력증 위기와 콜린성 위기를 구별하는 데 도움이 된다. 콜린성 위기의 치료는 아세틸콜린에스테라제 억제제를 중단하고 프랄리독심(pralidoxime)을 투여하는 것이다.

응급실 치료의 목표는 ABC 확보, 호흡 기능 모니터링 및 증상 완화 제공이다. 연하 곤란은 환자를 흡인의 위험에 빠뜨린다. 환자의 삼키는 능력에 대한 우려가 있는 경우 NPO를 유지한다. 또한 근육 약화로 인해 낙상 예방 조치가 필요하다.

소화기계 응급 상황

Gastrointestinal Emergencies

Amy Herrington

위장관(소화기계) 응급 상황은 경미한 문제에서 심각하고 잠재적으로 생명을 위협하는 문제에 이르기까지 다양하다. 위장관 응급 상황은 응급실을 방문하는 흔한 이유이다. 위장관 질환의 임상 징후로는 속쓰림, 메스꺼움, 구토, 변비, 설사, 팽만감, 흉통, 복통, 혈변 등이 있다. 해부학 및 생리학에 대한 간략한 검토 후에 특정 위장관 응급 상황에 대해 설명한다. 위장관 외상은 제39장에서 논의된다.

해부학 및 생리학

ANATOMY AND PHYSIOLOGY

정상적인 위장관 기능은 영양소와 체액을 흡수하고, 대사 작용에 의하여 생성된 노폐물을 제거하는 것이다. 위장관계의 주요 기관 및 구조는 식도, 위, 소장, 간, 췌장, 담낭 및 복막이다. 그림 25-1을 참고한다.

식도 Esophagus

식도의 주요 기능은 음식의 이동이다. 식도는 인두에서 위까지 연결되어 있는 길이 약 25 cm, 지름 최대 3 cm인 곧고 접을 수 있는 직선형 관이고, 점막, 점막하층 및 근육층으로 이루어져 있다. 점액선의 분비물은 점막하층 전체에 퍼져 내벽을 촉촉하고 매끄럽게 유지한다. 상부 식도 횡문근은 점차 하부 식도 및 위장관 내에서 평활근으로 대체된다. 상부 식도 괄약근은 식도의 근위 말단에 있고, 하부 식도 괄약근(분문 괄약근이라고도 함)은 식도와 위의 말단 접합부에 있다. 하부 식도 괄약근은 위에서 식도로 역류하는 것을 방지해 준다.

위 Stomach

위는 식도와 소장 사이, 횡격막 아래에 위치한 'J'자 모양의 기관이다. 위의 기능은 음식 저장 및 위액과 음식 혼합이다. 음식물이 소장으로 이동하기 전에 위에서 일부 흡수된다. 위는 유문부, 체부, 저부 및 동부로 구성된다. 유문 괄약근은 위에서 십이지장으로 음식의 이동을 조절한다. 위벽은 외층 장막, 근육층, 점막하 조직 및 점막으로 구분된다. 점막층에는 더 많은 부피를 수용하기 위해 배가 차면서 곧게 펴지는 루게(rugae)라고 부르는 여러 주름이 있다. 완전히 이완된 위는 최대 1.5 L를 수용할 수 있다. 여러 선은 펩신, 염산, 점액 및 내인성 인자를 포함하는 위액을 분비여 음식물을 분해한다. 위산은 위액의 pH를 1.0으로 유지한다.

소장 Intestines

소장은 유문 괄약근에서 근위 대장까지 연장되는 관 모양의 기관이다. 췌장과 간에서의 분비는 음식과 위 분비물의 반액체 혼합물인 유미즙(chyme) 내에 있는 영양분들의 소화를 완료한다. 소장은 영양소와 소화된 생성물을 흡수하고 대장으로 잔류물을 이동시킨다. 소장은 십이지장, 공장 및 회장으로 이루어진다. 십이지장은 후복막강 내에 위치한 위의 유문 괄약근과 연결되고, 소장의 유일한 고정 부분에 해당된다. 공장과 회장은 유동적이고, 복강 내에 자유로이 위치한다. 소장에는 원형 주름, 융모 및 미세 융모가 표면적을 증가시켜 음식물 흡수를 돕는다.

대장의 분절은 맹장, 결장, 직장, 항문이다. 대장의 길이는 약 1.5 m이고, 회장이 맹장과 연결되는 복부의 오른쪽 아래에서 시작한다. 결장은 상행 결장, 횡행 결장, 하행 결장 및 S자 결장으로 구분된다. 대장의 주요 기능은 수분과 전해질의 흡수, 대변의 형성과 저장이다. 소장만큼 길지는 않지만 기관의 지름이 3인치(약 7.5 cm)에 육박하기 때문에 대장이라고 한다.

간 Liver

간은 복부의 우상복부에 위치하고, 우엽과 좌엽으로 나뉜다. 간의 기능적 단위인 소엽에는 정현파(sinusoids)와 쿠퍼 세포를 포함한다. 각각의 소엽은 간동맥, 소엽하정맥, 담관 및 림프관으로부터 필요한 물질들을 공급받는다. 간은 혈류량이 매우 풍부한 기관으로, 분당 약 1,450 mL의 혈액이 지나간다. 소엽의 정현파(동양구조)는 혈액과 체액의 저장고 역할을 한다. Glisson 결합 조직의 두꺼운 낭(Glisson)이 간을 덮고 있다. 간은 영양분의 대사, 포도당 생성 및 약물 대사를 포함한 수백 가지의 대사 기능에 관여한다. 담즙 생성은 간의 주요 기능으로 매일 600~1,200 mL의 담즙이 분비된다. 담즙은 지방과 지용성 비타민의 소화 및 흡수, 빌리루빈 및 과잉 콜레스테롤 배설에 필수적인다. 빌리루빈은 헤모글로빈 분해의 최종 산물이다.

췌장 Pancreas

췌장은 위 뒤쪽에 위치한 내분비 세포와 외분비 세포를 포함하는 소엽 모양의 기관으로, 머리, 몸통, 가늘고 좁은 꼬리로 나뉜다. 랑게르한스선 내 세포는 인슐린을 분비하고 혈당을 조절한다. 외분비 세포(acini)는 지방, 탄수화물, 단백질 및 핵산의 소화를 위한 췌장액을 분비한다. 췌장 효소(즉, 리파아제 및 아밀라아제)는 간이나 담낭에서 시작된 담관과 결합한 췌관을 통해 장으로 들어간다. 췌장관과 담관은 바터 팽대부(the amlpulla of Vater)에서 연결된다. 오디 괄약근(the sphincter of Oddi)이라고 불리는 평활근 띠가 이 부위를 둘러싸고 있으며 췌장액과 담즙의 배출을 조절한다.

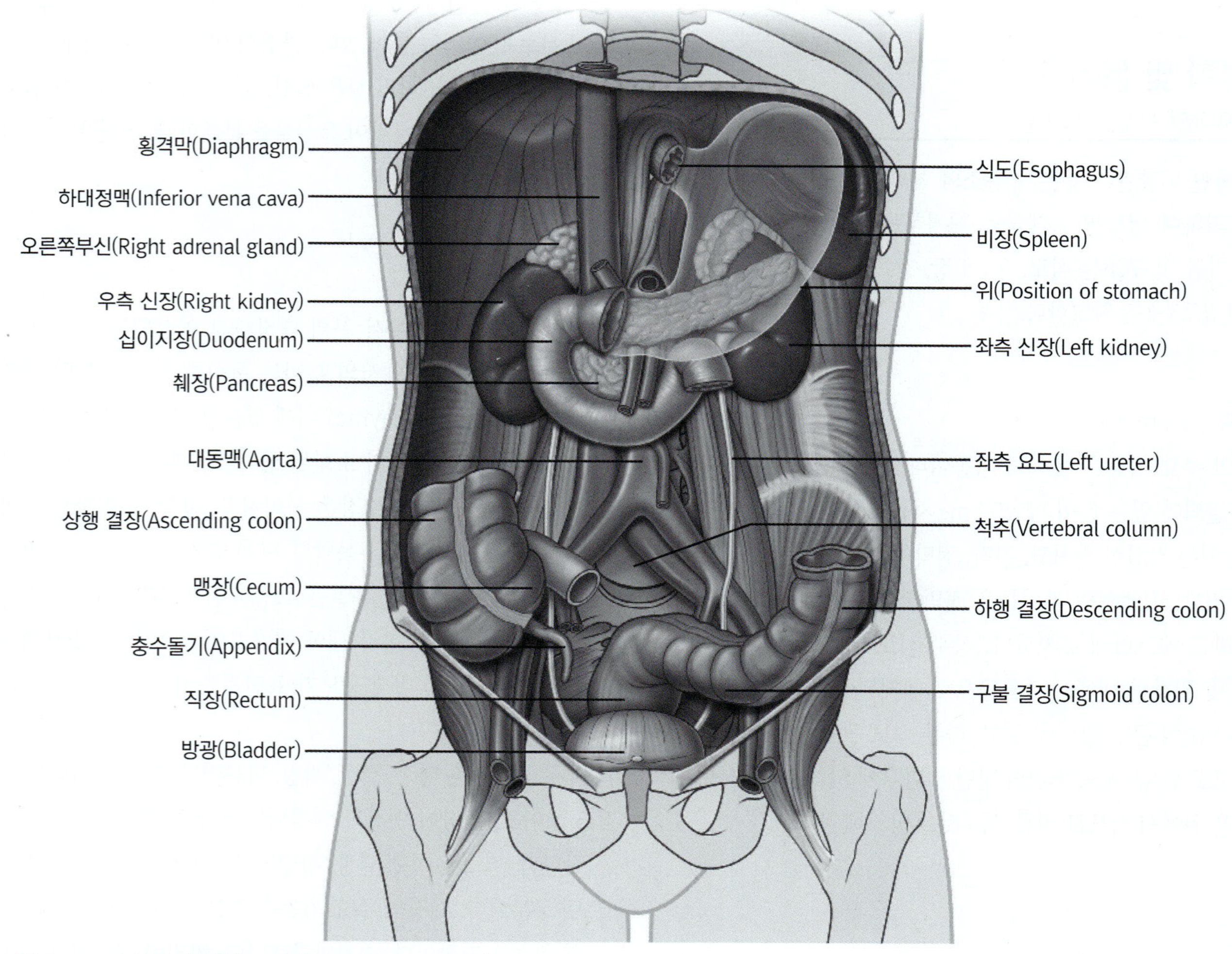

그림 25-1 소화기계 해부도 (컬러 삽화 745p 참고)
(From Waugh A, Grant A. *Ross & Wilson Anatomy and Physiology in Health and Illness.* 13th ed. Elsevier Ltd, 2018.)

담낭 Gallbladder

담낭은 간 아래쪽 표면의 함몰부에 위치한 배 모양의 주머니이다. 주된 기능은 담즙의 수집, 농축 및 저장이다. 최대량은 30~60 mL이지만, 간으로부터의 유입이 12시간 이상이면 450 mL까지 도달할 수 있다.

복막 Peritoneum

복막은 간, 비장, 위 및 내장을 덮고 있는 장막으로 반투막으로 작용하고 통증 수용체를 포함하며 증식세포를 보호한다. 엄밀히 말하면 모든 복부 기관은 복막 뒤에 있으므로 복막후 장기이나 간, 비장, 위 및 장은 복막에 매달려 있으며 복강 내 장기로 간주된다. 대망(greater omentum)은 위와 인접한 장기를 둘러싸고 있는 복막의 주름이다. 대망은 횡행 결장(가로결장)과 소장 고리를 덮는다. 그것은 매우 유동적이여서 잠재적인 감염원을 차단하기 위해 부상 부위로 쉽게 퍼진다. 소망(lesser omentum)은 위와 근위부 장의 일부를 덮고있지만, 대망만큼 유동적으로 움직이지는 않는다.

복막은 체액, 전해질, 요소 및 독소가 투과된다. 체표의 구심성 신경은 모든 종류의 통증에 대해 민감하게 반응한다. 급성 복부 질환 시 복막이 날카로운 통증과 압통을 유발하여, 수의성 또는 비수의성 복근 경직 및 반동성 압통을 생성하고 통증 지점이 국소화된다.

환자 사정 및 분류

PATIENT ASSESSMENT AND TRIAGE

위장관 응급질환자의 평가는 우선 기도, 호흡, 순환에 초점을 두어야 하며, 집중 평가 전에 1차 조사가 완료되어야 한다. 주호소는 사회적, 치료 및 수술 병력, 증상과 병원 도착 전 시행된 처치와 함께 확인한다. 정보는 환자, 가족, 중요한 타인, 친구, 응급 의료 서비스 직원 또는 이전 의료 기록에서 얻을 수 있다. 병력 조사에서 부인과 및 비뇨생식기 증상과 관련되어 조사되어야 하는데, 많은 부인과 또는 비뇨생식기 증상이 복통, 메스꺼움 및 구토를 유발하기 때문이다. 음식 섭취 및 알코올 섭취와 관련된 정보도 조사한다.

환자의 비정상적인 피부 및 점막 색과 체온, 복벽 이상, 통증 및 배변 패턴의 변화를 평가한다. 급성 혹은 만성적 복통은 응급실 내원의 흔한 주요 호소이다. 복통은 장측성, 체벽성일 수 있다. 지난 24시간 동안의 섭취량과 배설량을 조사한다. 초기의 활력 징후를 평가하고 진단 및 치료를 반영하는 변화에 대해 자주 모니터링한다.

장측성 통증(visceral pain)은 장기의 스트레칭에 의해 발생하며 경련 또는 가스 팽창을 느끼게 된다. 통증은 심해졌다가 줄어들며, 대개 배꼽 중심이나 정중선 아래에서 발생한다. 확산성 통증(미만성 통증)은 통증의 국소화를 어렵게 만든다. 발한, 메스꺼움, 구토, 저혈압, 빈맥 및 복벽 경련이 나타날 수 있다. 장측성 통증이 유발될 수 있는 질환은 충수돌기염, 급성 췌장염, 담낭염 및 장폐색이다.

체벽성 통증(somatic pain)은 신경 섬유의 세균성 또는 화학적 자극에 의해 생성된다. 통증은 날카로우며 대개 한 부위에 국한된다. 환자는 복막의 자극과 그에 따른 통증 증가를 감소시키기 위해 다리를 구부리고 무릎을 가슴 쪽으로 당기고 누워 있는 것을 발견할 수 있다. 불수의적인 보호 및 반동성 압통을 포함하는 소견이 있다. 체벽성 통증은 신경 손상, 근육 염좌 및 요통의 전이로 유발될 수 있다. 또한 체벽성 통증은 이전 복부 수술로 인해 만성적으로 나타날 수 있다.

전이통(referred pain)은 통증의 원래 발생부위보다 원거리에서 발생하는 것으로 태아기의 신경로 발달에 의해 유발되는 것으로 생각된다. 담관통은 견갑골 아래에서 발생하고, 소화성 궤양과 췌장 질환은 요통을 유발할 수 있다.

복통을 평가할 때 통증을 표현하는 개인 및 문화 차이를 고려해야 한다. 개인별로도 통증에 대해 다르게 표현한다. 노인 환자는 젊은 환자처럼 통증을 나타내지 않을 수 있다. 많은 문화권에서 고통을 표현하는 것이 남성적인 것으로 간주되지 않기 때문에 남성은 고통을 숨길 수 있다. 반대로 일부 문화권에서는 극적인 고통의 표현을 할 수 있다. 응급 간호사는 통증이 진단이 아니라 증상이라는 것을 기억해야 한다. 중재는 통증의 원인을 찾고 치료하는 데 중점을 두어야 한다.

복통의 평가를 위해서는 체계적인 접근이 필요하다. PQRST 니모닉은 과거 정보를 얻고 통증의 특성을 식별하는 데 사용할 수 있다. 자극(Provocation) – 통증을 증가시키거나 변화시키는 행동이나 움직임이 있습니까? 통증의 질 또는 특성(Quality or character of pain) – 통증이 날카롭고 둔하고 간헐적입니까? 방사 또는 통증 전달(Radiation or referral of pain) – 통증이 오른쪽 아래 사분면에 국한되거나 왼쪽 아래 사분면으로 전달됩니까? 0 (통증 없음)에서 10 (가장 심한 통증)까지의 숫자 등급과 같은 연령에 적합한 통증 척도를 사용하여 통증의 강도 또는 심각도(Severity)를 식별할 수 있다. 통증이 시작된 시간(Time)을 알아내기 위해 통증이 얼마나 오래 지속되었는지 환자에게 질문한다. 환자의 해부학적 구조를 고려하고 통증의 위치를 해당 부위에 위치한 장기 또는 시스템과 연관시키는 것이 중요하다. 예를 들어, 여성의 오른쪽 아래 사분면 통증은 종종 난소 또는 충수돌기염과 관련이 있다. 다음 단계는 앞에서 논의한 PQRST을 사용하여 모아진 정보를 평가하는 것이다. 최종 진단은 각 기관의 잠재적인 질병이나 손상을 평가하거나 배제하기 위한 일련의 검사 및 진단 후에 이루어진다.

대부분의 위장관 응급 상황에서 또 다른 흔한 호소는 메스꺼움과 구토이다. 치료는 근본 원인과 의사의 선호도에 따라 다르다. 복부 평가는 시진, 청진, 타진 및 촉진의 순서를 진행된다. 환자는 스스로 편안한 자세를 취하기 때문에 환자의 자세를 기록해야 둔다. 불편함의 징후가 있는지 표정을 관찰한다. 피부색, 체온 및 발한의 정도를 기록한다. 복벽의 박동, 움직임, 종양, 대칭성 또는 수술 자국이 있는지 사정한다.

복부의 4개 구획을 청진하여 장음의 빈도, 특징 및 장음의 높이를 확인한다. 정상적인 장음은 분당 5~35회 발생하는 불규칙한 고음의 윙윙거리는 소리이다. 장음이 감소되었거나 소실되었다면 복막염 또는 마비성 장폐색을 시사하고, 메스꺼움, 구토 및 설사와 관련된 장음의 증가는 위장염을 의심하게 한다. 낮은 빈도의 높은 음의 장음은 장폐색에 의하여 발생할 수 있다. 정맥의 윙윙거리는 소리나 잡음 같은 혈관음도 비정상적인 소견이다. 촉진은 다른 장음을 생성할 수 있으므로 촉진 전에 항상 청진을 수행해야 한다. 마비성 또는 과민성 장음은 복부에 병리학적 진행이 없는 환자에서도 발견될 수 있다. 따라서 장음은 보호 및 촉진 시 압통과 같은 다른 복부 소견과 함께 평가되어야 한다. 스트레스 및 마지막 음식 섭취와 같은 요인이 장음에 영향을 줄 수 있다.

타진도 복부의 4개 구획에서 수행된다. 둔탁한 소리는 고형 장기나 종양에서 발생하는 반면, 공명음은 공기가 차 있는 덩어리에서 발생한다. 둔한 소리는 팽창된 방광이나 대변으로 팽창된 장의 부위에서도 들릴 수 있다. 복부를 타진하였을 때 공명음이 들리는 것은 정상소견이다.

촉진은 복부 평가의 마지막 단계이다. 압통, 보호 또는 경직된 부위에서 멀리 떨어진 곳부터 촉진을 시작한다. 비정상적인 종괴와 반동성 압통을 사정한다.

발열 및 오한과 같은 동반 소견은 일반적으로 세균 감염, 충수돌기염 또는 담낭염에서 발견된다. 통증과 관련된 다른 징후로는 메스꺼움, 구토 및 식욕 부진이 있다. 조절이 안 되는 구토나 구토 시 대변의 배출은 장폐색을 의심할 수 있다. 구토 시 혈액의 배출은 위염 또는 상부 위장관 출혈과 함께 발생한다. 대변의 색과 농도를 관찰하면서 설사나 변비와 같은 이상이 있는지 배변 상태를 평가한다. 설사는 위장염에 의하여 발생할 수 있다. 검은색 타르 변은 상부 위장관 출혈을 시사한다. 담도폐쇄에서는 점토색 변을 볼 수 있다. 지방이 많고 악취가 나는 거품이 있는 대변은 췌장염과 함께 발생한다.

특정 소화기계 응급 상황

SPECIFIC GASTROINTESTINAL EMERGENCIES

위장관 응급질환들은 감염, 구조적 이상 또는 병리학적 과정으로 인해 발생할 수 있다. 유전질환과 생활 방식도 위장관 응급질환 발생에 영향을 미친다. 예를 들어 과도한 알코올 섭취는 위장관 출혈, 간경변 또는 식도 정맥류를 유발할 수 있다. 원인에 관계없이 비외상성 위장관 응급 상황은 경미한 불편함에서 생명을 위협하는 문제에 이르기까지 응급실에서 흔히 볼 수 있는 질환이다.

위장관 출혈 Gastrointestinal Bleeding

출혈은 위장관의 어느 위치에서나 발생할 수 있으며 모든 연령에서 발생할 수 있다. 출혈은 위치에 따라 기능적으로 상부 또는 하부 위장관 출혈로 구분된다. 상부 위장관 출혈은 남성에서 더 흔하고 하부 위장관 출혈은 여성에서 더 자주 나타난다. 위장관 출혈과 관련된 증상에는 선홍색 출혈 및 커피 찌꺼기처럼 검고 구토물 같은 구토, 검은색 타르 변과 선홍색 직장 출혈 등이 있다.

상부 위장관 출혈 Upper Gastrointestinal Bleeding

상부 위장관 출혈은 상부 식도와 십이지장의 트라이츠 인대 사이에서 발생된 출혈을 말한다. 출혈은 정맥류 또는 비정맥류로 분류된다. 정맥류 출혈의 경우 대량 출혈이 발생하기 때문에 사망 위험이 더 크다. 문맥 고혈압에 의해 위식도 정맥류가 팽대된다. 문맥 고혈압의 가장 흔한 원인은 간경변이다. 문맥 고혈압이 증가함에 따라 정맥류가 계속 확대되어 결국 파열되어 출혈을 일으킨다. 간경변의 전신 증상은 질병의 단계에 따라 다르다. 초기 증상에는 전신 쇠약과 피로가 나타난다. 간헐적 미열; 발목 부종; 오른쪽 상복부 통증; 식욕 부진, 메스꺼움 및 구토, 소화 불량 및 배변 패턴의 변화를 비롯한 다양한 (위장관) 증상이 동반되며 질병이 진행됨에 따라 황달, 정신 상태 변화, 근육 소모, 체중 감소, 복수, 코피, 자발적 멍, 저혈압 등이 나타날 수 있다. 질환이 진행되면 위장관 출혈이 자주 나타나게 된다. 정맥류 출혈은 초기 출혈 조절 후 즉각적인 개입과 면밀한 관찰이 필요하다. 정맥류가 제거될 때까지 재출혈 위험이 높다.

비정맥류 출혈은 궤양이나 미란이 식도 또는 위십이지장의 점막을 파열시켜 발생한다. 궤양이나 미란은 과산, 펩신 또는 아스피린이 점막의 프로스타글란딘을 억제하고 식도(즉, 식도 운동, 타액 분비 및 하부식도 괄약근) 및 위 점막(점액, 신속한 점막 재생 및 조직 매개체)의 보호 인자를 압도할 때 발생한다. 헬리코박터 파일로리(*Helicobacter pylori*) 감염에 의한 소화성 궤양 질환은 점막층을 파괴하고 조직 손상을 지속시키는 염증 반응을 촉발함으로써 기저 점막을 위산 손상에 더욱 취약하게 만든다. 소화성 궤양 질환은 상부 위장관 출혈 사례의 50% 이상을 차지한다. 상부 위장관 출혈의 다른 원인으로는 약물에 의한 미란, 거식증과 같은 중증 또는 장기간의 구역질 및 구토가 있다.

말로리-와이스 증후군(Mallory-Weiss syndrome)은 위식도 접합부에서 말단 식도가 세로로 찢어지거나 열상이 발생한 경우이다. 열상으로 인해 점막하 동맥에서 출혈이 발생할 수 있다. 이 증후군은 일반적으로 심한 구역질과 관련이 있다. 말로리-와이스 증후군은 배변, 기침, 물건 들기, 대발작으로 힘을 주는 병력이 있는 환자에서도 발생되었다. 열공 탈장이 있는 환자는 말로리-와이스 증후군의 위험이 더 높다.

위장관 출혈의 임상 징후와 증상은 다양하다. 토혈(혈액이나 커피 찌꺼기와 같은 물질의 구토)은 상부 위장관 출혈을 시사한다. 복통, 메스꺼움, 구토, 토혈 또는 흑색변(검은색 변)이 나타날 수 있다. 다른 증상으로는 창백, 현기증, 쇠약, 혼수 등이 있다. 빈맥, 기립성 저혈압, 실신과 같은 저혈량증의 징후도 나타날 수 있다. 정맥류 출혈과 관련된 환자에서 정신 착란, 황달 또는 복수가 종종 관찰된다.

중재는 기도유지, 호흡 및 순환 관리에서 시작된다. 기도가 안정적이고 개방되었는지 확인한 후 혈역학적 손상 또는 저혈량성 쇼크의 지표가 있는 환자를 위해 산소를 투여하여 Spo_2 94% 이상 유지한다. 수액 투여는 생리식염수 또는 젖산염 링거용액으로 시작하여 환자의 상태가 호전되지 않는 경우 혈액(농축 적혈구 또는 전혈)으로 교체하여 투여한다. 심각한 출혈이나 선홍색 출혈이 있는 계속되는 경우 심전도 모니터와 지속적인 산소 측정기를 적용한다. 노인들은 저혈량증으로 인한 허혈로 인해 이차적으로 심근경색증이 발생할 수 있다. 혈역학적 손상 징후를 확인하기 위해 활력 징후와 의식 수준을 모니터링한다. 비위관을 삽입하고 식염수로 위 세척을 하여 혈괴를 제거한다. 위 세척은 위장관을 청소하는 역할을 하여 내시경 검사를 용이하게 한다. 도뇨관 삽입은 소변량을 측정하고, 체액상태를 확인하기 위해 도움을 준다.

환자가 비스테로이드성 항염증제 또는 아스피린 복용 및 알코올 또는 간 질환의 병력이 있는지 확인한다. 기준 진단 검사에는 일반혈액검사(CBC, complete blood count), 혈액형과 교차 반응, 전해질, 혈중요소 질소(BUN, blood urea nitrogen), 크레아티닌 및 포도당이 포함된다. 크레아티닌 수치는 정상이면서 BUN 수치가 상승할 경우 장내 혈액 분해 또는 탈수와 함께 출혈이 있음을 시사한다. 간 기능 및 응고상태 검사는 응고 장애 또는 간 질환을 배제하기 위해 권장된다. 흉부 방사선 사진은 천공이 의심되는 경우 유용한 정보를 제공할 수 있지만, 중증의 혈역학적 손상이 있는 경우에는 유용하지 않다. 심전도는 부정맥 또는 출혈과 관련된 심장 허혈성 변화를 평가하기 위해 요구된다.

상부 위장관 출혈을 중재하기 위해 다양한 내시경 방법을 사용할 수 있다. 소화성 궤양 질환으로 인한 출혈을 억제하기 위해 경화제 주사 또는 소작, 열 기술이 사용되었다. 내시경 밴드 결찰과 경화 요법은 정맥류 출혈을 조절하는 데 자주 사용된다. 치료 방식에는 약물과 외과적 처치가 포함된다. 비정맥류 출혈에 대한 의학적 치료에는 판토프로졸(pantoprazole)과 같은 양성자 펌프 억제제의 정맥내(IV) 주입이 포함된다. 위식도 정맥류 출혈은 바소프레신(vasopressin; 0.25~0.5 단위/분에서 200 mL 식염수에 20단위) 또는 옥트레오타이드(octreotide)를 투여한다. 상스타켄-블레이크모어(Sengstaken-Blakemore), 미네소타(Minnesota) 또는 린톤 풍선 관(Linton balloon tube)을 사용하여 지혈을 할 수 있다.

출혈을 다른 방법으로 조절할 수 없는 경우 외과적 치료가 필요할 수 있다. 상부 위장관 출혈과 관련된 합병증에는 흡인성 폐렴, 호흡 부전 및 저혈량성 쇼크가 있다.

하부 위장관 출혈 Lower Gastrointestinal Bleeding

하부 위장관 출혈은 Treitz 인대 하부에서 발생하는 출혈이다. 일반적인 원인은 치질, 게실염, 혈관 이형성증, 결장 폴립, 결장암 또는 결장염이다. 하부 위장관 출혈의 주요 징후는 혈변, 선홍색 혈액, 적갈색 혈액 또는 직장의 혈괴 등이 있다. 게실과 혈관 이형성증은 노인의 하부 위장관 출혈의 흔한 원인인 반면, 치질, 항문 균열 및 염증성 장 질환은 젊은 환자에게서 흔한 원인이다. 다발성 게실은 결장 벽의 주머니 또는 주머니 모양의 돌출부이다(그림 25-2). 게실염은 게실의 염증 및 천공 가능성을 나타낸다. 게실 출혈은 종종 동맥 혈관 침투 부위에 게실이 형성되기 때문에 심각하고 생명을 위협할 수 있다. 치질은 치상선 위(내부) 또는 아래(외부)에 위치한 항문의 확장된 점막하 정맥이다. 치질로 인한 심각한 하부 위장관 출혈은 드물다. 응고장애가 있는 환자에서 출혈이 증가할 수 있다. 내부 치질은 통증이 없지만 외부 치질은 상당한 불편함을 유발할 수 있다. 혈관 이형성증은 확장된 구불구불한 점막하 혈관을 의미한다. 혈관 이형성증으로 인한 하부 위장관 출혈은 정맥 출처에서 발생하며 대부분 맹장 또는 상행 결장에서 발생한다.

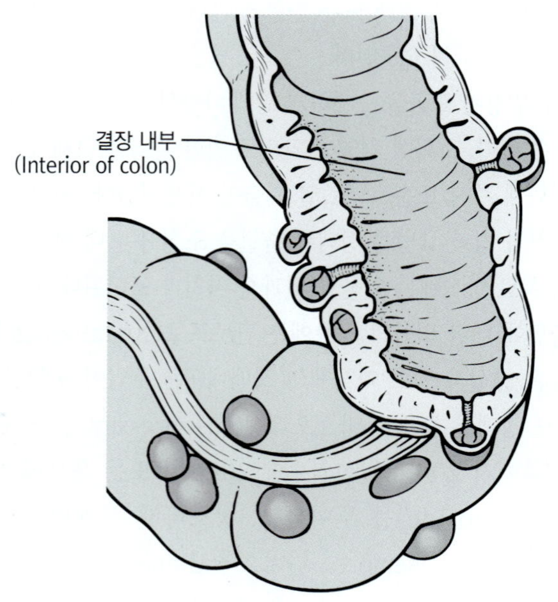

그림 25-2 게실은 결장이 바깥으로 부풀어 생긴 주머니이다.

대장염은 감염성 또는 염증성으로 인한 점막 염증을 말한다. 염증성 장질환에는 크론병과 궤양성 대장염이 모두 포함된다. 혈변은 궤양성 대장염 환자에게 나타나는 흔한 초기 소견이다. 그러나 응급실에서는 치료가 두 질환 모두 비슷하기 때문에 둘을 구분할 필요는 없다. 결장암은 상대적으로 덜 흔하지만 하부 위장관 출혈의 심각한 원인이다. 출혈은 덜 심각한 경향이 있지만 반복하여 발생할 수 있다.

하부 위장관 출혈 경험이 있는 대다수의 환자는 혈역학적 상태에 큰 영향을 주지 않는 급성 출혈을 경험한다. 혈역학적으로 안정적인 경미한 하부 위장관 출혈의 환자는 경증 환자로 분류될 수 있다. 심각한 증상이 있는 하부 위장관 출혈이 있는 환자는 소생술, 진단 및 치료를 위해 입원이 필요하다. 환자가 안정되면 출혈의 원인을 확인하기 위해 대장 내시경을 시행해야 한다.

일반적으로 좌측 결장 출혈 시에는 선홍색 혈변이 나온다. 빈혈은 시간이 지남에 따라 적은 양의 출혈이 있는 환자에게도 나타날 수 있다. 경련성 복통이 나타나기도 하고, 무통 출혈도 발생한다. 빈맥, 창백, 발한 및 기타 저혈량성 쇼크 지표는 심각한 출혈을 나타낸다. 맥박이나 혈압의 기립성 변화는 많은 환자에서 발생한다.

기본 검사에는 CBC, 전해질 검사 및 응고 검사가 포함된다. 첫 번째 우선순위인 기도, 호흡, 순환 관리에 이어 카테터를 통한 생리 식염수 또는 젖산염 링거 용액을 정맥으로 수액 주입을 하는 것이다. 심각한 혈액 손실의 경우 농축 적혈구 수혈이 필요할 수 있다. 응고 장애 또는 혈소판 감소증을 교정하기 위한 치료를 시작해야 한다. 이상적인 적혈구 용적률은 환자의 나이, 과거 병력 및 심각한 의학적 문제의 존재 여부에 따라 다르다. 예를 들어, 젊은 성인은 헤마토크릿 수치 25를 견딜 수 있다. 그러나 관상동맥 질환이 있는 노인에게는 동일한 헤마토크릿 수치는 해로울 수 있다. 출혈의 원인을 파악하는 것이 우선되어야 한다. 대장내시경, 방사성핵종 영상 또는 장간막 혈관조영술을 시행할 수 있다. 대장 내시경은 대부분의 경우에 선택되는 초기 검사이다. 내시경 치료 및 중재는 게실, 혈관 이형성증 및 치질을 치료하는 데 사용할 수 있다. 출혈성 하부 위장관 출혈이 있는 일부 환자에서는 외과적 개입이 필요할 수 있다.

위식도 역류 질환 및 위염

Gastroesophageal Reflux Disease and Gastritis

위식도 역류 질환(GERD)은 위 내용물이 식도로 역류하여 관련 증상과 점막 손상을 일으킨다. 대부분의 환자는 속쓰림, 흉통, 역류 및 연하 곤란을 호소한다. 일부 환자는 삼키거나 기침을 해도 완화되지 않는 인후두에 무언가 걸린 느낌을 호소한다. 메스꺼움이나 기관지 경련, 만성 기침 및 후두염도 GERD 증상으로 나타난다. GERD 발생과 관련된 요인에 LES 압력 감소, 식도 연동 감소 및 음식물의 위 체류시간의 증가가 있다. 지방이 많은 음식, 초콜릿, 차, 커피, 알코올 및 카페인이 함유된 음식/음료는 증상을 악화시킬 수 있다. 또한 일부 약물은 GERD를 악화시키거나 유발할 수 있으며 여기에는 칼슘 채널 차단제(calcium channel blockers), 테오필린(theophylline), 질산염(nitrates) 및 발륨(Valium)이 포함된다.

응급 간호사는 가정에서 구비하고 있는 약물 목록과 과거 병력을 검토할 때 주의를 기울여야 한다. 음식물의 위 체류시간을 증가시키고 GERD를 유발하는 약물이나 요인에는 임신, 당뇨, 호르몬제 및 항콜린제의 복용, 위 출구의 폐쇄 등이 있다. GERD 환자에서 위산 분비가 증가하지 않는다는 점은 흥미롭다. GERD와 관련된 합병증에는 식도염과 식도협착이 있다.

GERD 관련 가슴 통증은 심장 관련 통증과 유사할 수 있으며, 일반적으로 쥐어 짜거나 타는 듯한 양상으로 호소한다. GERD 증상으로 흉통만 나타날 수도 있다. 통증은 목, 턱 또는 복부로 방사될 수 있다. 허혈성 심장 질환의 임상적 증상과 비슷하여 신중한 판단이 필요하다. 응급 간호사는 환자의 병력과 환자의 상태 변화에 세심한 주의를 기울여야 한다. GERD와 관련된 다른 증상 수면 무호흡증; 재발성 폐렴, 재발성 귀, 코 및 인후 감염, 치아 법랑질의 손실 및 만성 구취가 있으며, 야간 질식이 나타날 수 있다.

GERD의 중재는 더 심각한 다른 질환(예: 허혈성 심장 질환 및 식도 천공)을 구분하는 것으로 시작된다. 심전도, 흉부 방사선 사진 및 CBC와 같은 검사는 다른 진단과 구분하기 위해 일차적으로 필요하다. 추가로 내시경 검사를 포함한 영상 검사도 필요하다. 응급실에서의 치료는 제산제, H_2 차단제 및 양성자 펌프 억제제의 사용을 통환 증상 완화이다. 제산제는 효과를 높이기 위해 점성 리도카인(lidocaine)과 함께 제공된다. **표 25-1**은 특정 약물과 예상 결과를 보여준다.

표 25-1 GERD 약물 치료

작용 기전	예시
하부 식도 상승	**괄약근 압력**
콜린성	베테네콜(Urecholine)
도파민 길항제	메토클로프라미드(Reglan)
세로토닌 길항제	시사프라이드(Propulsid)
산 중화	
항산화제	Gelusil, Maalox, Mylanta
항분비제	
히스타민 H_2-수용체 억제제	라니티딘(Zantac)
	시메티딘(Tagamet)
	파모티딘(Pepcid)
	니자티딘(Axid)
양성자 펌프 억제제	오메프라졸(Prilosec)
	란소프라졸(Prevacid)
	판토프라졸(Protonix, Pantoloc)
	라베프라졸(Aciphex)
세포보호	
알긴산-제산	게비스콘
제산제	Gelusil, Maalox, Mylanta
산 보호	Sucralfate (Carafate)

GERD, Gastroesophageal reflux disease.
From Lewis SM, Heitkemper MM, Dirksen SR: *Medical-Surgical Nursing: Assessment and Management of Clinical Problems.* 7th ed. St Louis, MO: Mosby; 2007.

충수돌기염 Appendicitis

충수돌기는 속이 빈 기관이다. 충수염 발병의 가장 흔한 원인은 내강의 폐쇄이고, 일단 폐쇄되면 내강이 팽창한다. 폐쇄 및 팽창은 혈류를 감소시켜 허혈 및 세균 침입을 초래한다. 치료하지 않으면 염증이 진행되어 맹장이 괴사하고, 결국 복강내로 파열된다. 충수돌기염의 발병률은 여성 환자보다 남성 환자에서 더 높고, 10~19세 연령대에서 높다. 어린이와 노인에게서 진단이 어렵다.

환자는 복통 또는 복부 경련, 메스꺼움, 구토, 빈맥, 권태감 및 식욕 부진을 경험할 수 있다. 오한과 발열도 나타난다. 복통은 초기에는 복부 전반에 퍼져 있거나 배꼽 주위에 있을 수 있지만 후기로 갈수록 통증이 심해지고 오른쪽 아래 사분면에 국한된다. 충수돌기염과 관련된 전형적인 통증은 오른쪽 장골능 안쪽의 McBurney 지점에 나타난다. 노인 환자는 이러한 전형적인 통증이 없고, 발열도 없을 수 있다. 왼쪽 아래 복부에 압력이 가해지면 오른쪽 아래 복부의 통증이 심해지는 로브싱 증상(Rovsing's sign)이 나타난다. 충수돌기 위치에 따라 통증의 위치도 달라지므로 전형적인 위치에서 항상 통증이 발생하는 것은 아니다. 환자가 가장 편안해 하는 자세는 앙와위에서 고관절과 무릎이 구부러진 상태이다.

맹장이 파열되면 복막 징후가 증가하고 불수의적인 방어가 발생한다. 충수돌기 농양이 생기거나 파열되면 발열과 반동 압통이 발생한다. 진단은 신체 검진과 함께 임상 징후와 증상을 평가하여 이루어진다. 진단적 검사 결과로는 백혈구 수가 10,000 이상, 특히 간상호중구 수가 많이 증가한다. 백혈구 증가는 흔하게 나타나지만 환자의 30%에서는 정상 백혈구 수치를 보일 수 있다. 초음파 검사에서는 팽대된 충수돌기와 충수돌기 주위의 체액 저류를 볼 수 있다. 급성 충수돌기염 진단을 위해 컴퓨터 단층촬영(CT)이 보다 정확한 진단 영상 검사로 간주된다. 비뇨생식기 질환을 배제하기 위해 소변 검사를 시행해야 한다.

충수돌기염에 대한 최종 치료는 외과적 치료이며 복강경 수술이 선호된다. 정맥로를 확보하고 예방적 광범위 항생제를 투여하고 환자에게 먹거나 마시지 않도록 지시한다. 치료가 지연되면 천공, 복막염, 농양 형성과 같은 합병증이 발생할 수 있다. 환자는 이러한 합병증으로 쇼크를 일으킬 수 있다. 복부 사정과 활력 징후를 주기적으로 재평가해야 한다.

담낭염 Cholecystitis

급성 담낭염은 담낭의 염증을 수반하며 일반적으로 담석 질환과 관련이 있다. 그러나 급성 담낭염이 있는 환자의 약 10%는 담석이 없을 수 있다(무결석 담낭염). 무결석 담낭염은 중환자에서 더 흔하며 높은 이환율 및 사망률과 관련이 있다.

낭포관이 막히면 2차 감염과 팽창이 일어날 수 있다. 2차 감염과 관련된 가장 흔한 원인은 *Escherichia coli*, 장구균 및 *Klebsiella*가 있다. 담낭염은 남성과 여성 모두에서 발생할 수 있다. 대개 비만인 연령이 높은 백인 여성에게 더 많이 발생한다.

증상에는 갑작스러운 복통이 포함된다. 일반적으로 튀긴 음식이나 지방이 많은 음식을 섭취한 후에 나타난다. 통증은 일반적으로 위의 위쪽 또는 오른쪽 상복부에 나타나며, 오른쪽 어깨 또는 쇄골쪽으로 방사될 수 있다. 환자들은 종종 통증을 지속적이고 심한 것으로 설명한다. 오른쪽 늑골 아래 부위를 깊이 압박하면 호흡장애와 심한 압통이 초래되는 머피 징후(Murphy's sign), 국소 압통 및 반동 압통도 나타날 수 있다. 미열(38℃), 빈맥, 메스꺼움, 구토 및 가스팽만이 흔한 소견이다. 총담관이 막히면 환자가 약간 황달이 나타날 수 있다. 담즙의 흐름이 폐쇄되었을 때 거품이 나는 진한 호박색 소변, 점토색 대변, 가려움증 및 출혈 경향이 나타날 수 있지만, 이러한 증상은 나타나지 않을 수도 있다.

진단을 위해서 소변 검사, CBC, 혈청 전해질, BUN, 크레아티닌, 혈청 포도당 및 혈청 빌리루빈 수치가 포함된다. 백혈구 감별계수로 보면 간상호중구(완전히 분화되지 않은 미성숙 호중구)가 증가된 백혈구 증가증을 확인할 수 있다. 혈청 빌리루빈 수치가 상승할 수 있다. 아밀라아제 수치 상승은 담낭염보다는 췌장염을 의심할 수 있다. 초음파 검사는 응급 상황에서 두꺼워진 담낭벽, 담석, 담낭 주변의 체액 저류를 감지하는 데 매우 유용하지만 작은 담석이나 슬러지는 감지하지 못할 수 있다. CT 검사에서는 담낭벽 부종을 알아낼 수 있으며 천공이 의심되거나 다른 질환을 구별할 때 유용하다. 급성 담낭염 환자는 대부분 입원이 필요하다. 이러한 경우 초음파 검사 결과가 음성이면 담관섬광조영술이라고 하는 HIDA (hepatobiliary iminodiacetic acid, 간담도 이미노디아세트산) 스캔을 수행할 수 있다.

담낭염의 치료에는 결정질 용액 투여와 메스꺼움, 구토 및 통증에 대한 약물 투여가 포함된다. 활력 징후와 섭취량과 배설량을 모니터링한다. 광범위한 항생제는 잠재적인 미생물 감염 예방을 위해 투여하여야 한다. 담낭염의 최종 치료는 전통적인 개복술 또는 복강경 담낭 절제술이다.

급성 췌장염 Acute Pancreatitis

급성 췌장염은 췌장의 급성 염증 과정으로 정의된다. 정확한 기전은 명확히 밝혀지지 않았다. 담즙 또는 십이지장 역류, 세균 감염, 자가 분해를 통한 췌장 효소 활성화 및 도관 고혈압 등의 가설이 있다. 췌장염의 70~80%는 담석 질환이나 알코올 섭취로 인한 것이다. 담석 질환은 관내 고혈압 및 췌장 효소 활성화를 유발할 수 있다. 알코올 남용은 독성 대사산물로 인해 췌장은 손상되어 염증을 유발한다. 다른 원인으로는 췌관을 막는 악성 협착, 만성 고칼슘혈증, 복부 외상, 감염(예: 볼거리, 거대 세포 바이러스 감염), 항대사물질과 같은 약물 또는 독소(예: 유기인산 살충제, 전갈 독)가 있다. 기전에 관계없이 췌장염은 활성화된 소화 효소가 췌장과 주변 조직으로 방출되는 것이 특징이다. 이것은 췌장, 주변 지방 및 인접 구조의 조직 손상으로 이어지며 화학적 유형의 화상 및 체액 손실을 초래하며, 이를 제3공간 체액 손실이라고도 한다. 염증에 대한 반응으로 염증 매개체가 순환계로 방출된다. 이것은 또한 전신 염증 반응 증후군(SIRS, systemic inflammatory response syndrome)을 유발할 수 있다. 췌장염의 합병증에는 췌장 분절의 괴사, 농양 형성, 가성낭종 및 폐모세혈관 누출 증후군의 결과로 호흡 곤란 증후군을 유발할 수 있다.

췌장염 환자의 95%에서 발견되는 임상적 특징은 위의 위쪽에서 시작하여 등으로 방사되는 복통이다. 복부 압통, 반동 및 불수의적 방어가 일반적이다. 메스꺼움, 구토 및 복부 팽창이 나타날 수 있고, 미열이 있을 수 있다. 제3공간 체액 손실로 인해 빈맥과 저혈압이 나타날 수 있다. 빈호흡은 종종 통증에 대한 이차적인 결과이다. 위 운동성이 감소하면 장음이 저하되거나 들리지 않을 수도 있다.

특정 임상검사 소견이 급성 췌장염 진단에 도움이 된다. 췌장염이 의심되는 환자에서 혈청 아밀라아제 및 리파아제 검사가 진행되어야 한다. 추가 임상검사는 혈당과 중성지방이 포함된다. 상승된 혈청 아밀라아제 및 리파아제 수치는 췌장염에서 흔히 볼 수 있다. 정상 상한치보다 3배 높은 아밀라아제 수치는 췌장염을 시사한다. 일부 급성 알코올성 췌장염 환자에서는 아밀라아제 수치가 정상일 수 있다. 리파아제 수치는 증상이 시작된 후 며칠 동안 상승된 상태를 유지하기 때문에 진단에 유용하다. 아밀라아제 수치는 리파아제에 비해 더 빠른 속도로 낮아진다. 백혈구 증가, 헤마토크릿 감소, 고혈당, 저칼슘혈증도 나타날 수 있다. 어떤 경우에는 상당한 제 3차 공간 체액 손실로 인한 혈액 농축으로 인해 헤마토크릿이 높을 수 있다.

영상 검사는 급성 췌장염을 진단하는 데 유용하다. 흉부 방사선에서 흉막 삼출물이나 폐 침윤이 나타날 수 있으며 복부 방사선 사진에서 장폐색이 발견될 수 있다. 복부 초음파 검사로 췌장염의 원인이 되는 담석은 확인할 수 있다. 복부 CT 스캔은 또한 췌장 부종이나 췌장 주변의 체액을 이상을 확인하여 급성 췌장염 진단에 기여할 수 있다.

치료에는 완벽한 금식 상태를 유지하는 것이 포함된다. 수분과 전해질 주입을 위해 생리식염수를 투여한다. 저혈량증이 있는 환자에서 우선적으로 수액을 주입한다. 구역 및 구토에 대해 항구토제를 투여하고 체액 손실을 최소화한다. 마약성 진통제를 사용한 통증 조절은 췌장염 환자에게 우선적으로 시행해야 하는 치료이다. 비위관 흡입은 메스꺼움, 구토 및 복부 팽창을 완화하는 데 도움이 된다. 호흡기, 심혈관 및 신장 기능에 대한 지속적인 모니터링이 권장된다. 항생제 투여는 감염 위험이 높은 췌장 괴사가 있는 환자로 제한된다.

게실염 Diverticulitis

게실은 노화에 의해 대장에서 발생하는 작은 주머니이다(그림 25-2 참고). 게실증이라고 하는 이 상태는 60세에서 80세 사이의 모든 미국인의 약 절반에서 발생하며 80세 이상의 거의 미국인에게서 발견된다. 약화되어 탈장에 취약한 조직층은 섬유질이 적은 식단의 영향을 받아 이 무통성 질환을 유발한다. 게실증 환자의 10% 미만에서만 통증을 경험한다. 그러나 게실에 염증이 생기고 게실염이 발생하면 가장 많이 보고되는 주호소는 통증이다. 대변과 같은 물질이 주머니에 갇히면 염증이 발생하여 장내막에 변화를 일으키고 결국 염증을 유발한다. 게실염과 관련된 지속적인 통증은 왼쪽 아래 사분면에 국한된다. 감염이 있을 때 발열, 오한, 메스꺼움 및 구토가 나타난다. 다른 증상으로는 경련과 변비가 있다. 게실염의 합병증으로는 장폐색, 출혈, 천공, 농양, 협착, 누공 등이 있다.

진단 검사에는 CBC 및 소변 검사가 포함된다. 좌방이동(left shift, 혈액 내 정상호중구에 비해 간상호중구 수가 증가한 상태)의 CBC 결과는 감염 소견을 시사한다. 소변에 백혈구와 적혈구가 존재하는 것도 흔한 소견이다. 천공이나 폐색을 구별하기 위해 앙와위 및 기립 복부 방사선 사진을 촬영한다. 복부 CT는 결장 내강 외부의 과정(즉, 게실염)을 식별하는 데 더 효과적이기 때문에 선호되는 진단 방식이다. 바륨 관장, 내시경 및 초음파촬영도 사용할 수 있다.

게실염 환자의 치료에는 생리식염수 정맥투여, 금식으로 장을 쉬게 하고, 구토가 지속되면 비위관을 삽입하는 것이 포함된다. 항콜린제는 결장 경련을 줄이기 위해 사용되며, 적극적인 통증 관리를 위해 아편제가 사용된다. 임상 양상에 따라 경구 또는 비경구 항생제를 투여할 수 있다. 복막염의 증거가 있는 경우 응급 수술이 필요하다.

장 또는 식도 폐색

Bowel Obstruction or Esophageal Obstruction

장폐색은 남녀노소, 연령에 관계없이 다양한 원인으로 발생한다. 가장 흔한 원인은 이전 복부 수술로 인한 유착이며, 그 다음으로 감돈성 서혜부 탈장이 있다. 장폐색은 수술 후 유착, 이물질, 장 염전, 장중첩, 협착, 종양, 선천적 접착 유착띠, 대변 매복 등에 의해 발생할 수 있다.

장폐색은 기계적 또는 비기계적으로 분류된다. 기계적 폐쇄는 장 외부의 질환 또는 장 내부의 막힘으로 인해 발생한다. 장중첩(intussusception)은 장이 서로 포개져 장의 자체가 좁아지는 현상으로 기계적 폐쇄의 한 예이다. 비기계적 폐쇄는 장의 근육 활동이 감소하여 내용물의 움직임이 느려질 때 발생한다(예: 마비성 장폐색).

폐색이 발생하면 장 내용물이 폐색 위에 축적된다. 이것은 혐기성 및 호기성 박테리아의 급속한 축적으로 이어져 메탄 및 수소 생산을 증가시킨다. 장의 근위부에 폐색이 발생할수록 불편함이 더 빨리 느껴진다. 연동운동이 증가하면 분비물의 방출도 증가하는데 이는 장의 팽창을 악화시키고 장 부종을 유발하여 모세혈관 투과성을 증가시킨다. 혈장은 복강으로 누출되고 체액은 장내강에 갇혀 체액과 전해질의 흡수를 감소시킨다.

폐색은 부분적이거나 완전할 수 있다. 허혈 및 괴사를 동반한 감돈은 소장이 완전히 폐색된 상태에서 거의 항상 발생한다. 괴사와 천공은 복막염과 패혈증을 일으킨다.

임상 징후는 폐색 위치에 따라 다르다. 식도 폐색으로 환자는 구강 분비물을 삼키지 못하여 기도 유지에 영향을 줄 수 있다. 장폐색이 있는 경우, 증상에는 산통, 경련, 간헐적 및 물결 모양의 복통이 포함된다. 때때로 통증이 심할 수 있다. 복부 팽창도 나타날 수 있다. 환자는 광범위한 복부 압통, 강직 및 변비를 가질 수 있다. 과민성 장음 또는 장음 소실이 나타날 수 있다. 환자는 발열, 빈맥, 저혈압, 메스꺼움 및 구토를 동반할 수도 있다. 구토는 일반적으로 박테리아 증식으로 인한 대변 냄새가 난다. 장폐색이 시작된 후 결장이 비우기까지 12~24시간이 필요하기 때문에 환자는 약간의 대변과 가스를 배출할 수 있다.

임상검사는 CBC, BUN, 혈청 포도당, 전해질, 크레아티닌(creatinine) 및 동맥혈 가스 측정이 포함된다. 미성숙한 백혈구(간상 호중구)의 비중이 높아지는 현상(Left shift)이 있는 백혈구 증가증은 감돈과 괴사를 나타낸다. BUN은 구토로 인한 탈수와 경구 섭취 감소로 인해 이차적으로 증가할 수 있다. 장이 허혈이 되면 대사성 산증이 발생할 수 있다. 대사성 알칼리증은 구토가 잦은 환자에서 발생할 수 있다. 기립 복부 영상검사에서는 공기와 액체로 인해 확장되고 채워진 장의 루프를 확인할 수 있다. CT 스캔은 폐색의 수준과 원인을 결정하는 데도 유용할 수 있다. 식도 폐색이 있는 환자는 일반적으로 폐색의 원인과 기간을 추정할 수 있다.

치료에는 내시경 검사가 포함될 수 있다. 다른 장 폐색에 대한 치료와 유사하게, 혈역학적 안정과 신장 관류를 유지하기 위해 결정질 용액을 사용하여 체액 및 전해질을 대체한다. 체액 과부하를 방지하기 위해 섭취, 배출 및 치료에 대한 환자의 반응을 모니터링해야 한다. 복부 팽창, 압통, 변화에 대한 방어, 삼키는 데 어려움이 있는지 자주 평가한다. 위장을 감압하고 구토를 줄이기 위해 비위관을 삽입할 수 있다. 상태 악화를 예방하기 위해 통증과 연하능력, 기도 개방 여부를 평가한다. 예방적 항생제 투여가 권장된다. 일부 환자의 경우 외과적 개입이 필요할 수 있다. 성인의 장중첩증, 장 감돈은 수액소생술로 혈역학적 안정을 유지한 뒤 개복술을 시행하게 된다. 장폐색의 생명을 위협하는 합병증에는 복막염, 장 감돈 또는 천공, 신부전, 흡인, 저혈량, 장 허혈 또는 경색, 사망이 포함된다. 쇼크로 진행되는 치료되지 않은 폐색은 사망률이 높다.

오심, 구토 및 설사 Nausea, Vomiting, and Diarrhea

설사를 동반하거나 동반하지 않은 메스꺼움과 구토는 응급실에 내원하는 환자의 빈번한 호소이다. 이러한 증상의 원인은 일시적인 위장염에서 암 치료로 인한 합병증까지 다양하다. 응급 간호사는 저혈압 및 쇼크와 같은 2차 후유증이 발생하지 않도록 초기 분류 및 사정을 할 때 잘 관찰해야 한다.

암 관련 오심 구토 Cancer-Related Nausea and Vomiting

최근 몇 년 동안 미국통계데이터베이스망(NEDS, Nationwide Emergency Department Sample)에 따르면 매년 1억 3,780만 건의 응급실 방문이 발생했다. 이 중 160만 명이 메스꺼움과 구토로 인한 것이었다. 제한적인 연구이지만 암환자의 오심,구토 증상 관련 응급실 내원율에 대해서 유방암, 전립선암 또는 폐암 환자에 비해 부인암 또는 결장암 환자에서 더 높은 것으로 알려져 있다. 그러나 암 관련 메스꺼움과 구토로 응급실을 찾은 실제 횟수는 알려져 있지 않다. 대형 암센터에 소속된 응급실을 암과 관련된 오심, 구토로 여전히 많은 환자가 찾고 있지만, 지역사회 기반 암 치료 및 관리가 확대되면서 암센터가 아닌 일반 응급실로 내원하는 경우도 많아지고 있다.

순환성-주기성 구토/아세톤 혈성 구토증

Cyclic Vomiting

순환성 구토 증후군은 수시간에서 수일 동안 지속되는 반복적이고 불연속적 오심, 구토 증상이 특징이며 만성적인 특발성 위장관 기능 장애이다. 환자는 또한 복통과 두통을 호소할 수 있다. 이 장애는 주로 소아에서 확인되나, 성인에서도 점점 증가하고 있다. 정확한 병인은 알려져 있지 않지만 일부에서는 부신피질 자극 호르몬 방출 인자와 관련된 뇌-장 상호작용의 기능 장애, 자율 신경계의 조절 장애 및 미토콘드리아 기능 장애가 원인일 수 있다는 이론을 제시한다. 또한 이 증후군은 마약과 마리화나를 자주 사용하는 사람들에 의해 보고되었다.

위장염 Gastroenteritis

급성 위장염은 어린이와 성인에게 가장 흔한 질병 중 하나이다. 위장염은 바이러스, 원생동물, 세균 또는 기생충에 의해 유발되는 위와 장 내벽의 염증이고, 바이러스가 원인의 대부분을 차지한다. 세균 감염은 또한 급성 설사 질환의 원인이 된다. 위장염은 오염된 음식 섭취로 인한 정상 세균총(*E. coli*)의 불균형으로 인해 발생할 수 있다. 환자는 메스꺼움, 구토, 설사 및 복부 경련이 있다. 과민성 장음, 발열 및 두통도 나타난다. 항문 찰과상은 빈번한 설사로 인해 발생한다. 오심과 구토 증상이 있는 환자들은 설사 증상이 있든 없든 소변량 감소, 점막 건조, 빈맥과 같은 탈수 징후와 증상에 대한 평가가 포함되어야 한다. 추가로, 간호사는 징후/증상, 증상의 기간, 받은 의학적 치료를 포함하는 자세한 병력을 얻어야 한다(항암요법의 마지막 투여 날짜/시간 및 집에서 또는 다른 곳에서 제공되는 치료 포함). 응급실에서 제공된 치료 및 관리에 대한 경과와 환자의 활력 징후를 자주 관찰해야 한다. 환자에게 현재 백혈구 수와 호중구 감소증 가능성에 대해 질문해야 한다. 모든 환자에게 호중구 감소증을 의심하고 타 환자와 격리해야 한다.

진단 검사로 CBC, 전해질, 충란과 기생충에 대한 대변 배양이 포함된다. 체액 및 전해질 투여를 위해 정맥로 확보한다. 지시에 따라 항구토제를 투여한다. 항생제는 환자의 병력과 증상에 따라 결정된다. 성공적인 치료는 원인 물질을 식별하고 장관을 쉬게 하는 것을 기반으로 한다. 대부분의 환자에서 맑은 액체로 구강 수분 공급이 가능하다. 권장되는 음료에는 콜라, 진저 에일, 사과 주스, 차, 국물 및 게토레이와 같은 전해질 대체 음료가 포함된다. 어린이의 수분 보충은 탈수를 예방하는 데 중요하다. BRAT (바나나, 쌀, 사과 소스, 토스트) 다이어트는 설사가 가라앉는 즉시 시작할 수 있다. 식이는 어린이와 성인에게 가능한 한 빨리 시작해야 한다.

복막염 Peritonitis

자발성 세균성 복막염은 간질환 환자의 복수가 급성으로 세균에 감염되는 것이다. SBP는 간경변 및 복수로 입원한 환자의 최대 4분의 1에서 발생한다. 간경변증 환자의 사망률은 높다. 좋은 예후를 위한 치료 개입을 할 수 있는 기간이 매우 짧기 때문에 감염 초기에 SBP를 인식하는 것이 중요하다. 기회를 놓치면 쇼크가 발생하고 빠르게 다기관 장기 부전으로 진행된다.

복막염은 복막 투석을 받는 사람들에게 흔하고 매우 심각한 문제이다. 복막염은 복통; 탁한 투석 유출물; 투석 유출물 내 WBC 수가 100/μL를 초과하거나 백혈구 감별계수에서 다형핵 백혈구가 50% 이상인 경우; 그람 염색 배양에서 감염원이 확인된 경우 중 적어도 2가지가 존재할 때 진단된다.

응급실에서의 평가에는 임상의가 정확한 진단을 내릴 수 있도록 포괄적인 병력이 포함되어야 한다. 간호사는 환자의 치료 이력, 투약력, 수술력 등 전반적인 이력을 사정해야 한다. 복막염이 있는 환자는 열, 복부 압통, 의식상태 변화, 설사, 저혈압, 저체온증 및 장폐색을 포함한 일련의 증상을 나타낼 수 있다. 복부 평가는 PQRST 니모닉 후에 완료해야 한다. 환자가 응급실에 있는 동안 복부를 자주 재평가해야 한다. 간호사는 완전한 활력 징후를 얻어야 하며 치료에 대한 반응과 발생할 수 있는 변화를 확인하기 위해 이러한 징후를 자주 모니터링해야 한다.

간호사는 환자가 통증의 원인을 명확하게 확인하기 위해 많은 진단 검사를 받을 것임을 예상해야 한다. 이러한 검사 중에는 급성 복부 시리즈 또는 CT 검사, CBC, 아밀라아제, 리파아제, 간수치 검사(ALT, AST), 빌리루빈과 같은 대사물질 확인 검사가 있다. 혈액 및 소변 배양은 각 조직의 프로토콜과 국가 패혈증 지침에 따라 선택한다. 병력에 기초하여 간호사는 투석액을 확인하거나 복막천자 준비를 시행한다. 수액 소생 및 지원은 환자의 전반적인 상태와 쇼크 징후/증상의 존재 여부에 따라 이루어져야 한다.

투석액이나 복수액이 확보되면 항생제를 투여해야 한다. 복막투석을 받는 환자는 1차 치료로 투석과 함께 복강내 항생제를 투여해야 한다. 그러나 패혈증이 있는 경우 IV 항생제를 반드시 투여해야 한다. 간부전과 관련된 복막염으로 진단된 환자의 경우 배양 결과가 나올 때까지 광범위한 항생제를 투여해야 한다.

급성 장간막 허혈 Acute Mesenteric Ischemia

급성 장간막 허혈(AMI)은 일반적으로 소장의 다양한 부분으로의 혈액 공급 중단을 특징으로 하는 일련의 질병으로 정의되어 허혈 및 2차 염증 변화를 유발한다. 치료를 하지 않으면 이 과정은 결국 생명을 위협하는 장 괴사로 이어진다. 이 환자들은 사망률과 이환율을 줄이기 위해 신속한 평가와 개입이 필요하다.

장간막 허혈의 전형적인 증상은 갑작스러운 복통이며, 이는 메스꺼움, 구토 및 설사와 동반될 수 있다. 복통은 초기에 심하고 국소화 없이 확산된다. 장간막 허혈의 특징적인 소견 중 하나는 복통이 다른 검사 소견과 일치하지 않는다는 것이다. 환자는 고통에 비명을 지르지만 복부는 부드럽고 방어나 반동성 압통이 없다. 질병이 진행되고 장 경색이 진행됨에 따라 환자는 방어나 반동성 압통 및 장음의 부재와 함께 복부 팽창이 발생한다. 환자는 복벽 강직이 발생할 수 있다. 피 묻은 설사와 헴 양성 대변은 장이 경색된 후 늦게 발견된다. **표 25-2**를 참

표 25-2 장간막 허혈 인식

유형	사망률[a]	징후/증상	위험 요인
장간막 동맥 색전증	높음	• 극심한 통증의 급성 발병 • 메스꺼움/구토 • 혈변을 동반한 설사 • 복부 팽만 • 복막염 • 빈맥, 저혈압	• 부정맥 특히 심방세동 • 벽화 혈전을 동반한 심근경색 후 경색 • 판막성 심장병 • 심장의 구조적 결함 • 심부전의 병력
장간막 동맥 혈전증	높음	• 특히 식사 후 통증이 점차 심각한 수준으로 악화 • 체중 감소 • 먹기를 주저하고 두려워함 • 복부 팽만 • 복막염 • 빈맥 저혈압	• 죽상동맥 경화증 • 말초혈관질환 • 노인성 • 관상동맥 질환의 병력 • 흡연
장간막 정맥 혈전증	낮음	• 막연한 통증의 느린 시작 • 오심/구토 • 복막염 • 20% 미만의 경우 위장관 출혈	• 과응고 상태 • 최근 복부 수술 • 악성 종양 • 간경변 • 폐색전증 또는 심부정맥 혈전증의 병력(50% 사례)
비폐쇄성 장간막 허혈	높음	• 위독한 상태 • 의식 수준의 변화 • 복부 팽창 및 압통 • 연하 곤란 섭식 어려움 • 복막염 • 빈맥 저혈압	• 심인성 쇼크 • 울혈성 심부전 • 부정맥 • 패혈증 • 저혈압 • 장간막 수축을 일으키는 약물

[a] Mortality: High = over 50%; Low = 20% to 50%.
Adapted from Bala M, Kashuk J, Moore EE, et al. Acute mesenteric ischemia: guidelines of the World Society of Emergency Surgery. *World J Emerg Surg.* 2017;12:38. https://doi.org/10.1186/s13017-017-0150-5
Long B, Koyfman A. The dangerous miss: recognizing acute mesenteric ischemia. Emergency Physicians Monthly website. http://epmonthly.com/article/the-dangerous-miss/. Published May 19, 2016. Accessed May 14, 2019.

고한다.

장간막 허혈이 의심되는 환자에 대한 초기 평가의 구성 요소는 CBC, 생화학 검사(BUN 및 크레아티닌 포함), 응고 패널, 혈액 제제에 대한 유형 및 교차 일치를 포함하는 검사이다. 환자는 혈역학적 검사 결과를 기다리는 동안, 영상 검사를 시행한다. 초기 복부 CT 검사는 조영제 사용 여부에 상관없이 진행되지만 폐색된 혈관의 위치를 확인하기 위해 주요 혈관의 혈관조영술 평가가 필요할 것으로 예상해야 한다. 이러한 환자를 돌볼 때는 갑작스럽게 쇼크가 발생할 수 있으므로 활력 징후와 섭취 및 배출에 대한 빈번한 모니터링 및 평가가 필요하다. 허혈이 진행되고 조직 괴사가 발생함에 따라 환자를 안정시키기 위해서는 큰 바늘을 통한 신속한 수액 소생과 광범위한 항생제 투여가 필요할 것이다. 쇼크가 진행되면 환자를 안정시키기 위해 승압제가 필요할 수 있다. 침습적 혈역학적 모니터링이 필요하다. 또한 간호사는 최종 치료와 치료를 위해 환자를 수술실로 신속하게 이송할 수 있도록 준비해야 한다.

요약

위장관 응급 상황은 경미하거나 생명을 위협할 수 있다. 대부분의 위장관 응급 상황은 유사한 임상 증상을 나타낸다. 중증도 분류와 신체 사정은 이러한 상태를 가진 환자를 관리하는 데 중요한 역할을 한다. 통증의 질과 강도, 활력 징후, 섭취 및 배출, 의식 수준과 같은 징후 및 증상의 재평가는 위장관 응급 환자를 돌보는 응급 간호사의 신속한 개입으로 이어져야 한다. 즉각적인 주의가 필요한 위장관 응급 상황을 구별하는 능력은 응급 간호사에게 필요하다.

신장 및 비뇨기 응급 상황

Renal and Genitourinary Emergencies

Cynthia S. Baxter

비뇨생식기 문제는 응급실에서 흔히 발생하는 문제이다. 2015년에 미국에서는 요로 감염(UTI, urinary tract infections)으로 인한 응급실 방문은 200만 건, 요로 결석으로 인한 방문은 100만 건을 초과했다. 모든 선진국에서 말기 신장 질환(ESRD, end-stage renal disease) 발병률이 증가하고 있으며, 혈관이나 복막질환의 합병증으로 평생 투석을 해야 하는 환자들의 응급실 내원도 증가하고 있다. 요로 감염이나 요로 결석만큼 흔하지는 않지만 고환 염전, 지속발기증, 횡문근 융해증, 급성 신부전은 응급 상황으로 간주된다.

해부학 및 생리학

ANATOMY AND PHYSIOLOGY

비뇨생식기는 신장, 요관, 방광, 요도 및 외부 생식기로 구성된다. 소변은 체액량과 산-염기 및 전해질 균형을 조절하여 신장에서 생성된다. 요관은 임시 저장을 위해 소변을 방광으로 운반한다. 소변은 요도를 통해 방광에서 외부로 배출된다. 남성 비뇨생식기의 외부 구조는 생식 기능이 있다.

신장은 흉곽 내부의 척주 양쪽에 있는 복막 뒤의 후복벽에 위치한다. 각 신장의 내측면에는 신장 동맥과 신경이 들어가고 신장 정맥과 요관이 나오는 문(hilum)이 있다. 신장으로 가는 혈류는 신장 동맥에 의해 공급되며, 이 동맥은 복부 대동맥에서 분기되어 신동을 통해 신장으로 들어간다. 혈액은 신장 정맥을 통해 신장을 떠나 복부 하대 정맥으로 비워진다.

신장의 기능적 단위인 네프론은 신소체, 근위세뇨관, 헨레 고리(Henle's loop), 원위세뇨관, 집합관으로 구성된다. 각 신장에는 개별적으로 소변을 생산할 수 있는 약 100만 개의 네프론(nephrons)이 있다. 이 네프론은 한 번 파괴되면 재생산이 불가하다. 신장 소체는 조밀하게 얽힌 모세혈관의 그물인 사구체와 이러한 구조를 둘러싸고 지지하는 보우만낭(Bowman's capsule)을 포함한다. 혈액은 구심성 세동맥을 통해 사구체 내부로 유입되고 원심성 세동맥으로 유출된다. 신장 혈류는 심박출량의 21% 또는 분당 1,200 mL를 차지한다. 적절한 신장 혈류가 없으면 신장이 적절하게 기능할 수 없다. 사구체 병치 세포라고 하는 특수 세포는 네프론의 15%에서 구심성 세동맥의 사구체 입구에 위치한다. 이 특수화된 세포는 압력과 나트륨 농도의 변화를 감지하고 레닌-안지오텐신-알도스테론(RAA, renin-angiotensin-aldosterone) 체계에서 역할을 한다.

신장 소체에서 혈장 여과는 소변 생성의 첫 번째 단계이며 신장이 몸에서 노폐물을 제거하고 물과 필수 용질을 보유하는데 도움이 된다. 혈장의 교질삼투압에 의해 모세혈관막으로 혈장성분이 들어가는데 사구체 모세혈관압이 보우만낭 내압보다 크기 때문에 혈장과 용질의 여과가 용이하며, 혈장과 여러 용질은 반투과성으로 여과된다. 허혈이나 염증과 같은 사구체 손상은 모세혈관 막의 투과성을 증가시키고 큰 분자 물질(RBC, WBC, 단백질)도 통과하도록 한다. 혈청 알부민 수치 감소로 인한 교질삼투압 저하 혹은 저혈압에 의한 사구체 내압 감소는 사구체 여과율(GFR)을 떨어뜨리고 궁극적으로 소변 배출량도 감소시킨다. 평균 성인의 GFR은 125 mL/분 또는 180L/일이다.

세관, 헨레 고리 및 집합관은 노폐물(예: 요소, 질소, 크레아티닌, 약물 대사 산물)을 배출하고, 여과된 산물에서 물과 용질(칼륨, 나트륨, 염화물, 수소, 포도당, 아미노산)을 재흡수하고 신체가 필요로 하지 않는 과잉물질은 분비한다. 삼투, 확산 및 능동 수송은 네프론과 주변 모세혈관 사이에서 발생한다. 네프론에서의 재흡수와 분비는 호르몬에 의해 조절된다.

레닌-안지오텐신-알도스테론 체계와 항이뇨 호르몬(ADH, antidiuretic hormone)은 항상성을 유지하는 신체 내 피드백 루프 시스템이다. 혈청 삼투압 농도가 증가하고 시상하부를 자극하여 ADH를 방출한다. 네프론 투과성이 증가하여 추가 물이 흡수되고 혈청 삼투압 농도가 정상이 되면 ADH 방출이 중단된다. 사구체의 압력 변화는 혈관 확장과 자동 조절 기전에 의한 구심성 세동맥 수축에 의해 이뤄진다. 이 자동 조절은 광범위한 수축기 혈압 내에서 사구체의 압력을 유지한다. 범위를 초과하면 자동 조절이 실패하고 상피 손상이 발생하여 결국 흉터와 경화증이 발생하고 투과성, GFR 및 소변 배출량이 감소한다. 부적절한 네프론 관류는 사구체 옆 장치를 자극하여 안지오텐시노겐(angiotensinogen)을 안지오텐신 I (angiotensin I)로 전환시키는 레닌(renin)을 분비하고, 이는 부신 피질에서 알도스테론(aldosterone) 방출을 자극하고 네프론에 의한 나트륨과 물의 재흡수를 자극한다. 폐에서 효소에 의해 안지오텐신 I이 안지오텐신 II로 전환되면 말초혈관 수축이 유발된다. 네프론으로 관류가 증가되고 주기가 바뀌게 된다.

신장의 기능이 손상되고 적절하게 소변이 생성되지 않으면 항상성이 심각하게 손상된다. 체액과 전해질 불균형, 요소와 크레아티닌(creatinine)의 축적, 약물 대사 산물의 배설 감소, 아미노산과 포도당의 부적절한 재흡수가 발생한다. 신장은 비타민 D를 활성 형태로 전환하여 장에서 칼슘이 흡수되도록 하고 골수에서 적혈구 생성을 자극하기 위해 에리트로포이에틴(erythropoietin)을 분비한다. 결과적으로, 신장기능의 저하는 혈액의 뼈 무기질화 및 산소 운반 능력을 감소시킨다.

신우는 좁아져 요관으로 이어지는데, 소변이 연동 수축에 의해 방광으로 이동한다. 방광 근육은 배뇨 반사에 의해 요도로 배출될 때까지 소변을 저장한다.

외부 생식기도 비뇨생식기 시스템의 일부이다. 여성의 생식기는 요도와 질이 열리는 공간인 전정과 그 주변의 소음순과 대음순으로 구성된다. 여성의 요로 감염의 빈도가 높은 원인은 해부학적 위치와 여성 요도의 짧은 길이 때문이다.

남성의 외부 생식기는 음경, 음낭 및 음낭 내용물을 포함한다. 음낭 내용물에는 고환, 발달 중인 정자 세포를 운반하고 테스토스테론(testosterone)을 분비하는 세관, 고환 후부를 따라 놓여 있고 정자의 최종 성숙 영역인 부고환이 포함된다. 전립선은 방광 기저부에서 요도를 둘러싸고 있는 선 근육 조직이다. 전립선 비대는 출구 폐쇄 및 요저류를 유발할 수 있다. 음경은 혈액이 충만되면 발기를 유발하는 3개의 기둥을 가지고 있다. 해면체의 두 기둥은 음경의 등쪽과 측면을 형성하고 해면체는 기저부와 귀두를 형성한다. 비뇨생식기 질환의 임상적 징후는 종종 외부 생식기를 포함한다.

환자 사정 PATIENT ASSESSMENT

비뇨생식기의 사정은 고혈압, 당뇨병, 감염력, 전립선염, 요도염, 출산 중 방광 또는 요도 손상의 병력, 신장 결석의 병력 및 재발성 요로 감염을 포함해야 한다. 처방전, 일반의약품(OTC), 약초 제제, 불법 약물을 포함한 자세한 약물 목록을 입수해야 한다. 화학 물질이나 독소에 노출된 이력을 확인하면 신독성을 유발할 수 있는 물질과의 접촉을 확인할 수 있다. 성 이력에는 비뇨생식기 증상을 유발할 수 있는 위험 요인에 대한 내용이 포함되어야 한다(예: 피임 젤리 또는 크림 사용, 여러 파트너, 비정상적인 음경 또는 질 분비물, 안전하지 않은 성행위, 성병(STI, sexually transmited infections)의 이력). 비뇨생식기 불편함은 종종 비뇨기 패턴의 변화로 인해 발생한다. 예를 들어, 빈뇨, 배뇨 곤란, 요실금, 요점적, 긴급뇨가 있다.

배뇨 장애는 환자 자신의 주관적 해석(예: 분비물의 변화, 배뇨 패턴, 통증 위치)으로 식별할 수 있다. 분석을 위해 소변 검체를 확보하면, 소변을 검사실로 보내기 전에 색, 투명도 및 양에 대한 육안 검사를 수행해야 한다. 신장의 촉진과 타진을 통해 늑골 부위의 압통, 구조의 비대칭 또는 종괴를 확인할 수 있다.

여성 환자, 특히 가임 연령의 환자는 광범위한 호소에 대해 추가 사정이 필요하다. 알 수 없는 임신의 가능성을 항상 고려하고 피임약 사용을 포함하여 월경 기록을 주의 깊게 살펴보아야 한다. 환자가 임신한 경우 태아의 심음의 존재와 위치 및 속도에 대해 평가한다. 여성에게 특정 생식기 문제가 있는 경우 질 검사가 필요하다. 모든 분비물이나 출혈은 특성과 양으로 기록하고 확인해야 한다.

남성은 소변 배출 시 감소된 흐름, 배뇨 불능, 음경 분비물 또는 사마귀를 포함하여 비뇨생식기 해부학과 관련된 문제에 대해 평가해야 한다.

혈뇨는 그 자체로 문제일 수도 있고 다른 문제의 증상일 수도 있다. 자세한 투약력 및 식이 확인 통해 비정상적인 소변의 원인을 파악할 수 있다. 예를 들어 비트나 블랙베리 같은 음식, 페니토인 같은 약물에 의해 비혈액성 소변색 변화가 종종 보여진다. 혈뇨는 소변검사(UA, urinalysis)로 확인할 수 있다. 그러나 단일 검사에서 현미경적 혈뇨는 흔하다. 배뇨 시 초기 혈뇨는 요도 출혈을 시사하고, 지속되는 혈뇨는 상부 비뇨생식기 출혈을 나타내며, 말기 출혈은 방광 경부 또는 요도 출혈을 시사한다. 완전한 요검사 및 요 세포학적 연구는 혈뇨의 원인으로서 비뇨기과 암, 신장 질환, 감염 또는 신장 결석에 대한 추가 진단 검사의 필요성을 나타낼 수 있다.

통증은 PQRST 니모닉(도발, 질, 부위 또는 방사, 중증도 및 시간)을 사용하여 평가해야 한다. 비뇨생식기 시스템과 관련된 가장 심한 통증은 결석으로 인한 신장 산통이다. 증가된 압력과 신장 및 비뇨기 수집 시스템의 확장은 갑작스럽고 참을 수 없는 통증을 유발한다. 환자는 일반적으로 안절부절과 창백함을 호소하며 종종 복부와 사타구니로 방사되는 옆구리 통증을 호소한다. 결석이 방광에 있으면 빈뇨와 절박뇨가 발생한다. 통증은 혈압 상승과 함께 빈호흡과 빈맥을 유발할 수 있다. 24시간 내에 400 mL 미만의 소변 배출량으로 정의되는 핍뇨 또는 24시간 내에 75 mL 미만인 무뇨증이 증상을 나타낼 수 있다. 원인은 일반적으로 폐색이다. 그러나 혈액 화학 수치는 질소혈증에 대해 평가되어야 하며, 이는 수신증 또는 기타 원인으로 이어지는 장기간 폐색으로 인한 신부전을 나타낸다. 환자에게 요도 카테터가 있는 경우 개통성을 평가해야 한다. 신체 검사를 통해 방광을 촉진 시 배뇨하려는 충동과 함께 치골 결합 위의 단단한 덩어리로 촉진하여 요폐를 확인할 수 있다. 초음파를 사용한 방광 스캔은 방광 팽창을 감지하는 데 사용할 수도 있다. 항콜린성 성분을 함유한 OTC 비충혈 완화제를 포함하여 정체에 영향을 주는 약물을 확인하기 위해 병력을 확보해야 한다. 배뇨 반사를 방해할 수 있는 척수 손상이나 질병을 배제하기 위해 신경학적 검사를 수행해야 한다.

폐색의 원인으로 전립선 비대 검사를 한다. 환자가 배뇨를 시도한 후, 잔여 용적을 위해 요도 카테터를 삽입할 수 있다. 병상 방광 초음파촬영은 카테터 삽입의 필요성을 피하고 배뇨 전후 용적을 평가할 수 있다. 저항 없이 카테터를 삽입할 수 없는 경우 치골상 방광 천자 또는 비뇨기과 의사의 도움이 필요할 수 있다. 잔여 부피가 500 mL를 초과하는 경우 방광이 근긴장도를 회복할 수 있도록 카테터를 유지할 수 있다. 잔존량이 최소인 경우 원인을 식별하기 위한 추가 진단 평가가 수행된다.

특정 상태 SPECIFIC CONDITIONS

급성 신부전 Acute Kidney Injury

급성 신부전은 GFR의 갑작스러운 감소이며 일반적으로 가역적이다. 급성 신부전의 분류 또는 보다 구체적인 정의는 급성 투석 품질 이니셔티브(ADQI, Acute Dialysis Quality Initiative)의 초점 중 하나였다. ADQI는 이 인구의 치료를 개선하기 위해 노력하는 국제적 학제간 그룹이다. 2004년에 ADQI는 급성 신부전 분류를 위한 RIFLE 기준을 발표했다(표 26-1). 그 이후로 두 개의 다른 척도가 서로 다른 그룹에서 개발되었지만 RIFLE 기준(Acute Kidney Injury Network [AKIN] 및 Kidney Disease Improving Global Outcomes [KDIGO] 정의)만큼 예측하거나 민감하지 않았다. 응급실에서는 기준 값을 알 수 없기 때문에 Cockcroft-Gault 방정식이 가장 자주 사용된다. GFR mL/min은 (140－연령 단위)(체중 단위 kg)(여성의 경우 0.85)을 (72×혈청 크레아티닌 mol/L)로 나눈 값이다. 질소 혈증 또는 요독증은 혈액에 질소 폐기물이 축적되는 것을 말한다. 급성 질소 혈증은 일반적으로 급성 신부전이 있는 환자에게 나타나며 일반적으로 며칠 동안 발생한다. 만성 신부전(CRF, chronic renal failure) 환자는 규정을 준수하지 않거나 기타 의학적 상태로 인해 급성 에피소드를 경험할 수 있다.

급성 신부전에는 신전, 신내 또는 신후 원인이 있다. 신전증 원인에는 신장으로 가는 혈류를 감소시켜 기능을 변화시키는 증후군이 포함된다. 여기에는 저혈량증, 감소된 심박출량, 감소된 말초혈관 저항, 또는 신장 혈관계의 폐쇄가 포함된다. 신장 조직 합병증은 신장 세뇨관 손상(급성 세뇨관 괴사)을 유발하고, 신독성 물질(아미노글리코사이드(aminoglycosides), 비스테로이드성 항염증제, 조영제, 압궤 손상 및 횡문근 융해

표 26-1 급성 신부전 분류를 위한 RIFLE 기준

위험(R)	6시간 동안 혈청 크레아티닌 수치×1.5 증가 또는 GFR 감소 25% 또는 UO<0.5 mL/kg/h
손상(I)	12시간 동안 혈청 크레아티닌 수치×2 증가 또는 GFR 감소 50% 또는 UO<0.5 mL/kg/h
실패(F)	혈청 크레아티닌 수치×3 증가 또는 GFR 75% 감소 또는 혈청 크레아티닌 수치 ≥4 mg/dL; UO 24시간 동안<0.3mL/kg/h 또는 12시간 동안 무뇨증
손실(L)	지속적인 ARF, 신장 기능의 완전한 상실>4주
말기 신장 질환(E)	신장 기능 상실>3개월

ARF, Acute renal failure; *GFR*, glomerular filtration rate; *UO*, urine output.
Data from Hughes PJ. Classification systems for acute kidney injury. Medscape website. https://emedicine.medscape.com/article/1925597-overview. Updated August 7, 2018. Accessed May 14, 2019.

증) 또는 혈관이나 간질 조직 손상 질환(고혈압, 당뇨병, 루푸스 및 감염성 질환 포함)을 유발한다. 신장 이외 원인은 결석, 전립선 비대, 종양, 협착 또는 비뇨기계 배출에 영향을 미치는 신경학적 원인과 같은 요로 폐쇄를 초래한다. 급성 신부전은 대부분 예방할 수 있다. 응급실 치료의 우선순위는 원인을 식별 및 치료하고 합병증을 제시하고 신장에 나타난 손상을 제거하는 것이다. 급성 신부전의 가장 흔한 원인은 저혈량증(체적 고갈, 심부전 또는 간부전, 패혈증) 또는 급성 세뇨관 괴사(신독소 노출)이다.

급성 신부전의 증상에는 단기간의 체중 증가 또는 감소, 메스꺼움 및 구토, 토혈, 흑색변, 부정맥, 호흡 곤란, 혼미 또는 혼수가 포함된다. 기도, 호흡, 순환 및 신경 기능의 손상에는 중재가 필요하다. 발열은 감염성 또는 염증성 사건과 관련될 수 있다. 발열의 이화작용에 의한 질소성 폐기물의 지속적인 증가를 방지하기 위해 발열 감소 조치를 취해야 한다.

고칼륨혈증, 저나트륨혈증, 저칼슘혈증, 고인산혈증, 체적 고갈 또는 과부하(원인에 따라 다름)는 칼륨과 인을 배설하고, 나트륨을 보존하고, 과잉 체적을 제거하는 신장의 능력 상실로 인한 가장 흔한 체액 및 전해질 불균형이다. 칼슘은 인과 반비례한다. 신부전에서는 인이 증가하고 신장이 비타민 D를 활성 형태로 전환하지 못하기 때문에 칼슘 수치가 감소하여 장에서 칼슘 흡수를 촉진한다. 심전도(ECG, electrocardiogram)는 고칼륨혈증에 의해 이차적으로 높은 피크 T파, 넓어진 QRS 및 연장된 PR 간격을 나타낼 수 있다.

정맥 내 칼슘의 투여는 응급 투석으로 과잉 칼륨을 제거하기 전까지 막을 길항하고 심장 전도도를 개선하기 위해 필요할 수 있다. 정맥내 칼슘 투여는 몇 분 이내에 작동하지만 심전도의 변화가 돌아오면서 입증되는 바와 같이 지속 시간이 짧다. IV 중탄산나트륨($NaHCO_3$), 포도당 및 인슐린 투여는 세포외 칼륨을 세포내액으로 재분배하고 15~30분 이내에 작용하고 약 4시간 동안 지속된다. 칼륨은 양이온 교환 수지(예: 나트륨 폴리스티렌 설포네이트)로도 제거할 수 있지만 작용 개시는 직장 투여 시 60분, 경구 투여 후 120분이다. 소변량이 증가하거나 감소할 수 있다.

급성 신부전이 핍뇨가 아닌 경우 많은 양의 체액이 손실되어 환자가 탈수되고 저혈압이 될 수 있다. 생리식염수로 체적을 교체하는 것이 권장되며(동반 질환에 의해 금기인 경우가 아니면 처음에는 1~3 L로 75~100 mL/h 이상) 소변 배출 및 조직 산소 공급, 경정맥 팽창, 폐 청진 및 생명 유지와 같은 결과 목표에 따라 유도된다. 불안정한 환자의 경우 중심정맥압과 같은 침습성 라인을 사용할 수 있다.

급성 신부전과 핍뇨가 나타나면 환자는 체적 과부하 및 고혈압일 수 있으므로 이뇨제 또는 혈액 투석을 통해 체적을 제거할 수 있을 때까지 최소한의 수액을 공급한다. 대사성 산증은 신세뇨관이 더 이상 수소 이온 농도를 조절할 수 없기 때문에 발생한다. 용량 상태에 따라 금기 사항이 없는 한 IV $NaHCO_3$를 사용할 수 있다.

응급 투석의 적응증에는 혼미 또는 혼수(혈액 내 질소 폐기물 증가 및 대사 변화로 인해 발생), 체액 과부하 및 이뇨제 치료에 반응하지 않는 폐부종, 의료 치료에 반응하지 않는 위험한 고칼륨혈증 및 산증이 포함된다. 응급 혈액투석은 반투막 역할을 하는 혈관 통로(일반적으로 임시 대퇴 또는 쇄골하 이중 루멘 카테터 또는 내부 션트)과 인공 신장(투석기)이 필요하다. 투석액은 신체가 배설해야 하는 이온이 적고 재흡수되는 이온이 높아야 한다. 혈역학적으로 불안정한 환자는 중환자실에서 지속적인 신대체 요법이 필요할 수 있다.

환자의 초기 안정화 후 병력 및 진단 검사는 급성 신부전의 원인을 식별하는 데 중점을 둔다. 검사에는 연속 혈액 화학값, 소변내 나트륨 및 칼륨 수치, 흉부 방사선 사진, 신장 초음파 및 도플러 연구 또는 컴퓨터 단층촬영(CT) 스캔이 포함된다. 영상 절차는 일반적으로 조영제가 신세뇨관에 미치는 독성 영향 때문에 조영제 없이 수행된다. 조영제가 필요한 경우, 독성 신장 영향을 최소화하기 위해 조영제 연구 전후에 아세틸시스테인(acetylcysteine) 또는 중탄산염 점적(bicarbonate drip)을 투여할 수 있다.

투석 접근 부위의 합병증

Dialysis Access Complications

투석을 요하는 만성 신부전은 말기 신질환(ESRD)으로 알려져 있다. 신대체 요법은 복막 투석 또는 혈액 투석으로 제공될 수 있다. 복막 투석은 다양한 양의 포도당, 마그네슘, 칼슘, 염화물, 젖산을 함유한 1~2 L의 투석액을 복부에 주입하는 것을 포함한다. 복막은 삼투와 확산에 의해 혈관의 복막강과 투석액 사이에서 용질과 물의 교환을 위한 반투과성 통로 역할을 한다. 복강으로의 접근은 Dacron 커프로 고정된 플라스틱 카테터를 통해 이루어진다.

외과적 카테터 삽입 후 초기에 발생하는 합병증은 가장 일반적으로 통증, 출혈, 폐색(카테터 안팎으로 액체가 이동할 수 없음), 감염 및 누출을 포함한다. 초기 합병증은 일반적으로 삽입 중 카테터의 위치가 잘못 된 경우와 관련이 있다. 상당한 통증과 출혈이 있으면 삽입 중 내부 장기의 천공을 의심해야 한다. 폐색은 카테터의 막힘 또는 꼬임과 관련될 수 있으며, 누출은 약한 복벽 구조 또는 배치 조정의 필요성과 관련이 있다. 카테터 출구를 벗어나 조기 감염이 발생하면 수술 중 오염이나 장의 천공이 원인일 수 있다. 후기 합병증에는 통증, 천공, 복막염, 카테터 폐쇄, 삽입 부위의 탈출 등이 있다. 관련 증상으로는 복통, 메스꺼움 및 구토, 발열, 출혈, 복부 팽창 및 탁한 투석액이 있다. 초음파 또는 방사선 염료 연구 및 CT 촬영을 하여 순응성을 나타내는 정확한 원인을 추가로 평가할 수 있다.

감염에 따라 투석액에 항생제를 추가하거나 경구 또는 정맥으로 투여할 수 있다. 카테터 배치 합병증의 경우 외과적 교정이 필요할 수 있다. 재발성 복막염 중 항생제 치료가 효과가 없는 경우 복막염이 사라질 때까지 카테터를 제거하고 혈액투석을 시작해야 한다. 복막의 투과성을 손상시키지 않는 한 카테터를 외과적으로 교체하고 복막 투석을 다시 시작할 수 있다. 응급실에서의 관리에는 투석 카테터 교체 후 투석액 샘플을 얻는 것이 포함될 수 있다. 투석 카테터를 다루는 동안, 무균 기술을 주의 깊게 준수하고, 같은 공간에 있는 사람을 제한하고, 복막 카테터를 다룰 때 오염을 방지하기 위해 멸균 장갑을 사용하는 것은 감염 및 결과적인 복막염을 예방하는 데 매우 중요하다.

만성 신장질환자는 투석 혈관이 막혀 종종 응급실에 내원하게 된다. 동정맥루는 말단의 고유 동맥과 정맥의 외과적 연결이거나 연결을 형성하기 위해 고어텍스 이식재를 삽입하는 것이다(그림 26-1). 혈관 접근에 적합한 사용 가능한 부위가 고갈될 수 있으므로 영구 쇄골하 이중 내강도관도 혈액 투석을 위해 배치된다. 응고된 혈관 접근은 국소 점적 또는 주입된 섬유소 용해제 또는 수술을 사용하여 긴급하게 제거되어야 한다. 이식 부위, 누공 및 삽입 부위도 감염되어 패혈증으로 진행될 수 있다. 국소 증상으로는 발적, 배액 또는 부종이 있다. 전신 감염을 배제하기 위해 혈액 배양과 일반혈액검사(CBC)를 얻어야 한다. 통로 제거가 필요할 수 있으므로 혈액 감염이 없을 때까지 일시적인 쇄골하 또는 대퇴골 도관(2~3일마다 교체)을 사용할 수 있다. 일부 항응고제는 응고를 방지하기 위해 이중 루멘 투석 내강도관에 있다. 카테터에 접근할 때 이 항응고제를 빼내지 못하면 응고 상태의 변화로 인해 심각한 출혈 합병증이 발생할 수 있다.

혈관 접근 부위(누공)로부터의 출혈은 응급실에서 일반적으로 발생한다. 혈액 투석 중 혈액은 헤파린으로 항응고되어 혈액응고 및 혈액 손실을 방지한다. 누공이나 그래프를 막지 않는 직접적인 압력을 5~10분 동안 가해야 한다. 직접적인 압력으로 출혈이 조절되지 않는 경우 Gelfoam 패드(응고 형성을 향상시키는 기계적 기질 형성), 키토산(유착을 촉진하는 섬유질 복합 탄수화물) 또는 트롬빈(thrombin) 분말과 같은 국소 지혈제를 사용할 수 있다. 압박 드레싱을 적용할 때 과도한 압력을 가하거나 테이프 또는 기타 랩을 둘레에 적용하면 혈관 통로가 응고될 수 있으므로 피한다. 항응고 검사는 치료상 항

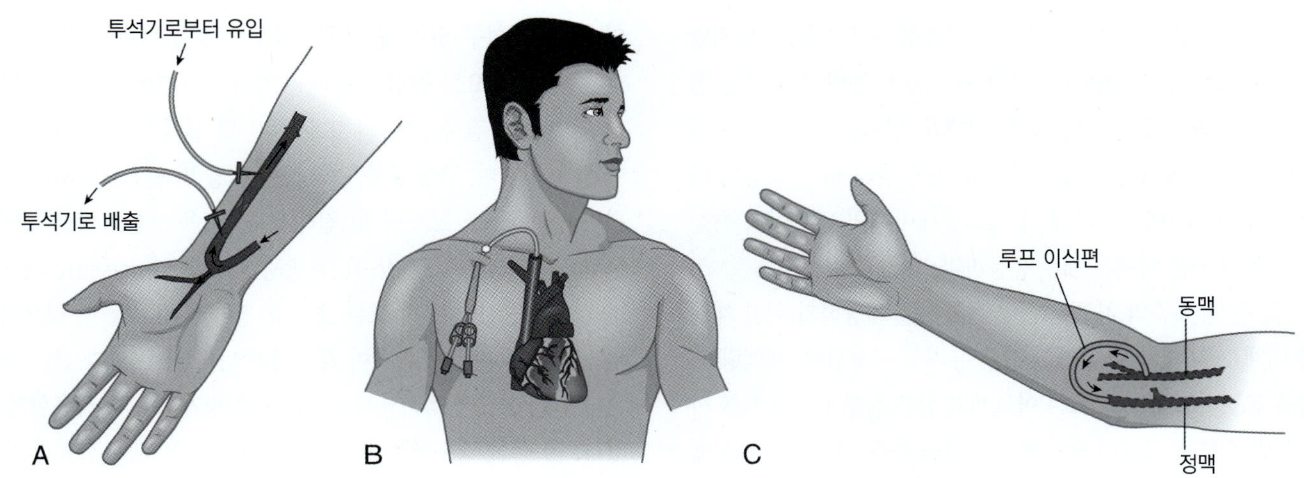

그림 26-1 투석 접근부위 유형. (A) 팔뚝 동정맥 누공, (B) 임시 혈액 투석 접근을 위한 정맥 카테터, (C) 인공루프 이식 (컬러 삽화 745p 참고)

(From National Institute of Diabetes and Digestive and Kidney Diseases. *Kidney Failure: Choosing a Treatment That's Right for You.* NIH Publication 00-2412. Bethesda, MD: National Institutes of Health; 2007.)

응고의 역전이 필요하고 프로타민(protamine) 투여가 필요할 수 있음을 나타낼 수 있다.

횡문근 융해증 Rhabdomyolysis

미오글로빈(myoglobin)이 순환계로 방출되면서 골격근이 파괴되면 횡문근 융해증이 유발되어 저혈량증과 폐쇄성 세뇨관 괴사로 인한 급성 신부전(ARF, acute renal failure)을 유발할 수 있다. 압궤손상, 약물 또는 독소 섭취(고콜레스테롤혈증에 대한 스타틴(statin) 계열 및 헤로인(heroin), 메타돈(methadone), 각성제와 같은 불법 약물 포함), 감염, 화상, 영양 보충제 사용과 결합된 과로 또는 대사 장애를 포함한 많은 다양한 원인이 있다. 압력에 의한 부상은 자동차 충돌 후 복부나 사지의 장기간 압박으로 인해 발생할 수 있다. 체액은 혈관 내 공간에서 손상 부위의 간질 공간으로 또는 전신적으로 이동하고 환자가 심한 저혈량 상태가 되어 신장으로 가는 혈류가 감소하고 결과적으로 기능 부전이 일어난다. 또한 전해질 불균형은 체액 이동과 관련이 있다. 고칼륨혈증이 일반적이지만 저칼슘혈증과 고요산혈증에 의해서도 일어날 수 있다. 혈청 크레아틴 키나아제(CK, creatine kinase), 혈액 요소 질소(BUN, blood urea nitrogen), 크레아티닌, 인산염(PO_4), 요산, 아스파르테이트 아미노전이효소(AST, aspartate aminotransferas) 및 알라닌 아미노전이효소(ALT, alanine aminotransferase)가 증가한다. 소변은 미오글로빈뇨증(갈색 소변 및 맑은 혈청)의 결과로 적갈색을 띤다. 소변 검사에서는 단백뇨와 혈뇨가 나타난다. 그러나 현미경 검사 중에 적혈구가 거의 또는 전혀 보이지 않는다.

징후와 증상은 근육통이나 급성 근육통을 호소할 수 있지만 일반적으로 비특이적이다. 구획 증후군이 동반되지 않는 한 드물게 근육 부종이 있다. 전신 권태감, 발열, 근육 압통이 나타날 수 있으며 횡문근 융해증의 원인에 따라 다른 증상이 나타날 수 있다. 대부분의 초기 프레젠테이션의 비특이적 특성으로 인해 좋은 이력은 매우 유용하다.

횡문근 융해증의 치료는 급성 신부전을 예방하기 위한 체액량 대체, 모니터링 및 전해질 균형 유지로 구성된다. 체액량 부족을 교정하고 만니톨 또는 이뇨제와 같은 삼투성 이뇨제를 사용하면 소변 생산량이 증가하고 신장을 통해 미오글로빈을 배출하는 데 도움이 된다. 치료에는 또한 소변의 미오글로빈 침전 방지가 포함된다. 따라서 중탄산나트륨을 수액에 첨가하여 소변의 pH를 높이고 미오글로빈 배출을 증가시킨다. 환자가 급성 신부전으로 진행되면 혈액 투석을 고려할 수 있다.

요로 감염 Urinary Tract Infections

요로 감염은 상부와 하부, 기저 질환(합병증) 유무에 따라 나뉜다. 하부 분류에는 방광과 요도가 포함된다. 상부 분류에는 신장과 요관이 포함된다. 합병증이 없는 요로 감염은 치료로 호전될 가능성이 있는 것이고, 기저 질환이 있는 요로 감염은 동반질환(당뇨병, 요로 감염의 과거력), 임신, 해부학적 이상(방광요관 역류, 전립선 비대, 결석을 포함하되 이에 국한되지 않음), 삽관 기구(카테터 또는 스텐트), 병원이나 요양원 감염으로 인해 회복이 어려워진다. 병원이나 요양원 감염의 가장 흔한 원인은 회음부와 위장관에 서식하는 포도상구균, 연쇄상구균, *Escherichia coli* 및 기타 대장균군과 같은 박테리아이다. 모든 유형의 요로 감염은 여성에게 더 흔하며 대장균과 관련이 있을 가능성이 가장 높다. 하부 요로 감염의 일반적인 증상은 빈뇨, 배뇨 곤란, 급박뇨, 현미경적 혈뇨, 치골상 불편감 및 탁한 소변과 같은 방광 및 요도 과민성의 징후를 포함한다. 상부 요로 감염(신우신염) 증상에는 늑척추각 압통이 있거나 없는 둔한 옆구리 통증과 농뇨, 심한 혈뇨, 악취가 나는 소변, 오한 및 발열, 백혈구 증가증, 메스꺼움 및 구토가 포함된다. 소아에서 요로 감염은 흔하지 않지만 과민성, 식욕 감퇴, 열이 있을 때 고려되어야 하며 유아의 패혈증이 존재할 수 있으므로 긴급하게 분류되어야 한다.

진단 검사에는 멸균상태로 채집된 소변 표본 검사가 포함된다. 소변 검사는 백혈구 에스테라제(esterase)에 대해 양성이며 혈뇨, 백혈구 및 미량 단백질에도 양성을 나타낼 수 있다. 하부 및 상부 요로 감염에서 다른 검사는 연령에 따라 크레아티닌, 전립선 검사, 유아의 요추 천자 및 혈액 배양 검사가 수행될 수 있으며, 증상 중증도 및 소변 배양 및 민감도(C&S), 감별이 있는 CBC, 포도당 및 전해질, BUN을 포함하지만 이에 국한되지는 않는다. 신장-요관-방광(KUB, kidneys-ureters-bladder) 방사선 사진 또는 초음파 평가가 지시될 수 있으며 부종에 따른 신장의 윤곽이 흐릿하게 나타날 수 있다. 초음파는 임신한 여성에서 비뇨생식기 구조를 평가하는 데 사용할 수 있다. 더 심한 경우에는 추가 정밀 검사 및 입원이 필요할 수 있으며 방광 조영술 또는 정맥 신우 조영술(IVP, intravenous pyelogram)이 필요할 수 있다.

치료는 상부와 하부, 기저 질환(합병증) 유무에 따라 3일에서 2주에 걸쳐 항생제를 포함한다. 세균 감수성에 대한 국소 항생제 연구에 따라 가장 자주 사용되는 항생제에는 시프로플록사신(ciprofloxacin), 플루오로퀴놀론(fluoroquinolone) 및 트리메소프림(trimethoprim)이 포함된다. 퇴원이나 입원 전에 응급실에서 항생제의 첫 번째 용량을 투여하는 것이 좋다.

간질성 방광염/방광통 증후군

Interstitial Cystitis/Bladder Pain Syndrome

간질성 방광염/방광통(IC/BPS)의 징후와 증상은 사람마다 다르며 시간이 지남에 따라 다를 수 있지만 지속적이고 긴급한 배뇨 욕구가 대표적이다. 배뇨 시 최소 소변량; 치골상, 회음부 또는 골반 통증, 그리고 성교 중 통증도 나타날 수 있다. 간질성 방광염/ 방광통 증후군의 가장 일관된 특징은 방광 충전량이 증가함에 따라 불편함이 증가한다는 것이다. 또한 병력은 배뇨를 위해 수면을 중단하는 것 외에도 불편함을 완화하기 위해 하루에 최대 60번 배뇨해야 할 수 있다. 여성은 남성보다 5배 더 많은 영향을 받고 간질성 방광염/ 방광통 증후군은 종종 과민성 대장 증후군이나 섬유근육통과 같은 다른 만성 통증 증후군 진단과 연관된다. 간질성 방광염/방광통 증후군은 요로감염, 신장 결석, 암을 포함한 다른 질환과 구분하기 어려우나, STI는 일반적으로 진단 전에 제외된다. 주로 30대 또는 40대 여성에서 가장 자주 발생한다.

요로 감염에 대한 검사 결과는 음성이다. 혈뇨도 함께 있으면 세포학 결과도 음성이 된다. 방광경 검사는 전체 염증 및 병변을 포함하는 방광염의 특징적인 징후에 대해 방광 표면을 관찰하기 위해 수행될 수 있다. 원인은 알려져 있지 않지만, 자극물질이 내벽을 관통하여 하부 신경 및 근육 구조를 활성화시켜 추가적인 조직 손상을 일으킬 수 있는 결함이 있는 것으로 생각된다. 현재 간질성 방광염/방광통 증후군 진단 없이 응급실에 내원한 환자의 치료는 감별 진단을 하는 데 초점을 맞출 것이다. 즉, 요절박 증상으로 인한 감염 또는 혈뇨가 있는 경우 악성 질환이 아님을 확인하는 것이다. 폐색을 감별하기 위해 배뇨 후 방광 잔류 초음파를 검사할 수도 있다.

치료는 증상 완화에 중점을 둔다. 응급실에서의 치료는 통증 관리와 보다 장기적인 치료를 위해 비뇨기과 전문의에게 의뢰하는 데 중점을 둔다. 즉각적인 치료에는 단기 경구 진통제와 아미트립틸린(amitriptyline, 신경 자극을 진정시키기 위함), 펜토산 폴리설페이트 나트륨(pentosane polysulfate sodium, 방광 내벽에 보호 코팅을 제공함), 항히스타민제/류코트리엔(leukotriene) 억제제(염증을 줄이기 위함) 사용이 포함된다. 회음부에 온찜질이나 냉찜질을 하면 어느 정도 완화될 수 있다. 장기 치료에는 식이/배뇨/통증 일지를 작성하여 식이 또는 활동에서 자극제를 식별하기, 농축된 소변이 자극을 줄 수 있으므로 소변을 희석하기 위한 체액 관리 계획, 배뇨 충동을 억제하기 위한 방광 훈련, 추후 관리를 위한 물리 치료가 포함된다. 골반저 근육을 강화하고 약물(리도카인(lidocaine), 코르티코스테로이드(corticosteroids), 보툴리늄(botulinum) 독소)을 주입하거나 병변을 소작하기 위한 방광 시술을 받는다. 일반적인 식이 자극제는 카페인, 알코올, 인공 감미료, 매운 음식 및 비타민 C가 많은 음식이다.

요로 결석 Urinary Calculi

결석의 주요 위험 요소는 고칼슘뇨증이다. 그러나 요로 감염, 통풍, 특정 음식의 과도한 섭취, 가족력, 탈수, 임신, 부동 및 농축 소변 생성과 관련 있는 따뜻한 기후와도 관련이 있다. 결석의 80%는 칼슘과 옥살산염 또는 인산염이 결합되어 있다. 나머지 25%는 스트루바이트(struvite, 감염과 관련됨) 또는 요산(통풍과 관련됨) 및 드물게 시스틴(cystine)으로 구성된다. 결석은 움직임이 하복부나 사타구니로 방사되는 간헐적인 통증을 일으키거나, 배뇨 곤란, 신장 산통 및 혈뇨를 유발할 때까지 무증상이다. 균혈증과 단백뇨도 나타날 수 있다. 진단 검사에는 CBC, BUN, 크레아티닌, 전해질, 요산, C&S 포함된 UA, 나선형 CT 스캔이 포함된다. 나선형 CT는 요로결석에 대한 94%에서 100%의 양성 예측값을 가지며 현재 진단을 위한 표준검사이다. 특히 CT 촬영을 할 수 없는 임산부의 경우 KUB, IVP 및 초음파를 사용할 수 있다. 그림 26-2는 KUB 방사선 사진에서 사슴뿔 결석(staghorn calculus; 신장결석)을 보여준다. 사슴뿔 결석은 시간이 지남에 따라 신장 기능을 감소시킬 수 있다. 결석의 90%는 저절로 배뇨된다. 그러나 배뇨되지 않은 경우 체외 충격파 쇄석술, 경피적 신쇄석술 또는 자궁경 검사로 제거할 수 있다.

중재는 섭취량 및 배출량 측정, 모든 소변 거르기, 검사를 위해 고체 물질 보내기, 체액량 증가가 포함된다. 통증이 심하므로 통증 평가 및 관리는 이러한 환자에게 중요하다. 모르핀 및 하이드로모르폰 염산염(hydromorphone hydrochloride)

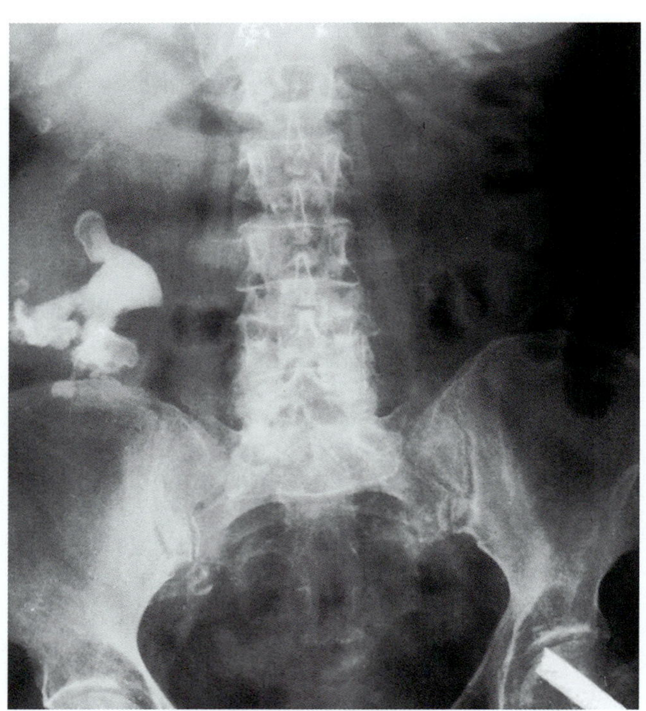

그림 26-2 **사슴뿔 결석의 방사선 사진**

(Courtesy Harborview Medical Center, University of Washington, Seattle, WA.)

과 같은 마약은 단독으로 사용할 수 있다. 그러나 케토롤락(ketorolac) 또는 기타 비스테로이드성 항염증제와 같은 비마약성 약물과의 병용은 대부분의 환자에서 효과를 증가시킨다. 합병증에는 폐색 부위의 허혈, 제거 변형 및 요로 감염이 있다. 입원 기준으로는 잦은 진통제 복용, 큰 크기의 결석, 신장 결석, 장폐색, 방광 결석, 감염 등이 있다. 환자가 퇴원한 경우 통증, 구토 또는 발열 및 오한이 증가하는 경우 응급실에 다시 내원해야 한다는 정보를 제공해야 한다. 비트, 초콜릿, 커피, 콜라, 견과류, 대황, 시금치, 딸기, 차, 밀기울과 같이 옥살산칼슘(calcium oxalate)이 많이 함유된 식품 및 음료에 대한 식이 제한도 포함되어야 한다. 환자는 남아 있는 결석의 배출을 촉진하기 위해 많은 양의 액체, 특히 물을 마시도록 권장해야 한다.

고환 염전 Testicular Torsion

고환 염전, 정삭의 갑작스러운 비틀림(보통 내부)은 4~6시간 내에 고환의 혈관 손상을 일으키고 결과적으로 위축 및 정자 생성 손실을 동반한 경색을 유발할 수 있다. 대부분의 경우는 청소년기 초기에 발생한다. 50%는 수면 중에 발생하며 고환이 내려가는 관인 질막의 선천적 이상과 관련이 있다. 사례는 심한 부기와 갑작스럽고 빠른 움직임, 격렬한 운동 후 고

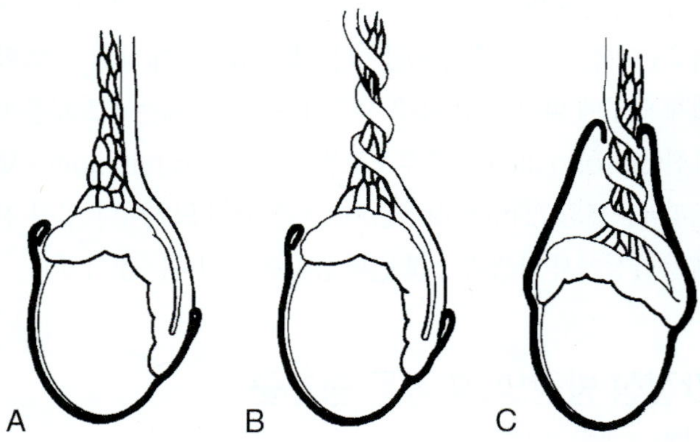

그림 26-3 **고환염전** (A)정상적인 정삭 삽입, (B) 삽입 전 꼬임, (C) 비정상적으로 높은 삽입이 있는 염전

(From Price SA, Wilson LM. *Pathophysiology: Clinical Concepts of Disease Processes.* 6th ed. St Louis, MO: Mosby; 2003.)

환에 대한 외상과 관련될 수 있다. 임상 증상은 비틀림 부위의 발적과 부종, 복통, 메스꺼움 및 구토와 함께 위쪽으로 수축된 고환을 포함한다. 그림 26-3은 정상적인 고환 구조와 고환 비틀림을 비교한다. 관련된 고환의 구제를 촉진하기 위해 국소 마취 또는 수술 하에서 수동 비틀림을 긴급하게 수행해야 한다. Prehn 징후는 고환 염전과 부고환염을 구별하는 데 도움이 될 수 있다. Prehn 징후를 평가하기 위해 음낭을 결합(symphysis) 수준까지 부드럽게 올린다. 고환 염전의 경우 통증이 증가한다. 그러나 부고환염에서는 통증이 감소한다. Prehn 징후가 항상 신뢰할 수 있는 것은 아니며, 혈관 흐름의 감소 또는 부재를 나타내는 컬러 도플러 초음파 검사로 최종 진단한다. 응급실에서 환자 관리에는 통증 관리 제공, 진단 및 외과 개입 촉진, 치료 계획 교육 제공 및 및 안심 시키기가 포함된다.

부고환염-고환염 Epididymitis-Orchitis

부고환은 고환 뒤쪽에 위치한 긴 관으로 정관을 통해 방광과 연결되어 있다. 정자를 저장하고 운반한다. 급성 부고환염은 주로 성병에 이차적으로 발생하는 부고환의 염증으로 인해 발생한다. 18세에서 35세 사이의 성적으로 활발한 남성에게 가장 흔하다. 이 연령대의 원인균은 대부분 클라미디아(chlamydia) 또는 마이코플라스마(mycoplasma)이며 드물게 임질이다. 35세에서 40세 사이의 남성에게서 원인은 전립선 감염이나 최근 카테터 사용으로 인해 나타난다. 감염이 부고환을 넘어 고환까지 확장되면 부고환염-고환염이라고 한다.

고환염은 고환이 갑자기 붓는 것으로, 드물지만 사춘기 이후 볼거리 바이러스에 감염된 남성의 1/3에서 발생한다. 부고환으로 퍼지지 않는다. 극도의 육체적 긴장이나 과로도 부고환염을 유발할 수 있지만 흔하지는 않다.

부고환염의 징후와 증상에는 복부로 방사될 수 있는 심각한 음낭 통증, 정삭을 따라 압통, 부종, 열, 농뇨, 그리고 요도 분비물이 포함될 수 있다. 고환염은 요도 분비물은 보이지 않는다. 양성 Prehn 징후도 관찰될 수 있다. 응급실의 진단 검사에는 소변 검사, 성병에 대한 면봉 채취 및 감별 진단을 위한 고환 초음파가 포함될 수 있다. 치료는 원인에 따라 다르며 1~2주간의 항생제 치료, 휴식, 통증 및 부기 완화를 위한 약물(가장 일반적으로 비스테로이드성 항염증제), 간헐적 얼음찜질, 음낭 거상 등이 포함될 수 있다. 드물게 입원 치료가 필요하다. 고열과 지속적인 메스꺼움 및 구토와 관련이 있으므로 단기 IV 항생제가 필요하다.

지속 발기증 Priapism

지속발기는 성적 욕망과 관련이 없는 지속적이고 고통스러운 발기이다. 울혈은 2개의 해면체로 제한된다. 해면체와 귀두는 관여하지 않는다. 정맥 배액의 방해는 점성의 탈산소화된 혈액 축적, 간질 부종 및 궁극적인 섬유증을 유발한다. 통증의 심각성은 지속 시간에 따라 증가한다. 조직 파괴는 발기 시작 후 4~6시간 이내에 시작되어 허혈성 지속발기증의 경우 24~48시간 내에 비가역적 손상을 초래한다. 요폐색 및 방광 팽창이 있는 경우 통증이 24시간까지 지속될 수 있다. 가장 흔한 원인은 겸상적혈구 위기, 지속발기증의 이전 치료(바늘 손상 및 약물의 음경 내 주사), 약물(항우울제, 항고혈압제), 척수 손상 및 장기간의 성행위이다. 실데나필(sildenafil)과 타다라필(tadalafil)은 프로스타글란딘 억제제와 함께 복용하지 않는 한 지속발기증의 발생률 증가와 관련이 없다.

음경강 초음파 검사는 지속발기가 허혈성인지 비허혈성인지 결정한다. 허혈성 지속발기는 저혈류 폐색 상태이며 구획 증후군, 조직 파괴 및 장기간, 때로는 발기 후 24시간 이내에 발기 능력 상실을 유발할 수 있다. 비허혈성 지속발기는 훨씬 덜 일반적이며 적절한 혈류, 산소 공급 및 일반적으로 선천성 단락과 관련이 있다. 허혈성 지속발작은 응급 상황이다. 통증은 발기 시간의 길이에 따라 증가한다. 치료는 통증 관리와 발기 반전에 중점을 둔다. 급성기 치료는 국소 신경 차단 또는 중등도 진정 후 혈액을 제거하고 5% 페닐에프린(phenylephrine)과 같은 아드레날린 작용제를 주입한 후 구멍이 큰 바늘을 사용하여 수행된다. 급성 수축(acute detumescence)이 실패하면 폐색을 완화하기 위해 외과적 스텐트 삽입이 필요할 수 있다. 진단되지 않은 겸상적혈구가 의심되는 경우 망상적혈구 수가 증가된 CBC는 겸상적혈구를 기저 원인으로 식별할 수 있으므로 수혈과 함께 산소 공급이 효과적일 수 있다.

성 전파 질환(인간 면역 결핍 바이러스 제외)

Sexually Transmitted Infections (Excluding Human Immunodeficiency Virus)

성적 접촉을 통해 퍼진 성병은 다양한 증상을 나타낼 수 있다. 위험 요소에는 지난 60일 이내에 여러 성 파트너 또는 새로운 성 파트너가 있는 경우, 일부일처제가 아닌 성관계에서 콘돔을 사용하지 않는 경우, 돈이나 마약을 위해 성을 거래하는 경우, 성매매 종사자와 성관계를 갖는 경우, 익명의 성적 파트너가 있는 경우 등이 있다. 위험 그룹에는 15세에서 24세 사이의 남성, 남성과 성관계를 가진 남성(MSM), 성병 이력, 미혼 상태, 교정 시설 거주, 불법 약물 사용이 있는 남성이 포함된다.

후속 검사 및 치료를 결정하기 위해 가능한 한 많은 정보를 수집하기 위해 주의 깊게 병력을 확보해야 한다. 치료 목표는 현재 질병을 치료하고, 위험에 처한 다른 사람들을 식별하고, 더 이상 전파되는 것을 방지하는 것이다. 성병을 치료하지 않고 방치하면 골반 염증성 질환, 불임, 요로 및 생식 기관의 염증성 질환, 심내막염과 같은 추가 합병증을 유발할 수 있다. 병력에는 성행위, 증상의 특징, 현재 및 과거 성 파트너, 마지막 월경 주기 및 이전 성 전파 질환의 병력이 포함되어야 한다. 증상에는 질, 음경, 직장, 회음부 및 구강 부위의 분비물, 가려움증, 병변 및 작열감이 포함될 수 있다.

골반 검사는 표본의 오염을 피하기 위해 유일한 윤활제로 따뜻한 물을 사용하여 수행할 수 있다. 추가 검사 및 일반적인 치료는 **표 26-2**에 나와 있다. 퇴원 교육에는 치료가 완료되고 병변이 치유될 때까지의 금욕, 파트너 알림 및 치료의 필요성, 라텍스 콘돔 사용, 후속 의뢰의 중요성, 지역 공중 보건 부서에서 요구하는 보고가 포함되어야 한다.

표 26-2 성 매개 감염(위험 군, 진단 검사 및 치료)

감염	진단 검사	치료
매독(Syphilis)	혈청학적 검사(혈액)	벤자틴 페니실린, 독시사이클린, 테트라사이클린
간염 바이러스 (Hepatitis viruses)	B형 간염: 항체 및 항원 검사(혈액) C형 간염: 항체(혈액)	노출 후 예방(A & B): 면역 글로불린과 백신을 투여하거나 이전에 예방 접종을 받은 경우 추가 접종함 C형 간염: 노출 후 치료는 권장되지 않음
N. gonorrhoeae *C. trachomatis*	남성(선호): 핵산 증폭 검사(NAAT) 여성(선호): 질 스왑 직장, 자궁경부, 구강인두, 요도용 면봉 검사를 포함할 수 있음	임질: 세프트리악손, 세픽심, 시프로플록사신, 오플록사신, 레보플록사신 클라미디아: 아지트로마이신, 독시사이클린, 에리스로마이신
T. vaginalis	NAAT 소변검사 또는 질 스왑	항진균제: 메트로니다졸, 티니다졸
헤르페스/수포진(Herpes)	바이러스 배양	아시클로버, 펨시클로버, 바라시클로버 항 바이러스 제
인유두종바이러스(HPV)감염 및 생식기 사마귀 (Human papillomavirus (HPV) infection and genital warts)	자궁경부 세포검사(PAP smear)	외부 사마귀: 포도필록스 용액, 이미퀴모드 크림 제공자 관리: 포도필렴 수지, 냉동요법

Data from Ghanem K, Tuddenham S. Screening for sexually transmitted infections. UpToDate website. https://www.uptodate.com/contents/screening-for-sexually-transmitted-infections?search=sexually%20transmitted%20disease&source=search_result&selectedTitle=1~150&usage_type=default&display_rank=1. Updated December 7, 2017. Accessed May 14, 2019.
Workowski KA, Bolan GA. Sexually Transmitted Diseases Treatment Guidelines. 2015. *MMWR Recomm Rep.* 2015;64(RR-03):1-137.

예방 PREVENTION

비뇨생식기 시스템과 관련된 장애는 생명 및 조직 위협에서 전염성 감염에 이르기까지 다양하다. 이러한 응급 상황의 많은 부분이 공유하는 한 가지 공통 분모는 예방 가능하다는 것이다. 안전한 성행위는 성병 발병률을 감소시킨다. 식이 조절은 재발성 요로 결석 및 요로 감염의 수를 줄일 수 있다. 위생 관념의 변화도 도움이 될 수 있다. 당뇨병, 고혈압 및 심부전을 조절하면 ESRD 발병 위험을 줄인다. 응급 간호사는 급성 신부전으로부터 환자를 보호하기 위한 전략을 세우는 데 적절한 혈관 내 용적 유지, 혈압 지지/정상화, 신독성 물질 노출 최소화 등이 중요한 항목이다.

요약

비뇨생식기 응급 상황에서는 신장 관련을 배제하기 위해 신장 기능 평가가 필요하다. 비뇨생식기 시스템은 항상성을 유지하는 기능을 하므로 신장 기능의 상실은 거의 모든 장기 시스템을 중단시킨다. 내성균의 새로운 변종은 치료 및 예방 분야에서 의료 전문가에게 도전 과제이다. 안전한 성행위에 관한 대중 교육은 성병에 대한 모든 퇴원 교육에 포함되어야 한다. 응급 간호사는 비뇨생식기 질병의 발견 및 예방에 중요한 역할을 할 수 있는 많은 기회를 가지고 있다.

27

산부인과 응급 상황

Obstetric and Gynecologic Emergencies

Kathleen Sanders Jordan

산과 및 부인과 질환이 있는 환자는 응급실에서 자주 볼 수 있다. 응급 간호사는 이 환자군을 정확하게 평가하고 치료를 제공하기 위해 여성 생식 기관의 정상적인 해부학 및 생리학에 대한 지식 기반을 가지고 있어야 한다. 산부인과 질환이 있는 환자는 자신의 걱정과 증상을 모두 공개하지 않을 수 있다. 이것은 당혹감이나 자신의 해부학 및 생리학에 대한 지식 부족을 포함하여 다양한 이유일 수 있다. 연령, 결혼 여부, 사회경제적 지위, 사회적 지원 시스템, 종교적, 문화적 신념 역시 여성 환자가 진료를 받거나 생식 기관과 관련된 문제에 대해 공개적으로 표현하는 것을 막는 주요 요인일 수 있다.

해부학 및 생리학

ANATOMY AND PHYSIOLOGY

산과 및 부인과 응급 상황은 여성의 내부 또는 외부 생식 기관에 영향을 줄 수 있다. 내부 생식 기관에는 질, 자궁 경부, 자궁, 나팔관 및 난소가 있다. 외부 생식기에는 치골, 대음순과 소음순, 음핵, 전정샘, 처녀막, 질구멍, 요도구, 바르톨린선과 스케네선의 분비선 관이 있다. 회음부는 비뇨생식기 및 위장관의 일부를 해부학적으로 지지하는 전정의 후방 부분과 항문 사이의 삼각형 영역이다.

난소, 나팔관 및 자궁은 복강 내부에 있다. 난소는 자궁과 골반 측벽 사이에 위치한 양측 타원형 구조이다. 폐경 후 난소의 크기는 현저히 감소한다. 난소에 존재하는 난자의 수도 나이가 들면서 감소한다. 출생 시 약 200만 개에서 사춘기가 되면 300,000개에서 400,000개로 감소한다. 배란 동안 각 난소는 하나의 난자를 방출하여 난소는 나팔관을 따라 자궁으로 운반된다. 나팔관(약 10 cm 길이)은 평활근 수축을 통해 난자를 자궁으로 운반한다. 이 양측 관은 난소와 근접하게 위치하고 있지 않다. 결과적으로 난자는 복강으로 이동할 수 있다. 이것은 자궁내막증과 복막강에서의 자궁외 임신으로 이어지는 근본적인 이유이다.

자궁은 거꾸로 된 배 모양의 두꺼운 벽 기관이다. 방광 위의 골반 앞쪽과 직장 앞쪽에 매달려 있다가 임신 후에 길어진다. 복막층은 자궁의 상부를 덮고 자궁벽의 장액층을 형성한다. 자궁벽의 중간층은 자궁내막이라고 하는 내부 점막이 있는 평활근으로 구성되어 있다. 자궁의 아래쪽 부분은 자궁경부라고 하며 자궁으로 들어가는 입구를 제공한다. 그것은 앞쪽의 방광과 뒤쪽의 직장 사이의 질에 있다. 자궁의 꼭대기를 안저라고 한다.

여성의 생식 주기는 배란과 월경으로 구성되며 각 주기는 여성 호르몬 수치에 따라 결정된다. 호르몬 수치의 변화는 수정된 난자의 착상을 위한 자궁내막을 준비한다. 난자가 수정되지 않으면 자궁 내막은 월경 흐름으로 내부 내막을 흘린다. 정상적인 월경 주기는 21일에서 45일(대부분 여성의 경우 평균 28일)마다 발생하며 월경은 2일에서 7일 동안 지속된다. 매 주기마다 평균 25~60 mL의 혈액이 손실된다.

사정 ASSESSMENT

정확한 기록은 사정 과정에서 매우 중요하다. 사정 과정에서 환자의 행동은 질병에 대한 환자의 감정과 태도에 대한 중요한 단서를 제공할 수 있다. 생식기 및 성과 관련된 통증과 감정은 환자에게 큰 불안과 두려움을 유발할 수 있다. 응급 간호사는 이 민감한 자료에 대한 표현을 용이하게 하기 위해 각 개별 환자와 친밀감을 형성하고 기밀을 보장할 수 있는 환경을 조성해야 한다. 성 이력을 얻을 때 환자는 개별적으로 면담해야 한다. 모든 주에서는 미성년자가 성병(STI, sexually transmitted infections)의 진단 및 치료에 동의하는 것을 허용한다. 병력의 필수 구성 요소는 주요 불만, 통증 사정(발병, 위치, 기간, 특성, 악화 요인, 완화 요인 및 시기), 질 출혈의 존재, 질 분비물의 존재, 월경력, 산과력, 성별, 과거력, 의료/수술 병력, 약

표 27-1 임신과 관련된 생리학적 변화

계통	변화
심혈관계 (Cardiovascular)	심박출량은 27주차까지 30~40% 증가 태반혈류는 625~650 mL/분 혈액량 30% 증가
호흡기계 (Respiratory)	심장 박동수는 임신기간 동안 증가 호흡 수 증가 산소 소모량이 20% 증가 분당 볼륨 50% 증가 동맥 Pco_2 과호흡에 이차적으로 감소
비뇨기계(Urinary)	소변생성 비율이 약간 증가 나트륨, 염화물 및 물의 재흡수는 50% 증가 사구체 여과율 50% 증가
소화기계 (Gastrointestinal)	평활근 이완, 위배출 시간 늘어남 소화기관이 상복부 배치
기타	빈혈은 산모와 태아의 철분 요구량 증가로 발생

Pco_2, 이산화탄소 압력

물 및 알레르기를 포함한다. 가임 연령의 모든 여성 환자는 소변 또는 혈청 임신 검사를 통해 임신이 배제될 때까지 임신한 것으로 간주해야 한다. 평가 중 고려해야 할 임신과 관련된 생리학적 변화는 **표 27-1**을 참고한다. 성관계의 이력과 월경의 이력에 절대 의존하여 임신을 배제해서는 안 된다. **박스 27-1**은 이 환자 집단에 대한 필수 질문을 요약한다.

산과 및 부인과 응급 상황이 있는 환자는 심각한 출혈과 혈액량 감소를 경험할 수 있다. 신체 검사에는 활력 징후; 피부색, 수분 및 온도; 심혈관 및 호흡기 상태와 더불어 환자의 일반적인 외관을 포함한 일반 조사가 포함되어야 한다. 집중 평가에는 복부 및 비뇨생식기 계통의 검사가 포함되어야 한다. 복부를 검사하고, 장음을 청진하고, 압통, 종괴 및 복막염 징후가 있는지 복부 전체를 촉진해야 한다. 외부 생식기, 질 평가, 자궁과 난소 양수 검사를 포함하여 가능한 한 완벽한 골반 검사를 수행해야 한다. 질경 검사가 일반적으로 수행된다. STI 선별(예: 클라미디아 감염, 임질, 트리코모나스 증) 및 습식마운트(wet mount; 즉, 세균성 질염 및 칸디다에 대한 생리 식염수 및 수산화칼륨[KOH])를 위해 검체를 채취해야 한다.

산부인과 응급 환자에 대한 진단 검사에는 소변 검사와 소변 또는 혈청 검사가 포함되어야 한다. 환자가 질에서 출혈하는 경우 카테터 삽입된 소변 검체를 채취해야 한다. 기타 지시된

박스 27-1 산부인과적 응급 상황을 위한 인터뷰 질문

마지막 생리 기간은 언제였습니까? 정상이었나요?
귀하의 생리기간은 보통 얼마나 됩니까?
지금 출혈이 있나요? 출혈량은 얼마나 됩니까?
지난 1시간 동안 몇 개의 패드나 탐폰을 사용했습니까? 응혈이나 조직이 보이나요?
임신 가능성이 있습니까? 만약 있다면 출산 예정은 언제이며 어떤 산전관리를 받았습니까?
그동안 임신을 몇 번 했었나요? 자녀의 수는 얼마나됩니까?
평소 질 분비물이 있습니까? 양, 색, 냄새, 가려움이나 작열감이 있나요? 오늘 질 분비물이 이전과 다른 점이 있나요?
질에 출혈, 분비물 또는 조직 등의 이물질이 있습니까?
부기, 가려움증, 발적 또는 통증이 있습니까?
복통, 비뇨기 증상, 메스꺼움, 구토와 같은 다른 증상이나 문제가 있습니까?
성관계가 활동적입니까?
남성이나 여성 또는 둘다와 성관계를 합니까?
지난 2개월 동안 몇 명의 파트너와 성관계를 했습니까?
성매개 질환에 걸린 적이 있습니까?
어떤 종류의 피임법을 사용합니까? 꾸준히 사용하나요?
혈액형과 Rh 인자를 알고 있습니까?

실험실 검사에는 일반혈액검사(CBC), 프로트롬빈 시간(PT), 활성화된 부분 트롬보플라스틴 시간(aPTT), 혈청 전해질 수준, 혈액형 및 교차, C 반응성 단백질이 포함된다. 경복부 및 경질 초음파, 복부 및 골반 컴퓨터 단층촬영(CT), 자기공명영상(MRI)도 종괴 및 농양을 평가하는 데 유용한 진단 검사가 될 수 있다.

임신 초기/1기 응급 상황

FIRST-TRIMESTER EMERGENCIES

자궁외 임신 Ectopic Pregnancy

자궁외 임신은 수정된 난자가 나팔관, 난소 또는 복강과 같이 자궁내막이 아닌 다른 곳에 이식될 때 발생한다. 모든 자궁외 임신의 95%가 나팔관 중 하나에서 발생하며, 가장 흔한 착상 부위는 팽대부이고 그다음이 협부이다(**그림 27-1**). 난자는 자라기 시작하지만 일반적으로 임신 12주 이후에 파열될 수 있

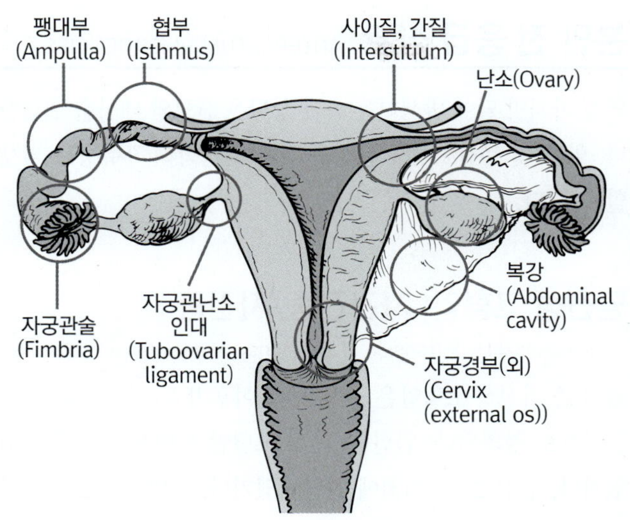

그림 27-1 자궁외 임신의 착상 부위. 발생빈도는 팽대부, 협부, 사이질/간질, 자궁관술, 자궁관난소 인대, 난소, 복강, 자궁경부 순이다.

(From Lewis SL, Heitkemper MM, Dirksen SR et al: *Medical-Surgical Nursing: Assessment and Management of Clinical Problems.* 7th ed. St Louis, MO: Mosby; 2007.)

다. 자궁외 임신은 일반적으로 출혈로 인한 산모 사망의 주요 원인 중 하나이다.

자궁외 임신은 종종 나팔관의 감염력, 나팔관 수술 또는 이전 자궁외 임신으로 인한 흉터로 인해 발생한다. 자궁외 임신을 한 여성의 최대 50%는 나팔관 염증(난관염) 또는 골반 염증성 질환(PID, pelvic inflammatory disease)의 과거력이 있다. 흔한 증상으로는 골반 통증 및 질 출혈이 있다. 통증은 경증에서 중증으로 설명될 수 있다. 자궁외 임신이 출혈되거나 파열되면 횡격막이 복막의 혈액으로 인해 자극을 받아 어깨에 연관통(Kehr sign)을 유발할 수 있다.

골반통과 질 출혈 또는 분비물이 있는 모든 여성은 임신 테스트를 받아야 한다. 골반 검사는 자궁 경부 자궁경 내구를 평가하고 출혈의 양과 원인을 확인하기 위해 수행된다. 양수 골반 검사는 자궁 크기를 파악하고 부속기 통증과 자궁 외부의 종괴 촉진을 식별할 수 있다.

자궁외 임신이 의심되는 경우 잠재적으로 생명을 위협하는 출혈을 예상하여 큰 구멍의 정맥로를 확보해야 한다. 정량적 혈청 β-인간 융모막 성선 자극 호르몬(β-hCG, β-human chorionic gonadotropin) 수치, 일반혈액검사(CBC), 유형 및 선별 검사를 받아야 한다. 경복부 및 경질 초음파는 자궁외 임신을 구별하고 식별하는 데 도움이 된다.

자궁외 임신의 치료에는 비수술적 중재와 수술적 중재가 포함된다. 일부 경우에는 자궁외 임신이 비수술적 중재로 치료할 수 있다. 태아 세포의 추가 복제를 억제하는 엽산 길항제인 메토트렉세이트(methotrexate)를 근육 내 투여하고 환자를 외래 환자로 추적하여 연속적인 β-hCG 수준으로 추적한다. 때때로 β-hCG 수준이 떨어지지 않으므로 추가 메토트렉세이트(methotrexate) 주사가 필요할 수 있다. 자궁외 임신이 파열되었거나 환자가 쇼크 상태인 경우, 비수술적 중재가 성공하지 못하거나 적절하지 않은 경우 수술적 중재가 필요하다.

생리학적 필요에 대한 평가 및 중재 외에도 응급 간호사는 환자와 가족을 위한 정서적 지원의 필요성을 인식해야 한다. 환자는 자신의 삶과 미래의 가임 능력에 대한 두려움, 임신이 정상이 아니기 때문에 걱정을 느끼거나, 임신과 관련된 개인적인 죄책감을 경험할 수 있다.

유산/낙태 Abortion

유산은 태아가 생존하기 전에 발생하는 모든 임신 중단으로 정의된다. 태아가 생존할 수 있는 조건은 일반적으로 임신 20주에서 24주 사이 또는 태아 체중 500 g이다. 유산은 자연적으로 발생하거나 화학적, 외과적 또는 기타 수단에 의해 인위적으로 유도될 수 있다.

유산은 가임기 여성의 질 출혈의 가장 큰 원인이며 전체 임신의 20~40%가 자연 유산으로 이어진다. 질 출혈이 있는 가임기 여성의 감별 진단 중 하나이다. **표 27-2**에는 유산의 유형이 요약되어 있다. 자연 유산의 원인에는 감염, 부상, 자궁 경부 부전이 있다. 많은 경우 자연 유산의 정확한 원인은 알려져 있지 않다.

환자는 질 출혈과 골반 통증을 호소하여 응급실에 내원한다. 누락된 기간은 알리거나 알리지 않을 수 있다. 출혈량을 포함하여 환자로부터 부인과 병력을 이끌어내야 한다.

소변 임신 테스트 또는 혈청 정량적 또는 정성적 β-hCG 수준을 얻는 것이다. 자궁외 임신을 나타낼 수 있는 통증이나 압통이 있는지 환자의 하복부를 촉진한다. 골반 검사는 출혈의 원인을 결정하는 데 도움이 되고, 모든 수태의 산물을 시각화하고, 자궁 경부의 확장을 평가하기 위해 수행되어야 한다. 자궁의 크기와 압통, 기타 생식 기관의 압통을 확인하기 위해 양손 검사를 시행한다. 질 초음파는 임신 상태를 평가하고 자궁외 임신을 배제하기 위해 시행된다.

치료 중재는 유산 유형에 따라 다르다. 위협받는 유산의

표 27-2 유산의 유형

유형	징후 및 증상
위협받는	질출혈 경미한 복부 경련 폐쇄 또는 약간 개방된 OS
불가피한	심한 질출혈 심한 복부 경련 개방된 OS
불완전	심한 질출혈 복부 경련 일부 피임 기구 포함
완전	경미한 질출혈 복부 경련 없음 모든 피임 기구 제거
놓친	일반적으로 산모 증상 없음 날짜와 비교한 태아 크기의 불일치
패혈증인	심한 복통 발열 악취가 나는 질 분비물

50%는 몇 시간 내에 완전하거나 불완전한 유산으로 이어진다. 유산 위기에 처한 환자는 혈역학적 상태의 변화를 면밀히 관찰해야 한다. 혈액 손실의 양을 문서화한다. 환자가 쇼크의 징후를 보이면 혈액 손실을 체액이나 혈액으로 대체한다. 환자, 소중한 사람, 가족에게 정서적 지원을 제공한다.

유산이 불가피하거나 불완전한 경우 CBC, Rh형, 유형 및 선별에 대한 혈액 검사를 실시한다. 구경이 큰 카테터로 적어도 하나의 정맥로를 확보하고 수액(정상 식염수 또는 젖산 링거 용액)을 투여한다. 수술실, 분만실, 경우에 따라 응급실에서 시행할 수 있는 흡인 소파술을 준비한다.

환자가 퇴원할 경우, 산후 관리 지침에는 골반 휴식과 응급실에 다시 방문해야하는 상황 설명, 질 출혈 증가, 복통 증가, 조직 통과, 열 또는 오한에 대해 주치의에게 알리라는 지침이 포함되어야 한다. 또한 환자는 침상 안정 중에 질 세척 및 성교를 피해야 한다. 이러한 행위는 질 출혈을 증가시키고 경련을 악화시키거나 자궁경부가 열리기 시작하면 감염을 유발할 수 있기 때문이다. 환자는 적절한 위탁 간병인과 후속 조치를 취하도록 지시해야 한다. 산모가 Rh 음성인 경우 RhoGAM을 72시간 이내에 투여해야 한다.

분만 전 응급 상황 ANTEPARTUM EMERGENCIES

임신 마지막 달에 발생하는 응급 상황은 산모와 태아를 위협한다. 발작 및 무산소성 뇌손상과 같은 신경학적 후유증도 발생할 수 있다.

임신성 고혈압: 자간전증/자간증

Gestational Hypertension in Pregnancy: Preeclampsia/Eclampsia

임신 중 임신성 고혈압은 임신 20주 이후 또는 산후 직후의 고혈압으로 정의된다. 임신 중 만성 고혈압은 임신 전 고혈압이 있거나, 임신 20주 이전에 진단되었거나, 분만 후 12주 이상 지속되는 고혈압으로 정의된다. 자간전증이라고도 하는 임신성 고혈압은 새로운 단백뇨 발병, 갑작스러운 단백뇨 증가 또는 HELLP 증후군(HELLP syndrome; hemolysis, elevated liver enzymes, and low platelets)의 발병(용혈, 간 효소 상승 및 혈소판 감소)과 함께 임신 20주 이전의 고혈압이 특징이다. 자간증은 자간전증인 임신 20주에서 분만 후 4주 사이의 여성에게 추가로 새로 발작이 발생하는 것이다.

단백뇨를 동반한 임신성 고혈압(자간전증)은 고혈압, 단백뇨 및 부종이 특징으로 한다. 수축기 혈압이 140 mmHg 이상이거나 비임신 수준보다 30 mmHg 증가한다. 이완기 혈압이 기준치보다 15 mmHg 증가하거나 이완기 혈압이 90 mmHg 이상 상승하면 고혈압으로 분류된다. 고혈압은 혈관 경련과 용혈을 유발하고 여러 기관 시스템에 영향을 미친다.

혈압 상승은 자간전증의 가장 중요한 증상이며 결과치를 산전 또는 임신 초기 혈압 측정치와 비교한다. 단백뇨는 진행된 후 나타나는 징후이며 질병의 중증도를 나타내는 지표이다. 부종은 임신 중 발생 빈도가 정상이므로 가장 신뢰할 수 없는 징후이다. 그러나 체중 증가와 함께 갑작스러운 안면 부종의 발생은 자간전증의 중요한 지표가 된다(**표 27-3**). 폐부종도 나타날 수 있다. 자간전증 악화의 주관적 징후에는 시각적 변화, 두통, 상복부 통증 및 배뇨 감소가 포함될 수 있다. 자간전증을 치료하지 않고 방치하면 자간증으로 진행될 수 있다. 자간증에서 환자는 발작이나 혼수 상태를 나타낸다. 이 상황은 산모와 태아에게 즉각적인 위협이 된다.

치료에는 산소, IV 접근 및 태아 모니터링이 포함된다. 환자는 자궁이 대동맥 압박을 일으키지 않도록 왼쪽 옆으로 누운 자세를 취해야 한다. 고혈압 조절을 위한 약물 치료는 일반적

표 27-3 경증 및 중증 자간전증의 특징

특징	경증 자간전증	중증 자간전증
혈압	140/90 mmHg 초과 160/110 mmHg 미만 30 mmHg 수축기 상승 또는 15 mmHg 확장기 상승(6시간 이상 간격을 두어 앉은 자세에서 휴식 후 측정하여 판독값을 얻음)	혈압 160/110 mmHg 이상
단백뇨 (알부민뇨)	300 mg/L/24 h 또는 1+, 2+의 6시간 간격(true clean-catch) 두 개의 개별 무작위 주간 표본	24시간당 5 g 24 h, cleancatch 또는 카테터 삽입 표본에서 3+, 4+
부종	주당 3 lbs (1.4 kg) 또는 한 달에 6 lbs (2.72 kg) 이상의 체중 증가—갑작스러운 체중 증가 하지의 최소 또는 현저한 부종 1+, 2+	체중 증가는 빠른 속도로 진행 부종이 더 두드러지며, 특히 손, 얼굴 3+, 4+ (상태가 악화됨에 따라 폐, 뇌 및 기타 기관의 부종이 두드러짐)
소변량	500 mL/24 h 미만	500 mL/24 h 미만 핍뇨
신경학적 징후 및 증상	두통이 없거나 간헐적, 흐릿한 시야 또는 눈앞 반점 보임 정상적인 말초 반사	더 지속되는 두통, 흐린 시력, 눈앞의 반점—안과 검사에서 망막 세동맥 경련 발견 과민성 무릎 경련 및 기타 힘줄 반사 +3, +4 과민성 이명
기타 다른 장기의 영향		상복부 또는 우상복부 통증, 메스꺼움, 구토를 유발하는 간 침범(종종 경련/혼수 도는 자간증 발병에 선행한다고 함) 호흡 곤란, 발적, 청색증으로 나타나는 폐부종

From Novak JC, Broom BL: *Ingalls and Salerno's Maternal and Child Health Nursing.* 9th ed. St Louis, 1999, Mosby.

으로 이완기 혈압이 90~100 mmHg 이상일 때 시작된다. 마그네슘 설페이트(magnesium sulfate)는 발작을 예방하기 위해 선택되는 약물이다. 임신으로 인한 고혈압과 마그네슘 독성으로 인한 환자 상태 변화를 확인하기 위해 15~30분마다 혈압, 맥박, 호흡을 포함한 지속적인 모니터링은 필수적이다.

마그네슘 독성의 징후에는 심부 건 반사 부재, 분당 12회 미만의 호흡, 30 mL/h 또는 120 mL/4시간 미만의 소변 배출, 태아 고통의 징후가 포함된다. 마그네슘 독성이 발생하면 환자에게 글루콘산칼슘(calcium gluconate) 1 g을 IV 투여한다. 로라제팜(Lorazepam)은 발작을 조절하는 데 사용할 수 있지만 마그네슘도 고려할 수 있다. 태아 모니터링은 필수적이다. 태아 심박수 감소 또는 수축 중 심박수 감소는 즉각적인 응급 제왕 절개가 필요함을 나타낸다. 분만이 항상 자간전증을 해결하는 것은 아니다. 출산 후 최대 6주까지 우려되는 증상으로는 두통, 혈압 상승, 시력 변화, 핍뇨, 혈소판 감소 등이 있다. 이 환자들은 즉시 치료해야 하는 우선순위가 높은 환자로 분류된다.

HELLP 증후군 HELLP Syndrome

HELLP 증후군은 생명을 위협하는 가능성이 있는 자간전증의 유형으로 환자가 다발성 장기 손상을 받았을 때 발생한다. 용혈, 간 효소 상승 및 저혈소판(HELLP, Hemolysis, Elevated Liver enzymes, and Low Platelets)은 자간전증-자간증 증후군이 있는 여성의 최대 12%에서 발생한다. 일반적으로 임신 초기에 영향을 미치는 자간전증과 달리 HELLP 증후군은 다산 인구에서 더 흔하게 발생한다. 상복부 또는 우상복부 통증을 특징으로 하는 HELLP 증후군은 다양한 비산과적 의학적 문제를 흉사할 수 있다. 중증도의 의학적 및 외과적 병리학적 상태와 감별되어야 한다(박스 27-2).

박스 27-2 HELLP 증후군의 감별 진단

자가면역성 혈소판 감소증 자반병(Autoimmune thrombocytopenia purpura)
만성 신부전(Chronic renal failure)
신우신염(Pyelonephritis)
담낭염(Cholecystitis)
위장염(Gastroenteritis)
간염(Hepatitis)
췌장염(Pancreatitis)
혈전성 혈소판 감소증 자반병(Thrombotic thrombocytopenia purpura)
용혈성 요독 증후군(Hemolytic-uremic syndrome)
임신의 급성 지방간(Acute fatty liver of pregnancy)

HELLP, Hemolysis, elevated liver enzymes, and low platelets.

HELLP 증후군과 관련된 합병증에는 파종성 혈관내 응고병증, 자발적 간 및 비장 출혈, 말단 장기 부전, 두개내 출혈, 산모 및 태아 사망이 있다. 저혈압과 빈맥은 심각한 응고 장애로 인한 혈액 손실로 인해 종종 나타난다. 산모의 치료가 우선이며 태아의 생존 가능성에 관계없이 응급 제왕 절개가 필요할 수 있다. 응급 제왕절개 전에 산모를 안정시키기 위해 삽관, 인공호흡 지원, 수액 소생 및 혈액 투여가 필요할 수 있다. 분만은 종종 이 증후군과 관련된 많은 생리학적 후유증을 되돌린다. 드문 경우지만 이 증후군은 분만 후에 발생할 수 있다. 따라서 응급 간호사는 이 증후군을 나타낼 수 있는 산후 환자의 생리학적 증후에 대해 주의 깊게 살펴야 한다.

임신 후기/3기 응급 상황

THIRD-TRIMESTER EMERGENCIES

임신 3기 동안 발생되는 응급 상황의 우선되는 초첨은 태아의 생존력과 산모의 생존이다. 출혈 양상은 분명하거나 희미할 수 있으므로 응급 간호사는 산모와 태아의 변화에 주의를 기울여야 한다.

전치태반 Placenta Previa

전치태반은 태반이 자궁경부 근처, 위 또는 완전히 덮고 있는 상태이다. 전치태반의 원인은 알려져 있지 않다. 낮은 위치에 있거나 부분적인 전치태반은 임신 초기에 드문 일이 아니며, 태반은 일반적으로 임신이 진행됨에 따라 자궁 기저부의 정상 위치로 이동한다. 세 가지 유형의 전치 태반이 덮힌 자궁경 내구의 양과 관련하여 정의 및 분류된다(그림 27-2).

- 전전치태반 - 태반이 자궁경 내구를 완전히 덮는다.
- 부분전치태반 - 태반이 자궁경 내구를 부분적으로 덮는다.
- 변연성 또는 하부착상태반 - 태반이 자궁경 내구의 가장자리에 인접하지만 확장되지 않는다.

전치태반의 위험 요소에는 이 전 제왕절개 분만, 여러 번의 자궁 수술, 고령의 산모, 미성년, 흡연 및 코카인 사용이 포함된다. 임신 250명 중 약 1명은 만삭에 전치태반을 경험한다. 진단 연구에는 태반의 특정 위치를 결정하기 위한 초음파촬영이 포함된다. CBC, 여러 수혈을 위한 유형 및 교차 일치, 응고 검사를 즉시 수행해야 한다. 직경이 큰 정맥을 확보하고, 수액 공급을 위해 결정질 용액을 투여하고 모니터링을 위해 환자를 진통 및 분만실로 이송하고 필요한 경우 즉시 제왕 절개를 한다. 골반 검사(검경 또는 디지털 질 검사)는 자궁경부-태반 접합부의 잠재적인 손상을 일으켜 치명적인 출혈을 유발할 수 있으므로 금기한다.

활력 징후 평가에는 항상 태아 심박수 평가가 포함되어야 한다. 태아 심장음이 들리지 않으면 이 소견을 즉시 보고해야 한다. 정상적인 태아 심박수는 120~160회/분이다.

태반조기박리 Abruptio Placentae

정상적으로 착상된 태반이 자궁벽에서 조기에 분리되는 태반박리(abruptio placenta)는 임신 후기 출혈 에피소드의 약 30%를 차지한다. 태반 조기박리의 발병률은 임신 24주에서 28주 사이에 가장 높다. 태반 조기박리의 대부분은 자연적으로 발생

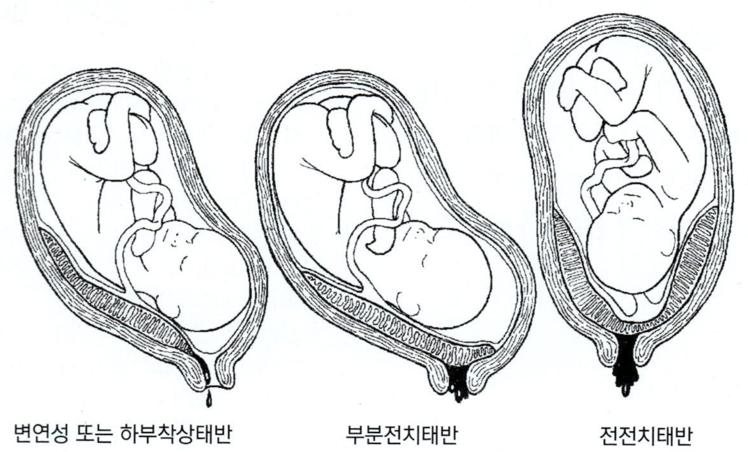

그림 27-2 전치 태반

(Modified from *AJN/Mosby Nursing Boards Review for NCLEX-RN*. 10th ed. St Louis, MO: Mosby; 1997.)

하지만 위험 요인으로는 복부 외상, 코카인 사용, 양수과소증, 고령의 산모, 다산의 산모, 자간증, 만성 또는 급성 고혈압 등이 있다. 산모 합병증에는 응고병증, 출혈성 쇼크, 자궁 파열 또는 다발성 장기 부전이 포함된다. 또한 이 상태는 태아의 고통이나 사망을 유발하는 자궁 태반 기능 부전으로 이어질 수 있다.

임상적 특징은 태반 조기 박리의 정도에 따라 다르다. 경미한 조기 박리는 경미한 자궁 압통, 없거나 소량의 질 출혈, 정상적인 활력 징후 및 다양한 수준의 태아 스트레스를 특징으로 한다. 중증도 조기 박리는 심한 자궁 통증과 압통, 많은 양의 질 출혈, 자궁 수축, 저혈압, 쇼크 및 태아 가사를 특징으로 한다. 태반조기박리는 질 출혈과 복통 또는 진통으로 응급실에 내원한 임신 3기의 모든 여성에게 고려해야 한다. 즉각적인 치료가 필요한 응급 상황이다.

활력 징후와 태아 심박수에 대한 산모 평가는 필수적이다. 적어도 하나 이상의 큰 구경 정맥로를 확보하고 결정질 용액 주입이 시작되어야 한다. CBC와 혈액형 및 교차 일치를 검사해야 한다. 태아 모니터링이 필수적이며 모니터링을 위해 환자를 진통 및 분만실로 보내야 하며 지시가 있는 경우 즉시 제왕 절개를 해야 한다.

분만 DELIVERY

산전 진료에 대한 접근성이 감소함에 따라 병원 전 진료 환경 및 응급실에서 분만할 가능성이 높아졌다. 분만 중인 환자가 응급실에 도착하고 시간이 허락되면 빠른 산과 진찰을 시행하고 간단한 산과 병력을 확보해야 한다. 응급 간호사는 심도 있고 신속한 산모 평가를 완료해야 한다.

진통의 첫 번째 단계는 규칙적인 수축이 시작된 후 완전한 자궁 경부 확장까지의 시간이다. 이것은 일반적으로 분만의 세 단계 중 가장 긴 시간에 해당한다. 분만의 두 번째 단계는 자궁 경부가 완전히 확장된 후부터 아기가 분만 될 때까지이다. 산모는 이 단계에서 태아를 밀어내고 싶은 충동을 가질 수 있다.

두 번째 단계의 평균 시간은 20분에서 1시간이다. 분만의 세 번째 단계는 아기 분만부터 태반 분만까지를 의미한다. 이 단계는 일반적으로 5분에서 15분 동안 지속된다. 태반이 자궁벽에서 분리되지 않는 경우 태반을 수동으로 제거해야 할 수 있다.

분만 중인 여성이 응급실에 도착하면 시간이 허락하면 간단한 신체 검사를 수행해야 한다. 태아 심장 박동수(정상적인 태아 심장 박동수: 120~160회/분)를 평가해야 한다. 장기간의 태아 서맥 또는 빈맥은 태아곤란증(fetal disease)을 의심할 수 있다. 이런 일이 발생하면 산모를 왼쪽으로 눕히고 고유량 산소를 공급한다. 즉시 산부인과 의사에게 제왕절개술의 가능성에 대한 의견을 전달한다.

태아에게 이상이 없다고 판단되면 산모의 복부를 검사하고 자궁 높이를 측정한다. 만삭 태아는 자궁이 검상돌기(xiphoid) 높이까지 올라와 있다. 수축이 발생할 때 촉진한다. 수축 사이에 산모가 긴장을 풀도록 도와준다. 응급 간호사는 분만과 관련된 대부분의 노력은 산모가 한다는 것을 기억해야 한다. 간호사의 역할은 심리적 지원을 제공하고, 산모를 "지도"하고, 분만된 아기가 적절하게 호흡하고, 정상적인 맥박을 가지며, 따뜻하게 유지되도록 하는 것이다.

발로(crowning)가 없으면 태아의 소실 및 위치를 결정하기 위해 멸균 기술을 사용하는 수기 질 검사가 수행된다. 체액이 있는 경우 체액의 산성도를 측정하여 양수인지 확인한다. 양수는 중성인 반면 정상적인 질 분비물은 산성이다. 혈액의 존재로 인해 검사가 불확실한 경우, 막이 파열되었고 양수가 존재한다고 가정한다.

분만이 임박하여 응급실에서 분만할 것인지 또는 시간이 허락되어 경우 산모를 분만실로 이송할 것인지에 대한 신속한 결정이 내려져야 한다. 임박한 분만을 할 것이라는 징후가 있는 경우(즉, 발로(crowning)), 응급실에서 분만한다.

응급 분만이 임박한 경우 산모를 눕히고 태아 분만에 필요한 장비를 확보한다. 멸균 일회용 분만 키트에는 일반적으로 응급 분만에 필요한 대부분의 장비가 있다. 산모의 다리 사이에 장비를 두지 않도록 한다. 침상 옆에 놓는다. 최소한의 필수 장비에는 제대 클램프, 가위, 수건 및 전구 주사기가 포함된다.

아이의 머리 분만시 산모를 지지한다. 먼저 입, 다음으로 코를 벌브 주사기로 부드럽게 흡인한다. 어깨 분만 시 머리를 지지한다. 어깨가 분만된 후에는 아기의 나머지 신체 부분이 빠르게 분만된다. 필요한 경우 코와 입을 다시 흡인한다. 자발호흡이나 울음이 나오지 않으면 수건으로 아기의 등을 부드럽게 문질러 호흡을 자극한다.

아직 호흡하지 않은 경우 탯줄을 배꼽에서 최소 6인치 떨어진 두 곳에서 조인다. 제대는 일반적으로 맥동이 정지되었을 때 가능한 한 빨리 절단한다.

아기를 따뜻한 곳에 눕힌다. 기도, 호흡 및 순환(ABC, airway, breathing, and circulation)을 평가한다. 필요한 경우 목을 과도하게 펴지 않도록 주의하면서 턱을 살짝 들어올려 기도를 열어준다. 호흡이 없거나 30초 보조 인공호흡에도 불구하고 심박수가 60회/분 미만인 경우 신생아 소생술을 시작한다.

출산 직후와 출산 5분 후 영아의 아프가(Apgar) 점수를 측정해야 한다(표 27-4). Apgar 점수는 5가지 핵심 요소를 합산하여 건강 결과를 예측하는 데 사용되는 시스템이다. 각 항목은 0에서 2까지 점수가 매겨진다. 0은 불량한 반응 또는 항목에 대한 반응 없음, 1은 약간의 반응, 2는 정상 결과를 나타낸다. 총점은 10점이며, 7~10점은 아주 양호, 4~6점은 경미하게 약화된 상태, 0~3점은 심하게 쇠약한 상태를 나타낸다.

아기의 건강 상태를 확인하고 체온을 따뜻하게 한 후, 엄마의 복부에 아기를 눕혀주고 적절한 경우 엄마가 아기에게 모유를 먹일 수 있도록 격려한다. 아기를 따뜻하게 유지하기 위해 엄마와 아기를 반드시 덮어준다. 이는 자궁 수축을 자극하고 산모가 아기가 건강하다는 것을 알려주고 아기를 따뜻하게 유지하는 데 도움이 된다. 유아의 손목과 발목에 식별 밴드를 착용한다.

아기가 분만된 후 분만의 세 번째 단계가 시작된다. 복벽을 통해 자궁을 촉진한다. 태반 분만 준비는 일반적으로 아기가 태어난 후 5~10분에 발생한다. 태반이 자궁벽에서 분리될 때 갑작스러운 혈액 분출이 발생한다. 자궁이 복부로 올라가고 질에서 나온 탯줄이 길어진다. 이때, 자궁 역전을 방지하기 위해 탯줄은 당기지 않는다.

태반이 분리되면 탯줄에 약간의 견인력을 가하고 자궁의 돔에 손을 대고 치골상부를 아래쪽으로 약간 누른다. 태반이 질 부위에 들어가면 탯줄을 계속 부드럽게 당기고 태반을 조심스럽게 제거한다.

분만 합병증 Complicated Deliveries

제대/탯줄 탈출증 Prolapsed Cord

제대 탈출은 탯줄이 태아보다 먼저 산도를 통과할 때 발생하고, 태아가 산도를 통과할 때 끼어 압박하게 되면 태아의 혈액순환을 차단하게 된다. 탈출된 탯줄은 산과적 응급 상황으로 이어진다.

이 상태는 세 가지 상황으로 구분될 수 있다. 첫 번째는 양막이 손상되지 않은 상황이다. 탯줄은 태아 신체부위에 의해 압박되지만 외부에서는 보이지 않는다. 이 변이는 태아곤란증 증후에서 나타나며, 가장 두드러진 증상은 서맥이다. 이 변형은 실제 탈출이 아니라 실제로 "제재 제시"라고 한다.

두 번째는 탯줄이 보이지 않을 수 있지만 질이나 자궁경부에서 촉지될 수 있다. 세 번째는 가장 극단적인 경우로 탯줄이 실제로 질에서 돌출되어 있는 상태이다.

제대 압박은 두 가지 방법으로 결정할 수 있다. 첫째, 검사 시 제대를 선진부위(presenting part)로 촉진하는 것이다. 그러나 탯줄 압박은 일반적으로 태아가 곤란증 징후를 겪을 때 확인되며, 이는 태아 모니터에 태아 심박수 감소 또는 감속으로 확인할 수 있다.

응급 처치는 탯줄에 가해지는 압력을 완화하고 태아 산소 결핍을 최소화하는 것을 목표로 한다. 산모의 엉덩이를 높이거나 산모의 무릎을 가슴 위치에 놓고 침대는 Trendelenburg 자세로 놓는다. 탯줄을 더 압박할 수 있으므로 태아를 밀어내지 말라고 지시한다. 100% 비재호흡 마스크를 통해 산소를 관리한다. 노출된 탯줄이 마르지 않도록 식염수를 적신 멸균 거즈로 덮는다. 자궁 경부가 완전히 확장된 경우 겸자(forcep)를 사용하여 아기를 신속하게 분만할 수 있다. 자궁 경부가 완전히 열리지 않으면 응급 제왕 절개가 시행되어야 한다.

표 27-4 아프가 점수

	점수		
평가	**0**	**1**	**2**
A Appearance 외모(피부색)	창백함	사지 창백, 몸통 분홍색	전신이 분홍색
P Pulse 맥박	없음	분당 100회 미만	분당 100회 이상
G Grimace 반사 및 과민성(근강도)	자극에 대한 반응 없음	약간 반응	잘 반응함
A Activity 근 긴장도	없음	사지가 약간 굴곡	완전 굴곡
R Respiratory effort 호흡 노력	없음	느리고 불규칙	힘차고 크게 울음

어깨난산 Shoulder Dystocia

어깨난산과 관련된 위험 요소에는 큰 영아, 분만 2단계의 지연, 분만 중 겸자 사용 등이 있다. 원인이 무엇이든 영아의 어깨는 골반을 통과하는 데 어려움이 있다. 어깨난산은 분만의 2% 미만에서 나타나는 응급 상황이다. 머리가 분만된 후 어깨는 골반을 통과할 수 없다. 어깨의 압박은 탯줄 압박과 그에 따른 태아 통증으로 이어질 수 있다. 신속한 분만이 중요하다. 가능하면 산과적 지원을 요청한다. 다리가 복부 위로 과굴곡된 상태로 산모의 위치를 잡는 것(McRoberts의 기동)은 전방 어깨를 풀어 분만을 가능하게 할 수 있다. 이 방법이 효과가 없으면 분만을 촉진하기 위해 치골상부 압력을 가한다. 어깨난산의 신생아 합병증에는 질식, 외상성 상완 신경총 손상, 쇄골 또는 상완골 골절, Erb 마비가 있다. 산모 합병증에는 자궁 경부, 질, 회음부 또는 직장의 파열이 포함된다.

둔위분만 Breech Delivery

둔위분만의 경우 태아의 신체 부위 중 가장 큰 부분인 머리가 가장 나중에 분만된다. 둔위분만이 예상되는 경우, 제왕절개 수술이 예정되어 있는 경우가 많다. 불행히도, 응급 상황에서 산모가 분만이 임박한 진통이 시작되고 태아가 둔위 자세에 있을 때 제왕 절개를 준비할 시간이 없을 수 있다. 특히 태아가 배꼽 수준까지 진행된 경우에는 응급실에서 분만을 진행해야 한다.

둔위분만의 범주는 둔부 전체 또는 부분 및 족위이다. 단둔위(frank breech)는 태아의 다리가 복부를 가로질러 어깨 쪽으로 뻗어 있고 엉덩이가 드러날 때 발생하는 가장 흔한 변형이다. 전체(또는 완전한) 둔위는 일반적인 두부 분만과 반대되는 위치이다. 머리, 무릎, 엉덩이는 구부려져 있지만 엉덩이는 보여진다. 불완전둔위(footling breech)는 한쪽 또는 양쪽 발이 존재할 때이다. 모든 둔위는 가능한 한 산과 의사에게 의뢰하는 것이 좋다.

태변흡인증후군 Meconium Aspiration Syndrome

태변흡인증후군은 분만 중 태변이 태아 폐에 들어갈 때 발생한다. 태아 저산소증으로 인한 자궁내에서의 항문 괄약근 이완은 양수의 태변 염색을 유발한다. 이 상태는 분만 후 가장 흔하게 볼 수 있다. 양수의 태변 염색은 태아에게 응급 상황이 될 수 있지만 잠재적인 태아 호흡 곤란을 해결하기 위해 분만을 조정해야 한다. 2005년 미국심장협회(AHA, American Heart Association) 권장 사항은 태변으로 염색된 양수를 가진 산모에게서 태어난 영아에게 일상적인 분만 내 구강인두 및 비인두 흡인을 더 이상 권장하지 않는다. 활발하게 태어나지 않은 태변 염색 영아(강한 호흡 노력, 양호한 근긴장도, 심박수 100회/분 이상)의 경우 출생 직후 태변 흡인기로 기관내 흡인을 수행해야 한다.

다태임신 Multiple Fetuses

쌍둥이 출산이나 기타 다태아 출산의 경우 추가해서 고려해야 할 사항이 있다. 다태아 출산 신생아는 조산이거나 여러 다른 의학적 문제가 있는 경우가 많다. 초기의 가장 중요한 목표는 모든 태아의 안전한 분만을 보장하는 것이다. 가장 좋은 분만은 태아의 순서에 따라 한 번에 한 명씩 분만하는 것이다. 두 신생아 모두 분만 후 흡입해야 한다. 두 제대가 모두 고정되어야 하며 두 신생아 모두 식별 밴드를 받아야 한다. 다태아 분만은 합병증의 위험을 증가시킨다. 모든 가능성을 염두에 두고, 신생아 소생술이 가능한 팀이 있어야 한다.

양수 색전증 Amniotic Fluid Embolism

양수 색전증은 분만 또는 분만 중의 양수가 산모의 정맥혈내로 스며들어 발생하며 산모를 사망할 수 있게 하는 위험한 질환이다. 편평 상피 세포, 배냇솜털(lanugo) 및 혈관 활성 화학 물질의 색전은 폐순환으로 이동하여 갑작스럽고 심각한 폐색 및 호흡 정지를 일으키고, 이는 일반적으로 빠른 시간 이내에 심정지로 이어진다.

양수 색전증은 전치태반, 태반 조기박리, 다산 산모, 자궁내 태아 사망에서 가장 흔하게 나타난다. 양수 색전증은 분만 100,000건 중 약 1건에서 발생한다. 산모는 처음에 심한 저혈압, 빈맥, 빈호흡, 청색증 및 저산소증을 보인 후 심정지로 이어지고, 응고장애도 발생할 수 있다.

치료는 신속하고 과감히 진행되어야 한다. 비재호흡 마스크를 통해 고유량으로 산소를 투여한다. 많은 환자에게 호기말 양압의 신속한 기관 삽관과 기계적 환기가 필요하다. 결정질 용액과 혈액 제제를 투여해야 한다. 응고 장애가 확인되면 신선 동결 혈장을 주입할 수 있다.

분만 후 응급 상황 POSTPARTUM EMERGENCIES

산후 출혈 Postpartum Hemorrhage

500 mL 이상의 산후 출혈은 분만의 가장 흔한 합병증이다. 출혈은 분만 후 즉시(24시간 이내) 발생하거나 24시간에서 6주 후까지 지연되어 나타날 수 있다. 산후 출혈의 주요 원인은 자궁퇴축부전(subinvolution)이며, 이는 자궁 크기의 감소 또는 부재; 태반이나 양막 조각과 같은 임신 유지 산물; 분만 중 발생한 질 또는 자궁 경부 파열 등으로 유발될 수 있다. 자궁퇴축부전은 출산 후 7~14일 내에 태반 부착 부위에서 전색이 분리되고 그 부위에서 출혈이 시작하게 된다. 자궁퇴축이 일어나지 않으면 자궁이 임신하지 않았던 상태로 돌아가지 않고 생명을 위협하는 출혈이 발생할 수 있다. 양막이나 태반 파편의 잔류는 또한 퇴축 과정을 방해하기 때문에 돌발성 출혈을 유발할 수 있다. 응급 간호사는 태반 유착에 대해서도 알고 있어야 하는데, 이는 태반이 자궁근육층까지 성장해 들어가 자궁벽에서 분리되지 않아 산후출혈을 유발하며 즉각적인 수술이 필요하다. 자궁 경부 파열과 질 열상은 또한 산후 출혈을 유발할 수 있다.

산후 출혈이 있는 환자를 평가할 때 환자의 전반적인 상태를 평가한다. 통증의 유무, 피부색, 자세, 보행, 운동 활동 및 표정을 확인한다. 문제의 병력을 얻을 때 다음 정보를 확인해야 한다.

- 출혈의 양, 특성 및 지속시간. 정상적인 월경 기간과 비교했을 때 현재의 출혈이 어떻습니까? 1시간 동안 몇 개의 패드를 사용했습니까? 지난 24시간 동안 몇개의 패드를 사용했습니까? 월경 기간 동안 일반적으로 사용하는 패드 수와 비교하면 어떻습니까?
- 월경 기록. 마지막 생리 날짜는 언제였습니까?
- 통증이 있습니까? 둔하거나 아프거나 경련을 일으키거나 일정하거나 방사되는 통증이 있습니까? 통증 부위는 어디입니까? 통증이 나타난 지 얼마나 되었습니까? 통증의 시작은 점진적이었습니까? 아니면 갑작스러웠습니까?
- 외상의 병력이 있습니까?
- 언제 출산했습니까? 생식기 감염 사례가 있습니까? 이전에 출혈이 있었던 적이 있습니까?

지속적인 평가에는 활력 징후, 자궁 전정부의 견고함 정도 확인을 위한 촉진 및 질 출혈 평가가 포함되어야 한다. 자궁 전정부가 울퉁불퉁하고 이완되면 단단해질 때까지 부드럽게 마사지한다. 환자가 착용하고 있는 패드를 확인하여 출혈량을 객관적으로 평가한다. 혈전이나 냄새가 있는지 없는지 확인한다. 진단 검사를 위해 가져온 혈전이나 조직을 검사하고 보관한다. 출혈이 심한 경우, 가온된 결정체 및 혈액을 투여하기 위해 직경이 큰 2개의 정맥 라인을 확보한다. 호흡이 곤란하면 산소를 투여한다. CBC, 침강 속도, 혈액형 검사 및 교차 시험 검사를 시행한다.

산후 출혈은 일반적으로 옥시토신(oxytocin) 정맥 투여, 침상 안정 및 기저 마사지(fundal massage)에 반응한다. 출혈이 계속되면 수술 가능성을 두고 환자를 준비한다. 잔류 임신 산물은 자궁내막소파술로 문제가 되는 부분을 제거하고, 전신 마취하에 자궁 검사를 시행하여 완전히 제거하는 방법이 있다. 질 열상 봉합은 응급실에서 수행할 수 있다. 그러나 자궁경부 손상의 가능성이 있으므로 봉합은 전신마취 후 시행하는 것이 좋다. 마취 후 완전한 골반 검사를 수행할 수도 있다.

파종성 혈관 내 응고 Disseminated Intravascular Coagulation

파종성 혈관 내 응고는 임신 중 응고 기전의 촉진과 과잉 활동을 특징으로 한다. 출혈과 응고가 동시에 일어나는 이러한 상태는 저섬유소원혈증의 형태로 태반조기박리의 중증 사례에서 가장 흔히 볼 수 있지만 과도한 혈액 손실, 양수 색전 또는 자궁 내 태아 사망 후에도 발생할 수 있다. 이 과응고 상태에서 응고 인자는 간이 이를 대체할 시간이 되기 전에 소모된다. 파종성 혈관내 응고에 대한 추가 논의는 제29장을 참고한다.

산후 감염 Postpartum Infection

감염 원인은 질 열상, 자궁 경부 파열, 회음 절개 부위, 태반 부위 및 잔류 조직이 될 수 있다. 환자는 열과 복부 또는 골반 통증이 발생하며 때때로 악취가 나는 산후 질분비물이 나타난다. 치료는 배액물 배양과 항생제 투여가 포함된다. 드문 경우지만 산후 환자는 패혈증이 되어 수액 치료 및 안정화가 필요할 수 있다.

기타 산과적 응급 상황
OTHER OBSTETRIC EMERGENCIES

포상기태 Molar Pregnancy (Hydatidiform Mole)

포상기태는 영양막융모가 매우 빠르게 자라서 퇴화할 때 발생한다. 만약 배아가 형성되면 영양막 세포는 매우 빨리 퇴화한다. 영양막 세포가 퇴화하면서 젤리 같은 액체로 채워지고, 세포는 액체로 채워진 포도를 닮은 소포가 된다. 출혈은 이 소포가 확대되고 파열됨에 따라 임신 2기 초기에 발생한다. 포상체와 융모암종(choriocarcinoma) 사이에는 높은 연관성이 있으며, 이는 빠르게 성장하므로 조기 진단이 중요하다.

융모막은 hCG를 분비하고 매우 빠르게 성장하기 때문에 자궁은 예정일보다 크게 자란다. 대개 임신 약 16주에 질 출혈이 발생한다. 소포가 파열되기 시작하면 출혈이 맑은 액체와 혼합될 수 있다. 환자는 자궁이 커지면서 임신 테스트에서 양성 반응을 보일 것이다. 그러나 태아의 심음이 없고 골반 초음파에서 태아를 발견할 수 없다.

포상기태의 치료는 기태를 제거하는 것으로 흡인과 소파술을 준비해야 한다. 환자와 가족은 정서적 안정에 힘써 주어야 한다. 그들은 이것이 비정상적인 임신인 것을 알고, 종양의 가능성도 생각해야 한다.

특정 부인과적 응급 상황
SPECIFIC GYNECOLOGIC EMERGENCIES

질 출혈/기능 장애 자궁 출혈
Vaginal Bleeding/Dysfunctional Uterine Bleeding

임신하지 않은 환자의 질 출혈은 호르몬 불균형을 포함한 질 또는 자궁 장애, 외상, 감염병, 악성종양, 전신 질환, 약물; 또는 혈액 장애 등의 다양한 원인으로 인해 발생할 수 있다. 심한 자궁 출혈이 있는 여성의 최대 20%는 기저 질환으로 응고 장애를 가지고 있을 수 있다. 섭식 장애, 과도한 체중 감소, 스트레스, 운동도 비정상적인 질 출혈이나 무월경을 유발할 수 있다. 과다 출혈은 하루에 8개 이상의 패드 또는 12개 이상의 탐폰을 사용하는 경우라고 하지만, 패드 또는 탐폰 교체 빈도에 따라 출혈량을 추정하기 어렵다. 사춘기 이전의 여성의 질 출혈은 비정상적인 증후이며 정밀검사가 필요하다. 비정상 자궁 출혈을 정의하는 데 사용되는 용어는 박스 27-3에 나열되어 있다.

박스 27-3 비정상적인 자궁 출혈 관련 용어

무월경(Amenorrhea) – 월경 없음
희소월경(Oligomenorrhea) – 너무 적은 횟수의 출혈
월경과다(Menorrhagia) – 과다 출혈
자궁출혈(Metrorrhagia) – 너무 많은 횟수의 출혈
불규칙 과다 월경(Menometrorrhagia) – 너무 많은 양의 너무 많은 횟수의 출혈

기능 장애 자궁 출혈(DUB, dysfunctional uterine bleeding)은 여성의 가임 기간 동안 질 출혈의 가장 흔한 원인이다. 기능 장애 자궁 출혈은 배제의 진단이며 비정상적인 출혈에 대한 다른 유기적 및 구조적 원인이 배제된 경우에만 진단되어야 한다.

기능 장애 자궁 출혈은 모든 연령에서 발생할 수 있다. 그러나 대부분의 경우 무배란으로 인해 발생하기 때문에 생산 기간의 극단에서 가장 일반적이다. 사춘기 소녀의 경우 대부분의 경우 시상하부-뇌하수체 축의 미성숙으로 인해 월경 시작 후 첫 18개월 동안 발생한다. 폐경기 전후에 기능 장애 자궁 출혈은 난소 부전의 초기 징후일 수 있다. 폐경 후 환자의 질 출혈은 이것이 배제될 때까지 악성으로 간주되어야 한다.

임신하지 않은 환자의 질 출혈 평가 시에는 자세한 병력과 복부 및 골반 검사가 포함된다. 병력에는 환자가 경험한 출혈의 양과 기간이 포함되어야 한다. 월경 이력이 있는 환자는 정상적인 월경 주기에서 하루에 사용된 패드의 수와 현재 사용된 패드 수를 비교하도록 해야 한다. 평균 탐폰은 5 mL의 혈액을 보유하고 평균 패드는 5~15 mL의 혈액을 보유한다. 통증 유무에 관한 정보도 얻어야 한다. 기간 및 양상을 포함한 마지막 정상 월경 기간(LNMP, last normal menstrual period) 날짜, 월경 주기, 산과 병력, 피임약 사용, 그리고 성과 관련된 내용, 동반 질환 및 복용하는 약물에 대한 추가 정보를 얻어야 한다.

체적 상태, 혈역학적 안정성 및 출혈 정도를 평가하기 위해 신체 검사를 수행해야 한다. 소변 검사, 소변 또는 혈청 임신 검사, CBC 검체를 채취한다. 추가 검사에는 PT, aPTT, 간 기능 검사(간 질환이 있는 경우), 혈액형 검사 및 교차 시험검사가 포함된다. 골반 또는 질내 초음파 검사를 통해 구조적 이상을 평가할 수 있다.

혈역학적으로 불안정한 경우 간호 중재는 즉각적인 소생 및 안정화를 지향해야 하며, 부인과 협진을 진행해야 한다. 출혈이 심하고 환자가 초기 수액 소생술에 반응하지 않으면 에스트로겐(estrogen) 25 mg IV를 투여해야 한다. 필요에 따라 2~4시간마다 반복 투여할 수 있다. 출혈을 막기 위해 경구 에스트로겐 요법을 처방할 수도 있다. 폐경기 여성은 출혈을 조절하기 위해 7일 동안 하루에 세 번 주기적 경구 피임약으로 치료할 수 있다. 퇴원한 환자는 추가 정밀 검사를 위해 산부인과 전문의에게 의뢰해야 한다. 빈혈이 있는 모든 환자는 철분 보충제를 복용해야 한다.

골반 통증 Pelvic Pain

골반 통증은 응급실 진료를 원하는 환자에게 일반적으로 나타나는 주요 호소 사항이다. 하복부 또는 골반의 통증은 다양한 원인으로 인해 발생할 수 있다. 자궁, 자궁경부 및 부속기는 하부 회장, S상 결장 및 직장과 동일한 내장 신경 분포를 공유한다. 부인과 기관에서 발생하는 통증과 위장 기관에서 발생하는 통증은 구별하기 어려울 수 있다. 국한되지 않은 내장성 통증은 자율 신경의 지배를 받는 기관과 장기에서 발생한다. 이것은 속이 비어 있는 기관(예: 나팔관 또는 장)의 팽창, 고형 기관의 피막 팽창, 또는 골반 인대의 늘어짐과 유착으로 인해 발생할 수 있다. 대조적으로, 국한된 통증은 염증 기관(예: 자궁내막염, 맹장염)으로 인한 복막의 자극 또는 혈액 또는 화농성 액체(예: 파열된 자궁외 임신 또는 난소 낭종)와 같은 체신경 자극에서 비롯된다. 골반 통증은 급성, 만성 또는 주기적으로 분류된다. 박스 27-4는 생식 기관에서 비롯된 골반 통증의 원인을 설명한다. 통증을 유발하는 상태가 생명을 위협할 수 있기 때문에 정확한 병력 및 신체 검사가 매우 중요하다.

박스 27-4 골반통의 부인과적 원인

급성 골반 통증	주기적 골반 통증
• 낙태(위협받는 또는 불완전) • 자궁외 임신 • 난소 낭종 • 난소 염전 • 급성 골반 염증성 질환 • 난소 농양 • 자궁내막염 • 퇴행성 골반통	• 배란통 • 자궁내막증 • 월경통 • 자궁선근증 **만성 골반 통증** • 유착 • 만성 골반염증성 질환

월경통/생리통 Dysmenorrhea

월경 시 통증은 특히 청소년과 젊은 여성에게 흔한 부인과 질환이다. 원발성 월경통은 다른 골반 병리학적 상태가 없는 월경시 골반 통증으로 정의된다. 일반적으로 초경 후 1~3년에 발생하며 배란 주기가 확립됨에 따라 20대 초반에서 중반까지 발병률이 증가한다. 원발성 월경통은 월경시 통증의 가장 흔한 형태이다. 이 문제는 심각할 수 있으며 최대 10%의 여성이 학교나 직장에 결석하게 된다. 이는 출산을 하지 않은 젊은 여성에게 가장 심각하다. 원발성 월경통은 경련성, 하복부 및 허리 하부 통증이 특징이며, 이는 프로게스테론(progesterone)으로 인한 자궁 수축 및 세동맥 혈관경련으로 이차적으로 발생한다. 통증은 일반적으로 월경을 시작하고 최대 24시간까지 지속되고 월경이 시작된 후에 사라진다. 메스꺼움, 구토, 요통, 두통 및 과민 반응과 관련이 있을 수 있다.

속발성 월경통은 골반의 병리학적 상태와 관련된 주기적인 월경통이다. 이것은 자궁내막증이나 골반염증질환(PID, pelvic inflammatory disease)에 의해 가장 흔히 발생한다. 다른 원인으로는 자궁 내 장치, 유착 및 자궁의 양성 종양이 있다.

원발성 월경통의 관리에는 프로스타글란딘(prostaglandins) 합성을 억제하기 위한 비스테로이드성 항염증제(NSAID)의 사용이 포함된다. 통증 완화를 위해 마약은 피하고, 월경이 시작되기 전에 NSAID를 투여해야 한다. NSAID로 통증 조절이 안 되면 배란을 억제하기 위해 주기적 경구 피임약(COC, cyclic oral contraceptives)을 시작해야 하며, 이는 월경 통증과 출혈의 양을 감소시킨다. COC를 사용해도 월경곤란이 지속된다면 월경곤란의 이차적 원인을 고려하고 추가 정밀검사를 받아야 한다. 다른 급성 골반 통증의 원인이 배제된 후에는 공감하며 안심시키는 것이 도움이 된다. 부인과 추적 관찰이 필요하다.

자궁내막증 Endometriosis

자궁내막증은 월경 중인 여성의 주기적 통증의 흔한 원인이다. 자궁 내막 조직은 자궁 외부에서 발달하여 월경 시 통증을 유발한다. 관련된 기관에는 난소, 직장자궁오목, 나팔관 및 자궁천골 인대가 포함될 수 있다. 자궁내막의 조직 위치가 비정상임에도 자궁 조직과 마찬가지로 벗겨지고 출혈이 발생한다. 질병이 진행됨에 따라 골반 유착이 발생할 수 있다. 통증은 주기적이거나 일정하며 특성과 강도가 다를 수 있다. 일반적으로 월경 직전이나 월경 중에 악화된다. 통증의 특징은 정중선 골반 경련에서 넓은 부위의 심한 통증에 이르기까지 다양하다.

자궁내막증이 강하게 의심될 수 있지만 응급실에서 확진되기는 어렵다. 복강경 검사는 자궁내막증을 확실하게 진단하는 데 사용되는 표준 방식이다. 응급실 관리는 NSAID 사용을 통한 통증 조절에 중점을 둔다. 추가 치료는 증상의 중증도, 질병의 단계, 미래의 출산력에 대한 상황에 따라 다르다. 호르몬 요법은 가임신, 만성 무배란, 가성폐경을 모방하는 데 사용될 수 있다.

배란통 Mittelschmerz

Mittelschmerz라고 하는 배란 시 통증은 배란 중 또는 배란 직후에 발생하는 일시적인 골반통이다. 통증은 보통 경미하며 몇 시간에서 며칠 지속된다. 원인은 난포가 터지기 전의 난소 낭압 상승과 배란과 관련된 프로스타글란딘(prostaglandin) 함유 난포액의 누출이다. 배란통은 갑작스럽고 날카로우며 일측성의 골반 통증을 특징으로 한다. 치료에는 통증 완화를 위한 NSAID를 사용한 항프로스타글란딘 요법이 포함된다. 다른 급성 골반 통증의 원인을 배제한 후에는 공감하며 안심시키는 것이 도움이 된다.

난소 낭종 Ovarian Cyst

난소 낭종은 신생아기부터 폐경 후까지 언제든지 발생할 수 있는 난소의 액체 또는 반 액체로 채워진 주머니이다. 대부분의 환자에서 난소 낭종은 증상이 없으며 다른 이유로 시행한 초음파 검사에서 우연히 발견된다. 난소의 여포 낭종은 건강한 난소에서 발견되는 가장 흔한 낭성 구조이며 월경 주기의 첫 2주 동안 발생한다. 대부분의 파열은 배란 시 발생한다. 이 유형의 낭종은 성숙한 여포가 파열되지 않거나 정상적인 성숙 과정을 거치지 않은 미성숙한 여포로 발생한다. 여포 낭종은 8~10cm의 크기로 자랄 수 있으며, 낭이 늘어나면서 불편해지는 원인이 된다. 이 낭종의 대부분은 1~3개월에 걸쳐 자발적으로 퇴행한다. 여포 낭종은 벽이 얇으며 성교나 격렬한 운동 중에 파열될 수 있다. 파열된 여포 낭종에 의해 며칠간 날카로운 골반통이 나타날 수 있다.

황체 낭종은 월경 주기 후반에 황체기에 발생하며 대부분 월경 주기 말에 퇴행한다. 그러나 지속적인 황체 낭종은 혈액으로 가득 차 있고 파열되어 날카로운 골반 통증, 복강 내 자극 및 출혈을 유발할 수 있으며, 이는 빈혈 및 저혈량증으로 진행될 수 있다. 파열된 황체 낭종으로 인한 출혈은 일반적으로 자체적으로 호전되지만 드물게 출혈 및 저혈량성 쇼크로 진행될 수 있다. 출혈성 낭종은 낭종 벽의 혈관이 파열될 때 발생한다. 유피낭종은 지방, 피부, 모발 및 치아를 포함한 조직을 포함하는 생식 세포 신생물이다. 대부분은 양성이며 일반적으로 10~30세 사이에 발생한다.

진단 검사에는 임신 테스트, 소변 검사 및 CBC가 포함된다. 정확한 진단은 골반 초음파 및 복강경을 통해 이루어진다. 8 cm 미만의 일측성, 단구성 난소 낭종은 일반적으로 치유되기 때문에 관찰을 통해 관리한다. 파열된 난소 낭종의 치료는 NSAID 및 마약을 사용한 통증 조절 및 저혈량 및 출혈을 포함한 합병증의 치료에 관한 것이다. 환자는 관찰을 위해 입원해야 하고 출혈을 모니터링하기 위해 연속적인 헤마토크릿 측정이 필요할 수 있다. 드물게 복강내 출혈이 지속되는 경우를 제외하고는 일반적으로 외과적 치료가 필요하지 않다.

난소 염전 Ovarian Torsion

난소 또는 나팔관의 비틀림을 염전이라고 하며 외과적 응급 상황을 나타낸다. 대부분의 난소 염전은 난소 낭종(가장 일반적으로 유피 낭종) 또는 종괴에 이차적으로 발생한다. 난소가 비대해지면, 난소가 비틀어지게 되어 난소의 허혈과 괴사를 유발한다. 통증은 허혈로 인한 것이며 일반적으로 급성, 중증 및 일측성으로 설명된다. 통증은 간헐적이거나 지속적일 수 있다. 관련 증상은 일반적으로 메스꺼움과 구토, 미열, 백혈구 증가를 포함한다. 진단 연구에는 임신 테스트, CBC 및 도플러를 사용한 질식 초음파가 포함된다. 염전이 의심되는 환자는 외과적 개입을 위해 입원이 필요하다. 치료하지 않으면 난소 염전이 불임, 감염 및 관련된 난소 또는 나팔관의 괴사를 초래할 수 있다.

질 분비물 및 질염 Vaginal Discharge and Vaginitis

질에서 냄새가 없고 투명한 색에서 유백색의 분비물이 나오는 것은 정상이며 질을 건강하게 유지하기 위한 신체의 생리학적 현상이다. 미생물의 복잡하지만 체계적인 구성은 정상적인 질내 세균층을 유지하는 역할을 한다. 질 구성에 영향을 미치는 요인에는 연령, 스트레스, 호르몬 균형, 성행위, 피임약, 위생 제품, 항생제 및 일반적인 건강 상태가 포함된다. 양, 색, 냄새 및 가려움증, 작열감 또는 자극과 관련된 증상의 변화는 질의 화학적 균형의 변화를 나타내고 감염을 나타낸다. 질염은 사춘기 이후의 청소년과 성인 여성에서 흔하지만 사춘기 이전의 여성에서는 비교적 드물다. 질염의 가장 흔한 원인은 세균성 질염(40~50%)이며, 칸디다 알비칸스(*Candida albicans*, 20~25%), 질편모충(*Trichomonas vaginalis*, 15~20%)이 그 뒤를 잇는다.

세균성 질염 Bacterial Vaginosis

세균성 질염(BV)은 질의 정상적인 세균총이 *Gardnerella vaginalis* 및 *Mycoplasma hominis*로 대체될 때 발생한다. BV의 특징은 악취가 나며, 흰색 또는 회색의 질 분비물이다. BV를 가진 여성의 최대 50%는 무증상이다. 질병통제예방센터(CDC)는 이 상태를 진단하기 위해 다음 징후와 증상 중 3가지가 있어야 한다고 명시한다. (1) 질 벽 전체를 덮고 있는 흰색의 비염증성 분비물, (2) 현미경 검사에서 단서세포(clue cell)의 확인, (3) 4.5보다 높은 pH, (4) KOH를 첨가한 후 분비물에서 비린내 나는 냄새(양성 whiff 테스트). BV는 또한 PID, 자궁내막염 및 수술 후 질 커프의 봉와직염과 관련이 있다. 임신 중 BV의 합병증에는 조기 진통, 조기 양막 파열 및 저체중 영아 출산이 포함된다. 메트로니다졸(metronidazole)과 클린다마이신(clindamycin)은 모두 BV 치료에 효과적이다. 이들 약리학적 제제는 모두 경구 또는 질내 투여될 수 있다.

칸디다증 Candidiasis

질 칸디다증은 칸디다 종(*Candida* species)의 공기 중 진균의 질 감염으로 발생한다. 가장 일반적으로 유기체는 인접한 항문 주위에서 질 내강에 접근한다. 질 칸디다증의 발병 위험 요인으로는 경구 피임약 사용, 자궁 내 장치(IUD, intrauterine device) 사용, 어린 나이에서 첫 성교 시, 성교 빈도 증가, 당뇨병, 인간 면역 결핍 바이러스(HIV) 또는 기타 면역 저하 상태, 만성 항생제 사용 및 임신 등이 있다. 증상으로는 가려움증(가장 흔한 증상); 무취의 흰색 덩어리 질 분비물(코티지 치즈와 유사한 모양, 그림 27-3), 외음부 화상, 성교통 및 외음부 배뇨장애, 음순의 홍반과 부기가 있을 수 있으며, 질 분비물이 질벽에 흡착된다. 진단은 효모 싹(yeast buds)과 가균사

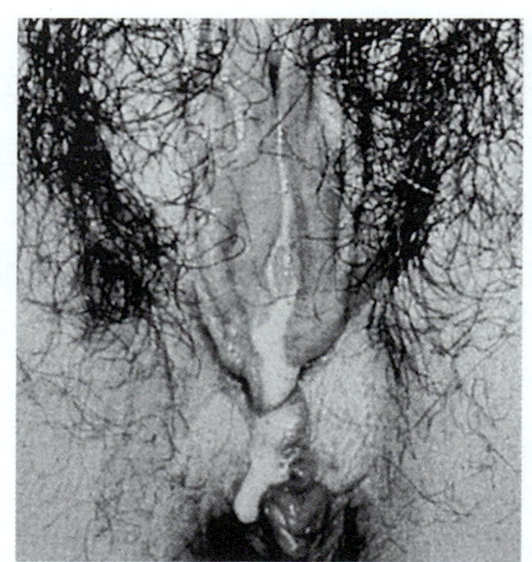

그림 27-3 칸디다 알비칸스(*Candida albicans*)

(From Zitelli BJ, Davis HW. *Atlas of Pediatric Physical Diagnosis*. 4th ed. St Louis, MO: Mosby; 2002.)

(pseudohyphae)에 대한 질 분비물의 샘플을 검사하여 현미경으로 관찰한다. 치료에는 경구 플루코나졸(fluconazole)을 사용한 1일 치료 또는 1일에서 7일 범위의 요법으로 질내 아졸 제제(진균제) 사용이 포함된다.

트리코모나스증 Trichomoniasis

트리코모나스 감염은 원생동물인 *Trichomonas vaginalis*에 의해 발생한다. 트리코모나스증은 거의 항상 성병이며 세계에서 가장 흔한 비바이러스 성병이다. 매년 370만 명의 미국 여성이 이 질병에 걸리는 것으로 추산된다. *T. vaginalis* 감염 여성에서 임질과의 동시 감염 발생이 높다. 위험 요소에는 여러 명의 파트너, 조기 성행위 시작, 성행위 빈도 증가, 빈곤 및 낮은 교육 수준이 포함된다. 감염은 무증상 보균자 상태에서 심각한 급성 염증성 질환에 이르기까지 다양하다. 증상에는 일반적으로 흰색에서 녹색을 띤 노란색의 악취가 나는 다량의 거품 분비물이 포함된다. 외음부의 통증, 부어오름 및 자극; 가려움증, 배뇨 곤란, 성교통이 있다. 부인과 검사는 자궁경부와 질의 상부(딸기 모양 홍반의 자궁경부)의 홍반을 알아볼 수 있다. 진단은 트리코모나스의 존재 여부에 대한 습식 도말 검사를 통해 현미경으로 이루어진다. 진단 정확도는 배양으로 높아질 수 있다. 가장 효과적인 치료법은 1회 투여 또는 7일간의 메트로니다졸(metronidazole) 투여이다. 단일 용량 치료는 비용이 저렴하고 부작용이 적으며 순응도가 높기 때문에 선호된다.

골반 염증성 질환 Pelvic Inflammatory Disease

골반 염증성 질환(PID)은 자궁내막, 나팔관, 난소, 골반 복막 및 골반 결합 조직을 포함한 상부 생식관의 감염을 설명하는 데 사용되는 용어이다. PID는 급성, 아급성 또는 만성일 수 있다. PID를 일으키는 두 가지 가장 흔한 유기체는 *Neisseria gonorrheae*와 *Chlamydia trachomatis*이며, 자주 공존한다. 다른 호기성 및 혐기성 유기체도 PID를 유발할 수 있다. PID의 대부분의 경우는 하부 생식기의 성병에 이어 상부로의 상행성 감염에서 시작된다. PID의 또 다른 원인은 자궁내막 생검, 소파술, 자궁경과 같은 기구를 통한 미생물의 유입이다. 미생물의 상행 이동을 촉진하는 요인에는 월경과 관련된 자궁경부 장벽의 상실 및 자궁경부 점액의 제균 속성을 감소시키는 호르몬 변화가 포함된다. PID의 위험 요인에는 여러 성 파트너, 증가된 성행위 빈도, IUD 사용, 기타 병력 성병, 약물 남용 및 잦은 질 세척 등이 있다.

PID의 가장 흔한 증상은 움직임에 따라 증가하는 하복부 또는 골반 통증이다. PID 환자는 통증을 줄이기 위해 발을 끌며 걷는다("PID suhffle"). 다른 증상으로는 비정상적인 질 분비물, 질 출혈, 성교 후 출혈, 성교통, 발열, 권태감, 메스꺼움 및 구토가 있다. 부인과 검사는 일반적으로 하복부 압통, 점액 화농성 자궁 경부염, 자궁경부 압통 및 양측성 자궁 부속기 동통이 나타난다. 추가로 임신 테스트, 소변 검사, CBC, C-반응성 단백질 및/또는 적혈구 침강 속도, 습식 도말 검사, 자궁경부 배양 및 그람 염색이 포함되어야 한다. 임질 및 클라미디아 감염에 대한 DNA 검사도 포함되어야 한다. 백혈구 수 증가와 침강 속도 및 C 반응성 단백질은 PID 진단을 뒷받침한다. 영상 검사에는 골반 초음파, 복부/골반 CT 스캔 및 MRI가 포함될 수 있다. 최종 진단을 위해 복강경 검사를 시행할 수도 있다. 박스 27-5는 PID에 대한 CDC 진단 기준을 설명한다.

박스 27-5 골반 염증성 질환의 식별을 위한 CDC 기준

경부 압통 또는 자궁 압통, 자궁 부속기전이 압통
구강 온도/체온 >101℉ (>38.3℃)
비정상적인 자궁 경부 또는 질 점액, 화농성 분비물
질 분비물의 식염수 현미경 검사에서 많은 수의 백혈구 존재 확인
적혈구 침강 속도 증가
상승된 C-반응성 단백질
임질 또는 클라미디아에 의한 자궁 경부 감염의 진단 검사 결과

CDC, Centers for Disease Control and Prevention; *WBC*, white blood cell.

PID의 합병증에는 난관-난소 농양, 만성 골반 통증, 성교통, 불임, 난관 유착 및 흉터가 포함될 수 있으며, 이는 자궁외 임신의 위험을 증가시킨다. 환자는 또한 우상복부 사분면 또는 흉막 통증(Fitz-Hugh-Curtis 증후군)을 포함한 간 주변 염증이 발생할 수 있다. 치료의 목표는 통증을 조절하고 급성 감염을 제거하며 합병증을 예방하는 것이다. 효과적인 통증조절이 제공되어야 한다. 외래 환자나 입원 환자를 대상으로 경험적, 광범위한 항생제 치료를 조기에 시작하는 것이 중요하다. 경증 또는 중증도 PID 환자에서 비경구 및 경구 요법은 성공적인 치료 결과를 보이는데 유사한 효능을 갖는 것으로 보인다. 입원은 다음 기준 중 하나에 해당하는 환자에게 권장된다. (1) 외과적 응급 상황(충수염)을 배제할 수 없는 경우, (2) 임신 중인 경우, (3) 환자가 경구 항균 요법에 임상적으로 반응하지 않는 경우, (4) 환자가 외래 환자의 경구 요법을 따르거나 견딜 수 없는 경우, (5) 환자가 심각한 질병, 메스꺼움 및 구토 또는 고열이 있는 경우, (6) 환자가 난소 난소 농양을 가지고 있는 경우이다.

난소 농양 Tuboovarian Abscess

난소 농양(TOA)은 PID 및 난관염의 합병증으로 세균이 난소의 파괴된 피막으로 침입한 상태이다. TOA가 파열되면 박테리아가 복막 공간으로 흘러 들어가 균혈증 및 패혈성 쇼크를 유발할 수 있다. TOA가 있는 환자는 증상이 심하고, 급성, 심한 골반 통증을 나타낸다. 관련 증상으로는 발열(최대 40℃ [104℉]), 메스꺼움, 구토, 화농성 질 분비물 및 질 출혈이 있다. 임신 테스트, CBC, 소변 검사, C-반응성 단백질, 자궁 경부 배양 및 그람 염색 검사를 시행한다. 임질 및 클라미디아 감염에 대한 DNA 검사도 포함되어야 한다. 영상 검사에는 골반 초음파, CT 스캔 또는 MRI가 포함된다. 치료에는 입원, 통증 조절, IV 항생제, 절개 및 배액을 위한 외과적 시술이 포함된다. TOA의 합병증에는 만성 골반 통증, 골반 유착, 난관 인자 불임 및 자궁외 임신이 있다.

바르톨린샘 농양 Bartholin Gland Abscess

바르톨린샘(bartholin gland)은 5시와 7시 사이 전정에 위치하고 있다. 바르톨린샘은 질 전정을 윤활하는 투명한 점성 액체를 분비한다. 정상적인 상황에서는 바르톨린샘을 촉지하거나 시각화할 수 없다. 때때로 바르톨린샘은 낭종이나 농양을

표 27-5 성매개 질환으로 인한 합병증

합병증	원인 균	합병증	원인균
난관염, 불임 및 자궁외 임신 (Salpingitis, infertility, and ectopic pregnancy)	나이세리아 고노리아(*Neisseria gonorrhoeae*) 클라미디아 트리코마티스(*Chlamydia trachomatis*) 마이코플라즈마 호미니스(*Mycoplasma hominis*) **우레아플라즈마 우레아리티쿰(*Ureaplasma urealyticum*)**	외음부 질염 (Vulvovaginitis)	단순포진 바이러스(Herpes simplex virus) 트리코모나스 바지날리스(*Trichomonas vaginalis*) 질염 원인 세균(Bacteria causing vaginosis) ***칸디다 알비칸스(Candida albicans)***
생식능력 상실 (낙태/유산) (Reproductive loss (abortion/miscarriage))	나이세리아 고노리아(*Neisseria gonorrhoeae*) 클라미디아 트라코마티스(*Chlamydia trachomatis*) 단순포진 바이러스(*Herpes simplex virus*) 마이코플라즈마 호미니스(*Mycoplasma hominis*) 우레아플라스마 우레알리티쿰(*Ureaplasma urealyticum*) **매독균(*Treponema pallidum*)**	자궁경부염 (Cervicitis)	나이세리아 고노리아(*Neisseria gonorrhoeae*) 클라미디아 트라코마티스(*Chlamydia trachomatis*) **단순포진 바이러스(Herpes simplex virus)**
산후 감염 (Puerperal infection)	나이세리아 고노리아(*Neisseria gonorrhoeae*) ***클라미디아 트라코마티스(Chlamydia trachomatis)***	직장염 (Proctitis)	나이세리아 고노리아(*Neisseria gonorrhoeae*) 클라미디아 트라코마티스(*Chlamydia trachomatis*) 단순포진 바이러스(Herpes simplex virus) 캄필로박터 제주니(*Campylobacter jejuni*) 시겔라 종(*Shigella* species) ***엔타메바 히스톨리티카(Entamoeba histolytica)***
주산기 감염 (Perinatal infection)	B형 간염 바이러스(Hepatitis B virus) 인체 면역 결핍 바이러스(Human immunodeficiency virus) 인유두종 바이러스(Human papillomavirus) 나이세리아 고노리아(*Neisseria gonorrhoeae*) 클라미디아 트라코마티스(*Chlamydia trachomatis*) 단순포진 바이러스(Herpes simplex virus) 매독균(*Treponema pallidum*) 거대세포 바이러스(Cytomegalovirus) **B군 연쇄상 구균(Group B streptococcus)**	간염 (Hepatitis)	매독균(*Treponema pallidum*) **A, B, C 형 간염 바이러스(Hepatitis A, B, and C virus)**
생식기 부위 암 (Cancer of genital area)	클라미디아 트라코마티스(*Chlamydia trachomatis*) 단순포진 바이러스(Herpes simplex virus) **인유두종 바이러스(Human papillomavirus)**	피부염 (Dermatitis)	옴진드기(*Sarcoptes scabiei*) **사면발이(*Phthirus pubis*)**
남성 요도염 (Male urethritis)	마이크로플라즈마 호미니스(*Mycoplasma hominis*) 단순포진 바이러스(Herpes simplex virus) 나이세리아 고노리아(*Neisseria gonorrhoeae*) 클라미디아 트라코마티스(*Chlamydia trachomatis*) **우레아플라스마 우레알리티쿰(*Ureaplasma urealyticum*)**	생식기 궤양 또는 사마귀 (Genital ulceration or warts)	클라미디아 트라코마티스(*Chlamydia trachomatis*) 단순포진 바이러스(Herpes simplex virus) 인유두종 바이러스(Human papillomavirus) 매독균(*Treponema pallidum*) 연성하감 균(*Haemophilus ducreyi*) **육아종 피막성 구균(*Calymmatobacterium granulomatis*)**

From Ignatavicius DD, Workman ML. *Medical-Surgical Nursing: Critical Thinking for Collaborative Care.* 5th ed. Philadelphia, PA: Saunders; 2006.

형성한다. 낭종은 샘의 관이 팽창하여 막힐 때 발생한다. 낭종은 작고 통증이 없는 덩어리가 특징이다. 감염이 없는 경우 일반적으로 온열 좌욕이 유일한 치료이다. 농양은 세균에 의한 샘의 일차 감염이다. 감염 원인은 일반적으로 질 및 분변 유기체(*Escherichia coli*, *G. vaginalis* 및 기타 혐기성 박테리아)이지만, *N. gonorrheae* 및 *C. trachomatis*와 같은 성병도 있을 수 있다. 농양이 있는 환자는 편측 통증, 음순의 점진적인 부종 및 발적을 호소한다. 신체 검사에서 촉지 시 홍반성, 압통 및 커지고 부드러운 종괴가 있을 것이다. 바르톨린샘 농양의 치료는 절개 및 배액이며 Word 카테터를 배치할 수 있다. 상처 배양을 얻어야 한다. Word 카테터를 사용하는 경우 농양 재발을 방지하기 위해 몇 주 동안 제자리에 있어야 한다. 환자는 카테터가 제거될 때까지 성교를 피하도록 해야 한다. 다른 퇴원 지침에는 좌욕, NSAID 또는 단기 마약을 사용한 통증 조절, 부인과의 지속적인 치료가 필요하다.

성 매개 감염 Sexually Transmitted Infections

응급실은 의료 시스템의 초기 진입로로 사용되기 때문에 STI는 응급실에서 자주 발생한다. 일차 성병에는 임질, 클라미디아 감염, 트리코모나스 증, 매독, 세균성 질염, 생식기 사마귀, 생식기 포진, 간염 및 HIV 감염이 있다(간염과 HIV에 대한 논의는 제19장을 참고한다). CDC는 매년 1,900만 건의 새로운 감염이 발생하는 것으로 추산하며, 그 중 거의 절반이 15세에서 24세 사이의 젊은 연령에서 발생한다. 성병은 생리학적 및 심리적 이환율과 중대한 관련이 있다. 성병과 관련된 합병증에는 질염, 자궁경부염, PID, 불임, 요도염, 부고환염, 인두염, 직장염, 피부 및 점막 병변, HIV 바이러스와 관련된 후천성 면역 결핍 증후군(AIDS)이 있다(표 27-5). 성병과 관련된 후유증을 예방하려면 조기 진단과 치료가 중요하다. 전반적으로 성병 예방이 가능하다. 따라서 모든 응급 의료 제공자의 목표는 건강 상담을 통한 1차 예방이다.

생식기 포진 Genital Herpes

생식기 포진은 대부분 단순 포진 바이러스 2형(HSV-2)에 의해 발생한다. 그러나 감염의 10~50%는 단순 포진 바이러스 1형(HSV-1)에 의한 것이다. 바이러스는 감염된 사람과 구강, 질 또는 직장 성교 중에 점막 표면의 미세 찰과상을 통해 전염된다. 헤르페스 바이러스의 주산기 전염이 있을 수도 있다. 바이러스가 처음에 점막 표면을 감염시키면 뉴런으로 들어가 신경절로 이동한다. 바이러스 복제는 신경절에서 발생한다. 바이러스 잠복기는 신경절에서 유지될 수 있으며, 여기서 재활성화 및 복제 기간을 겪을 수 있다.

매년 최대 100만 건의 새로운 사례가 발생하며 최대 50%의 사례는 무증상이다. 1차 감염의 잠복기는 2~12일(평균, 4일)이다. 1차 감염의 증상이 발생하면 생식기, 엉덩이 및 허벅지의 홍반성 기저부에 여러 개의 통증있는 그룹화된 수포 또는 궤양성 및 딱지가 있는 외부 병변이 나타난다. 여성의 가장 흔한 부위는 외음부와 자궁경부, 남성의 경우 포피와 귀두이다(그림 27-4). 전신 증상은 일차 감염에서 흔하며 발열, 권태감, 두통, 근육통, 국소 림프절병증 및 배뇨 곤란을 포함한다. 여성은 또한 심한 배뇨 곤란에 이차적으로 소변 정체가 발생할 수 있다. 1차 질병은 10일에서 20일 동안 지속된다. 환자의 약 50~80%는 바이러스가 잠복 상태로 남아 있기 때문에 연간 5~8회 재발성 또는 재활성화 발진을 경험할 것이다. 이러한

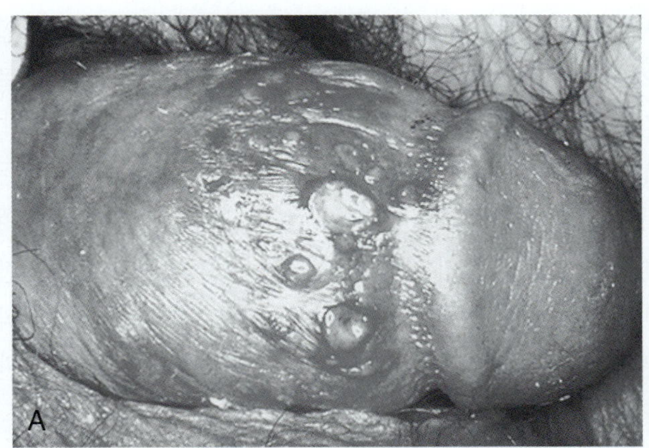

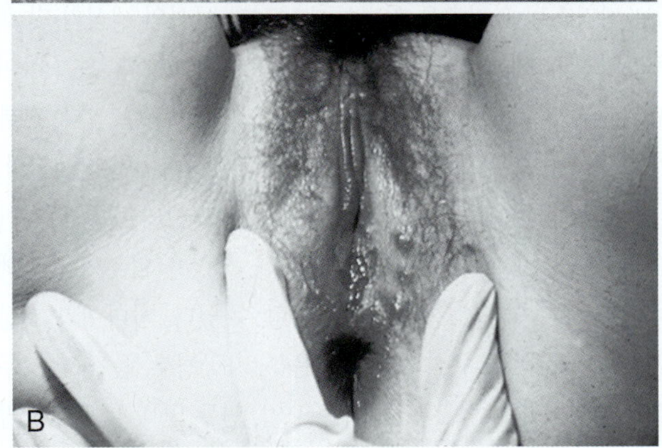

그림 27-4 생식기 헤르페스. (A) 남성, (B)여성

(From Lewis SM, Collier IC, Heitkemper MM: *Medical-Surgical Nursing: Assessment and Management of Clinical Problems.* 4th ed. St Louis, MO: Mosby; 1996.)

재발성 발진은 일차 감염만큼 심각하지 않으며 일반적으로 전신 증상이 발생하지 않는다.

생식기 포진의 최종 진단은 바이러스 배양을 통해 이루어진다. 이 만성 질환의 치료는 통증 완화 치료이며 아시클로버(acyclovir), 팜시클로버(famciclovir) 또는 발라시클로버(valacyclovir)와 같은 항바이러스 요법의 사용을 포함한다. 이러한 약물은 일차 사례에서 증상의 중증도와 기간을 모두 감소시키고 재발을 감소시킬 수 있는 것으로 보고되었다. 1일 1회 대증 요법은 재발이 잦은 환자의 최대 80%(연간 최대 6회)에서 생식기 포진 재발의 빈도를 줄인다. 진통제와 좌욕도 통증을 줄이는 데 사용할 수 있다. 재발은 스트레스를 받을 때 자주 발생한다. 그러므로 휴식, 균형 잡힌 식단, 스트레스 감소는 치료의 일부이다. 모든 환자는 바이러스 전파에 관해 상담해야 하고 성행위는 모든 병변이 완치될 때까지 24시간 전구 시간 동안과 발병 시간 동안 피해야 한다.

생식기 사마귀 Genital Warts

인유두종바이러스(HPV, human papillomavirus)는 생식기 사마귀(condylomata acuminata)의 발병 원인이 되는 병인이다. 생식기 사마귀는 세계에서 성병의 가장 흔한 원인으로 간주된다. 2,400만 명 이상의 미국인이 HPV에 감염되었으며, 성생활을 하는 남성과 여성의 50%가 일생의 어느 시점에서든 HPV에 감염된다. 지금까지 100종 이상의 HPV 균주가 알려졌으며 30종 이상의 바이러스가 성적으로 전염된다. 이러한 바이러스 중 다수는 남성과 여성 모두에서 종양 위험 증가와 관련이 있다. 편평 세포 자궁경부암은 HPV와 밀접하게 연관되어 있다.

바이러스는 표피층을 침범하여 남성과 여성의 생식기 및 회음부의 피부 및 점막 미세 찰과상을 통해 침투한다. 초기 바이러스 전파 후 수개월에서 수년의 잠복기가 있을 수 있다. 잠복기가 지나면 숙주 세포가 감염되고 생식기 사마귀가 발생한다. 사마귀는 일반적으로 콜리플라워 또는 플라크와 같은 다양한 모양의 단일 또는 다중 구진 발진이다. 색상은 피부의 색상에서 홍반 또는 과색소침착까지 다양할 수 있다. 사마귀가 가장 흔히 발견되는 부위는 외음부, 회음부, 자궁경부, 음경 및 항문 주위 부위이다(그림 27-5). 병변은 입, 인두 및 후두에서도 발견될 수 있다. 생식기 사마귀의 진단은 생검 없이 병변의 출현으로 확진된다. 환자는 다른 성병에 대해 검사를 받아야 한다.

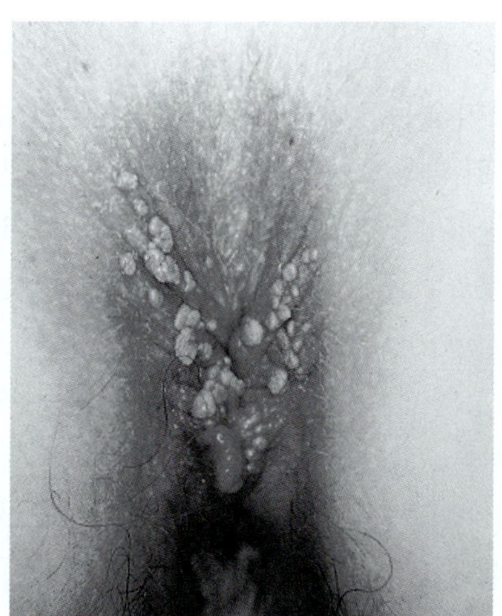

그림 27-5 생식기 사마귀(*Condylomata acuminata*)

(From Black JM, Hawks JH. *Medical-Surgical Nursing: Clinical Management for Positive Outcomes.* 8th ed. Philadelphia, PA: Saunders; 2009.)

생식기 사마귀의 치료가 바이러스를 근절하거나 신생물의 위험을 감소시킨다는 증거는 없다. 치료하지 않고 그대로 두면 눈에 보이는 생식기 사마귀가 자발적으로 사라지거나 크기와 수가 증가하거나 변하지 않을 수 있다. 치료의 목표는 증상이 있는 사마귀를 제거하여 사마귀가 없는 기간을 유도하는 것이다. 치료는 냉동 요법, 전기 요법, 소파술, 외과적 절제 또는 이산화탄소 레이저 요법을 통해 달성할 수 있다. 환자는 이미퀴모드 크림(imiquimod cream), 포도필록스 젤(podofilox gel) 또는 용액 또는 항증식성 화합물과 같은 가정 약물을 사용할 수도 있다. 2006년 6월, 여성의 HPV로 인한 자궁경부암 및 기타 질병을 예방하기 위해 미국 식품의약국(FDA)에서 허가한 백신인 가다실(Gardasil)이 출시되었다. 이 백신은 11세에서 12세 사이의 여아에게 접종하는 것이 좋다. 9세 이하의 환자에게 투여할 수 있다. 백신 시리즈를 아직 받지 않았거나 완료하지 않은 13~26세 여성에게도 백신을 접종하는 것이 좋다. Gardasil은 세 가지 개별 용량으로 투여된다. 최초 접종 후 2차 접종과 3차 접종이 각각 1차 접종 후 2개월과 6개월 후에 이루어진다. 응급 의료 제공자는 이 백신의 중요성에 대해 환자에게 교육할 수 있다.

연성 하감 Chancroid

연성하감의 원인균은 그람음성 간균인 *Haemophilus ducreyi*이다. 이는 제3세계와 개발도상국에서 가장 흔하게 발견되는 전염성이 높은 질병이다. 그러나 미국에서 발병률과 유병률이 증가하고 있다. 연성하감염 환자의 10%에서 헤르페스 또는 매독과의 동시 감염이 발견된다. 2~10일의 잠복기 후에 구진이나 농포가 발생하여 홍반 고리로 둘러싸인 고통스럽고 얕은 궤양으로 발전한다. 병변의 경계는 불규칙하고 기저부를 덮는 화농성 삼출물이 있다. 여러 병변이 일반적이며 큰 궤양으로 합쳐질 수 있다. 병변은 음순 소대, 전정, 음핵, 음순에서 가장 흔하게 발견된다. 성교통, 질 분비물, 발열 또는 허약함이 있을 수 있다. 가래톳(부보, buboes)이라고 하는 통증이 있는 사타구니 림프절병증은 환자의 최대 50%에서 발견된다. 림프절병증은 궤양 형성 후 1~2주 이내에 발생한다.

배양 검사는 연성하감의 진단을 확인하는 데 민감하지 않고 신뢰할 수 없다. 세계보건기구(WHO)와 CDC는 환자가 매독이나 HSV와 관련 없는 하나 이상의 통증있는 궤양이 있는 경우 양성 진단을 내릴 것을 제안한다. 초기 검사 결과가 음성인 경우 3개월 이내에 매독, HIV 및 기타 성병에 대한 혈청학적 검사를 함께 수행되어야 한다. 연성하감은 HIV의 전파 가능성 증가와 관련된 성병 중 하나이다. 치료는 경구 항생제로 한다. 모든 환자는 안전한 성행위에 관해 상담 받아야 하며 궤양이 치유될 때까지 성행위를 하지 않도록 주의해야 한다.

매독 syphilis

매독은 스피로헤타 *Treponema pallidum*에 의해 발생한다. 이 질병은 거의 항상 감염된 병변과의 직접적인 접촉을 통해 전염된다. 그러나 주산기 및 수혈 관련 전파도 발생했다. 미국에서 매독의 발병률은 특히 남성과 성관계를 갖는 남성에게서 증가했다. 스피로헤타는 마모된 피부나 손상되지 않은 점막에 쉽게 침투하여 빠르게 퍼진다. 매독은 다른 감염처럼 보이는 데 능숙하며 수많은 증상이 있다. 따라서 "위대한 사기꾼"이라고 한다.

매독은 활동성 질병의 에피소드와 잠복 감염 기간이 특징이다. 이 질병은 1기, 2기 및 3기(잠복)의 세 가지 뚜렷한 단계로 발생한다. 원발성 매독은 노출 후 약 10~90일에 발생하는 하감(chancre)이라고 하는 단일의 통증 없는 생식기 궤양으로 나타난다. 관련된 비압통 사타구니 선병증이 있다. 매독의 2기는 노출 후 6~20주에 발생한다. 2기 매독은 손바닥과 발바닥을 포함하는 흐릿한 대칭 발진, 발열 및 오한, 무기력, 림프절병증, 반점 탈모, 눈썹의 측면 1/3 상실 및 권태감 및 인후통, 두통 같은 기타 비특이적 소견으로 나타난다. 매독의 3기(잠복기)는 최초 노출 후 몇 년 후에 발생하며 뇌수막염, 전신 마비, 진행성 치매, 신경병증 및 사지 떨림을 포함한 신경학적 소견으로 나타난다. 요실금이 생기기도 한다. 3기 매독의 심혈관 합병증에는 대동맥 기능 부전과 흉부 동맥류가 있다. 그림 27-6 및 그림 27-7은 각각 1기 및 2기 매독의 임상 양상을 나타낸다.

조기 발견과 항생제 치료는 매독과 치명적인 합병증을 근절하는 열쇠이다. *T. pallidum*은 너무 작아서 광학 현미경으로 볼 수 없으며 생체 내에서 배양할 수 없다. 따라서 진단은 혈청학적 검사를 통해 이루어진다. 매독진단검사(VDRL, Venereal Disease Research Laboratories) 검사와 신속혈장시약(RPR, rapid plasma reagent) 검사는 가장 일반적으로 사용되는 선별 검사이다. 확인 검사에는 보다 구체적인 특정 트레포네말(treponemal) 항체 검사가 포함된다.

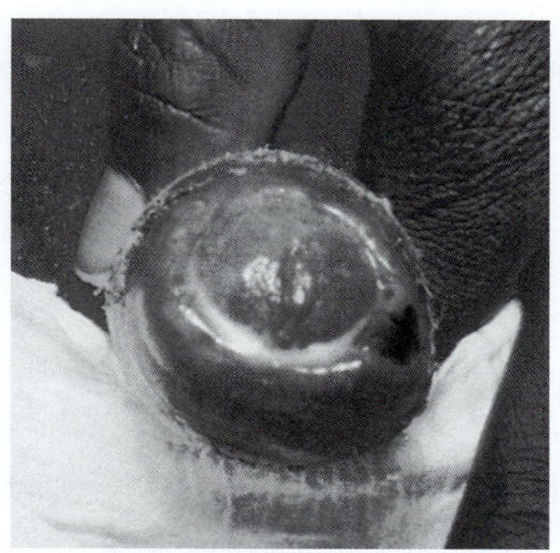

그림 27-6 남성에서 초기 매독

(From Greenberger NJ, Hinthorn DR. *History Taking and Physical Examination: Essentials and Clinical Correlates.* St Louis, MO: Mosby; 1993.)

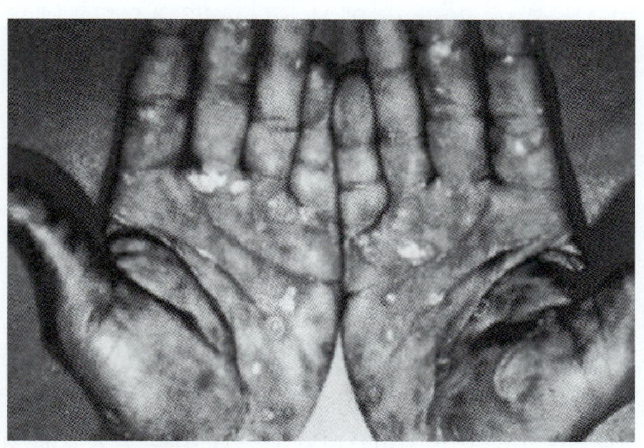

그림 27-7 2기 매독

(From Goldstein BG, Goldstein AO. *Practical Dermatology.* 2nd ed. St Louis, MO: Mosby; 1997.)

클라미디아 Chlamydia

클라미디아 생식기 감염은 미국에서 가장 흔히 보고되는 성병이다. 원인균은 *C. trachomatis*이다. 유병률은 25세 이하의 사람들에게서 가장 높으며, 젊은 성인 인구 중 15~19세의 청소년이 가장 큰 영향을 받는다. 매년 약 280만 명의 미국인이 클라미디아에 감염된다. 남성과 여성 모두에게 무증상 감염이 흔하므로 이 성병에 대한 보고가 적다. 25세 이하의 성생활을 하는 모든 여성과 클라미디아 감염 위험이 있는 여성은 검진이 권장된다. 위험 요인에는 새로운 성 파트너 또는 여러 성 파트너가 있는 사람들이 포함된다.

클라미디아 감염은 감염된 사람과 질, 구강 또는 항문 성 접촉 중에 전염될 수 있다. 여성의 경우 클라미디아 감염과 관련된 후유증에는 자궁경부염(가장 흔함), 요도염, 바르톨린염, PID 및 불임이 포함된다. 남성의 경우 합병증으로 부고환염, 전립선염, 라이터 증후군(Reiter syndrome)(관절염, 요도염, 결막염)이 나타날 수 있다. 클라미디아 감염은 또한 일측성 통증성 림프절염을 특징으로 하는 흔하지 않은 성병인 화농성 림프육아종을 유발할 수 있다. 클라미디아 감염은 또한 감염된 산도를 통과하는 신생아에게 전염되어 결막염 및 신생아 폐렴을 일으킬 수 있다. 여성의 약 70%는 무증상이거나 배뇨 곤란, 경미한 복통 또는 질 분비물과 같은 최소한의 증상을 보인다. 감염된 남성은 배뇨 곤란, 요도 가려움증, 묽은 점액농성 분비물을 경험할 수 있지만 남성의 50%는 무증상이다.

클라미디아 감염의 진단은 소변 검사 또는 질, 요도 채취 검사를 통해 할 수 있다. 중합효소연쇄반응(PCR), 직접형광항체(DFA, direct fluorescent antibody), 핵산증폭법, 효소결합면역분석법은 모두 임상 부위 및 검사 가능 여부에 따라 사용할 수 있다. 동시 감염의 빈도가 높기 때문에 선택된 경구 항생제 치료는 *C. trachomatis*와 *N. gonorrheae* 모두에 대해 효과적이어야 한다.

임질 Gonorrhea

임질은 미국에서 두 번째로 흔한 성병이다. 원인균은 그람음성 쌍구균인 *N. gonorrheae*이다. 미국에서는 매년 약 600,000건의 새로운 사례가 발생한다. 임질의 가장 큰 발병률은 15세에서 19세 사이, 특히 여성에서 발견된다.

이 유기체는 일반적으로 점액 화농성 자궁경부염과 요도염을 유발한다. 임질이 있는 여성에게서 세 가지 패턴의 질병이 확인되었다: (1) 무증상 보균자, (2) 자궁경부염, (3) PID. 여성의 30~40%는 무증상이다. 임균 감염은 요도주위 Skene's 샘, Bartholin 샘, 직장, 인두 및 결막을 감염시킬 수 있다. 남성은 거의 항상 증상이 있고 남성의 경우 감염은 요도, 부고환 및 전립선을 침범할 수 있다. 감염은 혈행 경로를 통해 퍼질 수 있으며 관절, 피부, 수막 및 심내막의 침범으로 이어질 수 있다. 발열, 오한, 발진은 파종성 임균 감염의 특징이다. 주산기 감염은 신생아 수막염, 패혈증 및 신생아 안과를 유발할 수 있다.

*N. gonorrheae*에 대한 진단 검사는 자궁경부, 질, 남성 요도 또는 소변 표본을 사용하여 수행할 수 있다. 임질의 진단에는 배양, 핵산 혼성화 검사, 핵산증폭이 있다. 임질에 감염된 환자는 종종 *C. trachomatis*에 동시 감염된다. 따라서 환자는 클라미디아 감염에 대해 동시에 치료를 받아야 한다.

많은 지리적 지역과 인구에서 임질 치료를 위한 퀴놀론(Quinolone)에 대한 내성이 증가하고 있다. 퀴놀론 내성은 유럽, 중동, 아시아 및 태평양 일부 지역에서 발생했다. 미국에서는 퀴놀론 내성이 점점 보편화되고 있다. 이로 인해 권장 치료요법이 변경되었다. 자궁경부, 요도 및 직장의 단순 임균 감염 치료에 대한 현재 CDC 권장 사항은 경구 또는 근육내 항생제를 단회 투여하는 것이다.

요약

응급 간호사는 산부인과 응급 상황이 있는 환자를 간호하며 어려운 상황에 놓일 수 있다. 이 환자들의 대부분이 복잡한 생리학적 및 심리사회적 요구가 있는 청소년과 젊은 성인으로 구성되어 있기 때문이다. 따라서 환자의 신체적 필요를 충족시키는 것 외에도 응급 간호사는 환자를 교육하고 상담할 수 있는 좋은 기회를 얻을 수 있다.

28

내분비계 응급 상황

Endocrine Emergencies

Catherine T. Recznik

내분비계는 호르몬 분비의 통합된 복합체이다. 이 계통은 신진대사, 조직 기능, 성장과 발달, 감정을 조절하는 데 중요하다. 내분비계는 생리적 스트레스에 반응하여 항상성을 유지하기 위해 끊임없이 기능하며, 하나의 내분비선 기능 장애는 전신적으로 생리에 영향을 미칠 수 있다. 즉각적인 평가, 사정 및 중재가 이루어 지지 않으면, 내분비 장애로 인해 생명을 위협하는 응급 상황이 발생할 수 있다. 응급실 에서 발생하는 대부분의 내분비계 응급 상황은 당뇨병과 관련이 있다. 이 장에서는 당뇨병, 뇌하수체, 갑상선, 부신의 기능과 관련된 내분비 장애를 다룬다. 또한 대사적 응급상태인 알코올성 케톤산증에 대해서도 다룬다.

내분비계 병태생리학

ENDOCRINE SYSTEM PHYSIOLOGY

내분비계는 시상하부, 뇌하수체, 갑상선, 부갑상선, 부신, 췌장, 고환 및 난소로 구성된다(그림 28-1). 각 샘은 특수하고 고유기능을 하는 하나 이상의 호르몬을 분비하거나 저장한다. **표 28-1**은 주 내분비선에서 분비되는 호르몬, 표적 조직 및 기능을 정리한 것이다. 고환과 난소의 활동은 제26장과 제27장에서 살펴보았다.

호르몬 활동은 피드백 고리(feedback loop), 신경 작용 및 내인성 리듬의 결과이다. 신장 및 간 기능과 같은 내부 요인과 통증, 스트레스 또는 불안과 같은 외부 요인은 모두 호르몬 분비에 영향을 미친다. 과도한 양의 순환 호르몬은 추가 호르몬 방출을 억제하는 반면, 낮은 수치는 호르몬 방출을 증가 시킨다. 신경 자극은 내분비선 활동을 증가시키고 호르몬 방출을 유발한다. 내인성 리듬은 수시간에서 수주까지 다양하며 호르몬 조절의 또 다른 방법을 제공한다.

시상하부 Hypothalamus

시상하부는 뇌의 제3뇌실 벽과 바닥의 일부를 형성한다. 전방 및 후방 시상하부의 다양한 중추는 대부분의 내분비 기능을 제어하고 많은 정서적 행동에 영향을 미친다. 시상하부에서 나온 신경로는 뇌하수체 바로 아래에 있는 뇌하수체 후엽와 이어진다. 뇌하수체 후엽 호르몬은 시상하부에서 생성되어 축삭을 따라 이동하여 뇌하수체 후엽에 저장된다. 시상하부는 추가적인 호르몬을 억제하거나 방출하여 뇌하수체 전엽 작용을 조절한다.

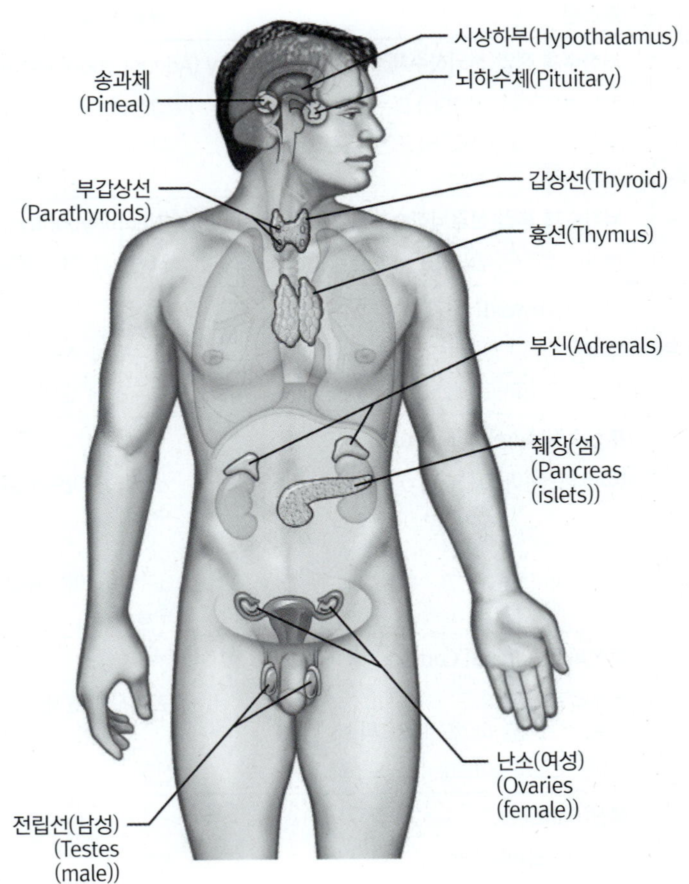

그림 28-1 주요 내분비 샘의 위치. 부갑상선은 갑상선 뒤쪽에 있다. (컬러 삽화 746p 참고)

(From Lewis SL, Dirksen SR, Heitkemper MM, Bucher L, Harding MM. *Medical-Surgical Nursing: Assessment and Management of Clinical Problems.* 9th ed. St Louis, MO: Elsevier-Mosby; 2014.)

뇌하수체 Pituitary

모든 방향으로부터 약 1 cm인 뇌하수체는 중두엽(middle cranial fossa)의 터키안장(sella turcica) 내에 있다. 뇌하수체에는 생리학적으로 두 영역으로 구분된다. 뇌하수체 전엽에는 분비 세포가 있는 반면, 뇌하수체 후엽은 신경 섬유와 신경 종말을 지지하는 구조 역할을 하는 신경 세포로 구성된다. 뇌하수체 전엽에서 분비되는 호르몬으로는 성장호르몬, 부신피질자극호르몬(ACTH), 갑상선자극호르몬(TSH), 프로락틴, 난포자극호르몬, 황체형성호르몬 등이 있다. 항이뇨 호르몬(ADH)과 옥시토신은 뇌하수체 후엽에서 분비된다.

갑상선 Thyroid

갑상선은 협부로 연결된 두 개의 엽으로 구성된다. 윤상연골 아래 목 앞쪽에 있는 나비 모양의 샘은 기관을 부분적으로 둘러싸고 있다. 갑상선 호르몬 분비는 시상하부와 뇌하수체 전엽 사이의 복잡한 피드백 시스템을 통해 조절된다. 이 주요 대사 조절은 뇌하수체의 자극에 반응하여 티록신(T_4)과 트리요오드티로닌(T_3)을 분비하는 황체 세포(follicular cells)와 관련된다. 갑상선의 부여포세포(parafollicular cells)에서 생산되는 칼시토닌(calcitonin)은 칼슘 대사에 영향을 미친다.

부갑상선 Parathyroids

부갑상선은 갑상샘의 뒤쪽 표면에 위치한 4개의 작은 샘이다. 기능은 신경계와 근육계가 정상적으로 기능할 수 있도록 신체의 칼슘 수준을 유지하는 것이다.

표 28-1 주요 내분비샘 및 호르몬

호르몬	목표 조직	기능
뇌하수체 전엽(선뇌하수체)(Anterior Pituitary (Adenohypophysis))		
갑상선자극호르몬(TSH) 또는 갑상샘자극호르몬	갑상선	갑상선의 호르몬합성과 방출 자극 및 갑상선 성장/기능 자극
부신피질 호르몬(ACTH) 또는 코르티코트로핀/부신피질자극호르몬	부신피질	글루코코르티코이드 분비 자극, 부신피질 성장 촉진
뇌하수체 후엽(신경뇌하수체)(Posterior Pituitary (Neurohypophysis))		
항이뇨 호르몬(ADH) 또는 바소프레신	신세뇨관, 혈관 평활근	물의 재흡수 촉진, 중등도의 혈관 수축 유도 혈압 상승
갑상선(Thyroid)		
티록신(T_4)	모든 신체 조직	T_3 전구체
삼요오드티로닌(T_3)	모든 신체 조직	모든 세포의 대사율과 세포 성장 및 조직 분화과정 조절
부신수질(Adrenal Medulla)		
에피네프린(아드레날린)	α- 및 β-아드레날린성 수용체	심박수, 심박출량 증가, 동공확장, 피부와 소화기 세동맥 수축, 골격근 세동맥 확장. 기관지 평활근 이완, 에너지 저장소에서 포도당 방출
노르에피네프린	α- 및 β-아드레날린성 수용체	더 오래 작용하지만 에피네프린과 유사한 효과 및 각성 효과
부신피질(Adrenal Cortex)		
코르티코스테로이드 (e.g., 코르티솔 하이드로코르티손)	모든 신체 조직	모든 신체조직 혈당 유지, 면역억제 반응, 신체 일부로 방출 스트레스에 대한 반응
미네랄코르티코이드(e.g., 알도스테론)	신장	나트륨, 칼륨 균형을 조절-수분 균형 조절
췌장(Pancreas)		
인슐린(베타세포유래)	전신	혈액에서 포도당을 세포로 이동 촉진
글루카곤(알파세포유래)	전신	저장된 포도당을 혈액으로 이동 촉진

Modified from Lewis SL, Dirksen SR, Heitkemper MM, Bucher L, Harding MM. *Medical-Surgical Nursing: Assessment and Management of Clinical Problems.* 9th ed. St Louis, MO: Elsevier-Mosby; 2014.

부신 Adrenals

각 신장의 상부 극 위의 후복막에 위치한 부신은 외부 피질층과 내부 수질층으로 구성된다. 부신 피질은 무기질 코르티코이드(mineralocorticoid)(예: 알도르테론(aldosterone)), 글루코코르티코이드(glucocorticoid)(예: 코르티솔(cortisol)) 및 안드로겐(androgen)을 생성한다. 알도스테론은 내부 체액 균형을 유지하는 데 중요한 반면, 글루코코르티코이드는 신체가 스트레스에 저항하는 능력에 크게 기여한다. 부신 수질은 교감신경 자극에 대한 반응으로 카테콜라민(catecholamine)인 에피네프린(epinephrine)과 노르에피네프린(norepinephrine)을 분비한다.

췌장 Pancreas

췌장은 후복막 공간에서 위장 뒤에 위치한다. 췌장의 몸체는 복벽을 가로질러 수평으로 뻗어 있으며, 머리는 복부의 곡선에 있고 꼬리는 비장과 닿아 있다. 췌장에는 외분비 세포와 내분비 세포가 있다. 아시니(acini)는 아밀라아제와 리파아제를 포함한 소화 효소를 방출하는 외분비 세포이다. 랑게르한스섬(Langerhans islet) 내에는 글루카곤(glucagon)을 분비하는 알파 세포와 인슐린(inuslin)을 생산하는 베타 세포가 있다.

환자 사정 PATIENT ASSESSMENT

내분비계는 신체의 여러 부위에 영향을 미친다. 내분비 장애와 가장 일반적으로 관련된 호소는 피로, 쇠약, 다뇨, 다갈증, 체중 변화 및 정신 상태 변화를 포함한다. 환자 사정은 구체적으로 표현되는 주 호소를 중심으로 해야 한다. 중증 환자가 응급실에 내원하면 내분비 장애를 감별 진단의 일부로 고려해야 한다. 환자 관리는 기도, 호흡 및 순환(ABC, airway, breathing, and circulation)의 평가 및 안정화와 신경학적 평가로 시작된다. 신경학적 평가에는 외상, 혈당 이상, 뇌졸중 또는 독소에 의한 의식 변화의 가능한 원인에 대한 평가가 포함된다. 스트레스 요인이나 유발 사건의 확인은 환자의 병력, 가족 인터뷰, 검사 결과, 방사선 사진 분석 또는 기타 진단 절차를 통해 이끌어낼 수 있다. 응급 간호사는 박스 28-1에서 확인할 수 있는 것처럼 내분비 응급 상황이 의심되는 모든 환자에 대해 일련의 표준 중재를 수행할 것으로 예측해야 한다.

박스 28-1 내분비계 응급 상황 의심 시 간호 개입

- ABC 평가
- 정맥 내 접근
- 진단검사:
  - 침상 옆 포도당
  - 정맥혈 또는 동맥혈 가스 검사(가능한 경우 POCT)
  - 혈청 전해질
- 심장 모니터링
- 섭취와 배출 모니터링
- 주의 깊은 수액 교체
- 병력 및 신체 검사
- 철저한 심혈관, 폐, 신경학적 평가

POCT Point of care testing.

선별적 내분비 응급 상황 SELECTED ENDOCRINE EMERGENCIES

응급 간호사는 내분비 기능 장애에 따른 다양한 중증도의 환자를 만날 수 있다. 이 장에서 다루는 사례는 혈역학적 불안정 상태이거나 신경학적 기능의 변화를 초래할 수 있는 상황이다. 응급 간호사는 모든 중환자를 치료할 때 내분비계 이상 가능성에 대해 인식하는 것이 중요하다.

당뇨병 응급 상황 Diabetic Emergencies

당뇨병(DM)은 고혈당증과 탄수화물, 지방 및 단백질 대사 장애를 특징으로 하는 만성 질환이다. 당뇨병은 두 가지 주요 유형이 존재한다: 1형은 베타 세포(beta cell)가 인슐린을 생산하지 못해 절대적인 인슐린 결핍이 있는 상태이고, 2형은 인슐린 분비 장애, 말초 인슐린 저항성 및 부적절한 인슐린 분비를 특징으로 한다. 제2형은 비만이 이 장애 발병의 주요 위험 요소이다.

저혈당 Hypoglycemia

저혈당은 잠재적으로 생명을 위협하는 응급 상황이며 당뇨병이 있는 환자뿐만 아니라 당뇨병이 없는 아주 어리거나, 고령이거나 위독한 환자에게 일반적으로 영향을 미친다. 저혈당증은 낮은 혈청 포도당 수준을 특징으로 하는 병리학적 상태로 정의된다. 저혈당으로 간주될 정도로 낮은 혈당의 기준 수치는 측정 방법, 환자의 연령, 증상의 유무, 정의하는 목적에 따라 다를 수 있다. 성인, 어린이 및 24시간 이상 된 영유아의 경우 혈당 수치가 70 mg/dL 미만이면 저혈당으로 분류된다. 이 수치는 개인의 평소 수준 및 기관 정책에 따라 다를 수 있다. 혈청 포도당이 감소하는 속도는 환자의 증상에 영향을 줄 수 있다. 포도당 수치가 신체의 보상 능력과 비교하여 더 빠른 속도로 떨어지면 환자는 더 높은 혈청 포도당 수치에서부터 증상을 보일 수 있다. 기관내 기준에는 치료 방향에 영향을 줄 수 있는 증후와 증상을 간호사가 사정해야하는 필요성이 반영되어야 한다. 미국당뇨병협회(ADA, American Diabetes Association)는 증상이 있고 검사실에서 정의한 저혈당을 경험한 환자에게 간호사 치료 프로토콜을 채택하는 것을 권장한다. 낮은 혈청 포도당 수준은 응급실 방문의 일반적인 원인이다. 포도당이 뇌에 가장 중요한 에너지원이기 때문에 저혈당증의 가장 극적인 증상은 신경학적 변화이다. 뇌가 적절하게 기능하려면 포도당이 지속적으로 공급되어야 한다. 반응이 없거나 신경학적으로 변경된 모든 환자는 즉시 저혈당에 대해 평가해야 한다.

약물, 감염, 간 질환 및 선천적 대사 이상은 모두 저혈당증 증상이 나타나게 하는 원인이다. 인슐린 외에 설포닐우레아(sulfonylureas) 및 메글리티니드(meglitinides)와 같은 경구용 항당뇨병제는 저혈당과 관련이 있는 반면, α-글루코시다제(α-glucosidase) 억제제, 비구아니드(biguanides) 및 티아졸리딘디네디온스(thiazolidinediones) 단독으로는 일반적으로 저혈당을 일으키지 않는다. 저혈당증에 기여하는 요인으로는 식이 섭취 부족, 신체적 스트레스 증가, 인슐린 또는 경구 제제 유형의 변화, 임신, 알코올 섭취 및 특정 약물이 있다.

일반적으로 신체는 혈청 포도당 수치가 떨어짐을 감지하고 글루카곤과 에피네프린을 방출하여 간에서 글리코겐 방출을 자극한다. 글리코겐은 대체 에너지원으로 기능한다. 그러나 급성 저혈당증에서 글리코겐은 인슐린의 효과를 극복할 만큼 충분히 빨리 분해될 수 없다. 에피네프린 방출은 기존 포도당의 사용을 감소시킨다. 떨림, 불안, 심계항진, 발한, 구강 건조, 창백, 동공 확장 및 배고픔을 포함한 저혈당의 일반적인 증상은 에피네프린 방출에 기인한다. 당뇨병 환자는 일반적으로 이러한 증상을 인식하고 자가 치료할 수 있다. 베타 차단제 요법은 이러한 교감신경 반응을 은폐하므로, 저혈당의 위험이 있는 환자가 이러한 약물을 처방 받은 경우, 적절한 교육을 제공하는 것이 중요하다.

뇌에서 포도당이 부족해지면 비정상적인 의식상태, 과민성, 혼란, 말하기 곤란, 운동실조, 두통, 혼미 등의 증상이 나타난다. 환자는 이 시점에서 자가 치료를 할 수 있거나 할 수 없을수도 있다. 치료하지 않으면 신경당감소증(neuroglycopenia)은 발작, 혼수 상태, 심지어 사망으로 이어질 수 있다. 심각한 저혈당이 발생하면 종종 가족이 중재를 시작해주어야 하므로 환자 및 가족 교육이 필수적이다.

병원에서 우선순위에는 ABC 확보, 환자 안전 보장, 치료 시작이 포함된다. 의식이 있는 환자의 치료는 일반적으로 포도당 젤, 주스 또는 하드 캔디 형태의 단순 탄수화물 10~15 g을 경구 섭취한 후 탄수화물 스낵 또는 소량의 식사로 구성된다. 무기력하거나 의식이 없는 환자의 경우 정맥 주사(IV) 포도당의 빠른 투여를 선택할 수 있다(성인의 경우 50% 포도당 20~50 g). 정맥 주사를 얻을 수 없는 경우 근육 내 글루카곤 1 mg(성인 용량)을 투여해야 한다. 글루카곤은 간을 자극하여 글리코겐을 방출하고, 이는 포도당으로 전환된다. 이 요법이 효과적이려면 환자에게 적절한 글리코겐 저장량이 있어야 한다. 글루카곤 투여 후 구토가 흔하기 때문에 환자는 흡인 위험을 최소화할 수 있는 자세를 취해야 한다. 인슐린 펌프를 통해 인슐린을 투여받는 환자가 의식이 없는 경우, 의식을 회복할 때까지 펌프를 분리하거나 중지하여야 한다.

포도당 투여 전에 얻은 검체 결과는 유용한 정보를 제공할 수 있지만 검체를 얻기 위해 포도당 투여를 지연해서는 안 된다. 포도당이 없는 경우 중추신경계는 심각한 신경학적 결손이 발생할 수 있다. 일단 경보가 울리면 환자에게 적절한 포도당 수준을 유지하기 위해 복합 탄수화물을 포함한 추가 음식을 제공해야 한다. 응급한 저혈당 상황의 원인이 확인되고 해결되면 환자는 식사, 관찰 상태 및 포도당 수치가 안정되었음을 확인한 후 퇴원할 수 있다. 명확한 원인이 확인되지 않은 환자는 추가 평가와 검사를 받아야 한다.

엄격한 혈당 조절과 집중 인슐린 요법에 초점을 맞추면서 저혈당의 위험이 증가하였다. 정상혈당을 유지하면 당뇨병과 관련된 많은 미세혈관 합병증이 감소한다. 집중 인슐린 요법을 받는 환자는 기존 인슐린 요법을 받는 환자보다 중증 장애를 일으키는 저혈당의 발생률이 더 높다. 집중 인슐린 요법은 노인이나 집중 치료를 받는 중환자에게 요법으로 권장되지 않는다. 급성 저혈당의 치료 후에는 약물 사용, 현재 질병 및 활동 수준을 포함하여 주의 깊은 병력을 얻는 것이 중요하다. 이것은 향후 응급한 저혈당 상황의 예방 및 관리를 위한 환자 교육을 위한 중요한 기회가 될 수 있다.

당뇨성 케톤산증 Diabetic Ketoacidosis

당뇨성 케톤산증(DKA)은 환자가 순환 인슐린의 상대적 또는 절대적 고갈을 경험할 때 발생한다. 이처럼 잠재적으로 생명을 위협하는 상태는 소아 환자(과거 당뇨병 진단을 받지 않은 소아 환자)의 최대 2/3에서 발생할 수 있으며, 당뇨병(특히 1형)의 초기 진단으로 이어질 수 있다. 이전에 당뇨병 진단을 받은 환자의 경우 감염, 질병, 임신 또는 상황적 스트레스 요인이 상대적인 인슐린 결핍을 유발할 수 있다. 또 다른 환자의 경우 잘못된 식이 관리로 인한 과도한 순환 포도당이 스트레스 상태를 압도할 수 있다. 절대 결핍은 처방된 인슐린 요법을 따르지 않거나, 인슐린 전달 실패 상태이거나 적절한 인슐린을 복용할 수 없거나 복용할 의사가 없는 환자에서 발생할 수 있다. 후자의 예는 당뇨병 교육이 중요한 이유를 보여준다.

장기간의 인슐린 결핍 후에 환자는 고혈당, 탈수, 전해질 고갈 및 대사성 산증의 4가지 심각한 문제를 나타낼 수 있다(그림 28-2). 스트레스는 역조절 호르몬의 방출을 일으켜 포도당 신생합성을 유발한다. 심한 고혈당은 혈청 삼투압 농도를 증가시키고 삼투성 이뇨를 일으켜 심각한 탈수를 초래한다. 삼투성 이뇨는 물, 나트륨, 칼륨, 마그네슘, 칼슘 및 인의 소변 손실로 이어진다. DKA의 전형적인 총 체수분 손실은 성인 환자의 경우 6~9 L 정도이다.

포도당신생합성에도 불구하고 인슐린이 없으면 새로 유리된 포도당을 사용할 수 없으므로 혈청 혈당 수치, 소변 포도당 농도 및 삼투성 이뇨가 더욱 증가한다. 지방과 근육 단백질은 에너지로 대사된다. 이러한 지방분해는 신체의 자연적인 완충 시스템을 무너트려 지방산 축적을 통해 산증을 유발한다. 이 산증이 악화됨에 따라 때때로 환자의 호흡에서 과일 냄새가 나는 것을 감지할 수 있다.

DKA는 유발 사건 후 단 몇 시간의 짧은 시간에 걸쳐 발생한다. 환자는 다음증, 다뇨증, 다식증, 피로 및 쇠약을 포함한 증상의 진행상태를 보인다. 새로 발병한 당뇨병이 있는 환자는 최근 체중 감소를 호소할 수 있다. 케톤산증이 악화되면 메스꺼움, 구토, 식욕 감소 및 복부 경련이 발생한다. 환자는 중증 상태에서 환자는 심한 장애와 함께 의식 수준의 변화, 최근 사건에 대한 혼란 또는 질문에 대한 느린 응답을 나타낼 수 있다. 혼수 상태로 진행될 수 있으며 고열이 나타날 수 있다.

산증에 대한 반응으로 신체는 쿠스말(Kussmaul) 호흡이라는 빠르고 깊은 호흡을 유발하여 보상한다. 이 호흡 보상은 CO_2를 "배출"하여 pH를 개선하는 역할을 한다. 피부는 일반적으로 뜨겁고 건조하며 피부 긴장도가 감소하며 점막이 건조해진다. 저혈압은 심한 탈수로 인해 발생할 수 있다. 가장 흔하게 볼 수 있는 심장 리듬은 동성 빈맥이지만 전해질 장애와 관련된 부정맥도 발생한다. 임신 중에는 태아에게 해로운 영향을 미칠 수 있으며, 태아와 산모에 대한 DKA의 영향을 최소화하려면 조기 식별과 적극적인 개입이 중요하다.

초기 진단 검사 결과는 빠른시간내 얻어야 하며 응급실에 도착하면 수액 요법을 시작해야 한다. 250 mg/dL 이상의 혈청 포도당 수치, pH 7.3 미만, 혈청 또는 소변 케톤의 존재가 예상되는 소견이다. 또한 칼륨 수치는 정상 또는 상승할 수 있으며 탈수로 인해 크레아티닌 및 혈액 요소 질소(blood urea nitrogen, BUN) 수치가 상승할 수 있다. β-hydroxybutyrate (β-OHB, 산증을 유발하는 주요 케톤산) 측정에 기반한 혈청 케톤 검사는 진단 및 모니터링을 위해 권장되며, β-OHB 수치가 >3.8 mmol/L인 경우 "양성"으로

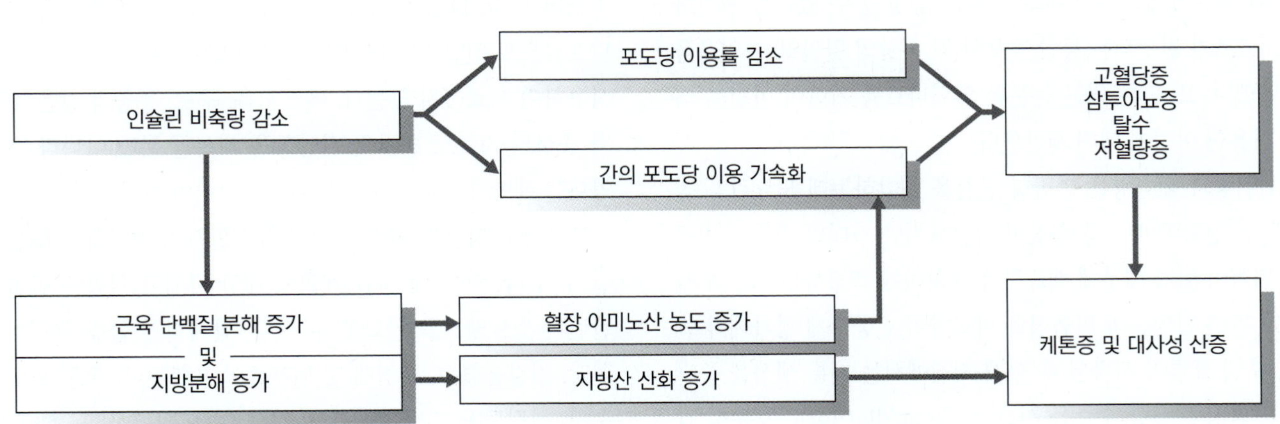

그림 28-2 당뇨성 케톤산증 병태생리학 기전

간주된다. DKA 환자의 혈액 가스 값은 pH 감소, HCO_3 감소, Pco_2 감소 및 정상 동맥 산소압(PaO_2)을 나타낸다. 전통적으로 동맥혈 가스(ABG, arterial blood gases)가 산증의 존재를 확인하는 데 사용되었지만 일부 지침에서는 이제 정맥혈 가스(VBG, venous blood gases)의 유용성을 인식하고 있으며, 감염은 DKA를 유발시킬 수 있으므로 감염이 의심된다면 혈액 및 소변 배양검사를 해야 한다. 배양물을 얻은 후 항생제 치료를 시작해야 한다. 모든 중증 환자와 마찬가지로 항생제 투여가 배양 검사를 위해 지연되어서는 안 된다. 영상 검사는 또한 감염의 주요 부위를 확인하는 데 유용할 수 있다.

응급실에서의 관리는 적극적이어야 한다. 치료는 고혈당 교정, 탈수, 전해질 불균형 및 대사성 산증의 교정에 중점을 둔다. 합병증을 예방하려면 빈번한 재평가와 함께 면밀한 모니터링이 필수적으로 이루어져야 한다. 혈청 포도당 및 칼륨 수치는 1~2시간마다 모니터링해야 하며 pH는 2~4시간마다 모니터링해야 한다.

성인의 경우 치료 첫 1~2시간 동안 15~20mL/kg의 생리식염수로 Ⅳ 수액 치료를 즉시 시작해야 한다. 앞서 언급했듯이 성인 환자는 최대 9L의 수분이 필요할 수 있다. 소아의 경우에는 초기에 10mL/kg의 0.9% 또는 0.45% 생리 식염수를 일반적으로 사용하며 소아 집단에서는 뇌부종의 위험이 높기 때문에 수액치료를 신중하게 결정해야 한다. 하지만 최근에 발표된 연구에 따르면 수액 치료의 속도와 나트륨 함량이 소아 환자의 뇌부종 및 신경학적 결과와 관련이 있다는 과거에 제안된 이론을 반박한다. 실제로 Kuppermann 등은 대규모 무작위 실험 연구에서 0.9% 생리식염수 대 0.45% 생리식염수의 빠른 수분 보충과 느린 수분 보충을 받은 그룹간에 통계적으로 유의한 신경학적 차이가 없음을 보여주었다. 저자들은 뇌부종이 뇌부종 자체의 원인이라기 보다 증상일 수 있음을 제안하고, DKA가 진행되는 동안 발생한 뇌 손상의 원인일 수 있음을 제안했다. 또 다른 최근 논문은 염화나트륨 기반이 아닌 수액을 사용한 이점에 대해 제안했다.

섭취량과 배설량은 면밀히 관찰을 해야하는데 도뇨관을 적용하면 정확한 배뇨량 측정이 가능하지만 카테터 관련 합병증의 위험이 있기 때문에 배뇨량을 정확하게 측정하는 이점과 카테터 관련 합병증의 위험성을 비교하여 신중하게 평가해야 한다. 수액 요법이 시작된 후 현재 지침에서는 케톤 생성을 중단하고 혈청 포도당 수준을 시간당 90mg/dL 이하로 꾸준히 감소시키는 것을 목표로 시간당 0.1units/kg에서 규칙적인 인슐린을 지속적으로 Ⅳ 주입할 것을 권장한다. Regular 인슐린(속효성 인슐린)은 Ⅳ로 투여할 수 있는 유일한 인슐린이며 DKA에서는 Ⅳ 투여가 표준 치료이다. 인슐린 자체가 튜브에 달라붙는 것으로 알려져 있기 때문에 Ⅳ 튜브는 20mL의 인슐린 함유 용액으로 "플라이밍"되어야 한다는 점에 유의하는 것도 중요하다. 이렇게 하면 환자에게 제시된 인슐린 주입 속도를 지킬 수 있다.

혈청 포도당 수치가 200~250mg/dL에 도달하면 저혈당을 예방하기 위해 수분을 포도당 함유 용액으로 전환해야 한다. 소아 집단에서는 종종 "두 개의 백"시스템을 사용하여 목표를 달성한다. 혈청 포도당 수치가 200mg/dL 미만이고 혈청 중탄산염 수치가 18mEq/L 이상이며 DKA에서 정맥 pH가 7.3 이상일 때 비로소 고혈당 응급 상황이 해결되었다고 볼 수 있다.

수액 치료는 혈청 칼륨을 희석시키고 이뇨작용을 촉진하므로 초기의 칼륨 값이 정상인 경우에도 첫 번째 Ⅳ 수액 치료 후에 칼륨 보충을 시작해야 한다. 칼륨이 인슐린 및 기존 포도당과 함께 세포내 공간으로 다시 이동함에 따라 치료가 시작된 후 처음 몇 시간 동안 칼륨 수치는 종종 급격하게 떨어질 수 있다. 따라서 수액 치료 초기에는 혈청 칼륨 수치에 대한 검사를 1~2시간마다 측정 반복해야 한다. 심각한 저칼륨혈증과 함께 부정맥이 발생할 수 있으므로 심장 모니터링은 필수적이다. 혈청 칼륨이 3.3mEq/L 미만인 경우 혈청 칼륨 수치가 정상 범위가 될 때까지 인슐린 보충을 연기해야 한다.

추가 고려 사항은 산증의 해소와 징후 및 증상의 치료이다. 산증은 일반적으로 수액 및 인슐린 요법으로 교정된다. 인슐린은 세포가 가용 포도당을 에너지로 사용하도록 하여 단백질 분해 및 지방 분해를 감소시키고 케톤산증을 해결한다. pH 또는 혈청 중탄산염 수치가 정상화 될 때까지 인슐린 주입을 계속해야 한다. DKA의 산증에서 중탄산나트륨 사용은 중탄산나트륨으로 인한 이득이 있다고 보지 않기 때문에 일반적으로 사용하여 치료하지 않는다. 메스꺼움, 구토, 통증과 같은 징후와 증상의 치료도 환자의 편안함을 개선할 뿐만 아니라 탈수 악화를 예방하기 때문에 우선순위에 두어야 한다.

조용하고 차분한 환경을 제공하면 환자의 편안함을 향상시킬 수 있다. 약물 및 치료 계획에 대한 자세한 설명은 입원과 관련된 스트레스를 완화할 수 있다. 잠재적인 합병증에는 저혈당, 저칼륨혈증, 부정맥 및 뇌부종이 포함된다. 혈청 포도당 수치, 심전도(ECG) 추적, 혈액 검사 수치, 활력 징후, 섭취 및 배설, 신경학적 상태를 주의 깊게 모니터링한다. 급격한 변화는 합병증과 관련되어 있으므로 환자의 포도당과 pH 수준을 정상으로 조심스럽게 전환되도록 해야 한다.

고삼투압성 고혈당 상태

Hyperosmolar Hyperglycemic State

고삼투압성 고혈당 상태(HHS)는 고삼투압성 고혈당성 비케톤성 혼수라고도 하며 혈당 수치의 현저한 상승, 고삼투압 농도, 케톤증이 거의 또는 전혀 없는 것을 특징으로 하는 생명을 위협하는 응급 상황이다. HHS는 사망률이 20%에 달하는 2형 당뇨병 환자를 위협하는 상태이다. 2형 당뇨병의 유병률이 증가함에 따라 이 상태는 향후 더 자주 발생하게 될 것으로 예측된다. 촉발 원인은 다양하며 감염이 가장 흔하다. 다른 원인으로는 약물 및 치료 미준수, 진단되지 않은 당뇨병, 약물 남용 및 기저 질환이 있다. 신체적 소견에는 심한 탈수 및 혼수와 같은 다양한 신경학적 증상과 관련된 소견이 포함된다. 일반적으로 HHS를 나타내는 환자는 50세 이상이지만 소아 환자에서 발생률이 증가하고 있다. HHS 진단을 받은 환자는 경미한 탈수를 유발하는 이뇨제와 같은 문제를 악화시키는 약물을 자주 복용한다. 진단이 확립되면 관련 또는 추가 진단을 규명해야 한다.

질병, 수술 또는 부상으로 스트레스를 받을 때 신체는 혈청 포도당 수치를 증가시킨다. 2형 당뇨병 환자는 케톤산증을 피하기에 충분한 인슐린을 생산하지만 심각한 고혈당을 막기에는 충분하지 않다. 이 증가된 혈청 포도당 수준은 삼투성 이뇨제로 작용하여 혈청 고삼투압 농도와 함께 심각한 탈수를 유발한다. 환자는 손실된 체액을 대체할 수 없으므로 상태가 점차 악화된다. 인슐린이 존재하기 때문에 지방 대사가 최소화되고 혈청 케톤은 일반적으로 존재하지 않거나 미량만 존재한다. 지속적으로 부적절한 수준의 인슐린은 포도당에 대한 세포 접근을 보장하기에 충분하지 않으며, 추가적인 간 포도당 신생합성이 발생하여 기존 고혈당증을 악화시킨다. 기저 신장 질환이나 혈관 내 용적 감소는 또한 사구체 여과율을 감소시키고 혈청 포도당의 더 빠른 상승을 유발할 수 있다. 그림 28-3은 HHS의 병태생리를 설명한다.

HHS의 증상 발병은 DKA보다 훨씬 더 서서히 진행되며 며칠 또는 몇 주에 걸쳐 진행된다. 증상의 미묘함은 진단까지의 지연을 설명할 수 있다. 환자는 식욕 감소, 다갈증 및 다뇨증을 느낄 수 있다. 질병이 진행됨에 따라 두통, 시야 흐림, 착란, 의식 저하, 발작 또는 혼수 상태와 같은 신경학적 증상이 나타날 수 있다. 내원 시 빈맥, 저혈압, 요량 감소가 나타날 수 있다. 호흡은 증가할 수 있지만 DKA와 관련된 과일 냄새는 없다. 특히 신경학적 징후와 증상이 뇌졸중을 모방할 수 있기 때문에 의식 수준의 저하는 종종 응급실 방문으로 이어진다.

진단 검사에는 일반혈액검사(CBC), 전해질, 소변 검사, 정맥 또는 동맥혈 검사가 포함되어야 한다. HHS의 일반적인 진단 검사에는 혈당 수치가 600 mg/dL 이상, 혈청 삼투압 농도가 320 mOsm/kg 이상, pH 수치가 7.30 이상, 경미하거나 없는 케톤혈증이 있다. 혈청 칼륨 수준은 탈수 수준에 따라 높거나 낮거나 정상일 수 있지만 혈청 나트륨은 일반적으로 낮은 것처럼 측정된다.

HHS의 초기 치료는 산증은 존재하지 않고, DKA의 치료와 동일하지만 체액 결핍이 더 극단적인 경우가 많다. 진단 검사

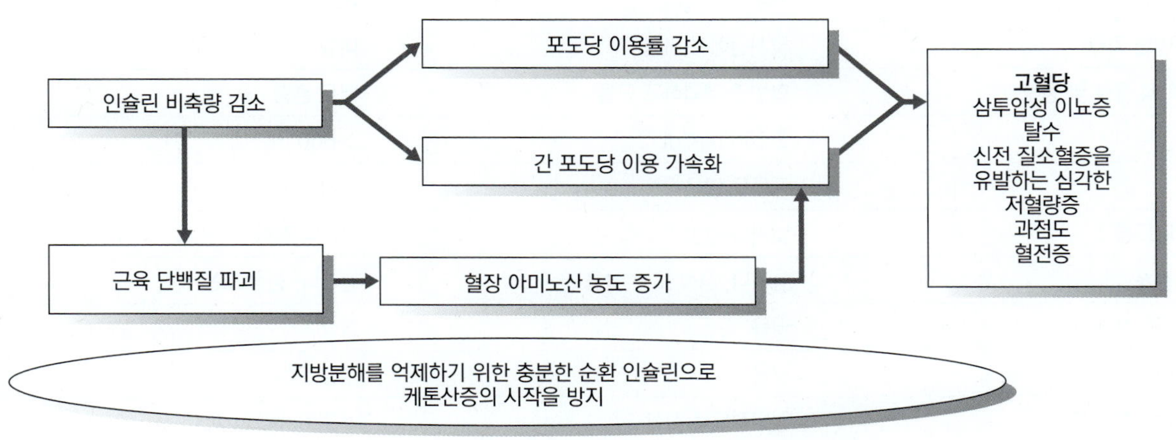

그림 28-3 고삼투압 고혈당 상태의 병태생리학

결과에 대한 주의 깊은 평가, IV 수액 투여, 칼륨 투여 및 IV 인슐린은 치료의 초석이다. 기저 질환에 대한 입원 및 치료도 우선적으로 이루어져야 하며, 교육 및 후속 조치는 향후 발병 예방 및 기저 질환 치료에 중점을 두어야 한다. HHS 환자의 평균 고령화로 인해 심한 탈수에도 불구하고 체적 과부하가 발생할 가능성이 더 크다. 또한, 모든 연령대의 환자에서 뇌부종의 발병률이 더 높다. 그 외에는 DKA와 동일한 주의 깊은 모니터링 및 중재가 필요하다.

HHS의 치료는 의식 상태의 정상화 및 320 mOsm/kg 미만의 혈청 삼투압 농도로의 복귀로 정의된다. 인슐린이 수액보다 먼저 투여되면 저혈압이 악화될 수 있으므로 인슐린 요법을 시작하기 전에 적절한 수액을 공급해야 한다. 이 경우 포도당 대체를 시작하고 인슐린 주입량을 시간당 0.02~0.05 U/kg으로 줄이는 것이 좋다. 이 상태가 치료 계획에 포함되어야 한다.

HHS와 DKA의 구별은 처음에는 어려울 수 있다. 그러나 이것이 치료의 기본 과정을 달라지게 해서는 안 된다. ABC의 관리는 응급 처치의 최우선순위이며 두 경우 모두 IV 수액 요법을 즉시 시작해야 한다. 간호 조치는 두 경우 모두 유사하며 치료의 합병증을 예방하기 위해 활력 징후와 혈액 검사 값에 대한 면밀한 관찰을 포함한다. **표 28-2**는 DKA와 HHS의 임상적 특징을 비교한 것이다.

알코올성 케톤산증 Alcoholic Ketoacidosis

알코올성 케톤산증(AKA)은 일반적으로 많은 양의 알코올을 섭취한 환자가 갑자기 금주한 후 24시간 이상 경과했을 때 발생하는 급성 대사성 응급 상황이다. AKA는 만성 알코올 남용이 있는 성인에서 가장 흔하며 최근에 폭음, 지속적인 구토, 음식 섭취 감소 등에 영향을 받는다. 일부 국가에서는 알코올성 케톤산증이 제대로 진단되지 않는 것으로 추정된다. AKA는 혈청 케톤 수치가 상승하고 중탄산염 수치가 감소하며 이론적으로 포도당 수치가 약간 상승하는 것이 특징이다. 불행하게도 AKA 진단을 복잡하게 만드는 것은 환자가 더 높은 포도당 수치를 보여 잘못된 진단으로 이어질 수 있다는 사실이다. DKA 치료 프로토콜에 따라 인슐린을 투여하면 환자들은 즉시 치료를 해야 하는 생명이 위급한 저혈당증이 발생할 수 있다. 이러한 환자에 대해서는 AKA 및 기아 케톤증을 포함한 또 다른 진단을 고려해야 한다.

알코올 중독 환자는 종종 적절한 영양 섭취를 유지하지 않는다. 기아 기간 동안 인슐린 수치가 감소하여 포도당 이용이 어려워진다. 이러한 환자들이 상당한 양의 술을 마시고 갑자기 중단하면 신체가 지방과 지질을 분해하여 부산물로 케톤을 생성한다. 알코올 남용 환자에게서 흔히 나타나는 탈수는 젖산증 상태를 유발할 수 있으며 알코올의 부산물은 그 자체로 산성이다. AKA라는 증빙은 이러한 요소의 정점이라고 생각된다.

표 28-2 당뇨성 케톤산증(DKA) 및 고혈당성 고삼투압 상태(HHS)의 고전적 증상/발현 비교

임상 지표	DKA	HHS
환자 연령	보통 청소년	보통 성인
당뇨 유형	1형	2형
증상 발현 기간	몇시간에서 며칠	며칠
신경학적 증상 및 징후	합병증 제외하고 드묾	매우 흔함
포도당 수치	≥250 mg/dL	>600 mg/dL
케톤	중등도 많은	작거나 거의 없는
혈청 나트륨	낮거나 정상	낮거나 정상
혈청 칼륨	높거나, 정상 또는 낮음	높거나, 정상 또는 낮음
혈청 중탄산염	낮음	정상
혈액 pH	낮음	정상
혈청 삼투질 농도	일반적으로 정상	>320 mOsm/L
혈전증	거의 없음	매우 흔함

환자는 복통, 메스꺼움, 구토 및 알코올 금단 증상을 나타낸다. 신체적 소견에는 빈호흡, 빈맥 및 정신 상태의 변화가 포함된다. AKA는 급성 알코올 중독이 의심되는 경우 감별 진단에 포함되어야 한다. AKA 환자는 구토, 탈수, 또는 보상적 과호흡이 나타난다.

응급 치료는 ABC와 체액 교정, 글리코겐 저장, 전해질 불균형 교정에 중점을 둔다. AKA 진단이 확정되면 포도당을 함유한 IV 수액 투여하여 혈청 인슐린 수치를 높이고 글루카곤 및 기타 역조절 호르몬의 방출을 억제한다.

전해질 수준을 주의 깊게 평가하고 결함을 즉시 처리해야 한다. 알코올 중독 환자는 종종 근본적인 영양 결핍이 있기 때문에 포도당 함유 수액을 투여하기 전 티아민 투여를 고려 해야 한다. 하지만 이 권고 사항을 뒷받침하는 근거수준은 낮다. 지속적인 티아민 결핍은 운동실조, 착란 및 시력 변화를 특징으로 하는 증후군인 베르니케 뇌병증(Wernicke's encephalopathy)을 유발할 수 있다. 치료 전반에 걸쳐 AKA 환자는 면밀한 모니터링, 발작 예방 및 지지적 치료가 필요하다. 활력 징후, 섭취 및 배출, 신경학적 상태, 전해질 수치에 대해 자주 평가하는 것은 치료의 효과를 모니터링하고 환자의 정상적인 대사 상태로의 합병증 없는 복귀를 보장하기 위해 필요하다.

뇌하수체 장애 Pituitary Disorders

요붕증 Diabetes Insipidus

요붕증(DI)은 다량의 묽은 소변이 배설되는 특징이 있으며 적절하게 진단 및 관리하지 않으면 생명을 위협할 수 있다. DI의 두 가지 주요 유형은 두 가지 다른 장애, 즉 ADH의 부적절한 또는 손상된 분비(중추성) 또는 ADH에 대한 부적절한 신장 반응(신장성) 중 하나로 설명될 수 있다. 장애의 유형을 결정하는 것은 효과적인 치료에 필수적이다. 다량의 묽은 소변을 통과시키는 것 외에도 환자는 다량의 수분 섭취, 건조한 피부, 빈맥 및 진행성 혈역학적 불안정에도 불구하고 일반적으로 극심한 갈증을 나타낸다.

중추성 DI는 ADH의 분비 및 방출을 손상시키는 모든 상태에서 발생한다. 중추성 DI는 특발성, 유전적 또는 두부 손상이나 뇌 수술과 같은 후천적일 수 있다. 신장성 DI에서는 ADH가 충분하지만 신장이 소변을 적절하게 농축하지 않는다. 신장성 DI는 유전적이거나 후천적일 수 있으며, 어린이는 일반적으로 유전적 원인을 갖고 성인은 일반적으로 후천적 원인을 갖는다. 후천적인 신장성 DI는 영구적이거나 일시적일 수 있으며 약물, 특히 리튬으로 인해 발생할 수 있다. 겸상적혈구 빈혈과 같은 혈관 손상; 또는 저칼륨혈증 및 고칼슘혈증을 포함한 심각한 전해질 불균형도 DI를 유발할 수 있다.

진단은 소변 삼투압 농도를 측정하여 이루어지며, 이는 다뇨증이 DI로 인한 것인지 여부를 결정하는 데 도움이 된다. 다뇨증이 있는 상태에서 소변 삼투압 농도가 300mOsm/kg 미만이면 DI가 발생할 가능성이 매우 높다. ADH의 치료가 중추성 DI의 치료이지만 신장성 DI의 치료에서는 효과가 없기 때문에 DI 유형의 결정은 필수적이다.

응급 검사로는 소변 삼투압, 혈청 전해질 및 혈청 삼투압 측정이 포함되지만 환자가 안정화된 후 DI 유형을 식별하기 위한 추가 진단 검사로 수분 부족 검사가 포함된다. 이 검사는 환자가 체중의 5% 감소 또는 소변 샘플의 변동성을 경험할 때까지 체중, 소변 삼투압 및 혈청 삼투압을 자주 측정하면서 최대 7시간 동안 모든 체액을 보류하는 것으로 실시된다. 수분 부족 검사가 끝나면 외인성 ADH(바소프레신)가 제공되고 혈청 및 소변 삼투압 농도의 최종 측정이 수행된다. 중추성 DI가 있는 환자는 소변 삼투압 농도가 증가하고, 신장성 DI가 있는 환자는 그렇지 않다.

중추성 DI의 경우 치료는 ADH의 투여와 체액량 대체에 중점을 둔다. 너무 빠른 수액 투여는 용량 과부하 또는 혈청 나트륨 수치의 급격한 변화를 유발할 수 있으므로 환자를 주의 깊게 모니터링해야 한다. ADH 대체는 주로 데스모프레신(desmopressin)을 사용하여 이루어지지만 카르바마제핀(carbamazepine)과 같은 추가 약물을 사용하여 필요한 용량을 줄일 수 있다. 신장성 DI는 ADH에 반응하지 않는다. 따라서 치료에는 적절한 경구 섭취, 전해질 관리, 염분 제한 식이, 가능한 원인의 식별 및 제거가 포함된다. 또한 티아지드(thiazide) 이뇨제는 중추성 및 신장성 DI 치료에 사용할 수 있다. 비록 이뇨제의 투여가 직관적이지 않지만, 티아지드 이뇨제의 사용은 레닌-안지오텐신 시스템의 활성화로 이어지며, 이는 재흡수되는 나트륨과 물의 양을 증가시킨다.

DI 환자의 응급 관리에는 체액 상태, 신경학적 상태, 전해질 수치 및 ECG 리듬 또는 기타 전신 장애에 대한 면밀한 모니터링이 포함된다. 중추성 DI와 신장성 DI를 즉시 구별하는 것 외에도 체액 섭취, 배출 및 소변 삼투압 농도를 면밀히 모니터링하여 치료 과정을 결정해야 한다.

항이뇨 호르몬 분비 부적절증후군
Syndrome of Inappropriate Antidiuretic Hormone

항이뇨 호르몬 분비 부적절증후군(SIADH)은 ADH 수준을 조절하는 피드백 시스템이 실패하여 뇌하수체가 과도한 양의 ADH를 방출할 때 발생한다. SIADH 환자는 희석성 저나트륨혈증으로 응급실에 내원할 수 있으며, 이는 치료하지 않고 방치하면 발작과 사망으로 이어질 수 있다. ADH는 시상하부에서 생성되어 뇌하수체에 저장되기 때문에 이러한 내분비계의 기능이나 경로를 변경하는 모든 질병 과정이나 약물 요법은 SIADH를 촉발시킬 수 있다. 갑상선 및 뇌하수체 병변, 이뇨제 및 카르바마제핀(carbamazepine)을 포함한 약물, 두부 외상 또는 뇌졸중은 SIADH를 침전시킬 수 있다. 다른 관련 장애로는 통증, 정서적 스트레스, 양압 환기, 폐렴 및 결핵이 있다.

SIADH에서 과도한 ADH는 수분에 대한 원위 세뇨관 투과성을 증가시켜 신장이 체액을 보유하고 소변량을 감소시킨다. 혈청 삼투압 농도와 순환 혈액량은 일반적으로 ADH 방출에 영향을 미친다. 그러나 SIADH 환자의 경우 혈청 삼투압 농도가 감소함에도 불구하고 바소프레신(ADH)이 계속 순환계로 방출된다(일반적으로 275 mOsmol/kg[4] 미만). SIADH의 징후와 증상은 결과적인 체액 과부하 및 관련 저나트륨혈증으로 인해 발생한다.

주관적으로 호소하는 증상에는 쇠약, 메스꺼움, 구토, 복부 및 근육 경련, 부종이 없는 급격한 체중 증가, 두통 및 피로가 포함된다. 환자나 보호자는 규칙적인 경구 섭취에도 불구하고 소변량 감소를 확인할 수 있다. 그러나 가장 큰 변화는 신경 및 심장 기능에 있을 수 있다. 환자는 저나트륨혈증이 악화됨에 따라 발생 가능한 발작 활동으로 의식저하와 지남력상실이 나타난다. 심한 저나트륨혈증은 체액 이동을 유발하여 뇌부종, 폐부종, 고혈압 및 경정맥 팽창을 유발할 수 있다. 검사는 현저한 저나트륨혈증(<125 mEq/L[4]), 낮은 혈청 삼투압 농도(<280 mOsm/kg[1]), 감소된 크레아티닌을 나타낼 수 있다. 소변 삼투압, 나트륨 및 비중이 증가한다. 소변은 혈장에 비해 고삼투압이다.

SIADH의 관리는 저나트륨혈증의 중증도와 관련이 있다. 경미한 경우에는 수분 제한으로 충분하다. 성인의 경우 수분 제한은 종종 800~1,000 mL/일부터 시작한다. 그러나 500 mL/일만큼 엄격한 제한이 필요할 수 있다. 급성, 중증 저나트륨혈증(<121 mmol/L)은 종종 발작과 같은 신경학적 증상과 연관되며 뇌부종의 위험이 높기 때문에 긴급하게 치료해야 한다. 고장성 식염수의 초기 교정 속도는 심각한 신경학적 증상이 없는 한 시간당 1~2 mEq/L를 초과해서는 안 된다. 정확한 섭취 및 배출 모니터링의 중요성은 아무리 강조해도 지나치지 않으며, 특히 체액 과부하의 징후나 증상에 주의해야 한다. 혈청 나트륨이 125 mEq/L 이상이면 소량의 루프 이뇨제를 투여하여 소변량을 증가시키고 과혈량을 개선할 수 있다. ADH 작용을 방해하기 위해 데메클로사이클린(demeclocycline)을 투여할 수 있다. 그러나 이것은 체액 제한 요법을 강화시키는 단순한 방법일 뿐이다.

궁극적으로 혈청 나트륨 및 삼투압 농도가 개선되어야 한다. 전해질 평가는 치료의 합병증을 예방하고 치료 진행 상황을 모니터링하는 데 도움이 된다. 환자가 안정되면 촉발되는 사건의 식별 및 치료가 우선시된다. 면밀한 관찰, 시기 적절한 관리, 적절한 교육은 환자의 안전을 보장하고 합병증을 예방할 수 있다.

갑상선 응급 상황 Thyroid Emergencies

실제 갑상선 응급 상황은 드물지만 생명을 위협할 수 있다. 갑상선은 시상하부-뇌하수체-갑상선 대응조절 시스템을 통해 신체의 대사율을 조절한다. 갑상선 기능은 뇌하수체 전엽에 의한 TSH 방출을 담당하는 갑상선 자극 호르몬 방출 호르몬(TRH, thyrotropin-releasing hormone)를 분비하는 시상하부에 의존하여 T_4의 방출을 유발한다. 순환하는 T_4는 말초 조직에서 T_3로 변환된다. TSH의 양은 TRH의 양에 따라 달라지며, 이는 수술, 감염, 극한의 온도와 같은 신체적 스트레스에 의해 영향을 받을 수 있다. T_3 및 T_4의 순환 수준은 음성의 피드백을 통해 방출되는 TRH의 양에 영향을 미친다. 이 시스템의 일부가 오작동하게 되면 갑상선 기능 항진 또는 기능 저하를 일으키고 이로 인해 여러 조직에 증상으로 나타날 수 있다.

갑상선 기능 항진증 hyperthyroidism

갑상선 기능 항진증은 여러 장애로 인해 발생할 수 있다. 실제 갑상선 기능 항진증은 갑상선이 과도하게 활동하고 갑상선 호르몬이 과도하게 생성되는 것이 특징이다. 갑상선 자극 면역글로불린이 갑상선 활동을 증가시키는 자가면역 질환인 그레이브스병(Graves' disease)은 모든 갑상선 기능 항진증의 80%를 차지한다. 다른 가능한 원인으로는 종양, 갑상선염 및 갑상선 호르몬 섭취(의도적 또는 비의도적)가 있다. 아미오다론(amiodarone)과 같은 특정 약물도 갑상선 기능 항진증을 유발할 수 있다.

갑상선 폭풍/중독증 Thyroid Storm

갑상선 폭풍은 제대로 관리되지 않는 갑상선 기능 항진증 또는 갑상선 중독증(증상성 갑상선 기능 항진증)의 생명을 위협하는 급성 합병증이다. 한 연구에 따르면 입원 사망률은 10.1%이지만 이전 연구에서는 사망률이 25%까지 높았다. 갑상선 호르몬 수치의 급격한 상승은 고열, 초조, 빈맥 및 떨림을 특징으로 하는 심각한 대사과다증의 비보상 상태를 초래한다. 증가된 호르몬 수치는 입원, 수술, 감염, 외상 또는 갑상선의 과잉 교정에 대한 반응으로 발생할 수 있다.

현재 복용 중인 약물 및 자가면역질환 관련가족력에 관한 간략한 병력을 수집하는 것이 중요하다. 환자는 최근에 약물을 중단했거나 최근 치료 방법을 변경했을 수 있다. 환자는 일반적으로 그레이브스병의 병력이 있다. 환자들은 종종 식욕 증가와 칼로리 섭취 증가에도 불구하고 최근 체중 감소를 호소한다. 환자는 주의 집중 시간이 짧아서 안절부절할 수 있다. 소아 환자는 최근 학교 성적이 저하되었을 수 있다. 떨림과 조울증도 흔하다. 말기 단계에서 환자는 혼수 상태로 진행되는 의식 수준 변화가 있을 수 있다. 고열은 40.7℃ (105.3℉)의 높은 체온으로 나타날 수 있다. 심방세동과 심부전을 포함한 심장 합병증은 진단 당시 흔한 동반질환이다. 상태가 지속되면 특히 메스꺼움, 구토 및 설사와 관련된 위장 손실의 결과로 탈수의 징후와 증상이 더 분명해진다. 비대해진 갑상선인 갑상선종은 상태가 진행됨에 따라 발생한다. 눈이 돌출되고(안구돌출) 환자는 무거운 눈꺼풀로 응시할 수 있다. 진단 검사는 일반적으로 T_3 및 T_4 수준이 증가함에 따라 감소된 TSH를 보여준다. 갑상선 폭풍이 의심되는 경우 호르몬 수치를 낮추고 혈역학적 안전성을 유지하기 위해 신속하고 적극적인 치료가 필수적이다.

갑상선 폭풍 관리의 즉각적인 목표에는 갑상선 호르몬 합성 및 방출 억제, 말초 갑상선 호르몬 효과 차단, ABC 관리, 고열 및 교감신경 자극 증상 조절과 같은 지지 요법이 포함된다. 베타 차단제는 아드레날린 작용을 억제하기 위해 투여되지만 고령의 환자와 천식을 포함한 기존의 심장 또는 폐 질환이 있는 환자에게는 주의해서 사용해야 한다. 프로필티오우라실(PTU, propylthiouracil)과 메티마졸(MMI, methimazole)을 포함한 항갑상선 약물은 갑상선 호르몬의 추가 합성을 차단하는 데 사용되며, PTU에서 발생할 수 있는 심각한 부작용을 감안할 때 MMI를 1차 약제로 사용한다. 두 약물 모두 경구 투여하며 4~10주에 최대 효과를 나타낸다. 요오드화물은 T_4에서 T_3로의 전환을 차단하고 호르몬 방출을 억제하기 위해 투여할 수 있지만 항갑상선 약물을 시작한 후 최소한 1시간 후에 투여해야 한다. 더 빨리 투여하면 요오드를 사용하여 새로운 호르몬을 생성할 수 있다. 갑상선 폭풍 환자는 잠재적인 부신 기능 부전이 있는 경우 스트레스 용량의 코르티코스테로이드(corticosteroids)가 필요할 수도 있다. 부신 기능 저하를 방지하고 추가 호르몬 생성을 억제하는 것 외에도 스테로이드를 많이 투여하면 T_4가 T_3으로 전환되는 것도 억제된다.

상승된 체온의 조절도 중요하며 해열제와 냉각 담요와 같은 냉각 조치로 달성할 수 있다. 아스피린은 결합 부위에서 갑상선 호르몬을 제거하고 환자의 상태를 악화시킬 수 있으므로 피해야 한다. IV 수액 요법과 전해질 교정도 시행해야 한다. 산소요법은 산소 요구량이 증가된 다발 장기에 도움이 된다.

환자가 안정되면 악화 요인이나 질병을 식별하기 위해 면밀한 평가와 사정이 필요하다. 진단검사로 배양, 독성 검사, 갑상선 기능 연구, 전해질 수준 및 CBC가 포함될 수 있다. 잠재적인 감염, 종양 또는 외상성 원인을 배제하기 위해 영상 검사를 시행해야 한다. 원인 인자로 감염이 의심되는 경우 항생제 치료를 시작해야 한다.

점액수종 혼수 Myxedema Coma

점액수종 혼수는 다기관 기능 장애와 진행성 의식 저하를 나타내는 갑상선기능저하증의 극단적인 합병증이다. "혼수"라는 용어가 사용되지만 환자는 혼수 상태가 아니라 어느 정도 의식 수준이 변화된 것일 수 있다. 점액수종 혼수는 일반적으로 더 추운 날씨와 열악한 환경과 관련된 더 많은 사례와 함께 노인 환자에서 발생한다. 갑상선기능저하증 진단을 받은 여성 노인에게서 점액수종 혼수 상태가 발생할 위험이 가장 높은 것으로 보인다. 일반적으로 여성은 남성에 비해 갑상선기능저하증 진단을 받는 경우가 더 많다. 점액수종 혼수 상태의 사망률은 치료를 해도 60%까지 높을 수 있다.

초기 갑상선 기능 장애는 대부분 "일차적"이며 자가면역 갑상선염(예: 하시모토병), 절제 요법(갑상선 기능 항진증 치료), 요오드 결핍, 종양의 활성화 또는 약물 요법과 관련될 수 있다. 속발성 갑상선기능저하증은 뇌하수체 기능 장애로 인해 발생하며 훨씬 덜 일반적이다. 리튬(lithium), 아미오다론

(amiodarone), 인터페론-알파(interferon-alpha)를 포함한 약물은 점액수종 혼수상태를 유발할 수 있다. 또한 감염이나 심부전과 같은 심각한 스트레스 요인도 점액수종 혼수를 유발할 수 있다.

갑상선기능저하증 환자의 경우 전신 대사 시스템이 느려진다. 증상 발병은 장기간에 걸쳐 발생할 수 있으므로 특히 노인 환자에서 인식하기 어렵다. 비특이적 증상에는 뚜렷한 피로, 식욕 감소, 호흡 곤란, 관절통 및 체중 증가에 대한 불만이 포함된다. 혀 부종(거대설증)도 발생할 수 있다. 환자는 심각한 의식 저하를 보일 수 있다. 변화된 의식 수준은 혼수 상태로 진행될 수 있다. "점액수종 정신 이상(Myxedema madness)"은 심각한 갑상선기능저하증의 상황에서 나타난 급성 발병 정신병이다.

ABC의 중재는 점액수종 혼수 환자에게 필수적이다. 부종이 심한 혀는 의식이 없는 환자의 기도를 막을 수 있다. 호흡 동력이 감소된 약한 호흡 노력은 폐포 저환기를 유도하여 환자를 폐 감염에 이르게 하고 기계적 환기가 요구된다. 또한 폐포 저환기는 고탄소혈증을 유발하여 의식 저하 상태를 더 악화시킬 수 있다. 기계적 환기의 필요성이 언제든지 발생할 수 있다는 인식과 함께 지지적 치료와 세심한 모니터링이 필수적이다.

갑상선기능저하증 환자는 관상동맥 질환과 같은 심장 합병증의 위험이 증가한다. 갑상선기능저하증이 진행 중인 환자는 심박수 감소, 뇌졸중 부피 감소, 심박출량 감소 및 QT 간격 연장을 나타낼 수 있다. 치료를 받지 않은 갑상선기능저하증 환자는 혈청 크레아티닌 키나아제(CK) 수치가 상승할 수 있으며, 이는 실제 심근경색과 관련이 있을 수도 있고 관련 없을 수도 있다. 일반적으로 환자는 체온을 유지할 수 없어 종종 95°F (35℃) 미만의 낮은 체온을 나타낸다. 때때로 저체온증은 너무 심해서 일반적인 체온계만 사용한다면 인지하지 못할 수도 있다. 또한, 신장애, 폐부종, 저나트륨혈증, 위장 운동성 감소 및 저혈당이 흔한 증상이다.

진단 검사에서는 유리 T_4 및 유리 T_3 수치가 감소하고 원발성 갑상선기능저하증이 원인인 경우 TSH가 상승함을 보여준다. 또한 빈혈이 흔하기 때문에 감염이 있어도 전체 백혈구 수가 증가하지 않을 수 있다. 치료는 ABC의 안정화 및 지원과 함께 갑상선 호르몬 대체에 중점을 둔다. 앞서 언급했듯이 환자는 적절한 산소 공급과 환기를 유지하기 위해 기계적 환기가 필요할 수 있다. 흉부 영상 검사로 잠재적인 심장 및 폐 합병증을 신속하게 확인할 수 있다.

점액수종 혼수는 치료를 해도 사망률이 높기 때문에 필요한 갑상선 호르몬 치료를 빨리 시작해야 한다. American Thyroid Association Task Force on Thyroid Hormone Replacement (2014)의 최신 가이드라인은 T_4 정맥내 투여, 레보티록신(levothyroxine)(강력 권장) 형태의 초기 호르몬 대체를 권장하고, 소량의 리오티로닌(liothyronine), T_3 정맥내 투여를 낮은 수준으로 추가 권고한다. 리오티로닌 단독 요법은 심장 부작용과 관련된 사망률 증가로 알려져 있으므로 권장되지 않는다. IV 레보티록신은 IV set (tubing)를 사용하는 대신 주사기를 통해 투여해야 한다는 점에 유의하는 것이 중요하다. 이 호르몬은 IV set (tubing)에 쉽게 부착되어 환자에게 처방된 적절한 용량을 투여 받지 못할 수 있기 때문이다. 갑상샘 호르몬대체와 더불어 글루코코르티코이드(glucocorticoid) 투여는 실제 또는 잠재적인 부신 위기를 완화하기 위해 권장된다. 환자가 경구 섭취가 가능하면, T_4 경구약 투여를 시작할 수 있다. 환자가 안정되면 추가 스캔, 방사선 사진 및 추가 진단 테스트가 수행된다. 환자의 심혈관, 호흡기 및 신경학적 상태에 주의하면서 천천히 조심스럽게 재가열(온) 조치를 취해야 한다. 빠른 재가온은 산소 요구량을 증가시키고 이미 과도한 스트레스를 받은 상태에 스트레스를 가중시키기 때문에 담요와 따뜻한 방을 사용하여 수동적이고 느린 재가온이 권장된다. 환자의 의식상태가 명료하고 자극에 반응하며 추가 호흡 보조가 필요하지 않을 때까지 지속적인 집중 치료 관리가 요구된다.

부신 장애 Adrenal Disorders

부신성 위기 Acute Adrenal Insufficiency

부신 위기 또는 애디슨 위기(Addisonian crisis)라고도 하는 급성 부신 기능 부전은 부신 글루코코르티코이드 및 무기질 코르티코이드의 고갈을 특징으로 하는 생명을 위협할 가능성이 있는 매우 드문 상태이다. 위기는 애디슨병이 있는 사람에게서 발생할 수 있거나 장기 스테로이드 치료의 갑작스러운 중단, 부신의 제거 또는 손상, 또는 뇌하수체의 파괴로 인해 발생할 수 있다. 다른 위험 요인으로는 스트레스, 외상, 수술 또는 애디슨병 환자의 감염이 있다. 대량의 양측 부신출혈은 대수술 후 발생할 수 있으며 심근경색, 패혈성 쇼크 또는 복합 임신과 같은 심각한 생리적 스트레스와 관련이 있다.

일반적으로 스트레스는 부신 시스템의 코티솔 생산을 증

가시킨다. 따라서 이러한 생산 요구를 충족할 수 없으면 그림 28-4에서 볼 수 있는 것과 같이 위기로 이어지는 일련의 사건이 시작된다. 부신계가 실패하면 코르티솔과 알도스테론 수치의 감소로 인해 주로 신장뿐만 아니라 외피 및 위장계에서도 나트륨과 수분 손실이 발생한다. 수분 손실은 저혈압 및 저혈량증을 초래하여 심혈관 허탈, 혼수 및 사망으로 진행될 수 있다. 나트륨이 감소하고 신장 기능이 감소함에 따라 고칼륨혈증이 나타나 잠재적으로 치명적인 부정맥을 유발할 수 있다. 스트레스에 대한 정상적인 간 반응인 포도당 생성은 충분한 수준의 코르티솔 없이는 실패한다. 따라서 저혈당도 발생할 수 있다. 또한 감소된 코르티솔 수치는 또한 부신 수질의 활동을 변화시키며, 이는 일반적으로 카테콜아민의 방출을 통해 스트레스에 반응하여 심박수와 혈청 포도당을 증가시킨다. 카테콜아민 반응이 없으면 저혈당 및 저혈압의 중증도가 확대되고 치료 지침에 반응하지 않을 수 있다.

증상이 종종 비특이적이기 때문에 부신 기능 부전 진단이 어려울 수 있다. 이전 질병, 최근 약물 변경, 최근 수술 또는 부상의 정확한 병력은 유발 요인을 결정하는 데 도움이 된다. 환자는 메스꺼움, 식욕 부진 및 만성 설사와 같은 위장 증상뿐만 아니라 피로, 쇠약 및 체중 감소를 호소할 수 있다. 부신 위기의 보고된 증상에는 복부, 허리 또는 다리의 갑작스러운 통증이 포함될 수 있다. 심한 구토와 설사도 나타나는 증상 중 하나이다.

신체 소견은 비특이적이며 안정시 빈맥, 기립성 저혈압, 건조한 점막, 모세혈관 재충전 지연, 피부 긴장도 저하와 같은 탈

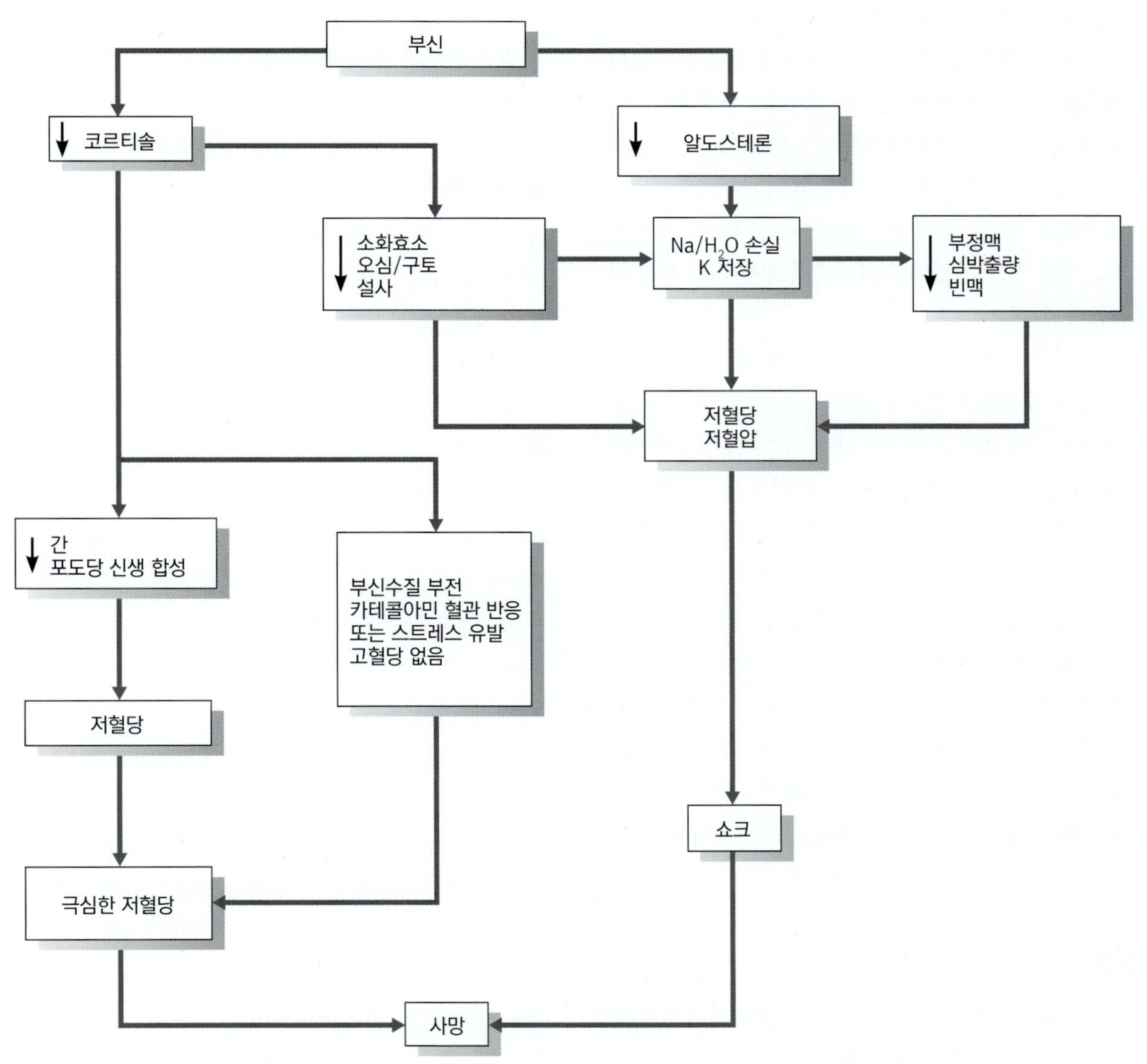

그림 28-4 급성 부신성 위기의 병태생리학적 기전

수 징후를 포함할 수 있다. 감염이 촉진 원인인 경우 발열이 있을 수 있다. 만성 원발성 부신 기능 부전이 있는 경우 협측 점막과 피부, 특히 팔꿈치, 손가락 관절 및 겨드랑이 주름에 미만성 과다색소침착이 나타날 수 있다.

진단 검사 결과는 일반적으로 저나트륨혈증, 고칼륨혈증, 저혈당, 고칼슘혈증뿐만 아니라 탈수에 비해 BUN 및 헤마토크릿의 상승을 보여준다. 고칼륨혈증의 영향으로 ECG에서 Tall T wave와 Wide QRS와 같은 소견을 볼 수 있다. 환자가 안정되면 부신기능 부전의 병력이 없는 환자를 대상으로 ACTH 자극 검사를 시행할 수 있지만, 시행하는 데 걸리는 시간을 고려할 때 응급 상황에서는 유용하지 않다.

ABC의 유지, 글루코코르티코이드의 대체, 체액 및 전해질 장애의 교정은 부신 위기 환자에 대한 치료의 초석이다. 쇼크와 탈수는 적절한 수액 소생술과 승압제로 치료해야 하지만 외인성 스테로이드의 투여 없이는 최소한의 효과가 있을 수 있다는 점에 유의하는 것이 중요하다. 모든 글루코코르티코이드를 사용할 수 있지만 히드로코르티손(hydrocortisone)은 급성 부신 위기를 치료하는 데 사용되는 일차 합성 글루코코르티코이드이다. 스테로이드를 투여하기 전에 ACTH와 코르티솔에 대한 혈액 검체를 얻을 수 있다면 이 수치를 부신 기능 부전 진단에 사용할 수 있다.

신속한 IV 수액 치료는 상당한 양의 결핍을 교정하는 데 도움이 된다. 혈당 수치를 측정하고 필요한 경우 포도당을 함유한 IV 수액으로 저혈당을 교정해야 한다. 부신 위기와 관련된 고칼륨혈증은 일반적으로 경미하며 IV 수액 및 글루코코르티코이드로 해결되며, 심지어 중재가 필요한 저칼륨혈증 수준까지 해소된다. 그러나 임상적 판단이 적용되어야 하며 고칼륨혈증(근육 마비) 또는 ECG 변화(Tall T wave, Wide QRS)의 임상 징후가 있는 환자는 적절하게 치료해야 한다. 지속적인 심장 모니터링, 세심한 신경학적 평가, 섭취량 및 배설량의 엄격한 측정, 활력 징후의 정확한 측정은 모두 치료의 필수 요소이다. 지속적인 관리와 합병증 예방을 위해서는 포도당과 전해질 수치를 자주 재평가해야 한다. 환자가 안정되면 추가 검사를 통해 급성 증상의 원인을 찾을 수 있다.

쿠싱 증후군 Cushing's Syndrome

쿠싱 증후군은 내인성 또는 외인성 글루코코르티코이드의 상승된 수준에 장기간 노출되어 발생한다. 대부분의 경우는 외인성 스테로이드, 특히 글루코코르티코이드의 투여로 인해 발생한다. 이 장애가 있는 환자는 얼굴(달의 얼굴), 목 기저부의 등 위쪽(버팔로 혹), 쇄골 위의 지방 조직 증가로 인해 특징적인 외모를 보인다.

쿠싱 증후군은 의학적 응급 상황은 아니지만 과도한 글루코코르티코이드에 노출되면 고혈압, 비만, 포도당 과민증, 골다공증 및 골절, 면역 기능 장애, 상처 치유 장애 등 다양한 의학적 문제가 발생한다. 또한, 이러한 환자들은 급성 질환 동안 스테로이드를 갑자기 중단하거나 용량을 증량하지 않으면 부신 위기가 발생할 위험이 있다. 응급 간호사는 응급실에서 이러한 환자를 돌볼 때 쿠싱 증후군의 다중 시스템 결과에 대해 경계해야 하며, 다른 급성 질환 치료 중에 스테로이드 용량을 늘리거나 지속적으로 사용해야 할 가능성에 대한 인식을 해야 한다. 마지막으로, 응급 간호사는 쿠싱병을 치료하기 위해 수술을 받은 환자가 영구적이고 후천적인 부신 기능 부전을 겪을 것임을 인식해야 한다.

갈색세포종 Pheochromocytoma

갈색세포종은 카테콜아민을 생성하는 드문 종양으로 부신 수질에서 가장 흔하게 발견된다. 이 종양은 노르에피네프린과 에피네프린을 포함한 카테콜아민을 분비하며, 과도한(간헐적 또는 지속적인) 카테콜아민 분비로 인해 임상증상이 나타난다. 환자는 특징적으로 두통, 심계항진 및 발한의 3가지를 동반하는 중증 고혈압을 나타낸다. 임박한 죽음, 피로, 불안, 창백, 떨림, 흉통, 복통 및 심계항진도 나타날 수 있다. 간헐적인 에피소드는 약물, 복부 촉진, 자세 변화 또는 정서적 외상에 의해 유발될 수 있다. 갈색세포종은 심근경색 및 심근병증과 같은 생명을 위협하는 질환과 관련이 있다. 갈색세포종의 진단은 병력과 임상적 소견에 근거하여 의심되어야 하며, 갑작스럽거나 중증의 설명할 수 없는 고혈압 환자에서 의심되어야 한다. 복부 컴퓨터 단층촬영 또는 자기공명영상으로 부신 덩어리를 감지할 수 있다. 카테콜아민과 메타네프린(metanephrines)에 대한 24시간 소변 수집을 얻을 수 있다.

갈색세포종 환자의 응급 처치는 수술을 위해 환자를 준비하는 동안 과도한 카테콜아민 분비의 영향을 제어하는 것을 수반한다. 정맥 내 α-차단제(예: 펜톨라민(phentolamine)) 및 니트로푸루시드(nitroprusside)는 일반적으로 고혈압 위기를 관리하는 데 사용된다. 베타 차단제, 특히 비선택적 β-아드레날린성 수용체 차단제인 프로프라놀롤(propranolol)은 필요한 경우 보조 요법으로 사용할 수 있다. 대항하지 못하는 베타 차단제는 역설적으로 혈압을 증가시킬 수 있으므로 피해야 한다. 환자는 부정맥을 신속하게 감지하고 치료할 수 있도록 지속적인 심장 모니터링이 필요하다. IV 수액은 정상적인 순환량을 유지하기 위해 투여된다. 종양의 외과적 절제는 갈색세포종의 일차적 치료이며 결과적으로 고혈압이 해결되어야 한다.

요약

내분비계 응급 상황은 호르몬의 다양성과 그 효과로 인해 모든 신체 계통에 영향을 미친다. 신속한 평가와 치료 시작이 필요한 경우가 많다. 이러한 환자의 생존을 위해서는 혈역학적 기능의 지원, 촉발되는 사건의 식별, 주의 깊은 모니터링과 재평가를 통한 잠재적 합병증의 감지가 필수적이다.

혈액학적 및 종양학적 응급 상황

Hematologic and Oncologic Emergencies

Wanda S. Pritts

혈액계통(혈액 구성 요소 및 이를 구성하는 기관)은 전신의 항상성을 유지하는 데 중요한 역할을 하며, 산소 이동 및 전달, 지혈 및 면역 반응을 비롯한 여러 세포 활동에 영향을 미친다. 종양학적 상태와 치료는 혈액계통에 해로운 영향을 미칠 수 있다. 혈액학적 및 종양학적 장애가 있는 환자는 새로운 증상의 급성 발병, 기존 질병의 갑작스러운 악화 또는 기저 질환의 치료 관련 합병증으로 인해 응급 치료를 받을 수 있다. 이 장에서는 혈액 생리학에 대한 개요를 제공하고 혈액 및 종양 응급 상황이 있는 개인의 일반적인 평가에 대해 논의하며 빈혈, 겸상적혈구 질환(SCD, sickle cell disease), 백혈병, 혈소판 감소증, 혈우병, 파종성 혈관내 응고(DIC, disseminated intravascular coagulation), 발열 및 호중구 감소증, 종양 용해 증후군(TLS, tumor lysis syndrome), 부적절한 항이뇨호르몬 분비 증후군(SIADH, syndrome of inappropriate antidiuretic hormone secretion), 상대 정맥 증후군 및 척수 압박을 포함한 특정 혈액 및 종양 응급 상황에 대해 설명한다.

해부학 및 생리학 ANATOMY AND PHYSIOLOGY

혈액은 콜로이드 수용액에 있는 적혈구, 백혈구, 혈소판 및 기타 미립자 물질의 집합체이다. 이 현탁액은 체세포와 외부 환경 간의 물질 교환의 매개체 역할을 한다. 산소와 포도당과 같은 영양소는 각 세포로 운반되는 반면 이산화탄소, 질소와 같은 세포 폐기물을 제거해 준다. 다른 기능에는 산도, 온도 및 세포내 수분 조절, 응고 과정에서의 수분 손실 방지, 독소 및 외부 미생물에 대한 방어 기능이 포함된다.

혈장 Plasma

혈장은 혈액 세포, 전해질, 가스, 아미노산, 당, 지질 및 요소, 크레아틴 및 요산과 같은 비단백질 질소를 포함하는 혈액의 투명한 수성 부분이다. 이들 및 기타 물질은 혈장에 용해되거나 수송을 위해 다양한 혈장 단백질과 결합할 수 있다. 주요 혈장 단백질인 알부민은 콜로이드 삼투압을 유지하고 pH와 전해질 균형을 조절하는 완충 능력을 제공하고 약물을 포함한 물질을 운반함으로써 혈액량을 유지한다.

적혈구 Erythrocytes

성인은 혈액 1 μL당 약 500만 개의 적혈구(erythrocyte; RBC, red blood cell)를 가지고 있다. RBC의 수는 남성이 약간 더 높다. 14,000피트 이상의 고도에 사는 원주민은 최대 700만/μL를 가질 수 있다. 적혈구의 주요 역할은 산소와 이산화탄소의 운반이다. 적혈구의 평균 수명은 120일이므로 지속적으로 새로운 세포가 생성되어야 한다. 적혈구 생성은 골수에서 발생하지만 신장에서 조절된다. 산소 수치가 떨어지면 신장은 에리스로포이에틴(erythropoietin)을 방출하여 골수에서 적혈구 생성을 자극한다. 망상적혈구(reticulocyte)는 순환계로 방출된 후 24~48시간 이내에 성숙하는 적혈구 전구체이다. 망상적혈구 증가는 골수 기능의 활성화를 의미한다.

적혈구는 모양이 쉽게 변하는 부드럽고 유연한 세포로 표면적을 늘려 세포의 산소 운반 능력을 높인다. 세포의 외부 기질 또는 지지체에는 항원 A, B 및 Rh 인자가 포함되어 있는 반면, 내부 기질에는 산소 수송의 1차 매개체인 헤모글로빈이 포함되어 있다. 헤모글로빈 분자는 너무 작아서 혈장에 자유롭게 떠 있게 놔두면 혈관의 내피막을 가로질러 누출될 것이다. 혈색소에는 300가지의 서로 다른 유전적 형태가 있는데, 정상 태아 헤모글로빈(Hb F), 정상 성인 헤모글로빈(Hb A), 겸상적혈구 헤모글로빈(Hb S)을 제외하고 헤모글로빈은 알파벳의 연속 문자로 식별된다. 비정상적인 헤모글로빈 분자는 혈액 내 분자 이상에 대한 반응으로 생성된다. 정상 헤모글로빈과 비정상 헤모글로빈을 구별하기 위해 헤모글로빈 정기영동법과 같은 검사를 사용한다. 가장 흔한 헤모글로빈은 **표 29-1**에 설명되어 있다.

표 29-1 헤모글로빈의 종류

유형	의미 및 중요성
Hb A	정상 성인 헤모글로빈
Hb A_{1c}	당화헤모글로빈
Hb A_2	β-지중해성빈혈, 정상성인에서 2%의 헤모글로빈 구성
Hb F	태아 헤모글로빈 6개월 후 지중해성 빈혈
Hb C	용혈성 빈혈
Hb S	겸상적혈구 빈혈
Hb M	메트헤모글로빈혈증

Hb, 헤모글로빈

적혈구 지표는 평균 적혈구 크기와 무게에 대한 정보를 제공하며 급성 및 만성 빈혈을 구별하는 데 사용된다. 평균 미립자 부피, 평균 미립자 헤모글로빈 함량 및 평균 미립자 헤모글로빈 농도 값은 적혈구가 얼마나 잘 기능하는지에 대한 정보를 제공한다. **표 29-2**에는 이러한 지수에 대한 정상 값과 일반혈액검사(CBC)의 다른 구성 요소가 설명되어 있다.

적혈구 침강 속도(ESR, erythrocyte sedimentation rate)는 전혈 표본의 적혈구가 시험관 바닥에 가라앉는 데 필요한 시간을 측정한다. ESR은 적혈구 용적, 표면적, 비중, 응집 및 표면 전하의 산물이다. ESR의 증가는 광범위한 염증, 적혈구 응집, 임신 및 일부 악성 종양에서 발생하는 반면 적혈구증가증, 겸상적혈구 질환(SCD) 및 혈장 단백질의 감소는 감소된 ESR과 관련이 있다.

백혈구 Leukocytes

감염에 대한 신체의 1차 방어는 백혈구(WBC)가 한다. 6가지 유형의 백혈구가 일반적으로 혈액에서 발생한다: 호중구, 호산구, 호염기구, 단핵구, 림프구 및 때때로 혈장 세포(**표 29-3**)이다. 백혈구 수는 순환계의 총 백혈구 수를 정량화하는 반면, 차등 수는 각 유형의 백분율을 정량화한다.

호중구 Neutrophils

호중구는 세균 감염에 대한 1차 방어이다. 골수에는 일일 생산하는 호중구 수의 약 10배를 저장하고 있다. 성숙한 호중구의 약 절반이 혈관벽에 붙어 있으며 백혈구 수로 측정되지 않는다. 골수의 예비 호중구와 혈관벽의 호중구는 스트레스나 감염에 반응하여 활동하는 백혈구 수의 급격한 증가를 일으킨다. 호중구는 순환계로 방출된 후 4~8시간 동안 생존하게 된다. 미성숙 호중구는 띠호중구(Stab cell이라고도 함)라고 한다. 성숙한 호중구는 다형핵 호중구 백혈구(PMNs 또는 segs)라고 한다. 띠호중구 수의 증가는 급성 감염을 나타낸다.

호산구 Eosinophils

호산구는 알레르기 반응 부위에 축적된다. 천식 발작, 약물 반응 및 기생충 감염에도 증가한다. 호산구는 외상, 쇼크 또는 화상과 같은 스트레스에는 감소한다. 반감기는 순환계로 방출된 후 약 4~5시간 정도이다.

표 29-2 전혈구수의 구성 요소

구성 요소	정상 수치	비고
백혈구 수	5,000~10,000/mm³	
적혈구 수	남성: 4.6~6.2 million/mm³ 여성: 4.2~5.4 million/mm³	
헤모글로빈 수치	남성: 14~18 g/dL 여성: 12~16 g/dL	혈액 내 산소 및 이산화탄소 수송을 담당하는 접합 단백질
헤마토크릿	남성: 40~54% 여성: 37~47%	적혈구로 구성된 혈액의 비율, 부피로 백분율 표시
평균 미립자 부피	82~92 μm³	샘플 내 적혈구의 평균 부피
평균 미립자 헤모글로빈 함량	27~37 mcg	샘플에서 적혈구의 평균 헤모글로빈 함량
평균 미립자 헤모글로빈 농도	32~36%	혈액 100 mL의 평균 헤모글로빈 함량
혈소판	150,000~400,000/μL	지혈 및 혈관 무결성 유지에 도움

표 29-3 백혈구: 기능 및 특징

이름	총 WBCs 중 비율	기능	순환 수명
호중구(Neutrophils)	62.0	식균 작용을 통해 박테리아와 바이러스 공격 및 파괴	4~8 h
호산구(Eosinophils)	2.3	기생충의 표면에 붙어 유기체를 죽이는 물질을 방출; 알레르기에서 발생하는 염증성 물질을 해독	4~8 h
호염기구(Basophils)	0.4	응고 방지 및 지방 제거 후 혈액에서 지방 제거 속도 향상	4~8 h
단핵구(Monocytes)	5.3	박테리아 바이러스, 괴사 조직 및 기타 이물질 섭취	10~20 h
림프구(Lymphocytes)	30.0	찰과성 감염에 대한 면역 제공, 항체의 기초 형성	2~3 h
혈장세포(Plasma cells)	–	특정 항원에 대한 반응으로 γ-글로불린 생성	필요에 따라 다른 항체 생성

WBCs, White blood cells.

호염기구 Basophils

호염기구에는 히스타민, 헤파린, 브래디키닌, 세로토닌 및 리소좀 효소가 포함되어 있다. 알레르기 반응 중에 호염기구가 파열되어 이러한 물질을 방출한다. 이것은 알레르기 반응의 많은 임상 증상을 설명한다. 높은 호염기구의 수치는 알레르기, 기생충 감염 및 갑상선기능저하증과 관련이 있다. 낮은 수치는 임신, 스트레스 및 갑상선 기능 항진증과 관련이 있다.

단핵구 Monocytes

단핵구는 주변 조직으로 이동하여 대식세포가 되기까지 20시간 이내에 혈액순환 내에 존재한다. 대식세포는 '쓰레기 수거인' 역할을 하여 박테리아, 외부 병원체, 마모된 적혈구 및 기타 파편을 제거한다. 대식세포는 수개월에서 수년까지도 생존할 수 있다. 단핵구는 인체의 2차 방어선이며 일반적으로 만성 감염과 관련이 있다.

림프구 Lymphocytes

림프구는 후천성 감염에 대한 면역에 중요한 역할을 한다. 림프구의 수명은 신체의 필요에 따라 수주, 수개월 또는 수년까지 될 수 있다. 세 가지 주요 그룹은 자연 살해 세포, B 세포 및 T 세포를 포함한다. 자연 살해 세포는 '비자기(이물질)' 세포(예: 암세포 또는 감염된 세포)를 인식하고 일반화된 비특이적 면역을 제공한다. B 세포 림프구는 항체가 되어 체액성 면역을 담당한다. T 세포 림프구는 세포 매개 면역을 담당한다. T 세포 림프구의 최소 3가지 주요 유형이 확인되었다: 보조 T 세포, 세포독성 T 세포 및 억제 T 세포(표 29-4). 림프구 증가는 바이러스 감염과 관련이 있다.

표 29-4 T-림프구의 종류

이름	기능
보조 T 세포 (Helper T cells)	인터루킨 및 인터페론과 같은 림포카인 또는 단백질 매개체를 형성하여 면역 기능을 조절함. AIDS 바이러스에 의해 비활성화되거나 파괴됨
세포독성(살) T 세포 (Cytotoxic T cells)	킬러 T 세포라고도 함. 미생물과 신체의 세포에 대한 직접적인 공격이 가능함. 암세포와 심장 이식세포를 파괴하는 역할을 함
억제 T 세포 (Suppressor T cells)	공격으로부터 자신의 면역체계를 보호하는 세포로 보조 T 세포와 세포독성 T 세포를 억제하는 기능을 함

AIDS, 후천성 면역 결핍 증후군

혈장 세포 Plasma Cells

혈장 세포는 특정 항원에 대한 반응으로 γ-글로불린(감마 글로불린) 항체를 생성한다. 생산은 혈장 세포가 며칠에서 몇 주 후에 고갈로 죽을 때까지 계속된다.

혈소판 Platelets

혈소판(platelets, thrombocytes)은 손상 부위에 지혈을 제공한다. 이 과립형의 디스크 모양 조각은 거핵구 세포가 세포 조각으로 분해될 때 형성된다. 혈소판 수명은 9~12일이다. 신체 혈소판의 약 1/3이 비장에 예비 저장되어 있다. 응고 인자 V, VIII 및 IX는 혈소판 표면에서 발견된다. 혈소판은 손상 부위에 응집하여 혈소판 마개를 형성하고 출혈 모세혈관을 밀봉함으로써 지혈을 제공한다. 에탄올(ethanol) 및 살리실산염(salicylates)과 같은 물질은 혈소판 응집 능력을 손상시켜 혈소판 응집을 방해한다. 혈소판 응집의 감소는 출혈을 증가시킨다.

지혈 Hemostasis

지혈은 혈관 손상(즉, 혈관 수축, 혈소판 응집, 응고 및 섬유소 용해) 후 혈액 손실을 방지하는 과정을 말한다. 혈관 손상이 발생하면 초기 반응은 혈관 수축 반응이다. 세동맥이 수축하여 혈관 크기를 줄이고 내피 표면을 함께 눌러 혈류를 줄인다. 다음으로, 세로토닌과 히스타민 방출은 즉각적인 혈관 수축을 유발하고 손상 부위로의 혈류를 감소시킨다. 혈관 수축은 손상 부위에서 혈소판 응집이 뒤따른다. 이 임시 조치는 모세혈관을 밀봉하여 출혈을 방지한다.

혈소판 응집은 응고 연쇄 반응의 활성화를 필요로 하는 응괴 형성으로 이어진다. 응고 연쇄 반응는 12가지 다른 응고 인자의 복잡한 네트워크이다(**표 29-5**). 응고 인자의 결함이나 전신에 영향을 주는 손상은 응고 연쇄 반응의 실패를 야기하고 생명 또는 사지를 위협하는 출혈로 이어질 수 있다. 연쇄 반응은 혈관벽 손상과 같은 내적 요인이나 주변 조직 손상과 같은 외적 요인에 의해 활성화될 수 있다. 활성화 방법에 관계없이 응고 연쇄 반응의 최종 결과는 응고(피브린 가닥으로 만들어진 단백질 그물망)의 형성이다.

지혈의 마지막 단계는 섬유소 용해 체계를 통한 응고의 용해이다. 더 이상 필요하지 않은 응괴를 제거하여 혈액을 액체 상태로 유지한다. 이 체계가 없으면 혈관이 막혀 영향을 받는 부위로의 순환이 영구적으로 손실될 수 있다.

환자 사정 PATIENT ASSESSMENT

혈액학적 또는 종양학적 응급 상황의 유형과 중증도는 개인의 상태에 따라 다르다. 사정은 창백하거나 황달 또는 청색증 피부와 같은 혈액학적, 종양학적 문제에 대해 환자를 구체적으로 평가하는 것이 중요하다. 반상출혈, 자반병, 점상출혈, 궤양이 나타날 수 있다. 체온, 발한, 피부 조직 및 긴장도를 평가한다. 관절 기형, 부종, 발적, 운동 제한, 보행 장애 또는 보행 불가를 관찰한다. 맥압을 기록하면서 활력 징후를 평가하고 기

표 29-5 응고 인자

인자	이름	경로	설명/기능
I	피브리노겐	전신	피브린 전구체
II	프로트롬빈	전신	트롬빈 전구체
III	조직 트롬보플라스틴 또는 조직 인자	외부	활성화 프로트롬빈
IV	칼슘	둘 다	프로트롬빈 활성화 및 섬유소 형성에 필수적
V	불안정인자, 프로아셀린	둘 다	프로트롬빈에서 트롬빈으로의 전환 촉진
VII	프로트롬빈 전환 촉진제	외부	프로트롬빈에서 트롬빈으로의 전환 촉진
VIII	항혈우병 인자 A	내부	응고인자 IX, XI과 XII 관련이 있음; 트롬보 플라스틴 형성에 필수적 (항혈우병인자 A 부족과 관련)
IX	크리스마스인자, 항혈우병 인자 B	내부	응고인자 VIII, XI과 XII 관련이 있음; 트롬보 플라스틴 형성에 필수적 (항혈우병인자 B 부족과 관련)
X	트롬보키나아제, Stuart-Prower 인자	둘 다	비타민 K가 요구되는 프로트롬빈 전환 유발
XI	혈장트롬보플라스틴 선행, 항혈우병인자 C	내부	트롬보 플라스틴의 내인성 형성과 응고인자 VIII, IX 및 XII 관련이 있음 (항혈우병인자 C 부족과 관련)
XII	접촉인자, 헤그만 인자	내부	응고인자 XI 형성, 트롬보플라스틴 형성
XIII	피브린 안정화 인자	–	피브린 응고 강화 및 섬유소 용해를 늦춤

립성 혈압, 맥박수, 모세혈관 재충전을 평가한다.

관심을 두어야 하는 새로운 증상은 발열, 쇠약, 기침, 발진, 호흡 곤란, 늘어나거나 비정상적인 멍 등이다. 환자가 비출혈이나 월경과다와 같은 자연출혈을 호소하는지 잇몸 출혈, 토혈, 흑색변, 검은 소변 또는 객혈이 있는지 살펴본다. 이러한 증상은 혈액학적, 종양학적 문제를 시사하며 보다 자세한 평가가 필요함을 나타낸다. 기존 혈액/종양 질환 및 이러한 장애의 가족력을 확인한다. 처방전 및 비처방약 사용을 포함하여 약물 이력을 얻는다. 응고에 영향을 줄 수 있는 약초에 대해 환자에게 물어보는 것도 중요하다. 예를 들어 달맞이꽃, 마늘, 황금(skullcap)은 응고 시간을 증가시키는 반면 인삼, 계피, 파슬리는 응고 시간을 감소시킨다. 알레르기, 독성 물질에 대한 노출 및 식이 기록을 문서화한다.

전혈 검사-일반혈액검사 Complete Blood Cell Count

CBC는 환자의 혈액학적 상태를 결정하는 데 사용된다. CBC는 세포 수와 차등 수의 두 부분으로 보고된다. 세포수의 측량은 기계에 의해 수행된다. 차등 계수가 비정상인 경우 수동 카운트가 수행된다. CBC의 세포 수는 백혈구, 적혈구, 헤모글로빈 및 헤마토크릿에 대한 정상 값을 제공한다(표 29-2 참고). 정상적인 CBC 값은 환자의 연령과 성별에 따라 다르다. 차등 계수는 적혈구 형태 및 백혈구의 백분율 분포에 대한 정보를 제공한다.

특정 혈액학적 응급 상황

SPECIFIC HEMATOLOGIC EMERGENCIES

빈혈 Anemia

빈혈은 적혈구 수의 감소 또는 세포의 산소 운반능의 결핍이다. 빈혈은 급성 또는 만성일 수 있다. 중증도는 RBC 손실을 보상하고 세포에 필수 산소를 제공하는 능력에 의한다. 산소화는 혈류와 헤모글로빈의 산소 운반 능력 및 산소 친화력에 따라 달라진다. 이러한 요인의 결합은 세포 산소에 영향을 미친다.

급성 빈혈 Acute Anemia

급성 빈혈은 일반적으로 혈액 손실의 결과로 나타난다. 원인으로는 외상, 위장관 출혈, 질 출혈, 자궁 파열 등이 있다. 출혈에 대한 반응은 환자의 나이, 신체 상태, 출혈 속도에 따라 다르다. 징후와 증상에는 빈맥이 포함될 수 있다. 차갑고 축축한 피부, 저혈압, 맥박압 축소(narrow pulse pressure), 빈호흡, 체위성 저혈압, 소변량 감소가 있을 수 있다. 갈증과 '추운 느낌'에 대한 호소는 급성 출혈의 초기 증상이다. 의식 저하도 나타날 수 있다.

치료는 환자의 기도, 호흡 및 순환의 안정화로 시작된다. 큰 구경의 정맥을 확보하고 생리 식염수 또는 젖산 링거액으로 수액을 공급한다. 초기 진단 검사에는 CBC, 혈액형 및 교차 일치, 프로트롬빈 시간(PT), 부분 트롬보플라스틴 시간(PTT), 국제 표준화 비율(INR) 및 혈청 전해질이 포함된다. 이러한 환자는 세포에 산소를 전달하는 주요 공급원을 상실했기 때문에 산소 공급이 필요하다. 중증 빈혈에서는 혈액 대체 요법이 필요할 수 있다. 수액 및 혈액 대체 요법 동안 정상 체온을 유지하기 위해 주의를 기울여야 한다. 저체온증은 응고 연쇄 반응을 변경하여 섬유소 용해 시스템의 자극을 증가시키고 출혈을 증가시킨다. 빈혈의 다른 원인으로는 겸상적혈구 질환(SCD), 중증도 화상, 파종성 혈관내 응고(DIC), 독소, 감염, ABO 부적합, 수혈 반응, 일산화탄소 중독, 약물투여 등이 있다. 대부분의 화학요법제는 어떤 방식으로든 적혈구 생성에 부정적인 영향을 미칠 수 있다.

만성 빈혈 Chronic Anemia

만성 빈혈은 생명을 위협하지는 않고, 서서히 발병하며, 종종 응급실 방문 전에 진단되기도 한다. 환자는 피로, 두통, 과민성, 현기증 및 숨참을 호소할 수 있다. 진단은 백혈구 감별이 있는 CBC, RBC 지수, 말초 도말 및 망상적혈구 수를 포함한 임상 평가, 병력 및 혈액 검사에 의해 이루어진다. 환자는 급성 숨참, 흉통, 심한 현기증 또는 의식 수준 변화가 없는 한 일반적으로 외래 진료가 가능하다.

감소된 적혈구 생성은 철 결핍성 빈혈, 비타민 B_{12} 결핍, 지중해 빈혈, 납 중독, 만성 간 및 신장 질환, 갑상선기능저하증, 일부 형태의 암, 루푸스 및 류마티스 관절염에서 발생한다. 골수 생성 감소는 재생 불량성 빈혈을 유발한다. 빈혈의 다른 원인으로는 효소 결함(예: 포도당-6-인산 탈수소효소 결핍), 세포막 이상 또는 헤모글로빈 분자(예: SCD)의 이상으로 인한 적혈구 파괴 증가가 있다.

겸상적혈구 질환 Sickle Cell Disease

SCD는 주로 통증을 특징으로 하는 유전적으로 결정되는 유전 질환이다. 급성 악화를 동반한 만성 통증은 연간 거의 200,000건의 응급실 방문 중 가장 흔한 원인이며, 그 중 29%가 입원치료가 요구된다. 아프리카, 카리브해, 중남미, 사우디 아라비아, 인도, 지중해 혈통이 SCD의 가장 높은 비율을 차지하며 대부분이 아프리카계 미국인이다. 발병률은 약 500명의 아프리카계 미국인 중 1명꼴이다. 이 질병은 일반적으로 초기 증상의 발현 후 이차적으로 생후 첫 몇 년 동안에 진단된다. SCD에서 낮은 산소 농도, 탈수, 감염, 높은 고도, 심한 스트레스 또는 격렬한 운동에 노출될 때 비정상적인 헤모글로빈인 Hb S가 포함되어 있다. 결과적으로 생긴 낫 모양의 세포로 인해 이 질환의 이름이 붙여졌다. 장기 손상은 반복되는 혈관폐색, 경색, 만성 빈혈로 인해 발생한다. 이는 장기 치료, 삶의 질 저하, 생존 기간 단축으로 이어진다. 겸상적혈구빈혈은 상염색체 열성 질환이다. 겸상 헤모글로빈(Hb S) 비정상 유전자를 물려받은 겸상적혈구 특성을 가지며 이 유전자를 자손에게 전달할 수 있다. Hb S에 대한 두 유전자를 모두 가진 개인은 겸상적혈구병에 걸릴 것이다.

SCD에서 세포가 저산소 상태가 되고 겸상이 발생하면 세포가 더 이상 더 작은 혈관을 통과할 만큼 충분히 유연하지 않고 신체의 여러 부분에 덩어리지기 시작한다. 겸상적혈구의 수명은 약 10~20일이므로 정상 적혈구의 120일 수명과 비교하여 만성 빈혈과 만성적으로 증가된 망상적혈구 수를 유발한다. 낫 모양의 이 세포들은 서로 달라붙어 혈관벽에 달라붙어 혈류를 차단하고 조직 순환을 감소시켜 장기 손상, 염증, 통증을 유발한다. 이 허혈성 상태는 혈관폐쇄성 위기로 알려져 있다. 통증은 긴 뼈, 큰 관절 및 척추에서 가장 자주 발생하지만 모든 기관이 영향을 받는다.

조기 및 적극적인 관리에는 효과적인 통증 조절, 적절한 수액 주입, 적절한 산소 요법, 대사성 산증 교정 및 적혈구 수혈이 포함된다. 겸상적혈구 위기 또는 혈관폐쇄 위기는 SCD의 가장 흔한 고통스러운 합병증이며 병원에 오게 되는 주된 이유이다. 급성 상황으로 심한 통증을 호소한다. 그러나 연구에 따르면 많은 복잡한 요인으로 인해 의료인은 환자에게 적절한 양의 마약을 투여하는 것을 꺼리는 경우가 많다. SCD의 통증 관리는 개별화되어야 하며, 치료는 통증 평가, 관련 증상, 외래 환자의 진통제 사용 및 부작용에 대한 환자의 과거 경험에 의해 판단되어야 한다. 약물 요법은 약물 내성을 위해 조정되어야 하며, 적절한 비스테로이드성 항염증제 및 코데인 또는 하이드로코돈과 같은 아편유사제를 사용하여 경증에서 중등도의 통증에 대한 진통제 사다리(analgesic ladder)를 따라야 한다. 중등도에서 중증의 통증은 모르핀(morphine)이나 하이드로모르폰(hydromorphone)과 같은 아편유사제로 치료해야 한다. 메페리딘(meperidine)은 대사산물인 노르메페리딘(normeperidine)을 장기간 사용하면 발작을 일으킬 수 있으므로 통증 조절을 위해 권장되지 않는다. 비효율적인 통증 관리는 이 환자 집단의 장기 입원 또는 재입원을 증가시킬 가능성이 있다.

급성 흉부 증후군(ACS, acute chest syndrome)은 입원의 두 번째로 흔한 원인이자 SCD에서 사망 및 이환율의 주요 원인이다. ACS의 증상에는 흉통, 호흡 곤란, 기침, 발열, 천명, 저산소혈증이 있으며, 폐 침윤이 나타난다. ACS는 폐부전으로 빠르게 진행될 수 있으므로 즉각적이고 적극적인 개입이 필요하다. 이 치료에는 광범위한 항생제, 적극적인 산소 요법, 진통제, 세심한 산, 염기 및 부피 관리가 포함된다.

지난 수십 년 동안 조기 발견과 조기 중재로 SCD 환자의 기대 수명이 늘어났지만 여전히 많은 환자가 50세 이전에 사망한다. 이 질병에 대한 지속적인 연구는 줄기 세포 및 골수 이식을 통해 이러한 암울한 전망을 바꿀 수 있다. 현재 관리는 효과적인 통증 관리, 적혈구 수혈(packed RBCs), 철의 킬레이트화(chelation), 감염 예방, 수산화요소 투여를 포함한 증상 및 합병증을 주로 목표로 한다. 히드록시우레아(hydroxyurea)는 적혈구의 태아 헤모글로빈 수치를 증가시키고 겸상 헤모글로빈 및 겸상 자체의 농도를 감소시켜 작용하는 것으로 생각된다. 일반적으로 효과적인 관리를 위해서는 패혈증, 급성 심근경색, 지속발작, 뇌졸중, 급성 신장 손상, 급성 사지 허혈, 빈혈, 간비대, 황달, 폐렴, 수막염 및 쇼크와 같은 SCD와 관련된 합병증에 대한 주의 깊은 모니터링이 필요하다.

백혈병 Leukemia

백혈병은 골수에서 백혈구 전구체의 과도하고 비정상적인 성장을 특징으로 하는 혈액 및 혈액 생성 기관의 악성 장애이다. 미성숙 백혈구의 통제되지 않는 증가는 정상 백혈구의 생산과 기능을 감소시킨다. 백혈병은 림프성 또는 골수성으로 분류된다. 림프성 백혈병은 암성 림프구 생성으로 인해 발생하는 반면 골수성 백혈병은 골수에서 골수성 세포의 암성 성장으로 시작된다. 두 유형 모두 급성 또는 만성일 수 있다.

급성 림프구성 백혈병(ALL, acute lymphocytic leukemia)은 10세 미만의 어린이에게 가장 흔하지만 50세 이후에 또 다른 최고 발병률을 보인다. 새로운 치료법은 아동기의 기대 수명을 증가시켰다. 징후와 증상은 일반적으로 비특이적이며 피로, 쉬운 멍, 감염 및 호흡 곤란이 포함된다. 진단은 백혈구 수로 이루어지며 골수 검사로 확정된다. WBC 수가 50,000 이상으로 증가하면 백혈구 감소(WBC의 덩어리 또는 응집) 가능성이 발생한다. 백혈병에 의해 가장 영향을 받는 기관은 뇌와 폐이며 잠재적으로 뇌졸중이나 폐경색을 유발한다. 만성 림프구성 백혈병(CLL, chronic lymphocytic leukemia)은 50세 이상의 환자에서 가장 흔한 백혈병이다. 징후와 증상에는 비장과 간 비대, 피로, 쉽게 멍이 듦, 감염, 체중 감소 등이 있다. 백혈구 울혈(leukostasis)은 CLL에서 거의 볼 수 없다.

급성 골수성 백혈병(AML, acute myelogenous leukemia)은 급성 백혈병의 가장 흔한 유형이며 60세 이상의 인구에서 가장 높은 발병률을 보인다. 다운 증후군(Down syndrome), Klinefelter's syndrome, Fanconi's anemia과 같은 일부 유전 질환과 관련이 있으며 방사선 노출 및 특정 약물과도 관련이 있다. 발열, 호흡 곤란, 폐렴과 유사한 폐 침윤, 피로, 타박상 및 체적 과부하를 포함한다. 만성 골수성 백혈병(CML, chronic myelogenous leukemia)은 가장 흔하지 않은 형태이지만 40세 이상의 개인에서 가장 흔하게 발생한다. 증상으로는 체중 감소, 발한, 피로, 두통, 현기증, 호흡 곤란, 비장 비대 등이 있다. 이 환자들은 종양용해증후군(TLS, tumor lysis syndrome)과 백혈구증의 위험이 있다.

유형에 관계없이 백혈병 세포는 비장, 림프절, 간 및 기타 혈관 영역을 침범한다. 체계에 의한 백혈구 정체의 임상적 징후는 (1) 두통, 현기증, 착란, 발작, 신경학적 결손 또는 두개내 출혈의 중추신경계 증상; (2) 흐릿하거나 시력 상실, 유두부종 또는 망막 출혈의 안과적 증상; (3) 빈호흡, 저산소증, 폐 침윤 또는 호흡 부전의 폐 증상; (4) 흉통 또는 심근허혈의 심혈관 증상; (5) 발열, 신부전, 지속발기증, 요산 수치 상승, 림프절 비대, 간비대, 비장 비대, 파종성 혈관내 응고 또는 TLS와 같은 일반적인 증상이 있다.

치료에는 적절한 수분 공급, 요산 저하제, 수산화요소, 화학요법, 면역요법, 백혈구채혈술이 포함된다. 수혈, 항생제, 항진균제 및 항바이러스제를 사용할 수도 있다. 이 환자들은 질병과 치료로 인해 감염될 위험이 높다. 따라서 환자가 잠재적인 감염원에 노출되지 않도록 보호하는 것이 중요하다.

혈소판 감소증 Thrombocytopenia

정상적인 혈소판 수는 150,000~450,000/μL이다. 혈소판 감소증은 순환하는 혈소판의 비정상적인 감소를 의미하고 150,000/μL 미만이다. 혈소판 수에 대한 영향은 다인성이며 주로 혈소판 생성 감소 또는 혈소판 파괴 증가로 나타난다. 감소된 혈소판 형성은 철, 엽산 또는 비타민 B_{12} 결핍으로 발생한다. 특정 화학요법제; 백혈병 및 림프종; 또는 골수 생산 감소, 알코올 남용 및 간 질환과 같은 선천적 또는 후천적 장애. 자가항체 매개 혈소판 파괴는 약물, 감염, DIC, 약물 유도 혈소판 감소증, 헤파린 유도 혈소판 감소증, 자간전증 및 HELLP 증후군(용혈, 간 효소 상승 및 혈소판 감소) 또는 자가면역 장애에 의해 유도될 수 있다.

혈소판 감소증의 가장 흔한 형태인 특발성 혈소판 감소성 자반병으로도 알려진 면역 혈소판 감소성 자반병(ITP, immune thrombocytopenic purpura)은 면역 자가반응 항체에 의해 혈소판 파괴가 증가하는 후천성 질환이다. 급성 ITP는 일반적으로 바이러스 감염 또는 생바이러스 백신 접종 후 1~3주 후에 소아에서 나타난다. 급성 ITP는 자가 제한적이며 일반적으로 6개월 이내에 자발적으로 해결된다. 최고 발병률은 2세에서 4세 사이에 보인다. 멍과 점상출혈은 급성 ITP의 보편적인 증상으로 간주된다. 환자의 3~4%는 자반병, 코피, 점막 출혈, 위장관 출혈, 혈뇨, 망막 출혈도 나타날 수 있다. ITP의 진단은 환자의 병력을 기반으로 하며 혈소판 수로 확인된다. 일반적으로 치료는 필요하지 않지만 자연출혈이 심한 경우에는 신선동결혈장(FFP, fresh frozen plasma), IV 면역 글로불린 및 비장절제술을 시행할 수 있다.

만성 ITP는 20세에서 50세 사이의 개인에게 가장 일반적으로 영향을 미치며 여성에서 발병률이 더 높다. 만성 ITP는 자가면역 질환이다. 혈소판 수명이 몇 시간으로 단축된다. 초기 증상은 모호하며 반상출혈, 월경과다, 점막 출혈 및 비출혈을 보인다. 치료 결정은 혈소판 수와 출혈 위험 요인(예: 최근 수술 또는 외상) 또는 출혈, 특히 자발적인 두개내 출혈을 예방에 근거한다. 혈소판 수가 30,000/μL 이상인 환자는 일반적으로 치료가 필요하지 않다. 혈소판 수가 30,000/μL 미만 및/또는 추가 위험 인자가 있는 환자의 경우, 일반적으로 1차 치료는 코르티코스테로이드(corticosteroid), 그다음으로 사이클로스포린(cyclosporine), FFP 투여, 치료 혈장 교환 또는 잠재적으로 비장 절제술이다. 혈소판 감소증, 혈소판 생성 감소, 혈소판 파괴 증가 또는 비장의 혈액 정체 증가(splenic sequestration)의 원인을 확인하여 특정 치료를 결정한다.

혈우병 Hemophilia

혈우병은 혈우병 A, 혈우병 B, 폰 빌레브란트병(von Willebrand's disease)을 포함한 여러 응고 장애를 말한다. 혈우병은 거의 대부분 남성에서 발생하고 유전되는 성 관련 장애이다. 여성은 질병을 자녀에게 물려줄 수 있다. 중증도는 경증에서 중증까지 다양하다. 혈우병의 주요 결함은 특정 응고 인자의 부재 또는 기능 장애이다. 혈우병 A 또는 고전적 혈우병은 인자 VIII 장애로 인해 발생하며 약 10,000명 중 1명, 주로 남성에게 영향을 미친다. 대부분의 혈우병 A 환자에서 인자 VIII는 누락되지 않고 과량으로 존재할 수도 있다. 그러나 VIII가 적절하게 기능을 하지 않는다. 질병의 중증도는 인자 VIII의 기능적 활성과 직접적인 관련이 있다. 혈우병 B 또는 크리스마스 병(Christmas disease)은 혈우병 A보다 덜 발생하며 50,000명 중 1명꼴로 보고된다. 이는 인자 IX의 부재 또는 기능적 결핍으로 인해 발생한다.

폰 빌레브란트병은 일반적으로 혈우병 A 또는 B보다 덜 급성이며 남녀 모두에서 발생한다. 인구의 1%가 이 질병을 나타내는 것으로 추정된다. 여성은 월경과 출산의 출혈 문제를 경험하므로 폰 빌레브란트병으로 불균형을 겪게 된다. 영향을 받은 사람들은 혈소판 부착이 감소하고 인자 VIII 수준이 감소한다.

혈우병 A와 혈우병 B는 유사한 임상 양상을 보인다. 폰빌레브란트병 환자는 증상이 덜 심각하며 관절과 심부 조직의 출혈 발생률은 낮다. 환자가 혈우병에 걸린 경우 작은 외상에도 큰 타박상, 내장 출혈 및 경막하 혈종이 발생할 수 있다. 열상이나 큰 외상을 제외하고 혈우병의 가장 나쁜 특징 중 하나는 출혈성 관절염이다. 관절염은 일반적으로 청소년기에 시작되며 주로 무릎, 발목 및 팔꿈치를 침범한다. 환자는 일반적으로 실제 출혈보다는 관절염과 관련된 심한 통증으로 응급실에 내원한다. 적절하게 관리되지 않은 관절염은 궁극적으로 관절 파괴로 이어질 수 있다. 혈소판 매개 지혈은 인자 VIII 또는 인자 IX에 의존하지 않는다. 따라서 가능한 한 영향을 받은 사지를 높여야 한다. 혈우병 A와 혈우병 B는 같은 임상 양상을 나타내지만 다른 응고 인자에 의한 치료가 필요하기 때문에 혈우병 유형을 식별하는 것이 중요하다. 비정상 출혈이 있는 모든 환자의 출혈 병력을 수집해야 한다. 선별 응고 패널(screening coagulation panel)도 고려해야 한다.

FFP는 혈우병 A와 폰 빌레브란트병을 치료하는 데 사용되었다. 불행히도, FFP는 부피 단위당 비교적 적은 양의 인자 VIII를 포함하므로 성공적인 치료를 위해서는 많은 양이 필요하다. 크리오프레시피테이트(cryoprecipitate)는 단위 부피당 인자 VIII가 풍부하다. 다행스럽게도 최근 제품 수정으로 질병 전파 위험이 줄어들고 생산 비용이 절감되었다. 혈우병 A에 걸린 대부분의 개인은 혼합 혈장 또는 유전적으로 조작된 출처에서 인자 VIII로 대체하여 치료한다. 항체 정제 인자 IX는 인간 면역 결핍 바이러스에 대해 음성인 동결침전물에 대한 사전 노출이 제한적인 혈우병 B 환자의 치료법이다. 경증에서 중등도의 출혈은 FFP로 치료할 수 있다.

파종성 혈관내 응고 Disseminated Intravascular Coagulation

DIC는 내부 및 외부 경로 모두에서 응고 연쇄 반응의 과도한 자극으로 인한 응고 체계의 후천적 기능 장애이다. 응고 연쇄 반응의 활성화는 응고를 가속화한다. 이것은 차례로 과도한 피브린이 순환계로 방출되어 미세 혈전을 유발하고 작은 혈관의 혈류를 방해함으로써 혈전증을 유발한다. 응고가 가속화된 속도로 계속되면 섬유소 용해 체계의 능력을 초과한다. 결과적으로, 혈소판, 응고 인자 및 피브리노겐은 신체가 대체할 수 있는 것보다 더 빨리 소모되고 체계가 압도됨에 따라 출혈과 응고가 동시에 발생한다.

DIC를 유발할 수 있는 상태에는 (1) 감염, 특히 그람 음성 패혈증; (2) 산과적 문제(사례의 50%는 산과, 특히 양수 색전증, 불완전 유산, 태반 조기 박리, HELLP 증후군, 잔류 태반 및 태아 사망과 관련됨); (3) 독소, 알레르기 반응 또는 암페타민과 관련된 과다 복용; (4) 염증 상태(예: 급성 췌장염); (5) 압궤 손상 및 심각한 외상으로 인한 혈관 자극; (6) 악성 또는 간 질환을 원인으로 한다. 대부분의 경우 DIC는 출혈을 나타내지만 일부 환자는 미세혈전 및 혈류 장애와 관련된 장기 허혈을 나타낸다. 이것은 두 가지 기전의 결과이다. 응고 과정의 과기능으로 미세순환에서 발생하는 혈전과 혈소판, 섬유소 및 응고 인자의 소비로 인한 출혈이다. 혈전증 관련 징후에는 청색증, 손가락, 발가락, 코 및 귀의 괴저, 장 경색 및 신부전이 있다. 출혈성 징후에는 점상출혈, 자반병, IV 부위 및 수술 부위의 출혈, 코피, 의식 수준 변화, 월경과다, 객혈, 위장 출혈 및 혈뇨가 포함된다. 다른 전신 징후로는 기침, 호흡 곤란, 착란, 발열, 빈호흡 등이 있다. 진단 검사에는 PT, PTT, 섬유소원 수치, 혈소판 수치, 섬유소 분할 생성물 및 섬유소 분해 생성물(D-이합체, D-dimer)이 포함된다.

DIC는 종종 다발성 장기 부전 및 사망으로 진행되는 생명을 위협한다. DIC 치료에는 세 가지 요소가 있으며 동시에 수행되어야 한다. (1) 유발인자를 식별하고 치료하거나 제거한다. (2) 조직 관류를 유지 또는 회복한다. (3) 혈전 형성, 혈전 분해 및 혈전 예방의 균형을 유지한다. DIC를 식별하는 것은 어려울 수 있으며 출혈/대량 수혈에 의한 혈액희석, 헤파린 유발 혈소판 감소증, 비타민 K 결핍 및 간부전과 같은 다른 조건을 배제하여 진단이 이루어진다.

DIC는 허혈과 괴사를 유발하고 악화시킨다. 따라서 적절한 산소 공급과 관류가 치료에 필수적이다. 산소 포화도를 유지하기 위해 추가 산소를 공급해야 한다. IV 수액과 농축적혈구를 사용하면 혈관 내 체적을 회복하는 데 도움이 될 수 있다. 도파민과 같은 승압제는 혈압과 조직 관류를 유지하기 위해 처방될 수 있다. 응고 과정에서 혈전 형성, 분해 및 예방 사이의 균형을 이루는 것은 어려운 과정일 수 있다. 고갈된 응고 인자의 교체는 치료의 첫 번째 순서이며 FFP, 농축적혈구, 동결침전제제 및 혈소판의 수혈을 포함한다. 농축적혈구(packed RBCs)는 혈액의 산소 운반 능력을 회복하는 데 도움이 된다. FFP는 응고 인자를 대체하고 동결침전제제(cryoprecipitate)는 섬유소를 대체한다.

헤파린은 새로운 혈전 형성을 방지하는 데 사용되었지만 그 사용에 대해서는 논란의 여지가 있다. 최근에는 수술, 위장 출혈 또는 중추신경계 출혈과 같은 일부 경우에는 금기이다. 장기 손상이 의심되거나 생명이나 사지의 손실이 임박했을 때 사용되었다. 또한 헤파린은 잔류 태반 및 불완전 유산과 같은 일부 산과 관련 DIC 사례에서 성공적으로 사용되었다. DIC의 각 사례는 고유하며 치료는 지지 요법과 함께 기저 상태에 맞게 조정되어야 한다.

특정 종양학적 응급 상황
SPECIFIC ONCOLOGIC EMERGENCIES

종양 관련 응급 상황은 세 가지 범주로 분류되는 구조적 또는 대사적 문제이다. 질병 과정 또는 치료로 인한 골수 억제와 관련된 혈구 감소증(빈혈, 호중구 감소증 및 혈소판 감소증), 전해질 및 체액 불균형(고요산혈증, TLS 및 SIADH) 및 주변 구조의 종양 매개 압박(상대정맥 증후군 및 척수 압박)을 원인으로 한다. 구조적 응급 상황은 신체 평가, 임상 소견 및 영상 연구에 의해 가장 흔히 인식되는 반면, 대사 응급 상황은 신체 평가, 임상 소견 및 진단 검사 수치로 확인된다.

발열 및 호중구 감소증 Fever and Neutropenia

감염은 암 환자에서 흔히 발생하며 이환율과 사망률의 주요 원인이다. 호중구 감소증은 절대 호중구 수가 1,000 cells/mm 미만이고 감염 위험이 중간 정도인 상태이다. 호중구 감소증은 종양 과정, 약물 효과 또는 감염의 결과일 수 있으며, 일반적으로 화학요법, 방사선 요법 및 골수 이식과 관련이 있다. 최하점(호중구 수치가 가장 낮은 시점)은 각 화학요법제에 따라 다르지만 일반적으로 화학요법 투여 후 10~14일에 발생한다. 많은 환자가 호중구 감소증의 중증도를 감소시키기 위한 예방 조치로 조혈 성장 인자(예: filgrastim 및 pegfilgrastim)를 받지만 일부 환자는 여전히 심각한 호중구 감소증 상태로 계속 진행될 수 있다. 응급실 간호 평가에는 환자에게 이러한 조혈 성장 인자를 복용하고 있는지 묻는 것이 포함되어야 한다.

호중구 감소증 환자의 감염은 종종 발열(열성 호중구 감소증)로만 나타난다. 패혈증은 암 환자의 주요 사망 원인이며 면역 억제 환자의 경우 감염/패혈증의 징후(발열, 저혈압, 감염 초점 부위)가 거의 없을 수 있다. 환자가 호중구 감소증일 때 감염이 발생하면 몇 시간 내에 사망에 이를 수 있다. 열성 호중구 감소증은 101°F (38.3℃) 이상의 단일 체온 또는 1시간 이상 지속되는 100.4°F (38℃)의 체온으로 정의된다. 열성 호중구 감소증에 대한 초기 정밀 검사에는 환자의 중심정맥 접근 장치에서 채취한 별도 부위의 혈액 배양이 2회 이상 포함되어야 한다. CBC, 전해질 수준, 신장 및 간 기능 검사, 흉부 단순 X선 검사, 소변검사, 소변 배양 및 감수성, 인후, 대변 및 모든 피부 병변의 배양, 뇌척수액, 흉막액, 복막액 검사도 필요할 수 있다. 초기 항생제 치료 권장 사항은 발열 또는 혈액 배양 후 1

시간 이내에 시작된 경험적 광범위 항생제 치료에 대한 것이다. 입원은 가급적 양압 기류가 있는 개인실에서 해야 하며 환자 이동 시 마스크를 착용해야 한다. 열성 호중구 감소증으로 인한 합병증의 위험이 더 높은 환자는 65세 이상, 동반이환 만성 질환, 신장 또는 간 기능 장애, 1주 이상 호중구 감소증, 또는 줄기세포 또는 뼈 골수 이식 후 상태인 사람이다.

종양 용해 증후군 Tumor Lysis Syndrome

TLS는 신생물 세포의 사멸로 인한 대사 장애의 집합체이며, 신생물 세포는 세포 내 내용물을 순환계로 방출한다. 자연적으로 발생할 수 있지만 대부분 TLS는 일반적으로 치료(화학요법 또는 방사선 요법)의 직접적인 결과로 나타난다. 파괴된 세포는 세포 내 내용물을 혈류로 방출하고 고칼륨혈증으로 인하여 생명을 위협하는 심장 부정맥이 자주 나타난다. 핵산의 이화작용은 고요산혈증을 유발한다. 높은 농도의 요산은 세뇨관 내에서 결정화를 일으켜 급성 신장 손상을 일으킬 수 있다. 신생물 세포에서 인산염의 방출은 고인산혈증을 유발하고, 칼슘과도 결합하여 저칼슘혈증을 유발한다.

TLS의 진단은 검사 결과, 환자 병력 및 임상 증상을 기반으로 한다. 증상은 전해질 불균형의 정도에 따라 달라지며 피로, 메스꺼움, 식욕 부진, 근육 경련, 감각 이상, QRS 확대, 부정맥, 복부 경련, 설사, 옆구리 통증 및 신부전을 포함한다. 수분 공급은 과도한 전해질의 배설을 촉진하기 때문에 TLS에 대한 가장 중요한 단일 중재이다. 중탄산나트륨의 IV 투여는 소변을 알칼리화하여 신장의 요산 침착으로 인한 신부전을 예방한다. 요산과 전해질의 배출을 증가시키기 위해 이뇨제를 투여할 수 있다. 알로푸리놀(allopurinol)은 요산 형성을 방지한다. 고칼륨혈증은 칼륨을 위장관으로 끌어들여 배출하기 위해 폴리스티렌 술폰산나트륨(polystyrene sulfonate)을 투여하고 염화칼슘/글루콘산칼슘, 중탄산나트륨, 고장성 포도당 및 인슐린을 IV 투여하여 칼륨을 혈청에서 세포내 공간으로 이동시키고 알부테롤(albuterol)을 분무 투여함으로써 관리된다. 응급 투석이 필요할 수 있다. 수산화알루미늄 젤과 같은 인산염 결합제는 과인산혈증을 제거하는 데 도움이 된다.

항이뇨 호르몬 분비 부적절증후군

Syndrome of Inappropriate Antidiuretic Hormone

일반적인 상황에서 뇌하수체는 바소프레신(항이뇨 호르몬, ADH)을 생성 및 방출하여 소변 생산량을 감소시켜 증가된 혈청 삼투압 농도를 관리한다. 특정 유형의 암, 특히 소세포 폐암에서는 종양 자체에서 ADH를 방출하여 신장의 체액 저류를 증가시킨다. 이러한 물 중독은 희석성 저나트륨혈증(혈청 나트륨 수치 129 mEq/L 미만)을 유발한다. 과도한 체액은 삼투에 의해 세포로 이동하여 세포 팽창을 유발한다. 뇌부종은 가장 생명을 위협하는 후유증일 수 있다.

SIADH의 증상에는 두통, 성격 변화, 정신 상태 변화, 과민성, 혼수, 혼란, 메스꺼움, 구토, 식욕 부진, 설사 및 근육 경련이 있다. 저나트륨혈증이 더 심해짐에 따라 증상은 발작 활동, 유두부종, 혼수 및 사망으로 진행된다. 진단은 혈청 나트륨 수치, 혈액 요소 질소, 크레아티닌 및 소변 삼투질 농도와 같은 실험실 검사로 확인된다. 치료는 저나트륨혈증의 정도에 따라 결정되며 수액 제한, 고장성 염화나트륨 주입의 신중한 투여, 이뇨제, 바소프레신 수용체 길항제인 톨밥탄(tolvaptan[삼스카(Samsca)])이 포함된다. 천천히 나트륨을 교정하고 적절한 발작 예방 조치를 유지하며 주의 깊게 모니터링해야 한다.

상대정맥 증후군 Superior Vena Cava Syndrome

상대정맥 증후군은 머리, 목 및 상체를 배수하는 주요 혈관의 폐색으로 인해 발생한다. 이 폐색은 종양이나 림프절 비대에 의한 압박으로 대정맥 외부에서 발생할 수 있으며, 중심정맥 도관의 위치로 인하여 혈전이 형성되고 상대 정맥 내에서 폐색이 발생할 수 있다. 진행성 폐암은 사례의 약 75%를 차지한다. 대부분의 경우 상대정맥 증후군이 천천히 발생하여 측부 순환이 발생한다. 증상은 다음과 같이 (1) 호흡기: 강직증, 호흡 곤란, 기좌호흡, 후두부종, 가슴 통증, 기침 또는 늑막염, (2) 신경학적: 권태감, 시각 장애, 두통, 현기증 또는 혼수 상태, (3) 안면 종기, 입술 부종, 코 폐쇄 또는 코피, 목, 얼굴 또는 팔의 혈관 확장으로 분류될 수 있다. 상대정맥 증후군의 급속한 발병을 동반하는 증상에는 뇌부종(정신 상태 변화, 현기증, 시각 변화) 및 후두 부종으로 인한 기도 폐쇄와 같은 생명을 위협하는 증상이 포함될 수 있다.

원인과 종양의 유형에 대한 확실한 진단은 결과적으로 적절한 치료요법이 뒤따를 것이다. 따라서 종양 전문의에게 의뢰하는 것이 가장 중요하다. 약물에 민감한 종양은 화학 요법으로 치료된다. 다른 사람들은 방사선 요법으로 치료할 것이다. 잠재적으로 응급 수술이나 스텐트 삽입이 필요할 수 있다. 폐색이 혈관 접근 장치에서 발생하는 혈전증으로 인해 발생한 경우 치료 방식에는 혈관 카테터 제거, 섬유소 용해 요법 또는 항응고 요법이 포함된다. 다른 지원 조치에는 코르티코스테로이드, 산소 요법 및 이뇨제가 포함될 수 있다. 호흡을 용이하게 하고 얼굴과 상체의 부종을 줄이기 위해 환자를 semi-Fowler's 자세로 눕혀야 한다.

척수 압박 Spinal Cord Compression

척수 압박은 흔한 종양학적 응급 상황이다. 척수 압박의 가장 흔한 종양학적 원인은 종양으로 인한 척추체 침식이며, 일반적으로 유방암, 폐암, 전립선암, 흑색종 및 림프종에서 발생한다. 암에 걸린 환자의 40%가 전이성 척추 질환으로 발전할 것으로 추정되며, 이 환자의 10%에서 20%는 척수 압박 증상이 나타난다. 척수의 증상이 있는 압박은 돌이킬 수 없는 신경학적 손상이 몇 시간 내에 발생할 수 있기 때문에 종양학적 응급 상황이다.

가장 흔하게 보고되는 증상은 움직임, 기침, 재채기 또는 앙와위 자세로 인해 악화되는 요통이다. 많은 암 환자는 만성 요통을 가지고 있다. 따라서 새로운 통증이나 기존 통증의 악화 또는 변화(예: 감각 및/또는 운동 결손)는 추가 평가가 필요하다. 더 구체적인 증상은 압박 위치(대부분 흉부)에 따라 달라지며 하지 약화로 진행되는 마비, 감각 이상, 감각 상실, 심부 건반사 상실, 장 및 방광 기능 장애를 포함할 수 있다.

신경계 기능 상실의 증거는 추가 기능 상실을 방지하기 위한 응급 치료의 징후이다. 손실된 기능은 거의 회복되지 않는다. 진단 평가에는 척수 압박의 다른 원인을 배제하기 위한 자기공명영상이 포함된다. 응급 치료에는 덱사메타손(dexamethasone) IV 및 감압 수술을 위한 예비 준비가 포함된 방사선 요법이 포함된다. 비 응급 증상(신경학적 기능의 손실이 없는 통증)은 화학요법이나 경피적 척추 성형술과 같은 다른 치료 양식에 잘 반응할 수 있다. 이러한 환자는 적시에 개입하기 위해 종양 전문의에게 의뢰해야 한다.

요약

혈액학적 및 종양학적 응급 상황은 다양한 임상 상태를 포괄하며 광범위한 환자의 중증도를 포함한다. 일반적인 질병 과정에 대한 지식과 기민한 사정은 응급 간호사가 최고의 환자 결과를 보장하기 위해 치료의 우선순위를 적절하게 지정할 수 있는 능력을 향상시킨다.

30

환경적 응급 상황

Environmental Emergencies

Gordon H. Worley

인간은 다양한 상황에서 환경적 위험과 극한 상황에 노출될 수 있다. 여기에는 야외 레크리에이션, 병역, 직장 또는 여행과 같은 활동에 대한 자발적인 참여가 포함되며 사고, 경험 부족, 재난 사건, 피난처 부족(노숙자), 혼란, 부주의, 정신 질환, 알코올 또는 약물로 인한 비자발적 노출이 포함된다.

체온 관련 응급 상황 THERMAL EMERGENCIES

정상 체온은 37℃ (98.6℉) ± 1.0℃의 체온을 유지하는 것이다. 체온은 신진대사에 의해 생성되고 열을 발산하거나 보유함으로써 조절된다. 열은 환경으로의 복사, 신체 표면 위의 공기 이동으로 인한 대류, 땀 또는 기타 체액의 증발 또는 고체 물체로의 전도에 의해 신체에서 소산될 수 있다. 신체가 적절한 열 보호 장치 없이 극한의 온도에 노출되면 신체의 체온 조절 능력을 넘어 열을 얻거나 잃을 수 있다.

온열 질환 Heat Illness

온열 질환은 이환율과 사망률의 중요한 원인이다. 미국에서 열 관련 질병으로 인한 연간 사망률은 연간 600명으로 추산된다. 온열 질환은 경증(일사병)에서 중증 및 생명을 위협하는 것(열사병 및 운동 관련 저나트륨혈증)에 이르는 스펙트럼을 나타낸다. **표 30-1**을 참고한다. 어린이와 유아는 체중대비 체표면적이 더 높기 때문에 열 증가 또는 손실의 가속화로 온열 질환의 위험이 증가한다. 특히 위험한 경우는 어린 아이들이 뜨거운 차 안에 혼자 남겨지거나 고령자와 만성 질환자는 동반 질환이 있거나 온열 질환에 걸리기 쉬운 약물을 사용하는 경우이다.

열성 피로 Heat Exhaustion

열성 피로는 고온의 환경에 노출되거나 더운 환경에서 격렬한 운동으로 인해 발생하는 경증의 온열 질환이다. 과도한 땀과 부적절한 체액 보충으로 인한 체온 상승 및 체액 손실은 체액 고갈로 이어진다. 열성 피로는 노동자, 운동선수, 소방관, 군인과 같은 더운 환경에서 일하거나 노인과 어린이에게서 가장 자주 발생한다.

열성 피로는 빈맥과 기립성 저혈압을 동반한 38.5℃~40.0℃ (101.3℉~104.0℉)의 체온이 특징이다. 환자는 메스꺼움, 구토, 갈증, 피로, 두통, 불안, 현기증, 실신 및 기절을 보일 수 있다. 발한이 있을 수도 있고 없을 수도 있다. 의식 상태는 정상이거나 약간 변화가 있다. 인식되지 않거나 치료되지 않은 열 탈진은 열사병으로 진행될 수 있다.

초기 치료에는 환자를 시원한 환경으로 옮기고 냉각 조치를 시작하는 것이 포함된다. 환자의 옷을 적시고 환자에게 부채질하면 증발과 대류를 통해 열을 발산하는 데 도움이 될 수 있다. 만약 환자가 수분섭취가 가능하다면 시원한 등장성 음료를 사용하여 수액 및 전해질 보충을 제공하면서 심부체온을 모니터링해야 한다. 진단검사로는 전해질, 포도당, 신장 및 간 기능 검사, 일반혈액검사(CBC) 및 소변 검사가 포함되어야 한다. 운동 관련 저나트륨혈증(EAH, exercise-associated hyponatremia)을 다른 형태의 온열 질환과 구별하기 위해 혈청 나트륨을 신속하게 검사해야 한다. EAH는 이 장의 뒷부분에서 설명한다.

환자가 저혈압이거나 메스꺼움 또는 구토가 있는 경우 0.9% 생리 식염수를 사용하여 정맥주사 수액요법을 시작해야 한다. 저혈압 또는 심장 질환의 병력이 있는 환자는 심장 모니터를 사용해야 한다.

열사병 Heat Stroke

열사병은 신체의 본질적인 체온 조절 기전의 상실로 인해 생명을 위협하는 심각한 질병이다. 중추신경계(CNS) 기능 장애를 동반한 ≥40℃ (104℉)의 심부 온도를 특징으로 한다. 전형적인 열사병은 높은 환경 온도에 수동적으로 노출되어 발생

표 30-1 온열 질환

상태	심부체온	의식 수준	활력 징후	기타 증상
열성 피로	38.5℃ (101.3℉)~40.0℃ (104.0℉)	• 정상 또는 약간 저하	• 빈맥 • 기립성 저혈압	• 오심, 구토 • 발한 • 극도의 갈증 • 피로 • 두통 • 불안 • 현기증 • 실신 • 기절
열사병	≥ 40℃ (104℉)	• 불안 • 운동실조 • 협응 감소 • 흐릿한 말투 • 동요 • 섬망 • 발작 • 혼수상태	• 빈맥 • 저혈압	• 설사 • 구토 • 과호흡 • 소변량 감소 • 발한은 있거나 없을 수 있음
운동 관련 저나트륨혈증	정상 또는 약간 상승	• 어지러움 • 두통 • 혼란 • 동요 • 섬망 • 운동실조 • 발작 • 혼수상태	• 빈맥 • 기립성 저혈압	• 혈청 나트륨 130 mmol/L 미만 • 오심/구토 • 부기/말초부종 • 체중 증가

From Leon LR, Kenefick RW. Pathophysiology of heat-related illness. In: Auerbach PS, Cushing TA, Harris NS, eds. *Auerbach's Wilderness Medicine.* 7th ed. Philadelphia, PA: Elsevier; 2017:259-274; Platt M, Vicario S. Heat illness. In: Marx JA, ed. *Rosen's Emergency Medicine: Concepts and Clinical Practice.* 8th ed. Philadelphia, PA: Elsevier; 2014:1896-1904.
Bennett BL, Hew-Butler T, Hoffman MD, Rogers IR, Rosner MH, Wilderness Medical Society. Wilderness Medical Society practice guidelines for treatment of exercise-associated hyponatremia: 2014 update. *Wilderness Environ Med.* 2014;25(suppl 4):S30-S42.
Lipman GS, Eifling KP, Ellis MA, et al. Wilderness Medical Society practice guidelines for the prevention and treatment of heat-related illness: 2014 update. *Wilderness Environ Med.* 2014;25(suppl 4):S55-S65.
Hew-Butler T, Loi V, Pani A, Rosner MH. Exercise-associated hyponatremia: 2017 update. *Front Med.* 2017;4(3):370-310.

한다. 점진적으로 진행되거나 갑자기 발생할 수 있다. 고령자, 만성 질환자, 어린 아동 및 유아가 가장 위험하다. 전형적인 열사병으로 인한 사망률은 65%에 이를 수 있다.

운동성 열사병(EHS, exertional heat stroke)은 운동선수, 노동자, 군인, 소방관과 같이 젊고 신체적으로 건강한 개인에게 가장 흔하다. 격렬한 운동으로 인한 열 생산은 열을 환경으로 발산하는 신체의 능력을 초과하여 심부 온도를 증가시킨다. EHS는 더운 환경이나 두꺼운 보호복(소방관의 방호복 등)과 같은 방열 장벽이 있는 경우 발생할 수 있다.

열사병의 주요 징후는 체온이 상승한 상태에서 의식 상태의 변화 또는 기타 CNS 기능 장애이다. 초기 신경학적 징후에는 불안, 운동실조, 협응 불량, 어눌한 언어 등이 포함될 수 있다. 나중에 나타나는 징후로는 동요, 섬망, 발작 및 혼수 상태가 있다. 다기관 침범과 관련된 증상에는 설사, 구토, 과호흡 및 소변량 감소가 포함될 수 있다. 발한은 있을 수도 있고 없을 수도 있다. 발한이 없는 것이 열사병의 진단적 징후는 아니지만 이 냉각 기전의 상실은 체온 상승을 가속화할 수 있다. 감염, 갑상선 중독 및 저나트륨증을 유발하는 약물을 포함하여 체온 상승의 다른 가능한 원인을 고려해야 한다.

뜨거운 날씨에서 운동 중 혹은 운동 후에 외상의 증거 없이 의식상태가 변화된 사람이나 열 노출과 관련된 정신 상태 변화가 있는 모든 노인 또는 만성 질환 환자는 열사병과 같이 치료해야 한다. 열사병은 신속하고 적절한 치료에도 불구하고 치명적일 수 있다.

열사병 치료 Treatment of Heat Stroke

안전이 허락하는 한 빨리 환자를 서늘한 곳으로 옮기고 환자의 옷을 미지근한 물에 적시고 부채질을 해야 한다. 냉찜질은 겨드랑이와 사타구니에 적용할 수 있다. 큰 직경의 정맥(IV) 확보가 이루어져야 하고 차가운 수액(4℃/39℉)으로 수액 소생술을 시작해야 한다. 수액 소생술 권장 사항은 다양하지만 가장 일반적인 권장 사항은 처음 4시간 동안 1~2 L의 0.9% 식염수를 투여하는 것이다. 환자가 저혈압이 아닌 한 빠른 수액 소생술은 일반적으로 권장하지 않는다.

얼음물이나 찬물에 담그는 것은 심부 체온을 빠르게 낮추는 효과적인 방법이며 운동성 열사병(EHS) 환자에게 안전한 것으로 나타났다. 환자에게 미지근한(40℃/104℉) 물을 뿌리고 팬을 사용하여 환자에게 지속적으로 공기를 불어넣는 것은 전형적인 열사병 환자에게 권장되는 치료법이다. 이것은 효과적인 냉각 방법이며 특수 장비가 거의 필요하지 않다. 의식 수준이 정상적으로 돌아가고 직장 온도가 38.8℃ (102.0℉) 이하가 될 때까지 냉각을 계속해야 한다. 열사병이 의심되는 모든 환자, 특히 냉각 단계에서 직장 체온계를 사용하여 심부 온도를 모니터링하여 예상치 못한 저체온증을 예방해야 한다.

혈청 나트륨의 신속한 측정은 다음 섹션에서 설명하는 것처럼 EAH (운동 관련 저나트륨증)를 다른 형태의 온열 질환과 구별하는 데 중요하다. 추가 진단 검사에는 전해질, 포도당, 신장 및 간 기능 검사, 크레아틴 키나아제, CBC, 프로트롬빈시간/부분트롬보플라스틴시간(PT/PTT) 및 소변 검사가 있다.

해열제(아스피린(aspirin), 이부프로펜(ibuprofen), 아세트아미노펜(acetaminophen)) 및 단트롤렌 나트륨(dantrolene sodium)은 열사병에 유용한 것으로 나타나지 않았으므로 권장되지 않는다. 벤조디아제핀(benzodiazepine)은 급속 냉각으로 인한 떨림을 조절하고 발작을 관리하는 데 유용할 수 있다. 도뇨관을 삽입하고 시간당 1~2 mL/kg 이상의 소변량을 유지해야 한다. 횡문근융해증의 징후가 있는지 소변색과 소변 미오글로빈을 모니터링해야 한다. 파종성 혈관내 응고(DIC)를 포함한 응고병이 발생할 수 있으며, 가장 일반적으로 질병 발생 2일째 또는 3일째에 발생할 수 있다.

운동 관련 저나트륨혈증

Exercise-Associated Hyponatremia

EAH는 지구력을 요하는 운동 선수와 고온 환경에서 일하는 사람들 사이에서 가장 흔한 생명을 위협하는 상태이다. 저나트륨혈증은 혈청 나트륨 수치가 135 mmol/L 미만(또는 특정 검사실의 경우 낮은 정상)으로 정의된다. 중증 저나트륨혈증은 일반적으로 혈청 나트륨 수준 ≤125 mmol/L로 정의되지만, 일부 환자는 125~130 mmol/L 수준으로 증상이 나타날 수 있다.

EAH의 병태생리학적 기전은 발한으로 인한 체액 손실을 대체하는 데 필요한 것 이상으로 수분 또는 기타 저장성 체액의 과도한 소비이다. EAH로 보고된 모든 사망자는 과도한 수분 소비와 관련이 있다. 결과적으로 희석성 저나트륨혈증은 삼투액을 세포외 공간에서 세포내 공간으로 이동시킨다. 이러한 체액 이동은 뇌부종 및 신경학적 증상을 유발할 수 있다. 심한 경우 뇌간 탈출증과 함께 심각한 뇌 부종이 발생할 수 있다.

가벼운 EAH의 증상에는 현기증, 메스꺼움, 부기/말초 부종 및 체중 증가가 포함된다. 심각한 EAH의 징후 및 증상에는 두통, 구토, 착란, 운동실조, 섬망, 동요, 발작 및 혼수가 포함된다. 가장 심한 경우에는 비심장성 폐부종 또는 제피질 자세 및 뇌간 탈출이 임박했다는 다른 징후가 나타날 수 있다.

환자는 명백한 증상 없이 심각한 저나트륨혈증일 수 있다. 다른 온열 질환으로 간주되어 초기에 인식되지 않는 EAH는 저나트륨혈증을 악화시킬 수 있으며 무증상의 EAH가 증상이 있는 EAH로 진행될 수 있다. 비특이적 증상이 있는 지구력 운동 선수와 더위 속에서 운동을 하고 체온 상승 없이 정신 상태의 변화를 보이는 환자는 EAH를 의심해야 한다.

혈청 나트륨 수준의 신속한 측정은 EAH 진단의 핵심이다. 확인되거나 의심되는 EAH의 치료는 3% 염화나트륨과 같은 고장성 식염수(HTS, hypertonic saline) 용액으로 저나트륨혈증을 신속하게 교정하는 것을 목표로 한다. EAH가 의심되지만 혈청 나트륨 측정이 신속하게 이루어지지 않으면 HTS를 투여하는 것이 좋다. HTS를 사용할 수 없는 경우 혈청 나트륨 수치가 알려질 때까지 0.9% 식염수와 같은 등장성 또는 저장성 액체의 사용을 피하는 것이 일반적으로 가장 좋은 방법이다.

한랭 관련 응급 상황 Cold-Related Emergencies

우발적 저체온증 Accidental Hypothermia

우발적 저체온증은 추위와 관련된 가장 위험한 응급 상황이다. 추운 날씨, 습한 날씨 및 찬물에 담그는 것이 저체온증 위험 가능성이 가장 높게 나타나지만, 이러한 상태는 열 손실이 체온 생산을 초과할 때 온대 및 열대 기후에서도 발생할 수 있다. 우발적 저체온증은 야외 직업 또는 여가 활동, 재해, 노숙자, 약물 남용 또는 외상, 패혈증, 저혈당 및 기타 의학적 상태로 인해 발생할 수 있다. 의도적인 목표 온도 관리는 제23장에서 논의되었다.

미국에서는 매년 1,300~1,500명이 저체온증으로 사망하는 것으로 보고되고 있다. 보고된 대부분의 저체온증 사망자(67%)는 남성에서 발생하고 사망률은 65세 이상 환자에서 가장 높다. 약 10%는 약물 또는 알코올 사용과 관련이 있다. 의인성 저체온증은 아프거나 부상당한 환자가 소생술 중 열 손실로부터 적절히 보호되지 않을 때 발생하며 외상과 같은 다른 상태에서는 사망에 까지 이를수 있다.

우발적 저체온증은 심부 온도가 의도하지 않게 35℃ (95℉) 아래로 떨어지는 것으로 정의된다. 심부 온도의 이러한 감소는 신경학적 손상, 심박출량 저하, 부정맥, 대사 장애, 응고장애를 유발하고 궁극적으로 되돌리지 않으면 사망을 초래한다.

경미한 저체온증(32~35℃/90~95℉)에서는 체온 조절 기전이 손상되지 않고 스트레스를 받는다. 환자는 일반적으로 깨어 있고 기민하며 격렬하게 떨고 있다. 피부 냉각은 떨림을 유발하여 근육 활동에 의한 신진 대사와 열 생성을 증가시킨다. 빈맥과 빠른 호흡이 나타날 수 있으며 심부 온도가 떨어지면 서맥과 호흡 저하로 진행된다. 장기간의 떨림으로 포도당 저장고가 고갈될 수 있다. 환자는 판단력 저하, 협응 결여, 어눌한 언어, 기억상실, 무관심, 운동실조 등을 보이는 진행성 신경학적 손상을 보일 수 있다.

중등도 저체온증(28~32℃/82~90℉)은 환자의 체온 조절 기전의 점진적인 실패를 나타낸다. 중심 온도가 떨어지면 떨림이 더욱 심해지며 31℃ (88℉) 이하에서는 감소하기 시작하여 결국 약 30℃ (86℉)에서 멈춘다. 의식 수준과 심폐 기능이 점진적으로 감소한다. 환자는 그림 30-1과 같이 ST 분절의 시작 부분에서 양의 편향인 J파의 발달을 포함하여 서맥, 느린 호흡, 부정맥 및 심전도(ECG) 변화를 보일 것이다. 악화되는 저체온증에 대한 드물고 당혹스러운 반응은 역설적 탈의로, 저체온증 환자가 추위에도 불구하고 옷을 벗는 것이다.

심한 저체온증(28℃/82℉ 미만)에서는 체온 조절 기전이 작동하지 않아 떨림이 없다. 환자는 반응이 없고 반사가 없을 수 있다. 일반적으로 심한 서맥과 호흡 억제가 있으며 활력 징후는 감지되지 않을 수 있다. 심실 세동(VF, ventricular fibrillation) 역치가 감소하고 심장 근육이 매우 과민해진다. 환자를 거칠게 취급하거나 갑작스러운 체위 변경은 심실 세동

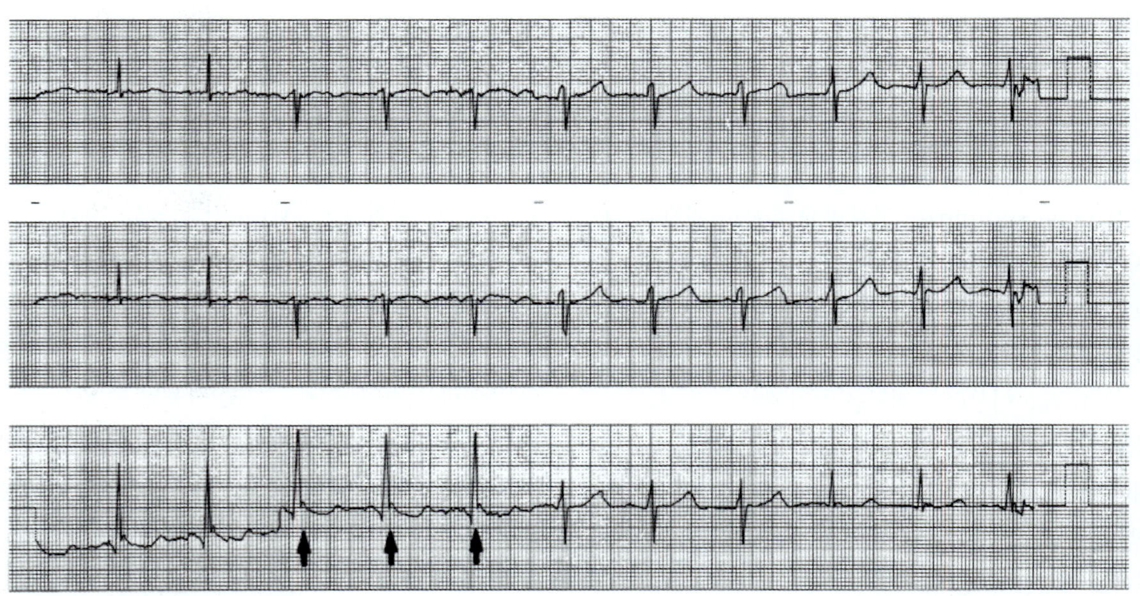

그림 30-1 저체온증의 심전도 변화

(From Rosen P, Barkin RM, Hockberger RS, eds. *Emergency Medicine: Concepts and Clinical Practice.* 3rd ed. St Louis, MO: Mosby: 1999.)

을 유발할 수 있다. 진단 검사는 칼륨 상승, 산-염기 장애 및 응고 이상을 보여준다.

저체온증이 있는 모든 환자에서 후하강(afterdrop) 현상을 예상해야 한다. 이 현상은 추운 환경에서 벗어나 재가온을 시작한 후에 발생한다. 심부 온도는 심부에서 더 차가운 말초 조직으로 열이 전도되고 더 차가운 혈액이 말초에서 다시 심부로 순환하기 때문에 계속해서 감소한다. 후하강은 체온이 다시 상승하기 시작하기 전에 심부 온도를 5℃에서 6℃만큼 추가로 감소시킬 수 있다.

저체온증 치료 Treatment of Hypothermia

모든 저체온증 환자를 관리하는 첫 번째 단계는 환자를 추운 환경에서 더 따뜻하고 보호된 장소로 안전하게 옮기는 것이다. 갑작스러운 충격으로부터 과민성 심장 근육을 보호하려면 부드럽게 다루는 것이 매우 중요하다. 의식 수준이 기민하고, 떨고 있는 경미한 저체온 환자는 일반적으로 스스로 재가온을 할 수 있다. 치료에는 추가적인 열 손실을 방지하고 젖은 의복을 제거하고 단열재와 수증기 장벽을 제공하여 수동적인 외부 재가온을 제공하는 것이 포함된다. 외부 열원은 재가온을 돕고 환자의 편안함을 향상시킬 수 있지만 일반적으로 필요하지는 않다. 탄수화물이 포함된 따뜻한 음료를 환자에게 제공하면 열 생성을 지원하는 추가 칼로리를 제공할 수 있다. 표 30-2를 참고한다.

자신을 재가온하는 능력이 감소하거나 결여된 중등도의 저체온증 환자는 적극적인 외부 재가온이 필요하다. 중심 체온은 식도 원위부에서 식도 체온계를 사용하여 지속적으로 모니터링해야 하며 후유증을 예상해야 한다. 직장 체온계, 구강 체온계 및 체온 감지 요도 카테터는 권장되지 않는다. 이러한 체온감지기들은 저체온 환자에서 1시간 정도 늦게 나타내기 때문이다.

응급실에서 능동적인 외부 재가온의 가장 효과적이고 실용적인 방법은 상업용 강제 공기 가온 담요이다. 복사열 램

표 30-2 저체온증 관리

분류	심부체온	징후와 증상	치료
경증 저체온증	32~35℃ (90~95℉)	• 깨어 있음 • 의식은 약간 저하될 수 있음 • 판단력 저하 • 흐릿한 말투 • 기억상실 • 무관심 • 협응력 부족 • 운동실조 • 심하게 떨림	• 스스로 체온 유지 가능 • 환경으로부터 보호 • 단열 • 몸을 떨게 내버려둠 • 따뜻한 달달한 음료 제공 • 외부 열원 도움 필수
중등도의 저체온증	28~32℃ (82~90℉)	• 30℃ (86℉) 이상에서 떨림 • 30℃ 이하에서 떨림 없음 • 의식 수준 저하 • 서맥 • 느린호흡 • 부정맥 • ECG에서 J-파(그림 30-1)	• 효과적으로 자가 재가온 할 수 없음 • 외부 열원의 활성 필요 • NPO 유지 • 조심스럽게 관리
중증/심각한 저체온증	<28℃ (82℉)	• 떨림 없음 • 서맥 • 죽은 것처럼 보일 수도 있고, 활력 징후 측정이 불가능할 수도 있음 • 심근육이 매우 과민하여 심실세동 발생 위험이 높음	• 조심스럽게 관리 • 생존을 위하여 능동적인 내, 외부 재가온이 필요함

ECG, Electrocardiogram; *NPO*, nil by mouth.
From Zafren K, Giesbrecht GG, Danzl DF, et al. Wilderness Medical Society practice guidelines for the out-of-hospital evaluation and treatment of accidental hypothermia: 2014 update. *Wilderness Environ Med.* 2014;25(suppl 4):S66–S85; Haverkamp FJC, Giesbrecht GG, Tan ECTH. The prehospital management of hypothermia—an up-to-date overview. *Injury.* 2018;49(2):149–164; Danzl DF, Huecker MR. Accidental hypothermia. In: Auerbach PS, Cushing TA, Harris NS, eds. *Auerbach's Wilderness Medicine.* 7th ed. Philadelphia, PA: Elsevier; 2017:135–162. Zafren K, Giesbrecht G. State of Alaska: Cold injuries guidelines. http://dhss.alaska.gov/dph/Emergency/Documents/ems/documents/Alaska% 20DHSS%20EMS%20Cold%20Injuries%20 Guidelines%20June%202014.pdf. Published July 2014. Accessed May 30, 2018.

프, 겨드랑이와 사타구니에 두는 뜨거운 물병, 대형 화학 열 패드도 효과적이다. 열은 가슴, 겨드랑이, 등에 집중되어야 한다. 따뜻한 수액을 사용한 위세척, 따뜻한 산소 및 따뜻한 물 매트리스는 보조 수단으로 유용할 수 있지만, 일반적으로 효과적인 재가온을 달성하기에는 적절하지 않다. IV 수액은 40~42℃ (104~108℉)로 예열되어야 한다. 따뜻한 물에 담그거나 따뜻한 샤워를 하는 것은 저체온증에서 몸을 데우는 데 사용해서는 안 된다. 이러한 방법은 심혈관 붕괴 및 사망에 이를수 있다.

중증 저체온증 환자는 활력 징후를 감지할 수 있는 환자와 그렇지 않은 환자의 두 그룹으로 나눌 수 있다. 후자의 그룹은 인지할 수 없는 호흡이나 맥박, 고정 및 확장된 동공, 사후경직 같은 모습으로 죽은 것처럼 보일 수 있다. 호흡 및 순환에 대한 평가는 최소 1분 동안 수행되어야 한다. 호흡은 경동맥 맥박보다 감지하기 쉬울 수 있어 호흡이 있는 경우 심박출량이 있다고 가정한다. 초음파 및 ECG 모니터링은 심장 활동을 감지하는 데 도움이 될 수 있다.

심장 모니터의 전기적 활동이나 초음파의 심장벽 움직임 등 살아있다는 징후가 있는 환자의 경우 적극적인 외부 재가온이 일차 치료법이다. 일부 환자는 환기를 지원하거나 흡인을 방지하기 위해 기관 내 삽관 또는 성문위 기도기 삽입이 필요할 수 있다. 모든 환자는 지속적인 ECG, 호기말 CO_2 ($EtCO_2$) 및 체온 모니터링을 해야 한다.

심폐소생술(CPR, cardiopulmonary resuscitation)은 심장 또는 호흡 활동이 감지되지 않는 환자에게 시작해야 한다. IV 접근이 이루어져야 하며 D_5/0.9% 생리 식염수와 같은 데워진 포도당이 포함된 수액을 투여해야 하고 적극적인 재가온이 계속되어야 한다. 심장 모니터에 무맥성 심실 빈맥(pVT, pulseless ventricular tachycardia) 또는 심실세동(VF)이 표시되면 최대 전력 설정에서 단일 충격으로 제세동을 수행한다. 이것이 실패하면 환자가 최소 1~2℃로 예열될 때까지 추가적인 제세동은 기다린다. 심부 온도가 30℃에 도달하면 표준 ACLS (advanced cardiac life support, 전문 심장소생술) 지침을 따른다.

약물 대사는 30℃ 아래에서 크게 감소하고 대사되지 않은 약물은 반복 투여로 축적되어 환자가 재가온되면 독성 수준을 초래할 수 있다. 30℃ 미만에서는 소생술 약물을 중단하고 30℃ 이상에서는 투여 간격을 두 배로 늘리고 35℃ 이상에서는 정상적인 ACLS 투여 용량과 간격을 사용한다.

심한 저체온증 환자는 내부 또는 체외 재가온이 필요할 수 있다. 따뜻한 식염수를 이용한 복강, 종격동 및 흉부 세척은 직접적으로 핵심 장기와 혈액이 이 부위를 통과할 때 따뜻하게 하는 역할을 한다. 대정맥의 혈관내 장치는 혈액이 장치를 지나갈 때 혈액을 데울 수 있다. 체외 가온은 혈액 투석기, 대퇴 동맥 및 정맥 카테터를 사용한 연속 동정맥 재가온(CAVR, continuous arteriovenous rewarming), 심폐 바이패스(CPB, cardiopulmonary bypass) 또는 체외 막 산소 공급(ECMO, extracorporeal membrane oxygenation) 시스템을 사용하여 수행할 수 있다.

동상 Frostbite

동상은 피부와 더 깊은 조직의 동결 손상으로 추운 날씨에 노출, 차가운 물체 또는 겨울철 눈과의 접촉, 증발 냉각(특히 가솔린 또는 프로판과 같은 휘발성 액체로부터), 또는 풍냉에서 대류 냉각의 결과로 발생할 수 있다. 동상을 유발하거나 악화시킬 수 있는 다른 요인으로는 추위나 바람으로부터의 부적절한 단열, 몸을 조이는 의복 또는 신발, 순환기 질환, 피로, 알코올 또는 약물 사용, 흡연, 부상, 탈수 및 저체온이 있다. 도시에서의 동상은 종종 노숙자나 알코올 중독과 관련이 있다.

초기 피부 냉각은 혈관수축과 허혈을 유발하고 더 냉각되면 조직에 얼음 결정이 형성된다. 얼음 형성은 세포 내에서 전해질과 체액 이동을 유발하고 세포 밖으로 체액 이동을 일으켜 세포 탈수, 세포막 손상 및 세포 사멸을 초래한다. 냉동 조직의 해동은 재관류 손상과 염증 반응을 유발한다. 후기 단계는 혈관내 혈전의 형성과 염증 단계의 악화를 포함하여 진행성 조직 허혈 및 경색을 유발한다.

표재성 동상은 조직 손실이 거의 또는 전혀 없이 상층 피부층의 동결 손상을 포함한다. 이는 일반적으로 손가락 끝, 귀, 코, 발가락 및 뺨에 발생한다. 초기 증상에는 무감각과 피부가 창백하고 밀랍인형처럼 보인다. 영향을 받는 피부는 차갑고 단단하지만 딱딱하지는 않다. 더 영향을 받는 경우에는 유백색 액체로 채워진 표면 수포가 나타날 수 있다. 깊은 동상은 진피와 피하층의 동결을 포함하며 밑에 있는 근육, 힘줄 및 뼈로 확장될 수 있다. 깊은 동상은 흰색 또는 황백색으로 나타나며 단단하고 차갑고 만지면 둔감하다. 물집의 형성은 해당 부위가 부분적으로 또는 완전히 해동되었음을 나타낸다. 심하게 손상된 조직은 결국 괴사되어 절단이 필요하다. 그림 30-2를 참고한다.

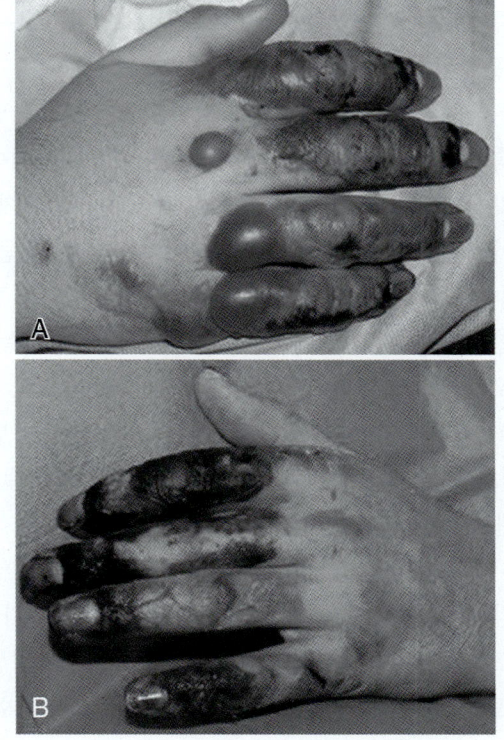

그림 30-2 초기 (A) 및 후기/말기 (B) 동상의 사진 (컬러 삽화 746p 참고)

(From Freer L, Handford C, Imray CHE. Frostbite. In: Auerbach PS, Cushing TA, Harris NS, eds. *Auerbach's Wilderness Medicine.* 7th ed. Philadelphia, PA: Elsevier; 2017.)

동상 치료 Treatment of Frostbite

입원 전 치료는 저체온증 및 기타 생명을 위협하는 상태를 식별 및 치료하고 동상에 걸린 조직을 추가 손상으로부터 보호하며 적절한 재가온을 수행할 수 있는 시설로 신속한 이송을 제공하는 데 중점을 두어야 한다. 손상된 조직을 문지르면 안 된다. 동상의 현장 재가온은 대부분의 상황에서 권장되지 않는다. 동상에 걸린 조직을 다시 얼린 후 해동하면 조직이 파괴될 수 있으므로 무조건 예방해야 한다.

응급실에서의 재가온은 생명을 위협하는 상태가 안정화된 직후에 이루어져야 한다. 급속 해동은 동상 조직을 37~39℃ (99~102℉)에서 부드럽게 순환하는 온수 욕조에 담그면 이루어진다. 조직이 해동될 때까지 이 범위 내에서 수온을 유지하는 것이 중요하다. 조직이 홍반되고 얼어붙은 부위의 말단 부분까지 유연해질 때까지 따뜻하게 한다. 일반적으로 20~45분이 소요된다.

얼어붙은 조직을 따뜻하게 하는 것은 매우 고통스럽다. IV 접근은 초기에 시행되어야 하고 비경구 아편유사제는 필요에 따라 투여되어야 한다. 조직이 해동되면 부상의 심각도(깊이)를 평가해야 한다. 표재성으로 손상된 조직은 홍반성이고, 다른 증상은 거의 없다. 깊은 동상은 액체로 가득 찬 수포를 유발한다. 부기가 있는 투명한 액체로 채워진 수포는 더 얕은 손상을 시사하는 반면, 부기가 없는 혈액으로 채워진 수포는 더 깊은 조직 손상을 나타낸다. 투명하거나 탁한 액체를 포함하는 큰 물집은 바늘 흡입에 의해 배수될 수 있다. 혈액으로 가득 찬 물집은 그대로 두어야 한다.

손상된 조직은 추가 손상으로부터 보호되어야 한다. 동상 사이에 솜을 깔고 침대 크래들을 사용하여 시트와 담요가 부상당한 조직을 누르는 것을 방지해야 하며 부상당한 사지를 심장 높이 이상으로 올려 부종을 줄여야 한다. 국소 알로에 베라 젤은 해동된 조직에 도포해야 한다. 부상 부위를 깨끗하게 유지하려면 월풀 욕조와 국소 소독제를 사용한다.

아스피린이나 이부프로펜과 같은 비스테로이드성 항염증제(NSAIDs)는 종종 트롬복산과 프로스타글란딘 생성을 차단하고 조직 손상을 줄이는 데 사용된다. 국소 신경 차단과 경막외 마취를 사용하여 통증을 조절하고 혈관 확장을 촉진할 수 있다. 초음파, 자기공명영상(MRI) 및 핵의학 스캔은 조직 손상 정도를 평가하는 데 자주 사용된다. IV 및 동맥내 조직 플라스미노겐 활성화제(tPA)는 사지의 회복력을 개선하고 절단 가능성을 줄이는 것으로 나타났다. 동상이 있는 대부분의 환자는 병원에 입원해야 하며 이상적으로는 동상 치료 경험이 있는 전문가의 치료를 받아야 한다.

익사 DROWNING

익사는 전 세계적으로 심각한 공중 보건 문제로, 매년 전 세계적으로 372,000명이 사망하는 것으로 추산된다. 미국에서는 매년 익사로 인해 거의 4,000명이 사망하고, 매년 15,000명 이상이 비치명적 익사로 응급실에서 치료를 받는 것으로 추산된다. 익사는 미국에서 1세에서 4세 사이 어린이의 외상 사망의 주요 원인이며 모든 연령대의 사망 원인 상위 5위 중 하나이다. 알코올 섭취는 성인 및 청소년 익사의 상당한 비율과 관련이 있다. 소수 민족은 백인보다 치명적이거나 비치명적인 익사 비율이 훨씬 더 높다.

세계보건기구(WHO)는 2002년 익사를 “물에 잠기거나 침수되어 호흡 장애를 경험하는 과정"으로 정의했다. 익수, 이차 익사, 젖은 익사, 건식 익사, 능동 익사 및 수동 익사와 같은 용어는 과거에 익사를 분류하는 데 사용되었다. 이러한 용어 사용은 지양해야 한다. 선호되는 용어는 치명적인 익사에 대해서는 익사 사망과 치명적이지 않은 익사에 대해서는 질병이 있는 익사(drowning with morbidity)와 질병이 없는 익사(drowning without morbidity)이다.

예상치 못한 물속에 빠진 피해자는 반사적으로 숨을 멈추고 공포에 떨며 수면에 도달하기 위해 애쓰게 된다. 희생자는 빠르게 저산소증과 과탄산혈증의 농도가 되며 심한 공기에 대한 욕망을 느끼며 약간의 물을 삼킬 수 있다. 저산소증이 악화되면 숨 참기가 힘들어지며 환자는 헐떡거리고 물을 들이마시기 시작한다. 일부 희생자는 즉각적으로 흡인을 예방하거나 감소시킬 수 있는 후두경련을 경험할 수 있다. 악화되는 저산소증, 과탄산혈증 및 호흡성 산증은 의식 소실 및 심장 마비로 이어진다. 익사 과정은 일반적으로 몇 초에서 몇 분 안에 발생하지만 냉수 침수 및 저체온의 경우 과정이 최대 1시간이 걸릴 수 있다.

살아서 구조된 익사 피해자의 임상 상태는 흡입된 물의 양과 저산소 상태의 지속 시간과 관련이 있다. 폐포의 물은 계면활성제를 방해하고 삼투압 변화를 만들어 폐포-모세혈관 막을 손상시킨다. 이는 폐 순응도 감소, 가스 교환 장애, 기관지 경련, 폐 부종 및 점진적으로 악화되는 VQ 불일치를 초래한다. 염수 흡인과 담수 흡인은 유사한 정도의 폐 손상을 유발하며 관리 방법도 동일하다. 중추신경계(CNS) 손상은 저산소혈증의 결과이다.

나타나는 증상은 경미한 혼수에서 동공이 고정되고 확장된 혼수 상태에 이르기까지 다양하다. 신경학적 손상의 정도는 생존과 장기 회복의 주요 결정 요인이다. 다기관 침범은 저체온증, 젖산증, 심장 부정맥, 횡문근 융해증, 급성 신장 손상 및 응고 장애를 포함할 수 있다. 물에서 의식불명으로 구조된 모든 환자에 대해 환자의 상태에 대한 다른 이유를 고려해야 한다. 환자의 상태 또는 익사 사건 자체는 외상, 저혈당, 발작, 알코올 또는 약물 중독, 아동 학대 또는 방치, 자살 또는 살인 시도의 결과일 수 있다.

익사 환자의 간호는 물에서 안전하게 환자를 구조하는 것과 기도, 호흡 및 순환(ABC)에 집중하고, 외상 및 저체온증과 같은 기타 상태에 대한 평가가 포함된다. 활력 징후 없이 구조된 피해자의 경우, 안전하게 수행할 수 있는 경우 물에서 꺼내기 전에 즉시 CPR을 시작해야 한다. 익사 사고를 겪은 모든 환자는 의료 시설에서 평가를 받아야 한다.

응급실 도착 시, CPR을 포함한 소생 조치는 정확한 방법으로 지속되어야 한다. 환자의 심부 체온을 측정하고 지속적인 심장 및 맥박 산소 측정 모니터링을 시작해야 한다. 저체온 환자는 이전 절에서 설명한 대로 재가온해야 한다. IV 접근이 확보되어야 하고 CBC, 전해질, 포도당, 신장 및 간 기능 검사를 해야 한다. 동맥혈 가스, 혈액응고 검사 및 독성 검사는 지시된 대로 수행해야 한다. ECG와 흉부 X선 검사(CXR, chest x-ray)를 촬영해야 한다. 초기 CXR은 폐 손상의 전체 범위를 나타내지 않을 수 있다. 호흡 곤란이 심하거나 악화되는 환자는 기관 내 삽관 및 기계 환기가 필요할 수 있다.

모든 증상이 있는 익사 환자와 비정상적인 진단검사 결과나 영상 검사 결과 이상 소견이 있는 환자는 입원해야 한다. 응급실에 도착했을 때 증상이 없었고 CXR이 정상이며 정상적인 산소 포화도가 유지되는 환자는 종종 6~8시간의 관찰 후 안전하게 집으로 퇴원할 수 있으며, 상태가 악화되면 다시 오라는 명시적 지침이 있다.

익사 예방 노력으로 인해 미국에서 익사 사망자 수는 1990년대 이후 감소하고 있다. 물 주변의 어린이에 대한 면밀한 감독, 어린이 및 보트 타기 중 어린이의 개인 부양 장치 사용, 물 주변에서 음주의 위험성 경고, 수영장 및 스파 울타리 설치를 포함하여 익사 예방에 대한 개선의 여지가 있고 지속적인 공공 교육이 필요하다.

다이빙 응급 상황 DIVING EMERGENCIES

자급식 수중 호흡 장치(스쿠버)를 사용한 다이빙은 60년 이상 동안 인기 있는 레크리에이션이다. 다이빙은 또한 많은 과학, 공공 안전, 군사 및 상업 응용 프로그램에서 사용된다. 미국에는 230~310만 명의 활동적인 레크리에이션 다이버가 있는 것으로 추산된다. 레크리에이션 다이빙을 하려면 다이버가 기본 수준의 교육을 완료하고 인증을 받아야 한다. 다양한 수준의 고급 및 전문 교육도 제공된다.

적절한 안전 규칙과 지침을 따르면 다이빙은 안전한 스포츠가 될 수 있지만 바다는 언제든지 위험한 환경이다. 2015년에는 미국과 캐나다에서 다이빙 관련 사망이 보고되었으며 DAN(다이버 경보 네트워크) 긴급 핫라인에 3,500명 이상의 부상이 보고되었다. 레크리에이션 및 기타 유형의 다이빙은 전국 어디에서나 가능하며 다이버가 다이빙 목적지를 쉽게 오고 갈 수 있다는 것은 다이빙 관련 비상 상황이 거의 모든 곳의 응급실에서 나타날 가능성이 있음을 의미한다.

다이빙 물리학 및 생리학

Diving Physics and Physiology

스쿠버 다이빙은 다이버를 둘러싼 물의 주변 압력에서 압축 공기를 호흡하는 것을 포함한다. 압력은 깊이와 관련있다. 해수면에서 주변 압력은 1기압(1 atm/760 mmHg/14.7 psi)이다. 다이버가 하강함에 따라 주변 압력은 해수 10 m (33피트)마다 1기압씩 증가한다. 스쿠버 호흡기는 주변 수압에서 기체를 전달하므로 다이버가 하강함에 따라 흡기된 기체의 압력이 증가한다.

보일의 법칙은 일정한 온도에서 기체의 부피는 절대 압력에 반비례한다는 것이다. 압력이 증가하면 부피가 감소한다. 공기로 채워진 구조(폐, 부비동, 귀, 장 등)의 가스 또는 다이버 조직의 기포는 깊이가 증가하면 줄어들고 깊이가 감소하면 팽창한다.

헨리의 법칙은 일정한 온도에서 액체에 용해된 기체의 양은 액체와 평형을 이루는 기체의 부분압에 정비례한다는 것이다. 다이빙 비상 시 가장 중요한 가스는 실내 공기의 약 78%를 차지하는 질소이다. 다이버가 하강함에 따라 조직에 용해된 질소의 양은 깊이와 시간의 요인으로 증가한다. 잠수 시간이 길어질수록 더 많은 질소가 신체 조직에 용해된다. 질소는 또한 30 m (100피트) 이상의 깊이에서 신경계에 마약과 같은 효과를 줄 수 있으며, 이를 질소 마취라고 한다. 이 효과는 인지 기능과 조정 능력을 손상시킬 수 있으며 의식을 잃을 수 있다.

압력 손상 Barotrauma

압력 손상은 압력 변화로 인한 조직 손상이다. 다이버의 경우 하강 또는 상승 중에 발생할 수 있다. 부비동, 중이 및 다이버의 안면 마스크와 같은 가스로 채워진 공간은 하강 시 주변 압력이 증가함에 따라 압축되어 이러한 공간 내부의 압력이 상대적으로 낮아진다. 이 차압으로 인해 부비동, 고막 또는 마스크 아래의 안면 구조에 부상을 입을 수 있다. 이러한 영향은 고통스럽고 영구적인 부상의 위험이 있다. 다이버들은 하강 또는 상승하는 동안 이러한 압력을 동등화하는 기술을 배운다.

가장 위험한 유형의 압력 손상은 폐이다. 이는 상승 시 기압이 동등하게 적응하지 않은 결과로, 주변 기압이 감소하여 폐에 있는 가스의 양이 팽창하게 된다. 폐 압력 손상은 1.3 m (4피트) 정도의 깊이에서 상승한 것으로 보고되었다. 다이버가 상승하는 동안 숨을 참거나 적절하게 숨을 내쉬지 않거나 점액 막힘이나 기관지 경련으로 인해 공기가 갇히면 폐내 압력이 증가하여 폐포 팽창과 파열이 발생한다. 이것은 기포가 종격동(종격동기종), 흉막강(기흉), 연조직, 흉벽과 목(피하 기종) 또는 폐 모세혈관 순환(동맥가스 색전증)으로 들어가는 것을 허용한다.

감압질환 Decompression Illness

감압질환(DCI)은 압력 손상으로 인한 동맥가스 색전증과 조직의 질소 기포 형성으로 인한 감압병을 모두 설명하는 데 사용되는 용어이다. 환자에서 나타나는 상태는 매우 비슷할 수 있으며, 현장에서 또는 응급실 초기 환자상태에서는 이 두 장애를 구별하는 것이 어려울 수 있다.

동맥가스 색전증 Arterial Gas Embolism

다이빙 사고에서 가장 흔한 사망 원인은 앞서 언급한 것처럼 익사이다. 두 번째로 흔한 원인은 동맥가스 색전증(AGE)이다. AGE는 폐 압력 손상이 폐 순환에 기포를 주입할 때 발생한다. 이 기포는 동맥 순환을 통해 몸 전체에 분포되고, 이는 직접적인 혈관 폐색을 일으켜 뇌, 척수, 심장 또는 기타 조직의 즉각적인 허혈과 다양한 혈관 손상 및 염증 변화를 일으킬 수 있다.

AGE가 있는 환자는 일반적으로 수면으로 부상 후 10분 이내에 징후와 증상을 나타낸다. 징후와 증상은 매우 다양하며 신경학적 증상이 가장 일반적이다. 소견은 종종 의식 상실, 광범위하거나 국소적인 마비, 감각 이상, 발작, 실어증, 착란, 실명 및 시야 결손을 포함한 급성 뇌졸중을 암시한다. 혈관계의 기포는 다양한 혈액학적 및 생화학적 이상, 장기 손상, 혈관 내피 손상 및 염증성 연쇄반응을 유발할 수 있다. AGE가 있는 다이버의 약 4%는 수면 위로 떠오른 즉시 의식을 잃고 쓰러지고 심폐 정지를 경험한다. AGE의 징후가 있거나 AGE 또는 기타 폐 압력 손상(급격한 상승 또는 수면으로 부상 후 의식소실)에 대한 우려가 있는 병력이 있는 모든 환자는 고유량 산소를 공급하고 평가를 위해 적절한 의료 시설로 이송해야 한다.

감압병 Decompression Sickness

다이버가 수심으로 내려와 그 수심에 머무를 때 흡기된 공기의 질소 분압이 증가하여 신체 조직에 가스 흡수가 증가한다. 다이버가 수심에 오래 머무를수록 조직에 더 많은 질소가 흡수된다. 다이버가 상승함에 따라 이러한 조직은 질소로 과포화된다. 점진적이고 통제된 상승은 이 과량의 질소가 조직에서 확산되도록 하고 폐에서 내쉬도록 한다(가스 배출). 다이버가 너무 오랫동안 수심에 머물면서 조직의 질소 부하가 너무 크거나 너무 빠르게 상승하면 조직에 용해된 질소 수준이 용해도 임계값을 초과할 수 있다. 이것이 발생하면 과잉 질소가 용액에서 나와 조직과 정맥 순환에 기포를 형성한다. 이 상태를 감압병(DCS)이라고 한다.

인증된 다이버는 DCS의 위험을 줄이기 위해 다이빙을 계획하도록 훈련되었다. 다이브 테이블 또는 다이브 컴퓨터는 각 다이빙에 대한 안전한 "무감압" 수심 및 시간 제한을 계산하는데 사용된다. 다이브 컴퓨터와 테이블은 질소 흡수 및 방출의 수학적 모델을 기반으로 한다. 이는 개별 다이버의 조직 질소 부하를 직접 모니터링하지 않는다. 이러한 방법은 일반적으로 매우 안전하지만 다이버가 컴퓨터나 테이블에 표시된 다이빙 계획을 엄격하게 준수하더라도 여전히 DCS가 발생할 위험이 있다.

DCS의 일반적인 증상은 수면으로 부상 후 3시간 이내에 나타난다. 심한 경우에는 10분 이내에 증상이 나타날 수 있으며, 어떤 경우에는 증상이 나타나기까지 최대 24시간이 소요될 수 있다. 통증 전용 DCS 또는 "잠수병"이라고도 하는 1형 DCS는 일반적으로 근골격계 통증, 가려움증 및 경미한 발진을 포함한다. 1형 DCS의 통증은 점진적으로 시작되며 관절을 포함한다. 일반적으로 둔하고 깊으며 아프거나 "천자통"으로 묘사되지만 날카롭고 찌르거나 찢어지는 듯한 양상일 수도 있다. 관절의 움직임은 통증을 악화시킬 수 있다. 이러한 증상은 외상으로 인한 통증으로 쉽게 오인될 수 있다. 이 둘을 구별하는 한 가지 방법은 통증이 있는 관절 주위에 혈압 커프를 감고 150~250 mmHg로 팽창시키는 것이다. 이것이 통증을 완화시킨다면 관절의 힘줄과 인대에 기포가 있음을 시사한다. 경미한 소양성 발진이 1형 DCS에 나타날 수 있지만 피부 반점이 있으면 2형 DCS의 발병을 암시한다.

2형 DCS는 환자가 뇌와 척수, 심장, 폐순환 또는 내이에 기포 형성으로 인한 증상을 보이는 것으로 더 심각하다. 신경학적 증상에는 무감각, 저림, 쇠약, 운동 실조, 조정 상실, 요실금, 마비 및 의식 변화가 포함될 수 있다. 환자는 또한 두통, 메스꺼움, 구토 및 피로를 보고할 수 있다. "질식(Chokes)"이라고도 알려진 심폐 증상은 폐혈관층의 공기 색전으로 인해 발생하며 마른 기침, 흉골하 통증, 호흡 곤란, 분홍색의 거품 같은 가래를 포함한다. 내이 증상에는 청력 상실, 이명, 현기증, 메스꺼움 및 균형 상실이 포함된다.

DCS의 증상은 천천히 또는 빠르게 진행될 수 있으며 환자는 증상의 심각성을 부인할 수 있다. 고압 상황에서 호흡하고 증상이 나타나는 환자는 다른 질환으로 입증될 때까지 DCS가 있는 것으로 간주해야 한다. 진단 검사를 받아야 하지만 급성 이상을 나타내지 않을 수 있다. 기흉, 폐부종 또는 기타 이상을 배제하기 위해 모든 심폐 소견이 있는 환자에 대해 흉부 영상 검사를 촬영해야 한다. 컴퓨터 단층촬영이나 MRI 스캔은 신경학적 증상이 있는 환자에게 유용할 수 있다.

감압병 치료 Treatment of Decompression Illness

현장 또는 다이빙 보트에서 DCI의 초기 처치는 고유량 산소(비재호흡기 안면 마스크를 통해 10 LPM)를 투여하는 것이다. 이는 질소의 가스 방출을 촉진하기 위해 더 높은 부분압 구배를 생성하여 허혈성 조직에 추가 산소를 제공한다. DCS와 AGE 모두에 대한 최종 치료는 고압 챔버에서 재가압하는 것이다. 환자가 원거리에 있다면 재가압 시설로의 신속한 이송이 지연되어서는 안 된다. 기흉과 같은 생명을 위협하는 지침대로 시행되어야 한다. 수액 공급을 위해 IV 접근이 이루어져야 하고 등장액이 투여되어야 한다. 항공 이송이 필요한 경우 가압 항공기는 해수면 압력을 유지해야 하며 헬리콥터는 이상적으로 고도 1,000피트 미만이지만, 항상 3,000피트 미만으로 유지되어야 한다.

재가압 치료는 기포 크기를 줄이고 순환을 회복시키며 질소를 용액으로 되돌리고 이차 염증과 내피 손상의 일부를 되돌린다. 가능한 한 빨리 치료를 시작해야 하지만 초기 손상 후 며칠이 지나도 치료가 도움이 되는 것으로 나타났다.

독에 물린 상처 VENOMOUS BITES AND STINGS

독이 있는 파충류, 물고기, 곤충, 거미류 및 기타 동물은 전 세계에서 볼 수 있다. 독에 의한 이환율과 사망률은 독의 직접적인 독성 효과, 독이나 치료제로 사용되는 해독제에 대한 알레르기 또는 아나필락시스 반응, 또는 장기 부전과 같은 후유증으로 인한 결과일 수 있다. 아나필락시스의 치료는 제21장에서 논의되었다.

뱀에 물린 상처 Snakebite

독이 있는 뱀의 두 혈통은 모두 북미 출신이다. 방울뱀, 코퍼헤드 뱀, 늪살무사(cottonmouths)를 포함하는 Crotalids 또는 살무사(*Viperidae* 과, *Crotalinae* 아과)는 북미 및 중앙 아메리카 전역에서 발견된다. 산호뱀(*Elapidae* 과)은 미국 남부와 남서부, 멕시코에서 발견된다.

살무사는 그들의 특징적인 넓은 삼각형 머리, 좁은 목 및 두꺼운 몸으로 식별할 수 있다. 다른 식별 기능으로는 수직 타원형 동공("고양이 눈"), 두꺼운 눈썹 융기, 눈과 콧구멍 사이의 열 감지 구멍이 있다. 방울뱀(*Crotalus* 및 *Sistrurus* 속)의 꼬리에는 뱀이 피부를 벗길 때 형성된 일련의 딸랑이가 있다. 늪살무사와 황갈색독사(copperheads)(*Agkistrodon* 속)는 소리가 나지 않고 가늘고 뾰족한 꼬리를 가지고 있다. 모든 북미 살무사는 항문판 뒤 꼬리 바닥에 한 줄의 복부 비늘이 있다. 그림 30-3를 참고한다.

산호뱀(*Micrurus* 속 및 *Micruroides* 속)과 모든 독이 없는 북미 뱀은 몸이 가늘고 동공이 둥글며 복부 비늘이 쪼개져 있다. 동부 산호뱀은 플로리다와 주변 주에서, 텍사스 산호뱀은 텍사스와 루이지애나 서부에서, 소노란 산호뱀은 남부 애리조나, 뉴멕시코 및 멕시코 북부에서 발견된다.

미국에서 뱀에 물린 횟수는 연간 4,700~7,000건으로 보고되었으며 거의 대부분이 살무사(crotalids)에 의한 것이나, 보고되지 않은 물림이 많을 가능성이 높다. 미국에서는 매년 평균 2~3명이 살무사, 때로는 외래종의 물림으로 사망하지만, 지난 40년 이상 동안 미국에서 보고된 치명적인 산호뱀에 물린 사례는 단 한 번뿐이다. 대부분의 뱀에 물린 경우는 사람이 뱀을 다루거나 잡으려고 시도하거나 술에 취했을 때 발생한다.

살무사 독 Crotalid (Pit Viper) Envenomation

살무사는 먹이에 독을 주입하는 데 사용되는 길고 접히는 송곳니를 가지고 있다. 먹이를 쫓거나 위협을 받으면 몸을 휘감고 매우 빠르게 공격하여 입을 벌리고 송곳니를 뻗는다. 독은 송곳니를 통해 턱 기저부 근처의 땀샘에서 배출된다. 살무사는

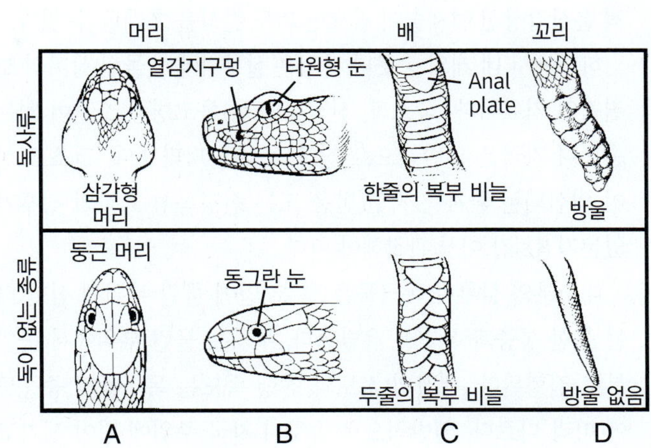

그림 30-3 독사류의 식별. (A) 삼각형 모양의 머리, (B) 눈의 타원형 동공; 콧구멍 근처의 머리 측면에 있는 열감지 구멍, (C) 항문판까지 이어지는 한줄의 복부 비늘, (D) 꼬리의 딸랑이(새끼 방울뱀은 촉만 가지고 있지만 독성이 있음) 머리 그리고 뾰족한 꼬리

(From Auerbach PS, Constance BB, Freer L, et al. *Field Guide to Wilderness Medicine*. 4th ed. St Louis, MO: Elsevier; 2013.)

어느 위치에서나 공격하고 물 수 있으므로 풀린 뱀은 위험하다. 독성 주입이 없는 물림을 "건조 교상(dry bites)"이라고 한다. 건조 교상의 이유는 뱀에 의한 잘못된 타이밍, 의도적인 독 방출 제한, 또는 뱀이 사냥하는 동안 독을 다 사용한 경우라는 가설이 있다. 눈에 보이는 송곳니 자국이 있는 살무사에게 물린 경우는 20~25%가 건조 교상인 것으로 추정된다.

살무사 독은 100가지나 되는 효소, 당단백질, 펩티드 및 혈액독성, 심장독성, 근독성 및 신경독성 효과를 갖는 기타 물질의 복잡한 조합이다. 먹이를 고정시키거나 죽이고 소화 과정을 시작하는 역할을 한다. 살무사 독은 주로 혈액 독성 및 근독성이지만 모하비 방울뱀과 같은 일부 종에는 신경 독성 독이 있다. 독성주입(envenomation)과 관련된 임상적 표현은 근육 조직을 분해하고, 세포막을 손상시키고, 염증 단계를 시작하고, 신경 전달 물질을 억제하고, 응고 장애를 유발하는 것은 다양한 독 성분 때문이다.

환자에게 나타나는 징후와 증상은 물린 위치와 깊이, 뱀의 종과 크기, 주입된 독의 양, 환자의 나이와 건강상태, 물린 횟수, 독에 물린 후 경과된 시간에 따라 다르다. 상지 물림은 대부분 환자가 뱀과 상호작용(집어 올리거나, 괴롭히거나, 잡으려고 시도하는 등)한 결과인 반면, 하지 물림은 우발적인 경우가 더 많다. 머리, 얼굴 또는 목에 물린 경우는 흔하지 않지만 빠르고 심각한 부기를 유발할 수 있어 기관 내 삽관 또는 외과

적 윤상갑상선 절제술이 필요한 기도 손상을 초래할 수 있다.

하나에서 네 개의 송곳니 자국은 살무사에게 물린 상처의 보편적인 지표이다. 국소적, 전신적 또는 응고병증 소견이 없는 송곳니 자국은 일반적으로 건조 교상을 나타낸다. 건조 교상이 의심되는 환자는 지연 반응 또는 신경독성 효과의 징후가 있는지 8시간 이상 관찰해야 한다.

대부분의 살무사 독극물은 몇 분 안에 물린 부위에 심한 타는 듯한 통증과 부기를 유발한다. 부기는 물린 부위에서 근위부로 진행된다. 팽창의 정도와 진행 속도는 독극물의 중증도에 따라 다르다. 일반적으로 송곳니 자국 주위에 멍이 생기고 구멍에서 피가 흘러나온다. 물린 부위 주변에 국소적인 수포가 있을 수 있다. 물린 후 몇 시간에서 며칠이 지나면 혈액이나 혈청으로 가득 찬 수포와 대수포가 물린 부위 주변과 근위부에 나타날 수 있다. 이것은 치료 지연 시 더 가능성이 있다.

신경독성 독이 있는 모하비 방울뱀에 물리면 통증, 반상출혈 및 부기의 일반적인 소견이 나타나지 않을 수 있다. 모하비 방울뱀은 애리조나, 뉴멕시코, 네바다, 유타, 텍사스 및 남부 캘리포니아에서 발견된다. 또한 신경독성 독은 남부 캘리포니아의 남태평양 방울뱀에서 배출된다. 이러한 영역에서 관련된 뱀 종의 식별은 특히 중요할 수 있다. 뱀을 잡거나 죽이려고 시도하는 것은 두 번째 희생자를 초래할 위험이 있으므로 절대로 권장하지 않는다. 나중에 전문가 평가를 위해 디지털 사진을 찍는 것이 종 식별에 권장되는 접근 방식이다. 응급 구조대원 및 응급실 직원은 해당 지역에서 발견되는 뱀 종에 대해 잘 알고 있어야 한다.

일반적인 전신 증상으로는 메스꺼움(구토를 동반하거나 동반하지 않음), 입이나 혀의 무감각 및 따끔거림, 금속성, 고무 같은 또는 박하 맛으로 다양하게 묘사되는 입안의 이상한 맛이 있다. 더 심각한 전신 증상에는 신경 독성 성분으로 인한 호흡 곤란, 심근 억제, 저혈압 및 쇼크, 독에 대한 알레르기 또는 아나필락시스 반응이 있다. 근독성 효과는 근육 연축 또는 경련을 유발할 수 있으며, 이는 심한 경우 호흡 손상을 초래할 수 있다. 다른 신경 독성 효과에는 감각 이상, 운동 약화, 무감각, 정신 상태 변화, 뇌신경 기능 장애 및 복시가 포함될 수 있다. 혈액 독성 인자는 응고 장애를 유발할 수 있으며 심각한 출혈은 드물지만 생명을 위협할 수 있다. 또한 횡문근 융해증 및 신장 손상이 발생할 수 있다. 심혈관 질환이나 호흡기 질환과 같은 심각한 동반 질환이 있는 환자는 생명을 위협하는 합병증의 위험이 더 높다.

초기 평가 및 치료는 환자를 안전한 장소로 이동시키고 기도 개방과 적절한 호흡 및 순환을 보장하는 데 중점을 둔다. 환자는 침착해야 하며 물린 곳 가까이에 있는 모든 조임 장신구나 의복은 제거해야 한다. 손상받은 사지는 고정되어야 하고 심장과 동일한 높이로 유지되어야 한다. 뱀에 대한 가능한 한 많은 정보(종, 크기 등)를 얻어야 한다. 앞서 언급했듯이 뱀을 잡거나 죽이거나 병원에 데려가려는 시도는 해서는 안 된다. 환자를 이송할 수 있는 모든 방법을 사용하여 병원으로 이송해야 한다. 독이 전신적으로 퍼질 위험을 최소화하기 위해 환자는 가능하다면 걷거나 힘을 써서는 안 된다.

과거에는 지혈대, 수축 밴드, 절개 및 흡입, 단독 흡입, 얼음, 알코올 및 전기 충격을 포함하여 살무사에게 물린 후 많은 치료법이 사용되었다. 그러나, 이들 중 어느 것도 효과적인 것으로 밝혀지지 않았으며 사실 대부분이 해로운 것으로 판명되었다. 따라서 아무 것도 권장되지 않는다. 적절한 병원 전 치료는 평가와 해독제 치료를 위해 병원으로 신속하게 이송하는 것이다. 지혈대, 압력 랩 또는 기타 독 제거 기술이 적용된 경우, 독이 전신 순환으로 방출되는 것을 방지하기 위해 해독제 요법이 시작될 때까지 그대로 두는 것이 좋다.

응급실에 도착하면 환자는 얼굴이나 기도의 부종, 혈관부종 또는 쇼크와 같은 잠재적으로 생명을 위협하는 징후가 있는지 평가해야 한다. 앞서 논의한 기본 단계를 수행한 후 부기와 통증의 정도를 평가한다. 부기의 경계는 피부에 표시되어야 하며, 물린 부위의 근위 및 원위뿐만 아니라 교상 부위에서 측정된 사지의 둘레를 표시해야 한다. 이러한 측정을 기록하고 15~30분마다 반복하여 부기의 진행 속도와 해독제 치료에 대한 반응을 추적해야 한다. 정맥로를 확보해야 하고(두 곳이 권장됨) CBC, 혈액응고검사(PT, PTT, 피브리노겐, D-이합체), 전해질, 포도당, 간 및 신장 기능 검사, 크레아틴 키나아제, 소변 검사, 혈액형과 교차반응검사, 기존의 심장 질환이 있거나 흉통이 있는 환자의 경우 ECG 및 트로포닌-I 측정이 권장된다.

0.9% 식염수 또는 하트만 용액을 사용한 수액 소생술을 시작하고 저혈압 또는 빈맥을 수액의 급속정주로 치료해야 한다. 적극적인 수액 주입(성인 2,000 mL, 소아 20~40 mL/kg) 후에도 장기 관류가 부적절하면 5% 알부민(성인 250~500 mL, 소아 15~20 mL/kg)을 투여해야 한다. 적절한 체액 보충이 완료되고 해독제 치료가 시작될 때까지 독으로 인한 쇼크를 치료하기 위해 승압제를 사용해서는 안 된다.

아편유사 진통제와 항구토제를 사용한 통증 조절이 제공되어야 한다. NSAID는 응고 장애를 악화시킬 가능성이 있기 때문에 살무사 상처에 권장되지 않는다. 상처는 비누와 물로 씻어야 한다. 예방적 항생제는 일반적으로 권장되지 않는다. 파상풍 예방 접종 상태를 확인하고 필요한 경우 추가 예방 접종을 실시해야 한다.

미국에서 사용할 수 있는 것은 2가지 항사독소(크로탈린 Fab-단편 해독제: FabAV)가 있다. 2000년 미국식품의약국(FDA)에서 승인된 양으로부터 얻어진 CroFab (BTG International, West Conshohocken, PA)과 2018년 말 혈청에서 얻어진 항사독소 Antivipmyn, (Anavip, Instituto Bioclon SA de CV, Mexico City, Mexico)가 미국에서 사용 가능하게 되었다. FabAV 요법은 임상적으로 유의한 독성 증상이 있는 경우 적응증이 된다. 증상에는 최소한의 국소 부종, 진행성 부종, PT 상승, 피브리노겐 또는 혈소판 감소 또는 전신 증상이 포함된다. 대부분의 지침은 치료 안내를 돕기 위해 독극물 센터에 조기에 연락할 것을 권장한다. FabAV 치료에 대한 간호 고려 사항은 FabAV가 각 바이알을 용해하는 데 최대 20~25분이 소요될 수 있다는 점을 아는 것이다. 더 많은 양의 희석제는 용해 시간을 줄일 수 있다.

부기 및 압통의 진행이 멈추거나 완화되기 시작할 때, 진단 검사 수치(혈액응고시간, 섬유소원 및 혈소판)가 정상이거나 개선되고, 환자가 혈역학적으로 안정되고, 신경독성 징후가 없을 때 해독이 입증된다. 해독제를 투여 받은 모든 환자는 최소 18~24시간 동안 병원에서 관찰해야 한다. 부종 측정을 포함한 일련의 진단 검사 및 신체 검사는 해독제 치료를 받은 모든 환자에게 시행한다. 증상의 국소적 및 전신적 재발은 초기 조절 후 6시간에서 36시간 사이에 발생할 수 있으며 지연된 증상은 초기 치료 후 10일까지 보고된다. 6시간마다 반복적으로 해독제가 필요할 수 있다. 심각한 전신 증상이 발생하거나 FabAV 치료에 반응하지 않는 환자는 입원해야 하며, 독이 있는 환자를 관리한 경험이 있는 전문가가 진료해야 한다.

구획 증후군은 살무사에 물린 후 드물게 나타나는 합병증이다. 적절한 해독제 치료에도 불구하고 침범된 사지가 점점 붓고 긴장되는 경우 구획압을 측정하고 정형외과의사와 상의해야 한다. 근막 절제술은 일반적으로 적절한 해독제 치료에도 불구하고 구획 압력이 지속적으로 상승한 경우에만 시행한다.

산호뱀 독 Coral Snake Envenomation

산호뱀은 독이 없는 종과 마찬가지로 날씬한 몸과 둥근 눈동자를 가지고 있다. 산호뱀의 독특한 특징은 빨간색, 노란색, 검은색 띠가 교대로 나타나는 색상 패턴이며 노란색 띠에 인접한 빨간색 띠가 나타난다. 킹 스네이크와 같은 독이 없는 다른 종은 색상 패턴이 비슷하지만 빨간색과 검은색 띠가 함께 있다. 이것을 기억하는 데 도움이 되는 일반적인 운율은 다음과 같다. "노랑 바탕에 붉은색, 죽음이 따르고; 검은 바탕에 붉은색, 독이 부족하다."

코브라(elapid)는 입 앞쪽에 작고 고정된 송곳니가 있다. 그들은 소극적이고 공격적이지 않은 동물이지만 순식간에 물 수 있다. 산호뱀은 미국에서 보고된 뱀에 물린 사건의 약 2%를 차지하며 이러한 물림 중 약 40%만이 독을 주입한다. 산호뱀 독은 살무사 독보다 덜 복잡하다. 잠재적으로 치명적인 성분은 강력한 신경독이지만 그 독에는 근독성 성분도 있다. 동부 산호뱀에 물린 것이 가장 심각한 상황을 유발하고 텍사스 산호뱀에 물린 것은 일반적으로 덜 심각하다. 소노라 산호뱀에 물린 것은 일반적으로 중증도가 가장 낮다.

산호뱀 독의 초기 증상에는 일시적인 통증과 부기가 거의 없거나 전혀 없는 송곳니 자국(보기 어려울 수 있음)이 있다. 증상의 악화는 물린 후 최대 13시간까지 발생할 수 있으며 복통, 두통, 발한, 창백, 감각 이상, 의식변화를 포함한다. 매우 심한 경우에는 기관 내 삽관과 기계 환기가 필요한 호흡 부전 및 저혈압을 동반한 심근 경색이 발생할 수 있다. 진단 검사 결과는 상승된 크레아틴 키나아제(CK)와 미오글로빈뇨를 나타낼 수 있지만 일반적으로 다른 검사상 의미 있는 이상은 나타내지 않는다.

압박 고정과 같은 독 제거 기술은 호주에서 뱀에게 물렸을 때 현장 관리를 위해 효과적으로 사용되었다. 이 기술은 산호뱀 독사에 효과적인 것으로 지지되었지만 구체적으로 연구되지는 않았다. 이는 술기에 익숙한 사람만 수행해야 한다. 미국에서 사용할 수 있는 FDA에서 승인된 산호뱀 해독제는 없다.

절지동물 독 Arthropod Envenomation

절지동물(곤충 및 거미류)은 지구상에서 가장 흔한 동물이다. 일부 절지동물 종은 독이 있으며 일부는 인간에게 심각한 위험을 제공한다.

벌목 자상 Hymenoptera

꿀벌, 말벌 및 불개미는 모두 벌목에 속한다. 이 그룹은 유독성 곤충 중 의학적으로 가장 중요하다. 미국에서 매년 평균 60건의 벌목에 쏘인 사망 사고가 보고되며, 이는 다른 어떤 유형의 독극물보다 더 많은 사망을 차지한다. 독샘은 곤충의 복부 뒤쪽에 있으며 피부를 뚫고 독을 주입할 수 있는 쏘는 부위와 연결되어 있다. 독 성분은 종에 따라 다르며 항원성, 세포독성, 용혈성 및 혈관 작용 화합물의 혼합으로 구성된다. 꿀벌은 한 번 쏘지만 대부분의 다른 종은 반복해서 쏘기도 한다. 아프리카화된 잡종 꿀벌은 중남미에서 발견되며 일부 남부 주로 이주했다. 그들의 독은 토종 꿀벌보다 독성은 없지만 훨씬 더 공격적이며 희생자는 종종 벌집에 휩싸인 후 여러 번 쏘이면 더 심각한 반응을 보인다.

국소 반응은 경증에서 중등도의 따끔거림 또는 작열감, 부기 및 가려움증으로 구성된다. 종종 여러 번 쏘는 것과 관련된 전신 독성 반응에는 메스꺼움과 구토, 두통, 발열, 부종, 간 효소 및 응고 이상 등이 있다. 독성 반응은 또한 아나필락시스 반응과 유사한 기관지 경련을 유발할 수 있다.

벌목에 쏘였을 때 대부분의 사망자는 아나필락시스 반응으로 인해 발생하며, 일반적으로 쏘인 지 10~15분 이내에 발생한다. 환자는 두드러기, 가려움증, 홍조, 부종, 메스꺼움, 구토, 기관지 경련, 후두 부종, 협착 및 저혈압을 나타낸다. 반응의 심각성은 쏘인 횟수와 관련이 없다. 한 번 쏘여도 생명을 위협하는 반응을 일으킬 수 있다. 아나필락시스의 치료는 제21장에서 논의되었다.

치료는 추가 독의 주입을 방지하기 위해 가능한 한 빨리 침을 제거하는 것으로 시작된다. 신용 카드의 측면, 칼날 또는 바늘과 같은 둔한 물건을 사용하여 침을 긁어낸다. 고전적인 지침은 더 많은 독을 짜서 더 주입할 수 있기 때문에 집게나 핀셋으로 침을 쥐거나 짜지 말아야 한다. 그러나 현재 권장 사항은 가장 쉽게 사용할 수 있는 방법을 사용하여 가능한 한 빨리 침을 제거하는 것이다. 해당 부위에 얼음찜질을 하면 통증이 줄어들어 권장되는 유일한 치료가 될 수 있다. 경구용 항히스타민제는 독과 내인적으로 방출되는 히스타민의 일부 효과를 차단한다. 대부분의 찔림은 잔류 효과 없이 해결된다.

환자는 벌목 독에 과민 반응을 보일 수 있으며 나중에 자상에 대해 아나필락시스를 포함한 더 심각한 반응을 일으킬 수 있다. 심각한 알레르기 또는 아나필락시스 반응을 경험했거나 의심되는 환자에게는 에피네프린 자가주사기를 처방하고 사용법을 교육해야 한다. 또한 의료 식별 팔찌나 태그를 착용하도록 권장해야 한다.

거미 교상(물림) Spider (Arachnid) Bites

전 세계적으로 약 40,000종의 거미가 있으며 거의 모두 독이 있다. 그러나 대부분의 종에는 피부를 관통할 만큼 충분히 긴 송곳니가 없으므로 결과적으로 인간에게 해롭지 않다. 북미 지역의 거미 중 소수가 인간에게 심각한 위험을 초래한다. 많은 환자는 거미를 보지 않았더라도 국소적인 괴사성 피부 병변에 대해 거미에게 물렸다고 말할 것이다. “거미 물림”의 주요 호소에 대한 다른 가능한 원인을 고려하는 것이 중요하다. 여기에는 피부암, 다른 생물에 의한 물림 또는 쏘임, 대상포진과 같은 바이러스 감염, 메티실린 내성 황색 포도구균(MRSA) 및 피부 탄저병을 포함한 세균 감염이 포함된다.

검은과부거미(블랙위도우) Black Widow Spider

검은과부거미(*Latrodectus* 속)는 전 세계의 온대 지역에서 발견된다. 미국에서는 알래스카를 제외한 모든 주에서 발견된다. 야행성으로 야외, 나뭇더미, 헛간, 마구간, 돌이나 통나무 아래 등 한적하고 어두운 곳에 산다. 그들은 공격적이지 않으며 방해받을 때만 문다. 검은과부거미는 거미줄을 치고 먹이를 기다린다. 이러한 거미줄은 야외 화장실 변기 주변에서 발견되어 생식기 위나 근처를 물릴 수 있다.

성체 암컷은 독이 있는 것으로 간주되며 가장 우려되는 대상이다. 수컷은 턱이 작고 독이 적게 생성된다. 성체 암컷은 복부에 밝은 빨간색 또는 주황색 모래시계 표시가 있는 크고 반짝이는 검은색 몸으로 알아볼 수 있다(그림 30-4). 검은과부거미의 독은 신경독성이다. 미국 독극물 센터에 매년 평균 2,600번의 검은과부거미 물림이 보고되며, 1/3은 중등도, 1.4%만이 중증으로 보고된다. 사망은 전 세계적으로 드물며 최근 미국에서 보고된 사망은 없다.

물린 자국은 종종 눈에 띄지 않게 찔리는 감각에서부터 겉보기 손상에 비례하지 않을 수 있는 더 심각하고 날카로운 통증에 이르기까지 다양한 범위의 통증을 유발할 것이다. 두 개의 작은 송곳니 자국이 보일 수 있다. 홍반, 경화, 작은 구진, 두드러기 또는 후광 모양의 병변으로 인한 국소 자극이 교상 후 몇 시간 동안 발생할 수 있다. 물림의 대부분은 국소 증상만 유발한다.

더 심한 경우에는 복부, 허리, 가슴의 근육통과 경련으로 진행된다. 상지 물림은 일반적으로 가슴에 집중된 통증을 유발하는 반면, 하지 물림은 허리와 복부 통증을 유발한다. 복통과 경직은 급성 복통으로 오인될 수 있다. 전신 증상은 환자의 약 1/3에서 발생하며 메스꺼움, 구토, 발한, 고혈압 및 체온 상승을 포함할 수 있다. 환자는 또한 호흡 곤란, 두통, 실신, 쇠약, 지속발기 및 발작을 일으킬 수 있다. 아동은 검은과부거미 독에 대해 심각하거나 치명적인 반응을 일으킬 위험이 더 높다.

검은과부거미에 물린 경우 초기 치료에는 ABC의 안정화와 물린 부위에 얼음을 대어 신경독의 작용을 늦추고 통증을 완화하는 것이 포함된다. 정맥로가 확보되어야 하고 CBC, 전해질, 혈당, 간 및 신장 기능 검사, 그리고 소변 검사를 받아야 한다. 통증과 근육 경련을 조절하기 위해 정맥주사로 아편유사제와 고용량의 벤조디아제핀이 필요할 수 있다. 이러한 경우 거미 독과 약물이 호흡 억제를 유발할 수 있으므로 환자의 기도와 환기 상태를 면밀히 관찰해야 한다. 필요에 따라 파상풍 예방 접종을 해야 한다. 상담 및 조언을 받으려면 독극물 센터에 연락해야 한다.

*Latrodectus*의 해독제(Black Widow Spider Antivenin [말]; Merck & Co., Kenilworth, NJ)를 사용할 수 있지만, 그 사용은 심각한 경우와 심각한 합병증의 위험이 높은 환자에게만 제한된다. 대부분의 경우 통증 및 기타 증상은 몇 시간 내에 해결되지만 일부 환자는 2~3일 동안 증상이 나타날 수 있다. 해독제를 투여 받은 환자는 치료 후 1~3주까지 혈청병 증상이 나타날 수 있다. 심혈관계 또는 호흡기계 장애가 있는 환자, 발작이 있는 환자, 임신한 환자 및 모든 소아 환자는 관찰을 위해 입원해야 한다.

갈색은둔자거미 Brown Recluse Spider

피들백 거미라고도 알려진 갈색은둔자거미(*Loxosceles reclusa*)는 미국에 서식하는 6종의 *Loxosceles* 종 중 가장 널리 퍼져 있고 의학적으로 중요하다. 갈색은둔자거미는 옅은 갈색이고 등 아래로 뻗어 있는 짙은 갈색의 바이올린 모양의 표시가 있고(그림 30-5) 4월부터 10월까지 밤에 가장 활동적이다. 갈색은둔자거미는 네브래스카 남동부와 오하이오 남부에서 노스 캐롤라이나 서부, 조지아 북부 및 텍사스에 이르는 지역이 원산지이다. 갈색은둔자거미는 원산지 외에서는 거의 확인되지 않는데, 다른 곳이나 봄과 여름 이외에 야외에서 발견되어 갈색은둔자거미로 추정되는 거미는 다른 종일 가능성이 크다.

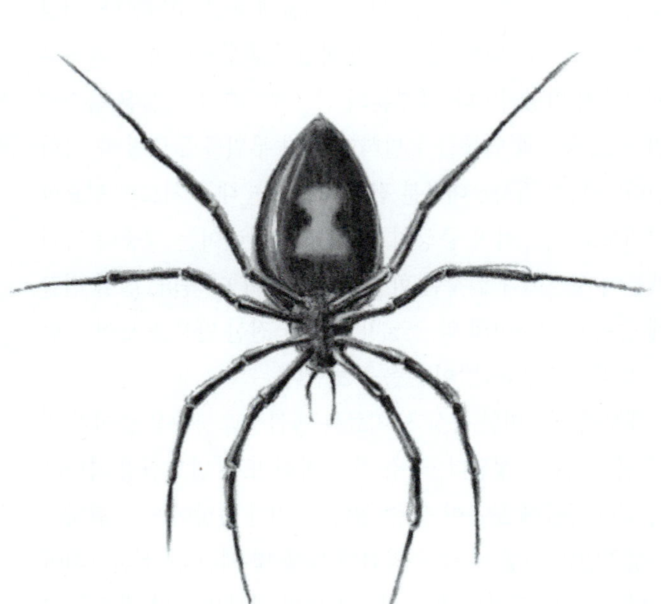

그림 30-4 검은과부거미(블랙위도우) 암컷(*Latrodectus mactans*) 복부에 전형적인 모래 시계 표시가 있다.

(From Davis JH, Sheldon GF, Druckec WR, et al. *Surgery: A Problem Solving Approach*. 2nd ed. St Louis, MO: Mosby; 1995.)

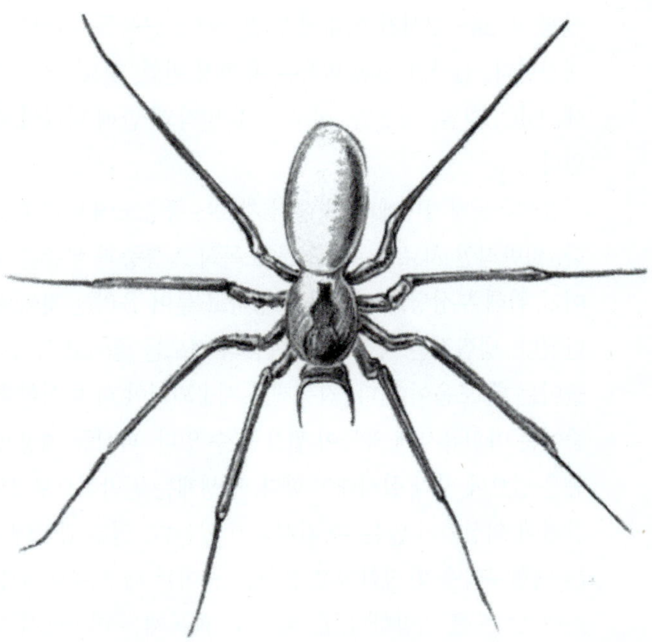

그림 30-5 갈색 은둔거미는 두흉부에 전형적인 어두운 색의 바이올린 모양의 표시가 있다.

(From Davis JH, Sheldon GF, Druckec WR, et al. *Surgery: A Problem Solving Approach*. 2nd ed. St Louis, MO: Mosby; 1995.)

은둔자거미는 이름에서 알 수 있듯이 은둔형이다. 통나무, 판자, 암석의 밑면과 헛간 안과 같이 차고 어둡고 건조하며 방해받지 않는 장소를 선호한다. 집 안에서는 다락방, 옷장 및 침구, 의복 및 가구를 위한 보관 공간에서 발견된다. 수컷과 암컷 거미 모두 독이 있다. 갈색은둔자거미가 많이 들끓는 집에서도 물리는 경우는 드물다.

갈색은둔자거미의 독은 세포 독성과 용혈성이다. 은둔자 거미에 물리면 괴사성 거미독증(arachnidism)이라는 상태가 발생할 수 있다. 물린 부위는 처음에는 통증이 없으나 이후 가려움증, 압통, 부기, 물린 부위 홍반이 나타난다. 다음 몇 시간 동안 물린 부분은 창백한 후광이 있는 가운데가 청회색인 반점으로 진행될 수 있으며 홍반으로 둘러싸여 있다(때로는 "빨간색, 흰색 및 파란색 표시"라고도 함). 48~72시간 동안 중앙에 검은 가피가 있는 괴사성 기저부가 형성되고, 이는 이후 7~14일 동안 괴사성 궤양으로 발전한다. 대부분의 물린 상처는 문제없이 치유되지만 10%는 상처가 완전히 치유되는 데 몇 달이 걸리는 장기간의 경과를 보인다. 허벅지, 엉덩이, 복부와 같이 지방 조직이 증가한 부위에 물린 경우 다른 부위에 물린 경우보다 심한 괴사의 위험이 더 높다.

전신 반응은 드물지만 생명을 위협할 수 있다. 그들은 일반적으로 피부 병변의 심각도나 크기와 상관관계가 없다. 발병 후 24~72시간 이내에 발열, 오한, 근육통, 관절통을 경험한다. 심각한 전신 반응은 용혈성 빈혈, 혈뇨, 응고 장애, DIC, 황달, 저혈압, 신부전 및 발작과 함께 나타날 수 있다.

갈색은둔자거미에 물린 상처 치료는 중증도에 따라 다르다. 일반적인 치료에는 상처를 소독하고 통증과 부종을 줄이기 위해 부상당한 사지를 고정하고 들어 올리는 것이 포함된다. 냉찜질은 국소 상처 반응의 정도를 줄이고 통증을 줄이는 데 도움이 된다. 진통제가 제공되어야 하며 심한 통증에는 아편유사제 약물이 필요할 수 있다. 파상풍 예방 접종은 필요에 따라 실시해야 한다. 항생제는 일반적으로 2차 감염이 의심되지 않는 한 지시되지 않는다. 일부 당국에서는 적혈구막을 안정화하고 용혈을 줄이는 데 도움이 되는 스테로이드를 권장한다. *L. reclusa* 해독제는 미국에서 상업적으로 이용 가능하지 않다.

초기 단계에서 괴사성 병변의 발생 여부를 예측하는 것은 어렵다. 괴사성 병변이 나타나면 심각한 형태의 병변으로 진행될지도 예측하기 어렵다. 괴사성 궤양의 괴사조직 절제술이 일반적으로 시행되지만 궤양의 조기 절제는 권장되지 않는다. 갈색은둔자거미에 물린 상처 치료에 대해 잘 알고 있는 성형외과 의사에게 환자의 후속 조치를 의뢰해야 한다.

전갈 자상 Scorpion Stings

전갈은 가장 오래된 살아있는 육상 동물이며 전 세계 열대 및 아열대 지역에서 심각한 이환율과 사망률을 유발한다. 미국에서는 주로 따뜻한 남부 및 남서부 주에서 발견된다. 전갈의 길고 움직이는 꼬리는 두 개의 독샘과 침 한 개를 포함하는 꼬리 마디를 가진다. 전갈의 독특한 특징은 자외선 아래에서 형광빛을 낸다는 것이다.

북미에는 40종 이상의 전갈이 있으며 모두 쏘는 능력이 있지만 껍질 전갈(*Centruroides sculpturatus*)만이 잠재적으로 치명적인 것으로 간주된다. 껍질 전갈은 황갈색이며 길이는 1.3~7.6 cm이다. 애리조나 전역과 캘리포니아, 네바다, 텍사스, 뉴멕시코 및 멕시코 북부 일부 지역에서 발견된다. *Centruroides* 독성 주입으로 인한 사망은 20세기 초에 흔했지만, 1970년 이후로 2건의 사망만 보고되었다.

전갈은 공격적인 생물이 아니다. 사람이 전갈을 밟거나 죽이려고 할 때 쏘는 것이 일반적이다. 사냥을 하거나 위협을 받을 때 전갈은 빠르게 꼬리를 앞으로 휘둘러 독을 주입한다. 전갈 독은 효소, 히스타민 및 독소의 복잡한 혼합물이며, 신경독은 인간에게 치명적이다. 대부분의 전갈에 의한 독극물은 즉각적인 국소 통증과 압통을 유발하며 쏘인 부위를 두드릴 때 악화된다(두드림 검사). 대부분 전갈에 쏘이면 대증 치료만 필요한 경미하고 국소적인 증상이 나타난다. 어린이는 체중이 작기 때문에 사망이나 심각한 합병증의 위험이 더 높다. 껍질 전갈에 중독된 어린이의 약 25%가 심각한 전신 반응을 보이는 반면 성인의 경우 6%만이 반응을 보인다.

대부분의 경미한 증상 시 치료는 냉찜질과 통증을 줄이기 위한 진통제로 구성된다. 국소 침윤 마취 또는 말초신경 차단은 더 심한 통증에 도움이 될 수 있다. 이러한 증상이 있는 환자는 독성주입의 진행 및 증상 악화에 대해 몇 시간 동안 관찰해야 한다. 상처를 철저히 씻고 필요에 따라 파상풍 예방 접종을 고려해야 한다. 다른 독극물과 마찬가지로 치료 초기에 독극물 센터와 상담해야 한다.

더 심한 경우에는 IV 접근 및 적절한 수액 소생술이 지시된다. 이러한 환자는 일반적으로 자신의 상태에 맞는 지지 요법을 위해 중환자실에 입원해야 한다. 아편유사제 진통제는 전갈 독과 결합할 때 추가적인 호흡 억제 효과가 있을 수 있으므로 주의해서 사용해야 한다. 껍질 전갈 해독제(Centruroides [Scorpion] Immune F[ab']2, equine [Anascorp]; Rare Disease Therapeutics, Franklin, TN)는 FDA에서 "희귀 약물"로 승인했으며 애리조나 및 주변 지역에서 사용할 수 있다.

진드기 매개 질환 TICK-BORNE ILLNESS

진드기 제거 Tick Removal

모든 진드기 매개 질병 관리의 첫 번째 단계는 진드기를 제거하는 것이다. 진드기 제거는 가는 집게 또는 특수 진드기 제거 도구를 사용하여 수행된다. 피부를 탱탱하게 하고, 진드기를 피부에 최대한 가깝게 잡고 일정한 동작으로 피부 표면과 90도 각도로 당긴다. 진드기가 피부에서 떨어질 때까지 몇 분 동안 일정하고 부드럽게 잡아당겨야 제거할 수 있다. 갑자기 움직이거나 강한 압력을 가하지 않는다. 이것은 진드기의 머리를 부러뜨리고 머리나 하악이 피부에 박힌 채로 남을 가능성이 높다. 그림 30-6을 참고한다. 진드기를 제거한 후 비누와 따뜻한 물 또는 국소 소독제로 피부를 씻는다.

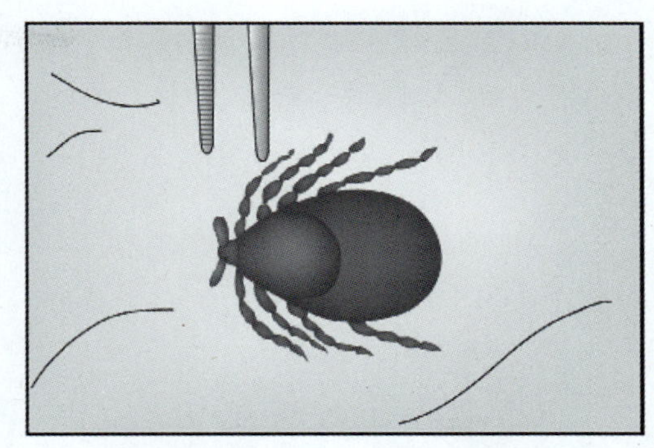
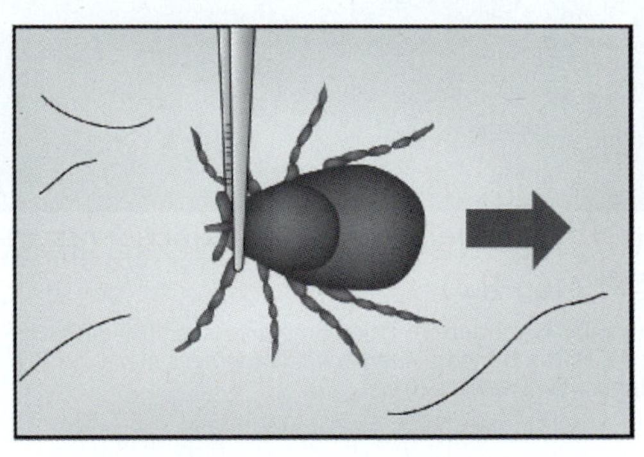
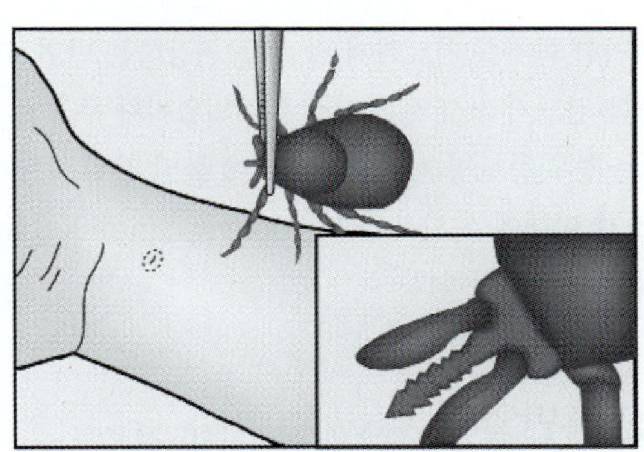

그림 30-6 진드기 제거. 피부 표면의 진드기를 잡고 일정한 동작으로 피부에서 떼어낸다. 돌리거나 비틀지 않는다.

(From Auerbach PS, Constance BB, Freer L, et al. *Field Guide to Wilderness Medicine.* 4th ed. St Louis, MO: Elsevier; 2013.)

라임병 Lyme Disease

라임병은 스피로헤타 *Borrelia burgdorferi*에 의해 유발되며, 이는 *Ixodes* 진드기에 물린 것을 통해 전염된다. 미국에서 보고된 매개체로 인한 감염 질병 사례의 90% 이상을 차지한다. 라임병은 50개 주 모두에서 발견되었으며 북동부 주에서 대다수의 사례가 발생하는 것으로 나타났다. 24시간 미만의 진드기 부착은 전염 위험이 낮다. 48~72시간 이상 부착하면 질병을 전염시킬 가능성이 더 높다.

라임병은 3단계로 분류된다. I기(초기 국소 질환)는 일반적으로 진드기에 물린 후 5~7일 후에 시작되며, 독감과 유사한 증상과 그림 30-7과 같이 팽창하는 붉은 "과녁" 발진(이동홍반)과 함께 시작된다. 발진은 일반적으로 항생제 치료 여부에 관계없이 사라지지만 치료를 받지 않은 환자는 파종성 질환으로 발전할 위험이 있다. II기(조기 파종성 질병)는 진드기에 물린 후 수일에서 수주 후에 발생한다. 환자는 뇌수막염, 간염, 뇌신경병증, 방실차단, 심근병증, 관절통과 같은 신경학적, 심장 및 근골격계 합병증을 나타낼 수 있다. III기(후기 질병)는 만성 관절염 증상과 일반적이지 않지만 뇌병증, 말초 신경계 이상 및 정신 장애를 포함한 신경학적 증상을 특징으로 한다.

항생제는 라임병의 치료법으로 가능한 한 질병 진행 초기에 시작된다. 항생제의 선택은 질병의 단계와 환자의 증상에 달려 있다. 무증상 환자의 예방적 항생제 치료는 특히 부착 시간이 24~36시간 미만인 경우 논란의 여지가 있다. 일부 참고 문

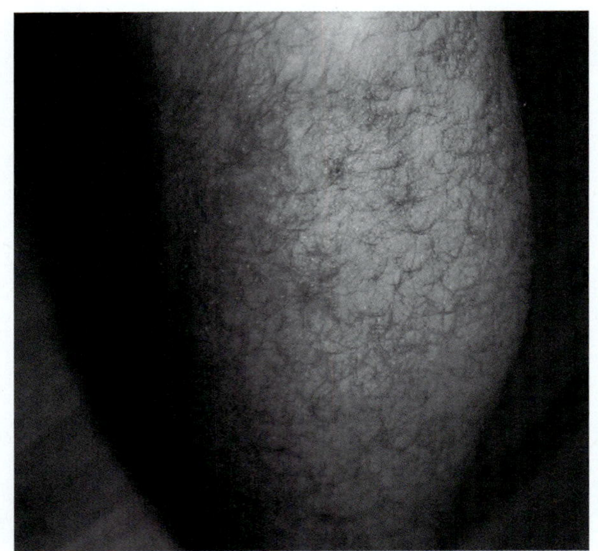

그림 30-7 1기 라임병에서 볼 수 있는 전형적인 이동홍반 발진 (컬러 삽화 746p 참고)

(From Cummins GA, Traub SJ. Tick-borne diseases. In: Auerbach PS, Cushing TA, Harris NS, eds. *Auerbach's Wilderness Medicine*. 7th ed. Philadelphia, PA: Elsevier; 2017.)

헌은 이러한 환자를 치료하지 말 것을 권장하는 반면, 다른 참고 문헌은 진드기가 36시간 이상 부착되었거나 부착된 것으로 의심되는 경우 풍토병 지역의 진드기에 물린 경우 진드기 제거 후 72시간 이내에 독시사이클린(doxycycline) 200 mg을 1회 투여할 것을 권장한다.

록키산 홍반열 Rocky Mountain Spotted Fever

록키산 홍반열(RMSF)은 *Ixodes* 진드기에 물려 전염되는 박테리아 *Rickettsia rickettsii*에 의해 발생한다. *R. rickettsii*는 북미 전역에서 고유종이지만 남대서양과 중남부 주에서 가장 널리 퍼져 있다. 대부분의 사례는 진드기가 가장 활동적인 4월과 9월 사이에 보고된다. RMSF의 잠복기는 2~14일이다. 주요 증상으로는 발열, 오한, 권태감, 근육통 및 두통이 있다. 처음 10일 동안 환자의 85~90%에서 손바닥, 손목, 손, 발, 발목 및 기타 신체 부위에 분홍색의 황반 발진이 발생한다.

환자는 뇌병증, 운동실조, 섬망 및 발작을 포함한 신경학적 증상이 계속될 수 있다. 심한 경우에는 심근염, ECG 변화, 비심장성 폐부종, 위장관 출혈, 혈관염 및 응고 이상이 발생할 수 있다. 치료에는 항생제 요법과 지지 요법이 포함된다.

진드기 마비 Tick Paralysis

진드기 마비는 암컷 *Dermacentor andersoni* (나무 진드기) 또는 *Dermacentor variabilis* (개 진드기)에 물려 전염되는 신경독에 의해 발생하는 상행성 마비이다. 다른 진드기 종도 관련되어 있다. 대부분의 경우는 4월부터 6월까지 남동부, 북서부 및 로키 산맥 주에서 발생한다.

증상은 일반적으로 진드기가 붙은 지 5~6일 후에 시작된다. 초기 증상에는 손과 발의 과민성 및 감각 이상 등이 있다. 다음 1~2일 동안 환자는 심부건반사의 소실과 함께 점진적인 상행성, 대칭, 이완성 마비가 발생한다. 어떤 경우에는 기관 내 삽관과 기계적 환기가 필요한 호흡 마비로 진행될 수 있다. 치료에는 증상이 해결될 때까지 진드기 제거 및 환기 지원을 포함한 지지 요법이 포함된다. 해독제는 없다.

포유류에 물린 상처 MAMMAL BITES

미국에서 매년 500만 건 이상의 포유동물 물림이 보고된다. 개와 고양이가 단연코 가장 흔한 동물이며 그다음이 인간이다. 관련된 다른 동물로는 설치류, 흰 족제비, 토끼가 있다. 대형 육식동물(곰, 퓨마 등)에게 물리는 경우는 드물다. 동물에 물린 부상은 연간 미국 응급실 방문의 약 1%를 차지한다.

대부분의 포유류에 물린 상처 관리에는 공통된 특징이 있다. 교상으로 내원한 모든 환자는 특히 부상이 머리나 목과 관련되거나 심각한 출혈이 있는 경우 생명을 위협하는 부상에 대해 신속하게 평가해야 한다. 일단 이것이 해결되고 안정화되면, 물린 상처의 유형과 정도에 초점을 맞추어야 평가해야 한다. 상처의 크기와 깊이는 가능하면 사진을 사용하여 문서화해야 한다. 관련된 관절의 운동 범위를 평가하고 골절, 이물질 또는 잠재적으로 뼈까지 확장될 수 있는 깊은 천공 상처를 확인하기 위해 단순 X선 검사를 수행해야 한다. 초음파를 사용하여 혈관 손상 가능성을 평가할 수 있다. 상처에 감염 징후가 있는지 평가해야 한다.

경구 또는 비경구 약물을 사용하여 통증 조절을 제공해야 한다. 주의 깊은 신경학적 검사 후에 국소 침윤 마취 또는 국소 신경 차단을 시행해야 한다. 그런 다음 상처를 철저히 세척하고 이물질이 없는지 조사해야 한다. 필요한 경우 파상풍 예방접종을 실시해야 한다.

광견병 노출 위험을 조사하고 동물의 예방 접종 상태를 문서화해야 한다(알고 있는 경우). 광견병 예방은 너구리, 스컹크, 여우 또는 박쥐에게 물린 경우와 면역되지 않은 애완 동물 또는 알 수 없는 동물의 공격을 받은 경우 고려해야 한다. 노출 후 예방에 대한 지침은 지역 공중 보건 공무원에게 연락해야 한다. 동물에 물린 경우 지역 및 주 규정에 따라 보건 당국에 신고한다.

동물에 물린 상처의 봉합은 논란의 여지가 있다. 일반적으로 얼굴 상처 또는 크고 잠재적으로 손상될 수 있는 상처에만 해당한다. 다른 상처는 감염 위험에 대해 개별적으로 평가해야 한다. 찔린 상처, 짓눌린 상처, 12시간 이상 된 사지 상처, 24시간 이상 된 얼굴 상처, 중수지절 관절에 대한 사람에게 물림 또는 면역 저하 환자나 당뇨병 환자의 물린 상처는 감염의 위험이 높으므로 봉합해서는 안 된다.

예방적 항생제는 손, 얼굴 또는 생식기 부위에 고위험 물림 손상, 찔린 상처, 대부분의 고양이에게 물린 상처, 짓눌린 부상, 관절 근처 상처, 중등도 또는 중증으로 간주되는 모든 상처 및 6~12시간이 지난 상처(얼굴의 경우 12~24시간 상처)에 사용된다. 아목시실린(amoxicillin)/클라불란산(clavulanate)은 동물과 사람에게 물렸을 때 가장 흔히 처방되는 항생제이다. β-락탐에 알레르기가 있는 환자의 경우 클린다마이신 + 시프로플록사신(clindamycin + ciprofloxacin) 또는 클린다마이신 + 설파메톡사졸/트리메토프림(clindamycin + sulfamethoxazole/trimethoprim)이 권장된다. 후속 조치 및 상처 관리에 대한 명확한 사후 관리 지침이 감염 징후와 증상에 대한 명확한 설명과 함께 환자와 가족에게 제공되어야 하며 감염 징후가 나타날 경우 상처를 재평가하도록 지시해야 한다.

개 교상 Dog Bites

개에게 물림은 응급실에서 치료되는 모든 물림의 80~90%를 차지하며 미국에서 매년 약 34명의 사망자가 발생한다. 대부분의 피해자는 자신을 물어뜯은 개를 알고 있으며 어린이가 가장 큰 위험에 처해 있다. 10세 미만의 어린이에게 가장 흔한 부상 부위는 머리와 목이고, 사지는 10세 이상의 어린이와 성인에게 가장 흔한 부위이다. 개는 강력한 턱을 가지고 있어 찔린 상처, 깊게 열린 열상, 짓눌린 상처 및 조직의 찢어짐을 유발할 수 있다. 상처는 이전에 설명한 대로 철저히 세척해야 하며 외과적 괴사조직 제거가 필요할 수 있다. 개에 물린 상처의 감염률은 15~25%이다.

고양이 교상 Cat Bites and Scratches

고양이에게 물림은 개 물림보다 훨씬 덜 일반적이며 매년 미국에서 보고되는 모든 물림의 5~10%를 차지한다. 고양이의 이빨은 길고 가늘며 날카로워 힘줄과 관절낭을 포함할 수 있는 열상과 깊은 찔린 상처를 유발할 수 있다. 손과 팔은 고양이에게 물리는 가장 흔한 부위이다.

고양이에게 물린 경우 감염률이 개보다 2배 이상 높아 30~80%까지 다양하다. 고양이는 사냥꾼이며 종종 그람음성균인 파스투렐라 뮬토시다(*Pasteurella multocida*)로 입을 오염시키는 박테리아에 감염된 설치류와 접촉한다. 이 박테리아는 개의 입에서도 발견되지만, *P. multocida*는 고양이의 90%에서 입에서 발견된다. 고양이가 할퀸 상처는 *P. multocida*를 전염시킬 수도 있다. 통증, 부기, 홍반과 같은 파스퇴렐라(*Pasteurella*) 감염의 징후는 일반적으로 물린 후 12~24시간 이내에 빠르게 나타난다.

사람 교상 Human Bites

사람(인간)에 물린 상처는 세 번째로 흔한 교상으로, 미국의 응급실에서 보이는 물린 상처의 2~3%를 차지하지만, 많은 상황이 보고되지 않기 때문에 실제 발병률은 더 높을 수 있다. 말다툼, 신체 폭행 또는 성폭행, 가정 폭력, 자기 방어, 아동 학대 또는 성적 활동의 결과로 사람이 물릴 수 있다. 가장 흔한 부상 부위는 남성의 손의 중수지절(MCP, metacarpophalangeal) 관절이며, 종종 "파이트 바이트(fight-bite)"라고 하는 주먹으로 남의 입을 때리는 충격으로 인해 발생한다. 교합 모양은 치아로 조직을 직접 물기때문에 팔, 다리, 유방, 생식기 및 기타 위치에서 발생할 수 있다.

손의 물린 상처는 작아 보이지만 아래에 있는 힘줄, 뼈, 혈관, 관절 구조에 심각한 손상을 입히고 세균 오염의 위험이 높다. 환자는 이러한 상처의 심각성을 무시하거나 인식하지 못하고 상처가 감염될 때까지 치료를 받지 않을 수 있다. 이러한 상처는 기본 구조에 대한 손상 가능성에 대해 주의 깊게 검사해야 한다. 단순 X선 검사는 골절, 매복 손상, 상처의 치아 조각과 같은 이물질, 관절이나 연조직내 공기를 식별하는 데 도움이 될 수 있다. 외과적 중재 및 괴사조직 제거를 위해 손 전문의에게 의뢰해야 할 수 있다. 사람의 손에 물린 부위를 봉합하는 것은 일반적으로 권장되지 않는다.

사람의 입에는 광범위한 박테리아가 서식하고 있으며 사람이 손과 다른 곳을 물면 감염 위험이 높다. 앞서 설명한 대로 철저한 상처 관리와 예방적 항생제 치료가 필요하다. 교상을 입힌 사람의 치아나 입안에서 부상자의 혈액이 보이는 경우 인간면역 결핍 바이러스 및 B형 및 C형 간염이 전염될 위험 가능성이 있다. 심각한 감염의 경우 IV 항생제 투여를 위해 입원이 필요할 수 있다.

윌더니스 의료 WILDERNESS MEDICINE

환경적 질병이나 부상과 관련한 치료에 대한 연구는 험하거나 외진 환경에서 환자를 돌보는 것을 포함하는 야생 의학의 성장하는 전문 분야의 일부이다. 이 장에서는 몇 가지 일반적인 환경 질병과 손상을 강조했지만 모두 간략히 설명되었다. 이 장에서 다루는 주제를 더 자세히 탐구하는 야생 의학 교과서는 응급 간호사나 응급실의 전문 도서관에서 찾아볼 가치가 있다. Wilderness Medical Society는 https://wms.org/research/guidelines에서 온라인으로 볼 수 있는 WMS 저널 Wilderness and Environmental Medicine에 다양한 조건에 대해 정기적으로 개정된 근거 기반 진료 지침을 게시하고 있다.

독성학적 응급 상황

Toxicologic Emergencies

Michael De Laby

독성학적 응급 상황에는 급성 중독 및 남용 물질 섭취가 포함된다. 이러한 상황은 응급 간호사에게 새로운 경험이 된다. 미국독극물통제센터협회(AAPCC, American Association of Poison Control Centers)의 2016년 연례 보고서에 따르면 사례의 93%가 가정에서 발생했으며 46%는 6세 미만 어린이에서 발생했고 가장 높은 발생률은 1세 및 2세였다. 또한 독성 노출의 87.9%는 급성이었고, 70%는 의도하지 않은 노출이었다. 이중 투약이나 잘못된 약 복용과 같은 치료 약물 복용 오류는 전체 중독의 12.5% 이상을 차지했다. 잠재적 중독에서 항히스타민제, 지사제 또는 소화 불량 치료제와 같은 일반의약품(OTC)의 섭취 또는 동시 섭취는 급성 중독의 실제 증상을 흐리게 하거나 가릴 수 있다. 2011년에 500만 건 이상의 응급실 방문이 처방 및 OTC 약물, 흡입제, 불법 약물을 포함하여 남용 또는 오용과 관련된다. 또한 환자는 알코올과 함께 두 가지 이상의 약물을 사용하게 되면 사망에 이를 수 있다.

환자 관리 PATIENT MANAGEMENT

독성학적 응급 상황과 관련된 정확한 약제를 결정하는 것은 잠재적인 독성 물질이 매우 많기 때문에 어려울 수 있다. 의식 수준이 변경된 환자를 다룰 때는 갑상선 질환, 저혈당증, 저산소증 또는 의도적이거나 우발적인 독소나 화학 물질에 대한 노출과 같은 원인을 고려해야 한다. 독극물 통제 센터는 다양한 약물, 잠재적 독성 및 환자 관리에 대한 정보를 제공하는 리소스 역할을 해야 한다.

독성 노출의 증상은 경미한 것에서 심각한 것까지 다양하며, 원인 물질, 복용량 및 노출 정도에 따라 다양하다. 독소는 모든 신체 계통에 영향을 줄 수 있으며 특정 독소는 예측 가능한 임상 징후와 증상을 보여준다. 환자 평가에는 복용량, 기간 및 노출 형태와 같은 물질 또는 독소에 대한 노출과 관련된 정보를 식별하는 데 도움이 되도록 환자, 가족 또는 병원 전 진료 제공자의 자세한 병력이 포함되어야 한다. 환자가 확인 가능한 원인 없이 의식 수준 저하를 보이는 경우 독성 물질을 섭취하거나 노출될 가능성을 고려한다. **표 31-1**은 독성 노출과 관련된 필수 평가 정보를 설명한다.

지지 요법의 제공, 해독제로 치료가 필요한 환자 식별, 독극물 흡수를 제한하거나 제거를 증가시키는 방법의 적절한 사용은 독성 응급 상황이 발생한 환자에 대한 관리의 우선순위이다.

일반적인 중재 General Interventions

독성 응급 상황에 처한 환자를 돌볼 때 우선순위는 기도, 호흡 및 순환의 안정화이다. 관련된 특정 독소를 식별하는 동안 기

표 31-1 독성물질 노출에 따른 필수적인 평가 정보

항목	설명
물질	가능한 한 관련된 물질을 육안으로 확인한다. 환자가 집에서 어떤 약이나 물질을 복용하는지 물어본다.
노출 시간	노출 이후 시간은 증상과 치료에 모두 영향을 미친다.
급성 또는 만성	급성 노출은 다른 증상을 나타내며 만성과 다르게 관리한다.
독성 물질의 양	가능한 최대 물질의 양의 확인한다. 병에 든 알약을 세거나 처방전을 확인한다.
징후 및 증상	모든 신체 계통의 증상을 평가한다. 독소는 신체의 모든 조직에 영향을 줄 수 있다.
초기 치료	가족이나 주변인, 병원 전 환경에서 제공한 치료를 명확히 확인하고 일부 민간요법이 해로울 수 있음을 인지한다.
자발적 또는 사고/우연	중독은 자살 및 자해의 형태로 자주 선택된다. 이전에 자살시도 이력이 있는지, 환자에게 우울증 병력이나 기존 정신 건강 문제가 있는지, 중독에 관한 내용이나 자살시도를 할만한 영향이 있었는지를 질문하여 확인한다.

도를 확보하고, 적절한 산소 공급과 환기를 보장하고, 심혈관계가 안정화되도록 한다. 상당한 양의 독성 노출은 기관 삽관, 기계적 환기 및 혈역학적 지원을 제공하는 데 있어 약물이 필요할 수 있다.

독성 물질에 따라 관리방법이 다르지만 환자의 안전을 보장하고 정서적 지원을 제공하는 것은 모든 중독에 공통적이다. 일반적인 독소의 종류와 각각과 관련된 중재에 대한 지식은 독성 응급 환자를 관리하는 응급 간호사에게 도움이 될 것이다.

표 31-2 약물 또는 화학 물질의 흡수를 방지하거나 감소시키기 위한 조치

치료/시술	적응증	금기 사항	비고
안구 오염			
물 또는 식염수로 세척, 필요하다면 Morgan 렌즈 사용		알칼리 용액은 더 오랜 시간 세척해야 한다. 중단 전 pH가 중성인지 확인	알칼리성 또는 지속적인 세척에 대해 안과 전문의에게 문의
피부 오염			
오염된 의복을 모두 제거함 머리카락과 손톱 아래를 포함하여 물이나 식염수로 피부를 세척	유기인산염 살충제 가솔린, 탄화수소 산, 알칼리 피부에 화상을 줄 수 있는 모든 화학 물질	물을 사용하여 화학 물질이 가연성인지 확인	보호 장비 착용을 확인
소화기관 오염 및 섭취			
위: 토근시럽으로 비우기		중추신경 억제, 발작유도(예: 삼환계 항우울제), 부식성 약물 또는 물질, 흡인 가능성 있는 약물에는 금기	사용 논란 American Academy of Pediatrics Policy Statement (2003)과 American Association of Poison Control Center Guideline (2005)의 병원 외 상황에서 사용 제한하거나 권장되지 않는 사항 참고 응급실 사용에 대한 권장 사항은 없음
위: 세척 큰 직경의 위관 사용 (36~40 F) 섭취 후 60분 이내에 시행		흡인 가능성 부식성 물질이나 약물 섭취 시 주의 날카로운 물건 등을 동시 섭취하거나 무독성 물질 섭취 시 금지	논란의 여지 있음
설사약의 사용: 황산마그네슘, 구연산마그네슘, 소르비톨 사용 활성탄과 혼합하여 경구 또는 비위관 투여 단일 복용량 사용, 반복투여하지 않음	활성탄 제거 향상에 사용	장음이 없고 기존 신부전, 심부전 환자에게 사용 금기	구토나 설사를 일으킬 수 있음
전체 장 세척(논란의 여지가 있음): 비위관을 통한 비흡수성 배설제 사용/세척(GoLYTELY, CoLyte)	장용성 코팅 또는 서방제품, 농도를 형성할 수 있는 약물(아스피린), 바디페커, 활성탄에 흡수되지 않는 약물(철, 리튬)	기존의 위장질환, 장폐색, 천공 등의 위험이 있는 경우 금기 소아환자에서 주의	오심, 구토, 복부경련, 전해질 불균형의 위험 유발 가능
경구 섭취 된 약물 또는 화학 물질의 흡수/흡착 방지 또는 예방/제한			
활성탄 성인: 1 g/kg 소아: 0.5 g/kg	섭취한 대부분의 화학 물질을 흡착하는 데 사용	부식성 물질 섭취 시, 장음 감소 또는 부재, 활성탄에 흡착되지 않는 약물(철, 납, 리튬) 시 금기	특정 물질의 경우 여러 번 복용해야 할 수 있음(아스피린)

치료는 독성 물질의 흡수를 방지하거나 감소시키는 것이다(표 31-2). 이것은 물질 제거를 강화하기 위한 조치를 위해 사용하거나(표 31-3) 독성 물질을 중화하기 위해 특정 해독제를 투여함으로써(표 31-4) 달성할 수 있다.

특정 독성학적 응급 상황

SPECIFIC TOXICOLOGIC EMERGENCIES

환자는 단일 제제 또는 여러 제제의 섭취로 인한 독성을 나타낼 수 있다. 의료진은 독성 응급 환자가 한 알 또는 한 종류의 알약만 섭취했다고 가정해서는 안 된다. 특정 독성 응급 상황은 다음 절에서 살펴본다.

살리실산염 Salicylates

살리실산염은 진통, 항염 및 해열 성질을 가지고 있어 처방약과 비처방약 모두에서 자주 사용되는 빈번한 성분이다. 200개 이상의 제품에 아스피린(aspirin) 또는 살리실산염(salicylates)이 포함되어 있다. 독성은 특히 어린이와 노인에서 단기 또는 장기적인 노출로 인해 발생할 수 있다. 아스피린(아세틸살리실산)은 가장 쉽게 구할 수 있는 살리실산이다. 윈터그린 오일(메틸 살리실레이트)은 BENGAY와 같은 제품에 사용되는 독성이 높은 액체 형태의 살리실레이트이다. 차살리실산 비스무트(Bismuth subsalicylate)는 Pepto-Bismol의 성분이다. 아세트아미노펜(acetaminophen)과 이부프로펜(ibuprofen)의 사용 증가로 인해 지난 20년 동안 미국에서 급성 살리실산 섭취율이 감소했다. 그러나 급성 및 만성 살리실산염 과다 복용은 계속 발생하고 있다.

임상 소견은 환자의 연령, 섭취한 살리실산염의 양, 섭취가 만성인지 급성인지에 따라 크게 다르다. 급성 살리실산 섭취는 섭취량과 증상에 따라 경증, 중등도, 중증으로 나눌 수 있다. 150 mg/kg 이상의 섭취량에서 경미한 독성이 발생한다. 경미한 독성의 증상으로는 메스꺼움, 구토, 현기증 및 이명이 있다. 250 mg/kg 이상 섭취 시 중등도의 독성이 나타나며, 증상으로는 빈호흡, 발열, 발한, 탈수, 초조, 운동실조 등이 있다. 심각한 독성은 500 mg/kg 이상의 섭취량과 관련이 있다. 심각한 독성(700 mg/dL 이상)이 있는 환자는 저혈압, 대사성 산증, 신부전, 혼수 및 경련을 나타낼 수 있다. 산증은 심장 부정맥과 심부전을 유발할 수 있다.

1일 100 mg/kg 이상을 2일 이상 섭취하면 만성 독성이 나타날 수 있다. 증상으로는 혼수, 착란, 탈수, 환각, 폐부종, 간효소 상승, 프로트롬빈 시간 연장(PT)이 있다. 직접적인 위장(GI) 자극은 메스꺼움, 구토 및 토혈을 유발한다. 환자는 또한 고열, 신부전, 이명 및 저혈당을 나타낼 수 있다.

살리실산염은 뇌간의 호흡 중추를 자극하여 과호흡과 호흡성 알칼리증을 유발한다. 또한 대사성 산증을 유발하는 ATP(adenosine triphosphate) 생산을 감소시킨다. 대사성 산증은 살리실산염의 신장 제거를 감소시키고 중추신경계(CNS) 독성을 증가시킨다. 소아는 대사성 산증으로 응급실에 오는 경향이 있는 반면, 성인은 종종 호흡성 알칼리증을 나타낸다. 감소된 혈소판 기능은 점상출혈로 이어질 수 있다. 저혈당은 어린이에게 더 흔하다.

진단 검사는 살리실산 수치, 동맥혈 가스, 전해질(특히 칼륨), 포도당, 혈액 요소 질소(BUN, blood urea nitrogen), 크

표 31-3 약물 또는 화학 물질의 제거를 향상시키기 위한 조치

측정	치료/시술	적응증	금기/주의 사항	비고
중탄산나트륨 사용한 소변의 알칼리화	정맥 주입을 통한 중탄산나트륨 사용	pH를 변경시키는 화학 물질 시 사용(예: 아스피린)	폐부종 또는 신부전이 있는 경우 금기; 체액 과부하 가능성	pH와 전해질 수치, 특히 칼륨 수치에 대한 빈번한 검사가 필요함
혈액 투석	정맥혈이 막을 투과하고 투석액에 처리되어 독소가 제거됨	실리실산/아스피린, 발프로산, 메탄올, 에틸렌글리콜, 기타 장기간 약물 사용으로 인한 신장기능 장애(예: 리튬)	출혈성 질환 있는 환자 주의	대량의 약물 분포가 항상 투석으로 치료 가능한 것은 아님
혈액 관류	투석과 유사, 활성탄 필터를 종종 사용	페노바르비탈, 테오필린, 기타	혈소판 감소증을 유발할 수 있음	제거율이 높지만, 흔히 선택하는 치료법은 아님

표 31-4 특정 해독제

해독제	중독	해독제	중독
N-아세틸시스테인 뮤코미스트(구강형) 아세타도트(정맥주사형)	아세트아미노펜(타이레놀)	에탈올 정맥주사 10%	에틸렌글리콜, 메탄올
아트로핀	유기인산염, 카바메이트, 살충제 독소로 인한 서맥	플루마제닐(로마지콘)	벤조디아제핀
사독혈청 Polyvalent equine Polyvalent immune Fab-Ovine/Cro-Fab 검은과부거미	방울뱀, 황갈색뱀(copperhead) 독 주입 방울뱀, 황갈색뱀(copperhead) 독 주입 검은과부거미 독	엽산	메탄올
다이머카프롤(Dimercaprol) (기름 내 BAL)	중금속	포르메피졸(4 MP) (안티졸)	에틸렌글리콜, 메탄올
보툴리눔 항독소	보툴리누스 중독	글루카곤	베타 차단제, 칼슘 채널 차단제
염화칼슘 또는 글루콘산 칼슘	칼슘 채널 차단제, 불산: 피부노출 또는 중독, 저칼슘혈증	메틸렌 블루	메트헤모글로빈혈증
시안화물 해독제 키트	시안화물	날록손(날칸)	마약 과다복용
데페록사민	철	산소, 고압 산소	일산화탄소
포도당	독소로 인한 저혈당	옥트레오타이드(산도스타틴)	경구 설포닐우레아 저혈당
디곡신 Fab	협죽도클리코시, 디곡신드	피소스티그민/안틸리륨	항콜린제
DMSA (Succimer) (Chemet)	중금속(특히 납, 수은)	프랄리독심(2-PAM) (프로토팜)	유기인산염
다이소디움 에데테이트, d-페니실리아민	중금속	프로타민	헤파린
		피리독신	이소니코틴산히드라지드(INH), 에틸렌글리콜
		프러시안 블루	탈륨, 방사성세슘
		중탄산나트륨	나트륨채널 차단제, 소변 또는 혈청의 알칼리화
		티오황산나트륨	시안화물
		티아민	에틸렌글리콜, 베르니케증후군, 마귀곰보버섯, 하이드라진
		비타민 K	와파린(쿠마딘), 와파린 기반 살서제

레아티닌, 혈소판, PT 및 소변 pH의 연속 측정이 포함된다. 혈청 살리실산 수치를 처음 또는 섭취 후 최소 4시간 이내에 측정한 다음 농도가 최고조에 이를 때까지 약 4시간마다 측정한다. 최고 혈청 수치는 일반적으로 단기간 섭취 후 6시간 후에 발생하지만, 장용성 정제를 섭취한 경우에는 12~18시간 동안 수치가 최고조에 이르지 않을 수 있다.

초기 치료는 활성탄 투여로 구성된다. 활성탄은 혈청 수치가 감소하기 시작할 때까지 2시간 간격으로 반복 투여해야 한다. 환자가 500 mg/kg 이상 섭취 후 1시간 이내인 경우에는 위세척을 고려할 수 있다. 요 알칼리화는 중등도의 독성을 나타내는 환자에서 살리실산염의 신장 배설을 증가시키는 효과적인 방법이다. 이것은 각 정맥 주사액 1 L에 100 mEq의 중탄산나트륨을 추가하고 200~300 mL/h로 주입함으로써 달성할 수 있다. 알칼리성 이뇨와 관련된 칼륨 손실을 피하기 위해 IV 수액에 칼륨을 추가할 수 있다. 혈액투석은 간단한 처치에 반응하지 않는 중독에 매우 효과적이며, 치료에도 개선되지 않는 심각한 독성 증상을 나타내는 살리실산 수치가 700 mg/dL 이상인 환자에서 고려해야 한다. 심각한 대사성 산증이 있는 환자는 50 mL의 8.4% 중탄산나트륨 급속정맥투여(IV push)가 필요할 수 있다. 속효성 벤조디아제핀(benzodiazepines)은 살리실산염 유발 발작의 응급 치료에 사용해야 한다.

아세트아미노펜 Acetaminophen

살리실산염과 마찬가지로 아세트아미노펜은 많은 OTC 진통제, 해열제 및 감기 치료제의 일반적인 성분이다. 아세트아미노펜은 또한 마약과 함께 사용되기도 하며, 마약성 과다복용이 있는 환자에서 아세트아미노펜 과용 가능성에 대한 평가를 고려해야 한다. 아세트아미노펜 과량투여는 일반적으로 소아 환자의 경우 의도적이지 않지만 성인의 경우는 의도적이다. 초기 증상은 경미하지만 심각한 아세트아미노펜 중독은 생명을 위협하는 간독성을 유발한다. 간독성은 치료적 약물 오류, 아세트아미노펜과 알코올 남용을 동시에 사용하는 환자, 또는 간에서 대사되는 다른 약물을 복용하는 환자에서 발생할 수 있다.

아세트아미노펜은 장에서 빠르게 흡수되어 간에서 분해되어 독성 대사 산물을 형성한다. 치료적 용량에서 내인성 간 효소가 이 중간 생성물을 빠르게 해독한다. 그러나 독성 용량은 이러한 필수 효소를 고갈시켜 대사 산물이 축적됨에 따라 간과 신장을 손상시킨다. 6세 이상의 소아에 대한 아세트아미노펜의 급성 독성 용량은 10 g 또는 200 mg/kg이고, 성인의 경우 7.5 g은 급성 독성 용량으로 간주된다. 소아의 경우 약물의 대사능력이 높기 때문에 독성이 없는 소아 환자에서 더 높은 수준이 허용된다.

섭취 4시간 후 혈청 아세트아미노펜 수치가 200 mcg/mL 이상인 경우 독성으로 간주되므로 치료를 시작해야 한다. 독성 양을 섭취한 후 최대 4시간 동안 수치가 계속 상승할 수 있다. 저용량에서도 아세트아미노펜 독성의 위험이 있는 환자군은 영양실조 또는 기존의 간 기능 장애가 있는 사람과 페니토인(phenytoin) 또는 카바마제핀(carbamazepine)과 같은 항경련제를 복용하는 사람은 저용량 복용으로도 아세트아미노펜 독성 위험이 있다.

아세트아미노펜 독성의 징후와 증상은 천천히 진행되며 심각한 손상이 발생할 때까지 간과될 수 있다. 아세트아미노펜 독성의 임상 경과는 4단계로 진행된다. **표 31-5**는 각 단계의 기간과 증상을 설명한다. 초기 아세트아미노펜 수치는 섭취 4시간 후에 측정해야 한다. Rumack-Matthew 노모그램과 같은 자료에 4시간 아세트아미노펜 값을 표시하면 환자가 잠재적인 간독성 위험이 있는지 여부가 결정된다. 이 노모그램은 흡수를 지연시키는 다른 약제(예: 아편유사제 또는 항콜린제)와 병용하지 않은 급성, 단일 용량 중독에만 유용하다. 임상 증상이 있는 환자와 그 수치가 노모그램의 "간독성 가능성" 범위에 속하는 환자에 대한 간 기능 검사, PT, 일반혈액검사, BUN 및 크레아티닌 수치를 얻는다.

환자의 4시간 혈청 아세트아미노펜 수치가 노모그램에서 일정 수치 이하로 유지되면 추가 치료가 필요하지 않으며 환자의 혈청 아세트아미노펜 수치가 노모그램의 잠재적 위험선

표 31-5 아세트아미노펜 독성

단계	시간	증상
I	0~24 시간	무증상이거나 혼수, 발한, 오심 구토 및 식욕부진을 포함한 가벼운 위장장애를 경험할 수 있음
II	24~48 시간	주 호소가 없거나 간 기능 부전, 비정상적인 간 기능 검사 결과, 부분 트롬보플라스틴 시간 연장, 빌리루빈 수치 증가, 우상복부 통증, 간 비대, 핍뇨가 발생할 수 있음
III	72~96 시간	광범위한 간 기능장애, 간효소 수치 정상의 100배 초과, 저혈당, 황달, 환자가 심하게 아프고 간부전 및 뇌병증, 사망으로 진행될 수 있음
IV	4일에서 2주	환자가 3단계에서 생존하면, 간 기능 장애의 느린 회복을 특징으로 하는 회복단계로 들어감

보다 높으면 해독제 치료가 필요하다. *N*-아세틸시스테인은 아세트아미노펜의 해독제이며 간독성 수치가 있는 환자에게 선호되는 치료법이다. *N*-아세틸시스테인은 경구 형태(NAC, Mucomyst) 및 IV 형태(아세타도트(Acetadote))로 제공된다. 경구 및 IV 형태는 아세트아미노펜 섭취 후 8~10시간 이내에 투여할 때 동등한 효과를 보인다. *N*-아세틸시스테인은 섭취 후 8~10시간 이내에 투여할 때 가장 유용하지만 섭취 후 24시간까지 투여할 수 있다. *N*-아세틸시스테인은 간의 필수 효소 공급을 보충함으로써 아세트아미노펜 대사 산물을 제거할 수 있다.

활성탄은 섭취 후 2시간 이내에 투여하면 위장관에서 아세트아미노펜 흡수를 감소시킨다. 흡수 지연이 의심되지 않는 한 섭취 후 2시간 이상 경과한 경우 활성탄을 투여하지 않도록 한다. 숯성분의 반복 투여 또는 다중 투여는 혈청 아세트아미노펜 농도를 감소시키지 않고 활성탄은 *N*-아세틸시스테인의 효과를 감소시키지 않는다. 그러나 경구 *N*-아세틸시스테인은 실험실 내에서 아세트아미노펜에 결합하는 활성탄의 효능을 감소시키는 것으로 나타났다.

효과적인 치료는 경구 *N*-아세틸시스테인의 조기 투여에 달려 있기 때문에 구역과 구토를 항구토제로 치료하는 것이 중요하다. 혈청 아세트아미노펜 수치가 "간독성 가능성" 범위에 속하는 모든 환자는 *N*-아세틸시스테인을 투여받아야 한다. 심각한 중독이 의심되는 환자는 도착 시 혈청 아세트아미노펜 수치 결과를 기다리지 않고 *N*-아세틸시스테인 요법을 시작해야 한다.

경구 *N*-아세틸시스테인의 표준 초기 용량은 140 mg/kg이며, 4시간마다 계산된 양의 절반을 17회 추가 투여한다. 환자가 증상을 유지하는 경우 계속 치료한다. 역한 맛과 냄새 때문에 *N*-아세틸시스테인은 일반적으로 위관을 통해 투여되거나 과일 주스 또는 청량 음료에 희석하여 복용한다. 환자가 섭취 후 1시간 이내에 구토를 하면 반복 투여한다.

N-아세틸시스테인과의 아나필락시스 반응은 드물지만 IV 형태를 투여받는 환자에서 더 자주 발생하는 것으로 보고되었다. 따라서 과민 반응이 있는 환자의 경우 경구 제형을 고려해야 한다. 미국에서 *N*-아세틸시스테인의 투여는 환자가 구토를 하지 않는 한 일반적으로 경구로 투여한다.

비스테로이드성 항염증제

Nonsteroidal Antiinflammatory Drugs

비스테로이드성 항염증제(NSAIDs)는 프로스타글란딘에 의해 매개되는 염증을 감소시키는 것을 목표로 하는 약물 종류이다. 이부프로펜(ibuprofen)은 가장 흔한 NSAID이다. NSAID의 독성 섭취는 일반적으로 위장관 장애와 함께 나타나며, 더 많은 양을 투여하면 출혈 및 신장 손상이 나타난다. 이부프로펜을 100 mg/kg 이상 섭취하면 복통, 구토 및 설사를 포함한 위장관 증상이 나타난다. 많은 양을 섭취하면 졸음, 혼수, 산증, 무호흡, 서맥 및 신부전을 유발할 수 있다. 환자 관리는 주로 해독 조치와 지지 및 대증 치료로 구성된다. 이부프로펜 100 mg/kg 또는 기타 NSAID 10정 이상 섭취 후 1~2시간 이내에 나타나는 환자는 활성탄을 투여해야 한다. 위 자극의 증상은 제산제, 점막 보호제 또는 양성자 펌프 억제제로 치료할 수 있다.

중추신경계 자극제 Central Nervous System Stimulants

CNS 자극제는 자율 신경계의 교감 신경 분지를 직간접으로 자극하는 약물 그룹이다. 불법적인 CNS 자극제에는 코카인과 메스암페타민이 포함된다. 코카인(cocaine)은 속칭 크랙(crack), 록(rock), 코크스(coke), 눈(snow), 타격(blow)으로 불린다. 메스암페타민(methamphetamine)은 속칭 속도, 매쓰(meth), 초크, 얼음, 수정, 크랭크(crank), 유리 및 모래가 포함된다. 일부 CNS 자극제는 어린이의 기면증, 비만 및 주의력 결핍/과잉행동 장애의 치료를 위한 처방을 통해 구할 수 있다. 카페인, 페닐프로판올아민(phenylpropanolamine) 및 슈도에페드린(pseudoephedrine)과 같은 CNS 자극제는 OTC 다이어트 알약, 감기 치료제 및 각성 보조제의 일반적인 성분이다. 합법적인 CNS 자극제는 불법적인 자극제보다 덜 강력하고 자아도취나 정신병적 효과가 적게 나타난다. 그러나 충분한 용량에서는 유사한 생리학적 반응을 나타낸다. CNS 자극제는 경구 섭취, 주사, 코로 흡입 및 직장 또는 질로 흡수될 수 있다.

CNS 자극제가 모두 같지는 않지만 그 작용, 부작용 및 위험은 유사하다. **표 31-6**은 중독 정도에 따른 각성제의 효과를 나열한다. 코카인 및 암페타민과 같은 불법 약물은 종종 다른 CNS 자극제(예: 카페인(caffeine), 페닐프로판올아민(phenylpropanolamine) 또는 펜시클리딘 염산염(PCP, phencyclidine hydrochloride)로 희석되어 특정 약제를 정확하게 식별하기 어렵다. CNS 자극제는 장에서 빠르게 흡수되며 주사 또는 흡입 후 몇 분 후에 작용이 시작된다. 이러한 각성제는 반감기가 비교적 짧고 다양한 강도의 α-, β_1-, β_2-아드레날린 수용체 신경분포를 생성한다.

환자는 약물의 종류나 투여량에 따라 광범위한 반응 및 증상을 나타낸다(**표 31-6** 참고). 환자는 전지전능한 느낌, 흥분, 과민성, 과잉행동, 과성애, 불안, 동요, 공격성, 환각, 조증 또는 편집증을 경험할 수 있다. 빈맥, 고혈압, 심장 부정맥, 출혈성 뇌졸중, 관상동맥 경련 및 심근 경색도 발생할 수 있다. 신경학적 효과에는 동공 확장, 떨림, 안절부절, 섬망, 발작 및 혼수가 포함된다. 위장관의 자극은 메스꺼움, 구토 및 설사를 유발한다. 다른 효과로는 고열, 횡문근 융해증, 입모(piloerection; 소름) 및 응고증이 있다.

독성 용량은 매우 가변적이며 관련된 약제, 투여 경로, 개별 내성 및 약물 양에 따라 다르다. 소변이나 혈액의 독성학적 선별은 일반적인 CNS 자극제에 대한 신속한 정성적 검사를 제공한다. 정량적 측정은 임상 상태와 잘 연관되지 않는다. 초기 치료는 기도, 호흡 및 순환 문제를 다룬다. 지속적인 치료는 환자가 나타내는 특정 증상에 따라 수행된다. 대사율 증가, 발한 및 약물 유발 이뇨 때문에 자주 탈수된다. 빈맥, 고열, 미오글로빈뇨성 신부전과 같은 합병증을 최소화하려면 적절한 체액량 유지가 필수적이다.

경구 섭취가 응급실 도착 후 1시간 이내에 이루어지고 기도 손상의 가능성이 없고 발작 위험이 낮은 경우 위세척을 수행할 수 있다. 선택 치료는 활성탄이다. 가능한 한 빨리 활성탄을

표 31-6 중추신경 자극제의 증상 및 영향

중독의 단계	영향
경증	불면증, 수다, 안절부절, 초조, 공격성, 떨림, 과잉행동
중등도	산동, 두통, 안구 진탕, 고혈압, 빈맥, 흉통, 부정맥 환각
중증	편집증, 쇼크, 고열, 횡문근 융해증, 급성 세뇨관 괴사, 산증, 고칼륨혈증, 발작, 혼수, 심근경색
말기/후기	만성 남용자는 과도한 활동과 도파민 고갈로 인해 폭식 후 지칠 수 있다. 몇 시간 동안 잘 수 있으며 깨어나기 어려울 수 있지만, 자극하면 환자는 각성되어 있다.

1회 투여한다. 이러한 약물을 흡입하거나 코로 들이마신 경우 또는 주사로 투여했을 경우에는 위세척은 아무런 이점이 없다. 코카인으로 가득 찬 풍선이나 콘돔을 섭취한 "바디 패커"는 이러한 용기가 파열될 경우 위장관에서 코카인을 흡수하기 때문에 활성탄을 투여해야 할 수 있다.

CNS 자극제 제거를 촉진하기 위한 특정 조치는 사용되지 않는다. 요 산성화는 일부 CNS 제제의 배설을 향상시키지만 환자를 횡문근 융해증의 위험에 빠뜨린다. 장 세척은 약물을 삼킨 경우 바디패커 약물을 제거하는 데 성공적으로 사용된다. 패킷이 파열되면 내시경 또는 외과적 제거가 필요할 수 있다.

CNS 자극제 중독증의 치료는 대부분 대증적이며 증상이 빠르게 진행될 수 있으므로 주의 깊게 관찰해야 한다. 지속적으로 심장 및 혈압 모니터링은 빈맥, 부정맥 및 고혈압을 모니터링한다. 12-유도 ECG는 흉통 또는 쇼크가 있는 환자에게 적용한다. 급성 관상동맥 증후군의 위험은 첫 1시간에 가장 높지만 코카인 사용 후 4~6시간 후에 발생할 수 있다. 코카인 유발 관상동맥 경련은 심근의 산소 요구량이 더 많을 때 심근 산소 공급을 감소시킨다. 코카인 유발 관상동맥 경련은 흡연자에게서 더 두드러진다. 코카인은 혈소판 활성화와 응집을 증가시키고 혈관 내피 손상을 일으켜 장기간 사용자에게 더 큰 관상동맥 손상을 일으킬 수 있다. 중증 고열증이 갑자기 발병할 가능성이 있으므로 증상이 가라앉을 때까지 체온을 자주 확인한다.

중추신경계 자극제 과다복용 환자는 편집증적이고 믿을 수 없을 정도로 힘이 강하며 통증에 마취되어 있을 수 있다. 벤조디아제핀으로 정신행동 환자를 진정시켜 환자 및 다른 사람의 상해를 예방해야 한다. 신체적 구속을 일방적으로 사용하면 극도의 동요와 강렬한 근육 활동을 일으켜 고열과 횡문근 융해증을 유발할 수 있다. 환자가 통제된 후 최소한의 자극 환경을 제공한다.

CNS 자극제는 교감신경계에 영향을 미치므로 베타 차단제(예: 프로프라놀롤(propranolol), 에스몰롤(esmolol))는 때때로 혈관 확장제와 함께 투여해서 심각한 중독의 치료에 사용될 수 있다. 격렬한 근육 활동과 증가된 대사율은 중심 체온을 40℃ (104℉) 이상으로 빠르게 상승시킬수 있어 적극적으로 환자의 체온을 떨어뜨려야 한다.

IV 벤조디아제핀은 발작 중이거나 임박한 발작의 치료를 위해 선택되는 약제이다. 경련으로 인한 격렬한 근육 사용이 고열을 유발하기 때문에 적절한 발작 조절이 필수적이다.

아편제 Opiates

원래 아편 양귀비에서 파생된 아편류는 수천 년 동안 사용되어 온 가장 오래된 진통제 중 하나이다. 오늘날 아편은 다양한 약물로 정제되고 수많은 합성 아편제도 사용할 수 있다. 미국에서는 단일 및 다제 제제 아편류는 처방을 통해서만 합법적으로 얻을 수 있다. 마약 중독은 종종 주사 남용과 관련이 있다. 과다 복용은 병원처방과 "일반의약품" 모두에서 발생할 수 있다. 불법적으로 얻은 아편류는 카페인, 암페타민(amphetamines), PCP, 스트리크닌(strychnine), 유당 또는 설탕가루와 혼합된다. 복합 독성 물질은 환자에게 많은 증상을 유발할 수 있다.

아편제 종류별로 상당한 차이가 있지만 모두 중추신경계에 작용하여 다양한 정도의 진정, 행복감, 진통 및 기억상실을 유발한다. 이러한 정신적 효과는 아편제를 남용되기 쉬운 약물로 만든다. 혼수상태를 유발하는 중추신경계 억제는 많은 양의 약물을 사용하거나 초보자에게 비교적 적은 양으로 발생할 수 있다. 사망은 약물의 부작용, 특히 호흡 정지 및 폐부종으로 인해 발생한다. 약제 내성과 의존은 일반적인 현상이다. 중독은 만성적 사용에 뒤따를 수 있다. **표 31-7**은 마약 남용 및 독성의 잠재적 영향을 나열한다.

아편류는 또한 뇌간의 호흡 중추에 작용하여 호흡억제와 무호흡을 유발한다. 이러한 약제는 위장관 활동을 느리게 하며 변비를 일반적인 부작용으로 보인다. 아트로핀(atropine)을 함유한 파레고리크(paregoric) 및 디페녹실산 염산염(diphenoxylate hydrochloride) [Lomotil]과 같은 아편제는 특히 이 작용을 목적으로 처방된다. 아편류 독성 및 남용의 징후 및 증상은 약물 남용, 생활 방식 또는 금단효과와 관련될 수 있다.

표 31-7 마약 남용의 영향 및 독성

병인	잠재적 영향
마약	수축된 동공, 호흡 억제, 의식 수준 변화, 저혈압, 환시, 진통, 기억상실, 수면, 혼수
생활 방식	피부 농양, 봉와직염, 심내막염, 패혈증, 주삿바늘 자국, 영양실조, 치과질환, 간염, 인간 면역 결핍 바이러스 감염, 결핵, 폐부종, 대변 매복, 패혈성 관절염, 잦은 외상
금단	콧물, 눈물, 하품, 동공 확대, 복통, 설사, 발한, 코막힘, 구토, 두통, 오한, 발열, 관절통, 동요, 혼돈, 과잉행동

정성적 독성학적 선별은 최근의 아편제 사용을 나타내지만, 이용 가능한 물질의 수와 광범위한 개별 내성 때문에 선별에서 나타난 약물 농도 수준은 임상 증상과 상관관계가 없다. 아편류의 경구 섭취는 활성탄으로 가능한 한 빨리 치료해야 하고, 활성탄은 약물에 효과적으로 결합하여 순환계로의 흡수를 감소시킨다. 활성탄을 즉시 투여할 수 있다면 위를 비울 필요는 없다. 설사제(cathartic agent)는 활성탄과 함께 약물로 인한 장 운동 저하의 아편제 독성에서 약물 제거를 향상시키는 데 유용할 수 있다. 그러나 안전하게 기도 개방이 확보된 환자에게만 시행해야 한다.

날록손(naloxone)은 아편 중독이나 독성에 대한 해독제이다. 환자의 호흡 상태와 의식 수준이 개선될 때까지 날록손을 0.2 mg 증량하여 투여한다. 일부 환자에서는 날록손을 20~60분마다 재투여해야 할 수 있다. 날록손은 정맥내, 근육내, 피하 또는 비강내 투여될 수 있다. CNS의 아편류 수용체 부위를 길항하여, 호흡 억제와 의식저하의 아편유사제 효과를 역전시킨다. 심각한 아편 중독의 경우에는 4 mg 이상의 용량을 사용할 수 있다. 완전하고 갑작스러운 각성은 매우 바람직하지 않다. 날록손의 작용 지속 시간은 1/2~2시간이며, 이 시간은 관련된 특정 마약에서는 짧을 수 있다. 반복 투여 또는 지속적인 IV 날록손 주입이 지시될 수 있으며 임상 반응에 맞게 적절히 사용해야 한다.

진정제-수면제 및 바르비투르산염
Sedative-Hypnotics and Barbiturates

진정 수면제는 CNS 억제제다. 주요 효과는 호흡 억제이며, 이는 알코올 또는 기타 진정제와 함께 섭취하면 효과가 증가할 수 있다. 이러한 약물은 일반적으로 수면을 유도하고 불안을 완화하기 위해 처방된다. 진정 수면제는 다음을 포함한다: 페노바르비탈(phenobarbital)과 같은 바르비투르산염; 벤조디아제핀 디아제팜(Valium), 알프라졸람(Xanax), 플루라제팜(Dalmane) 및 클로르디아제폭사이드(Librium)와 같은 비바르비투르산염; 및 하이드록시진(Atarax, Vistaril)과 같은 항히스타민제. 이러한 등급의 약물에는 적응증, 효능 및 효과 지속 기간이 다양한 물질이 포함되어 있다.

벤조디아제핀은 억제성 신경 전달 물질 γ-아미노부티르산(GABA, γ-aminobutyric acid)의 효과를 강화하여 중추신경계 억제를 유발한다. 벤조디아제핀의 독성은 치료 효과의 확장이며, 킬로그램당 밀리그램의 독성 용량은 확립되지 않았다.

정성적 혈청 벤조디아제핀 수치로 약물의 존재를 확인할 수 있으나, 정량적 수치는 다양한 개인 변동성 때문에 특히 유용하지 않다. 따라서 치료적 중재는 혈청 약물 수치보다는 환자의 임상 상태에 따라 결정된다.

벤조디아제핀 중독의 임상적 특징은 불명확한 언어, 협응 장애, 불안정한 보행, 졸음, 혼수, 저체온, 착란 및 혼수 상태를 포함한다. 깊은 혼수 상태는 다른 CNS 억제제와의 관련을 시사한다. 벤조디아제핀 단독 섭취 후 심각한 순환 장애는 드물기 때문에 다른 원인을 고려해야 한다.

벤조디아제핀은 단독으로 섭취했을 때 독성이 낮고 드물게 사망을 유발하는 반면, 다른 CNS 약제들은 저혈압 및 깊은 혼수 상태를 유발할 수 있다. 바르비투르산염(barbiturate)은 독성이 강하고 도취 효과 때문에 남용 가능성이 높으며 작용 기간에 따라 분류된다.

활성탄을 즉시 투여할 수 있는 경우 위 세척은 의미가 없다. 활성탄과 함께 설사제를 투여하여 위장 운동 저하를 조절하고 대변을 통한 약물 제거를 향상시킨다. 혈액투석과 목탄 혈액관류는 벤조디아제핀 과다복용에 거의 효과가 없다. 플루마제닐(flumazenil[로마지콘(Romazicon)])은 벤조디아제핀의 해독제이다. 플루마제닐은 수용체 부위에서 벤조디아제핀과 직접적으로 경쟁한다. 그러나, 플루마제닐 투여는 벤조디아제핀 중독 환자와 삼환계 항우울제(TCA, tricyclic antidepressant) 과량투여 환자에서 발작을 유발할 수 있다. 따라서 벤조디아제핀 중독증은 낮은 이환율 및 사망률과 관련이 있으므로 플루마제닐 투여 결정을 신중하게 고려해야 한다. 시작 용량은 30초에 걸쳐 0.2 mg IV이다. 0.3 mg의 다음 용량을 투여하기 전에 적어도 30초의 간격이 경과해야 한다. 0.5 mg의 추가 용량을 60초마다 최대 3 mg까지 투여할 수 있다.

삼환계 항우울제 Tricyclic Antidepressants

아미트립틸린(amitriptyline[엘라빌(Elavil)]), 트라조돈(trazodone[데시렐(Desyrel)]), 노르트립틸린(nortriptyline), 이미프라민(imipramine[토프라닐(Tofranil)]), 데시프라민(desipramine[노르프라민(Norpramin)]) 및 독세핀(doxepin[시니콴(Sinequan)])을 포함한 다양한 삼환계 항우울제(TCA) 약물이 있다. TCA의 사용은 우울증 치료를 위해 선택적 세로토닌 재흡수 억제제(SSRI, selective serotonin reuptake inhibitors) 사용의 증가로 인해 지난 10년 동안 감소했다. TCA는 우울증과 함께 만성 통증, 공황 장애 및 강박 장애 환자에게 사용된다. TCA 과다 복용은 일반적으로 자살 의도와 관련이 있다.

TCA는 심장의 빠른 나트륨 채널, α-아드레날린 수용체 및 히스타민 수용체를 억제한다. 위장관에서 잘 흡수되며 한 번 흡수되면 몸에서 제거하기 어렵다. 독성은 킬로그램당 밀리그램 섭취량과 밀접한 관련이 없을 수 있다. 이 약물의 치사율은 매우 좁은 치료농도와 관련이 있다. 일반적으로 10 mg/kg을 초과하는 섭취는 심각한 독성을 일으킬 가능성이 있다. 혈청 수준은 임상 증상과 관련성이 잘 맞지 않는다. 정성적 소변검사는 섭취 여부를 확인하는 데 충분하다.

TCA는 신경 독성, 심장 독성 및 항콜린 작용을 일으키기 때문에 TCA 중독의 징후와 증상은 세 가지 범주로 나뉜다. 신경 독성은 혼수, 착란, 섬망, 환각을 특징으로 한다. CNS 억제, 혼수 상태, 발작이 발생할 수 있다. 심한 중추신경계 억제는 무호흡과 호흡부전으로 이어질 수 있다. 심장 증상에는 저혈압 및 연장된 PR 간격, 연장된 QRS 간격, 연장된 QT 간격, ST 및 T파 이상, 전도 차단 및 빈맥과 같은 다양한 ECG 변화가 포함된다. 동성 빈맥은 환자의 초기 증상에서 볼 수 있는 일반적인 리듬이다. 심실성 빈맥과 세동은 산증, 저혈압 및 극심한 QRS 연장에 의해 심각한 중독에서 더 자주 발생한다. 다형성 심실빈맥(예: torsades de pointes)은 일반적으로 TCA 과다 복용과 관련이 없다. QRS 연장을 동반한 기면, 혼수 또는 발작이 있는 환자는 TCA 중독을 의심해야 한다. TCA 중독으로 인한 주요 사망 원인은 심근수축력 감소 및 말초혈관 확장으로 인한 불응성 저혈압이다.

항콜린성 효과에는 산동, 홍조 피부, 건조한 점막, 불안 또는 정신병, 빈맥, 체온 상승 및 요 정체가 포함된다.

호흡 정지가 빠르게 발생할 수 있으며 TCA 독성으로 인한 사망은 투여 후 몇 시간 이내에 발생할 수 있다. 중추신경계 억제가 빠르게 진행될 수 있으므로 구토를 유도하지 않아야 한다. 과량 투여 시 기관내삽관으로 환자의 기도를 보호한 후 활성탄을 투여한다. 활성탄은 TCA에 효과적으로 결합하여 반감기를 크게 줄인다. TCA 중독 환자의 일상적인 관리에서 위 세척은 권장되지 않는다. TCA의 항콜린성 효과로 인해 장 통과 시간이 상당히 길어진다. 소르비톨(sorbitol; 설사제)과 함께 활성탄을 투여하면 약물 제거를 증가시키고 위장관 폐색을 예방할 수 있다. TCA는 조직 결합력이 높기 때문에 혈액투석이 효과적이지 않다.

모든 심각한 TCA 음독 시에 지속적인 심장 모니터링이 필수적이다. 아미오다론(amiodarone) 또는 리도카인(lidocaine)으로 심실 부정맥을 치료한다. 프로카인아미드(procainamide[프로네스틸(Pronestyl)]) 또는 기타 1A형 항부정맥제는 투여하지 않는다. 이 부류의 부정맥은 무수축으로 진행하는 QRS 간격의 확장과 관련이 있다. 급성 TCA 과다 복용 시 심각한 전도 차단이 발생할 수 있다. 약물 요법은 거의 도움이 되지 않으며 외부 심박조율이 일반적으로 유일한 효과적인 중재이다.

중탄산나트륨을 사용한 전신 알칼리화는 QRS 확장, 심실 부정맥 및/또는 저혈압이 있는 환자에게 적용된다. 중탄산나트륨은 QRS를 좁히고 수축기 혈압을 개선하며 심실 부정맥을 조절할 수 있다. pH의 상승은 유리 약물 농도를 낮추어 나트륨 채널에 결합하는 것을 방해한다. 중탄산나트륨은 처음에 1~2 mEq/kg 일시 투여로 제공된다. 추가 용량은 7.5~7.55의 전신 pH를 유지하도록 투여된다. 이것은 동맥혈 가스 값에 따라 IV 수액에 중탄산나트륨을 추가하여 수행할 수 있다. 중탄산나트륨 투여로 인한 저칼륨혈증을 예방하기 위해 염화칼륨 10~20 mEq를 IV 수액에 추가할 수 있다. 저혈압은 초기에 생리 식염수로 관리된다. 그러나 난치성 저혈압에는 카테콜아민 혈압상승제(예: 노르에피네프린(norepinephrine), 페닐에프린(phenylephrine))가 필요하다. 디아제팜(diazepam)이나 로라제팜(lorazepam)과 같은 속효성 벤조디아제핀으로 발작을 급성으로 치료한다. 페니토인(phenytoin)은 나트륨 채널 차단 약물이므로 TCA 유발 발작을 치료하는 데 사용해서는 안 된다.

독성 알코올 Toxic Alcohols

에탄올 외에도 세 가지 다른 알코올이 심각한 중독을 일으킬 수 있다. 독성 알코올은 일반적으로 위험한 것으로 간주되지 않아 일반 가정용품에 많이 존재한다. "목제 알코올"이라고도 하는 메탄올은 차유리 와이퍼액, 연료통(Sterno) 및 페인트 제거제와 같은 용제로 사용된다. 이소프로판올(isopropanol)은 소독용 알코올, 소독제, 세정제 및 매니큐어 제거제의 주요 성분이다. 에틸렌글리콜(ethylene glycol)은 부동액, 세제, 도료, 광택제, 냉각수 등에 함유된 무취의 물질이다. 달콤한 맛과 형광색이 특히 어린이와 애완 동물에게 매력적일 수 있다. 독성 알코올 섭취는 우발적이거나 혹은 향락적 목적이나 자살 목적으로 일어날 수 있으며, 에탄올을 얻을 수 없는 절박한 알코올 남용자에게서 발생할 수 있다. 경구 섭취 외에 독성 알코올을 흡입하거나 국소도포로 흡수될 수 있다.

이 알코올은 간에서 알코올 탈수소효소에 의해 독성 대사물로 전환되기 전에는 비교적 독성이 없다. 글리콜알데히드(에틸렌글리콜), 포름알데히드 및 포름산(메탄올), 아세톤(이소프로판올)과 같은 독소는 광범위한 손상과 대사 기능 장애를 일으킨다.

알코올 중독의 임상 소견에는 CNS 억제와 호흡 억제가 있다. 메탄올 독성은 메스꺼움, 구토, 복통, 실명 및 혼수 상태를 유발한다. 이소프로판올을 섭취한 환자는 아세톤 구취, 구토 및 심각한 저혈압이 나타날 수 있다. 에틸렌글리콜은 발작, 운동 실조, 혼수, 안구진탕, 심장 전도 장애 및 부정맥을 유발한다. 심한 산증, 신부전 및 폐부종이 발생할 수도 있다. 적시에 치료하지 않으면 과다 복용으로 사망한다.

다음과 같은 예측된 이상을 감지하기 위해 적절한 진단검사를 수행해야 한다. 메탄올 중독에서 뚜렷한 대사성 산증은 포름산 축적으로 인해 발생한다. 이소프로판올 중독은 혈액과 소변에 케톤이 존재하여 혈청 아세톤 수치를 높인다. 고혈당이 생기기도 한다. 심각한 에틸렌글리콜 독성에서 음이온 갭 대사성 산증과 큰 삼투압 갭이 명확히 보인다.

위세척은 상황이 심각한 경우 위에 남아 있는 알코올을 제거하는 데 사용할 수 있다. 알코올의 빠른 흡수 때문에 위세척과 활성탄의 효과는 제한적이다. 폐는 상당한 양의 독성 알코올을 제거하는 역할을 한다. 따라서 삽관 및 기계적 환기를 사용하여 심각한 중독에서 호흡 배설을 극대화할 수 있다. 혈액투석은 독성 대사산물을 효과적으로 제거하고 산증을 역전시킨다.

에탄올과 각각의 독성 알코올은 대사시 알코올 분해효소에 의존한다. 그러나 우선적으로 간에서 에틸 알코올이 대사되며, 이때 에탄올(시간당 100 mg/kg)의 정맥주사 투여는 알코올 탈수소효소 분자를 포화시키고 메탄올과 에틸렌글리콜 분해를 느리게 하여 독성 대사 산물 축적을 방지한다.

에탄올 주사는 혈액투석하는 동안 100 mg/dL의 혈청 에탄올 수준을 유지하기 위해 증가된 비율만큼 에탄올 주입을 계속해야 한다. 해독제인 포메피졸(fomepizole[안티졸(Antizol)])

은 에틸렌글리콜 및 메탄올 중독의 치료에서 에탄올을 대체할 수 있다. 포메피졸은 알코올 탈수소효소의 경쟁적 억제제이며 에틸렌글리콜과 메탄올이 각각의 독성 대사산물로 대사되는 것을 억제한다. 포메피졸이나 에탄올은 이소프로판올 중독에는 적용되지 않는다.

저혈당 및 아편류 섭취와 같은 의식 수준 변화의 다른 원인을 간과해서는 안 된다. 저혈당증을 회복하기 위해 물에 녹인 50% 포도당($D_{50}W$)을 투여한다. 그러나 티아민(thiamine)은 뇌에서 포도당을 대사하기 때문에 동시에 투여해야 한다. 날록손(naloxone)은 아편제 독성을 역전시키는 데 사용된다.

유기인산염 Organophosphates

유기인산염은 개미 스프레이, 벼룩 스프레이, 곤충 스프레이, 분말 및 액체와 같은 살충제의 주요 활성 성분이다. 독성은 화학 제제에 따라 크게 다르다. 유기인산염은 섭취, 흡입 또는 국소적으로 흡수될 수 있다. 대량 중독은 때때로 씻지 않은 농산물의 섭취 또는 작물에 살포 중 공기 중 오염으로 인해 발생한다. 타분(tabun; GA), 사린(sarin; GB) 및 소만(soman; GD)은 유기인산염 범주에 속하는 제제의 세 가지 예이다.

신경 전달 물질인 아세틸콜린은 부교감 신경 및 교감 신경 자극에 대한 반응으로 시냅스 접합부로 방출된다. 아세틸콜린은 특정 평활근과 골격근을 활성화시키는 역할을 한다. 일반적으로 콜린에스테라제 효소는 아세틸콜린을 빠르게 분해하여 다른 자극을 받을 때까지 그 작용을 중단한다. 유기인산은 콜린에스테라제 분자에 공격적으로 결합하여 그 효과를 억제하고 아세틸콜린이 신경 시냅스에서 방해받지 않고 남아 있도록 한다. 이것은 "과잉 활동"과 특정 징후 및 증상으로 이어진다. 유기인산-콜린에스테라제 결합은 자발적으로 회복되지 않는다. 24~48시간 동안 계속 결합하면 콜린에스테라제 분자가 파괴된다. 콜린에스테라제의 완전한 재생은 몇 주 또는 몇 달이 걸릴 수 있다.

임상 소견은 특정 유기인산염과 관련된 독의 양에 따라 다르다. 대부분의 구강 또는 호흡기 노출은 3시간 이내에 징후와 증상을 나타낸다. 독성의 피부 노출로 인한 증상은 최대 12시간까지 지연되어 나타날 수 있다. 디클로펜티온(dichlofenthion), 펜티온(fenthion) 및 말라티온(malathion)과 같은 소수의 친유성 유기인산염은 1~5일 동안 심각한 고통을 일으키지 않을 수 있다. 유기인산염의 급성 독성은 콜린성 과잉의 징후를 나타낸다. 1차 독성 효과는 자율신경계, 신경근 접합부 및 CNS를 포함한다. 콜린성 독성의 주요 임상 특징은 서맥, 동공 축소, 눈물 분비, 타액 분비, 호흡기 분비물 증가, 기관지 경련, 배뇨, 구토 및 설사를 포함한다. 다른 증상은 니코틴 효과를 기반으로 하며 근섬유다발수축, 근육 약화 및 마비를 포함한다. 섬망, 혼수 및 발작이 발생할 수 있다. 호흡 근육의 마비로 인해 호흡 정지가 발생할 수 있다.

피부에 노출되면 모든 의복과 장신구를 제거하고 비누와 물로 피부를 깨끗이 씻어야 한다. 오염된 세척액은 유해 폐기물로 간주되어야 한다.

치료는 주로 보전적인 방법으로 진행되지만, 현저하게 의식이 저하된 중독 환자는 100% 산소와 삽관을 받아야 한다. 효과적인 해독제가 유기인산염 효과를 중화시키기 위해 있기는 하지만, 회복을 위해서는 새로운 콜린에스테라제의 합성이 필요하다. 유기인산은 콜린성 증후군을 일으키기 때문에 항콜린제가 선택되는 치료법이다. 즉각적인 치료에는 호흡기 분비물을 제거하고 기관지 경련과 기관지 수축을 중단시키는 치료 시점까지 적정한 IV 아트로핀(atropine) 투여가 포함된다. 아트로핀은 성인의 경우 2~5 mg IV, 소아의 경우 0.05 mg/kg IV로 시작하여 투여해야 한다. 심각한 중독의 경우 3~5분마다 최대 5 mg의 아트로핀이 필요할 수 있다. 빈맥의 존재는 유기인산염 중독 환자에서 아트로핀 투여에 대한 금기가 아니다. 아트로핀은 근육 연축 및 쇠약과 같은 신경근 기능 장애를 치료하지 않는다. 프랄리독심(pralidoxime; 2-PAM)은 니코틴 수용체에 대한 유기인산염의 효과를 감소시키거나 억제할 수 있어 아트로핀 요법이 시작되면 투여해야 한다. 초기 IV 용량은 30 mg/kg(성인) 및 25~50 mg/kg(소아)이며 증상의 중증도에 따라 20~30분에 걸쳐 천천히 투여한다. 초기 일시 투여 후 1~2시간마다 추가 투여하거나 성인의 경우 시간당 최소 8 mg/kg, 어린이의 경우 시간당 10~20 mg/kg을 지속적으로 주입한다. 발작은 디아제팜으로 치료해야 한다. 유기인산염에 의해 유발된 발작에는 페니토인을 사용하지 않는 것이 좋다.

유기인산염에 중독된 개인은 다른 사람을 오염시킬 수 있다. 환기가 잘되고 격리된 장소에서 소생술 및 오염 제거를 수행한다. 중독된 사람과 접촉하는 모든 사람은 장갑과 고글을 포함한 완전한 개인 보호 장비 착용이 필요하다. 환자의 의복은 오염된 것으로 간주된다. 구토물, 위세척 물질, 대변은 주의해서 취급해야 하며 2차 오염을 피하기 위해 주의해서 폐기해야 한다.

일산화탄소 중독 Carbon Monoxide Poisoning

일산화탄소(CO)는 헤모글로빈에 결합하는 무색, 무취, 무미의 기체이다. 헤모글로빈과 결합되면 COHb를 형성하여 헤모글로빈이 산소를 운반하는 능력을 제한한다. 이것은 CO에 노출된 환자에서 심각한 저산소증으로 이어진다. 가스에 노출된 기간은 중독의 정도에 영향을 미치며 증상은 COHb의 혈청 수준과 거의 관련이 없다. 임신한 환자는 일산화탄소에 노출되면 태아에게 큰 위험이 되기 때문에 추가적인 문제를 안고 있다. CO는 자동 배기 시스템, 장작불 연기, 프로판 히터, 히바치 그릴, 바베큐, Sterno(고체연료) 스토브 및 결함 있는 용광로를 포함하여 다양한 상황에서 생성된다. 환자는 혼란, 의식 수준 변화, 저혈압 및 발작을 나타낼 수 있으며 중등도에서 중증의 고통을 호소한다. 일산화탄소 중독의 전형적인 징후는 신체 검사에서 붉은색 피부와 점막이다. 사망은 일반적으로 부정맥의 결과로 나타난다. COHb의 반감기는 4~5시간이며 고유량 100% 산소로 치료하면 반감기가 감소한다. CO 중독이 심한 환자는 고압산소(HBO) 요법이 있는 시설로 이송해야 한다.

중금속 Heavy Metals

중독과 관련된 중금속에는 납, 수은, 아연, 비소 및 카드뮴이 포함된다. 중금속은 산업화 시대의 부산물이기 때문에 선진국의 모든 거주자는 측정 가능한 정도의 혈청 중금속 수치를 가지고 있다. 이러한 중독은 종종 만성적이고 미묘하여 진단을 어렵게 만든다. 예를 들어, 납 노출은 유약을 칠한 세라믹 식기를 매일 사용하거나 어린 아이가 가끔 페인트 조각을 섭취하는 것과 관련이 있을 수 있다. 단추형 건전지, 치과용 접착제(시멘트), 해양 페인트, 납땜 및 기타 수많은 제품과 제조 공정에 산업적으로 노출되면 개인이 중금속 중독의 위험에 노출된다. 수질 오염은 해산물 섭취로 인한 수은 독성을 유발할 수 있다.

이러한 중금속의 흡수는 흡입 및 섭취를 통해 발생할 수 있다. 만성 독성은 급성 중독과 다르게 나타난다. 무기 금속과 유기 금속 염에 대한 노출도 다른 효과를 일으킨다. 중금속 중독은 탄화수소(유연 휘발유), 유기인산염(비소 함유 살충제) 및 일산화탄소(연료 연소 시 방출되는 수은)와 같은 다른 독극물과 자주 연관된다. 신중한 평가와 진단 평가 없이는 이러한 다독성을 쉽게 놓칠 수 있다.

중금속은 인체에 유익한 생리학적 활성이 알려져 있지 않고 대사되지 않으므로 조직에 축적된다. 중금속은 반응성 단백질 그룹 및 효소와 결합하여 효소 기능을 방해한다. 몸에서 배설되는 속도가 느려 효과가 장기적으로 나타난다. 증상은 중금속의 종류와 노출 정도에 따라 다르지만 메스꺼움, 구토, 설사에서 위장관 출혈에 이르는 소화기계 장애가 자주 발견된다. 중추 및 말초 신경계 효과에는 떨림, 말초 신경병증, 신경 정신 장애 및 발작이 포함된다. 급성 흡입은 화학적 폐렴, 폐부종 및 폐암을 유발한다.

혈청 수치는 일반적으로 중금속 노출에 대한 정확한 평가를 제공하지만 때로는 소변과 모발 샘플을 검사한다. 복부의 단순 X선 검사 영상은 최근에 위장관에 금속을 섭취했음을 보여줄 수 있다. 치료적 중재는 노출 정도와 환자의 증상에 따라 결정된다. 특정 만성 노출의 경우 문제가 되는 물질 또는 환경과의 노출을 종료하는 것만으로 충분하다. 최근에 섭취한 경우 일반적인 위세척술을 사용할 수 있다. 그러나 이것은 만성적인 섭취나 흡입에 도움이 되지 않는다. 활성탄은 금속을 흡수하지 않는다.

중금속은 조직에 축적되고 대사되지 않기 때문에 킬레이트화 요법이 이러한 물질을 신체에서 제거하는 가장 좋은 방법이다. 킬레이트제(경구, 근육내 또는 정맥내 투여)는 금속에 결합하여 배설을 촉진한다. 세 가지 킬레이트 약물이 일반적으로 사용된다: 디머카프롤(dimercaprol), 페니실라민(penicillamine) 및 에틸렌-디아민테트라아세트산(EDTA, ethylene-diaminetetraacetic acid). 선택된 특정 제제와 투여 경로는 관련된 독소에 따라 다르며, 투여량은 환자의 신체 크기와 증상의 중증도에 따라 다르다. 각각의 노출을 둘러싼 개별적인 상황 때문에 킬레이트제를 투여하기 전에 독극물 통제 센터 직원과 상의해야 한다. 기타 지원 조치는 증상에 따라 환자별로 다르게 결정된다. 체액 부족, 빈혈, 심폐 기능 장애 및 신부전은 적절한 중재가 필요하다.

철 Iron

철 과다 복용은 6세 미만 어린이에게 가장 흔하고 심각한 중독 중 하나이다. 다른 중금속과 달리 철은 중요한 생리학적 역할을 한다. 이러한 치료적 유용성은 철을 함유하는 다양한 OTC 제형에서 널리 사용할 수 있게 했다. 철 독성은 소화기 점막에 대한 직접적인 부식 효과로 시작하여 천공, 출혈 및 괴사를 유발한다. 철분은 흡수된 후 호기성 대사를 방해하여 세포 독성을 시작하고, 이는 젖산증을 유발하고 자유 라디칼 손상을 유발한다.

20 mg/kg 미만의 철 원소는 일반적으로 무증상이다. 20~40 mg/kg의 섭취는 스스로 구토, 복통, 설사를 유발할 수 있다. 40 mg/kg을 초과하는 용량은 심각한 것으로 간주되며, 60 mg/kg을 초과하는 용량은 치명적일 수 있다.

일반적으로 철 중독 환자는 4가지 임상 단계를 거친다. I기에서 철은 소화기계 부식을 일으킬 수 있다. II기의 증상은 메스꺼움에서 대량 출혈에 이르기까지 다양하다. II기에서 살아남은 환자는 다음 12시간 동안 명백한 개선의 잠복기를 경험할 수 있다. III기는 혼수, 쇼크, 발작, 대사성 산증, 응고 장애 및 간부전의 갑작스러운 발병으로 나타난다. III기 위기를 극복한 생존자는 결국 회복 단계인 IV기에 들어간다.

철분 섭취의 진단은 노출 이력을 기반으로 한다. 예측 가능한 진단검사에는 백혈구 수 증가(15,000/mm 이상) 및 고혈당증(150 mg/dL 이상)이 포함된다. 경증에서 중등도의 독성은 일반적으로 350~500 mcg/dL의 혈청 철 수준에서 나타난다. 간독성은 500 mcg/dL 이상 수준에서 관찰된다. 철분 정제는 복부 방사선 사진에서도 볼 수 있다.

급성 철 독성 환자에서 출혈성 쇼크가 나타나면 초기 관리는 기본 안정화에 중점을 둔다. 최근에 노출되었거나 정제를 씹거나 액체 철 제제를 섭취한 경우 위세척을 고려할 수 있다. 그러나 온전한 정제는 크기가 커서 세척 튜브를 통과할 가능성이 낮다. 활성탄은 철분을 흡수하지 않으며 다른 약물을 섭취하지 않는 한 권장되지 않다. 전체 장 세척이 효과적이며 고려할 수 있다. 다량 섭취하면 위석이 형성될 수 있으며 이러한 경우에는 내시경 또는 외과적 제거가 필요하다.

철 중독에 대한 특정 해독제인 데페록사민(deferoxamine)은 심각한 중독의 경우에 사용된다. 이 킬레이트제는 일반적으로 시간당 15 mg/kg의 비율로 일정하게 정맥으로 투여한다. 킬레이트화된 데페록사민-철(deferoxamine-iron) 복합체는 소변으로 배설되며, 소변색은 일반적으로 특징적인 주황색 또는 분홍색-적색을 생성한다. 소변 색이나 혈청 철 수치가 정상으로 돌아오거나 환자의 증상이 호전되면 치료를 중단할 수 있다.

칼슘 채널 및 베타 차단제

Calcium Channel and β-Blockers

칼슘 채널 차단제는 협심증, 고혈압, 부정맥 및 편두통 예방의 관리에 사용된다. 일반적인 칼슘 채널 차단제에는 베라파밀(verapamil), 니페디핀(nifedipine), 딜티아젬(diltiazem), 베프리딜(bepridil) 및 미베프라딜(mibefradil)이 있다. 칼슘 채널 차단제는 가장 치명적인 처방약 중 하나로 빠르게 부상하고 있다. 어린이는 한 알로도 증상이 나타날 수 있다. 속효성 약물의 과량투여는 심정지로의 빠른 진행을 특징으로 한다. 서방형 제제의 과량투여는 부정맥, 쇼크, 심장 허혈 및 장허혈의 지연된 발병을 초래한다. 칼슘 채널 차단제는 말초혈관 확장, 심박수 감소, 수축력 감소 및 전도 감소를 초래한다. 심각한 서맥, 저혈압 및 심장 차단은 칼슘 채널 차단제 중독의 전형적인 증상이다. 칼슘 채널 차단이 인슐린 방출을 억제하기 때문에 고혈당이 발생할 수 있다. 혈청 약물 농도를 얻을 수 있지만 종종 결과값을 얻는 데 몇 시간이 걸린다. 증상과 병력에 따라 치료를 시작해야 한다. 12-유도 ECG를 획득하고 지속적인 심장 모니터링을 시행해야 한다. 심장 표지자는 약물 유발성 서맥을 허혈성 원인과 구별하는 데 도움이 될 수 있다. 환자가 혈역학적으로 불안정한 서맥 리듬을 가지고 있는 경우 아트로핀을 시도할 수 있다. 그러나 아트로핀은 종종 칼슘 채널 차단제 독성에 효과적이지 않다. 혈역학적으로 불안정한 심장 차단에는 경피적 심장박동조율이 필요할 수 있다. 분당 5~10 mcg/kg의 도파민은 심박수와 수축성을 향상시킬 수 있다. 비대상성 심부전의 증거가 없는 경우 저혈압에 대해 생리 식염수를 대량 투여한다. 저혈압이 지속되면 5~15 mg의 글루카곤 IV를 투여한다. 글루카곤은 베타 차단제에 대해 허용되는 해독제이다. 글루카곤은 수용체 부위에 대해 경쟁하고 베타 차단제의 효과를 중화한다. 급성 또는 만성 칼슘 채널 차단제 독성과 관련된 저혈압 또는 심장 차단에는 염화칼슘 또는 글루콘산칼슘(최대 4 g)을 투여할 수 있다. 칼슘은 수축에 필수적이다. 칼슘 통로 차단제는 칼슘의 이동을 멈추게 하여 관류를 감소시킨다. 섭취 후 1~2시간 이내인 경우, 위세척은 서방성 제형의 섭취에 도움이 될 수 있다. 활성탄은 칼슘 채널 중독에 권장된다.

β-아드레날린성 길항제(베타 차단제)는 고혈압, 녹내장 및 기타 다양한 장애의 치료에 사용되며 심장 박동수와 수축성을 감소시킨다. 미국독극물통제센터협회(AAPCC, American Association of Poison Control Centers)의 최근 데이터에

따르면 2,467건의 심각한 독성 섭취가 보고되었는데 프로프라놀롤(propranolol)은 가장 독성이 강한 베타 차단제로 간주되고 속방성 베타 차단제는 위장관에서 빠르게 흡수된다. 과량투여의 첫 번째 중대한 징후는 20분 이내에 나타날 수 있지만 일반적으로 1~2시간 이내에 관찰된다. 저혈압으로 인한 혈역학적 불안정한 서맥은 심각한 베타 차단제 독성으로 간주되며 급속한 임상 악화로 이어질 수 있다. 저혈압은 일반적으로 서맥이 시작되기 전에 발생하지 않는다. 베타 차단제는 특히 당뇨병 환자와 소아에서 저혈당과 관련될 수 있다. 12-유도 ECG와 지속적인 심장 모니터링이 필수적이다. 서맥과 혈역학적 손상에 대한 심장 원인을 배제하기 위해 심장 표지자를 고려한다. 글루카곤은 심장 수축과 전도를 향상시킬 수 있다. 초기 일시정맥투여(IV bolus)는 3~10 mg이다. 경피적 심장박동조율은 혈역학적으로 불안정한 서맥 리듬에서 적용할 수 있다. 활성탄은 베타 차단제 중독의 치료에 사용된다.

디기탈리스 배당체 Digitalis Glycosides

디기탈리스 배당체는 디곡신 및 디기톡신과 같은 약제학적 제제로 제공되며 협죽도, 은방울꽃, 진달래, 여우속 식물이 심어진 마당에서도 찾을 수 있다. 치료 및 독성 용량에서 디기탈리스 배당체는 나트륨-칼륨-아데노신 삼인산효소 펌프를 차단한다. 혈청 농도가 높으면 미주신경 및 교감신경 톤이 모두 증가한다.

임상 증상은 모호하고 진단하기 어려울 수 있으며, 특히 고령자 환자의 만성 과량투여에서 어렵다. 독성증상에는 졸음, 혼수, 혼수 상태가 포함된다. 심장 전도 장애(1도, 2도 및 3도 심장 차단), 심실 부정맥(조기 심실 수축, 심실 빈맥 및 심실 세동), 무수축 및 심한 저혈압도 발생한다(다양한 리듬 장애의 관리에 대한 논의는 제23장을 참고한다). 시각적 변화에는 물체 주위에 노란색 또는 녹색 후광이 나타나는 것이 있다. 환자는 특히 만성 중독의 경우 식욕 부진, 메스꺼움 및 구토를 경험할 수 있다. 증가된 칼륨 수치는 심장 배당체 중독의 두드러진 특징이며 고칼륨혈증(5.5 mEq/L 이상)은 적극적으로 치료해야 한다.

디곡신 또는 디기톡신의 정량적 혈청 농도는 개인의 독성 정도를 평가하는 데 유용할 수 있다. 심장 배당체의 완전한 조직 분포까지는 최소 12시간이 필요하다. 독성이 처음 의심될 때 일반적으로 혈청 농도를 측정하지만 그 이전에 수집한 검체는 혈액-조직 평형 상태를 반영하지 않을 수 있다. 다양한 혈청 농도에서 독성이 발생할 수 있으므로 증상에 따라 치료해야 한다. 활성탄은 위장관에서 디기탈리스 배당체를 흡수하여 전신 흡수를 감소시킨다. 디곡신과 디기톡신 중독에는 비록 제한된 임상 경험이 보고되고 있지만 활성탄의 반복 투여가 제시되기도 한다.

높은 혈청 디기탈리스 농도는 해독제 치료의 지표이다. 양에서 유래 항체인 디곡신 면역항체(Fab Digibind)는 디기탈리스 배당체에 부착되어 비활성화된다. Digibind의 적응증은 생명을 위협하는 부정맥, 혈청 칼륨 수치가 5 mEq/L 이상, 혈청 디곡신 농도가 10 ng/mL 이상 중 두 가지 이상인 경우이다. 또한 Digibind 제조업체는 단일 디기탈리스를 어린이가 4 mg 이상 또는 성인이 10 mg 이상 섭취한 경우 투여를 권고한다. 적절한 Digibind 투여량은 총 디곡신/디기톡신 신체 부하의 약동학적 측정을 기반으로 계산된다.

탄화수소 Hydrocarbons

탄화수소는 석유, 천연 가스, 석탄 및 역청(bitumen)에서 발견된다. 노출은 흡입, 피부 접촉 또는 섭취로 인해 발생할 수 있다. 사고 노출은 등유, 휘발유 또는 라이터 유체에 접근할 수 있는 5세 미만의 어린이에게 일반적이다. 성인은 일반적으로 직업적 접촉의 결과로 중독된다.

탄화수소 독성의 영향은 폐 흡인과 전신 흡수로 나눌 수 있다. 폐 흡인 가능성은 물질의 점도와 반비례하여, 탄화수소의 점성이 높을수록 물질의 독성이 적다. 소량의 저점도 탄화수소(가솔린, 테레빈유, 라이터 유체, 등유, 석유 및 에테르)의 흡인은 기침과 천명을 유발하고 몇 시간 내에 생명을 위협하는 화학적 폐렴으로 진행될 수 있다. 전신 흡수는 섭취, 탄화수소 증기 흡입 또는 피부 접촉으로 발생한다. 탄화수소 독성의 전신적 징후는 노출 이후 물질과 시간에 따라 크게 다르다. 신경학적 증상에는 혼란, 두통, 혼수, 운동실조 및 혼수가 포함된다. 탄화수소는 심장의 전도 체계에 영향을 주어 완전한 심장 차단, 무수축 및 심실 세동을 유발한다. 메스꺼움, 구토 및 위장관 출혈도 보고되었다. 간부전, 신부전 또는 용혈은 노출 후 며칠 또는 몇 주 후에 발생할 수 있다. 피부 접촉은 국소 자극과 화학 화상을 일으킨다.

전신 독성 가능성이 낮은 고점도 물질(윤활유, 바셀린, 그리스, 디젤유, 타르 및 파라핀)에 노출되면 치료가 필요하지 않다. 전신 문제의 가능성은 낮지만 흡인성 폐렴의 위험이 높은 화학 물질은 합병증이 발생할 경우, 적절한 호흡 지원과 함께 폐의 이상 여부를 관찰하기만 하면 된다. 최근 점도가 낮고 전신독성 가능성이 높은 물질을 섭취한 경우 위흡인과 활성탄 투여가 필요하다. 기도흡인으로부터 환자를 보호하기 위해 위세척 전에 커프가 있는 기관내 튜브를 삽입해야 한다. 지속적인 심장 및 산소 포화도 모니터링이 권장된다. 의복을 벗고 다량의 비누와 물로 오염된 피부를 씻는다. 응급 약물투여를 위한 정맥로가 확보되어야 한다. 그러나 폐부종이 발생할 가능성이 있으므로 수액을 신중하게 투여해야 한다. 흡인의 위험을 최소화하기 위해 환자를 조심스럽게 체위변경한다. 조기 폐 변화를 확인하기 위해 흉부 방사선 사진을 찍는다. 모든 증상이 있는 환자는 폐 및 심장 문제에 대해 24시간 동안 관찰해야 한다. 증상이 없는 환자는 4~6시간 후에 퇴원할 수 있다.

유독성 식물 Toxic Plants

가정과 주변 환경에서 발견되는 많은 식물에는 독성 물질이 포함되어 있다. 실제로 유독한 버섯만 해도 100종이 넘는다. 일부 식물에는 환각제, 마약성 또는 항콜린성 독소가 들어 있어 남용하기 쉽게 되거나 다른 어떤 것들은 신경 독성 또는 심장 독성 효과가 있다. 대부분 단순히 위장관을 자극한다. 의도적 또는 비의도적 중독과 자주 관련된 식물에는 포인세티아, 흰독말풀, 은방울꽃, 서양협죽도가 있다. 서양협죽도, 폭스글로브, 은방울꽃과 같은 심장 배당체 식물은 심장 흥분성 상실과 고칼륨혈증을 유발한다. 항콜린 작용을 하는 식물(흰독말풀, 벨라돈나(deadly nightshade), 감자 잎)은 신경 수용체 부위에서 아세틸콜린을 길항하여 빈맥, 산동 및 발열의 전형적인 항콜린 작용을 유발한다. 독성 식물 노출에 대한 중재를 결정하려면 독극물 통제 센터에 문의한다.

요약

독성 응급 상황은 응급실 방문의 일상적인 원인이다. 중독된 환자의 초기 치료 초점은 항상 심폐 또는 혈역학 문제의 안정화이다. 치료 우선순위에는 독극물 흡수 제한, 물질 제거 강화, 독소 및 환자별 지원 중재 제공이 포함된다. 이 장에서 논의된 독성에 대한 추가 정보를 위해 자세한 독성학 교재를 참고하거나 또는 독극물 관리 센터의 전문가에게 문의한다.

치아, 귀, 목, 얼굴 관련 응급 상황

Dental, Ear, Nose, Throat, and Facial Emergencies

Joni Lee Winter

입, 귀, 코, 목, 얼굴을 포함한 응급 상황은 종종 불편함과 통증과 관련이 있다. 관련 부종이 기도를 손상시키는 경우 일부 상태는 생명을 위협할 수 있다. 입과 얼굴의 감염 과정은 잠재적으로 치명적인 전신 효과와 함께 뇌로 퍼질 수 있다. 다른 문제로는 기능적, 미용적, 심리적 효과가 있다. 이 장에서는 응급실에서 흔히 볼 수 있는 입, 귀, 코, 목 및 얼굴의 상태에 대해 설명한다. 해부학에 대한 간략한 검토가 제공되며 머리, 귀, 코 및 목에 대한 평가 지표는 환자 평가에 관한 장을 참고한다.

해부학 ANATOMY

입, 귀, 코, 목, 얼굴의 구조는 밀접하게 연결되어 있으며 중요한 감각 기관을 포함한다. 한 부위의 부상이나 감염은 인접 부위를 침범하거나 영향을 미칠 수 있다.

입 Mouth

치열은 치아와 치주라는 두 가지 주요 구조로 구성된다. 치아는 치수, 상아질, 법랑질 및 뿌리를 포함하고 있다(그림 32-1). 치아의 중앙에 위치한 치수는 신경혈관 공급을 제공하고 상아질을 생성한다. 상아질은 치수를 덮고 수분을 제공하고 저작 동안 치아를 완충하는 미세관 구조이다. 크라운(치아머리)을 덮고 있는 법랑질은 치아의 눈에 보이는 부분이자 신체에서 가장 단단한 물질이다. 뿌리는 치아를 치조 조직과 뼈에 고정시키는 역할을 한다. 치주막은 치은과 부착 장치로 구성된다. 치은 또는 잇몸은 치아를 둘러싼 섬유 조직을 지지하고 아직 나오지 않은 치아를 덮고 있는 점막이다. 부착 장치는 백악질, 치주 인대 및 치조골로 구성된다. 소아에서 유치와 영구 치아의 생성시기는 손상 관리를 결정하는 데 중요하다. 정상적인 유치는 생후 6개월에 맹출이 시작되며 3세에는 20개의 치아가 나온다. 영구치는 5~6세에 첫 번째 큰어금니 맹출과 함께 시작되어 보통 16~18세에 완성되어 총 32개의 치아가 있다.

귀 Ears

귀는 외이, 중이 및 내이의 세 부분으로 나뉜다(그림 32-2). 외이는 귓바퀴, 외이도 및 고막(TM, tympanic membrane)으로 구성된다. 귓바퀴는 소리를 수집하여 귀 안의 감각 기관으로 보내는 연골 피부 부속기이다. S자 모양의 외이도는 성인의 경우 길이가 약 2.5~3.0 cm이며 고막에서 끝난다. 이도를 감싸는 땀샘은 귀를 윤활하고 보호하는 노란색의 왁스 같은 물질인 귀지를 분비한다.

고막은 외이와 중이를 분리하는 얇고 반투명한 진주 회색빛의 타원형 디스크이다. 중이를 보호하고 소리의 진동을 이소골로 전달한다. 이경광으로 검사할 때 고막의 전하부 측면에서 빛의 원뿔이 정상적으로 보여야 한다. 또 다른 랜드마크는 고막을 앞뒤로 나누는 추골(manubrium)의 외측돌기의 긴 융기이다.

중이는 측두골 내부에 공기로 채워진 공간으로 이소골, 창 및 유스타키오관으로 구성된다. 소리를 전달하는 세 개의 작은 귀뼈 또는 이소골은 모양에 따라 추골, 침골 및 등골로 불리며 고막으로부터 추골, 침골, 등골 순으로 난원창에 연결되어 있다. 난원창은 내이로 뚫려 있어 음차의 진동을 전달한다. 유스타키오관은 중이와 비인두를 연결하여 공기가 통과하여 고막 양쪽의 압력을 균일하게 한다. 또한 중이 및 내이 분비물을 비인두로 배출한다. 내이에는 평형과 청각을 위한 감각 기관을 제공하는 뼈 미로가 있다.

코 Nose

코는 외부에서 흡입된 공기를 데우고, 여과하고, 습하게 하고, 냄새를 맡고, 흡입된 공기가 폐로 가는 주요 통로인 삼각형 모양으로 대부분 연골로 구성된 구조이다. 전두골과 상악골로 연결되고 코의 위쪽 1/3은 뼈이다. 삼각형 바닥에 있는 두 개의 콧구멍은 공기가 비인두로 들어가고 통과하도록 한다. 코

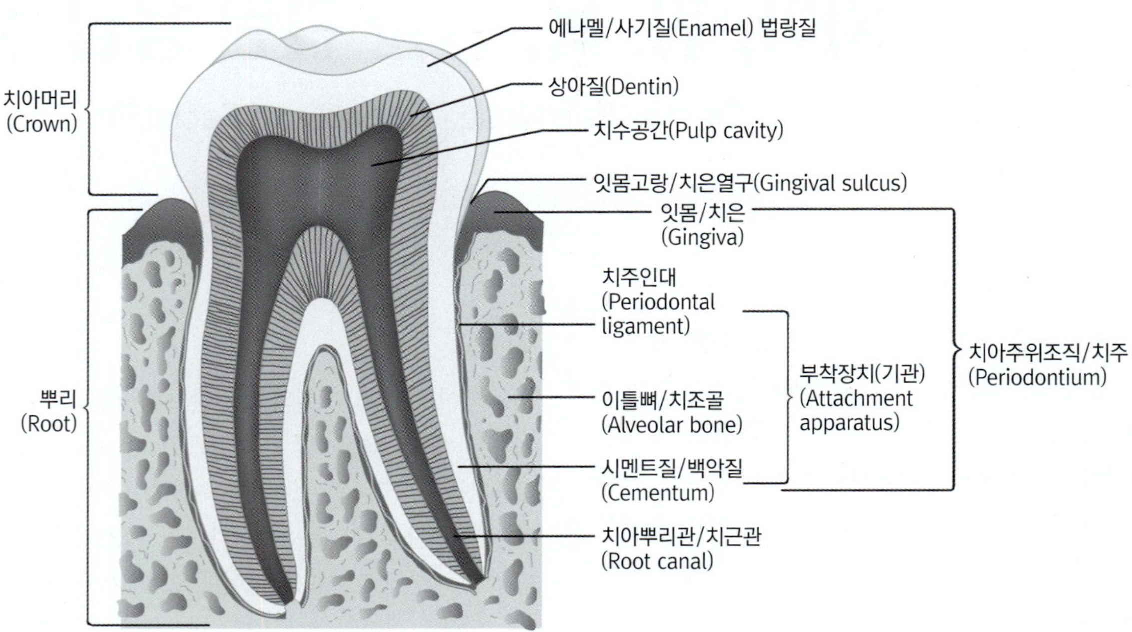

그림 32-1 치과용 해부학적 단위 및 부착 장치(기관) (컬러 삽화 747p 참고)

(From Walls RM, Hockberger RS, Gausche-Hill M, ed. *Rosen's Emergency Medicine: Concepts and Clinical Practice*. Philadelphia, PA: Elsevier; 2018:771-790.)

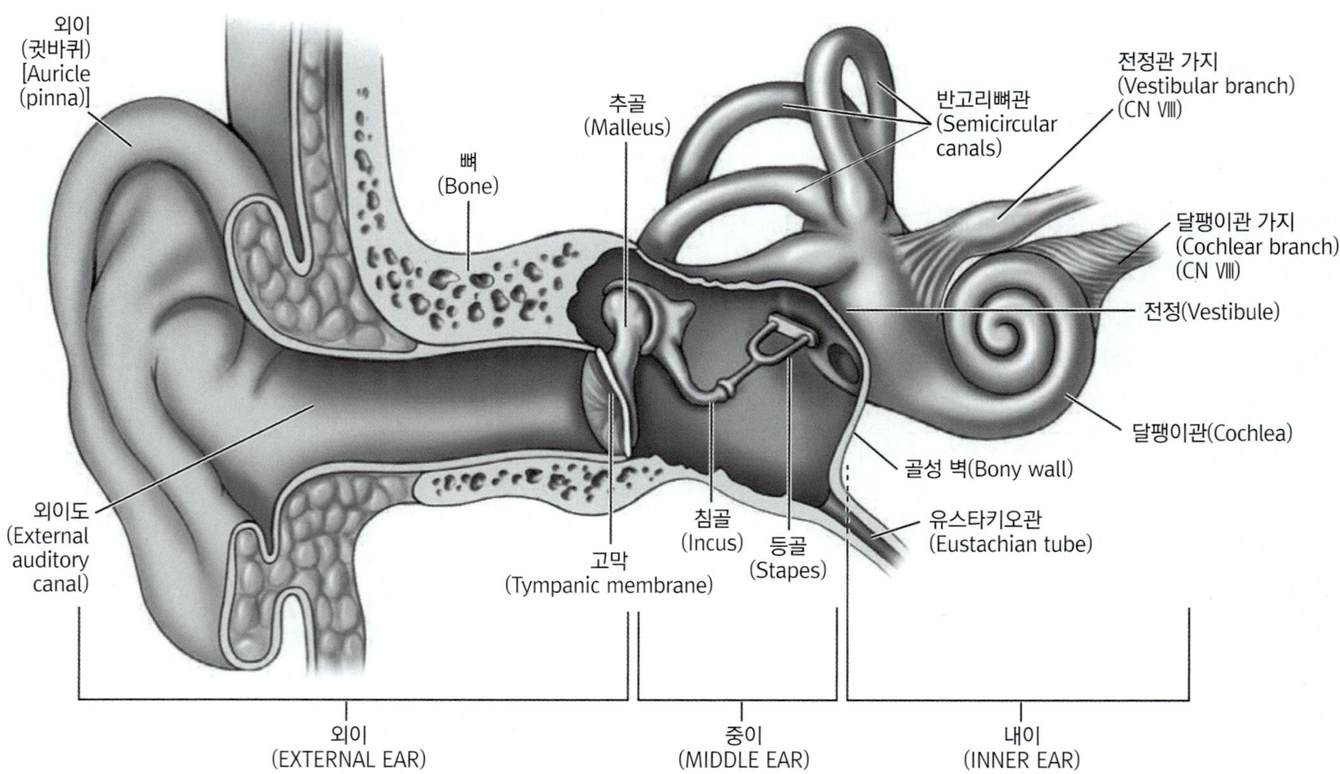

그림 32-2 외이, 중이, 내이의 단면도 (컬러 삽화 747p 참고)

(From Herlihy B. *The Human Body in Health and Illness*. 6th ed. St Louis, MO: Elsevier; 2017.)

내부는 단단하고 부드러운 구개(바닥), 전두골과 접형골(지붕), 아래와 위로는 사골의 면상판으로 구성되어 있다. 후각 신경의 분지는 사상판(cribriform plate)을 통과한다. 비강은 2개의 전방 전정을 형성하는 비중격에 의해 분리된다. 중격은 대개 한쪽으로 약간 치우쳐 있다. 측면 벽은 흡입된 공기를 따뜻하게 하기 위해 표면적을 증가시키는 데 도움이 되는 3개의 평행한 뼈 돌출부(상비갑개, 중비갑개, 하비갑개)에 의해 형성된다.

코로의 혈액 공급은 내부 및 외부 경동맥에서 시작된다. 외경동맥의 가지인 내상악동맥은 후비중격과 코의 측벽을 공급한다. 내경동맥의 가지인 전사골동맥은 리틀 부위(Little's area)의 키셀바흐 신경총에 있는 전방중격에 혈액을 공급한다. 이 영역은 또한 접형구개동맥와 윗입술 동맥의 중격 가지에 의해 공급된다.

목 Throat

인후 또는 인두는 비인두, 구인두 및 후두인두(하인두)로 구성된다. 비인두는 비강 뒤에 위치하며 연구개 평면까지 확장되어 있다. 인두 편도선 또는 아데노이드와 유스타키오관이 이 부위에 있다. 공기와 음식 모두의 공통 통로인 구인두는 아래 연구개에서 설골 높이까지 아래쪽으로 뻗어 있다. 호흡기 및 위장관을 보호하기 위해 미생물을 여과하는 림프 조직인 구개 편도선이 여기에 위치한다. 후두인두는 설골에서 앞쪽으로 후두개구까지, 뒤쪽으로 식도까지 연장된다. 인두는 후두로 공기의 통과를 허용하고 말과 삼킴을 가능하게 한다. 인두 수축근은 음식이나 액체를 식도로 밀어낸다. 이 근육은 또한 뇌신경에 의해 제어되는 기침 및 구개(구역) 반사를 담당한다. 후두는 기관과 인두를 연결하는 관 모양의 대부분 연골 구조이다. 그것의 주요 목적은 공기가 기관으로 들어갈 수 있도록 하는 것이다. 후두개는 큰 잎 모양의 연골 조각으로 후두 위에 있다. 이 구조는 성문(성대 사이의 공간) 위에 덮개를 형성하여 흡인을 방지하여 액체와 음식이 식도로 전달되고 기관에서 멀어지게 한다. 후두는 또한 성대를 통한 음성 생성을 담당한다.

얼굴 Face

얼굴의 뼈 구조는 대칭이며 단일 서골, 하악골과 쌍을 이루는 상악, 구개, 광대뼈, 눈물샘, 비강 및 하비갑개 뼈로 구성된다. 14개의 뼈는 안면 골격을 형성하고, 턱을 움직이고 표정을 조절하는 근육에 부착되어 있다. 5번 뇌신경(삼차신경)과 7번 뇌신경(안면신경)은 각각 안면 신경지배와 움직임을 담당한다. 부비동은 코, 눈, 뺨 주위에 위치한 멸균된 공기 주머니이다. 부비동은 말을 위한 공명, 충격 흡수를 제공하고, 섬모 점막을 통해 분비물을 따뜻하게, 가습하고, 분비물을 비인두로 이동시킨다. 4쌍의 부비동은 두개안면의 위치에 따라 명명되었다. 사골동과 상악동은 태어날 때 존재하는 반면 접형동과 전두동은 5세에서 8세 사이에 발달한다. 그러나 대부분의 부비동은 청소년기까지 완전히 발달하지 않는다.

측두하악 관절(TMJ, temporomandibular joint)은 하악이 두개골의 측두골에 연결되는 지점이다. 귀의 이주 바로 앞에서 양측에서 촉진될 수 있다. TMJ는 턱을 열고 닫는 경첩 활동, 돌출과 수축을 위한 활주운동(미끄러지듯 활동을 하는), 아래턱의 좌우 움직임을 위한 허용하는 활액 관절이다.

치아 관련 응급 상황 DENTAL EMERGENCIES

치과 응급 상황은 치아와 잇몸에 영향을 미친다. 특정 응급 상황에는 감염, 새 치아의 맹출 또는 외상이 포함된다. 응급실에서 볼 수 있는 가장 흔한 응급 상황은 통증과 관련이 있다. 치과 통증의 일반적인 원인에는 건조와(dry soket), 골절된 치아, 치주 질환, 치아 농양, 맹출 치아, 상악동염 및 근관 수술 후 등이 있다.

치통 Odontalgia

충치는 치통(dental pain, odontalgia)의 가장 흔한 원인이다(그림 32-3). 식단에 너무 많은 당분은 치아 부식의 원인이 된다. 충치는 또한 구강 위생이 좋지 않아 세균성 플라크가 발생하여 치아 법랑질을 분해하고 석회질을 제거하는 산을 형성한다. 치약, 구강 린스 및 공공 식수에서 발견되는 불화나트륨은 치아 법랑질의 무결성을 안정화시켜 이러한 파괴를 방지하는 데 도움이 된다. 영향을 받는 치아는 일반적으로 타진 시 부드럽고 열, 냉감 또는 공기에 민감하다. 치료하지 않고 방치하면 충치가 진행되어 상아질과 치수를 침범하여 결국 충혈 반응을 일으킨다. 치수에 염증이 생겨 치수염과 치수 괴사가 발생한다. 때때로 치근단 농양이 형성되면서 영향을 받은 치아의 정점에서 고름이 새어 나오기도 한다. 얼굴이나 목의 부기가 동반된 치통은 평가하고 감염 확산을 방지하기 위해 즉시 치료해

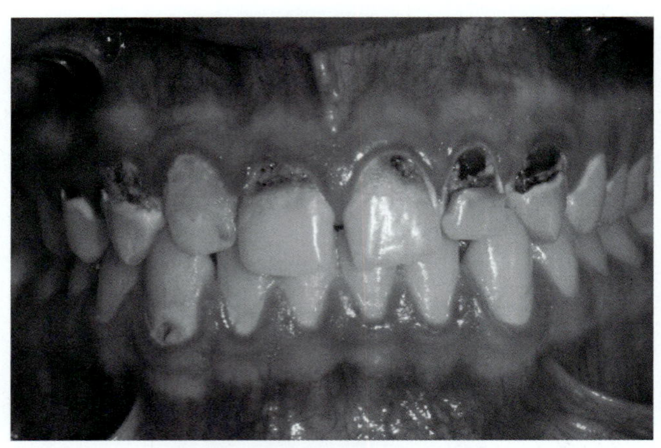

그림 32-3 **치아우식증** (컬러 삽화 748p 참고)

(From Neville BW, Damm DD, Allen CM. Physical and chemical injuries. In: *Oral and Maxillofacial Pathology.* 4th ed. Elsevier; 2016:259–302.)

야 한다. 중재에는 환자가 치과 의사로부터 최종 치료를 받을 때까지 임상증상의 완화를 위한 처치는 항생제, 국소 마취제, 신경 차단제 및 비경구 마약을 포함한 진통제가 포함된다.

치아 맹출 Tooth Eruption

생후 6개월에서 3세 사이에 유치가 나면서 통증, 과민성, 수면 장애, 콧물, 울음 등의 다양한 증상이 나타난다. 침샘의 생산이 증가하면 많은 양의 침흘림뿐만 아니라 설사를 유발한다. 치통과 관련된 수분 섭취 감소는 탈수 및 미열을 유발할 수 있다. 증상 초기에 관리를 하여 심각한 열이 발생하지 않도록 주의해야 한다. 편도 또는 인후 감염, 아구창, 기타 구강 병변, 후두개염(특히 과도한 침을 흘리는 경우)과 같은 호흡기 응급 상황을 고려해야 한다. 2차 성징기에는 세 번째 어금니 또는 사랑니가 맹출되기 시작하여 청소년과 성인에게 통증을 유발한다. 사랑니 맹출에 따른 치은 염증은 치관 주위염을 유발할 수 있다.

벤조카인(benzocaine)과 같은 국소 마취제는 무균 농양 형성을 방지하기 위해 드물게 사용된다. 아세트아미노펜(acetaminophen)은 어린 아이들의 진통에 유용하다. 수분을 유지하기 위해 아이스 캔디는 일반적으로 좋은 반응을 얻고 통증 완화 효과도 있다. 경구 섭취량이 적으면 수액 요법이 필요할 수 있다. 성인의 경우 식염수로 자주 세척하여 영향을 받은 치아에서 잔해물을 제거할 수 있다. 비마약성 진통제는 성인 환자의 통증 완화에 효과적이다. 발진 부위의 지속적인 부기나 배액은 치과 의사나 구강 외과 의사에게 의뢰해야 한다.

치관주위염 Pericoronitis

맹출하는 어금니가 충격을 받거나 붐비면 음식과 파편이 치관 주위 피판 아래에 머물러 잇몸 염증이나 치관주위염을 유발한다. 치관주위염은 특히 입을 벌리고 닫을 때 매우 고통스럽다. 영향을 받은 쪽의 귀 통증, 인후통 및 발열도 발생할 수 있다. 주변 조직이 붉어지고 염증이 나타나며, 일부 환자에서는 턱 밑 림프절병증과 입벌림 장애가 관찰된다.

따뜻한 식염수 또는 과산화물 세척 및 구강 헹굼은 치관 주위염의 초기 단계에 도움이 된다. 고름이 있는 경우 절개와 배액이 필요할 수 있고 또한 항생제 치료가 지시된다. 영향을 받는 제3대구치를 제거하기 위해 24~48시간 이내에 구강악안면외과의에게 추적 관찰하는 것이 좋다.

골절된 치아 Fractured Tooth

응급실에서 가장 흔히 볼 수 있는 치과 응급 상황은 부서지거나 부러진 치아, 일반적으로 상악 전치부이다. 치아 외상은 스포츠 활동, 자동차 충돌, 추진력 있는 물체, 낙상, 경련 발작, 신체적 폭행 또는 학대의 결과로 발생한다. 아동 학대는 머리와 목 부위에 신체적 외상을 입은 아동에게 고려되어야 한다. 동시에 응급 간호사는 머리 부상 또는 악안면 외상에 대해 평가해야 한다. 치아, 파편 또는 매몰된 치아의 흡인도 고려해야 한다.

전치부 골절의 관리는 골절과 치수의 관계 및 환자 연령에 따라 결정된다. Ellis 분류 시스템은 치아 골절의 위치를 설명하는 데 사용된다(그림 32-4). Class I 골절은 법랑질만을 침범하는 가장 흔한 골절이다. 손상된 부위는 백악같이 하얗게 보인다. 24~48시간 이내에 치과 의뢰를 통해 미용적 복원이 가능하다. Class II 골절은 법랑질을 통과하여 상아질을 노출시킨다. 골절 부위는 상아색으로 나타난다. 어린이의 경우 치수를 보호하는 상아질이 거의 없기 때문에 어린이의 경우 응급 상황이다. 박테리아는 펄프 속으로 쉽게 들어가며 6시간 이상 노출되면 감염이나 농양을 일으킨다. 치수는 더 두꺼운 상아질 층에 의해 보호되기 때문에 성인은 최대 24시간 후에 치료할 수 있다. Class III 골절은 치과 응급 상황이다. 법랑질, 상아질 및 치수의 손상은 골절된 부위에 분홍색 또는 핏빛 색조를 유발하고 치수 노출은 또한 신경을 노출시켜 심각한 불편함을 유발한다. 열 민감성으로 인한 불편함을 최소화하고 감염 위험을 줄이기 위해 수산화칼슘 연고를 바른다. 환자는 24시간 이내에 추적 관찰을 위해 치과 의사에게 의뢰되어야 한다. 경

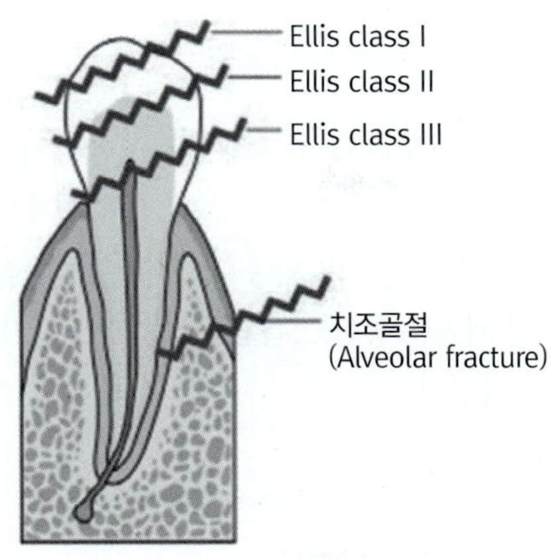

그림 32-4 Ellis 골절 분류에 따른 치과 골절
(컬러 삽화 748p 참고)

(From Pfenninger JL, Fowler GC. *Pfenninger and Fowler's Procedures for Primary Care*. Philadelphia, PA: Elsevier/Mosby; 2011.)

구 진통제나 신경 차단은 일반적으로 통증 조절에 효과적이다. 파상풍 예방 접종은 적절하게 시행되어야 한다. 환자유동식으로 시작해 1주일 후에 부드러운 음식으로 진행할 수 있다. 환자에게 에나멜 결합 플라스틱 재료로 미용적 복원이 가능하다는 것을 안내하며 환자를 안심시킨다.

안면 외상의 경우 치과 문제를 평가하기 전에 기도, 호흡 및 순환(ABC, airway, breathing, and circulation)을 평가한다. 병력에는 부상 기전, 수반되는 부상 및 조직 손실이 포함되어야 한다. 병력이 부상과 연관성이 없는 경우 아동, 노인 또는 장애 성인에 대한 학대를 고려한다. 치아 통증, 열 민감도, 소켓 내 치아의 안정성, 부정교합을 평가한다. 치아 골절의 합병증에는 감염(치수염), 부정교합, 매몰된 치아 조각, 치아 조각 흡인, 색상 변화 및 영향을 받은 치아 소실이 포함된다.

치아 이탈 Tooth Avulsion

치아 이탈은 치과 응급 상황이다. 치아가 잇몸에서 빠져나가면 조직 저산소증이 발생하고 궁극적으로 치수가 괴사된다. 30분 이내의 재이식은 성공적인 부착과 치유의 기회를 크게 증가시킨다. 치주인대 세포는 치아가 잇몸에서 60분 이상 빠져 있으면 죽는다. 응급실 도착 즉시 손상기전과 손상된 시간을 확인한다. 이상적으로는 치아를 헹구고 가능한 한 빨리 잇몸 안으로 다시 넣어야 한다. 환자의 협조 부족, 생명을 위협하는 부상 또는 부상 현장의 기타 요인으로 인해 즉각적인 재 이식이 항상 가능한 것은 아니다. 이러한 경우, 치아는 Hank's solution (pH-preserving fluid), 우유, 식염수, 경구 수액 안이나 또는 의식이 명료한 경우 환자의 혀 아래에 넣어 옮겨야 한다. 치아를 삼키거나 흡인할 수 있는 어린이의 경우 신중을 기해야 한다. 유치(6개월~6세)는 뼈와의 융합이 영구치 맹출을 방해하고 미용적 기형을 유발할 수 있으므로 재이식을 하지 않는다. 치아를 찾을 수 없으면 구강과 얼굴을 검사하여 치아가 연조직에 묻히지 않았는지 확인한다. 치아 흡인을 배제하기 위해 흉부 단순 X선 검사가 권장된다.

증상으로는 이탈 부위의 통증과 출혈이 있다. 또한 머리, 목 또는 악안면 부상을 평가한다. 촉촉한 식염수 거즈를 노출된 구강 조직에 바르면 편안함과 출혈 조절이 가능하다. 지시된 대로 진통제 투여와 파상풍 예방을 한다. 환자에게 영향을 받은 치아로 아무것도 물지 말고 뜨겁거나 찬 물질을 피하도록 지시한다. 최종 치료를 위해 항생제와 치과 의사 또는 구강 외과 의사에게 의뢰하는 것이 좋다. 환자는 부드러운 칫솔을 사용하고 클로르헥시딘(chlorhexidine)으로 헹구도록 교육해야 한다.

치아 농양 Dental Abscess

원발성 치아 농양은 치근단과 치주 농양이다. 치근단 농양은 충치나 외상성 손상으로 인한 치수 괴사로 발생한다. 치아와 치은 사이의 플라크 주머니와 음식물 찌꺼기는 치아의 첨단 부위에 국소적인 부기를 유발하여 치주 농양을 형성한다. 일반적으로 농양의 부위는 국한되어 있으나, 특정 감염 과정은 머리와 목의 안면으로 퍼질 수 있다. 얼굴의 상반부는 상악 치아에서 감염의 확장으로 영향을 받는다. 얼굴과 목의 하반부에 있는 봉와직염은 하악 치아의 감염으로 인해 퍼진다. 국소 농양이 있는 경우 환자는 진통제로 완화되지 않는 심한 통증, 발열, 권태감, 구취 냄새, 영향을 받은 치아 근처의 경미한 안면 부종을 경험할 수 있다. 광범위한 농양은 안면 및 목 부종, 입 벌림 장애, 연하 곤란, 분비물 처리 곤란 및 잠재적인 기도 폐쇄를 유발한다.

전형적인 치료법은 경구 또는 비경구 마약, 해열제 및 항생제를 포함한다. 농양의 양상이 변한 경우 절개 및 배액술과 이를 통한 삼출물의 배양과 민감도 검사가 필요하다. 환자는 지시에 따라 약물을 복용하고, 따뜻한 식염수로 헹구고, 최종 치료를 위해 24~48시간 이내에 구강 외과의, 치과의사 또는 이비인후과(ENT) 전문의에게 후속 조치를 취하도록 의뢰해야 한다. 환자가 비정상적인 활력 징후를 보이거나 경구 약물을 복용할 수 없는 경우 추가 진단 검사 및 정맥 주사(IV) 항생제 치료를 위해 입원이 필요할 수 있다.

치은염 Gingivitis

치은염 또는 잇몸 염증은 일반적으로 불량한 치아 위생으로 인해 발생하며, 이로 인해 잇몸과 치아 사이의 틈새에 음식물 찌꺼기와 플라크가 축적된다. 이 치주 질환은 치주염(치아를 지지하는 뼈 구조의 상실)과 함께 많은 성인에게 영향을 미친다. 오늘날 치아 상실의 가장 흔한 원인이다. 치은염은 호르몬 수치 변화로 인해 비타민 C 결핍이나 임신 및 사춘기에도 발생할 수 있다. 염증이 계속되면 치조골이 손실되어 치주염이 발생하고 결국 치아가 손실된다. 치은염의 시각적 증거는 붉고 부어오른 잇몸 가장자리와 출혈 가능성을 포함한다. 일반 진통제로도 완화되지 않는 통증, 씹기 어려움, 미열도 나타난다. 국소 마취제, 진통제 및 경구 항생제 요법/헹굼이 지시된다. 하루 3~4회 칫솔질과 치실을 사용하고 하루에 두 번 과산화수소와 따뜻한 물로 헹구는 것을 포함하여 좋은 구강 위생에 관한 환자 교육은 치은염을 예방하는 데 매우 중요하다.

루드비히 안자이나: 구협염 Ludwig's Angina

루드비히 안자이나는 치료되지 않은 기존의 치과 감염이나 봉와직염이 턱밑, 설하, 귀밑의 세 가지 하악 공간으로 퍼진 것이다. 감염은 턱에서 종격동으로 아래쪽으로 퍼지고, 관련 조직의 양측, 판 모양의 딱딱한 경화와 혀가 말려 올라가는 특징이 있다. 루드비히 안자이나의 본질적인 위험은 호흡 곤란과 기도 폐쇄이다.

환자는 목 앞쪽과 옆쪽이 심하게 부어오른다. 턱밑 조직의 부종은 혀를 위쪽으로 이동시킨다. 다른 증상으로는 통증 및 압통, 입벌림 장애, 낮은 목소리, 연하 곤란, 침흘림, 열 또는 오한 등이 있다. 호흡 곤란과 산소압 감소는 부종 조직에 이차적으로 발생한다. 환자는 불안하거나 안절부절할 수 있다. 환자를 안심시켜주고 자주 확인하고, 두려움을 완화하기 위해 모든 절차를 설명한다.

응급실의 우선순위에는 ABC 유지, 통증 완화 및 IV 항생제가 포함된다. 분비물의 흡인을 방지하기 위해 침대 머리를 높인다. 지속적인 맥박 산소 측정 모니터링과 함께 보조 산소를 투여한다. 호흡 및 의식 상태를 지속적으로 모니터링해야 한다. 환자의 통증 정도에 따라 처방된 진통제를 제공한다. 탈수를 방지하기 위해 수액을 공급하고, 광범위한 항생제를 투여하고, 응급 약물을 사용하기 위해 IV 카테터를 삽입한다. 동맥혈 가스 수치 측정, 일반혈액검사(CBC) 및 감별계산, 삼출물의 배양 및 민감도검사, 연조직 단순 X선 검사 또는 목의 컴퓨터 단층촬영(CT) 스캔과 같은 진단 검사가 지시될 수 있다. 구강악안면외과 전문의의 최종 치료에는 초기 감염 부위 결정, 괴사 조직 제거를 통한 고름의 외과적 배액, 지속적인 항생제 치료가 포함된다.

귀 관련 응급 상황 EAR EMERGENCIES

응급실에서 흔히 볼 수 있는 귀 관련 응급 상황은 감염, 통증, 외이도의 이물질, 고막 손상을 포함한다. 대부분의 귀 응급 상황에서는 몇 가지 유형의 약물을 점적하고 이경 검사가 필요하다. 평가를 위해 귀 안을 보거나 점적액을 주입하려면 성인의 경우 귓바퀴를 후상방으로 당겨야 하고 소아의 경우 후하방으로 당겨야 한다(그림 32-5).

중이염 Otitis

중이염 또는 귀의 염증은 귀의 모든 부분에서 발생할 수 있다. 증상은 위치에 따라 다르다. 그러나 대부분 급성 중이염의 경우 상당한 불편함을 유발하게 된다.

외이도염은 외이도와 귓바퀴의 염증이다. 수영하는 사람의 귀라고도 하는 이 상태는 여름에 가장 자주 나타난다. 환자가 외이도염에 걸리기 쉬운 요인으로는 오염된 물에 몸을 담그거나 수영을 하는 것, 화학적 자극 물질에 노출되는 것, 이도를 이물질로 청소하는 것, 정기적인 귀 장치 사용, 천공된 고막 등이 있다. 가장 흔한 감염원은 일반적으로 녹농균(*Pseudomonas aeruginosa*) 또는 황색 포도구균(*Staphylococcus aureus*) 종과 같은 박테리아이다. 그러나 피부나 곰팡이 상태가 원인이 될 수 있다. 증상에는 통증, 부기, 발적, 귓바퀴와 외이도의 화농성 배액이 포함된다(그림 32-6). 통증은 보통 씹거나 이주나 귓바퀴를 움직일 때 악화된다. 국소 봉와직염, 부분 청력 상실 및 림프절병증도 나타날 수 있다. 기본적인 치료 방법은 합병증 없이 환자의 90% 이상을 치료한다. 치료에는 귀를 건조하게 유지하고, 외이도와 귀 심지를 청소하고, 국소 스테로이드 유무에 관계없이 진통제와 항생제 제공이 포함된다. 환자가 지속적인 발열이나 국소 봉와직염이 있는 경우가 아니더라도 국소적인 혹은 항생제를 사용한다. 외이도염은 보통 7일 이내에 해결되지만 자주 재발한다. 환자는 외이도를 물로부터 보호하기 위해 2~4주 동안 바

성인
아동
성인-귓바퀴를 후상방으로 당긴다.
신생아/3세 이하 영아-후하방으로 당긴다.

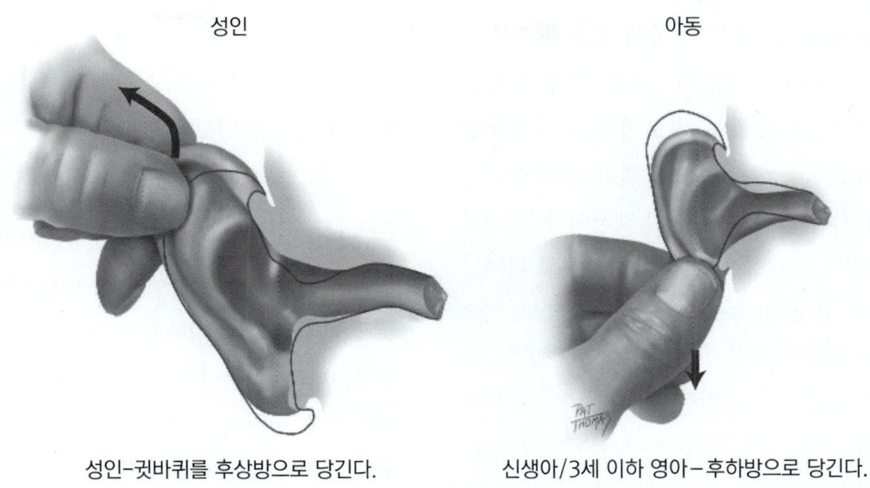

그림 32-5 귀의 평가 및 점적 약물 주입을 위한 귀 위치 지정 (컬러 삽화 748p 참고)
(From Jarvis C. Ears. In: *Physical Examination and Health Assessment.* 7th ed. St Louis, MO: Elsevier; 2016:325-351.)

연골(Cartilage)
뼈(두개골)
[Bone
(skull)]
추골
(Malleus)
침골(Incus)
등골(난원창 안)
(Stapes in oval
window)
반고리뼈관(Semicircular canals)
전정(Vestibule)
뇌신경 VIII
(Cranial nerve VIII)
달팽이관
(Cochlea)
내이
(INNER EAR)
난원창
(Round
window)
유스타키오 관
(Eustachian tube)
유양돌기
(Mastoid
process)
고막
(Tympanic
membrane)
외이도관
(External auditory canal)
중이
(MIDDLE EAR)
외이
(EXTERNAL EAR)

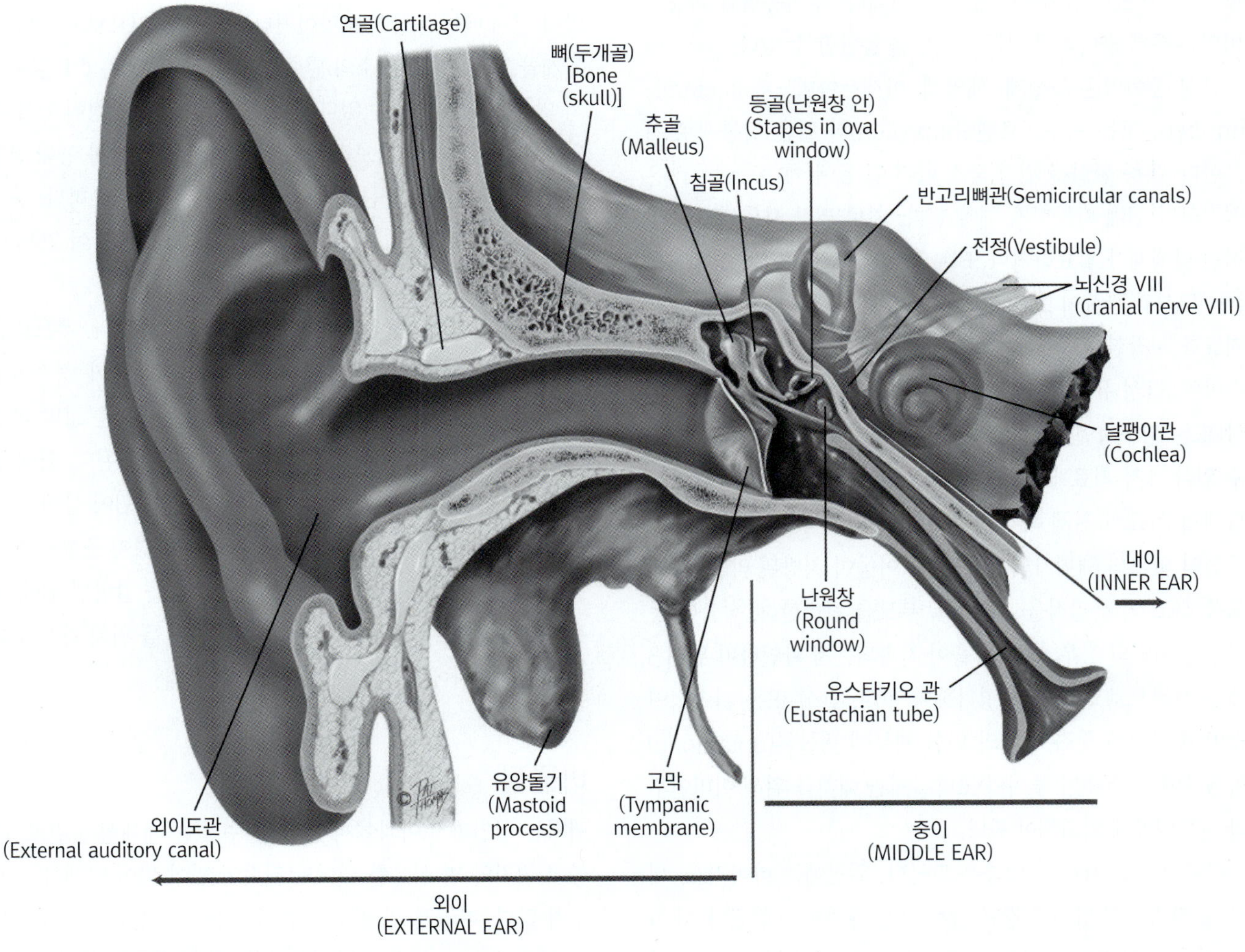

그림 32-6 외이도염(수영선수의 귀) (컬러 삽화 749p 참고)
(From: Jarvis C. Ears. In: *Physical Examination and Health Assessment.* 7th ed. St Louis, MO: Elsevier; 2016:325-351.)

셀린으로 가볍게 코팅된 귀마개를 사용하도록 교육해야 한다.

중이염(OM, otitis media) 또는 중이의 감염은 5세 미만의 어린이에게 가장 흔히 발생한다. 폐렴 연쇄상 구균(*Streptococcus pneumoniae*), 헤모필루스 인플루엔자(*Haemophilus influenza*) 및 모락셀라 카타랄리스(*Moraxella catarrhalis*)가 가장 흔한 원인 세균이다. 그러나 세균성 중이염은 바이러스 감염 후 또는 동시 감염으로 나타날 수 있다. 급성 중이염은 귀 통증, 두통, 이명, 청력 상실, 메스꺼움 또는 구토의 빠른 발병이 특징이다. 영유아는 과민성, 울음, 귀를 문지르거나 잡아당기기, 불안한 수면 및 기면을 나타낼 수 있다. 발열, 비염, 기침, 고막 파열에 따른 이차적 이루, 결막염과 같은 기타 증상들은 모든 연령에서 발생한다. 진단을 위한 이경을 통한 검진 시에 고막은 일반적으로 둔한 빛 반사와 희끄무레한 황색을 나타낸다. 감염이 진행됨에 따라 팽창이 발생할 수도 있다. 고막 발적은 울음이나 열로 인해 발생할 수 있으므로 일관성이 없는 소견이다. 부비동염과 화농성 비염은 특히 소아에서 자주 중이염을 동반할 수 있다.

급성 중이염은 항생제, 해열제, 아세트아미노펜(acetaminophen) 또는 이부프로펜(ibuprofen)과 같은 진통제로 치료한다. 통증 완화를 위한 국소 마취 귀 용액(예: Auralgan)은 점적하기 전에 따뜻하게 해야 한다. 치료 권장 사항에는 즉각적인 항생제가 필요하거나 또는 항생제가 필요 없는 경우에도 48~72시간 관찰이 포함되며, 증상이 해결되지 않으면 항생제 치료를 시작한다. 치료하지 않으면 급성 중이염은 고막 파열, 수막염, 급성 유양돌기염, 두개내 농양, 목 농양, 안면 신경 손상 또는 영구적인 청력 상실과 같은 심각한 합병증을 유발할 수 있다. 1차 치료제는 아목시실린(amoxicillin)이다. 환자는 항생제 치료의 전체 과정을 완료해야 하며 48~72시간 내에 개선이 없으면 재평가되어야 한다. 아동이 처방된 약을 다 먹도록 하고 외래 일정을 지키도록 부모를 격려한다. 삼출이 동반된 중이염의 경우, 중이 삼출이 지속되는지 확인하기 위해 3개월 간격으로 환자를 재평가해야 한다. 만성 또는 지속적인 소아 중이염은 청력 상실의 위험 때문에 퀴놀론(quinolone) 항생제에 대한 추가 투여와 고막절개관 배치를 위해 이비인후과 전문의에게 의뢰해야 한다.

미로염 또는 내이의 염증은 드물다. 원인에는 바이러스, 세균 및 자가면역 병인과 같은 급성 열성 질환이 포함된다. 내이는 신체의 균형을 유지한다. 환자는 보통 메스꺼움, 구토 및 보행 장애를 동반한 심한 현기증이 발생한다. 현기증은 보통 3~5일 지속되지만 몇 주 동안 지속될 수도 있다. 치료에는 침상 안정, 현기증을 조절하기 위한 메클리진(meclizine[안티버트(Antivert)]), 항구토제, 구토에 따른 탈수를 위한 수액이 포함된다. 화농성 미로염에는 항생제가 처방된다.

파열된 고막 Ruptured Tympanic Membrane

파열된 고막은 세균 감염(급성 또는 만성 중이염)의 결과로 통증을 가지고 있는 경우가 많다. 두개골 골절, 이물질 삽입(예: 면봉, 머리핀), 폭발 또는 귀에 타격과 같은 외상도 고막을 파열시킨다. 어린이, 특히 만성 중이염이 있는 어린이에게서 자주 발생한다. 증상으로는 통증, 피가 섞인 분비물 또는 화농성 분비물, 청력 상실, 현기증, 열이 있으며 파열로 통증과 압력이 완화되기 때문에 환자는 통증이 없을 수 있다. 외상과 관련된 고막 파열의 경우 귀 삼출물에서 뇌척수액이 있는지 확인해야 하며, 이는 두개골 기저부 골절을 나타낸다. 이경 검사에서 고막이 길게 베어진 상처 모양이거나 불규칙한 것으로 나타난다. 두개골, 측두골 및 경추의 단순 X선 검사 및/또는 CT 검사에서 외상으로 표시될 수 있다. 영향을 받은 귀에 난청이 있을 수 있으므로 환자를 바라보면서 영향을 받지 않은 귀를 향해 천천히 명확하게 말한다. 큰 천공은 고막 성형술이 필요하다. 중이가 침범된 경우에도 고막 성형술을 시행한다. 고막이 25% 이하인 천공은 한 달 안에 저절로 치유된다.

중재에는 항생제, 진통제 및 해열제가 포함된다. 부드러운 흡인으로 외이도의 혈액이나 이물질을 조심스럽게 청소하고 삼출물의 배양과 민감도 검사를 시행한다. 세척은 고막 파열에 금기이다. 퀴놀론 귀 점적액 주입이 종종 수행된다. 귀에 물이 들어가지 않도록 환자에게 교육해야 한다. 귀에 물이 들어가면 박테리아나 곰팡이가 번식할 수 있는 환경이 조성되기 때문이다. 바셀린으로 가볍게 코팅된 면 조각을 감염된 귀에 적용하면 물을 빼는 데 도움이 된다. 최종 치료를 위해 환자가 이비인후과 의사에게 진료받을 수 있도록 한다.

이물질 Foreign Body

귀지는 성인과 소아과에서 흔히 볼 수 있는 폐쇄성 물질로, 면봉이 귀지와 면 섬유를 외이도 깊숙이 밀어 넣어 발생하는 경우가 많다. 따라서 귀 청소를 위해 면봉을 일상적으로 사용하지 않도록 하는 교육이 필수적이다. 귀지 색상은 황갈색에서 회색-검정색까지 다양하며 질감은 축축한 것부터 건조한 왁스 같은 물질까지 다양하다. 귀지는 고막의 시야를 방해하고 청력을 방해할 수 있으므로 제거해야 한다. 노년층의 약 57%가 귀지에 영향을 받기 쉽다. 보청기 사용은 귀지 생성 증가 및 귀에서 자연적으로 배출되는 것을 방해하기 때문에 기여 요인이다.

귀에 이물질이 있는 환자는 대부분 8세 미만의 아동이다. 구슬, 작은 돌, 장난감, 음식 및 곤충이 일반적인 원인이다. 종종 이물질을 인식하지 못하는 부모는 귀가 아프거나 화농성이며 악취가 나는 귀 분비물의 증상으로 아이를 응급실에 데려온다. 나이가 더 많은 어린이와 성인은 영향을 받은 귀의 청력 감소와 충만감을 호소할 수 있다. 바퀴벌레를 포함한 곤충은 날아가거나 귀 속으로 기어들어가 갇혀서 움직이며 귀에서 윙윙거리며 환자에게 큰 불편함과 불안을 유발할 수 있다. 귀에 벌레가 있는 어린이는 매우 무서워할 수 있다.

가득 찬 귀지나 이물질의 제거를 시도하기 전에 고막 파열 또는 최근 감염의 병력을 평가한다. 환자의 연령에 적합한 용어로 절차를 설명한다. 신뢰를 잃지 않아야 아동의 협조를 구할 수 있다. 어려운 상황에서는 의식적 진정 또는 신체보호대가 필요할 수 있다. 이물질 제거 방법에는 흡인, 세척, 직접 보면서 특수 도구를 사용하여 제거하는 방법 등이 있다. 이러한 절차에는 검이경이나 헤드 램프와 같은 좋은 광원이 필수적이다. 외이도를 가장 잘 노출시키려면 성인의 경우 귓바퀴를 후상방으로, 어린이의 경우 후하방으로 당긴다. 물을 흡수할 수 있는 야채 또는 기타 부드러운 물질의 이물질은 세척해서는 안 된다. 수분 흡수로 인한 팽창은 제거를 더 어렵게 만든다. 살아 있는 곤충은 귀에 미네랄 오일 몇 방울을 떨어뜨리거나 2% 리도카인(lidocaine)으로 외이도를 채우면 죽일 수 있다. 죽은 곤충은 직접 기구로 제거할 수 있다. 제거가 어렵거나 단추형 건전지 또는 관통하는 물체가 포함된 경우 긴급하게 이비인후과 전문의에게 의뢰하는 것이 좋다.

가득 찬 귀지를 제거하기 위한 가장 안전하고 효과적인 방법인 세척법은 고막 파열, 감염, 연약하거나 식물성 같은 이물질의 병력이 있는 경우 또는 5세 미만 어린이의 경우 금기이다. 귀에 점적하는 어떤 용액이라도 내이를 자극하지 않기 위해 점안하기 전에 미지근하거나 실온에 둔다. 귀 세척에 대한 권장 지침은 그림 32-7에 나와 있다.

이물 제거의 다른 방법에는 귀 큐렛, 직각 갈고리 모양인 귀 큐렛, 작은 흡입 카테터, 악어입 같은 겸자 및 시아노아크릴레이트 접착제 사용이 포함한다. 따뜻한 미네랄 오일과 과산화수소는 귀지를 부드럽게 하여 제거를 용이하게 한다. 가득 찬 이물질을 제거할 수 없으면 환자를 긴급히 이비인후과 전문의

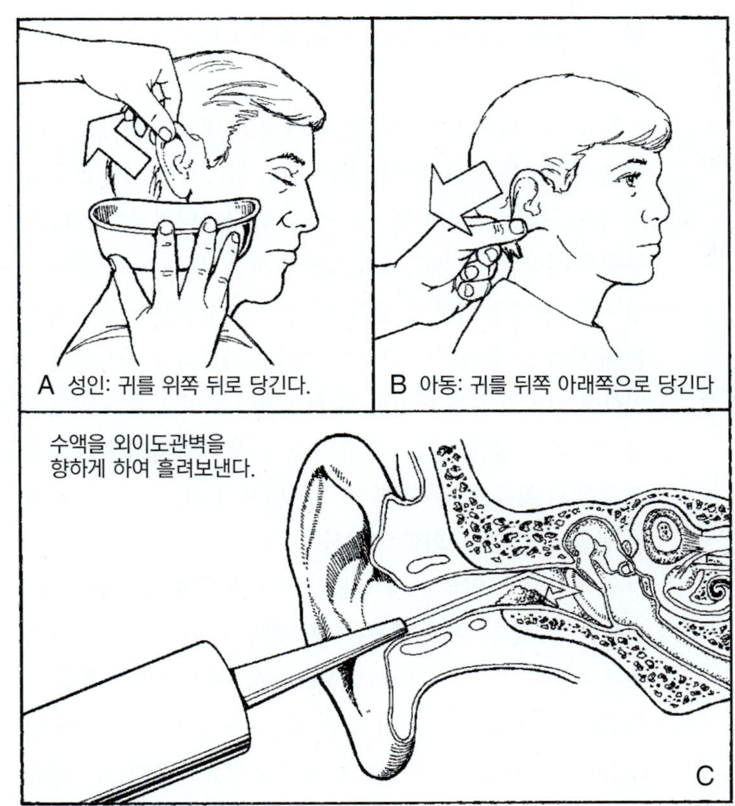

그림 32-7 귀 세척. (A) 성인의 외이도는 귓불을 위쪽, 뒤로 당겨 노출시킨다. (B) 귓바퀴를 아래쪽 뒤로 부드럽게 잡아당겨 아동에서 동일하게 노출할 수 있다. (C) 세척 용액에 대한 방향을 보여주는 확대 다이어그램

에게 의뢰한다. 심한 통증이나 부식성 이물질이 있는 경우 응급 진료가 필요하다. 항생제는 기존 감염을 예방하거나 치료하기 위해 처방될 수 있다. 합병증에는 청력 상실, 고막 파열, 이물질 제거 시도 중 손상 또는 잔류 이물질로 인한 급성 외이도염 또는 외이도염이 포함된다.

코 관련 응급 상황 NASAL EMERGENCIES

비강 응급 상황에는 감염, 출혈 또는 이물질이 포함된다. 감염이나 코 골절과 같은 대부분의 문제는 경미하다. 그러나 생명을 위협하는 출혈도 발생할 수 있다.

비염 Rhinitis

비염은 일반적으로 감기와 같은 바이러스성 상부 호흡기 감염(URI, upper respiratory infection)을 동반하는 코 점막의 염증이다. 모든 연령대에서 가장 흔한 질병인 급성 비염은 비말 접촉에 의해 전염된다. 상기도 바이러스는 가장 흔한 원인균이다. 증상에는 붉고 부어 오른 코 점막; 미열; 후각 감소, 다량의 점액 화농성 비강 분비물이 포함된다. 알레르기 비염은 꽃가루, 풀, 나무 또는 꽃에 의해 발생하는 계절성이거나 연중 반복되는 경우도 있다. 연중 반복되는 알레르기 비염은 먼지, 동물의 비듬, 곰팡이, 음식물 등의 환경적 요인에 의해 발생하는 만성 질환이다. 연중 반복되는 비염은 창백하거나 푸르스름하게 보이는 비점막, 붓고 눈물이 나는, 안와주위 부종 및 가늘고 묽은 콧물이 특징이다.

모든 형태의 비염에 대한 가장 효과적인 단일 치료법은 따뜻한 식염수 세척이다. 그러나 모든 환자가 스스로 이 치료를 할 필요는 없다. 전신 또는 국소 항히스타민제는 부어오른 코 조직을 수축시키는 데 사용된다. 전신 또는 국소 충혈 완화제와 스테로이드(steroid)가 잘못된 방식으로 사용될 수 있어 비강 스프레이의 적절한 사용에 대해 환자에게 교육한다. 필요에 따라 진통제와 해열제를 투여한다. 환자는 맑은 물을 충분히 마시고 집안의 적절한 습도를 유지하고 알레르기원을 피하고 휴식을 취하도록 지시해야 한다. 비염과 관련된 합병증에는 피로, 두통, 수면 장애, 장액성 중이염, 부비동염 및 천식 악화가 있다.

비출혈 Epistaxis

비출혈 또는 코피는 응급실에서 자주 볼 수 있다. 원인으로는 감염, 외상, 국소 자극제, 이물질, 항응고제 치료, 선천성 또는 질병 유발 응고 장애, 종양 등이 있다. 그러나 가장 일반적인 원인은 URI와 코 파기이다. 출혈은 코의 전방 또는 후방에서 발생할 수 있다. 전방출혈은 일반적으로 급성이며 대부분 전하비중격의 고도로 혈관화된 부위인 키셀바흐 얼기(Kiesselbach's plexus)에서 시작된다. 후방 비출혈은 일반적으로 만성이며 노년층에서 흔하다. 출혈은 접형구개 동맥의 뒤쪽 가지를 침범하면 더 심하다. 고혈압은 출혈을 악화시킬 수 있지만 비출혈을 유발하지는 않는다. 경미한 경우 출혈은 몇 분 이내에 자발적으로 또는 단순히 콧구멍을 막아 멈출 수 있다. 출혈이 심하고 지속적이면 혈액량 저하의 가능성이 있으므로 적극적인 관리와 색전술을 위해 이비인후과 상담이 필요하다.

환자는 대개 피가 묻은 휴지나 수건을 코에 대고 극도로 불안해할 수 있다. 응급 간호사가 차분하고 안심할 수 있는 체계적인 접근을 함으로써 환자의 불안을 완화하고 효율적인 관리가 가능하다. 기간, 빈도 및 출혈량을 포함한 최근의 외상 또는 수술; 메스꺼움 또는 구토; 기분전환용 약물 사용; 및 관련 병력 청취를 빠르게 한다. 이 환자를 돌보는 모든 직원은 혈액이 튈 가능성이 높으므로 장갑, 고글, 마스크 및 가운을 포함한 보편적인 예방 조치를 준수해야 한다.

환자를 똑바로 앉은 자세로 유지하고 머리를 아래로 기울이고 콧구멍을 막은 상태를 유지한다. ABC를 평가하고 흡입, IV 삽입, 심장 모니터 및 산소 포화도 모니터와 같은 적절한 중재를 시작한다. CBC, 프로트롬빈 시간, 부분 트롬보플라스틴 시간, 혈액형 검사 및 교차적합검사를 시행한다. 출혈 부위는 환자가 코를 풀거나 작은 프레이저 카테터를 사용하여 흡인하여 코의 혈전을 제거한 후 확인한다. 후비강을 보려면 비강 검경과 적절한 조명이 필요하다. 전방 비출혈의 치료는 출혈 부위의 확인으로 시작하여 국소 아프린(Afrin) 도포, 5~10분 동안 직접 압력, 화학적(질산은) 또는 전기 소작 및 필요한 경우 패킹한다. 일부 환자는 불안 완화를 위해 불안 완화제가 필요할 수 있다. 비강 패킹은 제품화된 바셀린-요오드형 거즈를 사용하거나 또는 메로셀(Merocel) 비강 스폰지 또는 겔폼(Gelfoam)과 같은 최신 상용 제품으로 수행할 수 있으며, Gelfoam은 비강에서 용해되고 제거할 필요가 없다. 부비동염과 독성 쇼크를 방지하기 위해 삽입하기 전에 항생제 연고로 패킹제를 코팅한다. 전방 비강 패킹은 48시간 동안 그대로 둔다. 환자는 ENT를 추후 방문하거나 지속적인 출혈 또는 비강 패킹 이탈이 있는 경우에는 즉시 응급실에 재방문해야 한다.

후방 비출혈이 있는 출혈은 관리가 더 어렵고 후방 비강 패킹이나 풍선 카테터의 삽입이 필요하다. 후방 비출혈에 사용되는 장치에는 Merocel 비강 스폰지, 비강 풍선 카테터, 10~14 Fr 요도 카테터 및 혈전 생성 폼/겔이 포함된다.

장치는 48시간 이내에 제거해야 한다. 후비강 패킹은 환자를 저산소증에 걸리기 쉬우므로 기도, 진정 및 심장 효과를 모니터링하기 위해 입원이 필요하다. 심한 후방 비출혈의 조절을 위해 혈관의 외과적 결찰이 필요할 수 있다. 혈압이 계속 상승하는 환자에게는 항고혈압제가 필요할 수 있다.

전방 및 후방 비출혈의 합병증에는 저산소증, 비강 패킹 이탈, 기도 폐쇄, 혈액량 저하, 심한 불편감, 부비동염, 독성 쇼크, 심장 부정맥, 호흡 또는 심장 마비가 포함된다. 심각한 출혈로 수혈이 필요할 수 있다. 후방 비출혈은 종종 심각한 죽상경화증과 관련이 있으며 심근 또는 뇌경색을 유발할 수 있다.

이물질 Foreign Body

비강 이물질은 일반적으로 아동에게 발생하며 화농성 비강 분비물이 나타날 때 종종 발견된다. 일반적으로 자체 삽입된 코의 이물질은 외상과 함께 발생할 수 있으며 다양한 모양과 크기를 포함한다. 최근에 삽입된 이물질이나 화농성, 악취가 나는 비강 분비물, 반복적인 코피, 부비동 통증, 발열 및 부종성 비점막으로 인한 통증 및 충만이 나타날 수 있다. 제거하는 동안 고혈관성 비중격과 점막이 손상되지 않도록 주의해야 한다. 소아는 의식 진정, 신체보호대, 국소 마취제, 혈관 수축제 분무가 필요할 수 있다. 환자에게 막히지 않은 콧구멍을 막고 부모의 구강 대 구강, 수동 환기 또는 환자가 불어서 유도된 양압을 적용하도록 요청하여 이물질이 빠질 수 있도록 한다. 성공하지 못한 경우 다른 방법으로는 무딘 직각 프로브, 집게, 풍선 카테터, 흡입 및 금속 물체용 자석을 사용하는 방법이 있다. 이물질이 흡인될 위험이 있으므로 이물질을 더 깊이 삽입되지 않도록 주의한다. 외상성 또는 복잡한 상황, 괴사 의심, 건전지 또는 이물질 제거가 불가능할 경우 이비인후과 전문의에게 의뢰한다.

목 관련 응급 상황 THROAT EMERGENCIES

목 관련 응급 상황은 환자의 기도에 대한 위협을 나타낸다. 응급 간호사는 환자의 ABC를 주의 깊게 평가하고 호흡과 의식의 중요한 변화를 모니터링해야 한다.

인두염 Pharyngitis

인두염은 인두의 염증이며 붉은 인후, 부은 편도선, 편도와 인두의 흰색 또는 노란색 삼출물, 부은 목젖, 경부와 편도 결절의 비대 같은 증상을 포함할 수 있다. 환자는 인후통, 발열, 연하곤란, 구취를 호소할 수 있다. 인두염의 치료는 근본적인 병리학적 상태에 따라 다르다. 인후의 배양 검사와 민감도 검사를 시행하여 세균성 또는 바이러스성 원인을 구별해야 한다. 많은 응급실에서 연쇄상 구균 감염을 선별하기 위해 신속한 연쇄상 구균 검사를 수행한다. 성인의 대부분의 인후염은 바이러스성이며 항생제가 필요하지 않다. 세균성 인두염(즉, 연쇄상구균 인두염)의 경우 항생제, 해열제, 스테로이드 및 진통제로 치료한다. 침상 안정, 수분 섭취 증가, 항생제의 전체 과정 완료가 중요하다. 심하거나 재발하는 경우 편도 절제술이 필요할 수 있다. 합병증에는 후인두 농양, 유양돌기염, 경부 림프절염 및 급성 류마티스열이 있다.

후두염 Laryngitis

성대의 염증인 급성 후두염은 성대의 남용, 외상, 알레르기, 자극물, 역류성 식도염, 바이러스 또는 세균 감염과 같은 원인에 의해 발생한다. 환자는 URI 증상이 있거나 없을 수 있으며 부분적 또는 완전한 음성 손실을 나타낸다. 호흡 곤란이나 협착음은 잠재적인 기도 폐쇄로 즉시 평가되고 치료되어야 한다. 인후 배양, CBC 및 직접 후두경 검사는 진단에 유용하다. 치료에는 음성 휴식, 수증기 흡입, 수분 섭취 증가, 국소적인 마취제인 인후함당제를 투여할 수 있다. 환자 교육은 예방 요법을 강조하고 담배 연기와 같은 기도 자극제 및 크거나 과도한 목소리 사용을 피해야 한다. 감염이 있는 경우 항생제를 투여하고 환자에게 항생제 투여 전체 과정을 완료하도록 교육한다. 후두염의 합병증은 기침 반사 감소와 기도 손상 또는 폐쇄를 동반한 흡인이다.

편도선염 Tonsillitis

편도선염은 구개 편도선의 염증을 말한다. 편도선은 신체의 감염을 방지하기 위해 미생물을 여과하는 림프 조직이다. 연쇄상구균 배양 검사는 가장 흔하고 복잡한 형태이기 때문에 시행할 수 있다. 바이러스 또한 편도선염의 주요 원인이다. 증상은 인두염과 유사하며 다음을 포함한다: 붉고 부어오른 편도선; 목구멍의 충만감/통증; 권태감; 열; 이통; 말하거나 삼키기 어려움; 편도선의 흰색 또는 노란색 삼출물; 구취. 신속한 연쇄상구균 검사, 인후 배양 및 민감도 검사, CBC 및 염색체검사(monospot) 처방될 수 있다. 인두염과 마찬가지로 치료는 원인에 맞춰져 있으며 국소 마취제, 진통제, 해열제, 스테로이드 및 항생제(알레르기가 없는 경우 일반적으로 페니실린)를 사용할 수 있다. 재발성 연쇄상구균 감염이나 환자가 기도 폐쇄에 걸리기 쉬운 경우 수술이 권장될 수 있다.

편도주위 농양 Peritonsillar Abscess

치료되지 않은 급성 또는 만성 화농성 편도선염은 깊은 연조직으로 감염이 확장되어 편도 주위 농양으로 발전할 수 있다. 농양은 종종 다균성이다. 그러나 *Fusobacterium necrophorum* 및 β-락타마제 유기체가 가장 일반적이다. 농양은 일반적으로 일측성으로 발생하고 연하 곤란, 침흘림, 낮은 목소리, 연하 곤란 및 불안이 존재한다. 발열, 권태감 및 탈수가 일반적으로 나타난다. 농양 치료에는 수액 소생술, 필요에 따라 해열제 및 진통제, 항생제, 가능한 스테로이드, 바늘 흡인 및/또는 외과적 절개 및 배액이 포함된다. 환자가 패혈증, 기도 손상 또는 합병증의 징후를 나타내지 않는 한 외래에서 관리할 수 있다.

기도 손상이 있는 더 심한 경우에는 기도가 확보될 때까지 침대 머리를 80~90도 정도 유지하고 ABC의 안정성이 우선시된다. 이 환자들은 IV 수액 및 약물, 산소 요법, 심장 모니터링, 적극적인 기도 관리에 이어 IV 항생제 요법 및 외과적 절개 및 배액이 필요하다. 편도 주위 농양과 관련된 위험한 합병증에는 흡인, 기도 폐쇄, 인두주위 농양, 패혈증, 패혈성 색전증, 대뇌 또는 심장 구조로의 전파 가능성이 있다.

얼굴 관련 응급 상황 FACIAL EMERGENCIES

안면 응급 상황은 신경, 뼈, 부비동과 같은 안면 구조에 영향을 미친다. 이러한 응급 상황은 감염 또는 기타 질병 과정에 이차적일 수 있다.

부비동염 Sinusitis

급성 부비동염, 부비동의 점막 염증은 일반적으로 분비물의 막힘이나 고임으로 인해 발생한다. 원인은 일반적으로 증상 지속 기간이 1개월 미만인 URI 또는 알레르기 비염에 기인한다. 다른 원인으로는 이물질, 외상, 코카인이나 담배 연기와 같은 자극 물질의 흡입, 비중격 이탈, 폴립, 종양 등이 있다. 분비물은 섬모활동의 변화와 부비동구 폐쇄의 결과로 부비동에 남아 있다. 부비동에서 수분의 축적 및 공기 재흡수로 인해 음압과 습화가 발생한다. 수분 축적은 세균이 성장하고 증식할 수 있는 매개체를 형성하여 세균성 부비동염을 유발한다. *H. influenzae*, *S. pneumoniae* 및 *M. catarrhalis*가 흔한 원인균이다. 아급성 부비동염은 증상 지속 기간이 1~3개월인 경우로 정의된다.

만성 부비동염은 12주 이상 해결되지 않은 급성 부비동염의 결과이다. 만성 부비동염에서 점막은 장기간 또는 반복되는 염증이나 감염으로 인해 영구적으로 두꺼워진다. 부비동염 환자는 영향을 받은 부비동에 둔하고 쑤시는 통증을 호소한다. 성인의 경우 머리를 구부릴 때 악화되는 안와 주위 및 이마 통증을 동반한 전두동염이 흔하다. 소아에서 흔히 발생하는 사골동염은 콧대와 눈 뒤에 통증을 유발한다. 열, 식욕 감소 및 메스꺼움도 나타날 수 있다. 사골동염은 감염이 안와후부와 중추신경계로 확장되는 경향이 있기 때문에 소아에서 특히 심각하다. 환자는 부비동 촉진 시 압통이 있고, 화농성 비강 분비물이 있는 부어오른 홍반성 점막 등이 나타난다. 영상 검사는 부비동염 진단에 항상 결정적이거나 신뢰할 수 있는 것은 아니다. 일부 신뢰할 수 있는 소견으로는 부비동 혼탁, 공기액체층, 부비동 벽의 변위 또는 점막 비후 증가가 있다. 방사선학적 증거가 없다고 해서 부비동염 진단을 배제할 수는 없다. 다른 진단 방법으로는 CT 스캔, 자기공명영상, 부비동 내시경, 부비동 배양 및 생검이 있다.

대부분의 환자에서 급성 부비동염은 자연적으로 치유될 수 있기 때문에 치료는 증상 관리를 목표로 한다. 처방전 없이 구입할 수 있는 비충혈 완화제 스프레이(예: Afrin 또는 Neo-Synephrine)는 즉각적인 완화를 제공할 수 있다. 그러나 국소 충혈 완화제는 위험한 반동 효과가 있으므로 3~5일 이상 사용해서는 안 된다. 등장성 식염수 점안액도 도움이 될 수 있다. 집에서 수분 섭취를 늘리고 가습기 사용을 장려한다. 부비동 부위에 따뜻하고 습한 압박은 배액과 편안함을 촉진한다. 처방에 따라 항생제와 진통제를 투여한다. 환자에게 환경적 자극물을 피하고 몸을 구부리면 부비동 압력과 통증이 증가하므로 피하도록 지시한다. 3~5일간의 항생제 치료에도 불구하고 상태가 악화되면 환자는 즉시 응급실을 방문하거나 이비인후과 전문의에게 진찰을 받아야 한다. 제대로 치료되지 않은 급성 부비동염의 합병증은 만성 부비동염, 안와 또는 안와 주위 봉와직염 또는 농양, 해면정맥동 혈전증, 패혈증, 뇌농양, 수막염 및 전두골의 골수염이다.

측두하악 관절 탈구

Temporomandibular Joint Dislocation

TMJ 탈구는 턱의 전방 및 상측 양측 변위를 의미한다. 편측 탈구는 거의 발생하지 않지만 반대쪽으로 이탈한다. 턱 근육은 하악을 닫으려고 시도하지만 경련으로 인해 관절구가 하악와 내의 정상 위치로 돌아가는 것을 방해한다. TMJ 탈구는 일반적으로 하품, 웃거나 치과 치료에서와 같이 입을 너무 크게 벌리거나 너무 오래 열 때 발생한다. 외상 또는 약물에 의한 근긴장 이상 반응도 원인이 될 수 있다. 환자는 일반적으로 전방 변위로 턱이 돌출되고 입을 벌리고 침을 흘리며 근육 경련과 관련된 통증을 나타낸다. 환자는 입을 다물거나 말하거나 삼킬 수 없으며 극도로 불안할 수 있다. 진단에는 정복 전과 후에 얼굴 뼈의 Panorex 또는 CT 스캔이 포함된다. 근육 이완제는 근육 경련을 줄이고 환자를 이완시키기 위해 투여될 수 있다.

탈구를 정복하기 위해 진정제와 진통제를 제공하고 환자를 의사와 마주보거나 앞에 둔다. 의사는 엄지손가락을 구강 내로 넣어 아래 어금니 융기부에 두고 아래 및 뒷쪽으로 압력을 가하여 관절구를 정상 위치로 되돌린다. 턱의 강한 교근 근육이 TMJ의 정복과 함께 큰 힘으로 수축하기 때문에 의사는 엄지손가락에 두꺼운 거즈로 덮어야 한다. 교정 후 통증은 일반적으로 완화되며 온찜질, 비스테로이드성 항염증제 및 근육 이완제로 치료할 수 있다. 환자에게 1주일 동안 부드러운 음식을 섭취하여 TMJ에 대한 스트레스를 피하고 심하게 입을 벌리는 것을 피하도록 지시한다. 탈구가 골절과 동시에 발생한 경우 이비인후과 전문의에게 의뢰하는 것이 좋다. TMJ 탈구를 경험한 환자는 반복적으로 탈구를 일으키기 쉽다.

요약

입, 얼굴, 코, 귀의 응급 상황은 응급 간호의 일상적인 부분이다. 대부분은 생명을 위협하지 않는다. 그러나 환자의 생명에 대한 잠재적 위협을 나타내는 문제를 식별하는 능력은 응급 간호사에게 필요한 기술이다.

33

눈 관련 응급 상황

Ocular Emergencies

Laurie Nolan-Kelley

인간의 눈은 빛, 색상, 움직임 및 공간 관계에 대한 메시지를 전송하고 뇌 기능, 신체 화학 및 감정의 변화를 표현할 수 있다. 환경 변화를 추적하고 집중하고 적응하는 능력은 진화 전반에 걸쳐 인간의 생존에 매우 중요했다. 인간의 눈은 다른 많은 종의 눈과 같은 정밀도를 가지고 있지는 않지만 대부분의 인간은 일상생활의 활동을 안전하게 수행할 수 있는 자연적이거나 교정된 시력을 가지고 있다. 눈 부상이나 질병, 또는 시력 상실 또는 손상의 위협으로 인해 환자들은 매일 응급실을 방문한다. 응급 간호사는 안과 질환이 있는 환자를 평가할 준비가 되어 있어야 하며 실제 안과 응급 상황인 드문 증상의 징후와 증상을 인식해야 한다. 이 장에서는 안구 해부학과 생리학, 눈과 시력의 평가를 검토하고 시력 상실 또는 영구적 손상을 유발할 수 있는 상태에 대해 설명한다.

역학 EPIDEMIOLOGY

미국 응급통계데이터베이스망(NEDS, Nationwide Emergency Department Sample)에 따르면 2006년부터 2011년까지 연간 약 200만 건의 응급실 방문이 안과 질환으로 인한 것이었다. 대부분의 환자는 90% 이상 퇴원한다. 가장 흔한 진단은 결막염(28%)이다. 가장 흔한 눈 부상은 각막 찰과상(13.7%)과 눈의 이물질(7.5%)이다.

응급실에서 치료되는 전형적인 안구 응급 상황은 각막 또는 결막 이물질, 결막염 및 각막 찰과상을 포함한다. 이러한 상태는 심각한 이환율을 유발하지 않는다. 그러나 환자는 불편함을 느끼고 일상생활에 지장을 줄 수 있다. 화상, 관통 외상, 폐쇄각 녹내장, 안구 파열 및 망막 동맥 폐쇄는 영구적인 시각 장애 또는 시력 상실을 초래할 수 있으며 진정한 안과적 응급 상황이다.

해부학 및 생리학 ANATOMY AND PHYSIOLOGY

눈에 대한 철저한 평가를 수행하려면 눈의 해부학적 구조를 이해해야 한다. 그림 33-1은 눈의 구조를 보여준다. 눈은 눈꺼풀, 공막을 둘러싸고 있는 뼈 구조에 의해 보호된다. 눈물샘은 눈물을 분비하며, 이 눈물은 지속적으로 눈을 씻겨 마찰을 줄이고 미세한 이물질을 제거한다. 짜이스선(Zeis gland)과 마이봄선(Meibomian gland)은 각각 속눈썹을 관리하고 눈물막이 증발하는 것을 방지하는 피지선이다.

빛은 각막을 통해 눈으로 들어와 수정체를 통과하여 망막에서 반사된다. 후방으로 들어오는 빛의 양은 홍채가 확장 및 수축하여 동공을 열고 닫음으로써 조절된다. 6개의 안구운동 근육이 눈 자체의 움직임을 조절한다. 외근은 각각 뇌신경 III, IV, VI, 동안신경, 활차신경, 외전신경의 지배를 받는다. 내재근육은 뇌신경 III의 부교감신경 성분과 상행 경부 교감신경계의 지배를 받는다.

환자 사정 PATIENT ASSESSMENT

눈의 불편감을 나타내는 환자의 분류에는 시력 상실 위험 평가가 포함된다. 시력에 위협이 되는 증상은 응급으로 분류된다. 충혈된 눈, 조절되는 눈 통증 또는 시력 상실 가능성이 없고 다른 문제가 없는 자극이 있는 환자는 비응급으로 분류될 수 있다.

기도, 호흡 및 순환(ABC, airway, breathing, and circulation)이 안정적이고 생명을 위협하는 명백한 출혈이 없는지 확인하기 위한 간단한 평가 후 환자의 시력에 대한 잠재적 위협을 평가한다. 집중 사정에는 사건이 일어난 상황, 증상 지속 기간, 증상을 악화시키거나 호전되는 모든 항목의 식별이 포함된다. 환자가 불편함을 말로 표현할수 있으면 환자의 문제를 명확히 하는 데 도움이 된다. 환자가 눈의 가려움증, 작

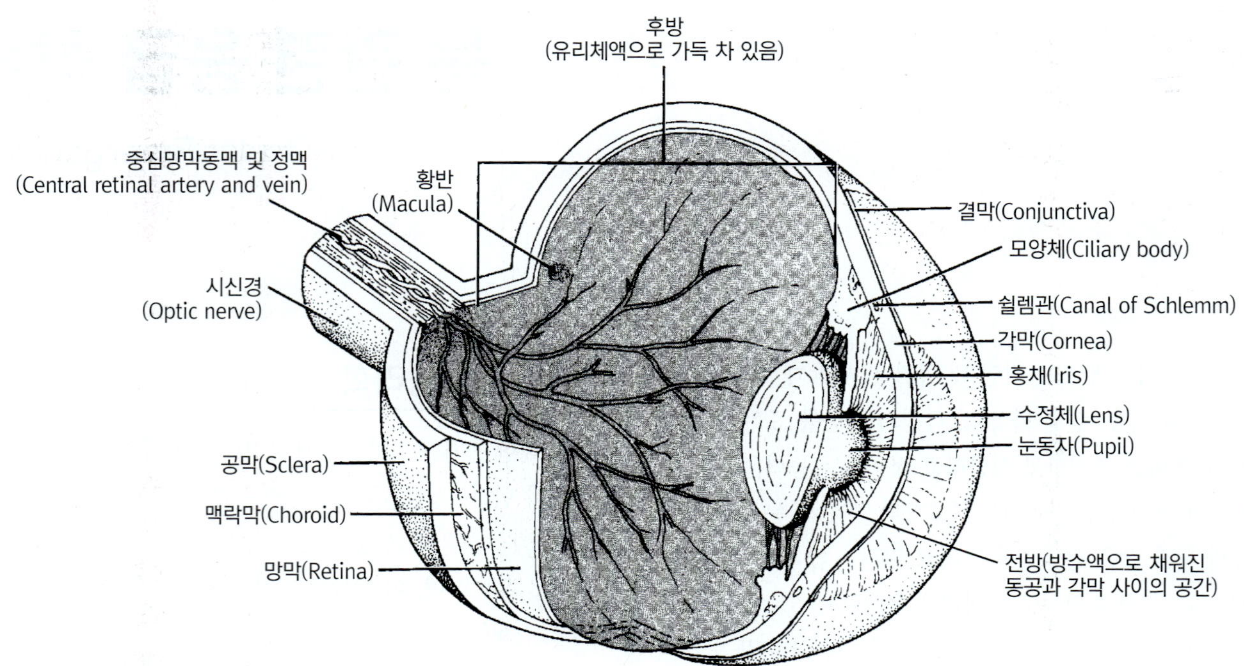

그림 33-1 눈(안구)의 해부도

(From Rumack BH, Matthew H. Acetaminophen poisoning and toxicity. *Pediatrics.* 1975;55:871.)

열감 또는 이상 감각을 호소하는지 확인한다. 통증의 정도와 통증이 발생하는 위치를 확인한다. 표현하는 시각적 변화를 명확히 하여 장애가 부분적인지 완전한지, 그리고 한쪽 눈 또는 양쪽 눈에 있는지 확인한다. 눈의 이물감이 느껴지거나 의심되거나 알고 있는 이물질로 인한 갑작스러운 통증은 각막 찰과상이나 이물질이 남아 있음을 시사한다. 시력 변화를 포함한 두 눈의 변화는 눈 상태보다 신경학적 상태를 시사하는 반면, "부유체"의 존재는 망막 파열을 암시한다.

다른 외상과 마찬가지로 눈 외상인 경우 손상의 기전과 발생 시기를 확인한다. 손상이 자동차 충돌의 결과로 발생한 경우 환자가 안전벨트를 했는지, 눈이 날아다니는 파편이나 화학 물질에 노출되었는지, 에어백이 작동되었는지 확인한다. 에어백 작동과 관련된 부상에는 안와 골절, 망막 박리, 출혈 및 안구 파열이 포함된다. 응급 간호사는 에어백의 알칼리성 분말이 심각한 눈 자극을 유발할 수 있음을 알고 있어야 한다. 환자가 보호 안경, 안경 또는 콘택트 렌즈를 착용했는지 확인한다. 안과 병력, 교정 렌즈 사용, 약물 사용, 과거 안과 수술, 당뇨병 및 심혈관 질환과 같은 질병을 포함한 병력을 평가한다. 눈 외상의 징후가 관찰되면 파상풍 상태를 결정해야 한다. 일부 약물 및 많은 기분 전환용 약물은 눈 평가에 영향을 미치므로 현재 처방된 약물 및 일반의약품, 알코올 및 기타 약물 사용에 관해 환자에게 문의한다.

모든 환자에 대한 안과 검사의 기본 요소는 시력과 눈주위 외안부, 동공, 전안부 및 외안 운동(EOM, extraocular movement)의 평가이다. 시력을 평가하고 부상을 검사하는 체계적인 과정이 권장된다.

시력 Visual Acuity

다른 심각한 불편감이나 생명의 위협이 없는 경우 환자 분류 시 시력 검사를 수행해야 한다. 시력은 안과 문제가 있는 환자의 활력 징후이며 집중 평가의 일부이다. 간단한 시력 검사는 모든 유형의 눈 또는 시력 문제를 나타내는 모든 환자에게 수행된다. 환자가 화학 물질에 눈이 노출되지 않았다면 신체 검사는 시력검사부터 시작된다. 화학 물질에 노출되었다면 눈 세척은 시력의 측정보다 우선한다. 환자의 교정 렌즈가 있거나 없는 상태에서 시력을 측정한다. 교정용 렌즈 착용이 불가능한 경우, 핀홀 검사를 통해 시력을 측정할 수 있다. 이것은 18 게이지 바늘로 메모 카드에 구멍을 뚫는다. 핀홀을 통해 보면 일반적으로 20/30의 굴절오차는 교정된다. 먼저 영향을 받은 눈을 테스트한 다음 영향을 받지 않은 눈을 테스트하고 마지막으로 두 눈을 동시에 테스트한다.

Snellen 차트는 시력을 결정하는 표준 방법이다. 검사를 위해 환자가 차트에서 20피트(약 6 m) 떨어진 곳에 서서 안와에 압력을 가하지 않고 눈을 가리도록 한다. Snellen 차트를 사용할 수 없는 경우 시력에 대한 대체 기술은 코에서부터 14인치 떨어진 위치에서 로젠바움 포켓 시력표를 읽게 하거나 검사자가 신문을 들고 가리키는 부분을 환자가 읽게하고 환자와의 거리를 기록한다. 환자가 읽을 수 없으면 손가락을 들어 환자가 손가락을 볼 수 있는 거리를 기록하고 환자에게 몇 개의 손가락을 들고 있는지 질문한다. 환자가 손가락이 움직이는 것을 볼 수 없으면 환자가 손의 움직임을 감지하는 거리를 기록한다. 환자가 손의 움직임을 볼 수 없는 경우 환자가 빛을 인지할 수 있는지 확인한다. **표 33-1**은 Snellen 차트의 시력 문서와 시력 보고를 위한 대체 기술에 대해 설명한다.

문맹이거나 영어를 못하는 사람들을 위해 환자가 문자 E의 방향을 나타내는 E 차트가 있다. 물체의 Allen 카드는 어린이용으로 사용된다. 올바르게 식별할 수 있도록 테스트 전에 개체의 이름을 지정해야 한다. 각막 찰과상이나 이물질이 있는 환자는 광선 공포증(빛에 대한 고통스러운 민감성), 통증 및 지속되는 눈물로 힘들어 할 수 있다. 영향을 받은 눈에 국소 마취제 한 방울을 떨어뜨리면 일시적인 완화를 제공할 수 있으며, 이는 환자의 정확한 시력 평가를 수행하는 데 도움이 될 수 있다.

표 33-1 시력검사의 예

20/20	20피트에 서 있으면 환자는 정상적인 눈이 20피트 내에서 읽을 수 있는 것이 보인다.
20/20 2	20피트에서 환자는 정상적인 눈이 20피트 내에서 읽을 수 있는 글자를 읽지만 두 글자를 놓쳤다.
20/200	20피트에서 환자는 정상적인 눈이 200피트에서 읽기 가능한 글자를 본다. 안경이나 콘택트 렌즈를 착용한 상태에서 판독값을 얻은 경우 환자는 법적 시각장애인으로 간주된다.
10/200	환자가 스넬렌시력표의 글자를 읽을 수 없으면 환자가 차트에서 절반 거리에 서게 한다. 차트에서 읽을 수 있는 가장 작은 글자에 대한 결과를 기록한다.
CF/3 ft	환자는 최대 3피트 거리에서 손가락을 셀 수 있다.
HM/4	환자는 최대 4피트 거리에서 손의 움직임을 볼 수 있다.
LP/position	환자는 빛을 인지하고 빛이 들어오는 방향을 결정할 수 있다.
LP/no position	환자는 빛을 인지할 수 있지만 방향은 말할 수 없다.
NLP	환자는 빛을 인식할 수 없다.

외안부 검사 External Features

눈 손상에 대한 외안부 검사는 환자를 검사하는 것으로 시작된다. 타박상, 열상, 병변 및 양쪽 눈의 차이점을 관찰한다. 눈꺼풀, 속눈썹 및 눈 안쪽을 사정한다. 결막과 공막에 비정상적인 색이 있는지 검사한다.

동공 검사 Pupil Examination

동공 검사에는 모양, 크기 및 반응성 사정이 포함된다. 검사는 조명이 어두운 검사실에서 수행해야 한다. 눈동자는 일반적으로 둥글고 검은색이며 크기가 같다. 눈동자의 변형은 잠재적으로 심각한 문제를 나타내거나 정상적인 생리학적 변형을 반영할 수 있다. 어떤 사람들에게는 양쪽 동공이 같지 않은 동공(생리학적 동공 부동증)이 정상 소견이다. 생리학적 동공 부동증은 동공의 차이가 1 mm 이하이고 두 동공이 빛에 활발하게 반응할 때 정상적인 소견이다. 타원형 동공은 종양이나 망막 박리에 의해 발생할 수 있다. 눈물방울 모양의 동공은 파열된 안구를 나타내며 눈물방울은 파열 부위를 가리킨다. 동공 크기는 밀리미터로 측정된다. 직접적, 간접적인 빛 자극에 반응하여 각 동공에서 발생하는 크기의 변화를 평가하고 기록한다. 일반적으로 강한 빛이 한쪽 눈을 향할 때 양쪽 동공이 동등하게 수축한다(빛이 전달되는 눈에는 직접적인 반응이 일어나고 다른 쪽 눈에는 공감대광반사 반응이 일어남). 이는 의료 기록에 다음과 같이 기록되어 있다. "빛과 조절에 동등하고 반응하는 눈동자/동공" 또는 "PEARLA."

전안부 Anterior Segment

전안부는 공막, 결막, 각막, 전방, 홍채, 수정체 및 모양체로 구성된다. 결막 또는 눈의 흰자위는 색 변화, 부종(화합), 분비물, 이물질 및 열상을 확인하고 각막은 깨끗해야 한다. 각막은 찰과상이 있는지 검사하기 위해 플루오레세인(fluorescein)으로 염색된다. 전방출혈(hyphema: 전방의 혈액) 또는 앞방고름(hypopyon: 전방의 고름)이 있는지 검사한다. 전방을 검사하려면 빛을 옆이나, 눈의 90° 각도로 비춘다. 검안경은 전방 챔버의 적절한 평가를 수행하는 데 사용된다.

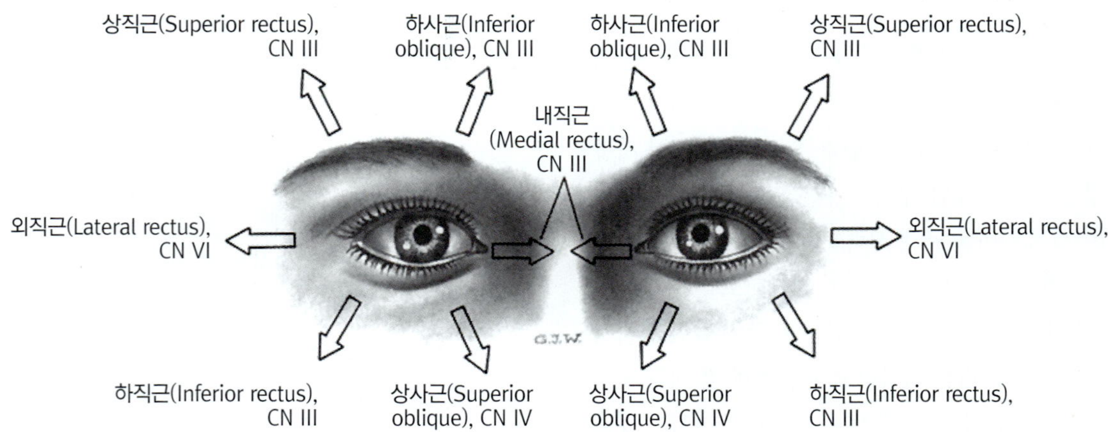

그림 33-2 외안근의 신경 분포와 운동. *CN,* 뇌신경

(From Thompson JM, McFarland GK, Hirsch JE, et al. *Mosby's Clinical Nursing*. 5th ed. St Louis, MO: Mosby; 2002.)

안구 운동성 Ocular Motility

평가자의 손가락을 6개의 위치로 옮기면서 환자의 눈 움직임이 따라가도록 지시하여 안구 운동성을 평가한다. 안구 운동은 안구 운동 근육을 조절하는 뇌신경에 의해 제어된다. 그림 33-2는 이러한 응시 위치를 보여주고 관련된 특정 안구 운동 근육과 뇌신경을 보여준다. 손상된 안구 운동은 파열 골절, 근육 부상, 안와 봉와직염 또는 근본적인 중추신경계 문제로 인해 장애가 발생할 수 있다. 소아의 안구 운동성을 평가하려면 인내와 창의성이 필요하다. 아이가 그 방향을 쳐다볼 수 있도록 장난감, 열쇠 또는 조명을 사용한다. 아이들은 같은 물건에 쉽게 싫증이 나기 때문에 각 위치에 다른 장난감을 사용하는 것이 일반적이다.

기타 검사 Other Examinations

눈의 기능을 평가하는 데 사용되는 다른 기술에는 형광 염색, 안압 측정(IOP) 및 안저 검사가 있다. 플루오레세인은 각막 상피가 손상되지 않았는지 확인하는 데 사용된다. 염색이 완료되기 전에 환자는 콘택트 렌즈를 제거해야 한다. 환자에게 절차를 설명한다. 멸균 플루오레세인 스트립의 끝 부분을 생리식염수로 적신다. 아래 눈꺼풀을 아래로 당기고 적신 플루오레세인 스트립을 아래 눈꺼풀의 안쪽 안각에 댄다. 코발트 블루 라이트로 환자를 검사하기 전에 환자에게 여러 번 눈을 깜빡이게 한다. 각막 상피의 붕괴는 밝은 노란색 반점으로 나타난다. 플루오레세인 도포 후 생리식염수로 눈을 씻어내고 적어도 3~5시간 동안 콘택트렌즈를 삽입하지 않도록 환자에게 교육한다.

안압의 상승은 시외쯔(Schiøtz) 안압계(그림 33-3) 또는 Tono-Pen으로 측정된다. 이 절차는 안구 파열 가능성이 있는 환자에게 금기이다. Tono-Pen은 사용이 간편하고 오염 발생률이 낮아 인기를 얻은 휴대용 기구이다. Pen 팁의 덮개는 멸균상태로 일회용이며 환자가 접촉할 때마다 새것을 사용한다. 측정기구와 상관없이 측정하기 전에 각막을 마취해야 한다. 정상 안압은 10~21 mmHg이다. 낮은 판독값은 안압의 감소를 나타내는 반면 높은 판독값은 안압의 증가를 나타낸다. 녹내장과 같은 방수 흐름에 대한 방해는 안압을 높일 수 있다.

직접 검안경 검사 또는 안저 검사는 동공을 통해 광선을 사용하여 눈의 후방을 평가하는 데 사용된다. 동공을 확장하고 시신경, 망막 동맥 및 황반을 보기 위해 산동 점안액을 투여할 수 있다. 그러나 머리 부상을 입은 환자에게는 금기이다. 검안

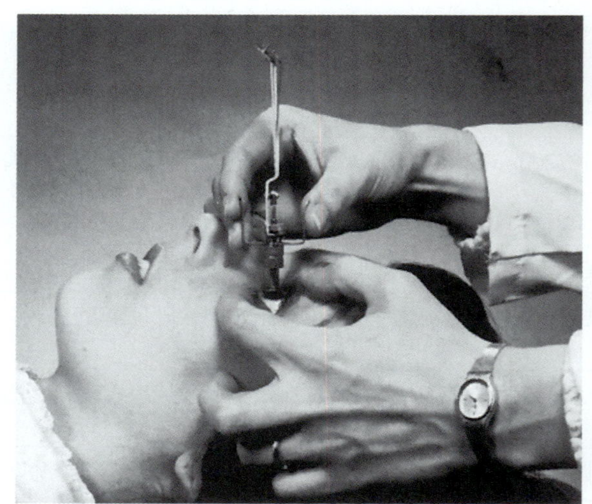

그림 33-3 Schiøtz 안압계를 사용한 안압 측정

(From Newell FW. *Ophthalmology: Principles and Concepts*, 8th ed. St Louis, MO: Mosby; 1996.)

경은 다양한 이상을 감지하는 데 도움이 되도록 다양한 모양과 색상의 광선을 제공한다.

환자 관리 PATIENT MANAGEMENT

안구 응급 상황의 일반적인 관리에는 콘택트 렌즈 제거, 안약 주입 및 세척을 포함한다. 안대 사용에 대한 권장 사항은 다양하며 지속적으로 변화하고 있다.

점안액과 안과 연고는 통증을 줄이고, 항생제 치료를 제공하고, 동공 크기를 변경하고, 눈의 알레르기 반응을 줄이고, 눈을 정화하는 데 사용된다. 국소적 안약은 무균 상태에서 제조되어 단일 용량 용기에 배포된다. 용기 캡은 약물이 눈동자에 미치는 영향에 따라 색상으로 구분된다. 예를 들어, 빨간 캡은 산동(동공 확장) 약물을 나타낸다. 녹색 캡은 동공 수축제; 흰색 캡은 국소 마취제; 파란색 캡은 세척제 또는 윤활제; 노란색 캡은 안방수 생산을 감소시키는 약물을 의미한다.

점안액이나 연고를 주입할 때는 오염을 방지하고 약물의 전신 효과를 최소화하기 위해 세심한 주의가 필요하다. 국소 마취제는 검사를 용이하게 하기 위해 사용될 수 있지만, 이러한 약제는 상피 치유를 지연시키기 때문에 지속적으로 사용하도록 처방해서는 안 된다. 점안액과 연고를 주입하는 동안 환자가 위를 쳐다보게 한다. 이는 환자가 약물이 투여될 때 눈을 깜박이지 않도록 하는 데 도움이 되기 때문이다. 점안액 점안 후 환자를 주의 깊게 모니터링한다. 점안액의 이차적인 전신 효과가 나타날 수 있다. 약물 주입 후 몇 분 동안 내측 안각에 압력을 가하도록 환자에게 지시함으로써 비루관을 통해 약물이 전달되어 나타나는 전신효과를 최소화할 수 있다. 두 가지 이상의 점안액을 처방한 경우 각 점안액에 대한 최대 효과를 위해 적용 사이에 몇 분 정도 간격을 둔다.

세척은 화학 물질, 작은 이물질 및 기타 물질을 제거하는 데 사용된다. 등장 식염수 또는 젖산 링거 용액은 눈 세척을 위해 선택되는 액체이다. 포도당 용액은 끈적거리고 눈을 자극하므로 사용해서는 안 된다. 안구 파열 가능성이 있는 환자의 경우 세척을 금한다. 사용되는 튜브의 올바른 길이에 대해 보고된 것은 없지만, 튜빙이 짧을수록 흐름이 빨라진다. 눈을 세척하기 전에 눈의 바깥 쪽이 깨끗한지 확인하여 추가 파편이 부주의로 눈을 오염시키고 추가 문제를 일으키지 않도록 주의한다.

화학 물질에 노출된 경우, 세척을 시작하기 전에 결막낭에 pH 종이를 넣어 눈의 기본 pH 측정값을 얻어야 한다. 눈물막의 pH가 중성이 될 때까지 세척을 계속한다(정상 결막 pH는 7.1). 이것은 간헐적인 pH 검사와 함께 몇 리터의 수액이 필요할 수 있다. 비강 캐뉼라를 매달린 액체에 연결하고 캐뉼라를 콧날에 가로질러 놓고 두 눈을 동시에 세척할 수 있다. 이 방법은 침습적인 세척 도구보다 부상 위험이 적어 사용하기 유용하다.

안대는 움직임을 줄이고 빛 노출을 제한하여 안구 자극을 최소화하기 위해 사용된다. 최근 연구에서는 안대 사용을 지지하지 않는다. 예를 들어, 콘택트 렌즈 착용자에서 슈도모나스(*Pseudomonas*) 유기체 감염의 위험이 증가된 경우 안대를 사용해서는 안 된다. 응급실에서 널리 사용되지는 않지만 콘택트 렌즈와 유사한 콜라겐 보호물은 각막 미란에 대해 안과 의사가 사용하고 있다. 연구에 따르면 환자는 24시간 동안 사용 가능한 처방된 안구 마취제를 가지고 안전하게 퇴원할 수 있어 각막 찰과상 후 통증 관리가 개선되는 것으로 보고되고 있다.

특수한 눈의 응급 상황 SPECIFIC OCULAR EMERGENCIES

부상이나 질병으로 인해 눈의 응급 상황이 발생할 수 있다. 모든 질병 과정에 대한 포괄적인 논의는 이 교재의 범위를 벗어난다. 그러나 응급 간호사가 가장 자주 접하는 상황은 다음과 같다.

외상 Trauma

안과 검사에 관한 일반 원칙은 본질적으로 눈의 손상 환자에게도 동일하다. 그러나 눈 문제에 대한 중재 전에 환자의 ABC를 평가하고, 출혈을 조절하고, 환자를 안정시켜야 한다. 눈 손상은 종종 머리 및 안면 외상과 함께 발생한다. 따라서 이러한 환자는 관련된 눈 손상에 대해 주의 깊게 평가해야 한다. 의식이 없는 환자는 콘택트 렌즈를 확인하고 가능한 한 빨리 제거한다. 눈 손상을 평가하기 전에 점안액을 주입하지 않는다. 외상과 관련된 심한 통증은 약물 없이 양쪽 눈에 패치를 적용하면 안구 움직임을 줄임으로써 최소화할 수 있다. 환자가 눈을 깜박일 수 없을 때는 안연고나 인공눈물로 각막이 건조되지 않도록 보호한다. 연고를 사용할 때 눈을 테이프로 붙여 감기게 할 수 있다.

손상 기전, 손상 시간, 에너지원, 안구 관통이 있을 때 관련된 물질, 보호 안경 사용을 포함하여 외상 상황에 대한 관련 세부 정보를 얻는다. 이물질이 유기물인 경우 감염 위험이 증가하고, 금속성 물질은 유리체 및 안구 반응을 일으킨다.

둔한 외상 Blunt Trauma

눈의 둔한 외상은 교통사고, 다양한 무기에 의한 공격 또는 낙상으로 인해 발생할 수 있다. 가장 흔히 볼 수 있는 안구 손상은 안와 주위 타박상 또는 멍든 눈이다. 이 손상은 일반적으로 심각하진 않지만, 출혈, 전방출혈 또는 기저 두개골 골절과 같은 더 심각한 손상에 대해 환자를 평가해야 한다. 증상에는 일반적으로 눈꺼풀의 반상출혈이 포함되어 시야 확보가 매우 어려울 수 있다. 안구가 손상되지 않은 경우 안와 골절 및 전방출혈 가능성을 배제한다. 얼음찜질, 머리 올리기, 안심시키기와 같은 치료적 중재가 시작된다. 단순 안와주위 반상출혈은 보통 2~3주 내에 해결된다.

안와 골절 Orbital fractures

안와 골절은 안와 바닥과 안와 가장자리의 뼈를 포함한 골절이다. 파열 골절이라고도 하는 안와저 골절은 심각하며 일반적으로 눈의 직접적인 둔한 외상으로 인해 발생한다. 파열 골절은 직접적인 외상으로 안와 바닥 골절지점까지 안압을 증가시킬 때 발생한다. 안와 내용물이 상악동이나 사골동으로 탈출하여 하직근에 문제가 올 수 있다. 파열 골절은 안와주위 반상출혈, 결막하출혈, 안와주위 부종, 안구돌출, 위를 향한 시선, 복시를 호소하는 병력 및 관찰에 의해 진단된다. 후자의 3가지 상태는 하직근과 사근이 골절 결함에 의해 탈출되어 있는 경우에 발생한다. 컴퓨터 단층촬영(CT) 스캔은 안와 골절의 진단에 가장 자주 사용된다. 안면 방사선 사진은 거의 사용되지 않는다. CT 스캔이나 자기공명영상은 일반 방사선 사진보다 근육 포착에 더 도움이 된다.

안와 골절은 시각 장애나 안구 손상이 없는 한 눈의 응급 상황으로 간주되지 않는다. 외과적 개입은 일반적으로 7~10일 내에 부기가 해소될 때까지 연기된다. 눈 부상이 없는 환자는 안과 의사에게 의뢰되어 보존적 치료를 받을 수 있다. 부비동과 관련된 골절이 있는 환자는 항생제 처방을 받아야 한다. 퇴원 시 환자에게 얼음찜질을 하고 Valsalva 조작, 재채기 및 코 풀기(IOP를 증가시키는 활동)에 대해 주의하도록 지시한다.

전방출혈 Hyphema

전방출혈은 눈의 전방에 혈액이 축적되는 것을 말하며, 일반적으로 둔한 외상에 의해 이차적으로 발생한다(그림 33-4). 홍채의 혈관이 파열되어 전방의 투명한 수용액이 누출될 때 발생하며 일반적으로 통증이 있다. 전방출혈은 매우 미세한 크기부터 전방의 전체 침범에 이르기까지 다양하다. 혈액 응고물질이 큰 경우에는 안방수 흐름을 방해하고 이차적으로 녹내장을 유발할 수 있다. 전방출혈이 있는 환자는 안과 의사의 평가가 필요하다.

전방출혈의 증상에는 통증, 광 공포증 및 흐린 시력이 포함된다. 전안방의 혈액은 눈동자가 밝은 환자에서는 쉽게 볼 수 있지만 눈동자가 어두운 환자에서는 보기가 매우 어려울 수 있다. 환자의 의식 수준이 변경된 경우 최근의 두부 손상을 의심한다. 출혈 장애, 당뇨병, 항응고 요법, 신장 질환, 간 질환 또는 겸상적혈구 질환이 있는 환자는 합병증의 위험이 증가한다. 따라서 이러한 환자는 출혈 증가에 대해 주의 깊게 모니터링해야 한다. 전방출혈의 가장 흔한 합병증은 재출혈로 환자의 30%에서, 일반적으로 2~5일 이내에 발생하지만 초기 손상 후 14일까지 발생할 수 있다. 다른 합병증으로는 각막 혈액 염색, 이차 급성 녹내장, 시력 상실 및 눈 상실이 있다. 전방출혈의 관리에는 침대 머리를 30~45도 올린 상태에서 안정을 취하거나 지속적으로 재출혈이 있는지 모니터링하면서 활동에 제한을 한다. 눈에 안대를 적용할 수 있다. 보존적 치료는 합병증 위험이 낮은 환자, 어린이 및 노인에게 고려된다. 치료의 불이행 가능성을 가진 환자의 경우 입원을 고려해야 한다. 약리학적 관리는

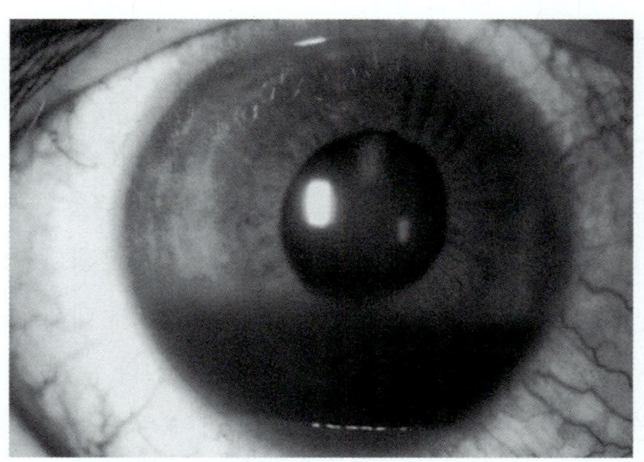

그림 33-4 외상성 전방출혈

(From Abrams D. *Ophthalmology in Medicine: An Illustrated Clinical Guide.* St Louis, MO: Mosby; 1990.)

다양하며, 종종 부종과 안압 상승을 조절하고 재출혈 위험을 줄이기 위해 조절마비제, 스테로이드 및 항녹내장 약물을 사용한다. 현재의 치료 약물이 효과가 있다는 강력한 근거가 없기 때문에 전방출혈의 치료를 둘러싼 논란이 있다. 국소 비스테로이드성 항염증제(NSAID)는 통증과 염증을 감소시키고 경구 진통제의 필요성을 줄이는 것으로 입증되었다. 전방출혈이 있는 모든 환자는 후속 조치를 위해 안과 의사에게 의뢰해야 한다.

결막하 출혈 Subconjunctival hemorrhage

결막하 출혈은 외관상 환자를 놀라게 하지만 무해한 눈의 질환이다. 일반적으로 기침, 재채기 또는 Valsalva와 같은 사소한 외상으로 인해 발생한다. 이 상태는 결막 아래의 작은 혈관이 파열되어 출혈을 일으킬 때 발생한다(그림 33-5). 증상에는 공막에 통증이 없고 선홍색의 결막을 만든다. 대부분의 환자는 일반적으로 거울을 볼 때 놀라며 결막하 출혈을 발견한다. 결막하 출혈은 심각하지 않지만 안면 외상이 있고 출혈이 후방으로 추적되는 경우 안와 골절의 가능성을 나타낼 수 있다. 외상성 결막하 출혈에는 치료가 필요하지 않다. 혈액은 일반적으로 2~3주 안에 재흡수된다.

관통 외상 Penetrating Trauma

눈에 대한 관통 부상은 작업이나 놀이 중에 발생할 수 있으며 종종 보호 안경의 미착용과 관련이 있다. 부상은 각막과 같은 표면 구조에 영향을 미치거나 안구의 손상을 수반할 수 있다.

눈 주위 상처 Periorbital wounds

눈 주위 상처는 눈꺼풀과 주변 조직의 손상을 포함한다. 조직은 눈 가까운 곳에 위치하므로 상처는 안구 관통을 주의 깊게 관찰해야 한다. 부상의 기전에 따라 이물질에 대한 주의 깊은 검사가 이루어져야 한다. 열상에 대한 치료적 중재는 부종이 발생하기 전에 상처 가장자리에 조심스럽게 접근하여 빠르게 봉합하는 것이다. 큰 열상이나 조직이 탈락된 손상의 경우 성형 외과 의사의 협진이 권장된다. 현장 초음파는 부종 및 반상출혈로 인해 검사가 어려울 때 이물질을 식별하고 눈 구조의 손상을 진단하는 데 도움이 될 수 있다.

안구 파열 Globe rupture

안구 파열은 둔상 또는 관통상으로 인한 안과적 응급 상황이다. 파열은 안구 구조의 약화 지점, 일반적으로 안구 외근육 또는 각막 공막 접합부(윤부)의 찔림에서 발생한다. 칼, 막대기 또는 총알과 같은 날카로운 물체로 구멍을 뚫어 안구를 관통하는 부상을 입는다. 둔한 힘에 의한 손상은 IOP의 급격한 상승으로 이차적으로 안구 파열을 일으킨다.

안구 파열의 징후와 증상에는 비정상적으로 깊고 얕은 전안방, 변화된 빛에 대한 지각, 전방출혈, 때때로 유리체 출혈이 있다(그림 33-6). 동공은 천공 지점에 눈물방울 모양을 하고 있다. Seidel 테스트는 다량의 플루오레세인(형광 염색약)을 주입하여 수행된다. 어두운 줄무늬가 플루오레세인의 흐름을 방해하면 안구 파열로 진단된다. 통증과 메스꺼움은 적극적으로 치료해야 한다. 심한 통증이나 구토는 안압을 증가시키고 안구 내 내용물이 배출될 위험이 있다.

그림 33-5 결막하 출혈

(From Stein HA, Slatt BJ, Stein RM. *The Ophthalmic Assistant.* 7th ed. St Louis, MO: Mosby; 2000.)

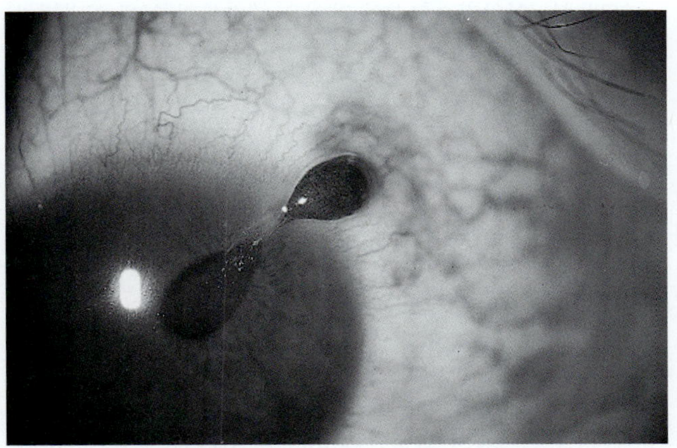

그림 33-6 안구 파열

(From Auerbach PS. *Wilderness Medicine.* 5th ed. St Louis, MO: Mosby; 2007. Courtesy Steve Chaflin, MD, University of Texas Health Science Center, San Antonio, TX.)

안구 파열이 의심되면 눈에 대한 도수 조작을 피해야 한다. 찔린 물체가 있으면 제거하지 않는다. 가능하면 안구를 고정한다. 자세한 검사는 안과 의사가 도착할 때까지 수행되지 않는다. 이 기간 동안 CT 스캔을 할 수 있다. 적절한 검사를 수행하기 위해 전신 마취가 필요할 수 있다. 안구 파열이 의심되는 경우 점안액을 사용해서는 안 된다. 파상풍 예방 접종을 확인하고 환자가 안과 의사를 기다리는 동안 보호막이나 기타 보호 장치를 영향을 받은 눈 위에 놓을 수 있다. 영향을 받지 않은 눈도 패치를 적용하여 영향받은 눈의 안구 움직임을 최소화해야 한다. 환자를 금식상태로 유지하고 수술을 준비한다.

표재성 외상 Superficial Trauma

각막 찰과상 Corneal abrasion

각막 찰과상은 응급실에서 흔히 볼 수 있는 부상이다. 각막은 먼지, 콘택트 렌즈 또는 기타 이물질이 상피를 긁거나, 벗겨지면 손상된다. 각막 손상은 표재성 각막 신경을 노출시켜 눈물, 눈꺼풀 경련 및 통증을 유발한다. 환자는 일반적으로 이물감, 빛 공포증, 급성 통증을 호소한다.

국소 마취제 한 방울을 점적하면 시력을 평가하는 데 도움이 된다. 또한 이물감을 완화하고 통증을 감소시킨다. 이물질이 있는지 확인하기 위해 윗 눈꺼풀을 뒤집어야 한다. 형광염색으로 진단하고 코발트광과 검안경으로 검사한다. 찰과상이 크면 모양체 경련을 줄이기 위해 조절마비제가 처방될 수 있다. 그러나 이 치료를 뒷받침하는 근거는 없다. 국소 NSAID의 적용은 눈의 치유를 방해하지 않고 처음 24~48시간 동안 통증 완화에 효과적임을 보여준다. 국소 항생제는 일반적으로 2차 감염을 예방하기 위해 처방된다. 안대는 권장하지 않는다. 상처는 24시간 내에 재평가되어야 한다.

각막 열상 Corneal lacerations

각막 열상은 각막 찰과상과 유사하게 나타난다. 작거나 클 수 있으며 작은 열상은 각막 찰과상으로 처리하거나 각막 밴드 보조기를 사용할 수 있다. 더 큰 각막 열상은 안구내 내용물의 완전성을 보존하기 위해 수술이 필요할 수 있다. 각막 열상은 앞서 설명한 Seidel 검사로 식별된다. 이러한 환자에게는 안과 상담이 필요하다.

이물질 Foreign Body

결막/각막 이물질 Conjunctival/corneal foreign body

이물질이 남아 있는 환자는 각막 찰과상과 유사한 증상을 호소한다. 이물질은 대부분 흙이나 먼지이다. 생리 식염수로 씻어낼 수 있다. 국소 마취제를 사용하면 위쪽 눈꺼풀을 접는 것을 포함하여 간호사가 눈을 검사하는 데 도움이 된다. 이물질이 보이면 종종 멸균 식염수를 적신 면봉으로 이물질을 제거할 수 있다.

결막과 각막에 이물질이 의심되는 경우 이물질의 정체(환자가 눈에 있다고 믿는 것)를 확인한다. 고속 발사체의 경우는 안구 내 이물질에 대해 강력히 의심해야 한다. 유기성 이물질은 감염률이 높은 반면 금속성 이물질은 12시간 이내에 제거하지 않으면 녹이 슬게 된다. 불활성 이물질은 감염을 일으키지 않지만 관통 위험이 더 크다.

마른 면봉을 각막에 사용하면 큰 각막 결손이 생길 수 있으므로 절대 사용하지 않는다. 이물질이 각막에 있으면 국소 마취제를 바르고 25~27게이지 바늘을 접선각으로 사용하여 이물질을 제거한다. 이물질이 깊게 박혔을 경우에는 제거 또는 후속 조치를 위해 안과 의사에게 의뢰된다. 이물질을 제거한 후 각막에 다른 이물질, 철성분의 녹(rust ring) 또는 각막 찰과상이 있는지 주의 깊게 검사해야 한다. 눈 천공기(burr drill)은 또한 rust ring을 제거하는 데 사용되며 각막에 붙어 있는 이물질을 제거하는 데 사용할 수 있다. 이후 각막 찰과상을 치료한다. 환자에게 rust ring이 있는 경우 24시간 이내에 안과 진료를 볼 수 있도록 의뢰를 해야 한다.

안구내 이물 Intraocular foreign body

안구내 이물은 일반적으로 작고 쉽게 간과된다. 진입 장소가 작아 찾기 어려울 수 있다. 안구내 이물질이 강력히 의심되면 손상에 대한 적극적인 평가가 필요하다. 많은 환자가 약간의 불편함만 경험한다. 시력이 현저히 감소하거나 정상일 수 있다. 눈동자가 고양이 눈 모양을 하고 있으면 이는 안구가 파열되었음을 나타낼 수 있다. 안과 초음파 또는 CT 스캔은 이물질을 진단하고 찾는 데 도움이 될 수 있다. 안구내 이물이 있는 환자의 90% 이상은 수술이 필요하다. 시력을 보존하고 추가 부상이나 감염을 예방하려면 이물질을 제거하기 위한 즉각적인 외과적 중재가 필요하다.

안구 화상 Ocular Burns

안구 화상은 환자의 시력에 즉각적인 위협이 된다. 눈 화상은 화학 물질, 화재 또는 가전 제품과 같은 열원 또는 방사선으로 인해 발생할 수 있다. 원인에 관계없이 이러한 부상은 심각한 불편함을 유발하고 시력 손상 또는 상실로 이어질 수 있다. 변연 세포는 각막 상피를 복구하고 유지한다. 변연부 허혈로 이어지는 화상은 시력에 영구적인 손상을 일으키고 눈을 손상시킨다.

화학적 외상 Chemical trauma

화학적 화상은 모든 안구 응급 상황 중 가장 긴급한 상태이다. 산, 알칼리 또는 석유 기반 제품으로 인한 화학적 화상은 가정과 직장에서 발생한다. 이러한 물질, 특히 알칼리는 눈에 치명적인 영향을 미친다. 산성 화상은 조직을 변성시켜 각막에 즉각적인 손상을 일으켜 각막이 희고 불투명하게 보인다. 산은 접촉 시 중화되기 때문에 초기 영향 후 추가 손상이 발생하지 않는다. 반대로 콘크리트, 가성소다, 배수 세정제와 같은 알칼리도 각막을 혼탁하게 만든다. 그러나 알칼리는 물질이 제거될 때까지 계속 침투하여 각막을 손상시킨다. 그러므로 신속하고 충분한 세척이 필요하다. 생리 식염수 또는 젖산 링거 용액으로 세척하는 것이 바람직하지만 쉽게 구할 수 없는 경우 수돗물을 사용할 수 있다.

알칼리성 화상의 경우, 안구 pH가 약 7.5~8에 도달할 때까지 세척을 계속해야 한다. 최소 30분 동안 2 L의 액체로 세척하는 것이 표준이며 간호사는 초기 세척 중 및 후에 주기적으로 pH를 측정해야 한다. 환자는 국소 항생제를 투여받아야 한다. 비경구 또는 경구 마약성 진통제도 권장된다. 적절하게 파상풍 예방 접종을 실시한다. 모든 안구 화상에 대해 안과 상담을 받고 의료 관리에 대한 지침을 받아야 한다.

열 화상 Thermal burns

열 화상은 눈꺼풀에 영향을 미치지만 반사적인 눈꺼풀 폐쇄로 인해 안구를 침범하는 경우는 드물다. 열 화상은 신체에서 발생하는 다른 화상과 유사하게 처리된다. 눈꺼풀이 손상되어 제대로 닫히지 않으면 안구가 손상되지 않도록 특별한 주의를 기울여야 한다. 눈꺼풀에 화상을 입으면 눈꺼풀 구축을 유발할 수 있으며, 이는 변형을 일으키고 시력에 영향을 준다. 치료에는 종종 국소 항생제, 인공 눈물, 국소 스테로이드가 포함된다.

방사선 화상 Radiation burns

방사선 화상은 자외선 또는 적외선이 원인일 수 있다. 화상의 심각도는 파장과 노출 정도에 따라 다르다. 자외선 화상은 용접공, 스키 타는 사람, 빙벽 등반가, 해변에서 책을 읽는 사람, 태양빛을 사용하는 사람에게 발생한다. 자외선은 각막에 흡수되어 각막염, 결막염 또는 둘 다를 유발한다. 통증, 눈물, 눈부심, 이물감이 보통 노출 후 8~12시간 후에 시작된다. 자외선 화상은 모든 안구 화상 중에서 가장 고통스러운 것으로 간주된다. 시력은 일반적으로 감소한다. 치료적 중재에는 국소 NSAID 및 항생제, 모양체 경련을 줄이기 위한 조절마비약제 및 빛을 피하는 방법이 (예: 선글라스) 포함된다. 각막은 일반적으로 잔여 흉터 없이 24시간 이내에 치유된다. 플루오레세인 염색을 이용한 검안경 검사는 각막 표면에 작은 점처럼 보이는 표면의 점상 각막염을 보여준다.

적외선 화상은 방사선 화상보다 더 심각하지만 주로 보호 안경을 사용하기 때문에 흔하지 않다. 과거에는 적외선 부상이 일식과 원자 폭탄 폭발과 관련이 있었다. 그러나 최근 몇 년 동안 레이저는 적외선 화상을 일으키는 원인이 되었다. 레이저 포인터를 눈에 비추면 황반에 구멍이 생겨 망막이 손상된다. 시력은 며칠에서 몇 주에 걸쳐 악화된다. 구멍을 닫고 시력을 회복하려면 수술이 필요하다.

눈과 관련된 의학적 문제

Medical Problems Involving the Eye

응급실에 나타나는 많은 안과 문제는 외상과 관련이 없다. 문제는 경미한 불편감일 수도 있고 환자의 시력에 심각한 위협이 될 수도 있다. 응급실에서 볼 수 있는 가장 일반적인 의학적 상태는 다음 절에서 설명되어 있다.

감염 Infections

눈꺼풀 감염 Lid infections

다래끼/맥립종 Hordeolum

다래끼라고 불리는 맥립종은 짜이스선(Zeis gland) 또는 몰선(Moll gland)의 속눈썹 기름샘의 감염이다. 환자는 작은 외부 농양, 통증, 발적 및 부기가 발생한다(그림 33-7). 치료 중재에는 자연적으로 농양이 터질 때까지 하루에 4번 온찜질을 하는 것이 포함된다. 온찜질 후 마사지하면 막힌 관의 배출이 촉진된다. 마사지는 농양을 짜지 않고 부드럽게 해야 한다. 짜는 것은 감염을 퍼뜨리고 상태를 악화시킬 수 있기 때문이다. 상태가 항생제 투여를 포함한 보존적 치료에 반응하지 않는 경우, 절개 및 배액을 고려하여 환자를 안과 의사에게 의뢰해야 한다.

콩속다래끼/산립종 Chalazion

산립종은 마이봄선의 만성 육아종성 염증에 의해 발생하는 속다래끼이다(그림 33-8). 환자는 보통 몇 주 동안 통증이 없고 국소적인 부기를 나타낸다. 산립종(chalazion)은 급성 염증이 없다는 점에서 맥립종(hordeolum)과 구별된다. 치료 옵션에는 스테로이드 주사 또는 외과적 절개 및 소파술이 있다.

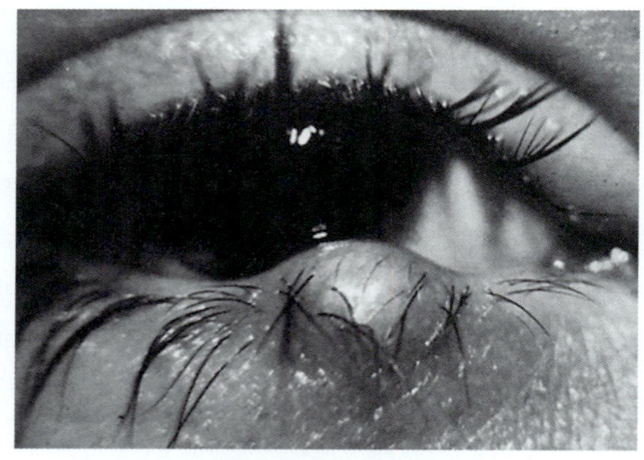

그림 33-7 아래눈꺼풀의 급성 다래끼/맥립종

(From Newell FW. *Ophthalmology: Principles and Concepts*. 8th ed. St Louis, MO: Mosby; 1996.)

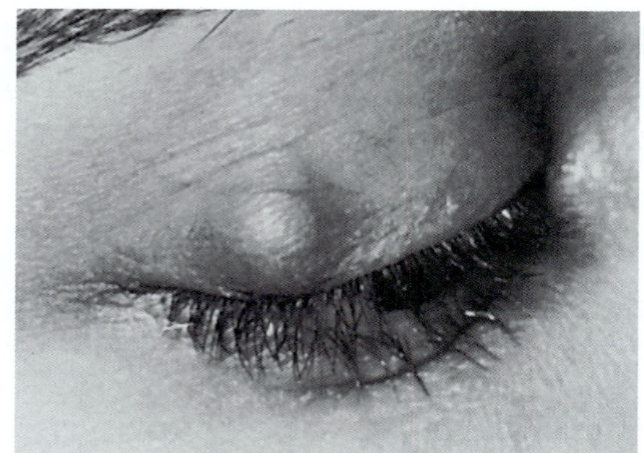

그림 33-8 상안검 마이봄선의 만성 산립종

(From Newell FW. *Ophthalmology: Principles and Concepts*. 8th ed. St Louis, MO: Mosby; 1996.)

각막 감염 Corneal infections

각막염 Keratitis

각막염은 각막 염증의 총칭이다. 염증은 박테리아, 진균 또는 원생동물 감염 또는 각막 궤양에 의해 유발될 수 있다. 종종 콘택트 렌즈 사용과 관련이 있다. 각막은 빛에 민감하고 붉어지며 심하게 눈물을 흘리고 통증이 있다. 전형적인 증상은 결막염, 통증, 광선 공포증, 점액 분비물 및 시력 저하이다. 전방에 고름(hypopyon)이 있을 수도 있다. 감염의 특정 원인을 확인하려면 배양 및 감수성 검사를 확보해야 한다.

치료 중재에는 온찜질, 광범위한 항생제 및 국소 항균제가 포함된다. 가장 심한 경우에는 스테로이드가 효과적인 치료법이다. 눈에 안대는 하지 말아야 한다. 미생물 감수성을 확인하고 추가 합병증을 예방하기 위해 24시간 이내에 안과 의사에게 진료를 의뢰해야 한다.

바이러스성 각결막염 Viral keratoconjunctivitis

바이러스성 각결막염은 아데노바이러스에 의해 가장 흔하게 발생하는 급성 결막염 및 각막염이다. 환자는 눈의 충혈, 눈물, 통증을 호소한다. 광 공포증은 며칠 후에 발생할 수 있다. 눈꺼풀과 결막이 부어오른다. 성인의 경우 이 상태는 눈에만 국한된다. 그러나 소아는 발열, 인두염 및 설사를 일으킬 수 있다. 치료적 중재는 불편함을 관리하기 위한 수액요법과 처방전 없이 가능한 해열제 등을 사용하는 일반적인 증상완화요법이다. 항생제는 바이러스 감염에 효과가 없다. 병원체의 현장신속검사는 진단을 돕고 치료를 제시한다.

국소 항바이러스제의 효과에 대한 연구는 진행 중이다. 바이러스성 결막염과 각결막염 감염은 쉽게 퍼진다. 질병의 추가 전파를 방지하기 위해 환자, 가족, 동료 및 의료인은 감염된 눈을 만지지 않고 철저한 손 씻기를 수행하는 것이 중요하다. 환자에게 사용되는 모든 기구는 멸균되어야 한다.

단순포진 Herpes simplex

단순포진 감염은 눈꺼풀, 결막 및 각막에 영향을 줄 수 있다. 증상으로는 묽은 분비물, 작열감, 이물감이 있다. 피부 침범에는 수포 병변이 포함된다. 결막에 염증이 생긴다. 플루오레세인 염색은 각막 수상돌기를 드러낸다. 눈꺼풀과 결막의 발진은 경구 및 국소 항바이러스제로 치료할 수 있다. 스테로이드는 금기이다.

눈 대상포진 Herpes zoster ophthalmicus

눈 대상포진은 삼차신경의 안과 영역에서 대상포진을 나타낸다. 환자는 영향을 받은 피부절을 따라 수포가 발생되기 전에 종종 발열, 피로 및 권태감의 전구 증상을 보인다. 종종 이마의 절반에 상당한 통증과 두피 압통이 있다. 코끝이 침범되면 안구 침범 가능성이 높아진다(Hutchinson's sign). 표준 중재에는 국소 상처 치료, 진통제 및 항바이러스 요법이 포함된다. 안구 침범에는 국소 스테로이드가 처방될 수 있으며 병변의 이차 세균 감염에는 항생제가 필요할 수 있다. 항바이러스제 투여는 이상적으로는 수포 발진 후 72시간 이내에 권장된다. 대상포진 후 신경통이나 시력 상실을 포함한 합병증이 발생할 수 있다. 대상포진 감염은 예방 접종으로 예방할 수 있다.

결막염 Conjunctivitis

결막염은 응급실에서 가장 흔히 볼 수 있는 안과적 문제이며 박테리아, 바이러스, 화학 및 알레르기와 같은 여러 병인학적 원인이 있다. 바이러스성 및 세균성 결막염은 전염성이 강하며 환자들은 종종 밀접 접촉도 영향을 받는다고 보고한다.

바이러스성 결막염이 가장 흔하며 최대 80%를 차지한다. 바이러스 감염으로 인한 눈의 분비물은 투명하거나 묽다. 감염은 오염된 손이나 개인 물품 또는 수영장 및 온수 욕조의 물을 통해 쉽게 퍼진다. 바이러스 감염의 경우 환자는 림프절병증, 양측 안구 감염, 발열 또는 인후통을 나타낼 가능성이 더 크다. 항바이러스제는 효과가 없는 것으로 나타났지만 항히스타민제 안약과 인공 눈물이 증상 완화에 도움이 될 수 있다. 종종 세균성으로 오진되어 항생제로 부적절하게 치료되는 바이러스성 결막염은 환자가 약물 점적하면서 한쪽 눈에서 다른 쪽 눈으로 바이러스를 퍼뜨릴 수 있어 항생제 치료에 의해 악화될 수 있다.

세균성 결막염은 일반적으로 황록색의 화농성 분비물을 나타내며 분비물은 눈 밖으로 배출된다. 종종 눈의 분비물은 잠자는 동안 건조되어 깨어났을 때 눈을 뜨기 어렵게 만든다. 눈의 분비물은 바이러스, 세균 및 알레르기 결막염을 구별하는 데 도움이 될 수 있다. 화농성 또는 점액 화농성 배액은 세균 감염을 시사한다. 세균성 결막염 감염은 *Streptococcus pneumoniae*, *Staphylococcus aureus*, *Moraxella* 및 *Haemophilus* 균에 의해 유발될 수 있다. 증상은 대부분 일측성으로 나타난다. 퇴원 교육에는 편안함을 위해 온찜질을 사용하고 엄격한 손 위생을 준수하는 방법이 포함된다.

*Neisseria gonorrheae*에 이차적인 결막염은 드물지만 치료되지 않은 임질 감염에 노출된 산모와 신생아에서 볼 수 있다. 환자는 붉어지고 부어오른 결막과 많은 양의 화농성 배액을 나타낸다. 미생물 검사에서 *N. gonorrheae*의 존재로 진단된다. 치료는 근육 내 세프트리악손(ceftriaxone)과 경구 아지트로마이신(azithromycin) 요법을 포함한 전신 성병에 대한 지침을 따른다. 임질 결막염은 안구 손상을 일으켜 시력 상실을 유발할 수 있으므로 환자는 세심한 안과 추적 관찰을 받아야 한다. 신생아는 비경구 항생제 치료와 면밀한 모니터링을 위해 입원해야 한다. 산모도 치료를 받아야 한다.

알레르기 결막염은 일반적으로 눈물을 흘리고 눈꺼풀이 가렵게 만드는 알레르기원에 의해 발생한다. 치료는 항히스타민제, 충혈 완화제 및/또는 비스테로이드제가 함유된 안약으로 구성될 수 있다.

포도막염/홍채염 Uveitis/iritis

포도막염/홍채염은 홍채, 모양체 및 맥락막을 포함한 포도막관의 염증이다. 포도막 염증은 일반적으로 포도막 관의 앞쪽 부분에 영향을 미치며 홍채염으로 분류된다. 염증, 감염 또는 외상으로 인해 발생할 수 있다. 환자는 시력 저하, 광 공포증, 대광빛 반사와 함께 통증, 충혈된 눈, 과도한 눈물을 호소한다. 초기 치료에는 눈부심과 염증을 완화하기 위한 조절 마비제 및 국소 스테로이드가 포함된다. 그러나 전방 포도막염과 홍채염은 안과 의사가 평가해야 한다. 바이러스성 포도막염은 대상포진 또는 수두 대상포진에 의해 발생할 수 있다. 매독 혈청검사는 세균성 포도막염에서 매독 감염을 배제하는 데 유용하다.

안와 봉와직염 Orbital cellulitis

안와 중격 깊숙한 곳의 감염인 안와 봉와직염(그림 33-9)은 생명을 위협할 수 있다. 일반적인 원인은 *S. pneumoniae*, *S. aureus* 및 *Haemophilus influenzae*이며 종종 안와 감염은 부비동 감염에 이차적으로 나타난다. 증상에는 통증, 발열 및 손상된 EOM이 포함된다. 손상된 EOM은 안와 봉와직염과 안구 봉와직염을 구별하는 중요한 단서가 된다. 안와주위 봉와직염에서는 외안근의 손상이 없다.

안와의 세균 감염은 시력을 위협하고 생명을 위협할 수 있다. 연구에 따르면 안와 봉와직염에서 호기성 및 혐기성 병원체가 혼합되는 경향이 있는 것으로 나타났다. 또한 MRSA (methicillin-resistant *Staphylococcus aureus*)를 비롯한 악성 항생제 내성 세균의 출현으로 광범위한 항생제 치료가 권장된다. 감염된 부비동의 배액을 촉진하기 위해 비강 스프레이도 권장된다. 환자는 발열, 오한, 혼수, 두통과 같은 전신 감염의 징후와 증상을 평가해야 한다. 드문 경우지만 감염이 해면정맥동으로 퍼지고 생명이나 시력에 위협이 될 수 있다. 안와 봉와직염의 진단이 의심되거나 확인된 환자는 즉각적인 안과 상담이 필요하다.

망막 응급 상황 Retinal Emergencies

중심 망막 동맥 폐색 Central retinal artery occlusion

중심 망막 동맥 폐색(CRAO)은 때때로 눈 뇌졸중이라고 한다. 진정한 의료 응급 상황이며 대부분의 경우 혈전에 의한 동맥 폐색은 망막 허혈을 유발한다. 심장 질환, 고혈압 또는 뇌졸중의 병력이 있는 환자는 위험이 증가한다. 안압을 낮추기 위해 약물이나 혈관 확장 기술(예: 종이 봉지에 불어넣

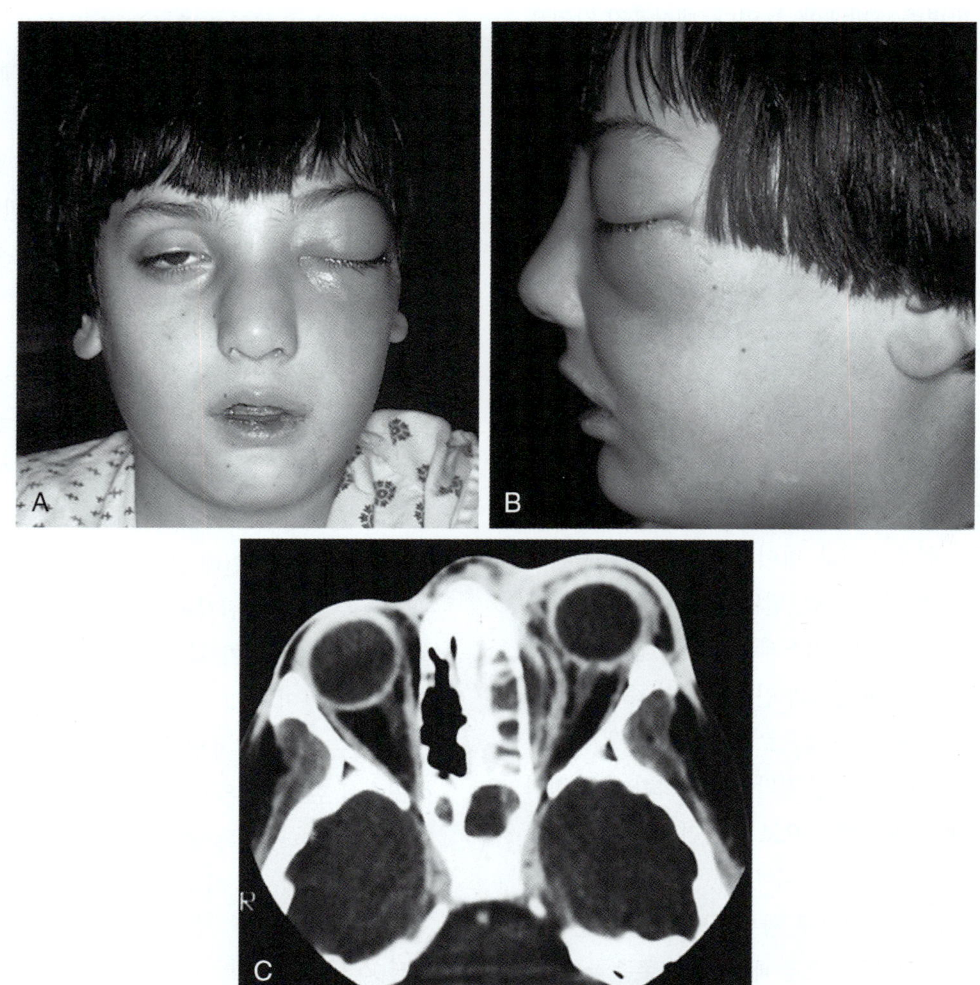

그림 33-9 **안와 봉와직염.** (A, B) 아동은 열이나고 독성이 심하고 기면이 심했으며 심한 안와 및 안와 뒤 통증을 경험하고 제한된 안구 운동 범위를 보였다. (C) 컴퓨터 단층촬영 스캔은 골막하 농양에 의한 안구 및 안와 내용물의 부종, 안구 돌출 및 측면의 변위를 보여준다.
(From Zitelli B, Davis H. *Atlas of Pediatric Physical Diagnosis.* 4th ed. St Louis, MO: Mosby; 2002.)

기) 및 안구 마사지와 같은 보존적 치료는 시력 회복에 신뢰할 수 있는 것으로 보이지 않는다. 전신 섬유소 용해 요법의 사용에 대한 초기 연구는 긍정적이다. 망막순환을 회복하는 것은 시간에 민감하여 즉각적인 중재가 필수적이다.

망막 박리 Retinal detachment

망막 박리는 망막이 찢어지고 유리체액이 망막과 맥락막 사이에 스며들 때 발생한다. 망막의 정상적인 기능은 빛을 감지하고 시신경에 자극을 보내는 것이다. 망막이 찢어지면 혈액, 산소 및 영양소의 순환 장애로 인해 망막이 빛을 인식할 수 없게 된다. 환자는 시야에서 "번쩍이는 불빛", "떠다니는 것", "베일" 또는 "커튼 효과"로 인해 불편할 수 있다. 진단은 진단 영상과 함께 환자의 병력 및 증상에 의해 이루어진다. 초기 연구에 따르면 침상에서 진행되는 안구 초음파 검사는 망막 박리를 진단하는 데 매우 정확한 것으로 나타났다.

녹내장 Glaucoma

녹내장은 전 세계적으로 실명의 주요 원인이며 개방각 녹내장 또는 폐쇄각 녹내장으로 특징지어진다. 미국에서는 녹내장 진단을 받은 환자의 80% 이상이 개방각 질환을 앓고 있다. 그러나 폐쇄각 녹내장은 심각한 시력 손상이나 시력 상실을 유발할 가능성이 더 크다. 위험성은 나이와 질병의 가족력에 따라 위험도가 증가한다. 녹내장으로 이어지는 안압 상승은 당뇨병과 심혈관 질환이 잘 조절되지 않는 경우에도 발생할 수 있다. 녹내장은 망막에 세포체가 있고 시신경에는 축삭이 있는 뉴런에 영향을 미치는 퇴행성 신경병성 질환이다. 녹내장은 방수가 전방에서 빠져나가지 못해 부피가 증가하고 안압이 상승할 때 발생한다. 정상적이고 건강한 눈에서 방수는 전안방을 떠나 슐렘관을 통해 혈관계로 들어간다. 녹내장의 경우 전방 압력이 증가하면 망막으로의 순환이 감소하고 시신경에 대한 압력이 증가한다.

조기 진단과 치료가 질병의 진행을 예방하는 데 가장 효과적이다. 결과적으로 증가된 압력은 결국 실명으로 이어진다. 직접 검안경 검사로 시신경 유두를 검사하면 질병이 의심되는 구조적 변화를 볼 수 있다. 환자는 안과 상담을 위해 의뢰되어야 한다. 광간섭 단층촬영(optical coherence tomography) 및 공초점 스캐닝 레이저 검안경을 포함한 새로운 기술은 증가된 IOP를 감지하고 조기 진단 및 시력 보호 중재를 촉진하는 데 효과적이고 신뢰할 수 있는 것으로 나타났다.

급성 폐쇄각 녹내장 Acute angle-closure glaucoma

일반적으로 천천히 그리고 증상 없이 진행되는 대다수의 개방각 녹내장과 달리, 원발성 급성 폐쇄각 녹내장(PACG, primary acute angle-closure glaucoma)은 갑자기 발생하고 두통, 메스꺼움 및 구토를 동반하는 중증의 갑작스러운 눈 통증이 특징이다. PACG는 진정한 안과적 응급 상황이다. 이는 방수가 동공의 후방에서 전방으로 흐르지 못하여 IOP가 빠르게 증가할 때 발생한다. PACG는 여성에게 더 흔하며 나이가 들수록 위험이 증가한다. 급성 폐쇄각 녹내장은 홍채 뿌리 근처의 전방각이 막힐 때 발생한다(그림 33-10). 안압이 60~70 mmHg를 초과하면 각막 내피, 수정체, 홍채, 시신경, 망막이 손상된다. 항구토제와 마약은 증상 관리에 유용할 수 있다. PACG는 레이저 홍채절개술로 치료한다. 레이저는 홍채에 구멍을 만들어 압력을 완화하여 동공 차단을 제거한다.

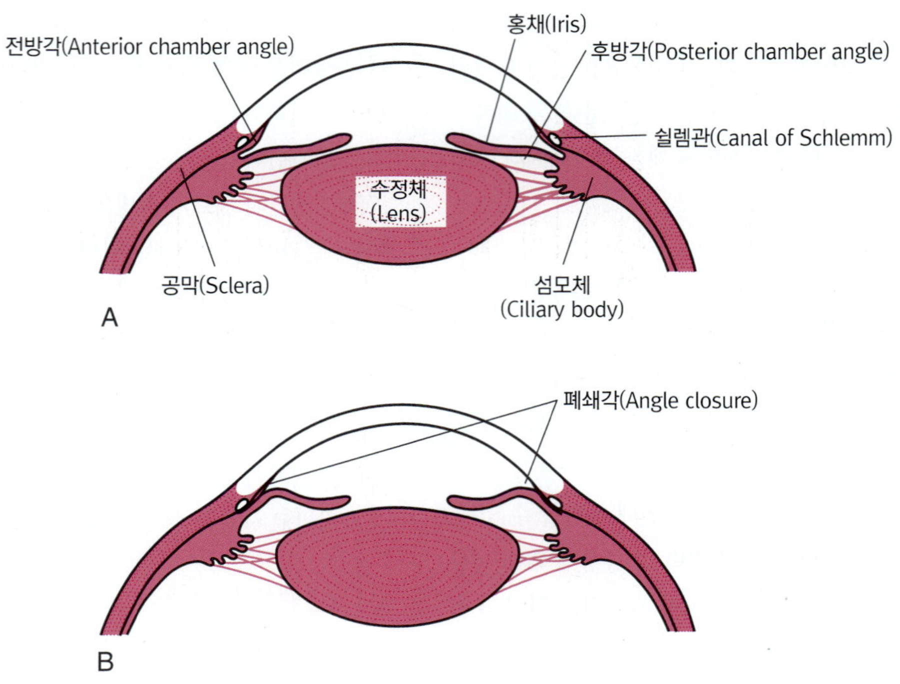

그림 33-10 정상 안구 각도(A)와 폐쇄각 녹내장의 비교(B)

요약

안과 질환이 있는 환자의 응급실 방문은 흔하지만 환자의 시력에 위협이 되는 실제 안과 응급 상황은 드물다. 눈과 안와 손상은 외상 검진 시 평가된다. 눈의 통증이나 자극을 유발하는 질병에는 많은 원인이 있으며 선호하는 치료는 지지 요법인 경우가 많다. 응급 간호사는 환자를 평가하고 간호하며 시력 상실의 실제 또는 잠재적 위험을 시사하는 질병이나 손상의 증상을 식별하는 데 도움을 줄 수 있고, 이는 환자의 눈 건강을 최상으로 보호하고 유지하기 위함이다.

UNIT V

외상 응급 간호

Trauma Emergencies

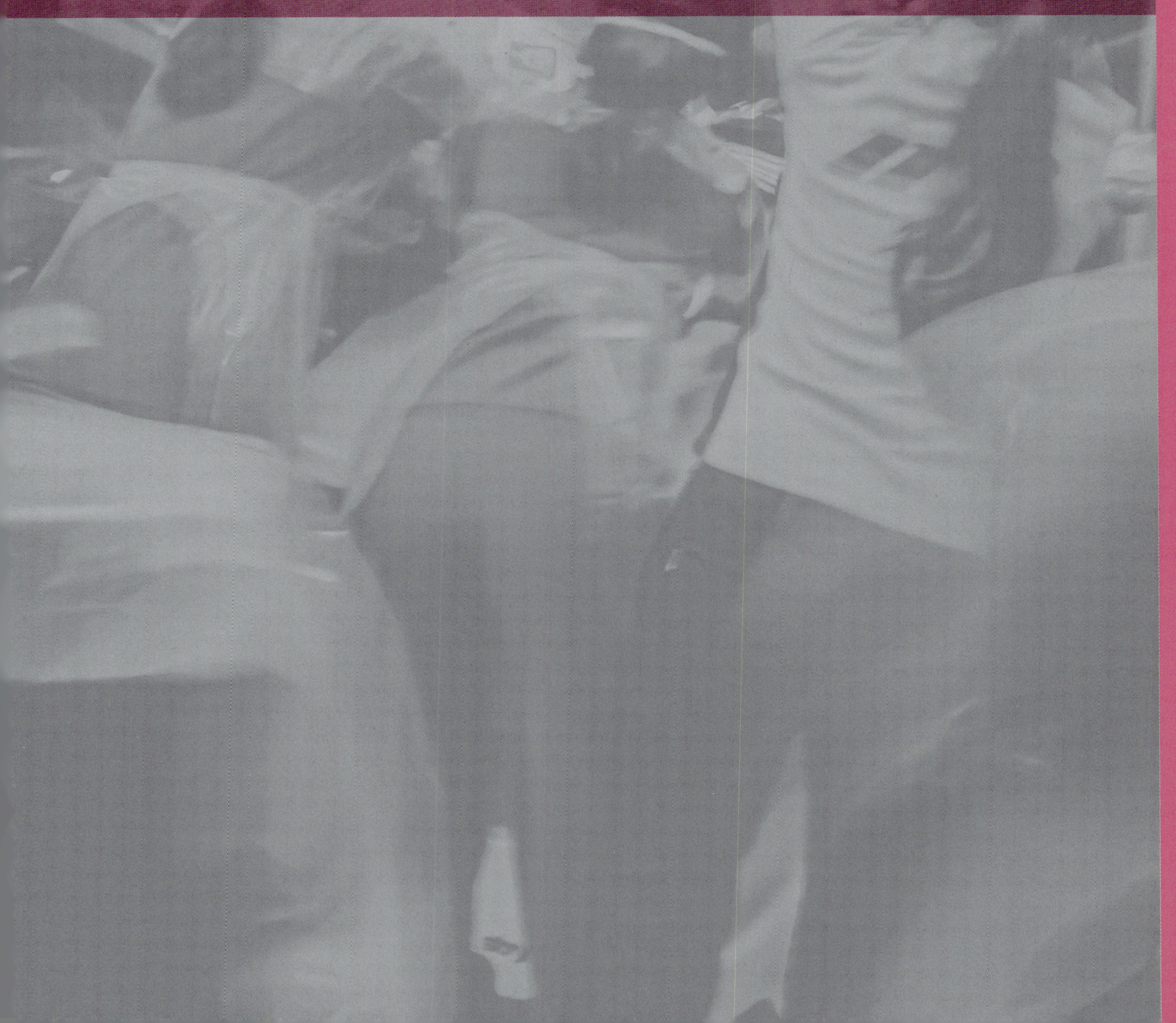

34

역학 및 부상의 기전

Epidemiology and Mechanisms of Injury

Cynthia Blank-Reid
Paul C. Reid

역학 및 부상 기전(MOI, mechanism of injury)은 별개의 학문이지만 외상 문헌을 보면 밀접하게 관련 있는 것을 알 수 있다. 역학은 인구 집단에서 질병의 원인, 분포 및 통제를 연구하는 의학의 한 분야이다. 손상의 범위는 발생률에 따라 정의되고 요인과 손상의 세부 유형에 따라 설명된다. 부상 기전은 에너지가 환경에서 개인으로 전달되는 방식에 대한 연구이다. MOI에 대한 이해는 의료 종사자가 부상, 진단, 치료 및 외상성 부상의 합병증을 예측할 수 있는 지식을 제공한다. 일반적인 부상 패턴은 특정 기전으로 관찰되며, 이 지식은 의심되는 부상을 신속하게 인지하는 데 도움이 될 수 있다. 즉시 사망하지 않는 한 부상자의 예후는 부상의 심각성뿐만 아니라 치료의 속도와 적절성에 달려 있다.

역학과 MOI에 대한 지식은 의료 제공자가 근거 기반 간호를 제공하는 것을 유형화하는 데 도움이 되고, 특정 위험에 노출되어 있는 인구 집단과 그들에게 특별한 예방프로그램을 제공해야함을 이해할 수 있도록 한다. 또한 시간이 지남에 따라 이러한 프로그램의 효과를 평가할 수 있는 기능을 제공한다. 외상환자를 간호하는 간호사는 예방의 필요성과 사망률과 이환율을 통제할 전략을 분명히 알고 있어야 한다. 외상을 임의의 예상치 못한 행동("사고")보다 예방 가능한 사건으로 인식하는 것은 예방 프로그램의 성공에 필수적이다. 이 장 전체에서 외상과 손상은 같은 의미로 사용된다.

역학 EPIDEMIOLOGY

외상의 역학은 사회 및 공공 정책, 입법 및 부상 예방 프로그램에 대한 의미 때문에 특히 중요하다. 문제의 범위를 이해하는 것은 법적, 환경적, 교육적 구제책을 성공적으로 계획하고 구현하는 데 핵심이 된다. 발병률, 유병률, 연령, 성별, 인종 또는 민족, 지리적 분포와 같은 데이터 요소 ; 이환율 또는 사망률은 역학적 감시의 원천이며 집계를 정량화하는 역할을 한다.

외상은 성별, 인종 또는 경제적 지위에 관계없이 모든 연령대의 미국인에게 주요 사망 원인으로 남아 있는 질병이다. 매년 수백만 명의 미국인이 부상을 입고 생존한다. 부상이 치명적이든 아니든 환자와 그의 가족, 친구 및 고용주는 모두 삶의 조정에 직면해야 한다. 미국질병통제예방센터(CDC)의 연령대별 10대 사망 원인인 **표 34-1**을 참고한다.

외상은 1세 이상 어린이와 45세 미만 성인의 주요 사망 원인이다. 외상은 노동력 손실의 주요 원인이기도 하다. 이는 노동력의 주요 연령에 있는 젊은 인구에게 주로 영향을 미치기 때문이다(**표 34-2** 참고). 외상성 부상과 관련된 막대한 사회적, 개인적, 경제적 비용은 외상을 미국의 주요 공중 보건 문제로 만든다.

미국 내 외상 Trauma in the United States

연령 Age

1세 미만 어린이의 경우, 치명적인 부상의 주요 원인은 압박 또는 조르기로 인한 의도하지 않은 질식이다. 1세에서 4세 사이의 사망 원인은 익사가 가장 많았고, 그다음이 자동차 충돌 사고(MVC, motor vehicle crashes)였다. MVC는 2세에서 24세 사이의 주요 사망 원인이다. 어린 아이들은 종종 MVC의 무고한 희생자가 된다.

MVC에 관련된 고연령(15~24세)의 높은 부상률은 다양한 요인이 있으며 종종 과속 운전, 주의 산만 운전, 악천후 또는 기타 도로 위험에 대한 경험 부족, 약물과 알코올을 병용하여 판단력이 흐려지고 위험을 감수하는 행동을 하는 것과 관련이 있다. 하지만 십대에 대한 통계는 변하고 있다. 2016년에 13세에서 19세 사이의 총 2,820명의 십대가 MVC에서 사망했다. 이는 1975년보다 68% 감소하고 2015년보다 3% 증가한 것이며, 이 연령대의 운전자는 주행 마일을 기준으로 볼 때 고령 운전자보다 충돌할 가능성이 4배 더 높은 것으로 나타났다. 그러나 십대 운전자는 다음과 같은 이유로 계속해서 위험이 높다.

- **경험 부족:** 종종 위험한 상황에서 위험을 인지하지 못하거나 과소평가하는 경우가 많다. 기술, 속도, 적색 신호에서 달리기, 불법 회전, 만취 운전자와 함께 운전, 술이나 약물 복용 후 운전 시 주의가 산만해질 가능성이 크다.
- **알코올 및 운전:** 연구에 따르면 MVC에서 사망한 십대 운전자의 25%가 혈중 알코올 농도(BAC, blood alcohol concentration)가 0.08% 이상으로 성인 운전자에 대한 법적 BAC 한도를 초과한다.
- **문자 메시지:** 미국 고등학생의 운전 중 문자 메시지 전송률은 최소 학습 허가 연령이 낮은 주와 학생 비율이 더 높은 주에서 더 높게 나타났다.

표 34-1 치명적 부상의 10가지 주요 원인(모든 인종 및 성별, 2016년 미국)

	연령 그룹										
순위	<1	1~4	5~9	10~14	15~24	25~34	35~44	45~54	55~64	65 +	합계
1	선천성기형 4,816	의도치 않은 부상 1,261	의도치 않은 부상 787	의도치 않은 부상 847	의도치 않은 부상 13,895	의도치 않은 부상 23,984	의도치 않은 부상 20,975	악성신생물 41,291	악성신생물 116,364	심장 질환 507,118	심장 질환 635,260
2	조산 3,927	선천성기형 433	악성신생물 449	자살 436	자살 5,723	자살 7,366	악성신생물 10,903	심장 질환 34,027	심장 질환 78,610	악성신생물 422,927	악성신생물 598,038
3	영아 돌연 사망 증후군 1,500	악성신생물 377	선천성기형 203	악성신생물 431	살인 5,172	살인 5,376	심장 질환 10,477	의도치 않은 부상 23,377	의도치 않은 부상 21,860	만성 하부 호흡기 질환 131,002	의도치 않은 부상 161,374
4	임신 합병증 1,402	살인 339	살인 139	살인 147	악성신생물 1,431	악성신생물 3,791	자살 7,030	자살 8,437	만성 하부 호흡기 질환 17,810	뇌혈관 121,630	만성 하부 호흡기 질환 154,596
5	의도치 않은 부상 1,219	심장 질환 118	심장 질환 77	선천성기형 146	심장 질환 949	심장 질환 3,445	Hormade 3,369	간질환 8,364	당뇨 14,251	알츠하이머 114,883	뇌혈관 142,142
6	태반 제대. 막 841	인플루엔자 폐렴 103	만성 하부 호흡기 질환 68	심장 질환 111	선천성기형 388	간질환 925	간질환 2,851	당뇨 6,267	간질환 13,448	당뇨 56,452	알츠하이머 116,103
7	세균성 패혈증 583	패혈증 70	인플루엔자 폐렴 48	만성 하부 호흡기 질환 75	당뇨 211	당뇨 792	당뇨 2,049	뇌혈관 5,353	뇌혈관 12,310	의도치 않은 부상 53,141	당뇨 80,058
8	호흡 곤란 488	주산기 60	패혈증 40	뇌혈관 50	만성 하부 호흡기 질환 206	뇌혈관 575	뇌혈관 1,851	만성 하부 호흡기 질환 4,307	자살 7,759	인플루엔자 폐렴 42,479	인플루엔자 폐렴 51,537
9	순환계질환 460	뇌혈관 55	뇌혈관 38	인플루엔자 폐렴 39	인플루엔자 폐렴 189	인간면역억제 바이러스 546	인간면역억제 바이러스 971	패혈증 2,472	패혈증 5,941	신장염 41,095	신장염 50,046
10	신생아출혈 398	만성 하부 호흡기 질환 51	양성신생물 31	패혈증 31	임신합병증 184	임신합병증 472	패혈증 897	살인 2,152	신장염 5,650	패혈증 30,405	자살 44,965

CDC Produced by: National Center for Injury Prevention and Control, CDC using WISQARS™.

Data source: National Vital Statistics System. National Center for Health Statistics. From Centers for Disease Control and Prevention, National Center for Injury Prevention and Control: Webbased Injury Statistics Query and Reporting System (WISQARS). 2016. http://www.cdc.gov/ncipc/wisqars.

65세 이상의 연령대는 미국 인구에서 가장 빠르게 늘어나는 연령층이다. 미국 인구가 고령화 됨에 따라 점점 더 많은 사람들이 취약해지고 가장 기본적인 필요를 충족시키기 위해 다른 사람들에게 의존하게 된다. 75세 이상의 개인은 부상으로 인한 사망률이 가장 높으며, 이는 취약한 건강 상태 및 기존의 의학적 상태를 비롯한 여러 요인에 기인한다. 고령 운전자는 운전 횟수가 적지만 충돌 시 사망할 가능성이 더 높다. 또한 연령은 교통사고 위험을 결정하는 주요 요인이다. 자동차와 보행자 간의 충돌로 인한 부상의 경추 부상을 예로 들면 65세 이상은 소아 환자보다 경추 손상을 입을 가능성이 12~14배 더 높다.

매년 입원하는 1,100만 명의 65세 이상 인구 중 상당한 비율(52%)에서 골절을 동반한 상해로 입원을 한다. 낙상은 65세

표 34-2 비치명적 부상의 10가지 주요 원인, US 2016, 모든 인종 및 성별 지위 모든 사례

	연령 그룹										
순위	<1	1~4	5~9	10~14	15~24	25~34	35~44	45~54	55~64	65 +	모든 연령
1	의도치 않은 낙상/추락 122,266	의도치 않은 낙상/추락 750,052	의도치 않은 낙상/추락 588,689	의도치 않은 낙상/추락 490,255	의도치 않은 공격/접촉 843,602	의도치 않은 낙상/추락 718,186	의도치 않은 낙상/추락 661,809	의도치 않은 낙상/추락 872,377	의도치 않은 낙상/추락 1,072,216	의도치 않은 낙상/추락 3,175,414	의도치 않은 낙상/추락 9,194,403
2	의도치 않은 공격/접촉 28,224	의도치 않은 공격/접촉 282,087	의도치 않은 공격/접촉 348,333	의도치 않은 공격/접촉 482,632	의도치 않은 낙상/추락 742,092	의도치 않은 자동차 관련 592,609	의도치 않은 과로 477,104	의도치 않은 기타 439,928	의도치 않은 기타 309,663	의도치 않은 공격/접촉 344,769	의도치 않은 공격/접촉 4,043,802
3	의도치 않은 물림/쏘임 10,649	의도치 않은 물림/쏘임 137,409	의도치 않은 물림/쏘임 98,268	의도치 않은 과로 250,247	의도치 않은 자동차 관련 665,419	의도치 않은 공격/접촉 590,710	의도치 않은 공격/접촉 427,935	의도치 않은 공격/접촉 405,938	의도치 않은 공격/접촉 289,371	의도치 않은 과로 257,602	의도치 않은 과로 2,968,273
4	의도치 않은 이물질 10,046	의도치 않은 이물질 117,387	의도치 않은 베임/찔림 88,241	의도치 않은 베임/찔림 112,638	의도치 않은 과로 580,343	의도치 않은 과로 562,016	의도치 않은 자동차 관련 417,169	의도치 않은 과로 405,475	의도치 않은 과로 283,343	의도치 않은 자동차 관련 241,134	의도치 않은 자동차 관련 2,723,012
5	의도치 않은 기타 8,857	의도치 않은 베임/찔림 70,899	의도치 않은 과로 80,651	의도치 않은 자동차 관련 71,252	의도치 않은 베임/찔림 387,016	의도치 않은 기타 454,527	의도치 않은 기타 375,750	의도치 않은 자동차 관련 372,488	의도치 않은 자동차 관련 270,408	의도치 않은 베임/찔림 177,209	의도치 않은 기타 2,182,292
6	의도치 않은 화재/화상 7,081	의도치 않은 과로 67,790	의도치 않은 자동차 관련 60,722	의도치 않은 알 수 없는 원인 66,312	의도치 않은 기타 348,726	의도치 않은 베임/찔림 408,160	의도치 않은 중독 312,902	의도치 않은 중독 360,752	의도치 않은 중독 245,288	의도치 않은 중독 141,837	의도치 않은 베임/찔림 1,994,265
7	의도치 않은 흡입/질식 5,111	의도치 않은 기타 59,638	의도치 않은 이물질 54,978	의도치 않은 기타 물림/ 쏘임 60,262	기타 폭행 333,051	의도치 않은 중독 358,454	의도치 않은 베임/찔림 285,165	의도치 않은 베임/찔림 254,245	의도치 않은 베임/찔림 206,002	의도치 않은 기타 137,863	의도치 않은 중독 1,711,836
8	의도치 않은 알 수 없는 원인 5,002	의도치 않은 알 수 없는 원인 39,644	의도치 않은 자전거 사고 48,196	의도치 않은 자전거 사고 59,702	의도치 않은 중독 237,982	기타 폭행 343,026	기타 폭행 218,273	기타 폭행 167,942	의도치 않은 기타 물림/ 쏘임 117,195	의도치 않은 기타 물림/ 쏘임 107,023	기타 폭행 1,250,382
9	의도치 않은 베임/찔림 4,463	의도치 않은 화재/화상 39,079	의도치 않은 개물림 36,934	의도치 않은 기타 이동수단 48,951	의도치 않은 기타 물림/ 쏘임 161,344	의도치 않은 기타 물림/ 쏘임 176,116	의도치 않은 기타 물림/ 쏘임 143,424	의도치 않은 기타 물림/ 쏘임 142,524	기타 폭행 81,739	의도치 않은 알 수 없는 원인 99,146	의도치 않은 기타 물림/ 쏘임 1,154,289
10	의도치 않은 자동차 관련 3,879	의도치 않은 중독 30,671	의도치 않은 기타 이동수단 31,934	기타 폭행 48,914	의도치 않은 알 수 없는 원인 132,613	의도치 않은 알 수 없는 원인 131,119	의도치 않은 알 수 없는 원인 106,005	의도치 않은 알 수 없는 원인 109,922	의도치 않은 알 수 없는 원인 81,296	의도치 않은 기타 이동수단 95,027	의도치 않은 알 수 없는 원인 800,719

[a] 기타 폭행 범주에는 성폭행으로 분류되지 않은 모든 폭행이 포함된다. 대부분 공격을 나타낸다.

Produced by: Office of Statistics and Programming, National Center for Injury Prevention and Control, CDC.

Data source: NEISS All Injury Program operated by the Consumer Product Safety Commission (CPSC).

이상 성인의 비치명적 및 치명적인 부상의 가장 흔한 원인이다. 또한 고관절 골절의 주요 원인이기도 하다. 고관절 골절은 여전히 성인 여성에서 가장 높지만 남성에게도 영향을 미친다. 연구에 따르면 남성의 고관절 골절 비율은 백인 남성에서 가장 높고 아시아 남성에서 가장 낮다. 1년 사망률은 백인, 흑인, 히스패닉 남성의 경우 비슷했지만 아시아인의 경우 훨씬 낮았다. 흥미롭게도 노인 인구의 의료비는 비슷한 부상을 입은 젊은 환자보다 2.5배 더 높다. 이는 입원 기간이 길고 합병증 발생률이 높으며 중환자실 재원일수가 더 길기 때문이다.

성별 Gender

성별은 연령 차이와 함께 발생한 부상의 발생률 및 유형과 관련이 있다. 2016년에 13세에서 19세 사이의 청소년 총 2,820명이 MVC로 사망했다. 2016년에 충돌로 사망한 청소년 3명 중 약 2명은 남성이었다. 1975년 이후, 십대 교통사고 사망자는 여성(57%)보다 남성(72%)에서 더 많이 감소했다. 남성은 여성보다 부상을 입을 확률이 2.5배 더 높다. 이 통계는 더 위험한 활동에 참여하고 더 큰 위험을 감수하기 때문에 중요하다. 이 사실은 자동차(MV) 관련 부상의 비율이 여성보다 나이든 남성의 두 배 높기 때문에 평생 지속된다. 보행자 사망률도 여성보다 남성이 2배 이상 높다.

인종/민족 Race/Ethnicity

부상과 사망률은 인종과 소득에 따라 다르다. 이러한 차이의 원인은 다원적이며 완전히 이해되지 않는다. 그러나 관찰된 차이점에 대한 지식은 특정 인구나 지리적 영역에 대한 예방 프로그램을 목표로 삼는 데 사용된 바 있다. 아프리카계 미국인과 백인의 경우 MOI가 무엇이든 상관없이 소득이 높을수록 사망률이 낮아진다. 침체된 경제에서 MVC의 수는 감소하는 반면 살인 및 자살은 증가한다. 가장 높은 살인율은 아프리카계 미국인 인구에서 발생하고, 가장 높은 자살률은 백인과 아메리카 원주민에서, 가장 낮은 사망률은 아시아계 미국인에서 발생한다.

아프리카계 미국인의 보행자 사망률은 백인의 1.7배이다. 65세 이상의 아프리카계 미국인 남성은 연령, 성별 및 인종별로 분류할 때 가장 높은 MV 관련 사망률을 나타낸다. 살인은 10세에서 24세 사이의 아프리카계 미국인의 주요 사망 원인이다. 5~14세 아프리카계 미국인의 익사율은 백인보다 3.2배 높다.

65세 이상의 아시아 태평양 및 아메리카 원주민 여성은 연령, 성별 및 인종별로 분류할 때 사망률이 가장 높다. 살인은 10세에서 24세 사이의 아시아 태평양 섬 주민들의 두 번째 주요 사망 원인이다.

히스패닉은 보행자가 부상을 당한 경우 사망률이 비히스패닉보다 1.8배 높다. 살인은 10~24세 사이 히스패닉의 두 번째 주요 사망 원인이다.

19세 이하의 아메리카 원주민은 미국의 다른 모든 어린이 및 청소년보다 예방 가능한 부상 관련 사망 위험이 더 크다. 그들은 다른 인종의 같은 그룹보다 평균 외상성 사망 비율이 두 배 높다. 부상과 폭력은 이 연령대의 아메리카 원주민 전체 사망의 75%를 차지한다. MVC는 사망의 주요 원인이며 살인, 익사, 화재가 그 뒤를 잇는다. 차대인 사고로 인한 보행자 사망 비율은 아메리카 원주민과 알래스카 원주민이 백인보다 3배 더 높다. 아메리카 원주민과 알래스카 원주민의 전반적인 익사율은 백인보다 1.8배 더 높다. 5~14세 어린이의 익사율은 2.6배 더 높습니다. 20세 이상의 아메리카 원주민 남성은 (1) MVC에서 사망할 확률이 2배, (2) 화재 및 화상으로 사망할 확률이 거의 2배, (3) 익사로 사망할 확률이 5배 더 높다. 또한 자살할 확률이 4배, 살해될 확률이 3배 더 높은 것으로 나타났다.

총기 관련 부상 Firearm-Related Injuries

CDC는 1960년대 초에 총기 부상을 추적하기 시작했다. 총기 폭력 및 총기 관련 사망은 수십 년 동안 꾸준한 속도로 증가해 왔다. 총기 부상은 젊은이들에게 불균형적으로 영향을 미치며, 그 결과 총기 사용으로 인해 생명이 단축되거나 영구적으로 영향을 미친다. 화기(특히 권총)는 대인 관계 폭력이나 자살 충동과 같은 충동적인 행동으로 죽음에 이르게 하는 치명적인 무기이다. 미국은 반세기 이상 동안 총기와 그 사용 및 오용의 결과와 씨름해 왔다. 다른 산업화된 국가에 비해 미국의 총기 사망률은 경제 국가 평균의 8배이다. 모든 산업화된 국가에서 여성보다 남성이 총기로 사망하는 경우가 더 많다. 그러나 미국의 여성은 다른 고소득 국가의 여성보다 총기 부상으로 사망하는 비율이 훨씬 높다. 연구에 따르면 제한적인 총기 법규는 소아, 의도하지 않은 자살 및 전반적인 총기 관련 사망률 감소와 관련이 있다. 불행히도 아프리카계 미국인의 살인 및 총기 관련 사망률은 총기 규제에 영향을 받지 않는 것으로 보인다.

알코올 및 약물/마약 Alcohol and Drugs

알코올은 MVC, 가정 폭력, 자살, 살인, 언쟁을 포함한 모든 유형의 외상에서 중요한 역할을 한다. 알코올은 판단력과 협응력을 변화시켜 부상을 자주 유발시킨다.

알코올 관련 MVC는 31분마다 사망하게 하고 2분마다 치명적이지 않은 부상을 입히는 것으로 나타났다. CDC의 연구에 따르면 알코올 관련 사고로 사망한 어린이의 약 68%가 음주한 운전자가 운전하는 자동차에 타고 있었다. 한 연구에 따르면 어린이 운전자의 BAC가 증가함에 따라 어린이 승객 보호 장치 사용이 감소했다.

치명적인 부상을 입은 고령 운전자들 사이에서 젊은 운전자에 비해 약물 사용이 일반적이지 않더라도 처방약을 복용하고 있는 경우는 고령인구의 교통 안전 문제일 수 있다. 고령자 기대 수명의 연장과 함께 운전을 하는 노인의 수도 증가하고 있다. 많은 요인이 개인이 운전할 수 있는 수십 년에 영향을 미치지만, 신체적 허약함 증가, 처방약 사용 증가 및 의학적 상태의 중요성 문제를 간과할 수 없다.

보험 상태 Insurance Status

지난 25년 동안 환자 치료 및 결과에서 보험의 역할에 대해 자주 연구되었다. 보험은 의료 격차와 인종/민족에 대한 논의에서 중요한 부분이 되었다. 연구에 따르면 보험 상태가 환자의 결과에 상당한 영향을 미칠 수 있다. 흔히 보험은 기존의 상태를 치료하기 위한 건강 관리에 대한 더 나은 조기 접근 및 환자를 이송하고 의료 제공자가 치료, 재활, 약물 치료, 진단 연구, 장비 등을 제공하도록 하는 능력과 관련이 있다.

손상 기전 MECHANISM OF INJURY

외상은 이제 병인의 일부로, MOI가 있는 질병 과정으로 인식된다. 외상 환자의 치료는 모든 부상을 식별하는 데 의존하기 때문에 효과적인 사정 기술은 의료 제공자에게 필수적이다. 불행히도 임상의가 효과적인 사정 기술을 가지고 있더라도 "의심 지수"가 충분하지 않으면 일부 부상이 감지되지 않는다. MOI를 이해하고 높은 의심 지수를 유지하면 의료 제공자가 잠재된 손상을 더 빨리 예측하고 발견하게되고, 필수적인 치료시간을 줄일 수 있다. 부상은 병원 환경에서 확실히 배제될 때까지 존재하는 것으로 간주되어야 한다.

인간은 정상적인 하루 동안 여러 형태로 잠재적인 부상에 노출된다. 신체 일부에 대한 외상이나 손상으로 정의되는 부상은 통제되지 않거나 급성 에너지원이 신체와 접촉하고 신체가 노출을 견딜 수 없을 때 발생한다. 에너지는 운동(운동 또는 기계적), 화학, 전기, 열 및 복사를 비롯한 다양한 원인에서 발생한다. 열과 산소가 부족하면 동상, 익사 또는 질식과 같은 부상을 입을 수 있다. 운동 에너지는 운동으로 인한 에너지로 정의된다. 대부분의 외상성 부상은 운동 에너지의 흡수로 인해 발생한다. 박스 34-1은 부상의 기전을 이해하기 위한 필수 개념을 정의한다.

외상의 심각도는 부상자에 따라 다르다. 외상성 질환의 세 가지 주요 분류는 둔상, 관통상, 열상이다. 에너지 전달은 이러한 개별 범주 중 하나 또는 이러한 부상력의 조합을 초래할 수 있다.

운동학 Kinematics

운동학은 사건을 보고 관련된 힘과 동작을 고려할 때 발생할 수 있는 부상을 결정하는 프로세스이다. 물리학은 운동학의 기반이 되는 기초가 된다. 물리학의 필수 법칙을 이해하는 것은 운동학을 이해하는 첫 번째 단계이다.

뉴턴의 운동 제1법칙 Newton's First Law of Motion

뉴턴의 운동 제1법칙은 외력이 작용하지 않는 한 정지한 물체는 정지 상태로 있고 운동 중인 물체는 계속 움직인다는 것이다. 차량에 치인 보행자, 폭발 부상을 입은 환자, 총상을 입은 사람(GSW, gunshot wounds)은 정지된 물체가 에너지 힘에 의해 움직이는 경우의 예를 반영한다. 움직이는 물체가 방해를 받거나 움직임을 멈추는 것은 높은 곳에서 떨어지는 사람, 나무에 부딪히는 차량, 급정거하는 차량 등으로 설명된다.

에너지 보존 법칙 Law of Conservation of Energy

에너지 보존 법칙은 에너지는 생성되거나 소멸되지 않고 형태가 변한다는 것이다. 자동차가 천천히 감속함에 따라 운동 에너지(가속도)는 제동 시 마찰열(열 에너지)로 변환된다.

뉴턴의 운동 제2법칙 Newton's Second Law

뉴턴의 두 번째 법칙은 힘은 가속 또는 감속을 곱한 질량과 같다고 명시한다.

운동 에너지 Kinetic Energy

운동 에너지(KE)는 질량(M)의 1/2에 속도 제곱(V^2)을 곱한 것과 같다. 이 법칙은 총기 부상에서 입증된다. 질량(총알)은 작지만 총알이 추진되는 속도 때문에 상당한 에너지가 신체로 전달된다.

환자 사정 Patient Assessment

초기에 외상 환자는 적절한 활력 징후를 유지하는 강력한 보상 기전으로 인해 심각하게 부상당한 것처럼 보이지 않을 수 있다. 외상 팀의 모든 구성원은 외상의 에너지 및 힘과 관련된 잠재적인 부상 패턴을 인지하여 부상을 예상해야 한다. 이 지식을 기반으로 한 사정, 소생 및 안정화 노력을 통해 의료 제공자는 이러한 예측 패턴에 따라 숨겨진 또는 내부 부상을 사정할 수 있다. 의료 제공자는 보고된 기전을 실제 또는 잠재적 부상과 연관시켜야 한다. 환자, 가족 및 친구는 실제 사건을 조작, 위조 또는 부정할 경우가 있을 수 있다. 결과적으로, 검사에서 확인된 부상은 보고된 기전과 일치하지 않을 수 있다. 초기 사정 동안 부상의 주의 깊은 병력을 이끌어내는 것이 중요하다. 특히 MOI에 대한 정확한 정보는 많은 상황에서 이환율과 사망률을 줄일 수 있다.

외상 환자를 사정할 때 응급 간호사는 주요 힘 또는 에너지 전달과 관련된 기전을 식별해야 한다(예: 보행자가 시속 20마일 이상으로 이동하는 차량에 치여, 20피트 이상에서 추락, 주요 차량 손상이 있는 MVC, 시속 20마일 이상의 속도 변경, 차량 전복, 탑승자 탈출 또는 탑승자의 사망). 일부 부상은 2개 또는 그 이상의 장골 골절과 같은 잠재적인 합병증으로 인해 중요하다. 동요 가슴; 머리, 목, 가슴, 복부 또는 사타구니에 대한

박스 34-1 부상의 기전과 관련된 필수적인 개념

가속	움직이는 물체의 속도 또는 속력의 증가
가속-감속	물체의 속도나 속력이 증가한 후 감소
축방향 하중	부상은 목의 후방 또는 측면 굽힘 없이 위아래로 힘이 가해질 때 발생
공동화	조직이 늘어나고 압축되면서 임시 공동 생성
압축	내부 압력 압박
압축력	쥐어짜는 힘이나 내부 압력에 저항하는 능력
감속	움직이는 물체의 속도나 속력 감소
분리	법적 교수형에서 볼 수 있는 척수 분리로 인한 척수 절단
탄력	늘어난 후 원래 모양과 크기로 회복하려는 능력
힘	정지해 있거나 이미 움직이고 있는 신체의 움직임을 변화시키는 물리적 요인
고속	총알 부위와 주위 조직을 압박하고 가속하여 전체 기관 주위에 공동(cavity)을 만드는 발사체
관성 저항	움직임에 저항하는 신체의 능력
부상	신체의 일부에 대한 외상이나 손상
운동학	사고를 살펴보고 어떠한 부상이 발생할 수 있는지 결정하는 과정
운동 에너지	움직임으로 인한 에너지
저속	발사체는 교란효과가 거의 없어 관로의 중심에서 작은 반경으로 부상을 국부화
총구 폭발	총구에서 뜨거운 가스 구름과 타는 가루가 폭발하는 현상
전단	반대 방향을 평행한 두 힘. 조직에 평행한 힘에 저항하는 능력, 한예로 충격, 맞충격 두부 손상
스트레스	변형에 대한 내부 저항 또는 적용 하중에서 발생하는 내부의 힘
인장 강도	인장 조직이 견딜 수 있는 양과 늘어나는 힘에 저항하는 능력, 힘줄, 인대, 근육이 과도하게 늘어나는 경우가 가장 빈번
텀블링/회전	중심을 축으로 정회전. 발사체의 공중제비 동작은 큰 부상 초래 가능
요/사선 움직임	발사체의 직선에서 세로축으로의 편차 발생

관통 외상; 머리, 얼굴 또는 기도에 화상을 동반한 이러한 패턴의 조합이 있을 수 있으며, 심각한 부상을 입은 환자는 합병증이나 혈역학적 안정성의 변화에 대해 면밀한 모니터링이 필요하다.

특정 질문은 MOI를 평가할 수 있는 중요한 정보를 이끌어내고 잠재적인 부상을 평가하는 데 도움이 된다. 자동차 사고와 관련된 경우 다음 질문을 하는 것이 중요하다.

- 환자가 운전한 차량 유형(대형 또는 소형)은 무엇입니까?
- 충돌 당시 대략 속도는 얼마였습니까?
- 안전벨트나 강박 장치를 사용했습니까? 장치가 적절하게 적용되었습니까? 에어백이 펼쳐졌습니까?
- 환자는 차량(운전석, 조수석, 뒷좌석) 어디에 있었습니까? 차 밖으로 튕겨져 나간 경우 환자가 차량에서 얼마나 멀리 튕겨져 나가거나 멀리 떨어진 곳에서 발견되었습니까?
- 차량이 얼마나 손상되었습니까? 대부분의 피해는 어디에 있었습니까? 좌석 공간에 침입이 있었습니까? 얼마나 많이?
- 핸들 변형은 없었습니까?

환자가 추락/낙상과 관련이 있는 경우 다음 질문을 해야 한다.

- 추락 높이는 대략 얼마였습니까?
- 떨어지는 동안 물건에 부딪혔습니까?
- 환자가 떨어져 닿은 표면은 무엇이었습니까?
- 환자는 떨어진 후 어떤 자세로 발견되었습니까?

관통상의 경우 다음과 같은 질문을 해야 한다.

- 상처를 입힌 물질은 무엇이었습니까?(예: 칼, 총, 화살, 얼음 송곳)
- 관통한 물체의 크기와 길이는 어떻게 됩니까?
- 총기를 사용한 경우 구경은 얼마였습니까? 발사된 무기와 환자 사이의 거리는 얼마입니까?

관통 외상이 있는 환자는 추락이나 폭행과 같은 다른 유형의 외상에 대해 평가해야 한다. 환자는 하나 이상의 상처에 노출될 수 있다.

자세한 자료를 얻는 것이 항상 가능한 것은 아니며 종종 비실용적이다. 가족, 응급 구조대, 경찰, 소방관, 구경꾼 또는 목격자로부터 중요한 정보를 얻을 수 있지만 이러한 자원은 종종 간과되거나 바쁜 응급실에서 활용되지 못할 수 있다. 생명을 위협하는 부상의 관리는 자세한 병력을 얻는 것보다 우선되어야 한다. 그러나 가능한 많은 과거 데이터를 얻기 위해 모든 노력을 기울여야 한다.

기도/경추 보호, 호흡, 순환 및 신경학적 기능을 평가하고 지원한 후 신속하게 머리부터 발끝까지 사정을 수행해야 한다. 관통상을 가진 환자는 일반적으로 둔상이 있는 환자보다 사정하기가 쉽다. 부상은 일반적으로 한 영역에 집중되기 때문이다. 둔기 부상에는 표면 외상이 있을 수도 있고 없을 수도 있다. 따라서 사정이 더 어려울 수 있다. 2차 조사에서는 환자 옷을 탈의시킨 후 부상 확인을 위한 체계적인 검사를 시행할 수 있다. 특정 MOI를 기반으로 한 경우 높은 의심지수를 유지하고 면밀한 신체 사정을 수행하면 부상을 발견하지 못할 위험이 최소화 된다.

둔기 외상 Blunt Injury

둔기 외상은 피부가 개방되지 않거나 외부 환경과 노출이 없는 부상을 특징으로 한다. 둔기 외상의 확실한 진단은 어렵다. 부상의 정도가 항상 명확한 것은 아니다. 그러나 이러한 부상은 실제로 생명을 위협할 수 있다. 손상된 조직 및 이 조직과 관련된 특성에 따라 특정 진단 연구는 다른 연구보다 더 유용하다. 폐 및 장과 같이 공기로 채워진 장기는 폭발 및 압박 부상을 입을 수 있다. 고형 장기(예: 간 및 비장)에 대한 압궤 손상은 최소한의 외부 손상 징후로 나타날 수 있지만 둔상과 관련된 에너지가 모든 방향으로 전달되기 때문에 압력이 제거되지 않으면 장기와 조직이 파열되거나 파손될 수 있다.

둔기에 의한 사고의 예로는 MVC, 넘어짐, 접촉 스포츠(**표 34-3** 참고) 및 폭행이 있다. 직접적인 충격은 가장 큰 부상을 유발한다. 신체에 가해진 충격으로 에너지가 방출될 때 부상이 발생한다. 다양한 신체 조직이 다르게 반응한다. 조직은 충격으로 움직이고 변위되거나 힘으로 인한 파열이 발생할 수 있다.

둔기 외상과 일반적으로 관련된 힘에는 가속, 감속, 전단 및 압축력이 포함된다. 가속 부상은 속도(속력)가 정지하거나 느리게 움직이는 물체에 전달될 때 발생한다. 감속 부상은 속도 또는 전진 운동량이 갑자기 정지될 때 발생한다. 전단 손상은 두 개의 반대 방향으로 평행한 힘이 조직에 가해질 때 발생한다. 압박 손상은 조직에 가해지는 압박 내압으로 발생한다. 이러한 힘의 예는 흉부 대동맥의 둔기 손상에서 볼 수 있다. 급격한 감속으로 인해 대동맥이 구부러지고 늘어난다. 인장력이 혈관 탄성을 초과할 때 전단 손상이 발생한다. 전단 손상으로

표 34-3 스포츠 관련 부상

스포츠	잠재적 부상
복싱	누적 뇌손상, 안구손상, 열상, 코 및 손 골절
체조	척수손상, 사지 골절, 염좌, 좌상
축구/풋볼	척수손상, 머리부상, 무릎, 골절, 열상
스키	두부 외상, 하지 골절 및 외부 요소에 대한 노출
아이스하키	안면 골절, 연조직 손상, 열상
뛰기/러닝	하지 부상, 좌상, 염좌
야구	두부 외상, 안구 손상, 골절, 열상, 염좌
농구	하지 염좌, 좌상, 골절, 열상, 타박상
승마	두부외상, 물리거나 눌린 상처
인라인 스케이트	손목골절, 두부 외상, 하지 골절
번지점프	주요 충격 관련 손상, 안구내 출혈, 척수 손상, 비골 신경 손상, 연조직 손상

Data from Centers for Disease Control and Prevention: Preventing injuries in America: public health in action, 2004. Centers for Disease Control and Prevention website. http://www.cdc.gov; Published July 17, 2007.

인해 대동맥이 박리되거나, 파열되거나, 찢어지거나, 동맥류가 형성된다.

자동차 충돌 Motor Vehicle Collisions

충돌하기 전에 탑승자와 차량은 같은 속도로 움직이고 있다. 충돌 시 차량과 탑승자는 0의 속도로 감속하지만 속도는 다르다. 감속력은 3개의 충돌 지점에서 차체로 전달된다(그림 34-1). 첫 번째 충돌은 차량이 다른 물체와 충돌할 때 발생한다. 차량이 정지해도 운전자나 탑승자는 계속 앞으로 전진한다. 두 번째 충돌은 운전자나 탑승자가 스티어링 칼럼, 앞유리, 강박 시스템(벨트) 또는 자동차의 다른 구조물을 칠 때 발생한다. 몸이 멈춘다. 그러나 내부 장기는 다른 장기, 공동 벽 또는 구조와 충돌하거나 세 번째 충돌 지점인 혈관계, 근육, 인대 또는 근막에 의해 갑자기 멈출될 때까지 계속 움직인다. 네 번째 충돌은 차량의 고정되지 않은 물체가 탑승자와 충돌할 때 발생할 수 있다(예: 벨트를 착용하지 않은 탑승자, 병에 담긴 음료, 스포츠 장비). 충돌할 때마다 다른 손상이 발생한다. 따라서 부상을 놓칠 수 있으므로 각 충돌 지점을 별도로 고려해야 한다.

MVC에서 부상을 추정하는 한 가지 방법은 외상 팀의 구성원이 차량을 볼 수 있도록 하는 것이다. 응급실에서는 이것이 불가능하기 때문에 응급 간호사는 병원 전 서비스 제공자(구급대원)에게 차량 내부 및 외부 손상에 대해 문의해야 한다. 일부 구급대원은 즉석 사진(즉, 디지털)을 찍어 병원 의료 제공자가 차량 손상을 직접 볼 수 있도록 한다. 다운로드하거나 인쇄할 수 있는 사진은 의료 기록의 일부가 된다.

정면 충돌 Frontal impact

정면 충돌은 차량의 전면이 다른 물체(예: 다른 차량, 나무, 교대)와 충돌할 때 발생한다. 첫 번째 충돌은 프런트 엔드에 손상을 준다. 손상이 심하고 차량의 주행 속도가 빠를수록 전달된 에너지의 양으로 인해 심각한 부상을 입을 가능성이 커진다.

사람이 갑자기 멈추면 여러 부상이 발생할 수 있다. 구속 강박 장치를 사용하면 신체에 의해 흡수되는 에너지가 줄어들고, 움직이지 않는 내부 구조물과의 직접적인 접촉이 최소화되며, 차량에서 튕겨나가는 것을 방지할 수 있다. 앞유리, 스티어링 휠, 대시보드 또는 계기판과 같은 내부구조에 직접 부딪힐 때 탑승자가 다치게 된다. 차량이 정지한 후 앞 좌석 탑승자는 대시보드의 아래 또는 위 또는 넘어서 계속해서 움직인다.

Down and under

가운데 앉은 승객은 전방 충격을 받으면 다운 앤 언더 손상을 받는다. 탑승자는 계속적으로 앞으로 아래로 움직여 스티어링 컬럼 또는 대시보드 안으로 이동한다. 사람의 무릎은 대시보드와 충돌하나 윗다리는 대부분의 에너지를 흡수한다. 이 기전은 슬개골 탈구, 대퇴골 중간부 골절, 후방 탈구 또는 비구 또는 대퇴골두 골절을 유발할 수 있다(그림 34-2). 이러한 부상 중 하나가 확인되면 환자는 다른 관련 부상에 대해 주의 깊게 평가해야 한다.

Up and over

정면 충돌로 인한 지속적인 전방 움직임은 몸을 위아래로 움직일 수 있으므로 머리, 가슴 및/또는 복부가 스티어링 칼럼, 대시보드 또는 앞 유리에 부딪힌다. 타박상 및 두피 열상, 두개골 골절, 안면 골절, 뇌출혈 또는 뇌 타박상과 같은 두부 손상이 발생할 수 있다.

뇌는 신축성이 없기 때문에 뇌의 한 부분이 한 방향으로

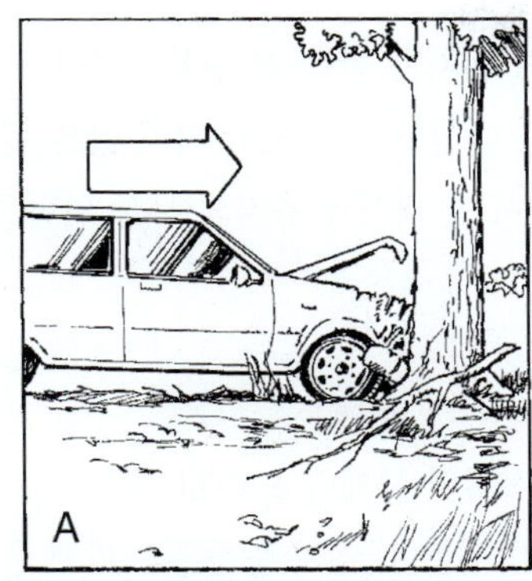

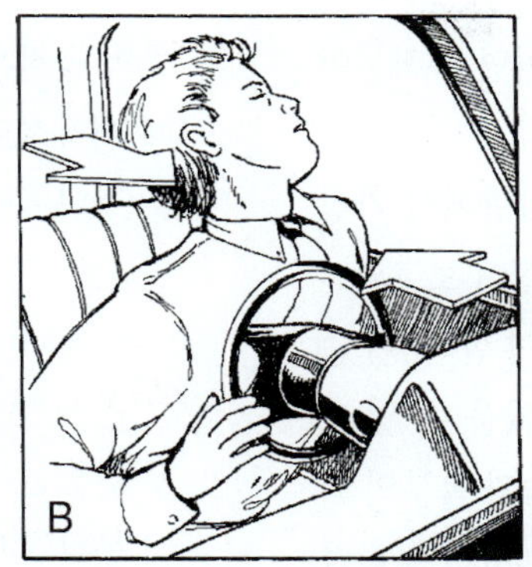

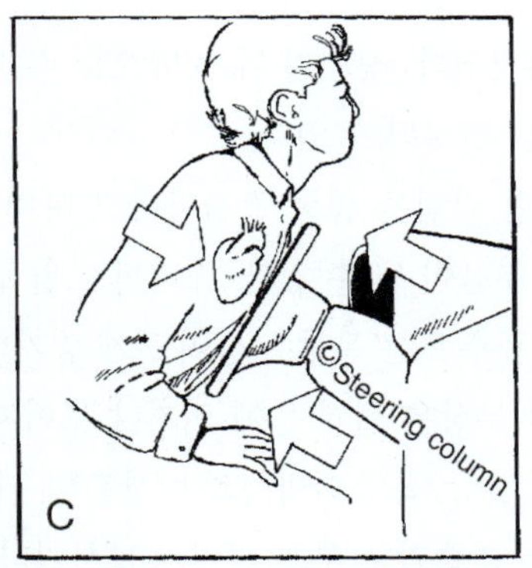

그림 34-1 자동차 충돌의 세 가지 종류. (A) 자동차가 나무와 충돌, (B) 몸이 핸들에 부딪혀 갈비뼈 골절, (C) 심장이 흉벽과 부딪혀 심장둔상발생

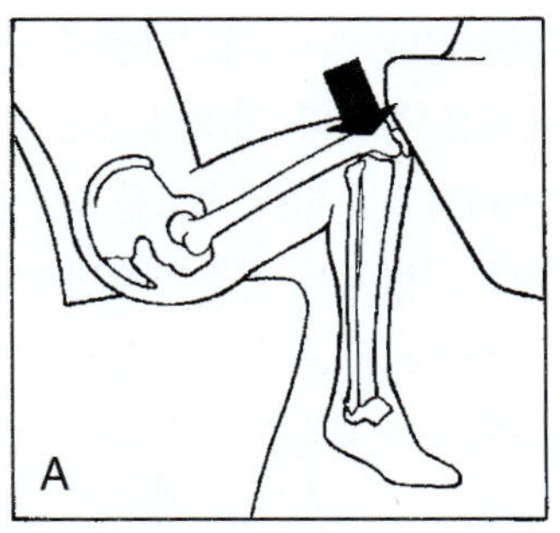

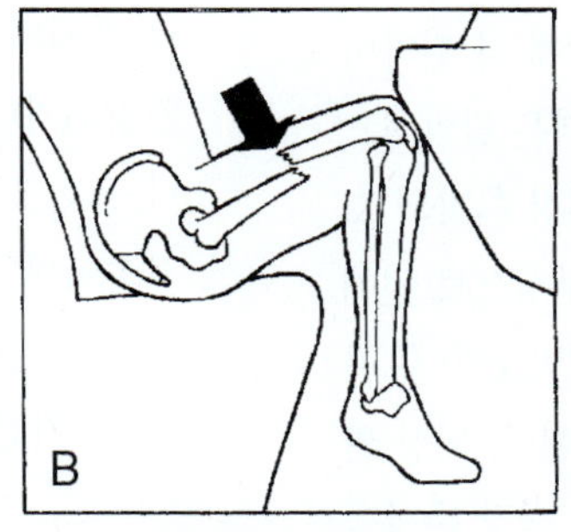

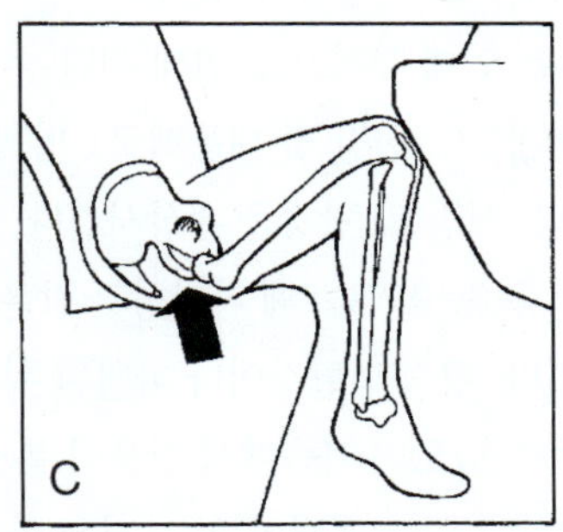

그림 34-2 다운 앤 언더. (A) 무릎 탈구, (B) 대퇴골 골절, (C) 관골구 탈구

움직이면 나머지 부분이 따라온다. 두개골은 운전대, 앞유리 또는 다른 고정된 물체에 부딪힌 후 갑자기 멈춘다. 그러나 뇌는 계속적으로 앞쪽으로 움직이려하고 두개골 안에서 충돌이 일어난다. 뇌의 이 영역은 압축되고 반상출혈, 부종 또는 타박상을 입을 수 있다. 이러한 유형의 부상을 '충격손상(coup injury)'이라고 하며, 접촉 부위에 직접 손상 부위가 형성될 때 발생한다. 이 손상이 발생함에 따라 뇌의 다른 쪽은 계속 앞으로 움직이며 조직과 혈관 부착물에서 분리되고 전단될 수 있다(그림 34-3). 반충 충격손상은 두개골 내에서 뇌의 움직임(반동 또는 "반동")으로 인해 직접 접촉 반대편에서 발생한다. 이 충격은 동일한 기관인 뇌에 전단 부상과 압박 부상이라는 두 가지 개별 부상을 유발할 수 있다.

머리가 물체에 부딪히면 경추 부상도 발생할 수 있다. 깨진 앞 유리의 거미줄 패턴은 경추 부상의 가능성을 시사한다. 병원 전 서비스 제공자(응급 구조대)가 거미줄 패턴을 보고하는 경우, 간호사는 척추 손상에 대한 높은 의심 지수를 유지해야 한다.

가슴 부상은 흉부가 스티어링 칼럼에 의해 압박될 때 발생한다. 부상에는 골절된 갈비뼈와 흉골, 전방 동요가슴, 심장 둔상, 폐 타박상 등이 있다. 흉추 손상은 에너지가 흉추 위 또는 아래로 이동할 때 발생한다. 그러나 흉추는 매우 잘 보호되어 있기 때문에 이러한 부상은 덜 일반적이다.

복부에 대한 압박 손상은 중공장기(예: 위 또는 내장)가 파열되어 내용물이 복강으로 유출될 수 있는 반면, 골절되거나 열상된 고형 장기(예: 간 및 비장)는 심각한 출혈과 관련이 있다. 복강의 장기는 장간막, 인대 및 혈관계에 의해

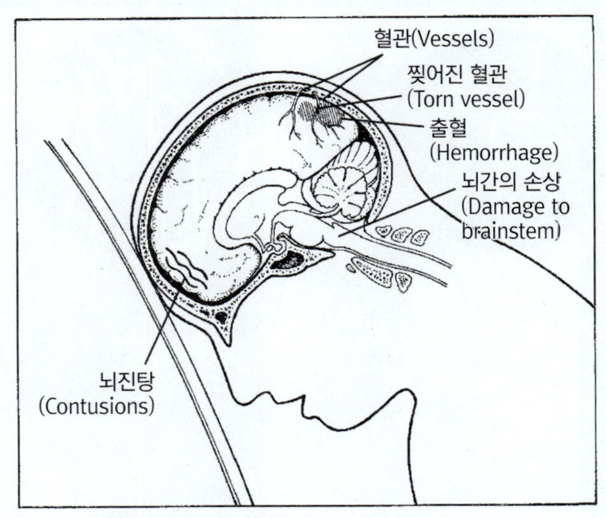

그림 34-3 뇌손상

복벽에 부착된다. 장기가 계속 앞으로 움직이면 부착물이 찢어지거나 열상될 수 있다.

스티어링 칼럼은 종종 충격파라고 하며 차량에서 가장 치명적인 부품이 될 수 있다. 스티어링 휠 변형이 보고되면 목, 얼굴, 흉추 또는 복부 부상이 크게 증가해야 한다. 이 충돌로 인한 부상은 쉽게 눈에 띄거나 보이지 않을 수 있다. 턱과 입의 열상, 목의 타박상과 반상출혈, 가슴과 복부의 외상성 자국, 가슴과 복부의 멍이 분명하거나 미묘하게 나타날 수 있다. 내부 손상은 압축력, 전단력, 운동 에너지 변위에 의해 이차적으로 발생할 수 있다.

특정 장기는 인대 부착으로 인해 전단 손상에 더 취약하다(예: 간, 비장, 장, 신장 및 대동맥궁). 압박력은 일반적으로 폐, 횡격막, 심장 및 방광을 손상시킨다. 외상 환자의 호흡 곤란은 기흉, 동요가슴, 폐 타박상과 같은 부상으로 인해 발생할 수 있다. 횡격막 탈장이나 파열된 횡격막도 호흡 곤란을 유발할 수 있으며 가슴에서 장음이 특징이다. 외상 환자에게 타박상이 있는 흉벽이 있는 경우 둔기 심장 손상을 고려해야 한다.

정면 및 측면 충돌에서 "종이 봉지 효과"라고 불리는 기전이 기흉을 유발한다. 운전자나 탑승자는 충돌이 일어나려는 것을 보고 깊게 숨을 들이쉬고 숨을 멈춘다. 이때 성문은 폐를 닫고 밀봉한다. 가슴에 충격이 가해지면 폐가 종이 봉지처럼 터지게 된다(그림 34-4).

정면 충돌은 또한 사지 부상이 특징이다. 하지, 발목 및 발의 골절은 탑승자가 발을 뻗거나 차량이 좌석을 침입할 때 이차적으로 발생한다. 벨트를 하지 않은 뒷좌석 탑승자는 정면 충돌 시 앞 좌석 탑승자의 부상 위험을 두 배로 늘린다.

후면(방) 충돌 Rear impact

후방 충돌은 정지된 물체나 느리게 움직이는 물체가 뒤에서 부딪힐 때 발생한다. 초기 충돌은 느리게 움직이거나 정지해 있는 물체를 가속하고 차량을 정면 충돌로 몰아넣을 수 있다. 차량이 갑자기 감속할 때 특히 머리 받침대가 제대로 배치되지 않은 경우 목이 과신전될 수 있다. 목 인대가 긴장되거나 찢어질 수 있다. 차량이 다른 물체와 충돌하거나 운전자가 브레이크를 밟아 속도를 늦추면 급격한 전진 감속이 발생한다. 그런 다음 충돌은 후면과 전면의 두 가지 충돌 지점을 포함하므로 탑승자 부상의 가능성이 높아진다. 각 기전에 공통적인 부상을 사정해야 한다.

측면 충돌 Lateral or side impact

차량이 양쪽에서 충돌("T-본")되면 차량이 제자리에 남아 있거나 충돌 지점에서 멀어지기 때문에 대부분의 부상은 차량 변형에 따라 달라진다. 차량이 제자리에 있으면 에너지가 이동 에너지가 아닌 차량 손상으로 전달되거나 변경된다. 탑승자에 대한 외상은 내부 구획으로의 침입으로 인해 더 심각할 수 있다. 침입이 클수록 부상이 더 심각할 수

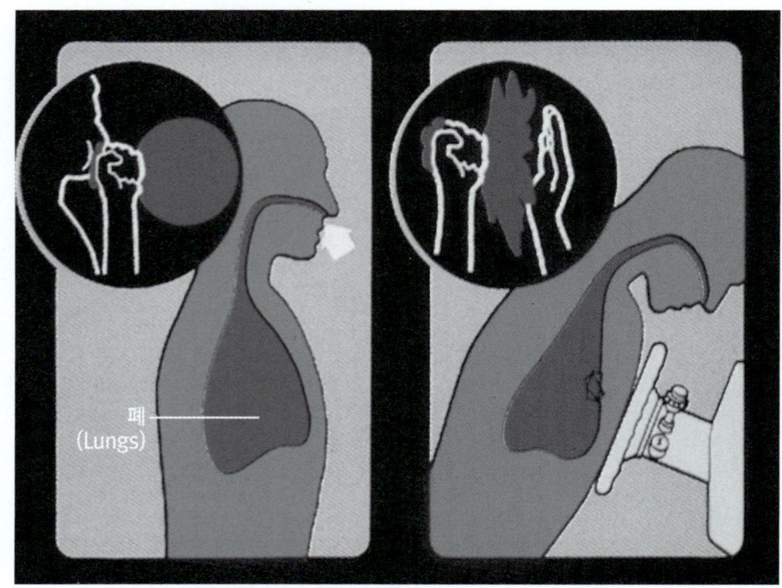

그림 34-4 전면 또는 측면 흉벽에 대한 충격으로 닫힌 성문에 대한 폐의 압축은 구멍이 완전히 막힌 종이봉지를 터뜨리는 것과 같은 효과를 생성한다. 즉, 종이봉지가 파열되듯이 폐도 파열된다.

(From National Association of Emergency Medical Technicians. *PHTLS: Prehospital Trauma Life Support*. 8th ed. St Louis, MO: Jones and Bartlett Learning; 2014.)

있다. 10~12인치 이상의 침입은 심각한 것으로 간주된다.

측면 충돌의 경우 탑승자는 일반적으로 차량 충돌과 동일한 신체 측면에서 대부분의 부상을 입는다. 다른 탑승자가 차량에 있는 경우 탑승자 간에 두 번째 충돌이 발생할 수 있다. 한 탑승자의 머리와 어깨가 다른 탑승자의 머리와 어깨에 영향을 줄 수 있다. 환자가 충돌 반대편에 부상을 입었을 때, 간호사는 관련 부상에 대해 두 탑승자 모두를 사정해야 한다.

그림 34-5는 측면 충돌로 인한 부상을 보여준다. 동요 가슴, 폐 타박상 및 늑골 골절이 가능한 흉부 부상이다. 수많은 근골격계 부상이 발생할 수 있다. 충격으로 인한 에너지는 탑승자의 팔을 자동차에 고정시켜 흉벽과 쇄골에 부상을 입히거나 대퇴골두가 골반을 통과하도록 하여 골반 또는 비구 골절을 일으킬 수 있다. 측면 목의 긴장은 척추 골절 또는 인대 파열을 유발할 수 있다. 측면 충돌은 후방 충돌보다 더 자주 관련 신경학적 결손과 함께 척추 골절을 유발할 수 있다. 다른 부상에는 충돌이 운전자 측에 있을 때 비장 손상과 충격이 조수석에 있을 때 간 손상이 포함될 수 있다.

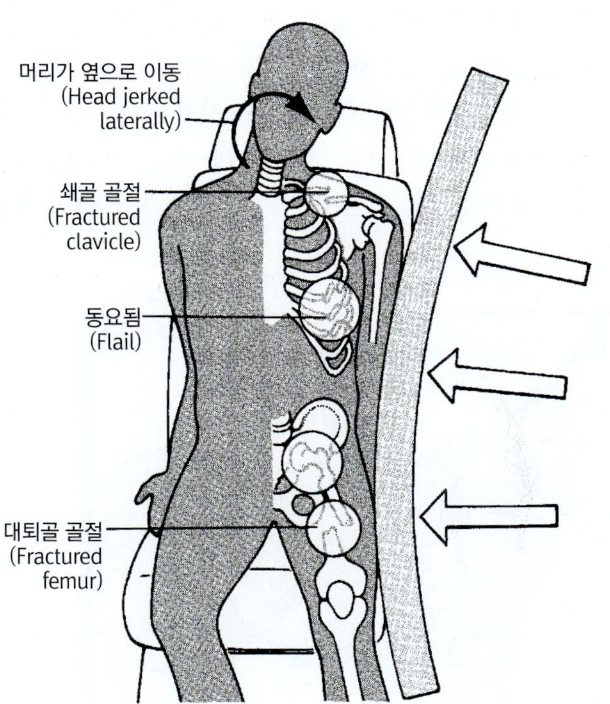

그림 34-5 측면 충돌의 잠재적 부상 부위. 에어백 팽창으로 측면 주충돌 시 부상이 발생할 수 있다. 그러나 부상은 일반적으로 에어백 팽창이 없을 때보다 적다.

(From Neff JA, Kidd PS: *Trauma Nursing: The Art and Science*. St Louis, MO: Mosby; 1993.)

회전 충돌 Rotational impact

회전 충돌은 한 차량의 코너가 다른 정지 차량, 반대 방향으로 주행하는 차량 또는 느린 차량과 충돌할 때 발생한다. 두 번째 차량의 충돌 지점은 전진 동작을 멈추고 나머지 차량은 모든 에너지가 변환될 때까지 회전한다. 차가 충돌할 때 탑승자의 전진 동작은 차량이 회전하기 시작할 때 차량 측면과 충돌할 때까지 계속된다. 회전 충돌에서 발생하는 부상은 정면 충돌과 측면 충돌에서 볼 수 있는 부상의 조합이다.

차량 전복 Vehicle rollover

차량 전복은 움직이는 방향에 상관없이 차량이 뒤집히는 것이다. 전복 시 부상을 예측하기 어려운 경우가 있다. 탑승자는 차량 손상이 발생한 동일한 신체 부위에 부상을 입는 경우가 많다. 차량이 여러 각도에서 여러 번 충격을 가하는 것처럼 탑승자의 신체와 내장에도 충격이 가해진다. 전복 기전에서 축 방향 하중 부상의 가능성이 증가한다.

튕겨짐 Ejection

튕겨짐은 탑승자가 차량에서 튕겨져 나올 때이다. 튕겨져 나온 탑승자는 충돌 지점과 에너지가 전신으로 전달될 때 부상을 입는다. 척추 골절과 심각한 외상성 뇌 손상은 튕겨 나올 때 더 높은 비율로 발생한다. 쫓겨난 탑승자는 차량에 남아 있는 탑승자보다 사망할 확률이 훨씬 더 높으며, 가장 큰 위험에 처한 사람들은 안전벨트를 착용하지 않은 탑승자이다.

강박 시스템 Restraint systems

1978년 테네시에서 최초의 의무 아동 보호 장치 사용법이 제정되었으며, 현재는 50개 주와 컬럼비아 특별구에 아동 보호 장치가 있다. 1984년 뉴욕주에서 최초의 의무적 안전벨트법이 제정되었으며 이후 모든 주와 컬럼비아 특별구에서 안전벨트법을 제정했다. 강박 시스템은 탑승자가 내부 구조물에 부딪히거나 차체에서 튕겨 나가지 않고 차량과 동일한 속도로 감속할 수 있도록 하여 부상을 예방하고 심각성을 줄이도록 설계되었다. 강박은 또한 탑승자가 구획 내에서 서로 부딪치는 것을 방지한다. 적절하게 착용하면 안전 장치가 사망자와 부상의 심각성을 줄일 수 있다.

가장 효과적인 강박 시스템은 어깨 벨트와 무릎 벨트인 3

군데 강박이다. 3군데 강박은 "두 번째" 충돌의 심각성을 줄여 얼굴, 머리, 복부 부상과 장골 골절을 줄인다. 미국고속도고교통안전국(NHTSA, National Highway Traffic Safety Agency)은 무릎 및 어깨 안전벨트가 "앞 좌석 승용차 탑승자의 치명적인 부상 위험을 45%, 중등도에서 중상까지의 부상 위험을 50% 줄인다."라고 보고했다. 더 많은 사람이 점차 안전벨트를 사용하고 있다.

느슨하게 고정된 어깨 벨트 또는 앞 장골능(그림 34-6) 위의 착용으로 인한 부상에는 췌장, 간, 비장과 같은 복부 기관에 대한 압박이 있다. 복부 장기 탈출로 횡격막 파열 가능성; 요추의 전방 압박 골절. 횡격막 파열은 잘못 배치된 무릎 허리로 인한 복강 내 압력 증가로 인해 발생한다. 그림 34-7은 허리벨트와 어깨끈을 잘못 사용했을 때의 결과를 보여준다. 허리 벨트만 착용하면 얼굴, 머리, 목, 가슴에 부상을 입을 수 있으며, 허리 벨트 없이 어깨 벨트만 착용하면 심각한 목 부상을 입을 수 있다.

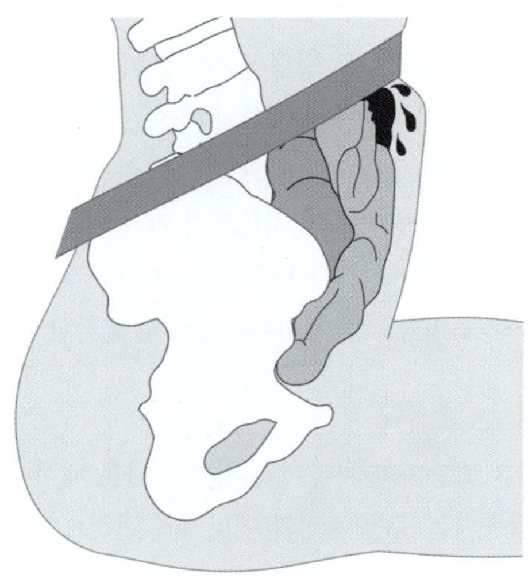

그림 34-6 골반 가장자리에 위치한 안전벨트는 복부 장기가 움직이는 후벽과 벨트 사이에 올 수 있도록 한다. 췌장 및 기타 후복막 기관의 손상과 소장 및 결장의 파열이 발생할 수 있다.
(From McSwain N, Paturas J: *The Basic EMT: Comprehensive Prehospital Patient Care.* 2nd ed. St Louis, MO: Mosby; 2003.)

적절하게 사용된 강박은 충격으로부터 탑승자가 아닌 강박 시스템으로 에너지를 전달한다. 안전벨트를 제대로 착용했을 때 입은 부상은 일반적으로 생명에 위협이 되지 않거나 생명을 위협하는 부상을 입을 가능성이 크게 줄어든다. 박스 34-2는 적절한 안전벨트 착용에도 불구하고 발생하는 부상에 대해 설명한다.

에어백 Air bags

에어백은 충돌 시 스티어링 칼럼의 중앙이나 대시보드 또는 둘 다(그림 34-8)에서 팽창하고 머리와 가슴을 완충한 다음 빠르게 수축함으로써 정면 감속 충돌에서 앞 좌석 탑승자를 보호하도록 설계되었다. 1998년부터 모든 신차에 운전석 및 조수석 에어백이 장착되었다. 일부 최신 차량에는 측면 충격 에어백도 있다. 에어백 전개로 보고된 부상에는 반상출혈 및 각막 찰과상과 같은 안면 외상이 포함된다. 전완부에 에어백 전개로 인한 찰과상과 반상출혈이 보인다. 그러나 에어백은 1차 강박 시스템으로 간주되지 않지만 무릎 및 어깨 벨트에 "보완" 역할을 한다. NHTSA가 후원

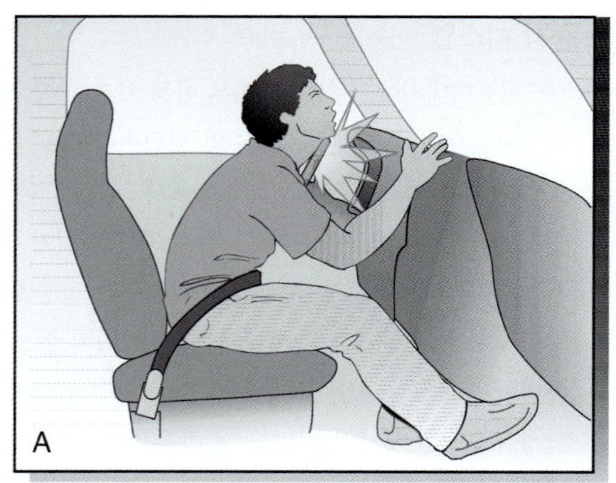

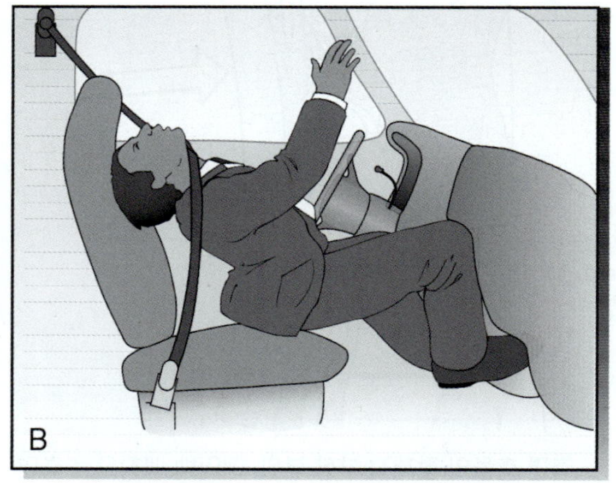

그림 34-7 (A) 안전벨트의 어깨끈이 없으면 상체가 앞으로 움직이면서 얼굴, 머리, 목에 심각한 부상을 입을 수 있다. (B) 어깨끈을 단독으로 착용한 경우 어깨끈이 앞으로의 움직임을 지연시키지만 목에 과도한 힘을 가해 목이 잘려지는 것과 같은 심각한 부상이 보고된 바 있다.
(From McSwain N, Paturas J: *The Basic EMT: Comprehensive Prehospital Patient Care.* 2nd ed. St Louis, MO: Mosby; 2003.)

박스 34-2 적절한 안전벨트 착용 시 발생하는 부상

척주
굴곡력으로 인한 경추 골절
과신전으로 인한 목 염좌
굴곡-신전력에 의한 요추 골절

흉부
벨트 배치와 관련된 흉벽의 연조직 손상
둔기 외상이 있거나 없는 흉골 골절
벨트 착용한 경우 3개 미만의 갈비뼈 골절, 착용하지 않은 경우 4개 이상 골절
여성의 유방 외상

복부
연조직 손상(좌상, 찰과상, 반상출혈)
안전벨트를 착용한 위치에 벨트 마찰로 인한 화상 또는 찰과상의 이차적인 손상
화상 또는 찰과상, 압궤 및 감속에 따른 소장 손상
혈관의 세로 스트레칭으로 인한 파열된 대동맥
압쇄력에 의한 간, 췌장, 담낭 및 십이지장의 손상

하는 진행 중인 특별 충돌 조사 프로그램은 "경미하거나 중등도의 에어백 전개 충돌"에서 치명적이거나 심각한 부상을 입은 성인 탑승자, 운전자 및 어린이와 관련된 데이터를 제공한다.

운전자와 탑승자는 스티어링 칼럼/대시보드에서 최소 10인치 떨어져 앉아야 하며 에어백이 장착된 차량의 경우 시트를 뒤쪽으로 기울여야 한다. 좌석을 스티어링 휠에 더 가깝게 조정한 작은 운전자들에게서 심각한 부상이 보고되고 있다. 앞 좌석에 앉은 유아와 어린이는 에어백이 팽창하여 중상을 입거나 사망하기도 한다. NHTSA 웹사이트(https://www.nhtsa.dot.gov)에는 에어백의 온/오프 스위치를 관리하는 규칙 및 규정에 대한 최신 정보를 논의하는 섹션이 있다. NHTSA는 에어백이 장착된 차량을 운전할 때 다음 사항을 권장한다.

- 12세 이하의 아동은 자동차 뒷좌석에 탑승한다.
- 에어백이 장착된 좌석에서 후방을 향하여 아동 카시트를 사용하지 않는다.
- 에어백이 장착된 차량에서도 항상 벨트를 착용한다.
- 에어백이 장착된 차량을 운전할 때는 운전대에서 최소 10인치 이상 떨어져 앉아 좌석을 뒤쪽으로 기울인다.
- 차량에 에어백을 끄는 스위치가 장착되어 있지 않은 경우 NHTSA에서 에어백 비활성화를 허용하는 일부 상황이 있다.

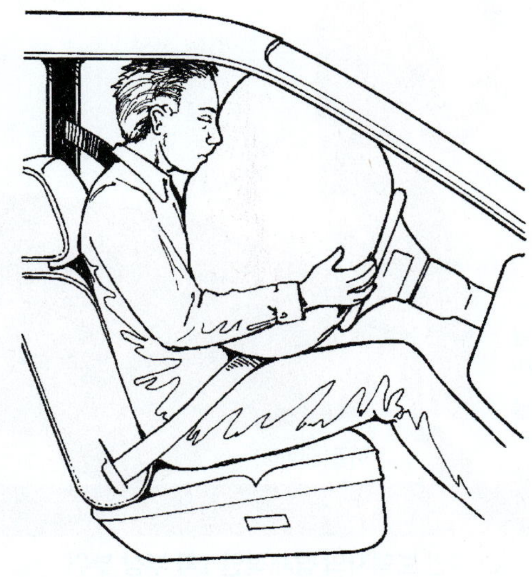

그림 34-8 **팽창된 에어백**

MVC 예방조치 MVC preventive measures

MVC는 둔기 외상과 관련된 부상의 절반 이상을 차지하기 때문에 예방 조치는 지속적인 관심사이다. 연구에 따르면 MVC의 수는 고속도로 설계 변경, 속도 제한 시행 및 차량 설계 개선으로 줄일 수 있다. 고속도로 설계의 안전 변경 사항에는 반대 방향의 교통 흐름을 분리하고, 분리 장벽과 미끄럼 방지 도로 표면을 설치하고, 길가에서 장애물을 제거하는 것이 포함된다. 속도 제한을 적용하면 MVC로 인한 부상도 줄어든다. 속도는 부상의 심각성을 결정하는 요소이기 때문이다. 속도가 빠를 수록 더 많은 에너지가 분산되고 부상이 더 심해진다. 차량의 크기와 디자인도 부상에 영향을 미친다. 소형차는 대형차보다 더 많은 부상과 사망과 관련이 있다. 내부 설계를 변경하면 탑승자에게 나타나는 부상을 줄일 수 있다. 예를 들면 사이드 에어백의 통합과 대시보드의 추가 패딩이 있다.

농기계 사고 Farm Equipment

트랙터와 관련된 대부분의 사망자는 트랙터가 전복될 때 짓눌리는 부상이다. 트랙터가 전복되면 일반적으로 옆으로 쏠린다. 그러나 뒤쪽으로 뒤집힐 수 있다. 후방 전복은 운전자가 자

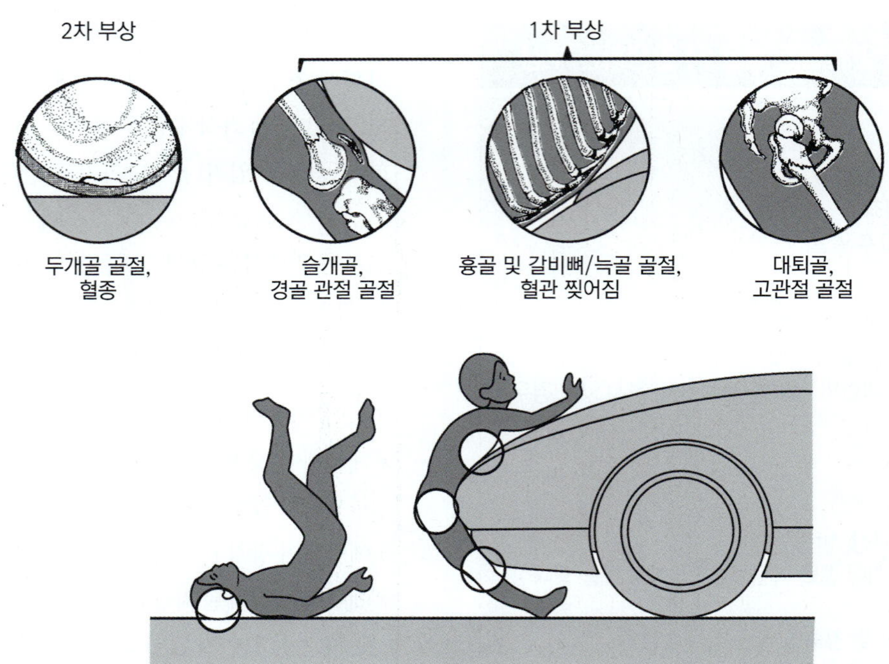

그림 34-9 어린이 보행자의 잠재적인 1차 부상 부위
(Modified from Neff JA, Kidd PS: *Trauma Nursing: The Art and Science.* St Louis, MO: Mosby; 1993.)

유롭게 점프하거나 튕겨져 나가는 것을 허용하지 않는다. 다른 부상 기전에는 점화된 연료 또는 뜨거운 엔진 부품으로 인한 열 화상과 디젤 연료, 유압유, 가솔린 또는 배터리 산으로 인한 화학적 화상이 있다.

보행자 부상 Pedestrian Injuries

차량이 보행자를 치면 사람의 나이나 신체 크기에 따라 부상을 예측할 수 있다. 어린이와 성인은 크기 차이와 차량 방향으로 인해 부상 패턴이 다르게 나타난다.

어린이의 경우 일반적으로 어린이가 얼어붙은 채로 다가오는 차량을 마주하기 때문에 정면 충돌이 발생한다. 어린이의 대퇴골이나 가슴은 어린이의 키에 따라 범퍼나 후드에 충돌한다. 그런 다음 아이는 뒤로 튕겨지면서 등이나 머리가 포장도로에 충돌하여 반대편 두개골 부상이 발생한다. 아주 작은 아이들은 무게 중심, 크기 및 무게가 낮기 때문에 차 밖으로 튕겨지는 경우가 거의 없다. 어린이가 차 아래로 넘어져 깔려 끌릴 수 있다. 차에 치인 어린이는 다기관 외상을 의심해야 한다. 와델징후(Waddell's triad)라고 하는 부상의 조합은 종종 어린이가 자동차에 치일 때 발생한다(그림 34-9). 와델징후는 가슴, 머리, 대퇴골의 부상이 특징이다.

차량에 치인 성인은 두부, 흉부, 복부 부상과 함께 하지 부상을 입는다. 성인은 몸을 옆으로 돌려 자신을 보호하려고 하므로 충격은 일반적으로 측면에 나타난다. 자동차의 범퍼와 후드에 상체와 하체가 부딪히면 양쪽 다리가 구부러지고 충격을 받은 관절 위와 아래에 골절이 발생한다. 또한 이로 인한 긴장으로 반대쪽 무릎에 인대 손상을 일으킬 수 있다. 그림 34-10은 성인이 차량에 치였을 때의 충격 지점을 보여준다.

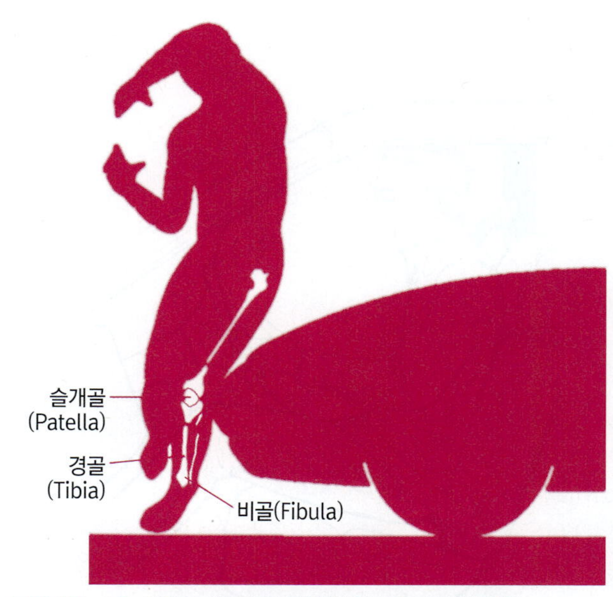

그림 34-10 성인 보행자의 잠재적인 1차 부상 부위
(From Neff JA, Kidd PS: *Trauma Nursing: The Art and Science.* St Louis, MO: Mosby; 1993.)

성인 보행자에게 발생하는 또 다른 흔한 부상은 골반 골절이다. 환자의 몸이 접히면서 상부 대퇴골과 골반이 후드 앞쪽에 부딪히고 복부와 흉부가 후드 윗부분에 부딪힌다. 머리는 자동차의 후드나 후드와 앞 유리가 만나는 부분에 부딪힐 수도 있다. 그런 다음 환자는 후드에서 도로 위로 굴러 떨어지거나 앞 유리로 굴러간다. 앞으로 굴러가는 동안 팔로 얼굴과 머리를 보호할 수 있다. 멀리 튕겨져 나가면 다른 차량에 치일 수 있다. 차에 치인 환자의 옷이나 피부에 타이어 자국이 남을 수 있다.

통학버스 School Buses

통학버스 충돌 사고 발생률은 낮지만 안전장치가 표준 장비가 아닌 것은 우려되는 점이다. 통학버스 부상 및 사망과 관련된 역학을 이해하는 것은 그러한 부상 예방에 가장 큰 영향을 미칠 전략을 구현하기 전에 문제를 식별해야 하는 방법의 한 예이다. 통학버스와 관련된 대부분의 사망은 버스 탑승자가 아니다. 데이터는 어린이 수송에 사용되는 통학버스 주변의 안전을 향상시키는 것이 필요한 예방 전략 중 하나임을 나타낸다. 미국고속도로교통안전국(NHTSA)는 어린이들에게 통학버스 주변에서 조심하고 경계하는 방법을 가르치는 무료 통학버스 안전 프로그램을 제공한다.

오토바이 충돌 Motorcycle Crashes

오토바이 충돌(MCC)로 인한 부상은 운동 에너지의 양과 유형, 그리고 충격을 받은 신체 부위에 따라 다르다. 운전자를 위한 안전장치가 부족하기 때문에 머리, 목 및 사지 부상이 MCC에서 더 자주 발생한다. 충돌 시 가해진 힘의 양에 대한 단서에는 스키드 마크(skid marks)의 길이, 오토바이의 변형 및 충격을 받은 고정된 물체 등이 있다. MCC 라이더의 상태는 종종 차량에서 튕겨져 나온 탑승자의 상태와 유사하다(그림 34-11). 다음에는 예측 가능한 부상을 초래할 수 있는 4가지 유형의 오토바이 충격에 대해 설명한다.

정면 충돌 Head-on impact

오토바이가 물체에 정면으로 충돌하면 앞으로 뒤집혀 운전자가 핸들바에 부딪히거나 운전대 위로 넘어간다. 운전자가 핸들바에 부딪히면 복부 및 흉부 손상과 경골의 전단 골절이 발생할 수 있다. 충돌 시 운전자의 발이 발판에 끼이는

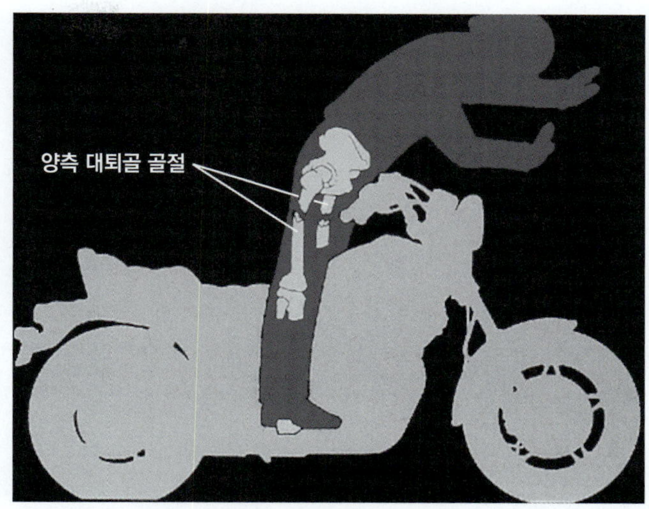

그림 34-11 오토바이 충돌이 발생하면 신체가 전방으로 쏠리면서 허벅지와 대퇴골이 핸들바에 손상을 입어 골절이 유발될 수 있다.

(From National Association of Emergency Medical Technicians. *Prehospital Trauma Life Support.* 6th ed. St Louis, MO: Mosby; 2007.)

경우 양측 대퇴골 골절이 발생할 수 있다. 헬멧은 운전자의 머리를 제한적으로 보호하지만 목을 보호하지는 않는다.

각도 충돌 Angular impact

오토바이가 비스듬히 부딪혀 운전자에게 떨어지므로 운전자의 신체 한쪽이 오토바이와 지면 또는 부딪힌 물체 사이에 끼이게 된다. 경골 또는 비골의 개방성 골절, 다리 짓눌림, 발목 탈구 및 연조직 손상과 같은 부상이 하지에서 발생하는 경향이 있다.

튕겨짐 Ejection

운전자가 오토바이에서 튕겨 나가면 충돌 시 부딪힌 신체 부위와 몸이 착지할 때 충격을 받은 지점에 부상이 발생한다. 충격으로 인한 에너지는 신체의 나머지 부분에 흡수된다. 오토바이에서 튕겨져 나오면 심각한 부상을 입을 가능성이 높다.

오토바이 눕히기 Laying the bike down

이 동작은 프로 라이더가 충돌에 임박한 상황 시 오토바이에서 스스로를 분리하는 데 사용된다. 라이더는 오토바이를 옆으로 돌리면서 속도를 늦추고 안쪽 다리를 끌어 당긴다. 오토바이 눕히기에서 볼 수 있는 가장 흔한 부상은 경미한 골절, 찰과상 및 하지의 짓눌린 부상이다. 그림 34-12는

보호복을 착용하지 않은 운전자에게 발생한 도로 화상을 보여준다.

모든 지형 차량 All-Terrain Vehicles

모든 지형 차량(ATV)에는 3륜 또는 4륜의 두 가지 기본 설계가 있다. 4륜 ATV는 급회전 시 무게 중심이 높아 전복되기 쉬운 3륜에 비해 다루기 쉽고 안정성이 높다. 일부 주에서는 운전자의 최소 연령을 규정하고 모든 운전자에게 헬멧 착용을 의무화하는 법률을 제정했다.

ATV와 관련된 가장 일반적인 부상 기전은 전복, 운전자가 떨어지는 것, 차량이 정지된 물체에 부딪혀 운전자의 전방 감속을 유발하는 것이다. 부상은 운전자의 해부학적 구조와 관련된 기전에 따라 다르다. 두부 손상, 척추 손상, 늑골, 흉골, 쇄골과 관련된 흉부 손상이 보고되었다.

설상차(스노우 모빌) Snowmobiles

설상차는 일과 놀이에 사용된다. 흔히 볼 수 있는 부상은 ATV와 관련된 부상과 유사하다. 설상차는 무게 중심이 낮고 간극이 낮다. 설상차는 대부분의 ATV보다 더 쉽게 뒤집히고 무겁기 때문에 차량에 깔려 부상을 입는 경우가 자주 발생한다. 운전자가 보이지 않는 철조망이나 로프에 부딪히면 심각한 목 부상이 발생할 수 있다. 부상 패턴은 기전과 영향을 받는 신체 부위에 따라 다르다. 운전자가 날씨에 적절하게 옷을 입지 않았거나 부상을 당한 직후에 발견되지 않으면 저체온증이 심각한 위험이 된다.

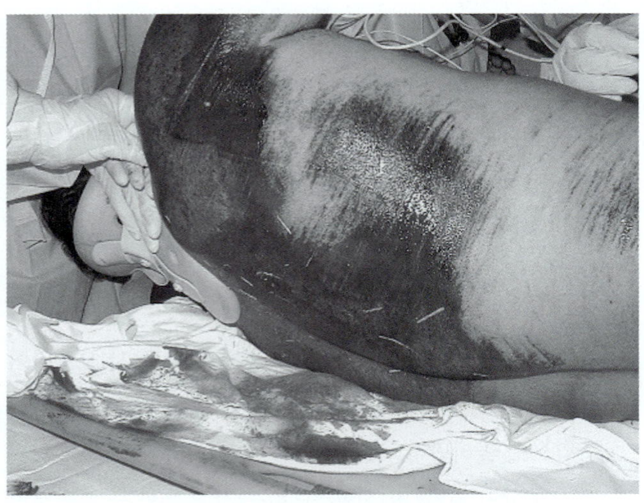

그림 34-12 보호복 없이 오토바이 충돌 후 도로면과 마찰로 인해 화상을 입었다.

(From McSwain N, Paturas J: *The Basic EMT: Comprehensive Prehospital Patient Care.* 2nd ed. St Louis, MO: Mosby; 2003.)

선박/수상차 Watercraft

선박 또는 보트 부상은 다른 보트나 물 속의 장애물과 충돌하여 발생할 수 있다. 보트 탑승자에게는 안전 장치가 제공되지 않으며 자동차와 달리 보트는 충격과 관련된 에너지를 흡수하도록 제작되지 않았다. 또한 탑승자가 물 속으로 튕겨져 나갈 경우 익사 또는 저체온증의 가능성이 있다. 다른 부상은 차량에서 튕겨 나온 사람들에게서 볼 수 있는 것과 유사할 수 있다. 모든 연령대의 선박 사용자와 수영 경험이 풍부한 사람이라도 해안 경비대에서 승인한 개인 부양 장치를 사용하는 것이 좋다.

웨이브 러너 및 제트 스키와 같은 개인용 수상선박(PWC, personal watercraft)은 인기 있는 레저용 차량이다. 부상률은 모터보트보다 PWC가 약 8배 더 높다. 다양한 스타일로 운전자가 앉거나 서서 선박을 운행할 수 있으며 일부 PWC는 2~3명의 탑승자를 태울 수 있을 정도로 크다. 대부분의 PWC에서 높은 속도를 빠르게 낼 수 있으므로 다른 선박이나 물 속의 물체와 충돌이 발생할 수 있다. 부상 가능성은 ATV에서 볼 수 있는 부상 패턴과 매우 유사하다. 직장, 질, 회음부 외상은 탑승자나 운전자가 고속으로 물에 부딪히거나(엉덩이가 먼저) 좌석에 부딪힐 때 발생할 수 있다. 익사 및 저체온증은 PWC 사고와 관련된 추가적인 합병증이다. 음주는 치명적인 보트 사고의 주요 원인으로 알려져 있다.

자전거 충돌 Bicycle Crashes

자전거 충돌에 대한 몇 가지 기전이 있다. 가장 흔한 것은 차량 또는 보행자와 충돌하여 자전거에서 떨어지는 것이다. 자전거와 관련된 대부분의 사망은 차량과의 충돌로 인해 발생한다. 운전자는 일반적으로 위험한 지면, 묘기, 과속 또는 일반적인 기술 부족으로 인해 통제력을 잃고 넘어진다.

자전거 사고에는 일반적인 부상 패턴이 있다. 자전거 바퀴의 스포크(바큇살)에 발이 걸리면 골절이 생길 수 있다. 그리고 사람이 튕겨지면서 다른 부상을 입을 수 있다. 적절하게 설치된 휠 가드는 바큇살 관련 부상을 줄인다.

자전거가 물체에 부딪혀 앞으로 기울어지면서 운전자가 운전대 위로 튕겨지면 헬멧을 착용하지 않은 운전자는 자동차에서 튕겨져 나온 사람과 유사한 부상을 입을 수 있다(예: 머리, 목, 복부 및 흉부 부상). 운전자가 가운데 봉 또는 안장에 충돌하면 질 파열, 음낭 손상 및 회음부 타박상과 같은 기마손상(straddle injuries)이 발생한다. 운전자는 또한 자전거 운전대에 닿아 심각한 복부 손상을 입을 수 있다. 이러한 손상은 췌장, 간 및 비장 파열에서 위장 손상, 장 천공에 이르기까지 다양하다.

자전거에 장착된 어린이 시트는 자전거 사용으로 인한 부상의 또 다른 원인이다. 어린이가 시트에서 떨어지거나, 시트가 자전거에서 분리되거나, 자전거가 넘어지거나, 어린이의 사지가 바큇살에 끼일 수 있다. 머리와 안면 부상은 흔하고 종종 심각하다. 자전거에 장착된 어린이용 시트는 어린이의 머리와 얼굴을 보호하지 못하며, 어린이는 스스로 자신을 보호하지 못하므로 자전거에 장착된 시트에 앉는 모든 어린이는 헬멧을 착용해야 한다.

트럭이나 밴에서 뻗어 나온 백미러에 의해 자전거 운전자가 부상을 입을 수 있다. 심각한 머리, 목 및 안면 부상과 머리와 목에 심각한 깊은 열상이 발생하고 치명적일 수 있다.

추락/낙상 Falls

수직 감속은 낙상과 관련된 부상력을 의미한다. 부상의 심각도와 유형은 추락한 높이, 충격을 받은 신체 부위, 착지 표면에 따라 다르다. 환자의 키보다 3배 이상 높은 위치에서 추락하면 심각한 부상을 입을 가능성이 더 크다. 그러나 사람이 서 있는 높이보다 더 높은 곳에서 떨어지면 심각한 부상을 입을 가능성이 있다. 다양한 유형의 낙상과 함께 다양한 패턴의 부상이 나타난다. 어린 아이들은 머리가 몸에서 가장 크고/무거운 부분이기 때문에 머리로 착지하는 경향이 있다. 특정 부상은 높은 곳에서 떨어져 발을 먼저 착지할 때 발생한다. 돈 후안 증후군(Don Juan syndrome)이라고 하는 세 가지 부상에는 양측 종골 골절, 척추 압박 골절(보통 흉요추), 양측 요골 골절이 포함된다. 에너지 전달은 처음에 양측 종골 골절을 일으킨 다음 위쪽으로 전위되어 대퇴골 골절, 고관절 탈구 또는 골절, 척추 압박 골절, 두개골 기저부 골절 등의 부상을 유발한다. 손목 골절은 뻗은 팔 위로 앞으로 넘어지면서 급성 굴곡으로 인해 발생한다. 이러한 특성의 감속력은 또한 2차 신장 손상을 유발할 수 있다.

사람이 신체의 다른 부위에 착지하면 그 충격 지점과 신체의 나머지 부분에 부상이 발생한다. 충격이 손목에 가해지면 에너지는 팔꿈치와 어깨를 통해 위쪽으로 전달되고, 무릎에 충격이 가해지면 에너지가 둔부 위쪽으로 전달된다. 충격의 또 다른 지점은 다이빙 부상에서 볼 수 있듯이 머리일 수 있다. 이 충격으로 인해 몸통, 골반, 다리의 무게와 힘이 머리와 경추에 가해져 부상이 발생한다. 이러한 유형의 부상은 압박 부상 또는 축 하중 부상으로 알려져 있다. 척추가 압박되고 쐐기가 박히면서 척수를 관통할 수 있는 척추 조각을 생성한다.

낙상은 노인들에게 심각한 영향을 미친다. 65세 이상 성인 3명 중 1명은 매년 낙상하고 입원한 환자의 50%는 낙상 후 1년 이내에 사망할 위험이 있는 것으로 추산된다. 65세 이상 성인의 고관절 골절을 초래하는 낙상은 다음과 같은 몇 가지 특별한 특징이 있다. (1) 이들 중 84%는 가정에서 발생하며, (2) 76%는 실내에서 발생하며, (3) 76%는 서 있는 상태에서 발생하며, (4) 72%는 옆으로 넘어지고, (5) 47%는 앞으로 이동할 때 발생하며, (6) 극소수의 낙상(10%)은 젖은 표면이나 미끄러운 표면과 관련이 있으며, (7) 13%는 다른 질환의 일부 증상(어지럼증, 발작 또는 갑작스러운 마비)의 결과로 발생한다. 환경의 물체(예: 가구, 전선, 늘어난 매트)와 같은 외적 요인은 낙상의 25%와 관련이 있으며 균형 및 보행과 같은 내적 요인이 골절을 초래하는 낙상과 더 자주 관련된다는 연구 결과가 반복적으로 발표되었다. 낙상과 관련된 위험 요인으로 노인의 경우 건강 악화, 노화와 관련된 신체적 변화(예: 시력 상실), 보철기기(예: 지팡이, 보행기) 및 환경적 위험(예: 미끄러운 표면, 계단, 희미한 조명, 보행로에 있는 예상치 못한 물체)을 포함한다. 낙상 가능성을 줄이려면 바닥 표면을 미끄럼 방지 재료로 덮어야 하며 통로 양쪽에 손잡이가 있어야 한다. 손잡이는 특히 욕실에서 유용하다. 바닥과 계단은 넘어질 때 부상을 입을 가능성을 줄이는 탄력 있는 자재로 덮을 수 있다. 복도와 계단의 개선된 조명은 노인들이 걸려 넘어지는 것을 방지하는 데 도움이 된다. 조명은 넘어지기 쉬운 발 디디는 지점에 집중되어야 한다. 노인이 시각적으로 빠르게 적응할 필요가 없도록 조명의 강도는 균일해야 한다.

스포츠 및 레크리에이션 관련 부상

Sports- and Recreation-Related Injuries

스포츠와 관련된 부상은 일반적으로 압축력 또는 급격한 감속뿐만 아니라 비틀림, 과굴곡 및 과신전으로 인해 발생한다. 부상을 유발하는 요인으로는 보호 장비 부족, 컨디션 조절 부족, 참가자의 부적절한 훈련 등이 있다. 레크리에이션 스포츠 및 스포츠와 유사한 활동과 관련된 기전은 MVC, 오토바이 충돌 및 자전거 충돌과 관련된 기전과 유사하다. 개별 스포츠와 관련된 잠재적 기전은 다양하다. 그러나 일반적인 원칙은 낙상 및 MVC와 동일하다.

- 어떤 에너지 또는 힘이 개인에게 영향을 미쳤는가?
- 신체의 어떤 부분이 에너지나 힘의 영향을 받는가?
- 명백한 부상은 무엇인가?
- 관련된 에너지 또는 힘과 관련된 부상은 무엇인가?

부러진 스노우 스키나 축구, 라크로스 또는 자전거 헬멧과 같은 손상된 장비는 충돌 부위를 파악하는 데 도움이 될 수 있다. 다양한 스포츠와 관련된 부상에 대한 설명은 **표 34-3**을 참고한다.

10세에서 14세 사이의 청소년은 스포츠 및 레크리에이션 관련 부상의 비율이 가장 높다. 미국에서는 매년 160만~380만 건의 스포츠 및 레크리에이션 관련 외상성 뇌 손상이 발생한다. 적어도 한 번의 뇌진탕을 경험한 대학생 및 고등학교 축구 선수는 또 다른 뇌진탕의 위험이 증가한다.

스쿠터 Scooters

스쿠터는 두 가지 유형으로 나뉜다. 첫 번째는 소형 가스 엔진이나 주로 젊은 사람들이 사용하는 전기 모터를 사용하는 전동식 스탠드업 스쿠터이다. 두 번째 유형은 휠체어와 동일하지만 전기 모터가 장착된 이동 보조 장치이다. 이동용 스쿠터는 주로 장애인과 노인이 사용한다. 이동용 스쿠터 부상자의 대부분은 자동차와 충돌하면서 부상을 입는다. 스탠드업 스쿠터 부상자의 대부분은 15세 미만의 어린이와 남성이다. 스쿠터 사용으로 인한 부상에는 골절 또는 탈구, 열상, 타박상 및 찰과상, 좌상 및 염좌가 있다. 부상은 주로 팔과 손, 머리와 얼굴, 다리와 발에 발생한다. 미국고속도고교통안전국(NHTSA)은 스탠드업 스쿠터 사용에 대해 다음과 같은 권장 사항을 제시했다.

- 스쿠터 운전자는 미국소비자제품 안전위원회(USCPSC, Consumer Product Safety Commission) 기준을 충족하는 헬멧을 착용해야 한다.
- 스쿠터 운전자는 무릎과 팔꿈치 보호대를 착용해야 한다.
- 스쿠터는 "차가 없는 매끄럽고 포장된 표면"에서 사용해야 한다.
- 스쿠터는 "물, 모래, 자갈 또는 흙" 위에서 사용해서는 안 된다.
- 밤에는 스쿠터 타기를 피해야 한다.
- 스쿠터를 사용하는 어린 아이들을 감독해야 한다.

관통 외상 Penetrating Trauma

관통 부상은 신체를 관통하는 움직이는 이물질에 의해 발생한다. 이물질에 의해 생성된 에너지는 주변 조직으로 소산된다. 관통 외상의 사정 및 평가는 상처를 입힌 물질, 에너지 소산 방식, 환자와 무기와의 거리, 타격을 받은 조직의 특성에 따라 다르다. 관통 외상의 예로는 총상, 자상 및 찔림이 있다. 관통된 조직과 손상된 기저 구조에 따라 부상의 심각성이 결정된다. 관통 외상을 입은 환자는 둔상을 입을 수도 있다. 예를 들어, 총에 맞은 후 계단에서 떨어지는 것이 있다.

궁극적으로 손상 정도는 (1) 부상당한 도구의 특성(예: 칼, 총, 폭탄 파편), (2) 충돌 당시 속도, (3) 통과하는 조직의 특성 이 세 가지 요인의 상호작용에 의해 결정된다.

자상 STAB Wounds

칼에 찔린 상처는 저속 부상이며 에너지 전달이 낮다. 손상은 날카로운 날로 인해 발생하며, 이차적인 외상은 거의 발생하지 않는다. 좁고 뾰족한 도구(예: 얼음 송곳)는 미세한 압궤 손상을 일으키며 도구의 정점 경로에 국한된다. 도구가 가늘고 납작한 경우(예: 단검), 조직이 손잡이에 가까운 날의 넓은 가장자리를 수용하기 위해 늘어나면서 조직이 찢어지고 으스러진다. 더 둔탁한 도구(예: 도끼)를 사용하면 뭉개지고 부서진 조직의 면적이 더 넓어지고, 관통력을 얻기 위해 가해지는 힘으로 인한 손상이 있을 수도 있다.

자상으로 인한 관통 외상 환자의 경우 공격자와 환자의 위치, 사용하는 무기의 종류, 공격자의 성별을 알면 무기의 투영 경로를 식별할 수 있다. 여자는 아래로 찌르는 경향이 있지만 남자는 위로 찌르는 경향이 있다.

자상으로 인한 손상은 관통하는 위치에 따라 다르다. 조직 손상은 일반적으로 관통 부위에 국한된다(그림 34-13). 그러나 단일 상처가 여러 체강을 관통하여 치명적인 부상을 유발할 수 있다. 예를 들어, 단 한 번의 관통으로 흉기가 흉강과 복강에 들어갈 수 있다. 유두 수준 이하의 흉부 상처는 복강 및 하부 장기를 침범할 수 있다.

하나 이상의 상처가 있을 수 있으며 상처의 크기가 작더라도 도구의 움직임으로 인해 광범위한 내부 손상이 발생할 수도 있다. 내부 손상은 도구의 길이와 손상을 입은 조직의 밀도에 정비례한다.

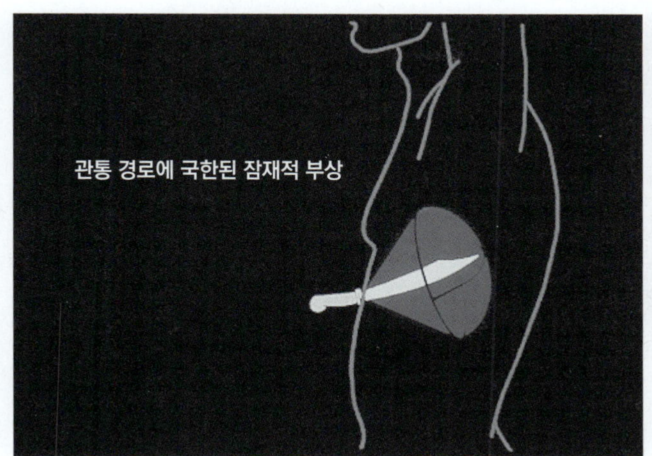

그림 34-13 자상은 관통 경로에 국한된 손상을 일으킨다.

(Modified from Prehospital Trauma Life Support Committee of the National Association of Emergency Medical Technicians in cooperation with the Committee on Trauma of the American College of Surgeons. *PHTLS: Basic and Advanced Prehospital Life Support.* 4th ed. St Louis, MO: Mosby; 1999.)

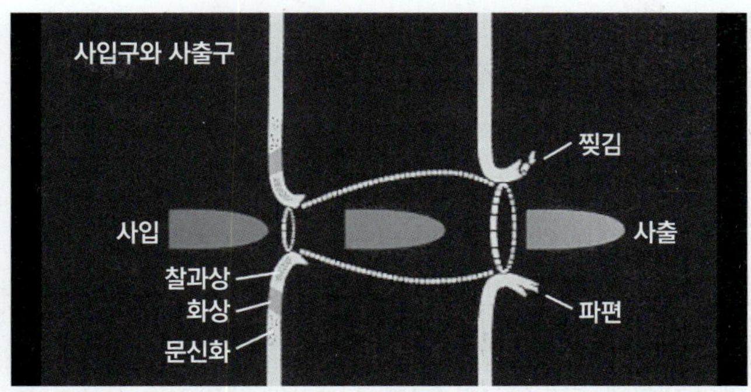

그림 34-14 회전하는 총알은 직선으로 들어가면 상처를 따라 1~2 mm의 마모된 가장자리를 생성한다. 비스듬히 진입하게 되면 마모된 면이 총알 바닥에 있고 피부 접촉이 더 많아지고 훨씬 더 넓은 영역에 영향을 줄 수 있다. 입구와 출구 상처의 차이도 묘사되어 있다. 출구 상처는 일반적으로 더 길고 폭발적이다.

(Modified from Prehospital Trauma Life Support Committee of the National Association of Emergency Medical Technicians in cooperation with the Committee on Trauma of the American College of Surgeons. *PHTLS: Basic and Advanced Prehospital Life Support.* 4th ed. St Louis, MO: Mosby; 1999.)

찔림 Impalements

찔림은 일반적으로 낙상이나 자동차사고로 인해 발생하거나 날아오거나 떨어지는 물체에 이차적으로 발생하는 저속 부상이다. 찔린 물건은 환자가 수술 지원과 중재가 즉시 가능한 수술실과 같은 통제된 환경에 있는 경우에만 고정하고 제거되어야 한다.

총상 Gunshot Wounds

권총, 산탄총 및 소총은 대부분의 총기 부상을 유발한다. 탄도학은 발사체의 움직임을 연구하는 과학이다. 박힌 총상(penetrating wound)은 총알이 체내에 남아 있고 입구만 있을 때 발생한다. 관통상(perforating wound)은 총알이 신체를 통과하여 나와 입구와 출구를 만들 때 발생한다(그림 34-14). 입구 상처의 크기는 총알의 크기(구경)에 따라 직접적으로 달라진다. 상처의 크기와 모양은 충돌 시 총알의 비행 패턴(요)에 따라 달라진다(그림 34-15)는 이러한 움직임을 보여준다). 또한 상처의 크기와 모양에 영향을 미치는 것은 발사체의 모양이다(즉, 매끄러운 총알이나 들쭉날쭉한 포탄 파편). 탄환이 신체 안으로 들어가면 손상 정도는 신체 자체와 발사체 사이의 상호작용의 결과이며 미사일이 통과하는 조직의 밀도와 발사한 무기의 특성에 따라 다르다.

탄환 속도는 조직 변형과 공동화 정도를 결정한다. 속도는 일반적으로 낮음 또는 높음으로 설명된다.

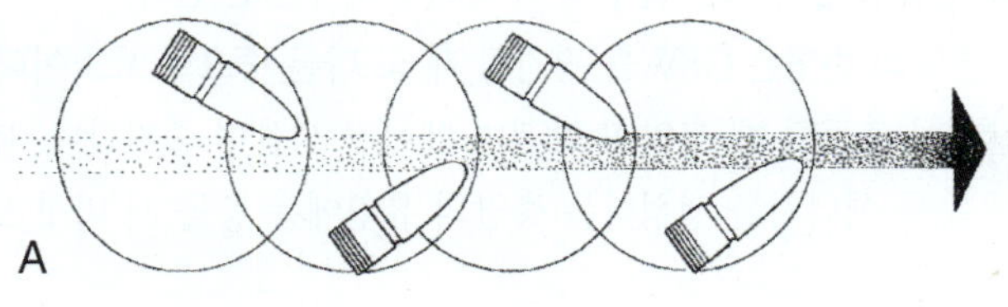

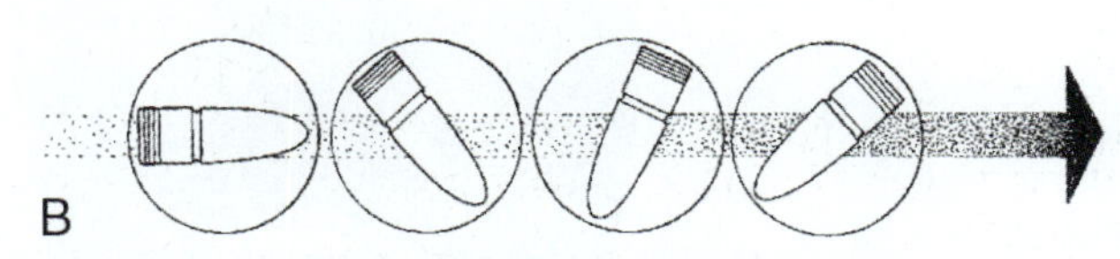

그림 34-15 **총알의 움직임이 부상 가능성에 미치는 영향.** (A) Yawing (기우뚱한 움직임), (B) Tumbling (회전)

저속 탄환은 초속 2,500피트 미만의 속도로 이동하며 조직에 거의 영향을 미치지 않는다. 손상은 탄도의 중심에 국한되며 분포 반경이 작다. 일시적인 공동은 탄환 직경의 2~3배이다. 저속 탄환은 경로를 따라 조직을 옆으로 밀어낸다. 권총 및 기관단총과 같은 휴대 무기가 이러한 유형의 범주에 속한다.

고속 탄환(HVM, high-velocity missiles)은 초속 2,500피트 이상의 속도로 이동하며 높은 공동 현상과 에너지 전달로 인해 더 심각한 손상을 입힌다. 고속 탄환은 조직을 밀고 나가 압축시켜 탄환과 탄도 주변에 공동을 만든다. 운동 에너지가 총알에서 조직으로 전달되면 공동이 확장된다. 탄환이 앞으로 이동함에 따라 일시적으로 조직을 옆으로 그리고 앞으로 이동시킨다. 발사체의 뒤 또는 뒤에서 음압이 이물질을 끌어들여 상처를 오염시킨다. 이 공동은 총알 직경의 30~40배가 될 수 있다. 그림 34-16은 저속 탄환과 고속 탄환 사이의 공동 차이를 설명한다. 고속 탄환에 의한 손상은 광범위한 조직 파괴로 인해 종종 괴사 조직 제거가 필요하다. 이러한 유형의 탄환에는 현대식 소총에서 발사되는 탄환이다.

HVM을 사용한 입구 및 출구 상처는 명중된 조직 및 신체 부위의 유형에 따라 다르다. 탄환이 사지와 같은 작은 구조를 통과할 때는 탄환이 나갈 때까지 모든 에너지가 소멸되지 않기 때문에 공동화와 탄환의 움직임이 계속 일어나 출구 상처가 더 클 수 있다. 밀도가 높은 조직에서는 공동화가 완료되고 대부분의 에너지가 소실되기 때문에 출구 상처가 작아지는 경향이 있다. 총알이 조직을 통과하는 동안 파편화 되면 출구 상처가 발견되지 않는다. 입구 및 출구 상처는 상황에 따라 다른 특성을 가질 수 있으므로 문서에는 상처에 대한 설명만 포함해야 하며 입구 상처 또는 출구 상처로 식별해서는 안 된다.

총알의 변형은 GSW를 평가할 때 또 다른 중요한 요소이다. 탄환이 충돌할 때 모양이 바뀌면 에너지 생산이 증가한다. 더 큰 운동 에너지를 생성하는 총알의 유형에는 충돌 시 버섯 모양이 되는 부드러우면서 납작한 탄두, 평평한 탄두, 속이 빈 탄두가 있다. 총알의 형상별 특성은 표 34-4를 참고한다.

GSW의 또 다른 특징은 근거리 상처나 총을 피부에 대고 눌렀을 때 나타나는 총구 폭발이다. 발사 즉시 총구에서 불타는 화약과 뜨거운 가스가 방출된다. 총구 폭발이 분명하면 입구 상처의 불타는 입자, 찰과상 및 화상으로 인한 자국이 보인다.

표 34-4 탄환의 모양별 분류

모양	특성
뾰족한 코 둥근 코	특정 유형은 "soft points"라고 불리며 충격이 가해지면 납작해지다가 다시 "버섯 모양"으로 변하여 손상량을 증가시킨다.
속이 빈 코	코 끝이 움푹 패여 있고 충격 시 변형된다. 총알은 변형이 심할수록 손상량을 증가시킨다.
납작한 코	한 유형은 "Dum-Dum" 총알로 1897년 영국인이 인도 Dum Dum에 있는 주둔지에서 개발하였으나 헤이그 협약에서 군사적 사용을 금지했다.

Reprinted from Emergency Nurses Association: *Trauma Nursing Core course: Provider Manual*. 7th ed. Des Plaines, IL: Emergency Nurses Association; 2014.

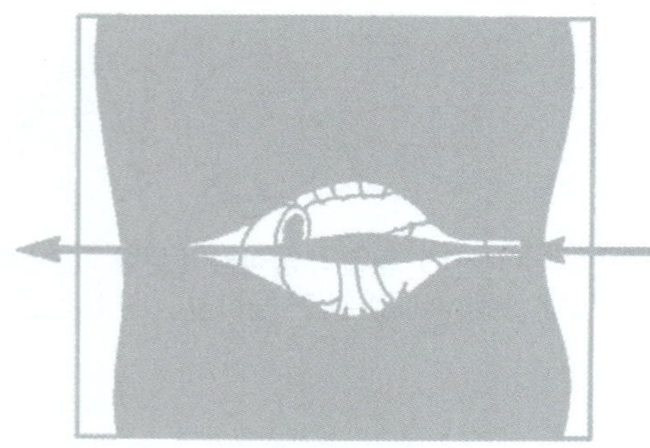

고속 탄환 상처 프로파일

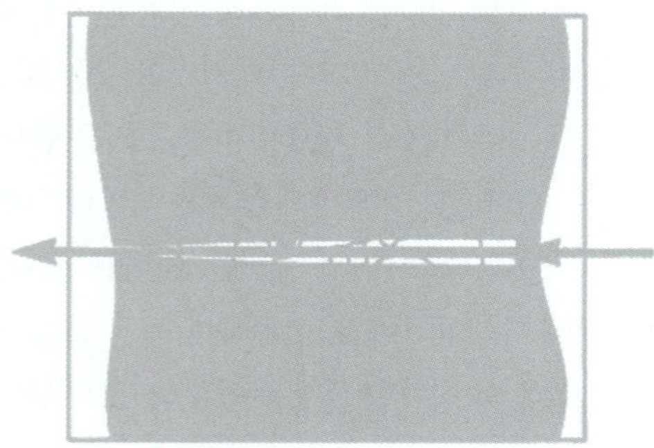

저속 탄환 상처 프로파일

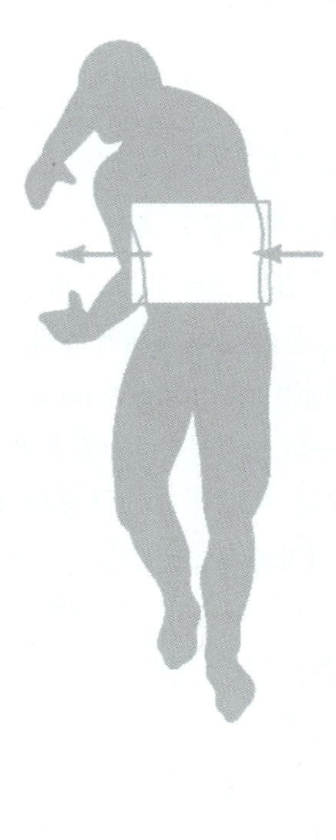

그림 34-16 고속 및 저속 탄환의 잠재적 부상 경로

(From Neff JA, Kidd PS: *Trauma Nursing: The Art and Science*. St Louis, MO: Mosby; 1993.)

폭발 부상 Blast Injuries

미국에서는 일부 다른 국가에서처럼 폭발이 흔하지 않다. 그러나 화학 공장, 정유 공장, 조선소 및 기타 산업 환경에서 위험한 폭발의 가능성은 존재한다. 테러 활동은 도시 지역의 폭발에 대한 우려를 증가시켰다. 철도나 트럭으로 운반되는 많은 양의 휘발성 물질 때문에 폭발은 어디에서나 발생할 수 있다. 폭발은 폭발물이 폭발하여 가스로 변할 때 발생한다. 가스가 팽창함에 따라 동일한 부피의 공기가 변위되어 폭발파를 따라 이동한다. 이러한 대량의 공기 이동으로 인해 조직 파열, 내장 적출 및 외상성 절단이 발생할 수 있다. 폭발물 케이스가 터지면서 케이스 파편이 고속 발사체가 된다.

물의 밀도가 클수록 폭발 파동은 공기보다 물속에서 더 빠르고 더 멀리 이동할 수 있다. 결과적으로 수중 폭발과 관련된 부상은 일반적으로 더 심각하다. 밀폐된 공간에서의 폭발은 연기와 유독 가스의 흡입 가능성 때문에 개방된 공간에서의 폭발보다 더 큰 피해를 유발한다.

폭발 부상은 3단계 또는 충격 지점에서 발생한다. 그림 34-17은 폭발로 인한 부상을 도식화하고 표 34-5는 일반적인 부상을 설명한다. 폭발물이 가열된 가스의 팽창 덩어리로 변할 때 압력파의 진탕 효과로 인해 1차 부상이 발생한다. 뇌

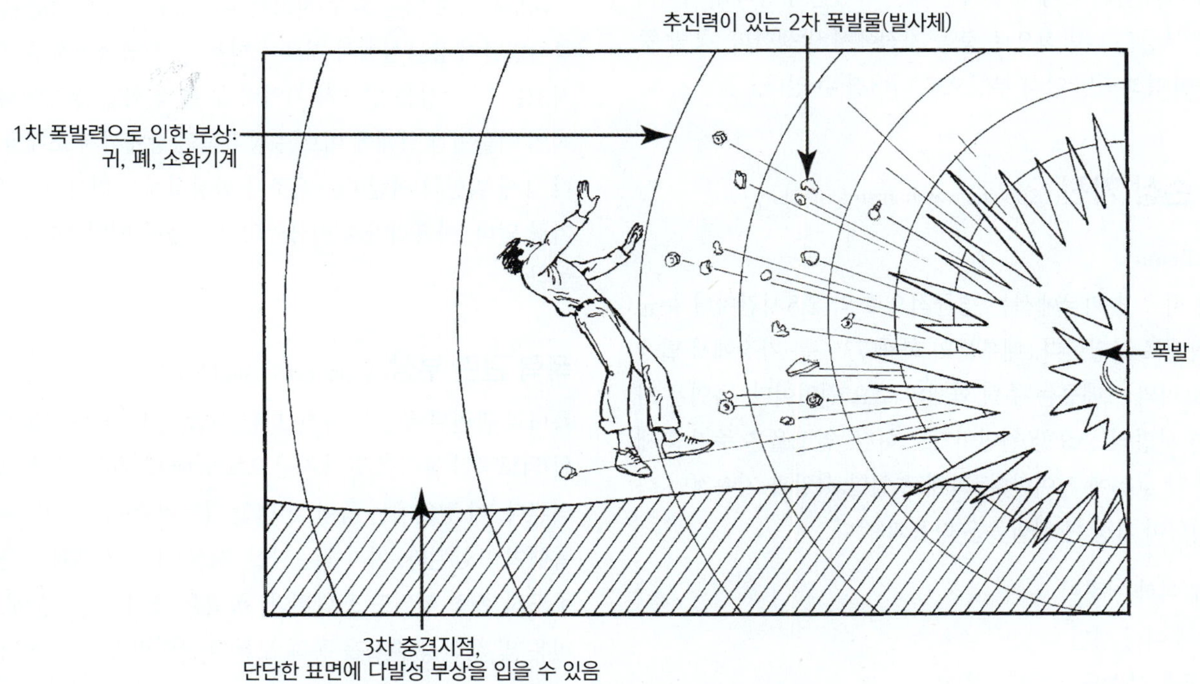

그림 34-17 폭발의 영향

표 34-5 폭발 부상의 기전

기전	원인	1차 장기 영향
1차	초기 폭발 또는 공기파. 병원 전 서비스 제공자가 안전할 수 있도록 환자의 2차 부상을 피할 수 있도록 어떤 유형의 폭발(증기, 화학 물질, 전기 등)이 발생했는지 파악하는 것이 중요하다.	주로 공기로 채워진 장기에 영향을 미친다. 고막 파열 및 영구적인 난청이 발생할 수 있음 폐—기흉, 폐포 파열, 공기색전 소화기계—장 및 위의 타박 및 파열 CNS—뇌진탕증후군, 다양한 유형의 구소 및 미만성 뇌출혈, 뇌 공기 색전증
2차	발사체 역할을 하는 날아다니는 파편	부상은 발사체의 크기와 타격 부위 그리고 어디에 부딪혔는지에 따라 달라진다.
3차	환자가 폭발로부터 이동한 거리 및 영향을 받은 위치	부상은 자동차사고를 당하거나 높은 곳에서 추락했을 때와 유사하다. 기타: 폐, 피부, 눈, 분진 또는 유독가스의 흡입, 열화상, 방사선의 영향 등

CNS, 중추신경계; *GI*, 위장관; *MVC*, 자동차 충돌
Reprinted from Emergency Nurses Association: Trauma nursing core course: provider manual, ed 7, Des Plaines, IL, 2014, The Association.

진탕 부상은 명백하지 않고 외상의 외부 징후 없이 발생할 수 있기 때문에 자주 간과된다. 그러나 이러한 부상은 일반적으로 가장 심각하다. 이 기전과 관련된 부상에는 뇌 및 척수 손상, 공기 함유 장기 파열, 막 및 작은 혈관 파열 등이 있다. 관련된 열파는 또한 폭발에 직면한 신체 부위에 화상을 유발할 수 있다.

유리 조각, 암석 또는 금속 파편은 고속 발사체가 되어 찔림, 골절, 외상 절단, 화상 및 타박상, 찰과상 및 열상과 같은 연조직 손상을 포함한 2차 부상을 유발할 수 있다.

세 번째 충돌 지점은 환자가 공중으로 날아가서 튕겨질 때 발생한다. 이 기전과 관련된 3차 부상은 사람들이 차량에서 튕겨 나오거나 높은 곳에서 떨어질 때 나타나는 부상과 유사하며 이러한 부상은 일반적으로 충돌 지점에서 발생한다. 폭발 중 구조물이 붕괴되면 압사 부상으로 이어질 수 있다.

특정 손상 기전 Specific mechanisms of injury

화상 Burns

자료에 따르면 미국에서는 평균적으로 약 2.5시간마다 누군가가 화재로 사망한다. 대부분의 화재(73%)는 가정에서 발생한다. 요리와 바베큐는 주택 화재의 주요 원인이다. 흡연은 화재 관련 사망의 중요한 원인이기도 하다. 알코올은 주거 화재 사망의 약 40%에 기여한다. 화재로 인한 사망과 지속적인 화상의 위험이 가장 큰 사람들은 다음과 같다.

- 4세 이하 어린이
- 65세 이상 성인
- 빈곤층 사람들
- 아프리카계 미국인 및 아메리카 원주민
- 농촌 지역에 거주하는 사람들
- 조립식 주택 또는 열악한 주택에 거주하는 사람들

지난 수십 년 동안 주택 화재로 인한 사망자와 부상자 수는 점진적으로 감소했지만 이는 예방할 수 있으며 계속해서 심각한 공중 보건 문제로 제기되고 있다. 5세 미만 및 65세 이상은 뜨거운 액체로 인한 화상에 가장 취약하다. 65세 이상의 사람들은 담배 흡연이나 난로 및 난방기 사용으로 인한 의복 발화에 따른 화상이 대부분(75%)을 차지한다.

침수 부상 Submersion Injuries

침수(익사 및 익사 직전)는 산소 부족으로 인한 이차적인 부상을 초래한다. 개인용 선박 사용의 증가와 익수 사고로 구조되지 못하거나 자력으로 탈출하지 못하는 상황은 익수 사고와 관련된 둔상 외상을 발생을 증가시킨다. 미국에서 익사 사고의 80%는 남성이 차지한다. 음주는 수상 레크리에이션과 관련된 청소년 및 성인 사망의 약 25~50%와 관련이 있다. 음주는 균형, 조정 및 판단에 영향을 미치며, 그 영향은 태양 노출과 열에 의해 강화된다. 보트와 관련된 사망의 최대 70%는 익사의 결과였다. 익사한 사람의 86%는 개인 부양 장치를 착용하지 않았다. 대부분의 익사는 인명 구조원이 없는 곳에서 발생한다.

치명적이지 않은 익수 사고를 겪은 14세 이하 어린이 10명 중 3명만이 응급실에서 치료를 받는다. 치명적이지 않은 익수 사고는 뇌 손상을 일으켜 기억력 문제 및 학습 장애에서 지속적인 식물인간 상태에 이르는 장기적인 장애까지 초래할 수 있다. 1세 미만의 어린이는 욕조나 화장실에서 익사하는 경우가 가장 많다. 아프리카계 미국인의 익사율은 백인보다 1.4배 더 높다.

폭력 관련 부상 Violence-Related Injuries

폭력과 관련된 부상은 자신, 다른 사람, 집단 또는 공동체에 대한 의도적인 물리적 힘의 사용으로 인해 발생하는 부상으로 정의된다. 이 정의에는 폭력, 친밀한 파트너 폭력 및 기타 유형의 폭행이 포함된다. 여기에는 자살, 자살 시도, 자해와 같은 자기 주도적 폭력 행위도 포함된다. 폭력은 조기 사망, 장애, 의료 비용 및 생산성 손실을 통해 모든 미국인의 건강과 복지에 부정적인 영향을 미친다. 미국에서 대인 관계 및 자기 주도적 폭력으로 인한 의료 비용과 생산성 손실은 상당하고 정량화하기 어렵다. 학대 및 방임, 친밀한 파트너 폭력 및 성폭행에 대한 자세한 내용은 제48~51장을 참고한다.

학교 폭력 School Violence

학교 소유지에서 총기와 관련된 사건의 수는 다중 피해자 사건의 수와 함께 지난 10년 동안 증가했다. 학교 관련 폭력 사망의 50% 이상이 학교 일과가 시작되거나 끝날 때 또는 점심 시간에 발생했다. 학교 관련 살인율은 매 학기 초에 가장 높다. 자살률은 일반적으로 봄 학기에 더 높다.

자살/자해 Suicide/Self-Inflicted Violence

지난 20년 동안 거의 모든 주에서 자살률이 증가했으며, 50개 주 중 절반에서 자살률이 30% 이상 증가했다. CDC 자살 데이터에 따르면 여성은 남성보다 자살을 더 자주 시도하지만 남성은 자살로 사망할 가능성이 4배 더 높다. 자살은 15~24세 젊은이들 사이에서 세 번째 주요 사망 원인이다. 자살률은 65세 이상에서 가장 높다. 데이터에 따르면 65세 이상의 미국인은 평균 90분마다 1건의 자살이 발생하며 남성이 85%를 차지한다. 자살에 대한 표준 정의는 존재하지 않으며 연방 및 주 법률에서 사용되는 정의는 매우 다양하다. 이러한 불일치는 문제의 규모에 대한 혼란과 합의 부족을 초래한다. 다양한 자살 방법(예: 독성 약물 과다복용, 목맴, 질식)이 있지만 자살의 56%는 총기로 자행된다.

전반적으로 중독(66%)과 베임/찔림(18%)은 자해 부상의 가장 흔한 형태이다. 남성은 총기 부상을 입을 가능성이 6배 더 높은 반면 여성의 자해 중독은 남성보다 60% 더 높다.

예방 PREVENTION

외상성 부상은 개인, 가족 및 사회의 삶에 영향을 미칠 수 있는 신체적, 정서적, 재정적 결과를 초래한다. 일부 부상은 일시적 또는 영구적 장애 또는 사망을 초래할 수 있다. 이 때문에 부상 예방 프로그램이 부상을 방지하기 위해 개발되었다.

해던 부상 매트릭스(Haddon Injury Matrix)는 부상 예방의 가장 널리 사용되는 역학 모델이다. 이 모델은 부상과 그 원인에 대한 2차원 접근 방식을 설명한다. 첫 번째 차원은 손상의 세 가지 요인, 즉 숙주 또는 인적 요인, 에너지 전달의 작용제 또는 매개체, 물리적 및 사회적 환경을 포괄한다. 이 모델의 두 번째 차원은 부상의 단계이다. 예방 단계는 원인에 따라 조치를 취하여 부상 사건이 발생하지 않도록 설계된 1차 예방 전략에 적용할 수 있다(예: 수영장 울타리 설치 또는 분할된 고속도로 설치). 부상 사건 단계는 사건이 실제로 발생했을 때 부상을 예방하거나 부상의 심각성을 줄이기 위해 시도하는 2차 예방 전략(예: 안전 장치 또는 자전거 헬멧 착용)이 적용될 수 있다. 부상 후 사건 단계는 적절한 치료(예: 숙련된 병원 및 응급실 직원)를 제공하여 사건이 발생한 후 부상의 심각성을 줄이려는 3차 예방 전략을 적용할 수 있다. 부상 예방 프로그램은 특정 요인이나 부상 단계 또는 두 가지 모두를 대상으로 하도록 구성될 수 있다. **표 34-6**은 해던 부상 매트릭스를 사용하여 노인의 낙상을 줄이기 위한 가능한 부상 예방 전략을 설명한다. 일반적으로 대부분의 부상 통제 전략은 세 가지 E (공학 및 기술 개입, 집행 및 입법 개입, 교육 및 행동 개입)에 따라 분류될 수 있다. 예를 들어, 노인의 낙상을 예방하기 위해 설계된 프로그램에는 특별히 고안된 패딩 속옷과 같은 공학/기술 혁신, 억제대 사용과 관련된 규정과 같은 집행/입법 개입, 노인을 위한 가정 낙상 예방 체크리스트와 CDC의 안전 확인과 같은 교육/행동 개입이 포함될 수 있다.

응급간호협회(ENA, Emergency Nurses Association)는 부상 예방 연구소를 통해 다양한 부상 예방 프로그램과 자료를 제공한다. 프로그램에는 알코올 예방 교육, 자전거 및 헬멧 안전, 어린이 승객 안전, 총기 안전 및 건강한 노화가 포함된다. 주 정부 차원에서 채택된 부상 예방 전략의 예로는 어린 운전자가 주로 낮 시간에 운전하고, 다른 십대 청소년이 차에 타지 않으며, 숙련된 운전자와 동승하도록 점진적으로 단계적으로 면허를 취득하는 것을 들 수 있다. 부상 프로그램의 또 다른 예

표 34-6 해던 부상 매트릭스(Haddon Injury Matrix)를 통한 예방 전략

단계	인적 요인	차량 또는 벡터요인	환경 요인
예방	진정제 사용 줄이기	안전장비(예: 보행기, 휠체어)의 결함 시정	침대에 안전바, 난간, 사이드 레일 사용
사고	기존 질환(예: 현기증, 불균형)의 증상 완화를 고려	부상의 심각성을 줄이기 위해 손상된 피부 부위를 보호막으로 덮어준다(예: 팔꿈치 및 무릎 패드).	환자의 환경 안에 있는 불필요한 물건을 정리
사고 후	환자가 항응고제 또는 기타 약물을 복용 중인지, 쇼크 및 외상에 대한 후속 출혈 또는 생리학적 반응에 미치는 영향을 고려한다.	환자가 넘어진 후 갇히거나 도움을 요청할 수 없는 공간을 피하도록 한다.	포괄적인 비상 대응 프로토콜 및 시스템 구현

로는 ThinkFirst 다이빙 프로그램과 어린이를 위한 미국총기협회(NRA, National Rifle Association)의 Eddie Eagle 총기 안전 프로그램이다.

모든 부상 예방 프로그램이 성공적인 것은 아니다. 핵심은 프로그램의 영향을 측정하는 평가 시스템을 구현하는 것이다. 어떤 사람들은 1명의 사망이나 1명의 부상을 예방하는 것이 성공한 것으로 간주할 수 있지만, 공중 보건에서 사용할 수 있는 자원이 부족한 경우 비용 지출의 영향은 정당화되어야 한다.

일부 프로그램의 경우 효과를 확인하기 어렵다. 예를 들어, 사이드미러에 빨간 리본을 달도록 장려하는 프로그램이나 청소년을 위한 교육 프로그램, 음주운전 예방 프로그램은 효과 확인이 어렵다.

인터넷 접근은 연방, 주 및 지역 비영리 및 민간 단체, 기업 및 재단에서 제공하는 수많은 예방 프로그램 자원을 이용할 수 있다. 많은 의도하지 않은 부상 사망과 아동의 장애 장애를 예방하는 열쇠는 효과적인 감독이지만 부상 예방의 이러한 행동 요소는 개념 및 방법론적 명확성이 부족하다.

요약

외상 환자의 치료는 모든 부상을 확인하고 생명을 위협하는 부상을 회복시키기 위하여 신속하게 중재하는 것에 달려 있다. 추가 평가 및 치료가 필요한 기저 손상 가능성이 있는 환자를 식별하려면 손상 메커니즘을 고려하는 것이 필수적이다.

35

두부/머리 외상

Head Trauma

Beth Broering

사망 및 영구 장애의 주요 원인인 외상성 뇌 손상(TBI, traumatic brain injury)은 미국뿐만 아니라 전 세계적으로 주요 공중 보건 문제이다. 미국에서 매년 200만 명이 넘는 사람이 뇌 손상을 입는다. 2013년에 미국질병통제예방센터(CDC, Centers for Disease Control and Prevention)는 뇌 손상으로 인해 50,000명 이상의 사망, 280,000명 이상의 입원, 250만 명 이상의 응급실을 방문했다고 보고했다. TBI로 인해 미국에서 500만 명이 넘는 사람이 영구적인 장애를 갖고 생활하게 되었으며 이들 중 상당수는 일상생활에 평생 도움이 필요하다. TBI에 대한 직접 및 간접 의료 비용은 결정하기 어렵지만 2013년에 600억 달러 이상으로 추산되었다.

손상 기전에는 둔기, 관통 및 폭발력이 포함되어 두개골 내부의 혈관 및 신경 구조를 파괴하여 세포 및 생화학적 과정의 복잡한 연쇄 반응을 초래한다. 중증 외상성 뇌손상 환자의 일부는 경추 골절을 동반한다. 낙상은 모든 연령대에서 부상의 주요 기전이지만 특히 소아와 65세 이상에서 더 자주 발생한다. 모든 연령대의 사람이 자동차 충돌로 인한 TBI 및 기타 동력 차량(예: 스쿠터, 오토바이, 전 지형 차량)의 충돌로 인해 TBI를 경험한다. 그러나 15세에서 24세가 가장 위험한 것으로 나타났다. 스포츠 및 레크리에이션 관련 TBI는 주로 19세 이하의 남성에게 영향을 미친다. 기전과 함께 에너지의 힘을 이해하는 것이 중요하다. 뇌 손상은 가속, 감속, 회전 또는 변형력으로 인해 발생할 수 있다. **표 35-1**은 TBI와 관련된 일반적인 에너지 힘의 개요를 제공한다.

관통 부상은 총기에서 가장 흔하게 발생하지만 두피와 두개골을 관통하는 날카로운 물체로 인해 발생할 수도 있다. 뇌 조직의 손상 정도는 관통 지점, 관통 깊이와 각도, 관통력에 의해 결정된다. 모든 유형의 관통 부상은 잠재적으로 치명적이지만 총상은 관련 사망률이 가장 높다. 전쟁 지역에 배치된 군대에서 TBI의 가장 흔한 원인인 폭발 부상은 모든 유형의 폭발에서 발생할 수 있다. 폭발 부상은 둔기와 관통력이 복합적으로 작용하는 경우가 많다. 희생자의 몸을 통과하는 폭발파의 충격은 신경 구조의 절단을 일으키고 날아오는 파편은 관통 부상을 유발할 수 있다.

응급 간호사는 적절한 관리를 제공하고 2차 뇌 손상, 합병증 및 발견하지 못한 부상의 가능성을 최소화하기 위해 부상의 기전과 관련된 힘을 이해하는 것이 중요하다.

이 장은 해부학과 생리학에 대한 간략한 검토로 시작한다.

표 35-1 외상성 뇌 손상과 관련된 에너지 힘

힘의 종류	설명	결과
가속력	움직이는 물체에 머리를 부딪쳤을 때	두개골 골절 타박상 혈종
감속력	머리가 움직여 정지된 물체에 부딪힐 때(예: 머리가 자동차의 핸들에 부딪치거나 튕겨져 나온 탑승자가 지면에 머리를 부딪힘)	두개골 골절 타박상 충격-맞충격 손상 혈종
가속-감속력	뇌 속도의 급격한 변화로 인한 부상의 조합	충격-맞충격 손상 미만성 축삭 손상 혈종
회전력	뇌조직의 좌우비틀림 운동	미만성 축삭 손상
변형력	두개골의 직접적인 타격 또는 압박으로 인한 두개골의 모양 변화	타격의 속도나 압박의 길이에 의해 결정되는 부상의 심각성과 정도

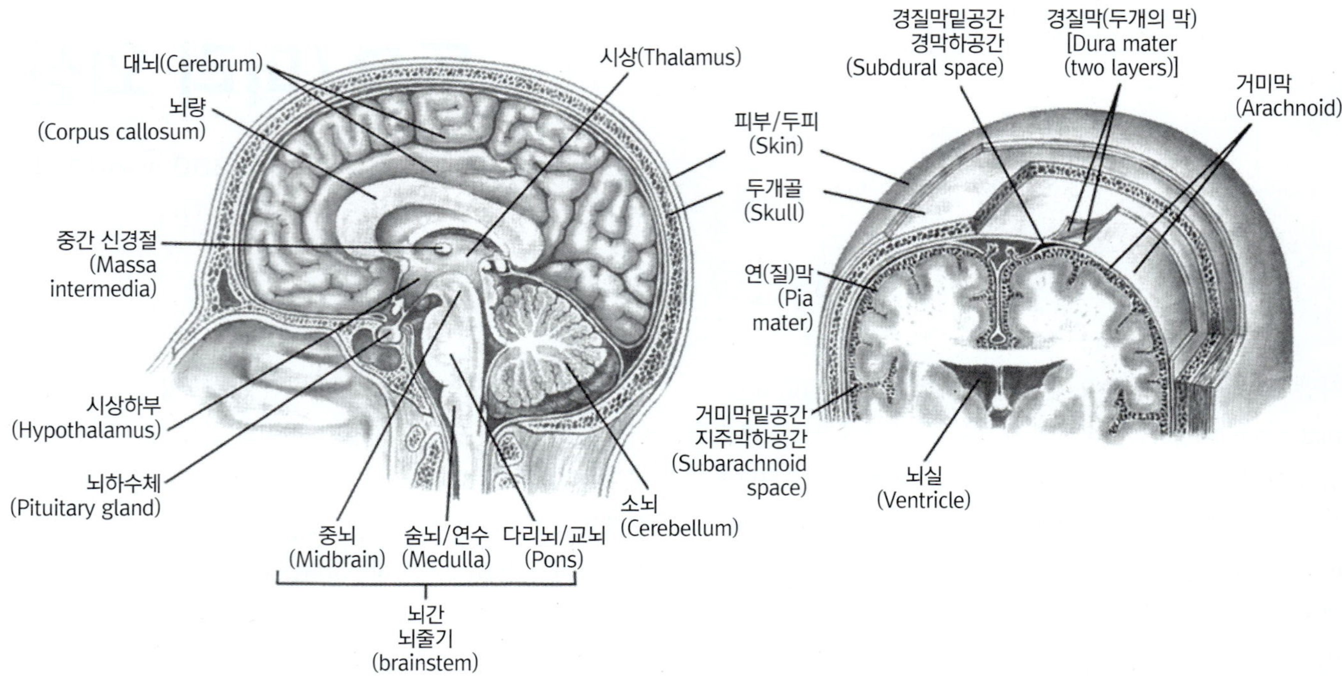

그림 35-1 뇌 구조

(From Thompson JM, McFarland G, Hirsch J, et al. *Mosby's Clinical Nursing*. 5th ed. St Louis, MO: Mosby; 2002.)

또한 주로 성인 TBI 환자에 초점을 맞춘 사정 기술의 개요를 제공한다. TBI에 대한 현재 선택된 관리방법에 대해서도 논의된다. 소아 부상에 대한 보다 완전한 논의는 제42장을 참고한다.

해부학 및 생리학 ANATOMY AND PHYSIOLOGY

해부학 Anatomy

모발, 두피, 두개골, 수막, 뇌척수액(CSF)은 뇌를 손상으로부터 보호한다(그림 35-1). 피부, 피하 조직, 모상건막, 인대, 골막의 5개의 조직 층이 두피를 형성한다. 전두골, 두정골, 측두골 및 후두골로 구성된 두개골은 안면 뼈와 결합하여 약 1,700 mL의 부피를 보유할 수 있는 단단하고 팽창할 수 없는 공동인 두개강을 형성한다. 두개골의 뼈는 3개의 층으로 구성된다(그림 35-2). 외부 및 내부 판은 단단한 피질 또는 치밀 뼈로 구성된다. 디플로에 또는 중간층은 부드러운 해면골로 구성되어 있다. 두개골의 구조는 뇌 실질을 보호하는 중요한 기능을 한다.

두개골은 천막상 공간과 천막하 공간으로 나뉜다. 대뇌 반구와 간뇌는 천막 위 공간에 포함된다. 천막하 공간은 소뇌와 뇌간을 포함한다. 중요한 다른 뼈 구조는 전, 중간 및 후와라고 불리는 두개골 기저부의 함몰 부위가 있다. 전두엽은 전두와

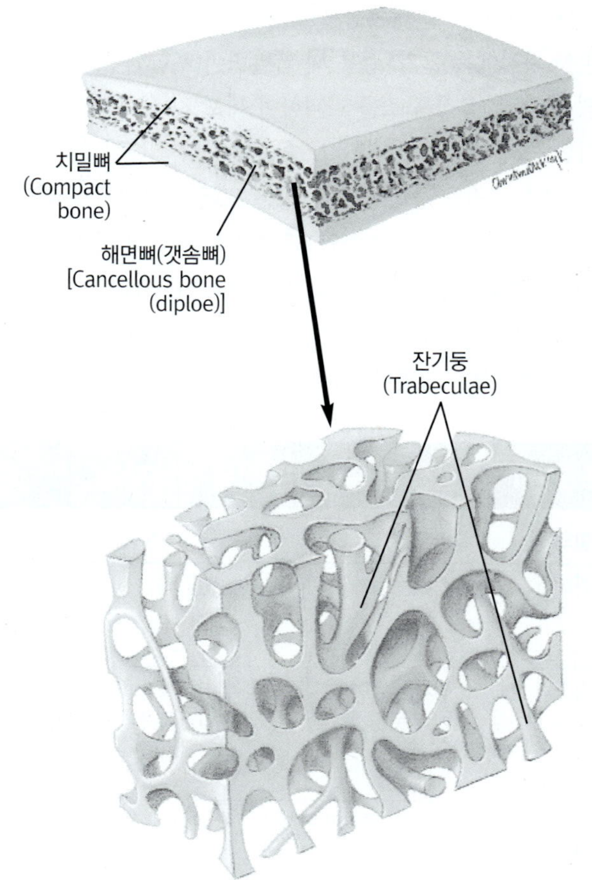

그림 35-2 두개골의 3개의 층: 해면뼈를 둘러싸고 있는 치밀뼈의 외부 층. 치밀뼈와 해면뼈의 미세한 구조에 주목한다.

(From Thibodeau GA, Patton KT. *Anatomy and Physiology*. 6th ed. St Louis, MO: Mosby; 2007.)

(anterior fossae)에 있다. 더 깊은 중간와(middle fossae)는 두정엽, 측두엽 및 후두엽을 포함한다. 후와(posterior fossae)는 가장 크고 가장 깊으며 뇌간과 소뇌를 지지한다.

3겹의 수막이 뇌를 둘러싸고 있어 추가적인 보호 기능을 제공한다. 가장 바깥쪽 수막은 두 층의 질긴 섬유질 조직으로 구성된 경질막("강인한 어머니"를 의미)이다. 경질막의 내부 층은 두개강의 내부를 세분화하는 두드러진 주름을 생성한다. 이 주름 중 가장 큰 주름은 대뇌낫(falx cerebri)을 형성하며, 이는 뇌를 오른쪽 대뇌 반구와 왼쪽 대뇌 반구로 분리한다. 다음으로 큰 주름은 소뇌 천막으로, 후두개와를 상부(천막상) 구획과 하부(천막하) 구획으로 나눈다. 경막 위(경막외) 및 경막 아래(경막하)에 위치한 잠재적 공간인 경막 외 공간에는 중간 수막 동맥이 있고 가교 정맥이 경막하 공간 내에 있기 때문에 혈종 형성의 위험이 있다. 중간 수막층은 거미줄 모양의 미세하고 탄력 있는 지주막층이다. 지주막 아래에 있는 지주막하 공간은 일반적으로 CSF로 채워져 있고 CSF 흡수를 위한 통로를 형성하는 손가락 모양의 돌기인 거미막 융모를 포함하는 비교적 큰 공간이다. 뇌의 표면에 붙어 있는 것은 연질(pia mater, "부드러운 어머니"를 의미)이다.

대뇌는 세로로 갈라진 두 개의 반구로 구성된다. 대뇌의 각 엽은 특정 기능을 담당한다. 전두엽은 자발적인 운동을 조정하고 판단력, 정서 및 성격을 제어한다. 청각, 행동, 감정, 지배적 반구 언어는 측두엽에 의해 제어된다. 감각 해석은 두정엽에서 발생하는 반면, 후두엽은 시각을 담당한다.

대뇌 반구는 간뇌를 통해 중뇌와 연결된다. 시상, 시상하부, 시상상부는 간뇌 내에 위치한다(그림 35-3). 시상하부는 체온 조절, 뇌하수체 및 부신 피질에서 호르몬 방출, 두려움, 분노, 즐거움과 같은 감정적 행동, 자율 신경계의 교감 및 부교감 기능 활성화 등 호르몬 조절과 신진대사 기능에 중요한 역할을 한다.

소뇌는 뇌간과 인접한 후와에 위치하며 소뇌 천막에 의해 대뇌와 분리된다. 소뇌의 주요 기능은 운동 기능의 통합, 평형 유

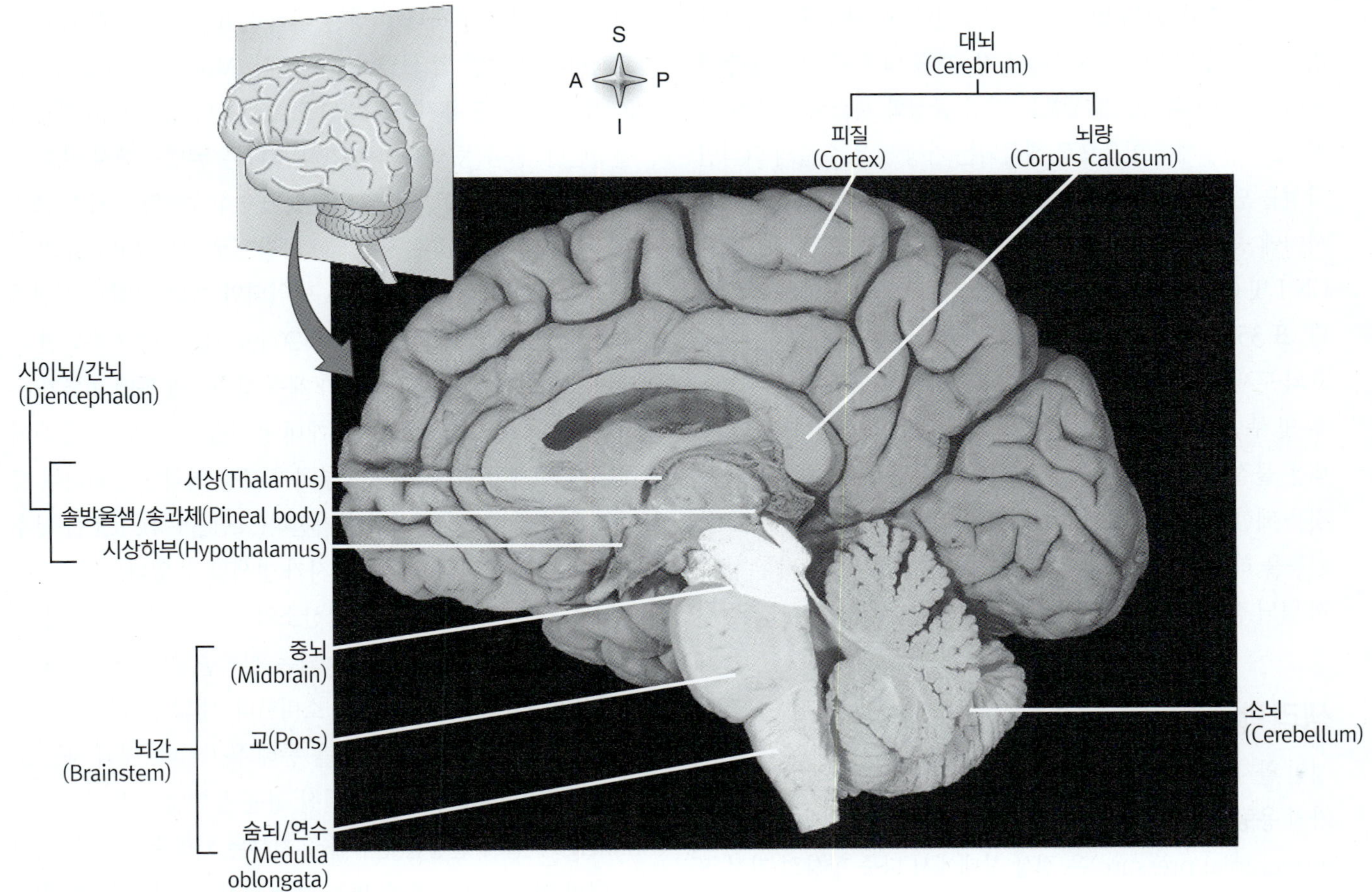

그림 35-3 뇌의 구분/부문. 뇌의 중간 시상면은 주요 부분의 특징을 드러낸다.
(From Thibodeau GA, Patton KT. *Anatomy and Physiology.* 6th ed. St Louis, MO: Mosby; 2007.)

표 35-2 뇌신경과 기능

뇌신경	기능	생리학적 영향
I. 후각신경	감각	냄새
II. 시신경	감각	시각
III. 동안신경	운동	눈의 외안운동, 눈꺼풀 올리기, 동공 수축
IV. 활차신경	운동	눈이 아래로, 안쪽으로 움직일 수 있게 함
V. 삼차신경	운동	안면 감각, 저작 및 각막 반사
VI. 외전신경	운동	눈이 바깥쪽으로 움직일 수 있도록 함
VII. 안면신경	운동 및 감각	안면 근육의 움직임, 눈감기, 침과 눈물 분비
VIII. 청신경	감각	청력 및 평형
IX. 설인신경	운동 및 감각	구토 반사, 삼키기 및 발성
X. 미주신경	운동 및 감각	삼키기 위한 자발적 근육 움직임, 내장근육(심장, 폐)에 대한 비자발적 움직임
XI. 부신경	운동	고개 돌리기, 어깨 으쓱하기
XII. 설하신경	운동	삼키기 위한 혀의 움직임

지 및 근긴장도 유지이다.

뇌간은 중뇌, 교뇌 및 수질로 구성된다. 각 구조에는 중요한 경로 기능이 있지만 수질에는 심장, 호흡 및 혈관 운동 중추가 있다. 뇌간에 위치한 망상체는 망상 활성화 시스템의 중심 구성 요소이며 깨어 있음으로 해석되는 가장 낮은 수준의 의식인 각성을 담당한다. 일차 심폐 중추와 함께 뇌간에는 척수와 뇌 사이에 충동을 전달하는 많은 상승 및 하강 경로가 있다. 또한 CN I 및 CN II를 제외한 모든 뇌신경(CN)은 뇌간에서 기원한다. **표 35-2**는 각 CN의 기능을 설명한다.

뇌 모세혈관의 해부학적 구조, 내피 세포 사이의 긴밀한 접합부 및 주변 신경아교세포는 혈액-뇌 장벽을 형성한다. 혈뇌 장벽은 물질이 혈관에서 간질 공간과 CSF로 자유롭게 이동하는 것을 제한하는 보호 기전으로 작용한다. 혈뇌 장벽은 주로 보호 기능을 하지만 일부 약물의 효과를 방해할 수 있다. 뇌 손상에서 혈뇌 장벽의 붕괴는 뇌부종을 악화시킬 수 있다.

생리학 Physiology

성인 환자의 두개골은 뇌(80%), CSF(10%) 및 혈액(10%)의 세 가지 용량을 포함하는 닫힌 상자라 볼 수 있다. 두개내압(ICP, intracranial pressure)은 정상 상태에서 다중 항상성 기전을 통해 일정한 균형을 유지하는 3개의 체적의 총합에 의해 가해지는 천막 위 공간의 압력을 반영하는 동적 상태다. 정상 ICP는 10 mmHg 미만이며 상한선은 약 15 mmHg이다. 두개골 내용물의 부피가 하나 이상 증가하면 ICP가 상승하고 즉시 교정하지 않으면 뇌 혈류가 손상된다. Monro-Kellie 가설은 ICP를 보상하고 유지하는 수단으로 볼륨의 상호 변화 개념을 설명한다. 볼륨 중 하나가 증가하면 다른 두 볼륨에서 상호 감소가 있어야 하며 그렇지 않으면 ICP가 상승한다. CSF는 초기에 두개 구획에서 척추 지주막하 공간으로 이동하고 CSF의 생산이 감소한다. CSF가 최대로 변위되면 대뇌 정맥계의 혈관 수축 및 압박이 발생한다. ICP가 20 mmHg 이상 지속되면 두개내 고혈압을 나타낸다. ICP가 계속 상승하면 동맥 혈류가 손상된다. 이러한 보상 기전은 두개내 용적을 줄이고 ICP를 유지하는 데 한계가 있다. 두개내 부피가 보상 역치를 초과하여 증가함에 따라 ICP가 급격히 증가한다(그림 35-4). ICP를 낮추지 못하면 뇌 조직의 허혈과 괴사가 발생할 수 있다.

뇌는 기능을 유지하기 위해 산소와 영양소(주로 포도당)를 지속적으로 공급받아야 한다. 뇌는 심박출량의 15%를 받고 신체 산소 공급량의 약 20%를 소비한다. 대뇌 혈류는 매우 민감하고 복잡한 자동 조절 기전을 통해 유지된다. 대뇌 자동 조절은 광범위한 대사 요구와 전신 평균 동맥압(보통 50~150 mmHg)에 걸쳐 일정한 혈류를 유지하는 뇌의 능력이다. 이것은 대뇌 혈관의 혈관 수축 또는 혈관 확장을 통해 이루어진다. 예를 들어, 대사 요구량이 증가하면 대뇌 혈관은 대뇌 혈류, 산

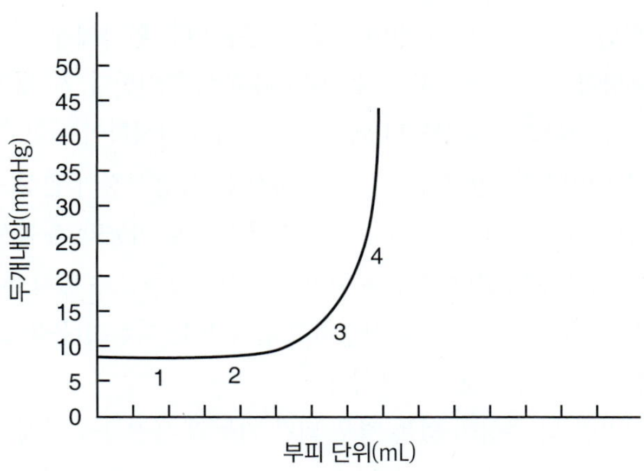

곡선의 단계

1단계: 순응도가 높고 탄성이 낮다. 뇌는 조절과 자가 조절이 온전한 상태에서 완전한 보상을 받는다. 부피가 증가해도 ICP를 증가시키지 않는다.

2단계: 순응도가 낮아지고 탄성이 높아진다. 부피가 증가하면 ICP가 증가할 위험이 있다.

3단계: 탄성이 높고 순응도가 낮다. 부피가 조금만 늘어나도 압력이 크게 증가한다. 자동 조절 기능이 상실되고 맥압 증가를 동반한 수축기 고혈압, 서맥, 호흡속도저하와 같은 ICP 증가를 나타내는 증상이 있을 수 있다. 쿠싱 반응(Cushing's triad)의 결과로 자동 조절 기능의 소실과 수축기 혈압 상승과 함께 보상실패/보상기전의 실패가 발생한다. ICP는 수동적으로 혈압을 따라간다.

4단계: 마지막으로 환자가 4기에 이르면 ICP는 부피의 증가가 거의 없이 말기 수준으로 상승한다. 뇌 조직이 압력이 높은 구획에서 압력이 낮은 구획으로 이동하면서 탈장이 발생한다.

그림 35-4 두개내 용적-압력 곡선. ICP; 두개내압

(Modified from Lewis SM, Heitkemper MM, Dirksen RF, eds. *Medical-Surgical Nursing: Assessment and Management of Clinical Problems.* 7th ed. St Louis, MO: Mosby; 2007.)

소 및 포도당 전달을 증가시키기 위해 혈관을 확장한다. 뇌혈류는 또한 전신압의 변화에 따라 비교적 일정하게 유지된다. 대뇌혈관은 전신압이 높으면 수축하고 전신압이 떨어지기 시작하면 혈관이 확장된다. 뇌 손상 후 대뇌 자동 조절 기능은 국소적으로 또는 전체적으로 손상되거나 상실될 수 있다. 대뇌 자동 조절이 중단되면 대뇌 혈류가 전신 혈압에 의존하게 된다.

대뇌 관류압(CPP, cerebral perfusion pressure)은 뇌를 가로지르는 압력 구배 또는 뇌로 들어가는 동맥혈과 나가는 정맥혈 사이의 압력 차이다. 산소와 영양소의 적절한 전달을 위해서는 적절한 CPP(즉, CPP ≥50 mmHg)가 필요하다. CPP는 대뇌 혈류를 조절하는 데 중요한 역할을 한다. CPP가 떨어지면 뇌혈관이 확장되어 뇌혈류를 유지하게 된다. CPP가 너무 낮아지면 뇌혈관이 허탈되어 실제로 뇌혈류가 감소해 허혈과 신경세포 사멸을 초래한다. CPP는 전신 평균 동맥압에서 ICP를 빼서 계산한다(MAP, 박스 35-1).

박스 35-1 뇌관류압

MAP − ICP = CPP
예: 평균동맥압 = 90 mmHg
두개내압 = 15 mmHg
90 mmHg − 15 mmHg = 75 mmHg

CPP, 뇌관류압; *ICP*, 두개내압; *MAP*, 평균동맥압

환자 사정 PATIENT ASSESSMENT

기도, 호흡, 순환(ABC)이 적절히 조절되는지 확인한 후 응급간호사는 신경학적 사정을 수행해야 한다. 뇌 손상 환자에 대한 신경학적 사정의 목표는 생명을 위협하는 손상을 감지하고 후속 검사에서 비교로 사용할 기준 평가를 설정하는 것이다. 정신 상태, 의식 수준 또는 글래스고우 혼수 척도(GCS, Glasgow Coma Scale) 점수, 동공 크기 및 반응성, 중추신경사정, 반사, 운동 대칭성 및 근력을 포함한 완전한 신경학적 평가는 깨어 있고 혈역학적으로 안정한 상태에서 수행할 수 있다. 혈역학적 불안정성이 있거나 완전한 신경학적 검사를 할 수 없는 동반 질환이 있는 환자의 경우, 환자의 신경학적 상태를 가능한 한 자세히 기술해야 한다. 의식 수준의 미묘한 변화는 종종 두부 손상 환자의 상태 악화를 나타내는 가장 초기 징후이다. 박스 35-2는 ICP 증가의 초기 및 후기 징후와 증상을 설명한다.

표 35-3은 환자의 신경학적 상태에 대한 객관적이고 보편적으로 인정되는 척도인 GCS의 구성 요소를 나열한다. 의식 수준의 평가는 최소한의 자극으로 최고 수준 또는 최상의 반응을 얻는 방향으로 이루어져야 한다. GCS를 완료하면 임상 변화에 숫자 값을 할당할 수 있다. GCS의 해석은 다른 임상 평가 결과와 상관 관계가 있어야 한다. 저혈압, 저산소증, 알코올 중독 또는 약물 남용과 같은 다른 생리학적 상태는 초기 GCS를 실제보다 낮게 평가할 수 있다. 눈과 안면 외상은 눈을 뜨는 평가를 부정확하거나 어렵게 만들 수 있다. 척수 손상이 있는 환자의 경우 운동 반응을 사정하기 어려울 수 있다. 또한 응급 간호사는 비영어권 환자의 응답 정확도도 고려해야 한다. 그러나 급성 소생술에서 GCS 점수가 8 이하이면 혼수 상태를 나타내며 간호사는 추가 임상 및 진단 검사가 완료될 때까지 환자가 심각한 두부 손상을 입었다고 가정해야 한다.

직접적인 빛 검사에 대한 정상적인 동공 반응은 수축이다.

직접적인 빛 검사에서 교감대광반사(반대편 동공 수축)가 발생해야 한다. 동공부동증(anisocoria), 즉 동공이 균등하지 않은 상태는 인구의 15~17%에서 나타나는 정상적인 소견이므로 확장된 동공의 반응성을 사정하는 것이 느린 동공 반응은 뇌부종 증가와 ICP 상승의 첫 번째 징후일 수 있다. 타원형 동공은 ICP가 증가하는 환자에게서 흔히 볼 수 있다. 적극적인 중재로 ICP가 감소하면 타원형 동공은 종종 정상적인 크기, 모양 및 반응성으로 돌아간다. ICP를 조절할 수 없으면 동공이 확장되고 반응하지 않게 된다. CN III는 뇌간에서 나와 중뇌와 천막 패임(tentorial notch)의 접합부에 있다. 천막 패임에서 아래쪽 압력이 증가하면 세 번째 CN이 압박되어 한쪽 동공이 확장된다(그림 35-5). 양측 고정 및 확장된 동공은 경막 탈출증이 임박함을 나타낸다.

동안신경(CN III), 활차신경(CN IV), 외전신경(CN VI)은 외안구 운동을 조절한다. 의식이 있는 환자의 경우 외안구 운동을 사정해야 한다. 동향 주시는 같은 방향으로 두 눈이 동시에 움직이는 것이다. 이것은 뇌간과 대뇌 피질이 기능하고 있음을 나타낸다. 이향 주시는 환자가 쉬고 있을 때 한쪽 눈이 정상적인 중간 위치에서 벗어나 있는 경우이다. 환자에게 시선의 6방향을 손가락을 따라 움직이도록 하여 확인한다. 세 개의 CN 중 하나라도 손상되면 외안근의 마비가 발생하여 이향 주시로 이어진다. 안검하수(눈꺼풀 처짐)는 동안신경의 손상으로 관찰될 수도 있다. 환자는 눈이 다른 위치로 이동할 때 복시를 호소할 수도 있다. 손상은 일방적이거나 양측일 수 있다. 따라서 각 눈을 개별적으로 사정하고 같은 또는 다른 반응을 보이는지 관찰하는 것이 중요하다.

심각한 뇌 손상이 있는 경우 뇌간 기능의 온전함을 사정하는 것이 중요하다. 눈머리반사(oculocephalic reflex; 인형의

박스 35-2 두개내압 증가의 징후 및 증상

Early 초기

Level of conscious deteriorates: Patient may become, restless, more confused, agitated, or combative
Headache
Nausea/vomiting
Slowed or slurred speech
Blurred vision or diplopia
Pupillary changes: Delayed/sluggish reactivity to light, pupil becomes ovoid, unilateral change in pupil size or shape
Decreased strength and sensation

Late 후기

Progressive decline in level of consciousness to coma
Projectile vomiting (without nausea)
Speech significantly impaired, may only groan
Impaired brain-stem reflexes (corneal, gag)
Motor posturing
Unilateral or bilateral pupil that enlarges and becomes fixed
Irregular respirations
Cushing's response
Cardiac dysrhythmias
Abnormal reflexes (Babinski)

표 35-3 Glasgow Coma Scale. GCS 척도

반응	점수	의미
눈뜨기		
자발적	4	망상 활성계 손상 없음. 환자가 인식하지 못할 수 있음
음성명령에 의해	3	눈을 뜨라는 말에 뜸
통증에 의해	2	통증 자극에만 눈뜸
눈뜨지 않음	1	어떠한 자극에도 눈뜨지 않음
언어 반응		
지남력 양호, 대화 가능	5	비교적 온전한 중추신경계, 자신과 환경에 대한 인식
지남력 없음, 대화 혼란	4	잘 표현하고 문장이 조직화되어 있으나 지남력 없음
부적절한 단어 사용	3	무작위, 의성어나 의태어
이해 불가능한 소리	2	신음, 인식할 수 없는 단어
말하지 않음	1	반응 없거나 기관 삽관 중
운동 반응		
명령에 따를 수 있음	6	명령에 따라 쉽게 팔다리를 움직임
통증부위 인식 가능	5	통증 자극을 제거하기 위해 사지를 움직임
회피 굴곡	4	통증으로부터 멀어지고자 굴곡
이상 굴곡	3	피질제거 경축
사지 신전	2	제뇌 경축
반응 없음	1	근긴장 저하, 이완: 수질 기능 상실 또는 수반되는 척수 손상 시사

CNS, 중추신경계

From Geegaard WG, Birow MH: Head. In: Marx J, Hockberger, Walls R: *Rosen's Emergency Medicine: Concepts and Clinical Practice*, 6th ed. St Louis, MO: Mosby; 2006.
Modified from Teasdale G, Jennett B. Assessment of coma and impaired consciousness: a practical scale. *Lancet 2*(7872):81, 1974.

눈 반사)는 교뇌 중추의 온전함을 검사한다. 눈머리반사 검사는 경추 이상이 없음을 확인한 후 의식이 없는 환자에게만 수행한다. 눈머리반사 검사를 수행하려면 눈꺼풀을 벌리고 눈의 움직임을 관찰하면서 환자의 머리를 오른쪽, 왼쪽으로 빠르게 돌린다. 반사가 있는 경우(뇌간은 손상되지 않음) 환자의 눈은 머리를 돌리는 방향에서 벗어난다. 고개를 돌렸을 때 눈이 정중선을 유지하거나 같은 방향으로 움직이면 뇌간의 온전성 손실이 추정된다. 안구전정 반응(온도 안진검사, cold calorics)은 또한 뇌간의 온전성을 사정하며 의식이 없는 환자에서만 평가된다. 머리를 약 30도 정도 굽혀야 하며, 외이도에 20~50 mL의 차가운 식염수를 주입한다. 식염수가 주입된 귀 쪽으로 눈이 빠르게 안진과 같이 편위되는 것은 정상적인 반응이다. 움직임이 없거나 불연속적인 움직임 또는 비대칭적인 움직임은 수질과 중뇌 사이의 기능적 연결이 중단되었음을 나타낸다. 이 검사는 의식이 있는 환자에서 심한 현기증과 구토가 일어나므로 온도안진검사는 반혼수나 의식이 있는 환자에게 금기이다. 또 다른 금기 사항은 고막 파열일 때이다.

후대뇌동맥
(Posterior
cerebral artery)
반대쪽으로 밀린
정중선 구조
종양
(Tumor)
측두엽의 탈장
대뇌각의 압박
뇌신경 III
(Cranial
nerve III)

그림 35-5 안구 운동 신경 압박을 동반한 구상회탈출증/천막뇌이탈

(From Barker E. *Neuroscience Nursing: A Spectrum of Care.* 3rd ed. St Louis, MO: Mosby; 2008.)

환자의 운동 검사에는 가능한 경우 강도와 대칭에 대한 사정이 포함된다. 양측 사지를 동시에 사정하여 비교하고 미묘한 이상이나 차이점을 식별해야 한다. 비협조적이거나 의식이 없는 환자의 운동 반응을 이끌어내기 위해 중추성 자극을 사용해야 한다. 중추 자극(예: 승모근 꼬집기 또는 흉골 문지름)은 전반적인 신체 반응을 일으킨다. 말초 자극(예: 손톱 바닥 압력)도 척수 손상과 뇌 또는 뇌간 손상을 구별하기 위해 사정하는 데 중요하다. 자발적인 의도적인 움직임은 비정상적인 자세와 구별되어야 한다. 비정상적인 운동 반응에는 좌우로의 움직임과 힘의 불균형과 자세가 포함된다. 자세는 자발적이거나 언어적 또는 고통스러운 자극에 의해 유발될 수 있다. 비정상적인 굴곡 자세(decorticate posturing, 제피질 자세)는 팔이 코어 쪽으로 구부러지고 하지는 뻗친 경직된 굴곡 자세이다. 이러한 유형의 자세는 중뇌 위의 병변과 관련이 있다. 비정상적인 신전 자세(decerebrate posturing, 이전에는 제뇌 자세라고 함)는 손목 굴곡과 하지가 강직된 상태에서 팔을 경직되게 신전하는 자세로, 뇌간 손상과 관련이 있다. 그림 35-6은 비정상적인 굴곡과 신전 자세를 보여준다. 편측화는 TBI 환자가 비정상적인 편측성 운동 자세를 보일 때 발생한다. 고정되고 확장된 동공의 반대쪽 편마비가 있는 환자에서는 탈장을 의심해야 한다.

상세한 CN 검사는 2차 조사 또는 집중 조사까지 지연될 수 있지만 의식이 있고 협조할 수 있는 모든 환자에서 완료되어야 한다. 심각한 손상을 입은 환자 검사는 동공 반응(CN III) 및 각막(CN V 및 VII) 및 구개(구역) 반사(CN X) 검사로 제한될 수 있다.

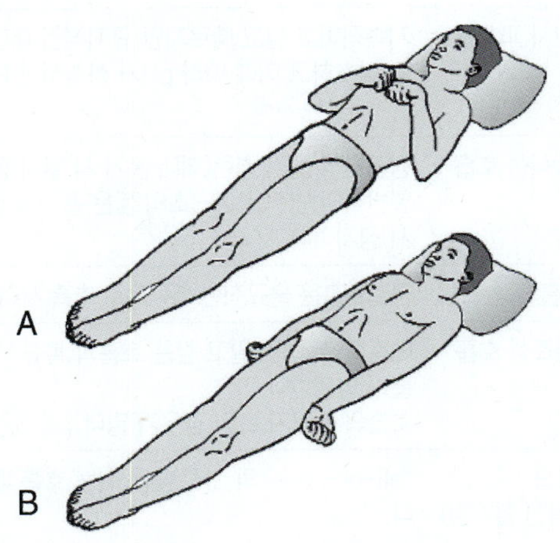

그림 35-6 비정상적인 굴곡(A) 및 신전(B)

(Modified from Urden LD, Stacy KM, Lough ME. *Thelan's Critical Care Nursing: Diagnosis and Management.* 5th ed. St Louis, MO: Mosby; 2006.)

활력 징후의 사정은 외상 환자의 모든 초기 평가에서 필수적인 부분이다. 뇌 손상 환자에서 뇌와 뇌간은 심장 및 호흡 기능에 중대한 영향을 미치기 때문에 심박수, 혈압 및 환기율의 변화는 신경학적 악화의 지표가 될 수 있다. 심각한 외상 및 뇌 손상 후, 신체는 종종 과역동 상태에 있다. ICP가 상승함에 따라 신체의 보상 반응은 CPP를 유지하기 위해 전신 압력을 증가시키는 것이다. 고혈압은 심각한 뇌 손상의 일반적인 징후이다. 증가된 심박수와 심박출량은 또한 신체의 보상 반응의 일부이다. ICP가 증가하면 전신 및 심근 신경 수준에서 다량의 카테콜아민이 방출되어 다양한 부정맥과 크레아틴 키나아제(creatine kinase) 수치가 상승한다. 환기율과 함께 호흡 패턴, 호흡 작용, 호흡음을 평가해야 한다. 호흡 패턴 변화는 심각한 뇌 손상 후에 흔히 발생하며 뇌간 기능 장애 정도를 판단하는데 도움이 될 수 있다(표 35-4).

체온 변화는 뇌 손상에서 흔할 뿐만 아니라 온도가 조절되지 않을 경우 2차 손상을 초래할 수 있다. 저체온증은 종종 환경 노출과 차갑거나 실온 상태의 정맥 수액 및 혈액 제제 주입으로 인해 발생한다. 저체온증은 심부 온도가 95°F (35℃) 미만인 상태로 정의된다. 시상하부 손상으로 고열이 나타날 수 있다. 고열(심부 온도 >100.4°F [38℃])은 대뇌 대사율과 산소 요구량을 증가시킨다. 이를 보상하기 위해 뇌 혈류가 증가해야 하며, 이는 ICP를 증가시킨다. 급성 소생술에서 환경적 요인이 제거된 경우 기존 감염도 고열의 원인으로 고려해야 한다. 체온을 낮추는 중재가 필요한 경우, 떨림은 대사 요구를 더욱 증가시키므로 피해야 한다.

심각한 뇌 손상과 진행성 또는 조절되지 않는 두개내 고혈

표 35-4 호흡 패턴

호흡 패턴	설명	손상 부위
반구 호흡 패턴		
정상	동맥의 이산화탄소 압력($Paco_2$)을 낮추는 과호흡 기간 지나면 규칙적으로 계속 호흡하지만 깊이가 줄어든다.	CNS 손상과 관련이 없는 외부 스트레스 요인에 대한 신경계의 반응
과호흡 후 무호흡 (PHVA)	과호흡으로 인해 Pco_2 수치가 정상 이하로 낮아지면 호흡이 멈춘다. 호흡의 리듬은 Pco_2수치가 정상으로 돌아오면 복귀된다 (일반적으로 손상되지 않은 대뇌피질은 Pco_2에 관계 없이 10초 이내 호흡을 유발한다).	대뇌의 광범위한 양측 대사성 또는 구조적 질환과 관련
체인스톡스 호흡 (CSR)	호흡 패턴은 호흡의 속도와 깊이가 점진적으로 증가(crescendo)하다가 정점에 도달하고, 이 주기가 반복되면 무호흡 지점까지 호흡의 속도와 깊이가 서서히 완만하게 감소(decrescendo)하는 양상을 보인다. 과호흡기는 무호흡기보다 오래 지속된다.	심부 대뇌 또는 간뇌 구조의 양측성 기능장애는 천막 상부 손상과 신경학적 기능 장애와 무관한 대사적으로 유발된 혼수상태에서도 볼 수 있다. 또한 CHF에서도 볼 수 있다.
뇌간 호흡 패턴		
중추 반사 과호흡 (CNH)	지속적이고 깊고 빠르지만 규칙적인 패턴(과호흡)이 발생하며 $Paco_2$가 감소하고 이에 따라 pH가 상승하고 PO_2가 증가한다.	중뇌 및 상부 뇌교와 관련된 CNS 손상 또는 질병으로 인해 발생할 수 있다. 증가된 두개내압 및 둔기 외상 후에 나타난다.
지속 흡식성 호흡	장기간의 흡기 경련(최대 흡기 시 일시 정지)이 발생한다. 일반적인 변형은 2~3초의 짧은 흡기말 일시 정지와 종종 호기 말 일시 정지이다.	뇌교 수준에 위치한 호흡 조절 장치의 손상을 나타낸다. 가장 일반적으로 뇌교 경색과 관련이 있지만 저혈당, 산소 결핍 및 수막염과 함께 나타난다.
군발호흡	군발호흡은 불규칙한 패턴으로 호흡 사이에 불규칙한 호흡 정지가 있다.	하부 뇌교 및 상부 수질의 기능 부전
운동 실조성 호흡	예측할 수 없는 얕고 깊은 호흡과 불규칙한 일시 중지, 매우 불규칙 호흡이 발생한다. 호흡의 속도가 느린 경우가 많다.	하부 뇌교 또는 상부 수질의 일차 기능장애에서 발생한다.
헐떡 호흡 (사망 직전 헐떡임)	"all-or-none"의 거친 숨을 쉬는 호흡 패턴은 느린 호흡수를 동반한다.	연수 호흡 중추 기능 상실을 나타낸다.

From Boss BJ: Concepts of neurologic dysfunction. In McCance KL, Huether SE: *Pathophysiology: The Biologic Basis for Disease in Adults and Children*, 5th ed. St Louis, MO: Mosby; 2006.
CHF, Congestive heart failure; *CNS*, central nervous system.

압으로 신체는 쿠싱 반사(Cushing's reflex) 또는 쿠싱 반응(Cushing's response)이라고 하는 활력 징후 변화 증후군을 나타낸다. 쿠싱 반응(Cushing's response)은 뒤늦게 나타나는 반응으로 ICP가 생명을 위협하는 수준에 도달했음을 나타낸다. 이러한 변화에는 고혈압, 맥압 상승 및 서맥이 포함되며 뇌간의 수질 영역에 대한 압력과 관련이 있다. 수축기 혈압은 대뇌 동맥의 압박과 뇌로의 혈류 감소(ICP로 인한)를 극복하기 위해 증가한다. 뇌 손상으로 혈압이 감소하면 예후가 좋지 않음을 나타낸다.

환자 관리 PATIENT MANAGEMENT

뇌 손상 환자의 관리는 병원 전 환경에서 시작된다. 중증 뇌 손상이 의심되는 환자의 경우 저산소혈증을 교정하고 산소 포화도 >90%를 유지하기 위해 환기를 지원해야 한다. 환자는 정상 호흡률과 호기말 이산화탄소분압($EtCO_2$)을 35~40 mmHg 유지하기 위해 조기 삽관 및 표적 환기를 시행할 수 있다. 또한 이환율과 사망률을 줄이기 위해 이러한 환자는 가능한 한 빨리 신경외과 및 신경 중환자 치료 능력이 있는 외상 센터로 이송하는 것이 중요하다. 이송 중 병원 전 서비스 제공자와의 의사소통을 통해 응급실 및 외상 요원은 환자를 수용하고 소생시킬 수 있도록 적절하게 준비할 수 있다.

일단 환자가 응급실에 내원하면 뇌 손상 환자의 초기 안정화를 위하여 적절한 대뇌 관류를 보장하기 위해 산소 공급, 환기, 순환 혈액량의 회복 및 전신 혈압의 유지가 시행된다. GCS 점수가 8 미만인 환자는 심각한 뇌 손상이 있는 것으로 간주되며 흡인 위험을 최소화하고 적절한 환기를 보장하기 위해, 기도를 보호하기 위해 기관 내 삽관이 필요하다. 저산소증은 뇌 손상 환자의 이환율과 사망률에 상당한 영향을 미치므로 산소 포화도는 90% 이상으로 유지되어야 하고 PaO_2 60 mmHg 이상의 수치로 유지되어야 한다. 순환 관리는 적절한 CPP를 보장하기 위해 수축기 혈압을 100 mmHg 이상으로 유지해야 한다.

수액 요법은 병원 전 추정 및 진행 중인 혈액 손실을 기반으로 해야 한다. 종종 중증 TBI 환자는 다발성 손상과 출혈성 쇼크를 동반한다. 지난 10년 동안 수액 요법은 정질액은 줄이고 혈액제제를 늘리는 방향으로 바뀌었다. 이러한 환자에서는 혈장, 농축적혈구(PRBC, packed red blood cell) 및 혈소판을 1:1:1 비율로 조기에 사용하는 것을 고려해야 한다. 저장성 용액은 뇌부종을 악화시킬 수 있으므로 뇌 손상 환자에서 피해야 한다. 외상 환자에서 헤모글로빈과 헤마토크릿 수치가 다소 낮아도 허용 가능한 것으로 간주되지만, 뇌 손상 환자에서는 산소 운반 능력과 산소 전달을 최대화하는 것이 필수적이다.

일단 환자가 초기에 안정되면 뇌 손상의 유형, 위치 및 정도를 평가하기 위한 진단 검사를 실시한다. **표 35-5**는 진단 검사의 목적과 장점에 대해 제시한다. 현재, 응급실 치료 단계에서 뇌 손상 평가를 위한 주요 방사선 검사는 컴퓨터 단층촬영(CT) 스캔이다. CT 스캔이 두개골 골절과 두개내 병변 모두에 대해 훨씬 더 효율적이고 민감하기 때문에 두개골 방사선 사진은 더 이상 권장되지 않는다. 다중검출기 기술이 적용된 나선형 CT는 3차원 재구성 기능과 함께 매우 빠른 이미징과 훨씬 더 높은 품질의 이미지를 가능하게 한다. 다른 검사로는 뇌혈관조영술과 자기공명영상(MRI)이 있다. 뇌혈관조영술은 뇌혈관 이상(동맥류)이 의심될 때 유용하다. MRI는 미만성 축삭 손상과 뇌간 손상의 범위를 더 자세히 파악하는데 유용하다. 그러나 이것은 급성 평가의 일부로 일반적으로 사용되는 경우는 적다. 중증 뇌 손상 및 의식 수준의 변화가 있는 모든 환자는 척추 방사선 사진 또는 CT 영상을 통해 경추 손상에 대해서도 평가해야 한다.

다기관 외상이 있거나 없는 TBI 환자는 응고장애의 위험이 있다. 항응고제 또는 항혈소판제, 직접 트롬빈 억제제(예: 다비가트란(dabigatran)) 및 직접 인자 Xa 억제제(예: 리바록사반(rivaroxaban))를 특히 고령자에서 자주 사용하면 환자

표 35-5 뇌손상의 진단 검사

진단 검사	목적	비고
경추 방사선 사진	부상을 배제하기 위한 7개의 경추를 모두 시각화함	부상을 배제하기 위해 경추의 단층촬영 또는 CT 스캔이 필요할 수 있음
CT 스캔	두개내 손상 감지-출혈, 혈종, 뇌부종	환자는 정확한 CT 스캔을 얻기 위해 진정제가 필요할 수 있음

CT, Computed tomography

가 심각한 두개내 출혈의 위험이 있다. 전통적 진단 검사(프로트롬빈 시간 및 국제 표준화 비율[PT/INR]), 혈전탄성묘사도(thromboelastography) 및 혈소판 분석은 소생술 치료 초기에 수행해야 한다. 신속한 항응고 역전은 개선된 결과와 관련이 있다.

환자의 초기 안정화 치료를 제공한 후, 응급 간호사는 최적의 신경학적 회복을 촉진하기 위해 다른 중재를 고려해야 한다. 이 절의 나머지 부분에서 강조점은 뇌 외상 재단과 미국 신경 외과 의사 협회의 신경 외상 및 중환자 합동 부문에서 발행한 중증 외상성 뇌 손상 관리 지침을 통합한 심각한 뇌 손상 환자에 대한 것이다. 경증 TBI를 가진 환자의 관리는 특정 손상에 대한 절에서 논의될 것이다. 또한 뇌 손상 환자를 돌보는 데 있어 필수적인 요소는 가족이나 중요한 사람을 치료 계획에 포함시키는 것이다. 뇌 손상은 가족에게 엄청난 일일 수 있다. 손상에 관한 심리사회적 지원과 교육은 아무리 강조해도 지나치지 않으며 응급실 치료 단계에서 시작해야 한다.

과호흡 Hyperventilation

전통적으로, 과호흡은 대뇌 혈류를 감소시키고 궁극적으로 대뇌 용적을 감소시켜 대뇌 혈관의 혈관 수축에 의해 ICP를 감소시키는 수단으로 사용되었다. 그러나 현재 대뇌 혈류 연구에 따르면 손상 후 처음 몇 시간 이내에 대뇌 혈류가 상당히 감소하는 것으로 나타났다. 현재 수많은 연구에서 과호흡이 추가 허혈을 유발하여 심각하게 손상된 뇌에 실제로 더 해로울 수 있다고 결론지었다. 과호흡은 ICP를 지속적으로 감소시키지 않고 대뇌 혈류를 감소시킨다. 또한, 자동 조절이 중단되어 손상 부위로의 혈류를 더욱 악화시킬 수 있다. 심각한 신경학적 악화의 증거가 있는 급성 소생술에서 또는 ICP가 다른 조치에 반응하지 않는 경우 일시적인 조치로 과호흡을 사용할 수 있다. 그러나 Pco_2는 30 mmHg 이상으로 유지되어야 한다. 예방적 과호흡은 피해야 한다.

고삼투압 요법 Hyperosmolar Therapy

고삼투압 요법은 혈장 팽창 및 혈액 점도 감소, 뇌혈류량 감소와 함께 뇌 혈류 개선, 마지막으로 뇌 조직에서 혈관 공간으로 물을 끌어당기는 삼투 구배 생성과 같은 여러 기전을 통해 ICP를 감소시키는 것을 목표로 한다. 만니톨(mannitol)은 ICP를 조절하는 방법으로 널리 사용되었다. 삼투압 특성과 함께 만니톨은 활성산소 제거를 포함한 신경 보호 특성을 가지고 있다. 만니톨은 0.25~1 g/kg의 용량으로 투여해야 한다. 만니톨은 일회 주입량으로만 투여되어야 하며, 중증 외상성 뇌 손상에 대한 지침에서는 지속적인 주입을 권장하지 않는다. 최근에는 다양한 농도(3%, 7.5%, 10%)의 고장성 식염수가 증가된 ICP 관리를 위한 추가적인 고삼투압 제제로 사용 및 연구되었다. ICP에 대한 고장성 식염수의 주요 효과는 뇌에서 생성된 삼투압 구배와 그에 따른 수분 함량 감소에 의한 것이다. 삼투압 변화와 함께 고장성 식염수는 MAP 증가, 혈관 조절 작용 및 면역 효과를 포함하여 혈역학을 변경하는 것으로 나타났다. 만니톨에 비해 고장성 식염수의 보고된 장점으로는 치료 효과의 지속 시간이 길고 면역 조절 효과가 있다는 것이다. 현재 성인에 대한 고장성 식염수의 권장 용량이나 농도는 없다. 심각한 뇌 손상이 있는 어린이의 경우 3% 식염수를 지속적으로 주입하는 것이 좋다.

두개내압 모니터링 및 두개내압, 뇌관류압 관리

Intracranial Pressure Monitoring and Intracranial Pressure and Cerebral Perfusion Pressure Management

두개내압 항진의 침습적 관리가 권장되는 적응증은 GCS 8점 이하로 CT 스캔 결과 비정상 소견이 보이는 경우가 해당된다. CT 스캔 결과가 정상인 경우에는 40세 이상 연령, 비정상적인 운동 자세 또는 수축기 혈압 90 mmHg 미만 중 두 가지 이상인 경우가 해당된다. ICP 모니터링은 두개내 종괴 병변의 발견을 돕고, ICP를 조절하기 위한 불필요한 보조 요법의 사용을 제한하고, (뇌실 카테터를 통해) CSF의 배액을 촉진하고, 치료 지침을 안내하고 결과를 예측하는 데 도움이 된다. ICP 모니터링의 궁극적인 목표는 ICP와 대뇌 관류를 최적화하는 것이다. 몇 가지 유형의 모니터링 시스템을 사용할 수 있다. **표 35-6**은 가장 일반적인 유형의 모니터링 방법과 장점 및 단점을 설명한다. 연구에 따르면 외부 스트레인 게이지가 있는 뇌실 카테터가 ICP를 모니터링하는 가장 정확한 수단이다. 많은 병원에서 정확한 ICP 모니터링을 위해 광섬유 모니터와 외부 스트레인 게이지 장치를 동시에 사용한다(그림 35-7).

상승된 ICP의 관리에는 적절한 대뇌 혈류를 보장하기 위한 조치가 포함된다. 과학적 증거에 따르면 ICP를 20 mmHg 미만으로 유지하면 예후가 향상된다. ICP가 5분 넘게 20 mmHg

표 35-6 두개내압 모니터링 비교

유형	부위	장점	단점
지주막하 볼트 또는 스크류 장치	지주막하 공간	작거나 허탈된 뇌실에 사용 가능하다. 뇌 실질을 관통하지 않음 낮은 감염률, 저렴한 비용, 신속하게 수행할 수 있는 삽입의 용이성과 안전성	CSF 배액 또는 검체 채취 불가능함 며칠 후 폐색되거나 파형이 약해져 신뢰할 수 없는 파형이 나타날 수 있음 혈액 또는 뇌 조직이 탈출할 수 있음 ICP 수치가 높을수록 정확도가 떨어짐
뇌실 카테터(IVC) 또는 뇌실창냄술	뇌실	뇌실 부위는 정확도가 높음 CSF 검체 채취가 가능 ICP 조절을 위해 CSF를 배액할 수 있음 영상 검사를 위한 조영제를 주입할 수 있음	침습성으로 인한 출혈의 위험, 감염의 위험 증가, 삽입 부위에서 CSF 누출 위험, 아티팩트로 인해 기록이 왜곡될 수 있음. 허탈되거나 작거나 변위된 뇌실의 경우 삽입이 어려움
경막외 또는 경막하 센서	경막외 또는 경막하 공간	삽입이 용이함 덜 침습적 뇌수막염 및 중추신경계 감염에서 권장됨 감염 위험이 적음 칼리브레이션이 필요하지 않음	느린 반응 속도. 빠지기 쉬움 장치가 두개골에 끼일 수 있음 열이 있는 환자의 경우 영향을 받음 비용이 고가임 횡격막이 파열될 수 있음 정확도가 떨어짐 CSF 검체를 채취하거나 배액할 수 없음
뇌실질 내	뇌실질	뇌실 접근이 불가능한 경우 빠른 삽입, 정확하고 신뢰할 수 있는 접근법	CSF 배액 불가능; 막힐 수 있음

IM, Intramuscular; *IV,* intravenous; *PO,* by mouth.

Data from Mace S. Pain management and procedural sedation in pediatric patients. In: Mace S, Ducharme J, Murphy M, eds. *Pain Management and Sedation.* New York, NY: McGraw-Hill; 2006; Custer JW, Rau RE, Johns Hopkins Hospital Children's Medical and Surgical Center. *The Harriet Lane Handbook: A Manual for Pediatric House Officers.* 18th ed. Philadelphia, PA: Mosby/Elsevier; 2009.

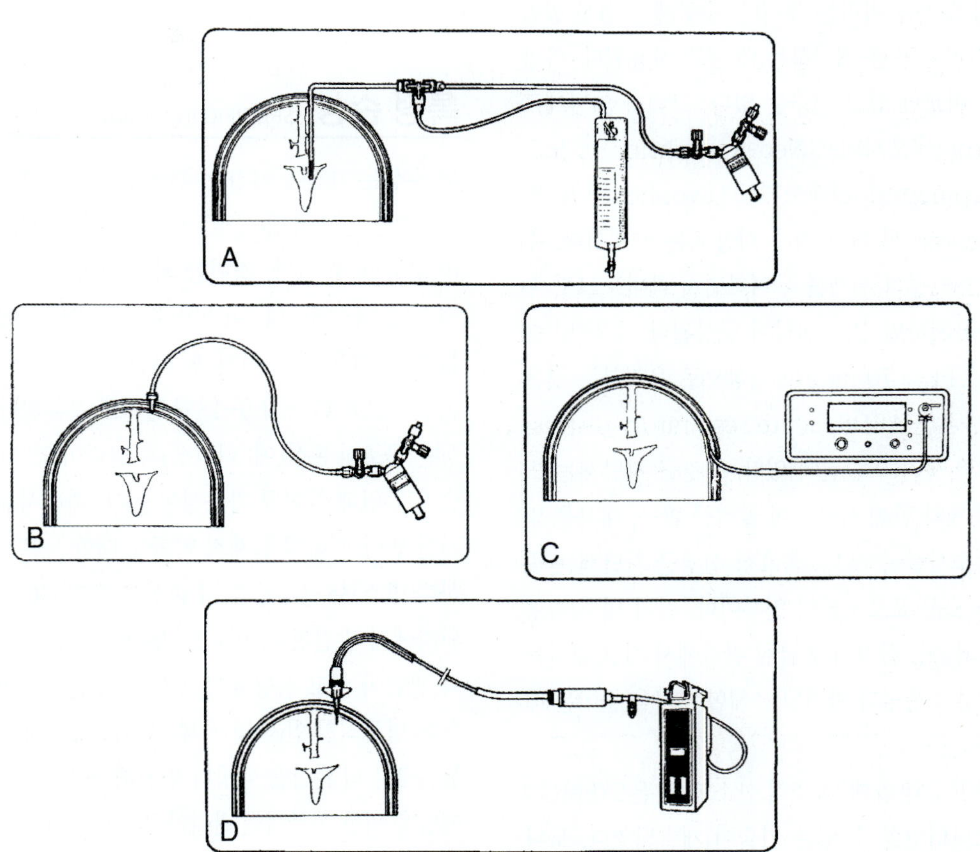

그림 35-7 (A) 뇌실 압력 모니터링 시스템, (B) 지주막하 압력 모니터링 시스템, (C) 경막외 압력 모니터링 시스템, (D) 뇌실질내 압력 모니터링 시스템

(From Thelan LA, et al. *Critical Care Nursing: Diagnosis and Management.* 5th ed. St Louis, MO: Mosby; 1998.)

이상일 때 치료를 시작해야 한다. 벤조디아제핀과 마약성 진통제(1차 약제)를 사용한 진정은 기관 삽관 및 기타 자극, 기타 외상성 손상으로 인한 통증, ICP 조절의 유해한 영향을 최소화하는 데 도움이 된다. 일반적인 벤조디아제핀에는 미다졸람(midazolam[베르세드(Versed)]) 및 로라제팜(lorazepam[아티반(Ativan)])이 있다. 미다졸람(midazolam[베르세드(Versed)])은 간헐적으로 적은 양을 투여하며 약효가 짧다는 장점이 있다. 프로포폴(propofol)은 작용이 빠르고 작용시간이 짧아 진정이 필요한 뇌손상 환자에서 반복적인 신경학적 평가가 가능하여 널리 사용되고 있다. 프로포폴은 대뇌 자동 조절을 유지하거나 개선되는 추가적인 유익한 특성이 있다. 고용량 프로포폴은 프로포폴 주입 증후군의 위험과 사망률 증가로 인해 권장되지 않는다.

두개내 고혈압의 관리와 함께 뇌관류를 최대화해야 한다. 현재 권장 사항은 50 mmHg에서 70 mmHg 사이의 대뇌 관류를 유지하는 것이다. 증강된 CPP는 향상된 대뇌 혈류를 보여주고 손상된 뇌의 자동 조절 기전을 유지하는 데 도움이 될 수 있다. CPP 관리는 환자를 정상 혈량으로 유지하고 과도한 저장성 수액을 피하는 것이다. 승압제는 전신 혈압과 MAP를 증가시켜 CPP를 개선하는 데 널리 사용된다. 다양한 혈관수축제를 비교한 임상 연구는 없다. 그러나 페닐에프린(phenylephrine[네오시네프(Neo-Synephrine)]), 노르에피네프린(norepinephrine[레보페드(Levophed)]) 및 바소프레신(vasopressin)이 가장 자주 사용되는 약제이다. 수액 및 승압제와 함께 혈액 제제를 투여하면서 헤마토크릿 수준을 30~35%로 유지하면 산소 전달이 향상된다. 수액 및 승압제를 사용하여 CPP를 70 mmHg 이상으로 유지하는 것은 급성 호흡 곤란 증후군(ARDS, acute respiratory distress syndrome)의 위험 증가와 관련이 있다. 신경근 차단제는 또한 진정제 및 진통제와 함께 사용하여 골격근 활동, 대사율 및 산소 소비량을 감소시킬 수 있다. 속효성 신경근 차단제는 종종 빠른 기관삽관(RSI) 프로토콜의 일부이다. 단기 및 지속형 신경근 차단제는 뇌손상 환자의 응급실 관리에서 진단 검사를 용이하게 하고 급성 소생술과 관련된 유해한 자극을 줄이는 데 도움이 될 수 있다.

지난 10년 동안 ICP와 함께 뇌 조직 산소화 및 온도($PbtO_2$)를 지속적으로 모니터링할 수 있는 기술이 개발되었다. 모니터는 경막 아래 2~3 cm 뇌의 백질에 위치한다. 정상적인 백질 뇌 조직의 산소는 약 25~30 mmHg이다. $PbtO_2$ 수치가 낮을수록 결과가 좋지 않다. 전통적인 ICP 및 CPP 관리와 함께 $PbtO_2$ 수치를 사용하여 치료를 안내하면 중증 뇌 손상 환자의 예후를 개선할 수 있다. 이 기술에 대한 완전한 논의는 이 교재의 범위를 벗어난다.

추가 치료 방식 Additional Treatment Modalities

조기 발작은 적절한 항경련제로 치료해야 한다. 손상 후 발작을 예방하기 위해 항경련제를 예방적으로 사용하는 것은 권장되지 않는다. 불응성 두개내 고혈압 환자에게 바르비투르산염요법(barbiturate therapy)을 고려할 수 있다. 바르비투르산염 혼수 상태를 유도하기 전에 혈역학적 안정성을 확인해야 한다. 뇌 손상에 대한 글루코코르티코이드(glucocorticoids)의 일상적인 사용을 뒷받침하는 증거는 없다. 뇌 손상 후 스테로이드를 투여 받은 환자를 추적 관찰한 연구에 의하면 결과에 차이가 없었다. 경추 손상이 배제되고 환자가 혈역학적으로 안정되면 침대 머리를 30~45도 높이면 ICP가 감소할 수 있다. 머리를 중립 정렬로 유지하면 정맥 환류도 촉진된다.

특정 손상 SPECIFIC INJURIES

뇌 손상은 기전(둔기 또는 관통), 중증도(경증, 중등도 또는 중증) 또는 손상 유형(골절, 국소 뇌 손상, 미만성 뇌 손상)에 따라 분류할 수 있다. 경미한 뇌 손상이 있는 환자의 초기 GCS 점수는 14~15이다. 이러한 환자는 응급실에서 평가 및 치료를 받고 짧은 관찰 기간 후 퇴원하는 경우가 많다. 중등도 뇌 손상은 초기 GCS가 9~13인 환자로 분류된다. 중등도의 뇌 손상은 구조적 손상(예: 타박상)과 관련이 있으며 뇌부종 및 ICP 증가로 인해 악화될 가능성이 높다. 따라서 자주 신경학적 평가를 받아야 하며 잠재적 악화에 대한 높은 의심 지수가 필요하다(**박스 35-3**). 중증 뇌 손상은 초기 GCS 점수가 8 이하인 환자에서 발견된다. 이러한 부상은 종종 심각한 구조적 손상과 관련이 있고 사망률이 높으며, 생존하는 환자는 종종 장기 또는 영구적인 인지 및 신체 장애를 가지게 된다. 이러한 환자들은 2차 뇌 손상을 예방하기 위해 적절한 산소 공급과 저혈압 예방을 위한 적극적인 관리가 필수적이다.

박스 35-3 경미한 두부 외상 환자의 위험 단계 분류

고위험
국소 신경학적 소견
비대칭 동공
임상 검사에서 두개골 골절
다발성 외상
심각한, 통증이 심한, 정신이 혼미한 부상
쇄골 위 외상의 외부 징후
초기 GCS 점수 14 또는 15
의식 수준 저하
외상 후 착란/빈혈
점차 악화되는 두통과 구토
외상 후 발작
출혈장애/항응고 병력
최근 독성 물질의 섭취
신뢰할 수 없는/알 수 없는 부상 이력
이전의 신경학적 진단
이전의 간질 병력
아동 학대 의심
60세 이상, 2세 미만

중위험
초기 GCS 점수 15
짧은 의식 소실
외상 후 기억 상실
구토
두통
중독

저위험
현재 무증상
다른 부상 없음
검사결과 문제 없음
정상 동공
의식 변화 없음
온전한 지남력 및 기억
초기 GCS 점수 15
정확한 병력
24시간이 경과된 사소한 부상의 기전
두통이 없거나 경미한 두통
구토 없음
기존 고위험 요인 없음

From Geegaard WG, Birov MH. Head. In: Marx J, Hoekberger R, Walls R: *Rosen's Emergency Medicine: Concepts and Clinical Practice*, 6th ed. St Louis, MO: Mosby: 2006.

국소 부상 Focal Injuries

두피 열상 Scalp Lacerations

두피는 기본 구조로의 에너지 전달을 감소시키는 쿠션 역할을 하여 손상으로부터 뇌를 보호한다. 두피에 과도한 힘을 가하면 종종 열상이 발생한다. 두피는 혈관이 광범위하게 분포되어 있고, 혈관 수축력이 좋지 않아 열상이 생기면 심한 출혈을 일으킨다. 출혈은 환부에 직접적인 압박을 가한 후 상처를 치료하고 파상풍 예방을 위한 약물 투여로 조절할 수 있다. 빠른 봉합을 위하여 스테이플러나 클립을 사용할 수도 있다.

두개골 골절 Skull Fractures

두개골 골절은 두개골에 가해지는 에너지가 뼈 변형을 일으킬 때 발생한다. 두개골 골절의 임상 양상은 골절의 유형, 골절 부위 및 기저 구조 손상과 직접적인 관련이 있다. 선형 두개골 골절은 변위가 없고 최소한의 신경학적 결손과 관련이 있다(그림 35-8). 일반적으로 최적의 신경학적 회복을 위해서는 지지요법만 필요하다.

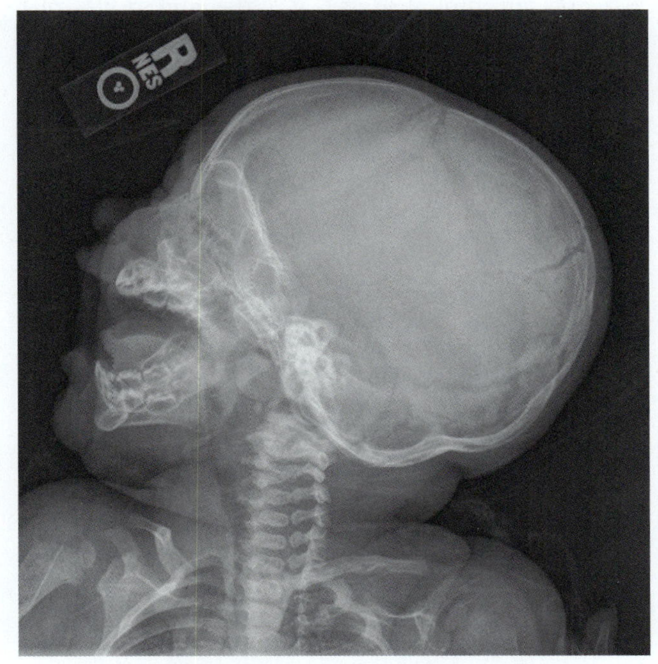

그림 35-8 학대 받은 생후 1개월 아동의 선형 두개골 골절

에너지가 인접한 두개골의 내면 아래로 외면이 이동하면 함몰된 두개 골절이 발생한다(그림 35-9). 함몰된 뼈 조각이 뇌 조직에 박힐 경우 수술적 거상이 필요하다. 개방성 함몰 두개골 골절은 감염 위험이 증가하기 때문에 수술로 들어올려 가능한 한 빨리 치료한다.

두개골 기저부 골절은 두개골 기저부에 변형을 일으킬 수 있는 충분한 힘이 가해질 때 발생한다. 두개골의 기저부는 두개골이 끝나는 모든 뼈 영역을 포함하며 두개골의 뒤쪽 측면에 국한되지 않는다. 두개골 기저부 골절은 방사선 사진에서 확인할 수 있지만 항상 확실한 것은 아니다. 두개골 기저부 골절의 약 25%는 영상 검사에서 볼 수 없다. 따라서 진단은 일반적으로 임상 소견에 기초하여 이루어진다. 중간 수막 동맥을 덮는 두개골 기저부 골절은 모상건막하 혈종을 유발할 수 있다. 경막외 혈종의 75% 이상은 중간 수막 동맥의 파열이 원인이다. 두개골 기저부 골절은 또한 뇌내 출혈을 유발할 수 있다.

두개골 기저부 골절에서 발생하는 신경학적 변화는 경미한 의식상태 변화에서 전투적인 행동 및 심한 불안에 이르기까지 다양하다. 전투적인 행동은 종종 두개골 기저부 골절의 특징으로 간주된다. 기저 두개골 골절의 임상적 징후는 안와 내 출혈로 인한 안와 주위 반상출혈(raccoon eyes, 그림 35-10), 초기 손상 12~24시간 후 나타나는 배틀 징후(유양돌기 위 반상 출혈, 그림 35-11), 혈고막(hemotympanum, 측두골 골절로 인한 고막 뒤의 혈액), 측두골 골절로 인한 코 또는 귀에서 CSF 누출 등이 있다. 고막이 손상되지 않은 경우 CSF가 유스타키오관을 통해 배출되어 CSF 콧물이 나타난다. 그러나 눈에 보이는 CSF가 없다고 해서 기저두개골절의 가능성이 배제되지는 않는다. 뇌척수액 누출이 의심되면 코에서 흘러나오는 액체를 여과지로 검사한다. 두 개의 뚜렷한 고리 모양이 형성되는 것을 "후광(halo)" 또는 "고리(ring)" 징후라고 하며 CSF가 있음을 나타낸다. 맑은 액체에 포도당이 있는지 검사해야 하는데, 이는 CSF에서 정상적으로 발견되는 것이다.

진단적 중재에는 CT 스캔이 포함된다. 추가 중재는 부상으로부터 환자를 보호하고, 감염을 예방하고, 콧물이 있다면 비강 드립 패드를 사용하는 데 중점을 둔다. 비강 패킹은 권장되지 않는다. 지속적인 재평가와 함께 빈번한 신경학적 평가는 신경학적 기능의 악화를 조기에 식별하는 데 필수적이다.

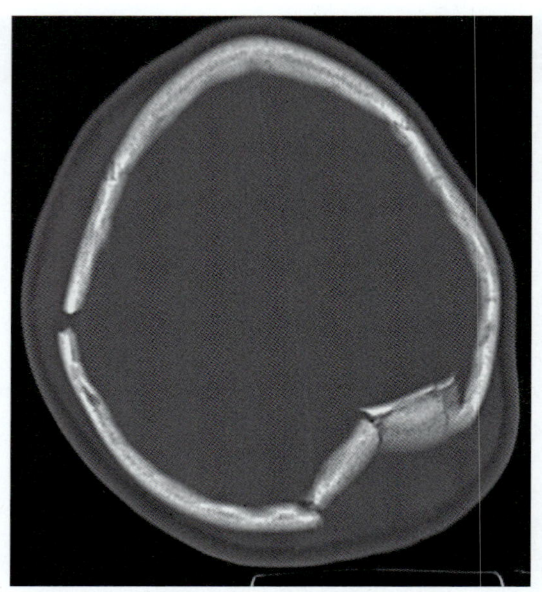

그림 35-9 낙상 후 심각하게 함몰된 두개골 골절

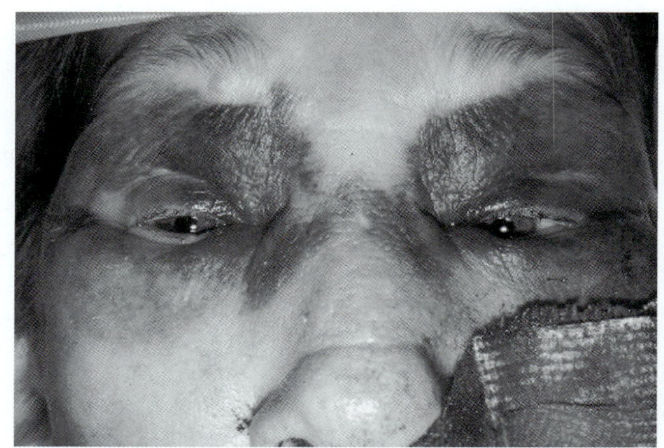

그림 35-10 너구리 눈

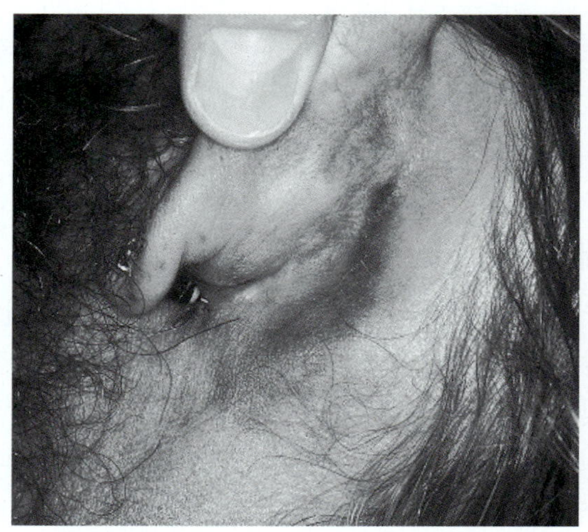

그림 35-11 배틀 징후

(From London PS. *A Color Atlas of Diagnosis After Recent Injury.* London, England: Wolfe Medical Publications; 1990.)

타박상 Contusion

대뇌 타박상은 뇌실 내에서 뇌의 움직임으로 인해 발생하는 뇌 표면의 타박상이다(그림 35-12A-B). 가감속 부상이 발생하면 두개의 타박상이 발생할 수 있다. 하나는 충돌 초기 부위(충격)이고 다른 하나는 충돌 반대편(맞충격)이다. 임상 양상은 타박상의 크기와 위치에 따라 다르다. 일반적으로 발생하는 증상으로는 의식 수준의 변화, 메스꺼움, 구토, 시각 장애, 쇠약 및 언어 장애 등이 있다. 중재는 신경학적 기능유지, 통증조절과 적절한 수분 공급에 중점을 둔다. 뇌 타박상이 있는 환자는 입원 및 일련의 신경학적 사정이 필요하다. 타박상은 종종 처음 12~24시간 동안 크기가 커지고 이로 인해 ICP가 증가하여 신경학적 상태가 악화된다. 초기에 매우 큰 타박상이 있는 환자의 경우 일부 신경외과 의사는 외과적으로 타박상을 제거하고 뇌가 부어오르는 것을 감안하여 뼈 판을 떼어낼 수 있다.

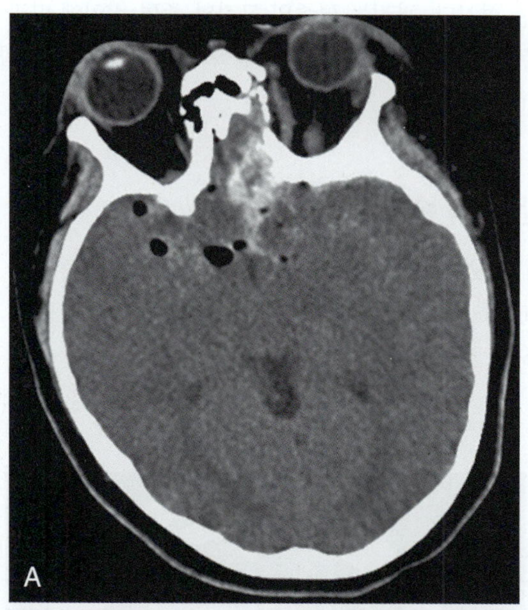

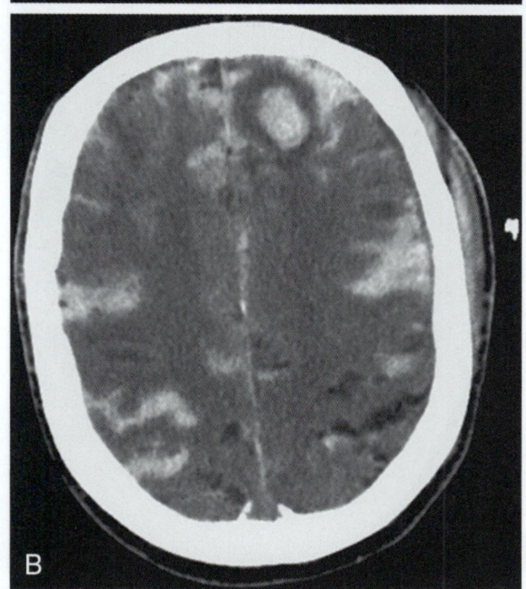

그림 35-12 (A) 자동차 충돌 후 환자의 우측 측두부 타박상, (B) 사슴에 치인 남자의 좌측 뇌의 출혈성 타박상, 다량의 지주막하 출혈을 보임

경막외 혈종 Epidural Hematoma

경막외 혈종은 두개골과 경막 사이의 출혈이며(그림 35-13) 일반적으로 머리에 직접적인 타격을 가하여 발생한다. 동맥 출혈을 동반한 파열된 중간 수막 동맥은 빠르게 혈종을 형성하고, 관련 이환율과 사망률이 50% 이상이다. 경막외 혈종이 있는 환자의 약 절반은 두개골 골절의 증거가 없다. 징후와 증상에는 잠시 의식을 잃었다가 의식을 회복한 후 다시 의식을 잃는 경우가 있다. 이 짧은 명료한 기간은 경막외 혈종의 특징으로 간주된다. 그러나 모든 환자에서 발생하는 것은 아니다. 경막외 혈종이 있는 환자가 의식이 명료한 상태에서 심한 두통을 호소하고 손상 부위의 편마비와 동공 확장을 보일 수 있다. 큰 경막외 혈종은 응급 수술이 필요하다. 그러나 작은 혈종은 연속적인 신경학적 검사와 반복적인 진단 영상 촬영을 통해 보존적으로 관리될 수 있으며, 특히 응급실에 처음 내원했을 때 신경학적 결손이 미미한 환자의 경우에서 그렇다.

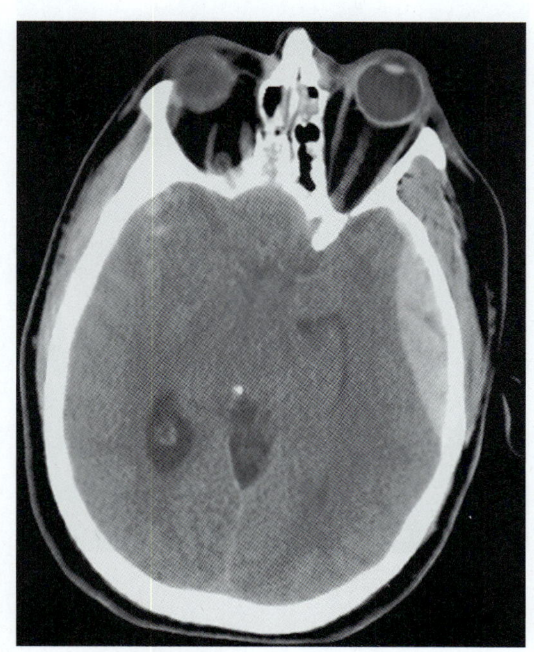

그림 35-13 경막외 혈종

경막하 혈종 Subdural Hematoma

경막하 혈종은 다른 두개내 손상보다 더 자주 발생하며 모든 혈종 중에서 가장 높은 이환율과 사망률을 보인다. 경막과 지주막 사이의 경막하 공간으로 출혈이 발생하면 경막하 혈종을 유발한다(그림 35-14). 경막하 혈종은 급성, 아급성 또는 만성일 수 있다. 급성인 경우, 혈종은 일반적으로 경막하 공간의 가교 정맥 파열로 인해 에너지가 소실되어 발생한다. 임상 특징으로는 의식 상실, 편마비, 동공 확장 등이 있다. 부상 후 4시간 이내 수술적 중재가 이루어지면 신경학적 회복 가능성이 가장 높다.

아급성 경막하 혈종은 손상 후 48시간에서 2주 사이에 발생한다. 임상 양상은 혈종이 천천히 확장됨에 따라 의식 수준이 점진적으로 저하된다. 뇌는 시간이 지남에 따라 혈액이 천천히 축적되어 보상하므로 신경 기능의 감소가 점진적으로 발생한다. 경막하 혈종이 배액된 후 환자는 지속적인 신경학적 손상이 거의 또는 전혀 없이 빠르게 회복된다.

경막하 혈종은 노인에서 더 자주 볼 수 있으며 천천히 진행된다. 몇 주에서 몇 달에 걸쳐 혈액이 고이기 때문에 검사를 받을 때쯤에는 이미 원인이 되는 기전을 잊어버렸을 수도 있다. 만성 경막하 혈종은 노인의 경우 노화로 인한 뇌 위축으로 초기에는 문제를 느끼지 못할 수 있다. 뇌의 크기가 감소함에 따라 두개강 내의 공간이 증가한다. 혈종은 종괴의 크기가 커져 신경학적 상태 변화가 생길 때까지 뚜렷한 변화 없이 서서이 고이게 된다. 만성 경막하의 치료는 버 홀(burr holes)과 경막하 배액술로 이루어진다. 경막하 배액 후 환자는 종종 의식이 더 명료해지기도 한다.

기타 국소 부상 Other Focal Injuries

뇌실내 출혈(그림 35-15)과 뇌내 혈종(그림 35-16)은 국소 손상의 유형이다. 관리는 혈종의 크기와 출혈 원인에 따라 다르다. 증가된 ICP의 의학적 관리와 함께 외과적 제거가 필요할 수 있다.

확산성 뇌 손상 Diffuse Brain Injuries

경미한 외상성 뇌손상(뇌진탕)

Mild Traumatic Brain Injury (Concussion)

이전에는 뇌진탕이라고 불렀던 경미한 외상성 뇌 손상(mTBI,

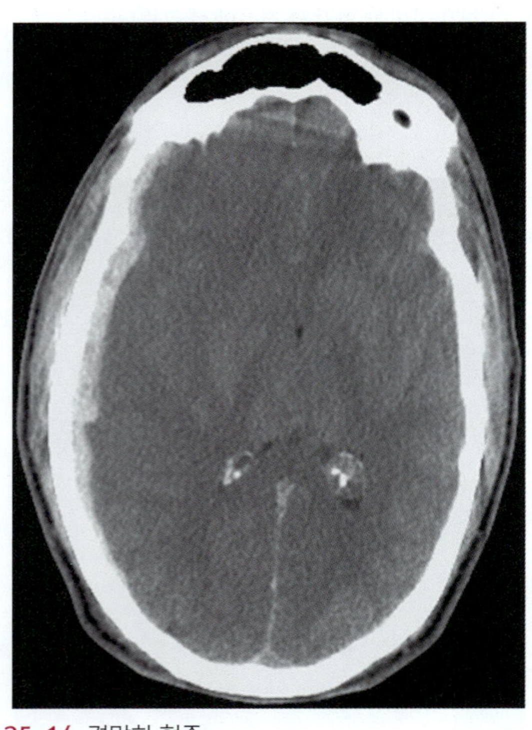

그림 35-14 경막하 혈종

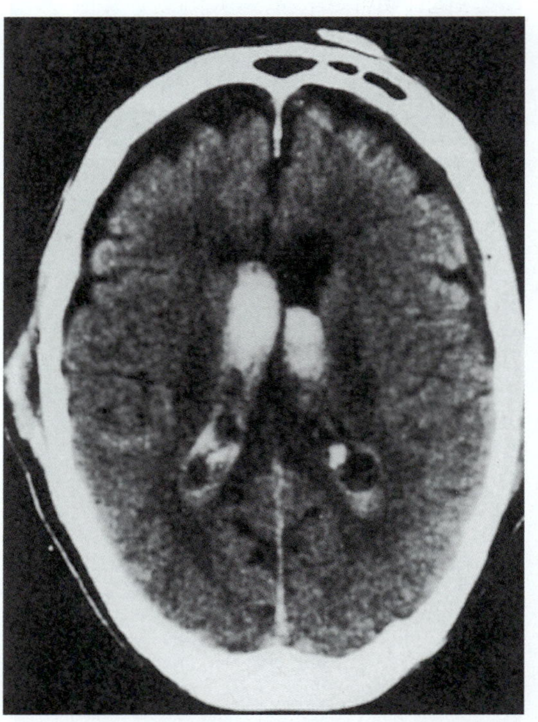

그림 35-15 자동차 충돌로 인한 뇌실내 출혈을 보여주는 머리의 컴퓨터 단층촬영 스캔

(From Parrillo JE, Bone RC. *Critical Care Medicine: Principles of Diagnosis and Management.* St Louis, MO: Mosby; 1995.)

mild traumatic brain injury)은 머리에 직접적인 타격을 입거나 뇌가 두개골 내부와 충돌하는 가속 또는 감속 손상의 결과로 발생할 수 있다. 이전에 mTBI는 초기 진단 영상에서 정의된 변화가 없는 의식 소실로 정의되었다. mTBI와 관련하여 어느 정도의 신경화학적 및 축삭 파괴가 있다는 것이 이제는 알려져 있으며, 이는 뇌진탕 후 증후군으로 알려진 증상이 지속된다는 근거이다. 지난 몇 년 동안 mTBI 진단에 혈청 바이오마커를 측정하는 것에 대한 관심이 증가했다. mTBI는 인지, 신체, 정서 및 수면 장애와 관련될 수 있다(표 35-7). 이는 일반적으로 단기간의 신경학적 기능 장애와 관련되어 자발적으로 회복된다. 일시적인 신경학적 변화에는 착란, 메스꺼움, 구토, 일시적인 기억상실, 두통 및 일시적인 시력 상실이 포함될 수 있다. 그러나 어떤 경우에는 징후와 증상이 몇 시간에 걸쳐 나타날 수 있다.

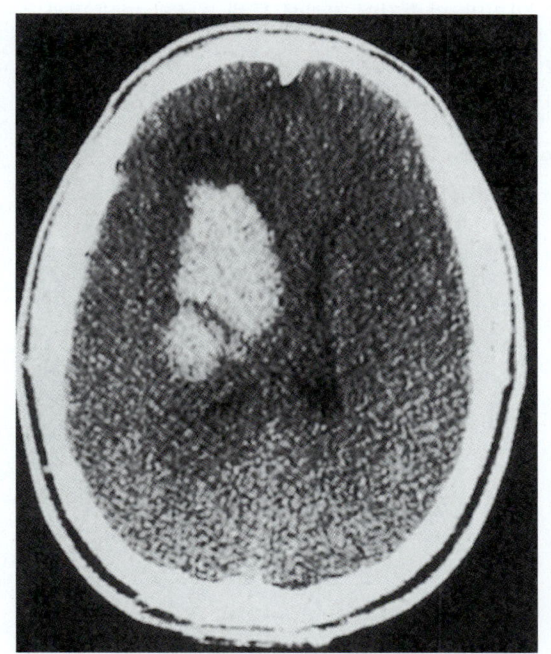

그림 35-16 자동차 충돌로 인한 폐쇄형 두부 손상을 입은 26세 남성 환자의 우측 반구 혈전을 보여주는 비증강 컴퓨터 단층촬영 스캔. 우측 뇌실에 병변 주목

(From Parrillo JE, Bone RC. *Critical Care Medicine: Principles of Diagnosis and Management*. St Louis, MO: Mosby; 1995.)

mTBI 환자에 대한 치료에는 관찰이 포함되며, 특히 장기간의 의식 소실(2~3분 이상)이 있는 경우에는 더욱 그렇다. 오심과 구토가 오래 지속되면 탈수를 예방하기 위해 입원을 고려할 수 있다. 두통에는 비마약성 진통제를 투여할 수 있다. 마약은 의식 수준에 영향을 미치고 진행 중인 환자 사정을 방해한다. mTBI 환자는 보호자와 함께 퇴원할 수 있으며, 보호자는 밤 동안 혼돈, 보행 장애, 의식 수준 변화, 분출성 구토 및 동공 불균형과 같은 가능한 합병증이 생기는지 관찰하는 것이 필요하다. 퇴원 교육에는 가정에서 신경학적 상태를 평가하는 방법과 주치의에게 연락해야 하는 시기에 대한 지침이 포함된다. mTBI는 어느 정도의 구조적 변화와 관련이 있기 때문에 이 분

표 35-7 외상성 뇌손상과 관련된 징후 및 증상

신체	인지	정서	수면
• 두통	• 정신적으로 "흐릿한(안개낀)" 느낌	• 짜증	• 졸음
• 오심	• 느려진 느낌	• 슬픔	• 평소보다 수면시간 감소
• 구토	• 집중하기 어려움	• 더 감정적	• 평소보다 수면시간 증가
• 균형감각 문제	• 기억력 감소	• 긴장	• 수면에 들기 어려움
• 어지러움	• 최근 정보나 대화를 잊어 버림		
• 시력 문제			
• 피로	• 최근 사건에 대한 혼란		
• 빛에 대한 과민성	• 질문에 천천히 대답함		
• 소음에 대한 과민성	• 같은 질문을 반복함		
• 무감각/따끔거림			
• 멍하거나 기절			

From Centers for Disease Control and Prevention. Heads up: fads for physicians about mild traumatic brain injury. Atlanta, GA: Centers for Disease Control and Prevention; 2007.

야의 많은 전문가는 현재 뇌 손상 후 신체적 휴식과 함께 "뇌 휴식" 또는 인지 휴식 기간을 권장하고 있다. 환자는 뇌 손상의 모든 증상이 사라질 때까지 스포츠, 직장, 학교로 복귀하거나 고위험 활동에 참여해서는 안 된다. 직장과 학교로의 점진적인 복귀가 권장된다. 스포츠에서 mTBI에 대한 인식과 강조가 증가함에 따라 CDC는 2007년에 mTBI의 진단 및 관리에 대한 부모, 운동 선수, 코치 및 의사를 위한 여러 소책자를 출판했다.

뇌진탕 후 증후군의 특징은 두통, 기억 상실, 집중력 장애 및 일상생활 활동의 어려움이다. 이 증후군의 임상 증상은 몇 주 또는 몇 달 동안 지속될 수 있으며 때로는 환자의 초기 부상 후에도 영구적으로 지속될 수 있다. 중재에는 지지적 치료와 경미적 뇌 손상으로 여겨졌던 증상이 실은 생리학적 결과라는 것을 인식하는 것이 필요하다.

미만성 축삭 손상 Diffuse Axonal Injury

"미만성 축삭 손상(DAI)"이라는 용어는 가장 심각한 형태의 TBI와 관련된 병리 생리학적 현상을 의미한다. 이 손상은 거의 항상 둔기 외상으로 인해 발생하며, 주로 백색질인 신경 구조의 절단 및 파괴를 유발한다. DAI의 예후는 손상의 정도(경증, 중등도 또는 중증)와 2차 손상으로 인한 손상의 심각성에 따라 다르다. 경증, 중등도 및 중증이라는 용어는 DAI의 임상적 표현을 반영하며 DAI의 실제 기본 병태생리학을 나타내는 등급 시스템과 혼동되어서는 안 된다.

경도 DAI는 6~24시간 동안 의식 소실이 특징이다. 초기에 환자는 비정상적인 굴곡 또는 신전 자세를 보일 수 있지만 24시간 이내에 빠르게 개선된다. 신경학적 상태가 회복되기까지 며칠이 걸릴 수 있으며 기억 상실 기간이 있을 수 있다.

중등도 DAI는 24시간 이상 지속되는 혼수 상태이며, 며칠에 걸쳐 지속될 수 있다. 뇌간 기능 장애(비정상적 굴곡 또는 신전 자세)는 거의 즉시 나타나며 환자가 깨어나기 시작할 때까지 계속될 수 있다. 중등도의 DAI가 있는 환자는 일반적으로 회복되지만 손상 전 신경학적 기능으로 완전히 회복되는 경우는 드물다.

중증 DAI는 회복되지 않는 뇌간 손상이 특징이다. 심각한 DAI의 환자는 며칠에서 몇 주 동안 혼수 상태를 유지한다. 자율신경 기능 장애도 나타날 수 있다. 중증 DAI에 대한 전반적인 예후는 매우 나쁘다. 초기 CT 스캔에서는 별다른 이상이 없을 수 있지만, 연속적인 검사를 통해 부종과 미세 혈관 출혈 부위를 발견할 수 있다(그림 35-17). 모든 등급의 DAI에 대한 치료에는 일반적인 보존적 치료, 추가 뇌 손상 예방 및 가족 지원이 포함된다.

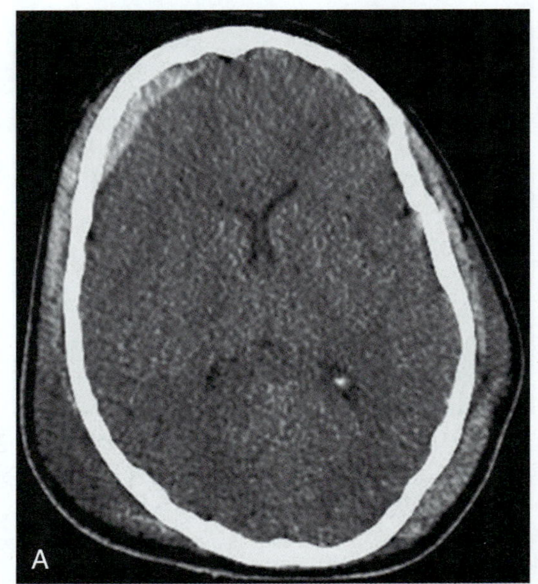

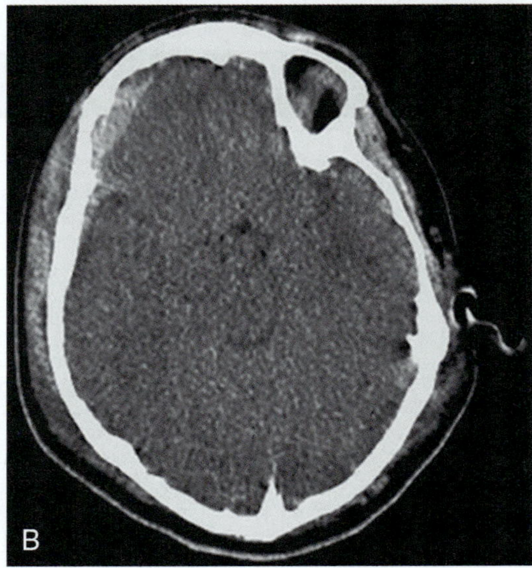

그림 35-17 (A) 심한 미만성 축삭 손상, (B) 우측 경막하 혈종이 있는 심한 미만성 축삭 손상

요약

뇌 손상의 병태생리학적 변화에 대한 이해와 진단 기술 및 모니터링 기능의 발전에도 불구하고 TBI는 여전히 사망 및 장기 장애의 주요 원인으로 남아 있다. 급성 소생술에서 중상을 입은 환자의 관리는 혈관 내 용적 회복, 저혈압 예방 및 적절한 뇌관류 보장과 함께 적절한 산소 공급을 보장하기 위해 적극적인 기도 및 환기 관리에 중점을 두어야 한다. 중증 뇌 손상 환자의 치료 결과를 극대화하려면 손상 발생 시점부터 치료의 연속성 전반에 걸쳐 다학제 간 협력이 필요하다. 중증 뇌 손상 관리에 대한 많은 연구가 있었지만 응급 간호사는 더 많은 경증 및 중등도 뇌 손상 환자를 돌볼 것이다. 응급 의료 제공자는 악화 위험이 있는 환자를 인지하고 반복적인 신경학적 사정을 수행하는 것이 중요하다. 마지막으로 환자 교육과 mTBI에 대한 대중의 이해를 더욱 강조해야 한다.

악안면 외상

Maxillofacial Trauma

Chris M. Gisness

얼굴 뼈, 신경 혈관 구조, 피부, 피하 조직, 근육 및 땀샘의 손상을 포함하는 악안면 외상은 응급실에서 흔하게 볼 수 있는 손상이다. 악안면 손상 환자는 해부학적 구조가 손상되면 안면 비대칭이 발생할 수 있으므로 철저한 평가가 필요하다. 이러한 부상은 머리와 목과도 밀접한 관련이 있어 심각한 합병증을 유발할 수 있다.

현재, 악안면 외상 환자의 평가 및 치료에 대한 근거 기반 지침은 없다. 따라서 평가 및 치료를 위한 표준으로 전문외상소생술(ATLS, Advanced Trauma Life Support) 지침을 따르고 있다. 악안면 외상은 평가하기 어려울 수 있다. 기도 개방을 유지하는 것은 경추의 안정화와 함께 가장 시급한 목표이다. 경추 손상은 안면 외상이 있는 모든 환자에서 고려되어야 한다. 척추와 더불어 머리 및 목에 대한 철저한 평가가 완료될 때까지 척추를 고정해야 한다. 얼굴에 있는 많은 혈관 때문에 안면 부상은 상당한 출혈이 있을 수 있다. 따라서 출혈 조절이 중요하다. 얼굴과 머리의 혈관과 출혈 가능성이 있으므로 모든 환자와 마찬가지로 일반적인 예방 조치를 따라야 한다. 안면 외상은 흉부, 복부, 골반 및 사지에 발생하는 다른 외상과 연관되는 경우가 많다. 따라서 악안면 외상이 있는 환자에서 수반되는 부상은 항상 고려되어야 한다. 생명을 위협하는 손상을 사정 및 관리하고 환자가 안정되면 안면 외상의 관리는 교합을 회복시키고 기능과 시력의 손실을 예방하며 외모를 복원시키는 것이다.

이 장에서는 악안면 외상의 일반적인 원인과 악안면 구조와 관련된 해부학 및 병태생리학; 신체 검진 및 진단 검사를 포함한 사정; 부상 관리 등을 다룰 것이다.

악안면 외상의 일반적 원인

COMMON CAUSES OF MAXILLOFACIAL TRAUMA

차량 충돌(MVC, motor vehicle crashes), 폭행 및 개인 폭력, 낙상은 환자가 악안면 외상으로 응급실에 내원하는 주요 원인이다. 안전벨트와 헬멧의 미착용 및 제대로 착용하지 않으면 악안면 부위에 부상을 일으킬 수 있다. 차량의 에어백과 안전벨트 안전 장치는 생명을 구할 수 있지만 위험이 없는 것은 아니다. 에어백이 펼쳐지면서 눈에 찰과상 및 화학적 화상을 포함한 악안면 부상이 발생한 사례가 있다. 에어백으로 인한 문제를 방지하려면 미국질병통제예방센터(CDC)의 권고에 따라 어린이를 적절한 장치에 태우고 차량에 탑승시켜야 한다.

가정 폭력은 개인 폭행 건수 증가의 일부 원인이다. 권총의 사용은 또한 안면 부상의 원인이 된다. 하악보다 높은 위치에 총알을 맞은 경우 두개내 손상도 고려해야 한다.

낙상으로 인한 안면 외상은 어린이와 노인에게 흔하다. 어린이의 경우 두개골과 안면 뼈의 유연성은 MVC 및 낙상과 같은 감속 부상과 관련된 에너지를 흡수한다. 소아 환자의 악안면 외상은 '어린이 놀이'로 인한 것으로 파악되며, 그다음으로 스포츠 부상, 교통사고, 폭력 순으로 나타난다. 이러한 부상에는 자전거 부상과 낙상이 포함되며 아동이 청소년기에 이르면서 폭력으로 인한 부상이 발생한다. 15세에서 50세 사이의 환자의 경우 안면 외상의 주요 원인은 MVC이며 그다음은 스포츠 부상, 폭력 및 낙상이다.

노인 환자의 안면 외상 발생률은 연장된 수명과 활동적인 생활방식으로 인해 부분적으로 증가했다. 낙상과 MVC는 노인에서 안면 외상을 입는 가장 흔한 두 가지 원인이다.

해부학 및 생리학 ANATOMY AND PHYSIOLOGY

주요 얼굴 뼈는 전두골, 비골, 상악골, 광대뼈 및 하악골이 포함된다. 전두골은 상악골 및 비골의 전두돌기와 연결되고 측면으로는 광대뼈와 연결된다. 안와복합체는 위로는 전두골, 옆으로는 광대뼈, 아래로는 상악골, 내측으로는 상악골과 전두골의 돌기로 구성된다. 한 쌍의 비골은 콧대를 형성하고 위의 전

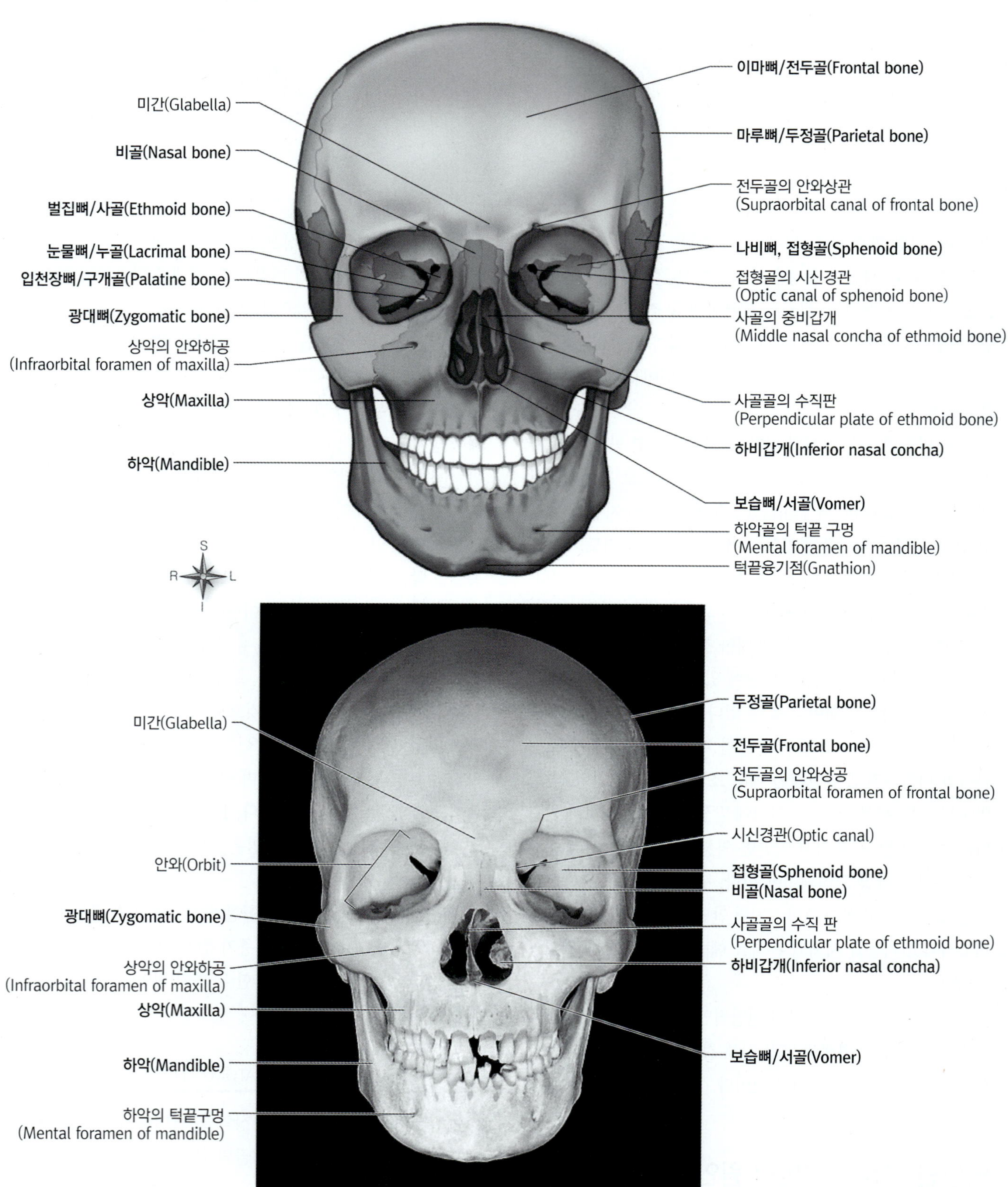

그림 36-1 안면뼈 (컬러 삽화 750p 참고)

(From Patton KT. *Anatomy & Physiology*, 7th ed. St Louis, MO: Elsevier; 2010.)

두골과 아래의 상악골과 연결된다. 비강은 비중격으로 나뉜다. 비중격의 측벽에는 발성에 영향을 미치는 융기 또는 외이가 있다. 비골은 앞쪽과 아래쪽으로는 연골과 뒤쪽과 위쪽으로는 뼈에 의해 크게 지지된다.

중안면 또는 상악골은 위턱, 전방경구개, 비강 측벽의 일부 및 안와 바닥의 일부를 형성한다. 안와 아래쪽의 상악골은 안와하 신경과 동맥이 통과할 수 있도록 안와 하부에 구멍이 뚫려 있다. 아래쪽으로 돌출된 치조돌기는 반대쪽과 결합하여 윗니가 있는 치조궁을 형성한다. 중안면의 부비동은 무게를 줄이고 공명실 역할을 한다. 상악골 골절은 일반적으로 에너지가 높은 둔기 충격에 의해 발생한다.

광대뼈는 뺨과 안와강의 측벽과 바닥으로 구성된다. 광대뼈 골절은 일반적으로 자동차 사고로 인해 발생한다. 광대뼈는 얼굴 너비와 뺨의 돌출부를 유지하는 역할을 한다. 안와는 전두골, 광대뼈, 상악골, 누골, 사골, 접형골, 구개골 등 7개의 뼈로 구성된다. 상악골, 전두골, 측두골의 광대돌기와의 관절은 광대궁을 형성한다.

하악은 2개의 가지, 전방 갈고리 돌기 및 후방 관절 돌기가 있는 수평 말굽 모양의 몸체이다. 하악 노치는 광대궁의 내측에 위치하며 두 돌기를 분리한다. 하악은 측두골과 연결되어 측두하악관절(TMJ, temporomandibular joint)을 형성하는 반면, 하악골의 윗부분인 치조골 부분에는 아랫니가 있다. 하악은 상관(coronoid), 과두(condyle), 가지(ramus), 각(angle), 몸체(body), 교합(symphysis)으로 구분된다(그림 36-1).

안면신경(뇌신경 VII)은 얼굴 측면에 감각 및 운동 신경 자극을 전달한다. 뇌신경은 뇌간에서 시작하여 5개의 가지로 나눠져 두피, 이마, 눈꺼풀, 표정 근육, 뺨, 턱을 지배한다. 각 신경 가지에 대한 특정 기능은 **표 36-1**에 나열되어 있다. 안면외상에 의해 영향을 받을 수 있는 다른 뇌신경은 시신경, 활차 및 삼차신경이다. 각 뇌신경에 대한 기능 및 검사는 **표 36-2**에 설명되어 있다.

이하선은 귀 앞쪽에 인접하여 위치하며 이하선관을 통해 구강으로 배출된다. 이 구조는 교근 위의 안면신경 가지에 인접해 있다. 이 부위 근처의 열상은 안면신경 근처의 이하선을 침범하는 경우 문제가 될 수 있다. 이러한 유형의 손상은 이하선과 안면신경에 손상이 있을 때 충분히 평가되어야 한다(그림 36-2).

표 36-1 안면신경 가지 기능

가지	기능
볼가지	코 찡그리기
목가지	목의 주름
아래턱/하악 가지	입술을 오므리고 펴기
관자/측두 가지	눈썹 올리기 이마 주름 만들기
광대 가지	눈 뜨고 감기

표 36-2 뇌신경 평가 /검사

뇌신경	이름	평가/검사
I	후각신경	환자에게 냄새를 식별하도록 한다.
II	시신경	시력검사를 시행한다.
III, IV, VI	동안, 활차, 외전	환자에게 여러 시야 영역으로 눈을 움직이게 하고 동공 반응성을 검사한다.
V	삼차신경	면봉을 환자의 얼굴 여러 부위에 대고 변화된 감각 부위를 찾는다.
VII	안면신경	환자에게 찡그린 얼굴을 하고 눈을 감고 눈썹을 들어올리고 볼을 부풀리도록 하여 얼굴의 대칭성과 운동성을 확인한다.
VIII	청신경	청력을 검사한다.
IX, X	설인, 미주신경	환자의 목소리를 들어보고 음색이 매끄러운지 확인한다. 구토반사와 삼키는 반사가 모두 있는지 확인한다.
XI	부신경	환자에게 머리를 돌리게 하고 저항에 맞서 어깨를 으쓱 해 보도록 한다.
XII	설하신경	환자에게 혀를 내밀거나 L, T, D를 소리내어 말하게 한다.

From Sheehy S, Hammond B, Zimmermann P. *Sheehy's Manual of Emergency Care.* 7th ed. St. Louis: Mosby; 2013:442.
Maxillofacial Trauma

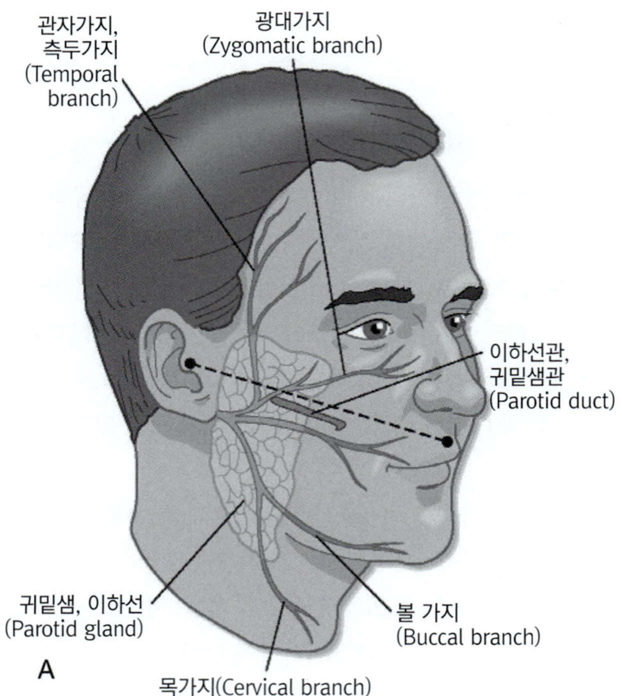

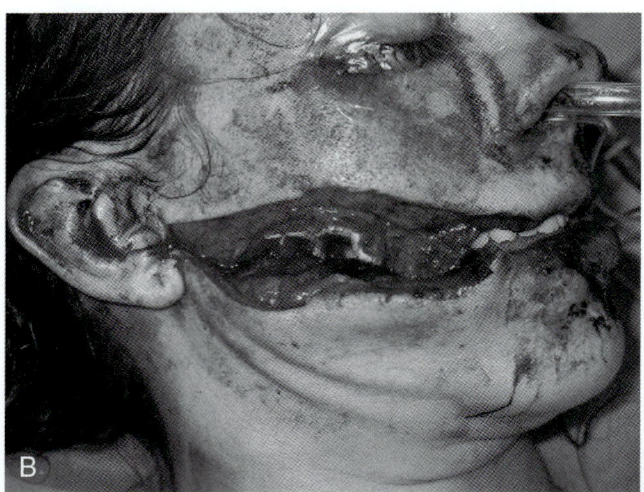

그림 36-2 (A) 귀의 이주에서 윗입술 중앙까지 그은 선은 이하선관의 경로를 보여준다. 이하선 관의 손상은 일반적으로 이 선을 따라 교근의 앞쪽 경계 또는 그 원위 부위에 위치한다. (B) 이하선 및 이하선관의 부상 위험이 높은 안면 열상 (컬러 삽화 751p 참고)

(A, From Adams J, Barton E, Collings J, et al. *Emergency Medicine*. St Louis, MO: Saunders; 2008. B, From Fonesca RJ, Walker RV, Barber HD, et al. *Oral & Maxillofacial Trauma*. 4th ed. St Louis, MO: Elsevier Saunders; 2013.)

환자 사정 PATIENT ASSESSMENT

악안면 외상 환자의 평가 및 관리는 중증도에 관계없이 생명을 위협하는 손상을 인지하고 치료 제공하는 것보다 우선순위가 높지 않다. 환자의 기도, 호흡과 순환(ABC) 및 경추 안정화에 중점을 둔 체계적인 접근을 통해 신속하고 철저한 사정을 수행하는 것이 필수적이다. 1차 및 2차 사정이 완료되면 집중 평가를 수행해야 한다.

기도 및 호흡 Airway and Breathing

안면 부상의 우선순위는 청결하고 안전하게 기도를 확보하고 유지하는 것이다. 손상된 안면 구조는 기도 폐쇄를 유발할 수 있다. 하악이 변위되거나 골절되면 혀가 해부학적 지지력을 상실하고 기도를 폐쇄할 수 있다. 또한 변위된 하악 골절은 출혈이 서서히 일어나고 출혈로 인해 기도가 막힐 수 있다. 이물질(예: 의치 또는 부러진 치아)이 기도를 막을 수 있으며, 비안와 복합체의 골절은 출혈로 인해 기도를 손상시킬 수 있다. 얼굴에 총상을 입으면 심각한 부종과 혈종이 형성되어 기도를 막을 수 있다. 기도 손상이 확인되면 경추 손상이 의심되는 경우가 아니라면 턱 들어올리기-머리 기울이기 방법(chin lift-head tilt)을 사용하여 기도를 확보해야 하며, 이 경우 턱 밀어올리기(jaw-thrust) 동작을 수행해야 한다. 알코올, 약물 또는 두부 손상으로 인해 의식 수준이 변화되면 환자의 구역 반사가 감소하고 기도가 보호되지 않을 수 있다. 따라서 자주 기도를 재평가해야 한다. 출혈이나 과도한 분비물이 있는 경우 구강인두 또는 비인두의 흡인이 필요하다. 의식이 있는 환자가 분비물이 있는 경우 스스로 흡인할 수 있도록 편도선 팁 흡인 카테터를 제공할 수도 있다. 경추 손상의 가능성이 없거나 경추 손상이 배제된 경우, 환자를 똑바로 앉게 하거나 침대 머리를 높여 배액을 촉진하고 안면 부종을 감소시킨다.

입과 안면 구조물의 과도한 출혈과 부종, 기도를 청결하게 할 수 없는 경우 적극적인 기도 확보가 필요하다. 환자가 항응고제 또는 항혈소판제를 투여받고 있는지 또는 혈우병의 과거력이 있는지 확인하는 것도 중요하다. 백마스크 장치를 사용하여 산소를 공급하고 환기를 제공할 수 있다. 그러나 일부 환자의 경우 부종과 안면 골절로 인해 백마스크 장치를 사용하기 어려울 수 있다. 구인두 기도는 혀로 인해 기도가 막힌 의식이 없는 환자에게 사용할 수 있다. 비인두 기도는 코 또는 중안면 골절이 없는 의식이 있는 환자에게 사용할 수 있다. 거친 호흡은 기도 폐쇄를 시사한다. 의식 수준의 변동을 보이는 환자는 기도가 손상되지 않은 것처럼 보일 수 있지만 알코올이나 약물로 인해 환자의 호흡 기능이 저하되거나 환기가 불충분할 수 있다. 또한 환자가 마지막으로 식사한 시간을 알아봐야 한다. 위가 가득 차면 구토를 유발할 수 있으며 폐 흡인 및 기도 폐쇄가 발생할 수 있다.

안면 손상이 있는 환자에서는 구강내 삽관이 선호된다. 안면 골절에서 블라인드 비강내 기관 삽관은 추가 부상을 유발할 수 있으므로 피해야 한다. 사상판(cribriform plate) 골절은 기관 내 튜브에 의한 대뇌 유입 위험을 증가시킨다. 삽관 후 삽입하는 위관은 뇌로의 유입을 피하기 위해 구강 내로 삽입을 시도해야 한다. 하악골과 안면 중앙부 골절은 대부분 기도 부종과 폐색으로 이어지는 경우가 많아 기도를 확보하는 것이 권장된다. 빠른연속마취유도(RSI, rapid sequence induction)는 삽관을 용이하게 하고 두개내압 증가로부터 환자를 보호하는 추가적인 이점이 있다. 신속유도법 후 윤상갑상절개술 또는 기관절개술이 필요한 경우 외과적 기도 개방을 수행할 수 있는 장비가 준비되어 있어야 한다. 맥박산소 측정기(pulse oximetry) 또는 호기말이산화탄소분압 측정기(capnography)는 기도 개방 및 호흡을 모니터링하는 데 필수적인 보조 장비이다.

순환 Circulation

기도가 확보되면 그다음 우선순위는 출혈 조절이다. 출혈은 빈번하게 발생하며 신속하게 지혈하지 않으면 환자의 생명이 위태로울 수 있다. 얼굴에는 혈관이 많이 분포되어 있으며 악안면 손상을 입은 성인 환자는 다량의 출혈 또는 상당한 정도의 천천히 발생하는 출혈로 인해 쇼크가 발생할 수 있다. 두피 열상은 조기에 발견하지 않으면 출혈이 계속될 수 있으므로 환자의 두피 열상을 사정해야 한다. 안면 출혈은 커다란 면봉(a large cotton-tip) 모양의 어프리케이터를 사용하여 직접적인 압력을 가해 지혈할 수 있다. 냉찜질을 하고 비강을 직접 압박하면 코피를 멈추는 데 도움이 된다. 비강내, 비인두 또는 구인두 패킹을 통한 압박도 출혈을 조절할 수 있다. 그러나 패킹은 임시적인 방법이다. 압박이 실패하면 봉합, 스테이플링 또는 혈관의 8자 결찰이 필요할 수 있지만 부상 후 24시간 이내에 이루어지면 된다. 안면신경 가지의 손상을 방지하기 위해 결찰 전에 안면의 출혈 혈관을 주의 깊게 사정해야 한다. 안면신경 손상이나 마비의 가능성이 있으므로 안면 상처를 클램핑하는 것은 권장하지 않는다. Le Fort II 또는 III 골절과 같은 심각한 안면 외상은 출혈을 조절하기 위해서는 손을 이용해 얼굴을 압박해야 한다. 폐쇄 골절의 경우 찢어진 동맥과 정맥에서 부비동으로 출혈이 발생하면 상당한 후인두 출혈이 발생할 수 있다. 혈액 손실을 조절하려면 동맥 또는 정맥의 결찰 또는 색전술이 필요하다.

자갈이나 유리와 같은 이물질로 인해 심하게 오염된 안면 상처는 가능한 한 빨리 멸균 식염수로 깨끗하게 세척해야 한다. 변연절제술(debridement)은 응급실에서 근무하는 의료인 또는 협진의사가 수행할 수 있다. 단순 안면 상처에는 얼굴의 high vascularization로 인해 감염이 거의 발생하지 않기 때문에 항생제를 사용하지 않는 것이 좋다. 그러나 몇 가지 예외가 있다. 항생제는 혈관 손상의 증거가 있는 경우, 고양이에게 물리거나 할퀸 상처, 빰쪽 점막을 관통하는 상처, 입술의 관통 및 관통 열상, 귀나 코의 연골과 관련된 상처, 봉합이 필요한 심하게 오염된 상처, 골절이 있는 개방된 상처에 처방될 수 있다. 파상풍 예방을 고려해야 하며 동물에게 물린 상처가 있는 경우 광견병 예방이 필요할 수 있다.

집중 사정 Focused Assessment

생명을 위협하는 상태가 해결되면 얼굴에 대한 보다 집중적인 사정이 완료되어야 한다. 먼저 침대 머리 부분에 서서 안면 대칭을 관찰한다. 부종과 혈종이 악화되어 뼈의 특징이 가려지기 전에 안면 구조를 촉진한다. 두 손을 동시에 사용하여 안와상 융기 및 광대뼈의 비정상적인 움직임과 마찰음을 촉진한다. 눈썹에서 시작하여 얼굴을 검사하여 광대뼈 융기의 높이를 비교한다. 그런 다음 턱 아래쪽부터 위쪽을 확인한다. 눈의 안구 돌출이 있는지 확인한다. 안와 골절은 복시, 시야 흐림, 안와 주위 반상출혈을 동반할 수 있다. 중안면에 둔기 외상을 입은 경우 안와 골절을 의심해야 한다. 코뼈를 부드럽게 촉진하고 비강내로 중격 혈종이 있는지 살펴본다. 비강을 통해 뇌척수액(CSF, cerebrospinal fluid)의 누출 여부를 검사한다. 광대궁의 함몰이 있는지 옆으로 촉진하고 심한 치아 부정교합 또는 치아 탈구, 아탈구 또는 골절을 확인하기 위해 구강 내를 확인한다. 환자에게 입을 다물게 하고 부상 전처럼 치아가 제대로 맞물리는지 확인한다. 턱을 완전히 벌릴 수 있는지 평가하고 입벌림장애(trismus)가 있는지 사정한다. 위턱과 아래턱을 구강 내에서 조심스럽게 촉진해야 한다(장갑 착용). 윗니와 연구개를 움직여 환자의 안면 중앙 안정성을 확인한다. 불안정한 경우 Le Fort 골절을 사정하기 위해 보다 철저한 검사가 필요하다. 구강 내 검사 동안 압통의 징후를 찾고, 움직임을 살피고, 열상이 있는지 확인하고, 윗입술과 아랫입술의 감각을 평가한다. 일부 관련된 비출혈이 있을 수 있다. 구인두의 발성 장애는 혈종이나 골절을 시사하고 잠재적인 기도 문제의 위험을 나타낼 수 있다.

안면신경과 그 가지를 평가한다(표 36-1). 윗입술, 옆코, 상악 전방의 감각 상실은 하치조신경 손상 및 안와저 골절 가능성을 나타낼 수 있다. 윗입술의 저림은 상악골 골절과 안와하 신경 손상으로 발생한다. 하직근의 눌림 여부를 평가하기 위해 외안 운동을 사정한다. 눈의 평가는 미묘한 변화를 찾기 위해 조기에 연속적으로 수행되어야 한다. 눈꺼풀 부종이 증가하면 더 어려워지므로 그 전에 검사를 수행해야 한다. 안와상 융기(supraorbital ridge)와 안와하 및 하치조 및 이신경(턱끝 신경)을 사정한다. 열상, 전방출혈(hyphema), 결막하 출혈 또는 안와하 기종이 있는지 눈을 검사한다.

안면 외상의 완전한 평가를 위해서는 시력 상실 또는 시력 상실 여부를 확인하기 위한 안과 검사가 필요하다. 시력은 Snellen 차트, 휴대용 카드 또는 표준 시력 차트를 사용하여 측정한다. 환자가 손가락을 셀 수 없는 경우 검사를 수행하기 전에 빛에 대한 인식이 있는지 확인하고 결과를 기록해야 한다. 동공 반응성, 대칭, 외안 운동 및 조절을 평가한다. 운동 범위의 제한은 안와 골절(blowout fractures)과 관련된 근육의 눌림으로 인해 발생할 수 있다. 외상 후 산동은 눈에 직접적인 타격으로 발생할 수 있다. 관련 구심성 동공 결손(RAPD, relevant afferent pupillary defect)을 확인한다. 동공이 얼굴의 같은 수평면에 있는지 확인한다. 눈물 방울 모양의 동공은 파열된 안구를 나타낸다. 안구돌출이나 안구파열은 출혈이나 안와 골절을 나타낼 수 있으므로 안구의 위치를 사정한다. 압통이나 이탈이 있는지 안와를 촉진한다. 전방출혈 및 결막하 손상은 심각한 눈 손상을 나타낼 수 있다.

안구 손상은 우선순위임을 기억해야 한다. 세극등 검사를 통해 이물질이 있는지 사정하고 전방에 출혈을 나타내는 적혈구가 있는지 확인해야 한다. 망막 및 유리체 박리 또는 출혈의 징후가 있는지 확인하기 위해 후방 챔버와 망막을 사정하기 위한 안저 검사가 필요하다. 플루오레세인(fluorescein) 염료는 이물질로 인한 상피 파괴 여부를 확인하는 데 사용되며, 안구 파열 또는 유리체 누출을 나타낼 수 있는 Seidel 검사에 사용된다. 안와 주위 손상이 있는 일부 환자에서 내측 안각 사이의 거리가 넓어지면(telecanthus라고 함) 비안와-사골(nasoorbital-ethmoid) 골절을 나타낼 수 있다. 너구리 눈(즉, 안와주위 반상출혈)은 두개골 기저부 골절, Le Fort 골절 또는 비안와-사골 골절을 시사한다. 비강 또는 귀 배액은 뇌척수액 누출을 나타낼 수 있으며, 이는 사골 판(cribriform plate)의 골절 또는 두개골 기저부 골절로 발생할 수 있다. 코나 귀에서 피가 나거나 장액성 분비물이 배출되는 것을 백지나 시트에 묻혔을 때 과녁 모양이나 후광이 나타나는 것은 CSF의 존재를 나타낼 수 있다. 그러나 이 검사는 민감도가 낮아 β-2-트랜스페린(transferrin) 전기영동 검사와 같은 다른 검사를 시행할 수 있다.

기도의 개방성을 유지하기 위해서는 상악과 하악의 안정성을 사정하는 것이 중요하다. 안면의 안정성을 확인하기 위해 치아와 연구개를 잡고 수평과 수직으로 부드럽게 밀어 중안면의 움직임이나 불안정성을 느껴본다. 상악을 사정하려면 다른 한 손을 환자의 이마에 대고 엄지와 검지 사이의 치조 능선을 잡는다. 상악골을 앞뒤로 부드럽게 움직이면서 움직임을 평가한다.

상악골이 안정되면 움직이지 않아야 한다. 부정교합은 환자에게 입을 다물게 하고 치아가 정상적으로 맞물리는지 또는 교합이 잘못 정렬되었는지 확인하도록 하여 평가된다. 또는 검사자가 설압자를 환자의 입에 넣고 세게 물어보게 한다. 환자가 단단히 물지 못하는 경우 하악에 골절이 있을 수 있다.

얼굴의 연조직 손상도 문제가 될 수 있다. 이하선 근처의 열상은 스텐센관(Stensen's duct) 손상을 의심해야 한다. 이는 환자가 입을 벌리면 두 번째 어금니 근처에서 출혈이 있는지를 보면서 사정할 수 있다. 안면 외상에서 세 가지 주요 타액선인 귀밑샘, 턱밑샘, 설하샘을 검사해야 한다. 와튼관(Wharton's duct)은 턱밑샘과 혀밑샘을 설 소대(frenulum) 근처의 입 바닥으로 배출시키는 역할을 한다.

귀를 검사하여 열상이나 고막 손상이 있는지 확인한다. 귀 뒤 반상출혈(Battle's sign)은 두개골 기저부 골절을 나타낼 수 있지만 일반적으로 발생하는 데 12~24시간이 걸린다. 이루(otorrhea)는 CSF 누출을 암시할 수 있다.

진단 평가 DIAGNOSTIC TESTING

안면 골절은 2차원인 컴퓨터 단층촬영(CT)에서 잘 보인다. 3차원 CT 영상을 사용하면 진단이 향상되지만 모든 병원에서 사용할 수 있는 것은 아니다. 안구 및 안와 손상 환자를 평가하는 데 사용할 수 있는 병상 초음파는 유리체 출혈, 망막 박리 및 안구 파열을 감지하는 데 도움이 된다.

CT를 촬영할 수 없는 경우 일반 방사선 사진을 진단 도구로 사용할 수 있다. 상악동, 전두동, 광대뼈, 아치 및 안와저를 살펴보기 위해 Waters' view 또는 occipitomental view를 검사할 수 있다. Caldwell view 또는 occipitofrontal view는 안와 가장자리, 비중격, 사골동 및 전두동을 살펴보는 데 사용된다. Towne view 또는 angled antero-posterior axal view는 하악 과두와 가지, 비중격, 상악 사골동 및 상악동을 본다. Panorex는 하악골 골절을 확인하는 데 사용되며 치과 외상에 사용된다. 그러나 안면 외상을 평가하는 데는 여전히 CT가 선호되는 진단 검사이다.

특정 악안면 손상

SPECIFIC MAXILLOFACIAL INJURIES

연조직 외상 Soft-Tissue Trauma

얼굴 연조직 손상의 경우 목표는 기능을 유지하고 외형을 복원하는 것이다. 얼굴 상처의 치료는 적시에 이루어지는 것이 중요하다. 얼굴에는 혈관이 많기 때문에 상처 봉합 시간을 부상 후 24시간까지 연장할 수 있지만 8~12시간 이내에 시행하는 것이 바람직하다. 건강한 환자의 안면 부위 상처는 감염 위험이 낮다. 골절과 관련된 깊은 열상은 보존적으로 괴사조직을 제거하고, 세척하고, 봉합할 수 있다. 보존 가능한 것으로 여겨지는 조직의 경우 과도한 괴사조직 제거를 피해야 한다. 비협조적인 환자의 안면 열상 치료는 매우 어렵고 다른 중요한 구조물을 손상시킬 수 있다. 환자가 좀 더 협조적일 때까지 치료를 연기하면 일반적으로 더 나은 결과를 얻을 수 있다. 그림 36-3은 얼굴의 타박상, 찰과상 및 열상을 보여준다.

동물이나 사람에게 물려 생긴 열상은 입안에서 발견되는 박테리아와 파편으로 인해 심하게 오염되어 있다. 물린 부위는 비누와 물로 꼼꼼하게 세척하고 따뜻한 온도가 환자에게 더 좋기 때문에 따뜻한 식염수로 세척해야 한다(권장). 수돗물은 쉽게 접근할 수 있고 비용이 저렴하기 때문에 사용할 수 있다. 세제, 과산화수소 및 농축 포비돈 요오드 용액은 조직에 독성이 있고 상처 치유에 영향을 줄 수 있으므로 피해야 한다. 교상으로 인한 안면 열상을 치료할지 여부를 결정할 때 고려해야 할 많은 요소가 있다. 사람과 동물에게 물린 얼굴 상처는 흉터가 남을 수 있으므로 봉합하는 것이 더 일반적이다. 그러나 고양

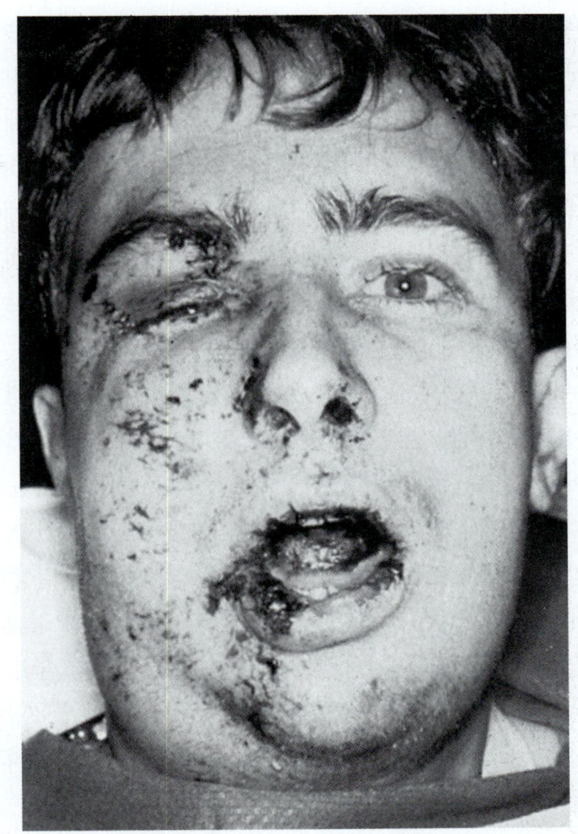

그림 36-3 안면 손상

(From Danis DM, Blansfield JS, Gervasini AA. *Manual of Clinical Trauma Care: The First Hour.* 4th ed. St Louis, MO: Mosby; 2007.)

이에게 물려 구멍이 뚫린 상처는 봉합하지 않고 개방해 둔다. 얼굴에 광범위하거나 벌어진 상처는 미용상 문제가 될 수 있으므로 성형외과 전문의와의 상담을 권장한다. 대부분의 전문가들은 상처를 꼼꼼하게 세척하고 변연절제술 후 상처를 봉합할 것을 권장한다. 사람과 동물에 물린 상처 모두 치아 조각이 있는지 검사해야 한다. 일반적으로 대형견에 의해 발생하는 광범위한 부위의 교상은 종종 외과적 수술이 필요하다. 동물에게 물렸을 때 도움이 되는 기억법은 RATS(Rabies 광견병, Antibiotics항생제, Tetanus파상풍, Soap비누)이다. 모든 환자는 파상풍 및 광견병 예방을 위한 약물이 투여되어야 한다. 물린 상처는 다균성 경향이 있다. 동물에게 얼굴을 물린 경우 광범위 β-lactam/β-lactamase 억제제 조합으로 치료하는 것이 일반적이다.

도로에서 기인한 발진 또는 마찰 부상은 잠재적인 상처 또는 표피 착색으로 인해 독특한 문제를 나타낸다. 윤활제와 아스팔트로 인한 영구적인 흉터를 예방하기 위해 변연절제술을 가능한 한 빨리 시행해야 한다. 해당 부위에 국소 마취제를 주입

한 후 순한 비누로 피부를 세게 문질러야 한다. 화약은 피부에 영구적인 변색을 일으켜 미용에 손상을 일으킬 수 있다. 따라서 얼굴 피부에 박힌 검은 가루 조각은 가능한 한 시간 이내에 마취제를 사용하여 제거하고 딱딱한 브러시 또는 단단한 칫솔로 문질러야 한다. 피부를 관통하는 화약은 매우 뜨겁고 계속해서 상피층과 콜라겐층을 태운다. 오래 방치할수록 영구적인 변색의 위험이 커진다. 유리 조각이 보일 때 얼굴에 테이프를 붙이면 유리를 제거하는 데 도움이 될 수 있다.

눈썹과 눈꺼풀의 열상은 부종이 생기기 전에 치료하여 경계선이 맞도록 해야 한다. 눈썹은 본 모양대로 다시 자라날 가능성이 낮으므로 절대 면도하면 안 된다. 눈썹을 봉합할 때 눈썹이 아래 방향과 바깥 방향으로 비스듬하게 정렬되도록 한다.

입술 윤곽선(vermillion border) 또는 경계는 입술 열상 봉합에서 중요한 해부학적 지표이다. 테두리가 완벽하게 정렬되어 입술의 이탈 변형이 발생하지 않도록 해야 한다. 입술의 인중은 섬세하게 정렬되어야 한다. 그림 36-4는 이러한 유형의 열상을 봉합하는 것을 보여준다. 입술 조직 손실은 성형외과 전문의에 의한 재건술이 필요하다.

구강 내 손상은 파편, 부서진 조직 및 치아 조각이 있는지 주의 깊게 검사해야 한다. 상처는 세심하게 소독하고 세척해야 한다. 벌어진 구강 내 열상은 출혈과 감염이 발생하기 쉬우므로 봉합해야 한다. 일반적으로 항생제가 처방된다. 환자에게 순한 구강 세정제를 사용하여 하루에 여러 번 가글하고 침을 뱉도록 권장한다.

혀가 찢어졌을 때, 치아로 인해 또 다른 열상이 발생했는지 입 안을 주의 깊게 검사해야 한다. 갈라지거나 출혈이 있는 열상을 봉합하고 항생제 치료를 한다. 아이들은 일반적으로 입에 날카로운 물건을 물고 넘어져서 딱딱하고 부드러운 연구개 부위에 열상이 발생하기 쉽다.

귀 부상은 혈종(hematoma), 열상(laceration), 찢김(avulsion) 세 가지로 분류된다. 연골막 혈종은 둔기에 의한 경우가 많으며 콜리플라워와 유사한 흉터 변형을 방지하기 위해 적절히 배액하고 소독해야 한다(그림 36-5). 이것은 연골의 무혈성 괴사로 인해 합병증이 발생할 수 있다. 혈종은 재발하는 경향이 있기 때문에 성형 수술을 통한 추적 관찰이 필요하다. 열상은 피부 또는 연골을 포함할 수 있다. 귓바퀴 열상은 봉합이 필요하며 연골과 그 위에 있는 피부는 흡수성 봉합사를 사용하여 봉합한다. 혈액이 다시 축적되는 것을 방지하기 위해 압박 드레싱을 적용해야 한다. 귀의 상처는 최소한의 괴사 조직 제거가 필요하며 일반적으로 두 겹으로 봉합한다. 그러나 귀의 찢겨진 손상은 피부를 보존해야 하며, 그렇지 않으면 다른 신체 부위에서 이식해야 한다. 에피네프린이 함유된 마취제는 혈관 수축의 유해한 영향 때문에 귀에 사용해서는 안 된다. 최근 코끝과 귓불을 봉합할 때 에피네프린을 사용하는 것에 대해 논란이 있지만, 대부분의 사람들은 이러한 신체 부위에 봉합할 때 사용을 하지 않고 있다. 연골 감염을 예방하기 위해 항생제가 처방된다. 붕대를 덧대지 않은 상태로 장기간 방치하거나 확인하지 않은 상태로 두면 연골 괴사가 발생할 수 있다.

깊은 뺨 열상은 이하선, 이하선관 및 표정 근육을 관장하는

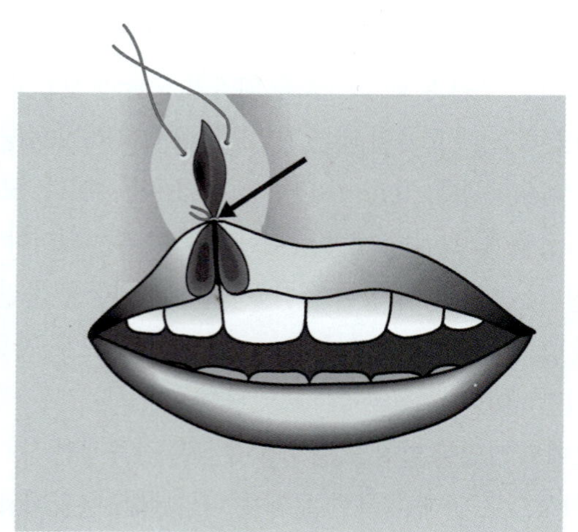

그림 36-4 입술윤곽선(vermillion border)을 통과하는 입술 열상. Vermillion을 지나는 열상은 입술 피부 경계선을 첫 번째로 먼저 봉합하여 정렬을 맞춰야 한다.

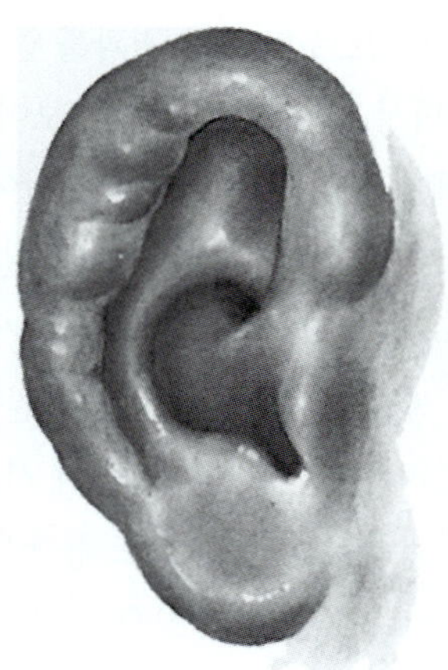

그림 36-5 양배추 귀

(From Sheehy SB, Jimmerson CL. *Manual of Clinical Trauma Care*. 4th ed. St Louis, MO: Mosby; 2007.)

운동 신경인 안면신경의 가지를 손상시킬 수 있다. 측두분지가 손상되면 환측 이마에 주름을 만들 수 없기 때문에 이마 비대칭이 발생한다. 측두엽 또는 광대뼈의 손상으로 환자는 영향을 받는 쪽의 눈꺼풀을 완전히 닫을 수 없다. 협측부 손상은 환자가 휘파람을 불기 위해 입술을 오므리는 것을 못하게 하고, 하악 분지의 손상은 아랫입술을 내리거나 누르지 못하게 된다. 안정 시에는 영향을 받은 쪽의 아랫입술이 올라간다. 환자가 의식이 없거나 많은 안면 드레싱을 하고 있는 경우 안면 신경 손상을 쉽게 놓칠 수 있다. 둔기 안면 외상 후 안면 마비는 최소한의 연조직 손상만 발생하면 완전히 회복될 수 있다. 이하선 또는 이하선관의 열상은 드물게 발생하지만 반드시 확인해야 한다.

비강 골절 Nasal Fractures

비강 골절은 코의 저항력이 가장 약하기 때문에 안면 골절 중 가장 흔하게 발생한다. 부상의 기전은 일반적으로 얼굴의 다른 부상과 관련된 둔상이다. 비강 손상을 간과하면 영구적인 기형과 기도 폐쇄로 이어질 수 있다. 임상 소견으로는 부종, 변형, 출혈, 마찰음이 있으며 환자는 콧대에 압통이 있을 수 있다. 어린이의 경우 코가 탄력적이므로 골절에 강하며 전위가 더 일반적이다. 비강 골절은 일반적으로 임상 검사로 진단할 수 있다. 방사선 사진이 필요한 경우 일반적으로 측면 사진이 가장 좋다. 발견되지 않거나 치료하지 않은 비강 골절은 코 윤곽에 영향을 미치는 비정상적인 코뼈 성장으로 이어질 수 있다.

코뼈에는 점막골막이 있다. 열상이 있는 비강 골절은 개방 골절로 간주된다. 정면 타격으로 인한 골절은 사골동, 전두동, 누관 및 안와 가장자리를 손상시킬 수 있다. 사상판이 영향을 받아 경막이 찢어지면 CSF 누출 또는 비루가 발생한다. 각 콧구멍에 대한 철저한 검사는 중격 혈종, 열상 및 환자가 코로 숨을 쉴 수 있는 능력을 식별할 수 있다. 중격 혈종은 부풀어 오르고 팽팽하며 푸르스름한 덩어리로 나타나며 촉지할 때 반죽 같은 느낌이 든다. 중격 혈종은 기도 폐쇄와 중격 연골의 괴사를 방지하기 위해 신속하게 배액해야 한다. 환자는 항포도상구균 항생제를 투여받아야 한다. 중격 혈종을 치료하지 않으면 안장 기형(saddle deformity)이라고 불리는 영구적인 비강 기형을 발생시킨다.

초기 중재는 직접적인 압박으로 출혈을 조절하는 데 중점을 둔다. 출혈은 비강 및 인두에서 발생할 수 있다. 콧등에 얼음찜질을 하면 지혈과 통증 완화에 도움이 된다. 침대 머리를 높이고 비 충혈 완화제를 사용하면 부종을 줄이는 데 도움이 된다. 출혈을 조절하기 위해 전방 또는 후방 비강 패킹이 필요할 수 있다. 패킹은 3~4일 안에 제거하고 항생제를 처방해야 한다. 부목은 위치를 유지하고 정렬을 보장하며 추가 부종과 부상을 방지한다. 어떤 경우에는 의사가 부종이 가라앉을 때까지 골절을 고정하지 않을 수 있다. 골절이 누액계의 비점막을 침범하는 경우 코를 풀면 두개내 공기 또는 피하 기종이 발생하여 국소 감염 또는 수막염을 유발할 수 있다. 전위된 코 골절의 경우 의사는 환자의 의식이 명료한 상태에서 시행하는 폐쇄형 비강 정복술(비골 조작)과 전신 마취 후 코 골절 부위를 열어서 시행하는 비강 정복술 중 하나를 선택한다. 두 가지 방법 중 어떤 방법이 더 나은 환자 만족도를 제공하는지에 대해서는 논의 중이다. 환자는 면밀한 추적 관찰을 위해 3~5일 이내에 전문의에게 의뢰되어야 한다.

비안와-사골 골절 Nasoorbital-Ethmoidal Fracture

비안와-사골(NOE) 골절은 얼굴에 직접적인 타격을 받아 안와 내벽, 코, 사골동에 발생하는 골절이다. 이 부위의 대부분의 뼈는 얇고 골절되기 쉬우며 충격에 대한 내성이 낮다. 이 부위의 부상은 직접적인 안구 손상을 초래할 수 있다. 골절은 사골판을 통해 확장될 수 있으며 코에서 CSF 누출(비루)을 유발할 수 있다. 이 골절은 일반적으로 자동차 충돌 사고(MVC)로 인해 발생한다. 주요 증상은 통증과 시각 이상이다. 임상 양상은 반상출혈, 비출혈, 외상성 내안각 격리증(traumatic telecanthus), 텔레스코핑을 통한 코 단축, 관련 두개내 손상을 동반한 안와주위 및 상부 안면 부종 등이 있다. CT 스캔의 진단 소견에는 안와 사이 공간의 붕괴와 비강 피라미드의 분쇄가 포함될 수 있다. 전두골, 광대뼈, 안와 및 상악 골절이 흔히 동반된다. NOE 골절의 합병증은 남아 있는 상중안면 변형("접시얼굴(dish face)"), 내안각 격리증, 점액낭종, 점액낭류 및 누낭염을 동반한 전두동-비루계 질환 등이 있다.

상악 골절 Maxillary Fractures

상악 또는 중안면 골절은 상당한 힘에 의해 발생하며 일반적으로 여러 안면 구조와 관련된 골절이 복합적으로 발생한다. 상악골 골절은 Le Fort I, II, III (하부 1/3, 중간 1/3, 안와 복합체)로 분류된다. 과거에는 Waters' view 방사선 사진이 사용되었지만, 확실한 골절의 진단과 식별을 위해 CT가 사용된다. 악안면 구조가 탄력적이고 유연한 소아에서는 상악 골절이 거의 나타나지 않는다.

상악골 골절 환자는 심한 안면 통증, 윗입술의 무감각 또는 감각 이상, 복시와 같은 일부 시각 장애를 호소한다. 임상적으로 환자는 심한 안면부종, 반상출혈, 안와주위 또는 안와부종, 결막하출혈, 안구돌출, 얼굴의 늘어짐, 안면비대칭, 비출혈, 부정교합 등을 보인다. 환자는 구강 내 열상 및 치과적인 외상이 있을 수 있다. CSF가 코에서 누출될 수 있으며 이는 중요한 발견이다. CSF는 일반적으로 투명하지만 비강을 통해 누출될 때 점액이 있을 수 있다. 많은 환자는 그것이 짠맛이나 단맛이 난다고 호소한다. CSF 누출의 특징인 β-2-transferrin을 확인하기 위해 체액을 검사할 수 있다.

Le Fort I 또는 하부 1/3 골절(그림 36-6A)은 상악의 몸체가 판 위쪽 두개골 기저부에서 광대돌기 부착부 아래로 분리되는 수평 골절이다. 분리는 일측 또는 양측으로 일어날 수 있다. 위쪽 치아와 아래쪽 상악에는 자유롭게 떠 있는 부분이 있다. 그러나 골절은 변위되지 않을 수 있다. 연구개와 윗니는 치조돌기와 앞니를 잡고 움직일 때 이동한다. 나타나는 증상은 윗턱의 통증과 윗니의 저림이다. 중안면 골절은 일반적으로 MVC, 낙상 및 신체적 다툼과 같은 고에너지 둔기 외상 사건으로 인해 발생한다. 임상 양상에는 중안면 부종 및 반상출혈, 비출혈, 부정교합 및 상악 치열의 이동이 포함된다. 진단은 CT 스캔으로 하는 것이 가장 정확하지만 Waters 및 Panorex 방사선 사진으로도 진단할 수 있다. 소견은 불투명한 상악동, 분쇄된 경우 치조골 조각의 변위, 상악동 및 익상판을 통한 골절을 보여준다. Le Fort I 골절의 합병증에는 치아 손실, 감염 및 부정교합이 있다.

Le Fort II 또는 중간 3분의 1 골절(그림 36-6B 참고)은 중심 상악골, 비강 부위 및 사골을 비롯한 피라미드 영역을 포함

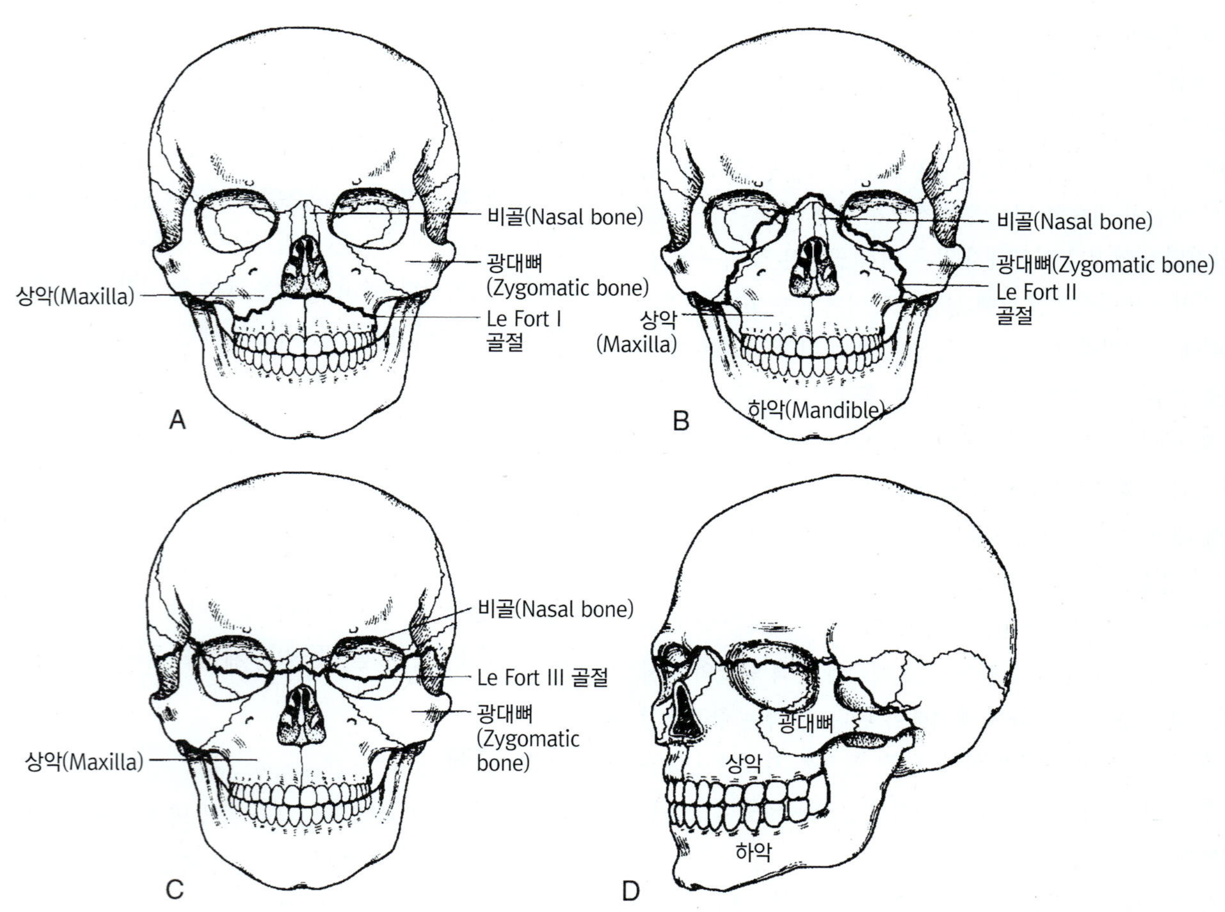

그림 36-6 (A) Le Fort I 안면 골절, (B) Fort II 안면 골절, (C & D) Le Fort III, 측면도
(From Sheehy S, Hammond B, Zimmermann P. *Sheehy's Manual of Emergency Care.* 7th ed. St Louis, MO: Mosby; 2013.)

한다. 얼굴의 이 부분은 코에 정점이 있는 삼각형 모양이다. 앞니와 경구개를 잡으면 안와 복합체는 움직이지 않고 코와 윗입술만 움직인다. 이 부위를 골절시키려면 상당한 힘이 필요하며 환자에게 다른 부상이 있는지 철저히 평가해야 한다. 나타나는 증상은 안면 중앙부의 통증, 윗입술과 아래 눈꺼풀의 저림, 부정교합, 중안면의 이동성, 비강 편평 및 안와하 신경 영역의 감각 손실이다. 코, 입, 눈은 일반적으로 부종이 있으며 결막하 출혈과 비출혈이 자주 관찰된다. 콧물의 존재는 개방성 두개골 골절을 시사한다. Waters' view 방사선 검사를 시행하지만 CT 스캔이 진단의 표준이다. 중안면 골절과 일치하는 CT 스캔 소견에는 불투명한 상악동 및 전두돌기, 눈물골, 안와저, 광대상악 봉합선, 상악동 측벽, 익상판의 분리 등이 있다. Le Fort II 골절의 합병증에는 불유합, 부정교합, 눈물샘 폐쇄, 안와하 신경 감각 손실, 복시, 부정교합이 있다. 골절이 사골의 중앙 부분을 침범하는 경우, 제1뇌신경(후각신경)을 손상시켜 후각 상실을 유발할 수 있다.

Le Fort III 또는 안와 복합 골절(그림 36-6C, D 참고)은 두개골 안면이 완전히 분리되는 것을 유발한다. 코와 치열궁은 전두골과 관련 없이 움직인다. 심한 부종, 반상출혈, 비출혈, 부정교합이 나타나며 옆모습에서 숟가락 모양의 얼굴 변형(얼굴이 길어지거나 넓어진 경우)이 관찰된다. 광범위한 부종으로 인한 인지되지 않은 안구 손상을 예방하려면 조기 안과 검사가 필요하다.

Le Fort III 골절의 증상은 안면 통증과 호흡 곤란이다. 임상 징후는 당나귀 얼굴(donkey-face) 변형과 콧물이다. CT 스캔 소견은 얼굴 광대 측두부 및 비전두부 봉합선의 중간 1/3과 안와 바닥을 가로질러 분리된 모습과 불투명한 상악동을 보여준다. Le Fort III의 합병증에는 지속적인 CSF 누출, 불유합, 부정교합, 부정교합, 중안면의 연장, 눈물기관 폐쇄 등이 있다.

상악골 골절의 관리에는 적극적인 기도 관리가 포함된다. 기관 내 삽관은 부종과 정상적인 해부학적 윤곽의 소실로 인해 어려울 수 있다. 간호에 윤상갑상선절개술 또는 기관절개술의 가능성에 대한 부분이 포함되어야 한다. 과도한 분비물과 출혈로 인해 빈번한 흡인이 필요하다. 따라서 환자가 편도선 팁 흡입을 적절하게 사용할 수 있도록 한다. 배액을 촉진하고 부종을 줄이기 위해 환자를 똑바로 세우고 앞으로 기울인다(경추가 온전하다면). 냉 찜질을 하면 통증을 완화하고 부종을 줄이는 데 도움이 된다. 적절한 예방적 항생제 및 파상풍 예방 접종을 시행한다. 기도 손상, 호흡 곤란, 목 부종 또는 목소리 변화에 대해 자주 사정한다. 이러한 징후가 있는 경우 즉시 의사에게 알린다.

광대뼈 골절 Zygoma Fractures

광대뼈 골절은 일반적으로 광대뼈 아치 골절(zygomatic arch fracture)과 삼각 골절(tripod fracture)의 두 가지 패턴으로 발생한다. 광대뼈는 얼굴에서 돌출되어 있으며 위치로 인해 심각한 안면 외상 시 골절되는 경우가 많다. 안와 바닥의 골절은 또한 광대뼈 골절과 함께 나타날 수 있다. 부상은 일반적으로 얼굴 전면과 측면에 둔기외상에 의해 발생한다. 삼각 골절의 경우, 광대뼈는 광대뼈 아치, 안와하 가장자리의 후방 절반, 전두 접합 봉합 부분 세 곳에서 골절된다. 안와 주위 부종, 안와 주위 또는 결막 하 반상 출혈, 턱 운동에 의해 악화되는 통증과 함께 안와하 가장자리 및 전두 접합 봉합 부위에서 변형이 발생한다. 광대뼈 골절은 아치에서 발생하며 측면 볼에 통증이 있고 턱을 다물 수 없다. 아치 위에 부종과 마찰음이 있고 명백한 비대칭이 있다. 광대활 골절에서 발생하는 합병증은 아치 부위의 윤곽 불규칙성과 아치의 편평화이다. 광대뼈의 몸체에서 발생하는 골절 또는 삼각골절은 통증, 개구장애, 복시 및 윗입술, 아랫 눈꺼풀, 양측 비강 부위의 저림 증상이 나타난다. 임상 징후에는 부종, 광대와 안와 주의 부위의 반상출혈, 촉지되는 안와 테두리 이탈, 시선이 분리된 상태에서 외안근이 끼임(disconjugate gaze), 공막 반상출혈, 외측 결막하 출혈 및 외인각 인대의 변위가 포함된다.

광대활 골절이 있는 환자는 이차적으로 측두근의 충돌에 의해 개구장애(trismus)가 나타날 수 있다. 비출혈도 나타날 수 있다. 하직근의 끼임은 복시와 안구 높이의 비대칭을 유발하고 윗입술, 뺨, 치아, 잇몸의 마비를 유발한다. 중재는 통증 조절과 부종 감소에 중점을 둔다. 환자에게 광대뼈 골절 치료를 받을 때 코를 풀지 않도록 지시해야 한다. 합병증에는 잔존 광대뼈의 기형, 안구함몰(움푹 들어간 모양), 복시, 안와하 신경 마비, 만성 상악동염 등이 있다.

CT 스캔이 선호되는 진단 검사이지만 Waters 또는 submentovertex 방사선 사진도 가능하다. 진단 소견은 흐려짐, 상악동의 공기/물 층, 광대뼈상악, 광대뼈전두선, 광대뼈 측두 봉합선의 분리를 보일 수 있다. "bucket-handle" view의 방사선 사진은 광대뼈 아치와 몸체 골절을 보여 주지만, 더 복잡한 삼각대 골절의 범위를 보여 주려면 CT 스캔이 필요하다.

안와 골절 Orbital Blowout Fractures

광대뼈 골절과 안와 골절은 독립적으로 발생할 수 있지만 종종 함께 발생한다. 안와(orbital)는 7개의 안면뼈(전두골, 광대뼈, 상악골, 누선골, 사골, 접형골, 구개골)로 구성되어 있으며 골절은 안와 압력의 급격한 상승을 유발한다. 후방 내측 안와 바닥은 골 안와에서 가장 약한 부분이므로 압력이 증가하면 안와 내용물이 상악동으로 탈출하게 된다(그림 36-7). 하직근, 하사근, 안와하신경, 안와지방, 결합조직이 안와저에 갇히게 되므로 외안운동을 철저히 평가해야 한다. 안구도 갇힐 수 있다. 안와하 신경이 손상되면 뺨과 코 측면 주변이 저릴 수 있다. 이 골절은 MVC, 눈에 던져진 야구공과 같은 스포츠 관련 부상, 격렬한 주먹 싸움과 같은 사건으로 인해 자주 발생한다. 골프공은 안구를 파열시킬 수 있다. 안구에 천공이 생긴 경우 눈을 만지거나 코를 풀면 안와 내로 공기가 유입될 수 있다. 강제로 코를 푸는 것은 피해야 한다.

증상으로는 위쪽을 주시하는 양안 복시, 안와통, 안와주위 부종, 반상출혈, 안구돌출, 안구외근포착, 시선장애, 전방출혈, 수정체의 아탈구, 망막박리, 망막파열, 유리체출혈, 속발성 녹내장, 안구 파열 등이 있다.

피하 안와 기종은 부비동 아치의 골절을 시사한다. 코 풀기, 기침, 재채기, 구토 및 긴장은 부비동에서 골절을 통해 안와 공간으로 공기가 들어가게 할 수 있다. 안구돌출과 외안 운동의 제한은 안와 침범을 시사한다(그림 36-8). 복시, 동공 비대칭, 안구함몰, 뺨과 윗입술의 마비, 안검하수(눈꺼풀 처짐)는 안와골절의 임상 증상이다. 안와 골절이 발생한 후에는 극심한 부종으로 인해 정확한 눈 검사를 받기 어려울 수 있다. 부종이 더 심해지기 전에 조기에 눈을 검사하는 것이 중요하다. 안구 손상은 안와 골절과 동시에 발생할 수 있으므로 제대로 눈 검사를 받기 어려울 수 있다. 양측 시력 변화를 보고하는 환자는 시신경 손상이 있을 수 있다. 안구 손상은 파열 골절과 동시에 발생할 수 있다. 파열은 일반적으로 안구의 가장 약한 부분이나 충격이 가해진 반대쪽에서 발생한다. 안구 파열이 의심되는 경우 추가 부상을 방지하기 위해 눈 위에 보안경이나 플라스틱 컵을 사용해야 한다. 파열된 안구는 안과적 응급 상황이다. 신속하게 안과 진료를 받아야 한다. 안와저 골절의 합병증은 안구함몰, 복시, 인공 보형물(implant)로 인한 재발성 안와 봉와직염(alloplastic, 동종성형술) 돌출이다.

조영제를 사용하지 않는 CT 스캔이 선호되는 이미징 방법이다. CT 스캔은 안와 외상에 대한 평가에 있어 자기공명영상(MRI)보다 우수하다. 그러나 MRI는 연조직 손상을 평가할 때 CT보다 우수한 것으로 밝혀졌다.

외과적 중재는 일반적으로 부기가 줄어들 때까지(보통 며칠) 연기된다. 냉찜질을 하고 침대 머리를 높이면 부종을 줄이고 통증을 완화하는 데 도움이 된다. 안구후혈종, 안구파열, 시신경압박으로 시력장애가 있는 경우에는 즉각적인 수술이 필요하다. 안와 골절로 인한 감염 위험을 줄이기 위해 광범위한 항생제를 사용할 수 있다. 부종을 줄이기 위해 비충혈 완화제,

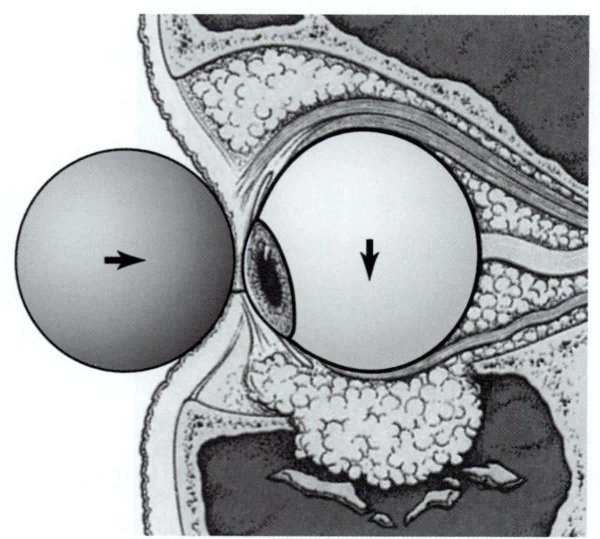

그림 36-7 안구의 충격으로 인한 안와골절의 기전, 안와 주위 지방이 안와 바닥을 통해 강제로 밀려난다.

(From Ragge N. *Immediate Eye Care.* London, England: Wolfe Medical Publications; 1990.)

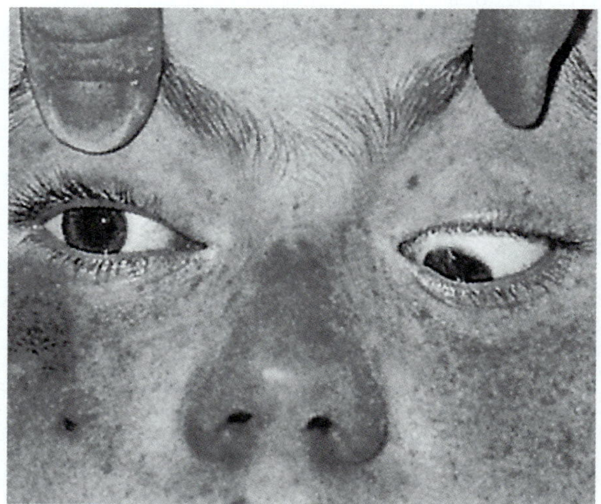

그림 36-8 파열 골절

(From Zietelli BJ, Davis HW. *Atlas of Pediatric Physical Diagnosis.* 5th ed. St Louis, MO: Mosby; 2007.)

스테로이드, 진통제 및 냉찜질이 사용된다. 환자에게 긴장과 코 풀기를 피하도록 상기시켜야 한다. 안와저 골절의 합병증은 오심, 구토, 서맥 및 현기증과 같은 안구심반사로 인해 발생할 수 있다. 안과 전문의의 후속 조치가 필요하다.

하악 골절 Mandibular Fractures

하악골 골절은 두 번째로 흔한 안면 골절이다. 신체 접촉 스포츠, 말다툼, 교통사고 시 얼굴에 가해지는 타격과 같은 둔상에 의한 부상이 일반적인 기전이다. 하악 골절은 뼈 지지력이 상실되어 혀가 후방으로 이동하며 기도를 막는 경우 생명을 위협하는 심각한 부상이 될 수 있다. 이것은 또한 삼키는 데 어려움을 일으킬 수 있다. 부정교합은 하악골 골절의 주요 징후이다(그림 36-9). 징후와 증상은 골절 부위에 따라 다르지만, 압통과 마찰음이 촉진될 수 있고 이탈로 인한 변형이 발견될 수 있다. 개구장애(trismus)와 운동 범위 감소가 일반적으로 나타난다. 얼굴은 비대칭이 되고 부종과 반상 출혈이 있을 수 있다. 아랫입술과 턱의 감각이상은 하치조신경의 손상을 의미한다. 부러지거나 흔들리는 치아, 열상 또는 반상출혈이 있는지 구강을 평가해야 한다. 설하 혈종은 기도를 손상시킬 수 있다. 외이도와 고막에 파열이 있는지 양쪽 귀를 검사한다.

하악골 골절은 하악골의 해부학적 부위에 따라 분류된다. 과두(condyle)가 가장 흔한 부위이고, 하악각(angle of the mandible), 갈고리 결합(symphysis coronoid), 분기(ramus), 치조 융선(alveolar ridge)이 그 뒤를 잇는다. 충돌 지점의 반대쪽에서 상호 골절이 발생할 수 있다. 과두 골절과 관련된 특정 증상은 골절 부위의 통증과 귀로 전달되는 통증이다. 다른 증상으로는 마찰음, 과도한 타액 분비, 과두 부위의 부종, 턱이 골절 쪽으로 편위됨, 교차 교합 또는 개방 교합 기형이 포함될 수 있다. 찾을 수 없는 빠진 치아는 흡인된 것으로 가정해야 하며, 흡인을 배제하기 위해 흉부 방사선 사진을 촬영해야 한다. 하악골 골절이 있는 환자는 항상 개구장애와 부정교합을 사정해야 한다. 출혈, 뼈 노출, 손상된 치아 또는 설하 혈종을 평가하기 위해 구강 내 검사를 수행해야 한다. Anteroposterior 및 oblique views 또는 Panorex 일반 방사선 사진은 변위되지 않거나 변위된(전방 및 내측) 과두 골절을 확인할 수 있다. 그러나 모든 병원에서 파노라마 방사선 사진을 항상 촬영할 수 있는 것은 아니다. CT 스캔은 하악 골절에 대한 최고의 영상 검사 방법이 되었지만 방사선량을 고려해야 한다.

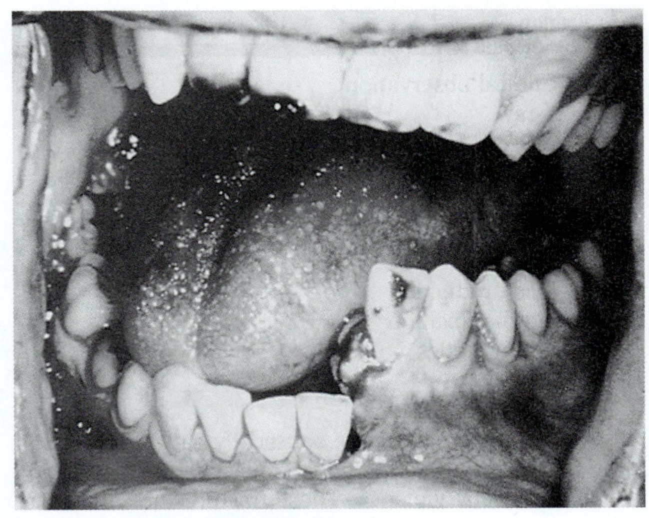

그림 36-9 골절로 인한 부정교합

(From Danis DM, Blansfield JS, Gervasini AA. *Manual of Clinical Trauma Care:* The First Hour. 4th ed. St Louis, MO: Mosby; 2007; courtesy Dr. Daniel Cheney.)

하악각 골절의 경우 골절 부위에 통증이 있고 입을 다물 수 없다. 평가 소견에는 턱 각도의 부종, 반상출혈, 연발음 및 부정교합이 포함될 수 있다. 하악 방사선 사진 시리즈 또는 Panorex에서 변위되지 않은 골절 또는 후방 조각이 위쪽 및 내측으로 변위된 것을 나타낼 수 있다. 하악골 골절의 합병증으로는 불유합, 부정유합, 골수염 등이 있다.

하악골 골절의 임상 양상은 골절 부위의 통증과 부종, 반상출혈, 염발음, 부정교합을 동반한 턱 운동의 제한이 포함된다. 하악 방사선 사진 시리즈 또는 파노라마 사진은 변위되지 않은 골절 또는 후방 조각이 위쪽으로 변위되고 전방 조각이 설측으로 회전된 것을 나타낼 수 있다. 이러한 유형의 골절의 합병증에는 골수염과 골절선의 치아 감염이 있다.

마지막으로 하악골 결합의 골절은 통증, 부정교합, 아랫입술이나 혀의 연조직 상처 등의 증상을 유발할 수 있다. 하악 시리즈 또는 submentovertex 방사선 사진은 변위되지 않은 또는 설측 회전 또는 전방 파편을 발견할 수 있으며 각 또는 과두 골절과 관련될 수 있다. 이러한 유형의 골절의 합병증에는 잔류 부정교합, 턱 돌출 상실, 비대칭 및 골수염이 있다.

하악골 골절의 관리는 일반적으로 긴급한 치료가 필요하지 않아 치료는 부상 후 24~72시간 이내에 치료될 가능성이 높다. 골절의 위치에 따라 개방 정복 및 내부 고정을 통한 외과적 중재 또는 턱에 와이어를 연결하는 치료가 이루어질 수 있다.

응급 간호에는 경추가 안정된 상태라면 환자를 똑바로 앉게 하고 얼굴에 얼음찜질을 하여 부기를 최소화하고 통증을 완화하는 것이 포함된다. 구강용 식염수 가글을 사용할 수도 있다. 개방성 골절에는 정맥내 항생제가 처방되며 열상은 가능한 한 빨리 치료해야 한다. 항생제는 일반적으로 하악 골절에 처방되지만 단독 하악골절에서 항생제 사용에 대한 근거는 높은 평가를 받지 못한다. 세팔로스포린(cephalosporins), 클린다마이신(clindamycin), 메트로니다졸(metronidazole) 및 페니실린(penicillin)은 일반적으로 개방성 골절에 사용된다. 파상풍은 개방성 하악 골절에도 고려된다.

변위되지 않은 하악골 골절의 보존적 치료는 부드러운 식이요법과 통증 관리이다. 환자는 일반적으로 치료를 받은 후 퇴원한다. 점막, 치은 또는 치아 파열과 관련된 하악 골절은 개방성 골절로 간주해야 한다. 최종 치료는 일반적으로 정복, 고정 및 배선술로 구성된다. 기도 합병증의 가능성이 있는 환자는 입원해야 한다. 악안면외과 전문의의 추적 관찰은 보통 2~3일 이내에 이루어진다.

하악골 골절의 합병증에는 측두하악관절(TMJ, Temporoal Mandibular Joint)의 강직증과 만성 TMJ 장애가 있다.

요약

악안면 외상은 응급실에서 흔히 발생한다. 경추 안정화, 기도 개방 유지, 출혈 조절에 특별한 주의를 기울여야 한다. 악안면 손상이 있는 환자에 대한 철저한 눈 검사는 시력을 위협하는 손상을 평가하기 위해 철저하게 수행 초기에 실시해야 한다. 치료의 목표는 생명, 기능, 심미(외모 회복)이다.

중요한 구조의 위치로 인해 Le Fort II 및 III 골절과 하악 골절이 있는 환자에서 둔상 뇌혈관 손상(BCVI, blunt cerebrovascular injuries)을 평가하는 것이 중요하다. 안면 부상을 촬영하는 데 선호되는 방법은 CT 스캔이다. 방사선 사진이 사용되지만 CT는 손상 정도를 식별하는 기준이 된다.

척추 외상

Spinal Trauma

Jessie Balcom

척수와 척추의 외상은 환자에게 치명적이고 생명을 위협하는 손상을 초래할 수 있다. 다발성 손상이 있는 외상 환자에서는 신경학적 결손이 있든 없든 척수 손상을 항상 고려해야 한다. 미국척수손상협회(ASIA, American Spinal Injury Association)에 따르면 미국에서 450,000명에 달하는 사람들이 척수 손상(SCI, spinal cord injury)을 겪고 있다고 한다. 매년 미국에서만 약 11,000건의 SCI가 발생한다. 이들 환자의 대다수는 16세에서 30세 사이이며 이러한 부상의 80%는 남성이다. 이 비율은 의료 제공자가 직면하는 SCI의 수를 나타낸다. 따라서 이러한 환자의 정확하게 관리하는 것이 결과를 최적화하는 데 중요하다.

척수 및 척추의 외상은 둔기 및 관통 외상으로 인해 발생할 수 있다. 또한 환자는 자동차 충돌, 총상, 낙상, 고위험 스포츠, 오토바이 및 다이빙 사고로 인한 기전으로 부상을 입을 수 있다. 자동차 충돌은 미국에서 65세 이하의 척추 부상 및 SCI의 주요 원인으로 보고되었다. 자동차 충돌에서 부상의 기전은 탑승자가 안전벨트를 착용하지 않은 상태에서 전복 및 튕겨져 나오는 것과 직접적인 관계가 있다. 65세 이상 환자의 경우 낙상이 척수 손상 및 척추 손상의 주요 원인으로 밝혀졌다. 미국질병통제예방센터(CDC, Centers for Disease Control and Prevention)는 척추 손상 치료를 위해 매년 97억 달러의 비용이 발생하는 것으로 추정했다. 욕창과 같은 SCI로 인한 2차 손상으로 인한 비용은 매년 12억 달러로 추산된다.

지금까지 많은 척수 손상 환자가 흡인 및 폐렴과 같은 호흡기 합병증으로 사망했다. SCI 치료 시스템의 구축으로 SCI로 인한 합병증이 감소하고 치료 결과와 생존 가능성을 향상시켰다. SCI를 입은 환자들의 초기 관리 및 치료는 안정화이다.

척추 손상이나 척수 손상이 있는 환자들의 안정화 및 치료는 수년에 걸쳐 개선되었다. 근거 기반 진료 지침의 사용은 외상 환자의 치료, 결과 및 생존 가능성을 향상시켰다. 척추 손상이 의심되거나 척수 손상이 의심되는 외상 환자의 치료와 안정화는 종종 병원 전 환경에서 시작된다. 병원 전 기관은 환자의 평가와 적절한 분류 지침을 기반으로 잠재적인 부상을 식별하도록 교육을 받았다. 척추 보호의 필요성을 판단하는 데 도움이 되는 척추 운동 제한 지침이 개발되기도 했다.

구급대원은 척수 및 척추 손상이 의심되는 외상 환자를 완전히 고정시키고 적절하게 분류하도록 훈련받았다. 병원 전 단계에서 신속한 항공 운송 기관을 활용함으로써 외상 환자를 치료할 수 있는 시간이 최종적으로 향상되었다.

최근 연구에 따르면 두부 손상 환자는 특히 환자가 의식이 없거나 국소 신경학적 결손이 있는 경우 경추 손상 위험이 더 높은 것으로 나타났다. 응급실에 도착하면 척추 보호를 유지하면서 긴장성 기흉이나 복강내 출혈과 같은 생명을 위협하는 부상을 배제하기 위해 환자를 전체적으로 평가해야 한다.

척추 외상 환자의 응급 치료는 조직적이고 다학제적 접근이 필요하다. 급성 손상 후 환자의 생존과 삶의 질은 환자가 받는 응급 처치에 달려 있다. 이 장에서는 척추 외상의 해부학 및 생리학, 부상의 기전, 환자 평가 및 초기 중재, 특정 부상, 급성 척추 부상 관리와 관련된 최신 연구에 대해 논의한다.

해부학 및 생리학 ANATOMY AND PHYSIOLOGY

척주 Vertebral Column

척주는 머리와 몸통을 뼈로 지지하고 척수를 보호하는 역할을 한다. 경추 7개, 흉추 12개, 요추 5개, 천추 1개(5개의 융합된 척추뼈로 구성) 및 미추 1개(4개의 융합된 척추뼈로 구성)가 척추를 구성한다. 각 척추는 몸체, 척추궁 및 척추공으로 구성된다. 척추궁은 2개의 척추경, 2개의 척추판, 4개의 관절돌기(후면), 2개의 횡단돌기 및 척추 후방을 촉진할 때 느낄 수 있는 극돌기로 구성된다.

경추는 척추에서 가장 움직임이 많은 부분이며 작고 연약하기 때문에 가장 자주 부상을 입는다. 흉곽은 T1에서 T10까지 척추에 안정성을 제공하고 척추의 이 부분을 상대적으로 움직이지 않게 유지한다. 흉추는 매우 강하기 때문에 이 부위에서 골절, 탈구 또는 두 가지 모두 발생하면 척수 손상을 의심해야 한다. 요추는 척주에서 가장 크고 가장 강하다.

인대는 횡단돌기와 극돌기에 부착되어 척추체를 연결하고 척추를 지지하고 안정성을 제공한다. 또한 척추가 과도하게 구부러지거나 펴지는 것을 제한한다. 척추체 사이에는 충격을 흡수하는 디스크와 인접한 척추체의 관절면이 있다.

척수 Spinal Column

척수는 대공을 통해 뇌에서 척주를 따라 L2 수준까지 확장된다. 이 신경 조직 덩어리는 신경 자극의 전달을 통해 신체의 움직임과 기능을 조절한다. 척수의 직경은 경추 및 요추 부위에서 가장 크고 흉부 하부 부위에서 가늘어진다. 성인의 경우 척수는 L1 또는 L2 수준에서 척수 원추로 알려진 원뿔 모양의 구조에서 끝난다. 척수 원추 아래에서 나오는 척수 신경 뿌리를 말총이라고 한다.

척수의 주요 기능은 뇌와 신체 사이에 신경 자극을 전달하여 신체 기능과 움직임을 조절하는 것이다. 척수의 횡단면을 보면 회백질로 구성된 나비 모양의 핵이 있으며 바깥쪽 가장자리는 백색질로 둘러싸여 있다. 회백질은 신경 세포체를 포함하고 있으며 후방(등쪽), 중간 외측(측면), 전방(배쪽) 뿔의 세 가지 영역으로 나뉘며 각각 고유한 특징을 가지고 있다. 후방 또는 등쪽 뿔에는 등신경뿌리 신경절(dorsal root ganglion)에 위치하고 있는 감각 개재뉴런과 축삭이 있다. 중간외측 또는 측면 뿔은 자율신경계 기능을 가진 세포체를 포함한다. 전방 또는 배쪽 뿔에는 척수 신경을 통해 척수를 떠나는 체성 운동 뉴런이 있다.

척수의 백질은 여러 개의 상승 및 하강 경로(통칭하여 "척수관"이라고 함)로 구성되며, 각 경로의 기점과 종점에 따라 개별적으로 이름이 명명된다. 이 관은 척수의 수직축과 평행하게 이어지고 뇌에서 척수의 다른 부분으로 활동 전위를 전달한다. **표 37-1**은 이러한 특정관의 일부가 나열되어 있고 그 기능을 설명한다.

척수 신경 Spinal Nerves

척수에는 31쌍의 척수 신경이 있으며, 이 신경은 척수에서 양측으로 나와 특정 자극에 대한 불수의적 반응을 위한 경로를 제공한다. 8개의 경추 신경, 12개의 흉추 신경, 5개의 요추 신경, 5개의 천추 신경, 1개의 미추 신경이 있다. 척수 신경은 수의적 횡문근을 지배하고 척수와 신체의 나머지 부분 사이의 전달의 대부분을 담당한다. 각 신경들은 말초에서 척수로 감각 자극을 전달하는 후근과 척수에서 말초로 운동 자극을 전달하는 전근을 가지고 있다. **표 37-2**는 척추 신경 근육의 신경 분포와 그에 상응하는 예상 환자 반응이 나열되어 있다. 이 신경의 등쪽 뿌리는 피부분절(dermatome)로 알려진 신체 표면의 뚜렷한 영역을 자극한다. 28개의 피부분절의 평가는 척수의 감각 영역에 대한 기능에 대한 정보를 제공한다. 그림 37-1은 감각 피부분절을 보여준다.

표 37-1 척추관과 그 기능의 예

척추관	기능
배 척추(상행)	고유수용성, 압력 및 진동
외측 척수시상로(상행)	통증 및 온도
전방척수시상로(상행)	부드러운 촉감, 압통, 소양감
척수소뇌로(상행)	소뇌의 고유 수용성
추체로(하행)	골격근의 자발적인 조절
추체외로(하행)	골격근의 자동 조절

Data from Seeley R, Stephens T, Tate P. *Anatomy and Physiology*. 6th ed. Boston, MA: McGraw-Hill; 2003.

혈액/혈관 공급 Vascular Supply

척수에 대한 혈관 공급은 척추 동맥과 대동맥의 가지에서 나온다. 전방 및 후방 척수 동맥은 두개골 기저부에서 척추 동맥으로 분지되어 척수와 평행하게 내려간다. 척수 동맥은 측부 혈액 공급을 발달시킬 수 없기 때문에 이러한 동맥의 손상은 치명적일 수 있다.

환자 사정 PATIENT ASSESSMENT

모든 외상 환자에게 가장 중점을 두는 것은 1차 기본 조사이다. 1차 조사 동안 응급 간호사는 환자의 기도, 호흡 및 순환을 평가하는 동시에 경추와 척추 고정을 유지해야 한다. 모든 외상 환자, 특히 다기관 부상을 입은 환자는 척추 손상이 배제될

표 37-2 척추 신경 –근육 신경 분포 및 환자의 반응

신경수준	근육 신경분포	환자 반응	신경수준	근육 신경분포	환자 반응
C4	횡격막	환기	T1	손 내재근	손가락 펴기
C5	삼두근	어깨 으쓱하기	T2 to T12	늑간	폐활량
	이두근	팔꿈치 구부리기	L1	복부	복부 반사
	상완요골근		L2	장요근	골반 굴곡
C6	손목 신근	손목 펴기	L3	대퇴사두근	무릎 신전
	장요측 수근 신근		L4	앞쪽 경골	발목 배굴
C7	삼두근	팔꿈치 펴기	L5	장족무지굴근	발목 외전
	총지신근	손가락 펴기	S1	비복근	발목 족저 굴곡
	요골굴근				엄지발가락 신전
C8	심저굴곡근	손가락 구부리기	S2 to S5	회음부괄약근	괄약근 조절

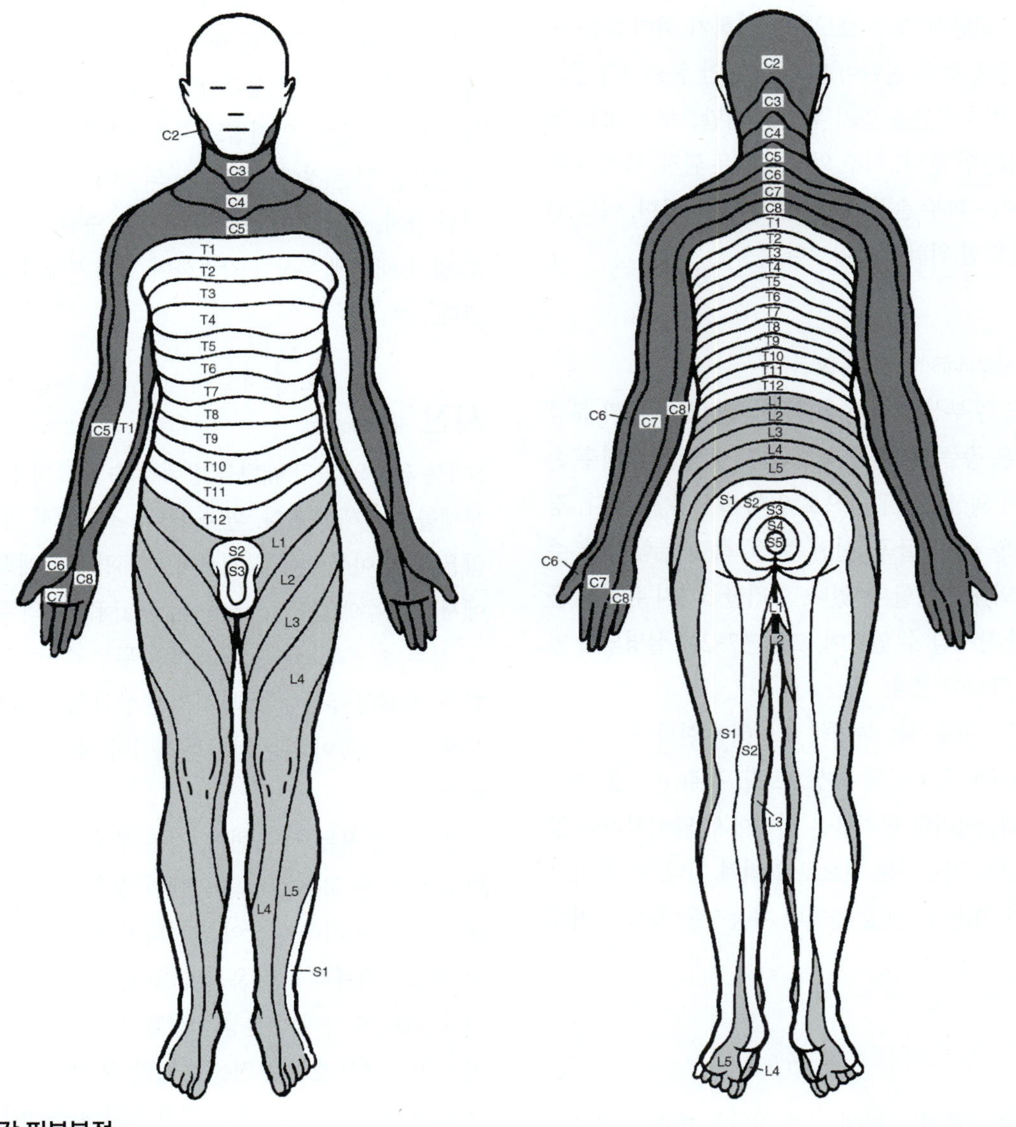

그림 37-1 감각 피부분절

(From Marx JA, Hockberger RS, Walls RM, et al. *Rosen's Emergency Medicine:* Concepts and Clinical Practice. 6th ed. St Louis, MO: Mosby; 2006.)

때까지 척추를 고정해야 한다. 평가 중 경추 고정에는 단단한 경추 칼라(cervical collar)를 착용하 수 있을 때까지 수동으로 안정화시키는 것이 포함된다. 경추 고정의 기준은 이 장의 뒷부분에서 논의될 예정이다. 병원 전 환경에서 기관은 단단한 경추 칼라, 측면 헤드 블록 및 백보드를 사용하여 척추를 고정할 수 있다. 환자는 가슴, 복부 및 무릎을 가로지르는 끈을 사용하여 백보드에 완전히 고정된다. 1차 조사가 완료되고 소생 조치가 시작된 후 응급 간호사는 2차 조사를 진행할 수 있다.

2차 조사는 머리부터 발끝까지 검사를 실시하고 간략한 이력을 얻는 것으로 구성된다. 이 조사에서는 사고 기전으로 인해 입은 특정 손상이나 의심되는 손상이 있는지 여부를 평가한다. 2차 조사가 완료된 후, 가급적 적용 시간으로부터 2시간 이내에 긴 백보드를 제거하는 것이 필수적이다. 욕창이 생길 위험이 있으므로 단단한 척추 보드를 제거하기 위해 모든 노력을 기울여야 한다. 특히 진단이 몇 시간 동안 완료되지 않는 경우, 확실한 방사선 진단을 얻기 위한 목적만으로 백보드 제거를 지연시켜서는 안 된다. 척추 외상을 입은 환자, 특히 감각 상실이 있는 환자는 피부 손상이 발생할 위험이 크며, 이로 인해 추가 손상 및 감염 위험이 높아진다.

손상 기전 Mechanisms of Injury

척추의 급성 손상은 부상의 기전, 위치 및 안정성에 따라 분류된다. 척추 골절은 종종 SCI가 있거나 없이 발생한다. 척추 손상의 기전은 둔기 외상이나 관통으로 인해 발생할 수 있다. 경추 손상은 축 방향 하중, 굴곡, 신전, 회전, 측면 굽힘 및 부주의 같은 기전에 의해 발생할 수 있다. 이러한 6가지 유형의 움직임은 척추를 손상시킬 수 있으며, 그림 37-2에 설명되어 있고 **표 37-3**에 요약되어 있다.

골다공증이 있는 고령자는 특별히 주의해야 한다. 골다공증이 있는 고령 환자는 최소한의 외상으로도 척추 손상을 일으킬 가능성이 높다. 이러한 환자들은 바닥에서 넘어지거나 앉은 자세에서 낙상을 경험하는 것으로 알려져 있다. 이 환자군에서는 척추 부상 또는 C1-C2 골절이 가능성을 항상 고려해야 한다.

병력 History

부상의 기전 외에도 현재 질병에 대한 철저한 병력과 정보를 얻는 것이 중요하다.

응급 간호사는 환자, 구급대원 또는 가족(또는 이들 모두)을 면담할 때 "위험 신호"를 확인하기 위하여 주의를 기울여야 한다. 잠재적인 척추 외상이 있는 경우 다음과 같은 위험 신호에 주의해야 한다.

- 사지의 감각 변화를 동반한 목이나 허리 통증에 대한 호소
- 장 또는 방광 조절 능력 상실을 동반한 요통
- 중독이나 약물 복용으로 인한 의식 상태의 변화, 목의 압통, 의식 소실 이력, 머리 또는 얼굴 부상을 동반한 심각한 외상

병력 및 현재 질병에는 안전벨트, 헬멧 또는 오프로드 라이딩 장비와 같이 환자가 착용한 보호 장비에 대한 평가가 포함되어야 한다.

환자가 반응이 없거나 의식이 변화된 상태로 응급실에 내원하여 부상에 대한 자세한 정보를 구할 수 없는 경우 응급 간호사는 구급대원에게 의존해야 한다. 구급대원에게 초기 환자의 상태, 구출이 필요한 상황이었는지, 차량 원격 측정(자동차 충돌 시), 보호 장비, 안전벨트 착용 여부 및 이송 중에 제공된 치료 정보를 얻는 것이 중요하다. 의식이 없거나, 의식 상태가 변화된 환자, 주의력이 흐려진 환자는 주관적인 증상을 호소할 수 없기 때문에 부상을 간과하여 경추 부상을 놓칠 위험이 더 크다.

시진 Inspection

SCI는 환자의 환기 패턴을 방해할 수 있으며 1차 조사에서 이 문제를 해결해야 한다. 환자가 1차 조사에서 기도가 손상되지 않은 경우 이상 여부를 검사하면서 평가를 계속한다. 코나 귀에서 뇌척수액(CSF, cerebrospinal fluid)의 누출이 있는 경우 경추 손상과 관련된 잠재적인 두부 손상에 대해 의심해야 한다. 폐쇄형 두부 손상과 경추 손상의 동시 발생률이 높기 때문에 CSF 누출이 있는 환자는 심각한 척추 외상을 의심해봐야 한다.

응급 간호사는 척추 변형, 경부 부종, 목, 가슴 또는 복부의 탄도 상처 등 척추 손상의 명백한 징후가 있는지 환자를 관찰해야 한다. 이러한 이상이 발견되면 척추 손상이나 척수 손상이 배제될 때까지 척추 움직임 제한을 유지하는 것이 필수적이다. C3와 C5 사이의 손상은 심각한 호흡근 기능 장애에 이차적으로 진행성 호흡 부전을 초래할 수 있다. 호흡근 기능 장애는 횡격막 신경의 손상으로 인한 일차적 증상이다. C5 미만의

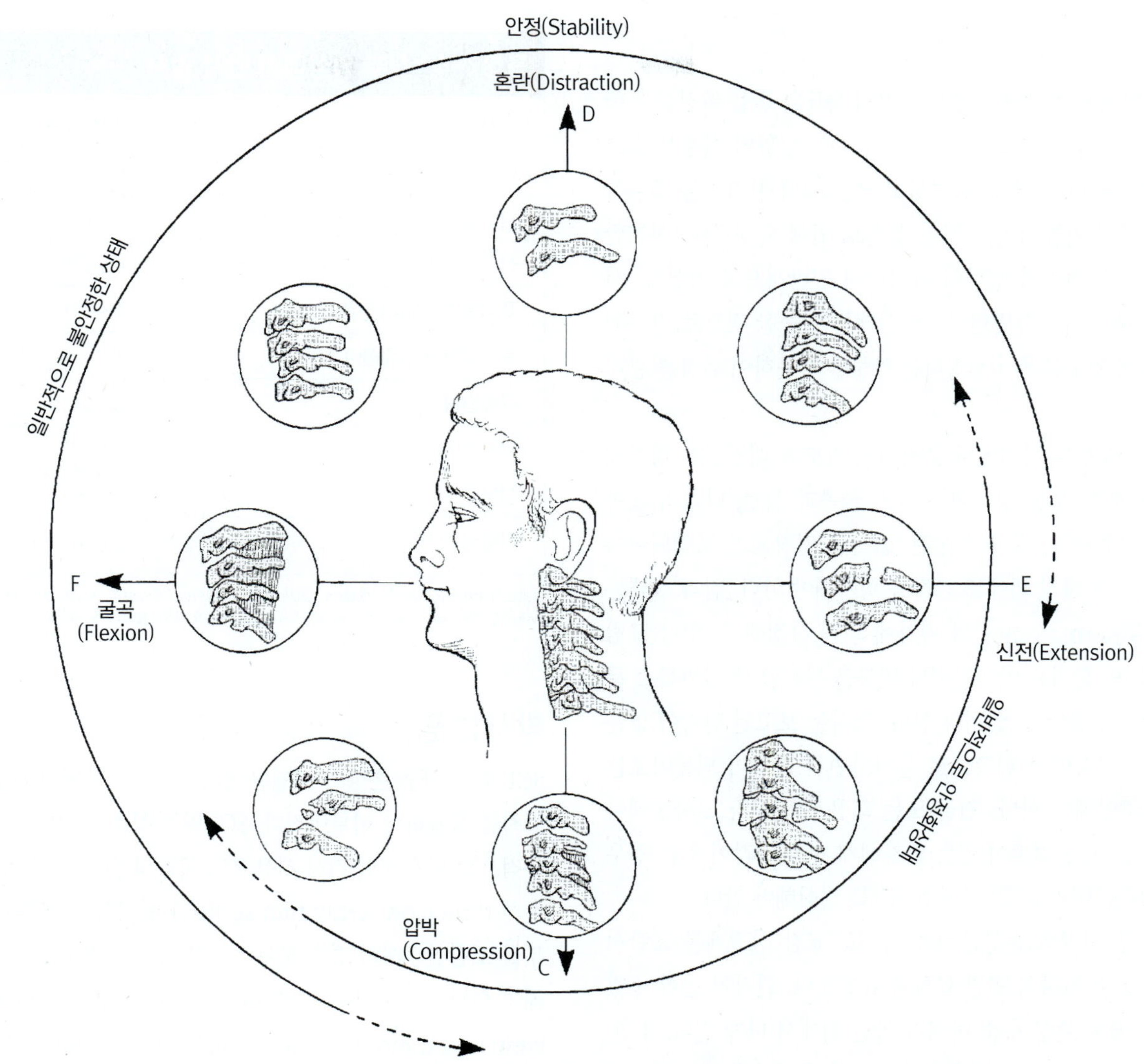

그림 37-2 **척추부상의 기전.** 경추 부상의 기전(굴곡 vs 신전)에 따라 경추 골절 또는 탈구의 유형이 결정된다.
(From Moore EE, ed. *Early Care of the Injured Patient.* 3rd ed. Philadelphia, PA: Decker; 1990.)

부상은 늑간 및 복근 기능 장애를 감소시켜 환기 기전을 변화시켜 호흡량을 증가시킬 수 있다.

또 다른 주요 관찰 사항은 환자가 움직이고 통증을 인지하는 능력이다. 사지의 움직임이 감소하고 정맥내 및 도뇨관 삽입술 또는 둘 다와 같은 시술 과정 중 통증 반응이 감소하는 환자를 주의 깊게 관찰해야 한다. 이러한 유형의 반응은 SCI의 한 형태를 나타낼 수 있다. 정상적인 반응은 자발적으로 명령을 따르거나 소생술 중 중재에 대한 통증 반응(또는 둘 다)을 보이는 것이다. 지속적인 음경 발기(지속발기증)는 교감 신경계 조절 상실과 함께 발생할 수 있으며 경추 손상을 나타낼 수 있다.

표 37-3 척수손상을 초래하는 움직임의 유형

유형	부상의 기전
과신전	머리가 뒤로 젖혀져 경추 부위의 척추가 과도하게 신전된 상태에 놓이게 된다.
과굴곡	머리는 앞으로 밀리고 경추는 과굴곡 된 위치에 놓인다.
축방향 하중	머리 윗부분에 심한 충격을 받으면 척주와 척추에 둔상에 의한 힘이 아래쪽으로 가해진다.
압박	위와 아래에서 오는 힘이 척추를 압박한다.
측면굽힘	머리와 목이 정상적인 운동 범위를 벗어나 한쪽으로 구부러진다.
과도한 회전과 견인	머리가 한쪽으로 돌아가고 경추는 정상 한계를 넘어서게 된다.

촉진 Palpation

환자의 혈역학적 상태는 중심 맥박의 속도와 질을 촉진을 통해 평가해야 한다. 척수 손상 환자는 심각한 상황인 신경성 쇼크가 발생할 위험이 있다. 신경성 쇼크는 심혈관 기능을 조절하는 자율신경 기능의 일시적인 상실로 인해 발생한다. 현저한 혈역학적 및 전신적 영향이 나타나며 일반적으로 저혈압, 서맥 및 저체온증을 유발한다. 이 상태는 위중한 것으로 간주되며 이 장의 뒷부분에서 설명하는 약물을 사용하여 환자를 관리한다.

다음으로 모든 사지에서 움직임의 강도와 대칭성을 평가해야 한다. 빠른 운동 평가에는 팔의 굴곡과 신전, 다리의 굴곡과 신전, 발 굴곡, 발가락 신전, 괄약근 긴장도가 포함되어야 한다. 강도와 대칭 외에도 감각을 평가해야 한다. 감각 상태는 피부분절(dermatomes)의 평가에 의해 사정될 수 있다(그림 37-1 참고). 환자는 안전핀이나 면봉을 사용할 때 날카롭고 둔한 감각을 구별할 수 있어야 한다. 검사는 보고된 감각이 없는 수준에서 시작하여 위쪽으로 올라가면서 감각이 되돌아오는 수준을 확인해야 한다. 천골 또는 회음부의 감각도 사정해야 한다. 다른 국소 결손이 있는 환자에게 천골 감각이 있는 경우("천골 보존"이라고 함) 불완전 SCI를 의심해야 한다.

T4 수준 이상의 손상은 일반적으로 교감 신경계를 교란시켜 손상 수준 이하의 혈관 확장을 유발한다. 환자가 발한이 있는 경우, 땀은 손상 수준 아래가 아닌 위에서 나게 된다. 또한, 척수 손상 환자는 교감신경의 긴장도 상실로 인해 주변 온도에 맞게 변온하게 된다. 이로 인해 환자는 저체온증에 걸릴 위험이 커질 수 있다.

마지막으로 환자의 척추 전체를 부드럽게 촉지하여 통증, 압통, 마찰음 및 걸음걸이 기형을 확인해야 한다. 촉진 시 척추 정렬을 유지하기 위해 최소 4명의 팀원이 환자를 통나무 굴리듯이 해야 한다. 이 절차를 위해 경추 칼라를 제거하는 경우 손으로 고정을 유지해야 한다.

반사 검사 Reflex Testing

응급 간호사는 환자의 반사 신경을 사정할 수 있다. 반사는 표 37-4에 요약되어 있다.

표 37-4 척추 외상에서 반사 검사

반사	척추 수준
이두근 반사	C5–C6
상완요골근 반사	C5–C6
삼각근 반사	C6–C7
표재복벽반사(배꼽위)	T8–T10
표재복벽반사(배꼽아래)	T10–T12
무릎반사	L2–L4
발목 반사	S1
항문 반사	S2–S4
발바닥 반사	L5–S1

Data from Bickley L. *Bates' Guide to Physical Examination and History Taking*. 9th ed. Philadelphia, PA: Lippincott Williams & Wilkins; 2007.

방사선 평가 Radiographic Evaluation

SCI 또는 척추 손상의 진단은 임상 평가와 함께 방사선 영상 검사를 사용하여 이루어진다. SCI 또는 척추 골절의 진단은 전통적으로 단순 X선 검사 사용으로 시작되었다. 일반적으로 경추의 threeview x-ray film series를 촬영하며, C7-T1 접합부를 포함한 7개의 경추 모두를 시각화하여 경추 손상을 배제해야 한다. 모든 경추를 시각화할 수 없는 경우, swimmer's view (open mouth series)를 사용하여 치형체와 C1 및 C2 척추의 무결성을 평가할 수 있다.

척주 손상 또는 SCI의 위험이 높은 외상 환자의 경우 의료진은 컴퓨터 단층촬영(CT) 스캔을 바로 검사할 수 있다. 단순 X선 검사에 비해 CT 스캔은 골절 위치를 포함하여 특정 뼈의 해부학적 구조를 파악할 수 있는 이점이 있다. 경추의 CT 스캔 외에도 SCI가 의심되는 외상 환자는 필요한 경우 흉추와 요추에 대한 영상 검사를 받아야 한다. 의식 상태가 변화된 환자는 완전한 척추 영상촬영 평가가 필요하다. 척추의 자기공명영상(MRI) 스캔을 사용하는 것은 척수 손상을 확인하고 실제 척수 자체를 보기 위해 더 많은 영상이 필요한 환자에게 도움이 된다. MRI 스캔은 또한 혈전, 추간판 탈출증 또는 척수를 압박할 수 있는 기타 종괴를 발견할 수 있다. 또한 MRI는 방사선학적 이상이 없는 척수 손상을 평가하는 데 CT보다 우수하다(SCIWORA).

안정화 STABILIZATION

척추 외상 환자의 초기 안정화는 기도 및 혈관 손상과 같은 생명을 위협하는 손상을 인식하고 치료하는 것으로 시작된다. 경추 고정을 유지하면서 기도를 평가한다. 치료적 중재는 적절한 기도를 확보하고, 환기를 유지하고, 적절한 순환을 지원하고, 추가 부상을 예방하는 데 중점을 둔다.

기도 관리 Airway Management

C3~C5의 척수 손상으로 인해 횡격막 신경 기능이 상실되어 횡격막이 마비될 수 있다.

경추 외상이 있는 환자는 저산소증, 호흡 정지 및 흡인의 위험이 있다. SCI는 호흡 근육을 손상시킬 수 있으며 국소 부종은 특히 목을 관통하는 외상에서 기도 폐쇄를 유발할 수 있다. T1~T11에 손상을 입으면 늑간근 기능의 상실을 초래할 수 있으며, 이는 저호흡을 유발할 수 있다. 통제된 턱 들어올리기 또는 턱 밀어내기로 초기 기도 확보를 안전하게 수행할 수 있다. 기관 내 삽관과 같은 전문 기도 관리는 특히 C5 수준 이상의 부상을 입은 환자에서 초기에 고려해야 한다. 모든 기도 처치 시 경추를 적절히 보호해야 한다. 응급 의료 팀은 또한 부상 후 부종을 최소화하기 위한 중재를 시작해야 한다.

경추 및 척추 보호 Cervical Spine Protection

경추 보호 지침은 공인된 두 기관에서 수집한 근거 기반 자료의 확립으로 변경되었다. Canadian C-Spine Rule 및 NEXUS (National Emergency X-radiography Utilization Study)는 경추 부상 위험이 낮은 사람들을 판단하기 위한 기준을 만들었다. 이 지침은 개인 차량으로 직접 내원한 환자를 보는 응급실 직원뿐만 아니라 현장에서 최최로 대응하는 구조대원들이 사용하였다. 이러한 각 지침의 기준에 따라 부상 위험이 높은 사람들과 경추 척추 고정이 권장되는지 여부를 결정한다. 그림 37-3은 이러한 지침을 요약한 것이다.

경추 척추 고정이 필요한 경우 응급 간호사는 추가 신경 손상을 방지하기 위해 척추 보호 장치를 적절하게 적용해야 한다(박스 37-1). 경추를 보호하는 데 필요한 장비에는 단단한 경추 보호대, 측면 머리 고정 장치 및 끈이 있는 전체 백보드가 포함된다.

머리와 목의 움직임을 줄이기 위해 단단한 경추 보호대를 적용한다. 경추 칼라를 적용할 때 응급 간호사는 크기 선택 및 적용에 대한 제조업체의 지침을 따라야 한다. 경추 칼라 적용은 환자의 머리가 중립 인라인 위치에 놓인 후에만 이루어져야 하며 적용하는 동안 인라인 안정화가 유지되어야 한다. 단단한 경추 보호대가 환자의 입이나 기도를 막거나 환기를 방해해서는 안 된다.

환자를 백보드에 눕힌다고 해서 척추가 완전히 보호되지는 않는다. 시중에서 판매하는 머리 고정 장치, 수건 롤, 테이프를 사용하거나 환자의 머리를 백보드에 테이핑하고 머리를 옆으로 고정시켜야 한다. 테이프나 스트랩이 환자의 기도를 막지 않아야 한다. 머리가 고정되기 전에 환자의 가슴, 복부 및 무릎을 백보드에 고정시켜야 한다. 피부에 2차 손상을 방지하기 위해 적용 후 2시간 이내에 백보드를 제거해야 한다.

환자에게 헬멧이 있는 경우 경추 칼라를 적용하기 전과 환자를 백보드로 옮기기 전에 헬멧을 제거해야 한다. 그림 37-4는 절차를 보여준다.

혈역학적 관리 Hemodynamic Management

척추 외상 환자는 신경성 또는 저혈량성 쇼크의 결과로 저혈압을 경험할 수 있다. T6 이상의 척수 손상은 교감신경의 혈관운동 긴장도의 손실을 일으켜 저혈압과 서맥을 유발할 수 있다. 이 쇼크 상태(신경성 쇼크로 알려짐)는 저혈압에 대한 반응으로 심박수의 보상적 증가를 방해한다. 신경성 쇼크 평가 소견에는 서맥, 저혈압, 정상 색의 따뜻한 피부, 심부 체온 불안정 등이 있다. 이러한 교감신경 긴장도의 상실은 척수로의 관류를 손상시켜 기능 상실을 초래한다.

척수 쇼크는 SCI로 인해 발생할 수 있는 또 다른 상태이다. 척수 쇼크는 척수에 장애가 발생하여 손상 수준 아래로 자극이 중단될 때 발생한다. 이로 인해 부상 수준 아래에서 반사 신경이 완전히 상실된다. 일시적인 저혈압과 체온 조절 불능이 나타날 수 있다. 척수 쇼크는 부상 직후에 발생할 수 있으며 부상 후 최대 12개월까지 지속될 수 있다.

저혈량성 쇼크를 유발할 수 있는 부상(예: 긴장성 기흉, 혈흉 또는 복강내 출혈)은 배제되어야 한다. 이러한 유형의 부상은 외상에 대한 집중 평가 초음파(FAST, focused assessment sonography for trauma)로 알려진 침상 초음파 기술을 사용하여 식별할 수 있다.

SCI가 의심되는 외상 환자에서 저혈압이 발생하면 폐부종을 예방하기 위해 등장성 결정질 수액은 신중하게 사용해야 한다. 등장성 수액 투여에도 저혈압이 반응하지 않으면 승압제 투여를 고려해야 한다.

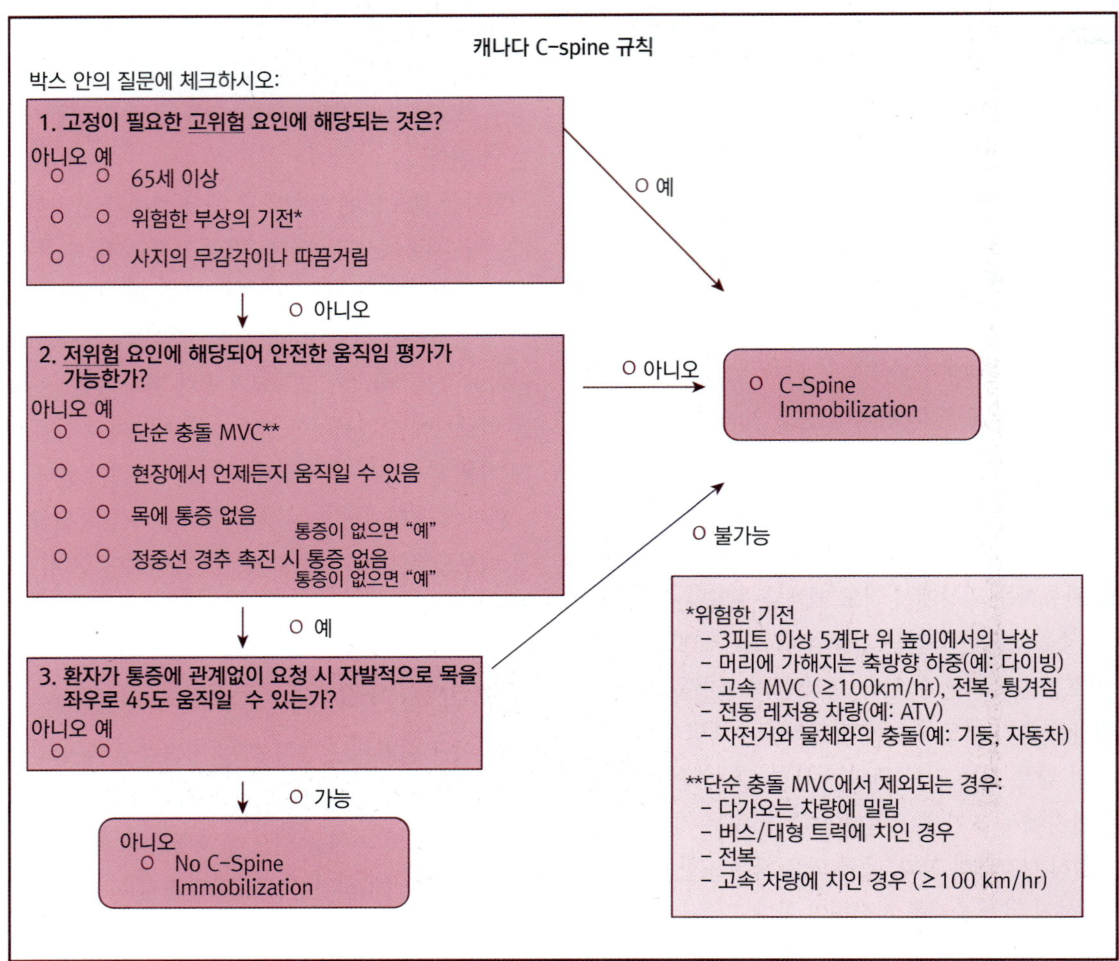

그림 37-3 캐나다 C-Spine 규칙 및 NEXUS 기준. *MVC*, 자동차 충돌 사고

(From Clement WD, Stiell IG, Davies B, et al. Perceived facilitators and barriers to clinical clearance of the cervical spine by emergency department nurses: a major step towards changing practice in emergency department. *Int Emerg Nurs.* 2011;19(1):44–52, and Davenport M. Cervical spine fracture evaluation workup. Medscape website. https://emedicine.medscape.com/article/824380-workup. Updated August 18, 2017. Accessed June 9, 2019)

박스 37-1 척추 보호 기술 /과정

경추 안정화는 팀으로 수행해야 한다. 일반적으로 4명이 함께 작업한다. 일부 환자(예: 기도손상, 목 변형, 또는 관통상)는 눕는 것을 견디지 못할 수 있다. 관통상으로 인해 목이 심하게 부어오르면 경추 보호대 사용을 제한할 수 있다. 타월 롤과 테이프를 사용하면 이러한 환자를 보드에 고정하고 환자의 부상을 평가할 수 있도록 하는 더 안전한 방법이 될 수 있다.

1. 리더는 환자의 머리 양옆에 손을 대고 환자의 머리 위쪽에 위치한다. 수동 인라인 안정화는 술기 내내 리더의 손으로 하악골을 따라 손가락으로 환자를 고정시켜 유지한다.
2. 환자에게 발가락과 손가락을 움직이게 하여 환자의 운동 및 감각 수준을 평가한다. 감각 반응을 확인하기 위해 환자의 팔과 다리를 만져본다.
3. 보조자 한 명은 적절하게 맞는 경추 칼라를 적용하고 고정한다. 각 칼라와 함께 제공되는 사이즈 지침을 따른다. 잘맞지 않는 칼라는 통증을 유발하거나 환자의 기도를 막거나 적절한 고정을 제공하지 못할 수 있다.
4. 환자의 팔과 다리를 곧게 펴고 팀 구성원이 어깨와 엉덩이에서 같은 쪽에 서도록 배치한다.
5. 리더가 숫자를 세면서 환자를 한번에 같이 백보드로 굴린다.
6. 환자가 어깨, 엉덩이, 무릎 부위가 백보드에 고정될 수 있도록 스트랩을 연결해야 한다.
7. 헤드블록이나 타월 롤로 환자의 머리를 더 고정해야 한다. 테이프나 끈이 턱을 가로지르지 않도록 주의한다.
8. 수동 인라인 안정화는 머리와 목이 고정될 때까지 유지된다.
9. 환자를 고정시킨 후 환자의 운동 및 감각 기능을 재평가해야 한다.

약리학적 관리 Pharmacologic Management

고용량 스테로이드의 사용은 수년 동안 논란의 여지가 있었고 연구에서는 고용량 스테로이드 투여에 대한 유해한 영향을 보여주었다. 한 연구에서는 고용량 스테로이드 투여로 인한 심각한 부작용(사망 포함)을 보고하였다. 메틸프레드니솔론(methylprednisolone)과 같은 고용량 스테로이드의 사용은 더 이상 권장되지 않는다.

연구원들은 현재 척수 손상 치료를 개선하기 위한 새로운 약리학적 치료 중재를 연구하고 있다. 현재 줄기 세포의 사용은 개선된 SCI 결과와 관련하여 평가되고 있다. 인간을 대상으로 한 연구는 거의 수행되지 않았지만 여러 동물 연구에서 개선된 결과가 나타났다. 한 연구에 따르면 골수 유래 중간엽 줄기 세포(MSC, mesenchymal stem cells)를 정맥 내 투여하면, 타박성 척수 손상의 설치류 모델에서 기능 회복을 촉진할 뿐만 아니라 혈액 척수 장벽 완전성의 회복을 가속화할 수 있음을 발견했다. 줄기 세포 연구는 척수 손상 환자에게 최대의 이점을 찾기 위해 세포 연구가 진행 중이다.

추가 중재 Additional Interventions

급성 SCI 환자는 방광 비우기를 용이하게 하고 소생술 중 소변 배출량을 모니터링하기 위해 요도 카테터를 삽입해야 한다. 위관을 삽입하여 연동 운동 감소로 인해 발생할 수 있는 위 팽창과 그에 따른 흡인 위험으로부터 환자를 보호해야 한다.

응급 간호사는 척수 손상 환자가 체온 조절 능력을 상실했음

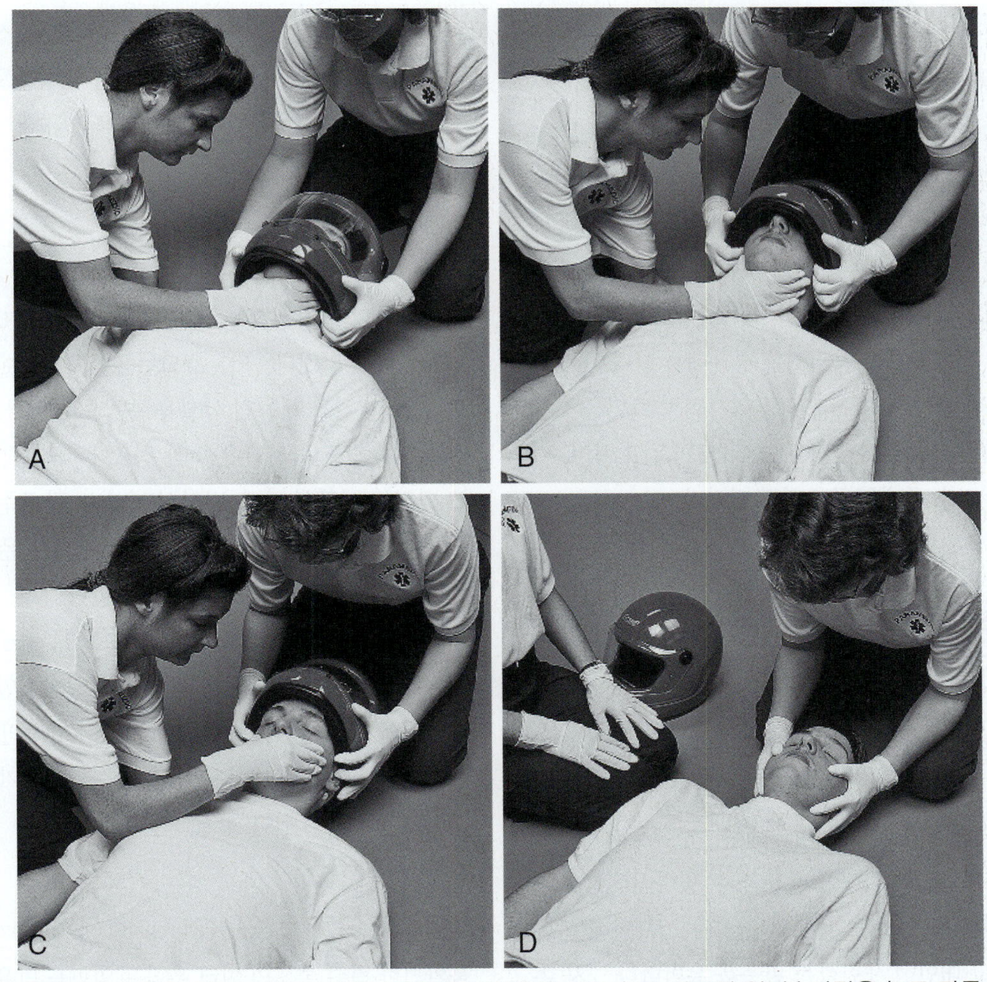

그림 37-4 헬멧 제거. (A) 헬멧과 머리는 일직선으로 고정한다. 환자의 하악 한쪽 각도에 엄지손가락을 놓고 다른 쪽에 두 손가락을 위치시켜 잡는다. 다른 손은 두개골 기저부의 목 아래에 두고 환자의 머리를 일직선으로 고정한다. (B) 헬멧의 측면을 환자의 머리와 귀에서 조심스럽게 벌린다. (C) 그런 다음 헬멧을 돌리면서 코를 빼낸 후 일직선으로 벗겨낸다. (D) 헬멧을 제거한 후 단단한 경추 보호대를 착용하여 일직선으로 고정한다.

(From Sanders M. *Mosby's Paramedic Textbook*. 2nd ed. St Louis, MO: Mosby; 2000.)

을 인식해야 한다. 환자를 따뜻하게 유지하고 불필요한 노출로부터 보호해야 한다. 실내온도를 높이고, 따뜻한 담요를 적용하고, 시판되는 온열기로 따뜻하게 데운 수액을 사용하는 것은 환자를 정상 체온으로 유지하기 위한 중재이다. 고령 환자는 기초 대사율이 낮고 부상이 없는 경우에도 체온 유지에 문제가 생기기 쉽기 때문에 이러한 중재는 SCI가 있는 노인 환자에게 더욱 중요하다.

마지막으로 척추 손상 환자는 통증과 압박감을 느낄 수 없으므로 피부 관리가 중요하다. 장기간의 고정은 허혈성 욕창을 유발할 수 있다. 이러한 합병증의 발생을 줄이려면 백보드를 가능한 한 빨리 안전하게 제거해야 한다. 뼈 돌출부를 보호하고 환자 아래에 깨끗하고 건조한 시트를 놓으면 환자의 피부를 더욱 보호할 수 있다. 마지막으로, 불안정한 경추 골절이 있는 환자는 일종의 외부 고정 또는 경추 견인 지지가 필요할 수 있다.

심리사회적 치료 Psychosocial Care

척추 외상은 환자와 가족 모두에게 엄청난 불안과 두려움을 불러일으킨다. 많은 환자와 가족의 주요 관심사는 환자가 다시 움직이고, 걷고, "예전과 같은" 모습을 되찾을 수 있을지에 대한 것이다. 이러한 환자들에게는 사례 관리와 영적 치료를 포함하는 협력적 접근이 필요하다. 환자의 심리사회적 요구에는 영적 또는 문화적 선호도가 포함되도록 평가해야 한다. SCI의 치료에는 다학제적 접근이 필요하며, 심리사회적 측면을 포함한 모든 치료 측면을 다루어야 한다. 초기 지지 간호 및 추가 손상 예방은 응급 간호 중재의 중요한 측면이다.

특정 척추 손상 SPECIFIC SPINAL CORD INJURIES

척수 외상은 1차 및 2차 손상을 모두 포함한다. 둔기나 관통력에 의한 초기 충격은 1차 손상을 초래한다. 1차 손상의 예로는 척추 골절 또는 탈구, 인대 파열 및 척수 절단이 있다. 그림 37-5는 척주의 일반적인 골절을 나타낸다. 척수에 대한 2차 손상은 초기 손상 후 몇 분 이내에 발생할 수 있다. 출혈 및 부종은 척수 관류저하(종종 쇼크 상태의 저혈압으로 인해 복잡해짐), 저산소증 및 내인성 생화학적 반응을 유발한다. 2차 손상은 초기 손상을 연장시켜 이환율을 높이며 향후 회복을 제한한다. 응급 간호사는 이러한 상황에 주의를 기울여야 하며 이를 최소화하기 위한 중재를 제공해야 한다.

척주의 손상은 관련 SCI가 있거나 없이 발생할 수 있다. 가장 치명적이지만 모든 SCI가 척수의 절개(또는 절단)를 수반하는 것은 아니다. 타박상, 열상, 혈관 손상, 출혈 및 절단은 모두 척수에 발생할 수 있는 손상이다. 이들이 발생하면, 척수 절단이 완전하거나 불완전할 수 있다. 완전한 척수 절단은 손상 수준 이하의 모든 운동 및 감각 기능의 상실로 이어지고 모든 SCI의 거의 50%를 차지한다. 불완전한 척수 절단이 있는 환자는 일부 운동기관이나 감각기관(또는 둘 다)이 부분적으로 보존된다.

SCI와 관련된 합병증은 부상의 위치를 기반으로 한다. 경추를 다치면 환자는 폐 및 환기 문제의 위험에 처하게 된다. 흉추 하부 부상은 복부 근육 기능의 상실, 호흡 예비력 감소 및 위팽창을 유발한다. 척수의 요천추 부위를 다치면 온도 조절과 장 및 방광 기능의 상실을 유발할 수 있다. 모든 수준의 척수 손상은 근육 이완 및 손상 수준 이하의 반사 신경 상실로 이어질 수 있다. 척추 부상으로 인한 이동성 감소로 인해 SCI를 가진 모든 환자는 심부 정맥 혈전증, 욕창 궤양 및 폐색전증이 발생할 위험이 있다.

척추 및 신경성 쇼크 Spinal and Neurogenic Shock

완전한 SCI가 발생하면 모든 운동 및 감각 기능이 손상 수준 아래에서 사라진다. 척수 쇼크는 손상 수준 이하의 반사 신경과 운동 및 감각 기능의 상실을 특징으로 한다. 발병은 대개 즉각적이며 강도와 기간은 부상 정도에 따라 결정된다. 척수 쇼크 환자는 이완성 마비, 반사신경 마비, 장 또는 방광 기능장애를 보인다. 또한 척수 쇼크는 환자의 신체 체온 조절 능력을 방해하므로 실내 온도를 조절해 줘야 한다.

분포성 쇼크의 한 형태인 신경성 쇼크는 T6 수준 이상의 부상에서도 볼 수 있다. 교감 신경계의 일시적인 장애는 서맥과 저혈압을 유발한다. 신경성 쇼크는 추가적인 척수 저관류로 이어지므로 척수에 대한 추가 손상을 방지하기 위해 조기에 인식하고 치료해야 한다.

불완전 척수 손상 Incomplete Spinal Cord Injury

불완전한 척수 손상의 여러 유형은 영향을 받은 척수관에 따라 분류된다. 특정 유형의 손상에 관계없이 불완전 척수 손상 환자는 비대칭 반사와 이완성 마비가 있으며 손상 수준 이하의 감각이 일부 보존되어 있다. 불완전 척수 증후군의 특정 유형

경추

제퍼슨 골절(C-1)	교수형 골절(C-2)	치상골절(C-2)

후관절 탈구	압박성 골절	파열 골절	기타

흉추/요추

압박성 골절	조각 골절	전방 파열 골절

후방 파열 골절	골절	탈구	기타

그림 37-5 일반적인 척추 골절

(Modified from *Orthopaedic Knowledge: Update–I*. Chicago, IL: American Academy of Orthopaedic Surgeons, 1984.)

은 이러한 특성을 기반으로 하며 중심척수증후군, 전방척수증후군, 후방척수증후군, 브라운-세카르 증후군 및 신경근 손상을 포함한다. 불완전 병변의 확인은 미국척수손상협회(ASIA, American Spinal Injury Association)에서 정의한 감각 및 운동 기능의 평가를 기반으로 한다.

중심척수증후군 Central Cord Syndrome

중심척수증후군(그림 37-6)은 과신전으로 인해 발생하며 척수의 중앙 부분이 부어오른다. 이 증후군은 하지보다 상지에서 더 큰 기능 상실을 유발한다. 장과 방광 기능은 일반적으로 유지된다.

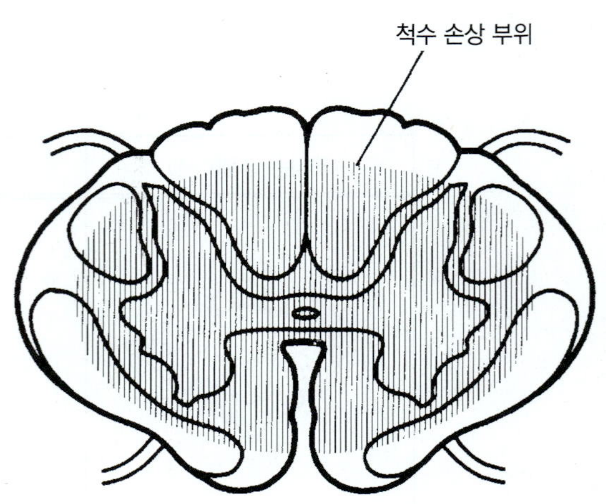

그림 37-6 중심척수증후군

(Modified from Rosen P, Barkin RM, Hockberger RS, et al. *Emergency Medicine: Concepts and Clinical Practice.* 4th ed. St Louis, MO: Mosby, 1998.)

전방척수증후군 Anterior Cord Syndrome

전방척수증후군(그림 37-7)은 일반적으로 척수의 전방 부분에서 운동 및 감각 경로를 공급하는 전방 척수 동맥의 파열로 인해 발생한다. 환자는 운동 기능의 상실과 손상 수준 이하의 통증 및 온도 감각을 잃게 된다. 후방 기둥이 보존되어 있기 때문에 진동 감각, 촉각, 압력 및 고유 감각이 그대로 유지된다.

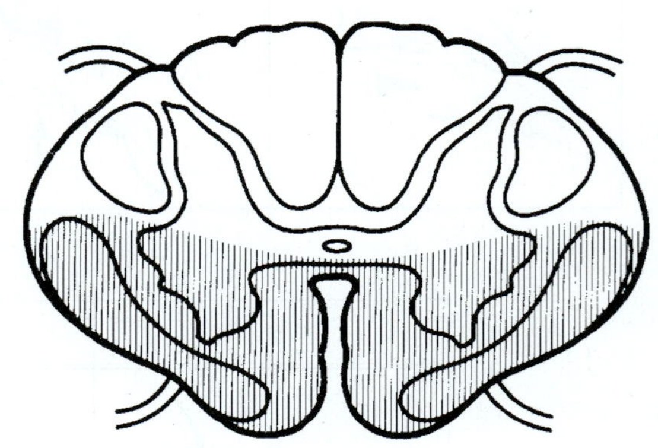

그림 37-7 전방척수증후군

(Modified from Rosen P, Barkin RM, Hockberger RS, et al. *Emergency Medicine: Concepts and Clinical Practice.* 4th ed. St Louis, MO: Mosby, 1998.)

후방척수증후군 Posterior Cord Syndrome

후방척수증후군은 드물고 척수의 등쪽 기둥을 손상시키는 과신전 손상으로 인해 발생한다. 가벼운 촉각과 고유 감각은 손상되지만 완전히 상실되지는 않는다.

브라운-세카르 증후군(측방척수증후군) Brown-Séquard Syndrome

브라운-세카르 증후군(Brown-Séquard Syndrome)은 척수의 반절단으로 인해 발생하는 드문 손상이다(그림 37-8). 가장 흔한 원인은 총상, 칼날 또는 미사일 파편 관통과 같은 관통 부상이다. 브라운-세카르 증후군은 동측(같은 쪽) 마비 또는 편마비와 운동 기능, 촉각, 압력, 진동 감각 및 고유 감각의 상실이 특징이다. 반대측(맞은편 측) 손실에는 통증 및 온도 변화에 대한 감각 저하가 포함된다.

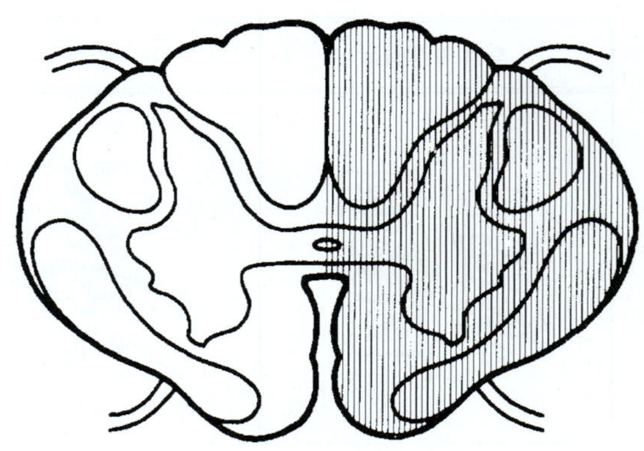

그림 37-8 브라운-세카르 증후군(측방척수증후군)

(Modified from Rosen P, Barkin RM, Hockberger RS, et al. *Emergency Medicine: Concepts and Clinical Practice.* 4th ed. St Louis, MO: Mosby, 1998.)

신경근 손상 Nerve Root Injuries

척수 외상의 결과로 신경근 손상이 발생할 수도 있다. 일반적인 손상에는 척수 원추 증후군(conus medullaris syndrome) 및 마미 증후군(Cauda equina syndrome)이 있으며, 이 두 가지 모두 신경근 압박으로 인해 발생하며 대부분 다른 척추 골절이나 추간판 탈출증에 의해 이차적으로 발생한다. 척수원추증후군은 T12 수준의 압박으로 발생하며 손상 수준 이하의 다양한 감각 결손과 함께 다리의 이완성 마비를 초래한다. 마미증후군(cauda equina syndrome)은 척수의 L1 수준 아래의 신경근이 압박될 때 발생한다. 마미증후군 환자는 감각이상, 장 또는 방광 기능 장애, 하지 쇠약을 포함한 세 가지 증상을 나타낸다. 두 증후군 모두에서 환자는 항문 괄약근 긴장도를 잃는다.

관통상 Penetrating Injuries

척수 관통 손상은 일반적으로 총상 및 자상으로 인해 발생하며 전체 척수 손상의 4분의 1 이상을 차지한다. 응급 간호사는 탄도 유형의 상처나 구멍이 있는지 확인해야 한다. 가능하다면 응급 간호사는 파편 수를 파악하기 위해 특정 무기 구경을 얻으려고 노력해야 한다. 관통하는 물체의 경우 정확한 경로를 알 수 없으므로 내부 손상을 의심하고 배제해야 한다. 총알이 복부 내장을 통과해 척수로 들어가면 환자는 중추신경계 감염의 위험이 높아 예방적 항생제 투여가 필요하다. 관통된 흉기가 제거되지 않은 상태로 환자가 응급실로 이송된 경우, 응급실 간호사는 흉기를 그대로 둔 채로 환자를 안정시켜야 한다. 총알과 칼과 같은 상처를 입힌 흉기는 증거이므로 조사를 위해 온전함을 유지하며 조심스럽게 다루어야 한다.

방사선학적 이상이 없는 척수 손상

Spinal Cord Injury Without Radiographic Abnormality, SCIWORA

SCIWORA는 일반 X선이나 CT 스캔에서 확인된 방사선학적 이상이 없는 상태에서 신경학적 결손이 존재하는 상태이다. 소아 인구에서 가장 흔히 볼 수 있지만 SCIWORA는 중년 또는 노인 환자에서 드문 일이 아니며 SCI의 최대 12%를 차지한다. 소아에서 경추 인대의 유연성에 기인한 해부학적 차이로 인해 이 질환이 발생하는 경우가 많다. 성인의 경우 인대 손상 외에 디스크 탈출증과 경추증도 원인으로 알려져 있다. 앞서 논의한 바와 같이 MRI는 이 상태를 진단하는 데 매우 중요하다.

자율신경 반사부전증 Autonomic Dysreflexia

자율신경 반사부전증은 척수 쇼크가 해결된 후 언제든지 발생하는 T6 수준 이상의 척수손상 합병증이다. 이러한 응급 상황은 교감 신경계의 자극으로 인해 통제되지 않은 대규모 심혈관 반응이 발생할 때 발생한다. 손상 수준 이하의 여러 자극이 이 반응을 유발할 수 있다. 일반적으로 전체 장 또는 방광이 반응을 유발하지만 피부 또는 피부 통증 수용체의 자극이 자율신경 반사부전 위기를 유발할 수도 있다. 자율신경 반사부전증의 징후와 증상에는 갑작스러운 심한 두통, 고혈압, 메스꺼움, 서맥, 손상 수준 이상에서는 발한, 손상 수준 이하에서는 차가움 등이 있다. 환자는 또한 코막힘을 호소하고 상당히 불안해 보일 수 있다.

자율신경 반사부전증의 치료는 교감신경 반응의 원인을 확인하는 것으로 시작된다. 방광이 가득 차거나 변비와 같은 반사 부전의 원인이 확인되면 간호사가 신속하게 중재할 수 있다. 방광이 가득 찬 경우 요도 카테터를 삽입하거나 기존 카테터를 세척하면 증상이 완화될 수 있다. 항고혈압제뿐만 아니라 변비 또는 요폐를 완화하는 약물을 투여할 수 있다. 약물을 사용하여 환자의 혈압을 낮추는 경우 혈압이 급격히 떨어지는 것을 방지하고 심각한 합병증을 신속하게 식별하기 위해 환자를 면밀히 모니터링해야 한다. 응급 상황이 해결된 후 응급 간호사는 환자 및 가족과 협력하여 또 다른 상황이 발생하지 않도록 중재를 적용해야 한다.

결과 OUTCOMES

완전 사지마비 환자는 이차 합병증의 위험이 가장 높다. 이러한 합병증은 폐렴, 욕창, 심부정맥 혈전증, 폐색전증 및 수술 후 상처 감염으로 알려져 있다. 욕창은 부상 후 첫 1년 동안 가장 빈번하게 관찰되는 합병증이다. 가장 흔한 욕창은 천골에 발생하는 것으로 알려져 있다.

예방 PREVENTION

응급 치료 및 재활 치료의 발전으로 많은 척수 손상 환자가 생존할 수 있게 되었다. 현재 SCI 결과를 개선하기 위해 감압 수술, 신경 세포 이식, 신경 재생에 대한 연구가 진행되고 있지만 아직까지 치료법은 없다. 궁극적으로 이러한 손상이 사회에 미치는 영향을 줄이기 위해서는 SCI를 예방하는 것이 중요하다. 예방 교육에는 자동차 안전, 수상 및 스포츠 안전, 가정에서의 낙상 예방, 총기 안전이 포함되어야 한다.

요약

척추 외상은 다른 유형의 부상만큼 흔하지는 않지만 그 결과는 심각하다. 또한 관련 영향은 매우 고비용적이며 인구 전체에 광범위하게 나타난다. 환자는 일반적으로 젊고 종종 평생 동안 광범위한 신체적, 심리사회적 치료가 필요하다. 이러한 환자의 응급 치료에는 추가적인 척수의 손상을 줄이고 예방하기 위한 안정화 및 소생술이 포함된다.

현재 연구는 척수 손상 및 손상된 세포의 재성장으로 인해 발생하는 2차 손상의 영향을 예방하고 치료하는 데 중점을 두고 있다. 줄기세포 이식과 유전자 치료를 통해 손상된 척수 조직을 재생시키는 기술도 연구되고 있다. 연구 및 치료의 발전과 상관없이 척추 외상의 영향을 줄이는 가장 성공적인 방법은 예방이다. 현재 척추 부상을 예방하기 위해 사용되는 몇 가지 방법은 안전벨트, 에어백, 강화된 측면 구획과 같은 신차 구조 개선, 헬멧 및 기타 안전 장치를 사용하는 것이 있다. 어린이, 청소년, 성인에게 위험한 행동, 익스트림 스포츠, 총기 안전의 결과를 가르치면 흔하지는 않지만 치명적인 척추 부상을 줄이는 데 도움이 될 수 있다.

38

흉부 외상

Thoracic Trauma

Nancy J. Denke

흉부 외상은 이환율과 사망률의 중요한 원인이며 성인 외상 관련 사망의 20~25%를 차지한다. 이러한 생명을 위협하는 부상은 기도 폐쇄 및 호흡 장애, 순환의 치명적인 변화(심장 및/또는 대혈관 손상) 또는 저산소증 및 순환 장애의 2차 결과로 다른 장기 기능의 반응으로 인해 발생한다. 이러한 부상은 대부분 초기 30분에서 3시간 이내에 혈액을 투여하거나 튜브(단순 개흉술, 기관내 삽관) 또는 심낭 천자술을 통해 치료할 수 있다. 이러한 부상의 발생률은 지난 100년 동안 차량 사고나 폭력으로 인해 현저하게 증가했다. 소아의 경우 흉부 외상은 드물지만, 소아의 해부학적 구조와 생리학적 차이로 인해 발생 시 더 치명적일 수 있다.

흉부 외상은 관통 또는 둔상으로 인해 발생할 수 있으며, 단순한 늑골 골절부터 심각한 장기 손상에 이르기까지 다양한 부상을 초래할 수 있다. 부상 기전, 힘, 궤적, 무기 유형, 충격 각도, 환자와의 근접성, 화재와 같은 2차 요인 및 환자의 전반적인 신체적 특성이 부상의 정도와 유형을 결정한다. 부상 및 에너지 전달의 기전을 이해하면 정도 및 부상 패턴을 예측하는데 도움이 될 수 있다. 흉벽의 물리적 특성으로 인해 상당한 탄성 반동이 발생하므로 흉부 외상의 심각성을 평가해야 할 수 있다. 환자의 초기 상태보다는 부상 기전에 따른 근본적인 손상 가능성에 초점을 맞춰야 한다. 소아의 흉부는 성인의 흉부보다 훨씬 유연하여 어떤 충격에도 많은 양의 운동 에너지를 흡수할 수 있으며, 이 에너지는 흉강 내 구조물로 전달되어 흉부 구조물의 손상이 거의 없거나 전혀 입지 않으면서도 심각한 흉강 내 손상이 발생할 수 있다.

둔기 외상이 흉부 관통상보다 더 흔하고 전체 흉부 외상의 약 90%를 차지하며, 이 중 외과적 중재가 필요한 경우는 10% 미만이다. 둔기 외상은 자동차 사고, 낙상, 타이어 폭발 또는 충격의 힘(특히 급격한 감속, 압축 또는 직접적인 타격)에 의해 발생되며 흉벽, 실질, 흉막, 횡격막, 심장, 기관 및 대혈관에 영향을 미친다.

관통 흉부 외상은 흔하지는 않지만 사망률이 높다. 관통 외상은 속도에 따라 저속, 고속 부상으로 나눌 수 있다. 저속부상은 손에 의한 "날카로운 힘의 손상"(자상 또는 천공, 베임/베기, 잘린 상처)으로 발생되며 물체의 크기, 모양, 길이를 알 수 있게 해준다. 상처에 영향을 줄 수 있는 요소로 피해자와 가해자 사이의 위치와 거리이다. 가해자의 키와 힘; 그리고 무기의 각도, 가해자의 성별도 중요하다. 여성은 아래쪽으로 찌르는 경향이 있는 반면 반면 남성은 여성보다 위쪽으로 찌르는 경향이 있어 결과적으로 깊이가 더 깊어진다. 고속 부상은 신체조직이나 기관에 발사체의 운동 에너지의 직접적인 결과로 생긴다. 이 발사체는 회전하여 영구적인 공동을 만들 수 있고, 신체 조직과 접촉하면 모양이 바뀌거나 흉강 내에서 부서지거나 튕겨 나오기도 한다.

둔상 및 관통상으로 분류될 수 있는 또 다른 유형의 부상은 일반적으로 고무 또는 플라스틱 총알에 의한 부상이다. 이러한 유형의 발사체로 인한 부상은 다양한 정도의 부상(경미한, 영구적인 장애 또는 사망)을 유발할 수 있으며 이러한 부상의 27%는 복부 또는 가슴에 발생한다.

흉부 손상과 치료는 수세기 동안 서술되어져 왔다. 제2차 세계대전이 끝날 무렵부터는 흉곽 튜브가 배액 목적으로 연결되었고, 이것은 흉부 상처의 기본적인 치료로 사용되어졌다. 기관 내 삽관, 마취, 흉부 단순 X선 검사는 19~20세기 초에 발전하였다. 뿐만 아니라 지난 50년 동안 환기장치, 항생제, 혈액가스 분석도 개선되었으며 흉부상처를 가진 환자의 생존을 증가시키기 위한 간호도 전문화되었다. 이러한 발전에도 불구하고 흉부 외상에 대한 사망률은 여전히 높으며, 흉부 외상은 다발성 외상 환자에서 복부 손상과 두부 외상에 이어 세 번째로 흔한 사망 원인이 되고 있다.

흉부 외상은 치명적일 수 있는 부상에 대한 체계적인 평가와 함께 불필요한 합병증 및 사망을 예방하기 위한 신속한 개입이 필요하다. 흉부 외상 환자의 90%는 외과적 시술이 필요하지 않은 간단한 방법으로 치료할 수 있다. 이 장에서는 다양한 흉부 손상의 사정과 치료에 대해 해부학적이고 생리적인 이해를 바탕으로 설명한다.

해부학 및 생리학 ANATOMY AND PHYSIOLOGY

흉강 골격은 흉골, 늑골, 늑연골 및 흉추를 포함하며 이들 뼈에 의해 중요한 장기가 보호된다. 흉부는 움직이면서 호흡 노력을 수용할 수 있도록 쉽게 확장된다. 늑골은 흉추의 뒤쪽과 흉골의 앞쪽에 부착된 탄력 있는 아치형의 뼈이다. 7개의 상부 늑골은 늑연골(CC, costal cartilages)에 직접 연결되는 반면, 늑골 8, 9, 10번은 늑연골의 유합을 통해 흉골과 간접적으로 연결되어 있다. 늑골 11, 12번은 흉골과 연결되어 있지 않다. 외늑간근은 늑골의 근위부의 하부 표면에서 시작되어 다음 하부 늑골의 상부 및 원위부에 붙는다. 각 늑골 아래에는 늑간 신경, 동맥 및 정맥을 포함하는 신경 혈관 다발이 있다. 흉골은 흉골병(manubrium), 흉골체(corpus) 그리고 검상돌기(xiphoid process)의 세 부분으로 이루어져 있다. 횡격막은 위쪽 경계가 연속적으로 목의 구조와 연결되어 있고 흉부의 아래쪽 경계를 형성한다.

내부 흉곽 구조는 폐순환, 심혈관 그리고 위장구조로 이루어져 있다(그림 38-1). 폐 구조는 늑막 공간에 위치해 있고, 반면에 심혈관계와 위장관계 구조는 종격동에 위치해 있고 이 공간은 두 개의 늑막공간에 의해 나뉜다.

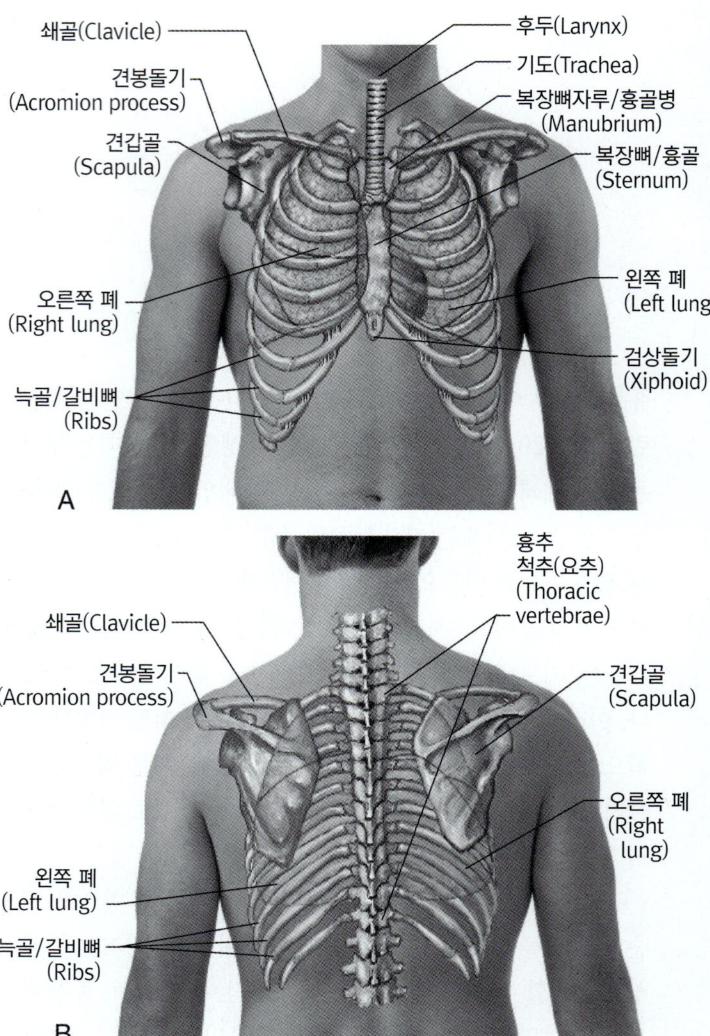

그림 38-1 흉부의 해부학적 랜드마크 (컬러 삽화 751p 참고)
(From Thompson JM, Wilson SF. Health assessment for nursing practice. St Louis, MO: Mosby; 1996. In: Ball JE, Dains JW, Flynn JA, Solomon B, Stewart RW. *Seidel's Guide to Physical Examination: An Interventional Approach.* 9th ed. St Louis, MO: Elsevier; 2017.)

호흡기계 Pulmonary System

폐는 횡격막 위의 원추모양의 기관으로, 쇄골 위로 대략 1인치 팽창한다. 양 폐는 흉막이라고 불리는 장막이 늘어서 있는 공간 안에 위치해 있다. 내장 흉막은 폐를 둘러싸고 있는 반면 벽측흉막은 흉곽, 횡격막 및 심낭을 둘러싸고 있다. 이 층들 사이의 잠재적인 공간을 늑막강이라고 한다. 늑막세포는 늑막액을 분비하는데 이것은 폐를 구분하고 막들이 마찰을 일으키지 않고 움직일 수 있도록 한다.

정상적인 호흡은 공기를 폐 안팎으로 이동시키는 환기 과정과 폐포-모세혈관 막을 가로질러 기체를 교환하는 호흡 과정을 통해 발생한다.

흡기 동안 횡격막 신경의 자극은 수축된 횡격막을 아래로 끌어내리게 하는 요인이 된다. 횡격막이 아래로 당겨지면서 외부 늑간이 흉벽을 당기고 이것은 흉곽을 더 커지게 한다. 외부 늑간은 흉강을 확대하여 흡기 과정을 돕고, 복부 근육과 내부 늑간근은 강력한 호기를 돕는다. 이 근육은 폐가 아니라 흉벽을 움직이지만 흉벽에 폐를 붙게 하는 흉막의 얇은 액체 때문에 폐가 따라가게 된다. 폐는 계면활성제에 의해 표면장력이 감소되어 폐포 크기를 안정화시키며, 폐포를 건조하게 유지하고 호흡 작업을 줄인다.

폐공간이 확장되면 흉곽내 압력이 음압으로 된다. 이 흉내 음압이 폐 쪽으로 공기를 받아들이게 되고, 호기 동안 이 과정이 역으로 되는데 횡격막은 이완되고 위로 올라간다.

늑간 근육이 가슴을 압박하고 이것은 폐가 스프링 역할을 하고 수동적으로 반동하여 폐를 압박한다. 흉강내 압력은 폐활량이 감소함에 따라 양압이 된다. 이러한 근육운동과 그에 따른 압력 변화로 인해 공기가 폐로 유입되거나 강제로 배출된다.

심혈관계 Cardiovascular System

심장은 종격동에 위치하며 흉골 앞 아래쪽에 위치한다. 심낭은 심장을 둘러싸고 보호하는 섬유질 주머니이다. 외부 섬유질층 심낭은 흉강 내에서 심장의 연결을 단단히 고정하고 유지한다. 장액층 심낭은 섬유성 심낭과 융합되어 분리할 수 없는 두정막 심낭과 심외막의 일부인 내장심낭의 두 층으로 나뉜다. 이 두 심막층 사이에 잠재적인 공간이 있다. 정상적인 상황에서 이 잠재적 공간은 심장 활동 중 마찰을 방지하기 위한 심장 윤활 기능으로 15~50 mL의 심낭액을 포함한다.

심장 자체는 심외막(심장의 가장 바깥쪽 층), 심근(중간의 부피가 큰 근육 층), 심내막(심장 방을 감싸는 조직의 가장 안쪽 층)의 세 개의 층으로 구성된다.

4개의 근육공간은 2개의 심방 및 2개의 심실로 이루어져 있고 혈액으로 채우고 비울 때 리듬감 있게 수축한다. 우심방과 심실은 몸에서 산소가 제거된 혈액을 받아 산소 공급을 위해 폐로 혈액을 보낸다. 산소가 공급된 혈액은 심장의 왼쪽으로 들어가 대동맥을 통해 전신 순환계로 혈액을 보낸다. 왼쪽 심장은 고압 시스템이고 오른쪽 심장은 저압 시스템이라 할 수 있다.

판막이 각 방을 나누고 있고, 이것은 혈액이 심방에서 심실로 나온 혈액이 역류하는 것을 방지한다. 심장의 기능과 심박출량은 수축성, 심박수, 전부하(심실의 이완기 충만 동안 달성되는 체적) 및 후부하(심장이 혈액을 배출하기 위해 펌핑해야 하는 힘 또는 저항)에 의존한다.

폐동맥은 산화된 혈액을 다양한 조직에 이동시킨다. 대동맥의 3가지 해부학적 부분은 상행 대동맥, 대동맥궁 및 하행 대동맥으로 나뉘며, 대동맥궁은 동맥 인대(실제 기능이 알려지지 않은 태아 순환의 잔여물)에 의해 폐동맥에 연결되어 있다. 인대 근처에서 대동맥의 일부는 왼쪽 쇄골하 동맥에서 가지가 끝난다. 이 시점에서 인대 말단에 있는 대동맥은 상대적으로 움직이지 않으며 파열될 위험이 증가한다. 가감 속력에 의한 대동맥 손상의 80~90% 이상이 이 부위에서 발생한다.

또한 종격동은 심장 뒤쪽에 있고 기관 뒤쪽의 식도, 횡격막 및 미주신경, 횡격막을 포함한다. 다른 흉강 구조는 흉골 뒤 종격동 앞쪽에 있는 흉선과 쇄골하 및 총경동맥이 있다. 종격동은 T4 (상부)에서 T9 (하부)로 둘러싸여 있다.

환자 사정 PATIENT ASSESSMENT

명백하거나 의심이 되는 흉부 외상이 있는 환자는 수분 안에 생명을 위협하는 변화를 일으킬 수 있어 즉시 평가해야 한다. 기도, 호흡과 순환(ABC)의 즉각적인 사정이 빠르게 이루어져야 하고 신속한 중재가 가장 중요하다.

경추의 보호는 기도 유지 사정과 함께 동시에 이루어져야 한다. 호흡음의 청진과 대칭성 및 흉벽 무결성 검사와 함께 수행되는 호흡의 속도, 깊이 및 노력의 평가는 흉부의 미세한 손상을 식별하기 위해 수행된다.

인공호흡기의 변화를 인식하는 것은 흉부 외상을 가진 환자를 돌보는 데 가장 중요하다. 호흡 평가와 함께 호기말 CO_2 및 동맥 CO_2와 같은 다양한 매개변수를 사용하면 환자의 결과를 개선할 수 있다.

적절한 산소 공급 및 환기를 유지하기 위해 100% 비재호흡 마스크 또는 백 마스크가 제공되어져야 한다. 초기 환자 사정 시 개방성 기흉이 있다면 3면 폐쇄 드레싱의 적용과 긴장성 기흉의 경우 바늘 흉추천자(감압)가 시행된다.

순환 사정은 중심 및 말초 맥박을 촉지하여 속도, 피부색/온도 및 모세혈관 재충전에 대해 평가한다. 명백한 외부 출혈은 직접적인 압력으로 조절된다. 내부 출혈은 두 개의 큰 정맥 주사 라인을 잡고 가온 수액(0.9% 생리 식염수 또는 젖산 링거 용액) 1 L를 빠른 속도로 주입하고 혈액 및 혈액 제제를 시작할 수 있다. 박스 38-1은 흉부 외상 환자의 초기 평가를 강조하였고, 치료적 중재는 박스 38-2에 나열되어 있다.

외상에 대한 집중 평가 초음파(FAST, focused assessment sonography for trauma) 또는 확장 FAST (eFAST, extended FAST) 검사는 흉부에 둔상 및 관통 외상이 있는 환자에 대한 초기 평가의 필수 구성 요소가 되었다. 병상에서 수행할 수 있는 신속하고 비침습적인 진단 검사 중 하나이다. 표 38-1은 FAST 검사의 강점과 한계를 설명한다. 이 4가지 관점 연구에서 얻은 검상하 검사(subxiphoid examination)는 심낭 손상의 가장 빠른 식별로서, 검사결과 양성은 심장에서 심낭액이 감지되는 것으로 FAST 검사의 민감도는 96%에서 100%로 보고되었다.

2000년대 중반에는 기존의 FAST 검사 외에 기흉을 감지하기 위해 흉부의 초음파 검사가 추가 확장된 FAST (eFAST)가 시행되었다. eFAST를 사용하여 여러 프로토콜을 개발하였고, 쇼크, 호흡 곤란 및 심장 마비를 평가하였다. RUSH (쇼크 및

박스 38-1 흉부 외상의 초기 평가

경추 및 척추 정렬 유지하며 기도 개방성 유지
비정상적인 소리
객혈
의식 수준

효과적 환기(호흡): 폐 또는 횡격막의 일체성에 손상이 발생하면 문제가 생김
자발적 호흡
양쪽 가슴의 대칭적인 상승과 하강
호흡 속도 및 패턴(예: 숨가쁨, 역설적 흉벽 움직임, 협착음, 빈호흡)
보조근육, 횡격막 호흡 또는 둘 다 사용
피부색(청색증)
흉벽 및 목의 연조직, 뼈 구조의 완전성(예: 흉부 상처를 빨아들이거나 찔린 물체가 피부, 피하 기종, 부종/혈종, 상복부 손상)
양측 호흡음: 같은지, 감소 또는 부재 여부

순환
조절되지 않는 출혈
피부색, 체온, 수분감
심장소리: 정상, 흐려지거나 멀거나 작게 들리는 소리
심박수와 리듬
Becks triad: 저혈압, 경정맥 팽창(JVD), 심음 억제
상지의 혈압(동일하거나 비대칭)
사지 맥박의 비교(같음 또는 감소, 부재)

추가 고려 사항
찰과상 또는 멍의 패턴
상처의 크기와 위치

박스 38-2 흉부 외상의 치료적 중재

환자의 기도 개방성 유지
적절한 환기 촉진
고유량 산소 제공
환기 지원/보조환기
기관 삽관 준비
3면 드레싱으로 열린 가슴 상처를 덮는다.
흉관 삽관 또는 흉강 천자(감압) 지원
흉부 출혈 또는 흉관 배액 모니터링
자가수혈 준비
두 부위에 정맥주사 연결(큰 바늘)

필수 영상- 초음파 촬영, 영상 검사, 컴퓨터 단층촬영
심장 리듬의 지속적인 모니터링
혈압, 호흡수 및 노력, 맥박 산소 측정기, 의식 수준을 매시간 또는 환자 상태에 따라 표시되는 경우 더 자주 모니터링한다.
소변 배출 및 치료 중재에 대한 환자 반응을 기록하고 필요시 외과적 중재를 시행한다.

표 38-1 eFAST (확장된 FAST) 검사의 강점및 제한

강점	제한
• 빠르다(2~3분) • 휴대가 간편함 • 비침습적 • 연속적으로 할 수 있음 • 체액에 대한 민감도 및 특이성은 DPL, CT와 동일함 • 저렴함 • 체액 검출을 위한 최소 용량 100 mL	• 혈복막을 유발하지 않는 출혈 또는 부상의 원인을 식별할 수 없음 • 시술자에 따라 다르다: 20~50회 검사 후 정확도 향상 • 비만과 피하 공기가 검사에 방해가 될 수 있음 • 둔부, 장간막 장, 횡격막, 및 후 복막 손상의 감지가 어려울 수 있음 • 검출을 가능하게 하는 데 필요한 체액의 양

CT, 컴퓨터 단층촬영; *DPL*,복막 세척

저혈압에 대한 급속 초음파) 프로토콜은 eFAST 검사에 추가될 때 저혈량 평가에 가장 민감한 도구로 간주된다. 여기에는 펌프의 3단계 생리학적 평가가 포함된다(그림 38-2 참고).

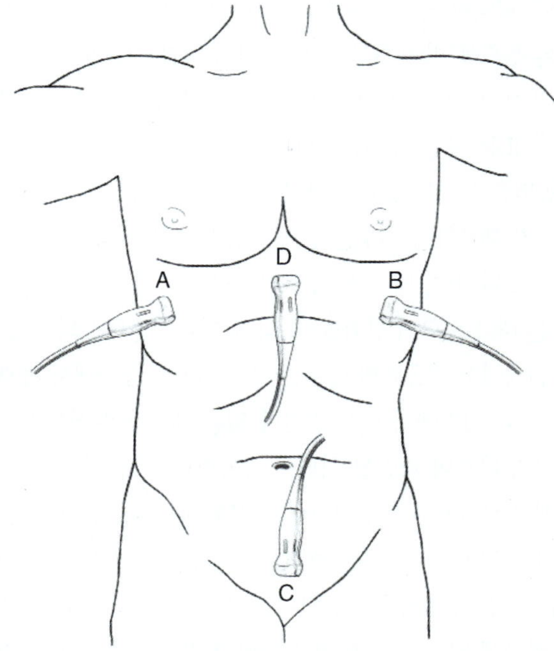

그림 38-2 확장된 FAST (eFAST). 초음파 검사의 네 가지 부위는 다음과 같다. (A) 우측위사분면, (B) 좌측위사분면, (C) 치골 상부, (D) 치골 하부

(From Richards JR, McGahan JP. Focused assessment with sonography in trauma (FAST) in 2017: What radiologists can learn. *Radiology*. 2017;283(1):30-48.)

특정 흉부 손상 SPECIFIC THORACIC INJURIES

흉부 손상(박스 38-3)은 흉벽, 폐순환계, 심혈관계와 식도의 손상을 포함한다. 흉골, 갈비뼈, 견갑골, 흉추등의 골절은 환기와 순환에 미치는 효과와 에너지 관련 영향력에 관련된 정보를 제공한다.

흉벽 손상 Chest Wall Injuries

많은 흉부 손상은 흉벽 손상과 관련이 있고, 정상 흉벽은 환기에 필수적이다.

늑연골 손상 Costal Cartilage Injury

늑연골(costal cartilage)은 흉부 해부학에서 중요하다. 이 가슴 연골은 호흡하는 동안 흉곽의 움직임을 조절하고 늑연골 골절은 심각한 흉부 외상의 지표임에도 불구하고 외상 환자(특히 늑골 하부)에서 종종 간과되기도 한다. 동요 가슴(flail chest) 및 다른 장기의 부상과의 연관성을 보이며, 늑연골 골절은 고에너지 둔기 외상, 즉 자동차 충돌(MVC, motor vehicle crashes) 및 낙상에서 흔히 볼 수 있다. 이러한 골절은 급성 외상 후 몇 주 또는 몇 달 후에 임상적으로 나타날 수 있고, 컴퓨터 단층촬영(CT), 자기공명영상 및 초음파 스캔은 입증된 진단 방법이며 보존적으로 치료된다.

늑골 골절 Rib Fractures

늑골 골절은 둔기로 인한 가장 흔한 흉부 손상이며 모든 흉부 외상의 20%와 관련이 있다. 골절은 직·간접적인 둔기나 짓눌린 부상으로 인해 발생한다. 성인에서의 대부분 발생기전은 자동차 충돌 사고와 낙상이 관련되어 있고, 소아에서 늑골 골절은 부상이나 레크리에이션, 운동으로 발생한다. 노인의 늑골 골절은 낙상 및 자동차 충돌 사고와 함께 나타나며 폐렴, 급성 호흡 곤란 증후군(ARDS) 및 호흡 부전, 장기간의 입원 및 중환자실 체류 기간(LOS, lengths of stay)의 위험을 증가시킨다.

늑골 골절은 일반적으로 충격 지점이나 구조적으로 가장 약한 뒤쪽에서 단일 늑골 또는 다중 늑골에 의해 일어날 수 있다. 대부분 4번~9번 갈비뼈는 길고 가늘며 보호가 제대로 이루어지지 않아 골절이 가장 많이 발생하는 부위이다. 이러한 골절은 생명을 위협하는 것으로 간주되지는 않으나 잠재적으로 기본 장기(폐 또는 심장)에 대한 위험성을 내포하고 있으며, 머리, 목 및 복부에 수반되는 부상이 있을 수 있다. 후방 늑골 골절은 흉추 손상의 적신호를 수반하며, 소아는 흉벽이 얇고 흉부가 연골로 되어 있어 골절이 발생하면 흉부 및 복부 부상이 동시에 심각해질 수 있다.

환자는 종종 골절 부위에서 통증/압통을 경험하여 흉벽의 움직임을 피하기 위해 얕은 호흡으로 이어져 무기폐 및 폐렴과 같은 합병증을 유발할 수 있고, 골절된 갈비뼈 조각은 관통하는 물체로 작용하여 혈흉이나 기흉을 형성하거나 심지어 비장이나 간에 열상을 일으킬 수 있다. 피하 폐기종이나 구진도 나타날 수 있다. 흉부 방사선 사진은 도움을 주기는 하나 늑골 골절의 60~70%만을 보여줄 뿐이다. 흉골과 늑연골을 분리하는 골절은 방사선 상으로 명백하게 나타나지 않는다.

1번과 2번 늑골 골절은 쇄골에 의해 보호되기 때문에 드물지만 사망률과 혈관 손상이 크게 증가한다. 이 부분은 상당한 둔한 힘에 의해 골절이 일어나며 대혈관 관련 상처를 고려해야 한다. 상부 늑골 골절과 관련된 다른 부상에는 쇄골, 견갑골, 기관 및 폐의 상처가 포함된다. 하부 늑골 골절(9~12번)은 골절의 위치에 따라 비장, 간, 신장 또는 기타 복부 내용물의 손상에 영향을 준다.

늑골 골절의 치료는 합병증 예방에 중점을 둔다. 폐렴이나 무기폐 등의 합병증을 예방하기 위해 기침, 심호흡, 폐활량계 사용 및 조기 운동이 권장된다. 복합 늑골 골절이 있는 환자는 사망 및 합병증 위험으로 인한 관찰을 위해 흔히 입원하기도 한다. 최근 미국국립외상데이터뱅크(NTDB, National Trauma Data Bank) 연구에서 단순 늑골 골절 환자의 사망률은 5.8%에 불과했다. 골절된 갈비뼈의 수가 증가할수록 사망

박스 38-3 흉부 손상: 생명 위협 vs 잠재적으로 치명적인

생명을 위협하는 손상	잠재적으로 치명적인 손상
기도폐쇄	단순기흉
긴장성 기흉	혈흉
개방성 기흉	기관지 부상
동요가슴	둔기 심장 외상
중증의 출혈성 기흉	외상성 대동맥 손상
심장압전	종격동 상처

From American College of Surgeons. *Advanced Trauma Life Support ATLS Student Course Manual.* 10th ed. Chicago, IL: American College of Surgeons; 2018.

률도 증가했다. 5개의 늑골 골절이 있는 환자는 10%의 사망률을 보였고, 6개 늑골 골절의 경우는 11.4%의 사망률을 보였다. 7개의 늑골 골절은 15%의 사망률을 보였고, 8개 이상의 늑골 골절은 34.4%의 사망률을 보였다.

통증의 조기 관리는 늑골 골절 환자의 치료에서 무기폐 및 폐렴의 위험을 줄일 수 있어 중요하다. 다양한 진통 방법(경구, 경피 또는 정맥내 진통)으로 통증 치료에 사용할 수 있고, 늑골 골절 통증에는 비스테로이드성 항염증제(NSAID)를 사용한다. 출혈이나 신장 질환과의 연관성으로 인해 노인에서 NSAID 사용 시 주의하고, 또 다른 통증 조절용 리도카인 패치(lidocaine patch)는 통증을 완화하고 체류기간을 단축하는 동시에 다른 아편유사제 통증 완화 약물의 복용량을 줄이는 것으로 나타났다.

변위가 있거나 늑골 골절의 수가 증가함에 따라 보다 적극적인 통증 관리가 필요하다. 경구 또는 비경구 약물 형태의 아편유사제가 사용될 수 있고, 아편유사제 투여 시 노인 환자의 경우 호흡 억제를 모니터링하는 것도 매우 중요하다.

늑간신경차단은 복합 늑골 골절 환자에게 유용할 수 있다. 이 차단술은 호흡 억제의 위험 없이 정상적인 흡기와 기침을 허용하면서 일반적으로 최대 12시간 동안 완화를 제공한다. 필요에 따라 반복할 수 있고, 침습적이며 국소적으로 상당한 통증 완화를 제공한다. 반면 교감신경 차단으로 인해 혈액학적으로 불안정하며 저혈압이 유발될 수 있는 환자에게 사용할 때는 주의해야 한다.

늑골 골절이 있는 고령의 성인 환자는 폐활량 감소로 인해 합병증의 위험이 더 크게 나타난다. 손상 후 처음 며칠 동안 모든 환자에게 흉벽 부종을 증가시키며 환기 장애가 악화된다. 늑골 손상과 용량이 감소된 노인 환자의 경우 합병증을 예방하기 위해 연속적인 평가가 필수적이다. 천식이나 만성 폐쇄성 폐질환으로 폐기능이 저하되어 폐용량이 감소되었기 때문에 주의 깊은 관찰이 요구된다.

하버뷰메디컬센터(Harborview Medical Center)는 늑골 골절이 있는 환자를 관리하는 프로토콜을 고안했는데, 이 기준은 급성 늑골 또는 흉골 골절, 척수 손상으로 입원한 모든 환자에게 적용되며, 늑골 골절의 관리 지침을 제공한다(그림 38-3 및 그림 38-4 참고).

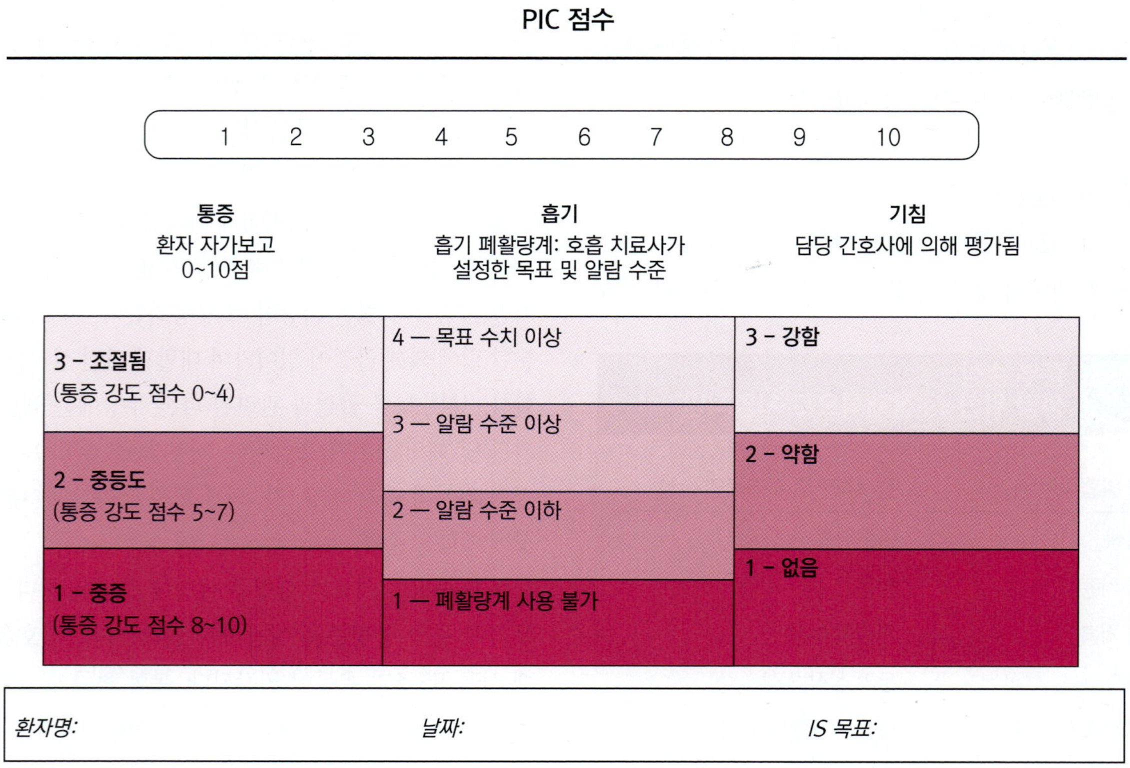

PIC 점수

1 2 3 4 5 6 7 8 9 10

통증 환자 자가보고 0~10점	흡기 흡기 폐활량계: 호흡 치료사가 설정한 목표 및 알람 수준	기침 담당 간호사에 의해 평가됨
3 - 조절됨 (통증 강도 점수 0~4)	4 — 목표 수치 이상	3 - 강함
	3 — 알람 수준 이상	
2 - 중등도 (통증 강도 점수 5~7)	2 — 알람 수준 이하	2 - 약함
1 - 중증 (통증 강도 점수 8~10)	1 — 폐활량계 사용 불가	1 - 없음

환자명:	*날짜:*	*IS 목표:*

그림 38-3 통증-흡기-기침(PIC, Pain-Inspiration-Cough) 점수 측정 도구

(From Witt CE, Bulger EM. Comprehensive approach to the management of the patient with multiple rib fractures: a review and introduction of a bundled rib fracture management protocol. *Trauma Surg Acute Care Open.* 2017;2:1-7. doi:10.1136/tsaco-2016-000064.)

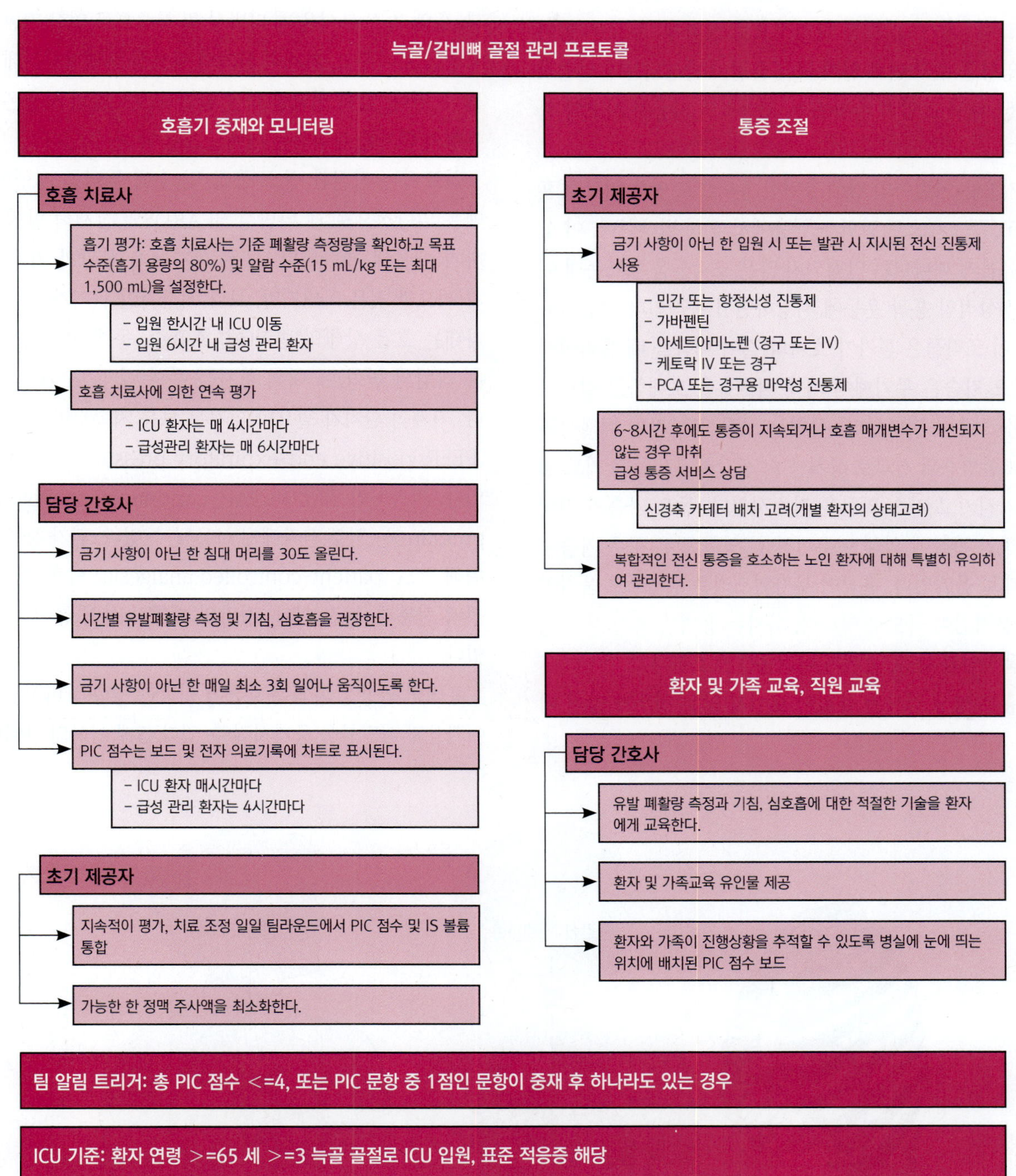

그림 38-4 늑골 골절 관리 프로토콜. *ICU,* 중환자실; *IS,* 유발폐활량 측정법; *IV,* 정맥내; *PCA,* 환자 조절 진통제; *PIC,* 통증-흡기-기침

(From Witt CE, Bulger EM. Comprehensive approach to the management of the patient with multiple rib fractures: a review and introduction of a bundled rib fracture management protocol. *Trauma Surg Acute Care Open*. 2017;2:1-7. doi:10.1136/tsaco-2016-000064.)

동요 가슴 Flail Chest

동요 가슴은 두 곳 이상의 부위에서 흉골 상호 간에 연결된 곳에 근접하는 늑골이 두 개나 그 이상으로 골절되는 것으로 정의된다(그림 38-5A). 보통 물리적으로 심하게 누르는 힘이 흉부에 영향을 주고 이로 인해 늑골 골절이 발생되는데 일반적으로 낙상, 대규모 압력 손상 또는 고속력의 자동차 사고와 관련이 있다.

동요 가슴은 어린이의 경우 유연한 흉곽으로 인해 비교적 흔하지 않고, 구조적으로 약한 노년층에서 흔히 발생한다. 이 상처는 자유롭게 떠다니는 안정되지 않은 조각들을 만드는데 이것들은 정상적인 흉곽 운동에 저항하면서 움직인다(그림 38-5B, C). 이 조각들은 환자가 호기와 같이 내뿜을 때 움직이게 한다. 동요 가슴은 무기폐에 의해 저호흡을 초래하고 결과적으로 저산소증이 뒤따른다. 상처는 보통 근본적인 폐좌상과 관련있고 합병증의 결과로 상처를 더 심각하게 만들고 기도 저항을 증가시키고 가스 확산을 감소시킨다. 동요 가슴의 진단은 직접적인 관찰에 의해 이루어진다. 영향 받은 곳은 가슴운동과 반대로 움직인다. 흉곽이 부자연스러운 방법으로 움직이고 공기 움직임이 극도로 약하다. 환자는 흉벽의 촉진 시 비정상적인 움직임과 통증, 숨쉬기 어려움을 호소한다.

단순 흉부 영상 검사는 골절이 보이지 않는 경우가 많기 때문에 도움이 되지 않는다. 반면 흉부의 CT 스캔은 골절된 늑골의 수와 근본적인 폐 손상에 대한 중요한 정보를 제공한다. 대혈관의 침범이 의심되는 경우 CT 혈관조영술을 수행해야 한다. 혈액 가스 분석은 폐 타박상 및 통증으로 인한 저환기의 심각성을 보여주고, 기계적 환기의 필요성을 평가하는데 도움이 될 수 있다. 앞서 언급한 늑골 골절 프로토콜의 사용은 이러한 유형의 환자를 관리하는 데에도 도움이 될 수 있다.

치료에는 적절한 산소 공급 및 수액 투여를 시행한다. 수액은 일반적으로 폐 타박상 및 ARDS의 잠재적 발병을 동반하기 때문에 제한된다. 모든 환자에게 삽관과 기계적 환기가 필요한 것은 아니지만, 보다 적극적인 관리가 필요함을 나타내는 호흡 상태의 변화(예: 호흡수, 동맥 산소 장력 및 호흡 작업의 변화)에 대해 환자를 주의 깊게 모니터링해야 한다. 기계적 환기가 필요한 환자는 보통 지속적인 호기말 양압(PEEP, positive end-expiratory pressure)으로 관리할 수 있다. 지속적인 양압기(CPAP, continuous positive airway pressure)는 일부 환자에게 사용될 수 있다. 환자 통증 조절을 위해 PCA (patient-controlled analgesia) 펌프, 경구/경피/정맥 진통제, 늑간 차단, 경막외 카테터 삽입 등이 시행될 수 있다.

흉벽의 외상성 파괴는 호흡에 심각한 영향을 미치고 환자의 이환율과 사망률을 증가시킬 수 있다. 5개 이상의 갈비뼈 골절

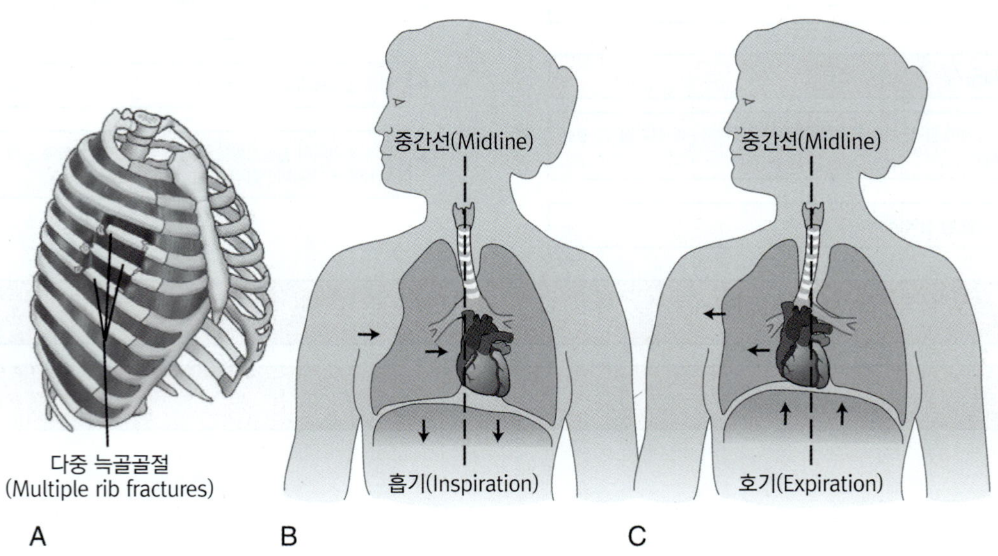

그림 38-5 동요 가슴. (A) 골절된 늑골은 나머지 흉벽에 연결되어 있지 않다. (B) 역설적 호흡은 불안정성(즉, 다중 늑골 골절로 인한)이 흉부 내압의 생성에 대한 반응으로 흉벽의 안쪽 움직임을 유발할 때 발생한다. (C) 호기는 불안정한 흉벽의 유사한 기능장애 확장을 유발한다. (컬러 삽화 752p 참고)

(From Shiland B. *Mastering Healthcare Terminology*. 5th ed. St Louis, MO: Mosby, 2016.)

이 있는 경우 구조적 무결성 개선을 고려하고, 수술이 필요한 징후로는 통증 조절이 되지 않는 심한 전위 및 고통스러운 늑골 골절, 흉벽 기형, 늑골 골절 불유합 및 흉부 손상으로 인한 개흉술 등이 있다(그림 38-6).

흉골 골절 Sternal Fracture

자동차에서 안전벨트, 어깨보호대, 에어백의 사용이 증가함에 따라 흉골 골절의 건수는 감소하고 있다. 흉골 골절은 종격동에 엄청난 힘이 가해질 때 발생하며 둔기 흉부 외상의 약 3%에서 발생한다. 이러한 경우의 60~90%는 안전벨트로 인해 발생하며 자동차의 핸들이나 전면 콘솔에 직접 충격을 받아 발생되기도 한다. 연령으로는 뼈의 탄력이 없거나 약해진 흉곽으로 인해 노년층에서 흔하게 발생하며, 골절의 가장 흔한 부위는 흉골자루와 흉골 몸통의 접합부이다. 이로 인해 흉벽 반상출혈, 흉골 기형이 발생한다.

흉골 골절 환자의 좋지 않은 결과는 다른 손상(폐 타박상, 둔기 심장 손상, 심낭 탐폰), 합병증 및 기존 동반 질환의 심각성과 관련이 있다. 참고로, 흉골 골절 환자의 12.5%에서 지연성 혈흉이 발생할 수 있다. 이러한 환자가 응급실에서 퇴원하는 경우에는 응급실에 언제 재방문해야 하는지에 대한 설명이 제공되어야 한다(예: 환자의 호흡 곤란, 흉통 또는 발열이 증가하는 경우).

환자는 움직일 때 호흡 곤란과 국부적인 통증을 경험할 수 있으며 흉벽 움직임을 피하기 위해 저호흡을 할 수 있다. 1차 치료로는 NSAID, 아세트아미노펜(acetaminophen) 또는 아편제(opiates)를 사용하여 적절한 통증 조절을 하는 것이 필요이다. 그 외 잠재적 둔상 심장 손상을 평가하기 위한 ECG 및 심장 마커 수치와 연속적인 환자 평가가 이루어져야 한다. 골절이 변위되면 수술적 치료가 필요할 수 있고, 심장 증상이 있는 경우 심근 기능을 평가하기 위한 심장초음파를 시행할 수 있다. 일반적으로 환자는 증상에 따라 치료되어야 하고 응급실에서 퇴원할 수 있다.

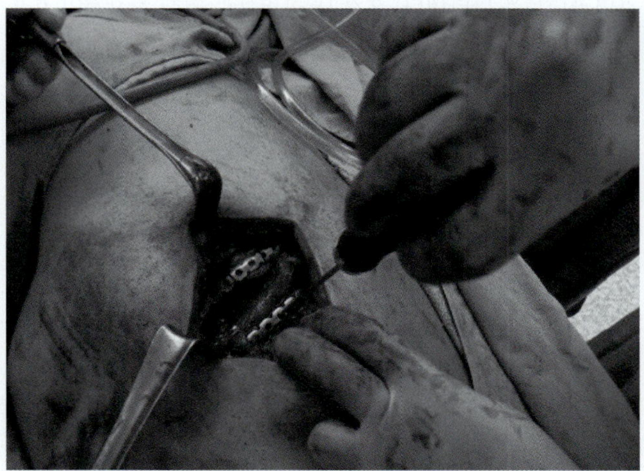

그림 38-6 흉관 삽관 및 늑골 교정 (컬러 삽화 752p 참고)

(From de Moya M, Nirula R, Biffl W. Rib fixation: who, what, when? *Trauma Surg Acute Care Open*. 2017;2(1):1-4. doi:10.1136/tsaco-2016-000059.)

상부 기도 손상 UPPER AIRWAY INJURIES

외상성 질식 Traumatic Asphyxia

외상성 질식(Perthes 증후군이라고도 함)은 흉부 또는 흉복부 부위에 갑작스러운 심한 압착/압박 손상이 가해져 얼굴과 목의 청색증(보라색/검은색), 점상출혈, 결막하 출혈 및 망막 출혈이 있는 달 모양의 얼굴이 나타나는 임상 증후군으로서, 인후통, 쉰 목소리, 현기증, 무감각 및 두통도 흔하며, 의식 상실, 발작 또는 실명과 같은 신경학적 증상은 일시적으로 나타난다. 진단은 주로 병력 및 신체 검사로 이루어지며 흉부 방사선 사진(CXR, chest radiograph)은 정상이다.

치료는 기도개방과 환기를 제공하고 2차 뇌 손상을 예방하는 데 중점을 둔다. 경추 손상이 의심되지 않는 경우 머리 부종을 줄이기 위해 침대 머리를 30도까지 올려야 한다. 환자를 모니터링하기 위해 연속적인 신경학적 검사가 필요하고, 결과는 저산소증의 정도, 지속 시간 및 압박력의 크기, 무산소성 신경 손상 정도에 따라 다르다. 피부 변색은 3주 이내에 해결되지만 결막하 출혈이 사라지는 것은 최대 1개월이 소요될 수 있다.

후두 손상 Laryngeal Injury

후두 골절은 드물지만 생명을 위협하는 부상으로, 기전은 스티어링 휠이나 대시보드가 앞쪽 목을 치거나, 설상차나 오토바이가 지나가거나, 빨랫줄, 철사 또는 나뭇가지에 의한 직접적인 손상에 의해 발생한다. 다행히 에어백, 안전벨트 사용 증가, 대시보드 디자인 개선으로 부상의 빈도가 감소했으나, 여성은 목이 가늘고 긴 경향이 있어 후두 손상에 더 취약하다. 둔기 후두기관 손상은 종종 간과될 수 있어 증상이 미미하더라도 병력 사정 후치료를 안내해야 한다.

후두 손상이 있는 환자는 일반적으로 증상이 없거나 쉰 목소리, 연하 곤란, 목 앞쪽 통증, 호흡 곤란, 객혈, 협착음, 혈종, 반상출혈, 후두 압통, 피하 기종이 나타날 수 있다. 의심되는 후두 외상에 대한 진단 평가는 CT 스캔이다. 후두 손상이 있는 모든 환자는 경부 손상에 대해 평가되어야 하며, 경추 손상이 있는 환자는 후두 손상에 대해 평가되어야 한다.

경미한 후두 손상의 경우 처음 24~48시간 동안 면밀한 관찰이 필수적이고, 관통 외상이 있는 경우 최소 48~72시간 동안 혈역학적 및 신경학적 상태를 항상 모니터링해야 한다. 기도 개방을 유지하는 것이 일차적 치료이고, 가습된 공기 제공과 함께 침대 머리를 30~45도 높게 유지하고 환자의 금식 및 말하지 않도록 한 채 휴식을 유지하여 부종과 피하 기종을 최소화해야 한다. 삽관은 부상 초기에 시도하기 어려울 수 있으나, 윤상갑상선절개술이 기도가 손상된 환자에게는 합리적인 대안 치료가 될 수 있다는 연구들이 보고되고 있다. 국소 기관 절제술이 일반적으로 실행 가능하기 어렵기 때문에 후두 손상 및 불안정한 기도가 있는 소아 환자에 대해서는 특별한 고려가 되어야 한다. 이러한 환자들은 흡입마취 후 경직 내시경 삽관법을 사용할 것을 제안하고, 이러한 방식으로 기도가 평가되고 확보되면 필요한 경우 기관 절제술을 시행할 수 있다.

후두에 대한 관통 외상은 외관상으로 즉시 나타나서 즉각적인 외과적 중재가 요구된다. 경동맥이나 경정맥에 손상이 발생할 수도 있으며, 관통 부상은 광범위한 조직 파괴와 관련이 있다. 목 부상을 입은 환자는 경추 부상도 고려되어져야 하고, 이러한 손상은 삽관, 직접 후두경 및 기관지경 검사 등이 신속히 시행되어야 한다.

기관지 손상 Tracheobronchial Injury

외상성 기관지 손상은 전체 환자의 1% 미만에서 발생하는 드문 질환으로 종종 간과된다. 이러한 부상은 윤상연골과 좌우 기관지 분기점 사이의 기도 부분에 둔기 및 관통에 의한 외상을 입어 나타나는 것으로, 부상의 대부분은 목을 관통하는 상황에서 가장 흔히 접하게 되며 많은 환자가 현장에서 사망한다. 기관지 손상을 유발하는 가슴 둔상은 진단이 지연되거나 놓쳐서 사망률이 높다. 임상 증상에는 객혈, 호흡 곤란, 쉰 목소리/발음곤란, 목 앞쪽 부종 및 멍, 흉관의 주요 공기 누출, 피하 기종, 또는 종격동 이동을 동반한 긴장성 기흉이 있다. 중격에 공기가 쌓이면 함만(Hamman's)징후라고 하는 크런치 소리가 난다. 양쪽 흉막강에 기관지가 파열되면 양측 긴장성 기흉이 발생한다. 흉관 삽입 후 지속적인 폐기종 또는 공기 누출은 이 손상에 대해 의심해야 하고, 진단은 기관지경 검사를 시행한다.

가슴방사선(CXR) 촬영은 가장 초기에 시행하는 유용한 진단으로, 기관지 손상 환자의 60%에서 폐기종이 나타나고 70%에서 기흉이 발생한다. CT 스캔도 의미가 있지만 궁극적으로는 기관지경 검사가 가장 결정적인 평가 및 치료 도구로 볼 수 있다. 염증과 부종이 해결될 때까지 안정적인 기도를 유지하는 것이 중요하고 심각한 파열이 있는 환자의 경우에는 외과적 중재가 필요하다.

기흉 PNEUMOTHORAX

흉막의 손상은 호흡기능의 부전으로 이어져 이 부분에서는 다양한 유형의 기흉에 대해 설명한다.

단순 기흉 Simple

기흉은 흉막강에 공기가 축적되어 음의 흉막 내압이 손실되어 폐가 부분적으로 또는 완전히 허탈되는 것을 말한다(그림 38-7). 기흉은 둔상이나 관통상에 의해 나타나고 이 결과 폐포 내압이 증가하여 폐포가 파열된다. 종종 늑골 골절과 관련된 폐 조직의 열상도 기흉의 원인이 되기도 한다.

기흉 환자는 가슴 통증과 숨가쁨을 호소한다. 손상된 쪽의 흉부 청진 시 호흡음이 감소되었거나 들리지 않는다. 타진 시에는 공명과도음을 나타낸다. 흉강 내 공명으로 인해 정상적인 호흡

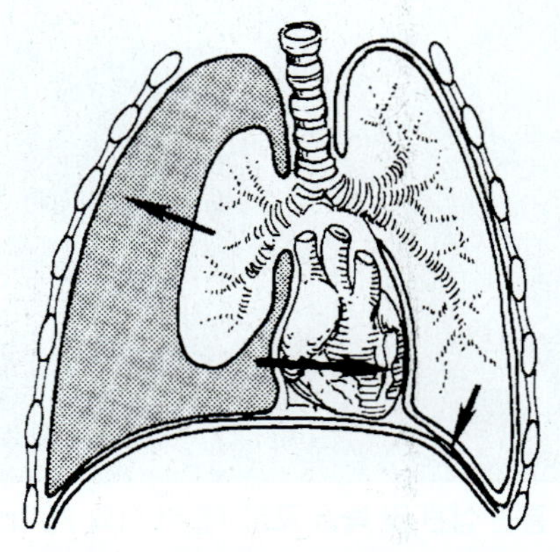

그림 38-7 폐쇄성 기흉. 단순 기흉은 오른쪽 폐에 공기가 흉강내에 있고 오른쪽 폐가 허탈된 상태이다.

음이 발생할 수 있다. 빈맥과 빈호흡이 나타나며, 최근에 여러 연구에서 흉부 초음파 스캔을 정확한 진단법이라고 하고 있으나 전에는 흉부 단순 X선 검사가 선호되는 진단법이었다(그림 38-8).

치료는 기흉의 크기에 따라 결정된다. 예를 들어, $<$20%이면 치료 대신 환자를 관찰하고 산소 O_2를 제공한다. 50% 이상인 경우 환자의 증상과 임상 양상에 따라 흉관을 삽입한다(피그테일 또는 소구경 카테터). 무증상(단순 X선 검사에서 기흉이 3 cm 미만)이고 흉관이 필요하지 않은 환자는 최소 36시간 관찰만 시행하기도 한다. 후속 흉부 선에서 기흉의 진행이 없는 경우 48시간 이내에 흉부 단순 X선 검사를 F/U하고 지시에 따라 안전하게 퇴원할 수 있다.

다양한 흉막 질환의 관리에 있어 최적의 배액관 크기는 논란의 여지가 있으며 현재 지침은 소구경 카테터를 권장한다. 최적의 배액관 크기는 흉막 질환, 치료 진행 결과 등에 따라 달라야 한다.

피그테일 카테터는 배치가 간편하고 환자의 통증이 적으며 합병증이 적기 때문에 자연적 및 외상성 기흉에 사용되고, 소구경 카테터는 흡입이 필요하지 않은 하임리히 밸브에 부착되어 이동성을 높이고 불편함을 줄여주는데, 최적의 삽입 부위는 가슴 근육의 측면 모서리, 광배근의 측면 모서리, 유두선에서 5번째 늑간 공간을 따라 만들어진 삼각형 부위가 되고, 이곳에 삽입하면 신경, 혈관 및 장기에 대한 손상 위험이 최소화된다.

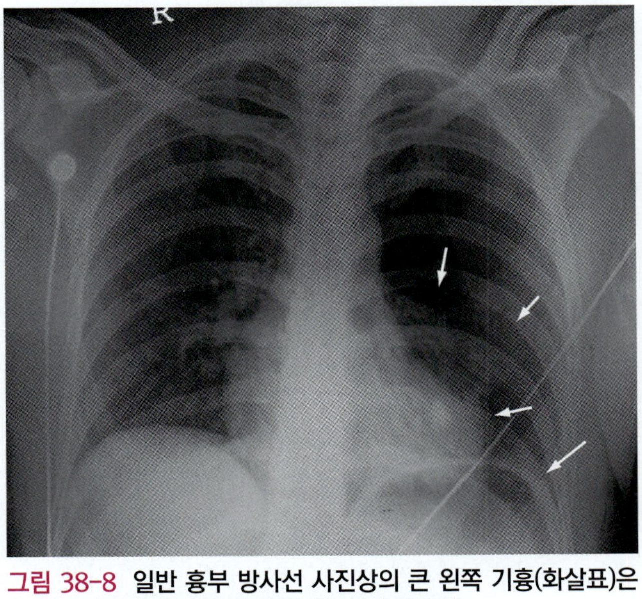

그림 38-8 일반 흉부 방사선 사진상의 큰 왼쪽 기흉(화살표)은 허탈된 폐의 측면 경계를 식별 가능하게 해준다.

(From Martin RS, Meredith JW. Management of acute trauma. In: Townsend CM Jr, Beauchamp DM, Evers M, Mattox KL. *Sabiston Textbook of Surgery.* 12th ed. Philadelphia, PA: Elsevier; 2017:428.)

대구경 카테터는 기흉의 크기에 관계 없이 증상이 있는 환자와 기계적 환기가 필요한 환자에게 사용되며 전방 겨드랑이선을 따라 4번째 또는 5번째 늑간강에 일반적으로 삽입한다(박스 38-4). 그런 다음 흉관을 20~30 cm H_2O가 있는 수중 배수 시스템에 연결하여 폐의 재팽창을 촉진하기 위해 보다 빠른 흡입을 제공한다(박스 38-5). 두 튜브 중 하나가 삽입되면 튜브 배치를 확인하기 위해 흉부 단순 X선 검사를 시행하고, 산소 투여, 폐활량 측정기 사용, 통증 관리하고 폐의 재팽창을 모니터링하기 위해서는 흉부 방사선 사진을 지속적으로 F/U해야 한다.

개방성 기흉

Open (Communicating) Pneumothorax (Sucking Chest Wound)

개방성 기흉 또는 흉부 상처는 흉벽에 구멍이 있을 때 발생하는 것으로 관통 외상으로 생긴다. 또한 둔기 외상으로 개방성 상처가 생기는데 이 상처는 흉강 내압의 손실을 유발한다(그림 38-9).

증상으로는 흉통, 숨가쁨, 객혈, 때때로 저혈압 등이 있다. 손상받은 쪽의 호흡음이 감소되거나 없을 수 있으며 흡입하는 소리는 매번 숨쉴 때 들릴 수 있다. 기포 또는 거품은 공기가 피가 묻은 상처를 통해 빠져나갈 때 종종 관찰될 수 있다. 즉각적인 치료는 상처 위에 3면의 밀폐 드레싱을 한다. 3면 드레싱을 사용하면 공기가 빠져나갈 수 있지만 상처를 통해 공기가

박스 38-4 흉관삽관 적응증

흉관삽관 적응증

- 기흉의 외상성 원인(무증상, 폐첨부 기흉 제외)
- 중등도의 대형 기흉
- 호흡기 증상은 기흉의 크기와 관련 없음
- 초기 보존치료 후 기흉의 크기 확대
- 초기 흉관 제거 후 기흉 재발
- 인공호흡기 지원이 필요한 환자
- 전신 마취가 필요한 환자
- 혈흉과 관련됨
- 크기와 관계없는 양측 기흉
- 긴장성 기흉

From Raja AS. Thoracic trauma. In: Walls RM, Hockberger RS, Gauche-Hill M. *Rosens Emergency Medicine: Concepts and Clinical Practice.* 9th ed. Philadelphia, PA: Elsevier; 2018:388.

박스 38-5 흉부 배액 시스템: 구성 요소 및 관리

배액수집관

체액은 긴 튜브를 통해 환자로부터 배액 평가를 위해 표시된 수집 관으로 배출된다.

물 마개 관

물 마개 관을 사용하면 자발호흡 중에 수위가 흡입 중에 상승하고 호기 중에 낮아져야 한다.

흡인조절관

배수를 개선하고 공기 누출을 방지하는 데 도움이 된다. 흡인 조절을 −10 에서 −20 cm H_2O로 유지한다.

간호 책임

모든 관의 연결상태를 보호한다.
꼬임을 방지하기 위해 카테터를 모니터링한다.
배액상태를 모니터링한다.
공기누출을 평가한다.
장치를 똑바로 세운 상태로 유지한다.

공기누출 확인

물 마개를 확인한다. 누출은 환자 또는 배액관에서 발생할 수 있다.
호기말 양압(PEEP)으로 기계 환기를 받는 환자의 경우 누출로 인해 지속적인 기포가 발생한다.
버블링 패턴에 주목한다. 호흡에 따라 변동하는 경우(즉, 환자가 자발적으로 숨을 내쉴 때 발생하는 경우) 가장 가능성이 높은 원인은 폐이다.

개방성 확인

물 마개관의 수위는 호흡에 따라 변동하고 흡기 시 상승하고 호기 시에 하락해야 하며 이는 흉관 개통의 지표이다.
폐가 완전히 다시 확장되거나 튜브가 꼬이거나 압축되면 변동이 멈춘다.

튜브를 짜거나 클램핑 하지 않는다.

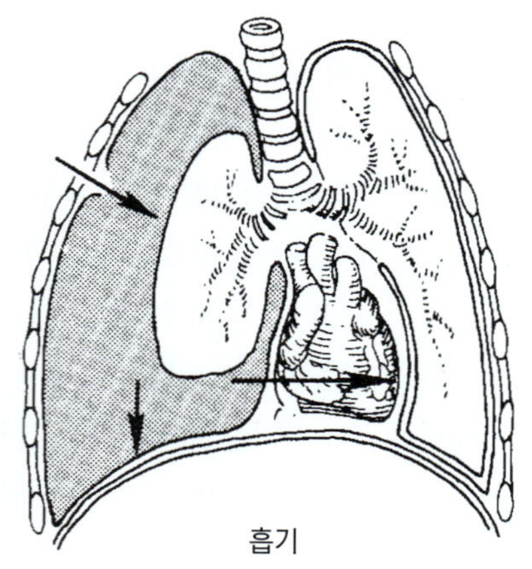

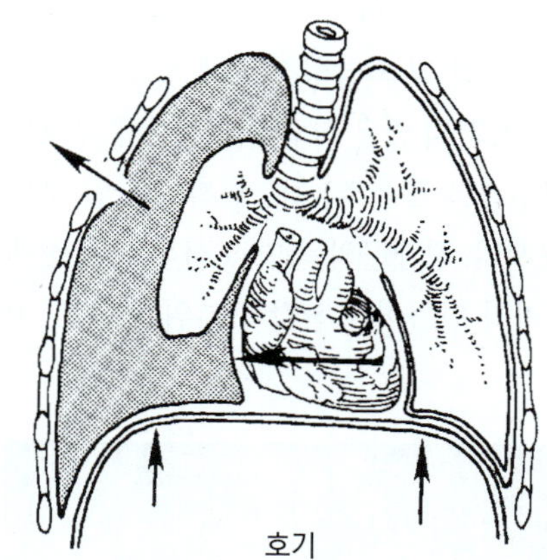

그림 38-9 개방성 기흉. 흡기(왼쪽): 횡격막이 수축하여 흉강 내 흡기 상처(화살표 2)를 통해 공기를 끌어들이는 흉강 내압(화살표 1)을 유발하고 종격동 구조가 환자의 왼쪽으로 이동한다(화살표 3). 호기(오른쪽): 횡격막이 반동하여(화살표 1)공기가 가슴을 빠져나가게 하고(화살표 2) 종격동이 정상위치로 다시 이동하도록 한다(화살표 3). 허탈된 폐는 역설적으로 흡기 시 수축하고 호기 시 팽창한다.

(From Marx J, Hockberger RS, Walls R: *Rosen's Emergency Medicine: Concepts and Clinical Practice.* 6th ed. St Louis, MO: Mosby; 2006.)

들어가는 것을 방지한다. 완전히 폐쇄된 드레싱은 긴장성 기흉의 위험을 수반할 수 있어 환자에게 긴장성 기흉이 발생하는지 주의 깊게 관찰해야 한다. 만약 긴장성 기흉이 생긴다면 흉관을 삽입하고 드레싱을 즉시 제거해야 한다. 또한 찔린 물체로 인한 관통 외상인 경우 물체를 고정시키고 제자리에 두어야 한다. 응급실에서 물체를 절대 제거하지 않도록 하고, 수술실 등 통제된 환경에서만 제거해야 한다.

긴장성 기흉 Tension Pneumothorax

긴장성 기흉은 생명을 위협하는 상태이며, 한쪽 흉막강에 공기가 축적되어 반대편 흉부쪽에 있는 흉곽내 장기에 압력을 주는 상태를 말한다(그림 38-10). 초기 폐 손상은 흡기 시 흉막강으로 공기가 들어가게 한다. 그러나 공기는 호기 시 빠져나갈 수 없다. 공기가 계속 축적되고 흉부 내압이 증가하여 흉부 내용물을 부상당한 반대쪽으로 밀게 된다. 결국 반대쪽 폐, 심장, 대혈관은 종격동 이동이 일어나면서 압력을 받게 된다.

청진으로 손상 받은 쪽의 호흡음 감소나 결여를 보여주고 손상받지 않은 쪽의 폐가 눌림에 따라 호흡음이 감소할 수 있다. 만약 환자가 깨어나고 말할 수 있으면 흉통, 심한 숨가쁨 및 곧 죽을 것 같은 느낌을 호소할 것이다. 심장의 압박은 심부정맥을 일으키기도 하고 이완기 충만을 감소시키며 심박출량을 감소시킨다. 경정맥 팽창은 정맥이 심장압박에 의해 복귀가 약화됨에 따라 발생한다. 그러나 저혈량이 계속된다면 경정맥은 평평하게 유지될 수 있다. 결과적으로 기도는 종격동 이동에 따라 손상받지 않은 쪽으로 벗어나고 더 악화된다. 영상 검사 결과 가장 일반적인 징후는 종격동 이동, 횡격막 함몰 및 흉곽 확장이다.

즉각적인 바늘 감압은 긴장성 기흉의 증가된 흉막내압을 완화하기 위한 응급 절차이다. 흉벽 두께에 비례하여 바늘 길이가 충분하지 않을 경우 실패한다는 보고가 있다. 따라서 14 또는 16 게이지(길이 7 cm) 카테터를 중앙쇄골선 두 번째 늑간이나 손상 받은쪽 앞 겨드랑이선 4번째/5번째 늑간에 삽입한다. 관찰 연구에 따르면 이 곳이 바늘 감압 실패율이 가장 낮다고 보고한다(그림 38-11). 명백한 치료는 흉관 삽입이다.

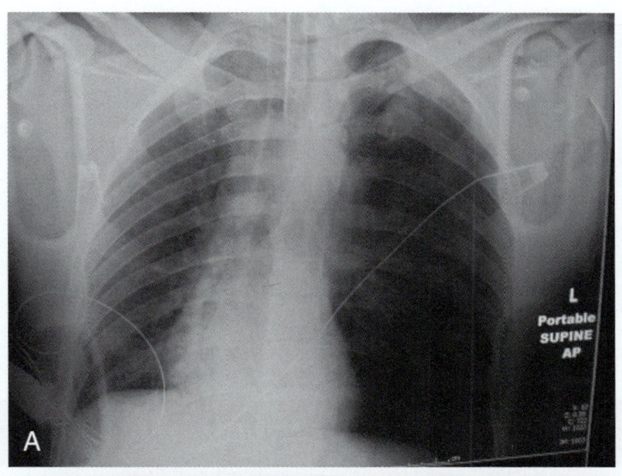

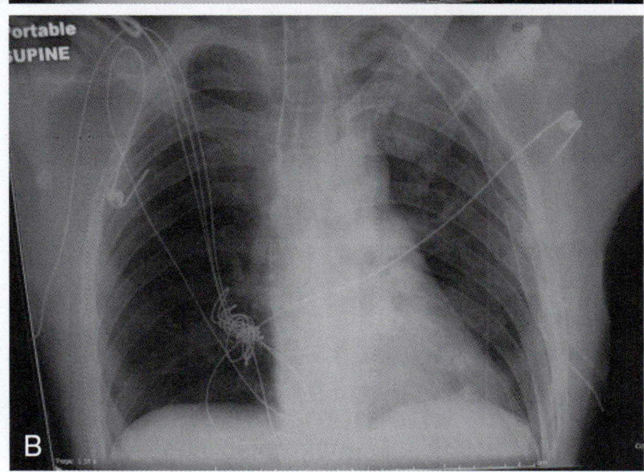

그림 38-10 (A) 삽관된 환자에서 보이는 긴장성 기흉, (B) 왼쪽 튜브 개흉술을 배치하여 긴장성 기흉 해결

(From Raja AS. Thoracic trauma. In: Walls RM, Hockberger RS, Gauche-Hill M. *Rosen's Emergency Medicine: Concepts and Clinical Practice*. 9th ed. Philadelphia, PA: Elsevier;2018:382-403.)

혈흉 Hemothorax

늑막강에 혈액이 차 있는 혈흉은 폐 실질, 심장 또는 주요 혈관 손상, 내부 유방동맥의 손상으로부터 발생되는 것이다. 가장 흔한 원인은 늑간 정맥 또는 동맥(각 갈비뼈 아래에 있는 작은 혈관)의 손상인데, 이것은 흉막강에 출혈을 일으키기도 한다. 흉통과 숨가쁨, 손상받은 쪽의 호흡음 감소 또는 부재와 더불어 환자는 흉곽진동 시 탁음이 들린다. 저혈량성 쇼크 및 호흡 곤란의 징후 및 증상이 나타나기도 한다. FAST 검사는 혈흉이 의심되는 흉부 외상의 저혈압 환자에게 초기 평가 시 사용한다.

치료는 수액 주입을 위해 큰 정맥 주사 라인을 잡아두고, 비재호흡 마스크를 통한 고유량 산소 제공 및 32~36 Fr의 흉곽

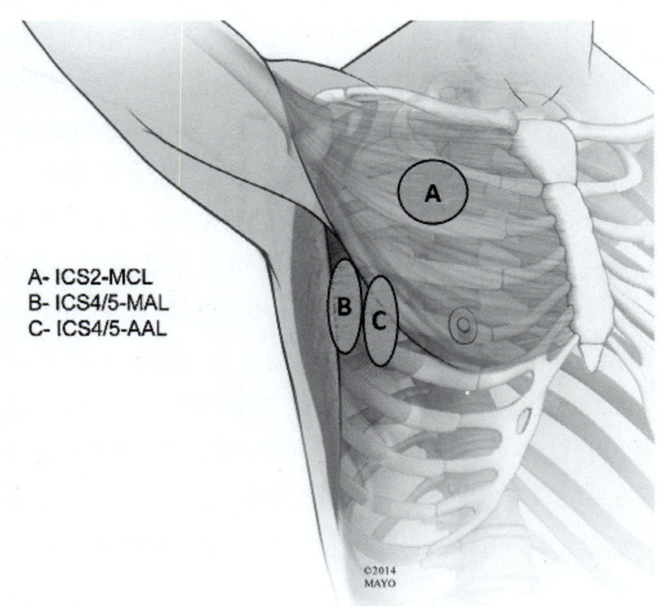

그림 38-11 바늘 개흉술 감압을 위한 해부학적 위치-바늘개흉술 부위. (A) 현재 권장되는 2번째 늑간강 중간 쇄골라인(ICS2-MCL); (B) 4번째 및 5번째 늑간 공간 중간겨드랑이선(ICS4/5-MAL); (C) 4번째 및 5번째 늑간공간 전방 겨드랑이 선(ICS4/5-AAL). (컬러 삽화 752p 참고)

(From Laan DV, et al. *Injury*. 2016:47(4):797-804. Used with permission of Mayo Foundation for Medical Education and Research.)

튜브를 삽입하여 축적된 혈액을 배출한다. 흉관 삽관을통해 3~4시간 동안 1,000~1,500 mL의 혈액이 나오거나 200 mL/시간의 혈액 손실시 외과적 중재가 요구될 수도 있다(박스 38-6). 지속적인 저혈압 또는 다량의 공기 누출은 수술의 추가 지표이고 흉관배액은 자가수혈의 필요성을 사정할 수 있어 주의깊게 모니터링해야 한다. 흉부 영상 검사로 진단을 확인할 수 있고, CT 스캔을 사용하여 혈흉을 식별하고 정량화할 수 있다.

자가 수혈 Autotransfusion

환자 자신의 혈액을 모으고 재주입하는 자가 수혈은 저혈량 외상 환자가 의식을 회복할 동안 유용한 도구이다. 둔기 외상으로 인해 흉강으로 흘러 들어간 오염되지 않은 혈액은 구멍이 큰 흉관에 연결된 대부분의 흉부 배액 수집 시스템을 통해 쉽게 수집되고 주입될 수 있다. 흉강내 출혈(350 mL 이상)과 4~6시간 미만의 상처는 자가 수혈의 잠재적 표식이다. 자가 수혈은 동종 혈액을 사용할 수 없거나 환자의 종교적 신념이 동종 수혈을 금지하는 경우에도 유용하다. 박스 38-7은 자가 수혈의 특징적인 이점을 강조한다. 자가 수혈은 장내 오염이 발생했거나 의심되는 경우(예: 횡격막 파열), 감염이 있는 경우, 환자에게 응고 장애 또는 간/신부전이 발생한 경우, 또는 혈액이 자가 수혈기에 6시간 이상 있는 경우는 적절하지 않다. 일부 상황에서 응급 자가 수혈은 응고병증 및 파종성 혈관내 응고병증(DIC, disseminated intravascular coagulopathy)과 같은 합병증으로 인해 이익보다 위험이 더 높을 수 있다.

항응고제는 혈액을 수집하는 동안 응고되는 것을 막기 위해서 혈액수집 전에 추가되어져야 하고 주입 시에는 혈액 필터와 정맥 라인이 막히는 것을 방지할 수 있다. ACD-A (Anticoagolant Citrate Dextrose Solution-A)와 CDP (Citrate Phosphate Dextrose)는 가장 흔한 항응고제로 사용된다. 그러나 많은 외상 센터는 항응고제를 사용하지 않는 것으로 선택한다(박스 38-8). 연속적인 진단 검사와 함께 호흡 및 심장 상태에 대한 지속적인 관찰이 수행되어져야만 한다.

박스 38-6 수술실 개흉술의 적응증

초기 개흉술 튜브 배액은 kg당 20 mL 이상의 혈액이다.
7 mL/kg/h 이상의 지속적인 출혈이 있다.
흉부 단순 X선 검사에서 볼 수 있는 증가하는 혈흉
환자는 적절한 혈액 대체에도 불구하고 저혈압을 유지하고 다른 혈액 손실 부위는 배제되었다.
소생술에 대한 초기 반응 후 환자가 반응이 없다.

박스 38-7 자가수혈의 장점

1. 즉시 사용 가능-교차-일치검사 지연 및 저장공간 필요 없음
2. 혈액 적합성 및 알레르기 반응 문제 없음
3. 자가혈은 보통 정상 체온
4. 수혈전염병의 위험성이 없음
5. 저칼슘혈증이나 고칼륨혈증의 위험이 없음
6. 급성 호흡 곤란 증후군의 위험 감소
7. 혈액은행에 보관된 적혈구보다 높은 수준의 2,3-디포스포글리세르산
8. 혈액은행의 혈액 사용 감소 로 필요로 하는 후속 환자를 위할 수 있음
9. 의료비 절감
10. 동종수혈을 반대하는 종교에서도 받아들일 수 있음
11. 감염된 기증자의 혈액이 문제인 개발도상국에서 은행 혈액의 가치 있는 대안이 될 수 있음

From Neavyn MJ, Pena ME, Babcock C. Autotransfusion. In: https://www.clinicalkey.com/#!/browse/book/3-s2.0-C20140019958. *Roberts and Hedges Clinical Procedures in Emergency Medicine and Acute Care.* 7th ed. Philadelphia, PA: Elsevier; 2019:493.

박스 38-8 일반적인 자가 수혈 정보

1. 각 라이너 백은 한번만 사용한다.
2. 사용하는 자동 수혈 백마다 새 필터를 삽입한다.
3. 세균의 과증식 위험을 최소화하기 위해 채혈한 혈액은 부상 후 6시간 이내에 재주입한다.
4. 자가 혈액 총 3,500 mL (약 7유닛)를 재주입한 후 자가수혈 혈액 2유닛(약 1,000 mL)당 신선냉동혈장 1유닛을 제공하는 것이 좋다.
5. 채취한 혈액의 일부 또는 전부가 라이너 백에 응고된 경우 혈액은 폐기한다.
6. 공기색전증의 위험을 줄이기 위해 재주입을 위하여 걸기 전 채혈한 혈액이 있는 백에서 모든 공기를 제거한다.

From Neavyn MJ, Pena ME, Babcock C. Autotransfusion. In: https://www.clinicalkey.com/#!/browse/book/3-s2.0-C20140019958. *Roberts and Hedges Clinical Procedures in Emergency Medicine and Acute Care.* 7th ed. Philadelphia, PA: Elsevier; 2019:498.

폐 손상 또는 폐 실질 손상

PULMONARY INJURY OR INJURIES TO THE LUNG PARENCHYMA

폐 좌상 Pulmonary Contusion

폐 좌상은 가장 흔한 것으로 흉부 외상을 가진 환자의 최대 75%에서 볼 수 있다. 좌상은 기저 폐 실질이 손상되었을 때 일어나고 부종과 출혈이 원인이 되기도 한다. 이 부종성 액체로 채워진 조직은 손상된 가스 교환 확산의 결과로 호흡 곤란을 일으킨다. 폐 실질의 손상은 시간이 지남에 따라 점진적으로 악화된다. 폐좌상과 관련된 흉부 손상은 늑골 골절, 연가양 흉곽, 혈흉, 기흉 및 견갑골 골절을 동반한다. 폐 열상이 없는 폐 실질의 손상은 폐포의 파열 및 작은 기도의 파열과 출혈을 일으키기도 한다. 결과적으로 기도협착과 환기 상실, 폐문합은 저산소혈증을 일으킨다. 그 이후의 염증성 반응은 가스 교환 및 확산을 약화시키고 임상적 상태를 더 나쁘게 한다. 진단은 의심 지수를 기반으로 한다.

임상 특징에는 호흡 곤란, 객혈, 안절부절 증가, 저산소증, 청색증, 저혈압, 호흡 작업 증가, 흉벽 찰과상 또는 반상출혈이 나타날 수 있다(참고: 저산소혈증, 호흡 작업 증가 및 동요는 호흡 대상부전을 나타냄). 폐좌상의 환자는 외부적인 신체 소견이 없다. 드물게 청진으로 이상을 발견하는 경우도 있지만 동맥혈 가스 분석이 도움이 될 수 있다.

흉부 방사선 사진은 초기 평가 동안에는 도움이 되지 않고, 변화는 6시간 이내에 시작되면서 손상 후 24~48시간까지 눈에 띄게 나타난다. 흉부 CT 스캔은 조직 손상의 민감한 지표이기 때문에 타박상의 정도를 알기 위해 사용된다(그림 38-12). 타박상은 빠르게 변하며 일반적으로 72시간 이내에 개선되고 5~7일 이내에 개선된다. 치료는 초기에 정맥내 수액을 적절하게 주입하거나 저혈량성(euvolemia)이라는 증거가 나타나지 않는다면 제한될 수 있다. 폐 재확장을 촉진하기 위해 환자에게 반좌위(semi-Fowlers) 자세를 취하게 하고 폐활량 측정, 조기 이동 및 흡입, 물리요법을 시행한다.

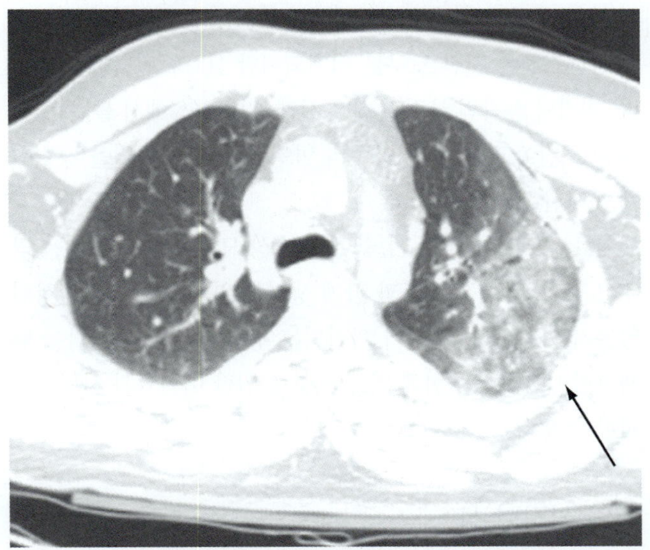

그림 38-12 흉부 컴퓨터 단층촬영 스캔에서 왼쪽 폐 타박상. 화살표는 공기가 차 있는 공간의 출혈 및 관련 부종으로 인해 고밀도 조직으로 나타나는 타박상 입은 폐를 식별한다.

(From Martin RS, Meredith JW. Management of acute trauma. In: Townsend CM Jr, Beauchamp D, Evers M, Mattox KL. *Sabiston Textbook of Surgery.* 12th ed. Philadelphia, PA: Elsevier; 2017:429.)

심장 및 대혈관 손상 Cardiac and Great Vessel Injuries

횡격막 손상 Diaphragmatic Injury

횡격막은 복강에서 흉부의 내용물을 분리하는 이중 돔 구조이다. 횡격막 손상은 주요 흉부 외상의 1~6%에서 나타나며, 인접한 중요한 장기의 손상으로 사망률은 26.3%이다. 횡격막 손상의 약 75%는 횡격막의 왼쪽에서 발생한다. 오른쪽은 간에 의해 보호되기 때문이다. 부상이 오른쪽에 발생한 경우 간 때문에 식별하기 어려울 수 있다. 횡격막 손상은 거의 단독으로 발생하지 않는다. 주로 간이나 비장과 같은 복강 내 장기 외상에 의하거나 둔기로 인한 흉부 손상과 늑골 골절과 함께 흔히 볼 수 있다.

횡격막 손상은 다른 손상으로 인해 쉽게 파악되지 않는 경우가 많아 진단을 내리는 데 문제가 될 수 있다. 진단이 늦어지는 경우가 흔하며 처음 4시간 이내에 진단을 내리지 않으면 부상이 몇 달 또는 몇 년 동안 발견되지 않을 수 있다. 자동차 충돌사고(MVC)로 인한 측면 충격 부상은 파열을 일으킬 가능성이 3배 더 높고, 정면 충돌은 복강 내 압력을 증가시켜 눈물을 유발할 수 있다.

신체 증상은 다양할 수 있으며 혈흉, 기흉, 복강내 출혈의 존재는 횡격막 파열을 나타내기도 한다. 그 외 횡격막 신경 자극으로 인해 왼쪽 어깨로 방사되는 복통(Kehr sign) 및 복부 강직, 장음의 부재 등이 있다.

방사선 사진에서 횡격막 손상이 있는 모든 환자의 10~40%에서 정상 또는 비특이적 소견을 보인다. 흉부 방사선 사진에서는 횡격막의 상승, 횡격막 그림자의 상실, 횡격막의 불규칙성 또는 종격동의 이상을 나타낼 수 있다. 안정된 환자에서 흉부 CT 스캔은 진단 도구로 선택되지만 100% 민감하지는 않다. 횡격막 윤곽의 분절 손실은 사례의 약 96%에서 볼 수 있는 흔한 소견이고, 횡격막 양쪽의 혈액은 횡격막 파열을 강력하게 시사한다.

치료는 조기 식별(둔기 및 관통 손상 모두에서)에 초점을 맞추고 출혈 및 위장 유출과 함께 생명을 위협하는 기타 손상이 있는지 파악한다. 부상이 의심되는 경우 복강과 횡격막을 탐색하면 내장 탈출, 심폐 기능 저하로 인한 이환율과 사망률을 피할 수 있다.

둔기 심장 손상 Blunt Cardiac Injury

둔기로 인한 심장 손상은 한때 심좌상, 심장 뇌진탕 또는 심장 동요(commotio cordis)로 알려져 있었다. 둔기 심장 손상은 전방 흉부 손상의 결과이다. 이러한 손상은 환자의 15~75%에서 흉골과 척추 사이가 짓눌렸을 때 심장의 비정상적 리듬을 유발한다. 전방 흉부에 외상을 입은 환자는 둔기로 인한 심장 손상을 의심해야 한다. 일반적인 손상 기전에는 핸들에 의한 충격, 넘어짐, 폭행, 물체나 큰 동물의 직접적인 타격(예: 말 발차기)이 포함된다. 이러한 기전은 둔기 심장 손상을 일으켜 판막 파열, 심근 타박상 또는 심실 파열을 유발할 수 있다.

둔기 심장 손상의 징후와 증상은 비특이적이며 종종 환자는 부정맥을 나타낸다. 임상적 증상은 무증상에서 심인성 쇼크에 이르기까지 다양하다. 많은 경우 환자가 둔기 심장 손상을 입었을 때 유일한 정보는 전방 흉부 외상의 병력이다. 흔한 증상은 흉통, 어지러움, 찰과상/반상출혈 또는 가슴 앞쪽에 보이는 가시적인 연가양흉곽이다. 둔기 심장 손상과 관련된 흉통은 허혈성 흉통과 유사하다. 그러나 허혈성 통증과 달리 둔기 심장 손상을 동반한 통증은 니트로글리세린과 같은 관상동맥 확장제에 반응하지 않는다. 심좌상의 구체적인 징후 중 하나는 조기 심실 수축(PVC, premature ventricular contractions)을 동반한 동성 빈맥이며, 환자의 약 70%에서 발생한다. 관찰된 다른 부정맥은 심방 세동/조동, 심방 및 심실 수축, 심실 빈맥/세동이다. 치명적인 부정맥과 심부전의 대부분은 부상 후 24~48시간 이내에 발생한다.

치료는 외상수술지침동부협회(EAST, Eastern Association for the Surgery of Trauma Guidelines)의 최신 권장 사항으로 시작된다. 이 지침에서는 심장 손상이 의심되는 모든 환자에 대해 ECG를 시행해야 한다고 권장한다. ECG는 우심실 손상에 민감하지 않을 수 있어 부상 진단을 위한 표준으로 사용할 수 없다. 심초음파는 심장 기능 장애를 구별하고 심낭 탐폰, 판막 파열, 심낭 삼출과 같은 심장 구조 또는 이상을 파악하는 데 유용할 수 있지만 진단도구로 사용해서는 안 되고 경식도 심장초음파(TEE, transesophageal echocardiogram)가 더 민감한 검사법으로 권장한다.

가벼운 부상은 심장 부정맥을 유발할 수 있지만 심초음파는 정상일 수 있다. 광범위한 심근 손상은 12-유도 ECG 변화, 부정맥 및 심장초음파상 심근 기능장애의 증거가 특징이다. 연속적인 ECG와 지속적인 심장 모니터링이 필수적이다. 심장 동종효소 또는 심장 바이오마커(특히 트로포닌)와 ECG 소견 둘 다 비정상인 것으로 보여질 때 임상적으로 유의한 둔기 흉부 외상을 감지하는 데 100% 민감도를 갖는 것으로 밝혀졌다. 심방 및 중격 파열은 일반적으로 잡음만 들리므로 상태에 따라 치료해야 하는데, 부정맥의 치료가 가장 중요하다.

관통성 심장 손상 Penetrating Cardiac Injuries

대부분의 관통성 심장 손상은 사람 대 사람의 폭력 또는 산업 사고로 인해 발생한다. 관통성 심장 손상의 대부분 희생자는 심장 마비나 심장 압전 또는 출혈로 인한 심각한 저혈압으로 응급실에 도착한다. 우심실이 앞쪽에 위치하기 때문에 대부분 상처를 입는 부위이다. 부상에 취약한 또 다른 부위는 좌심실과 우심방이다. 관통 부상은 다른 손상에 비해 좀 더 높은 사망률(80%)을 나타낸다. 피해자의 20~25%만이 살아서 병원에 도착한다. 응급실에 심장 손상으로 도착한 환자 중 안정적인 경우, 조기 진단과 치료로 생존 가능성이 높다. 흉부와 쇄골 중앙선, 쇄골 및 늑골의 가장자리 사이가 손상된 환자는 심장 문제를 파악하기 위해 적극적으로 평가해야 한다. Raja (2018)에 따르면, 관통성 심장 손상 후 두 가지 상태가 발생할 수 있다. 하나는 심장 손상으로 인한 흉막강내의 출혈과 그 출혈이 심낭 내에 포함되어 있는 심장 압전이다.

환자가 심장 활동이 있는 경우 ABC의 안정화 후 심장초음파검사가 권장된다. FAST 검사는 관통성 심장 손상을 식별하기 위한 99.3%의 특이도와 100%의 민감도를 갖는 조기 진단 및 최종 외과 중재로 이어졌다. 압전을 나타내는 양성반응은 검상돌기 아래 바늘 삽입의 필요성을 제시한다.

응급실에서의 즉각적인 개흉술은 관통성 흉부 외상이 있는

박스 38-9 응급 개흉술의 적응증

관통성 외상으로 인한 심장마비
현장에서 생명의 모든 징후에서 심장마비 상태일 때
수액 소생술 후 수축기 혈압 50 mmHg 미만
심장압전의 임상 징후가 있는 심각한 쇼크

둔기 외상
응급실에서의 심정지

From Raja AS. Thoracic trauma. In: RM Walls, Hockberger RS, Gauche-Hill M. *Rosens Emergency Medicine: Concepts and Clinical Practice.* 9th ed. Philadelphia, PA: Elsevier; 2018:395.

일부 환자에게 적용될 수 있다. 심근, 폐 또는 대혈관의 구멍은 수술실이 준비되는 동안 도뇨관 풍선, 봉합사, 스테이플, 클램프 또는 손가락으로 일시적으로 막을 수 있다. 박스 38-9는 응급 개흉술의 고려 사항을 설명한다.

심장 압전 Cardiac Tamponade

심장 압전은 심낭에 혈액이 빠르게 축적되어 발생한다. 이것은 심실충만이 감소할 때 발생한다. 심낭이 차면서 혈액이 심실을 압박하여 심실 충만 및 심장 박동 능력을 손상시키고 심박출량이 감소한다.

심장 압전의 전형적인 증상은 저혈압, 약한 심장소리, 경정맥 팽창(Beck triad)이라고 하는 복합적인 증상이다(그림 38-13). 저혈압은 심근 압박과 심낭에 혈액이 더 많이 축적됨에 따라 심박출량이 감소하기 때문에 나타나는 것이고, 약한 심장 소리는 심낭에 있는 혈액을 절연시키는 능력에 의해 발생하는 반면, 경정맥 팽창은 심장으로 돌아가는 혈액을 수용하기 위하여 정상적으로 확장할 수 없기 때문에 일어난다. 전형적인 증상은 저혈량증과 같이 관련된 손상 때문에 항상 분명하지 않을 수 있다. 심장압전이 악화됨에 따라 환자는 공기 부족감, 불안 및 의식 수준 저하를 나타낸다.

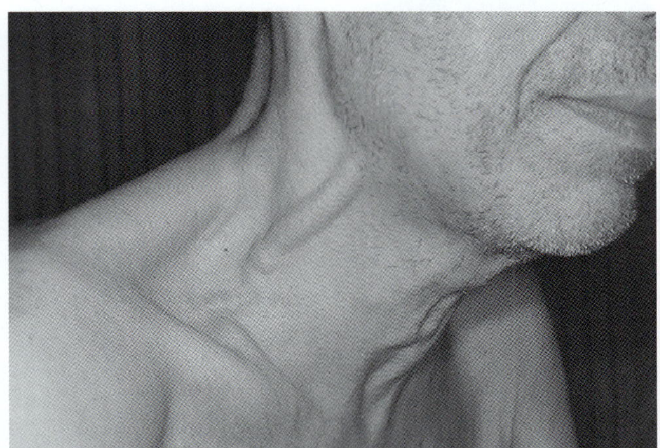

그림 38-13 심낭 압전으로 인한 경정맥 팽창(JVD).
심낭압전으로 경부 정맥이 현저하게 팽창할 수 있지만 사진의 소견은 특히 저혈량성 외상 환자에서 보편적인 것은 아니다.
(From Swartz M: *Textbook of Physical Diagnosis.* 5th ed. Philadelphia, PA: Saunders; 2005.)

정확한 평가를 위해서는 부상의 기전과 상처의 위치를 아는 것이 중요하다. 흉부 총상이나 가슴에 찔린 상처는 심장압전이 가장 의심된다. 흉부에 손상을 입은 혈역학적으로 불안정한 환자는 즉시 초음파 촬영(FAST/eFAST 검사)을 사용하여 압전을 즉시 평가해야 한다. 안정한 환자에게 심전도와 검상하 심막창(subxiphoid pericardial window)이 진단 도구로 선택된다.

심낭천자(그림 38-14)는 심낭압전을 가진 몇몇 환자의 생명을 구할 수도 있으나, 이는 수술적 치료를 기다리면서 심장 기능을 향상시키기 위해 시행하는 일시적인 시술이다. ECG는 일부 특이성이 있지만 심낭 삼출 및 압전 진단에 대한 민감도가 낮다. Pulsus alternans (P-QRS-T에서 전압의 박동 교대)는 심낭 삼출 및 심장 압전이 있는 환자에서 발생할 수 있는데, 낮은 QRS 전압과 동성 빈맥을 나타낼 수도 있다. 환자의 생존을 위해서는 조기 발견과 즉각적인 중재가 필수적이다.

대동맥 파열 Aortic Disruption

둔기 외상으로 인한 대동맥 파열 환자의 대다수(60~90%)는 현장에서 사망한다. 병원 도착까지 생존한 환자의 경우에도 50%가 24시간 이내에 사망한다.

대동맥 손상은 일반적으로 고속 자동차 충돌 사고(MVC)와 급격하게 낙하하는 것과 같은 수평, 수직 가속 또는 감속과 관련이 있다. 안전벨트와 에어백을 사용한다고 해서 이러한 유형의 부상을 예방할 수는 없다. 전단력(sheering force), 척추에 의한 대동맥의 압박, 손상으로 인한 혈관 내부의 압력 증가는 대동맥을 파괴하는 원인이 된다. 상처의 대부분 공통된 위치는 동맥궁, 대동맥 뿌리, 협부 및 횡격막 틈새이다. 그림 38-15는 하행 대동맥과 복부 대동맥의 해부학을 설명한다.

심각한 감속 손상을 입은 모든 환자에서 대동맥 파열의 가능성을 고려해야 한다. 환자는 흉통이나 견갑골 사이의 통증을 호소할 수 있으며, 다른 증상으로는 호흡 곤란과 객혈이 있다.

PERICARDIOCENTESIS (SUBXIPHOID APPROACH)

1

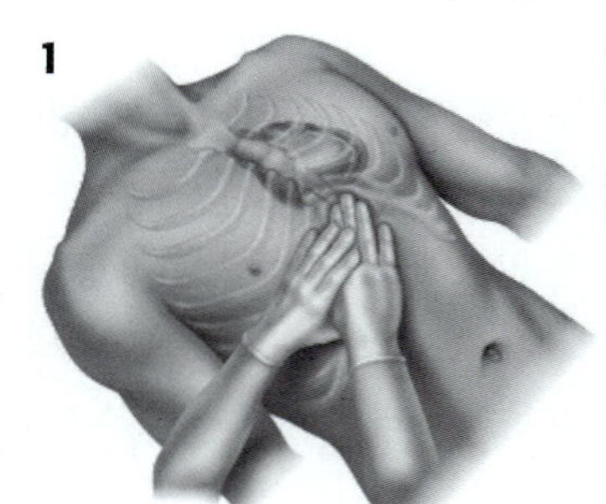

환자를 검사하여 검상돌기와 늑골의 끝부분을 촉진한다.

소독약으로 해당 부위를 소독하여 준비하고 국소 마취를 실시한다.

2

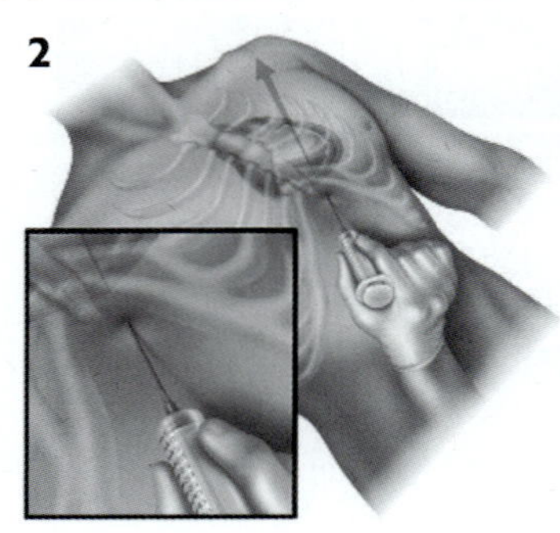

바늘 1 cm 을 30도 각도로 왼쪽 검상돌기 각도보다 아래쪽으로 피부에 삽입한다. 왼쪽 어깨를 겨누어 삽입한다.

3

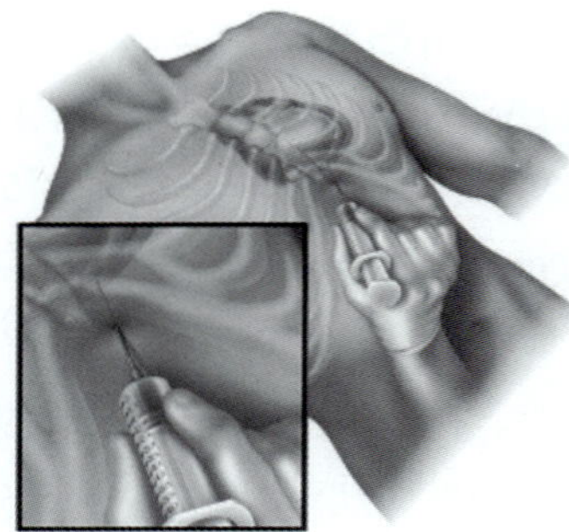

바늘을 전진시키는 동안 흡인하고 체액이 역류하는지 살펴본다.

만약 역류한다면 바늘 삽입은 중지한다.

4

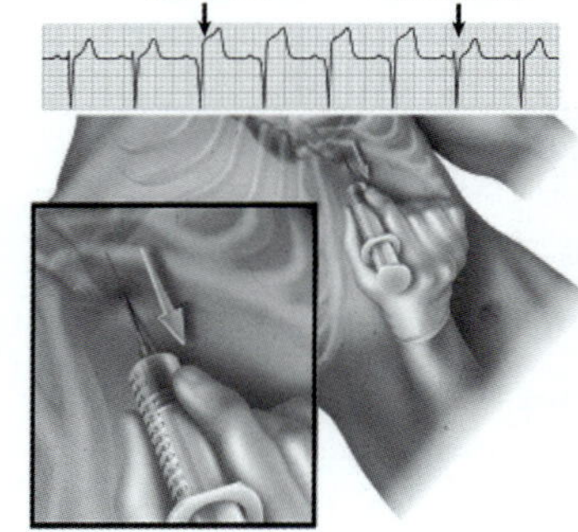

심전도 모니터링을 사용하는 경우 바늘이 전진하는 동안 이상 여부를 관찰한다. 이상이 보이는 부분은 심막에 닿았음을 나타내므로 이 경우 바늘을 약간 빼낸다.

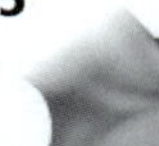

5

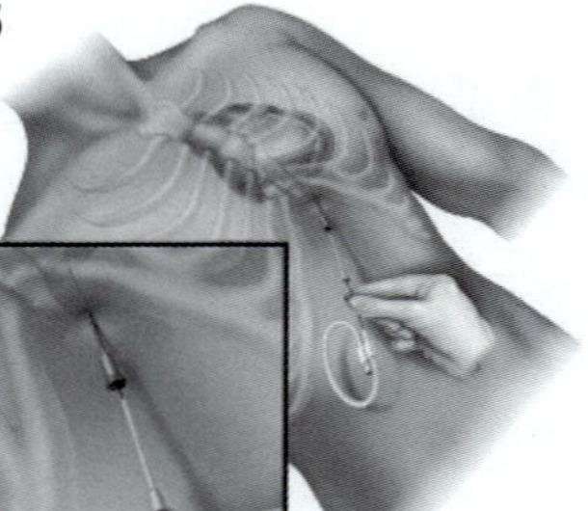

J-팁 가이드 와이어를 바늘을 통과하여 심박으로 이동시킨다.

6

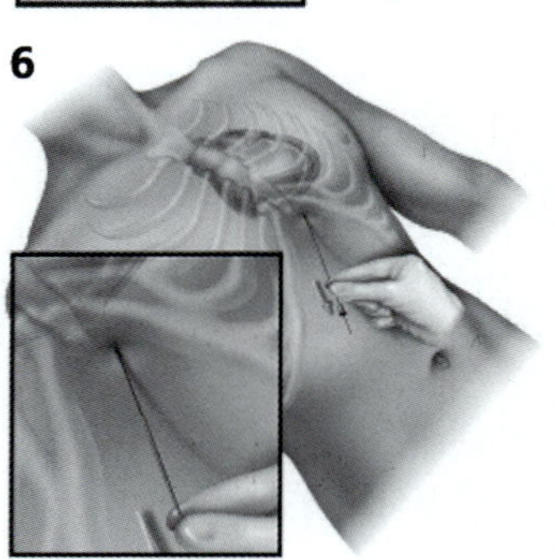

가이드 와이어를 심막에 그대로 두고 바늘을 제거한다.

7

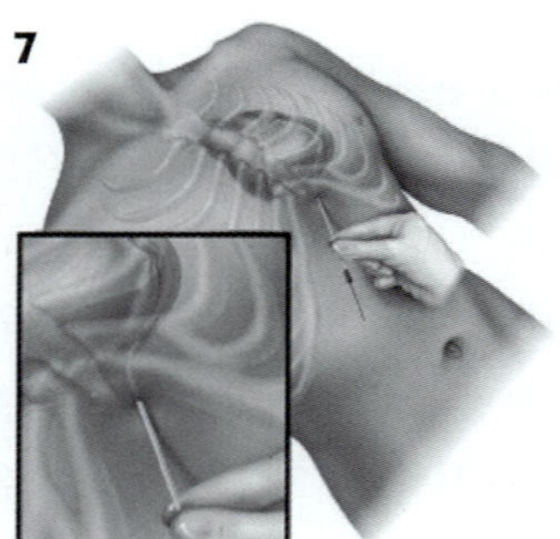

와이어 뒤로 6~8 Fr dilator를 전진시킨 후 dilator를 제거한다.

8

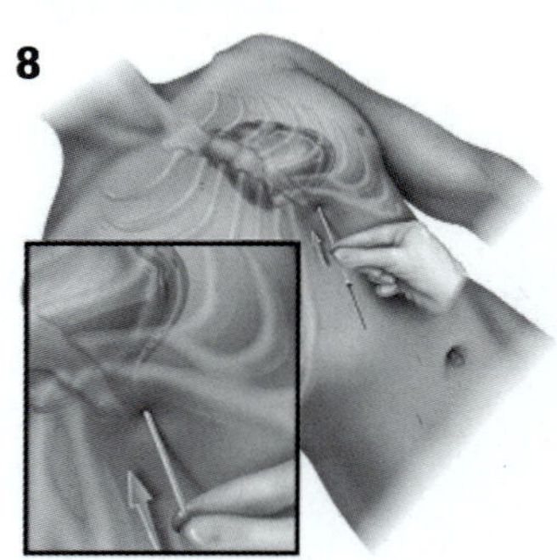

6~8 Fr 카테터를 심막으로 이동시킨다.

9

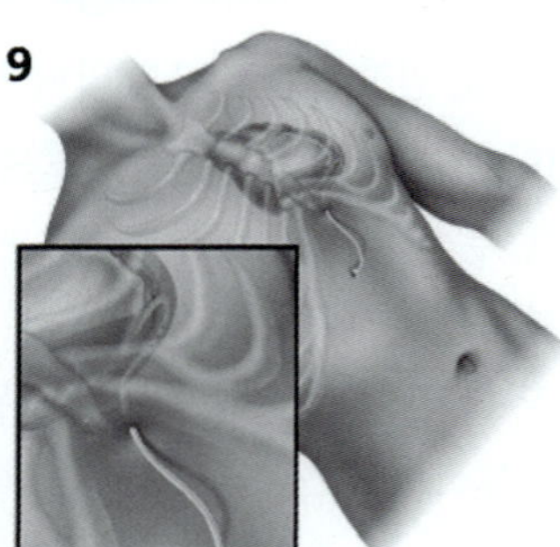

와이어를 제거하고 심낭액을 배출한다.

그림 38-14 심낭천자 (컬러 삽화 753p 참고)

(From Custalow CB: *Color Atlas of Emergency Department Procedures*. Philadelphia, PA: Saunders: 2005. In: Roberts JR, Custalow CB, Thomsen TW, eds. *Roberts and Hedges, Clinical Procedures in Emergency Medicine and Acute Care*. 7th ed. Philadelphia, PA: Elsevier: 2019.)

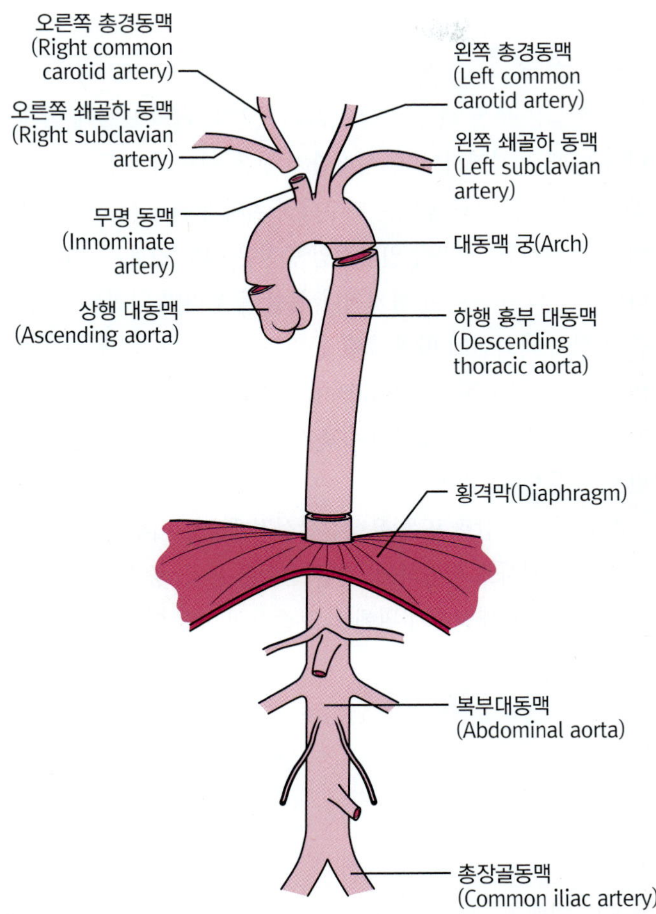

그림 38-15 하행 및 복부 대동맥의 해부학

(From Day M W. Thoracic and neck trauma. In: Emergency Nurses Association. *Trauma Nursing Core Course: Provider Manual.* 7th ed. Des Plaines, IL: Emergency Nurses Association. 2014;138.)

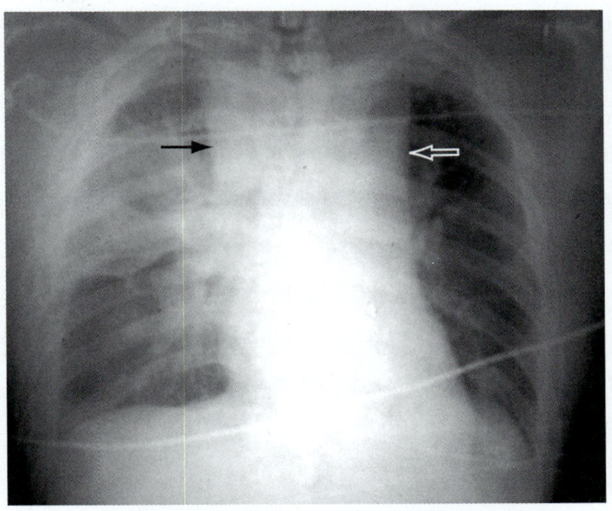

그림 38-16 흉부 방사선 사진은 확장된 종격동을 보여준다.

(From Raja AS. Thoracic trauma. In: Walls RM, Hockberger RS, Gauche-Hill M. *Rosens Emergency Medicine: Concepts and Clinical Practice.* 9th ed. Philadelphia, PA: Elsevier; 2018:399.)

박스 38-10 대동맥 둔상 손상에 대한 흉부 X선 소견

넓어진 종격동(누운 자세에서 8 cm 이상, 똑바로 세웠을 때 6 cm 이상)
뚜렷하지 않거나 비정상적인 대동맥 윤곽이 가려진 대동맥 손잡이
비위관(NG) 또는 입위관(OG)이 옮겨진 기관 L의 이탈
왼쪽 주기관지의 함몰
전방-후방(AP) 창의 손실
확장된 척추주위 및/또는 기관 주위 줄무늬
좌측 정점 흉막 캡
좌측의 큰 혈흉/흉막 유출

From Hapugoda S, D'Souza D. Thoracic aortic injury. https://radiopaedia.org/articles/thoracic-aortic-aortic-injury?lang=us Published 2018 Accessed June 7 2019.

대동맥 판막이 손실된 경우 전흉부 위로 수축기 잡음이 크게 들릴 수 있고, 출혈성 쇼크의 증상이 나타나게 될 수도 있다. 고혈압은 중요한 임상 징후일 수 있고, 좌우 팔의 혈압(BP)값에 불일치가 나타날 수 있는데, 이것은 상처의 수준에 따른다. 상지의 혈압과 맥박이 증가하는 반면에 하지의 혈압과 맥박은 감소하거나 결여된다. 하지마비도 나타날 수 있다.

대동맥 파열을 위한 대부분의 공통된 검사는 흉부 영상 검사이다. 가장 흔한 소견은 종격동의 확장이다(그림 38-16). 앙와위 흉부 단순 X선 검사는 종격동 확장을 적절하게 보여주지 못하거나 비만 환자에서 잘못된 것으로 나타날 수 있다. 다른 흉부 단순 X선 검사는 박스 38-10에 설명되어 있다. 대동맥 손상을 식별하기 위한 진단의 표준은 흉부 CT 스캔으로, 외상성 대동맥 손상의 경우에 시행하나 이것 역시 위양성 판독을 수반한다. 따라서 이러한 진단법에 대한 정확한 이해가 필요하다.

응급실에서 안정 및 관리를 위해서는 직경이 큰 정맥 카테터를 삽입하고 혈액형에 맞는 혈액을 모으고 교차시험법을 하는 것이 포함된다. 최종 외과적 중재가 수행될 수 있을 때까지 혈압의 세심한 조절이 필수이고, 생명을 위협하는 두개내 또는 복강내 손상 또는 심한 후복막 출혈이 있는 환자와 감염 위험이 높은 환자의 경우에는 수술 지연을 고려해야 한다. 혈압의 세심한 조절(수축기 혈압은 100~120 mmHg 사이를 유지해야 함)은 필수이며 혈압 관리의 목적은 지속적인 박리 및 파열의 가능성을 줄이는 것이다. 속효성 적정 차단제인 에스몰롤

(esmolol)은 이상적인 약물로 1분에 걸쳐 0.5 mg/kg의 일시 투여를 시작한 다음 분당 0.05 mg/kg을 주입한다. 니트로프루시드 나트륨(nitroprusside sodium)과 달리 맥압을 낮추고 대동맥의 손상되지 않은 외막에 대한 전단 효과를 최소화한다. 혈압이 계속 상승하면 추가적인 혈압 조절을 위해 니트로프루시드를 추가할 수 있다.

대동맥 파열에 대한 최종 치료는 즉각적인 외과적 교정으로, 수술적 치료를 받은 환자들이 가장 높은 생존율을 보였다. 혈관 내 치료(흉부 혈관 내 대동맥 복구 또는 TEVAR)는 특히 낮은 사망률을 보여주었다.

식도 손상 Esophageal Injury

식도 손상은 보통 관통 외상으로부터 온다. 거의 드물게 발생하나 때때로 치명적이다. 이러한 손상은 식도의 모든 영역이 종격동에 직접 접근해 있는 해부학적 위치와 관련 되어 사망률이 높게 나타난다. 가장 일반적인 증상은 식도 경로를 따라 나타나는 흉막 통증이며 삼키거나 목을 구부리면 악화된다. 염증 과정이 악화됨에 따라 호흡 곤란도 발생한다. 목과 종격동의 피하 공기는 환자의 약 60%에서만 존재한다. 종격동 공기가 심장을 둘러싸기 때문에 수축기 동안 크런치 소리(함만 크런치)가 들릴 수 있다.

기도 관리는 삽관 또는 윤상갑상선절개술로 이루어진다. 진단은 식도 검사로 확인하고, 긴급 수술은 누공, 종격동염 또는 농양의 형성을 예방하기 위해 식도 손상의 90% 이상에서 시행한다.

요약

흉부 외상은 관리하기 어렵고 복잡하며 호흡과 순환 장애로 인해 잠재적으로 생명을 위협한다. 진단 기술(즉, FAST/eFAST 검사)의 변화로 인해 이러한 심각한 손상을 조기에 식별하기가 더 쉬워졌다. 더 많은 연구를 통해 흉부 외상 관리가 크게 변화될 수 있다.

흉부 손상 환자는 신속한 평가와 중재가 필요하다. 응급 간호사는 치명적일 수 있는 흉부 외상을 예상하고 신속하게 중재해야 한다.

39

복부 및 생식기 외상

Abdominal and Genitourinary Trauma

Vicki Bacidore

둔기(80%) 또는 관통(20%)으로 생기는 복부 부상은 상당한 수의 사망을 초래한다. 자동차 충돌 사고(MVC)와 낙상/추락은 둔기 외상의 주요 원인인 반면, 총상과 자상은 관통 외상의 가장 흔한 원인이다.

복부 외상과 감염으로 인한 대량 출혈은 높은 사망률과 이환율로 이어진다. 복부 부상은 예방 가능한 사망의 가장 흔한 원인 중 하나로 응급 의료 제공자가 인식하지 못하거나 놓쳤을 때 발생한다. 응급 간호사는 처음에 다른 모든 외상 환자와 동일한 방식으로 복부 외상 환자를 관리해야 한다. 부상의 기전을 확인하고 환자의 혈역학적 상태를 이해하는 것이 치료의 우선순위를 결정한다. 또한 기도, 호흡, 순환 및 장애에 대한 신속한 평가와 동시에 응급 관리가 이루어져야 한다.

둔기 부상은 자동차 충돌 사고에서 가장 많이 발생한다. 이러한 부상은 종종 전단, 찢어짐 또는 직접적인 충격의 기전과 관련이 있다. 관통 상해보다 사망률이 더 높으며, 감지하기가 어려운데 종종 머리, 가슴 및 사지의 다른 손상과 수반되기 때문이다. 다발성 복부 장기 손상은 사망률과 높은 관련이 있다. 관통 부상은 종종 총상이나 찌르는 것 등 날카로운 물체로 인해 발생할 수 있다. 칼에 찔린 부상은 총상보다 거의 3배 더 많이 발생하고 일반적으로 사망률이 훨씬 낮은 반면, 혈관 구조를 포함할 가능성이 더 크다. 총상은 총알과 직접 접촉하지 않는 구조물에 손상을 줄 수 있고, 관련된 힘 때문에 상처가 스스로 닫힐 수 있어 조직 손상을 정확하게 추정하기 어렵다. 제34장에서는 부상의 기전에 대해 더 자세히 설명한다.

해부학 및 생리학 ANATOMY AND PHYSIOLOGY

복부의 해부학적 지식은 중공장기 손상, 혈관 손상, 고형 장기 손상 또는 후복막 부위 손상과 같은 손상 패턴을 고려할 때 중요하다(그림 39-1). 타원형인 복강은 흉강을 복부에서 분리하는 큰 근육인 돔형 횡격막에서 골반 가장자리까지 확장된다. 골반 가장자리는 L5와 S1 사이의 추간판에서 치골 결합까지 비스듬히 뻗어 있다.

복부는 앞쪽 복부, 옆구리, 뒤쪽 복부 또는 등의 세 부분으로 나뉜다. 복강의 바깥쪽 경계는 몸 앞쪽의 복벽과 몸 뒤쪽의 복막면이다. 앞쪽 복부는 유두 높이 또는 4번째 늑간 공간에서 흉부 아래쪽으로 확장되어 사타구니 인대와 치골 결합 아래쪽까지를 말한다. 옆구리는 6번째 늑간 공간에서 장골 능선까지의 전방 및 후방 겨드랑이 선 사이의 영역을 포함한다. 등은 견갑골에서 장골능까지로 가슴과 배의 반대쪽을 지칭한다. 옆구리와 등은 두꺼운 복벽 근육으로 이루어져 저속 관통 외상으로부터 해당 부위를 보호한다.

복막 Peritoneum

복막은 복부 구조를 덮는 매끄러운 장막이며 마찰 없이 내장이 복부 내에서 움직일 수 있도록 한다. 벽측 복막은 복벽을 둘러싸고 있으며 장측 복막은 내부 장기의 표면을 싸고 있다. 장간막은 복막의 두 층으로 내부 장기와는 폐쇄되어 있고 복벽과 연결되어 있으며 대장 및 소장에서 볼 수 있다. 후복막강(예: 신장, 결장의 일부, 십이지장, 췌장, 대동맥 및 하대정맥[그림 39-2])은 부분적으로만 복막으로 덮여 있고, 남성의 경우 복막이 닫혀 있지만 여성의 경우 나팔관의 끝이 복막과 연결되는 곳에서 열려 있다.

고형 장기/기관 Solid Organs

간은 단단하며 복부에서 가장 큰 장기로, 우측상복부(RUQ, right upper quadrant)에 위치하며 매우 큰 혈관 기관이다. 순환은 간동맥과 문맥을 통해 이루어지며 전체 심박출량의 약 30%를 차지한다. 대사 기능 외에도 간은 지방 유화와 지방산 흡수를 돕기 위해 담즙을 방출한다. 또한 주어진 시간에 최대 500 mL의 혈액을 걸러내고 저장한다.

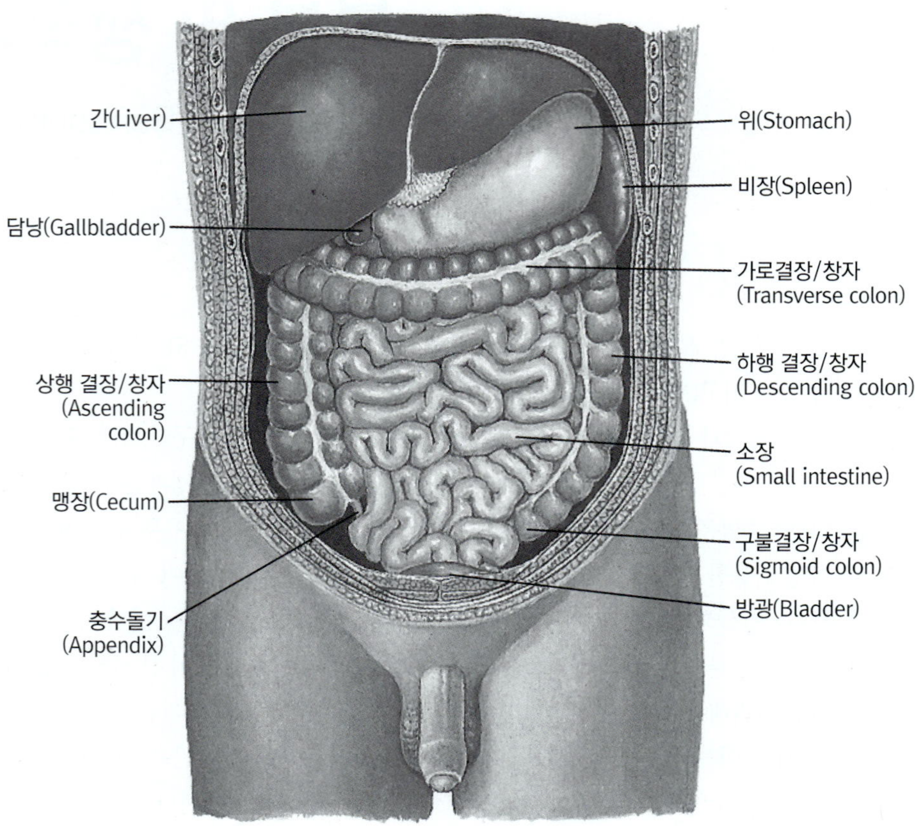

그림 39-1 복부내장

(From Seidel HM, Ball JW, Dains JE, Benedict, GW. *Mosby's Guide to Physical Examination*. 6th ed. St Louis, MO: Mosby; 2006.)

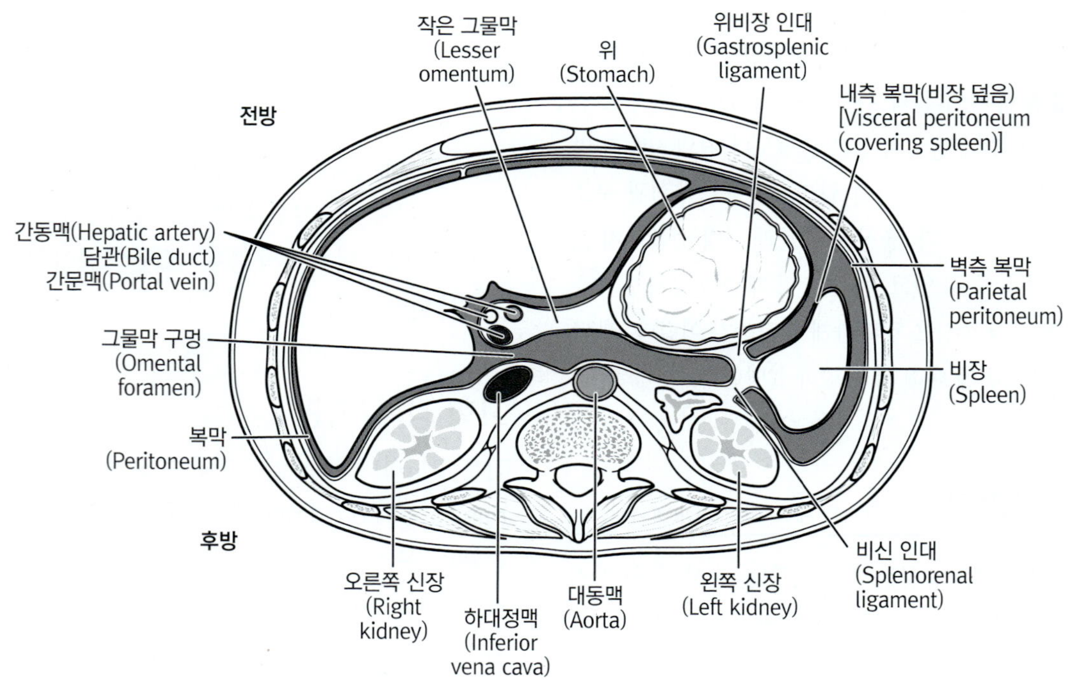

그림 39-2 후복막 구조

비장은 9번째에서 11번째의 좌측상복부(LUQ, left upper quadrant)에 위치한 큰 혈관기관이다. 비장은 박테리아 제거를 위해 신체의 면역 기능에 중요한 역할을 담당하며, 최대 200 mL의 혈액을 걸러내고 저장한다.

담낭은 간에서 생성되는 소화 효소 중 하나인 담즙의 저장고 역할을 하는 곳으로 간의 하부 표면에 위치한 주머니 모양의 기관이다. 주기능은 담즙의 저장을 담당한다.

신장은 12번째 흉추에서 3번째 요추의 위치해 있는 후복막 기관이다. 신장은 위, 비장, 결장 굴곡부 및 소장의 뒤쪽에 있다. 지방 조직의 캡슐과 위치를 유지하는 신장 근막 층으로 둘러싸여 있다. 척추 등 근육 및 복부 내장으로 잘 보호되며 혈액을 걸러내고 소변의 형태로 신체 노폐물을 배출한다.

췌장은 후복막에서 복부의 후벽을 따라 위 뒤에 위치한다. 외분비선 세포는 효소, 전해질 및 중탄산염을 생성하여 영양소의 소화 및 흡수를 돕는다. 내분비선 세포는 탄수화물 대사에 관여하는 인슐린, 글루카곤 및 성장억제호르몬(somatostatin)을 생성한다.

중공장기/기관 Hollow Organs

위는 7번째에서 9번째 사이 늑골에 위치하며 간과 비장 사이의 좌측상복부에 있다. 위로 들어가는 것은 분문 괄약근에 의해 조절되고, 출구는 유문 괄약근에 의해 조절된다. 위는 음식을 저장하고 산성 위액을 분비하고 음식을 섞은 다음 혼합물을 십이지장으로 밀어낸다.

소장은 유문 괄약근과 연결되어 있으며 길이가 약 7 m이므로 복강의 대부분을 차지한다. 십이지장, 공장 및 회장의 세 부분으로 구성되며 효소를 방출하고 소화와 흡수를 돕는 기능을 한다.

대장의 길이는 약 1.5 m이다. 회장과 연결되고 직장에서 끝난다. 상행 결장, 횡행 결장, 하행 결장 및 S자 결장으로 구성된다. 대장의 주요 기능은 물과 영양분을 흡수하고 배설물을 저장한다.

방광은 소변을 저장하는 복막외 기관이다. 비어 있으면 골반강에 있고 가득 차면 복부로 확장될 수 있다. 혈액은 장골 동맥으로부터 공급받는다. 요관은 신장에서 방광으로 소변을 운반하는 한 쌍의 두꺼운 벽, 속이 빈 관이다. 여성의 요도는 짧고 치골 결합에 의해 잘 보호되는 반면 남성의 요도는 길이가 약 20 cm이고 대부분 몸 밖에 있다.

생식 기관 Reproductive Organs

복부에는 생식 기관도 포함되어 있다. 여성의 생식 기관에는 임신 중 태아의 착상, 성장 및 영양 공급을 가능하게 하는 배 모양의 기관인 자궁이 있다. 자궁의 양쪽에는 난소가 하나씩 있으며, 난소는 난자 및 여성의 생식 기능을 조절하는 호르몬을 생산한다.

남성의 생식 기관에는 음경, 고환이 포함된다. 음경은 한 쌍의 음핵해면체(corpora cavernosa)와 한 개의 요도해면체(corpus spongiosum)의 세 혈류부로 구성된다. 고환과 부고환은 음낭내에 위치하며 고환의 혈류는 고환동맥, 정관으로 가는 동맥, 고환거근(cremasteric) 동맥들에서 정액대(spermatic cord)를 경유하여 받는다. 음낭은 피부의 얇은 층으로 덮여 있으며 대퇴동맥과 내음부동맥으로부터 혈류공급을 받는다.

혈관계 구조 Vascular Structures

복부 대동맥은 중앙에서 약간 좌측에 위치하고 골반 근처에서 장골동맥(iliac artery)으로 갈라진다. 복부 장기들은 복부 대동맥에서 기시하는 세 개의 단독동맥(celiac, superior, inferior artery)으로부터 혈류를 공급받는다. 하대 정맥은 복부의 주요 정맥이다.

환자 사정 PATIENT ASSESSMENT

병력 History

복부 외상이 있는 환자는 뚜렷한 손상을 보이지 않을 수 있으므로 환자의 주 호소와 손상 기전에 따라 복부 외상을 파악해야 한다. 복부 외상은 광범위한 손상 또는 설명할 수 없는 저혈압 또는 빈맥의 병력을 가진 환자의 경우는 주의를 해야 한다. 복부 통증, 경직 또는 경련에 대한 호소는 복강 내 손상의 전형적인 징후이다. 복부내의 혈액은 하부의 횡격막 표면과 어깨 방사통의 원인이 되는 횡격막 신경을 자극한다. Kehr sign으로 알려진 이것은 비장 손상 가능성을 알 수 있게 한다. 환자의 병력과 사정 외에 다음과 같은 추가 평가내용이 포함된다.

1. 복통, 압통, 또는 복부 팽창 존재
2. 부상의 기전 및 병원 전 세부 사항은 부상 가능성을 시사한다.

3. 가슴 아래 또는 골반 부상
4. 고속 충돌 또는 차량에 상당한 변형이 있는 충돌(특히 환자가 벨트하지 않은 경우)
5. 사망 또는 중상을 입은 자동차 충돌 사고(MVC)
6. 무방비 상태의 부상(오토바이 충돌 등)
7. 진단이 지연되는 경우 견디지 못함(예: 고령자, 심각한 동반 질환이 있는 사람)
8. 외부의 충격으로 인한 부상(예: 장골 골절)
9. 의식 수준 저하/감각 장애
10. 진통제(예: 에탄올, 아편제)

손상 기전 Mechanisms of Injury

부상의 기전, 가해진 힘의 유형, 부상당한 장기 조직의 밀도를 이해하면서 사정하고, 특정 장기 침범을 예측함으로써 외상 팀을 도울 수 있다. 둔기 또는 관통 복부 외상은 내장에 광범위한 손상을 일으켜 막대한 출혈, 장 내용물의 복막강 내 유출 및 복막염을 유발할 수 있다.

둔기 외상 Blunt

둔기 외상으로 인한 광범위한 손상은 모든 복부 장기를 위험에 빠뜨린다. 둔기 외상으로 가장 많이 손상되는 장기는 비장, 간 및 소장이다. 둔기 부상의 생체 역학은 직접적인 에너지 전달에 의한 압박 또는 분쇄를 포함한다. 압축력, 전단력 또는 신축력이 조직 허용 한계를 초과하여 고형장기(간, 비장)의 손상이나 공동장기(위장관)의 파열을 초래할 수 있다. 부상은 또한 신체 내 장기의 움직임으로 인해 발생할 수 있다. 일부 장기는 제자리에 단단히 고정되어 있는 반면, 다른 장기는 장의 장간막 부착과 같은 인대에 의해 반 고정되어 있다. 제자리에 반 고정되어 손상을 받기 쉬운 구조의 예로는 장간막과 소장, 특히 트리아츠 인대(ligament of Treitz) 또는 말단 소장과 우측 결장의 접합부가 있다. 높은 곳에서 떨어지면 독특한 부상 패턴이 생긴다. 이 경우 부상의 심각성은 높이와 피해자가 착지하는 표면의 함수로 알 수 있다. 수직 낙상으로 인한 복강 내 부상은 드물고, 공동 장기의 내장 파열이 가장 흔하며 상당한 출혈을 동반한다.

천공/찔림 Penetrating

찔린 상처와 총상은 열상으로 인해 조직이 손상된다. 찔린 상처는 복부 장기를 통과하며 간, 소장, 횡격막 및 결장을 침범한다. 찔린 상처의 외부적인 판단은 내부 손상을 과소 평가할 수 있으며 칼날의 궤적을 정의할 수 없다. 가슴 아래쪽, 골반, 옆구리 또는 등에 찔린 상처는 복부 부상을 유발한다. 총상은 소장, 결장, 간 및 복부 혈관에 가장 흔하게 발생하며 여러 방식으로 손상을 일으킨다. 총상은 파편이나 총알에서 전달되는 에너지로 장기를 직접 손상시킬 수 있다. 일단 인체에 들어가면 부서지도록 설계된 총알은 손상되지 않은 총알보다 훨씬 더 많은 조직 파괴를 일으킨다. 입구 및 출구 상처의 조직 붕괴는 총알의 궤적을 추정할 수 있다. 일반 방사선 사진은 이물질의 위치를 파악하는 데 도움이 되어 위험에 처한 장기를 예측할 수 있다. 불행히도 총알은 직선으로 이동하지 않을 수 있고, 추정된 궤적에 근접한 모든 구조물은 손상당한 것으로 간주되어야 한다.

자동차 충돌 사고 Motor Vehicle Crashes

자동차 충돌 사고(MVC)에는 정면, 측면, 후방, 회전 및 전복의 다섯 가지 일반적인 충격 패턴이 있다. 후방 충격을 제외하고 각기 다른 기전은 복부 장기에 심각한 손상을 일으킬 가능성이 있다. 후방 충돌에서 적절한 차량 내 부속 장치를 사용하면 복부 부상을 입을 가능성이 적고, 보호 장치를 부적절하게 착용하거나 전혀 사용하지 않으면 부상의 가능성이 크다. 전복 충격은 치명적인 손상을 입힐 수 있는 가장 큰 경우로, 안전벨트를 착용하지 않은 탑승자는 차량 밖으로 탈출할 위험이 증가하면서 방향을 여러 번 바꾸고 서로 충돌하여 광범위한 손상을 초래할 수 있다.

시진 Inspection

흉부 하부를 관찰하면서 늑골 골절 및 간, 비장 또는 횡격막 손상을 나타낼 수 있는 비대칭 흉벽 움직임을 살핀다. 그리고 복부의 윤곽을 본다. 팽창되어 있는 경우 대량 출혈, 기흉, 위 팽창 또는 복막 자극에 의해 생성된 장폐색으로 인한 것일 수 있고, 평평하거나 오목한 복부는 복부 장기가 흉강으로 탈출된 횡격막 파열을 나타낼 수 있다. 멍, 찰과상 또는 열상을 평가하는데, 좌측상복부의 반상 출혈은 연조직 및 비장 손상을 나타낼 수 있다. 안전벨트 위치에 멍이나 패턴, 핸들 모양의 타박상은 심각한 손상 기전을 시사하며 기타 복강 내 손상을 의심해야 한다. 안전벨트 표시는 장간막, 장 및 요추 손상의 20%

와 관련이 있다. 쿨렌 징후(Cullen sign; 즉, periumbilical ecchymosis)는 복강내 출혈을 나타낼 수 있으나, 이 증상은 일반적으로 발생하는 데 몇 시간이 걸린다. 옆구리 타박상, Gray Turner 징후는 후복막 손상 및 출혈을 의심할 수 있고, 오래된 수술 흉터는 손상된 장기에 대한 검색 범위를 좁히는 데 도움이 될 수 있으므로 주의해야 하고, 총상이나 찔린 상처, 골반 부위에 멍이 있는지 검사한다.

타진 및 청진 Percussion and Auscultation

타진은 복부에 유동성 액체의 존재를 감지하는 데 사용하는데, 민감하고 비침습적인 기술(예: 초음파 촬영 및 컴퓨터 단층촬영[CT])을 통해 쉽게 진단하고 있다.

복부 사분위 모두에서 장음의 존재와 빈도에 대해 청진되어야 한다. 장음의 존재는 연동 운동의 지표이지만 내장 손상을 배제하는 데는 신뢰할 수 없다. 환자의 최대 30%는 복강내 출혈 또는 속이 빈 내장 파열이 있을 때 장음이 활발하게 들린다. 반대로 5분 이상 주의 깊게 들어도 장음이 전혀 들리지 않는 환자의 약 30%는 내장 손상이 없다. 복부 멍은 기저의 혈관 질환이나 외상성 동정맥루를 나타낼 수 있고, 흉강, 특히 왼쪽의 장음은 횡격막 손상이 원인이 될 수 있다.

촉진 Palpation

사분위 모두에서 통증, 경직, 압통 등에 대해 복부를 촉진한다. 반발 압통의 존재를 확인하려면 복부를 눌렀다가 빠르게 놓는다. 하부 흉곽의 마찰음(crepitus) 또는 불안정성은 비장 또는 간 손상의 가능성을 나타내고, 골반 불안정성은 하부 요로 손상뿐만 아니라 골반 및 복막 후 혈종의 가능성을 나타낸다.

초기 안정화 Initial Stabilization

복부 또는 비뇨생식기(GU) 외상 환자의 초기 안정화는 주요 외상 환자와 동일한 순서로 기도, 호흡 및 순환을 확보하는 것으로 시작된다. 결정질 용액(crystalloids) (예: 젖산 링거 용액 또는 생리 식염수), 혈액 제제 및 약물 투여를 위해 2개의 큰 정맥(IV) 카테터를 확보해야 하고, 가임기 여성에 대해서는 임신 테스트를 시행한다. 따뜻한 담요와 미리 데워진 액체를 사용하는 것을 포함하여 저체온증을 예방하기 위해 노력해야 한다.

약물 Medications

진통제 Analgesia

통증 완화는 대부분의 손상에 필요하다. 모르핀 황산염(morphine sulfate) 2~5 mg 또는 0.1 mg/kg IV가 일반적으로 사용되지만 펜타닐(fentanyl) 50~100 mcg IV의 경우 혈역학적 특성으로 인해 통증 조절을 위한 1차 약제로 사용할 수 있다. 모르핀보다 히스타민 방출이 적어 저혈압을 덜 유발하고, 작용 시간이 짧기 때문에 연속 검사가 필요한 외상 상황에서 유리할 수 있다. 비스테로이드성 항염증제와 같이 항혈소판 활성이 있는 약물을 피한다.

항생제 Antibiotics

장 천공의 경우 혐기성균과 대장균군이 우세한 균으로 복강내 패혈증의 발생을 줄이기 위해 항생제를 투여해야 한다.

응급실 중재 Emergency Department Interventions

도뇨관 삽입 Urinary Catheter

주요 외상이 있는 환자의 소변량을 모니터링하기 위해 요도 카테터를 삽입해야 한다. 둔상이 심한 환자에게 도뇨관을 삽입하기 전에 직장 검진을 통해 전립선의 위치를 확인하고 직장 출혈이 있는지, 괄약근 긴장도를 확인해야 한다. 요도의 혈액, 음경 또는 회음부 혈종, 전립선 전위, 심각한 골반 전방 골절로 요도 손상이 의심되는 경우 요도 카테터 전에 역행성 요도 조영술을 시행해야 한다.

위감압 Gastric Decompression

위관을 이용한 조기 위 감압은 복강내 내장 손상의 가능성이 있거나 사고 발생 전에 환자가 음식을 섭취하였을 때 특히 중요하다. 모든 외상 환자는 음식이나 액체 섭취를 거부하더라도 위가 가득 찬 것으로 가정해야 한다. 위관은 상부 위장관 손상을 밝히는 데 유용한 진단 도구일 수 있다. 두부 손상(예: 두개골 기저부 골절) 또는 안면 중앙부 손상이 동반된 환자에게는 비강 삽입보다 구강 삽입이 권장된다. 부상당한 환자는 특히 호흡 곤란이 있는 경우 공기를 삼키는 경향이 있다. 백 마스크 장치로 소생시킨 환자는 위장에 많은 양의 공기를 주입할 수도 있다. 결과적으로 위가 팽창하면 구토와 흡인의 가능성이 증가할 뿐만 아니라 횡격막이 상승하여 환기에 대한 저항이 증가한다.

상처 관리 Wound Care

관통 상처는 멸균 드레싱으로 덮어야 한다. 외상성 내장 적출의 경우 복강 내 내용물이 복벽을 통해 돌출되어 환경에 노출된다. 추가 부상을 방지하고 노출된 장기를 외과적 교체에 사용할 수 있도록 유지하려면 압출된 내용물을 멸균 식염수에 적신 드레싱으로 항상 촉촉하게 유지해야 한다. 적출된 장기, 특히 소장은 절대 건조되어서는 안 된다. 또한 적출된 내장을 복강으로 다시 밀어 넣지 않도록 한다. 이는 조직을 더 손상시킬 수 있다.

환자 조치 Disposition

복부 또는 비뇨생식기(GU) 손상이 의심되는 환자는 외상 외과의와 상의해야 한다. 외상 외과 의사가 없는 경우 환자를 다른 시설로 이송해야 하고, 복강내 손상이 있는 모든 환자는 응급 수술 또는 관찰을 위해 입원이 필요하다. 식별 가능한 부상이 없고 안정적인 환자는 집으로 퇴원할 수 있으며, 복강에 자상이 있더라도 창상을 살피고 표면적인 상태라면 퇴원이 가능하다. 퇴원하는 환자에게는 진단되지 않은 부상의 징후에 대해 자세한 설명이 제공되어야 한다. 환자에게 복통이나 팽만감, 메스꺼움 또는 구토, 현기증, 실신 또는 소변이 증가하거나 대변 출혈이 나타나는 경우 재방문하도록 설명하고, 모든 환자는 면밀한 추적 관찰과 반복 평가가 필요하다.

진단 검사 Diagnostic Evaluation

복부 외상이 있는 환자의 진단 평가는 환자의 혈역학적 안정성을 기반으로 한다. 복강내 손상으로 인해 혈역학적으로 불안정해지면 수액 또는 혈액 수혈을 시작하고 환자는 수술 준비를 한다. 환자의 상태가 허용되면 방사선 사진 촬영, CT, 외상에 대한 집중 평가 초음파(FAST, focused assessment sonography for trauma) 검사, 자기공명영상(MRI), 혈관 조영술, 진단 복막 세척(DPL, diagnostic peritoneal lavage) 및 복강경 검사를 포함한 주요 진단 도구를 사용할 수 있다. **표 39-1**은 둔기 복부 외상에서 DPL, FAST 및 CT 스캔의 비교를 보여준다.

영상 검사 Imaging

복부와 골반의 컴퓨터 단층촬영 스캔 Computed tomography scan of the abdomen and pelvis

조영제를 사용한 CT는 안정적인 환자의 복부 손상을 평가하는 것으로, 복강내 손상, 후복막 손상, 복강내 출혈의 원인, 때때로 활동성 출혈을 파악할 수 있다. CT 스캔은 골격 손상 평가에도 도움이 될 수 있다. CT 스캔의 한 가지 장점은 고형장기의 손상을 공동 장기의 손상보다 일찍 파악할 수 있고, 반면 췌장, 횡격막, 소장 및 장간막 손상을 감지할 만큼 정확하지는 않다. 구강 조영제는 많은 외상 센터에서 일상적으로 사용되지 않는다. 흡인의 위험이 증가하고 영상 검사를 지연시켜 잠재적으로 위험할 수 있기 때문이다. IV 조영제는 출혈을 식별하는 데 있어서 필수적이다.

외상에 대한 집중 평가 초음파 Focused assessment sonography for trauma/ultrasonography

외상에 대한 집중 평가 초음파(FAST, focused assessment sonography for trauma)는 주로 둔기 복부 외상이 있는

표 39-1 진단검사의 비교

검사	장점	단점	결과
FAST (외상에 대한 집중 평가 초음파)	비침습적 혈복막의 신속한 평가 제공	시술자 의존 속이 빈 장의 손상은 거의 확인되지 않음	DPL 만큼 정확 유체가 검은색 줄무늬로 보임 85~95% 민감도/특이도
CT (컴퓨터 단층촬영)	가장 상세한 이미지 제공 고형장기의 비수술적 관리를 결정하는 데 유용함	고가 시간소모 혈역학적으로 안정된 환자에게 사용 횡격막 및 위장관 손상을 놓칠 수 있음	높은 특이도
DPL (진단 복막 세척)	복강 내 혈액의 신속한 평가 제공 불안정한 환자, 신뢰할 수 없는 병력이 있는 환자 또는 연속적인 복부 검사를 수행할 수 없는 환자에게 유용함	침습적 절차 출혈 감염의 합병증	불필요한 개복술로 이어지는 위양성 결과가 있을 수 있음

From Emergency Nurses Association. *Emergency Nursing Core Curriculum.* 7th ed. St Louis, MO: Elsevier; 2018.

환자에서 혈액의 존재를 감지하는 데 사용되는 휴대형의 빠르고 정확하며 저렴한 진단 도구이다. 간신장, 비신장, 심낭 및 골반의 4개 영역이 검사된다(그림 39-3). FAST는 100 mL의 액체도 감지할 수 있는 매우 민감한 검사이나, 일반적으로 복부에서 최소 200~500 mL의 체액이 감지될 때까지 양성이라 하지 않는다. FAST의 단점은 공동 장기 및 후복막 손상이나 혈복막과 관련이 없는 복강내 손상을 진단할 수 없다는 것이다. 초음파 촬영은 신장 실질의 윤곽을 빠르게 파악하고 복강내 체액의 유무를 보기 위해 시행한다. 체액과 혈액을 구별하는 데 정확하지는 않으나, FAST 스캔은 외상 환자의 초기 평가에 점점 더 많이 사용되고 있다.

진단 복막 세척 Diagnostic peritoneal lavage (DPL)

FAST 검사보다 덜 유용한 것으로 간주되지만 DPL (diagnostic peritoneal lavage)은 혈역학적으로 불안정한 환자에게 복막강 내에 출혈이 있는지를 알아보는 데 사용한다. 흡인 소견이 음성이면 복강을 식염수로 세척하는 DPL을 할 수 있다. 수술이 필요한 대부분의 환자는 DPL을 하지 않는다. 금기 사항으로는 이전의 복부 수술 또는 감염, 응고 장애, 비만, 임신 2기 또는 3기인 경우는 제한한다. 모호한 소견이 있는 환자는 최소 24시간 동안 관찰해야 하는데 공동장기의 경우 많은 손상이 발생하고 그 시간 이내에 임상증상이 나타난다. 복막 아밀라아제 수치의 상승은 소장 또는 췌장 손상을 나타낼 수 있다. 위 또는 방광의 우발적 손상 위험을 최소화하기 위한 예방책으로 DPL을 수행하기 전에 위관과 요도 카테터를 삽입해야 한다.

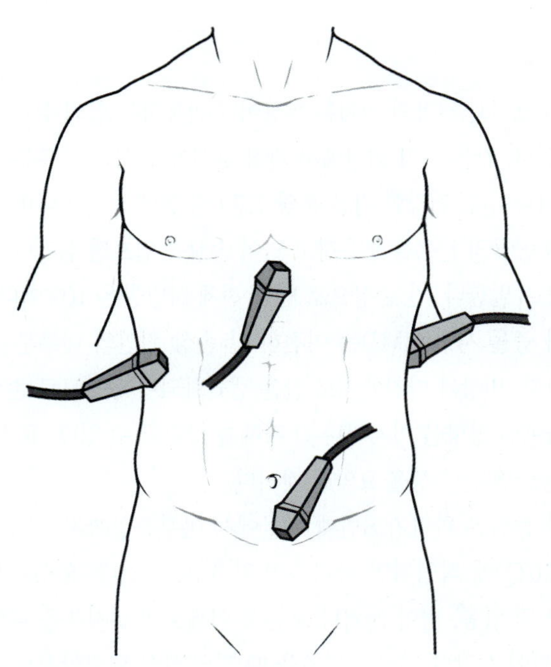

그림 39-3 외상에 대한 집중 평가 초음파(FAST)검사를 할 수 있는 4개 부위

(From Emergency Nurses Association. *Trauma Nursing Core Course Provider Manual*. 6th ed. Des Plaines, IL: Emergency Nurses Association; 2007.)

역행성 요도 조영술 Retrograde urethrography

역행성 요도 조영술은 요도 손상이 의심되는 경우와 도뇨 전에 추가 요도 손상 가능성을 방지하기 위해 시행한다. 20~30 mL의 조영제를 요도에 주입하고 방사선 사진을 얻는다. 복부 및 골반에 대한 CT 스캔은 골절로 인한 동맥 유출로 진단 및 색전 치료를 방해할 수 있으므로 본 검사 전에 시행해야 한다.

방광조영술 Cystography

방광 손상이 의심되는 경우 방광조영술이 필요하다. 요도 카테터를 방광에 직접 삽입하여 소변을 배출하고 방광을 조영제로 채운 후 작은 손상을 놓치지 않도록 방광을 완전히 팽창시키는 것이 중요하다. 그런 다음 역행성 요도 조영술에서 이미지를 얻는다.

동맥조영술 Arteriography

손상 기전이 신동맥 손상을 시사하는 경우 혈관 손상에 대한 자세한 정보를 제공할 수 있기 때문에 동맥조영술이 필요하다.

병리학적 검사 Laboratory Studies

초기 헤모글로빈 및 헤마토크릿 수치는 최근 발생한 출혈의 양을 반영하지 않지만, 이 수치는 기준선으로 작용할 수 있으며 환자가 수술을 받을 경우 중요하다. 저혈압이 없을 때 헤모글로빈과 헤마토크릿 수치의 점진적인 감소는 출혈 지속을 나타내고 혈청 아밀라아제 수치는 다른 임상 소견과 함께 해석되어야 하나, 증가하거나 지속적으로 높은 아밀라아제 수치는 췌장 손상을 암시한다.

복부 또는 골반 손상이 의심되는 환자는 요로 손상 가능성과 당뇨병 또는 수반되는 신장 실질 질환을 감지하기 위한 지침으로 요검사를 수행해야 한다. 소변 딥스틱만으로는 복부 손상을 예측할 만큼 민감하거나 특이적이지 않다. 소변 딥스틱이 헤모글로빈에 양성이지만 적혈구가 적거나 없는 경우 미오글로빈뇨를 의심해야 한다. 경미한 혈뇨의 경우 비뇨기과적 정밀검사가 필요하지 않으나 반복적인 요검사는 필요하다. 현미경적 혈뇨, heme-positive dipstick 및 총 혈뇨는 생식기 손상의 가장 강력한 지표이다. 그러나 혈뇨의 정도가 부상의 정도와 반드시 상관관계가 있는 것은 아니다. 더욱이, 둔상 또는 관통성 요관 손상은 육안적 또는 현미경적 혈뇨를 유발하지 않을 수 있다. 외상 환자의 혈뇨 평가를 위한 가장 좋은 소변 샘플은 첫 번째 소변 검체 또는 카테터 삽입 검체이다. 나중 검체는 종종 이뇨제로 희석될 수 있기 때문이다. 또한 가임 연령의 모든 여성은 소변 임신 검사를 실시해야 한다.

특정 손상 SPECIFIC INJURIES

복부 손상 Abdominal Injuries

비장 Spleen

낙상과 자동차 충돌 사고(MVC)는 일반적으로 비장을 손상시킨다. 그러나 스포츠(축구 태클 또는 라크로스 체크인)와 같은 활동에서도 부상을 유발할 수 있다. 200~300 mL의 혈액을 저장하는 비장은 둔상으로 인해 가장 자주 손상되는 기관 중 하나이나, 크기가 작고 표적이 되기 어렵기 때문에 관통 외상으로 인한 피해는 적다. 비장은 캡슐화되어 있기 때문에 부상으로 인해 캡슐만 손상되거나 실제로 비장이 골절될 수 있다. **표 39-2**는 비장 손상의 등급을 요약한 것이다. 환자의 좌측상복부(LUQ)의 좌상이나 통증을 사정할 때 왼쪽 어깨에 관련된 통증(Kehr sign)은 복막강내 혈액에 의해 횡격막이 자극을 받고 있음을 보여준다.

비장 손상은 심각한 혈역학적 불안정을 유발할 수 있다. 쇼크와 저혈압은 비장 외상 환자의 30% 미만에서 나타난다. 비장 손상이 있는 모든 환자에서 수술이 필요한 것은 아니다. 혈역학적으로 안정적인 사람은 연속적인 복부 검사, 활력 징후 및 검사실 값에 중점을 두고 비수술적으로 관리할 수 있다. 비수술적 관리는 관찰과 모니터링에서부터 비장과 그 기능을 보존하기 위한 혈관조영술/혈관색전술에 이르기까지 다양하다. 수술적 관리는 비장 손상으로 불안정한 환자나 총상 또는 막의 여러 층을 자극하는 비장 손상을 가진 경우에만 필요하다. CT 스캔은 비침습적이고 안정적인 환자에게, FAST 검사는 불안정한 환자에게 사용할 수 있다.

표 39-2 비장 손상

등급	유형	설명
I	혈종	피막하; 10% 미만의 표면적 포함; 혈종이 확장되지 않음
	열상	출혈이 없는 파열, 깊이 1 cm 미만
II	혈종	10~50% 표면적을 덮는 피막하 혈종 혈종은 확장되지 않으며 폭이 2 cm 미만인 실질 내 혈종
	열상	활동성 출혈을 동반한 피막 파열; 실질 내 손상 1~3 cm 깊이
III	혈종	50% 이상의 표면적을 포함하거나 확장되는 견갑골하 혈종; 실질내혈종 ≥5 cm 또는 확장; 활동성 출혈을 동반한 파열된 견갑하혈종
	열상	깊이가 3 cm 이상이거나 세포내 혈관이 포함된 경우
IV	혈종	활동성 출혈을 동반한 파열된 실질내 혈종
	열상	분절 열상 또는 문문혈관과 관련된 열상 비장의 25% 이상의 혈관 이탈
V	열상	부서진 비장
	혈관	Hilar 혈관 손상; 비장에 혈관이 없어짐

From Pearl WS, Todd KH. Ultrasonography for the initial evaluation of blunt abdominal trauma: a review in prospective trials. *Ann Emerg Med.* 1996;27(3):353-361.

간 Liver

간의 크기와 전방의 위치는 둔상이나 관통하는 힘의 쉬운 표적이 된다. 간은 둔기 외상에서 가장 흔하게 손상되는 복부 기관 중 하나이다. 건강한 간은 분당 1.7 L의 혈액을 걸러내며 신체 혈액 공급의 13%를 보유하고 있어 손상을 입으면 심각한 후유증을 유발한다. 간 손상으로 인한 전체 사망률은 10%이다. 자동차 충돌 사고(MVC)는 여전히 간 손상 원인의 대부분을 차지한다. 비장과 마찬가지로 간은 캡슐화되어 있으므로 손상은 캡슐에만 영향을 미치거나 간 자체를 골절할 수 있다. **표 39-3**은 등급별 간 손상을 요약한 것이다.

간 손상은 환자가 8번째 늑골에서 복부중앙까지 우측상복부(RUQ)에 직접적인 타격을 받았을 때 생긴다. 임상적으로 통증 및 압통, 멍이 들거나 오른쪽 어깨로의 방사통을 나타낸다. 간이 심각한 손상을 입었을 때 거의 항상 혈역학적으로 불안정하다. 외상 팀은 적극적인 IV 수액 주입에도 불구하고 환자가 저혈압을 유지하는 경우 급성 간 손상을 고려해야 한다.

표 39-3 간 손상

등급	유형	설명
I	혈종	간 표면의 10% 미만의 비확장성 피막하 혈종
	열상	깊이 1 cm 미만의 출혈 없는 찢어짐
II	혈종	10~50% 표면적을 덮는 비확장성 피막하 혈종; 깊이 2 cm
	열상	3 cm 미만의 실질 침투; 길이 10 cm 미만
III	혈종	피막하혈종이 표면적의 50% 이상이거나 확장되는 것; 활동성 출혈이 있는 파열된 피막하혈종; 폭이 2 cm 이상인 실질내 혈종
	열상	깊이 3 cm 이상
IV	혈종	파열된 혈종
	열상	15~25% 간엽이 파열
V	열상	75% 이상 간엽의 파괴
	혈관	주요 간정맥 손상
VI	혈관	탈장된 간

From Pearl WS, Todd KH. Ultrasonography for the initial evaluation of blunt abdominal trauma: a review in prospective trials. *Ann Emerg Med.* 1996;27(3):353-361.

CT 스캔은 비침습적이고 안정한 환자에게 불안정한 환자에게는 FAST 검사를 사용할 수 있다. 간 손상을 외과적으로 회복시키는 것은 간 손상의 범위와 혈역학적 상태에 따라 결정된다.

위 Stomach

위는 공동기관으로 쉽게 그 위치가 변하고 둔상에 의한 손상도 드물다. 반면에 크기와 앞쪽에 위치한다는 점은 관통 외상의 위험성을 증가시킨다. 생리적인 증상과 징후는 좌측상복부의 동통과 긴장감이다. 진단은 환자 평가, 위관을 통한 혈액 흡인, 복부 방사선 사진의 자유 공기(free air)의 존재를 기반으로 한다. 위 손상이 있는 모든 환자는 외과적인 천자(exploration)가 요구된다.

대장 및 소장 Large and Small Intestine

장은 복강내 공동장기이며, 왕성한 혈관상의 장기이고 다양한 지점에 고정되어 있다. 앞쪽에 위치하기 때문에 방어력이 부족하고 혈관상의 장기이고, 고정된 지점에 부착되어 있어 둔상과 관통 부상에 취약하다. 관통 외상, 특히 찔린 상처는 내장을 적출시킬 수 있다. 적출된 장기를 관리하는 것은 멸균 생리식염수를 적신 패드로 덮는데 생리식염수를 상처의 패드에 직접 붓지 않도록 주의하고 폐쇄 드레싱으로 덮어야 한다. 후방표면에 대한 관통 손상으로 인해 내장이 나올 수 있기 때문이다. IV 주입을 실시하고 수술을 준비한다. 장관계는 부적절하게 착용한 안전벨트로 인해 자주 손상된다. 손상은 파열의 원인이 되고 복강내 조각들은 화학적, 세균적으로 오염원이 된다. 장 손상의 초기 징후와 증상에는 압통과 경직이 있다. 시간이 경과하고 복막내 오염이 진행될수록 발열, 백혈구 수 증가, 복부 팽만 및 활동이 저하된 장음이 발생할 수 있다.

췌장 Pancreas

후복막강에 위치한 췌장은 고형 장기이며 간이나 위장에 의해 잘 보호되고 있으나 관통 외상으로 손상받기 쉬운 장기이다. 둔기 외상으로 인한 췌장 손상은 더 드물지만 발생할 수 있다. 핸들 바가 복부에 박혀 있을 때나 아동의 자전거 충돌은 췌장 손상을 입을 수 있다. 췌장 손상이 있는 환자는 상복부 통증 또는 요통이 나타날 수 있다. 쿨렌 징후(Cullen sign)는 종종 췌장 손상 및 췌장염과 관련이 있다. 췌장의 후복막 위치는 DPL이 췌장 손상에 대해서는 신뢰할만한 정보를 주지 못한다는 것을 말한다. 상승된 혈청 아밀라아제 또한 신뢰성을 얻지 못한다. 췌장 손상 환자의 40%가 초기에 정상적인 혈청 아밀라아제를 나타냈다. 리파아제는 췌장 손상의 지표로 간주된다. CT 스캔은 비침습적이며 췌장 손상을 감지하고 역행성 내시경 췌장 조영술은 췌장의 손상을 밝히는 데 유용하다. 내분비선과 외분비선으로서의 필수적인 기능 때문에 췌장을 보호하기 위해서는 다양한 노력이 필요하다. 췌장 손상이 있는 대부분의 환자는 다른 손상을 가지고 있으며 관련 출혈이 주요 사망 원인이다.

횡격막 Diaphragm

횡격막 파열은 둔상 또는 관통상에 의한 기전에 의해 일어날 수 있다. 간이 우측절반을 보호하고 있기 때문에 파열은 항상 좌측면에서 발생한다. 흉복강에 손상이 있는 모든 환자에게서 파열을 의심해야 한다. 횡격막 파열에서 복부 장기가 흉강으로 들어가 호흡기계를 손상시키고 이차적으로 폐를 압박할 수 있다. 흉강에서 장음이 들릴 수 있다. 호흡기계의 기능은 흉강의 음압 상실로 손상 받을 수 있고 횡격막도 기능이 떨어질 수 있다. 심박출량도 심장압박으로 인해 감소한다. 진단은 CT 스캔을 통해 흉부에서 복부 내용물이 발견된다거나 좌측 흉부에서 위관을 통해 확진할 수 있다. 이러한 환자에게는 즉각적인 외과적 치료가 필요하다. 사망률은 식별 및 치료가 지연되면 증가한다(제38장, 흉부 외상 참고).

혈관 구조 Vascular Structures

복부의 주요 혈관 구조는 복부 대동맥, 하대정맥, 장골동맥 및 간정맥을 포함한다. 혈관은 둔상 또는 관통상에 의해 손상되고, 복부 둔상을 가진 환자의 5~10%가 주요 복부 혈관에 손상을 입는다. 혈관 구조의 파괴는 심각한 출혈의 원인이 되고 복구되지 않으면 사망의 원인이 된다. 복강내 출혈로 인한 출혈성 쇼크는 종종 "치명적인 외상의 삼위일체"라고 불리는 응고병증 및 저체온증을 동반한 대사성 산증을 유발한다. 특히 불안정한 환자의 경우에는 수술에서만이 손상을 확인할 수 있고, 안정된 환자에게서는 CT 스캔 및 동맥 촬영술이 필요하다. 혈관 손상이 있는 환자의 응급 관리는 IV 주입을 실시하고 신속하게 외과적 수술을 받게 하는 것이다.

이물질 Foreign Bodies

복부 손상의 또 다른 양상은 위와 직장의 이물질이다. 이것은 섭취, 자위, 자기애, 폭행, 혹은 정신과적인 질환의 결과이다. 마약 밀수자들이 아편, 헤로인, 코카인, 암페타민 또는 기타 마약을 국가로 가져오려고 시도함에 따라 바디 패킹(즉, 마약이 들어 있는 콘돔 또는 비닐 봉지를 삼키거나 직장에 넣음)이 증가하고 있다. 가장 자주 운반되는 물질은 코카인이다. 종종 이러한 약물은 캡슐, 콘돔, 풍선, 비닐 봉지 또는 라텍스 장갑에 싸서 삼키거나 파열되기 쉬운 직장에 넣는다. 환자는 약물의 독성 영향으로 고통받을 수 있을 뿐만 아니라 위 점막에 장기간 압력을 가하여 위장 출혈에 대한 보고도 있었다. 최근 해외여행 후 약물로 유발된 독성의 징후를 보이는 경우 바디 패킹을 고려해야 한다. 초기 사정을 통해서 보면 많은 환자가 이물질에 대해서 인지하지 못한다. 주된 호소는 종종 모호하며 통증이나 불편감과 관련이 있다. 진단은 대부분 영상 검사를 통해 이루어진다. 이물질 제거는 응급실에서 행해지거나 크기, 모양 및 위치에 따라 외과적인 중재가 요구될 수 있다.

생식기 손상 Genitourinary Injuries

대부분의 비뇨생식계 외상은 둔상으로 인해 발생하며 일반적으로 생명을 위협하지는 않는다. 손상을 암시하는 위험 신호에는 다음이 포함된다.

- 옆구리, 복부, 갈비뼈, 등 또는 음낭 통증
- 배뇨장애
- 혈역학적 불안정성
- 요도 또는 질 입구의 육안적 혈뇨 또는 혈액
- 회음부 반상출혈
- 전립선이 상부로 밀림
- 골반 골절

신장 손상 Renal Injuries

신장 손상은 모든 외상 사례의 약 3%를 차지하며 복부 외상 사례의 경우 10% 정도에서 발생한다. 대부분의 신장 손상은 둔상에 의한 것이며 환자에게서 신장에 대한 복통과 압통을 평가해야 한다. 옆구리에 큰 반상출혈, 만져지는 종괴 또는 혈종이 있을 수 있다. 혈뇨, 기준 적혈구 용적률 및 신장 기능을 평가하기 위해 소변 검사를 시행, 전체 혈구수 및 화학 패널을 얻는다. CT 스캔은 다른 복부 손상도 파악할 수 있기 때문에 시행하고, 초음파촬영은 복부의 체액을 확인할 수 있다. 동맥조영술은 신동맥의 손상을 보여주는 데 가장 유용하다. 신장 손상은 위치에 따라 I에서 V까지 등급이 매겨질 수 있다(표 39-4). I~III 등급은 일반적으로 수술적 관리가 필요하지 않고, 그 이상 등급의 병변은 특히 혈역학적으로 불안정한 환자에서 신장 절제술이 필요할 수 있다.

관통상은 둔상보다 훨씬 복잡적인 손상을 일으킨다. 옆구리를 관통하는 외상의 흔적을 확인하고, 총상 궤적은 신장을 포함할 수 있어 비뇨기과 전문의와 함께 외상 외과의가 관리해야 한다. 대부분의 총상은 손상의 정도에 관계없이 수술적 처치가 필요하며 자상은 선택적으로 시행한다.

요관 손상 Ureteral Injuries

외상으로 인한 요관 손상은 드물다. 가장 흔한 손상기전은 관통상이다. 관통상은 요관 절단을 일으키기도 한다. 요관 손상 시의 징후는 특이하지 않아 진찰 시 유의해야 하고, 소변검사에서 혈뇨가 검출된다. 진단은 CT 스캔이나 동맥조영술을 시행한다. 대부분의 환자는 동반된 손상으로 인해 수술적 치료

표 39-4 신장 손상 척도

등급	손상 설명
I	타박상: 현미경 또는 육안으로 확인 가능한 혈뇨; 정상적인 비뇨기과 검사 결과 견갑하 혈종, 비확장, 열상 없음
II	신장 실질의 열상 <1 cm; 혈관 외 유출 없음 비확장성 신장 주위 혈종
III	신장 실질의 열상 >1 cm 비뇨기 유출 없음, 요 수집 시스템 개입 없음
IV	수집 시스템과 관련된 열상 말초 및 신장 주위 유출 분절성 신동맥의 혈전증 주요 신동맥 또는 정맥 손상; 출혈 조절
V	골절된 신장 주요 신동맥의 혈전증 주요 신동맥 또는 정맥의 박리

등급 I과 II 는 경미한 상태; 등급 III, IV, 및 V는 위중한 상태임
From Dixon MD, McAninch JW. American Urological Association update series, traumatic renal injuries, part 1: assessment and management. Houston, TX: American Urological Association; 1991.

를 요한다. 주로 직접적인 재문합 또는 스텐트 삽입 및 일시적 전환으로 치료한다. 복통, 발열, 백혈구 증가증이 악화되거나 체액 증가된 외상 환자는 요관 손상 가능성을 고려해야 한다.

방광 손상 Bladder Injuries

방광 손상은 발생 시점의 방광 팽창 정도에 따라 다르다. 방광이 가득 찬 상태이면 손상의 가능성이 커진다. 대부분의 방광 손상은 골반 손상, 높은 곳에서의 낙상, 하복부에 대한 물리적 공격과 관련이 있다. 이러한 기전으로 골반 골절이 방광에 천공될 수 있다. 방광 손상의 징후와 증상은 일반적으로 비특이적이지만 심한 혈뇨, 치골상 통증 및 압통, 배뇨 곤란, 방광/허벅지 주변의 멍 및 반상 출혈, 복부 팽창, 반발 압통으로 나타날 수 있다. 방광 파열 시 소변 검사에서 심한 혈뇨가 관찰되고, 총상에서는 미세한 혈뇨가 발생할 수 있다. 방광의 파열은 복부 CT에서 볼 수 있으며 더 정확한 것은 CT 방광 조영술이다. 복강내 방광 파열 시 일반적인 치료는 수술요법이고, 복강외 손상의 경우에는 방광 배액만으로 관리할 수 있다. 협착, 누공, 감염 및 장기적인 합병증을 예방하기 위해 비뇨기과적 추적 관찰과 항생제가 필요하다.

요도 손상 Urethral Injuries

대부분의 요도 손상은 둔상과 관련 있고 여성에서는 좀처럼 발생하지 않고 남성 요도가 더 길고 대부분 신체 외부에서 발견되어 대부분 남성 환자에게서 많다. 골반 손상에서 요도 손상이 동반되고 일반적으로 고에너지 충격이나 둔기 등으로 인해 남성 생식기에 가해지는 스트래들(straddle) 기전의 결과로 발생할 수도 있다. 남성 상해의 분류를 위해, 요도는 후방 부분(전립선 및 막성)과 전방 부분(구근 및 추동)으로 나뉜다. 후방 손상은 골반 골절과 관련이 있는 반면, 전방 손상은 외부 둔기 또는 스트래들 기전의 결과로 나타난다. 환자는 요도의 혈액(요도 카테터 삽입에 대한 금기), 높은 전립선 수치, 음경 또는 회음부의 통증, 부기 및 반상출혈을 호소하고, 심한 혈뇨가 흔하게 나타난다.

역행성 요도 조영술은 요도 손상의 확실한 진단법으로 방광 충만이 관찰되면 병변은 부분적인 것으로 간주되는 반면, 방광에 조영제가 없으면 완전한 파열을 나타낸다. 경미한 손상만 있는 경우는 부드러운 Foley 카테터를 조심스럽게 삽입하는 것으로 치료를 끝낼 수도 있다. 요도가 완전히 파괴되었을 경우는 치료상 방광절개술을 즉각적으로 시술해야 한다.

요도의 이물질은 일반적으로 자가 삽입한 경우이다. 주증상은 치골상부 또는 회음부 통증, 요도 분비물, 혈뇨, 배뇨 곤란, 부종 또는 농양 등을 호소한다. 면담과 병력을 통하여 임상적으로 진단하고 만성 요도염도 존재한다고 가정하여야 한다. 단순 방사선촬영에서 방사선 불투과 물체가 쉽게 관찰된다. 관리는 이물질 제거 및 합병증 치료에 중점을 둔다. 비뇨생식기 결막하부의 이물은 대개 촉지되며 내시경으로 쉽게 제거할 수 있으나 반면 격막 상부의 이물은 더 힘든 내시경 조작이나 회음부 요도 절개술 또는 치골상 방광 절개술이 요구된다.

음경 손상 Penile Injuries

음경 골절 및 손상은 일반적으로 격렬한 성교 중에 고막이 찢어지거나 터지는 듯한 소리와 함께 극심한 통증이 일어나며 그 외 부종, 눈에 띄는 기형 및 변색이 나타날 수 있다. 소변 검사에서 심한 혈뇨를 보이며, 배뇨 불능 또는 요도에 혈액이 있는 경우 요도 손상을 배제하기 위해 역행성 요도 조영술을 수행해야 한다. 기형, 발기부전, 요도협착 등의 합병증을 예방하기 위해서는 조기 외과적 치료가 필수적이다. 음경 절단은 드물기는 하나, 일반적으로 자해 또는 중장비 옷, 발기를 향상시키는

음경 링 등에 의해 손상이 유발된다. 즉각적인 재이식을 위해서는 긴급하게 비뇨기과 상담이 필요하고 성공적이기 위해서는 절단 후 최대 24시간 내에 이루어져야 한다. 음경은 식염수에 적신 거즈에 보관하고 멸균 비닐 봉지에 넣은 다음 얼음 위에 놓아야 한다.

고환 손상 Testicular Injuries

고환은 직접적인 타격, 자동차 충돌 사고(MVC) 또는 스포츠 관련 활동에 의해 손상될 수 있다. 오른쪽 고환이 높고 누운 자세로 있어 왼쪽보다 더 흔히 부상을 입는다. 부상에는 타박상, 혈류, 파열, 탈구 또는 외상성 염전이 포함된다. 환자는 음낭 부위의 심각한 통증, 부종 및 반상출혈을 호소하며, 고환 손상은 검사만으로는 구별하기 어려울 수 있어 손상 정도를 평가하려면 영상 검사가 필요하다. 초음파 검사에는 동맥 흐름을 평가하기 위한 도플러 흐름 검사가 포함되어야 하고, 비뇨기과 상담도 필요하다. 고환이 파열된 것처럼 보이면 즉시 수술을 고려하고, 합병증에는 고환 위축, 감염, 경색 및 불임이 포함된다.

사타구니 손상 Straddle Injuries

사타구니(스트래들) 손상은 추락 시 회음부에 충격을 입으면서 발생한다. 오토바이, 자전거 등에 걸터 앉거나 울타리에서 떨어질 때 생기는데 젊은 층에서 흔히 발생한다. 여성 환자에서는 회음부에 광범위한 반상 출혈과 함께 외음부의 열상이 관찰된다. 또한 질 혈종도 종종 동반되는데 후복막 공간으로 퍼질 수도 있다. 요도 및 직장 손상 여부가 동반되었는지 반드시 점검해야 한다. 치료로 열상부의 봉합과 혈종의 배출을 시행한다. 손상 직후의 급성 합병증으로 가장 흔한 것은 감염이다. 기능적으로 성기능 장애가 남을 수도 있다.

요약

복부 외상은 매우 흔하지만 다른 손상과 더불어 발생하고 있어 종종 놓치거나, 징후와 증상이 늦게 나타나는 경우 문제를 식별하기 어렵게 된다. 복부 손상의 객관적인 평가는 초음파를 시행하며 환자의 안정성에 따라 영상 검사가 뒤따른다. 관통상, 특히 고속 총상은 내부 손상의 가능성이 매우 높으므로 이러한 환자는 거의 모두 개복술이 필요하다. 둔상은 파악하기가 더 어려우며 손상의 기전에 대한 고려는 잠재된 손상을 두드러지게 한다. 응급 간호사는 해부학을 이해하고 손상 패턴과 병태생리학적 결과를 징후와 증상의 기초로 인식하여 복부 및 비뇨생식기 외상 환자의 효과적인 치료와 간호에 크게 기여할 것이다.

근골격계 및 신경혈관 외상

Orthopedic and Neurovascular Trauma

Mary Jo Cerepani

근골격 손상은 응급실에서 볼 수 있는 가장 흔한 유형의 외상 중 하나이며 장애의 중요한 원인이다. 이러한 부상의 주요 기전에는 자동차 충돌 사고(MVC), 폭행, 낙상, 스포츠 및 레크리에이션, 직장이나 집에서 입은 부상이 포함된다. 뼈, 연조직 및 관련 신경혈관 손상은 특정 절단 및 골반 골절과 같이 생명을 위협하는 출혈을 동반하지 않는 한 드물게 발생한다. 골절과 연조직 손상은 사지 장애와 통증을 수반하는 잠재적인 신경혈관 손상 때문에 주로 긴급 환자로 지정된다. 빠른 중재는 사지와 기능의 보존을 향상시킨다. 이 장에서는 일반적인 근골격계 및 신경혈관 사지 손상과 적절한 치료 중재에 중점을 둔다. 관련된 해부학 및 생리학을 간략하게 검토한다.

해부학 및 생리학 ANATOMY AND PHYSIOLOGY

근골격계 및 관련 신경 혈관 구조는 뼈, 관절, 힘줄, 인대, 근육, 혈관 및 신경으로 구성된다. 골격계에는 206개의 뼈가 포함되어 있어 신체와 장기를 지지하고, 힘을 주고, 움직이고, 보호한다. 뼈는 칼슘과 인을 포함한 많은 미네랄을 저장하고 혈구 생성에 관여한다. 뼈는 긴뼈, 짧은 뼈, 납작뼈, 불규칙한 뼈 등의 모양으로 특징지어지며, 독특한 기능이나 목적에 적합한 특정한 뼈의 모양을 하고 있다. 골격은 해면골과 피질골의 두 가지 유형으로 구성된다. 해면골은 두개골, 척추, 골반 및 장골 말단에서 발견된다. 피질(밀집한) 뼈는 긴 뼈에서 발견된다. 혈관이나 신경 및 림프관으로부터 영양을 공급받은 뼈는 뼈조직을 구성하고 부상에서 복구할수 있도록 한다. 골막은 뼈를 덮고 근육이 부착되는 지점과 기본 뼈 조직에 대한 혈액 공급을 제공한다.

뼈는 인대라고 하는 탄력 있는 섬유질 결합 조직의 밴드를 안정화시켜 다른 뼈에 연결된다. 근육과 뼈를 연결하는 비탄성 섬유질은 힘줄이다. 갈비뼈 사이, 비중격, 귀, 후두, 기관, 기관지, 척추뼈 사이, 관절면에서 발견되는 조밀한 결합 조직을 연골이라고 한다. 연골에는 제한된 혈관 공급이 있는 반면, 뼈 조직에는 풍부한 혈관 구조가 있다.

관절은 비활막(움직이지 않고 약간 움직일 수 있음)과 활막(자유롭게 움직일 수 있음)으로 분류된다. 활액 관절은 연골로 덮인 두 개의 관절면을 가지고 있으며 두 층의 활막 주머니로 둘러싸여 있다. 전체 관절은 조밀한 인대 물질로 둘러싸여 있다. 관절은 가동성과 안정성, 굴곡과 신전, 내회전과 외측회전, 외전과 내전을 제공한다. 관절 운동은 관절 위에 있는 근육과 인대에 의해 향상된다.

신경과 동맥은 뼈와 근육군에 매우 근접해 있으며, 영양분을 공급하기 위해 골막 전체에 세동맥이 분포되어 있다. 신경은 감각과 움직임을 제공한다. 뼈 구조에 대한 동맥 및 신경의 근접성은 연조직, 근육, 뼈 또는 관절에 대한 외상으로 인한 부상의 위험을 증가시킨다.

환자 사정 PATIENT ASSESSMENT

근골격계 외상의 평가는 기도, 호흡 및 순환(ABC) 평가로 시작된다. 신속한 평가는 머리, 경추, 가슴 및 복부의 주요 부상을 식별하고 필수 개입의 우선순위를 지정한다. 생명을 위협하는 부상이 없는지 확인한 후 간호사는 사지 부상을 평가하고 안정시킨다. 정형 외과적 손상의 평가에는 부종, 명백한 기형, 타박상, 찰과상, 열상 또는 천자 상처의 존재 여부를 검사하고 촉지되는 마찰음과 중심압통을 확인하는 것이 포함된다. 통증, 맥박, 마비, 감각이상, 창백, 체온, 모세혈관 재충전의 유무를 확인하면서 확인된 모든 손상에 대해 집중된 신경혈관 평가가 수행된다.

고정하기 전에 개방 골절이 안정화되고 출혈이 조절되어야 한다. 명백한 뼈 돌출 또는 깊은 열상이 있는 개방 골절은 멸균

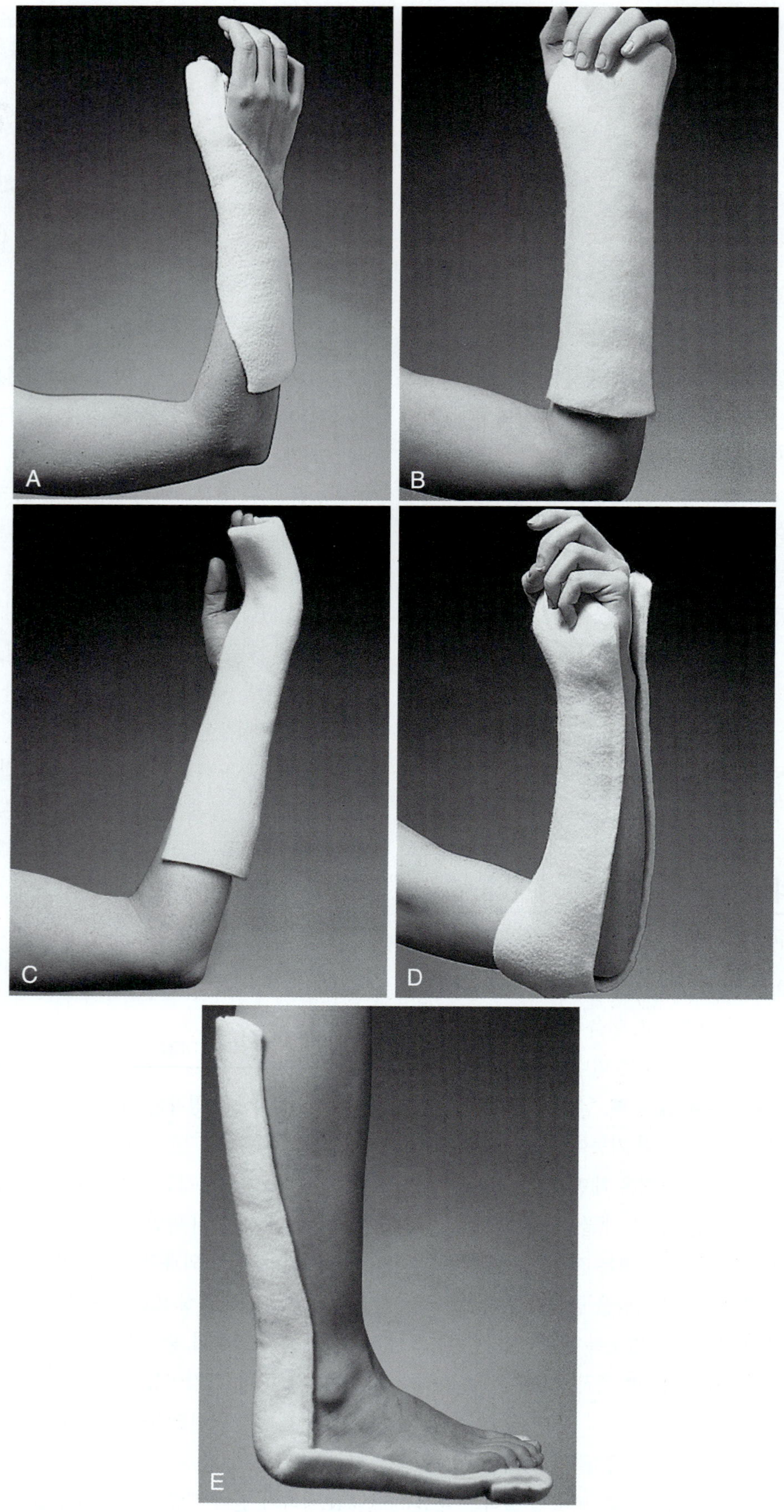

그림 40-1 스플린트의 종류와 적응증. (A) 엄지 손가락 고정 스플린트, (B) Volar splint, (C) Boxer splint, (D) Sugar tong splint, (E) 후방 스플린트

(Courtesy BSN Medical, Inc.)

생리 식염수로 세척하여 심한 오염을 제거하고 건조 멸균 드레싱으로 덮어야 한다.

골절 부위의 찔린 상처는 세척하면 안 된다. 세균이 상처 속으로 더 깊숙이 침투할 수 있기 때문이다. 개방성 골절의 정복은 오염 물질을 상처로 밀어 넣어 감염 위험을 증가시킬 수 있으므로 병원 전 환경에서 시도해서는 안 된다.

출혈을 조절하려면 부상 부위, 상처 가장자리 또는 인접한 압력 지점에 직접 압력을 가한다. 출혈 조절을 위한 지혈대 사용은 잠재적인 신경혈관 손상으로 인해 최후의 수단(사지보다 생명)으로만 고려해야 한다.

고정 Immobilization

고정은 뼈 조각이나 신경 혈관 손상으로 인한 추가 손상이나 합병증을 최소화하고 손상된 사지의 통증을 줄이기 위해 가능한 한 빨리 이루어져야 한다. 부목은 부상 위와 아래의 관절을 포함해야 한다. 고정 전과 후에 신경혈관 상태를 확인한다. 신경혈관 상태가 초기에 손상된 경우, 부목 전에 신경학적 또는 혈관 기능의 회복을 촉진하기 위해 점진적 견인을 사용할 수 있다. 부목이나 견인 후 신경혈관 상태가 손상되면 부목을 제거하고 다시 부착하거나 견인을 줄여야 한다. 고정을 방해하거나 신경혈관 손상이 있는 경우에만 각도를 교정해야 한다. 부목은 사지를 지지하는 보조자와 함께하는 동안 패드가 있는 부목을 놓고 비압축 붕대로 감는 동안 가장 잘 수행된다. 부목 후 신경혈관 상태를 재확인한다.

베개와 같은 부드러운 부목을 포함하여 4가지 기본 유형의 부목이 있다. 패딩 보드, 판지, 알루미늄, 석고, 유리 섬유 또는 사다리 부목과 같은 단단한 부목; 팽창식 공기 부목 또는 진공 부목; 그리고 각을 줄이고 지지를 제공하는 견인 부목. 엄지손가락/손가락, 손목/팔뚝, 팔꿈치 및 하지를 고정하는 데 사용되는 일반적인 부목은 엄지손가락 spica, volar splint, boxer splint, 도수 정복 부목 및 후방 부목이다(그림 40-1).

에어 스플린트는 처음 개발되었을 때 잘 맞고 부상당한 사지를 시각화하기 때문에 광범위하게 사용되었다. 그러나 말단부가 열려 있지 않은 에어 스플린트는 부목을 수축하거나 압축을 풀지 않고는 신경 혈관 검사를 허용하지 않는다(그림 40-2). 에어 스플린트는 부목과 피부 사이에 손가락이 미끄러질 수 있을 정도로만 부풀려야 한다. 부목에 과도한 압력이 가해지면 순환이 손상될 수 있다. 에어 스플린트는 피부에 달라붙어 자극을 주기도 하고 발한이 심한 환자의 경우 제거하기 어렵다.

여러 유형의 견인 부목을 사용할 수 있으며 일반적으로 병원 전 서비스 제공자가 적용한다. Thomas ring splint, Sager splint, Hare splint (그림 40-3)는 대퇴골의 중간축이나 경골의 상부 3분의 1의 골절에 사용되지만 고관절, 하경골 또는 비골, 발목 또는 경골-비골 골절과 관련된 대퇴골 골절에 사용되지 않는다.

고정 후에는 사지를 들어 올리고 부종을 최소화하기 위해 얼음찜질을 해야 한다. 과도한 상승은 동맥 순환을 손상시킬 수 있고 과도하고 장기간의 추위는 조직을 손상시킬 수 있으므로 주의해야 한다.

환자는 완전히 옷을 벗고 전방 손상이 있는지 검사해야 하며 적절한 경추 보호를 유지하면서 후방 손상을 식별하기 위해 협

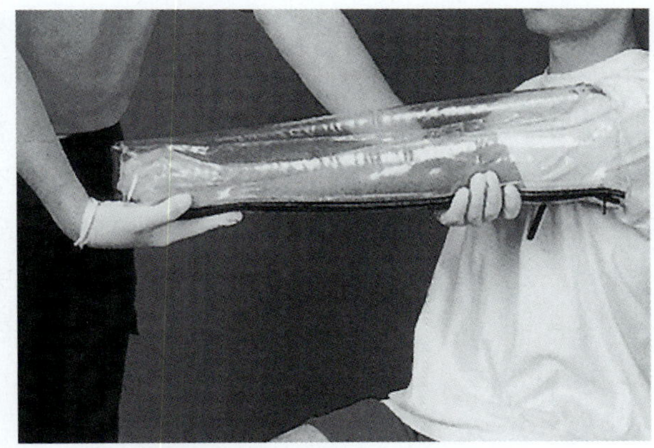

그림 40-2 에어 스플린트

(From Stoy W. *Mosby's EMT: Basic Textbook.* 2nd ed. St Louis, MO: Mosby; 2007.)

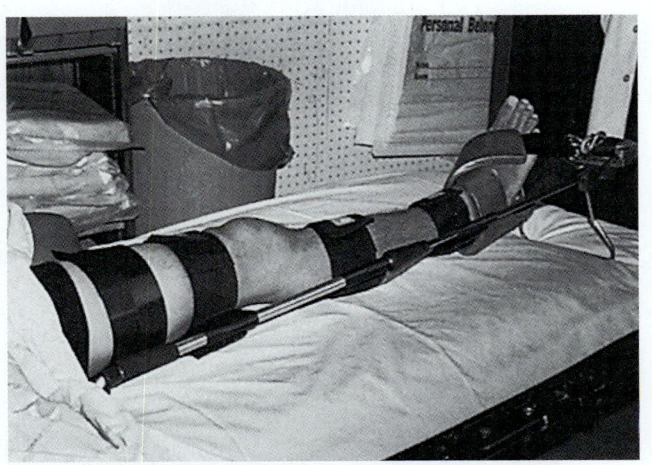

그림 40-3 Hare Traction Splint.

(From Marx JA, Hockberger RS, Walls RM. *Rosen's Emergency Medicine: Concepts and Clinical Practice.* 6th ed. St Louis, MO: Mosby; 2006.)

력해야 한다. 부상에 손, 팔, 발 또는 발가락이 포함된 경우 반지를 제거해야 한다. 상승 및 냉각 조치를 유지하고 신경혈관 상태를 주기적으로 확인해야 한다.

주의 깊게 기록을 작성하려면 손상의 상황(시간 및 기전)과 급성 및 만성 알코올 사용, 약물, 알레르기 및 파상풍 예방 접종 상태를 포함한 중요한 병력에 대한 논의가 포함되어야 한다. 마지막 경구 섭취 시간을 기록해야 하며, 치료적 진정상태나 외과적 중재가 필요하다면 환자는 금식해야 한다.

연조직 손상 SOFT-TISSUE INJURIES

연조직 손상은 일반적으로 근골격계 외상을 동반하며 피부, 근육, 힘줄, 연골, 인대, 정맥, 동맥 및 신경을 포함할 수 있으며, 순환과 기능은 연조직 손상으로 인해 손상될 수 있다. 피부에 대한 일반적인 부상에는 찰과상, 박리, 타박상, 혈종, 열상 및 찔린 상처가 있다.

간호 원칙은 일반적으로 다양한 연조직 손상과 동일하다. 검사에는 상처, 부기, 혈종 및 출혈이 있는지 확인한 다음 신경혈관 상태를 평가하는 것이 포함된다. 부드럽고 부피가 큰 드레싱을 바르고 거상과 냉찜질로 부기를 최소화할 수 있다. 방사선 사진은 이물질과 골절을 배제하는 데 사용된다. 단순한 손상에는 처방된 대로 진통제를 투여하고 심각하고 오염된 상처에는 항생제를 투여한다. 퇴원 시 안내문에는 RICE에 대해 설명한다: 휴식(*R*est), 얼음찜질(*I*ce; 예: 24~48시간 동안 2~3시간마다 20분 동안 덮인 얼음 주머니를 손상 부위에 씌우기), 압박(*C*ompression) 및 거상(*E*levation)(자세한 내용은 제11장을 참고한다).

손가락 손상 Fingertip Injuries

손가락 끝 손상은 응급실에서 흔히 볼 수 있으며, 가장 흔한 유형은 무거운 물건이 손가락에 떨어지거나 손가락이 문에 걸렸을 때 발생하는 말단 지골의 짓눌림 손상이다. 압궤 손상은 골절과 관련될 수도 있다. 혈종이 손톱 아래에 형성되면 조갑하 혈종(그림 40-4)을 유발할 수 있으며, 이는 손톱 드릴, 메스, 연필 소작 또는 과열된 종이 클립을 사용하여 손톱을 혈종 위로 관통하여 손톱 밑의 혈액을 방출함으로써 손톱 전진을 요하는 조갑하 혈종을 유발할 수 있다.

최근 몇 년 동안 고압 페인트 또는 윤활유 주입기로 인한 손가락 끝 손상이 증가했다. 이 손상은 사람이 건 끝단을 청소할 때 고압력으로 손가락 끝이나 손으로 페인트나 그리스가 흘러나올 때 발생한다. 제곱인치당 7,000파운드 이상의 압력은 높은 절단률과 관련이 있다. 부상의 과거력과 시간에 대한 특별

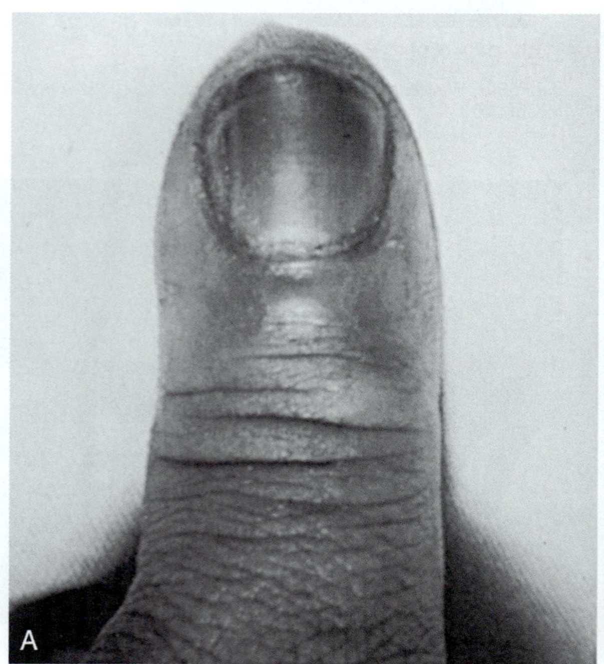

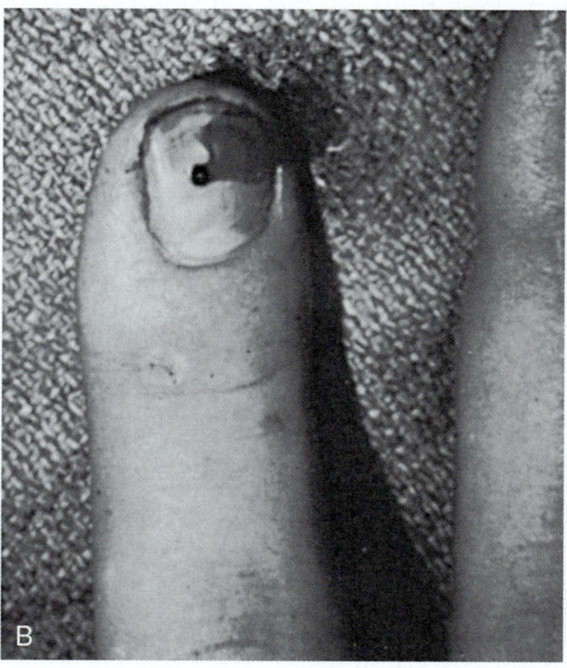

그림 40-4 (A) 조갑하 혈종, (B) 조갑하 혈종의 천공술 이후
(From Roberts JR, Hedges JR. *Clinical Procedures in Emergency Medicine*. 4th ed. Philadelphia, PA: Saunders; 2004.)

한 주의가 중요하다. 손상은 손가락 끝에 작은 구멍처럼 보이지만 관련 사지의 연조직에 물질이 주입되었기 때문에 사지를 위협하는 심각한 외과적 응급 상황을 나타낸다. 치료가 지연되어서는 안 된다. 치료적 중재는 전신 마취하에 페인트 또는 윤활유 주입 사지의 괴사조직 제거를 필요로 한다.

외상성 절단 Traumatic Amputations

외상성 절단은 중장비 농기계에 이차적으로 발생하는 농장 노동자, 중장비에 팔다리가 걸리는 공장 노동자, 오토바이와 운전자가 다른 차량과 충돌할 때 발생하는 오토바이 운전자에게서 나타난다. 다른 원인으로는 제설기 및 잔디 깎는 기계가 있다. 자주 절단되는 신체 부위는 손가락, 발가락, 발의 원위 반쪽(중족골), 다리(무릎 위, 아래 또는 아래), 손, 팔뚝, 팔, 귀, 코 및 음경이다.

절단에 대한 치료적 중재는 고유량 산소 투여, 2개의 큰 정맥 주사(IV) 라인 시작, 출혈 조절, 최종 치료를 위한 시설로의 신속한 이송을 포함하여 ABC의 안정화로 시작된다. 신체의 일부만 절단된 경우에는 해부학적 기능의 위치에서 사지를 지지하고 부목을 고정해야 한다. 그림 40-5는 해부학적 손 위치를 보여준다. 완전히 절단된 부위는 심한 오염을 제거하기 위해 세척하고 옷을 입혀 올려야 한다. 지시된 대로 항생제, 파상풍 부스터 및 파상풍 면역 글로불린은 응급실에서 시작되어야 한다.

가능하면 절단된 부분을 식염수에 적신 거즈로 싸서 비닐봉지나 용기에 넣어 재이식을 위해 보존한다. 그런 다음 밀봉된 용기를 으깬 얼음과 물 위에 놓는다. 이것은 조직에 직접적인 손상을 일으키지 않고 절단 부위를 냉각시킨다. 절단된 부분을 물이나 얼음 위에 직접 놓으면 세포가 얼어 죽거나 세포막을 가로질러 이동하는 물에 의해 세포가 손상될 수 있다. 증류수는 조직에 해로운 영향을 미치기 때문에 사용되지 않는다. 요오드는 변색과 조직 생존력에 미치는 영향 때문에 절단된 부위에 직접 투여해서는 안 된다. 올바른 해부학적 위치에서 사지를 유지한다.

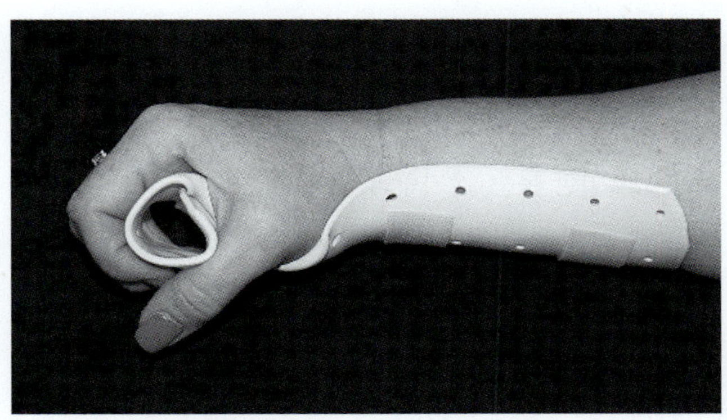

그림 40-5 손의 해부학적 위치

(From Canale TS, Beaty JH. *Campbell's Operative Orthopedics*. 11th ed. St Louis, MO: Mosby; 2007.)

재이식 Reimplantation

절단된 부위는 재이식이 가능할 수 있다. 성공적인 재이식을 위해서는 재이식 팀의 가용성, 부착 및 절단된 부분의 손상 정도, 절단된 부분의 보존 방법, 사고 이후 경과된 시간이 포함된다. 날카롭고 단두대와 같은 베는 상처나 박리 손상보다 더 나은 결과를 가져온다. 근육은 한랭 허혈에서도 12시간 동안 생존할 수 있다. 뼈, 힘줄, 피부는 24시간 생존할 수 있다. 재이식의 예후는 희생자의 나이, 직업, 동기 및 일반적인 신체 상태에 따라 추가로 결정된다. 일반적으로 상지 재이식은 하지 재이식보다 더 성공적이며 어린이는 이러한 유형의 재이식으로 더 나은 결과를 얻는다.

천공/찔림 손상 Impaling Injuries

찔림 손상은 일반적으로 피해자가 날카롭고 움직이지 않는 물체에 떨어지는 산업 재해로 인해 발생한다. 네일용 미용기기 전동 총으로 인한 손톱 부상도 일반적이다. 미용 네일은 조직에 붙을 수 있는 특수 접착제로 코팅되어 있다. 따라서 찔린 물건을 즉시 제거해서는 안 된다. 수술적 제거가 필요할 수 있다. 이러한 유형의 손상으로 인한 합병증에는 감염 및 물체가 찔린 구조에 특정한 문제가 포함된다. 나무와 같은 생물학적 물질은 감염 위험을 높인다.

총상 Gunshot Wounds

총상은 일반적으로 사냥이나 폭력 행위로 인해 발생한다. 조직 손상은 무기의 유형, 사용된 탄약의 크기, 무기로부터의 거리, 손상 당한 신체 부위에 따라 다르다(그림 40-6). 예측할 수 없는 총알의 경로에서 떨어진 조직, 뼈, 장기 및 혈관도 손상을 입을 수 있다. 눈에 보이는 총상의 모양이 항상 아래에 있는 파괴의 양을 반영하는 것은 아니다. 사지 손상은 가슴을 통해 팔로 발사체 경로 또는 팔을 통해 가슴으로 또는 여러 총상으로

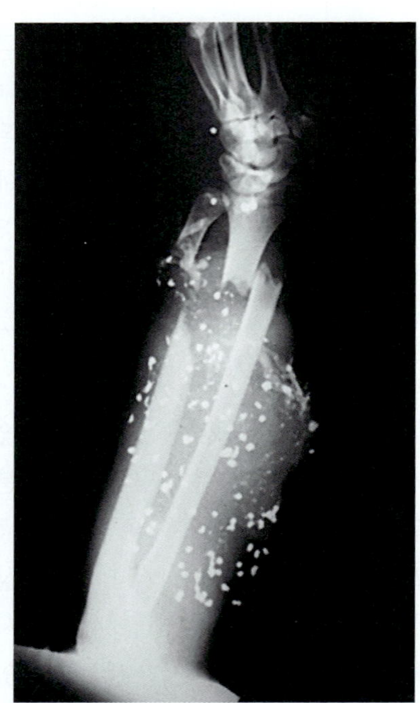

그림 40-6 광범위한 연조직 손상을 동반한 요골 및 척골의 총상 골절

(From Frank ED, Long BW, Smith BJ. *Merrill's Atlas of Radiographic Positioning and Procedures.* 11th ed. St Louis, MO: Mosby; 2007.)

인해 몸통 손상과 관련될 수 있다(총상 상처에 대한 자세한 내용은 제34장을 참고한다). 다른 상처를 간과하지 않도록 모든 사지의 신경혈관 평가를 포함한 신중한 평가가 중요하다. 예방 접종 상태를 확인해야 한다. 총상이 있는 경우, 경찰이 필요한 검사를 수행할 수 있을 때까지 상처 부위를 둘러싼 증거나 손의 화약 화상을 주의 깊게 보호해야 한다(증거 수집 및 보존에 대한 자세한 내용은 제48장을 참고한다).

건과 근육 파열 Tendon and Muscle Rupture

건과 근육 파열은 일반적으로 스포츠나 레크리에이션과 관련이 있다. 그러나 대사성 질환과 나이도 원인이 될 수 있다. 달리기 하는 사람들은 사두근 파열을 경험할 수 있는 반면, 이두박근 파열은 중년 또는 노년층에서 일상적인 활동으로도 발생할 수 있다. 완전한 기능을 회복하기 위해 수술이 필요할 수 있다. 불완전 손상에 대한 치료는 일반적으로 휴식을 취하고 24~48시간 동안 간헐적으로 얼음찜질을 한 후 온찜질을 하는 것으로 구성된다.

아킬레스건 파열은 무릎이 펴진 상태에서 앞발로 갑자기 발을 내딛는 시작 및 중지 스포츠에서 발생할 수 있다. 환자는 또한 큰 금이 가거나 딸깍 소리가 나거나 뒤쪽 발목을 두드리는 어떤 감각을 느꼈다고 보고할 수 있다. 이것은 발뒤꿈치에서 다리 뒤쪽으로 이어지는 날카로운 통증, 갑작스러운 발 사용 불가, 명백한 기형을 유발한다. 진단에 도움이 되는 임상 도구는 톰슨 검사(Thompson test)이다. 검사자는 양쪽 종아리를 쥐고 발바닥 굴곡을 관찰한다. 완전한 파열이 발생한 경우 발의 움직임이 거의 없거나 전혀 없다(양성 톰슨 징후). 족저굴곡의 부목을 적용하고 환자는 수술을 준비해야 한다.

압축/짓눌림 손상 Crush Injuries

짓눌림 손상은 산업 환경에서 자주 발생한다(예: 산업용 세탁기, 프레스 또는 컨베이어의 조임 장치에 팔이 끼거나 팔다리나 몸통이 장비 사이에 끼일 때). 손상은 손가락의 말단부 또는 신체의 넓은 부분에만 관련될 수 있다. 손상 정도에 따라 정형 외과, 외과, 신경 외과 또는 혈관 외과적 개입이 필요할 수 있다.

짓눌림 손상으로 인한 합병증은 부상 기전과 조직 손상 정도에 따라 다르다. 심각한 조직 괴사가 있으면 미오글로빈뇨증, 세포외액 손실, 산증, 칼륨 증가, 신부전, 쇼크 및 심장 마비를 특징으로 하는 전신 호감 증후군이 발생할 수 있다.

구획 증후군 Compartment Syndrome

구획 증후군은 부종 또는 압박 제한으로 인해 근육 구획의 압력이 상승하여 미세혈관 순환이 중단될 때 발생하며 이로 인한 근육조직의 허혈은 사지 생존을 위협한다. 구획 증후군은 심각한 연조직 손상 및 골절, 깁스 또는 공기항쇼크의복(PASG, pneumatic antishock garment)과 관련이 있다. 사지, 동상 또는 뱀에 물린 부위에 장기간 압력을 가하면 구획 증후군이 발생할 수도 있으며 일반적으로 아래 다리와 팔뚝의 구획에서 발생한다(그림 40-7). 증상은 부상 후 6~8시간에 발생하지만 48~96시간 지연될 수 있다. 증상에는 마약으로 완화되지 않는 원래 손상에 비례하지 않는 깊고 욱신거리는 통증, 수동적 굴곡으로 인한 통증, 손가락의 움직임 감소, 감각 이상, 차가움, 창백 및 위 피부의 긴장이 포함된다. 구획 증후군에서는 맥박이 없거나 감소하거나 촉진될 수 있다.

비가역적 조직 손상은 허혈 후 4~6시간 이내에 발생한다. 따라서 의사에게 즉시 보고하는 것이 필수적이다. 팔다리는 심장과 같은 높이에 위치하며 신경혈관 기능은 변화를 식별하기 위해 매시간 또는 필요한 경우 더 자주 평가해야 한다. 진단

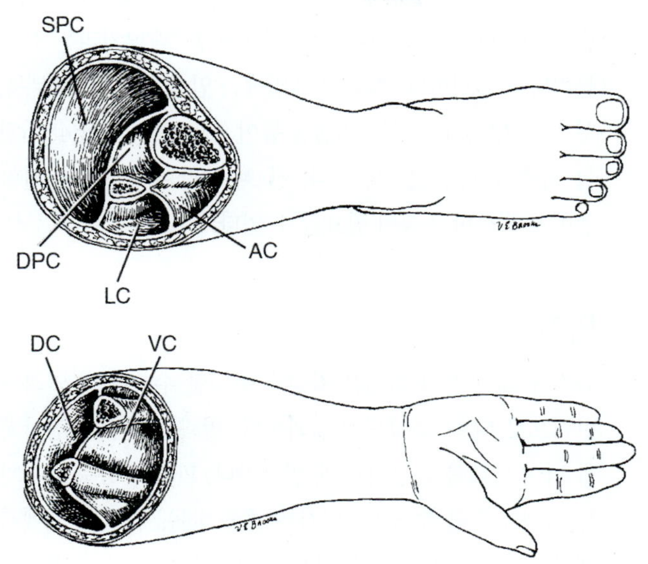

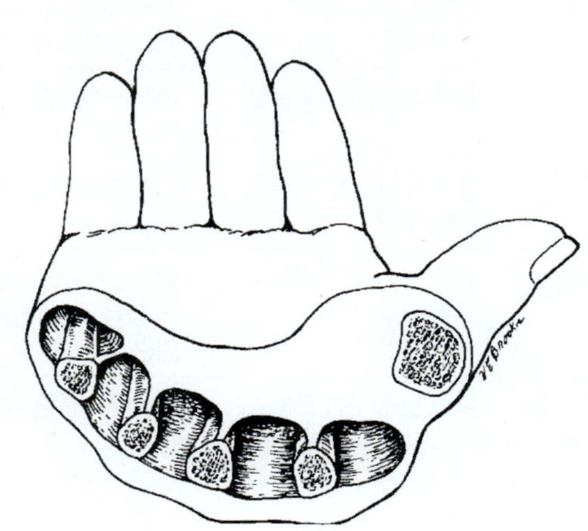

그림 40-7 근막의 구획을 보여주는 종아리 팔뚝 및 손의 단면해부도. *AC*, 전방 구획; *DC*, 등쪽 구획; *DPC*, 후방 구획; *LC*, 측면 구획; *SPC*, 윗후방 구획; *VC*, 손발바닥 구획

(From Matsen FA III. *Compartmental Syndromes*. New York, NY: Grune & Stratton; 1980.)

은 주사기 또는 카테터 장치로 구획 압력을 측정하여 이루어진다(그림 40-8). 30~60 mmHg 이상의 압력은 일반적으로 근막 절제술이 필요하다. 증가하는 통증이나 감각 이상을 말로 표현할 수 없는 부상당한 혼수상태 환자를 돌볼 때는 면밀한 증상에 대한 관찰이 필요하다.

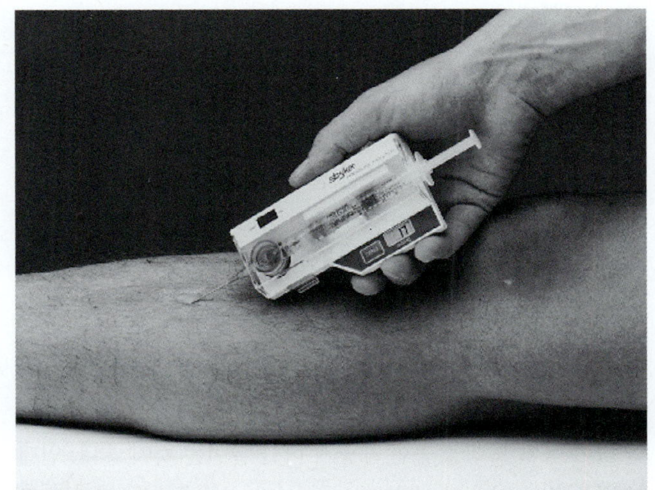

그림 40-8 The Stryker 295 구획 내 압력 모니터

(Courtesy Stryker Surgical, Kalamazoo, MI.)

말초 신경 및 동맥 손상

Peripheral Nerve and Artery Injury

말초 신경 및 동맥 손상의 가장 흔한 원인은 열상, 관통상, 골절 및 탈구이다. 관절은 신경지배와 혈관이 잘 발달되어 있어 특히 신경이나 동맥이 손상되기 쉽다. 조직 손상을 평가하려면 주요 신경과 동맥에 대한 지식이 필요하다.

PASG (압박용 의복 착용) 등을 장기간 사용하거나 골격 견인으로 인한 압박으로 인해 신경 손상이 발생할 수도 있다. 증상의 해결은 부상의 유형과 압박이 교정되기 전의 시간에 따라 다르다. 부분 신경 손상은 타박상으로 인해 일시적인 마비와 감각 결핍으로 이어질 수 있다. 신경의 완전한 파괴는 모든 기능을 상실하게 하고 일반적으로 외과적 수술이 필요하다. 독립된 신경의 손상이나 신경학적 평가는 외래에서 진행할수 있다. **표 40-1**은 일반적인 말초 신경 손상에 대한 평가를 설명한다.

겨드랑이, 상완, 요골 및 척골 동맥은 팔의 주요 동맥이다. 대퇴골, 슬와, 전경골, 후경골 및 비골동맥은 다리의 주요 동맥이다. 충격이 아주 크거나 갑작스러운 빠른 감속 기전은 동맥 손상을 일으킬 가능성이 가장 높다. 평가는 맥박의 질, 피부색과 온도, 모세혈관 재충전, 출혈, 혈종 형성 및 멍의 존재가 평가되야 한다.

동맥 손상은 발견하기 어려울 수 있다. 심각한 동맥 파열의

표 40-1 일반적인 말초신경 손상에 대한 평가

신경	관련된 손상/부상	평가 결과
요골	상완골 골절 특히 중간 및 원위 1/3	히치하이커 징후; 엄지손가락을 뻗을 수 없음
척골	내측 상완골 상과 골절	새끼손가락 끝의 통증 감각 상실
중골	팔꿈치 탈구 또는 손목, 팔뚝 부상	검지 끝의 통증 감각 상실
비골	경골 또는 비골 골절, 무릎 탈구	엄지발가락이나 발을 뻗을 수 없음, 좌골 신경 손상과 관련
좌골 및 경골	골절 및 탈구가 드묾	발바닥의 통증 감각 상실

10~15%는 감지 가능한 원위 맥박을 가질 수 있다. 촉진하기 어려운 맥박에는 도플러 초음파를 사용해야 한다. 평가에는 혈관 조영술이 필요할 수 있다. 그러나 개방 골절과 관련된 손상은 수술 중 평가될 수 있다. 기존 측부 순환이 허혈을 예방하는 경우 동맥 손상에 대한 외과적 처치는 필요하지 않을 수 있다. 진단되지 않은 동맥 파열의 합병증에는 혈전증, 동정맥루, 동맥류, 거짓 동맥류 및 결과적으로 사지 기능 장애를 수반하는 조직 허혈이 포함된다.

좌상 strains

좌상/긴장은 힘줄에 부착된 지점에서 근육이 약화되거나 과도하게 늘어나는 것이다. 발목을 접지르거나 MVC 또는 격렬한 근육 수축으로 인한 비틀림에 이르기까지 거의 모든 유형의 움직임의 결과로 좌상이 발생할 수 있다. 좌상은 대부분 운동 손상과 관련이 있다.

1도 또는 경미한 좌상을 가진 환자는 국소 통증, 점 압통 및 경미한 근육 경련을 호소한다. 치료적 중재에는 압박 붕대, 간헐적으로 12시간 동안 사지를 심장보다 높게 올리기, 같은 기간 동안 냉찜질하기, 손상 부위에 가벼운 하중 지지가 포함된다.

2도 좌상이 있는 환자는 국소 통증, 압통, 부기, 변색 및 장기간 사지를 사용할 수 없다. 치료적 개입에는 압박 붕대, 거상 및 24시간 동안의 간헐적 냉찜질 적용이 포함된다.

심한 좌상(3도)은 근육이나 힘줄의 완전한 파괴를 유발한다. 장애로 인해 단순 X선 검사 영상에서 볼 수 있는 작은 박리 골절이 발생할 수 있다. 환자는 국소 통증, 점 압통, 부기 및 변색을 호소한다. 환자는 손상당했을 때 종종 "딱딱거리는 소리"가 들린다고 설명한다. 치료적 개입에는 압박 붕대 또는 부목, 거상, 24~72시간 동안의 냉찜질 등이 포함된다. 또한 48시간 동안 체중 부하가 없도록 한다. 건-뼈 부착 부위에서 완전한 파열이 발생하면 수술이 필요할 수 있다.

염좌 Sprains

염좌에 대한 손상 기전은 좌상과 동일할 수 있지만 염좌는 일반적으로 더 큰 외상력의 결과이다. 염좌는 관절이 정상 한계를 넘어 인대를 손상시킬 때 발생한다. 환자는 뚝뚝 소리가 나는 병력이 있을 수 있다. 염좌는 종종 발목, 무릎, 어깨에서 발생한다. 소아에서 골단 파열은 인대 손상보다 더 흔하다. 가벼운 염좌(1도)는 약간의 통증과 약간의 부기를 유발한다. 치료적 중재에는 압박붕대, 거상, 12시간 동안 간헐적인 냉찜질, 가벼운 체중부하 등이 포함된다. 중등도 염좌(2도)는 통증, 점 압통, 부기 및 짧은 기간 이상 사지를 사용할 수 없음을 유발한다. 치료적 개입에는 압박붕대, 거상, 24시간 간헐적인 냉찜질, 목발을 이용한 경량 지지 등이 있다. 등자 발목 보호대는 일반적으로 발목의 내번과 외번을 방지하지만 굴곡과 확장을 허용하기 위해 발목에 적용된다.

심한 염좌(3도)는 인대가 찢어져 통증, 압통, 부기, 변색 및 사지를 사용할 수 없게 만드는 것과 관련이 있다. 치료적 개입에는 부목 또는 깁스, 거상, 48시간 동안 간헐적으로 냉찜질하기, 목발을 사용하여 체중 부하가 적거나 없게 하는 것(하지 손상)이 포함된다.

무릎 손상 Knee Injuries

무릎 손상은 회전 또는 과도한 굴곡이 내측 반월상 연골, 측부 인대 또는 십자 인대에 긴장을 일으키거나 찢어지는 연조직 손상의 일반적인 형태이다. 증상으로는 부기, 반상출혈, 삼출, 통증 및 압통이 있다. 치료 중재에는 압박 붕대, 무릎 고정 장치 또는 실린더 캐스트가 포함된다. 또한 부상당한 팔다리를 상승시키고 처음 24시간 동안 손상된 부위에 간헐적으로 냉찜질을 하며 목발 보행을 통한 체중 부하를 줄이는 것이 좋다. 인대 파열 손상인 경우 손상 후 24~48시간 이내에 외과적 치료를 받는 것이 좋다.

골절 FRACTURES

골절은 뼈가 부서지거나 부러지는 것이다. 환자는 만곡, 기형, 통증, 국소 및 점 압통, 부기, 부동 및/또는 어지러움으로 응급실에 내원할 수 있다.

다른 소견으로는 뼛조각 돌출, 신경혈관 상태 손상, 때때로 쇼크 등이 있다. 골절은 폐쇄 및 개방의 두 가지 일반적인 범주로 나뉜다. 폐쇄형 또는 단순 골절의 경우 뼈가 부러지지만 피부는 손상되지 않은 상태이다. 개방 또는 복합 골절은 뼈가 피부를 관통하거나 이물질이 피부와 뼈를 관통하여 골절을 일으키는 뼈 돌출 또는 천공된 상처가 특징이다. **표 40-2**는 다양한 유형의 골절에 대한 병인을 설명한다. 각 유형에 대한 그림은 그림 40-9에 나와 있다.

개방 골절은 오염된 것으로 간주되며 예방적 항생제 치료가 필요하다. 이러한 골절은 중증도에 따라 등급이 매겨진 다음 상처 크기, 연조직 손상 정도, 골막 손상 및 혈관 손상에 따라 추가로 분류된다. 대부분의 개방성 골절은 외과적 괴사조직 제거가 필요하다. 심각한 출혈 가능성 때문에 개방성 골절의 경우 쇼크의 가능성이 더 크다. 반면 폐쇄된 손상은 좀 더 압박이되고 혈액의 손실가능성이 적을수 있다. 일반적인 간호중재에는 골절 고정 및 수액 대체, 항생제, 진통 및 마취를 위한 IV 접근 설정이 포함된다. 상처 관리에는 생리 식염수로 세척하고, 건조된 멸균 드레싱으로 덮고, 파상풍 예방 접종 상태를 확인하는 것이 포함된다.

ABC를 평가한 후 특정 사지 손상 평가를 완료하고 고정, 거상 및 얼음찜질을 수행해야 한다. 부종에 따른 이차적 변화를 확인하려면 반복적인 신경혈관 평가가 필수적이다. 손상의 기전을 결정하기 위해 병력을 확보해야 한다. 응급 간호사는 손상이 병력과 일치하지 않을 때 학대의 징후에 주의해야 한다. 손상 패턴을 이해하면 덜 명백한 손상의 평가 및 식별도 용이해진다.

사지가 심각한 외상을 입은 경우 방사선 연구에서 달리 입증될 때까지 골절을 의심해야 한다. 골절은 한 각도에서만 나타날 수 있으므로 영상 검사는 전방 및 측면 사진을 모두 포함해야 한다. 모든 영상 검사 평가에는 손상 부위의 위와 아래 관절이 포함되어야 한다.

개방 골절 및 특정 폐쇄 골절은 외과적 개입이 필요하다. 이상적으로는 개방 골절이 있는 환자는 손상 후 8시간 이내에 수술을 받아야 한다. 환자는 NPO를 유지하고 수술 준비를 해야

표 40-2 골절 유형의 병인

유형	병인
횡골절	날카롭고 직접적인 타격
사골절	비틀린 힘
나선형 골절	발이 단단히 고정된 상태에서 비틀린 힘
분쇄골절	심각한 직접적인 외상은 두 개 이상의 파편을 유발하여 골절
끼임 골절	심각한 외상, 뼈끝이 서로 엉키게 함
압축 골절	머리, 천골 또는 종골(축 방향의 하중)의 상단에 힘이 가해지면 척추가 함께 압축되어 골절됨
생나무/불완전골절	압축력, 일반적으로 학령이 아동에게 발생
찢김 골절	근육 덩어리의 강제 수축으로 근육이 삽입된 지점에서 뼛조각이 떨어져 나가도록 함
함몰 골절	평평한 뼈에 대한 둔기 외상 일반적으로 심각한 연조직 손상과 관련됨

한다. IV 라인을 삽입하고 마약성 진통제를 투여하기 전에 동의를 얻어야 한다. 개방성 골절 및 혈관 손상에 대해 예방적 광범위 항생제를 가능한 한 빨리 투여한다.

골절은 수많은 합병증과 관련이 있다. 들쭉날쭉한 뼈 끝은 중요한 장기, 동맥 및 신경을 찢을 수 있어 출혈과 신경혈관 손상을 일으킬 수 있다. 개방성 골절은 영구적인 사지 기능 장애 또는 사지 상실로 이어지는 심각한 감염을 초래할 수 있다. 골절의 장기적 합병증으로는 불유합, 기형, 장애, 혈액 공급 감소로 인한 무혈성 괴사, 치료되지 않은 구획 증후군에 따른 Volkmann 구축(볼크만 허혈성 구축) 등이 있다.

지방 색전증은 비교적 드물지만 뼈 손상의 생명을 위협하는 후유증이며 일반적으로 손상 후 24~48시간에 나타난다. 골반, 대퇴골 또는 경골 골절에서 가장 흔히 볼 수 있는 이 합병증은 사망률이 높다. 골절은 혈류로 지방 입자를 방출하여 말단 기관, 특히 폐 혈관계에 색전을 유발한다. 환자는 갑자기 체온 상승, 의식 수준 변화, 빈호흡, 기침, 숨가쁨, 청색증, 상반신(특히 겨드랑이)의 점상출혈 및 폐부종을 동반한 빈맥이 나타나 성인 호흡 곤란 증후군을 유발한다. 즉각적인 치료 개입에는 고유량 산소, ABC 지원, 코르티코스테로이드 투여가 포함된다.

골절은 6세에서 16세 사이의 어린이와 고령의 성인에서 자주 발생한다. 어린이의 뼈는 더 부드럽고 다공성이므로 부분

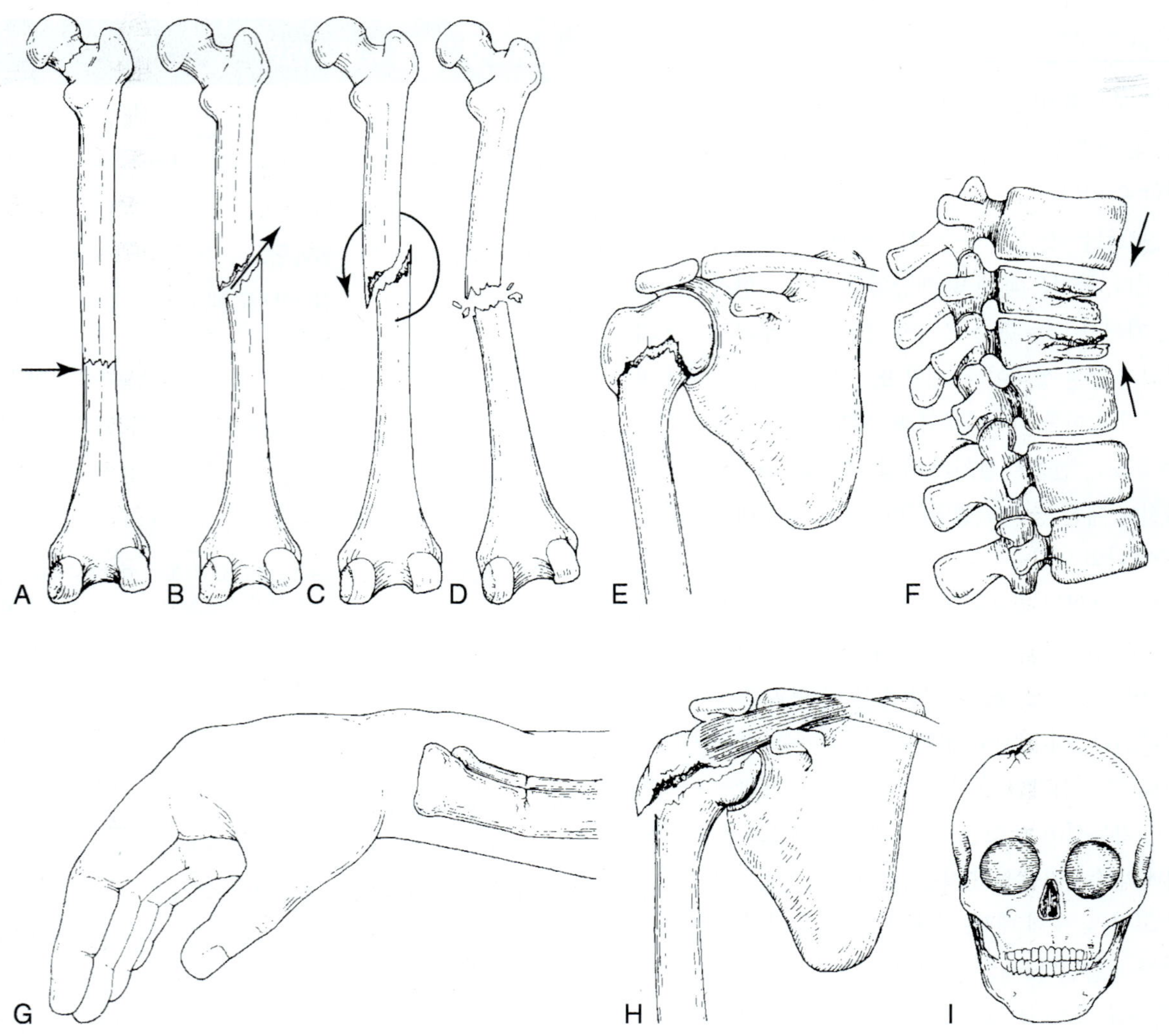

그림 40-9 **골절의 유형.** (A) 횡골절, (B) 사골절, (C) 나선형 골절, (D) 분쇄 골절, (E) 끼임 골절, (F) 압축 골절, (G) 생나무 골절/불완전굴곡골절, (H) 찢김 골절, (I) 함몰 골절

골절 또는 불완전 골절이 발생할 가능성이 더 크다. 골단 또는 성장판(Salter-type) 골절은 골단판이 조기에 닫히고 사지가 짧아지기 때문에 미래의 뼈 성장에 영향을 미칠 수 있다(그림 40-10). 손상되지 않은 부위에서 뼈 성장이 계속되기 때문에 부분 성장판 골절로 각이 생길 수 있다. 골단 골절은 치유를 모니터링하고 성장 이상을 식별하기 위해 몇 달 동안 정밀한 정형 외과적 추적 관찰이 필요하다. 소아 골절의 또 다른 문제는 출혈이다. 대퇴골 골절이 있는 어린이는 300~1,000 mL의 혈액을 잃을 수 있으며 이는 어린이의 신체 크기와 순환 혈액량을 감안할 때 상당한 양이다.

노인 환자는 노화와 관련된 칼슘 손실로 인해 뼈가 부서지기 쉽다. 이러한 생리학적 변화는 노인들의 균형 문제와 결합되어 낙상과 골절의 위험을 증가시킨다. 이 환자들은 또한 회복을 복잡하게 하는 여러 의학적 문제를 가질 수 있다. 일상생활의 정상적인 활동에 이미 어려움을 겪을 수 있는 고령의 골절 환자에게 재택 간호를 계획하는 것은 어려울 수 있다. 깁스와 목발은 더 큰 균형 상실과 이동 장애를 일으킨다.

골절 치유 Fracture Healing

치유는 몇 주에 걸쳐 일어나거나 몇 달이 걸릴 수 있다. 골절 치유는 뼈의 유형, 골절의 유형, 반대의 정도, 부동성 및 일반적인 건강 상태에 따라 결정된다. 감염 및 감소된 신경혈관 공급은 만성 저산소증과 마찬가지로 치유를 방해한다. 반대로 운동은 뼈의 치유를 촉진한다. 치유의 변화는 지연, 불유합(잔여 기형), 불유합(유합 실패)으로 설명된다.

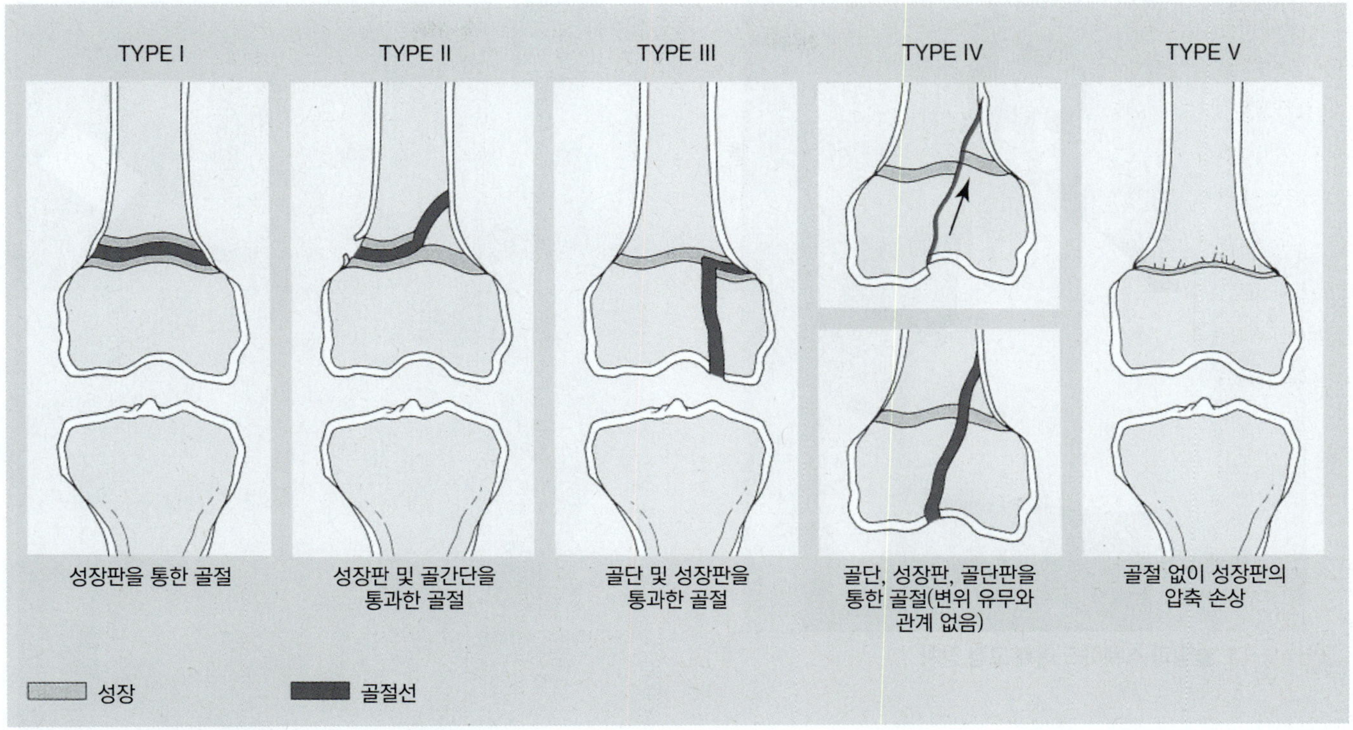

그림 40-10 Salter-Harris 분류
(From Zitelli BJ, Davis HW. *Atlas of Pediatric Physical Diagnosis.* 4th ed. St Louis, MO: Mosby; 2002.)

상반신 골절 Upper Torso Fractures

상지와 연결되는 상체의 뼈에는 쇄골과 견갑골이 있다.

쇄골 골절 Clavicular Fracture

쇄골 골절은 모든 연령대에서 발생하지만 특히 어린이와 청소년에게 흔하다. 보고 된 손상 기전으로 운동 선수가 서로 부딪히거나 직접적인 정면 충돌로 인한 접촉 손상과 같은 팔이나 어깨의 낙상은 흔히 발생한다. 골절의 80%는 쇄골의 중간 1/3 지점에서 발생한다. 환자는 평가에서 발견된 점 압통, 부기, 기형 및 경련을 동반한 쇄골 부위의 통증을 호소한다. 환자는 영향을 받은 팔을 들어 올리지 않고 턱이 반대쪽을 향하게 하여 머리를 부상 측으로 기울이지 않는다. 겨드랑이, 정중, 척골 및 요골 신경을 포함한 팔의 신경혈관 상태를 평가해야 한다. 원위 맥박 및 모세혈관 재충전시간이 평가되어야 하며 팔은 지지되어야 하고 슬링 또는 부목이 적용되어야 한다. 8자형 부목이나 쇄골 스트랩은 쇄골의 중간 1/3을 포함하는 전위 골절에 여전히 선호될 수 있다. 환자에게 간헐적으로 부상 부위에 12~24시간 동안 냉찜질을 하고 움직일 때 더 이상 통증이 없을 때까지 슬링을 항상 착용하도록 지시해야 한다. 정형외과적 추적 관찰을 위해 의뢰해야 한다. 합병증에는 특히 정면 충돌 부상과 상완 신경총 손상으로 인한 기흉과 혈흉이 있다.

견갑골 골절 Scapular Fracture

견갑골 골절은 전체 골절의 1%를 차지하며 주로 젊은 남성에게 발생한다. 이 손상은 일반적으로 폭력적이고 직접적인 외상에 의해 발생하지만, 심한 근육 수축으로 나타날 수도 있다. 관련 손상에는 폐 타박상 및 갈비뼈 골절이 포함된다. 손상의 일반적인 기전에는 MVC, 낙상 및 짓눌림 부상이 포함된다. 환자는 어깨를 움직일 때 압통과 통증을 호소한다. 손상된 부위의 뼈 변위와 부기가 분명할 수 있다. 치료적 중재에는 영향을 받은 팔의 신경혈관 상태 평가, 뼈가 변위되지 않은 경우 견갑골에 압박 붕대 배치, 1~2주 동안 붕대 또는 어깨 고정 장치(그림 40-11), 간헐적 붕대 적용이 포함된다. 처음 24시간 동안 냉찜질을 하며 합병증에는 골절로 인한 갈비뼈 또는 내장 부상이 포함된다.

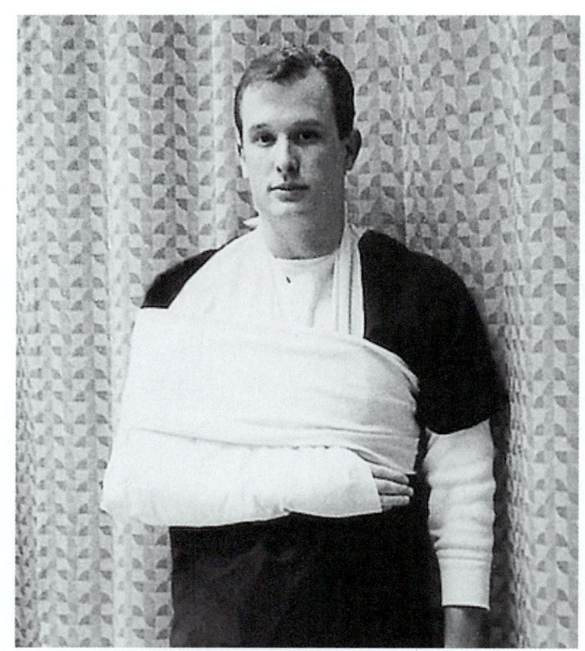

그림 40-11 슬링과 스웨이드 어깨 고정 장치

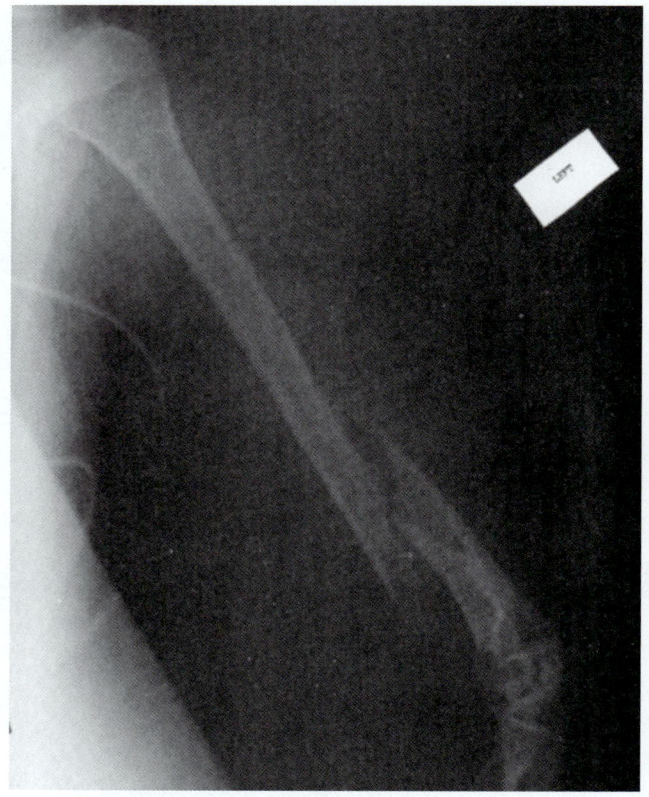

그림 40-12 상완골 골절의 방사선 사진

상지 골절 Upper-Extremity Fractures

어깨 골절 Shoulder Fracture

어깨 골절은 견갑골, 상완골두 또는 상완골 목의 골절이다. 어깨 골절은 팔을 뻗은 상태에서 넘어지거나 어깨에 직접적인 외상을 입어 노인 환자에서 자주 발생한다. 이와 동일한 손상 기전이 젊은 사람에게 발생하면 일반적으로 어깨 탈구가 발생한다. 골절은 뼈 구조가 약하기 때문에 노인에서 주로 발생한다.

환자는 어깨 부위의 통증, 압통, 영향을 받은 팔의 부동, 심한 부종 및 변색과 함께 응급실에 도착한다. 대부분의 손상은 충격 골절 또는 전위되지 않은 골절이며 슬링 또는 어깨 고정 장치만 있으면 된다. Velpeau 고정 장치(즉, 환자의 등을 감싸고 손가락 근처의 슬링에 부착되는 팔꿈치 끝에 스트랩이 부착된 슬링)도 사용할 수 있다. 심하게 변위된 골절은 개방 정복 또는 골격 견인이 필요할 수 있지만 일반적으로 폐쇄 견인으로 감소된다. 이 손상은 일상생활을 복잡하게 만들 수 있으며, 특히 혼자 사는 노인 환자의 경우 재택 간호를 위한 추가 계획이 필요하다. 합병증에는 신경혈관 손상(액와 신경 손상) 및 유착성 관절낭염 또는 "동결"(뻣뻣한) 어깨가 포함된다.

상완 골절 Upper-Arm Fractures

상완 골절(상완골 간부)은 어린이와 노인에게서 흔히 볼 수 있다(그림 40-12). 이러한 유형의 골절은 팔의 낙상이나 직접적인 외상 또는 어깨 탈구와 관련하여 발생하며 역기를 들어올릴 때 스트레스 부상으로 발생할 수도 있다. 환자는 압통과 심각한 불편을 호소한다. 부종, 팔을 사용할 수 없거나 주저함, 심한 기형 또는 굴곡 등이 발생한다. 치료적 개입에는 다른 부상(예: 흉부 외상) 및 골절 관리에 대한 평가가 포함된다. 골절은 일반적으로 온화하고 꾸준한 하향 견인으로 폐쇄 정복으로 감소된다. 근위 상완골 골절은 일반적으로 슬링으로 치료한다. 중간 샤프트 골절은 겨드랑이, 팔꿈치 주위, 어깨 뒤쪽(견봉돌기)까지 Y자형(sugar tong) 부목으로 고정한다. 이 절차 동안 환자는 앉아서 앞으로 몸을 기울여야 하고 팔은 추가적인 안정화를 위해 가슴에 고정될 수 있다. 일상적인 깁스 관리 지침에 추가하여 환자에게 손목과 손가락을 자주 운동하도록 지시해야 한다. 요골 신경 손상은 일반적으로 상완골 간부의 중간 또는 원위 부분의 골절을 동반한다.

팔꿈치 골절 Elbow Fractures

팔꿈치 골절(그림 40-13)은 어린 아이들과 운동선수에게서

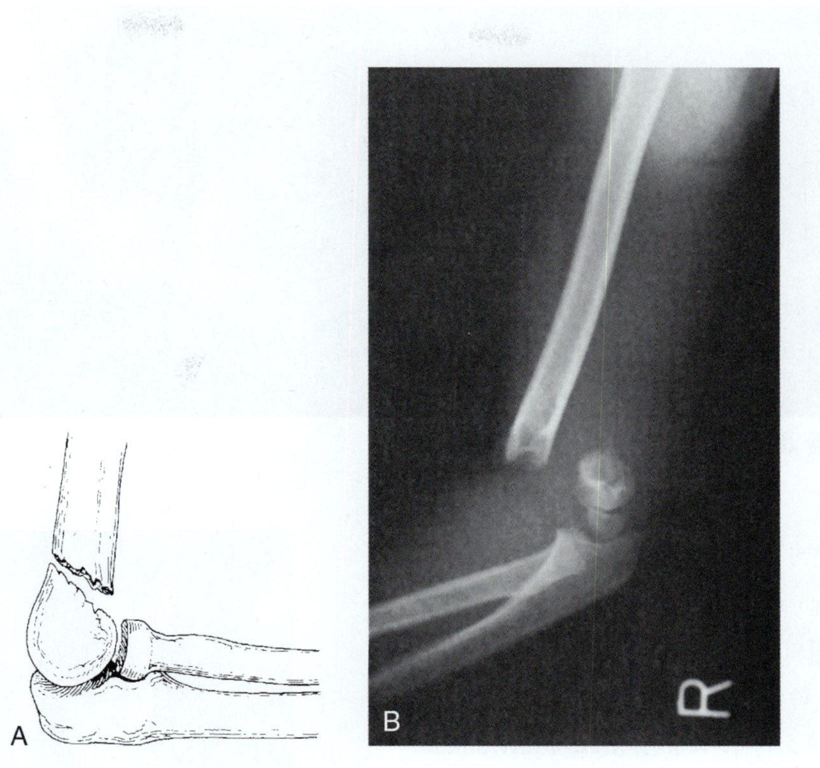

그림 40-13 (A) 팔꿈치 골절, (B) 방사선 사진

가장 흔히 볼 수 있다. 이러한 손상은 스케이트보드에서 떨어지는 것과 같이 뻗은 팔이나 구부러진 팔꿈치로 넘어질 때 발생한다. 팔꿈치 골절은 원위 상완골 또는 척골 또는 요골의 두부를 포함한다. 일반적으로 상완골의 과상 골절은 신전 손상이며 상완 동맥을 손상시킬 가능성이 더 크다. 척골 두부 골절은 일반적으로 직접적인 타격의 결과이며 일반적으로 분쇄된다.

팔꿈치 골절은 상당한 부종과 잠재적인 신경혈관 손상과 관련이 있다. 팔은 발견된 대로 부목을 고정하고 슬링을 적용해야 한다. 즉각적인 초기 신경혈관 평가에 이어 30~60분마다 연속 평가가 이루어져야 한다. 손상이 있는 경우 팔이 더 큰 각도로 구부러질 수 있다. 폐쇄형 축소가 사용되면 팔이 캐스팅되어 슬링에 배치된다. 슬링 고정은 일반적으로 요골 두부 골절에 충분하다. 분쇄 또는 관절내 골절에는 개방 정복 및 고정이 필요하다. 팔꿈치 골절과 관련된 합병증에는 상완 동맥 열상, 신경(정중, 요골 또는 척골) 손상 및 Volkmann 구축이 있다.

Volkmann 구축은 치료되지 않은 구획 증후군으로 인한 근육과 신경의 허혈로 인한 것이다. 환자는 손가락을 움직이지 못하고 수기 시 심한 통증, 정복 후에도 전완굴근의 심한 통증, 맥박 부족, 부종, 사지 차가움, 청색증 및 감각 감소를 나타낸다. 임시 치료 개입에는 깁스 제거, 팔뚝 확장 및 가능한 냉찜질 적용이 있다. 즉각적인 정형 외과 상담은 추가 치료 개입에 필수적이다. 개입하지 않으면 위축과 발톱 모양의 기형이 발생한다.

전완 골절 Forearm Fractures

전완 골절에는 요골과 척골의 골절이 포함된다. 성인과 어린이에게 흔하게 발생하는 전완 골절은 일반적으로 팔을 뻗은 상태에서 넘어지거나 직접적인 타격으로 인해 발생한다(그림 40-14). 환자는 통증, 점 압통, 부기, 기형, 각이 있으며 때때로 사지가 짧아지는 증상을 보인다. 치료적 개입에는 골절을 고정하기 위한 부목과 슬링이 포함된다. 대부분의 골절은 폐쇄 정복으로 조작할 수 있으며 팔꿈치를 90도 굽힌 상태에서 깁스할 수 있다. 어깨와 손가락에는 깁스가 없어야 한다. 슬링을 사용하는 경우 팔과 손 전체를 지지해야 한다. 손이 손목에 의존하거나 늘어져서는 안 된다. 팔뚝 골절의 합병증에는 Volkmann 구축으로 이어지는 신경 혈관 손상이 포함된다.

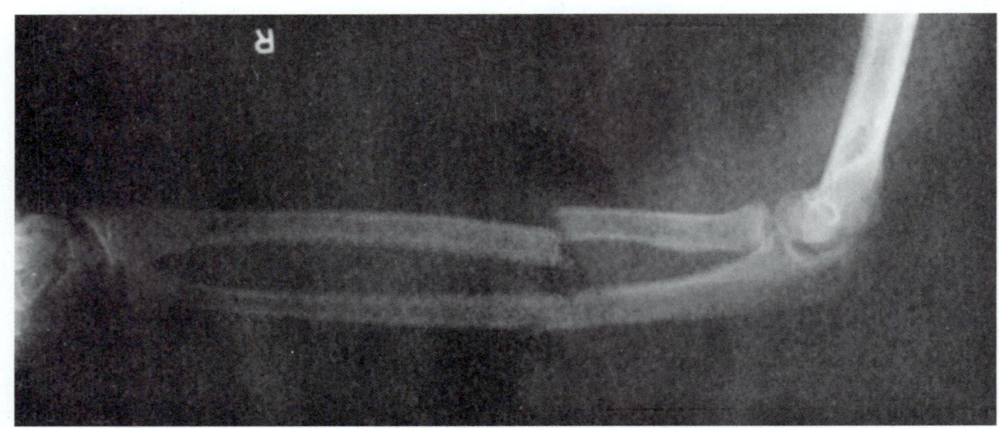

그림 40-14 요골 및 척골 골절의 방사선 사진

손목 및 손 골절 Wrist and Hand Fractures

수근골 골절 Carpal fractures

주상골은 가장 골절되기 쉬운 수근골이다(그림 40-15). 환자는 엄지손가락 쪽 손목의 오목한 부분(해부학적 스너프박스)에 압통을 호소한다. 특정 주상-보기(navicular-view) 방사선 사진은 주상골 골절을 가장 잘 보여준다. 그러나 골절은 2~4주 동안 방사선 사진에 나타나지 않을 수 있다. 증상이 있는 경우 방사선 사진의 음성 결과와 상관없이 깁스를 한다. 합병증에는 혈액 공급 상실로 인한 주상골의 무혈성 괴사 또는 조직 사멸이 있다.

손목 골절 Wrist fractures

손목 골절에는 요골 원위부, 척골 원위부 및 손의 수근골이 포함된다(그림 40-16). 가장 흔한 기전은 뻗은 팔과 손이 펼쳐진 상태에서 넘어져 부기와 기형을 유발하는 것이다. 원위 요골과 척골의 골절은 가장 흔한 골절이며 일반적으로 노인에게서 나타난다. 요골 골절(Colles fracture)은 또한 높은 곳에서 넘어질 때 지속되는 종골 및 척추 골절과 관련하여 발생할 수 있다. 손목 골절은 일반적으로 폐쇄 정복으로 조작된 다음 주조된다. 일부 의사는 거상을 방해할 수 있기 때문에 슬링을 처방하지 않을 수 있다. 일부는 집에서 보살핌을 받기 위해 처음 2일 동안 IV 폴과 같은 매달아 놓는 기구를 선호한다.

중수골 골절 Metacarpal fractures

중수골 골절(그림 40-17)은 특히 접촉 스포츠 중에 일반적인 운동 부상이다. 닫힌 주먹으로 사람이나 벽을 치면 5번째 중수골의 중간 골절인 권투 선수의 골절이 발생한다. 야구공을 던지면 신근 힘줄의 말단 부착이 뼈의 한 부분과 함께 느슨해져서 박리 골절이 발생할 수 있다. 손에 대한 산업적 짓눌림 손상은 또한 중수골을 골절시킬 수 있다. 개방 골절이 발생하면 압박 붕대가 출혈을 조절하는 데 사용된다. 부기가 증가하기 전에 반지를 제거해야 하며 후에는 제거

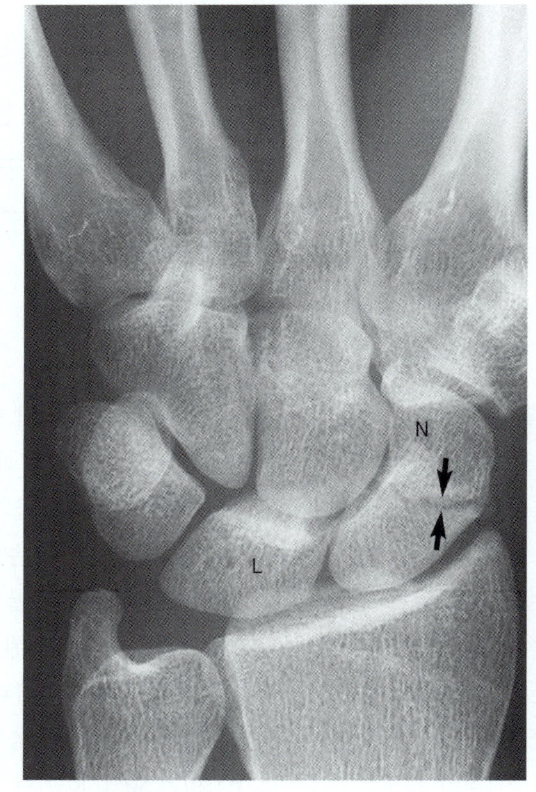

그림 40-15 주상골 골절

(From Mettler FA. *Essentials of Radiology*. 2nd ed. Philadelphia, PA: Saunders; 2005.)

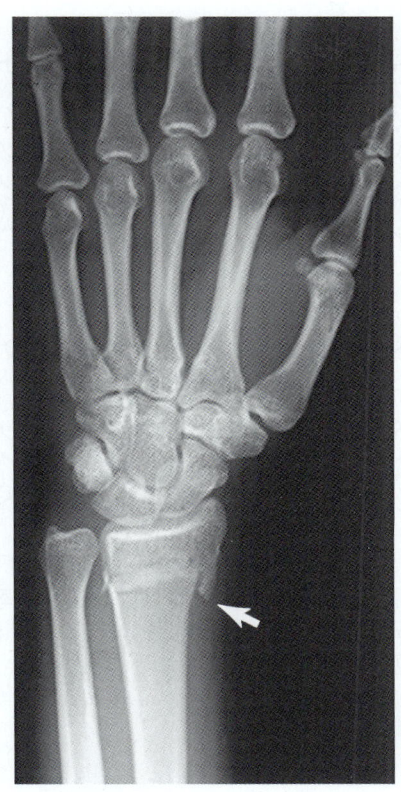

그림 40-16 손목 골절(요골)

(From Ballinger PW. *Merrill's Atlas of Radiographic Positions and Radiologic Procedures*. 8th ed. St Louis, MO: Mosby; 1995.)

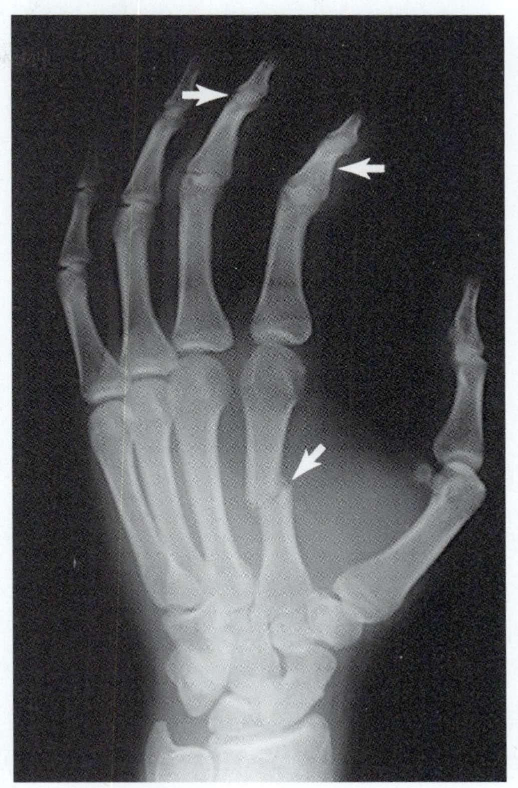

그림 40-17 중수골 골절

(From Frank ED, Long BW, Smith BJ. *Merrill's Atlas of Radiographic Positioning and Procedures*. 11th ed. St Louis, MO: Mosby; 2007.)

가 어렵다. 중수골 골절은 어느 정도 변위가 거의 없으며 일반적으로 응급실에서 처치가 이뤄진다.

손가락/지골 골절 Phalanx fractures

골절된 지골(손가락)은 모든 연령대에서 흔하다(그림 40-18). 증상은 치료적 중재가 기본적으로 동일한 수근 및 중수골 골절의 증상과 유사하다. 때때로 지골 골절은 손톱 아래의 혈종(조갑하 혈종)과 관련되어 심하고 욱신거리는 통증을 유발한다. 지골 골절에 대한 치료적 중재는 일반적으로 손가락 부목이다. 때때로 골절된 분절을 재정렬하기 위해 외과적 정복이 필요하다. 설하 혈종은 조갑 조임술로 치료한다.

골반 골절 Pelvic Fractures

골반 골절(그림 40-19)은 중년 및 노년층에서 가장 많이 발생하며 사망률은 8~13%이다. 골반 골절 환자의 약 65%가 다른 부위에 동시 손상을 입는다. 환자가 골반 골절이 있는 경우 사망률이 50%로 증가한다. 직장이나 질의 개방성 골절은 골반

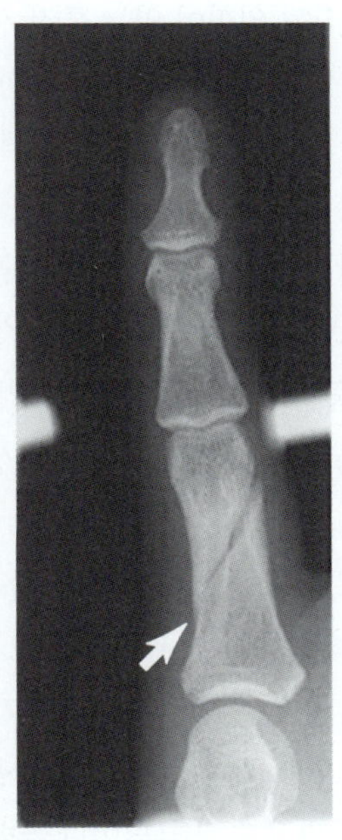

그림 40-18 골절된 새끼 손가락

(From Frank ED, Long BW, Smith BJ. *Merrill's Atlas of Radiographic Positioning and Procedures*. 11th ed. St Louis, MO: Mosby; 2007.)

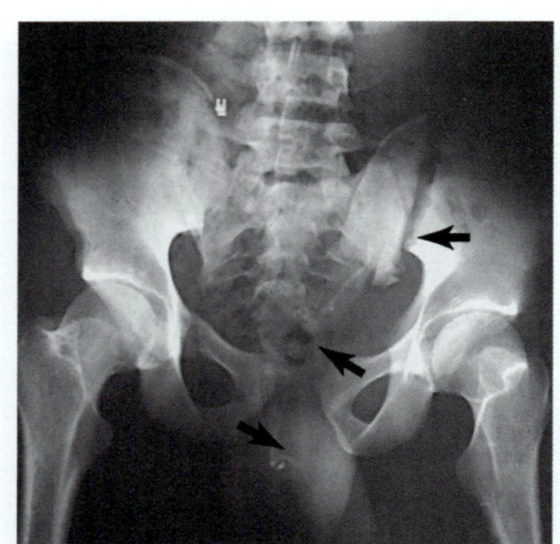

그림 40-19 **골반 골절**

(From Frank ED, Long BW, Smith BJ. *Merrill's Atlas of Radiographic Positioning and Procedures.* 11th ed. St Louis, MO: Mosby; 2007.)

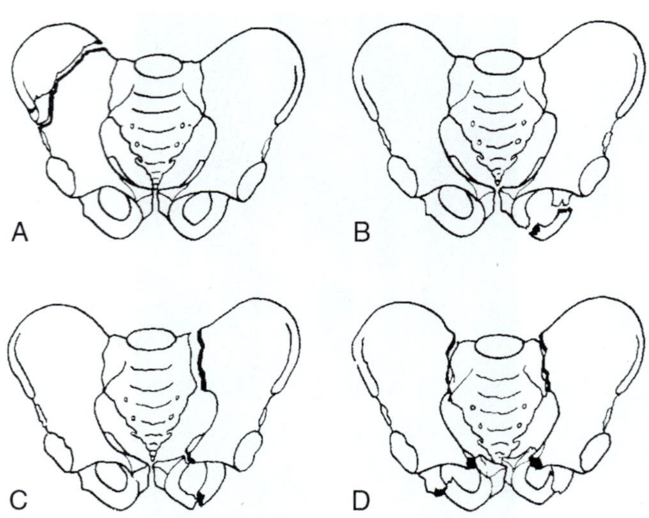

그림 40-20 **골반 골절의 유형.** (A) 골반 고리의 붕괴 없이 장골의 안정적인 골절, (B) 좌골 결절의 안정적인 골절, (C) 좌골 결절 및 골반고리를 포함하는 치골합의 불안정한 골절, (D) 치골 결합 및 좌골 결절을 포함하는 불안정한 골절

(From Danis DM, Blansfield JS, Gervasini AA. *Handbook of Clinical Trauma Care: The First Hour.* 4th ed. St Louis, MO: Mosby; 2007.)

손상의 약 3%를 차지하지만 사망률은 40~60%이다. 특히 보행자의 자동차 충돌 외상은 골반 골절 원인의 2/3를 차지한다. 다른 원인으로는 직접적인 외상, 높은 곳에서의 낙상, 저항에 대한 근육의 갑작스러운 수축, 수상 스키 중에 기마부상 등이 있다. 골반 골절은 골반 고리의 파열에 따라 안정형과 불안정형으로 분류된다(그림 40-20). 특히 불안정한 골절은 심각한 뼈와 조직 손상을 일으키는 수직방향의 힘으로 인해 발생한다. 골반 골절로 손상될 위험이 있는 특정 신경 혈관 구조에는 장골 동맥, 정맥 신경총 및 좌골 신경이 포함된다. 열상된 골반 정맥, 동맥 또는 골절 자체에서 대량의 출혈이 발생할 수 있으며 비뇨생식기 계통 손상이 발생할 수 있다.

장골 날개의 압박은 골반 골절 환자의 치골에 압통을 유발한다. 이 환자들은 또한 극돌근 경련, 천장관절 압통, 마비 또는 편마비, 골반 반상출혈 및 혈뇨를 가질 수 있다. 빈맥과 저혈압이 있는 환자에서는 관련 출혈로 인한 출혈성 쇼크를 의심해야 한다.

치료적 중재는 고유량 산소, 연속적인 활력 징후, 그리고 혈압과 맥박수로 적정된 체적 대체를 위한 2개의 큰 IV 라인이 포함된다. 척추와 다리는 일반적으로 환자가 응급실에 도착하기 전에 긴 척추 판으로 고정된다. 척추 판을 제거한 후, 골반을 시트로 단단히 감싸고 수건 클립이나 골반 바인더 부목으로 고정할 수 있다. 이것은 일시적으로 골반 골절로 인한 출혈을 억제하는 데 도움이 된다. 골반 골절 환자는 골반에 주요 동맥과 풍부한 정맥 신경총이 공급되기 때문에 출혈이 많을 수 있으므로 최소 4~5단위의 혈액에 대한 유형 및 교차 일치검사를 수행해야 한다. 폐쇄 골절의 평균 출혈량은 1,500~3,000 mL이다. 출혈성 출혈은 폐쇄 골절과 개방 골절 모두에서 발생할 수 있다. 골반 외상이 있는 환자는 관련 요도 손상의 가능성이 있으므로 요도 카테터를 조심스럽게 삽입해야 한다. 환자요도에 혈액이 있거나 남성 환자에게 음경 기형이 있는 경우 도뇨관을 삽입하지 않도록 한다.

결정적인 중재는 골절의 중증도에 따라 다르다. 심각성이 덜하고 체중 부하가 아닌 부상은 침상 안정과 견인으로 치료된다. 불안정한 체중 부하 골절은 외부 고정 장치(그림 40-21) 또는 내부 고정 장치를 사용한 개방 정복으로 치료한다. 열상된 골반 혈관의 출혈은 색전술과 함께 혈관 조영술이 필요할 수 있다.

골반 골절의 합병증에는 방광 외상, 생식기 외상, 요천추 외상, 내부 장기 파열, 패혈증, 쇼크 및 사망이 있다. 장기적인 합병증에는 혈전 정맥염, 지방 색전증, 만성 통증 및 기능 상실이 포함된다.

고관절 골절 Hip Fractures

고관절 골절은 노년층에서 흔히 발생하며 일반적으로 낙상이나 경미한 외상으로 인해 발생한다(그림 40-22). 반대로, 젊은 환자의 대부분의 고관절 골절은 주요 외상으로 인해 발생한

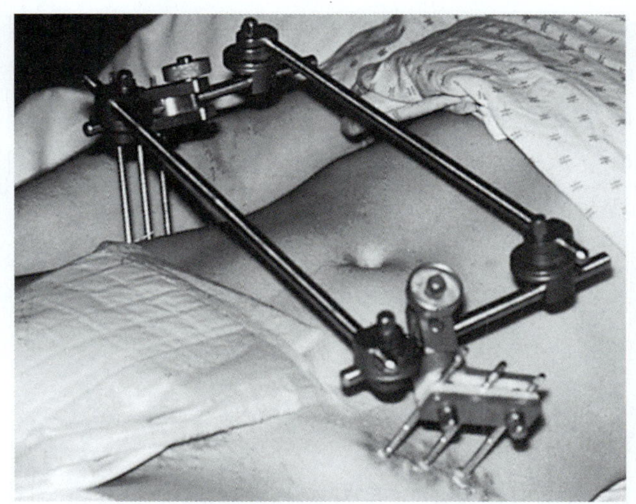

그림 40-21 골반의 외부 고정 장치

(From Maher AB, Salmond SW, Pellino TA. *Orthopedic Nursing*. 3rd ed. Philadelphia, PA: Saunders; 2002.)

다. 골절은 대퇴골두, 대퇴골 경부(피막내) 및 전자간 부위에서 발생할 수 있다. 대퇴골두 골절은 드물지만 일반적으로 고속 MVC와 관련이 있다. 고관절 골절과 관련된 증상에는 사타구니, 고관절 또는 무릎의 통증; 다리 움직임에 심한 통증; 부동성이 있다. 더 큰 전자 골절이 있는 환자는 걸을 수 있다. 피막외 전자 골절은 외측 고관절의 통증, 사지의 단축 및 더 큰 정도의 외회전과 관련이 있다.

즉각적인 치료 중재에는 영향을 받은 다리의 움직임을 최소화하는 것이 포함된다(예: 고관절을 긴 척추 판 또는 반대쪽 다리에 부목). 출혈 가능성이 있으므로 연속적인 활력 징후를 모니터링하는 것이 좋다. Buck의 견인 또는 외과 개입을 통한 조기 고정이 종종 필요하다. 고관절 골절의 합병증에는 저혈량, 쇼크, 대퇴골 두경부 골절을 동반한 무혈성 괴사, 불유합 등이 있다. 이러한 환자들은 일반적으로 연령 및 부동과 관련된 수술 후 합병증이 발생할 위험이 더 크다.

하지 골절 Lower Extremity Fractures

대퇴골 골절 Femoral Fracture

대퇴골 골절(그림 40-23)은 모든 연령대에서 발생하며 일반적으로 주요 외상에 이차적으로 발생한다. 환자는 심한 통증, 부상당한 다리에 체중을 지탱할 수 없음, 기형, 부기 등이 발생한다. 심한 근육 경련은 심각한 통증을 유발하고 사지가 짧아지게 한다. 염발음(crepitus)은 뼈 조각이 움직일 때 골절 부위

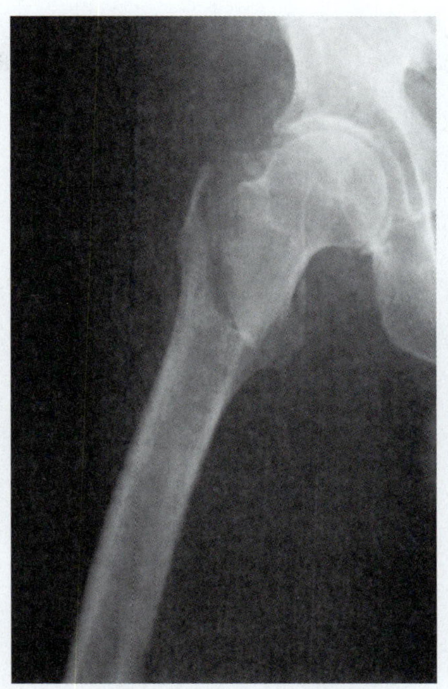

그림 40-22 고관절 골절

에 발생한다.

초기 치료 중재는 고정을 위한 견인 부목(예: Hare, Sager 또는 Thomas)의 사용이 포함된다. 밀폐된 발이 있는 긴 에어 부목이나 다른 쪽 다리를 부목으로 사용하는 것은 이러한 방법이 적절한 안정성을 제공하지 않기 때문에 권장되지 않는다. 무릎 외상과 같은 관련된 손상 부위에 대한 평가가 이뤄져야 한다. IV 접근은 이상적으로는 두 곳에서 이루어지며 활력 징후가 자주 모니터링 된다. 진통 및 수액 대체는 개별 환자 평가를 기반으로 결정해야 한다. 환자는 견인, 응급실에서 핀 배치/삽입 또는 수술을 준비해야 한다.

대퇴골 골절의 가장 큰 합병증은 저혈량증에 따른 쇼크이다. 폐쇄 골절로 인한 평균 혈액 손실은 1,000 mL이고 3,000 mL를 초과할 수 있다. 심한 근육 경련은 뼈 끝을 움직여 연조직 손상, 근육 손상 및 통증을 유발할 수 있다. 손상될 수 있는 신경 혈관 구조에는 비골 신경, 좌골 신경 및 슬와 동맥이 포함된다.

무릎 골절 Knee Fractures

무릎 골절은 대퇴골의 과상골 골절 또는 대퇴골 또는 경골의 관절내 골절일 수 있다(그림 40-24). 이러한 유형의 손상은 모든 연령대에서 발생하며 일반적으로 무릎에 직접적인 외상을 유발하는 자동차, 오토바이 또는 자동차-보행자 충돌의 결과

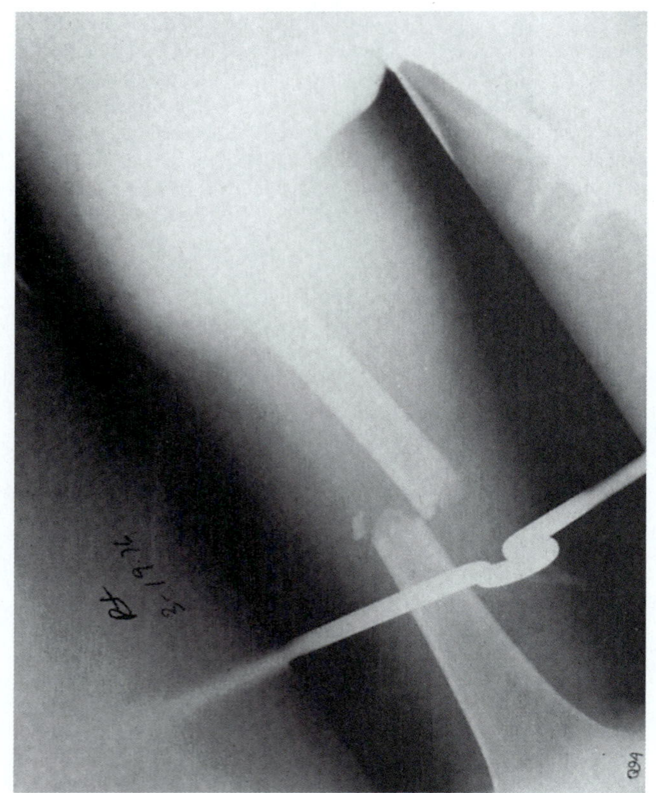
그림 40-23 대퇴골 골절

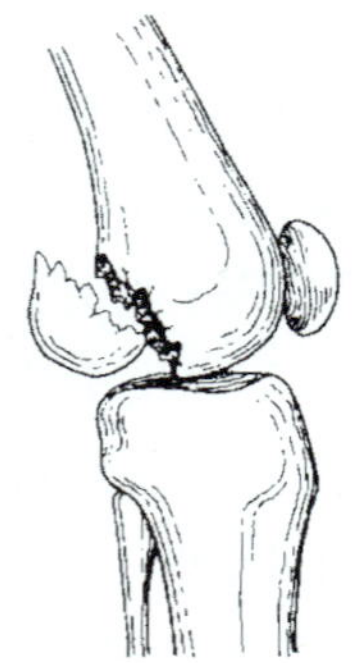
그림 40-24 무릎 골절

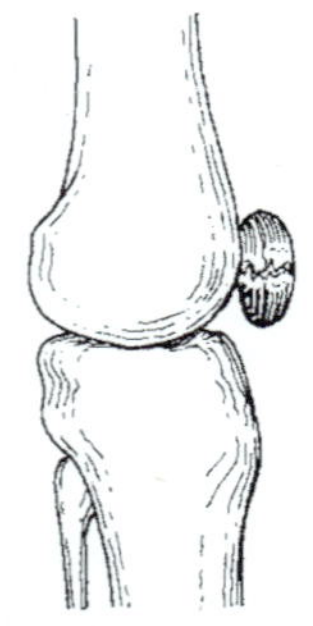
그림 40-25 슬개골 골절

로 나타난다. 환자는 무릎 통증, 무릎을 구부리거나 펴지 못함(손상 당시 무릎의 위치에 따라 다름), 부기 및 압통을 호소한다. 치료 중재는 긴 다리 부목 또는 한쪽 다리를 다른 쪽 다리에 고정하는 것이 포함된다. 부상 정도에 따라 환자는 외과적 치료가 필요할 수 있다.

무릎이 깁스할 가능성이 크다. 무릎 골절의 가장 흔한 합병증은 비골 또는 경골 신경 또는 슬와 동맥의 신경 혈관 손상이다.

슬개골 골절 Patellar Fractures

슬개골 골절은 일반적으로 낙상이나 대시보드 충격으로 인한 직접적인 외상 후에 모든 연령대에서 나타난다(그림 40-25). 심한 근육 당김과 같은 간접적인 외상도 슬개골 골절을 유발할 수 있다. 환자는 무릎 통증을 호소하며 종종 슬개골의 명백한 기형이 발생한다. 개방성 슬개골 골절도 발생한다. 치료 중재는 열린 상처를 덮고 긴 다리 부목을 적용하는 것이 포함한다. 골절의 정도를 결정하기 위해 영향을 받은 사지의 방사선 사진을 촬영해야 한다. 전위되지 않은 슬개골 골절의 치료는 긴 다리 실린더 캐스트를 사용하는 것이다. 골절이 변위되면 골절된 부분을 재정렬하기 위해 적절한 경우 수술과 함께 정복을 시도한다. 슬개골은 무릎 관절의 지렛대와 보호를 돕는 무릎의 중요한 부분이다. 다리 확장의 완전한 중단은 수술을 보증한다.

경골 및 비골 골절 Tibial and Fibular Fractures

경골 및 비골 골절은 모든 연령대에서(그림 40-26) 직접 외상, 간접 외상 또는 회전력에 이차적으로 나타난다. 환자는 다리 통증, 압통, 부기, 기형이 있다. 많은 경골 및 비골 골절은 개방 상태로 열려 있다. 개방 및 폐쇄 경골 손상은 발견되는 대로 부목을 고정해야 한다. 개방성 골절의 재정렬은 신경혈관 손상이 없는 한 시도해서는 안 된다. 열린 상처는 건조한 멸균 드레싱으로 덮어야 한다. 안정적이고 전위되지 않은 경골 골절이 있는 환자는 긴 다리 부목이나 깁스를 하고 퇴원할 수 있다. 골절이 불안정하거나 변위된 경우 개방 또는 폐쇄 정복이 필요할 수 있다. 이러한 골절의 감소 후에 부목이나 깁스를 적용한다. 정복 직후의 깁스나 부목의 사용은 부종의 정도와 부종의 증가 가능성에 따라 결정된다.

비골 골절은 드물다. 비골은 체중을 지탱하는 뼈가 아니기

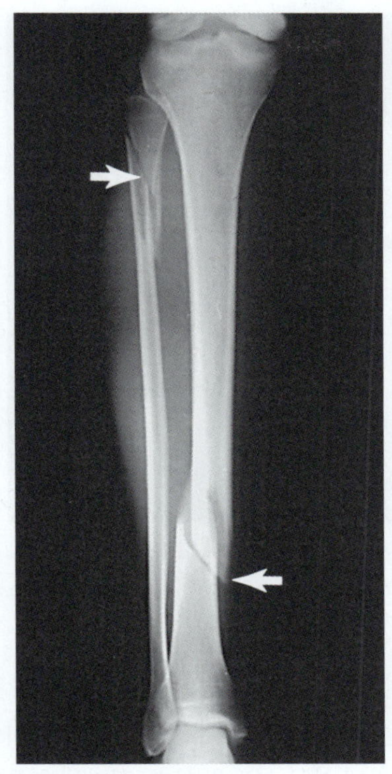

그림 40-26 **경골과 비골의 골절**

(From Frank ED, Long BW, Smith BJ. *Merrill's Atlas of Radiographic Positioning and Procedures.* 11th ed. St Louis, MO: Mosby; 2007.)

때문에 일반적으로 보행 깁스가 적용된다. 경골 및 비골 골절의 합병증에는 최대 2 L의 혈액 손실, 감염, 연조직 손상, 신경혈관 손상, 구획 증후군 및 Volkmann 구축이 포함된다.

발목 골절 Ankle Fractures

발목 골절은 경골 원위부, 비골 원위부 또는 거골을 포함하며 모든 연령대에서 발생한다(그림 40-27). 직접 외상, 간접 외상 또는 비틀림은 발목 골절을 개방 또는 폐쇄형으로 나타낼 수 있다. 환자는 손상 당한 부위의 통증, 사지에 체중을 지탱할 수 없음, 압통, 부기 및 기형을 호소한다. 폐쇄 정복 후 환자는 보행 깁스를 한다. 손상의 정도에 따라 환자는 개방 정복 및 고정이 필요할 수 있다. 가장 흔한 합병증은 신경혈관 손상, 특히 비골 신경의 손상이다.

발 골절 Foot Fractures

족근골 및 중족골 골절 Tarsal and metatarsal fractures

족근 및 중족골 골절(그림 40-28)은 모든 연령대에서 발생하며 일반적으로 MVC, 운동 부상, 짓눌림 손상 또는 직접적인 외상으로 인해 발생한다. 5번째 중족골 골절은 발의 내번 손상으로 발생할 수 있다. 환자는 발의 통증을 호소하고 체중을 견디는 것을 주저한다. 치료 개입에는 압박 드레싱과 부드러운 부목이 포함된다. 최소 전위 골절은 발가락이 열린 신발이나 깁스를 사용하여 치료한다. 상당한 변위가 있는 경우 개방 정복이 필요할 수 있다. 목발은 체중지지 또는 비체중지지를 돕기 위해 사용될 수 있다. 이러한 유형의 골절로 인한 합병증은 드물다.

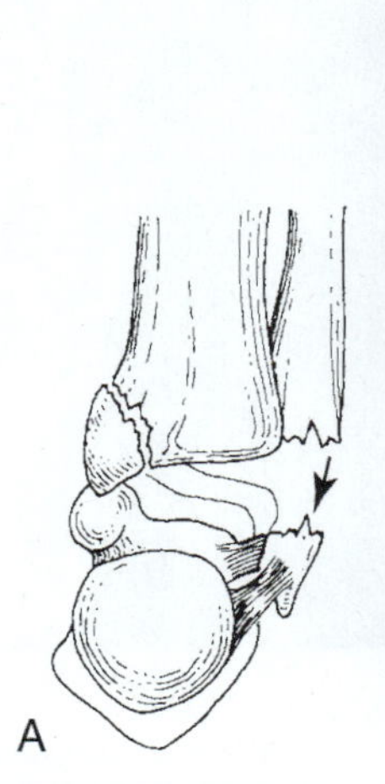

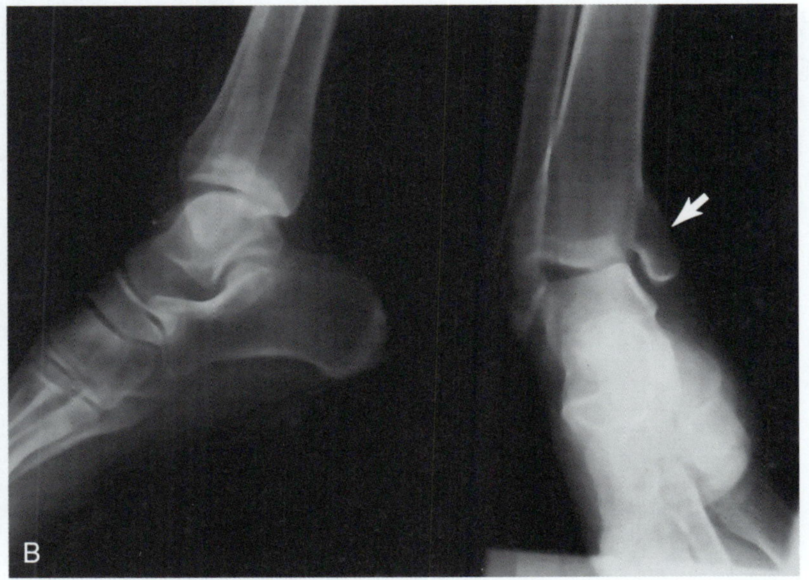

그림 40-27 (A) 발목 골절, (B) 방사선 사진

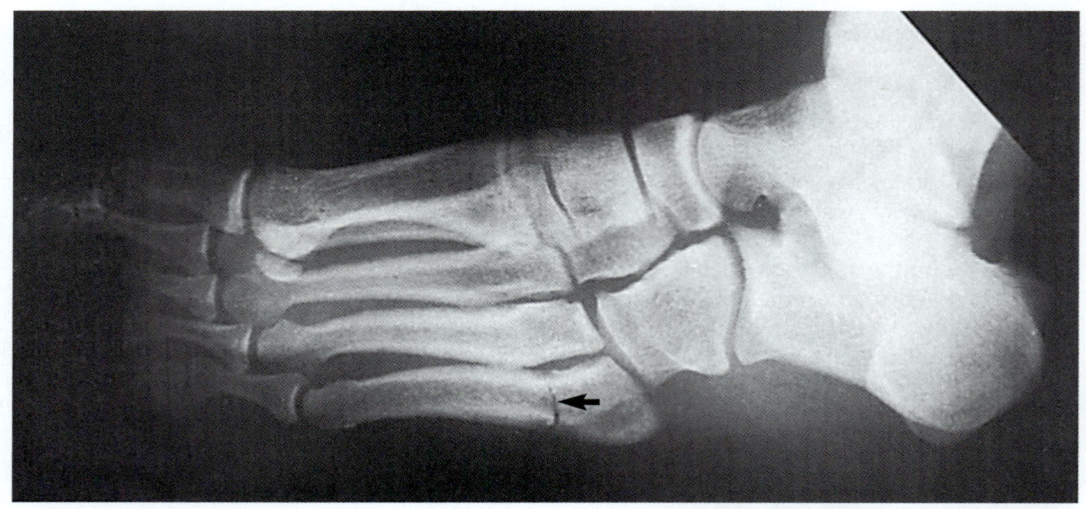

그림 40-28 발 골절

(From Marx JA, Hockberger RS, Walls RM. *Rosen's Emergency Medicine: Concepts and Clinical Practice.* 6th ed. St Louis, MO: Mosby; 2006.)

종골 골절 Calcaneus fractures

종골 골절은 일반적으로 환자가 발로 착지하는 낙상을 입었을 때 이차적으로 젊은 성인에서 나타난다(그림 40-29). 환자는 발뒤꿈치의 통증, 점 압통 및 부기를 호소하게 된다. 탈구가 생기기도 한다. 관리에는 필요한 경우 골절의 감소와 무릎 아래의 체중 부하 깁스 적용이 포함된다. 종골 골절과 관련된 부상에는 요천추 압박 골절과 콜레스 골절이 있다.

발가락/지골 골절 Toe (phalangeal) fractures

발가락 골절(그림 40-30)은 단단한 물건을 차거나 움직이지 않는 물건에 부딪힌 후 이차적으로 나타나며 모든 연령대에서 발생한다. 환자는 발가락에 통증, 부기 및 변색이 있다. 골절된 발가락과 인접한 발가락 사이에 펠트나 면을 대고 두 발가락을 함께 테이핑(버디 테이핑)하여 손상되지 않은 발가락이 부목 역할을 한다. 환자는 허용되는 체중을 견딜 수 있으며 발가락에 압력을 가하지 않는 나무 또는 단단한 밑창, 발가락이 열린 신발과 같은 단단한 신발을 신도록 지시 받는다. 합병증은 드물지만 발톱 손상이 발생할 수 있다.

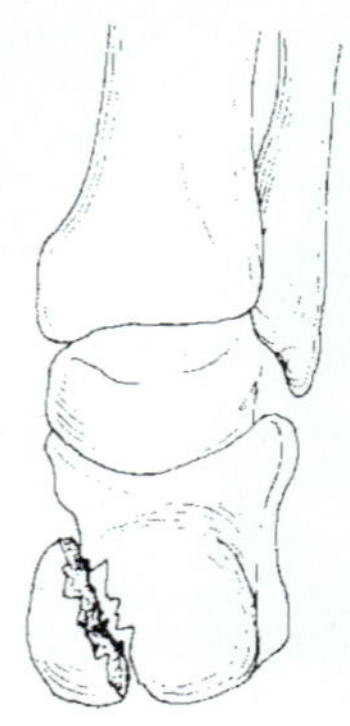

그림 40-29 종골 골절

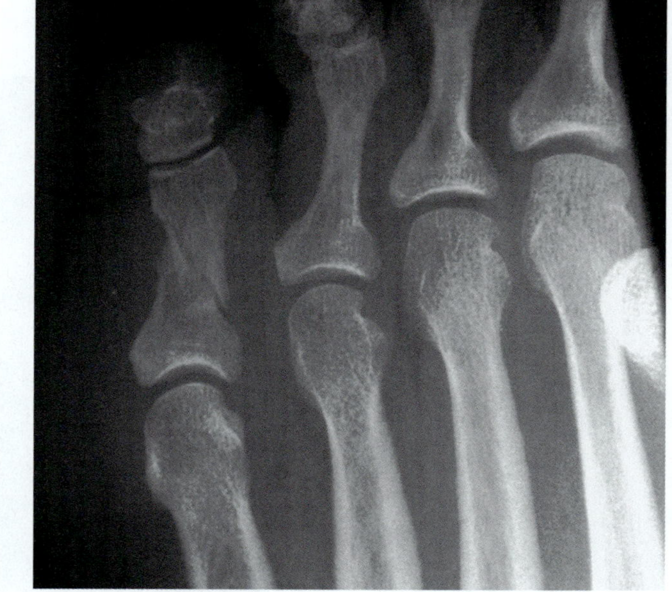

그림 40-30 지골 골절

(From Browner BD, Jupiter JB, Levine AM, et al. *Skeletal Trauma: Basic Science, Management, and Reconstruction.* 3rd ed. Philadelphia, PA: Saunders; 2003.)

탈구 DISLOCATIONS

탈구는 관절이 정상 가동 범위를 초과할 때 발생한다. 두 관절면의 부분적(아탈구) 또는 완전한 분리가 발생할 수 있다. 관절낭 및 주변 인대 내의 연조직 손상; 심한 부기; 탈구와 함께 신경, 정맥 및 동맥 손상이 관찰될 수 있다. 진단은 종종 손상 기전에 대한 정보를 요청하고 임상 평가 결과를 기록함으로써 방사선 사진을 찍기 전에 예측할 수 있다.

일반적으로 탈구는 심한 통증, 관절 기형, 관절을 움직일 수 없음, 부종 및 압통을 유발한다. 혈관 손상의 가능성도 존재하므로 원위 맥박을 주의 깊게 평가해야 한다. 초기 중재에는 관절의 세심한 촉진과 관절 부목이 있다. 진통제와 진정제는 응급실 의사나 정형외과 의사가 탈구된 부위를 정복하기 전에 제공한다. 탈구를 줄이기 위해 상당한 진정제(예: 모르핀(morphine), 펜타닐(fentanyl), 미다졸람(midazolam), 메토헥시탈(methohexital), 에토미데이트(etomidate), 프로포폴(propofol))가 필요할 수 있으므로 환자는 주의 깊은 모니터링이 필요하다. 아산화질소는 일부 기관에서 사용된다. 탈구와 관련된 합병증에는 허혈, 무균 괴사 및 재발성 탈구가 있다.

견봉쇄골 탈구 Acromioclavicular Dislocation

견봉쇄골 탈구(그림 40-31)는 넘어지거나 어깨 지점에 직접적인 힘이 가해진 후 이차적으로 운동선수에게서 흔히 볼 수 있다. 환자는 관절 부위에 심한 통증을 호소하며 영향을 받은 팔을 들어올리거나 팔을 가슴 쪽으로 가져올 수 없다. 손상 부위의 기형, 부위 압통, 부기 및 혈종도 나타난다. 손상은 분리 정도에 따라 분류된다. 3도 손상은 관절의 완전한 분리를 의미한다. 1도 및 2도 부상에 대한 치료에는 분리 감소, 해부학적 정렬 회복, 슬링과 목초로 영향을 받은 사지를 고정시키는 것이 포함된다. 더 관련된 3도 손상은 종종 개방 축소 및 배선을 위한 수술이 필요하다. 환자는 축소 후 통증이 있는 운동 범위를 경험할 수 있다.

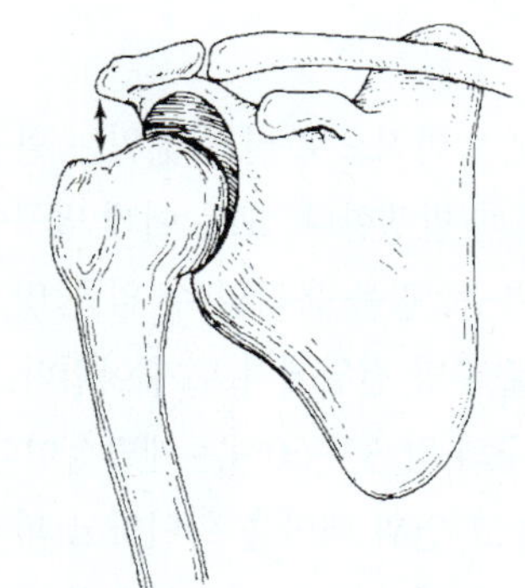

그림 40-31 **견봉쇄골 탈구**

어깨 탈구 Shoulder Dislocation

어깨 탈구는 일반적으로 어린이와 운동선수에게서 발생한다. 두 가지 일반적인 범주는 전방 및 후방 탈구이다.

전방 어깨 탈구는 운동 선수가 팔을 뻗은 상태에서 넘어져 외전되고 바깥쪽으로 회전되는 운동 부상으로 발생한다. 힘은 어깨 관절 앞으로 상완골의 머리를 밀어낸다(그림 40-32). 후

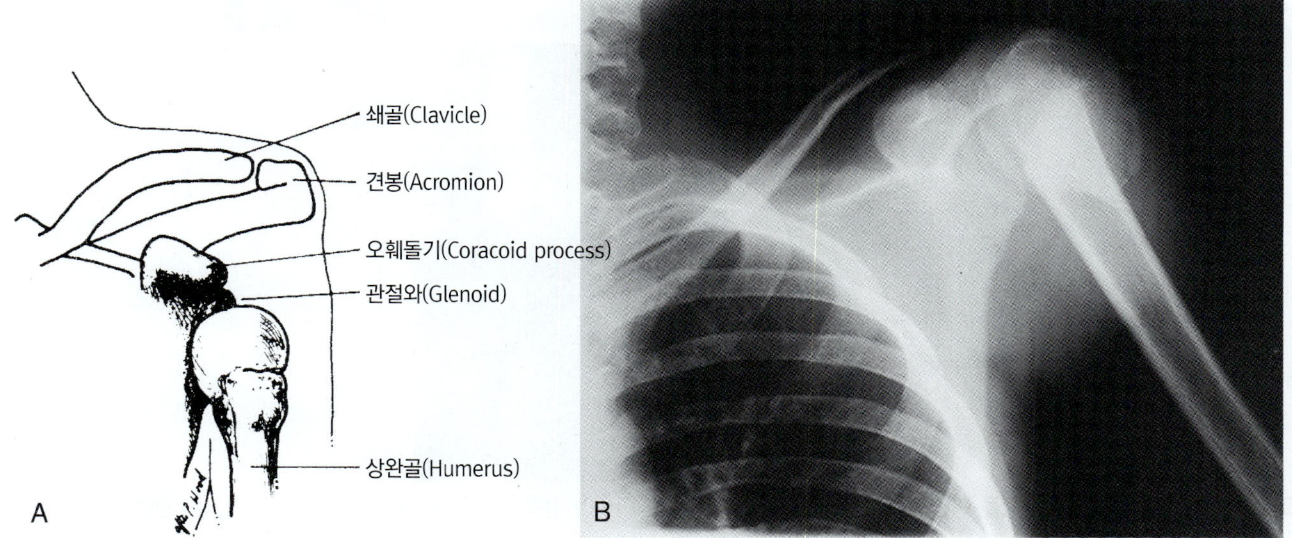

그림 40-32 (A) 전방 어깨 탈구, (B) 방사선 사진

(B, From Marx JA, Hockberger RS, Walls RM. *Rosen's Emergency Medicine: Concepts and Clinical Practice*. 6th ed. St Louis, MO: Mosby; 2006.)

방 탈구는 드물고 일반적으로 발작이 있는 환자에서 팔이 외전되고 내회전될 때 발생한다. 모든 어깨 탈구에서 환자는 어깨 부위의 심한 통증, 팔을 움직일 수 없음 및 기형을 호소한다. 변형은 때때로 후방 전위에서 보기 어렵다. 응급실에서 볼 수 있는 어깨 탈구의 약 55~60%는 재발성이다. 사지를 가장 편안한 위치에 놓고 원위 맥박을 확인하고 피부 온도와 수분 및 신경학적 상태를 평가한다. 신경혈관 손상이 발생하지 않는 한 관절을 재배치하기 전에 방사선 사진을 촬영한다. 관절이 재배치된 후에는 슬링과 붕대 또는 어깨 고정 장치로 고정된다. 위치를 확인하기 위해 방사선 사진을 촬영한다. 환자는 정형외과 의사에게 의뢰해야 하고 이러한 유형의 손상으로 인한 합병증은 상완 신경총과 겨드랑이 동맥의 신경 혈관 손상 및 관련된 부위의 골절 손상이다.

팔꿈치 탈구 Elbow Dislocation

팔꿈치의 탈구는 어린이, 십대 및 젊은 성인에서 가장 흔히 볼 수 있다. 팔꿈치 탈구는 바깥쪽으로 회전된 팔에 넘어지거나 어린 아이가 한쪽 팔(팔꿈치 아탈구)로 갑자기 움직이거나 들어올릴 때 발생하는 일반적인 운동 손상이다. 환자는 관절의 통증을 호소하며 "고정된" 느낌이 들 수 있다. 모든 움직임은 심한 통증을 유발할 수 있다. 부종, 변형 및 변위도 관찰된다. 팔은 가장 편안한 위치에 고정된다. 관절을 재배치한 다음 방사선 사진을 얻은 후 고정한다. 이 손상의 가장 흔한 합병증은 정중 신경 또는 상완 동맥의 신경 혈관 손상이다.

요골 두부 아탈구(팔꿈치 아탈구)는 어린이 상지 부상의 약 20%를 차지하며 6개월에서 5세 사이의 어린이에게 나타나며 1세에서 3세 사이에서 가장 흔하다. 팔을 당기거나 넘어진 이력이 보고된다. 아이는 팔을 사용하기를 거부하지만 고통이나 괴로움을 느끼지 않는다. 탈구가 쉽게 기능을 회복하고 재배

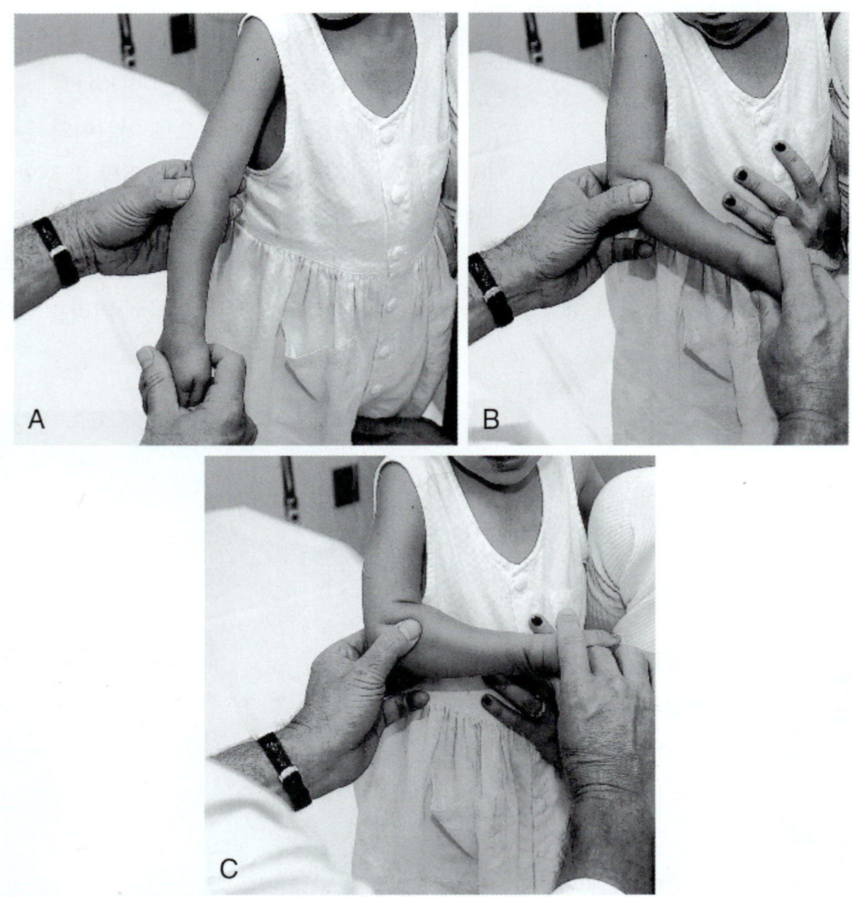

그림 40-33 팔꿈치 탈구 교정을 위한 Nursemaid 기술. (A) 요골의 머리에 압력을 가한다, (B) 팔뚝을 외전한다, (C) 한번의 연속동작으로 팔꿈치를 구부린다.

(From Marx JA, Hockberger RS, Walls RM. *Rosen's Emergency Medicine: Concepts and Clinical practice.* 6th ed. St Louis, MO: Mosby; 2006.)

치될 수 있다면 영상 검사가 필요하지 않다. 탈구의 정복 후 고정은 필요하지 않다. 팔꿈치를 90도 구부린 상태에서 아이를 위치시키고, 손목을 과회외하고, 엄지손가락을 요골 머리에 위치시킴으로써 달성된다. 과회외 시, 요골두에 딸깍하는 소리가 느껴지며 정복이 성공적임을 확인한다(그림 40-33).

손목 탈구 Wrist Dislocation

손목의 탈구(그림 40-34)는 운동선수에게서 가장 흔히 볼 수 있지만 뻗은 손에 넘어져 모든 연령대에서 발생한다. 환자는 종창, 기형 및 압통을 동반한 손목의 심한 통증을 호소한다. 편안한 자세로 손목을 부목에 대고 냉찜질을 한다. 영상 검사를 받고 관절을 재배치하고 깁스를 적용한다. 합병증에는 신경혈관 손상, 특히 정중 신경 손상이 있다.

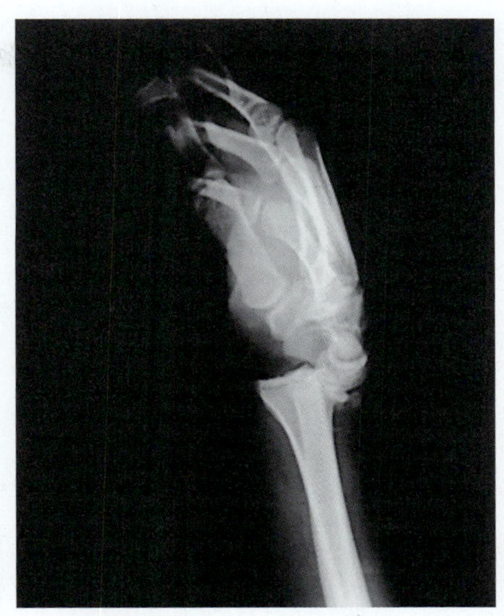

그림 40-34 손목 탈구

(From Ballinger PW. *Merrill's Atlas of Radiographic Positions and Radiologic Procedures.* 8th ed. St Louis, MO: Mosby; 1995.)

손 또는 손가락 탈구 Hand or Finger Dislocation

손이나 손가락의 탈구(그림 40-35)는 운동선수에게 일반적으로 뻗은 손이나 손가락에 넘어진 후 이차적으로 나타나며 손가락 끝에 직접적인 외상을 입힐 수도 있다. 환자는 손상 부위의 통증, 관절을 움직일 수 없음, 기형 및 부기를 나타낸다. 환자는 탈구된 손가락의 전방 및 측면 사진을 촬영한다. 영상을 검토하고 골절이 없는지 확인한 후 환자에게 손가락 신경 차단(digital block) 제공하고 응급 치료 제공자가 정복 치료를 수행한다. 손상 당한 부위는 관절을 고정하기 위해 부목으로 고정된다.

고관절 탈구 Hip Dislocation

고관절 탈구는 모든 연령대에서 발생하며 일반적으로 충격을 받기 전에 다리를 뻗을 때 발생한다. 충돌 직전에 브레이크 페달을 밟고 다리를 뻗거나 무릎이 계기판에 끼일 때 정면 충돌하는 MVC에서 손상이 일반적이다. 손상은 낙상과 짓눌림 부상으로도 발생한다. 고관절 탈구는 또한 이전에 관절 교체 또는 고관절 골절을 위해 외과적 중재를 받은 환자의 실패하거나 변위된 보철물로 인해 발생할 수 있다(그림 40-36). 탈구는 전방 또는 후방일 수 있다. 환자는 고관절과 무릎의 통증을 호소

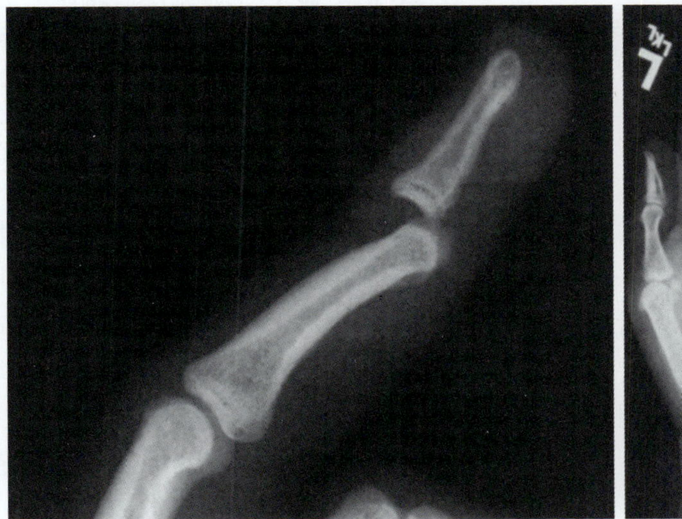

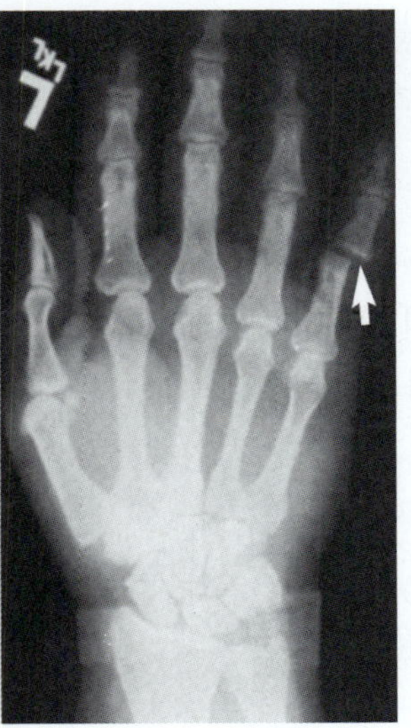

그림 40-35 손가락 탈구

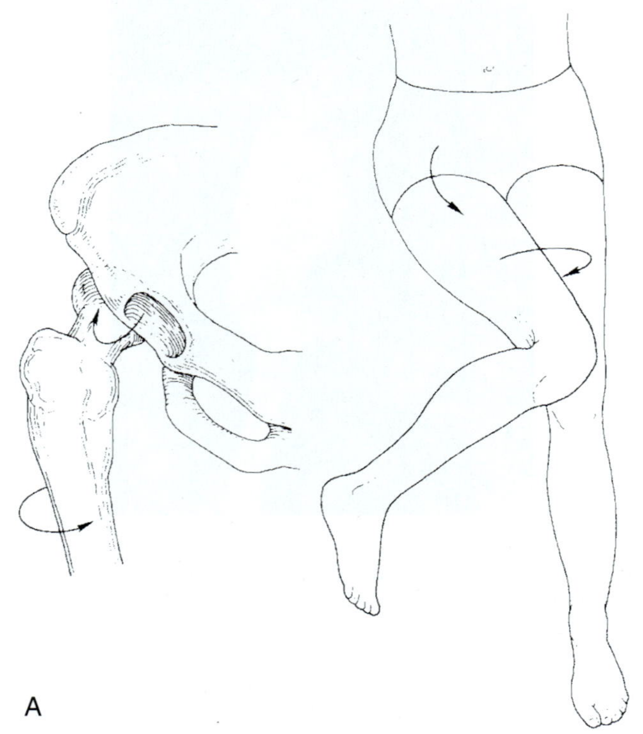

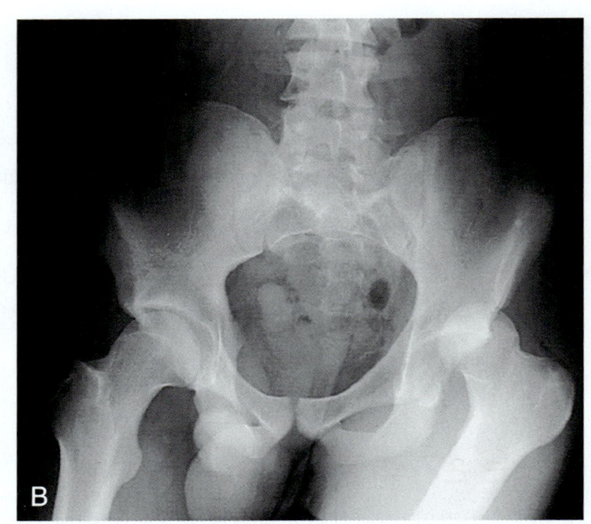

그림 40-36 (A) 고관절 탈구, (B) 방사선 사진; 고관절 전 치환술을 받은 환자의 대퇴부 보철물의 탈구
(From Marx JA, Hockberger RS, Walls RM. *Rosen's Emergency Medicine: Concepts and Clinical practice.* 6th ed. St Louis, MO: Mosby; 2006.)

하며 고관절을 굴곡, 내전, 내회전(후방 탈구)하거나 굴곡, 외전, 외회전(전방 탈구)한 상태로 응급실에 도착한다. 관절이 잠긴 느낌이 들고 환자는 다리를 움직일 수 없다.

부목은 사지가 가장 편하게 느껴지는 위치에 제공한다. 다른 부상 여부가 평가되어야 하며 관절이 4~6시간 내에 재배치되지 않으면 대퇴골두 괴사가 발생할 수 있다. 고관절이 재배치된 후 환자는 견인과 함께 침상 안정 기간을 시작한다. 어린이는 스피카 깁스에 넣을 수 있다. 이러한 유형의 손상으로 인한 합병증은 대퇴 동맥과 신경 손상이다.

무릎 탈구 Knee Dislocation

무릎 탈구는 모든 연령대에서 흔하며 일반적으로 큰 외상으로 인해 발생한다. 환자는 무릎에 심한 통증, 다리를 움직일 수 없음, 부기 및 기형을 호소한다(그림 40-37). 즉각적인 치료적 중재에는 편안한 자세나 현재 자세에서 사지를 부목으로 고정하는 것이 포함된다. 골절된 경골은 종종 무릎 탈구와 관련이 있다. 무릎 관절의 탈구가 있는 거의 모든 사람은 관절낭 손상과 관련이 있다.

정복 후 환자는 24~48시간 동안 무릎을 올리고 간헐적인 냉찜질을 한 상태에서 침상 안정을 위해 입원한다. 깁스는 일반적으로 이 시간 이후에 적용된다. 무릎 탈구는 슬와 동맥 손상의 높은 발생률과 관련이 있다. 혈관 무결성을 평가해야 하고 다른 합병증으로는 비골 및 경골 신경 손상이 있다.

슬개골 탈구 Patellar Dislocation

슬개골 탈구는 모든 연령대에서 발생하며 일반적으로 무릎 측면에 대한 직접적인 외상이나 고정된 발의 빠른 회전에 이차적으로 운동 경기 중에 발생한다. 환자는 대개 심한 통증을 느끼고 영향을 받은 무릎을 구부린 자세로 유지하며 무릎을 사용할 수 없다(그림 40-38). 슬개골 부위의 상당한 압통과 부종이 분명하다. 슬개골은 일반적으로 정상 위치 밖에서 관찰되거나 촉진될 수 있다. 다리를 부목으로 고정하고 냉찜질을 한다. 방사선 사진 촬영 후 다리를 신전시켜도 자발적인 정복이 일어나지 않으면 슬개골을 정복한다. 재배치 후 무릎은 압박 붕대와 무릎 고정 장치 또는 실린더 깁스를 하게 된다.

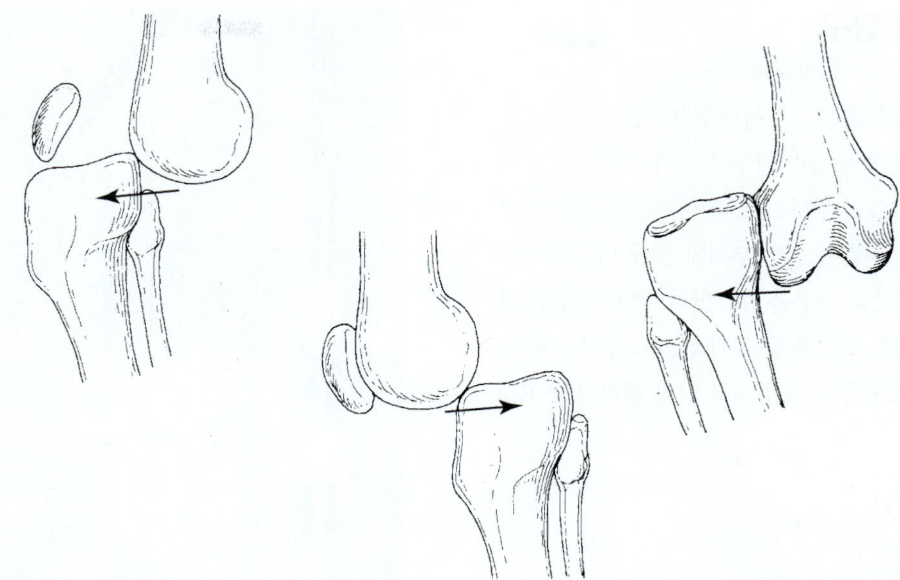

그림 40-37 무릎 탈구

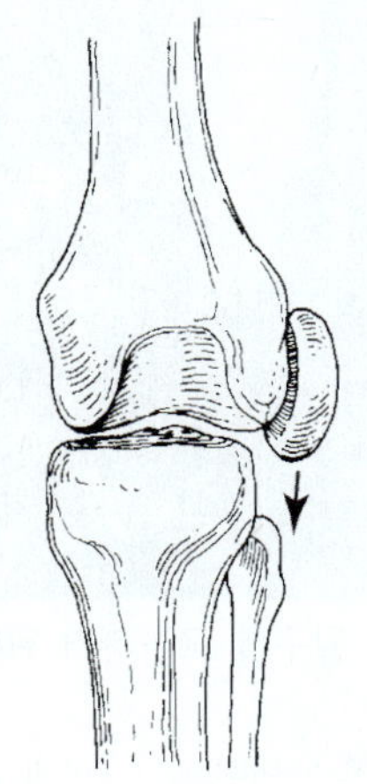

그림 40-38 슬개골 탈구

발목 탈구 Ankle Dislocation

발목 탈구는 일반적으로 운동 손상의 결과이며 일반적으로 골절과 관련이 있다. 탈구는 발목의 정상적인 운동 범위를 초과할 때 측면 부하 운동으로 인해 발생한다(그림 40-39). 환자는 발목에 심한 통증, 관절을 움직일 수 없음, 부기 및 기형을 호소한다. 편안한 자세로 발목과 발을 부목으로 고정하고 얼음팩을 해준다. 발목은 손상의 정도와 관련 골절에 따라 폐쇄 또는 개방 방법으로 재배치될 수 있다. 이 손상의 주요 합병증은 경골 동맥을 포함한 신경 혈관 손상이다.

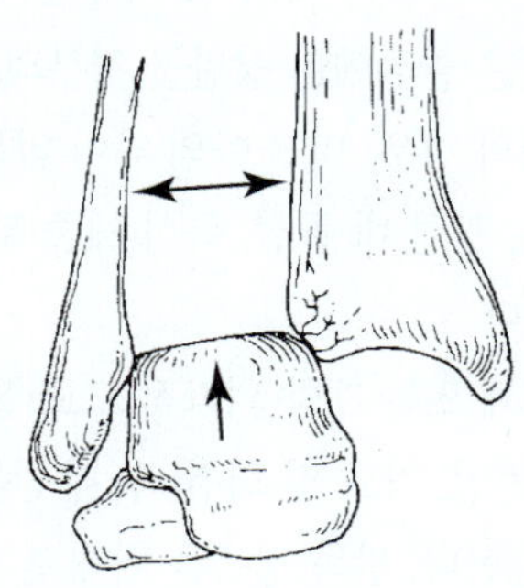

그림 40-39 발목 탈구

발 탈구 Foot Dislocation

발의 탈구는 모든 연령대에서 발생할 수 있지만 드물다. 손상은 종종 힘의 조합이 동시에 발생하는 자동차 또는 오토바이 충돌의 결과로 나타난다. 발 탈구는 거의 항상 열린 상처와 관련이 있다. 환자는 압통과 발을 사용할 수 없는 심한 통증을 호소한다. 현저한 부기와 변형이 나타난다. 부기와 변형이 있다면 부드러운 부목을 적용하기 전에 열린 상처를 멸균 드레싱으로 덮는다. 발이 재배치된 후 캐스트가 적용된다. 환자는 사지를 들어 올리고 24시간 동안 냉찜질을 하도록 지시한다. 체중부하가 허용되지 않는다.

발가락/중족지절 탈구

Toe (Metatarsophalangeal) Dislocation

중족지절관절(발가락)의 탈구는 드물다. 만약 발생하면 종종 개방 골절과 관련이 있다. 발가락 탈구 치료가 지연되면 종창이 발생하여 폐쇄 정복을 수행하기가 더 어려울 수 있으므로 즉시 정복시켜야 한다. 환자는 심한 부기와 눈에 띄는 기형을 동반한 관절 부위의 통증과 압통을 호소한다. 추가 손상을 방지하기 위해 해당 부위를 부피가 큰 드레싱으로 덮어야 한다. 방사선 사진을 얻은 후 탈구를 교정하고 발과 발가락을 고정한다.

정복/교정 REDUCTION ISSUES

골절 및 탈구 교정의 목표는 해부학적 정렬을 복원하고 뼈를 치유하며 기능을 보존하는 것이다. 치유를 위해 해부학적 정렬이 필요하지 않은 골절에는 상완골 경부의 충격 골절, 쇄골 골절(특히 어린이의 경우) 및 소아의 각이 없는 대퇴골 골절이 포함된다. 반대로, 관절 내 골절, 특히 체중 부하 뼈의 경우 교정은 특히 중요하다.

교정 방법은 폐쇄 또는 개방(외과적)으로 설명된다. 폐쇄 정복은 견인, 반대 견인, 각도 및 회전(즉, 부상을 일으킨 원인의 역방향 힘)을 사용한다. 팔뚝 정복을 위해 핑거 트랩과 웨이트를 사용할 수 있다(그림 40-40). 조작에는 국소 마취, IV 진정, 진통제 또는 전신 마취가 필요할 수 있다. 부종이 성공적인 정복을 방해할 수 있으므로 다른 부상이 안정화된 후 가능한 한 빨리 정복을 수행해야 한다. 교정 후 방사선 사진을 촬영하여 허용 가능한 뼈 정렬을 확인한다.

개방 정복은 개방 골절에 사용된다. 여러 부상; 주요 골절; 및 관절내 관절, 골단, 또는 대퇴 경부를 포함하는 골절에서 개방 정복이 수행된다. 외과적 정복은 연조직 손상에도 사용된다. 주요 신경, 동맥 또는 인대 손상; 병적 골절; 폐쇄정복의 실패나 불안정한 경우; 또는 지연된 결합에서도 외과적 정복이 수행된다. 개방 정복은 내부 고정 또는 외부 고정 장치를 사용한다.

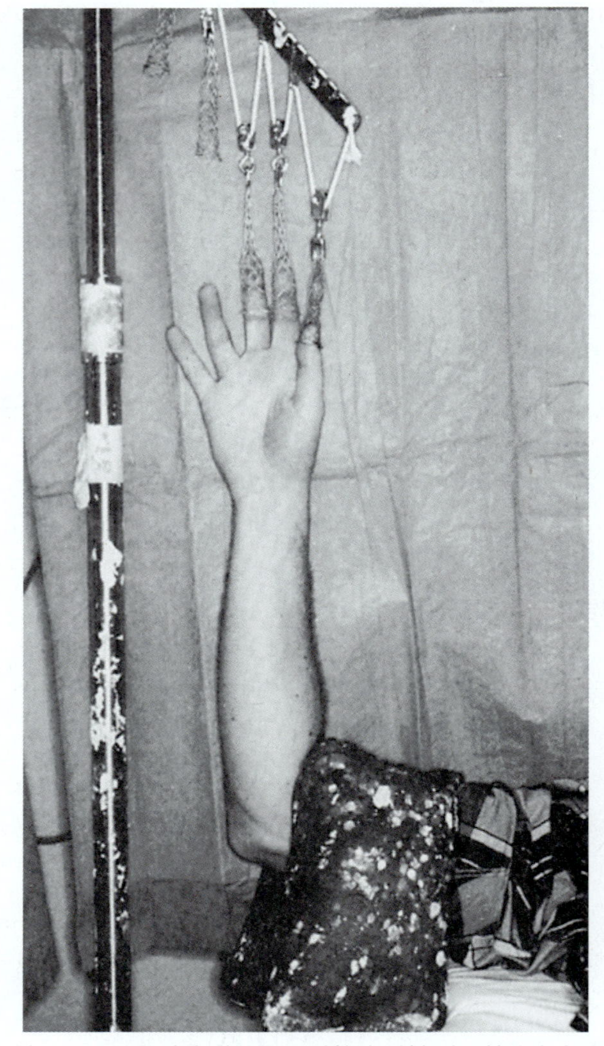

그림 40-40 골절과 탈구를 교정하기 위해 팔꿈치에서 손가락 트랩과 원위 견인 진행

(From Rosen P, Barkin RM, Rockberger RS at al. *Emergency Medicine: Concepts and Clinical Practice.* 4th ed. St Louis, MO: Mosby; 1998.)

견인 TRACTION

피부 또는 골격 견인은 응급실에서 시작될 수 있다. 더 확실한 안정화가 가능할 때까지 견인 부목(예: Hare 또는 Sager)을 사용할 수 있다. 벅스 견인(Buck's traction)은 고관절 또는 대퇴골 골절 수술 전 일시적인 고정을 제공하고 근육 경련을 줄이기 위해 랩 드레싱 또는 부츠를 사용한다. 응급실로 환자를 이동 후 이동용 병원 침대에 견인 장치를 설치한다. 이렇게 하면 응급실 들것에서 환자를 옮길 때 견인을 제거하지 않고 환자의 고통을 줄일 수 있다.

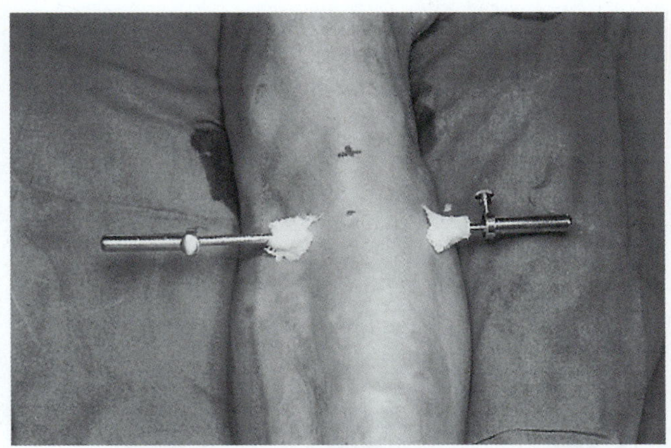

그림 40-41 핀은 경골을 통과하여 내측과 외측으로 동일하게 돌출된다. 각 삽입 부위는 커버하여 보호한다.

(From Mills K, Morton R, Page G. *Color Atlas and Text of Emergencies*. 2nd ed. London, England: Times Mirror International; 1995.)

박스 40-1 깁스환자를 위한 사후 관리 지침

부상 후 24시간 동안 깁스를 건조하게 유지하고 심장보다 높게 위치시킨다.
1~2일 동안 2~3시간마다 30분 동안 부상 부위에 냉찜질이나 밀봉된 얼음주머니를 댄다.
손가락이나 발가락의 온도 변화(손가락이 매우 차갑거나 뜨거움), 손가락이나 발가락의 색 변화(푸른색) 또는 손가락이나 발가락의 감각 상실이 있는 경우 즉시 의사의 진찰을 받는다.
1시간에 한번 이상 손가락이나 발가락을 흔들어본다.
깁스에 이물질이 들어간 경우 즉시 의사의 진찰을 받는다.
깁스 안쪽으로 아무것도 넣지 않는다.
부어오름이 다시 나타나거나 역한 냄새가 나면 의사의 진찰의 받는다.
후속 치료를 위해 주치의 또는 정형외과의 진찰을 받는다.

스타인만 핀 Steinman Pin

스타인만 핀을 사용하여 응급실에서 골격 견인을 적용할 수 있다(그림 40-41). 이것은 개방 정복 및 내부 고정이 완료될 때까지 장골 골절의 일시적인 정복을 제공한다. 핀은 견인력(15~40파운드)을 사용할 수 있도록 원위 대퇴골 또는 근위 경골에 수직으로 뚫을 수 있는 둥근 형태의 스테인리스강 막대이다. 핀 배치 후 멸균 드레싱을 삽입 부위 주위에 배치한다. 골수염은 핀 삽입의 잠재적인 합병증이다.

깁스 Casts

응급실에서 부목이나 유리섬유 몰드 대신 깁스를 사용하여 부상을 고정할지 여부는 실제 부종의 양과 발생할 수 있는 잠재적인 부종을 기반으로 한다. 목표는 제한적 고정 장치로 인한 신경혈관 손상(및 구획 증후군)을 예방하는 것이다. 캐스팅 및 깁스 관리에 대한 간략한 개요가 나와 있다. 깁스/몰드의 기술 및 유형에 대한 완전한 설명은 정형외과 또는 의료-외과 문서를 참조해야 한다.

깁스를 하기 전에 외부 물질을 제거하고 피부를 완전히 건조시킨다. 비정상인 피부 상태는 모두 기록되어야 한다. 주조 장비에는 석고 또는 유리 섬유, 스타킹과 패딩, 찬물에서 따뜻한 물 양동이, 장갑, 부목을 사용하는 경우 거즈 또는 탄력 붕대가 포함된다.

깁스를 적용한 후 환자는 압력과 움푹 들어간 곳을 방지하고 깁스가 고정될 수 있도록 최소 20분 동안 플라스틱으로 코팅된 베개에 팔다리를 놓고 움직이지 않은 상태를 유지해야 한다. 석고 깁스는 일반적으로 완전히 건조되는 데 24시간 이상이 필요하다. 유리 섬유 깁스는 약 1시간 내에 건조된다. 박스 40-1은 깁스를 한 환자에 대한 사후 관리 지침을 나열하고 있다.

깁스와 관련된 합병증에는 구획 증후군, 욕창 및 감염이 있다. 구획 증후군의 증상은 손상에 비례하지 않는 심한 통증과 동반된 신경혈관 손상을 포함한다. 깁스의 악취와 함께 체온 상승은 욕창에 감염되었을 가능성이 있다. 중재에는 즉각적인 깁스 제거가 포함된다. 깁스 제거는 전기 깁스 톱으로 수행된다. 톱날은 앞뒤로 빠르게 진동하여 절단한다. 칼날이 피부를 자르지 않지만 열, 진동 또는 압력이 느껴질 수 있음을 설명하고 환자를 안심시켜야 한다. 칼날에 의한 이차적인 화상은 드물다. 깁스가 절단된 후 깁스 스프레더를 사용하여 분할을 넓히고 제거할 수 있다. 깁스 아래의 패딩은 붕대 가위로 잘라야 한다.

보행 보조기: 목발, 지팡이 및 보행기

ASSISTED AMBULATION: CRUTCHES, CANE, AND WALKER

환자에게 목발, 지팡이 또는 보행기/워커를 장착할 경우 보행 시 착용하는 신발을 착용한 상태에서 측정하는 것이 이상적이다. 신발은 튼튼하고 잘 맞아야 하며 굽이 낮고 끈, 버클 또는 벨크로로 고정해야 한다.

겨드랑이 목발 Axillary Crutches

겨드랑이 목발은 무게가 겨드랑이에 가해지지 않고 각 팔 부분이 겨드랑이 아래 2인치 또는 2~3개의 손가락 너비가 되도록 맞춰야 한다. 목발의 끝 부분은 옆으로 6인치(또는 환자의 엉덩이가 휘두를 수 있는 충분한 공간이 있음)와 앞쪽으로 6인치 떨어져 있어야 한다. 키가 큰 환자는 더 넓은 베이스가 필요하므로 이러한 환자의 경우 목발을 옆으로 최대 12인치까지 배치할 수 있다. 각 핸드피스는 팔꿈치가 30도 구부러지도록 장착되어야 한다. 대부분의 사람에게 이것은 환자가 목발을 올바른 위치에 놓고 목발을 따라 팔을 뻗도록 함으로써 달성할 수 있다. 핸드피스가 손목 높이에 닿아야 한다.

지팡이 Cane

지팡이를 발뒤꿈치 옆에 놓았을 때 팔꿈치가 30도 굴곡되도록 지팡이를 장착해야 한다. 보행 중 최소한의 지지와 균형과 안정성을 돕기 위해 지팡이를 사용해야 한다. 지팡이는 부상 반대쪽에 사용해야 한다.

워커 Walker

목발이 불안정한 환자와 적어도 한쪽 다리로 전체 체중을 지탱할 수 있는 환자를 위해 보행기를 선택할 수 있다. 보행기는 팔을 30도로 구부린 상태로 측정된다. 보조 장치로 보행에 어려움을 겪는 환자는 안전하게 보행할 수 있을 때까지 일시적으로 휠체어를 사용하여 훈련을 위한 물리 치료가 필요할 수 있다. 보행기는 계단에서 사용하기에 적합하지 않다.

보행 훈련 Gait Training

3점 보행은 체중 부하가 최소이거나 전혀 필요하지 않을 때 사용되며, 이 보행은 응급실 환자에게 이상적이다. 그림 40-42는 이 보행을 보여준다. 그림 40-43과 그림 40-44는 계단에서의 움직임과 목발을 사용하여 앉은 자세에서 서 있는 자세로 바꾸는 것을 보여준다.

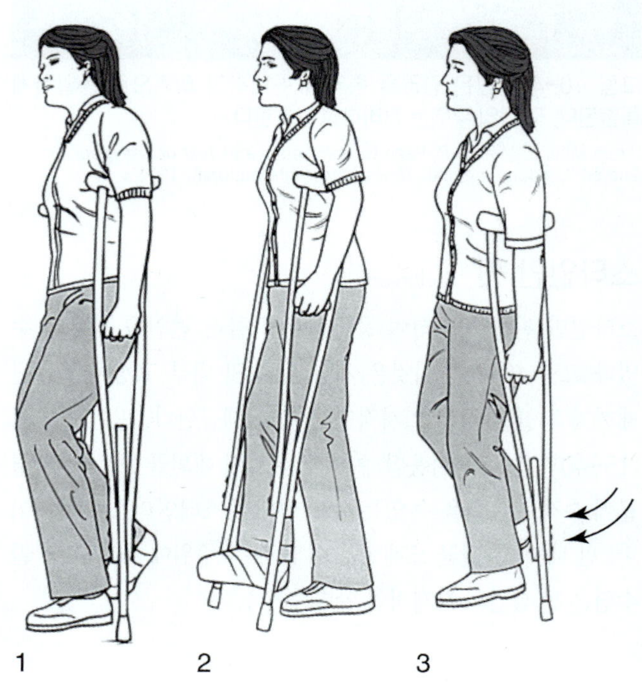

그림 40-42 3점 보행. 1. 정상 다리에 모든 체중을 싣고 목발을 짚고 선다. 2. 목발과 다친 다리를 동시에 앞으로 움직인다. 3. 손바닥으로 무게를 옮겨 정상 다리로 앞으로 나아간다.

(From Proehl JA, Jones LM. *Mosby's Emergency Department Teaching Guides.* St Louis, MO: Mosby; 1997.)

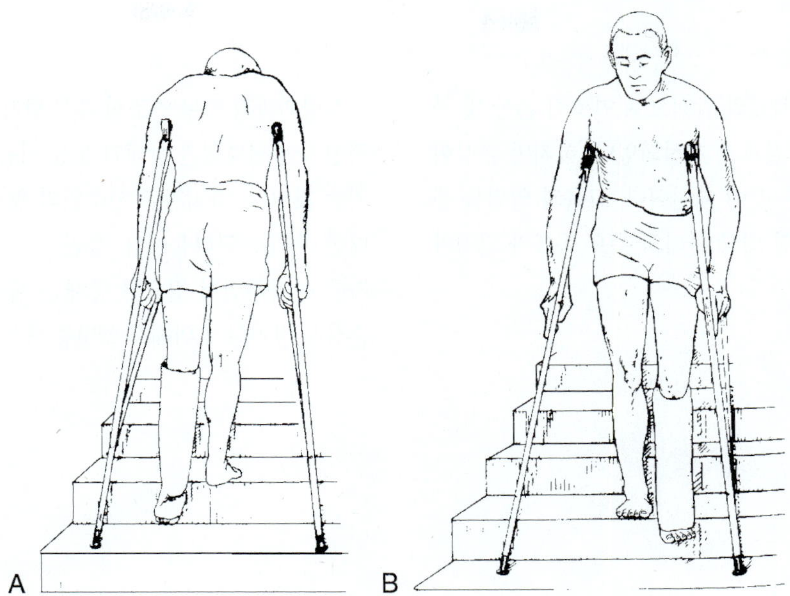

그림 40-43 목발을 이용한 (A) 계단 오르기, (B) 계단 내려가기

(From Barber J, Stokes L, Billings D. *Adult and Child Care.* 2nd ed. St Louis, MO: Mosby; 1977.)

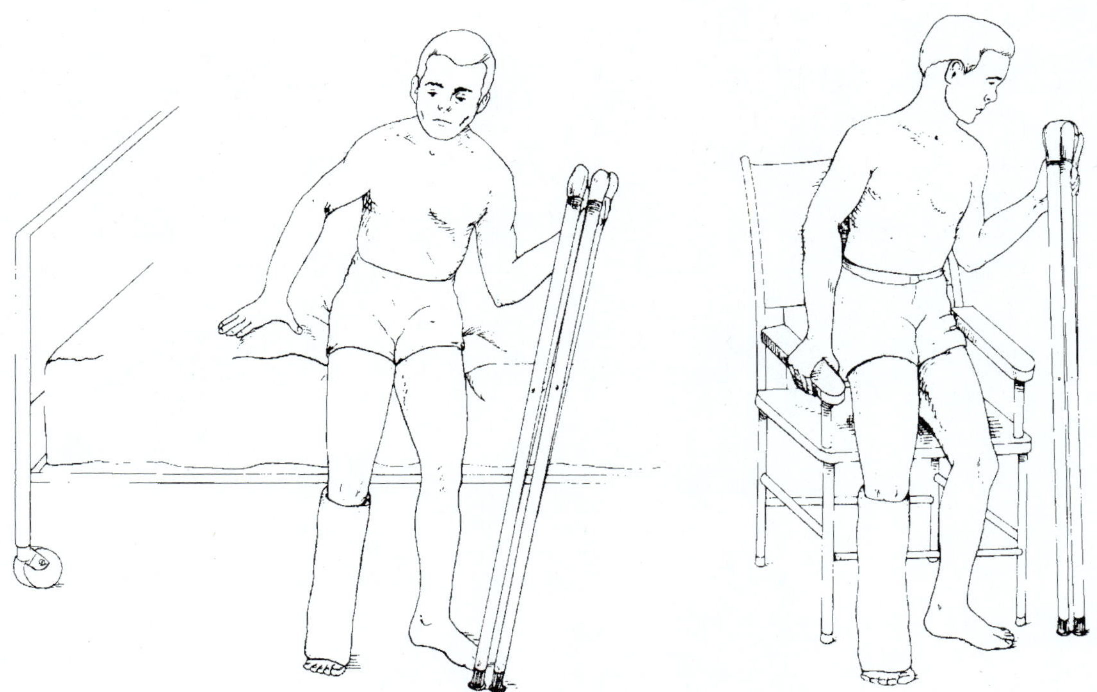

그림 40-44 목발을 짚고 앉은 자세에서 서 있는 자세로 바꾸기

(From Barber J, Stokes L, Billings D. *Adult and Child Care.* 2nd ed. St Louis, MO: Mosby; 1977.)

요약

외과적 및 정형외과적 치료의 발전으로 연조직 손상 및 골절이 있는 환자의 치료 결과가 개선되었다. 하지만 손상이 발생하지 않게 예방하는 것이 최선이다. 교육과 입법을 통한 외상 예방은 전반적인 외상 관리의 주요 목표가 되어야 한다.

정형외과적 또는 연조직 손상 환자의 간호의 주요 목적은 정상적인 신경혈관 상태와 운동 기능을 보존하거나 회복시키는 것이다. 하지만 우선순위의 첫째는 ABC이며, 손상에 대한 주의는 그다음이다. 응급 간호사는 가능한 빠르게 환자를 평가하면서 필요한 중재를 제공하고, 추가적인 사지 손상을 방지하기 위해서 합병증 발생을 모니터해야한다.

41

화상

Burns

Cheryl Wraa

화상 외상(burn trauma)은 응급실의 간호사에게 여전히 큰 도전이다. 미국에서는 매년 약 100만 명의 환자가 화상 치료를 받으며 그중 약 3분의 1이 응급실에서 치료를 받는다. 2016년에는 약 486,000명의 환자가 화상(burn injury)으로 치료를 받은 것으로 추정된다. 약 40,000명의 환자가 급성 치료 시설에 입원했으며, 이중 60%는 128개의 화상 센터에 입원했다. 또한 약 15,000명의 소아 화상 환자도 입원했다. 화재 및 화상 예방 교육과 소비재 규제, 산업 안전 기준을 적용함으로써 화상 발생률 및 입원율을 줄일 수 있다. 사망률 감소는 화상 상처의 조기 관리에 기인한다. 사망률 감소에 기여하는 다른 요인은 전문 화상 병동, 전문 화상 센터 화상 환자 관리, 개선된 소생술, 감염 관리 및 과다한 대사반응에 대한 적절한 지원이 있다. 화상 센터에서의 생존율은 96.8%로 보고되며 화상과 관련된 이환율 및 사망률의 상당 부분은 관련 손상으로 인해 발생한다. 흡입 화상으로 인한 폐 손상은 화상 외상 사망의 주요 원인이며, 대부분의 사망은 고령환자에서 발생한다.

모든 화상의 90% 이상이 예방 가능한 것으로 간주된다. 특히 취학 연령 인구에 대한 교육과 입법 노력은 화상 손상의 수를 줄이는 데 도움이 되고 있다. 미국화상협회(ABA, American Burn Association)는 효과적인 공교육 프로그램을 개발했다. 공공 건물, 호텔, 아파트 및 신축 주택에 화재 경보기와 스프링클러 시스템 설치를 강제하는 법률이 제정되었다. 간호사의 정확한 손상 분류, 시기 적절한 중재, 적절한 화상 치료시설로의 이송은 화상 손상의 사망률과 이환율을 크게 줄일 수 있다.

병인학 ETIOLOGY

모든 화상이 화재로 인한 것은 아니다. 화학 물질, 뜨거운 액체, 타르, 전기, 번개 또는 동상에 의한 이차적인 조직 손상도 있다. 화상의 결과는 화상을 일으킨 원인의 종류와는 무관하며 원인에 노출된 부위와 기간에 의해 영향을 받는다. 화상 부상의 특정 기전은 다음 절에 설명되어 있다.

열 화상 Thermal Burns

열 화상은 화상의 대부분을 차지한다. 화염, 섬광, 증기 또는 뜨거운(scalding, 델 정도로 뜨거운) 액체로 인해 발생할 수 있다. 그림 41-1은 화상의 한 가지 원인의 예를 보여준다.

열탕 화상 Scald Burns

뜨거운 액체로 인한 화상은 모든 화상의 가장 흔한 원인이다. 60℃ (140°F)의 물에 3초 동안 노출되면 심부 부분 화상 또는 전층 화상을 입을 수 있다. 물이 69℃ (156°F)인 경우 동일한 유형의 화상이 단 1초 만에 발생한다. 비교하자면 갓 내린 커피는 약 82℃ (180°F)이다. 수돗물 화상은 몇 초 이내에 발생하며, 일상적인 활동 중에 자주 발생하고 넓은 신체 표면적(BSA, body surface area) 화상을 수반하며 열탕 화상 관련 사망의 가장 흔한 원인이다. 걸쭉한 농도의 수프와 소스는 피부에 더 오래 닿아 더 깊은 화상을 입는다. 열탕 화상을 일으키는 다른 액체는 식용유와 윤활유이다. 요리에 사용할 때 식용

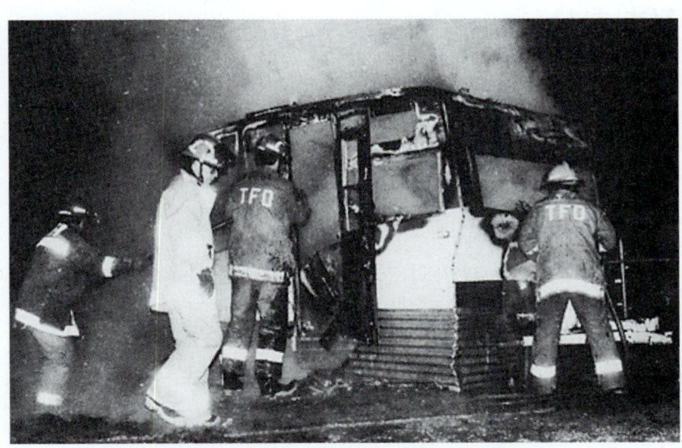

그림 41-1 화염과 연기에 노출로 인한 화상 발생
(Courtesy Tacoma Fire Department, Tacoma, WA.)

유와 윤활유(cooking oil and grease)는 204℃ (400℉)에 도달할 수 있다. 침수 화상은 일반적으로 뜨거운 액체와 장기간 접촉하기 때문에 깊고 심각하다.

열탕 화상의 위험이 있는 특정 환자 그룹에는 신경학적 손상, 당뇨병 등 부상 전 동반 질환이 있는 환자나 고령의 노인그룹이 포함된다. 60세 이상의 성인은 뜨거운 액체에 화상을 자주 입는다. 고령 환자는 화상의 위험이 높고 젊은 환자보다 예후가 더 나쁘다는 것은 익히 알려져 있다. 이는 만성적이고 쇠약한 상태로 인해 위험을 증가시키고 손상의 범위를 악화시키며 회복을 저해하기 때문이다.

화염 화상 Flame Burns

화염 화상은 그다음으로 흔한 화상 원인이다. 다행히 연기 감지기의 사용이 증가하면서 주택 화재의 발생 건수가 감소했다. 대부분의 화염 화상은 부주의한 흡연, 자동차 충돌, 난로 또는 난방기로부터 점화된 의류로 인해 발생한다. 야외에서 발생하는 화염 화상은 일반적으로 흰색 휘발유를 연료로 사용하는 조리용 스토브, 텐트의 등불, 침낭에서 흡연, 숯불에 사용되는 휘발유 또는 등유의 오용으로 인해 발생한다.

섬광 화상 Flash Burns

천연 가스, 프로판, 가솔린 또는 기타 가연성 액체의 폭발은 섬광 화상을 유발한다. 이는 열 화상의 세 번째로 흔한 유형이다. 폭발은 매우 짧은 시간 동안 강한 열을 발생시킨다. 화상의 깊이는 폭발하는 연료의 양과 종류에 따라 다르지만 일반적으로 섬광 화상은 부분층 화상이다. 섬광 화상은 화상 면적이 클 수 있으며 종종 상기도에 심각한 열 손상을 일으킨다.

접촉 화상 Contact Burns

금속, 플라스틱, 유리 또는 뜨거운 석탄과 같은 뜨거운 물체와 접촉하면 접촉 화상을 입을 수 있다. 화상은 일반적으로 광범위하지 않지만 깊은 경향이 있다. 산업재해를 겪은 사람들은 종종 기계 프레스나 뜨겁고 무거운 물체로 인한 압궤 손상(crush injury)과 관련된 접촉 화상을 경험한다. 장작 난로의 사용 증가로 인해 유아의 접촉 화상 발생률이 증가했다. 가장 흔한 손상은 어린이가 손을 뻗은 상태에서 난로에 넘어지며 손바닥에 화상을 입는 경우이다.

전기 화상 Electrical Burns

전기가 신체를 통과하여 신체 조직의 저항을 만나면 암페어와 신체의 전기 저항에 정비례하여 열로 변환된다. 전기는 처음에 피부를 통과하여 입구와 출구에 각각 외부 화상을 일으키며, 입출구 사이에는 광범위한 내부 손상을 일으킨다. 일으키고 접촉 부위에 내부적으로 광범위한 손상을 준다. 신경, 혈관, 근육은 뼈나 지방보다 저항력이 약해 쉽게 손상된다. 심장, 폐, 뇌는 즉각적인 손상을 입을 수 있다. 신경계는 특히 전기 화상에 민감하다. 뇌, 척수 및 수초 생성 세포(myelin-producing cells)의 손상은 수초 생성 세포(myelin-producing cells) 횡단 척수염을 유발한다. 자율신경 기능 장애로 인해 동공이 고정되고 확장된 것처럼 보일 수 있지만 이러한 소견으로 인해 소생을 위한 노력이 중단되어서는 안 된다. 전기가 통과하는 신체 부위가 작을수록 열은 더 강하고 더 오래 지속된다. 결과적으로 손가락, 손, 팔뚝, 발가락, 발 및 무릎 아래 다리(lower legs)에 광범위한 손상이 발생할 수 있다. 경로가 심장에 가깝거나 심장을 통과하는 경우 심장의 전기 전도 시스템이 손상되어 자발적 심실 세동이나 기타 부정맥을 유발할 수 있다. 교류는 직류보다 심실세동을 유발할 가능성이 더 크다.

대부분의 낙뢰 손상은 신체를 가로지르지 않고 신체의 피부 겉을 따라 흐르며 골절과 탈구를 유발할 수 있는 충격파를 생성한다. 낙뢰에서 살아남은 환자의 약 74%는 영구적인 장애가 있을 수 있다.

화학 물질에 의한 화상 Chemical Burns

화학 물질은 조직 내의 단백질을 변성시키거나 세포를 건조시킨다. 화학 물질의 농도와 노출 기간이 화상의 정도를 결정한다. 알칼리 제품은 일반적으로 산보다 조직 손상을 더 많이 유발한다. 젖은 화학 물질은 많은 양의 물로 씻어내어 가능한 한 빨리 제거해야 한다. 건조한 물질은 해당 부위를 씻어내기 전에 피부에서 털어내야 한다. 이 절차 동안 간호사는 화학 물질에 노출되지 않도록 주의해야 한다. 환자의 오염을 제거하는 데 사용된 모든 액체는 보관되어야 하며, 일반 배수 시스템으로 배출되어서는 안 된다. 화학 화상은 그 깊이를 쉽게 알기 어려우며, 며칠 후 조직이 벗겨지기 전까지는 외관상 단순한 피부 변색과 유사하게 보일 수 있다. 결과적으로, 모든 화학적 화상은 달리 입증될 때까지 깊은 부분 층 또는 전층 화상으로 간주되어야 한다. 화학 물질을 제거한 후 열 화상과 같은 방법으로 상처를 관리한다.

전자 담배 화상 E-Cigarette Burns

전자 담배(EC) 사용이 증가하면서 배터리 폭발로 인해 화상을 입는 사례가 늘고 있다. 전자 담배의 사용은 청소년 사이에서 크게 증가했으며 중학생과 고등학생 사이에서 사용이 최대 40%로 보고되었다. 전자 담배는 충전식 리튬 이온 배터리의 열을 이용하여 액상 니코틴을 흡입 가능한 증기로 변환시킨다. 대부분의 전자 담배 폭발은 배터리로 인해 발생한다. 리튬 배터리는 엄청난 양의 열 에너지를 생성하여 자연 폭발을 일으킬 수 있다. 배터리가 폭발하면 내용물인 리튬-코발트 및 리튬-망간 산화물이 방출되어 피부에 누출되어 신체에 흡수될 수 있다. 이러한 원소 금속의 흡수는 중금속 중독으로 이어질 수 있다. 코발트의 독성은 심장, 피부 및 신경계에 영향을 미치고 시각 및 청각 장애를 유발할 수 있다. 상처에서 내용물을 제거하면 독성 발생이 감소한다. 원소 금속으로 인한 화상은 물에 노출되면 악화될 수 있다. 세척 및 괴사조직 제거 전에 알칼리 pH를 확인하기 위한 리트머스 테스트를 수행해야 하며, 양성이면 광유 또는 기타 비수용성 용액으로 원소 금속을 제거해야 한다.

동상 Frostbite

동상은 섭씨 0℃ 또는 영하의 온도에 노출되어 조직이 실제로 얼어붙는 것이다. 추운 환경에서 신체는 열 교환을 줄이기 위해 말초혈관을 수축시켜 열을 유지하려고 한다. 노출 기간이 길수록 말초 혈류가 더 많이 감소한다. 사지가 보호되지 않은 채로 두면 세포내 및 세포외액이 동결되어 국소 조직을 손상시키는 결정을 형성할 수 있다. 혈전이 형성되어 해당 부위의 순환을 방해할 수도 있다.

동상의 징후, 증상 및 분류는 열 화상과 동일하다. 영향을 받은 사지는 따뜻한 물을 사용하여 신속하게 재가열되어야 한다. 증기와 같은 과도한 열의 사용은 위험하며 불필요한 손상을 일으킬 수 있다. 재가열된 사지를 감싼 후 사지에 옷을 입히고 패드가 있는 부목으로 고정한다. 화염 화상과 마찬가지로 동상도 매우 고통스러울 수 있으므로 통증 관리가 필요하다. 제30장의 환경 응급 상황도 참고한다.

침수족(cold immersion of foot or hand)은 비동결(nonfreezing) 손상으로 섭씨 0℃를 조금 넘는 영상의 추운 온도에서 축축한 상태에 지속적으로 노출되어 발생한다. 사지가 검게 보일 수 있지만 심부조직 손상은 없을 수도 있다. 처음에는 동맥 혈관의 연축과 확장이 반복되다가 먼저 조직이 차갑고 무감각해지고, 24~48시간 후에 충혈이 진행된다. 손상이 충혈로 진행되면서 환자는 강한 작열감과 감각이상을 경험한다. 조직 손상은 결과적으로 부종, 수포, 발적, 반상출혈 및 궤양으로 발생한다. 위생에 주의하면 국소 감염, 봉와직염 또는 괴저를 예방할 수 있다.

동상 또는 동창(chilblain, pernio)은 만성적이고 반복적인 습한 추위에 노출된 환자에게 발생할 수 있다. 이것은 일반적으로 얼굴, 손과 발의 등쪽 또는 추운 환경에 만성적으로 노출된 모든 부위에 발생하는 피부과적 상태이다. 징후와 증상에는 가려움증, 붉어진 피부 병변이 포함된다. 이러한 병변은 지속적으로 노출되면 궤양을 일으키거나 출혈성 병변으로 발전하여 가려움증, 압통 및 통증을 동반한 흉터, 섬유증 또는 위축으로 진행된다. 증상은 추가 노출로부터 보호하고 항아드레날린제 또는 칼슘 채널 차단제를 사용하여 조절된다.

화상 사정 BURN ASSESSMENT

화상의 깊이와 범위를 사정하여 화상의 중증도를 판단한다. 많은 경우 며칠 동안 최종 결정이 내려지지 않기도 한다.

화상의 깊이 Depth of Burn

화상은 부분 층 또는 전체 층으로 구분된다. 손상 부위의 부종과 순환 장애로 인해 시간이 지남에 따라 손상 깊이가 깊어질 수 있기 때문에 초기에는 손상의 깊이를 파악하기가 어려울 수 있다. 이 과정은 일반적으로 48시간에 정점에 이르므로 48~72시간 사이에 보다 정확한 손상 깊이를 파악할 수 있다. 초기 소생술에서는 깊이 결정이 우선순위가 아니다.

화상의 범위 Extent of Burn

열 및 화학적 화상의 손상 범위는 9의 법칙(그림 41-2), Berkow 공식 또는 Lund and Browder 표(그림 41-3 및 그림 41-4)와 같은 공식을 사용하여 평가한다. 어린이의 손상 범위를 평가할 때는 9의 법칙이 성인과 다르다는 점을 기억해야 한다. 그림 41-2B에서 알 수 있듯이 유아의 머리와 목은 BSA의 18%를 차지하고, 다리는 양하지는 각각 14%를 차지한다. 나이를 보정하기 위해 10세까지의 각 연령에 대해 머리에서

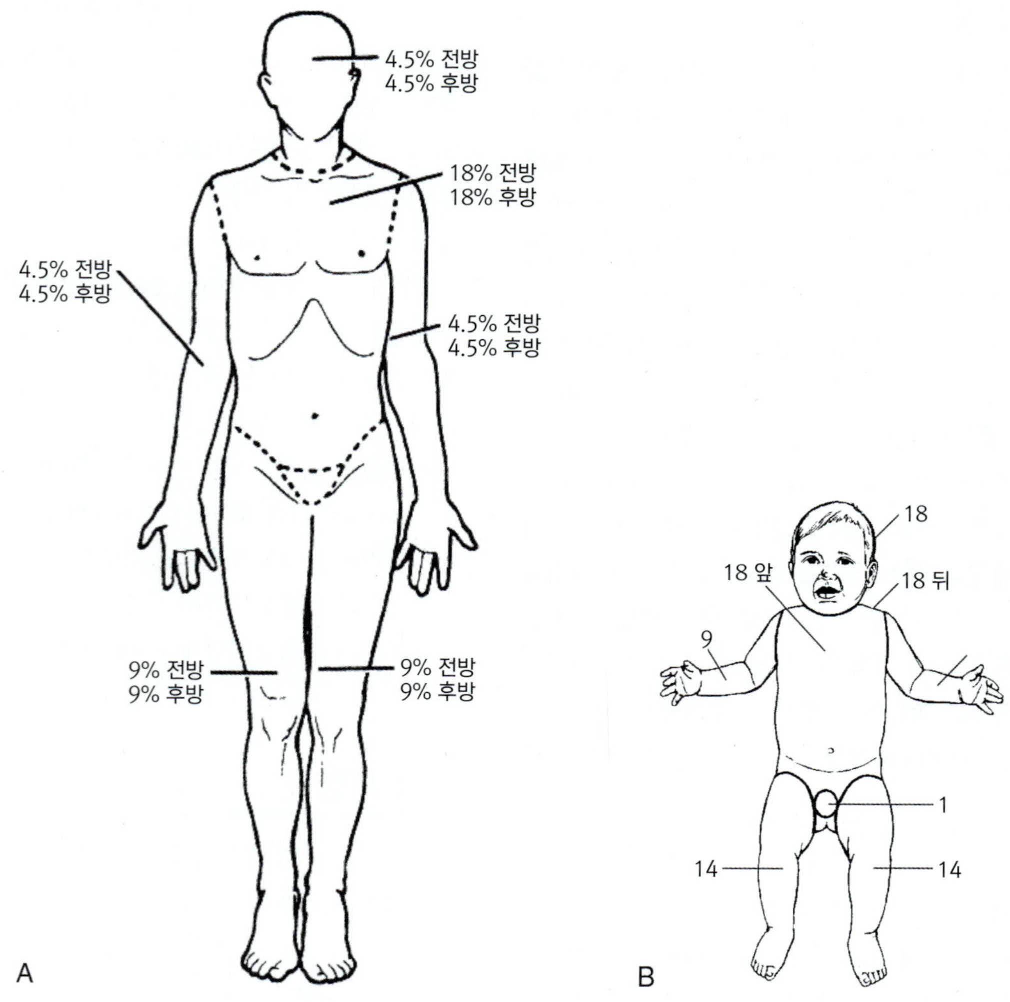

그림 41-2 9의 법칙. (A) 성인, (B) 아동

(A, From Ignatavicius DD, Workman LM. *Medical-Surgical Nursing: Critical Thinking for Collaborative Care.* 5th ed. Philadelphia, PA: Saunders; 2006. B, From Sole ML, Klein DG, Moseley MJ. *Introduction to Critical Care Nursing.* 4th ed. Philadelphia, PA: Saunders; 2005.)

1%를 빼고, 각각의 하지에 0.5%를 더한다. 여러 부위에 흩어져 있는 화상(scatter burns)의 평가를 위해 환자의 손바닥 크기(손가락 포함)가 총 체표면적(TBSA)의 1%를 나타내는 데 사용된다. 손바닥을 화상 부위에 대고 확인한다. 화상의 범위를 보다 정확하게 추정하기 위해 화상 부위와 화상이 없는 부위 모두를 계산한다. 그런 다음 두 추정치를 비교해야 한다. 합계가 100%보다 크거나 작으면 면적을 재추정해야 한다. 전기 화상은 표면 손상이 미미한 반면 심부 손상이 심하기 때문에 화상 범위를 평가하는 것이 더 어렵다. 따라서 전기 손상에 대해 논의할 때 손상을 해부학적으로 설명하는 것이 화상의 BSA 비율을 계산하는 것보다 더 중요하다.

화상의 중증도 Severity of Burn

화상의 중증도는 손상의 범위와 깊이, 환자의 연령, 동반된 부상 여부, 연기 흡입 및 기저 질환에 대한 평가를 기반으로 한다. 다양한 중증도의 화상 환자에 대한 치료는 전문 치료 시설의 가용성에 따라 결정된다. 화상 환자의 초기 안정화는 24시간 응급 의료 능력을 갖춘 모든 지역 병원에서 가능해야 한다. 경미한 화상을 입은 환자는 외래 환자로 치료하거나 지역 병원에 입원할 수 있다. 중등도의 화상을 입은 환자는 적절한 인력과 시설을 갖춘 지역 병원에서 화상 치료를 받거나 전문 화상 치료 시설로 이송될 수 있다. 큰 화상을 입은 환자는 전문 화상 치료 시설에서 치료를 받아야 한다. 적시에 원활한 이송을 할

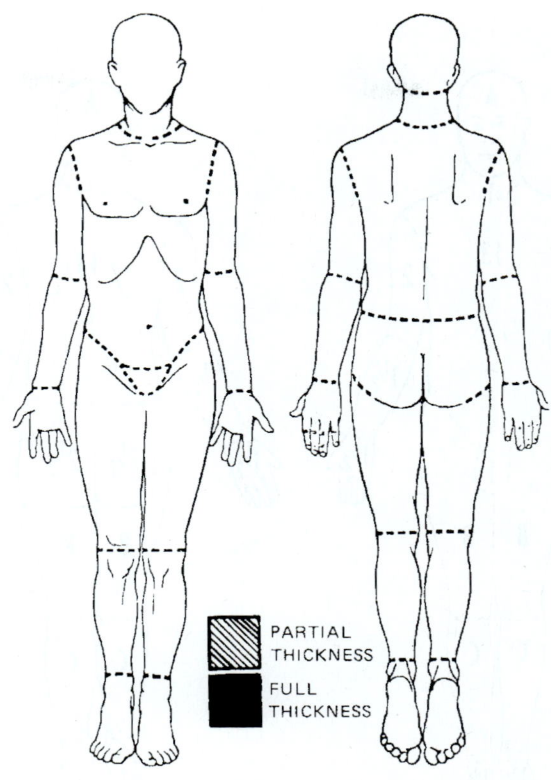

Percent Surface Area Burned

AREA	1 YEAR	1-4 YEARS	5-9 YEARS	10-14 YEARS	Y 15 YEARS	ADULT	2°	3°
Head	19	17	13	11	9	7		
Neck	2	2	2	2	2	2		
Ant. Trunk	13	13	13	13	13	13		
Post Trunk	13	13	13	13	13	13		
R. Buttock	2½	2½	2½	2½	2½	2½		
L. Buttock	2½	2½	2½	2½	2½	2½		
Genitalia	1	1	1	1	1	1		
R. U. Arm	4	4	4	4	4	4		
L. U. Arm	4	4	4	4	4	4		
R. L. Arm	3	3	3	3	3	3		
L. L. Arm	3	3	3	3	3	3		
R. Hand	2½	2½	2½	2½	2½	2½		
L. Hand	2½	2½	2½	2½	2½	2½		
R. Thigh	5½	6½	8	8½	9	9½		
L. Thigh	5½	6½	8	8½	9	9½		
R. Leg	5	5	5½	6	6½	7		
L. Leg	5	5	5½	6	6½	7		
R. Foot	3½	3½	3½	3½	3½	3½		
L. Foot	3½	3½	3½	3½	3½	3½		
TOTAL								

그림 41-3 Lund and Browder 공식

(From Cornwell P, Gregory C. Management of clients with burn injury. In: Black J, Hawks J, eds. *Medical-Surgical Nursing*. 7th ed. St Louis, MO: Elsevier; 2005.)

수 있게 전문 치료 센터와의 이송 계약을 미리 확보해야 한다. 박스 41-1은 화상 센터로 이송하기 위한 기준을 요약한다. 외상을 동반한 환자는 이환율이나 사망 위험이 높으므로 안정될 때까지 외상 센터에서 치료를 받은 다음 적절하게 화상 센터로 이송해야 한다.

병태생리학 PATHOPHYSIOLOGY

화상은 피부가 흡수할 수 있는 것보다 더 많은 에너지에 노출될 때 발생한다. 화상의 원인은 다양할 수 있지만 국소 및 전신 반응은 일반적으로 유사하다. 화상의 병태생리를 이해하려면 먼저 표피와 진피의 두 층으로 구성된 피부의 기능을 이해해야

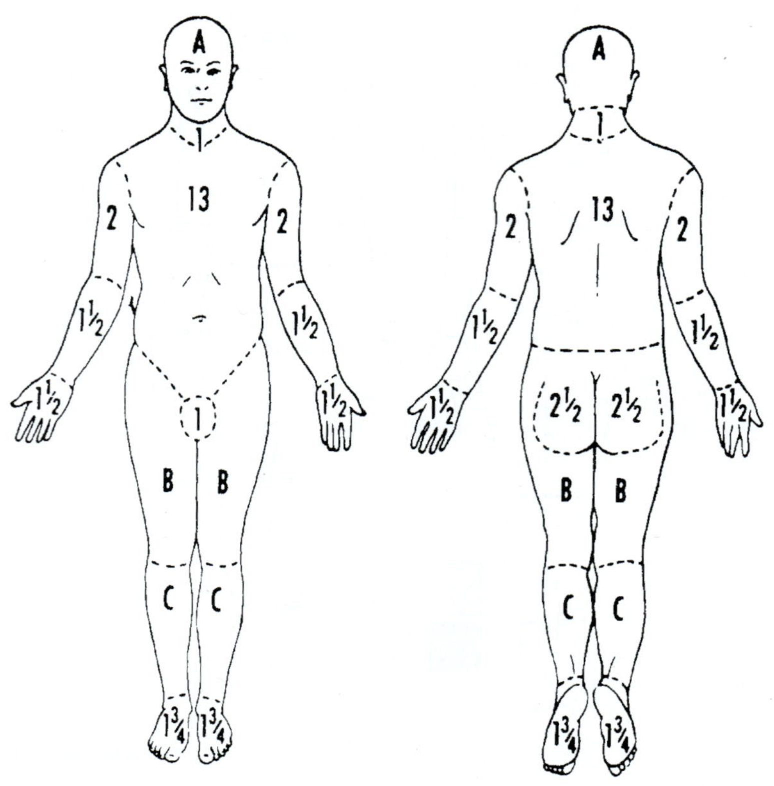

Relative Percentage of Areas Affected by Growth

	Age in Years					
	0	1	5	10	15	Adult
A—½ of head	9½	8½	6½	5½	4½	3½
B—½ of one thigh	2¾	3¼	4	4¼	4½	4¾
C—½ of one leg	2½	2½	2¾	3	3¼	3½

그림 41-4 Lund and Browder 공식

(From Artz CP, Moncrief JA. *The Treatment of Burns*. 2nd ed. Philadelphia, PA: Saunders; 1979.)

박스 41-1 화상센터로의 이송 기준

1. 10세 미만 또는 50세 이상의 환자에서 전체 체표면적(TBSA)의 10%를 초과하는 부분 층 및 전체 층 화상
2. 다른 연령대에서 TBSA의 20%를 초과하는 부분 층 및 전체 층 화상
3. 얼굴, 눈, 귀, 손, 발, 생식기, 회음부 또는 주요 관절을 포함하는 화상
4. 모든 연령대에서 전층 화상이 TBSA의 5%를 초과하는 경우
5. 번개로 인한 화상을 포함한 전기 화상
6. 심각한 화학적 화상
7. 흡입 손상, 흡입 화상
8. 관리를 복잡하게 하거나 회복을 지연시키거나 사망률에 영향을 미칠 수 있는 기존의 의학적 장애가 있는 환자의 화상
9. 동반된 외상이 있는 모든 화상 환자는 이환율 또는 사망률이 높아지므로 상태가 안정될 때까지 외상 센터에서 초기 치료를 받은 후 화상 센터로 이송되어야 함
10. 화상이 있는 아동이 자격을 갖춘 인력이나 아동을 치료할 장비가 없는 병원에 내원한 경우
11. 아동 학대 및 방임이 의심되는 경우를 포함하여 특별한 사회적 정서적 또는 장기적인 재활이 필요한 환자의 화상

Data from American College of Surgeons. *Advanced Trauma Life Support Student Manual*. Chicago: The College; 2008.

한다. 표피는 세포의 기저층의 바깥층으로, 이 층의 세포들은 위로 이동하여 표면의 각질(keratin)이 되는 세포로 구성된다. 진피는 콜라겐과 탄성 섬유로 구성되어 있으며, 모낭, 땀샘 및 피지샘, 신경 말단, 혈관을 포함한다. 피부는 신체의 가장 큰 기관으로서 감염 장벽, 수분 장벽, 체온 조절 역할을 한다.

화상 부위에는 세 가지 조직 손상 영역이 발생한다. 첫째로 비가역적 손상이 발생하는 중심의 응고대(zone of coagulation)이다. 둘째로 정체대(zone of stasis)는 응고대를 동심원으로 둘러싸고 있는 부분으로 모세혈관 및 작은 혈관의 정체가 발생하는 영역이다. 화상 상처의 궁극적인 치료는 정체대의 회복 또는 악화에 달려 있다. 이 부위에 부종이 형성되고 혈류가 장기간 저하되면 더 깊고 광범위한 손상을 유발한다. 따라서 화상 상처의 깊이와 중증도는 초기 손상 후 2일 이상 지나도 알 수 없을 수 있다. 셋째로 손상 영역은 스스로 빠르게 치유되는 표재성 손상 영역인 울혈대(zone of hyperemia)이다.

신체는 다양한 정도의 조직 손상, 세포 기능 장애 및 체액 이동으로 화상 손상에 반응한다. 영향을 받은 부위로의 혈류가 잠시 감소한 후 세동맥 혈관 확장이 현저하게 증가한다. 손상된 조직은 염증 반응을 시작하는 매개체를 방출한다. 히스타민, 세로토닌, 프로스타글란딘 유도체 및 보체 연쇄 반응이 모두 활성화된다. 혈관확장과 함께 전염증성 매개체의 방출은 모세혈관 투과성을 증가시켜 혈관내 체액 손실과 상처 부종을 유발한다. TBSA가 20% 미만인 화상의 경우 이러한 반응은 일반적으로 화상 부위에 국한되며 4시간 이내에 부종의 90%가 나타난다. 부종은 진피 내에 존재하는 경향이 있으며 4일 이내에 완전히 흡수된다. 영향을 받은 TBSA가 20%를 넘으면 국소 반응이 전신적으로 나타난다. 큰 화상의 경우 매우 심한(overwhelming) 염증, 응고 및 섬유소 용해가 계속되고 지속적으로 재활성화될 수 있다. 사이토카인 활성은 급성 호흡 곤란 증후군(ARDS), 전신 염증 반응 증후군(SIRS), 다발성 장기부전 증후군(MODS)과 같은 기관 손상을 포함하는 과도하고 재활성화된 염증 상태를 만든다. 큰 화상은 여러 해로운 생리학적 이상(근육 이화작용, 간기능 장애 및 면역 억제)을 동반하는 대사과다 상태를 유발한다. 기초 대사율은 불감성 수분 손실로 인해 증가하며, 이는 체액 이동과 함께 저혈량증을 유발한다. 모세혈관 투과성 증가로 인한 저단백혈증은 화상을 입지 않은 조직의 부종을 악화시킨다. 모세혈관 투과성은 2~3주 동안 증가하며 가장 큰 변화는 처음 24~36시간에 발생한다.

초기에 혈액 점도는 혈관 내 수분이 간질로 이동하여 헤마토크릿이 상승할 때 증가한다. 심박출량은 말초혈관저항의 현저한 증가, 혈관 내 체액량 감소, 혈액 점도 증가로 인해 감소한다. 모세혈관 누출과 심박출량 감소는 중추신경계 기능을 저하시켜 환자로 하여금 환자가 불안함을 느끼게 만들고, 점차 무기력해지며, 결과적으로 혼수상태에 빠지게 된다. 감소된 심박출량, 감소된 혈액량 및 교감신경의 강렬한 반응은 피부, 내장 및 신장에 대한 관류 감소를 유발한다. 강력한 혈관수축제인 트롬복산 A2는 화상 환자에서 크게 증가하고 이로 인해 장간막혈관의 수축이 심해지고 내장 혈류가 감소한다. 감소된 혈류로 인해 정체대가 응고대로 악화되고 화상의 깊이를 증가시킬 수 있다. 증가된 헤마토크릿과 함께 감소된 순환 혈장은 혈색소뇨증을 유발할 수 있으며, 이는 신부전을 유발할 수 있다. 적혈구의 즉각적인 용혈이 일어나며 남아 있는 적혈구의 수명이 정상의 약 30% 수준으로 감소한다. 혈소판 수와 혈소판 생존 시간은 처음에 급격히 감소한 다음 손상 후 5일 동안 계속 감소한다. 이 기간이 지나면 다음 2~3주 동안 혈소판의 증가가 뒤따른다.

심혈관계 변화는 화상 직후에 시작된다. 정도는 화상의 크기와 추가 부상의 유무에 따라 다르다. TBSA의 15% 미만의 단순 화상 환자는 일반적으로 경구 수분 섭취로 치료할 수 있다. 20%를 초과하는 TBSA 화상 환자는 혈관 내 공간에서 혈관 외 공간으로 체액과 전해질이 크게 이동한다. 이 변화는 18~36시간 후에 완화되기 시작한다. 그러나 정상적인 세포외액량은 화상 후 7~10일까지 완전히 회복되지 않는다. 혈관 내 용적이 보충되지 않으면 저혈량성 쇼크가 발생한다. 치료하지 않으면 환자는 심혈관 허탈(collapse)로 사망할 수 있다. 부적절한 치료는 급성 세뇨관 괴사로 인한 신부전으로 이어질 수 있다.

앞서 언급한 장간막의 혈관 수축은 환자에게 위 팽창, 흡인 및 궤양(Curling 궤양)을 일으키는 경향이 있다. TBSA의 20% 이상 화상을 입은 환자는 위를 감압하고 흡인을 피하기 위해 위관을 삽입해야 한다. 입원할 경우 위 분비물을 줄이기 위한 약물과 기본적인 에너지 요구를 충족시키기 위한 조기 장관 영양 공급(화상 후 24시간 이내) 치료가 포함된다.

화상 외상 후 과대사성 반응은 다른 형태의 외상에서 나타나는 반응을 훨씬 능가한다. 환자의 대사율은 정상 속도의 2~3배까지 증가할 수 있다. 카테콜아민, 코티솔, 글루카곤을 포함한 이화 호르몬의 방출은 지속적인 대사과다반응을 유발한다. 이 반응은 골격근의 분해를 가속화하고 단백질 합성을 감소시키며 말초 지방분해를 증가시키고 포도당 이용을 증가시켜 글리코겐 저장량을 빠르게 고갈시킨다. 임상적으로 심각한 근육 소모, 근력 감소, 간 비대 및 기능 장애와 함께 간 지방 증가로 나타난다. 대사과다반응은 화상의 크기에 비례한다. 이러한 반응의 부작용은 질소 균형을 개선하고, 제지방 체중을 보존하고, 심장 부담을 줄이고, 간 지방 침윤을 감소시키기 위한 영양학/약리학적 중재를 통해 관리한다.

흡입 손상 또는 연기 흡입은 일산화탄소 중독, 상기도 폐쇄, 하기도 및 폐 실질에 대한 화학적 손상의 세 가지 뚜렷한 문제로 구성된 증후군이다. 화재로 인한 사망의 대부분은 화상이나 그 후유증보다는 연기 흡입으로 인해 발생한다. 흡입 손상과 관련된 화상 손상은 사망률을 증가시킨다. 흡입 손상과 관련된 폐 합병증은 피부 및 흡입 손상이 동반된 환자의 최대 77%에서 사망에 직접적으로 기여한다.

일산화탄소 중독은 화재 희생자의 가장 흔한 사망 원인이다. 화재로 사망하는 대부분의 사람은 화상을 입기 전에 일산화탄소에 의해 중독된다. 신체에서 일산화탄소는 산소보다 헤모글로빈에 대한 친화력이 240배 더 높기 때문에 조직에 충분한 산소 공급이 이루어지지 않는다. 일산화탄소는 근육 세포의 미오글로빈과 결합하여 근육 약화를 유발한다. 조직 저산소증과 그로 인한 혼란 및 근육 약화는 대부분의 화재 사망자의 주요 원인일 수 있다. 일산화탄소 중독은 분홍색에서 체리색 피부, 빈호흡, 빈맥, 두통, 어지러움 및 메스꺼움이 특징이다. 일산화탄소 헤모글로빈 수치를 측정하기 위해 동맥혈 가스 샘플을 채취한다. 15% 미만의 수치는 일산화탄소 중독의 증상과 거의 관련이 없으며 심한 흡연자의 경우 정상일 수 있다. 15%에서 40%의 수준은 두통 및 혼란과 같은 다양한 장애와 관련이 있다. 40% 이상의 수치는 혼수 상태와 관련이 있다. CO 옥시미터(일산화탄소농도계)로 측정하지 않고 맥박 산소 측정기 또는 산소 부분압(Po_2)에서 계산된 동맥혈 산소 포화도(Sao_2)에 의존하면 일산화탄소 중독 진단에 실패할 수 있다. 대부분의 맥박 산소 농도계는 산소화 된 헤모글로빈과 일산화탄소가 있는 헤모글로빈을 확실하게 구별할 수 없으며 잘못된 높은 측정값을 제공한다. 일산화탄소 중독이 의심되는 모든 환자는 100% 산소를 공급받아야 한다.

시안화물(청산가리) 중독은 또한 화재 중에 발생할 수 있으며 빠르게 사망에 이를 수 있다. 시안화수소는 독성이 강하고 폴리우레탄, 아크릴로니트릴, 양모, 면, 나일론과 같은 물질에서 고온 연소 시 생성될 수 있다. 시안화물(청산가리)은 다양한 철 함유 효소에 결합하며, 그 중 하나는 산화적 인산화 동안 전자 전달에 중요한 역할을 한다. 소량의 결합된 시안화물이라도 호기성 대사를 억제하여 빠르게 사망에 이를 수 있다.

시안화물(청산가리) 중독 환자는 혼수, 무호흡, 심장 기능 장애 및 심각한 젖산증으로 빠르게 진행한다. 일산화탄소 중독과 결합하면 진단이 어려울 수 있으며 환자는 치사 수준 이하의 일산화탄소와 시안화물도 이 결합으로 인해 사망할 수 있다. 일산화탄소는 주로 산소 전달에 영향을 미치고 시안화물은 산소 이용에 영향을 미치기 때문에 둘은 시너지 효과를 낸다.

상기도의 열 손상은 일반적으로 안면 화상과 관련이 있다. 상기도 폐쇄는 성대 또는 그 위의 기도 폐쇄로 이어질 수 있는 내적 또는 외적 부종의 결과이다. 부종은 빠르게 진행되어 몇 분에서 몇 시간 내에 기도를 완전히 폐쇄한다(그림 41-5). 이 손상은 주로 열 화상으로 후인두 조직 손상을 유발한다. 그림 41-6B는 열적/화학적 손상으로 인한 후두개염의 방사선학적 증거를 보여준다. 상기도 부종은 일반적으로 화상 후 24시간 이내에 나타난다. 기도 부종의 관리는 조기 삽관 또는 삽관이 불가능한 경우 기관절개술이 시행되어야 한다. 환자가 호흡 곤란, 협착음(stridor) 또는 청색증을 보이는 경우 임박한 기도 폐쇄를 의심하고 삽관을 도울 준비를 해야 하며, 삽관은 어려울 수 있다.

후인두는 효율적으로 열교환이 가능하기 때문에 성대 하부의 열 손상은 매우 드물다. 성대 아래의 열 손상은 일반적으로 고온의 수증기에 의해 열이 폐로 전해지면서 발생한다. 산소가 풍부한 대기 또는 사람이 폭발성 가스를 흡입한 경우(예: 흡입 마취 중)에서 발생하는 손상도 성대 아래에 열 손상을 일으킨다. 폐에 대한 열 손상은 거의 항상 치명적이다.

하기도의 화학적 손상은 연기를 흡입하는 경우 흔히 발생한다. 연기에 포함된 많은 저분자량 성분들은 해당 성분의 산도(pH) 또는 자유 라디칼을 형성하는 능력 때문에 점막과 폐포에 유독하다. 연기의 산과 알데히드로 인한 화학적 손상은 폐 실질을 손상시킬 수 있다. 이러한 화학 물질은 연기의 탄소 입자에 부착되어 공기보다 무거워서 쉽게 기관지를 따라 폐포로 들어간다. 이 화학적 손상은 출혈성 기관-기관지염(tracheobronchitis), 부종 형성 증가, 계면활성제 수준 감소, 폐 대식세포 기능 감소를 유발한다. 화합물은 급성 호중구성 기도 염증을 유발하지만 증상(기침, 기관지루(bronchorrhea), 호흡 곤란, 천명음(wheezing))은 12~26시간 동안 나타나지 않을 수 있다. 많은 센터에서 하기도 손상

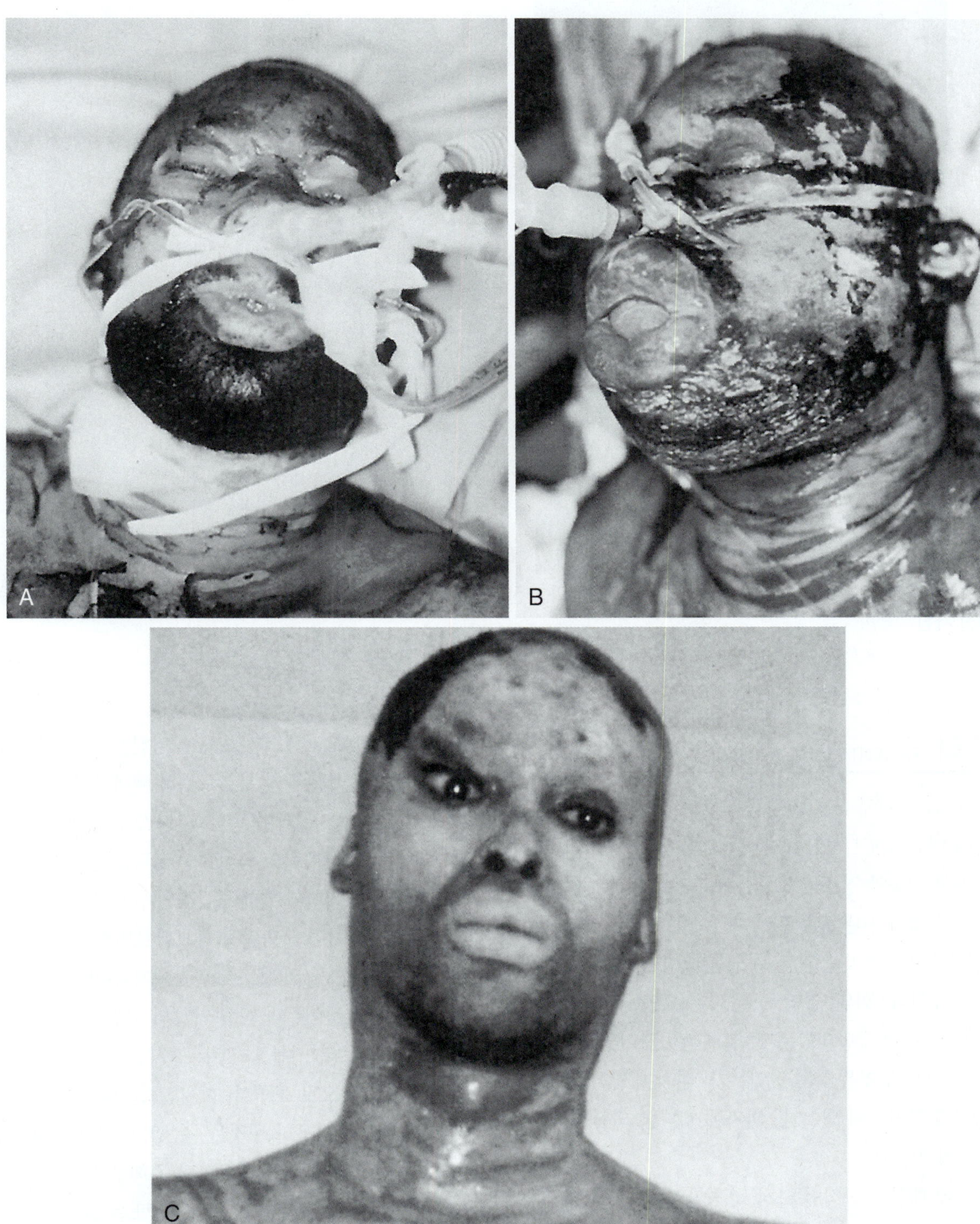

그림 41-5 안면 부종. (A) 화상 후 4~5시간 경과 상태, (B) 화상 후 30시간 경과, 얼굴 형태 변형, 화상 부종이 매우 심해지기 전에 기관지 삽관이 필요함을 보여주고 있음. (C) 화상 3개월 후의 얼굴 윤곽

(Courtesy Anne E. Missavage, MD, UC Davis Regional Burn Center, Sacramento, CA.)

여부를 확인하기 위해 조기 기관지경 검사를 시행한다. 기관지경 검사는 홍반, 부종, 탄소성 파편 및 기도 궤양을 확인할 수 있다. 이 상태는 24~48시간에 걸쳐 ARDS로 빠르게 진행될 수 있다. 심각한 흡입 손상은 처음 24시간 동안 환자의 수액 요구량을 계산된 값의 50%까지 증가시킬 수 있다.

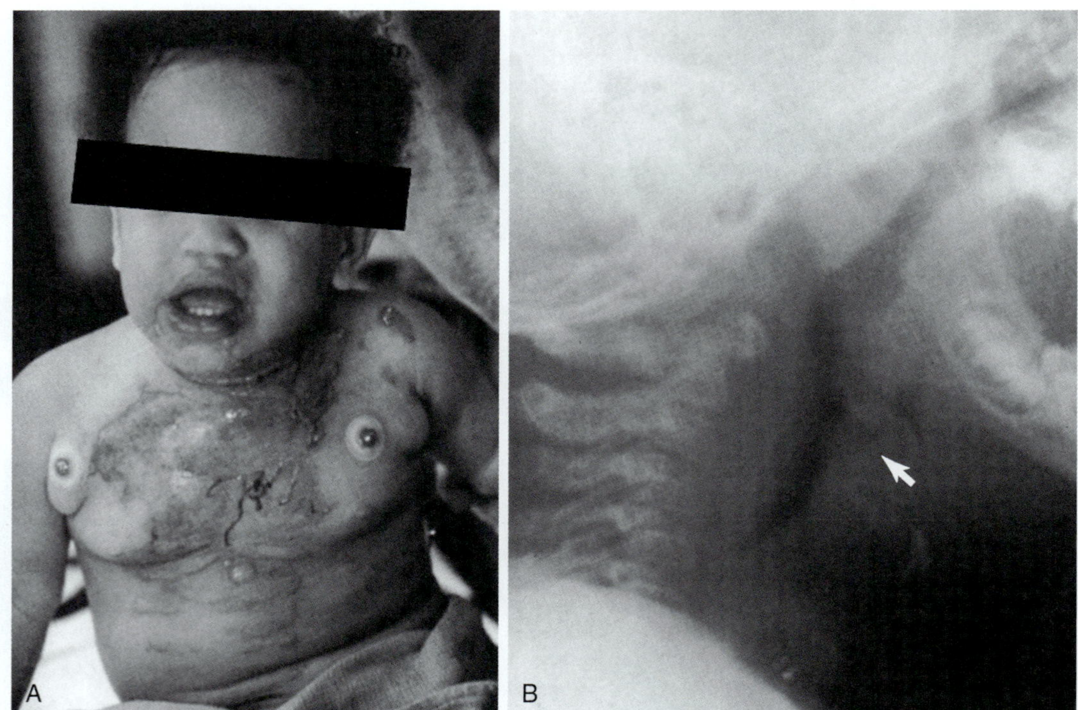

그림 41-6 (A) 주로 전방 흉벽에 화상을 입은 22개월 아동의 사진, (B) 열 또는 화학적 후두개염의 영향을 보여주는 동일한 아동의 측면 기도 방사선 사진

(From Barkin RM. *Pediatric Emergency Medicine: Concepts and Clinical Practice.* 2nd ed. St Louis, MO: Mosby; 1997.)

환자 관리 PATIENT MANAGEMENT

화상 환자는 화상 외에 다른 손상을 입을 수 있다. 따라서 환자는 외상에 대한 ABCDE가 초기에 평가되어야 한다. 적절한 기도를 평가하는 동안 경추를 보호한다. 특정 화상 손상에 대한 평가는 1차 평가가 완료된 후에 수행해야 한다. 시간과 환자 상태가 허용하는 한 다음의 질문을 통해 병력을 얻는다. 손상 기전이 무엇인가? 화염, 열탕, 또는 다른 요인 중 손상 원인이 무엇인가? 연기가 동반되었는가? 밀폐된 공간이었는가? 손상 발생 전 환자는 무엇을 하고 있었는가? 환자에게 뇌졸중 또는 심근경색의 과거력이 있는가? 환자에게 다른 의학적 문제나 알레르기가 있는가?

화상 환자에 대한 일반적인 사정 및 중재가 이 절에 설명되어 있다.

기도 Airway

1차 평가와 함께 그에 따른 적절한 처치를 제공해야 한다. 호흡 곤란 및 연기 흡입 손상의 증거를 찾는다. 화상 환자에게는 연기 흡입 가능성에 대한 조사가 필수적이다. 좁은 공간에서 발생하는 화상은 종종 연기 흡입과 관련이 있다. 화재 당시 낮은 FiO_2로 인한 조직 저산소증을 역전시키고, 일산화탄소와 시안화물을 단백질 결합 부위로부터 빼내기 위한 시도로 고유량 산소 투여를 시작해야 한다. 환자가 만성 폐쇄성 폐질환의 병력이 있고 이산화탄소 축적이 의심되는 경우 이산화탄소 축적의 진행을 방지하기 위해 즉각적인 삽관이 권장된다.

실내 공기에서 일산화탄소 헤모글로빈의 반감기는 약 240분이다. FiO_2 100%의 산소를 환자에게 투여하면 반감기가 약 75~80분으로 줄어든다. 2.0 기압의 고압산소는 일산화탄소 헤모글로빈의 반감기를 약 20분으로 감소시키고 증상의 해결을 촉진하는 것으로 보인다. 하지만 일산화탄소 중독의 치료에 고압 산소를 사용하는 것은 논란의 여지가 있다. 고압산소를 옹호하는 센터에서는 일산화탄소 헤모글로빈 수치가 40% 이상인 환자, 의식 상실이 있는 환자, 또는 일산화탄소 헤모글로빈 수치가 20% 이상이거나 태아 가사(fetal distress)의 근거가 있을 시 임산부에게 고압 산소를 사용한다.

고압 챔버는 가용성이 제한되어 있으며 대부분은 작아서 한 명의 환자만 수용할 수 있다. 크기가 더 큰 멀티플레이스 챔버(multiplace chamber)를 사용하면 의료인도 환자와 함께 들어갈 수 있지만, 이 환경도 역시 복잡한 의료 중재를 수행하기 어렵다. 따라서 집중 치료가 필요할 수 있는 불안정한 환자는 챔버에 두어서는 안 된다. 고압 요법의 합병증은 귀에 가해지는 압력 손상으로 환자가 대기압이 증가함에 따라 귀 내부의 압력을 평형화할 수 없기 때문에 발생한다. 고막에 구멍이 있으면 압력차가 발생하지 않기 때문에 고막절개술과 관 삽입술이 예방 조치로 사용된다.

환자가 시안화물 중독이 의심되는 경우 해독제 치료에는 메트헤모글로빈혈증 유도, 유황 제공 약물(sulfur donor) 사용 및 시안화물 결합 약물(binding of cyanide)이 포함된다. 미국 이외의 지역에서는 티오황산나트륨(sodium thiosulfate)과 하이드록소코발라민(hydroxocobalamin)의 조합이 심각한 중독 치료에 성공적이었다. 미국에서는 Taylor 시안화물 해독제 패키지를 사용하며, 이 패키지에는 메트헤모글로빈혈증을 유도하기 위한 아밀질산염과 아질산나트륨, 유황제공자로 작용하는 티오황산나트륨이 포함되어 있다. 이 키트는 두 명의 성인 환자를 치료할 수 있다. 환자에게 일산화탄소 중독이 있는 경우 정상 일산화탄소 수치가 확인될 때까지 아밀질산염 또는 아질산나트륨 치료를 금한다. 일산화탄소 헤모글로빈(carboxyhemoglobin)에 대한 검사 결과가 나올 때까지 티오황산나트륨을 정맥으로 투여할 수 있다.

구인두와 성대는 발적, 물집 및 탄소질 입자가 있는지 검사해야 한다. 환자가 안절부절, 호흡 곤란, 삼키기 어려움, 쉰 목소리 증가, 빠르고 얕은 호흡이 있는지 관찰한다. 환자는 분비물을 배출하는 데 점점 더 어려움을 겪을 수 있으며 이는 기도폐쇄가 임박하고 있다는 위험신호이다. 따라서 기도가 완전히 폐쇄되기 전에 조기 삽관이 권장된다. 처음부터 기관절개술을 시도하는 것은 목의 부종 때문에 어렵다.

호흡 Breathing

가슴부위 깊은 화상은 흉벽 운동을 제한하고 적절한 가스 교환을 방해하여 호흡기능을 손상시킬 수 있다. 가슴을 둘러싸고 있는 단단하고 가죽 같은 가피(eschar)가 있는지 가슴을 육안으로 검사해야 한다. 호흡 곤란의 증거에는 부적절한 흉부 팽창, 안절부절, 혼란, 산소 포화도 감소, 일회호흡량 감소, 빠르고 얕은 호흡이 포함된다.

가피절개술(escharotomy)은 호흡을 저해하는 몸을 둘러싸는 화상(circumferential burn)에 적용된다. 외과적 절개는 흉부 화상 조직에서 가피를 제거하고 그 아래의 피하 조직을 노출시킨다. 절개를 한 후 흉벽 팽창에 개선이 나타나야 한다. 두꺼운 화상 부위를 절개하기 때문에 전신마취가 필요하지 않다. 정맥내(IV) 마약성 진통제는 일반적으로 가피절개술과 관련된 통증을 완화하는 데 적합하다.

화상을 입은 환자는 일산화탄소 중독의 위험도 있다. 감소된 호흡 또는 무호흡과 같은 변화된 호흡 패턴이 뚜렷하게 나타날 수 있으며 특징적인 체리색-붉은색 피부 또는 피부가 약간 청색증으로 나타날 수 있다. 혼란이나 흥분 상태 또는 혼수 상태가 나타날 수 있다. 일산화탄소 중독과 폐 손상 또는 관련 부상의 유무를 평가하기 위해 일산화탄소헤모글로빈 수치와 흉부 방사선 사진을 촬영한다. 비재호흡 마스크 또는 백마스크 장비를 사용하여 고유량 산소를 적절하게 투여한다. 1~1½시간의 일반적인 산소 요법 후에도 환자가 반응하지 않으면 고압산소 요법을 시도할 수 있다.

ARDS는 일산화탄소 중독 환자에서 발생하지만 일반적으로 손상 후 약 18시간까지는 문제가 되지 않는다. ARDS와 관련된 임상 소견에는 산소 포화도 감소, 분비물 증가, 빠른 호흡, 혼란, 방사선 사진에서 불규칙한 침윤 증가 등이 있다. 치료는 삽관과 인공호흡기로 호기말 양압 환기(PEEP, positive end-expiratory pressure)를 적용하는 것이다. 또한 기관지확장제는 사용될 수 있지만, 코르티코스테로이드는 사용하지 않는다. 화상 및 연기 흡입이 있는 환자에게 코르티코스테로이드를 투여하면 이환율과 사망률이 증가할 수 있다.

화상을 입은 환자는 기흉, 혈흉, 긴장성 기흉, 동요 가슴 등 호흡에 영향을 줄 수 있는 다른 손상에 대해 평가해야 한다. 이러한 문제는 자동차 충돌이나 폭발로 인한 화상으로 인해 발생할 수 있다. 환자가 화재를 피하기 위해 뛰어내린 경우 추가 손상이 있을 수 있다. 호흡기 기능에 영향을 미칠 수 있는 기존의 건강 문제(예: 만성 폐쇄성 폐질환, 천식)에 주목해야 한다.

순환 Circulation

화상을 입은 환자는 실제 체액 손실과 증가된 모세관 투과성 및 혈관 확장으로 인한 체액 이동으로 인한 저혈량증의 심각한 위험에 처해 있다. 호흡 증가, 맥박 증가, 혈압 감소, 소변량 감소, 모세혈관 재충전 감소, 안절부절, 혼란, 메스꺼움 및 구토가 있는지 환자를 평가한다. 체액 손실의 추가 징후에는 중심정맥압 3 cmH_2O 미만, 헤마토크릿 50 mg/dL 초과, 장폐색 존재, 시간당 0.5 mL/kg 미만의 소변량이 포함된다.

하나 또는 두 개의 큰 지름의 IV 카테터를 삽입해야 한다.

TBSA의 40% 미만인 화상에서는 하나의 IV도 가능하다. 화상이 TBSA의 40% 이상이거나 환자가 다른 병원으로 이송될 예정인 경우 두 개의 IV 카테터를 확보한다. 다리 정맥은 혈전 정맥염의 위험이 높기 때문에 피한다. IV 카테터 삽입부위가 적절히 확보되지 않는 경우 IV 카테터를 화상 조직에 삽입할 수 있지만 이것은 최후의 수단으로 고려해야 한다. 필요한 수액량은 Parkland 또는 수정된 Brooke 공식과 같은 승인된 지침을 사용하여 계산된다. Parkland 공식은 가장 일반적으로 사용되는 지침으로 화상 후 첫 24시간 동안 화상을 입은 TBSA의 각 1%당 4 mL/kg로 수액 공급을 권장한다. 이 공식은 수액 보충 유형 및 양에 대한 지침이며 수액에 대한 환자의 반응에 따라 조정해야 한다. 이상적으로는 맥박과 혈압이 연령에 따른 정상 범위 이내이고 소변 배출량이 성인의 경우 시간당 0.5 mL/kg, 유아의 경우 시간당 1~1.5 mL/kg인 경우 수액 소생술이 적절하다.

전기 손상에서 수액 소생술을 계산하는 공식은 없다. 적절한 소생의 징후가 나타날 때까지 평균 성인에게 1~2 L/h의 젖산 링거 용액(lactated Ringer's solution)을 주입한다. 미오글로빈 배설을 촉진하기 위해 소변량은 정상의 2~3배로 유지되어야 한다. 필요에 따라 만니톨(mannitol)과 같은 삼투성 이뇨제를 투여하여 요량을 증가시키고 미오글로빈 배설을 도울 수 있다. 심각한 산증이 발생할 수 있으므로 부정맥을 예방하기 위해 중탄산나트륨의 반복 투여가 필요할 수 있다. 수액 요법으로 산증이 교정되면 반복 투여가 필요하지 않을 수 있다.

장애 및 노출 Disability and Exposure

환자를 처음 접하게 되면 모든 의복과 장신구를 제거하고 수반되는 외상을 확인하고 화상 깊이와 크기를 추정하기 위해 머리부터 발끝까지 평가를 수행해야 한다. 화상 깊이 및 크기 추정에 대해서는 화상 평가에 대한 이전 장을 참고한다. 화상을 입은 환자는 체온 조절 능력을 상실하기 때문에 병실의 온도를 높이고 환자를 모니터링하는 것이 중요하다. 35℃ 이하의 체온은 피해야 한다.

진단 과정 Diagnostic Procedures

화상 환자를 소생시키는 동안 도움이 될 수 있는 진단 절차는 다음과 같다.

병리학적 검사

1. 전혈구 검사
2. 혈청 전해질
3. 일산화탄소헤모글로빈
4. 혈액형 검사 및 교차검사/선별검사
5. 소변검사, 가임기 여성의 경우 임신검사
6. 동맥혈 가스

영상 검사

1. 흉부 X선
2. 외상과 관련된 다른 부위의 X선

관련 외상에 대해 기타 진단 검사

1. FAST (focused assessment sonography for trauma)
2. 평가 결과에 따른 컴퓨터 단층촬영(CT)
3. 가능한 복막 세척
4. 전기 또는 번개 화상의 경우 12-유도 심전도(ECG)

감염 예방/보호 Protection Against Infection

화상 환자는 다양한 병원체의 침입을 막아주는 가장 큰 보호막을 잃었기 때문에 철저한 무균술로 보호되어야 한다. 장갑, 마스크, 모자, 가운을 착용해야 하며 화상 환자를 치료하는 모든 절차에는 멸균 기술이 필요하다. 다른 치료가 제공되는 동안 상처는 깨끗한 시트로 덮인 상태로 유지되어야 한다. 환자가 이송되는 경우, 멸균 시트를 사용하여 환자를 덮어준다. 치료 후 퇴원하는 경우 간호사는 화상 피부를 제거하고 국소 항생제를 바르고 푹신한 드레싱으로 상처를 덮어야 한다. 전신 항생제는 배양으로 감염이 확인될 때까지 심한 화상의 경우에도 거의 사용하지 않는다. 예외 사항으로는 어린이, 노인 환자, 당뇨병 환자 또는 면역 기능이 저하된 환자가 포함될 수 있다.

경미하거나 중등도의 화상의 경우, 환자가 지난 10년 동안 예방 접종을 받지 않은 경우 파상풍 예방 접종을 시행한다. 심각한 화상이나 심하게 오염된 화상의 경우 5년 이내에 이전에 예방 접종을 받은 경우에도 파상풍 예방 접종을 한다. 환자가 예방 접종을 받은 적이 없거나 명확한 예방 접종 이력이 없는 경우 파상풍 과면역 글로불린(HyperTET) 및 파상풍 예방 접종이 제공된다.

통증 관리 Pain Management

화상 상처는 극심한 통증이 동반되므로 특별한 고려가 필요하다. 일차 조직 손상 및 신경 손상의 통증은 일차 및 이차 통각과민에 의해 악화될 수 있다. 정맥내 opioid계열 진통제 투여는 화상 통증의 주요 치료법이다. 초기 소생술 동안 진통제나 마취제는 효과에 따라 적정량이 투여되어야 한다. 24시간 후 감소된 혈장 단백질 수준은 약물, 특히 단백질 결합 약물의 생체이용률을 증가시킨다. 필요에 따라 진통제를 투여하면 통증 및 기타 증상에 대한 환자의 인식을 높일 수 있다. Opioid 계열 약물을 반감기에 따라 일정 시간 간격으로 투여하거나 지속적인 주입을 하면 환자가 통증을 견디는 데 도움이 될 수 있다. Opioid 계열 진통제는 시간당 25~50mcg/kg의 IV morphine을 선택하며, 호흡억제를 피하기 위해 적정량을 사용한다. 펜타닐(fentanyl)은 또한 일부 환자에게 사용될 수 있다. 화상을 입은 환자의 경우 통증이나 외모의 손상에 대한 두려움, 통제력 상실과 관련된 불안, 부상 당시 가족이나 물질적 소유물을 잃는 것에 대한 고통으로 통증이 악화될 수 있다. 불안은 통증 내성을 감소시킨다. 불안을 줄이는 것은 급성 통증과 교감신경 흥분 사이의 상호작용을 최소화한다. 화상을 입은 환자의 경우 항불안제는 불안을 줄이고 통증 내성을 개선하는 데 도움이 될 수 있으며 고통스러운 처치를 하는 동안 특히 도움이 된다. 가장 흔히 사용되는 항불안제는 벤조디아제핀계 약물(benzodiazepine drugs)이다. 디아제팜(diazepam)은 반감기가 길고 지질 용해도가 높다. 화상 환자에게 반복 사용 후 약물을 중단하면 장기간의 정신 장애가 발생할 수 있다. 따라서 로라제팜(lorazepam)과 미다졸람(midazolam)의 단기 투여가 선호된다.

화상 또는 외상성 신경 손상이 있는 환자는 신경병증성 통증이 발생할 수 있다. 통증은 일반적으로 따끔거리는, 불타는 듯한, 쑤시는 듯한, 무딘 감각으로 묘사된다. 화상 후 환자가 이러한 유형의 통증으로 응급실에 오는 경우는 opioid 계열 진통제에 통증이 감소하지 않았기 때문이다. 아편제 수용체 이외의 기전에 의해 신경 흥분성을 감소시키는 약물은 이러한 유형의 통증에 유용하다. 저용량의 삼환계 항우울제는 종종 신경병성 통증 완화에 성공적이다. IV 리도카인(lidocaine), 카르바마제핀(carbamazepine), 페니토인(phenytoin) 및 멕실레틴(mexiletine)과 같은 나트륨 채널 차단 약물도 성공적으로 통증을 완화시킨다.

상처 관리 Wound Care

상처 치료는 환자의 상태가 안정될 때까지 연기해야 한다. 초기 처치로 장신구와 몸을 조이는 의복을 제거해야 하며, 보다 확실한 치료가 제공될 때까지 상처를 깨끗한 시트로 덮어야 한다. 전층 화상을 입은 모든 환자는 순환기 문제에 대해 평가되어야 한다. 모세혈관 재충전과 감각이상 유무가 평가되며, 도플러 초음파로 말초 맥박을 확인한다. 화상 조직은 늘어나지 않기 때문에 화상 조직 아래의 부종은 탄력 부족으로 인해 순환을 손상시킨다. 환자에게 이러한 징후가 있으면 가피절개술(escharotomy)의 적응증이 된다. 그림 41-7은 이러한 수술 절개의 위치를 보여준다. 가피절개술 중 발생하는 심각한 출혈은 전기소작기나 작은 지혈기로 조절할 수 있다(그림 41-8). 시술이 끝난 후 열린 상처에 국소 항균제를 바르고 가벼운 압박 드레싱을 하고 사지를 약간 올려준다.

열 화상은 화염, 섬광, 사출구 상처(exit wound) 또는 뜨거운 물체로 인해 이차적으로 발생할 수 있다. 그림 41-9는 열 화상의 예를 보여준다. 열 화상은 순한 비누와 물로 세척한다. 포비돈 요오드(povidone-iodine, Betadine)와 같은 피부 소

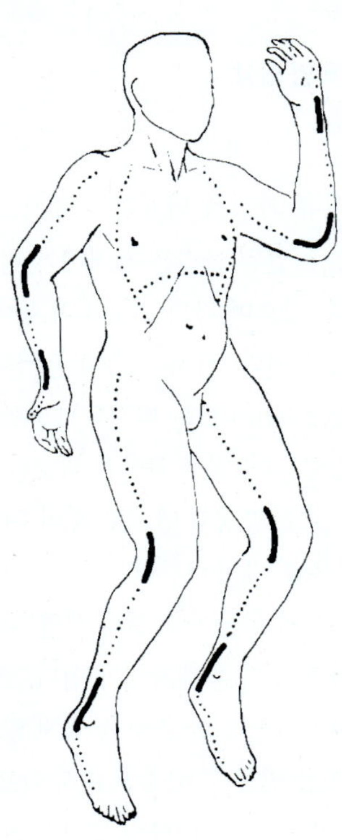

그림 41-7 가피절개술의 위치

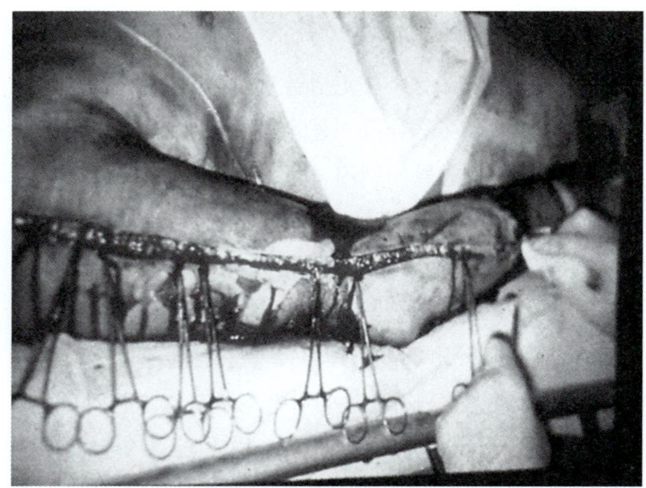

그림 41-8 가피절개술의 출혈 조절

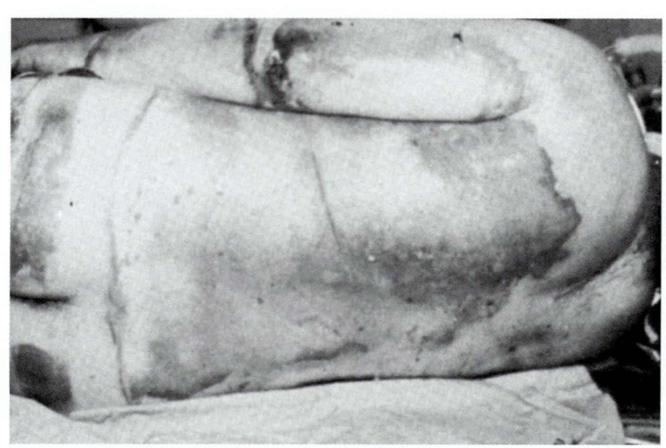

그림 41-9 등의 화염 화상

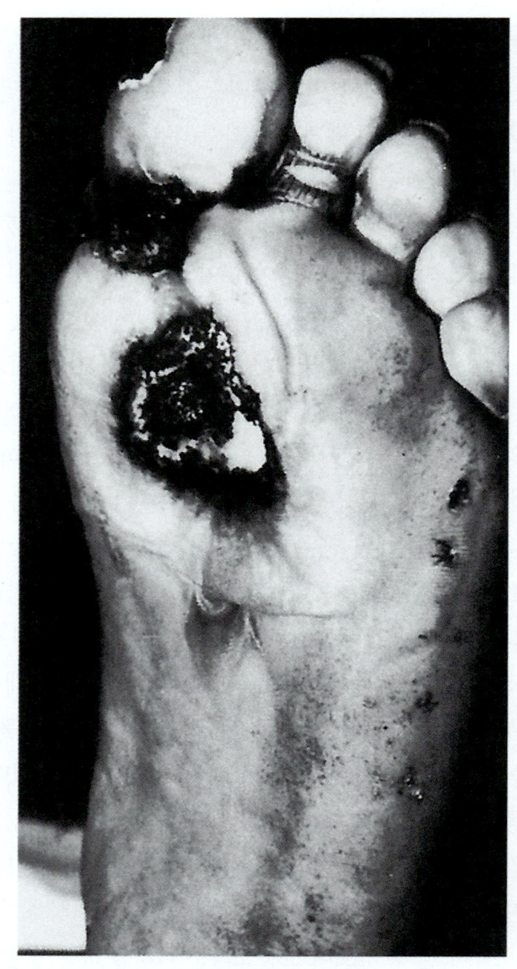

그림 41-10 직류 전기에 의한 사출구(exit wound)

(From Air & Transport Nurses Association. *Air & Surface Patient Transport: Principles and Practice*. 4th ed. St Louis, MO: Mosby; 2019.)

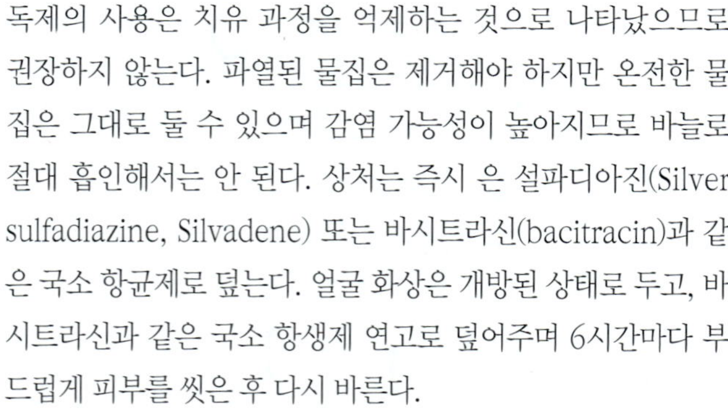

독제의 사용은 치유 과정을 억제하는 것으로 나타났으므로 권장하지 않는다. 파열된 물집은 제거해야 하지만 온전한 물집은 그대로 둘 수 있으며 감염 가능성이 높아지므로 바늘로 절대 흡인해서는 안 된다. 상처는 즉시 은 설파디아진(Silver sulfadiazine, Silvadene) 또는 바시트라신(bacitracin)과 같은 국소 항균제로 덮는다. 얼굴 화상은 개방된 상태로 두고, 바시트라신과 같은 국소 항생제 연고로 덮어주며 6시간마다 부드럽게 피부를 씻은 후 다시 바른다.

화학 화상은 즉시 수돗물이나 생리 식염수로 최소 5~10분 동안 세척하여 화학 물질을 제거해야 한다. 의복과 장신구를 제거하고 화상 부위에 인접한 화상을 입지 않은 부위를 헹군다. 이 부위는 손상을 입을 수 있지만 즉시 아프거나 물집이 생기거나 붉어지지 않을 수 있다. 화학 물질이 건조할 경우, 세척 전 털어낼 수 있다. 상처를 철저히 세척한 후에는 열 화상과 같이 치료한다. 눈의 화학적 화상은 안과적 응급 상황이다. 다량의 물이나 식염수로 눈을 철저히 세척해야 한다(눈의 화학적 화상에 대한 추가적인 논의는 제33장 참고).

전기 화상은 열 화상 및 화학적 화상과는 다르다. 상처는 표면적인 조직 손상이 거의 없을 수 있으나, 정상적으로 보이는 피부 아래 또는 경미하거나 심각한 사출구(exit wound) 아래 심각한 근육 손상이 있을 수 있다(그림 41-10 및 그림 41-11). 상처는 멸균수 또는 0.9% 염화나트륨을 사용하여 0.25% 포비돈-요오드 용액으로 부드럽게 세척해야 한다. 즉각적인 변연절제술(debridement)이 필요한 경우는 거의 없다. 조직 깊숙이 침투하는 마페니드 아세테이트(mafenide acetate, Sulfamylon)과 같은 국소 약제를 사용하여 상처를 덮는다. 종종 기괴한 모양의 상처를 덮기 위해 가벼운 드레싱을 적용할 수 있다. 그러나 드레싱은 순환 장애 및 구획 증후군 가능성에 대

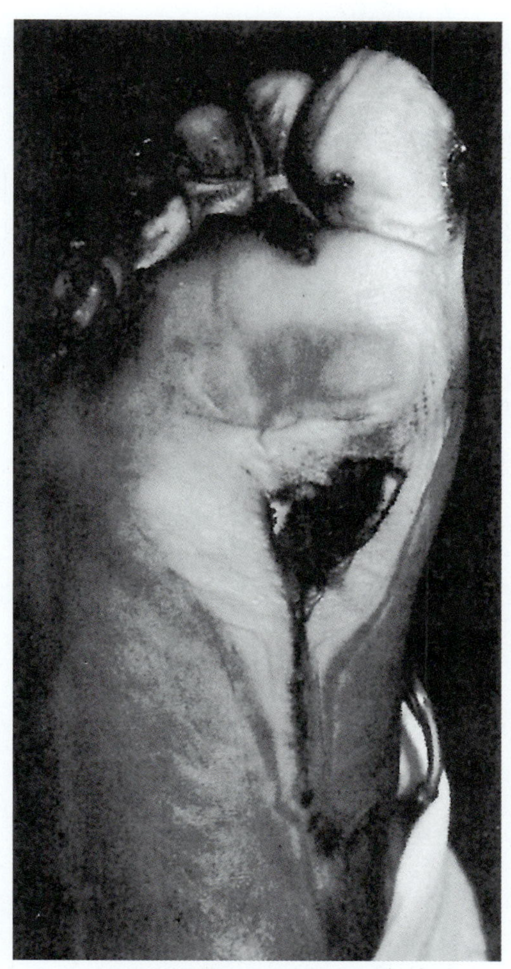

그림 41-11 교류전기에 의한 사출구 상처(exit wound)

(From *Air & Surface Patient Transport: Principles and Practice.* 4th ed. St Louis, MO: Mosby; 2019.)

한 평가를 방해해서는 안 된다. 고전압 손상은 심한 근육 수축과 관련이 있으므로 경추의 방사선 사진촬영이 필요할 수 있다.

사지의 전기 손상은 조직 부종을 유발하는 심각한 손상을 일으킨다. 결과적으로 이러한 환자는 구획 증후군의 위험이 있다. 이 상태와 관련된 증상에는 통증(pain), 창백(pallor), 이상 감각(paresthesia), 맥박소실(pulselessness), 마비(paralysis) 및 영향받은 부위의 압력(pressure)이 있다. 근막절제술은 구획 증후군을 완화하는 데 사용된다.

타르 또는 아스팔트 화상은 타르의 온도와 피부가 접촉한 시간에 따라 깊거나 표재성일 수 있다. 타르 온도는 65.5℃(150℉)에서 315.5℃ (600℉) 이상으로 다양하다. 그림 41-12는 타르 제거 전의 타르 화상을 보여준다. 타르 화상의

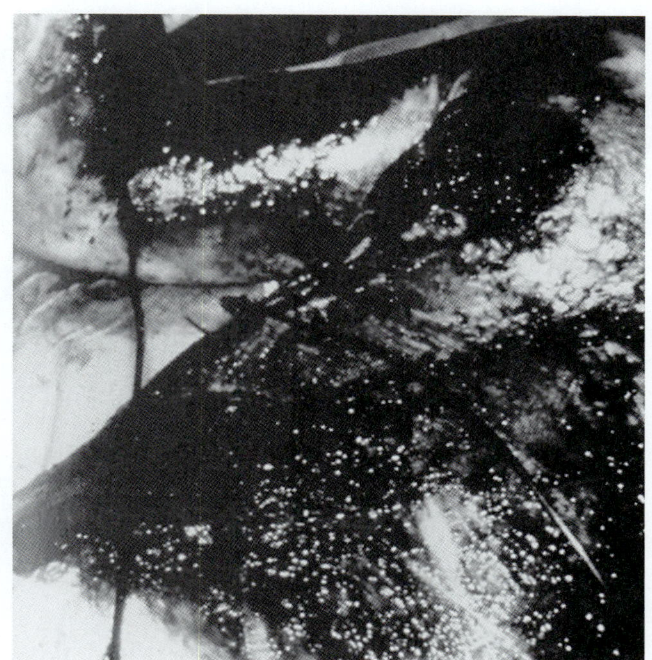

그림 41-12 타르 화상의 타르 제거 전 상태

즉각적인 치료는 타르를 식히는 것이며, 환자의 피부에서 타르를 떼어내려고 하지 않도록 한다. 미네랄 오일, 바셀린 또는 Medi-Sol과 같은 용제를 사용하면 타르가 느슨해진다. 타르가 화상부위를 덮고 있는 경우가 아니면, 오일이나 연고를 바르고 화상 부위를 가벼운 드레싱으로 덮는다. 드레싱은 4~12시간 후에 제거하고 오일이나 연고를 다시 바르고 새로운 드레싱을 적용한다. 타르가 화상부위를 덮고 있는 경우 오일이나 연고를 바르고 가벼운 드레싱을 적용 후 타르가 제거될 때까지 20~30분마다 교체한다. 타르가 제거된 후 화상은 열 화상처럼 치료한다.

체온 조절 Temperature Regulation

화상 환자는 체온 조절을 위한 주요 조절 기전을 상실했다. 열 손실은 상온 IV 수액의 투여, 화상 조직의 세척, 응급실에서 흔히 접하게 되는 추운 환경에 의해 악화된다. 응급실에 도착한 후 가능한 한 빨리 환자의 체온을 기록하고 1시간 이내에 다시 확인해야 한다. 환자에게 이불을 덮어주고 따뜻하게 한 IV 수액을 사용하고 실내 온도를 높이면 열 손실을 최소화할 수 있다.

요약

화상은 환자와 가족에게 치명적일 수 있다. 간호사에게는 치료를 제공하는 데 시각적으로도 방해가 될 수 있다. 화상의 정도에 관계없이 잠재적으로 생명을 위협하는 부상에 대해 1차 조사를 수행해야 한다. 화상 환자의 소생에는 화상 평가, 수액 보충, 상처 치료, 오염 방지, 체온 유지 및 통증 조절이 포함된다. 화상 치료에 대한 다학제 간 접근 방식은 사망률과 이환율을 줄일 수 있다. 화상센터 이송 기준을 적절히 적용하면 심각한 화상을 입은 환자에게 최상의 결과를 보장한다.

42

소아 외상

Pediatric Trauma

Amy Waunch and Kimberly Zaky

손상 예방 및 치료의 과학적 발전에도 불구하고 외상성 손상은 여전히 1세 이상의 어린이 사망의 주요 원인이다. 매년 약 740만 명의 1세에서 17세 사이의 어린이가 비치명적 손상으로 응급실에서 치료를 받고 있으며, 대략 70,000명이 의도하지 않은 손상으로 사망한다. 아동이 성인에 비해 외상 후 사망률(100,000명당 11.39 대 75.97)이 낮을지라도 외상성 뇌 손상(TBI, traumatic brain injury) 및 신경학적 후유증의 위험과 관련된 이차적 장애는 평생 지속될 수 있다. 미국 소아 외상 환자의 1/3 이상이 비응급 의료 서비스 이송 수단을 이용하여 응급실을 방문한다.

연령, 성별, 행동 및 주변 환경을 포함한 여러 요인이 아동기 손상에 영향을 미친다. 이 중 연령과 성별은 손상 패턴에 영향을 미치는 가장 중요한 요소이다. 18세 미만의 남자 아이들은 손상과 사망률이 더 높으며, 이는 부분적으로 더 공격적인 행동과 접촉 스포츠에 대한 노출 때문일 가능성이 크다. 영유아 연령대에서 낙상은 심각한 손상의 흔한 원인이다. 소아 손상의 대부분 가정에서 발생한다. 아동기의 손상의 빈도는 응급실 간호사가 소아기 손상의 1차, 2차 및 3차 예방에 참여하도록 한다. 이 장에서는 소아 환자의 해부학적 및 생리학적 차이를 강조하고, 환자 사정을 설명하고, 필수 중재를 검토하고, 특정 외상의 치료에 대해 논의하고, 구체적인 외상 예방 전략을 확인한다.

역학 EPIDEMIOLOGY

둔상은 소아의 이환율과 사망률의 가장 흔한 기전이며, 모든 연령대에서 주요 손상의 원인인 자동차 충돌 사고(MVC, motor vehicle crashes)과 낙상으로 발생한다. 2015년에 자동차 충돌로 20세 미만의 탑승자가 1,065명 사망했다. 관통상은 0~18세 아동의 7.5%, 13~18세 아동의 12.7% 차지한다. 이것은 16세에서 18세 사이의 청소년에게 두 번째로 빈번한 손상 기전이며 어린이 외상성 사망의 20%를 차지한다. 총상은 대부분의 관통상의 원인이며 둔상에 비해 사망률이 훨씬 높다. 2014년에는 106명의 어린이가 의도하지 않은 총기 관련 손상으로 사망했다. 가정에서 안전하지 않은 총기에 대한 접근은 어린이들 사이에서 비의도적인 총기 관련 사망과 부상의 위험을 증가시킨다. 또한 아동기 및 청소년기 정신 질환의 유병률은 22%이고, 이 영향을 받은 청소년은 자해 및 충동적인 총기 부상 위험이 더 높다. 둔상과 관통상 두 가지 기전은 범퍼 모서리, 문 손잡이, 파편으로 인한 손상과 같은 둔한 기계적 힘이 관통상을 초래할 수 있다는 점에서 서로 관련이 있다.

4~14세 사이 어린이에서 의도치 않은 손상으로 인한 사망은 차량 탑승 중 가장 많이 발생한다. 지난 10년 동안 어린이 승객의 안전이 발전했지만, 자동차 사고는 여전히 4세 이상 어린이의 주요 사망 원인이다. 2016년에는 15세 이하 어린이 1,430명이 자동차 사고로 목숨을 잃었다.

어린이는 적절하게 고정되지 않을 때 MVC에서 가장 자주 부상을 입거나 더 심각한 손상을 입거나 사망한다. 안전시트는 어린이를 치명적인 손상으로부터 보호하는 가장 효과적인 안전장치이며, 안전벨트만을 사용한 비슷한 연령대의 어린이와 비교하여 손상의 위험을 71~82% 줄이고, 사망의 위험을 28%까지 줄인다. 미국고속도로교통안전국(NHTSA, National Highway Traffic Safety Administration)에 따르면 2015년에 5세 미만 어린이 248명이 카시트로 목숨을 구했다. 후방을 향한 유아용 안전 시트는 자동차 사고에서 사망 위험을 71% 감소시키고, 전방을 향한 유아용 시트는 사망 위험을 54% 감소시킨다. 안전벨트는 사망 위험을 45% 줄이는 것으로 나타났다.

그러나 부모는 어린이를 최대한 보호하기 위해 어린이용 카시트를 올바르게 설치하고 사용하는 방법을 알아야 한다. 어린이용 카시트의 85% 이상이 부적절하게 설치되어 있는 것으로 나타났다. 영유아는 상대적으로 머리가 큰데 반해 목 근육이 약해 정면 사고 시 경추 탈구의 위험이 있기 때문에 안전 시트 제조업체에서 허용하는 최고 체중 또는 키에 도달할 때까지 후방 시트에 앉혀야 한다. 어린이가 뒤를 향해 설치하는 시트의 체중 또는 신장 제한을 초과하면 제조업체에서 허용하는 최고 체중 또는 신장까지 가능한 한 오랫동안 하네스가 있는 앞쪽을 향한 안전 시트에 앉혀야 한다. 어린이는 일반적으로 8세에서 12세 사이, 키가 147 cm (58인치)가 될 때까지 성인의 어깨 및 허리 벨트(lap belt)에 맞지 않다. 그러므로 그때까지 벨트 위치를 조절할 수 있는 보조 시트를 사용해야 한다.

허리 벨트와 어깨 하네스로 고정된 어린이는 특정 손상을 입을 수 있다. 어린이들은 성인보다 앉은 키가 작고 허리 벨트 위의 무게 중심이 더 높다. 신체 질량의 더 많은 부분이 안전벨트 위에 위치하므로 앞으로 더 많이 움직일 수 있고 머리와 목 부상의 위험이 증가할 수 있다. 어린이는 벨트를 기준으로 신체 위아래가 접히는 자세가 되면서(Jackknife) 기도와 목 손상이 생길 수 있다. 유사하게, 어린이는 벨트 아래로 미끄러져 내려가며(submarine) 목과 기도 손상을 초래할 수 있다. 목과 기도 부상을 초래할 수 있다. 허리 벨트 자체도 부상을 유발할 수 있는데, 급감속 시 어린이는 허리 벨트에 체중을 실은 채 앞으로 튕겨져 나간다. 이로 인해 요추 골절, 소장 손상 및 복부 멍이 발생할 수 있다.

13세 미만의 모든 어린이는 최적의 보호를 위해 차량 뒷좌석에 허리 및 어깨 안전벨트를 착용해야 한다. 부모는 MVC 발생 시 최적의 보호를 위해 차량 뒷좌석에 적절한 어린이 안전장치를 사용하여 어린이를 고정해야 한다.

차량과 관련된 다른 고위험 상황은 트렁크 갇힘과 차 안에 어린이를 방치하는 경우다. 차 안에 혼자 남겨진 어린이가 차량에 시동을 걸거나 차량 기어를 중립에 둘 수 있다. 또한 기온에 따라 저체온증이나 고열이 나타날 수 있다. 2016년에는 총 1,430명의 16세 미만 어린이가 음주운전으로 사망했다.

자동차 사고는 미국 청소년의 주요 사망 원인이다. 신규 운전자에게 제한을 두는 단계별 운전 면허 프로그램(GDL, graduated driver's licensing programs)은 16세와 17세 사이의 치명적인 사고 발생률을 8%에서 14%까지 줄였다. 또한 야간 운전이나 십대 승객과 함께 운전하는 것을 제한하는 것은 단계별 운전 면허법만 단독으로 적용하는 것보다 십대 운전자와 관련된 전반적인 사고율을 더 많이 감소시킨것으로 밝혀졌다.

어린이와 청소년은 사륜 산악 오토바이(ATV, all-terrain vehicle), 이륜 산악 오토바이, 고카트/버기카를 타는 도중 손상을 입기도 한다. 사고를 당한 아이들의 평균 연령은 12.7세였으며 77%가 남자였다. 대부분의 손상은 요철, 구멍, 고르지 않은 지형과 같은 주행로 표면의 손상 때문에 발생한다. 승객으로 탑승한 어린 아이들은 정지되어 있는 또는 움직이는 물체와 충돌 시 성인 운전자에게 짓눌릴 수 있다. 나이가 좀 더 많지만 아직 차량을 조작할만큼의 키나 체중이 되지 않는 어린이들은 차량이 뒤집혀 스스로 깔릴 수 있으며, 이로인해 심각한 다발성 손상을 입을 수 있다.

낙상은 어린이 손상의 가장 흔한 기전이며 14세 미만 어린이의 비치명적 손상의 주요 원인이다. 어린이들 사이에서 많은 심각한 낙상은 놀이터에서 스포츠 및 레크리에이션 활동 중에 발생한다. 0~2세 영유아의 경우 가구나 침대 위에서 또는 부모에게 안겨 있다가 낙상하는 경우가 가장 흔하다. 3세에서 9세 사이의 어린이의 경우 놀이터 기구에서 떨어지는 경우가 가장 많았다. 어린이는 또한 달리기, 놀기, 스포츠 참여 중에 넘어진다. 낙상으로 인한 손상은 경증에서 심각한 단일 기관 또는 다기관의 외상까지 다양하다.

보행자 손상은 소아 인구의 질병과 사망의 흔한 원인이다. 보행자로서 아이들은 놀거나, 걷거나, 뛰거나, 길을 건너거나, 통학버스에 승하차할 때 움직이는 차량에 치인다. 15세 미만의 대부분의 보행자는 차량 전면에 치인다. 2016년에는 16세 미만의 보행자 281명이 사망한 것으로 나타났다. 대부분의 손상은 교차로 밖의 도시거리에서 오후와 이른 저녁 시간에 발생한다.

또한 어린이는 자전거를 타다가 자동차에 치여 다칠 수 있다. 2016년에는 15세 미만의 페달 자전거 운전자 59명이 자동차에 치여 사망했다. 59명의 사망자 중 헬멧을 쓴 운전자는 12%에 불과했다. 소아 페달 자전거 사망 사고의 환경적 특성은 앞서 언급한 보행자 사망 사고와 일치한다.

주택 주차장 진입로(driveways)에서 자동차에 치인 어린 아이들은 심각한 손상과 사망의 위험이 있다. 2017년에는 44명의 어린이가 자동차 "후면 충돌(back-overs)"로 사망했다. 이 수치는 미국에서 판매 또는 임대되는 모든 차량에 후방 카메라를 표준 장비로 제공하도록 요구하는 연방법이 발효된 2008년 이후 크게 감소했다.

자전거 충돌은 치명적이거나 비치명적인 손상의 일반적인 기전이다. 미국에서 매년 5세에서 14세 사이의 어린이 100,000명당 약 501명이 자전거 관련 손상으로 응급실에서 치료를 받는다. 낮은 사회경제적 지위에 있는 경우 더 위험한 환경에 살 가능성이 높기 때문에 손상의 위험이 증가한다. 특히 어린이와 청소년 자전거 운전자는 자동차가 통행하는 곳에서 더 심각한 손상을 입는다. 2014년에 The Center for Head Injury Statistics에서 발표한 내용에 따르면, 자전거 관련 사망의 약 75%는 머리 외상으로 인한 것이며, 이중 약 85%는 헬멧을 착용했을 경우 예방할 수 있었을 것으로 보고되었다. 자전거 충돌과 관련된 기타 부상은 장골 골절 및 복부, 흉부 및 안면 손상이 있다. 경미한 손상을 입은 후 내원한 경우 적절한 헬멧 사용의 중요성에 대해 어린이와 가족에게 교육을 제공한다.

어린이는 스케이트보드와 스쿠터로 인해 손상을 입을 수 있다. 성인과 비교하여 어린이는 무게 중심이 높고 덜 발달되었으며 균형이 좋지 않아 상대적으로 잘 넘어진다. 미국소아과학회(AAP, American Academy of Pediatrics)는 10세 미만의 어린이가 성인이나 책임감 있는 청소년의 면밀한 감독 없이 스케이트보드를 타지 않도록 권장한다. 5세 미만의 어린이는 스케이트보드를 타서는 안 된다. 스케이트보드는 차도에서 타지 말아야 하며, 헬멧, 팔꿈치 보호대 및 무릎 보호대를 포함한 적절한 보호 장비를 착용해야 한다. 매년 약 70,000건의 스케이트보드 손상이 응급실을 방문하며, 그 중 거의 절반이 15세 미만의 어린이다. 팔, 다리, 목 및 몸통의 손상은 베인 상처와 타박상에서 염좌, 좌상 및 골절에 이르기까지 다양하며 손목 골절이 매우 흔하다. 코뼈 골절과 같은 안면 손상도 흔하다. 무동력 스쿠터 관련 손상은 9,400건의 응급실 방문을 초래했으며, 이 중 90%는 15세 미만의 어린이였다. 스쿠터 안전을 위한 적절한 보호 장비에는 헬멧, 무릎 보호대 및 팔꿈치 보호대가 있다. 손목 보호대는 핸들을 잡고 스쿠터를 조종하기 어렵게 만들기 때문에 권장되지 않는다. 8세 미만의 어린이는 어른의 주의 깊은 감독 없이 스쿠터를 타서는 안 된다. 어린이는 도로, 교통량이 많은 곳 또는 밤에 스쿠터를 타면 안 된다.

매년 약 2,100명의 15세 미만 어린이가 비치명적 익수로 응급실에서 치료를 받는다. 2015년에는 수영장과 스파에서 351명의 아동이 익사했다고 보고되었으며, 이 중 76%는 5세 미만의 어린이였다. 1세 미만의 어린이에서는 욕조 익사가 가장 흔하다. 취학 전 아동의 익사는 가정내 수영장에서 가장 흔하게 발생한다. 청소년은 연못, 호수, 강 바다에서 익사하는 경우가 많다. 어린이는 물 안이나 주변에 있을 때 철저한 감독이 필요하다. 부모와 보호자를 위한 추가 수상 안전 교육에는 "수영 감독" 지정, 심폐소생술 교육, 수영장과 스파 안이나 주변에 적절한 장벽, 덮개, 경보장치를 설치하는 것이 포함된다.

해부학 및 생리학 ANATOMY AND PHYSIOLOGY

어린이는 발달, 해부학 및 생리학적으로 성인과 다르다. 차이점을 인식하고 이러한 차이를 지원하기 위한 적절한 중재를 실행하면 소아 외상 환자의 생존 가능성이 증가할 수 있다.

호흡기계 Respiratory System

성인 기도와 소아 기도는 중요한 해부학적 및 생리학적 차이가 있다. 아이의 구인두는 상대적으로 작아서 기도는 큰 혀에 의해 쉽게 막힌다. U자형 후두개가 인두로 돌출되어 있으며 편도선과 아데노이드가 쉽게 붓는다. 성대는 짧고 오목하며, 후두는 상대적으로 높게 위치하며 목이 과도하게 굴곡되거나 신전되면 쉽게 막힐 수 있다. 10세 미만의 어린이에서 기도의 가장 좁은 부분은 윤상 연골이다. 영유아는 하기도가 작고 지지 연골이 덜 발달하여 소량의 혈액, 점액, 부종, 이물질 등에 의해 기도가 쉽게 막히게 된다. 갈비뼈는 유연하고 폐를 적절하게 보호하고 지지하지 못한다. 따라서 가슴에 둔상은 갈비뼈 골절보다 폐 타박상을 유발한다. 갈비뼈 골절이 있는 경우 심각한 내부 외상을 의심해야 한다. 종격동은 더 잘 움직이므로 대혈관 손상에 더 취약하다. 흉곽 함몰은 아동이 호흡 곤란 상태일 때 더 많이 발생한다. 함몰은 흉골상, 쇄골상, 쇄골하, 늑간 또는 흉골하에서 관찰될 수 있다.

7세에서 8세 미만의 어린이는 주로 횡격막 또는 복부로 호흡한다. 우는 아이들은 공기를 삼키기 쉬우므로 위 팽창을 유발하고 호흡 운동을 방해한다. 얇은 흉벽은 흉부의 한 위치 또는 측면에서 다른 위치로 호흡음을 쉽게 전달하므로 정확한 호흡 사정이 어려울 수 있다. 어린 소아에서 청진만으로는 기흉의 존재를 감지하기가 어렵다. 어린이의 호흡수는 대사율이 높기 때문에 더 빠르고 전반적으로 불감성 체액 손실에 기여하여 저혈량증의 위험이 더 커진다. 영아(infant)의 산소 소비량은 분당 6~8 mL/kg이고, 성인의 경우 분당 3~4 mL/kg이다. 따라서 저산소혈증은 제한된 산소 보유량으로 인해 빠르게 발생할 수 있다.

심혈관계 Cardiovascular System

소아의 전체 혈량은 적지만 체중 1kg당 혈량(mL/kg)은 성인보다 크기 때문에 겉보기에 소량으로 보이는 출혈로도 관류가 손상되고 순환 혈량이 감소될 수 있다. 높은 심장예비력

(cardiac reserve)과 카테콜아민 반응으로 인해 어린이는 심각한 출혈에도 불구하고 높은 혈압에서 정상 혈압을 유지할 수 있다. 저혈압은 어린이가 순환 혈액량의 20~25%를 잃을 때까지 관찰되지 않는다. 저혈압은 어린이의 저혈량증의 후기 징후이며 심정지가 임박한 상태를 나타낸다. 관류에 대한 가장 좋은 사정은 피부 상태(색상, 온도, 수분) 및 모세혈관 재충전 시간(정상은 사지 모두에서 2초 이하)이며, 자주 확인해야 한다. 다른 평가 요인으로는 서맥 또는 빈맥과 함께 소변량이 감소하는 경우가 있다.

어린이는 성인보다 순응도가 낮은 심근을 가지고 있다. 결과적으로 빈맥은 산소화 감소에 대한 초기 보상 반응이다. 그러나 이 보상 기전이 소진되면 서맥으로 종종 나타나는 대상 부전이 갑작스럽고 빠르게 나타난다. 소아는 다양한 선천성 심장 결함(예: Fallot 4징후, 큰 심실 중격 결손)을 나타낼 수 있으며, 이는 순환기 상태에 손상을 줄 수 있다. 어린이가 혈류의 방향을 바꾸기 위해 션트 수술을 받은 경우 쇄골하 동맥이 사용된 팔은 측부 순환에 의해 관류되기 때문에 혈압 측정값을 얻을 수 없다. 소아는 또한 기능성 또는 비기능성 심잡음이 있을 수 있다. 선천성 심장 결함이 있는 어린이는 또한 심부전 및 부정맥을 경험할 수 있다.

신경계 Neurologic System

영아(infant)는 성인과 비교할 때 머리가 다른 신체 부위에 비해 상대적으로 크다. 두개골은 더 가단성이 있어 뇌를 덜 보호한다. 소천문은 생후 4개월에 닫히며 대천문은 일반적으로 18개월이 되면 닫힌다. 천문이 열려 있어서 두개내압을 어느 정도 감소시켜 줄 수는 있지만, 그럼에도 불구하고 두개내압이 높아지면 뇌에 직접적인 손상이나 광범위한 출혈을 유발할 수 있다. 또한 ICP 증가의 징후가 나타나기 전에 두개골에서 더 많은 양의 혈액이 손실될 수 있다. 영아(infant)는 넓은 표면적과 증가된 혈관 분포 때문에 두피 열상으로 인해 상당한 출혈을 겪을 수 있다. 마지막으로, 어린 아이는 큰 머리와 함께 무게중심이 더 높기 때문에 머리 손상에 취약하다.

어린이의 뇌 조직(cerebral tissue)은 성인에 비해 얇고 부드럽고 유연하다. 뇌구(sulci)는 아동기에 여전히 깊어지는 중이며, 수초형성도 진행 중이다. 이러한 차이로 뇌 조직은 쉽게 손상되며, 특히 전단 손상으로 더 쉽게 손상된다. 9세 미만의 어린이는 몇 가지 특징으로 인해 경추 손상에 취약하다.

- 머리가 불균형하게 커서 굴곡-신전 부상에 취약하다.
- 목 근육이 덜 발달되어 있다.
- 척추는 쐐기 모양이다.
- 관절면이 수평으로 기울어져 있어 적은 힘으로도 힘으로 아탈구가 발생한다.
- 종판(endplate)은 연골로 되어 있다.
- 극간 인대는 탄력 있고 느슨하여 척추 움직임을 증가시킨다.

소화기계 및 비뇨생식기계

Gastrointestinal and Genitourinary Systems

어린 아이들은 복부 근육이 발달하지 않아 복부가 돌출되어 있다. 소아 복부의 고형장기는 성인에 비해 상대적으로 크기 때문에 둔상이나 관통상에 의해 직접적인 손상의 위험이 더 크다. 유연한 흉곽은 복부 장기를 적절하게 보호하지 못하여 어린이가 더 많은 내부 부상을 입을 수 있다. 상대적으로 작은 공간에 있는 큰 크기의 장기로 인해서 어린이는 외상으로 인한 다발성 장기 손상을 일으키기 쉽다. 간은 유연한 흉곽으로 부분적으로 보호되어 있지만 간은 크기가 크고 연약하기 때문에 여전히 부상에 취약하다. 복부의 가로 지름은 작고 하복부 장기는 골반에 의해 잘 보호되지 않는다.

신장 주위의 지방이 적고, 복부 근육이 약하며, 흉곽이 유연하기 때문에 상대적으로 큰 신장을 잘 보호하지 못해서 손상이 생긴다. 신장은 또한 태아 분엽(lobulation)을 보유하여 이들 기관이 분리 및 골절되기 쉽게 할 수 있다. 수신증, 마제신(horseshoe kidney), 이소성 신장(ectopic kidney)과 같은 선천적 기형은 어린이를 신장 손상에 더 취약하게 만든다.

많은 선천성 기형은 복부 외상이 발생할 때까지 진단되지 않는다. 요관은 큰 탄성이 있어서 드물게 요관 파열을 만든다. 요관 손상은 복부 또는 옆구리 부위에 관통상이 있으면 의심할 수 있다. 방광은 복부 기관이며 잘 보호되지 않는다. 여아의 경우 방광경부는 덜 보호된다. 사춘기 전 여아의 조직은 에스트로겐 부족으로 인해 더 단단하며, 에스트로겐이 분비되는 청소년기까지는 더 유연해지지 않는다.

근골격계 Musculoskeletal System

성장기 어린이의 골막은 성인의 골막에 비해 더 강하고, 두꺼우며, 골형성을 더 일으키기 때문에 골절 변위가 감소하고 개방 골절이 적다. 결과적으로 다음과 같은 4가지 독특한 뼈 골절 패턴이 어린이에게서 발견된다. 소성변형(plastic deformity, 뼈는 변형되었지만 부러지지 않음); 융기(버클) 골절(torus (buckle) fracture, 골간단과 골간부에 가해지는 압축력은 다공성 특성으로 인해 뼈가 부러지기보다는 찌그러지며 융기됨); 생목골절(greenstick fracture, 압박된 쪽의 피질과 골막이 손상되지 않은 불완전한 골절); 성장판 골절(physis fractures, 적절하게 진단 및 치료하지 않으면 각 변형(angulation deformity)으로 이어질 수 있는 성장판 손상). 뼈의 골형성능(osteogenicity)은 빠른 가골 형성을 가능하게 하여 뼈가 빨리 치유되도록 한다. 뼈는 강하지만 근육 염좌나 인대 파열보다 골절이 더 자주 발생하는데, 이는 근육과 인대가 뼈보다 강하기 때문이다.

소아 근골격계의 또 다른 독특한 특징은 성장판이 있다는 것이다. 세로방향의 뼈 성장을 담당하는 이 부분은 골단(epiphysis)과 골간단(metaphysis) 사이에서 발견된다. 성장판은 연골질이며 사춘기까지 골화되지 않는다. 따라서 적절한 해부학적 정렬을 달성하기 위한 치료는 뼈 성장을 최적화하고 기형의 위험을 줄이는 것이 중요하다.

피부계 Integumentary System

어린이는 체중 대비 체표면적의 비율이 더 높기 때문에 대류 및 전도성 열 손실이 발생하기 쉽다. 또한 단열 역할을 하는 피하지방이 적어서 복사, 대류, 전도 및 증발을 통한 열 손실이 증가할 수 있다. 어린이들은 몸을 떨기 위한 소근육 협응력이 없어서 몸을 따뜻하게 유지할 수 없다. 비오한 열생산(nonshivering thermogenesis)은 영아(infant)에서 발생하며, 이 과정에서 갈색 지방이 천천히 분해되어 온기가 생성된다. 오한(shivering)은 열 생성을 위해 시작되는 고 에너지 소비, 비생산적인 근육 활동이다. 진정제나 신경근 차단제를 투여 받는 손상당한 소아에서는 오한이 불가능할 수 있다.

환자 사정 PATIENT ASSESSMENT

각 응급실은 손상당한 아동을 효과적이고 효율적으로 치료하는 데 필요한 인력과 물품을 갖추고 있어야 한다. 장비는 환자가 도착하기 전에 쉽게 사용할 수 있고 준비되어 있어야 한다.

소아 외상 환자의 초기 사정 및 안정화에는 영아, 유아 및 청소년 간의 발달 및 생리학적 차이에 대한 지식이 필요하다. 손상당한 아이들은 이상하고 고통스러운 일이 일어나고 있는 것에 대해서 겁에 질려 있다. 환자는 자신이 실제 또는 상상의 잘못에 대해 벌을 받고 있다고 느낄 수 있다. 아이가 이해하는 언어로 대화하는 것은 불안을 완화하고 신뢰를 키우는 데 필수적이다.

초기 사정은 시진, 청진 및 촉진에 의한 1차 및 2차 사정으로 구성된다. 1차 사정 동안 경추 보호를 포함한 기도, 호흡, 순환 및 장애(신경학적 상태)가 사정된다. 생명을 위협하는 손상을 식별하고 치료한다. **표 42-1**은 우선적인 순서로 1차 사정을 설명한다. 2차 사정 동안 다른 모든 신체 계통이 사정되고 손상이 치료된다. **표 42-2**는 2차 조사를 자세히 설명한다. 초기 사정과 안정화를 통해 기도, 호흡 및 순환을 지속적으로 재사정한다.

표 42-1 소아외상 환자의 1차 조사

구성	활동
기도	기도 개방성 사정, 흔들거리는 치아 또는 구토, 이물질을 찾고 머리의 위치를 메모한다. 다발성 외상으로 인한 경추 손상을 의심한다. 사정하는 동안 중립 정렬을 유지하고 경추 보호대, 고정장치, 또는 기타 척추 고정장치의 효과를 평가한다. 경정맥 팽창 및 기관 편위에 대한 목을 평가하기 위해 경추 보호대를 열어본다.
호흡	호흡음 평가를 위해 겨드랑이에서 숨소리를 청진한다. 타박상, 관통상, 찰과상 또는 모순운동(paradoxical movement)이 있는지 가슴을 열어 평가한다.
순환	심첨맥박의 횟수, 리듬, 질에 대해 사정한다. 심첨맥박과 말초맥박을 비교한다. 모세혈관 충전 시간을 평가한다. 정상은 2초 이하이다. 피부색과 체온을 확인한다.
장애	의식 수준을 사정한다. 나이가 많은 어린이의 경우 사람, 장소, 시간에 대한 지남력을 확인한다. 어린 아이에게는 의식상태, 환경과 상호작용하는 능력, 지시에 따르는 능력을 사정한다. 아이가 쉽게 달래지고 주변 환경에 관심이 있습니까? 아이는 친숙한 물건을 인식합니까? 그리고 당신이 말을 걸면 반응합니까? 동공의 크기, 모양, 반응성 및 양측의 동등성을 확인한다. 전신을 육안으로 시진할 수 있도록 의복을 벗긴다.
노출	열린 상처나 지혈되지 않는 출혈에 주의한다.

표 42-2 소아외상 환자의 2차 조사

구성	활동
머리, 눈, 귀, 코	열상이나 열린 상처가 있는지 두피를 사정한다. 계단변형(step-off defects), 함몰, 혈종 및 통증을 촉진으로 확인한다. 동공의 크기, 반응성, 양측의 동등성, 외안운동을 재사정하고, 아이에게 볼 수 있는지 물어보고 확인한다. 코와 귀에 콧물이나 이루(otorrhea)가 있는지 사정한다. raccoon eyes (눈 주변의 멍듦), battle's sign (유양돌기 위의 멍듦)를 관찰한다. 이마, 안와, 상악 및 하악을 촉진하여 뼈마찰음(crepitus), 기형, 계단변형 통증 및 안정성을 확인한다. 아이에게 입을 벌리고 닫게 하여 부정교합을 평가하고 개방된 상처가 있는지 살펴본다. 헐거워지거나 부러지거나 부서진 치아와 구강 열상을 검사한다. 안정성을 위해 치열 교정 장치를 확인한다. 아이에게 미소 짓고 찡그린 얼굴을 하고 입을 벌리고 다물게 하여 안면 대칭을 확인한다. 찔린 물건이나 이물질을 먼저 제거하지 않는다.
목	경추 칼라를 열고 경정맥 팽창 및 기관 편위를 확인하기 위해 전방에서 목을 살펴본다. 멍, 부종, 열린 상처, 통증 및 마찰음을 기록한다. 아동에게 말을 하도록 하여 쉰 목소리나 목소리 변화가 있는지 확인한다.
흉부	호흡수를 측정한다. 양쪽 폐음을 청진하여 균등한지 확인한다. 흉벽과 흉골을 촉진하여 통증, 압통 또는 마찰음을 확인한다. 대칭적인지 또는 역설적 움직임이 있는지 흡기와 호기를 관찰하여 살펴본다. 호흡 시 보조근육을 사용하는지 확인한다. 심첨 맥박을 재사정하여 박동수, 리듬, 선명도에 대해서 확인한다.
복부/골반/생식기	복부에 멍과 팽만이 있는지 관찰한다. 4개의 사분면 모두에서 장음을 짧게 청진한다. 압통 확인을 위해 복부를 부드럽게 촉진하고 압통과 안정성에 대해 골반을 사정한다. 방광을 촉진해서 팽만이나 압통을 확인한다. 요도구에 손상의 징후나 출혈을 확인한다. 지속발기증과 열상이나 이물질과 같은 생식기 외상을 확인한다. 일반적으로 의사가 직장 괄약근 긴장도를 평가한다.
근골격계	기형, 부종, 열상 또는 기타 부상에 대해 사지를 평가한다. 원위부 맥박을 촉진해서 균등성, 맥박수, 리듬을 확인하고 심첨 맥박과 비교한다. 아동에게 발가락과 손가락을 움직이도록 요청하고 손의 잡는 힘과 발 굴곡/신전을 통해 강도를 사정한다.
등	등 뒤를 확인하기 위해 통나무굴리기로 자세를 잡는다. 검사 중 척추 정렬을 유지한다. 멍과 개방성 상처를 확인한다. 압통, 통증, 기형 및 안정성에 대해 각 척추체(vertebral body)를 촉진한다. 옆구리 부위에 멍과 압통을 평가한다.

초기 안정화 Initial Stabilization

기도/경추 Airway/Cervical Spine

혀는 어린이의 기도 폐쇄의 가장 흔한 원인이다. 경추의 과신전을 방지하기 위해 하악견인법(jaw-thrust)으로 기도를 여는 것이 기도 폐쇄를 완화하는 첫 번째 단계이다. 구토물, 혈액 또는 흔들리는 치아가 있는 경우 편도 흡인 장치로 구인두를 흡인한다.

구역 반사가 온전하지 않은 의식 수준이 변화된 어린이의 기도 개방을 유지하기 위해 구인두 기도기를 배치한다. 구인두 기도기의 크기는 입의 모서리에서 귀의 이주까지의 길이를 측정해서 정한다. 너무 작거나 너무 큰 구인두 기도기는 기도를 방해하므로 올바른 크기를 찾는 것이 중요하다. 설압자를 사용하여 기도기를 직접 삽입한다. 어린이의 구인두 조직이 손상되고 혀가 우연히 뒤로 밀려 막힐 수 있으므로 성인 환자와 같이 90도 회전하지 않는다. 두부 및 얼굴 중앙의 외상의 증거가 없는 경우 기도 개방을 위해 비인두 기도기를 사용할 수 있다. 비인두 기도기의 크기는 콧구멍에서 귀의 이주까지의 길이를 측정해서 정한다.

지속적인 기도 유지가 필요한 소아에서는 신속 기관내 삽관(RSI, rapid-sequence intubation)을 이용한 기관 내 삽관이 필요하다. RSI는 "중환자 또는 손상 환자에서 환자의 위험을 최소화하면서 효과적인 기관내삽관을 위한 조건을 최적화하기 위해 빠르고 연속적으로 전산소화와 진정제 및 신경근차단 약물의 투여를 조합한 것"으로 정의된다. 이 절차는 소아 삽관에 숙련된 의료 전문가가 수행해야 한다. 비 기관경로(nasotracheal route)는 심각한 안면 외상 또는 두개골 기저부 골절에서 어렵거나 금기일 수 있기 때문에 구 기관 경로(orotracheal route)가 선호된다.

삽관을 시도하기 전에 심장 및 맥박 산소 측정 모니터링 장치를 어린이에게 적용한다. 진정제에 이어 마취유도제가 소아의 폐가 100% 산소로 환기되는 동안, 진정제에 이어 마취유도제가 투여된다. 기관 삽관 후 가슴의 상승 및 하강을 관찰한다. 액와중간선에서 양측으로 호흡 소리를 청진한 다음 상복부에서 청진을 한다. 숨소리가 얇은 흉벽을 통해 쉽게 전달되기 때문에 겨드랑이에서 높은 소리를 들을 수 있다. 우측 주기관지의 삽관은 소아 삽관의 일반적인 합병증이다. 따라서 백마스크 장치로 환기하는 동안 양측 흉벽 움직임을 관찰해야 한다. 흉벽 움직임 사정은 침대 발치에 서서 환기 동안 가슴이 오르락내리락하는 것을 관찰하는 것이 가장 잘 된다.

올바른 기관 내 튜브 위치는 어린이의 반응을 평가하면서 모든 영역에서 동일한 양측 호흡음의 청진, 기관내관의 응결 관찰, 소아과 전용 장비로 측정한 호기말 이산화탄소 수치로 판단한다. 최종 확인은 흉부 방사선 사진으로 한다. 튜브는 제품화 된 홀더, 테이프 또는 타이로 고정해야 하며 립 라인에서 튜브의 길이 측정값을 기록/문서화해야 한다. 조직 파괴의 가능성이 있으므로 튜브가 입의 모서리(또는 비기관 삽관의 경우 콧구멍)를 누르지 않아야 한다. 흡인이 의심되거나 기도 또는 폐 조직에 손상이 발생한 경우 빈번한 흡인이 필요할 수 있다.

어린이는 횡격막 호흡을 하므로 횡격막에 대한 압박은 폐 확장을 방해한다. 위 팽창을 완화하기 위해 위관을 삽입한다. 선호되는 방법은 튜브를 구두로 삽입하는 것이다. 아이에게 명백한 안면 외상이 있거나 두개골 기저부 골절의 징후가 있는 경우 튜브를 비강으로 삽입해서는 안 된다. 튜브를 삽입한 후 아이의 얼굴에 테이프로 붙이고 낮은 간헐적 흡입을 연결한다.

윤상갑상선절개술과 기관절개술은 안면, 머리, 목 외상으로 인한 기도 불안정이 심한 경우에 사용된다. 다행히도 이러한 절차는 어린이에게 거의 필요하지 않다.

다발성 손상을 입은 아동의 경추를 보호하기 위한 전략에는 단단한 경추 보호대와 경추 고정 장치의 적용이 있다. 경추 보호대 또는 백보드에서 경추 굴곡을 방지하기 위해 주의를 기울여야 한다(그림 42-1). 움직임은 척수 손상(SCI, spinal cord injury)을 악화시키고 기도를 손상시킬 수 있다. 척추 보호대는 방사선 및 임상 증거에서 SCI가 존재하지 않음을 입증할 때까지 유지해야 한다.

적절한 크기의 경추 보호대를 사용하는 것은 척수 손상과 기도 손상을 방지하는 데 필수적이다. 너무 큰 보호대는 턱을 뒤로 밀어 기도 폐쇄를 유발하고 아이가 머리를 좌우로 움직이게

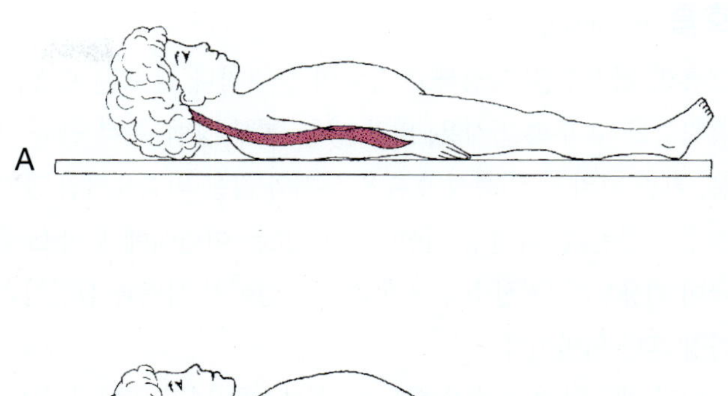

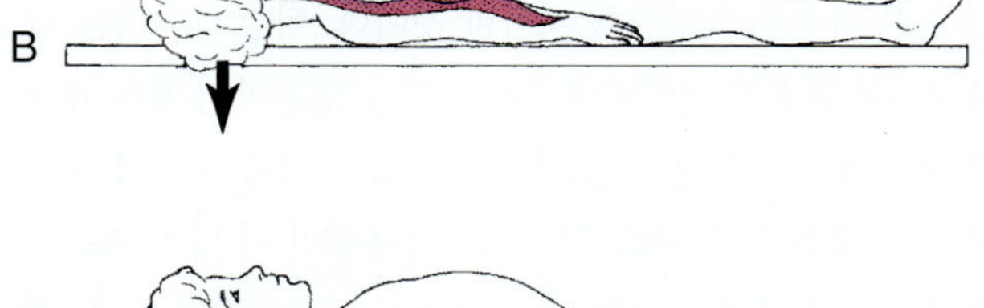

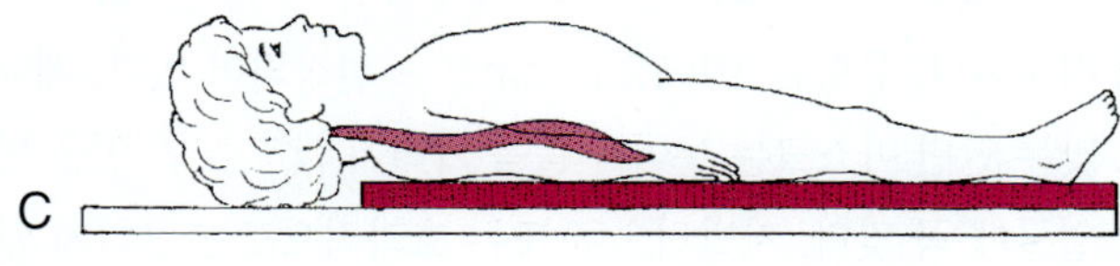

그림 42-1 (A) 표준 백보드에 고정된 아동; 성인보다 큰 머리가 목을 어떻게 굴곡시키는지 주목한다. (B) 백보드의 뒷 머리부분이 없는 컷아웃된 백보드를 사용하거나 (C) 이중 매트리스 패드를 적용하여 가슴 아래 부분을 올려줄 수 있다.

(From Roberts JR, Hedges JR. *Clinical Procedures in Emergency Medicine.* 4th ed. Philadelphia, PA: Saunders; 2004.)

하여 경추를 제어하는 것을 방해한다. 너무 작은 보호대는 적절한 정렬을 제공하지 않으며 조임으로 인한 기도 손상을 유발할 수 있다. 턱이 턱 받침대(holder)에 단단히 안착되어 있고, 보호대가 귀아래 있고, 흉골 상부가 덮이지 않으면 경추 보호대가 제대로 맞는 것이다.

영유아는 카시트에 고정된 상태로 응급실에 도착할 수 있다. 통증의 징후가 없고 카시트가 손상되지 않은 경우, 초기에는 카시트에 그대로 있을 수 있다. 가능하다면 경추 보호를 위해 경추 보호대와 수건을 사용해야 한다. 카시트 고정이 효과적이라는 근거 기반 지침은 없지만 응급 의료 이송 요원이 안정된 부상당한 어린이를 이송하는 선택지가 될 수 있다.

척추 골절을 평가하기 위해 C1에서 T1까지의 경추 방사선 사진을 전후방향(anterior-posterior) 및 측면에서 찍는다. 방사선 사진은 척추 대칭, 정렬 및 간격에 대해 평가된다. 방사선학적으로 경추 손상의 증거가 없고 아동이 눈길을 끄는 손상 없이 의식이 명료하며 아동이 정상적인 신경학적 소견을 보이는 경우 척추 보호를 중단할 수 있다.

호흡 Breathing

호흡의 적절성을 사정하고 잡음이 들리거나 감소된 호흡음, 흉곽함몰 및 부속근 사용, 비강 팽창, 피부 창백, 복부 근육 사용, 기관 편위 및 일측성 호흡음 부재와 같은 비효율적인 환기 징후를 찾는다. 다발성 외상이 있는 모든 어린이에게 산소 공급이 적용된다. 저산소증/저환기는 소아에서 서맥과 심정지의 가장 흔한 원인이다.

비강 캐뉼라의 유속은 6 L/분의 산소를 넘지 않아야 한다. 더 높은 유속은 비인두를 자극할 것이다. 비강 캐뉼라는 산소 요구량이 최소인 어린이에게 사용된다. 영유아의 경우 캐뉼라를 콧구멍에 고정한 다음 산소 흐름을 시작하는 것이 중요하다. 비재호흡 산소 마스크는 산소 요구량이 더 많은 어린이에게 사용된다. 유량은 10~12 L/min으로 설정되어 있다. 제대로 맞는 안면 마스크는 눈이나 볼을 가리지 않고 코와 입을 덮고 얼굴에 꼭 맞다. 자발적으로 또는 효과적으로 호흡하지 않는 아동의 경우 15 L/min으로 설정된 백마스크 장치로 인공호흡을 지원하고, 이는 최대 90%의 산소 공급이 가능하다. 백마스크 장치는 산소공급이 없을 경우에도 스스로 팽창된다. 또한 환자에게 배깅시 높은 압력이 전달되는 것을 방지하기 위해 Pop-off 밸브가 장착되어 있다. 백밸브-마스크 환기 시 복부 팽창이 발생하여 일회호흡량이 감소할 수 있다.

조기에 위관을 삽입하여 감압이 권장된다. 호흡음이 한쪽에서 들리지 않는 환자에서 간호사는 긴장성 기흉을 회복하기 위해 환측의 바늘 감압이 필요함을 알아야 한다. 이후 흉관삽입이 이루어진다.

산소 포화도를 측정하기 위해 맥박 산소 포화도 측정기 센서를 어린이의 손가락, 귓불 또는 발가락에 적용한다. 맥박 산소 포화도 측정기 판독값은 95% 이상(해수면에서)이어야 한다.

순환 Circulation

순환의 적절성을 평가하기 위해 중심 맥박과 말초 맥박의 질을 촉진하고 모세혈관 재충전과 피부 온도를 평가한다. 지속적인 심폐 및 혈압 모니터링 장치는 외상 상황에서 즉시 어린이에게 적용되어야 한다. 활력 징후는 아이의 상태가 안정될 때까지 5분마다 측정해야 한다. 혈압 수치는 다른 활력 징후와 비교하여 평가되어야 한다. 혈압 커프는 상완의 2/3를 감싸는 것이 적절하다. 너무 작은 커프는 틀린 높은 판독 값을 제공하는 반면, 너무 큰 커프는 틀린 낮은 판독 값을 제공한다.

출혈은 외상에서 예방 가능한 주요 사망 원인이다. 따라서 지혈되지 않는 외부 출혈을 인지하고 직접 압박을 가하여 지혈시켜야 한다. 직접적인 압력으로 조절할 수 없는 외부 출혈이 있는 환자는 지혈대 사용의 대상으로 고려해야 한다.

2개의 큰 구경의 정맥내 카테터를 주로 전주와(팔꿈치 관절 안쪽)에 삽입하여 수액 보충을 한다. 카테터 크기는 어린이의 정맥 크기에 따라 결정된다. 말초 정맥 접근이 용이하지 않은 경우 골내 경로를 사용해야 한다. 경정맥, 쇄골하 또는 대퇴 정맥을 통한 중심정맥 접근은 숙련된 의사가 확보할 수 있다. 검사를 위해 혈액을 채취하고 정질용액(crystaloid fluid) 보충을 시작하는 것이 중요하다. 심각하게 다친 어린이에게는 중심정맥압 모니터링 또는 동맥압 모니터링이 사용되며, 이러한 절차는 경험 있는 의료진에 의해 통제된 상황에서만 수행되어야 한다.

저혈량성 쇼크는 빈호흡, 빈맥, 의식 저하, 소변량 감소, 모세혈관 재충전 연장이 있는 소아에서 의심된다. 생리 식염수 또는 젖산 링거 용액과 같은 등장성 정질 수액을 20 mL/kg의 양으로 식속하게 투여해야 하며, 재사정하여 효과를 판단한다. IV 튜브에 연결된 마개를 사용하면 수액을 bolus로 쉽게 투여할 수 있다. 만약 호전이 없으면, 두 번째 bolus를 투여한 뒤 세 번째 bolus를 투여할 수 있다. 2회 투여 후에도 호전되지 가온된 O-음성 혈액을 10 mL/kg으로 투여할 수 있다. 두부 손상이 있는 어린이에게 과도한 수분 투여는 ICP를 증가시킬 수 있다. 따라서 외상 환자의 섭취 및 배설은 정확하게 기록되어야 한다.

손상 통제 소생술은 저체온증, 산증 및 응고 장애의 치명적인 3요소를 피하기 위해 사용되는 전략이다. 이 전략은 즉각적인 출혈 조절, 정질 수액의 제한된 사용, 가온된 혈액의 조기사용, 균형잡힌 대량 수혈 프로토콜(MTP), 허용적인 저혈압, 지혈제 사용, 손상 통제 수술로 구성된다. 손상과 출혈이 있는 아동에 대한 신중한 정질 수액 소생술(10~40 ml/kg)은 보상성 쇼크 환자에서 적절하다. 비대상성 출혈성 쇼크에 걸린 어린이는 즉시 수혈이 필요하다. 2015년 이전에 명확하게 정의되지 않았던 소아과에서의 대량 수혈은 혈장, 혈소판, 적혈구의 비율을 균형있게 수혈하여 전혈과 비슷하고 응고 인자 혈액희석과 응고장애를 최소화한다. 성인 외상 진료에서 일상적으로 받아들여지지만, 어린 아동의 허용 저혈압은 생리학적 반응의 차이로 인해 여전히 논란의 여지가 있다.

일상적인 혈액 검사에는 일반혈액검사 및 감별검사(CBC with differential), 전해질, 혈액 요소 질소, 크레아티닌, 포도당, 정맥혈 가스, 혈액형 및 선별검사, 프로트롬빈 시간, 부분 트롬보플라스틴 시간 및 드물게 독성 검사가 포함된다. 복부 손상이 의심되면 아밀라아제(amylase), 리파아제(lipase) 및 간 효소 수치를 파악한다. 심장 또는 근육 손상이 의심되는 경우 크레아틴 포스포키네이스(CPK) 수치도 알아본다. 소변으로 소변검사와 독성검사를 시행한다. 초경 후 여성의 경우 임신 테스트를 고려해야 한다.

비뇨생식기 외상의 징후가 없는 경우(예: 요도에 혈액이 없는 경우) 유치도뇨관을 삽입한다. 소변 수집 백의 소변량 측정계로 시간당 소변량을 모니터링한다. 감소된 소변량은 저혈량성 쇼크를 나타낼 수 있다. 혈뇨는 비뇨생식기 외상을 시사한다. 그러나 첫 번째 소변 검체는 손상 전 방광에 있는 소변이 나와 혈액에 대해서 음성으로 나올 수 있다. 따라서 후속 소변 검체가 필요할 수 있다. 1 mL/kg/hr은 소아에서 최적의 요배출량이다. 0.5 mL/kg/h 이하의 소변 배출은 저관류를 나타낸다.

어린이는 외상성 심정지 후 응급실에 도착할 수 있다. 구급대원에 의해 심정지 또는 저혈압 밝혀진 외상성 부상을 입은 어린이는 예후가 좋지 않다. 환자가 생존하여 퇴원할 경우 거의 대부분 신경학적 부작용이 있다.

장애 Disability

의식 수준의 변화를 확인하려면 일련의 신경학적 사정이 필요하다. 의식 수준의 변화는 혈량 저하 또는 ICP 증가를 나타낼 수 있다. ICP 증가의 초기 징후는 구토와 안절부절 못함이다. 영아에서 돌출된 천문은 ICP 증가의 후기 징후이다. 장애 중 또 다른 중요한 평가 결과는 동공 검사이다. 동공의 대칭, 크기, 반응성 및 모양에 대해 확인한다.

나이가 든 어린이에서 ICP 증가의 첫 번째 징후는 시간, 장소 및 친숙한 사람들에 대한 지남력 상실이며, 이후 자신에 대한 지남력 상실이 나타난다. 이 설명은 시간과 장소에 대한 개념이 없는 어린 아이에게는 적용되지 않는다. 글래스고우 혼수 척도(GCS, Glasgow Coma Scale)는 어린이를 위해 약간 수정할 수 있다(**표 42-3**). 생후 3개월 정도의 어린이는 부모/보호자를 인식할 수 있으며, 유아는 애완동물의 이름을 알아

표 42-3 소아과의 수정된 글래스고우 혼수 척도(GCS, Glasgow Coma Scale) 점수

GCS 점수		소아과 수정
눈 뜨기		
1세 이상	**0~1세**	
4 자발적으로 뜬다.	4 자발적으로 뜬다.	
3 부르면 뜬다.	3 소리치면 뜬다	
2 통증에 뜬다.	2 통증에 뜬다.	
1 뜨지 않음	1 뜨지 않음	
운동 반응		
1세 이상	**0~1세**	
6 명령에 따른다.	5 통증에 국소적 반응이 있음	
5 통증에 국소적 반응이 있음	4 굴곡 — 회피 반응	
4 굴곡 — 회피 반응	3 굴곡 — 비정상 반응(제피질 경직)	
3 굴곡 — 비정상 반응(제피질 경직)	2 신전 반응(제뇌 경직)	
2 신전 반응(제뇌 경직)	1 움직임 없음	
1 움직임 없음		
언어 반응		
0~2세	**2~5세**	**5세 초과**
5 적절하게 울고 웃고 옹알이를 함	5 적절한 단어와 구 사용	5 지남력 있음 대화 가능
4 울고 있음	4 부적절한 단어	4 지남력 상실 대화 가능
3 부적절한 울음/비명	3 울음/비명	3 부적절한 단어
2 그렁거림, 앓는 소리	2 그렁거림, 앓는 소리	2 이해할 수 없는 소리
1 반응 없음	1 반응 없음	1 반응 없음

From Barkin RM, Rosen P. *Emergency Pediatrics: A Guide to Ambulatory Care.* 6th ed. St Louis, MO: Mosby; 2003.

야 하며 인기 있는 만화나 텔레비전 캐릭터 또는 좋아하는 장난감도 알아볼 수 있다.

심한 두부 외상이 있는 어린이의 경우 100% 산소로 환기를 시작한다. 두개내 고혈압이 의심되는 중증 TBI (traumatic brain injury) 환자의 경우 고장성 식염수 투여를 고려해야 한다. 탈출(herniation)이 진행 중일 경우 30~35 mmHg 사이의 동맥 이산화탄소 압력($Paco_2$)을 유지하기 위해 가벼운 과호흡을 고려할 수 있다.

노출/환경적 통제 Exposure/Environmental Control

저체온증을 감지하고 치료하기 위해 초기에 아동의 체온을 기록하고 초기 안정화 동안 모니터링한다. 일반적인 체온 측정 경로는 고막, 측두 동맥, 구강, 직장 및 방광이 있다. 소아 외상 환자의 체온 측정 경로를 선택할 때 고려해야 할 요소에는 안전성, 정확성 및 지침준수가 포함된다.

수많은 요인은 아동의 초기 응급실 돌봄 동안 저체온증의 위험을 증가시킨다. 요인에는 다량의 가온되지 않은 수액이나 혈액의 주입, 사정 및 치료 중 의복제거, 큰 개방성 상처, 신경계 또는 다기관 손상, 마취제 또는 진정제 투여, 추운 외상실 또는 진료실에서의 치료가 포함된다. 따라서 열 손실을 방지하고 체온 조절을 촉진하는 조치를 시작해야 한다. 수동적 가온 조치에는 천장 조명을 사용하고 따뜻한 담요를 덮어 주변 온도를 높이는 것이 포함된다. 적극적인 가온 조치에는 가온된 IV 수액 및 혈액 제품 투여가 포함된다.

활력 징후 Full Set of Vital Signs

활력 징후(체온, 심박수, 호흡수, 혈압)는 응급실 도착 시 및 초기 응급실 치료 전반에 걸쳐 측정된다. 활력 징후를 지속적으로 측정하고 불안정한 환자는 5분마다, 안정한 환자는 15분마다 기록해야 한다. 외상 흐름도(flowsheet)에 기록하면 환자 활력 징후의 추세를 시각적으로 확인할 수 있으며 필요에 따라 신속하게 중재할 수 있다. 체중은 실제 측정 또는 길이 기반 소생 테이프(Broselow 테이프)로 추정하여 결정해야 한다(그림 42-2).

가족/보호자 참여 Family Presence

지지적인 부모의 존재는 겁먹은 아이에게 큰 영향을 미친다. 안정화가 완료된 후 가능한 한 빨리 부모가 아이를 볼 수 있도록 한다. 부모가 무엇을 보게 될 것인지와 그 이유를 미리 설명하면 부모가 아이를 바라볼 수 있고 아이를 돌보는 데 관련된 의료 장비에 압도되지 않을 수 있다. 부모는 자녀를 만지거나 말을 하려면 허가를 받아야 한다고 생각할 수 있으므로 그렇게 하도록 격려한다.

소생술 중에 부모가 있어야 하는지는 논란이 있다. 부모가 있는 경우 지정된 지원 담당자가 부모와 함께 있어야 하며 자녀에게 무슨 일이 일어나고 있는지 설명해야 한다. 응급간호사협회(ENA, Emergency Nurses Association)는 소생술 동안 부모의 존재를 옹호한다. 이는 아동과 가족에게 유익할 수 있다. 지정된 응급 간호사 또는 사회 복지사가 가족과 함께 머물면서 현재 진행 중인 치료를 설명할 수 있다.

부모가 자녀를 보기 위해 기다리는 동안 사회 복지사, 응급간호사 또는 지정된 환자 지지자가 상황을 계속 알려주고 지원 역할을 해야 한다. 자녀를 다른 시설로 옮기기로 결정한 경우 부모는 출발 전에 자녀를 만나야 한다. 부모가 수용 기관에 도착하기 전에 자녀가 사망하면 자녀를 볼 수 없거나 자녀를 다른 곳으로 옮기는 데 동의했기 때문에 죄책감을 느낄 수 있다.

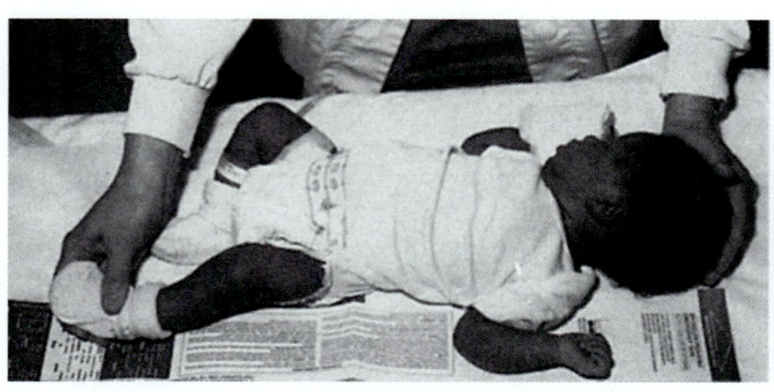

그림 42-2 Broselow 테이프는 약물 및 수액 투여량, 기관내 튜브 및 흡인 카테터 크기를 확인하기 위해 신속하게 사용할 수 있다. 테이프의 길이가 신체 표면적 및 무게와 상관관계가 있다는 원리를 사용한다. 환자를 앙와위 상태에서 테이프를 놓아 측정하고 환자의 발이 닿는 선에는 미리 계산된 약물 용량과 환자에게 적합한 장비 크기가 표시되어 있다.

(From Barkin R, et al. *Pediatric Emergency Nursing.* 2nd ed. St Louis, MO: Mosby; 1997.)

아이가 떠날 때, "안녕"은 그들이 다시는 서로를 볼 수 없다는 것을 의미하기 때문에 "안녕"보다 "엄마랑 나중에 보자"라고 말하도록 격려한다. 대부분의 항공 이송 프로그램에는 환자와 함께 가족 구성원을 탑승시키는 정책이 있다. 부모 또는 다른 가족 구성원을 헬리콥터에 아이와 함께 탑승시킬지 여부는 여러 요인에 의해 결정되며, 이 결정은 최종적으로 조종사와 승무원에게 달려 있으며 그 결정은 존중되어야 한다.

편안함을 주는 방법 Give Comfort Measures

손상당한 아이는 절단, 통제력 상실, 금지된 활동에 참여하여 부모와 곤경에 빠지는 것, 죽음, 기형 및 고통과 같은 몇 가지 두려움을 가지고 있다. 외상 소생술 동안 아동이 이러한 두려움에 효과적으로 대처하도록 돕는 것은 응급 간호사의 책임이다. 청각 장애가 있거나 통역이 필요한 어린이는 검사 중에 가족이 아닌 다른 통역사가 있어야 한다.

한 명의 간호사를 아동의 지원 담당자로 지정한다. 아이가 경추 보호대를 적용한 상태에서 간호사는 아이가 볼 수 있도록 아이 옆에 서서 아이의 얼굴에서 가슴 높이만큼 몸을 낮춰야 한다. 특히 다른 얼굴이 계속해서 나타났다가 다시 사라지는 상황에서 아이의 얼굴 바로 위에 서 있는 것은 두려운 일이다. 촉각적인 편안함을 제공하기 위해 아이의 손을 잡거나 머리를 쓰다듬어 준다. 아동이 이해할 수 있는 단어를 사용하여 부드럽고 천천히 말한다(예: "의사선생님이 심장 소리를 들어요.", "오른팔에 꼬집는 느낌이 날 거예요. 소리를 지를 수 있지만 오른팔은 움직이지 않아야 합니다."). "take" 또는 "cut out"과 같은 단어는 절단을 암시하므로 사용하지 않는다. "더 좋게 만들다"와 같은 단어를 사용한다. 아이에게 전신 마취가 필요한 경우, 아이에게 "잠이 들 것"이라고 말하지 않도록 한다. 아이가 "잠든" 애완동물을 키웠다면 이 말은 죽음에 대한 두려움을 불러일으킬 수 있다. 그 대신 아이에게 "낮잠(nap)을 잘 수 있도록 돕는 특별한 약"을 먹게 될 것이라고 말한다. 아이는 "낮잠"이 짧은 시간이라는 것을 이해하고 있기에 안심할 수 있다. 일이 일어나기 전에 어떤 일이 일어날지 아이에게 충분히 설명해준다. 아이들은 어른들보다 놀라는 것을 좋아하지 않는다. "차갑게 느껴질 거예요.", "무겁게 느껴질 거예요.", "달콤한 냄새가 날 거예요."와 같이 감정 단어를 사용해서 아이를 준비시킨다. 절차가 아프면 아이에게 미리 알린다. 거짓말은 아동이 의료진을 불신하게 만들 뿐이다. 아동 생활 전문가는 의료 환경에서 아동과 함께 일하도록 훈련된 전문가이다. 이들은 환자와 가족이 병원과 의료 상황에 적응하고 이해하는 데 도움이 되는 자원 역할을 한다.

아이들은 다양한 방법으로 대처한다. 어린 아이들은 움직일 수 있기 때문에 울고 발로 차는 것이 그들의 대처 방법이다. 억제되는 것은 그들의 대처 기전의 하나를 제거하여 그들의 두려움을 증가시킨다. 학령기 아동 및 청소년은 정보를 검색하여 대처한다. 그들은 같은 질문을 반복해서 할 수 있다. 인내심을 가져야 한다. 아이를 꾸짖거나 위협하는 것은 효과가 없으며 두려움과 저항만 증가시킨다.

심한 손상은 어린이의 시야에서 가려져야 한다. 아이가 있는 곳에서 부상의 규모에 대해 논하는 것을 삼가야 한다. 무의식 상태의 아이가 대화를 기억하는지 여부는 알 수 없으므로 아이의 앞에서 다른 가족 구성원이나 아이의 상태에 대해 이야기하는 것을 피하는 것이 가장 좋다. 혼수상태거나 반응이 없는 아이에게도 마치 깨어 있는 것처럼 이야기한다.

다친 아이를 치료할 때 통증 관리가 가장 중요하다. 그러나 무시될 수 있다. 국제 의료기관 평가위원회(The Joint Commission)의 최근 요구 사항은 모든 환자가 통증 평가 및 적절한 통증 완화 조치를 받을 수 있도록 하기 위해 노력하는 것이다. 깨어 있는 아이는 통증 척도를 사용하여 통증을 평가할 수 있다.

다양한 통증 척도를 사용하여 언어 사용 이전 및 언어 사용 아동의 통증을 측정할 수 있다. 아동의 연령과 발달에 따라 적절한 통증 척도를 사용해야 한다.

가장 일반적인 통증 척도는 FACES, FLACC (얼굴, 다리, 활동, 울음, 안정도) 및 나이든 아동을 위한 숫자 척도이다(제10장 참고).

모든 손상이 확인되고 아동이 생리학적 및 신경학적으로 온전한 것으로 확인된 후에 진통제를 투여할 수 있다. 통증의 약리학적 관리에는 마약성과 비마약성 진통제가 포함된다. 통증의 비약물적 관리에는 주의 분산 기술, 점진적 이완, 긍정적인 자기 대화 및 심호흡 운동과 같은 조치가 포함된다. 유아가 노리개 젖꼭지를 빨도록 하면 편안함이 향상되고, 유아가 담요나 장난감과 같은 이행대상(transitional object)을 잡도록 하면 안정감이 높아진다. 통증 완화 조치가 시작된 후에는 재평가가 필요하다.

전신 사정 Head-to-Toe-Assessment

2차 조사는 **표 42-2**에 요약되어 있다. 간호사는 손상의 징후를 확인하기 위해 각 신체 부위를 시진하고 촉진한다. 가슴과 복부를 사정하는 동안에는 청진을 한다. 또한 순환 장애 또는 구획 증후군 가능성을 확인하기 위해 손상된 사지의 신경 혈관 상태를 자주 모니터링해야 한다. 손상당한 사지는 최종 치료가 제공될 때까지 보호와 편안함을 위해 부목에 고정한다. 사지를 부목이나 깁스한 후에는 부종이 발생하여 순환을 방해할 수 있으므로 빈번한 재평가가 필요하다.

신체 후면 평가 Inspect the Posterior Surface

타박상, 찰과상, 개방성 상처, 및 찔린 물건에 대해 신체 후면을 검사하기 위해 통나무굴리기(log roll) 방법으로 아이를 돌린다. 척추와 옆구리를 촉진하여 압통과 통증이 있는지 확인한다. 평가 후 척추 보호를 재적용하거나 제거된 상태로 아이를 앙와위자세로 다시 로그롤한다.

병력 청취 History

병력을 통해 외상 팀은 환자를 대비하고 필요한 중재를 예상할 수 있다. 그러나 외상이 목격되지 않았을 수 있으므로 이 정보를 항상 사용할 수 있는 것은 아니다. 의식이 있지만 말을 할 수 없는 아동은 손상의 경위를 이야기할 수 없다. 이러한 상황은 아동 방임 또는 학대가 관련될 수 있으므로 특별한 주의가 필요하다(제49장 참고). 모든 손상에서 의식 상실이 발생했는지 확인하는 것이 중요하다.

AMPLE 니모닉(Mnemonic)(**박스 42-1**)은 적절한 환자 병력을 구성하고 얻는 데 도움이 된다. 이 정보는 부모, 가족 또는 깨어 있는 나이가 많은 어린이나 청소년에게서 얻을 수 있다. 이 정보 외에도 안경, 콘택트 렌즈 또는 보청기와 같은 시력이나 청력 보조 장치가 필요할지 여부를 결정하는 것이 중요하다. 이러한 장치는 아이와 함께 있지 않을 수도 있다.

박스 42-1 병력: AMPLE 니모닉

- **A** Allergies 알레르기
- **M** Medications 약물
- **P** Past health history 과거 병력
- **L** Last meal eaten 마지막 식사
- **E** Events leading to the injury 부상과 연관된 사건

추가 중재 Additional Interventions

손상당한 아동의 응급 처치 중에 수행되는 추가 중재는 영상 검사, 약물 투여, 진단 검사, 통증 관리 및 정서적 지원 제공이 포함된다.

영상 검사 Radiologic testing

경추 방사선 사진과 함께 의심되는 손상에 대해 다른 방사선 사진 촬영이 수행될 수 있다. 뇌 손상이 의심되는 어린이의 경우 머리 컴퓨터 단층촬영(CT) 스캔이 필요하다. 복부 CT 스캔은 복부 외상이 있는 어린이에게 처방될 수 있다. 그리고 흉부, 척추 및 골반 촬영은 다발성 손상을 입은 어린이에게 처방될 수 있다. 최종 치료를 시작하기 전에 손상된 사지의 특정 방사선 촬영이 시행될 수 있다. 방사선 사진은 외상실에서 촬영되거나 아동을 방사선과로 이송할 수 있다. 간호사는 절차를 설명하고 아동의 상태를 모니터링하기 위해 아동과 함께 있어야 한다.

복부와 골반의 CT 스캔은 필요한 경우 수행되며, 복부 내 액체저류(free fluid)의 존재 여부를 확인하는데 최적의 영상 기술이다. 외상에 대한 집중 평가 초음파(FAST) 검사는 현재 소아 환자에서 CT 스캔을 대체할 수 없다. 복부 손상을 입은 아동의 초기 치료에서 복부 내 액체저류를 초음파로 감지할 수 있지만, 진단 도구의 유용성을 입증하기 위해서는 추가 연구가 필요하다.

CT 스캔은 두부, 흉부, 척추 또는 복부 외상이 있는 어린이에게 수행된다. 손상기전에 따라 방사선 검사의 필요할 수 있다. 손상이 확인되지 않더라도 손상의 유형은 추가적인 검사의 필요성에 요인이 된다. 다시 말하지만, 지속적인 모니터링을 위해 간호사가 아동과 동행해야 한다. 아동의 상태에 변화가 있을 경우 적절한 장비를 쉽게 사용할 수 있어야 한다. 두부 손상이 있는 안정된 아동의 경우 두부 CT 스캔을 받는 동안 진정제 투여가 필요할 수 있다. 진정제 투여방법은 의료 제공자에 따라 매우 다양하다. 응급실 간호사는 진단 절차를 받는 모든 외상 환자에 대해서 진정에 대한 병원 정책을 따라야 한다.

약물 Medications

항생제는 크고 개방성이며 오염된 상처, 개방성 골절, 동맥 손상을 가진 아동에게 투여될 수 있다. 적절한 파상풍 예방을 위해 어린이의 예방 접종 상태를 확인한다. 가축이나 야

생 동물에게 물린 어린이는 광견병 예방이 필요할 수 있으며, 이 경우 지역 보건부 지침을 따라야 한다.

실험실 검사 Laboratory testing

외상평가에서 기본 검사는 일상적인 요소다. 혈액형 종류와 선별검사, CBC, 혈청 화학 검사 및 소변 검사가 일반적으로 이루어지며 복부 장기 손상에 대해 간 기능과 췌장 효소 검사가 포함될 수 있다.

특정 상태 SPECIFIC CONDITIONS

외상성 뇌 손상 Traumatic Brain Injuries

TBI는 1세 이상 아동의 사망 및 장애의 주요 원인이다. 중추신경계는 가장 흔히 손상되는 독립적 계통이며 환자의 치료 결과의 주요 결정 요인이다. 다발성 외상을 가진 대부분의 아동은 TBI가 있으며 대부분의 외상 사망은 TBI와 관련이 있다. TBI는 종종 MVC, 자전거 충돌, 낙상 및 학대로 인한 둔상으로 인해 발생한다. 어린이는 머리 대 몸의 비율이 더 크고, 두개내 내용물에 대한 보호가 덜한 얇은 두개골, 덜 수초화된 뇌로 인해 뇌 손상에 취약하여 성인에 비해 미만성 축삭 손상 및 뇌부종의 발생률이 더 높다. 또한, 두개봉합(cranial suture)은 영유아기(infancy) 초기에 열려 있고 전천문은 18개월까지 열려 있다. 이러한 특징은 아동의 두부 손상 가능성을 증가시키지만, 부은 뇌 조직의 출구 역할을 하여 ICP 증가에 대해 더 큰 내성을 가지게 한다.

뇌 외상의 중증도를 결정할 때 GCS 점수는 경증, 중등도 및 중증 손상을 구별하는 데 사용된다. GCS 점수 13~15는 경미한 두부 손상, 9~12는 중등도의 두부 손상, GCS 점수 8 미만은 심각한 두부 손상을 나타낸다. 경증에서 중등도의 두부 손상은 심각한 두부 손상보다 더 흔하다. 뇌 손상은 1차 손상과 2차 손상으로 나뉜다. 1차 손상은 뇌에 가해지는 외력에 의해 발생하는 기계적 손상으로, 두개골 내부와 접촉하는 뇌에서 발생하거나 직접적인 뇌 손상을 유발하는 이물질에 의해 발생한다. 미만성 축삭 손상, 두개골 골절, 타박상 및 출혈이 발생할 수 있다. 2차 손상은 초기 손상으로 인한 뇌의 결과적인 변화로 인해 발생한다. 예를 들어 뇌 부종, 저산소증, ICP 및 뇌혈류 감소 등이 있다.

경증에서 중등도 외상성 뇌 손상

Mild to Moderate Traumatic Brain Injury

경증에서 중등도의 TBI는 지속적인 구토, 외상 후 경련 및 의식 소실을 유발할 수 있다. CT는 신경학적 증상을 나타내는 외상성 두부 손상을 경험한 아동의 평가 및 진단을 위해 선택되는 검사이다. 지속적인 구토(몇 시간 이상)는 추가적인 관찰과 평가가 필요하며, 입원 가능성이 있다. 외상 후 경련을 한 아동, 특히 5세 이상의 아동이 외상 후 늦게 경련을 하거나, 재발하거나, 지속되거나 다른 증상들이 중증 손상을 시사하는 경우에는 CT 검사와 입원이 필요하다. 손상 직후 의식 소실은 목격자가 없어서 알려지지 않을 수도 있다. 아이는 명료하게 깨어있거나 의식이 없는 상태로 응급실에 도착할 수 있다. 어떤 상황에서도 추가 사정과 평가가 필요하다.

경증에서 중등도의 TBI가 있는 아동은 ICP가 증가하는지 여부를 확인하기 위해 일련의 신경학적 평가를 받아야 한다. 연속 평가에는 의식 수준, 동공 반응, 운동 및 감각 반응, 활력 징후 측정이 포함된다. 사정을 할 때 게임하듯이 하면 어리거나 깨어 있거나 겁에 질린 아동의 협력을 끌어낼 수 있다. 깨어 있는 아이가 코를 만지고 발뒤꿈치를 정강이 아래로 움직이게 하며 소뇌 기능을 테스트하고, 아이가 간호사의 손가락을 쥐도록 하고 "꽉 잡아 봐"하는 것으로 근력을 테스트한다. 깨어 있는 영유아는 장난감이나 물건에 집중하고 손을 뻗을 수 있어야 한다. 아동은 부모를 알아보고 쉽게 안정되어야 한다. ICP 증가로 인한 후속 악화와 뇌간 탈출을 피하기 위해 아동의 의식 수준에 변화가 있으면 즉시 보고해야 한다. TBI의 임상 징후에 대해 아동을 평가해야 한다. 징후에는 혈고실(hemotympanum), 뇌척수액 이루(CSF otorrhea), 뇌척수액 비루(CSF rhinorrhea), 안와 멍(raccoon eyes), 유양돌기 멍(Battle's sign)이 포함된다. 이는 두개골 기저부 골절을 나타낼 수 있다. 다른 임상 소견으로는 의식 수준의 변화, 동공 반응의 변화, 언어 장애, 감각 운동 장애 등이 있다.

두개내 병변이 의심되는 경우 조영제 없이 CT 검사를 할 수 있다. 두개골 방사선 사진은 영유아에서 두개골 골절의 위치와 정도를 감지하기 위해 얻을 수 있다. 의식 수준이 저하된 어린이의 경우 독극물 검사를 고려할 수 있다. 일반적으로 경증에서 중등도의 TBI가 있는 어린이는 신경학적 결손, 발작, 구토, 심한 두통, 발열, 장기간의 의식 소실, 두개골 골절, 의식 수준 변화 또는 아동 학대가 의심되는 경우 관찰을 위해 병원에 입원한다.

부모나 보호자가 필요한 가정 간호를 이해한다면 가벼운 TBI가 있는 어린이는 퇴원할 수 있다. 아이가 지속적인 구토, 시력 변화, 동공 크기 불일치, 지속적인 두통 또는 졸음, 의식 수준 변화, 힘 또는 걸음걸이 불균형, 발작이 있는 경우 부모에게 응급실에 다시 오도록 지시해야 한다. 부모는 아이가 잠을 잘 수 있으며 잠을 자는 것이 문제의 징후가 아님을 이해하도록 설명한다. 베개에 코나 귀에서 액체가 흐르는지 관찰하고 관찰되는 경우 응급실로 돌아오도록 교육해야 한다. 두통에는 아세트아미노펜(acetaminophen)을 투여할 수 있다.

뇌 영상 검사를 받는 아동 중 단독 두개골 골절이 가장 흔한 외상 소견이다. 단독 두개골 골절이 있는 많은 아동은 24시간 관찰을 위해 입원하지만 응급 신경외과 수술이나 사망의 위험은 극히 낮다. 입원 사유에는 비우발적 외상에 대한 평가, 지속적인 증상에 대한 치료, 임상적 악화에 대한 관찰 등이 있다. 그러나 단독 두개골 골절이 있는 소아는 신뢰할 수 있는 부모가 돌볼 수 있고 소아 학대가 의심되지 않으며 신경학적 증상이 없으면 입원이 필요하지 않을 수 있다.

봉합선 중 하나에서 발생하는 두개골 골절은 경막외 혈종에 대한 높은 의심을 해야 한다. 이러한 골절의 합병증은 골절의 성장이다. 이러한 골절의 성장은 일반적으로 3세 미만의 영유아에서 관찰되며, 경막 열상을 통해서 뇌 조직 또는 지주막 탈출로 인한 것으로 추정되며 박동성 덩어리를 유발한다. 이러한 상황에서는 수술이 필요할 수 있다. 따라서 이러한 유형의 골절이 있는 영유아는 후속 치료를 받아야 한다. 영아는 두피 열상으로 인해 상당한 혈액 손실을 입을 수 있으므로 저혈량성 쇼크 발생에 대한 면밀한 관찰이 필요하다.

중증 외상성 뇌 손상 Severe Traumatic Brain Injury

중증 TBI는 6시간 이상 의식 소실과 GCS 점수 3~8을 초래하는 뇌 손상으로 정의된다. 이러한 TBI는 의식 수준 저하, 자세, 공격적인 행동 및 비정상적인 신경학적 소견이 특징이다. 이러한 치명적인 부상은 심한 흔들림, 낙상 또는 MVC로 인해 발생할 수 있다.

중증 외상성 뇌손상에서는 RSI를 사용하여 기도를 안전하게 확보한 후 조절된 환기를 시행한다. 진정제와 마취제를 투여하기 전에 빠른 신경학적 평가를 완료해야 한다. 이산화탄소는 강력한 뇌혈관 확장제이기 때문에 적절한 뇌 혈류를 허용하려면 $Paco_2$를 35~40 mmHg로 유지해야 한다. 동맥 산소 포화도는 90% 이상으로 유지되어야 하며, 평균 동맥압은 연령에 맞는 정상범위보다 약간 높게 유지되어야 한다. ICP 상승의 현재 치료에는 CSF 배액, 진정, 신경근 차단, 만니톨 및 고장성 식염수가 포함된다. 과호흡이 유일하게 권장되는 역할은 급성 뇌탈출의 상황에서 확실한 조치가 취해지는 동안 잠시동안 보조하는 것이다.

수술이 필요한 경우 혈액형 유형과 교차검사, 독성 테스트, 응고 시간(프로트롬빈 시간 및 부분 트롬보플라스틴 시간)을 포함한 검사를 수행해야 한다. 조영제를 사용하지 않는 CT 스캔은 환자가 안정되는 즉시 긴급하게 수행되어 손상의 위치와 정도를 확인한다. 수술적 관리가 결정된 후 지속적인 간호 및 의료를 위해 중환자실에 입원할 수 있다.

이유는 명확하지 않으나, 일반적으로 아동은 성인에 비해 TBI 후 더 좋은 결과를 보인다. 신경학적 결손은 TBI의 가장 흔한 합병증이며 뇌 손상 부위와 관련이 있다. 예를 들어, 전두엽 손상은 인지 결손을 초래한다. 아동은 언어, 운동 및 인지 개선을 위해 재활이 필요할 수 있다.

악안면 손상 Maxillofacial Injuries

아동의 악안면 손상의 발생률은 성인 인구에 비해 적다. MVC는 악안면 손상의 가장 큰 부분을 차지한다. 가장 자주 골절되는 안면 부위는 하악이며, 그다음으로 안면 중앙과 윗 부분이다. 어린이의 경우 한 가지 우려 사항은 뼈의 불완전 석회화 또는 치아 발달과 같은 성장하는 안면 구조의 손상과 연골 및 연조직의 손상이다. 안면 손상은 임상 평가로 진단하고 CT 스캔과 같은 진단 검사로 확인한다. 일반 또는 파노라마 방사선 사진은 앞서 언급한 안면 구조의 구성으로 인해 안면 손상을 확인하는 데 효과적이지 않다.

치아 손상은 스포츠 활동 중에 입는 가장 흔한 구강 안면 손상이다. 매년 500만 개 이상의 치아가 발치된다. 탈락된 유치는 교체하지 않아야 하지만, 탈락된 성인(영구) 치아는 2시간(바람직하게는 30분) 이내에 다시 식립해야 한다. 제거된 치아는 치관을 잡고 우유, 식염수 또는 치아 보존 용액에 넣어 보관해야 한다. 치아에 부착된 조직은 제거하지 않고 그대로 둔다. 심각한 안면 손상이 있는 어린이의 경우 구강악안면 외과 의사와의 상담을 고려해야 한다. 안면 손상이 있는 환자의 기도 손상 가능성에 세심한 주의를 기울이는 것이 중요하다.

척수 손상 Spinal Cord Injuries

SCI는 소아에서 비교적 흔하지 않으며, 미국의 전체 발병률은 100,000명당 7.41명꼴로 나타난다. 이러한 부상이 발생하면 급격한 가속-감속력과 과굴곡-과신전력이 의심된다. 경추는 소아 SCI (척수 손상)에서 가장 흔한 부위(60~80%)이며 부상의 25~44%는 인대 파열을 포함한다. 9세 미만의 어린이는 머리 크기가 크고, 약한 목 근육, 인대, 수평관절로 인해 경추 손상에 취약하다. 소아 척추의 유연함은 방사선학적 이상 없이 SCI (SCIWORA)에 기여한다. 이러한 현상은 소아 척추의 고유한 탄력성, 척추체의 형태, 경추의 굴곡 정도 때문에 발생한다. 척수의 과굴곡 또는 과신전은 부상이나 절단으로 이어질 수 있다. 이후 척수는 정상 길이로 돌아오고 척추는 정상 정렬로 돌아온다. 어린이는 감각이 무디거나 저림 또는 근력 약화와 같은 SCI의 징후를 나타낼 수 있다. 그러나 이후의 방사선 사진에서는 뼈의 이상이 발견되지 않는다. SCIWORA는 경추 수준에서 가장 흔히 진단되지만 흉부 SCIWORA도 가능하다. 소아 척수 손상의 가장 일반적인 기전은 MVC이다. 두 번째로 흔한 원인은 8세 미만의 어린이에서는 낙상이고, 나이가 많은 어린이는 스포츠 관련 부상이다.

SCI의 징후와 증상은 성인과 어린이에서 동일하다. 전형적인 3가지 증상에는 통증, 근육 경련 및 제한된 목 움직임이 포함되며, 이는 무딘 감각, 저림, 근력저하, 경직 또는 이완과 같은 다양한 정도의 신경학적 증상을 동반할 수 있다. 지속발기증은 신경성 쇼크를 시사한다. 두부 손상이나 다발성 손상이 있는 어린이의 경우 척추 손상을 항상 의심해야 한다. 척추 손상이 배제될 때까지 척추의 움직임을 제한하는 예방 조치를 취해야 한다. 이전에는 이것을 "척추 고정"이라고 설명했다. 그러나, 전체 척추 고정은 상당한 통증을 유발할 수 있으며, 이 통증은 고정하는 과정에서 발생한 이후 오래 지속될 수 있다. 또한 척추 고정으로 인한 통증은 손상으로 인한 통증과 혼동되어 불필요한 진단 평가와 방사선 노출로 이어질 수 있다. 최근의 외상 전문가들은 척추의 온전한 고정이 불가능하기 때문에 "척추 운동 제한"이라는 용어를 채택했다.

추가 영상 검사 없이 경추가 온전한지(clearing the cervical spine)에 대한 임상적 결정은 3세 이상의 외상이 있는 아동에서 명료하고 신경학적 결손, 경추 정중선의 압통, 고통스러운 손상, 설명할 수 없는 저혈압이 없으며, 중독되지 않은 상태일 때 할 수 있다. 3세 미만의 어린이의 경우 다음과 같은 특징이 있으면 경추 영상 검사가 필요하지 않을 수 있다.

- 외상을 경험했으며 GCS 점수가 13 이상인 경우
- 신경학적 결손이 없음
- 정중선 경추 압통이 없음
- 산만하게 하는 고통스러운 손상이 없음
- 설명할 수 없는 저혈압이 있는 경우
- 중독되지 않음
- 부상의 기전이 자동차 사고(MVA)가 아님

상부 경추 손상을 입은 아동은 기관 내 삽관 및 기계적 환기가 필요하다. 하부 경추 손상을 입은 아동은 호흡 상태의 변화에 대해 면밀한 관찰이 필요하다. IV 수액은 유지 요구량의 1/2에서 2/3로 투여해야 한다. 고용량 스테로이드의 사용은 SCI에서 여전히 논쟁이 되고 있는 치료법이다. 소아 환자는 스테로이드를 투여받지 않은 환자보다 더 많은 합병증을 경험할 가능성이 있다. 13세 미만의 어린이에 대한 연구는 제한적이지만, 이러한 환자는 다음의 프로토콜을 적용하면 이점이 있을 수 있다. 스테로이드를 사용하는 경우, 손상 후 8시간 이내에 투여한다. 메틸프레드니솔론(methylprednisolone) 30 mg/kg IV를 15분에 걸쳐 투여한 후 생리식염수를 다음 45분 동안 투여한다. 이후 23시간 동안 시간당 5.4 mg/kg을 지속적으로 주입한다. 경추의 측면, 전후방 및 입을 연 상태(치상돌기 확인을 위해)로 방사선 검사를 한다. 필요에 따라 흉추 또는 요추의 전후방 사진을 얻는다. 척수 부종 증가로 인한 감각 및 움직임 수준과 같은 신경 기능의 변화를 확인하기 위해 연속 신경학적 사정이 필요하다.

SCI가 의심되는 의식이 없는 어린이는 깨어나서 신경학적 검사를 완료할 수 있을 때까지 척추 보호 장치를 유지해야 한다. 자기공명영상 및 체성 감각 유발 전위 검사와 같은 고급 진단 검사는 SCI의 존재 또는 범위를 결정하기 위해 시행될 수 있다. 불안정한 척추 골절이나 탈구가 있는 소아의 경우 수술적 관리가 필요할 수 있다.

SCI의 합병증이나 후유증은 경미한 신경학적 결손에서 완전한 편마비, 하반신마비 또는 사지마비에 이르기까지 다양하다. 자율신경 반사부전, 변실금 및 요실금, 인공호흡기 의존은 척수 병변의 수준에 따라 발생한다. 재활은 아동의 회복 가능성을 최대화하도록 돕는다.

흉부 손상 Thoracic Injuries

흉부 손상은 소아에서 사고사의 두 번째 주요 원인이며 외상성 뇌 손상보다 사례 수가 약간 적다. 대부분의 흉부 손상은 둔상에 의해 발생한다. 영유아의 경우 이러한 손상은 일반적으로 낙상으로 인해 발생하는 반면, 나이가 많은 어린이는 보행자 또는 자동차에 탑승한 상태에서 이러한 손상을 당한다. 관통성 흉부 외상은 청소년의 경우 고의 또는 스스로 자초한 폭력의 결과로 나타난다. 소아에서 흔한 흉부 손상은 폐 좌상, 혈흉 및 기흉이 있다.

아동은 부드러운 연골과 성장 중인 뼈로 인해 흉곽이 유연하기 때문에 흉부 내부 구조(심장, 폐, 대혈관)로 둔력이 전달되기 쉽다. 늑골 골절은 심한 둔력에 의한 손상에서 의심해야 한다. 유사하게, 동요 가슴이 있는 경우 심각한 폐실질 손상을 의심해야 한다. 종격동은 공기나 액체에 의해 쉽게 변위된다. 종격동이 이동함에 따라 정맥 환류, 심박출량 및 폐량이 심각하게 손상된다.

갈비뼈/늑골 골절 Rib Fractures

늑골 골절은 성인에 비해 소아에서는 덜 흔하다. 이것은 아동의 흉곽의 유순도와 연골 골격이 둔탁한 충격을 성인보다 더 잘 흡수하기 때문이다. 늑골 골절이 있는 영유아는 기저 장기 손상에 대해 면밀히 평가해야 한다. 동요 분절(flail segments)은 호흡 중에 역설적인 흉벽 움직임을 유발한다. 맥박 산소 포화도 및 호흡수 및 노력의 변화가 발생할 수 있다. 소아는 필요에 따라 산소 보조와 통증 완화를 위한 진통제를 투여받아야 한다. 골절의 위치와 정도를 확인하기 위해 흉부 방사선 사진을 찍는다. 하부 늑골 골절로 인한 비장이나 간 손상을 주의 깊게 평가한다. 또한 영유아의 경우 비사고성 외상도 고려해야 한다. 3세 미만의 어린이는 늑골 골절과 비사고성 외상 병력이 상관관계가 있는 것으로 나타났다.

기흉 및 혈흉 Pneumothorax and Hemothorax

기흉은 개방성, 폐쇄성, 긴장성으로 나뉜다. 기흉 손상 치료의 목표는 출혈, 부종 또는 구조적 악화로 인해 환기/관류 불일치를 경험하는 환자에서 최적의 환기를 회복하는 것이다. 임상 징후와 증상은 손상의 중증도에 따라 다르지만 호흡 곤란, 마찰음(crepitus), 영향을 받은 쪽의 호흡음 감소 또는 부재, 불안을 포함할 수 있다. 긴장성 기흉에서 이러한 증상은 저혈압 및 영향받은 부위에서 멀어지는 기관 편위(후기 징후)와 함께 나타난다. 경정맥 팽창이 관찰될 수 있지만, 이 징후는 목이 짧은 어린 아동에서 감지하기 어렵다. 흉부 둔상을 입은 소아의 적은 비율에서 기종격(종격동기흉)이 나타난다. 기종격(pneumomediastinum)의 치료는 여전히 보수적이지만 더 적극적인 중재가 필요한 관련 기관-기관지 및 식도 손상을 배제하는 것이 적절하다.

기흉은 중증도에 따라 치료된다. 흉부 방사선 사진은 흉막강 내 공기의 존재와 폐 해부학의 구조적 변화를 확인한다. 증상이 있는 환자의 경우 환기를 회복하기 위한 중재는 영상검사를 위해서 지연되어서는 안 된다. 작은 기흉이 있는 급성 호흡 곤란이 없는 아동은 산소를 보충하고 증상이 악화되는지 관찰한다. 큰 기흉/혈흉은 흉관 삽입이 필요하다. 튜브는 일반적으로 네 번째 늑간, 중앙 액와선에 삽입되며, 물마개(water seal) 기능의 배액병과 흡인기를 연결한다. 긴장성 기흉의 경우 바늘 감압술이 즉각적인 치료이다. 큰 IV 카테터를 두 번째 늑간강과 쇄골 중앙선이 만나는 부위에 삽입하고 흉관이 삽입될 때까지 그대로 둔다. 이 상황은 생명에 즉각적인 위협이 되기 때문에 흉부 방사선 사진보다 바늘 감압술을 먼저 시행한다. 바늘 감압 후 흉관을 삽입하고 흉부 방사선 사진을 찍는다. 유사하게, 혈흉에서 흉관이 삽입될 때까지 흉부 방사선 사진이 지연될 수 있다. 자가수혈은 장내 오염이나 상처가 6시간 이상 된 경우와 같은 금기 사항이 없는 경우 고려될 수 있다. 외과적 중재는 아동이 예상 순환 혈액량의 25% 이상을 흉부 배액 시스템으로 지속적으로 손실하는 경우 시행된다. 흉관을 삽입하기 전에 국소 마취제, 바람직하게는 진정제를 투여해야 한다.

폐 좌상 Pulmonary Contusion

폐 좌상은 흉부 둔상을 입은 소아에서 가장 흔히 진단되는 손상이다. 폐 타박상은 흉부 둔상 후 호흡 곤란이 있는 아동에서 흉부 방사선 검사에서 이상소견이 없는 경우 의심해야 한다. 폐 타박상은 일반적으로 입원 후까지 진단되지 않는다. 징후와 증상에는 호흡 곤란 증가, 객혈 및 폐 기능 감소가 포함된다. 흉부 방사선 검사는 초기 검사에 비해 변화가 있다. 응급실에서 이러한 환자의 관리는 최적의 호흡 노력을 지원하기 위한 산소 공급 및 통증 관리로 시작된다. 기관 내 삽관 및 호기말 양압을 통한 기계환기는 심각한 손상을 대비하여 준비해야 한다. 아동이 저혈량증이 아닌 경우 수액이 제한될 수 있다.

기관-기관지 손상 Tracheobronchial Injury

기관과 기관지의 파열은 드물지만 목과 가슴에 둔상이나 관통상으로 발생할 수 있다. 외상성 기관-기관지 손상의 최대 3분의 1은 발생 후 1시간 이내에 치명적이다. 어린이는 호흡 곤란, 피하 기종, 삼키기 어려움을 보일 수 있다. 중증의 기관-기관지 파열은 다량의 피하 기종, 지속적인 공기 누출, 종격동 공기, 긴장성 기흉 및 흉관 삽입 후 폐 확장 실패를 유발한다. 기관내 삽관 또는 기관절개술을 통한 기도 관리가 필수적이다. 흉관 또한 필요할 수도 있다. 이러한 위태로운 상황에서 지속적인 재평가가 필수적이다.

횡격막 손상 Diaphragmatic Injury

둔상 후에 횡격막 파열이 발생할 수 있다. 이 경우 감소된 호흡음이 청진되고(보통 왼쪽에서) 흉강 내에서 장음이 들리며 심각한 호흡 곤란이 나타난다. CT 영상은 종종 일반 단순 X선 검사로 놓칠 수 있는 횡격막 손상을 식별한다. 횡격막 파열은 조기 식별, 수술 관리 및 치료가 필요하다. 식별 및 치료가 지연되면 사망률이 증가한다.

심장 손상 Cardiac Injury

일반적으로 흉부 멍, 상체 청색증, 설명되지 않는 저혈압 및 부정맥이 있는 소아에서 심장 손상이 의심된다. 손상에는 심장 압전, 심장 둔상(이전에는 심좌상이라고 함) 및 대혈관 손상이 포함된다. 늑골 골절 및 폐 좌상이 있는 어린이는 수반되는 심장 손상에 대해 평가돼야 한다. 심장 손상 관리에는 ECG의 초기 및 지속적인 평가가 있다. 심장 효소 및 심장초음파 검사는 소아에서 일반적인 진단 검사로 권장되지 않는다.

복부 손상 Abdominal Injuries

둔상은 소아에서 복부 외상의 가장 흔한 원인이며, 이후 출혈로 인한 외상성 사망의 일반적인 원인이다. 어린이는 복부가 작기 때문에 여러 장기에 손상이 발생할 수 있다. 비장은 둔상에서 가장 흔하게 손상되는 복부 장기이며, 다음이 간이다. 외상은 보행자 자동차 사고, 낙상 또는 복부에 가해지는 힘, 자전거 및 아동 학대로 인해 발생할 수 있다. 관통성 복부 외상은 일반적으로 폭력 행위로 인해 발생하며 외과의사의 응급 평가가 필요하다. 관통상은 임상적 중증도에 따라 혈역학적으로 안정적인 소아에서 보존적으로 치료하거나 응급 개복술로 치료할 수 있다. 안전벨트 증후군(lap belt complex)은 안전벨트를 한 상태에서 자동차 충돌 사고 시 발생할 수 있으며, 소장 좌상/열상, 요추 굴곡-신연 손상(Chance 골절), 피부 멍과 같은 증상이 있다.

복부 외상을 입은 명료한 아동은 촉진 시 압통을 호소할 수 있고, 빈호흡과 보상된 쇼크의 징후를 나타낼 수 있다. 보호적인 반응(guarding)을 방지하기 위해 깊은 촉진은 피해야 한다. 영유아의 경우, 촉진하기 전에 복부에 따뜻한 손을 몇 초 동안 두는 것이 환자를 놀라게 하는 것을 방지할 수 있다. 복부 팽창, 찰과상 또는 타박상이 나타날 수 있다. 저혈량성 쇼크는 내부 출혈을 시사한다. CT는 단단한 복부 장기의 손상을 식별할 수 있는 표준적인 검사다.

복부 둔상이 있는 소아는 혈역학적 안정성에 따라 치료된다. 위를 감압하고 흡인을 피하기 위해 위관(TBI가 있는 어린이의 경우 비위관을 피해야 함)을 삽입한다. 지속적인 혈액 손실을 모니터링하기 위해 연속 CBC를 검사한다. 조영제를 사용한 CT 스캔은 혈역학적으로 안정적인 아동의 손상 정도를 결정하는 데 사용된다. 이 검사는 특정 복부 장기 침범 및 후복막 손상을 정확하게 감지하기 때문에 소아에서 외상에 대한 집중 평가 초음파(FAST) 검사보다 선호된다. 진단적 복막 세척은 CT와 초음파 검사의 신뢰성으로 인해 거의 하지 않는 추세다. 많은 부상은 연속적인 재평가를 통해 보존적으로 치료된다. 그러나 약 5%는 지속적인 출혈이나 복막염에 대해 외과적 중재가 필요하다. 고형 장기(간 및 비장)의 CT에서 확인된 출혈의 색전술은 혈역학적으로 안정적인 소아에서 고려해야 하지만 대부분의 경우 비수술적 결과가 성공적으로 나타난다. 수액과 혈액 투여에 반응하지 않는 혈역학적으로 불안정한 소아는 즉각적인 수술을 준비해야 한다. 미국소아외과협회(American Pediatric Surgery Association)는 고형장기 손상에 대한 관리 지침을 표준화하고 소아에서 비수술적 관리를 선호하며 가장 심각한 경우에 수술을 해야 함을 명시하고 있다.

왼쪽 상부 사분면에 압통이 있는 아동에서 비장 손상을 의심한다. 비장 손상이 있으면 복부 촉진 시 왼쪽 어깨 통증이 나타날 수 있다(Kehr's sign). 비장 손상은 의식 수준 변화, 활력 징후 변화, 낮은 혈구 수, 왼쪽 하부 갈비뼈 골절, 복통 또는 앓는 소리를 내는 아동에서 의심할 수 있다. 비장 손상이 있는 아동이 혈역학적으로 안정적이면 입원하여 침상 안정과 연속적인 재평가를 통해 관리한다. 혈역학적으로 불안정한 아동(수액 및 혈액 투여에도 저혈압이 있는 경우)은 응급 수술 상의가 필요하다.

복부 둔상을 입은 아동은 간 손상을 의심한다. 우상복부 통증, 압통 또는 확산되는 통증은 간 손상의 증상이다. 혈청 AST와 ALT 수치를 확인하고 임상 검사 소견 및 영상 결과를 고려하여 평가하여 간 손상의 중증도를 평가한다. 심한 간 열상은 심각한 출혈을 일으키고 즉각적인 외과적 치료가 필요한 반면, 저혈량증의 징후가 없는 작은 열상은 연속적인 복부 검사와 시간에 따른 헤모글로빈 수치 모니터링을 하며 보존적으로 관리할 수 있다.

췌장 손상을 입은 어린이는 등으로 방사되는 통증 및 지속적인 상복부 압통 또는 구토와 같은 모호한 복통 신호를 나타낼 수 있다. 그러나 이러한 손상이 손상 며칠 후에 발견되는 경우도 많다. 혈청 아밀라아제와 리파아제 수치를 모니터링하고 환자는 추가 평가를 위해 입원한다.

장 손상은 좌석 벨트로 인한 복부 멍이 있는 자동차 충돌 사고자, 핸들바에 부딪힌 자전거 운전자, 관통상을 입은 사람에서 의심할 수 있다. 통증이 유일한 증상일 수 있지만 일부 환자의 경우 방사선 사진에서 공기층(free air)이 관찰될 수 있다. 이러한 환자는 CT 스캔, 입원 및 장 천공 가능성에 대한 관찰 및 후속 수술이 필요하다. 허리 벨트(lap belt) 부상을 입은 어린이의 경우 장 천공을 의심해야 한다. 지연된 증상으로는 발열, 통증 증가, 저혈압 및 복막 징후가 있다.

비뇨생식기 손상 Genitourinary Injuries

비뇨생식기 손상은 보행자 또는 MVC, 스포츠 활동, 낙상 및 전 지형 사고로 인해 발생한다. 방광 및 요도 손상은 주로 둔상으로 인해 발생하며 종종 골반 골절과 관련이 있다. 신장과 요관에 둔상과 관통상도 발생한다. 신장 손상은 경미하거나 외과적 중재가 필요할 정도로 심각할 수 있다.

신장 손상 Renal Injury

복부 둔상을 입은 어린이의 경우 신장 손상을 고려해야 한다. 신장은 둔상을 입은 소아에서 가장 자주 손상되는 기관이다. 이것은 신장이 복부에 있는 위치와 이 연령대에서 복부 보호 기능이 부족하기 때문이다. 이러한 경우에는 직접적인 옆구리 외상이나 급격한 감속력이 있어 신장이 흉곽이나 척주에 부딪힐 수 있다. 신장 외상의 증상에는 복부, 등 또는 옆구리 압통이 있다. 깨어 있고 안정된 아동은 자발적으로 배뇨하여 소변 검체를 제공하거나 유치도뇨관을 삽입하여 소변량을 측정하고 검사를 위한 소변 검체를 얻을 수 있다. 요도 외상이 의심되는 경우 카테터를 삽입해서는 안 된다. 혈뇨는 중증 및 비중증 신장 손상의 중요한 지표이며, 혈뇨의 정도는 신장 손상의 높은 위험과 연관이 있다. 혈뇨는 또한 둔상 후 상당한 신장 손상 없이도 모세혈관 파열로 발생할 수 있다. 육안적 혈뇨가 있는 경우, 육안적 혈뇨와 심각한 복강내 손상 사이에 연관성이 있기 때문에 복부 CT가 적응증이 된다. 소변 검사는 소변에서 혈액을 식별하기 위해 수행될 수 있다. 현미경의 고배율 시야(hpf, high-power field)로 50개 이상의 적혈구를 보이는 소변 검사는 추가 비뇨생식기 평가가 필요함을 나타낸다.

일반적으로 조영제를 사용한 CT 스캔을 얻는다. 치료는 손상 유형에 따라 전문화되며 관찰 및 침상 안정에서 환자를 위한 외과적 탐색에 이르기까지 다양하다. 영상 검사가 아닌 혈역학적 안정성이 궁극적으로 외과 팀의 의사결정 과정에서 필요하다.

요관 손상 Ureteral Injury

요관 손상은 드물기 때문에 이 손상의 가능성을 염두에 두지 않으면 인식이 지연될 수 있다. 혈뇨 또는 소변 누출이 옆구리 덩어리로 나타날 수 있으며 장골 통증이 있을 수 있다. 증상은 초기 부상 후 7일에서 10일이 지나서 나타날 수 있다. 소변은 상처의 입구나 출구 또는 멸균 드레싱 부위에서 나올 수 있다. 상처가 없는 경우 오한, 발열, 하복부 통증, 복부 종괴, 농뇨, 빈뇨와 같은 후복막 농양의 징후가 나타날 수 있다. 요관 손상에는 외과적 수술이 필요하며 일부 환자에서는 요관 스텐트가 필요하다.

방광 손상 Bladder Injury

방광 손상의 증상은 받은 손상에 따라 다양하다. 방광이 파열되면 치골상 압통, 절박뇨, 배뇨 불능, 혈뇨, 촉진되는 복부 종괴가 관찰될 수 있다. 복막외 파열이 있는 아동은 소량의 핏빛 소변을 배출할 수 있지만 상당한 불편을 겪을 수 있다. 심한 출혈이 있으면 쇼크의 징후가 관찰되기도 한다. 대부분의 방광 타박상은 경미하며 관찰과 재평가를 통해 보존적으로 관리된다. 큰 복강외 손상과 골반 골절을 동반한 복강 내 방광 파열은 대부분의 환자에게 외과적 중재가 필요하다.

요도 손상 Urethral Injury

질출혈, 음경, 음낭, 회음부 및 전립선 외상 또는 유치도뇨관 삽입이 안 되는 환자는 요도 손상을 의심해야 한다. 소아에게 부분 요도 파열이 있을 수 있으므로 요도구에 혈액이 있으면 방광 카테터를 삽입하려고 시도해서는 안 된다. 카테터를 삽입하면 부분 파열이 완전한 파열로 바뀔 수 있다. 요도조영술은 방광조영술과 함께 시행되며 일부 환자의 경우 CT 방광조영술/복부 및 골반 CT 스캔을 수행할 수 있다. 부분 요도 파열은 치골상 카테터 또는 투시 방사선 촬영(fluoroscopy) 시행하에 삽입된 유치 요도 카테터로 보존적으로 관리된다. 완전한 요도 파열은 외과적 수술이 필요하다.

생식기 손상 Genital Injuries

여성 생식기에 대한 손상은 낙상, 기마 손상(straddle type injury), 성적 학대 또는 폭행으로 인해 발생할 수 있다. 고환 외상 또한 기마 손상으로 인해 발생할 수 있다. 음경 손상의 가장 흔한 원인은 지퍼로 인한 손상과 변기에 의한 외상과 같은 직접적인 힘이다. 영아는 실, 밴드, 반지 또는 머리카락에 의해 음경이 걸려 조이는 고리형태를 형성하며 열상을 입히는 지혈대 손상을 입을 수 있다. 성적 학대는 생식기 외상이 있는 모든 아동, 특히 손상이 문진과 일치하지 않는 경우 고려되어야 한다. 성적 학대나 폭행이 의심되는 아동의 경우 적절한 증거 수집이 중요하다(제49장 참고).

근골격계 손상 Musculoskeletal Injuries

근골격계 손상은 소아 인구에서 흔히 발생한다. 장골 골절은 낙상, 스포츠 활동, 자동차 및 보행자 충돌로 인해 발생하며 강한 인대는 인대 손상보다 골절의 유병률을 설명한다.

어린이의 근골격계의 가장 독특한 특징은 골단과 골간단 사이의 관절 끝 부분에 위치한 성장판(physis)이다. 성장판은 골 길이의 성장을 담당하며, 따라서 손상이 발생하면 성장 장애 또는 정지를 유발할 수 있다. 일반적으로 남아는 16세, 여아는 14세에 성장이 완료된다. 환자가 검사 중 성장판 부위의 압통이 있으면 소아에서는 골절인지 염좌인지 고려해야 한다. 성장판 골절은 Salter-Harris 분류로 분류된다(**표 42-4**).

근골격계 외상의 징후는 압통, 연조직 부종, 변색, 운동 범위의 제한, 기능 상실, 감각 변화, 그리고 손상부위 원위부의 맥박, 온도, 모세혈관 재충전의 변화를 나타낸다. 소아의 통증 완화에 도움이 되도록 진통제 투여를 고려해야 한다. 명백한 변형이 관찰되거나 실제 개방 골절이 관찰될 수 있다. 예를 들어, 아이는 다른 손으로 부러진 팔을 잡고 부상당한 사지를 움직이지 않고 통증을 호소할 수 있다.

근골격계 외상은 생명을 위협하는 경우가 거의 없으므로 소아의 기도, 호흡, 순환 및 신경학적 상태는 일반적으로 온전하다. 손상당한 사지를 들어 올리고 얼음을 댄다. 부목 적용 전후에 신경혈관 상태를 평가하는 경우 부목 또는 슬링과 붕대를 적용할 수 있다. 개방 골절에는 멸균 드레싱이 적용된다. 개방 골절의 경우 예방적 항생제를 투여하고 필요에 따라 파상풍 예방을 시행한다. 부목과 정복 중에 진통제 투여가 필요하다.

표 42-4 골절의 유형 설명과 결과에 대한 Salter-Harris 분류

유형	골절의 설명	치료 및 결과
Type I	골단과 골간단의 수평적 분리; 압통, 방사선사진상 정상일 수 있다. 전단력에 의해 생긴 경미한 연조직 부종	적절하게 진단되면 성장장애가 없다. 좋은 예후, 폐쇄 정복과 석고붕대고정으로 치료된다.
Type II	전단력에 의해 생긴 일부 골간단의 견열골절을 포함하는 골단과 골간단의 분리	적절하게 진단되면 성장장애가 없다. 좋은 예후, 폐쇄 정복과 석고붕대고정으로 치료된다.
Type III	관절 내 전단력에 의해 생성; 관절 내 골절; 골절은 골단판 통해 골간단으로 확장된다.	각도 변형 발생 가능, 양호한 정복이 필요하며, 예후가 다양하고 불량할 수 있다.
Type IV	골절은 관절 표면에서 시작하여 골단, 골단판 및 골간단을 통해 확장된다. 전단력에 의한 관절 내 골절	개방 정복 및 외부 고정이 필요하다. 예후가 다양하고 불량할 수 있다. 각도 변형이 발생할 수 있다.
Type V	골단판의 골절이나 변위없이 압축된 상태이다. 방사선 진단은 사실상 불가능하다. 압박력에 의해 발생한다.	정확한 진단 및 치료에도 예후가 좋지 않다.

From Bernardo LM, Trunzo R. Pediatric trauma. In: Kitt S, Selfridge-Thomas J, Proehl J, et al, eds. *Emergency Nursing: A Physiologic and Clinical Perspective.* 2nd ed. Philadelphia, PA: Saunders; 1995.

손상당한 사지의 전후방 및 측면 방사선 사진을 촬영해야 한다. 일반적으로 필요하지는 않지만 부상당한 사지와 손상되지 않은 사지의 비교 사진을 얻을 수 있다. 걸을 수 없는 골절이 있는 아동, 대퇴골 골절이 있는 유아, 다발성 골절이 있는 어린 아동, 치유 단계가 다른 골절, 또는 부상이 병력과 일치하지 않는 상황에서 아동 학대를 조사해야 한다. 의료진이 비우발적 외상을 의심할 때 영유아에 대해 전신 골격 영상 검사를 해야 한다.

대부분의 소아는 골절이 변위 되지 않은 경우 단순 석고붕대 고정이 필요하다. 석고붕대는 응급실에서 수행되거나 종창이 가라앉을 때까지 연기될 수 있다. 부상은 부목이나 섬유유리 몰드로 안정화될 수 있다. 부모 또는 보호자는 퇴원시 교육을 받아 발가락이나 손가락의 부종, 캐스트/부목/몰드에서 나는 악취, 피부색 및 온도 변화를 관찰한다. 부모는 이러한 문제가 있거나 어린이가 날카로운 통증이나 무감각을 호소하는 경우 응급실에 연락해야 한다.

변위된 골절은 골절된 뼈를 재정렬하기 위한 조작이 필요하다. 이러한 상황에서 응급실 의사나 정형외과 의사는 응급실에서 폐쇄 정복을 시도할 수 있다. 미다졸람(midazolam), 펜타닐(fentanyl), 케타민(ketamine)과 같은 진통제와 진정제를 사용하여 절차적 진정을 시행한다. 간호사는 진정제의 부작용에 대해 절차 전반에 걸쳐 아동을 주의 깊게 관찰해야 한다. 골절이 감소된 후 진정제를 중단하고 깁스/부목/몰드를 적용하고 정복 후 방사선 사진을 촬영한다. 정복이 성공적이지 않으면 수술실에서 개방 정복과 내부 고정이 필요할 수 있다.

대퇴골 골절의 치료는 연령에 따라 다르다. 영아는 종종 응급실에서 수상 석고붕대(spica cast)를 적용한다. 나이가 많은 아동에서 확공성(reamed) 또는 비확공성(nonreamed) 골수내 못 고정술을 시행하면 조기에 거동이 가능할 수 있다. 골절의 유형과 소아의 연령에 따라 경골 골격 견인, 외부 고정 및 금속판 고정술을 사용하기도 한다. 골반 골절이 있는 아동은 병원에 입원이 필요하고, 이후 침상 안정과 체중 부하 제한이 필요하다. 불안정한 골반 골절이 있는 나이가 많은 아동은 외과적 고정이 필요할 수 있다.

요약

소아 외상 환자는 응급 간호사에게 특별한 도전과제이다. 잠재적으로 생명을 위협하는 상태를 식별하는 능력은 필수적이다. 응급실 간호사는 1차 외상 예방에 관련해서 가족에게 예방 지침을 제공할 수 있는 특별한 위치에 있다.

외상 예방 및 안전 교육에 적극적으로 참여하는 것은 응급실 간호사에게 교육, 공학, 집행 전략을 통해 안전을 증진할 수 있는 또 다른 기회가 된다. 포스터, 팸플릿, 일대일 토론 및 비디오를 사용하여 응급실에 온 부모와 어린이를 교육하는 것은 가족에게 간호사와 안전 실천에 관해 서로 토론할 기회를 제공한다. 자전거 헬멧 착용, 총기 안전 실천, 안전 벨트 착용과 같은 안전에 대한 주제로 학생들과 학부모 교사 그룹에 자원하여 알려준다.

공학적 노력에는 국가안전어린이캠페인의 자동차 시트 안전 검사관이 되어 자동차 안전 시트의 올바른 설치와 보안을 점검하는 것이 포함된다. 제조업체에 제품 안전에 대한 우려를 표현하기 위해 편지를 쓴다. 또한 불안전한 제품이나 제품으로 인해 부상을 입은 환자에 대한 정보를 소비자제품안전위원회에 보고한다.

집행에는 지역사회의 안전법 증진이 포함된다. 정치적인 이해를 높이고 외상을 줄이기 위한 법안(예: 의무적인 자전거, 오토바이, 스케이트보드 헬멧 착용)을 제출하는 입법자를 지지한다. 안전하지 않은 도로 상태, 교통 문제 및 어린이 부상을 유발할 수 있는 기타 지역사회 위험에 대해 입법자와 정부 관리를 교육한다.

응급실 간호사는 국가안전어린이캠페인 및 응급 간호사 협회의 손상 예방 연구소와 같은 조직에 참여할 수 있다. 응급 간호사는 손상당한 어린이와 그 가족에게 양질의 환자 돌봄을 제공함으로써 소아 외상의 영향을 최소화할 수 있고 손상 예방 활동에 참여함으로써 소아 외상의 발생률을 낮추고 간호에 대한 전문적인 위상을 높일 수 있다.

43

임산부 외상

Obstetric Trauma

Terri McGowan Repasky

산과적 외상의 실제 발생률은 알려져 있지 않다. 그러나 임신 12건 중 1건은 이러한 외상과 연관이 있는 것으로 추정된다. 가임기 여성에서 외상은 비산과적 원인으로 인한 산모 사망의 주요 원인이다. 대부분의 산과적 외상은 산모의 경미한 손상을 수반한다. 손상의 심각성은 산모 사망의 주요 예측 요인이지만 경미한 외상이 태아 사망 요인의 50%까지 차지할 수 있다. 임신 및 비임신 외상 환자의 치료 우선순위는 동일하다. 그러나 중재는 두 환자, 즉 산모와 태아의 안전을 모두 고려한 방향으로 이루어진다.

임신하지 않은 환자와 마찬가지로 임신한 환자들도 둔상, 관통상, 화상 및 독성, 익수와 같은 손상을 입는다. 둔상은 종종 자동차 충돌 사고(MVC), 낙상 및 폭행으로 인해 가장 흔하게 발생한다. 심지어 저속의 자동차 사고도 심각한 외상을 초래할 수 있다. 임산부는 고의적 폭력 외상을 경험할 가능성이 더 높다. 고의적 외상의 가장 흔한 형태는 가족 또는 친밀한 사람으로부터의 폭력으로, 임신 기간이 증가함에 따라 증가한다. 어떤 보고서는 가정 폭력으로 인한 외상이 임산부에게 가장 흔히 발생하는 외상의 유형이라고 했다. 무리한 활동과 불안정성 또한 임신 중 손상으로 이어질 수 있다.

외상으로 인한 대부분의 산모 사망은 두부 손상 또는 출혈성 쇼크로 인해 이차적으로 발생된다. 직접적인 태아 손상이 발생할 수도 있지만 태아 이환율 및 사망률은 일반적으로 산모의 외상의 직간접적 결과와 관련이 있다. 골반 골절은 태아 사망을 초래하는 가장 흔한 산모 부상이다. 태반 조기 박리와 조산은 태아 사망의 가장 흔한 외상 관련 원인이다.

임신 외상 환자에 대한 1차 및 2차 간호 사정 및 초기 간호 우선순위는 기본적으로 비임신 환자와 동일하다. 태아에 대한 최상의 초기 치료는 산모에게 최적의 소생술을 제공하는 것이다. 그러나 외상 간호 과정의 모든 단계에서 임신 상태와 관련된 해부학적, 생리학적 차이점들을 고려해야 한다.

해부학 및 생리학 ANATOMY AND PHYSIOLOGY

임신은 장기들의 해부학적 관계를 변화시키고 신체의 거의 모든 장기 계통과 관련된 주요 생리학적 변화를 일으킨다. 임신 중 생기는 정상적인 호흡기계 및 순환기계 변화는 응급실 간호사가 외상 환자를 사정할 때 고려하는 전형적인 징후와 증상을 가릴 수 있다. 산모와 태아를 위한 최적의 치료 결과는 산모의 해부학과 생리학에 대한 올바른 지식과 중재에 달려 있다.

자궁 Uterine

자궁 크기와 혈류량은 임신 외상 환자에서 중요한 사항이다. 자궁은 7 cm 및 70 g 구조에서 36 cm 및 1,100 g의 벽으로 둘러싸인 장기(볼링 공과 크기와 무게가 비슷함)로 확장된다. 자궁이 커짐에 따라 자궁벽은 점점 얇아진다. 임신 첫 12주 동안 자궁은 골반 뼈에 의한 복부 손상으로부터 보호될 수 있도록 작고, 독립적인 골반 내 기관으로 남아 있다. 12주 후 자궁은 복강을 차지하고 상복부까지 내장을 밀어 올릴 정도로 커지고 상승함에 따라 복강 내 장기가 된다. 그림 43-1은 임신 기간에 따른 자궁 크기를 보여준다. 임신 중기(15~28주) 동안 태아는 크기가 작고 많은 양의 양수에 의해 상대적으로 보호를 받음에도 불구하고 자궁은 복부 외상에 민감하다. 임신 후기(29주~출산)에는 자궁이 커지고 자궁벽이 얇아진다. 임신 마지막 2~8주 동안 태아는 하강하고 태아의 머리는 골반에 맞물린다. 태아의 머리가 골반에 고정될 때 태아는 자궁 내 공간 및 복부 공간의 대부분을 차지한다. 이 기간 동안 산모의 골반 골절은 태아 두개골 골절, 두개내 출혈 및 심각한 산모 출혈과 관련될 수 있다.

자궁태반의 혈류는 임신 후기에 약 60 mL/분 정도의 기준량에서 거의 1,000 mL/분으로 증가한다. 자궁 혈류는 자동 조절 기능이 없으며 오로지 산모의 관류압에만 의존한다. 자궁 정맥은 임신 전 상태의 60배까지 확장될 수 있으므로 자궁 손

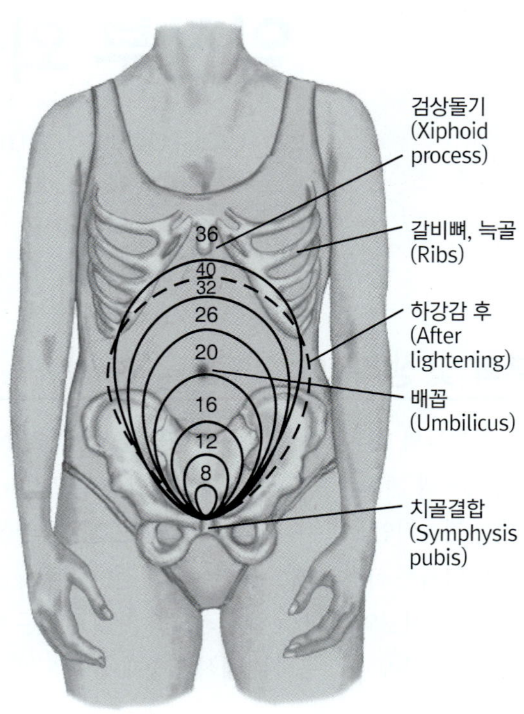

그림 43-1 임신 중 자궁 성장 패턴

(From Murray SS, McKinney ES. *Foundations of Maternal-Newborn Nursing*. 4th ed. Philadelphia, PA: Saunders; 2006.)

상은 출혈의 주요 원인이 될 수 있다. 외상에 대한 반응으로 모체의 카테콜아민은 교감 신경계에 의해 방출되고 자궁 태반 수축을 유발하여 혈액을 태아로부터 산모에게 공급하게 되어 태아 가사(fetal distress)를 유발할 수 있다. 임신 후기에는 자궁과 태반의 혈관이 최대로 확장 상태가 되고 관류 감소에 대한 반응으로 혈류를 증가시킬 수 없다.

심혈관계 Cardiovascular

해부학적으로 횡격막이 상승함에 따라 심장도 상승하고 앞으로 회전하게 되고 커지는 자궁에 의해 밀어 올려진다. 이 심장의 이동은 15~20도의 좌축편위를 유발하고, 임신의 정상적인 변화로 간주된다. ECG 또한 리드 III 에서 편평하거나 역전된 T 파를 보일 수 있고 III 및 aVf 에서 Q파를 보일 수 있다. 이소성 박동 또한 임신 중에도 흔하게 나타난다.

임신 중에는 심혈관의 생리학적인 변화가 크게 나타난다. 산모의 혈액량은 임신 10주까지 증가하고 28주까지 40~50% 정도 증가하여 분만할 때까지 그 수준을 유지한다. 자궁태반 혈류는 임신 말까지 거의 1,000 mL/분으로 증가한다. 증가된 혈류와 혈류량은 산모의 심박출량을 상당히 증가시킨다.

산모가 앙와위 자세를 취할 때 자궁과 태아의 압박으로 혈류가 제대로 잘 유지되지 않을 수 있다. 대동맥과 하대정맥은 모두 임신 12주에서 14주 정도의 초기에 압박될 수 있으며, 이로 인해 심장으로 들어오는 혈류량이 감소하고 후부하가 증가한다. 임신 약 20주 후에는 이러한 압박으로 인해 심박출량이 현저히 감소할 수 있다. 이러한 현상을 하대정맥 증후군 또는 앙와위 저혈압 증후군이라고 한다. 자궁/태아에 의한 대정맥의 압박은 심박출량을 25~30%, 수축기 혈압을 30 mmHg까지 감소시킬 수 있다. 정맥계에서 혈액을 저류시키고 전부하를 감소시키면 자궁으로의 관류가 감소할 수 있다. 산모의 수축기 혈압이 80 mmHg 미만이면 자궁과 태아에게 관류되지 않는다. 임신한 환자를 측와위 자세로 눕히거나 도수 좌측 자궁전위(left uterine displacement)를 통해 임신 자궁을 옆으로 이동시키면 대동정맥(aortocaval) 압박이 완화된다(그림 43-2). 산모의 안정 시 심박수는 임신 2분기까지 증가하고 임신 기간 동안 기준 심박수보다 10~20회/분 이상 높게 유지된다. 수축기 및 확장기 혈압은 임신 초기 동안 감소하고 중기에 가장 낮은 수준에 도달하게 되고 임신 마지막 2개월 동안 임신 전 수준으로 상승한다. 임신 2분기 동안 수축기 및 이완기 혈압이 15 mmHg 감소하는 것은 정상이다.

혈역학적 측정 및 평가 시 잘못 해석될 수 있다. 빈맥 및 저혈압과 같은 쇼크 징후는 임신의 정상적인 생리학적 변화일 수 있다. 반대로 "정상 수치" 소견은 쇼크 상태를 인지하지 못하게 할 수 있다. 임신으로 인한 과다혈량증은 10~15%의 급성 실혈 또는 30~40% (~1,500 mL)의 점진적인 혈액 손실 시에도 활력 징후의 변화 없이 임산부의 상태가 유지될 수 있게 한다. 임신한 환자는 혈압이 크게 떨어지기 전에 이미 상당한 양의 순환 혈액량을 잃을 수 있다. 쇼크가 있는 임산부는 임신 1기 및 2기 동안의 혈관 확장으로 인해 쇼크의 전형적인 차갑고 축축한 피부가 나타나지 않을 수 있다.

스트레스에 대한 반응으로 인한 혈관 수축은 주로 임신 3분기에 발생한다. 심박수가 분당 100회 이상인 임산부는 빈맥의 원인과 저혈량성 쇼크 가능성에 대해 주의 깊게 사정해야 한다. 태아 곤란 징후는 산모의 저혈량증의 첫 징후일 수 있다. 자궁 관류 저하 및 태아 저산소증은 산모 쇼크의 증상이 있기 전에 발생할 수 있다. 산모의 저혈량증으로 인한 카테콜아민 분비는 말초혈관의 수축 및 자궁 혈관층의 수축을 유도하여 산모의 중요 장기로의 혈액 공급을 유발한다. 산모 혈압의 뚜렷한 변화 없이 자궁 혈류가 15~30% 감소할 수 있다. 태아 곤

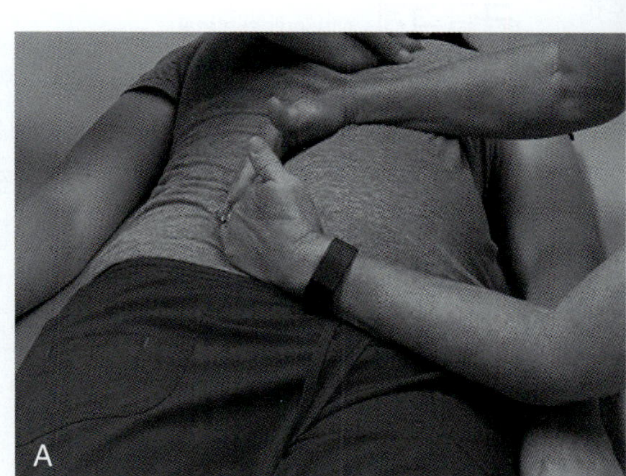

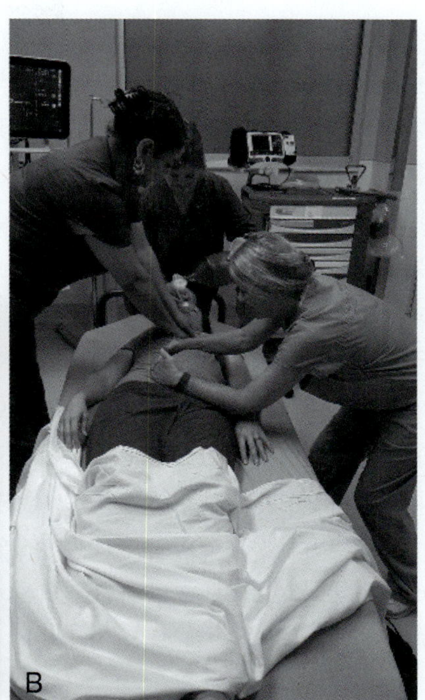

그림 43-2 **도수 자궁 전위** (컬러 삽화 754p 참고)

란의 징후에는 태아 서맥, 태아 빈맥, 태아 움직임의 감소 또는 증가가 포함된다. 간호사는 산모의 맥박 및 혈압과 함께 관류 지표인 태아 심박수(FHR, fetal heart rate)와 산모의 소변량을 모니터링해야 한다.

혈액학 Hematologic

진단검사 수치의 신중한 해석이 필요하다. 임신 중 희석성 빈혈은 적혈구 용적에 비해 혈장 용적의 불균형적인 증가로 인해 발생한다. 희석 상태는 헤마토크릿 수치를 30% 초반 범위로 감소시키고 헤모글로빈을 11.0 g/dL로 감소시킬 수 있다. 혈소판 수치는 정상이거나 약간 감소할 수 있다. 생리학적 백혈구 증가증은 임신 2기 및 3기에 발생한다. 15,000/mm^3의 백혈구 증가는 만삭까지 발생할 수 있으며 스트레스나 분만 중에 더 높게 증가할 수 있다. 임신 중에는 적혈구 침강 속도도 증가한다. 침강 속도의 증가는 감염의 과정인 것처럼 오인될 수 있다.

피브리노겐 수치는 임신 3개월째에 증가하기 시작하고 만삭까지 두 배로 증가한다. 200보다 높은 수치로 유지되는 것이 바람직하다. 임신 중 평균 피브리노겐 수치는 450 mg/dL이다. 정상적인 피브리노겐 수치는 조기 파종성 혈관내 응고병증(DIC, disseminated intravascular coagulopathy)의 지표일 수 있다. 응고 인자 VII, VIII, IX, X 및 XII의 증가는 응고항진성과 혈전색전증 위험을 증가시킨다. 심부 정맥 혈전증 및 폐색전증은 특히 임신한 여성이 비활동적일 때 발생 위험이 높다. 외상을 입은 임산부는 태반 조기 박리 또는 양수 색전증이 발생할 경우 DIC의 위험이 높다. 피브리노겐 수치가 100 mg/dL 미만이면 DIC를 의심해야 한다.

호흡기계 Pulmonary/Respiratory

임신 중에는 호흡기계에서 중요한 해부학적 및 생리학적 변화가 발생한다. 기도 점막의 모세혈관 충혈은 임신한 여성에 있어서 코피와 기도 폐쇄를 일으키기 쉽게 만든다. 임신성 고혈압(PIH, pregnancy-induced hypertension) 및 임신성 당뇨병과 같은 임신 합병증은 정상적인 기도의 충혈을 악화시켜 기도내 삽관을 더 어렵게 만들기도 한다. 임신 상태의 자궁은 횡격막의 상승, 갈비뼈의 팽창, 폐의 잔존 용량 감소를 초래한다. 이는 산모의 산소 소비 증가 및 산소 보유량 감소와 관련이 있다. 호흡수는 증가할 것이다. 동맥혈 산소분압(PaO_2) 수치는 101~108 mmHg로 증가한다. 동맥혈 이산화탄소분압($Paco_2$) 수치는 임신 2분기 말까지 25~30 mmHg로 감소하고 분만할 때까지 이 수준을 유지하게 된다. 35에서 40 사이의 $Paco_2$는 임박한 호흡 부전을 나타낼 수 있음을 인식하는 것이 중요하다.

산모의 호흡 중추는 $Paco_2$ 수치의 미세한 변화에 특히 민감하다. 중탄산염의 신장 배설 증가로 인해 정상적인 동맥 및 정맥의 pH 수준이 유지되지만, 임신 중에는 부분적으로 보상된 호흡성 알칼리증이 생겨서 임산부가 외상과 관련된 호흡 곤란 및 산증에 대처하기 어려울 수 있다. 감소된 산모의 산소 보유량은 산모의 자궁과 태아를 저산소증에 대해 취약하게 만든다. 산모의 저산소증은 태아의 산소 공급에 영향을 미치므로 아주 적은 산모의 손상으로도 태아 손상이 발생할 수 있다. 태아심박동수(FHR) 변화는 종종 산모의 저산소증의 첫 번째 지표가 된다. 산모 외상의 경우 저산소증과 산증을 확인하기 위해 혈액 가스 분석이 필요할 수 있다. 산모의 적절한 산소 공급을 위해서는 조기 삽관이 필요할 수 있다. 부종 및 흡인의 위험이 증가하므로 주의해야 한다.

소화기계 Gastrointestinal/Abdominal

임신 중에는 다양한 해부학적 및 생리학적 위장관계(GI) 및 복부 변화가 발생한다. 소장은 자궁에 의해 상복부로 밀려 올라가고, 대장은 뒤쪽으로 이동한다. 감소된 장음은 임신 중 정상적인 소견이거나 복강 내 손상을 의미할 수 있다. 비장과 간은 흉곽 방향의 위쪽으로 이동하여 둔상 시 위험이 증가한다. 자궁이 커짐에 따른 복벽의 늘어남으로 인해 복막 자극에 대한 산모의 민감도를 떨어뜨릴 수 있으며 근경축(muscle guarding), 강직 또는 반발 압통이 둔하여지거나 안 느껴질 수 있다.

프로게스테론과 에스트로겐의 증가는 위장관계에 영향을 주어 운동성과 긴장성을 감소시키고 위 괄약근을 이완시킨다. 위 배출이 늦어질 수 있으며 위식도 역류가 자주 발생한다. 하부 식도 괄약근이 흉부로 이동한다. 증가된 복강 내압과 함께 이러한 변화는 흡인의 위험을 증가시킨다. 모든 외상 환자와 마찬가지로 임신한 환자는 항상 위가 꽉 찬 것으로 간주된다.

비뇨생식기계 Genitourinary

임신 12주까지 방광이 골반 기관에서 복강 내 위치로 이동함에 따라 외상성 방광 손상에 대한 가능성이 증가한다. 임신 3분기에는 자궁이 방광을 압박하여 배뇨 빈도가 증가한다. 난소 신경총에 의한 압박으로 인해 요관, 신배 및 골반이 확장되면 요정체가 발생할 수 있다. 신장 혈류가 약 40% 증가하고 사구체 여과율이 증가하여 혈액 요소 질소(BUN, blood urea nitrogen)와 크레아티닌이 감소한다. 당뇨(glycosuria)는 흔하게 나타난다.

근골격계 Musculoskeletal

골반은 태아 분만을 준비하기 위해 임신 중에 더 유연해진다. 호르몬 변화는 치골결합과 천장관절의 인대를 느슨하게 만든다. 임신 7개월이 되면 골반이 상당히 넓어진다. 의사는 골반의 단순 X선 검사를 판독할 때 이러한 변화를 고려해야 한다. 일반적으로 넓어지는 골반과 무거운 복부로 인해 발생하는 불안정한 걸음걸이로 인해 임산부가 잘 넘어질 수 있다. 임산부의 골반 골절은 비임신 환자보다 훨씬 더 심각한 후복막 출혈을 초래할 수 있다.

신경계 Neurologic

임신과 관련된 중추신경계(CNS)의 변화는 비정상적인 소견이다. 의식 수준 변화, 발작 및 고혈압은 외상성 두부 손상, 자간증 또는 두 개를 다 의미하는 징후일 수 있다. 이전에 자간전증으로 불렸던 PIH는 임신 20~24주 후에 발생할 수 있으며 고혈압, 단백뇨, 반사항진 및 말초 부종을 특징으로 한다. PIH와 관련된 CNS 과민성은 발작(자간증)을 유발할 수 있다. 외상성 두부 손상과 관련된 두개내압 증가는 또한 발작을 유발할 수 있다. 발작으로 인한 저산소증은 PIH 때문이든 두부 손상 때문이든 상관없이 산모와 태아를 위험에 빠뜨린다. PIH는 두부 손상과 구별되어야 한다. 따라서 임신 외상 환자에 대한 세심한 신경학적 사정이 반드시 이루어져야 한다.

내분비계 Endocrine

뇌하수체는 만삭이 되면 크기와 무게가 두 배로 늘어나 더 많은 혈액 공급이 필요하다. 저관류는 허혈을 유발하고 뇌하수체 괴사로 이어질 수 있다. 뇌하수체 내 출혈은 재관류와 함께 발생할 수 있다. 뇌하수체 전엽의 괴사인 시한 증후군(Sheehan's syndrome)은 호르몬 수치 감소와 관련된 장기적인 합병증을 유발한다. 이러한 심각한 합병증을 예방하려면 쇼크에 대한 적극적이고 신속한 치료가 필요하다.

환자 사정과 초기 중재

PATIENT ASSESSMENT AND EARLY INTERVENTIONS

정상적인 임신의 해부학적 및 생리학적 변화는 외상에 대한 임산부의 반응을 모호하게 할 수 있다. 모성 보상 기전은 태아 대신 중요한 모성 기능을 우선적으로 보존한다. 태아의 생존은 적절한 가스 교환과 자궁/태반 관류에 달려 있다. 신속하고 효율적인 사정과 적절한 중재는 최적의 산모-태아 치료결과를 만들어 낸다.

1차 사정은 기도 확보, 호흡 및 순환에 중점을 둔다. 턱 들어올리기 또는 하악견인법으로 기도 위치를 조정하면 기도 개방성을 확보할 수 있으며, 이때 경추 보호를 방해해서는 안 된다. 기도 보조기구는 저산소증으로 인한 2차 손상을 방지하기 위해 필요에 따라 사용해야 한다. 비인두 기도기는 또다른 기도 폐쇄의 원인이 되는 비인두 출혈의 경향이 있을 수 있으므로 주의해서 사용해야 한다. 코피를 조절하고 기도 손상을 방지하기 위해 부드러운 흡인과 삽관이 필요할 수 있다.

경추 보호는 목이 안전한 것이 확인될 때까지 유지한다. 손상이 의심되는 경우 단단한 경추 보호대를 사용하여 척추 보호를 유지해야 한다. 환자는 가능한 한 빨리 로그롤(통나무 굴리기) 방법으로 척추 고정판에서 이동되어야 한다. 대동정맥(aortocaval) 압박을 완화시키기 위해 임신한 환자를 측와위 자세로 눕히거나 베개나 쐐기 모양 폼을 사용하여 환자를 15~30도 옆으로 기울여 자궁을 대혈관으로부터 멀어지게 한다. 척추 손상이 의심되는 경우 척추 보호를 유지하면서 환자를 옆으로 15~30도(4~6인치) 기울어지게 눕히거나, 가능하다면 자궁을 수동으로 옮겨야 한다(그림 43-2 참고). 자궁의 도수 전위는 환자의 왼쪽 또는 오른쪽에서 수행할 수 있다. 산모의 대혈관에 가해지는 압력을 완화하기 위해 자궁을 컵 모양으로 들어 올리거나 왼쪽으로 밀어 올린다. 자궁을 아래쪽으로 밀어 혈관에 가해지는 압력을 증가시키지 않도록 주의해야 한다.

저산소증은 임신 중에 빠르게 발생할 수 있다. 산모의 산소포화도는 95% 이상으로 유지되어야 한다. 손상은 폐의 예비량(pulmonary reserve) 감소 및 산모의 산소 소비 증가와 같이 임신과 관련하여 나타나는 변화들을 악화시켜 산모와 태아에게 손상을 입힐 수 있다. 태아는 저산소증을 견딜 수 없기 때문에 산소는 태아의 생존에 있어 매우 중요하다. 저산소증 예방을 위해 급속연속기관삽관(RSI, rapid sequence intubation)이 수행되는 경우 수면 유도제 및 신경근 차단제를 일반적인 용량으로 사용할 수 있다. 종종 예상보다 작은 사이즈의 기도 내관이 필요하며, 비디오 후두경이 도움이 될 수 있다. 위관은 흡인 위험을 최소화하기 위해 조기에 고려되어야 한다. 비강으로 위관을 삽입할 때는 더 작은 크기의 관을 사용하여 주의해서(비출혈의 위험을 최소화하기 위해) 삽입해야 한다. 임신 3분기 동안에는 횡격막 및 복강 내 손상 가능성을 피하기 위해 필요에 따라 3번째 또는 4번째 늑간 공간에 흉관을 삽입해야 한다.

산모-태아의 생존을 보장하기 위해서는 외부 및 내부 출혈에 대한 사정과 중재가 필요하다. 산모 및 자궁태반 관류를 회복시키기 위해서는 충분하고 적절한 수액 보충과 함께 지혈이 필요하다. 지혈이 되지 않는 외부 출혈이 있는 부위에는 직접 압박을 가해야 한다. 쇼크의 명백한 징후가 나타나기 전에 산모는 1,500 mL의 혈액 손실이 있을 수 있다. 후복막 및 자궁태반 손상은 잠재적인 혈액 손실의 원인이 될 수 있다.

2개의 큰 구경 카테터를 통한 정맥내(IV) 주사 및 적극적인 수액 보충은 산모의 혈액량과 산소 운반 능력을 최적화한다. 정맥주사는 횡격막 높이보다 높게 위치시켜 임신한 자궁에 의해 흐름이 제한되지 않도록 해야 한다. 결정질 수액(crystalloid fluid)으로 순환 상태가 안정화되지 않는다면 적합한 Rh 혈액으로 수혈을 시작해야 한다. O형(O-negative) 혈액 또는 산모와 맞는 혈액으로 수혈한다. 대동정맥(aortocaval) 압박은 자궁을 이동시켜 완화해야 하며 이때 심박출량을 20%까지 증가시킬 수 있다. 키토산이 함유된 거즈와 같은 국소 지혈 물질은 임산부에게 효과적인 것으로 나타났다. 트라넥삼산(tranexamic acid)은 태아에게 안전한 것으로 간주되어 사용할 수 있다. 대량 수혈 프로토콜을 시작할 수 있으며, 목표는 헤마토크릿을 25~30%로 유지하고 소변 배출량을 30 mL/시간 이상으로 유지하는 것이다. 포도당 5%가 포함된 수액의 다량 투여는 분만이 임박한 경우 신생아 포도당 조절에 문제를 일으킬 수 있으므로 피해야 한다. 젖산 링거 용액이 초기 소생술에 더 적합하다. 일부 기관에서는 응고의 효율성을 테스트하고 외상 소생술 중 중재를 돕기 위해 혈전탄성묘사도(TEG, thromboelastography)를 사용하고 있다. 혈관수축제(vasopressor)는 자궁 혈류를 감소시키고 태아 저산소증을 유발하기 때문에 저혈량성 쇼크의 초기 치료에는 사용하지 않는다. 혈관수축제는 심장 타박상으로 인한 이차적인 심인성 쇼크 또는 척수 손상으로 인한 분포성 쇼크가 발생했을 때 사용할 수 있다. 동맥라인이나 중심 정맥라인의 삽입은 혈액 순환과 치료 반응의 정확한 모니터링을 제공하며 일부 기관에서 사용하기도 한다.

1차 사정에는 간단한 신경학적 평가가 포함된다. 신경학적 결함이 발견되면 PIH와 외상이 모두 잠재적인 원인으로 고려되어야 한다. 황산마그네슘은 PIH에 대한 안전한 중재로 간주된다. 두부 외상으로 인해 발작이 발생할 수 있지만 발작 환자에 대해서는 자간증에 대해서도 평가해야 한다.

2차 사정에는 다른 손상에 대한 감별을 포함한다. 통증 중재, 파상풍 또는 파상풍-디프테리아 부스터 및 항생제 투여가 필요할 수 있다. 국소 마취와 마약을 사용할 수도 있다. 철저한 병력 조사에는 표준 외상 병력 및 산과 병력(마지막 월경 기간(LMP), 출산 예정일, 출산력, 현재 또는 과거 임신과 관련된 문제 및 합병증, 자궁 수축의 유무, 현재 태아 상태)이 포함된다.

2차 조사에서 산과적 평가는 복부, 자궁, 태아에 대한 평가를 포함한다. 부정적인 산과적 결과들을 보이는 대부분의 산모는 복통, 자궁 수축 또는 질 출혈과 같은 증상을 보인다. 신체 소견과 비교했을 때 과도한 통증은 입원의 적응증이 될 수 있다. 손가락 질 검사(digital vaginal examination)는 통증의 원인, 출혈, 양수의 유무, 분만의 증거를 사정하기 위해 수행할 수 있지만 전치태반이 배제될 때까지는 검사를 하면 안된다. 태반을 잘못 건드리면 대량 출혈이 발생할 수 있기 때문이다.

복부 Abdomen

복막 자극과 관련된 임상 징후가 덜 분명하기 때문에 복부를 평가하기 어려울 수 있다. 임신 자궁은 복벽을 들어 올리고 늘어지게 하며 벽측 복막과 자극 부위 사이의 접촉을 방해할 수 있다. 심각한 잠복성 복강내 출혈은 임박한 쇼크의 징후 없이 발생할 수 있다. 간 및 비장 손상은 자동차 충돌 사고(MVC)에서 흔하며 복강내 출혈의 원인이 될 수 있다.

복부는 반상출혈, 찰과상 및 타박상을 포함한 부상의 징후가 있는지 검사해야 한다. 불규칙하거나 변형되면 자궁 파열을 의미할 수 있으므로 모양과 윤곽을 기록해야 한다. 종괴, 복부 압통, 수축 및 태아 움직임을 시진하고 촉진한다. 복부 강직, 경축 및 반발 압통은 늘어난 복벽에 의해 둔해질 수 있다.

초음파촬영은 복강내 손상과 태아 상태를 확인하는 데 유용하다. 일부 기관에서는 각 외상 환자의 초기 평가에서 필수적으로 외상에 대한 집중 평가 초음파(FAST, focused assessment sonography for trauma) 검사를 사용한다. 복부 컴퓨터 단층촬영(CT, computed tomography)은 안정적인 외상 환자의 복부 손상을 확인하는 데 사용된다. 진단적 복강 세척은 산과적 외상에서 복강내 출혈을 발경하기 위해서 안전하고 정확하게 사용된다.

태아와 자궁 Fetus and Uterus

태아와 자궁에 대한 사정은 2차 조사 초기에 이루어져야 한다. 복통, 자궁 압통 또는 수축의 징후는 자궁태반 손상 및 산모-태아 손상을 의미할 수 있다.

재태 연령을 결정하는 것은 태아 사정 및 중재의 기준이 되기 때문에 중요하다. 재태 연령의 가장 좋은 지표는 LMP이다. 환자가 LMP에 대해 확신이 없거나 LMP에 대해 대답하지 않는다면, 인간 융모성 생식선 자극 호르몬(hCG, human chori-onic gonadotropin) 수치 검사에서 음성 결과가 나올 때까지는 임신한 것으로 가정한다. 정상적인 임신 기간은 40주이며 일반적으로 임신 12~14주에 자궁이 만져진다. 자궁 기저부는 일반적으로 임신 20주에 배꼽에 도달한다(그림 43-1 참고). 기저부의 높이가 검상돌기 바로 아래에 있다면 만삭 태아로 판단한다. 태아 재태 기간은 종종 초음파로 측정한다.

응급 초음파 검사가 불가능한 경우 기저부 높이를 측정하여 단일 태아의 재태 연령을 추정할 수 있다. 치골 결합에서 자궁 상부까지의 정중선 측정은 센티미터로 측정된 기저부 높이로 파악한 재태 기간과 서로 연관성이 있다. 25 cm의 기저부 높이는 재태 연령 25주에 해당한다. 일반적으로 재태기간 24~25주가 되면 태아가 생존력이 있다고 간주되지만, 신생아 중환자실에서 전문 신생아 소생술 및 치료를 통해 태아 생존 주수가 더 빨라지고 있다. 30분마다 연속적으로 기저부를 측정하는 것이 유용하다. 기저부 높이의 증가는 숨겨진 자궁내 출혈, 태반 조기 박리 또는 자궁 손상을 의미할 수 있다. 복부 팽창으로 인해 기저 높이가 왜곡될 수 있다.

가능한 한 빨리 태아를 사정해야 하지만 이 사정이 산모의 소생 및 안정화를 방해해서는 안 된다. 태아 안녕 상태의 평가는 태아심박동수(FHR, fetal heart rates) 또는 태아심음(FHT, fetal heart tones) 평가로 시작된다. FHT는 임신 10~12주에 도플러 검사로 들을 수 있다. FHR은 산모의 혈액량과 태아의 안녕 상태를 모두 나타내는 민감한 지표이다. 정상 FHR은 만삭 및 산후(재태 연령 37주 이상)에서 분당 100~160회, 미숙아(37주 미만)에서는 분당 120~160회이다. FHR은 처음에는 저산소증이나 저혈압에 반응하여 증가한다. 그러나 심한 저산소증은 태아 서맥과 관련이 있다(100~120회/분 미만). 태아 서맥은 심각한 태아 스트레스와 보상 장애를 나타낸다. 태아 안녕 상태의 또 다른 지표는 태아의 움직임과 활동이다. 산모가 2시간 동안 약 10번의 "발차기" 보고를 하면 태아가 건강하다는 신호로 간주될 수 있다.

임산부 외상 환자는 태아의 재태 연령에 따라 지속적인 태아 모니터링 또는 분만태아심장묘사법(cardiotocography)이 필요할 수 있다. 분만태아심장묘사법은 FHR, 패턴 및 자궁 수축의 지속적인 전자 모니터링으로 구성된다. 가능하면 임신 20주 이상의 환자에 대해 조기에 지속적인 모니터링을 시작해야 한다. 태아 빈맥(160회/분 초과), 서맥(100~120회/분 미만), FHR 변동성 감소 또는 자궁 수축과 관련된 FHR 감속(또는 둘 다)은 태아 가사(fetal distress)의 지표이다. 태아와 산모의 심박수를 비교하고 FHR이 모니터링되고 있는지 확인해야 한다. 후기 하강(late deceleration)과 같은 중요한 FHR 패턴은 태아 가사의 안좋은 징후이다. FHR 및 자궁 수축 모니터링의 최소 간격은 논란의 여지가 있다. 대부분은 자궁 압통, 질 출혈, 태아 가사 또는 심각한 산모 부상이나 합병증이 없는 경우 4~6시간을 권장한다.

지속적인 모니터링을 위한 적응증은 산모의 심박수 분당 110회 초과, 외상중증도점수(ISS, Injury Severity Score) 9점 초과, 태반 조기 박리의 증거, FHR 160 초과 또는 120 미만, MVC 시 양수 분출, 오토바이 또는 보행자 충돌 등이다. FHR 이상이나 산모 합병증이 감지되면 모니터링은 최소 24시간 동안 또는 태아의 건강이 확인될 때까지 계속되어야 한다. 태아 모니터링은 장비 사용, 데이터 해석 및 필요에 따른 중재 등에 능숙한 숙련된 임상의가 수행하고 해석해야 한다. 이상적으로는 분만실의 간호사가 이 모니터링을 수행해야 한다. 박스 43-1은 태아 가사의 징후를 요약해 놓았다.

사정에는 혈액 또는 양수가 있는지에 대한 회음부 시진과 추가로 손상이 있는지에 대한 것이 포함된다. 양수가 보인다면 양막이 새거나 파열되었음을 나타내며 태아를 감염과 조산 위험에 노출시킬 수 있다. 환자가 "갑자기 액체가 나온다"라고 표현하는 경우 양막 파열 또는 자연적인 소변 배출을 의미할 수 있다.

박스 43-1 태아 가사의 징후

- 만삭 또는 재태 연령 37주 이상의 태아 심박동수가 지속적으로 분당 100회 미만인 경우
- 미숙아(임신 37주 미만)에서 태아 심박동수가 지속적으로 분당 120회 미만
- 태아 심박수가 지속적으로 분당 160회 이상
- 산모 또는 간호사가 보고한 태아 움직임 없음(2시간 동안 약 10회의 발차기는 태아 안녕의 징후로 간주될 수 있음)
- 피가 나거나 태변으로 얼룩진 양수

질 분비물의 현미경 검사는 양수의 유무를 확인할 수 있다. 체액을 슬라이드에 놓고 공기 중에서 건조시킨다. 표본에 양수가 포함되어 있으면 슬라이드에 양치엽상 패턴이 나타난다. 일부 기관에서는 질 도말과 식별 카드를 사용하여 양수를 감지하는 현장 진단 검사(POCT)를 사용한다. 혈액이나 소변이 없는 경우 질 분비물과 양수를 구별하기 위해 니트라진 종이(nitrazine paper)를 사용할 수 있다. 위양성 반응을 피하기 위해 가능한 한 자궁 경부에 가까운 곳에서 체액을 채취해야 한다. 정상적인 질 분비물의 pH는 4.5~5.5이다. 양수의 pH는 7.0~7.5로 니트라진 종이가 파란색으로 변한다. pH가 4.5~5.5보다 큰 질 분비물의 존재는 양막 파열을 시사한다. 만약 혈액이 감지되면 출혈의 원인을 확인해야 한다.

일반적인 골반 검사는 크라우닝(발로), 태아의 위치, 혈액 및 체액을 검사한다. 질경 검사의 필요성은 외상 담당 의사가 결정하며 담당 산부인과 의사에게 검사를 의뢰할 수 있다. 직접 검사 부위를 봄으로써 자궁 경부 확장을 사정하고 혈액 또는 체액의 원인을 찾고 자궁 또는 태아 손상을 식별할 수 있다. 분만이 임박했거나 생식기 손상이 있는 경우를 제외하고는 양손 검진(bimanual examination)은 피한다. 요도 카테터 유치는 방광을 비우고 수액 소생술을 모니터링하는 데 도움이 될 수 있다. 혈액의 역류 또는 혈뇨는 비뇨생식기(GU) 손상을 시사한다.

진단 Diagnostics

초음파 Ultrasonography

초음파와 일부 기관에서 시행하는 외상에 대한 집중 평가 초음파(FAST)는 임신 외상 환자의 급성기 문제를 식별하는 데

사용된다. 초음파는 태아의 심장 활동, 신체 움직임, 태반 위치, 추정 재태 연령, 양수량 및 복강내 출혈을 확인할 수 있다. FAST 검사는 필수 정보를 제공할 수 있지만 태반 조기 박리를 확진하는 데는 신뢰해서는 안 된다. 태반 조기 박리의 많은 경우는 초음파로 잘 보이지가 않는다. 태아 사망 또한 초음파로 진단될 수 있다. 산모의 복강내 및 심낭내 체액은 FAST 검사 중에 확인될 수 있다.

진단 검사 Laboratory

검체 검사들은 일반적인 외상 관련 검사들이 포함된다. 그러나 임신에 따른 혈액학적 변화로 인해 결과를 신중하게 해석해야 한다. 표준 진단 검사에는 전혈구검사, 혈청 전해질검사, 아밀라아제, 혈액응고 검사, 동맥혈 가스, 혈액형 유형 및 선별 또는 유형 및 교차 검사, 소변 검사를 포함한다. 병원 지침 및 주치의가 독성 검사, B형 간염 및 인간 면역 결핍 바이러스 검사의 필요성을 결정한다. LMP를 모르거나 LMP가 입원 전 4½주 보다 더 지난 경우 모든 가임기 여성에 대해 수정 후 1~2주 정도의 조기에 임신을 확인할 수 있는 hCG 수치를 검사해야 한다.

Rh 음성 산모가 Rh 양성 태아를 낳을 때 산모의 Rh 감작이 발생할 수 있으므로 Rh 면역 상태에 대한 항체 선별 검사에 특별한 주의가 필요하다. 0.01 mL의 적은 양의 Rh 양성 혈액이 대부분의 Rh 음성 환자를 감작되게 만들고, 임신 외상 환자의 약 40%가 산모와 태아의 혈액이 섞일 수 있다. Rho (D) 면역글로불린(RhoGAM 또는 Rhophylac)은 모체 감작을 예방할 수 있고, 모든 Rh 음성 외상 환자에 대한 투여는 자궁에서 멀리 떨어진 고립된 손상이 없는 한 권장된다. 산모의 Rh 상태를 알 수 없고 혈액 투여가 예상되는 경우 면역 글로불린 투여를 고려해야 한다. 모체 혈액에서 태아 헤모글로빈을 포함하는 적혈구의 비율을 측정하는 Kleihauer-Betke (KB) 검사는 모체 순환에서 태아 혈액의 혼합을 확인하는 데 사용되며 임신 12주 이상의 Rh 음성 산모에게 시행한다. KB 검사 결과는 산모 외상 후 조산의 위험을 예측하는 데 유용할 수 있다. 그리고 종종 복부 둔상의 경우에 추가 용량의 Rh 면역 글로불린이 필요한지 여부를 결정하는 데 사용할 수 있다. 검사 결과가 양성이면 입원을 위한 지표로 사용될 수 있다. 겸상적혈구병과 같은 일부 혈색소병증은 양성 KB 검사 결과를 나타낼 수 있다. KB 검사 결과가 양성이라고 해서 반드시 병적 외상을 나타내는 것은 아니며 태반 조기 박리를 진단하는 데 사용해서는 안 된다.

방사선 평가 Radiographic Evaluation

외상 평가에 필요한 방사선 진단 절차는 임신한 환자의 경우에도 생략해서는 안 된다. 검사는 태아 방사선 조사를 최소화 하기위해 주의 깊게 수행해야 한다. 방사선 사진 촬영의 필요성은 임상 검사와 환자의 부상 의심에 의해 결정된다.

태아 위험을 최소화하기 위해 모든 노력을 기울여야 한다. 전문 방사선 기사는 중복 촬영을 피하고 가능한 한 자궁을 보호하며 필수 방사선 진단만 수행할 수 있다. 태아 방사선 노출이 우려될 때 시간이 있다면 산부인과 의사나 유전학자와 상의하는 것이 도움이 될 수 있다. 자기공명영상(MRI) 스캔은 일반적으로 더 자세하고 전리방사선을 포함하지 않지만 MRI는 응급 상황에서는 일반적으로 덜 사용되며 첫 임신 3개월 동안에는 사용하지 않는 것이 좋다.

진단적 복막 세척 Diagnostic Peritoneal Lavage

DPL은 복강내출혈에 대한 복부 손상을 효과적으로 사정할 수 있고 임신 외상 환자에게 안전하고 정확한 것으로 간주되지만 외상에 대한 집중 평가 초음파(FAST) 및 나선형 CT 스캔의 개발 이후 거의 사용되지 않는다. DPL은 후복막 또는 자궁내 손상을 평가하지 않으며 CT 평가가 더 자주 사용된다. CT를 사용할 수 없는 둔상 또는 다중 외상성 손상 후 증상이 있는 환자에서 DPL 적응증이 될 수 있다. 시술 전에 방광을 감압하고 천공의 위험을 줄이기 위해 유치 도뇨관을 삽입해야 한다. 구강위관이나 비위관으로 위를 감압하면 천공과 흡인의 위험이 줄어든다. "양성 천자"의 기준은 비임신 환자의 기준과 동일하다. 부상의 원인과 범위를 찾기 위해서는 추가 진단이 필요하다. 즉시, 지연 또는 연기된 개복술은 산모와 태아의 상태에 따라 결정된다.

손상 INJURIES

둔상 Blunt Trauma

복부 둔상은 산모와 태아에게 경미하거나 또는 생명을 위협할 정도의 심각한 부상을 유발할 수 있다. 복부 외상의 가장 흔한 원인은 MVC, 낙상 및 폭행이다. 호르몬 변화는 관절을 부드럽게 하고 골반 인대를 이완시켜 균형과 보행의 안정성을 감소시킨다. 돌출된 복부와 쉽게 피로해지는 이러한 변화는 산모의 낙상 감수성을 증가시킨다. 낙상은 임신 3분기에 많이 발생하며 산모 손상의 두 번째로 흔한 원인이다. 2차 사정 및 병력을 문진 할 때 간호사는 신체 구조가 영향을 받은 것 외에 낙상 시 넘어진 높이와 환자가 착지한 표면에 대해 문진해야 한다.

복부 둔상은 승용차의 계기판, 자동차 핸들 또는 에어백에 충격을 받는 등의 MVC 발생 시 복부에 직접적인 힘이 가해지는 경우 또는 폭행 중 산모에 대한 직접적인 타격으로 인해 발생할 수 있다. 복부 외상은 충격-맞충격(coup-contrecoup)으로 장기 이동 및 출혈로 인한 이차적 결과일 수 있다. 자궁 손상은 조기 진통, 태반 조기 박리, 자궁 파열, 태아 두부 손상 및 태아-모성 출혈을 포함한 심각한 태아 합병증을 유발할 수 있다. 치료는 손상과 산모와 태아의 상태에 따라 다르다.

안전벨트 관련 손상 Seat Belt-Related Injuries

MVC는 산모의 부상 또는 사망의 가장 흔한 원인 중 하나이며, 안전벨트를 하지 않은 산모는 다른 승객보다 조산 및 태아 사망의 위험이 더 높다. 머리를 부딪히면서 차량에서 튕겨나가는 것이 대부분의 산모 사망을 차지한다. 산모가 차에서 튕겨 나갈 때 태아 사망률도 높다. 2차 평가 및 병력 청취 중 안전벨트를 착용하였는지 여부와 안전벨트의 위치를 확인하는 것이 중요하다. 허리(lap belt) 및 어깨 안전벨트(즉, 3점식 안전벨트)를 같이 사용하였을 경우 산모의 차량 이탈과 태아 부상의 위험이 줄어든다. 어깨 벨트가 없는 허리 벨트도 차량에서 이탈되는 것을 감소시킨다. 그러나 허리 벨트만 사용하면 복강 내 손상을 일으킬 수 있다. 허리 벨트를 자궁 위에 너무 높게 착용하면 자궁이 파열될 수 있다. 임신 중 소장의 상승은 돌출된 자궁을 외부와 가깝게 노출시키고 허리 벨트로 인한 자궁 또는 태아 부상의 위험을 증가시킨다. 허리 벨트가 없는 2점식 어깨 벨트는 차량 이탈을 방지하지 못한다. 3점식 안전벨트의 적절한 사용은 산모 사망률과 태아 위험을 줄이기 위한 환자 교육의 중요한 구성 요소이다. 허리 벨트는 복부와 자궁 아래의 골반을 가로질러 편안하게 착용해야 한다. 어깨 벨트는 가슴 사이로 흉부를 가로질러 정상 위치에 착용해야 한다.

조기 자궁 수축 Premature Uterine Contractions

산과적 외상에서 자주 발생하는 합병증은 자궁 수축 또는 "조산"이다. 일반적인 원인에는 태반 조기 박리, 저산소증 및 저혈량증이 있다. 자궁근층(자궁의 근육층) 및 탈락막(자궁의 상피 내벽) 세포가 손상되면 자궁을 자극하는 프로스타글란딘을 방출한다. 자궁 손상 정도, 프로스타글란딘 분비, 태아 연령이 분만의 진행을 결정한다. 시간당 6~8회 이상의 자궁 수축은 조기 진통을 의미할 수 있으며 의식이 없거나 삽관된 환자에서는 감지되지 않을 수 있다. 의식이 있는 환자는 복부 또는 요통, 압박감 또는 경련통을 호소할 수 있다. 일반적으로 수축은 기저 원인이 해결되고 자궁수축억제가 감지되지 않으면 자체적으로 줄어든다. 약으로 수축을 억제하는 자궁수축억제는 부상은 있지만 혈역학적으로 안정적인 임신부에 있어 조산을 막는 데 효과적일 수 있다. 약물의 사용은 주치의의 재량에 따라 결정된다.

충분한 양의 수액을 보충하고 산모를 옆으로 기울인 자세로 유지하면 자궁의 자극을 최소화할 수 있다. 자궁 활동과 태아 반응을 사정하기 위해 조기에 심박동 모니터링을 시작해야 한다.

태반 조기 박리 Placental Abruption

태반 조기 박리는 정상적으로 자리 잡은 태반이 자궁벽에서 조기에 분리되는 것이다. 돌연 발생한 조기 박리의 결과로 태아 산소 결핍증, 대량 출혈 또는 조산을 유발할 수 있으며, 생존한 산모의 태아 사망의 가장 흔한 원인이기도 하다. 그림 43-3에서 볼 수 있듯이, 태반 조기 박리는 부분 박리, 주변부 박리 또는 완전 박리로 일어날 수 있다. 외부로 출혈이 안 나타날 수 있으며 분리된 태반 뒤에 고여 있던 혈액은 오래된 혈액이며 외부로 배출되면 검게 보인다. 출혈이 현재 진행될 때는 일반적으로 밝은 붉은색인 반면, 혈액이 양수와 혼합될 때는 검붉은 포도주색으로 보이기도 한다. 경미한 부상에도 태반 박리가 발생 할 수 있다. 둔상 외에도 태반 조기 박리의 소인은 PIH, 사구체신염, 당뇨병, 산모의 연령 증가, 흡연, 알코올 섭취 또는 가능한 영양 결핍과 관련이 있다.

복부 외상은 태반 조기 박리를 유발할 수 있는 직접적인 자극이다. 둔상의 에너지는 탄력 있는 자궁으로 분산되어 상대적으로 비탄력적인 태반이 자궁 내막에서 떨어져 나가게 한다. 태반 조기 박리의 위험은 일반적으로 부상 직후에 나타난다.

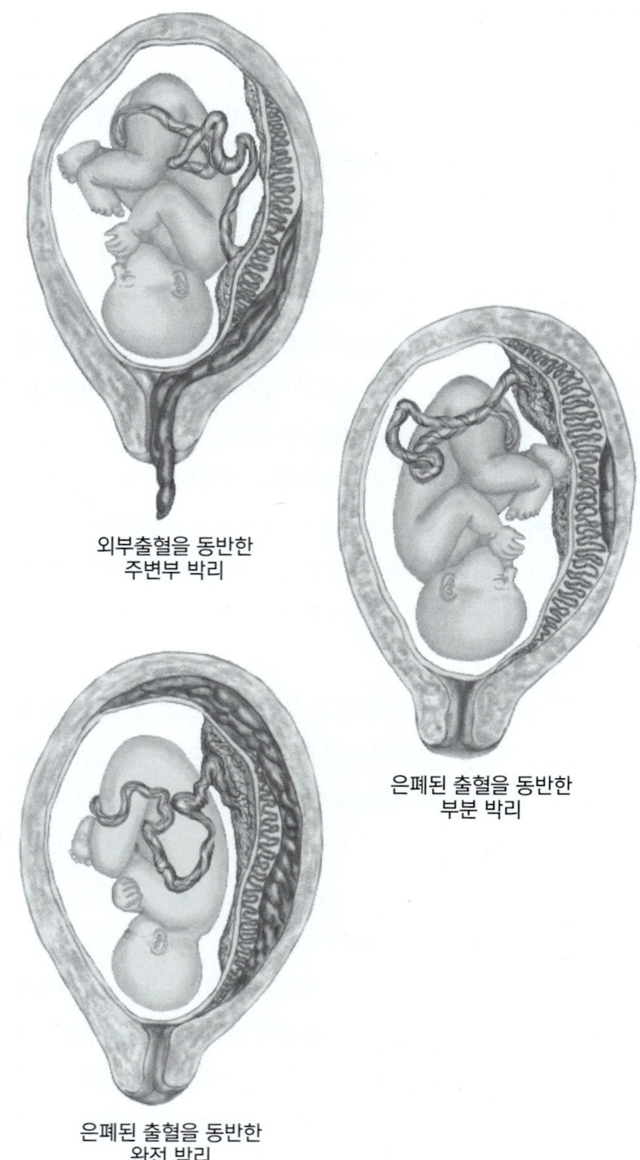

그림 43-3 태반 조기 박리의 유형

(From Murray SS, McKinney ES. *Foundations of Maternal-Newborn Nursing*. 4th ed. Philadelphia, PA: Saunders; 2006.)

그러나 태반 박리는 최대 48시간 후에도 발생할 수 있다. 출혈은 산모에게 즉각적인 순환 쇼크를 유발할 정도로 심각할 수 있다. 산모-태아 가스 교환 장애로 인한 산소 부족은 저산소증 또는 두개내 출혈로 인한 영아 사망으로 이어질 수 있다. DIC는 초기 외상 후 늦어도 48시간 후에 발생할 수 있다.

조기 박리의 전형적인 징후는 질 출혈, 자궁 압통, 복통, 요통, 수축 사이의 이완 불량, 자궁 근육 강직성 경련 또는 강직을 동반한 자궁 과다 활동을 포함한다. 증상의 발현은 모호하거나 심각할 수 있으며 지속적으로 의심하며 관찰하는 것이 중요하다. 조기 진통, 산모 쇼크, 기저부 높이 증가, 태아 가사 등이 조기 진통의 또 다른 징후들이다. 출혈이 태반 뒤쪽에 고여있어 질 출혈은 없을 수 있다. 태아 가사는 자궁 태반 손상 및 잠재적 조기 박리의 첫 징후일 수 있다. 산모와 태아 모두에서 급속한 악화가 발생할 수 있으므로 모두에 대한 집중적인 모니터링이 필수적이다. 작은 범위의 태반 박리에서는 태아가 생존할 수도 있다. 그러나 이런 손상에서 태아를 살리려면 즉각적인 외과적 분만이 필요하다.

자궁 파열 Uterine Rupture

자궁 파열은 복부 둔상으로는 흔하지 않은 치명적인 손상이다. 이전 제왕절개술 병력은 치유된 절개 부위에서 파열이 발생할 수 있기 때문에 파열의 선행 요인이 된다. 자궁 후방의 파열은 보통 흉터가 없는 자궁에서 발생하며 방광 손상을 수반할 가능성이 높다. 소변에는 혈액이나 태변이 포함될 수 있다. 증가된 산모의 혈액량과 관류는 자궁 파열이 있을 경우 산모의 저혈량성 쇼크의 위험을 증가시킨다. 환자는 처음에는 급성 통증이 있다가 그 후에 통증이 없어질 수 있다. 자궁은 압통이 생기고, 자궁 파열과 함께 태아 부분이 자궁 경계를 벗어나서 촉진될 수 있다. 자궁 윤곽이 비정상적이고 기저부 높이를 평가하기 어려울 수 있다. 질 출혈이 있을 수 있으며 태아 가사가 명백히 보일 수 있다. 경미한 열상을 조기에 발견하고 복구하면 산모 출혈과 태아 손상을 예방할 수 있지만 자궁을 복구할 수 있는 경우는 거의 없다. 자궁적출술은 자궁 파열이 있는 거의 모든 환자에게 적용된다. 태아 사망률은 거의 100%이다.

직접적인 태아 손상 Direct Fetal Injury

직접적인 태아 손상의 가능성은 임신 3개월마다 증가한다. 둔상은 드물게 직접적인 태아 손상을 일으키며, 태아 두개골 골절과 두개내 출혈이 가장 흔한 손상으로 나타난다. 손상은 산모의 골반 골절과 관련하여 가장 흔하게 발생한다. 임신 후반기에 머리가 골반에 닿으면 태아의 두개골이 골절된 골반에 의해 갇히고 손상을 입을 수 있다. 태아 두개골의 압박은 산모의 척추와 적용되어져 있는 허리 벨트(lap belt) 또는 충돌하는 물체 사이에서 발생할 수 있다. 직접적인 손상으로 인한 다른 태아 골절에는 쇄골 및 장골 손상이 포함될 수 있다.

관통상 Penetrating Injury

임산부의 자궁의 크기와 위치가 증가하면 자궁의 관통상이 잘 일어날 수 있다. 산모의 관통상 후 태아 손상은 빈번하게 발생하며 태아 사망률이 높다. 복부의 총상은 자상보다 더 흔하다. 손상의 정도는 무기의 유형, 구경 및 범위에 따라 다르게 나타난다. 상복부 상처는 임신 자궁에 의한 구획화로 인해 산모의 장 천공 또는 후복막 손상을 유발할 수 있다. 하복부 사입구(entry wound)는 태아에게 직접적인 상해를 입힌다. 태아에 대한 간접적인 손상은 탯줄, 태반 또는 양막의 외상으로 인해 발생할 수 있다. 모든 복부 총상에는 손상 부위를 찾기 위한 개복술이 필요하다.

자상(stab wound)은 산모와 태아의 예후가 더 좋다. 내장 기관은 관통하는 물체로부터 미끄러져 나가기 때문에 손상되는 기관이 적다. 총알이나 자상으로 인한 상복부 외상의 경우 일반적으로 외과적 수술이 필요하다. 환자가 안정적이거나 GI (위장관계) 또는 GU (비뇨생식기계) 외상의 증거가 없는 경우 하복부 손상에 대한 보존적 관리가 필요하다. 진단 방법으로는 상처의 국소적 검사와 CT, 초음파 검사 또는 복부 DPL이 포함된다. 응급 개복술은 관통상과 불안정한 활력 징후 또는 태아 가사가 있는 임산부에게 적용된다. 태아 분만은 (1) 재태 연령, (2) 양막낭 관통 증거, (3) 태아 사망 또는 손상의 증거, (4) 복부 검사(abdominal exploration)가 필요한지에 따라 결정된다. 그 외에는 태아가 계속 성장하고 성숙함에 따라 질식 분만을 기대할 수 있다.

화상 Burns

임산부의 화상은 대부분 가정에서 발생하며 사지, 얼굴 및 목이 가장 자주 화상을 입는 부위다. 화상은 열 화상이거나 독성 물질 흡입과 관련되거나 둘 다일 수 있다. 다행히 대부분의 화상은 경미하다. 임신은 산모의 치료 결과에 영향을 미치지 않는 것으로 보인다. 그러나 태아의 치료 결과는 산모의 상태에 영향을 받는다. 화상의 중증도와 총 체표면적(TBSA)은 산모의 치료 결과, 조산, 태아 사망에 영향을 미친다. 산모의 화상이 50% 이상인 경우 태아 사망률은 90%에 가깝고, 생존 가능한 태아의 경우 산모의 화상이 55% 이상인 경우 긴급 제왕절개를 권장한다. 태아 사망률은 저산소증, 저나트륨혈증, 패혈증 및 조산으로 인해 발생한다. 자연 유산은 일반적으로 심각한 화상 후 첫 주 이내에 발생한다. 때때로 건강한 만삭아의 분만이 가능하기도 하다.

화상 및 연기 노출과 관련된 잠재적인 합병증 중 하나는 일산화탄소(CO) 중독이다. 태아 헤모글로빈은 모체 헤모글로빈보다 CO에 대한 친화도가 더 높다. 산모의 일산화탄소 헤모글로빈을 측정할 때 태아의 수치가 더 높을 것이라는 점을 염두에 두어야 한다. 임신 환자에서 일산화탄소 헤모글로빈 수치가 상승된 경우 고압 산소 요법을 고려해야 한다.

화상을 입은 임산부의 즉각적인 치료는 임신하지 않은 환자와 동일하다. 심한 화상은 화상 센터에서 치료를 받아야 한다. 적극적이고 적절한 수액 소생술, 전해질 요법, 산소 보충, 환기 및 감염 예방이 중요하다. 멸균 건조 드레싱을 적용해야 하며, 젖거나 차가운 드레싱은 피해야 한다. 필요한 경우 항생제를 사용해야 한다. 그러나 실버 설파디아진(silver sulfadiazine) 크림은 태아 혈장의 결합 빌리루빈을 대체하여 태아의 순환 빌리루빈을 증가시킬 수 있으므로 사용을 피해야 한다. 상승된 태아 빌리루빈은 태아 혈액-뇌 장벽을 통과하여 신경 발달을 방해하여 태아 핵황달 또는 뇌 손상을 유발할 수 있다.

전기적 손상 Electrical Injury

임신 중 전기적 손상의 사례는 거의 보고되지 않는다. 그러나 태아 사망은 경미한 감전과도 관련이 있다. 대부분의 전기 사고는 가정에서 주로 발생한다. 가정에서 발견되는 교류는 일반적으로 손에서 발로 가는 경로를 따른다. 결과적으로 태아는 전류의 직접적인 경로에 있다. 태아 손상은 심장 전도 변화 또는 자궁 태반 병변으로 인해 발생할 수 있다. 만약 태아가 생존하면 양수과소증 또는 성장 지연이 발생할 수 있다. 임산부는 모든 감전 사고를 산부인과 의사에게 보고해야 한다. 태아의 안녕을 평가하기 위해서는 기본 태아 모니터링과 자세하고 빈번한 추적 관찰이 필요하다.

특별 고려 사항 SPECIAL CONSIDERATIONS

산모 심정지 Maternal Cardiac Arrest

임신 중 심폐소생술(CPR)의 목적은 두 환자(산모와 태아)의 순환과 관류를 유지하는 것이다. 기본 및 전문 소생술은 조기에 시작되어야 하며, 자궁이 배꼽 또는 배꼽 위에서 촉진되는 경우 소생술 시행 동안 자궁의 도수 전위를 유지해야 한다(그림 43-2 참고). 경우에 따라 자궁을 전위시키는 것만으로도 산모의 맥박을 회복할 수 있다. 최소 2인치(5 cm) 깊이로 분당 최소 100회의 흉부압박을 하는 고품질 CPR이 필수적이며, 압박 사이의 완전한 흉부 반동(full recoil)이 되도록하며 중단을 최소화해야 한다. 이전 가이드라인에서는 임신한 환자의 흉골에서 손을 약간 더 높이 놓을 것을 권장했지만 이를 뒷받침하는 근거가 없으며 미국심장협회(AHA, American Heart Association)는 가이드라인에서 이 권장 사항을 삭제했다. 임신 중 기계적 흉부 압박은 권장되지 않는다. 임신 중 외부 제세동에 대한 금기 사항은 없다. 그러나 내부 태아 모니터가 삽입된 경우 전기적 중재를 적용하기 전에 제거해야 한다.

임신한 환자의 산소 보유량은 더 낮고 요구량은 높기 때문에 저산소혈증은 항상 심정지의 원인으로 고려되어야 한다. 소생을 위해 산소 보충을 통한 적극적인 환기와 등장성 결정질 수액 및 가능하면 혈액 제제가 포함된 수액 요법이 필요하다. 신속하고 부드러운 삽관은 환기를 촉진하고 비강 또는 구강 출혈 및 흡인의 위험을 줄일 수 있다. 심정지 중 내과적 치료는 임신하지 않은 환자와 동일하나 심정지의 원인에 대해 세심한 주의가 필요하다. 산모의 저산소증과 산혈증이 있는 경우 자궁 태반 혈관층에서 혈관 수축이 발생한다. 혈액 가스 검사와 혈청 pH 수준을 모니터링하는 것은 산모의 산증(acidosis)을 결정하고 치료에 대한 반응을 평가하기 위해 중요하다. 임신 중에는 중탄산나트륨의 신장 배설이 증가한다. 중탄산염 투여는 혈액 가스 결과를 보고 결정된다. 승압제는 자궁태반의 혈관수축과 태아에 유해한 영향을 줄 수 있기 때문에 주의해서 사용해야 한다. 목표체온유지요법(TTM, Targeted Temperature Management)/저체온치료는 일반적으로 관련 응고 장애 및 증가된 출혈 가능성으로 인해 외상 후 심정지에 사용되지 않는다. AHA는 임신 중에 TTM을 개별적으로 고려해야 하고 비임신 환자와 동일한 프로토콜을 따를 것을 권장한다. 임신 24주 이상에서는 태아 생존 가능성과 생존 상태를 고려해야 한다. 사후 제왕절개(PMCS)는 산모와 태아의 생존을 촉진시킨다. 그러나 제왕절개 후 소생술 전 상태로 복귀하여 산모가 회복된 사례는 거의 없다. 제왕절개의 필요성이 결정된 후에는 즉시 신생아 소생술 팀이 개입하여 제왕절개를 신속하게 수행해야 한다.

응급 및 사후 제왕절개

Emergency and Perimortem Cesarean Section

사후 제왕절개술(PMCS)은 응급 제왕절개술(EMCS)과 구별되어야 한다. 부상당한 산모는 잠재적으로 생존 가능한 태아의 긴급 분만이 필요할 수 있다. EMCS는 태아 또는 산모의 손상 시 적응증이 될 수 있다. 적응증에는 조기 양막 파열, 태반 박리, 자궁 파열 또는 분만 중 불안정한 골반 또는 요천골 골절이 포함될 수 있다. EMCS는 산모의 손상 치료를 위한 적절한 수술적 노출이 필요하거나 전위된 골반 골절로 인해 질 분만이 불가능한 경우 수행될 수 있다. 그러나 골반 골절이 질 분만에 대한 절대적인 금기는 아니다. 조산이 예상되는 경우 신생아 호흡 곤란 증후군의 위험을 줄이기 위해 코르티코스테로이드를 처방할 수 있다.

사후 제왕절개 분만(PMCD, perimortem cesarean delivery)은 산모가 심정지 상태이거나 사망할 때 신생아를 분만하는 것이다. 목적은 두 가지로 첫째, 대동정맥(aortocaval) 압박을 완화하여 산모의 소생술을 용이하게 하고, 둘째, 생존 가능한 태아에 대한 영구적인 신경학적 손상의 위험을 줄이는 것이다. 태아의 생존은 산모 심정지와 태아 분만 사이의 간격, 재태 연령, 태아 상태, 산모 심정지의 원인에 따라 다르다. PMCD를 고려할 때 미국산부인과학회(ACOG, American College of Obstetricians and Gynecologists)에서는 최소 24주의 재태 연령에 도달할 것을 권장한다. 재태 연령과 출산 예정일은 LMP에 의해 가장 잘 결정된다. 간호사는 LMP의 첫 번째 날부터 거꾸로 세고 7일을 더해야 한다. 또한 기저부 높이의 측정은 태아 연령을 추정하는 데 사용할 수 있다. 기저부의 높이가 배꼽보다 위에 있으면 태아는 생존 가능함을 의미한다.

산모 심정지와 태아 분만 사이의 간격은 태아 생존을 예측하는 가장 중요한 요소이다. 생존한 대부분의 신생아는 산모 심정지 후 5분 이내에 분만된다. 그러나 산모 심정지 후 30분에 분만이 이루어진 경우에도 신생아가 생존한 사례가 있다. 그러나 간격이 증가할수록 신생아 생존은 감소한다. 자궁태반 관류를 확보하기 위해 산모의 CPR이 수행되는 동안 PMCS를 시작해야 한다. “4분 규칙”(즉, PMCS는 산모의 심정지 후 4분 이내에 시작되어야 하고 영아는 5분 이내에 분만되어야 함, “5분 규칙”)은 최상의 산모 및 태아 치료결과를 촉진한다.

산모는 제왕절개 후 대동정맥 압박의 완화, 심박출량 증가, 조직 관류 증가에 따라 회복할 수 있다. 두 개의 소생술 팀이 참석해야 하며, 하나는 산모를 위한 팀이고 다른 하나는 신생아를 위한 팀이다. 수술실(OR, operating room)로 환자를 이송하는 것이 아니라 응급실 또는 병원에서 심정지가 발생한 위치에서 소생술을 수행하는 것이 가장 좋다. 연구에 따르면 OR로 이송하는 동안 CPR의 질이 저하되므로 환자를 이동하는 데 시간을 낭비해서는 안 된다. FHT 및 생존 가능성의 증거는 종종 PMCS에 대한 주요 지표로 간주되지만, 태아가 생존할 수 없는 경우에도 산모를 소생시키기 위해 때때로 시행된다. FHT의 유무에 관계없이 산모 사망이 임박한 경우 PMCS가 권장된다. 자궁을 비운 후 산모의 순환 혈액량이 25~56% 증가할 수 있다. 임신한 자궁의 무게를 대혈관에서 덜어주면 산모의 활력 징후가 회복될 수 있다. 태아 사망은 산모의 혈역학적 불안정성과 응고 장애를 초래하는 태반 박리의 일부 경우를 제외하고는 일반적으로는 PMCS의 적응증이 아니다.

신생아 소생술 Neonatal Resuscitation

신생아의 응급 분만은 산모나 태아의 손상, 또는 둘 다의 경우 수행된다. 산모의 심정지 또는 기타 스트레스 요인으로 인한 태아 상태 악화는 적극적인 소생술을 필요로 할 수 있다. 신생아를 평가하고 치료하기 위한 숙련된 신생아 팀은 태아를 소생시키는 데 필요한 장비를 갖추고 있어야 한다. 이상적으로는 신생아 팀에 신생아 전문의/소아과 전문의, 신생아 간호사, 호흡기 치료사가 포함되지만 때로는 응급실 간호사가 신생아를 소생시켜야 할 수도 있다. 신생아 관리는 최신 AHA 지침을 따라야 한다. 평가와 소생술은 단계적으로 동시에 수행되어야 한다. 건조하게 하기, 따뜻하게 하기, 체위변경, 흡인 하기, 촉각 자극 제공하기는 모든 신생아에게 필요한 첫 번째 중재들이다. 무호흡 신생아는 백마스크 장치로 양압 환기가 필요하다. 중심성 청색증이 있는 위태로운 신생아에게는 산소가 필요하다. 흉부 압박은 심박수가 없거나 적절한 보조 환기를 30초 동안 한 후에도 심박수가 분당 60회 미만인 경우 시작해야 한다. 기관 삽관은 소생술 진행의 여러 단계에서 수행될 수 있다. 약물 투여는 신생아 소생술의 마지막 단계이며 대부분의 신생아에게는 거의 필요하지 않다. Apgar 점수는 신생아의 피부색, 심박수, 반사 과민성, 근 긴장도, 호흡을 기준으로 신생아의 상태를 정량화하는 객관적인 방법으로 분만 후 1분에 측정하며 분만 후 5분에 반복 측정한다. 소생술은 1분 Apgar 점수를 측정하기 위해 지연되어서는 안 된다.

환자 이송 Patient Transport

임산부의 병원 전 처치 및 이송은 여러 요인의 영향을 받는다. 모든 외상 환자와 마찬가지로 초기 목표는 척추 통합성 유지, 기본 소생술 평가 및 응급 중재에 있다. 임산부는 비임산부보다 호흡 기능의 감소의 위험이 더 높고 태아는 저산소증을 견딜 수 없기 때문에 산소 공급은 산모와 태아에게 도움이 될 수 있다. 산모의 산소 포화도를 95% 이상으로 유지할 수 있도록 산소 공급이 이루어져야 한다. IV 확보는 산모의 저혈량증을 치료하고 자궁 관류를 보장하기 위한 수액 보충을 위해서 필요하다. 심각한 산모-태아 합병증을 방지하려면 이송 중 적절한 산모 자세를 취하는 것이 중요하다. 임신 20주 이상에서 대동정맥(aortocaval) 압박을 피하기 위해 왼쪽 측와위 자세 또는 수동 변위가 권장된다. 척추 보호가 필요한 경우 경추 칼라와 측면 경사가 있는 척추고정판을 적용하여 척추 보호를 유지하고 대혈관의 압박을 최소화해야 한다.

요약

산과적 외상은 드물기는 하지만 사정과 치료 중에 산모와 태아라는 두 명의 환자를 고려해야 하기 때문에 치명적인 사건이 될 수 있다. 임상적 치료에는 팀 접근 방식이 필요하다. 중상을 입은 모든 임산부는 외상 및 산과적 치료 역량을 갖춘 기관에 입원해야 한다. 응급의학과 의사, 응급 간호사, 외상 외과 의사, 산과 의사, 고위험분만 전문의(perinatologist), 분만 간호사, 신생아 간호사는 산과적 외상 환자의 소생술을 진행하는 동안 외상 팀의 핵심 구성원이 될 수 있다. 팀 구성원은 자궁의 둔상 또는 관통상, 태반 조기 박리, 양수 색전증, 동종면역, 조기 진통, 조기 양막 파열과 같은 손상을 입은 임신한 환자의 특유의 상태를 인식하고 평가해야 한다. 이상적으로, 앞서 언급된 모든 구성원이 응급실의 호출에 대응할 수 있어야 한다. 원격 진료가 외상 치료에 더 자주 사용되지만 산과적 외상에 대한 원격 진료와 관련된 정보는 제한적이다.

최적의 태아 치료 결과는 산모의 생존에 달려 있다. 적극적인 소생술과 산모의 안정화는 최고의 산모 및 태아 치료 결과를 촉진시킨다. 산모와 태아의 상태에 대한 걱정은 환자와 가족의 스트레스 수준을 높인다. 가족에게 정보를 제공하고 환자와 가족을 위한 정서적 지지를 제공하는 것은 외상 중재를 하는 동안 필수적이다.

예방을 위한 활동은 산과적 외상의 발생률과 중증도를 줄일 수 있다. 안전벨트를 올바르게 사용하고 에어백을 끄지 않으며 임신 중의 불의의 중독과 과로를 피하는 것에 대한 공적 및 개별적 교육은 산모와 태아의 부상을 줄일 수 있다. 폭력, 특히 친밀한 가족 폭력은 응급실에서 평가 되어져야 한다. 적절한 중재는 반복적인 폭행을 예방하고 산모의 부상을 방지할 수 있다. 태아의 상태가 기본적으로 산모의 상태에 의해 좌우된다는 교육 및 퇴원 교육은 산모가 태아의 안녕을 증진하는 행동을 선택하는 데 도움이 될 수 있다.

이 드문 상황에 대한 의료진의 준비가 중요하며 표준화된 order sets 및 반복 훈련은 소생술 능력을 향상시키는 것으로 나타났다. 응급 간호사 협회 및 기타 전문가 집단은 근거 기반 치료를 제공하는 데 있어 응급 간호사를 지원하는 전문 교육, 훈련 및 역량 개발을 권장한다. 산과적 외상에 대한 교육을 제공하는 간호사에게 권장되는 과정 중 하나로 외상 간호 핵심 과정이 있다(과정은 www.ENA.org에서 찾을 수 있음).

사후 디브리핑 및 피드백은 포함된 모든 의료인에게 중요하며, 여기에 사례와 직접 관련되지 않은 의료인도 포함시키면 미래의 임산부 외상 환자 치료를 위한 학습 및 준비에 도움이 될 수 있다.

44

노인 외상

Geriatric Trauma

Patricia Weismann

65세 이상의 인구는 전 세계에서 가장 빠르게 성장하는 인구 집단 중 하나이다. 이러한 인구 통계학적 변화는 기대 수명 연장, 출생률 감소, 의학 발전의 결과로 볼 수 있다. 2060년까지 65세 이상 미국인의 수는 2016년의 4,920만 명에서 거의 9,800만 명으로 두 배 증가할 것으로 예상된다. 건강 관리, 건강 및 복지 프로그램에 대한 접근성이 향상되고 있지만 많은 고령의 미국인은 당뇨병, 고혈압, 심장병 및 장애와 같은 만성 질환으로 더 오래 살고 있다. 미국인들은 또한 노동 강도에 있어 더 오래 일하고 보다 활동적인 생활 방식을 추구하고 있으며, 이는 부상의 위험을 증가시킬 수 있고 응급실을 방문하게 된다. 2010년 한 해에만 응급실을 방문한 65세 이상의 성인은 1,960만 명을 차지하였다.

외상은 65세 이상 성인 사망의 7번째 주요 원인이다. 이 인구 집단은 모든 외상 관련 부상의 10%, 외상 부상으로 인한 사망의 28%를 차지한다. 2016년에만 65세 이상 성인 중 62,000명 이상이 사고와 관련된 부상으로 사망했다. 추락 사고는 사고 관련 사망의 47.4%를 차지했으며, 사망의 11.8%는 자동차 충돌 및 교통 사고 부상과 관련되었고, 10%는 총기 관련 사망이었다. 65~74세 성인의 부상 관련 응급실 방문율은 2013년 100명당 9명이었고, 연령이 증가함에 따라 크게 증가했다. 85세 이상 성인의 부상과 관련된 응급실 방문율은 100명당 25명으로 질병에 걸린 비슷한 연령의 환자들보다 구급차를 이용해 내원하는 노인 환자의 비율이 더 높았다.

부상의 기전은 젊은 연령대가 경험하는 기전과 유사하지만, 노인 외상 환자는 사망률이 6배 더 높은 것으로 추산된다. 연령에 따른 생리학적 변화, 장애, 여러 약물 복용 및 부상에 수반되는 동반 질환과 같은 복잡한 요인을 고려해야 하며, 종종 노인 외상 환자의 평가 및 의학적 관리를 복잡하게 할 수 있다. 노년층의 외상은 삶의 질과 기동성의 전반적인 저하, 병원 재입원율 및 사망률을 높일 수도 있다. 노인 외상 환자의 조기 식별, 우선순위 지정, 신속한 치료의 시작, 적절한 수준의 치료기관으로 신속한 이송 확보는 이러한 위험에 놓인 노인 인구에 대한 개선된 환자 치료 결과로 이어지는 중요한 방안이다.

환자 분류 TRIAGE

정확하고 신속한 환자 분류는 노인 외상 환자의 치료 결과에 매우 중요하다. 노년층에 대한 과소 평가된 분류는 너무 자주 발생하며 이환율 및 사망률의 증가와 관련이 있다. 연구에 따르면 고령자는 젊은 연령 층보다 훨씬 더 높은 비율로 과소 분류되며, 과소 분류된 노인은 젊은 연령층보다 4배가량 사망 위험이 높은 것으로 나타났다. 과소 분류에 기여하는 요인에는 특정 연령층에 따른 특별한 기준이 없는 외상 기준, 통증 반응 지연 또는 감소, 여러 약제로 인한 활력 징후 변화, 외상에 대한 생리적 반응 지연 등이 있다. 연구에 따르면 외상 기준은 노년층의 상황이 잘 반영되도록 확장되어야 한다. 노인의 경우 수축기 혈압 외상 매개변수를 90 mmHg에서 110 mmHg로 늘리는 것이 권장되는데 이는 외상 기준을 충족하지 못한 노인 외상 환자를 식별하는 데 도움을 주는 것으로 나타났다. 외상 환자의 신속한 식별, 정확한 중증도 분류 및 신속한 외상 팀 연락은 노인 환자의 치료 연속체계에서 중요한 단계들이다.

약물/투약 MEDICATIONS

노인 인구의 가정 약물 사용은 부상에 관여할 수 있으며 부상을 완화해 주고 건강을 증진하는 데 복잡한 요인이 될 수 있다. 노인 인구에서 자주 처방되는 약물에는 항응고제, 심혈관계 약물 및 진통제가 있다.

항응고제 Anticoagulants

항응고제 요법은 정맥 혈전 색전증(VTE, venous thromboembolism), 폐 색전증(PE, pulmonary embolus), 심부 정맥 혈전증(DVT, deep vein thrombosis)과 같은 합병증을 예방하기 위해, 그리고 심방 세동으로 진단된 환자에게 혈전으로 인한 뇌졸중의 위험을 줄이기 위해 노인들에게 광범위하게 처방된다. 항응고제의 광범위한 사용은 노인 외상 환자에게 출혈 및 두개내 출혈의 위험 증가와 같은 심각한 합병증을 유발할 수 있다.

심혈관계 약물 Cardiac Medications

베타 차단제와 같은 심장 약물은 일반적으로 많은 노인 인구에서 고혈압과 심장 질환을 치료하기 위해 처방 되며 중증도 분류 과정과 쇼크 식별에 혼돈을 줄 수 있다. 어떤 심장 약물은 외상에 대한 신체의 명백한 반응을 무디게 할 수 있기 때문에 활력 징후는 노인 환자의 부상 또는 쇼크의 심각성을 정확하게 예측하지 못하게 할 수 있다. 두부 외상을 나타내는 노인 환자의 향상된 치료 결과는 외상 전 베타 차단제 사용과 연관이 있긴 하지만, 사망률의 증가는 다른 형태의 외상 환자에 대한 외상 전 베타 차단제 사용과 연관이 있다. 자세한 병력 및 신체 검진을 하는 것과 함께 외상 전 의학적 관리 및 노인 외상 치료를 위해 가정에서 복용하던 약물의 이름과 용량을 확인하는 것이 중요하다.

진통제 Opioids

진통제는 급성 및 만성 통증 치료를 위해 자주 처방되며 외상이 있는 노인 환자에게 심각한 합병증을 유발할 수 있다. 이 연령층에서 진통제 사용 관련 합병증에는 감각 감소, 호흡수 감소, 과다 진정, 과다 복용, 구토 및 면역 기능 장애 등이 있다.

부상 기전 MECHANISMS OF INJURY

매년 점점 더 많은 수의 노인이 의도적 및 비의도적 부상 치료를 위해 응급실에 내원한다. 부상의 빈번한 기전에는 낙상, 화상, 자해, 자동차 사고, 폭행 및 학대가 포함된다.

둔기 외상 Blunt Trauma

둔기 외상은 여러 장기 계통에 영향을 줄 수 있으므로 젊은 성인에 비해 노인에서 이환율과 사망률의 위험이 더 높다. 노년층에서 둔기 외상으로 인한 사망 위험을 증가시키는 요인에는 영양실조, 항응고제 사용, 출혈 위험 및 심폐 보존력 감소가 있다. 둔기 외상은 힘의 전달로 인해 발생하며 다음 원인들로 인해 발생할 수 있다.

- 낙상
- 폭행
- 자동차 사고
- 자동차 대 보행자 충돌
- 오토바이/자전거 충돌
- 짓눌린 외상

둔기 흉부 외상은 외상 사망의 약 25%를 차지하며, 그 중 80%는 자동차 충돌에 기인한다. 폭행과 관련된 둔기 외상은 대부분 머리와 목 부상을 포함하며, 외상성 뇌 손상(TBI, traumatic brain injury)을 의심해야 한다.

관통/천공/찔림 부상 Penetrating Trauma

관통 외상은 노년층 인구에서 자주 발생하지 않지만 이로 인한 병원 내 사망률은 노년 인구에서 둔기 외상보다 높다. 관통 외상으로 인한 손상은 복부, 목, 흉부에 더 자주 발생하며 둔기 외상으로 인한 손상에 비해 입원환자에서 더 많은 사망자가 발생하는 것으로 추산된다.

낙상 Falls

노인 인구의 낙상은 빈번하게 발생하며 종종 치명적인 결과를 초래한다. 낙상은 매년 미국인 4명 중 1명의 비율로 보고되며 연간 약 3백만 건의 낙상 관련 응급실 방문이 발생한다. 낙상 관련 부상으로 약 750,000건 정도의 병원 입원이 발생하며, 연간 340억 달러의 의료 비용이 발생한다. 2016년에 65세 이상 성인에서 거의 30,000명의 의도하지 않은 사망이 낙상과 관련되어 있었는데, 이는 2007년의 18,334명의 낙상 관련 사망 건수와 비교해 볼 때 상당히 증가한 수치이다. 노년층의 낙상 위험을 증가시키는 요인은 다음과 같다.

- 다약제 복용
- 약물 남용
- 활동 감소
- 연령에 따른 생리학적 변화
- 통증/불편함

- 혼란/섬망
- 관절염
- 감소된 근육 강도
- 장애
- 보행 장애
- 이전의 낙상 경험

낙상은 계속해서 노인들에게 심각한 건강 위험을 초래하고 유병률은 매년 증가하고 있다. 활동과 이동성 증가로 인해 낙상으로 인한 부상을 입는 노인 남성이 더 많지만, 골다공증이 있는 노인 여성은 낙상으로 인해 고관절 골절이 발생할 가능성이 거의 두 배에 달한다. 낙상 후 부상의 높은 위험과 관련된 기타 요인 ABC는 85세 이상 연령, 뼈 취약성, 응고병증 또는 최근 수술력이 있다.

낙상과 관련된 합병증에는 다량의 내부 또는 외부 출혈, 뇌내 출혈, 횡문근 융해증, 폐색전증/심부정맥혈전증 또는 감염(예: 폐렴 또는 요독증)이 포함될 수 있다. 낙상과 관련된 추가적인 장기간 합병증에는 후속 낙상의 증가, 우울증 및 부동성, 운동 기능 감소, 삶의 질 감소로 이어지는 낙상의 공포 증가가 포함될 수 있다.

화상 Burns

노년층 미국인의 인구가 계속 증가함에 따라 화상과 관련된 외상성 부상 및 사망의 비율도 증가하고 있다. 노인이 화상을 입기 쉬운 요인은 다음과 같다.

- 감각 장애
- 인지 기능 저하
- 이동성 감소
- 느린 반응 시간
- 흡연
- 치매

2016년 노인의 화상 관련 사망 중 93%는 의도하지 않은 것으로 보고되었으며, 그 중 많은 사망이 주택 화재 및 연기 흡입으로 인한 것이지만 뜨거운 김에 의한 화상 및 접촉 부상도 노인에게 심각한 피해를 줄 수 있다. 이 인구층은 또한 동반 질환과 함께 지연된 치유 과정 및 감염으로 인한 합병증으로 인해 병원 재입원 및 후기 사망의 위험이 더 큰 것으로 나타났다. 노인 화상 환자의 합병증 및 사망률 증가에 기여하는 연령 관련 요인에는 부상에 대한 반응 지연, 면역 약화, 영양실조, 화상으로 인한 생리적 스트레스 및 대사 과다 상태에 대한 대응 어려움 등이 있다. 심각한 화상을 입은 후 75세 이상 성인의 거의 절반이 전문 요양 시설(SNF, skilled nursing facilities)로 퇴원하여 퇴원 후 사망 위험이 더욱 높아진다. 의학의 발전에도 불구하고 노인들은 젊은 사람들에 비해 합병증으로 인한 심각한 화상 부상으로 1년 이내에 사망할 가능성이 더 높다. 노인성 화상 생존자는 폐렴, 패혈증, 치유 지연, 피부 파괴, 신경병증, 비후성 흉터 또는 수축과 같은 예상치 못한 합병증을 일으킬 수 있다.

위독한 환자의 신속한 식별, 적절한 치료 및 수액 소생술, 모니터링 및 적절한 치료 기관으로의 이송은 환자 치료 결과를 크게 개선하는 조치들이다.

자해 Self-Harm

많은 성인 연령층의 자해율이 증가하고 있지만, 노인의 자살 사망률은 젊은 성인들보다 더 높다. 2016년 노인 인구 사망의 13%가 자살로 인한 것이며, 이 중 45~75%가 몇 달 전에 의사의 진단을 받은 적이 있는 것으로 밝혀졌다. 사망자의 70%는 총기 관련, 10.5%는 질식, 10%는 약물 중독으로 인한 사망이었다. 노인 환자는 중대 상해 발생 시 젊은 환자만큼 잘 또는 빨리 치유되지 않으며, 자해 외상 상해 후 생존하는 경우 장애를 남기거나, 연장된 요양 서비스를 필요로 하거나, 또는 둘 모두를 필요로 하는 경우가 많다. 다음과 같은 몇 가지 요인으로 자해 위험을 증가시킬 수 있다.

- 우울증 병력
- 자살 시도 이력
- 정신질환/학대
- 절망적인 생각
- 만성 동반질환
- 재정적 스트레스 요인
- 지지체계 부족
- 알코올 또는 약물 남용
- 남성

모든 환자와 마찬가지로 철저한 신체 사정을 수행하고 노인 환자의 병력을 확보하는 것 외에도 간호사가 환자가 자해를 하기 쉬운 위험 요소를 고려하는 것이 중요하다.

자동차 충돌 사고 Motor Vehicle Crashes

자동차 충돌 사고(MVC)는 노인 인구의 외상 관련 사망의 두 번째 주요 원인이다. 이 연령대에서 자동차 충돌 사고의 원인은 반응 시간 감소, 청력 및 시력 손상, 인지 저하와 같은 생리학적 연령 관련 변화에 기인할 수 있다. 감소된 생리학적 보존력과 손상된 보상 기전으로 인해 노인은 자동차 충돌 사고 시 속도와 충돌의 심각성에 관계없이 자동차 충돌 사고로 인한 부상의 결과로 이환율 및 사망 위험이 증가한다.

폭행 Assault

폭행은 노년층의 외상 관련 부상의 일반적인 원인이다. 병원 입원의 약 6.5%는 노인에 대한 폭행 관련 부상의 결과로 발생한다. 폭행 및 의도하지 않은 외상으로 인한 사망률은 비슷하지만 폭행으로 인한 부상은 중환자실(ICU, intensive care unit) 입원 기간 증가 및 외과적 중재 증가와 상관관계가 있다.

신체적 또는 성적 폭행이 발생할 수 있다. 남성은 노인 여성에 비해 폭행 피해자가 될 가능성이 더 높으며 피해자는 응급치료를 위해 내원할 때 약물 및/또는 알코올 양성 판정을 받는 경우가 많다. 노인들은 또한 젊은 집단의 폭행 피해자와 달리 외상성 뇌손상의 위험이 증가한다.

외상성 뇌손상은 매년 약 140만 명의 미국인에게 발생한다. 이 손상은 항응고제 사용, 출혈 위험 증가, 손상 시 보상 및 회복 능력 감소로 인해 노인에게 치명적일 수 있다. 노인의 외상성 뇌손상은 확인할 수 없는 기존의 의식 상태, 인지 장애, 알츠하이머병, 치매 또는 반응 지연, 감각 감소와 같은 연령 관련 변화와 같은 합병증으로 인해 사정하기 어려울 수 있다.

학대 Abuse

노인 학대는 신뢰할 수 있는 간병인, 가족 또는 심지어 가까운 사랑하는 사람에 의해 발생할 수 있다(제49장 학대 및 방임 참고). 노인 학대 사례는 너무 자주 발생하지만 종종 제대로 보고되지 않고 있고 부상, 입원, 안전하지 않은 퇴원 및 사망 위험 증가로 이어질 수 있다. 위험에 처한 노인 인구에 대한 외상성 부상과 그에 상응하는 부상으로 이어지는 상황에 대한 특별한 고려가 필요하다. 노인 10명 중 1명이 학대를 경험했다는 믿기 어려운 보고에도 불구하고 더 많은 학대 사건이 알아채지 못하거나 보고되지 않고 있다. 학대 사례의 약 2/3가 관계 당국에 보고되지 않으며, 노인 인구가 증가함에 따라 학대의 유병률이 증가할 것으로 예상된다.

학대는 환경, 사회경제적 상황, 인종이나 성별에 관계없이 어떤 경우에라도 발생할 수 있다. 학대 유형 및 관련 징후는 **표 44-1**을 참고한다. 연구에 따르면 여성은 남성보다 더 높은 비율로 학대를 받고 있으며, 장애나 치매가 있는 노인은 학대를 받을 위험이 더 높고, 방임이 가장 흔히 보고되는 학대의 방법이다. 학대는 가해자의 대부분이 간병인과 가족임에도 불구하고 어떤 개인에 의해서도 가해질 수 있다. 어떤 경우에도 학대가 의심된다면 의심을 확대하고 보고하는 것이 반드시 필요하다.

노인 외상 평가 GERIATRIC TRAUMA ASSESSMENT

기도 Airway

노인은 의치, 분비물, 혈액 또는 이물질이 기도를 막고 있을 수 있다. 뇌신경의 생리학적 변화는 혀 조절에 영향을 주어 기도 폐쇄를 유발할 수 있으며, 노년층에서 뇌졸중과 같은 신경학적 사건의 발생률이 증가하면 의식 수준이 변화되고 추가로 기도가 손상될 수 있다. 환자에게 인공호흡기가 필요한 경우 목과 등의 경직, 구강 점막의 얇아짐, 뼈와 관절의 변화와 같은 연령과 관련된 변화로 인해 기도삽관이 어려울 수 있다(제9장 환자 사정 참고).

호흡 Breathing

기도를 손상시키지 않는 틀니는 호흡을 보조하는 데 필요한 백마스크 장치의 밀폐력을 강화하기 위해 제자리에 둘 수 있다. 노인 인구에서 10회 이하의 호흡수는 연령과 관련된 호흡 예비력 감소와 함께 사망 위험 증가와 관련이 있으며 고유량 산소 요법을 적용하는 것이 중요한 중재가 될 수 있다. 인공호흡기 적용을 위한 조기 기도삽관은 노인 환자에게 항상 고려되어야 한다.

순환 Circulation

심박수와 심박출량을 증가시켜 생리적 스트레스 요인에 반응하는 노인 환자의 능력은 나이가 들면서 감소한다. 심혈관계 약물은 노년층의 외상과 쇼크에 대한 반응을 더욱 둔하게 만든다. 심장 예비력의 감소는 저관류 상태를 견딜 수 있는 능력을 감소시킨다. 손상되기 쉬운 정맥 구조는 수액 소생을 위한 중

표 44-1 잠재적 학대에 대한 확인

유형	정의	징후
신체적	고의로 또는 무의식적으로 상해를 입히기 위해 물리적인 힘을 사용하는 것	꼬집기, 밀기, 때리기, 물 또는 화상, 눈에 보이는 멍(때로는 다양한 치유 단계), 피부 찢어짐, 설명할 수 없는 부상, 치료되지 않은 골절 및 노인 개인이 두려움을 나타내는 행동
성적	신체적 괴롭힘 포함 모든 종류의 원치 않는 성적 상호작용	설명할 수 없는 성병 감염, 통증, 타박상 또는 출혈
정서적 또는 심리적	정신적 고뇌, 정서적 고통, 굴욕 또는 두려움과 같은 감정적 반응을 일으키는 비언어적 행위 또는 행동	욕하기, 위협하기, 고립시키기, 모욕하기 또는 다른 사람을 평가 절하하는 것과 같은 행동 통제, 사람에게 멀어지게 하거나 두려움 표시
방임	음식, 물, 의료 또는 피난처와 같은 기본적인 필요가 간병인이나 보호자에 의해 보류됨	건강 또는 위생상태가 좋지 않은 쇠약, 탈수, 단일 또는 다중 욕창이 나타나는 노인
경제적 또는 물질적 착취	재정 또는 혜택을 무단으로 사용 또는 강제로 사용하는 행위	유언장을 무단으로 수정하거나 신용카드, 자동차 또는 재산을 사용 무단으로 수표를 작성하는 행위

Adapted from National Center for Injury Prevention and Control. *Understanding elder abuse: fact sheet* (2016). https://www.cdc.gov/violenceprevention/pdf/em-factsheet-a.pdf. Published 2016. Accessed 3 June 2019.

심 또는 말초 정맥주사 삽입을 어렵게 할 수 있다.

장애 Disability

뇌 조직 위축은 서로 연결된 정맥이 늘어나 찢어질 위험이 증가하고, 일반적인 위축은 두개내압 증가와 관련된 증상이 시작되기 전에 상당한 혈액이 모여들게 하여 두개내 저장실에 추가 공간을 허용하게 된다. 연령 관련 인지 감퇴는 기존의 뇌 상태에 대한 정확한 사정이 어려울 수 있으며 외상성 뇌손상에 대해 환자를 사정할 때 복잡할 수 있다. 외상성 뇌손상의 징후는 또한 노년층에서 지연된 방식으로 나타날 수 있다. 가능하다면, 그 자리에 있는 개인이나 가족 구성원으로부터 인지 기능에 대한 평소 상태 관련 정보를 얻으려고 노력해야 한다. 고령에 따라 발생하는 자연적인 전도성 신경의 둔화는 반사를 늦추고 감각을 감소시키며 통증에 대한 인식과 움직임을 제어하는 데 영향을 줄 수 있다.

노출/환경 Exposure/Environment

저체온증은 외상 환자의 이환율 및 사망률과 직접적인 상관관계가 있으며, 노인 외상 환자는 피하 지방층의 손실, 얇은 피부, 발한 능력 감소로 인해 저체온증의 위험이 증가한다. 영양상태, 만성 기저 질환 및 일부 약물이 체온 조절능력을 손상시킬 수 있다.

외상 소생술 모니터링

Trauma Resuscitation Monitoring

다음은 외상 소생에 도움이 될 수 있다.

- **검체 검사:** 프로트롬빈 시간(PT), 부분 트롬보플라스틴 시간(PTT) 또는 국제 표준화 비율(INR)과 같은 응고 검사는 일반적으로 항응고제가 처방되기 때문에 환자의 기준 응고 수치를 설정하는 데 도움이 된다. 만성적인 알코올은 간에 영향을 미치고 결과적으로 응고 시간에 영향을 줄 수 있다. 알코올은 금단 현상이 발생할 수 있으며, 기준 수치에 도달하지 못하면 장기간 감지되지 않을 수 있다.
- **모니터링:** ECG는 심근경색(MI, myocardial infarction)이 외상성 사건과 관련되었는지 여부를 결정하는 데 도움이 될 수 있다. 원격 측정 모니터링은 심장 기저 질환이 있는 환자에게 적합할 수 있다. 말초 순환 불량은 맥박 산소 측정의 정확도에 영향을 줄 수 있으므로 간호사는 환자 상태와 기존에 알고 있거나 의심되는 변화에 대해 알고 있어야 한다.
- **위관 삽입:** 노화와 관련하여 약화된 조직과 항응고제의 사용 증가는 비위관 또는 구위관 삽입 시 발생하는 합병증을 증가시킬 수 있다. 특히 구인두에서 인두 근육의 이완은 흡인의 위험을 증가시키므로 응급 간호사는 적절한 때에 조기 위관 삽입을 고려해야 한다.
- **산소 및 기계환기 고려 사항:** 감소된 폐 예비력 및 지구력으로 인해 노인 환자는 젊은 환자만큼 보상하지 못할 수

있다. 기도 및 폐포의 복원력 손실은 기도 허탈 및 환기/관류(V/Q, ventilation/perfusion) 불일치의 위험을 증가시킨다. 산소 공급 및 기계환기를 도와주기 위해 산소 공급 및 조기 기도삽관을 고려한다.

- **통증 사정:** 통증은 노인 인구에서 종종 과소 보고되고 과소 치료되어 낙상을 유발할 수 있는 섬망과 같은 합병증을 초래할 수 있다. 불안, 혼란 및 치매는 또한 노인 환자의 정확한 통증 보고에 영향을 미칠 수 있다. 호흡 곤란의 위험이 있으므로 초기에 적은 양의 통증 관리 약물을 사용하고 자주 재사정하는 것이 좋다.

병력 청취 History

평가 및 중재와 더불어 부상 이전의 행동이나 사건(들), 환자가 현재 복용 중이거나 처방 받은 약물, 종합적인 건강 및 수술력을 확인하는 것이 중요하다. 고령 환자에게는 한 명 이상의 정보 제공자가 있을 수 있기 때문에 병력 및 약물 복용력 등에 대해 정보 제공자에게 구체적인 질문을 하는 것은 안전한 치료를 위해 필수적이다. 처방된 약에 대한 순응도와 처방된 약의 복용 관련 장애 요소들에 대해 묻는 것은 외상 이후 퇴원 시 자가 관리를 제공할 수 있는 환자의 능력에 대해 평가하는 데 도움이 될 수 있다. 종합적으로 문서화된 이력은 환자 분류를 결정하는 데 도움을 주는 노인 환자의 체계적인 사정에 추가된다.

더 높은 수준의 시설로 이송

TRANSFER TO A HIGHER LEVEL OF CARE

외상이 있는 노인 환자는 외상 규명에 관계없이 언제든지 모든 시설에 내원할 수 있다. 외상성 손상을 입은 고령자는 다기관 장기 부전 및 높은 이환율과 사망률과 같은 합병증이 발생할 위험이 크다. 부상에 대한 엄청난 생리학적 반응과 기존의 건강 상태 및 다약제 사용과 맞물려서 노인 환자는 지정된 외상 센터에서 치료를 받는 것이 큰 도움이 될 수 있다. 개선된 치료 결과를 얻으려면 이러한 위험에 처한 환자를 신속하게 식별 및 분류하고 적극적으로 치료하고 더 높은 수준의 시설로 이송하는 것이 중요하다.

생애말 간호 END-OF-LIFE CARE

조기 발견, 정확한 환자 분류 및 적극적인 치료에도 불구하고 외상성 부상으로 인한 노인의 사망률은 거의 28%에 달한다. 사전의사결정서가 작성되어 있을 수 있으며, 이는 치료 팀이 환자의 의향에 따라 치료를 수행하도록 하는 데 도움이 될 수 있다. 치료 팀과 가족 구성원 간의 투명성은 치료 결과와 삶의 질을 둘러싼 윤리적 문제와 상황에 관한 의사결정 과정에 도움이 될 수 있다. 다른 모든 환자와의 상호작용과 마찬가지로 이러한 중요한 순간에 환자와 가족 모두에 대한 연민, 친절, 공감이 치유 과정에 있어 매우 중요하다(제14장 응급실의 완화 및 임종 치료 참고).

요약

65세 이상 인구는 전 세계적으로 가장 빠르게 성장하는 인구 집단 중 하나이며, 외상은 이 연령대의 7번째 주요 사망 원인이다. 노인성 외상 환자의 과소 분류는 외상성 손상으로 인한 사망 위험을 높인다. 신속한 식별, 철저한 사정 및 적극적인 치료를 통해 치료 결과를 개선할 수 있다.

노년층의 가정에서 복용하는 약물은 부상을 유발하고, 부상을 완화해 주고 치료를 진행하는 데 있어 복잡한 요인이 될 수 있다. 노년층에 대한 다른 일반적인 부상 기전에는 낙상, 화상, 자해, 자동차 사고 및 폭행이 포함되고, 만약 학대가 발견되고, 악화되고, 보고되었다면 학대 혐의도 또한 조사되어야 한다. 다른 환자와 마찬가지로 환자 중심의 동정심 어린 치료 제공은 치유 과정을 도울 수 있다.

UNIT VI

특수 대상자 응급 간호

Special Populations

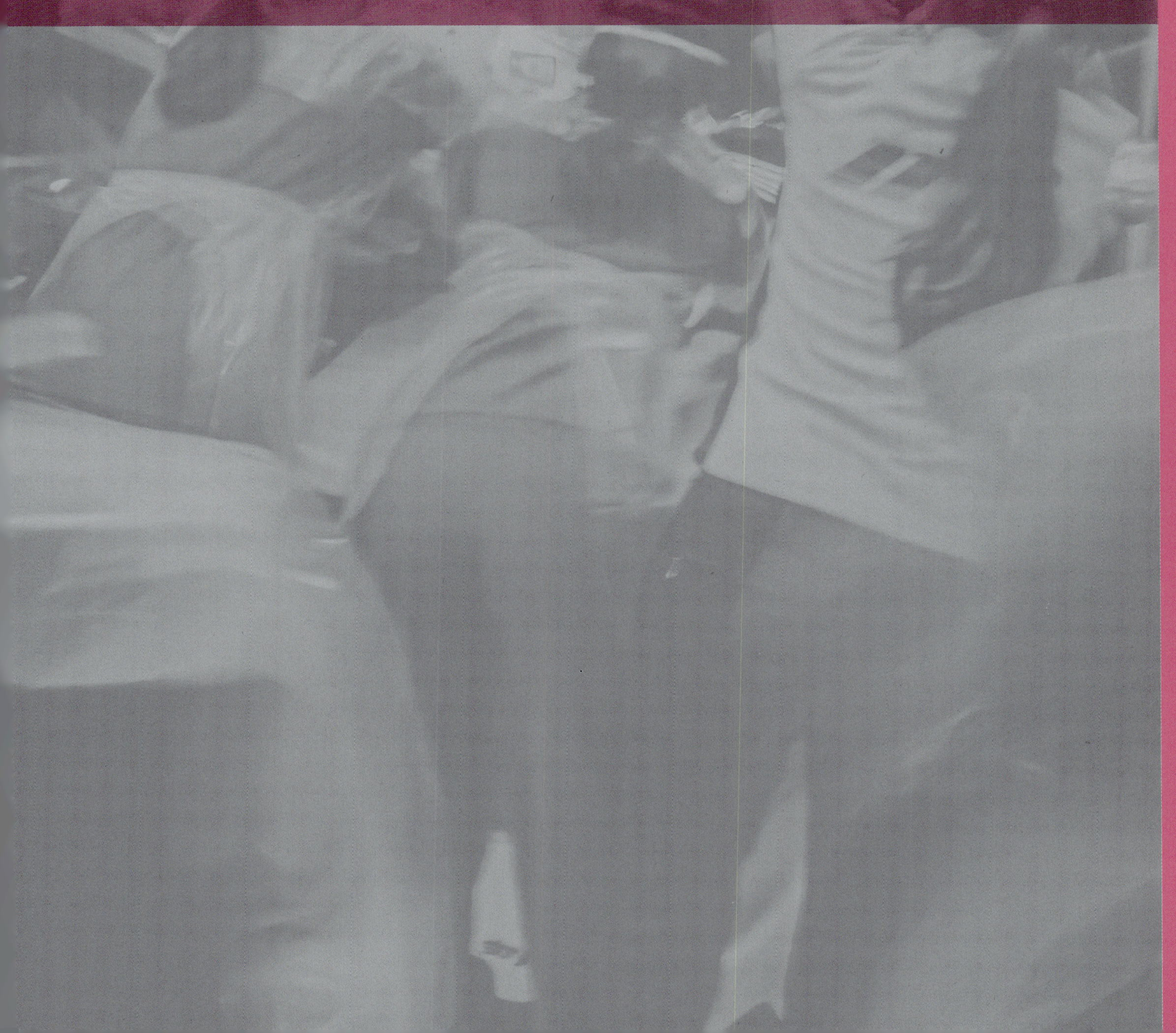

소아 응급 상황

Pediatric Emergencies

Katherine Logee

아픈 아이들은 많은 의료 전문가에게 특별한 어려움을 안겨준다. 아동에 대한 사정과 치료는 발달 단계적, 해부학적, 생리학적 차이로 인해 성인과는 다른 특수성을 지닌다. 이러한 차이점을 이해하고 인식하는 것은 아동에게 적절한 보살핌을 제공하기 위한 기초가 된다. 아픈 아동을 신속하게 인식하기 위해서는 시간과 연습이 요구되는 후천적인 기술이 필요하다. 아프고 병원에 가는 것에 대한 아동과 부모의 불안과 두려움은 때때로 단순한 의사소통도 어렵게 만들 수 있다.

부모나 보호자는 응급실에서 치료 받는 동안 자녀와 함께 있도록 격려 받고 허용되어야 한다. 상황에 대한 통제력 상실과 함께 아이의 상태를 둘러싼 두려움과 불확실성은 부모와 아이 모두가 경험할 수 있는 스트레스를 가중시킨다. 아이가 응급실에 들어서는 즉시 사정을 시작한다. 부모를 인터뷰하는 동안 아이에게 천천히 접근하는 것이 아이와 상호작용을 시작하는 가장 좋은 방법이다. 아이의 이름을 부르고, 눈을 직접 마주치고, 이해하기 쉬운 간단한 용어를 사용하고, 적절한 때에 선택을 하도록 돕는 것은 모든 연령대의 환자와 가족에게 사용되는 기본 지침이다.

대부분의 응급 간호사는 임상 영역에 관계없이 경력의 어느 시점에서는 아픈 아이를 만나게 된다. 중요한 상황을 중재하는 능력은 지식과 사정 기술의 튼튼한 토대를 필요로 한다. 이 장에서는 소아 사정 및 일반적인 소아 응급 상황에 대한 개요를 살펴보고자 한다.

환자 분류 TRIAGE

미국질병통제예방센터(CDC, Centers for Disease Control and Prevention)에서 15세 미만으로 정의한 소아 환자는 전국적으로 연간 응급실 방문의 19.8%를 차지한다. 중증도 분류 간호사는 뛰어난 사정 능력, 의사소통 및 체계화하는 기술을 갖추고 있어야 한다. 중증도 분류에 능숙해진 응급 간호사는 "아픈" 영유아를 식별하는 "육감"도 발달시킬 수 있다.

흉통이 있는 성인이 소아과 간호사를 불안하게 할 수 있듯이 응급실에 있는 아픈 어린이는 아동에게 익숙하지 않은 간호사를 불안하게 만들 수 있다. 소아과 환자의 중증도 분류에는 모든 아동기 질병이나 약물에 대한 지식이 필요한 것은 아니다. 소아과 환자 중증도 분류에는 다음을 포함하여 소아 응급 상황과 관련된 개념에 대한 이해가 필요하다.

- 아동과 성인의 해부학적, 생리학적, 발달적 차이
- 소아 심정지(저산소증 및 쇼크)로 이어지는 상황에 대한 인식과 적절한 중재
- 부모와의 효과적인 의사소통
- 소아과 환자 분류 규칙

소아는 여러 가지 이유로 성인에 비해 평가하기 어려운 대상이다. 소아는 종종 발열과 같은 비특이적 증상을 보이며 의사소통이 어려울 수 있다. 어린 영아의 경우 제한된 어휘와 언어능력으로 인해 간호사는 병력 확인을 위해서는 부모에게 의존하거나 아이가 보이는 미묘한 단서에 의존해야 한다. 질병이나 부상에 대한 아동의 반응은 현재 발달 단계에 따라 다르다. 유아는 부모에게 의존적이나 청소년은 좀 더 독립적이다. 아이들은 질병에 직면했을 때 더 오랜 기간 동안 생리학적으로 보상한다. 따라서 생명을 위협하는 상태가 되었음에도 불구하고 외적으로 증상이 나타나지 않을 수 있다. 정상적인 활력 징후가 항상 소아 환자의 안정성을 시사하는 것은 아니다.

소아 환자의 특수 고려 사항

Special Pediatric Considerations

아동과 성인의 가장 중요한 차이점 중 몇 가지는 호흡기계 및 순환기계에서 나타난다. 가장 명백한 해부학적 차이점 중 하나는 영유아가 입 크기에 비해 큰 혀를 갖고 있다는 것이다. 이것은 혀가 기도를 쉽게 막을 수 있음을 의미한다. 적절한 자세 유

지만으로도 종종 기도 개방성을 유지할 수 있다. 기도의 직경이 더 작기 때문에 아동은 성인에 비해 기도 저항이 증가한다. 소량의 점액이나 부기가 이러한 차이를 악화시키고 쉽게 기도를 막을 수 있다. 생후 4개월 미만의 영아는 기본적으로 코로 호흡하기 때문에 코가 막히게 되면 곧 호흡 곤란으로 이어질 수 있다. 아동의 후두 연골은 성인보다 부드러운데, 최근에는 신생아, 영유아 및 소아 환자에게 커프가 있는 기관내관을 사용하는 것이 점점 보편화되고 있다. 요즘은 커프가 있는 튜브가 더 나은 환기를 제공할 뿐만 아니라 아동의 연약한 기도에 대한 외상도 감소시킬 것이라고 여겨진다. 소아 환자의 흉골과 늑골은 연골로 이루어져 있고, 흉벽은 부드러우며 늑간 근육은 아직 발달이 잘 되지 않아 쉽게 호흡이 피로해질 수 있다. 이러한 모든 요인으로 인해 소아 환자의 호흡기계는 성인에 비해 비효율적이며 이는 빈번한 호흡 곤란의 원인이 된다.

소아 환자의 심혈관계의 몇 가지 특징적 차이점은 임상적으로 중요한 의미가 있다. 유아와 아동은 성인보다 심박출량이 많다(분당 200 mL/kg 대 분당 100 mL/kg). 심박출량은 매분당 심장에서 박출되는 혈액의 양을 의미한다. 이는 다음의 방정식으로 정의된다: 심박수 × 일회박출량 = 심박출량. 소아 환자는 더 높은 대사율과 더 많은 산소 소비로 인해 산소 요구량이 더 많으므로 더 많은 심박출량이 필요하다(성인의 경우 분당 3~4 mL/kg에 비해 분당 6~8 mL/kg). 소아 환자에서 심근 섬유는 더 짧고 덜 탄력적인데, 이는 변화된 심박출량 상태에서 심근의 순응도가 낮고 일회박출량을 조절하는 능력이 더 떨어진다는 것을 의미한다. 이것이 바로 소아환자에서 심박출량의 중요하고 민감한 지표가 심박수인 이유이다.

아동은 성인보다 총 체수분의 비율이 더 높으며(성인의 경우 70 mL/kg 대 80 mL/kg) 적은 양의 수분이 손실되더라도 체수분량 고갈에 더 취약하다. 이것이 아동이 성인보다 탈수 위험이 더 큰 이유이다. 그러나 소아과에서 문제가 되는 부분은 아동이 심박수 증가(빈맥) 및 말초혈관 수축으로 체액 손실을 보상함으로써 장시간 적절한 심박출량을 유지할 수 있다는 것이다. 강력한 보상 기전으로 인해 수축기 혈압(SBP, systolic blood pressure)이 감소하기 전에 순환 혈액량의 25~30%가 손실될 수 있으며 이는 아동이 보상되지 않는 쇼크 상태로 진행되었음을 나타낸다. 쇼크 상태를 알아차릴 즈음에는 아동이 이미 위독한 상태에 있을 수 있다.

출생부터 28일까지의 만삭 신생아나 특히 미숙아는 독특한 생리학적 특성을 가지고 있으므로 매우 신중하게 사정되고 치료되어야 한다. 체온 조절 기전은 신생아기에 매우 미성숙하므로 신생아를 과열시키지 않고 따뜻하게 유지하는 것이 어려울 수 있다. 저체온증과 고체온증의 심각한 결과가 발생할 수 있다. 저혈당, 무호흡, 대사성 산증 및 영양 부족은 저온 스트레스로 인해 발생할 수 있다. 온열 스트레스 또한 영양 부족, 기면, 근육긴장저하 및 저혈압을 유발할 수 있다.

응급실 방문 시 신생아의 옷을 벗겨둔 채로 두지 않도록 돌보는 것은 문제를 피하는 간단한 방법이다. 신생아를 따뜻하게 유지하기 위해 사용되는 다른 방법에는 따뜻한 정맥 주사(IV) 수액 사용, 신생아 머리 감싸기, 머리 위에 온열기 배치 또는 따뜻한 담요 사용 등이 있다. 응급실에서 신생아의 체온 조절을 유지하는 손쉬운 방법은 신생아를 검사할 방의 온도를 더 높게 유지하는 것이다. 일반적으로 반팔을 입은 성인이 따뜻하다고 느끼면 실내 온도가 신생아에게 적당하다. 그러나 언급한 바와 같이 과열은 신생아에게도 문제가 될 수 있으므로 과열 방법을 과도하게 사용하지 않는 것이 중요하다. 체온 모니터링을 간과해서는 안 된다. 신생아는 면역 체계도 미성숙하다. 따라서 38℃ (100.4℉)의 열은 신생아에게 중요한 점으로 간주된다. 감염을 국소화할 수 없는 신생아는 징후와 증상이 거의 없기 때문에 감염 과정을 사정하기가 훨씬 더 어렵다. 신생아, 영유아 및 어린이는 글리코겐 저장량이 제한되어 있으며 질병, 부상 또는 저온 스트레스를 받을 때 저혈당에 취약하다.

소아 환자 분류 가이드라인

Guidelines for Pediatric Triage

소아 분류에 대한 다음 지침은 중증도 분류 간호사가 소아를 평가하는 데 도움이 될 수 있다.

- 부모는 아동에 대해 잘 알고 있다. 부모의 말을 잘 들어야 한다. 부모의 병력은 질병이나 부상의 원인에 대한 단서를 제공할 수 있고 중증도 분류 간호사가 긴급성을 판단하는 데 도움이 될 수 있다.
- 기도 유지, 호흡 및 순환(ABC)을 기억하라. 아동은 성인과 다르다. 항상 명백한 것에 초점을 맞추지 않도록 한다. 어떤 사실에 집요한 초점을 맞추는 것은 오히려 미묘하고 더 심각한 문제를 간과할 수 있다.
- 어떤 아이들은 말하고 걸을 수 있지만 여전히 쇼크 상태일 수 있다. 아이의 겉모습에만 의존하지 않도록 하라. 과거

력과 활력 징후를 고려하되 정상적인 활력 징후로 인해 안전하다고 잘못 판단하지 않도록 유의한다.

소아 환자 분류 평가 Pediatric Triage Evaluation

의료 기관에 따라 환자 중증도 분류 과정은 주호소를 사정하고 아동을 관찰하는 정도로 간단히 제한될 수도 있고, 또는 활력 징후를 측정하고 해열제, 부목 또는 얼음 찜질과 같은 치료를 제공하는 것을 포함하는 등 보다 포괄적일 수도 있다. 환자 분류 프로토콜이나 절차가 무엇이든 간에 맨 먼저 해야 될 가장 중요한 것은 관찰을 통한 즉각적인 사정이다. 첫 번째 사정은 때때로 "한 눈에 훑어보기(across-the-room assessment)" 또는 소아 환자 사정의 3요소(PAT, Pediatric assessment triangle)를 사용한 "좋아 보이는-나빠 보이는" 평가라고도 한다. PAT는 질병 또는 부상의 중증도를 반영하는 세 가지 생리학적 변수를 사용한다. 아동의 일반적인 외모, 호흡 노력, 피부 순환(그림 45-1) 등을 살펴본다. 일반적인 외모는 아동의 목소리 어조, 상호작용성, 안정 상태, 바라보기/시선, 말/울음 등을 나타낸다. 호흡 노력은 기도 소리, 호흡 자세, 호흡근 수축, 비강 벌렁거림 등과 같은 징후로 평가된다. 피부 순환 정도는 피부색을 사정하여 파악할 수 있다. 경험과 연습을 통해 중증도 분류 간호사는 아동이 있는 방을 보고 누구를 먼저 분류해야 하는지 신속하게 가려낼 수 있다.

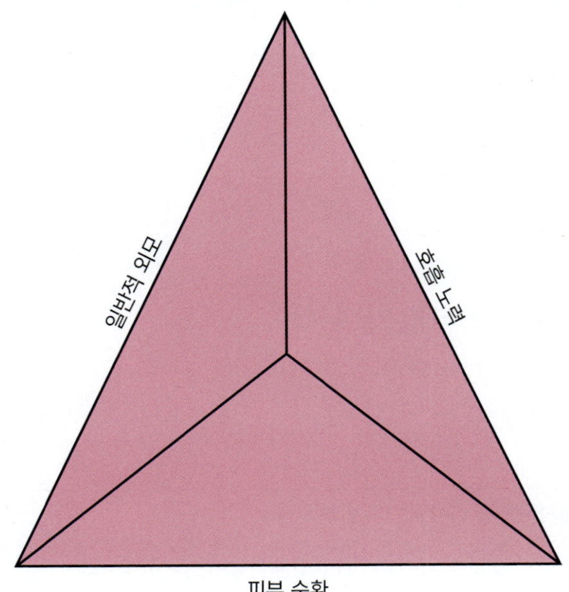

그림 45-1 소아 사정 삼각법

(From *Emergency Nursing Pediatric Course: Provider Manual (ENPC)*. 5th ed. Des Plaines, IL: Emergency Nurses Association; 2020.)

1차 사정 Primary Assessment

1차 사정은 ABC와 아동의 신경학적 상태에 대한 평가로 구성된다. 단, 아동이 응급 상황인 경우에는 초기 사정 시 ABC 만을 사정하게 될 수도 있다. 1차 사정 단계에서는 의식 수준의 사정, 호흡의 노력, 속도와 질 및 피부색과 체온, 모세혈관 재충전, 그리고 맥박수와 질이 포함된다.

2차 사정 Secondary Assessment

2차 사정은 활력 징후와 머리부터 발끝까지의 신체검진으로 구성된다. 아동 환자를 분류하는 동안 2차 사정은 일반적으로 주요 불편 사항 또는 집중적인 검사 영역을 평가하는 것으로 제한된다. 나머지 검사는 나중에 치료 영역에서 수행된다. 아동에 대한 2차 사정을 수행할 때 명백한 부상에만 초점을 맞추지 않도록 한다. 환자의 만성적인 상태 또는 중요한 과거 병력을 고려하는 것을 잊지 않는다.

병력 청취 History

아동의 질병에 대한 표준화된 병력을 확보하는 것은 소아 사정의 중요한 부분이다. 중증도 분류 간호사가 PAT 사정 중에 생명을 위협하는 상태를 확인한다면 환자의 담당 간호사는 표준화된 병력을 청취한다. 1세 미만의 영아, 특히 신생아의 경우 병력이 모호하고 비특이적이며 아동에 대한 걱정을 표현하는 부모의 의사전달력에 따라 제한될 수 있다. 아동의 과거력 또한 사정에 영향을 미칠 수 있는 이전 상태 여부를 확인하는 데 중요하다(예: 선천성 심장질환, 만성 호흡기 질환, 미숙아). CIAMPEDS의 앞글자를 딴 표는 기본적인 소아 병력의 구성요소를 설명하는 표준화된 도구이다(표 45-1).

활력 징후 Vital Signs

소아에 대한 정확한 활력 징후 측정값을 얻는 것은 소아 사정이 더 어려운 이유 중 하나이다. 체온, 맥박수, 호흡수, 혈압, 체중, 통증 점수를 모든 환자에서 측정해야 한다. 활력 징후는 연령에 따라 다양하다(표 45-2). 따라서 정상 범위로부터의 변화는 아동의 병력 및 기타 증상에 비추어 검토되어야 한다. 영유아는 면역체계가 아직 불완전하기 때문에 감염 부위를 특정하기가 쉽지 않다. 따라서 3개월 미만의 영아는 38.0℃ (100.4℉) 이상의 열이 있을 때 세균 감염 가능성에 대해 평가해야 한다. 또한 이 연령대에서 36.5℃ (96.8℉) 미만의 온도

표 45-1 소아 기본 평가 구성 요소(CIAMPEDS)

C	주 호소(Chief complaint)	아동의 응급실 방문 이유 및 증상 발현 기간 (예: 이틀 동안 열이 지속됨)
I	예방 접종(Immunizations)	아동의 현재 예방 접종 상태에 대한 평가: • 아동의 연령에 맞는 모든 예정된 예방 접종의 완료 여부를 평가해야 한다. 최신 예방 접종 권장 사항은 미국소아과학회(American Academy of Pediatrics)에서 발표한다. • 만약 아동이 종교나 문화적 신념 때문에 예방 접종을 하지 않는다면 이를 기록하여 문서화한다.
	격리(Isolation)	전염성 질병(인플루엔자, 수두, 대상포진, 볼거리, 홍역, 백일해, 결핵)에 대한 아동의 노출에 대한 격리 평가: • 활동성 질병이 있거나 노출 이력과 질병 잠복기를 기반으로 할 때 감염 가능성이 있는 아동은 응급실에 도착하는 즉시 호흡기 격리실로 이동시킨다. • 면역이 억제되거나 면역이 저하된 아동은 이전에 면역이 있었음에도 활동성 질병에 전염될 수 있다. 이러한 아동은 응급실에 있는 동안 바이러스 및 세균성 질병에 우발적으로 노출되지 않도록 보호되어야 하며 역 격리되어야 한다. • 평가할 수 있는 기타 노출에는 수막염(자반병의 증상이 있거나 없는), 폐렴 및 옴에 대한 노출이 포함된다.
A	알레르기(Allergies)	아동의 이전 알레르기 또는 과민반응에 대한 평가 : • 약물, 식품, 제품(예: 라텍스), 환경 알레르기 항원에 대한 반응을 기록한다. 과민반응의 유형 또한 기록되어야 한다.
M	약물(Medications)	처방 및 비처방약물을 포함한 아동의 현재 복용 중인 약물 요법에 대해 평가: • 투여량 • 마지막 투여시간 • 약물 사용 기간
P	과거력(Past medical history)	이전 질병, 부상, 입원, 수술, 만성 신체 및 정신 질환을 포함한 아동의 건강 상태를 검토한다. 알코올 담배 약물 또는 기타 남용 물질의 사용 또한 적절히 평가되어야 한다. 영아의 병력에는 산전 및 출생 시 병력이 포함되어야 한다: • 임신 또는 분만 중 합병증 • 출생 후 영아가 병원에 입원한 일 수 • 영아의 출생 체중 • 초경 여아의 병력에는 마지막 월경 기간과 설명이 포함된다.
	아동의 상태에 대한 부모나 보호자의 설명(Parent's/caregiver's impression of the child's condition)	• 아동의 주보호자 신원 확인 • 주보호자의 인상에서 보여지는 문화적 차이를 고려한다. • 아동의 상태에 대한 보호자의 관심과 관찰에 대한 평가. 특히 특별한 도움을 필요로 하는 아동을 평가할 때 더욱 중요하다.
E	질병 또는 부상과 관련된 이벤트(Events surrounding the illness or injury)	질병 또는 상황의 시작 및 부상의 기전 평가: • 질병: 　• 발병 날짜와 증상의 발현 순서를 포함한 질병의 기간 　• 유사한 증상을 가진 다른 사람에게 노출 여부 　• 응급실 방문 전 제공된 치료 　• 1차 의료 기관에서의 진료 내용 • 부상: 　• 부상이 발생한 날짜와 시간 　• M: 안전벨트와 헬멧과 같은 보호장비의 사용을 포함한 부상의 기전 　• I: 의심되는 부상 　• V: 병원 전 환경에서의 활력 징후 　• T: 병원에 오기 전 받은 치료 　• 부상으로 이어진 상황에 대한 설명 　• 목격자 여부
D	영양/식이(Diet)	아동의 최근 경구 섭취량 및 질병이나 부상과 관련된 섭식 패턴의 변화 사정: • 섭식 패턴이나 수분 섭취의 변화 • 마지막 식사 및 수분 섭취 시간 • 규칙적인 식단: 모유, 분유의 종류, 고형식, 연령별 식단, 발달 수준, 문화적 차이 • 특별한 식단이나 식이제한

-계속

표 45-1 소아 기본 평가 구성 요소(CIAMPEDS)

D	기저귀(Diapers)	기저귀 사용 아동의 소변 및 대변량 평가: • 지난 24시간 동안의 배뇨 빈도(젖은 기저귀 수); 빈도의 변화 • 마지막 배뇨 시간 • 소변의 냄새나 색의 변화 • 마지막 배변, 대변의 색과 일관성 • 배변 횟수의 변화
S	질병 또는 부상과 관련된 징후와 증상(Symptoms associated with the illness or injury)	질병이나 부상의 발생 이후 증상 확인 및 진행 사항

ED, 응급실
From Brady K. Acute gastroenteritis: evidence-based management of pediatric patients. *Pediatr Emerg Med Pract.* 2018;15(2):1-25.
From Bernardo L, Thomas D, eds. *Core Curriculum for Pediatric Emergency Nursing.* 2rd ed. Boston, MA: Jones & Bartlett; 2009.

표 45-2 연령에 따른 정상 활력 징후

연령	심박수(회/분)	호흡수(회/분)	수축기 혈압(mmHg)	체중(Kg)
조산	120~180	55~65	40~60	2
만삭 신생아	90~170	40~60	52~92	3
1개월	110~180	30~50	60~104	4
6개월	110~180	25~35	65~125	7
1세	80~160	20~30	70~118	10
2세	80~130	20~30	73~117	12
4세	80~120	20~30	65~117	16
6세	75~115	18~24	76~116	20
8세	70~110	18~22	76~119	25
10세	70~110	16~20	82~122	30
12세	60~110	16~20	84~128	40
14세	60~105	16~20	85~136	50

Modified from Barken RM, Rosen P. *Emergency Pediatrics.* 6th ed. St Louis, MO: Mosby; 2003.

도 감염의 징후일 수 있다.

정확한 체중(kg)은 가능한 한 환자 방문 초기에 평가해야 한다. 이는 중증도 분류 평가 중에 보통 수행된다. 킬로그램으로만 측정된 체중은 응급실에 있는 동안 약물 용량 계산의 오류 가능성을 줄이고 환자 치료의 전반적인 안전성을 향상시킨다. 아동의 키를 기반으로 한 소생 테이프(예: Broselow 테이프)는 체중을 빨리 잴 수 없을 때 사용할 수 있다. 생후 8주 미만의 영아는 출생 체중을 기록해야 한다.

간호사가 기도 유지와 호흡을 평가하는 동안 맥박과 호흡을 지속적으로 측정할 수 있다. 아동의 가슴에 청진기를 대면 심첨 맥박을 청진할 수 있으며, 청진기를 가슴에 대고 있는 동안 1분 동안의 호흡도 측정할 수 있다. 체온은 구강, 고막, 측두동맥, 겨드랑이 또는 직장을 포함한 다양한 경로를 통해 측정할 수 있다. 어떤 방법으로 측정할지는 아동의 연령, 아동의 병력, 병원의 선호도 및 요구되는 측정 신뢰도에 따라 달라진다. 치료 결정을 내리기 위해 정확한 체온이 요구되는 경우 심부 체온에 접근하는 측정 전략이 필요하다. 직장 체온은 가장 정확하고 기준이 되는 체온으로 간주된다.

혈압을 측정하는 것은 어린 아동에게 조금 더 어려울 수 있다. 올바른 크기의 커프부터 찾는 것이 최우선이다. 커프는 혈압을 재는 면적의 3분의 2를 덮어야 한다. 너무 작은 커프는 잘못된 높은 판독 값을 제공하는 반면, 너무 큰 커프는 잘못된 낮은 판독 값을 제공한다. 다양한 커프 크기를 가지고 있는 것은 소아 환자를 돌볼 때 매우 중요하다. 혈압을 재는 중에 주의를 끌면서 어린 영유아의 하지로 재는 것은 정확한 혈압 측정값을 얻기 위해 종종 사용하는 대안적인 방법이다. 비침습적 혈압 모니터가 혈압을 기록하지 않는 경우 의식 수준, 맥박 및 모세혈관 재충전을 포함하여 환자의 관류 상태를 설명하는 징후를 기록하는 것이 중요하다.

호흡기계 응급 상황 RESPIRATORY EMERGENCIES

소아 환자의 호흡 곤란 및 부전에 대한 인지는 매우 중요한데 이는 인지되지 않았거나 제대로 치료되지 않은 호흡 손상이 거의 항상 소아 심정지의 전조증상이기 때문이다. 호흡 곤란을 겪는 아동은 다양한 증상을 보일 수 있다. 상기도 문제는 아동이 불안해하거나 안절부절 못하게 할 수 있고, 협착음이나 늑간 및 흉골 수축을 야기할 수 있다. 호흡 곤란이 갑자기 시작되면 이물질 폐색 또는 후두 경련을 의심할 수 있다. 소아의 기도 폐색은 선천적 기형, 편도 주위 농양, 후두 폐색, 약물 중독, 동전이나 장난감 부품과 같은 이물질을 포함하여 수많은 원인에 의해 발생한다.

기침과 함께 호흡 곤란이 점차적으로 시작되고 쌕쌕거림, 흉부 위축, 저산소증 및 비강 팽창을 포함하는 호흡 노력의 증가는 하기도 문제를 더 시사한다. 바이러스는 아동기 호흡기 감염의 80~90%를 유발하는데, 소아 환자군에서 가장 흔한 바이러스로는 호흡기 세포융합 바이러스(RSV, respiratory syncytial virus), 리노바이러스, 파라인플루엔자, 인플루엔자 및 아데노바이러스 등이 있다. 개별 바이러스는 여러 가지 다른 패턴의 질병을 유발할 수 있다(예: RSV는 세기관지염, 크룹, 폐렴 또는 감기를 유발할 수 있음).

사정 Assessment

호흡기 문제가 있는 아동이 응급실에 처음 도착하면 먼저 가장 덜 침습적인 방법으로 체계적인 접근법을 이용하여 신속한 사정을 완료해야 한다. 호흡 노력과 의식 수준에 대한 중요한 정보를 얻기 위해 아이를 빨리 관찰한다. 구조적 이상, 호흡 움직임의 대칭성, 부속 근육의 사용 여부를 확인하기 위해 아동의 맨 가슴을 검진한다. 아이의 자세에 주목한다. 호흡 곤란이 있는 아동은 몸을 약간 앞으로 기울이고 고개를 살짝 들어올리는 "sniffing" 자세로 편안한 자세를 취하게 한다. 이 자세는 최대한 기도를 개방하는 자세이다.

호흡수와 패턴 Respiratory Rate and Pattern

영유아는 호흡근육이 잘 발달되지 않아 횡격막이 호흡에 중요한 역할을 한다. 흉부 청진과 복부의 상승 및 하강 관찰은 2세 미만의 환자에서 호흡수를 사정하는 가장 좋은 방법이다. 호흡수는 소아에서 종종 불규칙하므로 1분 동안 신중하게 평가해야 한다.

정상적인 호흡수는 연령에 따라 다르다. 신생아의 정상적인 호흡수는 분당 40~60회이며 나이가 들수록 느려진다. 호흡 곤란으로 인해 초기에는 아동의 호흡수가 증가한다. 안정 시 호흡수가 분당 60회를 초과하면 연령에 관계없이 아동의 호흡 곤란의 징후로 볼 수 있다. 호흡 곤란이 부전으로 진행됨에 따라 아이는 더 산성화되고, 의식 수준 변화가 일어나고, 호흡수가 느려진다. 느린 호흡은 소아 환자에게서 나쁜 징후이다.

호흡 노력 Work of Breathing

호흡 곤란을 겪는 아동은 호흡을 위해 보조 근육을 사용하는 것으로 호흡 노력의 증가를 보인다. 호흡 노력이 증가함에 따라 늑간, 흉골하 및 쇄골상 수축이 관찰될 수 있다.

흡기는 근육이 가슴을 확장하는 능동적인 과정이다. 호기는 폐와 흉벽의 탄성 반동에 의존하는 수동적인 과정이다. 정상적인 상황에서 이 두 과정은 균형을 이루며 호기는 흡기와 거의 같은 길이로 숨을 쉰다(흡기/호기 비율 1:1). 기도가 염증이나 폐색으로 좁아지면 흡기에 필요한 시간은 노력이 증가해도 동일하게 유지될 수 있다. 그러나 호기는 흡기보다 상당히 오래 걸린다(흡기/호기 비율 1:2 또는 1:3).

아동의 의식 수준을 사정하기 위해 의식의 명료함, 환경에 대한 일반적인 반응 및 안정성을 관찰하는 것이 중요하다. 아동의 불안정성은 종종 저산소증의 징후이다. 그러나 점점 안절부절 못함이 약해지는 아동은 호흡부전이나 탈진보다는 산소화가 개선되었는지 주의 깊게 사정되어야 한다.

호흡의 질 Quality of Breathing

호흡의 질에는 호흡의 깊이와 소리가 포함된다. 아동의 가슴은 대칭적으로 확장되어야 한다. 따라서 비대칭 또는 부적절한 팽창은 기흉 또는 혈흉, 이물질 폐색 또는 동요 가슴(flail chest)과 같은 심각한 문제를 나타낸다. 아동의 가슴을 청진하려면 청진기를 앞쪽 겨드랑이 선 높이의 양 2번째 늑간 공간에 둔다. 이는 비정상적인 호흡음의 위치를 식별하는 데 도움이 된다. 아동의 작은 가슴과 얇은 흉벽은 한쪽 소리가 흉부 전체(심지어 복부까지)에 울려 퍼지도록 한다. 그러므로 흉부의 전후방을 모두 청진하는 것은 성인에서와는 달리 아동 사정에서는 유용하지 않을 수 있다.

호흡음 Breath Sounds

다양한 질병들로 인해 정상적으로 흉부에서 들리지 않는 이상 호흡음이 발생한다. 협착음(stridor)은 상기도 폐색을 암시한다. 협착음은 일반적으로 아동이 폐색된 곳을 통해 공기를 빨아들이기 위해 노력할 때 호흡의 흡기 단계에서 들린다. 협착음은 크룹, 아나필락시스, 이물질 흡인의 상황에서 높은 음조로 들린다. 호기 단계에서 들리는 소리는 하기도 문제를 시사한다. 수포음(crackles)은 공기가 습기나 액체를 통과할 때 발생한다. 천명음(wheezes)은 공기가 삼출물, 염증 또는 경련으로 인해 좁아진 기도를 통과할 때 발생한다. 양측 천명음은 천식이나 세기관지염을 시사하는 반면, 일측 천명음은 이물질 흡인을 시사한다. 호흡음이 감소하거나 불균등한 경우 기도폐쇄, 기흉, 흉막삼출 혹은 폐렴을 암시한다.

그르렁거리는 소리(grunting)는 능동적인 흉벽 수축과 함께 호기 중에 성문이 조기 폐쇄하여 발생한다. 이는 강제적인 호기로 호기말양압을 만들며 기도허탈을 방지한다. 그르렁거리는 소리는 폐부종과 같이 폐 순응도가 감소된 질병에서 볼 수 있다. 또한 통증의 결과로 발생하기도 한다.

모니터링 Monitoring

호흡기 문제가 있는 아동은 의식 수준, 호흡 노력 및 각성 수준의 변화에 대해 주의 깊게 모니터링되어야 한다.

혈액 가스 분석은 환자의 호흡 상태를 가장 명확하게 보여준다. 소아 환자의 경우 정맥 또는 모세혈관 가스 검체는 동맥 검체보다 쉽게 채취할 수 있으며 환기 및 산-염기 상태에 대한 유용한 정보를 제공할 수 있다. 맥박 산소 측정기는 모세혈관에 있는 헤모글로빈의 산소 포화도를 지속적으로 측정하는 유용하고 비침습적인 방법이며 동맥혈 가스(ABG) 측정과 상관관계가 있다. 90~93%의 산소 포화도는 일반적으로 해수면 높이에서 아동에게 허용되는 가장 낮은 범위이다. 더 높은 고도에서 88~89% 범위로 떨어지는 산소 포화도는 정상으로 간주된다. 맥박 산소 측정법의 중요한 단점은 이산화탄소와 산-염기 균형이 측정되지 않는다는 것이다. 많은 맥박 산소 측정기는 헤모글로빈 색 분석에 의존하며 외상, 차가운 주변 온도 또는 혈압 상승 요인으로 인해 사지 관류가 감소하거나, 빈혈과 같이 적혈구 수가 감소하는 경우 유용하지 않을 수 있다. 맥박 산소 측정기를 유아나 아동에게 효과적으로 적용하고 모니터링하는 것은 어려울 수 있다.

사용 가능한 산소측정기 유형에 따라 여러 유형의 프로브를 사용할 수 있다. 접착식의 소아 또는 신생아용 프로브는 일반적으로 어린 연령층에서 사용하기에 가장 유용한 형태이다. 영아의 일반적인 적용 부위에는 이마, 엄지발가락, 발등 또는 발바닥, 또는 발목 측면이 있다. 전국의 응급실에서 삽관 된 환자뿐만 아니라 자발 호흡 환자에게도 호기말 이산화탄소분압 측정기(capnography)를 사용하는 것이 보편화되고 있다. 자발 호흡 환자의 경우 천식, 진정 시술 중, 의식 수준의 변화 및 발작이 있는 경우 환기 적절성을 판단하는 데 사용할 수 있다.

이물질로 인한 기도 폐색

Airway Obstruction by Foreign Body

아동들은 자신의 세계를 탐험하는 데 많은 시간을 보낸다. 작은 물건은 아동에게 특별한 매력을 선사하며 결국 아동의 입에 들어갈 가능성이 높다. 이물 흡인은 모든 연령에서 발생할 수 있지만 4세 미만의 아동에게 가장 흔하게 나타난다. 갑작스러운 호흡 곤란으로 응급실을 방문한 아동은 원인이 명백하지 않은 경우 이물 흡인에 대해 평가해야 한다. 처음에는 이물질이 막히면 질식, 구역질, 천명음 또는 기침이 발생한다. 물체가 후두에 걸리면 아동은 말하거나 숨을 쉴 수 없다. 물체가 하기도로 흡인되면 초기에 질식/구역질이 발생하고 증상이 없을 때는 몇 시간, 며칠 또는 몇 주 간격으로 나타날 수 있다. 2차 증상은 물체가 위치하는 해부학적 부위와 관련이 있으며 일반적으로 지속적인 호흡기 감염으로 인해 발생한다.

기도를 완전히 막는 이물질 폐색은 급성 응급 상황이다. 초기 치료는 1세 미만 영아의 경우에는 등을 치고 가슴을 밀면서 이물질을 즉시 제거하는 것이다. 1세 이상의 아동은 복부 밀기를 사용해야 한다. 상기도 폐색을 완화하기 위해 손가락을 넣어 이물질을 빼는 블라인드 핑거 스윕은 권장되지 않는다. 그러나 눈에 보이는 이물질은 제거해야 한다. 기도가 계속 막혀 있으면 즉시 윤상갑상선절개술이나 기관절개술을 시행하여 기도를 열어야 한다. 환기가 적절하게 유지되면 아동이 가장 편안한 자세를 취하도록 한다. 물체가 상부 기도에서 관찰되지 않는 한 방사선 사진으로 정확한 위치를 확인해야 한다. 제거를 위해 기관지경 검사가 필요할 수 있다. 삼킨 물건이 길고 날카롭지 않는 한 위장관을 정상적으로 통과할 수 있다. 길고 날카로운 물체는 심각한 장 천공을 일으킬 수 있다. 니켈-카드뮴 배터리는 독성 누출 가능성이 있으므로 반드시 제거해야 한다. 자석은 둘 이상이 복용될 경우 위험을 초래할 수 있다. 두 개 이상의 자석이 비강 중격이나 장의 고리를 가로지르면 손상이 발생할 수 있고, 이로 인해 중격 괴사, 중격 천공, 장 폐쇄, 궤양, 염전 또는 천공과 같은 합병증이 발생할 수 있다.

천식 Asthma

천식은 유아기 가장 흔한 만성 질환으로 미국 아동의 약 8% 정도에서 나타난다. 이 만성 폐 질환은 기도의 과민성, 기관지 경련, 광범위한 염증 변화 및 점액 막힘이 특징이다. 천식의 가장 명백한 징후인 천명음은 경증에서 중증까지 다양하며, 빈맥, 호흡근 수축 및 불안을 동반한다. 호기는 좁아진 기도로 인해 길어질 수 있다. 철저한 병력을 확인하는 것은 천식 발작의 원인과 심각성을 파악하는 데 유용할 수 있다. 반복적인 천식 발작은 피로 증가와 잠재적인 합병증 때문에 위험한 징후이다. 최근의 입원력은 아동이 심각한 상태에 있다는 신호일 가능성이 크다.

천식이 있는 아동을 평가할 때 호흡 곤란의 정도를 결정하기 위해 호흡수, 호흡의 질 및 호흡 노력을 평가한다. 최대 유량 측정은 좀 더 큰 아동에게 시행되어야 한다. 대기중에서 산소포화도가 낮고 빈호흡과 빈맥이 있는 경우 아동에게 산소 공급이 필요할 수 있다.

중등도에서 중증의 호흡 곤란을 겪는 응급실 소아 환자의 치료에는 분무 또는 정량 흡입 β_2 작용제(예: 알부테롤 및 레발부테롤)가 포함된다. 분무 치료는 보통 20분마다 3회 투여한다. 이프라트로피움(ipratropium)과 같은 분무형 항콜린제를 추가하여 β_2-작용제의 효과를 강화할 수 있다. 경구용 전신 코르티코스테로이드는 기도 염증을 억제하고 완화시키기 위해 투여된다. 천식이 있는 아동의 경우 적절한 수분 공급이 중요하다. 호흡 노력의 증가로 인해 섭취량이 감소하기 때문에 과호흡 중에 체액 손실이 발생하기 쉽다. 일부 환자에게는 IV 수액이 필요할 수 있다.

기관지염 Bronchiolitis

세기관지염은 24개월 미만의 영아에서 흔히 발견되는 바이러스 감염으로, 고위험 아동에게는 생명을 위협하는 질병이 될 수 있다. 고위험군에는 아주 어린 영아(0~3개월), 미숙아, 심장 또는 폐 질환 또는 염색체 이상이 있는 소아가 포함된다. 바이러스 감염은 기관지 점막에 부종을 유발하는 염증 과정을 유발하여 결과적으로 호기 폐쇄 및 공기 갇힘을 유발한다. 이 바이러스는 또한 상기도의 상피 세포 괴사를 유발하여 두껍고 아주 많은 양의 점액을 생성한다. 세기관지염은 다양한 범위의 중증도를 가지고 있다. 세기관지염의 위험 기간은 일반적으로 호흡 곤란이 시작된 후 처음 24~72시간 동안 발생하기 때문에 호흡 곤란이 시작된 시점을 확인하면 질병의 경과를 예측하는 데 도움이 된다. 병력은 일반적으로 호흡 곤란이 시작되기 며칠 동안 감기, 기침 및 다량의 끈적한 비강 분비물의 증상을 포함한다. 고위험 영아는 무호흡증이 나타날 수 있으며 좀 더 큰 소아에 비해 외모가 매우 아파 보일 수 있다. 생후 2개월 미만의 고위험 영아와 무호흡 병력이 있는 경우 입원이 필요하다.

세기관지염의 가장 흔한 원인균인 RSV는 감염된 호흡기 분비물이나 오염된 물체와 직접 접촉하여 전염되는 전염성이 높은 호흡기 병원체이다. 바이러스는 오염된 손이 코, 눈 또는 기타 점막과 접촉하여 몸에 들어간다. 에어로졸 전파로는 덜 흔히 발생한다. 치료에는 적절한 격리 조치가 포함된다.

비강 흡인, 산소 요법, 적절한 수분 공급 및 기타 적절한 지지 요법이 치료의 핵심이다. 2015년 미국소아과협회(APA, American Pediatric Association) 지침에서는 응급실에서 기관지 확장제, 코르티코스테로이드 및 분무된 고장성 식염수의 사용을 피해야 한다고 명시하고 있다.

크룹/급성 폐쇄성 후두염 Croup

크룹 또는 폐쇄성 후두염은 기관과 기관지를 포함한 성문하 부위의 바이러스성 염증이다. 크룹은 생후 6개월에서 3세 사이 영유아 및 소아에서 가장 흔하게 발생하지만 더 큰 소아에서도 발생할 수 있다. 남아에게 약간 더 많이 발생한다. 크룹은 서늘한 달에 가장 자주 나타난다.

바이러스성 크룹의 염증 과정은 기관 및 주변 구조의 부종을 생성한다. 부종이 있는 기도는 끈끈한 점액을 분비하여 분비물 제거를 어렵게 한다. 아동이 부종이 있는 기도에 공기를 불어넣는 과정에서 크룹의 특징적인 협착음이 발생된다.

병력은 일반적으로 며칠 동안의 상부 호흡기 감염 후 특징적인 "짖는" 듯한 기침이 야간에 나타난다. 아이는 목이 쉬거나 울부짖을 수 있다. 간호사정은 아동을 안정되게 유지하기 위해 주의 깊게 수행되어야 한다. 울음의 스트레스는 호흡의 노력을 증가시키므로 협착과 수축이 모두 현저하게 증가한다. 사정은 심폐 상태, 수분 공급, 불안 및 피로 수준과 부모의 불안에 중점을 두어야 한다.

크룹에 대한 간호 중재는 불안 완화와 호흡 노력 감소에 중점을 둔다. 아동은 가능한 한 편안하게 해 주어야 하고(예: 부모의 무릎에 앉기) 고통스러운 중재를 최소화해야 한다. 심박수, 호흡수 및 호흡 노력을 모니터링해야 한다. 크룹 치료에서 가습된 공기를 사용하는 것에 대한 근거는 없다. 안개 텐트(Mist tents)는 아동을 돌보는 사람과 분리시키고 곰팡이를 퍼뜨릴 수 있으므로 권장되지 않는다. 코르티코스테로이드(corticosteroid)는 기도 염증과 부종을 줄이기 위해 투여되며 일반적으로 덱사메타손(dexamethasone)의 단일 투여 후 24~48시간 동안 증상 개선이 지속된다. 분무된 혼합 에피네프린(racemic epinephrine)은 점막 부종과 후두 경련을 줄이기 위해 중등도에서 중증의 크룹에 사용된다. 혼합 에피네프린 투여 후 최소 2~4시간 동안은 약물의 효과가 지속되지 않아 "반동" 효과가 나타날 수 있으므로 아동을 모니터링해야 한다. 목부위 연조직 영상 검사는 후두개염을 배제하기 위해 사용한다. 크룹은 목부위 영상에서 "첨탑 징후"라고 불리는 기관지 좁아짐과 관련이 있다.

입원 여부는 환자의 호흡 곤란 정도, 적절한 수분 공급 능력, 휴식 능력, 부모의 불안 정도에 따라 결정된다.

후두개염 Epiglottitis

후두개염 또는 성문상 후두염은 소아기의 가장 응급한 급성 세균성 상기도 폐쇄 질환이다. 이 질환은 후두개 염증성 부종을 급속하게 일으킨다. B형 헤모필루스 인플루엔자(*Haemophilus influenzae* type B)는 대부분의 소아 후두개염의 원인이다. 후두개염의 발병률은 *H. influenzae* B형 백신이 출시된 이후 크게 감소했다. 후두개염이 있는 아동은 호흡곤란, 연하 곤란으로 인한 침 흘림을 동반한 불안한 상태를 보이며, 기도 개방성을 최대화 하기 위해 목을 늘어뜨려 (삼각대 자세) 앞으로 기울여 앉는다. 소아의 호흡음은 청진기 없는 상태에서도 들을 수 있으며 고열로 인해 홍조를 띠고 독성이 나타날 수 있다. 후두개는 붓고 검붉게 변하며 검사 중 자극 받으면 전체 기도 폐쇄가 유발될 수 있다.

소아는 호흡 노력을 최대화하는 자세를 취하도록 해야 한다. 처음에는 반드시 필요한 경우가 아니면 침습적 절차를 수행하거나 환자의 인두를 들여다보는 시도를 해서는 안 된다. 후두개염으로 인한 중증 호흡 곤란을 겪는 대부분의 환자는 삽관이나 기관절개술을 위해 즉시 수술실로 이동한다. 후두개염을 이전에 진단받았거나 이번에 의심되는 경우에는 반드시 입원이 필요하다. 입으로 물 종류를 삼킬 수 있을 때까지 정맥을 통한 수액 공급이 필요하다. 항생제의 경우 정맥 투여가 선호된다. 그러나 정맥주사 확보, 수액 및 항생제는 환자의 기도가 확보되고 유지된 후에 시행하여야 한다.

편도 주위 및 후인두 농양

Peritonsillar and Retropharyngeal Abscess

후두개염과 유사한 징후와 증상을 보이는 다른 질병으로는 편도 주위 농양과 후인두 농양이 있다. 드물게 편도 주위 농양은 소아의 기도를 손상시킬 수 있다. 후인두 농양은 후두개염보다 덜 갑작스럽게 발병하지만 후두개염과 마찬가지로 기도 개방성에는 상당한 위험을 초래한다. 편도 주위 또는 후인두 농양이 있는 소아는 보호자가 호흡 및 순환 기능을 자주 평가하고 도와주어야 한다. 후인두 농양은 수술실에서 배액이 필요하지만 기도 손상의 위험이 있는 경우 응급실에서도 편도 주위 농양을 배액할 수 있다. 두 질환 모두 주사 항생제로 치료한다.

백일해 Pertussis

백일해 또는 백일기침은 백일해 균(*Bordetella pertussis*)에 의한 급성 호흡기 감염이다. 백일해는 일반적으로 예방 접종을 받지 않은 4세 미만의 소아에게 발생한다. 전염성이 강한 백일해는 특히 어린 유아에게 위협이 되며, 그 결과 높은 이환율과 사망률을 보인다. 발병률은 봄과 여름에 가장 높다.

백일해는 일반적으로 발작 단계가 될 때까지 감기와 구별할 수 없다. 이 단계에서 아동은 저산소증, 구역질, 구토 및 탈진으로 이어질 수 있는 열과 백일해 특유의 경련성 기침을 보인다. 유두선보다 윗부분의 점상출혈, 귀 감염, 무기폐, 기흉 및 구토도 나타날 수 있다. 탈장은 기침 중 힘을 주었을 때 갑자기 나타날 수 있다.

흥분과 울음은 기침 발작을 악화시키는 경향이 있으므로 가능한 한 아동을 침착하게 유지하도록 주의해야 한다. 기도를 깨끗하게 하는 것은 백일해 관리에 중요하며 부드러운 흡인이 필요할 수 있다. 가습 산소를 사용하고 소아를 다른 환자와 격리하고 가능한 한 빨리 항생제 치료를 시작해야 한다. 호흡 곤란을 나타내고 기침 발작과 관련된 심각한 산소 포화도 감소가 있는 영유아에게는 입원이 권장된다. 영유아는 기침으로 인한 수유 불능으로 인한 이차적인 탈수 방지를 위해 정맥 수액공급이 필요할 수도 있다.

폐렴 Pneumonia

폐실질의 염증인 폐렴은 소아기 전반에 걸쳐 흔하지만 영유아기에 더 자주 발생한다. 임상적으로 폐렴은 원발성 질환 또는 다른 질환의 합병증으로 발생할 수 있다. 바이러스는 소아에서 대부분의 폐렴을 유발하지만 일반적으로 B군 연쇄상 구균 및 그람 음성 간균에 의해 유발되는 세균성 폐렴은 생후 첫 주에 발생할 가능성이 더 높다. 바이러스성이든 세균성이든, 병원체는 폐에 도달하여 염증 반응을 일으켜 폐에 체액이 축적되고, 빈호흡, 기침 및 열이 발생한다. 세균성 폐렴은 38.5~41℃ (101.3~105.8℉)의 고열과 함께 갑자기 발병하는 경향이 있다. 바이러스성 폐렴에서 열은 일반적으로 39℃ (102.2℉) 미만이다. 세균성 폐렴의 경우 백혈구 감별수치에서 과립구와 밴드의 수가 증가한다.

치료는 소아의 연령, 의심되는 원인 물질, 증상의 중증도 및 소아의 면역 상태에 따라 다르다. 2개월 미만의 영아는 일반적으로 주사 항생제 치료를 위해 패혈증 정밀 검사와 입원이 필요하다. 아동이 호흡 곤란 증상이 적고 구강 섭취를 잘 하는 경우에는 일반적으로 경구 항생제 요법으로 집에서 치료할 수 있다.

기흉 Pneumothorax

기흉은 흉막 표면의 폐포 기포 파열로 인해 흉막강에 공기가 고이고 한쪽 또는 양쪽 폐가 부분적으로 허탈되는 현상이다. 기흉은 자연적으로 또는 폐색, 외상, 암 또는 결핵에 의해 이차적으로 발생할 수 있다. 이전의 자연 기흉의 병력은 재발 가능성을 높인다.

증상은 흉막강으로 빠져나가는 공기의 양에 따라 다르다. 소량은 무증상일 수 있다. 많은 양의 공기는 기흉이 발생한 쪽 폐의 완전한 확장을 방해하여 빈호흡, 호흡 곤란, 그렁거리는 소리, 저산소증 및 청색증을 유발한다. 대부분의 호흡기 문제는 흉벽 근육의 수축을 유발한다. 그러나 기흉은 이러한 근육, 특히 영향을 받은 부위의 늑간근을 부풀게 할 수 있다. 양측성 호흡음은 일반적으로 기흉이 있는 영유아에서 들린다. 이는 흉벽이 얇기 때문에 호흡음이 한 부위에서 다른 부위로 쉽게 전달되기 때문이다.

병원 입원은 거의 대부분 권장되며 가벼운 경우에는 산소 투여와 침상 안정이 수행된다. 기흉이 40% 이상인 소아는 일반적으로 흉막강에서 공기를 배출하고 폐를 다시 확장시키기 위해 폐쇄된 배액 및 흡인을 할 수 있는 흉관이 필요하다. 소아는 생명을 위협하는 문제인 긴장성 기흉의 발생에 대해 지속적으로 사정해야 한다. 긴장성 기흉이 의심되면 즉시 흉강 천자를 시행해야 한다. 흉강 천자 후 흉관 삽입을 준비한다.

심혈관계 응급 상황 CARDIOVASCULAR EMERGENCIES

소아 연령층에서 심혈관 응급 상황의 원인은 성인과 다르지만 심혈관 손상의 세 가지 기본 범주는 동일하다. 심장 기능 부전(리듬 장애, 심부전, 선천성 심장 질환), 순환량 부족(탈수, 화상, 외상) 및 부적절한 체액 분포(패혈증 및 아나필락시스와 같은 분배성 쇼크 상태)이다.

대부분의 소아 심정지는 일차성 심정지보다 호흡 정지와 관련이 있다. 아동의 호흡 노력을 지원하고 조기에 중재를 시작하면 잠재적인 심장 문제를 예방할 수 있다.

사정 Assessment

소아의 혈액량은 80 mL/kg이며 총 혈액량은 성인보다 훨씬 적다. 10 kg 소아의 1컵(8 oz 또는 240 mL)의 혈액 손실은 성인에서 1쿼트(32 oz 또는 960 mL)의 혈액 손실과 같다. 영아와 소아의 경우 심실의 미성숙한 교감 신경 분포와 더 짧고 탄력성이 떨어져 있는 심근 섬유가 일회박출량을 상대적으로 일정한 비율로 유지한다. 아동은 심박수를 증가시킴으로써 증가된 심박출량의 요구도에 반응한다. 빈맥은 초기에 보상을 위해 심박출량을 증가시킬 수 있다. 그러나 장기간의 빈맥은 심장 보상 부전을 일으키고 심박출량을 감소시킨다. 심박수, 피부 관류 및 의식 상태에 세심한 주의를 기울이는 것이 보상성 쇼크를 조기에 인식하는 열쇠이다. 모세혈관 재충전 시간은 소아 환자에서 관류의 민감한 지표로 권장된다. 이 지표의 사용은 아직 폭넓게 연구되지는 않았다. 그러나 정상적인 모세혈관 재충전 시간은 약 2초이고, 3초 이상은 정상 체온 아동에서 관류 불량을 의미할 수 있다.

심혈관계 사정은 응급 간호사의 중재가 필요한 쇼크 또는 쇼크로 이어지는 상태를 식별하기 위한 과정이다. 질병이나 부상의 병력은 징후와 증상을 해석하는 데 중요하다. 소아를 관찰하는 것이 가장 중요하며 사정해야 할 중요한 요소는 다음과 같다.

- **피부색:** 창백하고 얼룩덜룩한 것은 심박출량 감소로 인한 관류 감소를 나타낼 수 있다.
- **모세혈관 재충전:** 3초 이상의 지연은 비정상이다.
- **의식 수준:** 뇌로 가는 관류의 감소는 안절부절, 혼란 또는 무기력 상태를 유발할 수 있다.
- **피부 긴장도:** 피부 긴장도는 소아의 수분 상태와 영양 상태를 추정할 수 있다. 사정을 위해 손등, 팔 아래 또는 복부의 피부를 두 손가락으로 잡고 소아의 피부가 위로 올라오도록 한다. 피부를 몇 초 동안 잡고 있다가 놓는다. 정상적인 긴장을 가진 피부는 빠르게 정상 위치로 돌아간다. 긴장이 감소된 피부는 올라온 상태를 유지하고 천천히 정상 위치로 돌아간다(텐팅). 이것은 중증도 또는 중증 탈수의 후기에 나타나는 징후이다.
- **점막:** 점막은 촉촉해야 한다. 건조하고 갈라지고 메마른 입술은 중등도 또는 중증의 탈수증을 나타낸다.
- **전방 천문:** 돌출된 천문은 두개내압 증가를 나타내는 반면, 함몰된 천문은 탈수를 나타낸다. 전천문은 일반적으로 생후 9~18개월에 닫힌다.
- **말초 맥박의 질:** 사지로 가는 관류가 감소하면 말초 맥박이 약해진다. 분배성 쇼크 상태(패혈증 및 아나필락시스)에서와 같이 체액의 부적절한 분배 상태에서는 반동성 맥박을 유발한다.
- **활력 징후:** 체온, 맥박수, 호흡수, 혈압. 소아 환자에 대한 정상 활력 징후와 관련된 매개변수는 **표 45-2**에 나열되어 있다.

활력 징후는 기본적인 환자 사정으로 기록화되어야 한다. 조기 쇼크 상태의 소아는 강력한 보상 기전(빈맥 및 혈관 수축)으로 인해 정상적인 수축기 혈압(SBP)이 나타날 수 있다. 맥압(수축기 혈압과 이완기 혈압의 차이) 변화 추세는 관류 상태에 대한 귀중한 단서를 제공한다. 맥압이 좁아지면 혈관 수축이 더욱 심화되고, 맥압이 넓어지면 혈관 확장이 더욱 증가하는 것을 나타낸다. SBP 감소는 즉각적인 중재가 필요한 보상되지 않은 쇼크 상태의 표시이다. 소아는 저혈압이 발생하기 전에 상당한 양의 순환혈액량을 잃을 수 있다. SBP는 다음 공식을 사용하여 추정할 수 있다.

$$\text{정상 수축기 혈압} = 80 + (\text{연령} \times 2)$$

$$\text{최소 허용 수축기 혈압} = 70 + (\text{연령} \times 2)$$

부적절한 심장 기능 Inadequate Heart Function

리듬 장애 Rhythm Disturbances

아동들은 일반적으로 젊고 강한 심장을 가지고 있으므로 리듬 장애는 거의 주요 문제가 아니다. 부정맥은 일반적으로 저산소증이나 대사 장애로 인해 발생한다. 생존율 증가로 인해 선천성 심장 문제로 인한 리듬 장애를 가진 소아 환자의 빈도가 응급실에서 증가하는 것으로 나타났다. 리듬 장애를 일으키는 가장 흔한 선천적 문제는 대혈관의 전위와 선천성 승모판 협착증이다. 심근병증, 류마티스성 심장병, 바이러스성 심근염과 같은 후천성 심장 질환도 리듬 장애를 유발할 수 있다.

소아 환자의 비정상 리듬은 종종 빠름, 느림 및 없음의 세 가지 범주로 나뉜다(**표 45-3**). 동성 빈맥과 심실상성 빈맥(SVT, supraventricular tachycardia)은 소아에게서 발견되는 두 가지 주요 리듬 장애이다. 동성 빈맥은 발열, 불안, 통증, 저혈

표 45-3 소아의 비정상 리듬

리듬	원인	특징	치료
빠른 리듬			
동성빈맥	열, 불안, 통증, 저혈량증	빠른 동성 리듬; 140~220회/분	근본적 원인 치료
심실상 빈맥	혈류 재진입 기전	발작성 동성 리듬; P 파는 종종 감지할 수 없다; 맥박 >220회/분(영아), >180회/분(소아)	*안정:* 미주신경운동. 반응이 없으면 아데노신 투여 고려 아데노신 0.1 mg/kg IV (최대 초기사용량: 6 mg). 1회 용량을 두배로 늘리고 반복할 수 있음(최대 사용 두번째 용량: 12 mg) 반응이 없는 경우 다음을 고려한다. 대체 약물(e.g., 아미오다론, 프로카인 아미드) 심장율동전환(cardioversion): 0.5~1 J/kg *불안정:* 심장율동전환 0.5~1 J/kg; 효과가 없으면 2 J/kg로 올린다. 환자에게 필요한 경우 진정제를 투여할 수 있지만 심장율동전환이 지연되지 않도록 한다. 심장율동전환을 지연시키지 않는 한 아데노신 투여를 시도할 수 있다.
심실 빈맥	구조적 질환, 저산소증, 산증, 전해질 불균형, 독성물질 섭취(예: 삼환계 항우울제)	≥120회/분; 넓은 QRS 간격; P 파 없음	*맥박 있고 안정:* 아미오다론 5 mg/kg IV (최대 300 mg)를 20~60분 동안 투여 또는 프로카인아미드 15 mg/kg IV을 30~60분 투여 또는 리도카인 1 mg/kg IV 투여 진정제 투여 및 심장율동전환 0.5~1 J/kg 고려 *맥박 있지만 불안정:* 심장율동전환 0.5~1 J/kg; 효과가 없으면 2 J/kg으로 증가 가능하면 진정시키되 심장율동전환을 지연시키지 말 것 *맥박 없음:* 2J/kg 제세동, 양질의 BLS를 2분 시행; 반응이 없는 경우, 제세동 반복 4 J/kg. 양질의 BLS 2분 시행, 필요에 따라 반복
			에피네프린 IV/IO: 0.01 mg/kg (1:10,000: 0.1 mL/kg) 혈관 확보하는 즉시 ET: 0.1 mg/kg (1:1000: 0.1 mL/kg). 매 3~5 분 간격 반복 투여 항부정맥제 사용을 고려한다: 아미오다론 5 mg/kg (max 300 mg) IV/IO. 리도카인 1 mg/kg IV/IO. torsades de pointes의 경우 마그네슘 25~50 mg/kg IV/IO
느린 리듬			
동성 서맥	저산소혈증, 저혈압, 산증	동성 리듬: 느린 속도 (<80회/분 영아, <60회/분 소아)	환기, 산소공급, 심장 박동수가 <60 회/분 미만이고 관류 불량 징후가 있는 경우 심장압박 시작 에피네프린(1:10,000), 0.01 mg/kg IV/IO 매 3~5분 간격으로 투여 증가된 미주신경 긴장도 또는 일차성 방실차단의 경우: 아트로핀, 0.02 mg/kg IV; 반복(최소용량 0.1 mg; 아동에서 최대 사용량: 1 mg). 심박 조율(cardiac pacing)을 고려한다.
방실접합부 리듬, 심장 차단	저산소혈증, 저혈압, 산증	아동에서 드묾. 느린 심박동; P 파는 있거나 없을 수 있음	환기, 산소공급, 심박수 <60회/분이면서 관류 불량의 징후를 보이는 경우 심장 압박 아트로핀, 0.02 mg/kg IV; 반복(최소용량 0.1 mg; 0.1 mg; 아동에서 최대 사용량: 1 mg) 에피네프린(1:10,000) 0.1 mL/kg IV 심박 조율을 고려한다.

-계속

표 45-3 소아의 비정상 리듬

리듬	원인	특징	치료
리듬 없음/ 불규칙 리듬/ 비관류 리듬			
무수축/PEA	저산소혈증, 저혈량증, 산증, 저/고칼륨혈증, 저혈당, 저체온증, 독소, 심장압전, 긴장성기흉, 혈전증(관상동맥 또는 폐), 외상	무수축: ECG의 편평한 선; 맥박 없음; 호흡 없음 PEA: 무맥동, ECG에서 조직화된 전기적 활동	BLS, 근본 원인을 확인하고 치료한다. 에피네프린 IV/IO 0.01 mg/kg (1:10,000): 0.1 mL/kg; ET; 0.1 mg/kg (1:1000: 0.1 mL/kg). 매 3~5분 간격 반복 투여
심실 세동	영아 및 소아에서 드물다. 저산소증, 저혈량증, 산증, 저/고칼륨혈증, 저혈당증, 저체온증, 독소, 심장압전, 긴장성 기흉, 혈전증(관상동맥 또는 폐) 외상	식별가능한 P, QRS, T 파가 없음. ECG상 물결선이 보임	제세동 2 J/kg, 양질의 BLS 2분; 반응이 없는 경우 4 J/kg 로 제세동 후 BLS for 2분을 필요에 따라 반복한다. 에피네프린 IV/IO: 0.01 mg/kg (1:10,000: 0.1 mL/kg) 혈관 확보하는 즉시 ET: 0.1 mg/kg (1:1000: 0.1 mL/kg) 3~5분 간격으로 투여를 반복한다. 항부정맥제 사용을 고려한다: 아미오다론 5 mg/kg (최고 300 mg) IV/IO 리도카인 1 mg/kg IV/IO torsades de pointes인 경우 마그네슘 25~50 mg/kg IV/IO

BLS, Basic life support (ventilations and compressions); *ET*, endotracheal tube; *IO*, intraosseous; *IV*, intravenous; *PEA*, pulseless electrical activity.

량증 등 다양한 요인에 의해 발생한다. 동성 빈맥의 속도는 분당 140~220회이다. 동성 빈맥의 치료는 근본 원인에 초점을 맞춘다. 예를 들어, 아동이 열이 나면 열을 조절한 다음 심박수를 재평가해야 한다. SVT는 재진입 기전에 의해 발생하며 영아의 경우 분당 220회 이상, 소아의 경우 분당 180회 이상으로 변하지 않는 심박수가 특징이다. 영아는 종종 수유 불량, 빠른 호흡, 창백한 피부색 또는 안절부절하는 증상을 나타낸다. SVT는 초기에는 잘 견딜 수 있다. 그러나 치료하지 않고 방치하면 궁극적으로 울혈성 심부전으로 이어지게 된다.

안정적인 SVT는 미주신경 자극에 반응할 수 있다. 유아에게 적합한 미주신경 자극의 예는 얼음물 주머니를 이마, 눈, 콧등(기도를 막지 않는 위치) 위에 올려놓는 것이다. 좀 더 큰 소아를 위한 방법으로는 막힌 빨대를 불게 하는 것이 있다. 미주신경 자극에 반응이 없으면 아데노신(adenosine) 투여를 고려해야 한다. 서맥은 소아 환자의 좋지 않은 징후이다. 동성 서맥은 저산소증에 의해 자주 발생하므로 환기와 산소 공급으로 적극 치료해야 한다. 심박수가 분당 60회 미만이고 관류 불량 징후가 있는 소아는 즉각적인 심장 압박이 필요하다. 방실접합부 및 심실성 리듬은 일반적으로 말기 리듬으로 볼 수 있다. 리듬이 없거나, 불규칙적이거나 비관류 리듬일 경우에는 심폐소생술과 전문소생술이 필요하다.

심부전 Heart Failure

선천성 심장 질환은 응급실에서 볼 수 있는 심부전(HF)이 있는 대부분의 소아 환자의 원인이다. 전부하, 후부하 및 심근 수축력은 혈관계를 통해 분출되는 혈액의 양을 결정하는 주요 요인이다. 심장이 만성 질환, 리듬 장애, 심장에 대한 압력 또는 과도한 체액량으로 인해 효과적으로 분출될 수 없을 때 체액이 혈액 순환 시스템에 역류하여 폐부종, 경정맥 팽대, 간 비대와 같은 과부하 징후를 유발한다.

심부전의 징후에는 빈맥, 빈호흡, 기침, 천명음, 수포음, 청색증, 창백, 식욕 부진, 성장 부진 등이 있다. 많은 경우 심부전이 있는 영아는 매우 빠른 호흡수(60~100회/분)를 갖지만 손상 상태를 보이지는 않는다. 이러한 것은 영아의 보상 능력의 증거라고 볼 수 있다. 비강 벌렁거림, 늑간 수축, 머리 흔들기, 호기 시 그렁거림과 같은 호흡 노력의 다른 지표들이 나타나는지와 정도를 관찰한다.

심부전의 1차 치료는 약물을 사용하여 심근 수축력을 개선하고 심장 부하를 줄이는 것을 목표로 한다. 이러한 약제에는 심근 수축력을 개선하는 근육수축성 약물(도부타민(dobutamine), 밀리논(milrinone), 디곡신(digoxin)), 전부하를 감소시키는 이뇨제(푸로세미드(furosemide)), 심실 후부하를 감소시키는 후부하 감소제(니트로프루시드 나트륨(sodium nitroprusside), 캡토프릴(captopril))가 포함된다.

부적절한 체액량 Inadequate Volume

소아에서 저혈량증의 주요 의학적 원인은 탈수다. 소아는 구토와 설사로 단기간 아팠을지라도 발열과 수분 섭취 감소로 며칠 동안 아팠던 소아와 마찬가지로 위험하다. 시간이 지남에 따라 배설량이 섭취량을 초과하면 탈수가 임상적으로 심각해지고 전해질 불균형이 발생한다. 전해질 불균형은 메스꺼움과 구토를 더 유발하여 의학적 중재로만 상황이 호전되는 상태로 만든다. 탈수 정도는 손실된 체중의 백분율로 분류된다(경증-5%, 중등도-10%, 중증-15%). 소아의 체질량(체중)의 5% 이상이 감소하면 피부와 점막이 건조해 보인다. 부모에게 섭취량과 배설량에 대해 물어보는 것이 종종 도움이 된다. 아이가 섭취한 우유병의 수와 아이의 하루 대변이나 어린 아이의 경우에는 젖은 기저귀의 수(하루에 6~8개의 젖은 기저귀는 정상으로 간주됨) 등이 그것이다. 경증 탈수는 일반적으로 경구 수분 보충으로 치료된다. 부모는 아이에게 소량의 경구 전해질 용액을 자주(한 번에 한 티스푼) 먹이도록 권고된다. 의식 수준, 피부 관류, 심박수, 맥박의 질, 배뇨량, 혈압의 변화는 중등도 및 중증 탈수 상태에서 발생한다. 눈은 함몰된 것처럼 보이고 영아는 함몰된 전방 천문을 보이기도 한다. 체액량이 보충되고 섭취와 배설 사이의 균형이 회복되지 않는 한 아이의 상태는 저혈량성 쇼크로 진행된다.

심박수 증가, 얼룩덜룩한 찬 피부, 의식 수준 저하, 맥압 감소, 모세혈관 재충전 시간이 극도로 길어지면 소아의 관류 상태가 악화되고 있음을 나타낸다. 소생술을 위해서는 적절한 환기와 산소 공급, 20 mL/kg의 결정질 용액으로 신속한 수액 주입이 요구되며, 아동의 증상이 호전될 때까지 수액 주입이 반복되어야 한다. 정맥혈관 확보가 신속하게 이루어지지 않으면 골강 내 주사를 시도해야 한다. 보상되지 않은 심각한 쇼크의 경우 골강 내 주사가 초기 접근법이어야 한다. 골강 내 주사는 모든 연령대의 소아에게 안전하게 수행할 수 있다. 골강 내 주사는 수액, 약물 및 혈액 제제를 투여하기 위한 빠르고 안전하며 신뢰할 수 있는 방법이다.

진단 검사에는 일반혈액검사(CBC)가 포함될 수 있다. 전해질, 포도당 및 혈액 요소 질소(BUN) 값의 측정; 그리고 소변 검사도 수행된다. 입원 결정은 평가 및 중재 후 아동의 상태와 경구 식이 가능 여부를 확인해서 결정한다.

부적절한 체액 분포 Inadequate Fluid Distribution

패혈성 쇼크 Septic Shock

패혈증은 혈류에서 발생하는 심각하고 생명을 위협하는 세균 감염이다. 패혈성 쇼크는 패혈증 환자에서 대규모 혈관 확장으로 인해 조직 관류가 불충분할 때 발생한다. 대규모 혈관 확장은 혈관 내 공간에서 상대적으로 저혈량을 유발하기 때문에 소아 패혈성 쇼크 시 조기의 적극적인 수액 소생술에 잘 반응하는 경우가 많다. 패혈성 쇼크의 임상 진단은 감염이 의심되는 소아에서 이루어지며, 고열 또는 저체온으로 나타나며 관류 감소의 다른 징후를 보인다. 패혈성 쇼크는 온열 쇼크 또는 한랭 쇼크 상태로 나타날 수 있다. 두 쇼크 상태에서는 빈맥과 의식 수준 저하가 나타난다. 온열 쇼크는 초기에는 홍조, 불그레한 외형, 반동성 말초 맥박 및 짧은 모세혈관 재충전이 특징이다. 한랭 쇼크는 얼룩덜룩하고 차가운 사지, 감소된 말초 맥박 및 3초 이상의 모세혈관 재충전과 연관이 있다.

ABC는 신속하게 평가되고 지원되어야 한다. 간호사는 저혈압이 영유아에서 쇼크의 후기 신호이며 이러한 경우 보상되지 않은 중증 쇼크를 나타냄을 알고 있어야 한다. 피부는 수막구균혈증으로 인한 패혈성 쇼크의 "빨간 깃발" 피부 징후가 보이는 점상 또는 자반성 병변이 있는지 검진되어야 한다.

응급실에서의 중재는 주요 기능의 보존에 중점을 둔다. 적절한 환기와 산소 공급이 최우선이며 부족한 산소를 공급하고 환기가 불충분할 경우 호흡을 돕는다. 정상적인 관류를 유지하는 것이 우선시 되고 수액 주입은 20~30 mL/kg의 양을 한 번에 주입하는 것으로 시작하는 것이 가장 좋으며, 적절한 혈압과 맥박수, 말초 맥박의 질, 모세혈관 재충전, 의식 수준 및 소변 배출을 포함한 심박출량의 임상 모니터를 확인하면서 양을 조절해 간다. 초기 수액 소생술 요구량은 수포음이 들리거나 간 비대가 있는 경우 10 mL/kg일 수 있지만 일반적으로 40~60 mL/kg이다. 생리식염수나 하트만 용액과 같은 등장성 결정질 용액은 체액 보충을 위해 제공된다. 패혈증이나 패혈성 쇼크의 진단이 내려지면 즉시 IV 항생제 요법을 시작해야 한다.

이상적으로는 모든 배양물(혈액, 소변, 기타) 검체를 항생제 투여 전에 획득한다. 투여되는 항생제는 소아의 연령과 추정되는 감염원에 따라 다르다. 배양 결과가 나온 후에는 감염원에 맞는 항생제 치료를 할 수 있다. 적절한 산소 공급 및 수액 소생술에도 불구하고 심근 기능과 전신 관류 기능의 부전이 있는 환자에게는 심박수와 심박출량을 증가시키기 위해 에피네프린(epinephrine) 및 도파민(dopamine)과 같은 교감신경 흥분제 및 심장 수축 촉진제를 사용할 수 있다. 혈청 포도당 수준을 주의 깊게 모니터링해야 한다. 어린 영아와 소아에서는 간에 저장된 글리코겐이 제한되어 있어 소아에서의 저혈당증의 위험이 있다. 소아의 혈당 수치가 60 mg/dL 미만(소아의 경우) 또는 40 mg/dL 미만(신생아의 경우)인 경우 소아는 저혈당으로 간주된다. 소아는 지속적인 IV 수액 보충, 항생제 사용 및 모니터링을 위해 일반적으로 중환자실에 입원한다.

아나필락시스 Anaphylaxis

아나필락시스는 잠재적으로 생명을 위협하는 즉각적인 과민반응의 징후이다. 이러한 반응의 중증도는 가벼운 두드러기에서 쇼크 및 사망에 이르기까지 다양하다. 아나필락시스는 대개 일반적으로 폐, 순환기, 피부, 위장 및 중추신경계를 포함한다.

아나필락시스는 (1) 급성 호흡기 증상, 저혈압 또는 말단 기관 기능 장애의 기타 징후와 함께 피부 또는 점막 변화가 갑자기 시작되는 경우; (2) 환자에게 가능성이 있는 알레르겐 또는 유발요인에 노출된 후 적어도 2개의 체내 기관 시스템에 갑작스러운 영향이 나타나는 경우; (3) 알려진 알레르겐에 노출된 후 연령에 따른 저혈압이 나타나는 경우이다.

아나필락시스 반응으로부터의 회복은 신속한 인식과 치료 시작에 달려 있다. 치료의 목표는 원인을 파악하고 제거하여 환기를 제공하고, 적절한 순환을 회복하며, 추가 노출을 방지하는 것이다. 기도를 확보하는 것이 첫 번째 고려 사항이며 소아에게 고유량 산소를 공급하고 심장 모니터링을 시작하며 활력 징후를 평가해야 한다. 에피네프린(epinephrine) 근육주사 1:1,000 용액: 0.01 mg/kg (0.01 mL/kg), 최대 0.3 mg (0.3 mL)을 즉시 투여하고 필요에 따라 5~15분 간격으로 반복 투여한다.

체액량을 회복하기 위해 수액을 투여한다. 수액의 양은 임상 상황에 따라 결정해야 한다. 아나필락시스가 있는 소아는 이상 반응의 위험이 있으므로 최소 24시간 동안 입원하고 모니터링해야 한다.

항히스타민제 및 스테로이드와 같은 2차 치료제는 에피네프린보다 작용이 느리고 급성 혈압 변화에 거의 영향을 미치지 않는다. 하지만 이는 가려움증, 혈관부종 또는 두드러기의 증상 완화에 도움이 되며 일반적으로 응급실 에서 투여된다.

겸상적혈구 질환 Sickle Cell Disease

겸상적혈구 질환(SCD)은 헤모글로빈 S를 특징으로 하는 유전성 혈색소 이상증이다. SCD에서 일반적으로 둥근 적혈구는 탈산소화 될 때 불규칙한 낫 모양을 취한다. 이 낫 모양의 세포가 뭉쳐서 작은 혈관을 막고 조직 허혈을 일으킨다. 낫 모양으로의 변형은 감염, 탈수, 피로, 추위 노출 및 스트레스를 포함한 여러 요인에 의해 촉진된다.

겸상적혈구 위기에는 세 가지 주요 범주로 나뉜다. 혈관폐쇄성 위기는 뼈, 연조직 및 장기(예: 간, 비장, 뇌, 폐, 음경)의 작은 혈관이 폐색되어 허혈, 통증 및 부종을 유발할 때 발생한다. 일반적으로 생후 2~3개월 이후에 혈관폐쇄성 위기가 처음으로 나타나며 한 쪽 또는 양쪽 손이나 발이 따뜻해지고 부어오른다. 좀 더 큰 소아는 영향을 받는 기관에 통증, 시각 장애, 호흡 곤란 및 발기 지속이 있다. 중재는 확인된 경우 유발 원인을 교정하고 필요에 따라 수분과 산소를 공급하고 통증을 관리하는 것에 주로 중점을 둔다.

재생불량 위기는 골수에서 손상된 적혈구 생성을 특징으로 한다. 재생불량 위기는 겸상적혈구병의 빈혈을 악화시키고 고박출성 울혈성 심부전으로 이어진다. 재생불량 위기의 진단은 CBC 및 망상적혈구 수 결과를 기반으로 한다. 중재는 고갈된 혈액 성분을 회복하는 데 중점을 둔다.

분리 위기는 겸상적혈구 질환의 가장 급격한 발현이다. 이는 다른 위기 상황보다는 덜 흔하지만 급격하게 나빠질 수 있다. 수개월에서 6세 사이의 어린 소아에서 발병률이 더 높다. 혈액이 갑자기 비장 및 기타 내장 기관에 고여 심각한 빈혈과 저혈량성 쇼크를 일으킨다. 응급 중재는 순환 혈액량의 회복에 중점을 둔다.

급성 흉부 증후군(ACS, acute chest syndrome)은 겸상적혈구병이 있는 어린이의 이환율과 사망률의 주요 원인이다. 겨울철에 급성 흉부 증후군의 발병률이 더 높고 2~4세 소아 환자에서 가장 많이 발병한다. 급성 흉부 증후군의 구체적인 원인은 쉽게 확인되지 않는다. 혈관 폐쇄성 위기, 감염, 천식 또는 수술 후 합병증과 같은 유발인자가 모두 관련되어 있다. 흉통, 숨가쁨, 기침 및 발열은 ACS를 경험하는 환자들의 가장 흔한 증상이다.

자세한 모니터링이 필요하기 때문에 전문가들이 대부분의 겸상적혈구병 환자를 돌본다. 그러나 첫 번째 위기나 심각한 위기 상태인 경우에는 응급실에서 치료가 진행될 수 있다. 의학적 중재는 일반적으로 지지적, 대증적 치료로 이루어진다. 주요 목표는 통증 관리, 산소 공급, 경구 또는 IV 용액으로 수분 공급, 전해질 공급, 휴식, 필요 시 혈액 공급, 필요 시 항생제 투여이다. 겸상적혈구 질환은 만성 통증 질환이므로 통증 조절을 위해 마약성 진통제 투여를 고려해야 한다.

신경계 응급 상황 NEUROLOGIC EMERGENCIES

두부 외상은 소아에서 신경학적 응급의 가장 흔한 원인이다. 발작, 션트 기능 부전, 드물게 뇌종양 및 선천성 혈관 기형도 소아 환자군의 의식 수준에 영향을 미칠 수 있다. 수막염 및 패혈증과 같은 감염 과정은 소아의 신경학적 변화의 또 다른 원인이다.

사정 Assessment

아동의 의식 수준이 변화된 경우 최우선순위는 기도 유지와 환기임을 기억하는 것이 중요하다. 소아 환자의 신경학적 평가는 특히 말이 서툰 아동인 경우 특히 어렵다. 부모가 자녀에 대해 "정상적으로 행동하지 않는다."라고 말할 때 이를 심각하게 받아들여야 한다. 두개내압 상승의 초기 징후 및 증상에는 의식 수준의 변화, 안절부절, 달랠 수 없는 상태, 두통 및 구토가 포함된다. 수축되거나 확장된 동공과 제피질(비정상적 굴곡) 또는 제뇌(비정상적 신전) 경직 자세는 두개내압 상승의 후기 징후이다.

소아의 GCS (Glasgow Coma Scale) 척도(**표 42-3** 참고) 평가를 포함하여 소아의 신경학적 기능을 평가하는 수많은 방법이 제시되어왔다. 응급 상황에서 가장 간단하고 가장 유용한 방법은 앞글자를 따서 기억하게 만든 AVPU라 할 수 있다.

- A Alert 의식 명료
- V responds only to Verbal stimuli
  언어적 자극에만 반응
- P responds only to Painful stimuli
  통증 자극에만 반응
- U Unresponsive무반응

환자 행동에 대한 설명과 함께 AVPU 연상 도구를 사용한 연속 평가는 변화 양상을 기록하는 데 가장 명확한 수단이 된다. 부모의 정확한 병력 제공도 도움이 된다. 아동이 의식 수준에 변화가 있을 때 외상, 과거의 의학적 문제, 음식물 섭취, 두통, 감염 징후 및 증상에 대해 질문한다. 모든 아동의 의식 수준 변화는 응급 상황으로 인식되어야 한다.

의식 수준 변화가 있는 아동이 응급실에 도착한 경우 부상이나 질병과 함께 ABC를 함께 평가해야 한다. 2차 중추신경계 손상을 예방하기 위해 소아의 두개내압 상승의 징후와 증상을 평가해야 한다. 독소나 전해질 이상을 감지하기 위해 검체 검사를 의뢰할 수 있다. 진단 영상 검사는 아동의 의식 수준 변화를 더 촉진하는 부상이나 다른 병리학적 과정을 배제하기 위해 처방될 수 있다.

발작 Seizures

발작은 뇌의 비정상적인 전기적 활동으로 인한 불수의 운동 또는 감각, 행동 또는 의식의 변화이다. 소아에서 열과 관련된 발작은 소아기의 가장 흔한 신경학적 장애 중 하나이며 소아의 3~5%에 영향을 미치고 18세 미만 환자의 모든 응급실 방문의 1%를 차지한다. 대부분의 열성 발작은 생후 6개월 이후, 보통 3세 이전에 발생하며 18개월 미만의 소아에서 빈도가 증가한다.

열성 발작의 원인은 아직 확실하지 않다. 대부분의 소아에서 높고 급속한 체온 상승 또는 급속한 체온 저하가 중요한 요인으로 보인다. 그러나 발작은 일반적으로 장시간 체온 상승 후보다는 체온 변동 중에 발생한다. 열성 발작은 상부 호흡기 감염, 위장관계 감염 또는 귀 감염을 동반할 수 있다. 단순 열성 발작이 있는 소아의 25~30% 정도는 후속 감염과 함께 반복적으로 발작이 재발할 수 있다.

열성 발작의 치료는 발작 중 아동의 안전을 보장하고 발작을 조절하며 체온을 낮추는 것으로 구성된다. 부모는 또한 열성 발작이 일반적으로 심각하지 않은 양상을 나타내는 것에 대해 안심할 필요가 있다.

다른 발작 장애에는 수많은 다양한 원인이 있다. 발작 장애는 원인이 알려지지 않은 경우 특발성이고 원인 식별이 가능한 경우 기질성 또는 증상성이라 한다. 간질은 발작의 뚜렷한 원인 없이 발작이 반복되는 경우 진단한다. 발작이 있는 환자는 입술을 깨물고 응시하는 증상부터 격렬한 근육 수축 또는 갑작스러운 의식 소실에 이르기까지 다양한 행동을 보일 수 있다. 요실금 및 변실금도 발생할 수 있다. 간질중첩증은 발작이 길어지거나(30분 이상) 발작과 발작 사이에 의식을 회복하지 못한 채 연속적인 발작이 있을 때 진단한다. 이것은 무산소, 감염, 외상, 섭취 또는 대사 장애의 징후일 수 있다. 지속적인 발작은 잠재적으로 대뇌 산소 결핍 및 허혈성 뇌 손상을 일으킬 수 있다. 따라서 기도 보호, 산소 공급 및 경련 활동의 신속한 종료가 치료의 우선순위가 된다. 항경련제(예: 벤조디아제핀(benzodiazepines))는 발작이 감소하고 정맥 주사가 확보될 때까지 직장, 비강 또는 근육내로 투여될 수 있다. 일반적인 검체 검사는 CBC, 전해질, 포도당, 칼슘, 마그네슘, BUN, 혈중 항경련제 수치, 소변 검사 및 독성 검사가 있다. 환자의 입원 또는 퇴원 여부는 환자의 병력, 검체 결과 소견 및 신체 검진 소견에 따라 결정된다.

소화기계 및 비뇨기계 응급 상황
GASTROINTESTINAL AND GENITOURINARY EMERGENCIES

위장염 Gastroenteritis

수많은 아이들이 메스꺼움, 구토, 설사 및 영양 부족을 호소하여 응급실에 온다. 위장염은 세균, 바이러스 또는 기생충에 의해 발생하는 위장관의 염증이다. 바이러스성 병원체는 급성 위장염의 가장 흔한 원인이다. 질병의 이환은 탈수와 전해질 불균형으로 인해 발생한다. 전해질, BUN 및 크레아티닌을 포함한 진단적 검사와 현장 혈당 검사는 심각한 탈수가 있는 아동에게 수행되어야 한다.

심각한 탈수/저혈량성 쇼크의 징후와 관련된 위장염은 IV 결정질 용액 20 mL/kg를 한꺼번에 투여한다. 관류가 개선될 때까지 20 mL/kg의 수액을 한번에 투여하는 것을 반복한다. 검사가 정상 범위 내에 있는 환자, 경미한 탈수만 있는 환자, 경구로 수분 섭취가 가능한 환자는 일반적으로 수분 보충 후 집으로 퇴원한다. 부모는 아이에게 소량의 맑은 음료를 자주(한 번에 티스푼 양으로) 제공하도록 한다. 경구 수분 보충 용액(예: 페디알레이트(Pedialyte), 엔팔라이트(Enfalyte) 또는 이러한 용액의 일반 제형)을 주로 사용한다. 사과 주스는 삼투압이 높아 설사를 악화시킬 수 있으므로 피해야 한다. 연구에 따르면 규칙적인 식단(BRAT[바나나, 쌀, 사과 소스, 토스트] 식단과 같은 제한 식단 대신)을 섭취한 아동은 식단이 제한된 아동보다 더 빨리 질병 전 체중으로 돌아가는 것으로 나타났다. 급성 위장염으로 응급실에 내원한 대부분의 아동은 전담 주치의에게 향후 치료를 계속 받도록 해야 한다.

복통 Abdominal Pain

위장 장애 또는 복통을 유발하는 또 다른 질병은 박테리아 및 기생충에 의한 감염; 맹장염, 꼬임 탈장(감돈 탈장), 장중첩증, 고환 염전 또는 장 폐쇄와 같은 외과적 응급 상황; 요로 감염(UTI); 그리고 독성 물질 섭취 등이다. 대부분의 경우 상태가 안정적인 복통 환자의 응급실 치료는 병력 및 활력 징후를 포함하여 환자 평가, 환자가 퇴원할 수 있는지 또는 입원이 필요한지 결정, 내과적 또는 외과적 수술이 필요한지 여부를 결정하는 데 중점을 둔다. 소아에게 복통이 있는 경우 급성 복부 질환을 배제해야 하므로 평가가 완료될 때까지 어떤 음료도 마시게 해서는 안 된다. 일반적으로 촉진이나 움직임과 관련된 복통이 있는 환자는 수술의 가능성을 고려해야 한다. 기본 진단 검사에는 CBC 및 소변 검사가 포함된다. 흉부, 복부 또는 골반의 영상 검사가 필요할 수 있다. 청소년기 여성 환자는 임신 여부를 물어보고 월경 병력을 확인해야 한다. 가임기 여성이라면 누구나 임신할 수 있다고 가정하고 복통의 잠재적인 원인으로 임신을 배제하기 위해 임신 검사를 진행한다.

충수돌기염 Appendicitis

충수염은 충수 입구 및 충수 돌기의 염증이다. 소아기에 외과적 중재가 필요한 가장 흔한 질환으로 주로 급성 질환인 충수염은 적절한 치료가 이루어지지 않으면 천공 및 복막염으로 진행될 수 있다. 충수염의 징후와 증상은 매우 다양하지만 일반적으로 배꼽 주위에서 시작하여 오른쪽 아래 사분면으로 이동하는 통증, 반동 압통, 메스꺼움 및 구토가 있다. 말이 서툰 아동에게서 충수염은 종종 매우 늦게 발견된다. 증상을 인지하고 아이가 수술을 받을 때까지 충수가 파열되어 복막이 오염될 수 있다.

가장 중요한 진단 검사는 백혈구 종류를 포함한 백혈구 수 및 소변 검사 확인이다. 충수염의 경우 총 백혈구 수는 일반적으로 밴드 형태의 백혈구가 있는 경우 15,000~20,000 cells/mL이다. 발열은 보통 37.5~38.5℃ (99.5~101.3℉)까지 다양하다. 체온이 39℃ (102.2℉)보다 높으면 바이러스성 질병이나 천공일 가능성이 있다. 진단이 불확실한 경우 영상 검사

(예: 복부 컴퓨터 단층촬영 또는 초음파 촬영)를 시행할 수 있다. 충수염의 최종 치료는 충수돌기를 수술로 제거하거나 충수 절제술을 시행하는 것이다. 아이는 어떤 것도 섭취를 해서는 안 되며, 수술을 받기 전에 체액과 전해질 불균형을 교정해야 한다. 천공의 증거가 있는 환자의 경우 수술 전에 예방적 항생제를 시작할 수 있다.

감돈 탈장(감금 탈장) Incarcerated Hernia

탈장은 복벽에 국소적으로 약해진 틈 사이를 통해 장기의 일부가 돌출된 것이다. 전형적인 증상은 울거나, 배변하거나, 기침하거나, 웃을 때 더 두드러지는 무증상 돌출이다. 탈장으로 인한 위험은 순환에 영향을 미칠 정도로 돌출된 부분이 조여지는 경우에 발생한다. 탈장은 종종 응급실에서 수동적 정복술을 수행할 수 있다. 진통제를 투여하고, 환자를 트렌델렌버그(Trendelenburg) 자세로 눕히고, 해당 부위에 얼음을 대면 이 과정에 도움이 될 수 있다. 결국 대부분의 환자에게 외과적 중재가 필요하다.

장중첩 Intussusception

장중첩증은 장의 근위 부분이 장의 원위 부분과 일부분이 겹쳐 짧아질 때 발생한다. 이것은 일반적으로 영아기에 발생하며 대부분 3개월~1세 사이에 발생한다. 장이 서로 겹쳐 있는 상태는 대변을 포함한 장 내용물이 문제가 있는 부위를 넘어 통과하는 것을 방해한다. 이 장애로 대변에는 주로 혈액과 점액이 포함되어 있어 장중첩증의 특징적인 "포도 젤리" 대변이 나타난다. 소아는 간헐적 경련 유형의 통증이 있을 수 있다. 때때로 소시지 모양의 덩어리가 복부에서 촉진될 수 있다.

대부분의 경우 초기 치료는 진단 검사와 동시에 바륨 관장에 의한 비수술적 정수압 정복술이다. 이렇게 해도 폐색이 줄어들지 않으면 외과적 중재가 필요하다.

유문협착증 Pyloric stenosis

유문협착증은 유문 원형 근육의 비대로 인해 위 출구의 수축과 폐쇄로 인해 발생한다. 출생부터 5개월까지의 영아에게서 보고된 바 있지만, 가장 흔하게는 생후 3~4주에 발생한다. 수유 후 분출형, 비담즙성 구토가 일반적이다. 영아는 배고픔이 지속되고 이로 인해 계속 재섭취를 한다. 지속적인 구토로 인해 체중 감소, 변비 및 탈수가 발생한다. 올리브 모양의 덩어리가 오른쪽 위 사분면에서 만져질 수 있고, 복부 전체에 물결모양의 움직임이 보일 수 있다. 이 질환은 병력, 신체 검진 및 복부 초음파 촬영으로 진단된다. 치료는 IV 수액으로 탈수를 교정하고 위를 감압하기 위해 위관을 삽입하고 외과적 유문근절개술을 준비하는 것으로 진행된다.

고환 염전(비틀림) Testicular Torsion

사춘기 이전 아동에게서 복부로 방사되는 심각한 음낭 통증이 갑자기 시작되면 고환 염전이 있을 수 있다. 정액관의 비틀림은 허혈, 부종 및 고환이 올라가게 만든다. 환자는 메스꺼움과 구토를 호소할 수 있다. 음낭 부종이 있으며 통증과 불안으로 인해 혈압이 상승할 수 있다. 발열은 거의 없다. 진단은 종종 임상적으로 이루어질 수 있지만 도플러 초음파 검사도 사용할 수 있다.

고환 염전은 외과적 응급 상황이다. 고환은 6시간 이내에 비틀림이 풀리게 되면 약 80~100%까지 회복된다. 비틀림이 12시간 이상 지속되면 회복율이 20% 미만이며 24시간 이후에는 회복율이 0%에 근접한다. 비틀림이 3~4시간 미만으로 된 경우에는 응급실 의사나 비뇨기과 전문의가 수동적 정복술을 수행할 수 있다. 수술이 필요한 경우 환자에게 금식 여부를 확인하고 지시에 따라 진통제를 투여한다. 고환 염전이 의심되는 환자는 문제의 조기 해결에 따라 기능 회복 가능성이 증가하기 때문에 환자 중증도 분류에서 중증도가 높게 분류되어야 한다.

요로감염 Urinary Tract Infections

요로감염은 아동에게서 중요한 문제이다. 모든 여아의 약 3~5%와 남아의 약 1%는 사춘기 이전에 증상이 있는 요로감염을 경험한다. 신생아 요로감염은 일반적으로 균혈증으로 인해 발생하지만 영유아는 요도를 따라 방광으로 이동하는 박테리아에 의해 감염된다. 다른 감염원이 확인된 경우에도 열이 있는 모든 영아에서는 가능한 요로감염의 가능성을 고려해야 한다. 요로감염이 의심되는 소아에서 소변 검체를 채취하기 위한 가장 좋은 방법은 소변백에 모아진 검체가 아니라 도뇨관을 통해 채취한 검체이다. 요역류는 박테리아를 신장으로 이동시켜 발견하지 못한 채로 방치할 경우 신장 기능 이상과 신우신염을 유발할 수 있다.

내분비계 응급 상황 ENDOCRINE EMERGENCIES

당뇨병성 케톤산증 Diabetic Ketoacidosis

당뇨병성 케톤산증(DKA)은 절대적 또는 상대적인 인슐린 결핍으로 인한 고혈당, 탈수, 대사성 산증, 케톤혈증 또는 케톤뇨증을 특징으로 하는 생명을 위협하는 의학적 응급 상황이다. DKA는 성인보다 1형 당뇨병이 있는 소아와 청소년에게 더 흔하며 당뇨병이 있는 소아의 가장 흔한 사망 원인이다. DKA는 4세 미만의 소아에서 가장 흔한 당뇨병 증상이다. 전반적으로, 1형 당뇨병으로 새로 진단된 소아의 20~40%가 DKA로 응급실 진료를 받는다. 다뇨증, 다갈증, 다식증, 체중 감소 및 피로를 포함한 고혈당증의 초기 증상은 종종 감지하기 힘들며, 영유아 또는 학령전기 아동에서 쉽게 놓칠 수 있다. 고혈당증이 진행됨에 따라 메스꺼움, 구토, 혼수 상태, 의식 수준 변화, 깊고 빠른 호흡(즉, Kussmaul 호흡), 호흡 시 아세톤 냄새 및 복통이 일반적으로 확인되어 DKA의 시작을 알린다. 알려진 1형 당뇨병이 있는 소아에서 감염 및 인슐린 요법 미준수는 DKA의 가장 흔한 촉발요인이다. 진단은 혈액 가스 분석, 혈당 수치, 혈청 및/또는 소변 케톤의 결과를 기반으로 한다.

소아의 ABC가 확보되면 DKA 환자의 치료는 대사성 산증의 교정에 중점을 두어야 한다. 체액량을 회복하고, 케톤 생성을 억제하고, 전해질 불균형을 교정하고, 합병증(뇌부종, 저혈당, 저칼륨혈증)을 피하기 위해 체계적인 중재가 시행된다. 뇌부종은 소아 DKA의 가장 빈번하고 심각한 합병증이다. 5세 미만의 소아와 이전에 1형 당뇨병 진단을 받은 적이 없는 환자는 이러한 치명적인 합병증이 발생할 위험이 높다.

소아 DKA 관리에 대한 최근 권장 사항은 다음과 같다. 처음에는 5~20 mL/kg의 0.9% 식염수를 한번에 1회 투여하고 필요에 따라 말초 장기의 적절한 관류를 회복하기 위해 수액 주입을 반복한다. 자주 의식 상태를 관찰하고, 모세혈관 재충전 및 심박수를 모니터링하여 판단한다. 그 후, 나머지 체액 부족은 48시간 동안 보충되어야 한다. 뇌부종이 발생할 위험을 최소화하기 위해 체액 상태를 점진적으로 교정하는 것이 좋다. 인슐린은 케톤증/산증이 해소될 때까지 시간당 0.05~0.1 unit/kg의 속도로 지속적으로 주입해야 한다. 저용량의 인슐린은 일반적으로 시간당 50~75 mg/dL의 혈청 포도당 농도를 감소시킨다. 대사성 산증이 해소될 때까지 인슐린 주입을 계속해야 한다(pH 7.3 이상, 중탄산염 18 mEq/L 이상). 혈청 포도당 농도는 일반적으로 케톤증과 산증이 해결되기 전에 정상 범위로 감소한다. 인슐린 주입 중 저혈당을 방지하기 위해 혈당이 250~300 mg/dL 이하로 떨어졌을 때 포도당 함유 수액을 추가해야 한다. 혈청 포도당 수치는 안정화될 때까지 매시간 확인해야 한다.

초기 혈청 칼륨 수치는 낮거나, 정상이거나, 높을 수 있다. 산증이 교정되면 칼륨 수치가 떨어지므로 적절한 신기능이 확보되면 일반적으로 소아의 첫 배뇨 후 대체 요법을 시작해야 한다. 칼륨은 일반적으로 적절한 신장기능 상태에서는 30~40 mEq/L의 농도로 투여된다. 칼륨은 염화칼륨과 인산칼륨 또는 아세트산칼륨으로 투여할 수 있다. 활력 징후, 신경학적 검사, 섭취 및 배설, 혈액 검사(예: 포도당, pH, 전해질)에 대한 연속 평가를 지속적으로 모니터링해야 한다.

감염병 응급 상황 INFECTIOUS DISEASE EMERGENCIES

감기, 인후염, 부비동염 및 귀의 감염과 같은 상부 호흡기 감염이 있는 소아가 종종 응급실에 내원한다. 대부분의 경우 빨리 퇴원하고 전담 주치의가 계속해서 치료를 이어간다. 이 장에서는 더 심각한 감염성 질병 중 일부 몇 가지에 대해 기술하고자 한다.

후천성 면역 결핍 증후군 AIDS

2016년에 미국에서 13~24세 사이의 청소년은 새로운 HIV 사례의 21%를 차지했다. 후천성 면역 결핍 증후군(AIDS)이 있는 영유아 또는 인간 면역 결핍 바이러스(HIV)에 감염된 영유아는 생리적, 심리적 지원이 필요한 많은 신체적 문제를 가지고 응급실에 내원한다. 소아 연령층에서 세 그룹이 주로 영향을 받는다. 자궁 내에서 감염된 산모로부터 노출된 소아, 바이러스에 감염된 혈액 제제를 받은 소아, 질병에 걸리기 쉬운 고위험 행위를 통해 감염된 청소년이다. 대부분의 AIDS 아동은 2세 미만이며 전체 AIDS 인구의 적은 비율을 차지한다. AIDS에 걸린 대부분의 소아는 반복적인 세균 및 진균 감염, 만성 설사, 만성 빈혈, 신장 질환, 심근병증, 신경학적 악화 또는 전반적인 성장 장애를 겪는다.

치료는 주로 감염과 합병증의 예방, 합병증의 조기 인식, 최적의 전반적인 건강 지원을 목표로 하는 지지적인 것이다.

결핵 Tuberculosis

결핵(TB)은 결핵균에 의해 발생하며 대부분의 경우 감염원은 가족이다. 대부분의 선진국에서 조절되는 질병이지만 여전히 세계 여러 지역에서 건강 위험과 주요 사망 원인으로 남아 있다. 지난 몇 년 동안 새로운 결핵의 사례가 꾸준히 증가하고 있으며, 이는 외국 태생 인구의 유입과 국내 태생 인구의 질병 인식에 기인한 것으로 보여진다.

결핵의 임상 증상은 매우 다양하다. 발열, 권태감, 식욕 부진, 체중 감소 또는 기침이 나타날 수 있다. HIV와의 동시 감염도 일반적이다. 대부분의 폐결핵 소아는 비감염성 질환을 가지고 있다. 따라서 격리가 거의 필요하지 않다. 대부분의 소아는 집에서 관리할 수 있기 때문에 입원이 거의 필요하지 않다. 항균제는 환자의 약물 투여 순응도를 저해하는 요인이지만 대부분의 결핵을 치료한다. 약물 요법은 일반적으로 6~9개월 지속된다. 역사적으로 TB는 감염되는 것에 대한 두려움으로 여겨져 왔기 때문에 부모가 이 질병에 대해 가질 수 있는 오해를 명확히 파악하는 것이 중요하다.

박테리아혈증 Bacteremia

혈류의 박테리아 침입의 영향은 비교적 경미한 감염 증상(균혈증)에서부터 엄청나면서 생명을 위협하는 감염(패혈증 또는 패혈성 쇼크)에 이르기까지 다양하다. 균혈증과 패혈성 쇼크는 본질적으로 다른 질환이라기보다는 심각성의 연속선 상에 있는 두가지의 극단의 질병을 대표한다.

균혈증은 수막염, 봉와직염 또는 UTI와 관련하여 발생할 수 있고 국소적인 소견 없이도 발생할 수 있다(잠재성 균혈증). 균혈증은 2세 미만의 어린이에게 가장 흔하며 2개월 미만의 어린이에게는 발견하기 어려울 수 있다. 2세 미만의 어린이는 발열이 있고 관찰 가능한 감염 부위를 명확히 알 수 없는 감염(백혈구 수가 15,000 cells/mL 이상)이 나온 경우 균혈증을 의심해야 한다. 균혈증은 열 감염에 항상 반응하지 않기 때문에 어린 영아에서 특히 발견하기 어려울 수 있다. 소아가 권태감, 영양 부족, 짜증을 동반한 열이 있거나 장난을 잘 치지 않거나 쉽게 달래지지 않는 경우 균혈증을 의심해야 한다. 진단 검사에는 일반적으로 CBC, 혈액 배양, 소변 검사, 소변 배양 및 필요한 경우 요추 천자가 포함된다. 광범위 항생제가 초기에 투여된다.

환자가 퇴원하는 경우 부모가 진단의 중요성과 처방된 항생제 치료를 계속해야 할 필요성에 대해 이해하고 인식할 수 있도록 세심한 주의가 필요하다. 아동은 24~48시간 이내에 재평가되어야 하고, 환자가 적절하게 치료되지 않으면 균혈증이 패혈증으로 진행될 수 있다.

수막염 Meningitis

수막의 급성 염증인 수막염은 소아의 사망과 장애의 흔한 원인이다. 뇌수막염의 연간 발생률은 아동 2,000명당 1건이며 2개월~5세 사이의 아동에게서 가장 많이 발생한다. 원인균은 종종 세균성이지만 바이러스성 뇌수막염도 발생한다. 세균성 뇌수막염에서 원인균은 국소 감염을 통해 또는 개방 상처, 두개골 골절 및 수술 절차와 같은 경로를 통해 혈류로 들어갈 수 있다. 감염은 지주막하 공간을 통해 확산되어 부종와 통증을 유발한다. 사망과 잔여 손상을 예방하기 위해서는 질병에 대한 인식과 치료가 필수적이다.

증가된 두개내압은 수막염의 주요 우려 사항이다. 염증이 증가함에 따라 단단한 두개골 내부의 팽창은 뇌에 직접적인 압력을 가한다. 뇌실로 가는 좁은 통로가 막히고 뇌척수액 유출이 막혀 감각신경이 영향을 받는다.

수막염 진단을 받은 많은 소아들은 두통, 메스꺼움, 구토 또는 영양 부족을 나타낸다. 대부분의 소아는 체온이 높다. 그러나 영아는 정상 체온이나 저체온증이 있을 수 있다. 수막염의 전형적인 징후는 목의 경직이며, 이는 유아기에 거의 볼 수 없다. 증가된 두개내압의 일반적인 징후와 증상은 달래지지 않음, 안절부절, 의식 변화, 발작을 포함하여 명백하게 알 수 있다. 불룩한 천문은 늦게 나타나는 징후이다. 증상이 심각한 소아는 호흡 곤란을 겪고 청색증을 보이며 발진이나 점상출혈이 나타날 수 있다.

후기 단계에서 수막염은 기도 관리, 증가된 두개내압 조절, IV 약물(예: 승압제, 만니톨, 이뇨제, 항생제) 및 중환자실 입원을 포함한 적극적인 중재가 필요하다. 최종 진단을 위해서는 요추 천자 및 뇌척수액의 단백질, 포도당, 세포 수 및 그람 염색에 대한 병리학적 분석이 필요하다.

수막구균혈증 Meningococcemia

수막구균혈증은 뇌수막염과 함께 또는 뇌수막염 없이 발생할 수 있다. 수막구균혈증이 있는 소아는 발열, 두통, 발진(보통 반구진 발진), 점상 출혈, 자반 병변이 있다. 그림 45-2는 수막구균혈증의 피부 상태를 보여준다. 수막구균혈증은 급속하게 생명을 위협할 수 있다. 쇼크 및 파종성 혈관내 응고증은 매우 빠르게 발생한다. 따라서 신속한 평가와 중재가 중요하다. 전문적 기도 유지, 한번에 다량 수액 주입, 항생제 및 혈압강하제를 포함한 적극적인 소생술이 시행되어야 한다. 진단 검사에는 CBC, 전해질, 포도당, 응고 검사, 혈액 배양, 요 검사 및 소변 배양, 요추 천자가 포함될 수 있다. 보호자가 생명을 위협하는 이 질병에 노출되지 않도록 수막구균혈증이 의심되는 즉시 비말 감염 예방 조치와 함께 격리를 시작해야 한다.

라임병 Lyme Disease

라임병은 전신적인 진드기 매개 질병이다. 만성 유주성 홍반으로 알려진 피부 병변이 대부분의 경우에 나타난다. 주로 흰 꼬리 사슴과 흰발 들쥐에 서식하는 진드기는 스피로헤타 보렐리아 부르도페리(*Borrelia burgdorferi*)에 의해 유발되며 라임병을 옮긴다. 질병의 여러 가지 발병 경로와 느린 진행으로 인해 진단이 어렵다. 라임병이 의심되는 아동의 경우 진드기에 물린 병력이나 숲이 우거진 지역에 있었던 경험이 중요하다. 진드기의 작은 크기는 환자가 진드기의 존재를 깨닫지 못하게 할 수 있다. 전반적인 권태감, 통증, 인후통 또는 발열로 인해 환자가 치료를 받을 수 있다.

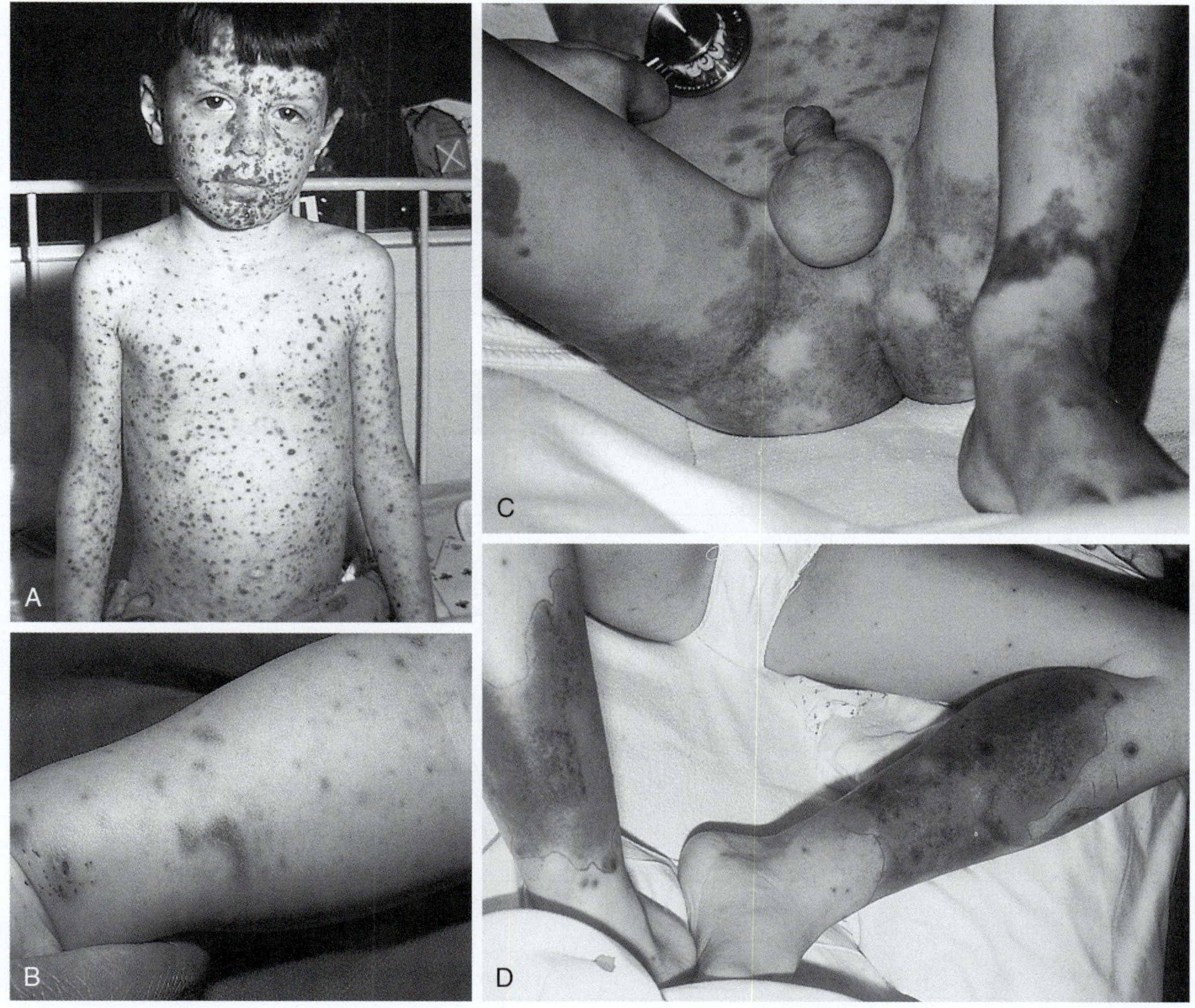

그림 45-2 수막구균혈증. (A) 아동은 급성 수막구균혈증의 특징인 일반화된 자반병 및 점상 발진을 나타낸다. (B) 점상출혈은 유아의 근접 사진에서 더 분명하게 보인다. 점상출혈의 긁힌 상처에서 그람 염색은 유기체를 드러낼 수 있다. (C, D) 자반병은 특히 파종성 혈관내 응고가 있는 환자에서 명백한 피부 괴사 영역을 형성하도록 진행될 수 있다.

(From Zitelli B, Davis H: *Atlas of Pediatric Physical Diagnosis*. 5th ed. St Louis, MO: Mosby; 2007.)

항생제 치료는 임상 양상과 질병의 진행에 따라 다르다. 초기 라임병은 경구 독시사이클린(doxycycline), 아목시실린(amoxicillin) 또는 에리트로마이신(erythromycin)으로 치료한다. 라임 심장염, 신경학적 증상 또는 라임 관절염과 같은 더 심각한 증상은 세프트리악손(ceftriaxone) 또는 페니실린 G (penicillin G)를 사용한 IV 요법이 필요하다. 질병 예방에는 사전에 진드기가 있는 지역인지 또는 진드기가 있는 지역에 있었는지에 대한 인지와 예방 조치를 취하는 것이 포함된다. 부모는 숲이 우거진 지역에 다녀온 뒤에 아이의 전신을 확인해야 한다.

피부 발진 Skin Rashes

아이들은 종종 발진과 관련된 증상으로 응급실에 찾아온다. 사실, 발진은 아주 흔한 소아과 질환이다. 신생아 여드름, 기저귀 피부염, 바이러스성 발진과 같은 대부분의 발진은 생명을 위협하지 않는다. 다른 질병들은 장기적인 치료를 해야 하므로 심각하게 받아들여야 한다. 피부 발진과 함께 나타나는 일부 전염병은 **표 45-4**에 나와 있다.

기타 상태 OTHER CONDITIONS

봉와직염 Cellulitis

벌레 물림, 찰과상, 열상 또는 수술 절차와 같이 피부 장벽을 파괴하는 부상은 봉와직염을 유발하는 원인균의 침입을 허용할 수 있다(예: 황색 포도구균, A군 연쇄상구균). 염증 반응은 일반적으로 열이 없는 상처 부위의 부종과 부기를 유발한다. 대부분의 환자는 외래 진료를 통해 치료를 지속한다. 안면 봉와직염이 있는 3세 미만의 어린이는 균혈증이 있을 가능성이 더 높으며 IV 항균 요법이 필요하다.

지역사회 획득 메티실린 내성 황색 포도구균(CA-MRSA) 감염은 특히 피부 및 연조직 감염이 있는 소아에서 흔한 문제이다. 소아가 외래에서 연조직 봉와직염에 대한 항생제를 투여받는 경우 감염을 제거하기 위한 면밀한 추적 관찰이 중요하다.

체모 압박 증후군 Hair Tourniquets

체모 압박 증후군은 유아에서 비교적 흔한 소견이다. 영아가 일반적으로 과도하게 울 때 또는 부모나 보호자가 관찰 시 사

표 45-4 피부발진을 동반하는 감염

특징	홍역(풍진)	수두	성홍열	장미진 (돌발성 피부발진)	점상발진(뇌수막염)
잠복기	10~11일	10~20일	2~4일	10~15일	없음
징후 및 증상	3~5일간 발열, 기침, 콧물, 유독성 외관, 결막염, koplik 반점(점막 병변)은 발진 2일 전에 나타난다.	열과 기침, 발진과 동시에 두통 및 불쾌감	1~2일간 발열, 인후통, 딸기모양 혀, 구토, 오한, 권태감	정상 소아에서 3~4일 지속되는 고열의 급격한 발병	갑자기 발병하거나 열 또는 권태감 선행될 수 있음; 갑자기 발병하고 열이 동반되는 경우 패혈증을 나타낼 수 있음
피진(발진)	적갈색; 얼굴에서 시작하여 아래쪽으로 퍼진다. 몸의 높은 부분과 아래쪽 부분에 별개의 병변이 나타나며 7~10일 동안 지속	소수포의 형태로 나타나는 소포; 몸통, 두피, 얼굴, 사지; 모든 발달 단계의 병변	사포 같은 질감으로 압력을 가하면 하얗게 변하고 굴곡 분위에 먼저 나타난다. 7일 동안 지속	분리된 장미색으로 나타난다; 발열 후 나타나며 가슴에서 시작하여 얼굴로 퍼진다.	적자색 혈관, 창백하지 않은 발진
합병증	폐렴, 뇌염, 중이염	폐렴, 뇌염, 레이 증후군	류마티스성 심장병	없음	패혈증, 패혈성 쇼크, 증가된 두개내압으로 인한 장기적인 후유증

From Centers for Disease Control and Prevention. National Hospital Ambulatory Medical Care Survey: 2015 emergency department summary tables. Centers for Disease Control and Prevention website. https://www.cdc.gov/nchs/data/nhamcs/web_tables/2015_ed_web_tables.pdf. Accessed June 11, 2019.

지의 발적을 알아차린다. 압박을 유발하는 체모를 즉시 제거하지 않으면 심각한 감염이나 절단으로 이어질 수 있으므로 응급 상황이다. 이 증후군은 일반적으로 발가락, 손가락 또는 외부 생식기에 영향을 미치며 세 번째 발가락과 세 번째 손가락이 가장 일반적으로 관련되는 부위이다. 체모는 일반적으로 발가락(그림 45-3) 및 외부 생식기와 관련이 있는 반면, 실은 손가락 주위에서 더 자주 발견된다.

치료에는 가느다란 가위와 집게로 제거하는 것이 포함된다. 제거할 수 없는 경우 일부 의사는 체모와 물질을 녹이기 위해 제모제를 사용하기도 한다. 드문 경우지만 체모(머리카락)/실이 매우 깊으면 수술이 필요할 수 있다. 일반적으로 제거 후 후유증은 없다.

농가진 Impetigo

농가진은 A군 연쇄상구균에 의한 피부 감염이다. 일반적으로 6세 미만의 어린이에게서 발견된다. 환자는 건조할 때 삼출물이 스며 나오는 피부 병변과 꿀처럼 투명한 색의 가피를 보인다. 농가진의 대부분의 경우는 국소 항생제와 청결한 피부 위생 유지로 외래에서 치료할 수 있다.

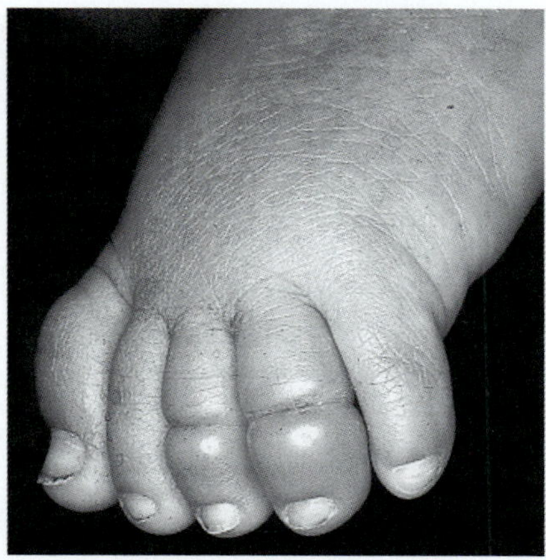

그림 45-3 **체모 압박 증후군.** 세 번째와 네 번째 발가락의 경미한 홍반과 부종은 우연히 발가락을 감싼 머리카락에 의한 결과이다.
(From Zitelli B, Davis H. *Atlas of Pediatric Physical Diagnosis.* 5th ed. St Louis, MO: Mosby; 2007.)

옴 Scabies

옴은 가려운 진드기 *Sarcoptes scabiei*에 의해 발생한다. 옴의 주요 증상은 심한 가려움증이다. 감염은 팽진, 구진, 수포 및 육안으로 볼 수 있는 실처럼 파여져 있는 모양으로 확인된다. 옴은 직접적인 접촉에 의해 전염된다. 퍼메트린 크림(permethrin cream)의 국소 도포는 생후 2개월 이상의 소아에 대한 표준 치료법이다. 가려움증을 조절하기 위해 경구 항히스타민제가 필요할 수 있다. 모든 침구와 의복은 벗겨서 세탁해야 한다.

가족 참관 FAMILY PRESENCE

점점 더 많은 전문 기관이 침습적 절차 및 소생술 동안 가족이 함께 있을 수 있는 기회를 지원하는데 그 중 응급간호사협회(ENA, Emergency Nurses Association), 미국중환자간호사협회(AACCN, American Association of Critical Care Nurses) 및 미국심장협회(AHA, American Heart Association)도 그 조직들에 속한다. 가족의 참관은 소아 응급 치료의 기본적인 부분인 가족 중심 치료의 자연스러운 확장으로 볼 수 있다. 충분히 고려된 참관 계획은 응급 치료 환경에서 사용되는 가족 참관 지침의 중요한 구성 요소이다. 가족 참관 지침에 대해 고려해야 할 몇 가지 핵심 사항은 다음과 같다.

- 모든 소생술 팀 구성원과 사전에 계획을 논의한다.
- 정보를 명확히 전달하고 질문에 답하기 위해 한 명의 팀원이 가족과 함께 머물도록 지정되어야 한다.
- 소생술 동안 가족 구성원이 있을 수 있는 특정 공간을 확보하고 가능하면 가족이 자녀를 접촉할 수 있는 기회를 제공한다.
- 소생술 팀 구성원은 가족 참관에 대해 인식하고 세심한 방식으로 의사소통해야 한다.

요약

응급실에 있는 소아는 보호자, 특히 정기적으로 병원에 오는 것이 익숙하지 않은 보호자에게 큰 불안을 유발할 수 있다. 소아과 환자 중증도 분류, 사정 및 치료 기술을 숙련시키려면 응급 간호사가 편안하고 체계적이고 철저하며 아동의 연령에 따라 적응할 수 있는 시스템을 만들어야 한다. 소아가 응급실에 들어가자 마자 소아과 사정을 시작하는 습관을 갖는 것은 좋은 습관이다. 부모나 보호자가 제공한 정보를 이용하면 아동에 대해 어떤 게 정상이고 어떤 게 비정상인지 파악하는 데 매우 유용할 수 있다. 성인과 소아의 신체적, 생리적, 발달적 차이를 인식하고 각각의 소아에 대한 사정의 차이점을 인식해야 한다. 비정상적인 활력 징후는 환자가 "아프다"거나, 중재에 반응하지 않거나, 보상하지 않는다는 것을 알려주는 첫 번째 단서가 될 수 있으므로 소아 환자의 활력 징후를 얻고 해석할 때 특별한 주의를 기울인다. 가능한 한 아동을 돌보는 가족을 포함하여 가족에게 관심을 보이고 지원하며, 철저하고 명확한 퇴원 지침을 제공함으로써 응급 상황이 끝난 후에도 아동을 지속적으로 돌볼 수 있는 토대를 제공한다.

노인 응급 상황

Geriatric Emergencies

Nancy McGowan

개요 INTRODUCTION

2010년 미국 인구 조사에 따르면 4천만 명 이상의 미국인이 65세 이상이고, 85세 이상 인구는 일반 인구의 거의 3배에 달하는 속도로 증가했다. 노인 인구의 증가와 더불어 응급실은 노인 환자에게 개선된 치료를 제공할 수 있는 유일한 곳으로 자리 잡았다. 환자의 대변자이자 환자 및 가족의 교육자 모두가 응급 간호사의 역할이다. 응급 간호사는 노인 환자의 가족이 가장 신뢰하고 가장 편안하게 대할 수 있는 사람일 수 있다.

노인 환자는 청력 및 시력, 이동능력, 다약제, 인지 저하, 우울증 및 사회적 고립 문제와 같은 고유한 문제로 응급실을 방문할 수 있다. 이러한 각각의 문제는 배려하고 공감하는 방식으로 다루어야 한다. 응급실은 환자와 보호자 모두에게 어려운 환경이 될 수 있다. 더 중요한 것은 응급실 이용이 급증하는 베이비 붐 세대가 처음으로 노인 인구에 진입함에 따라 앞으로 더 증가할 것이라는 것이다.

노인 인구 집단의 개요 및 고령화에 따른 생리학적 변화 OVERVIEW OF THE GERIATRIC POPULATION AND PHYSIOLOGIC CHANGES OF AGING

전반적으로, 노인 인구는 응급실 방문의 12~24%를 차지한다. 고령 환자들은 다른 환자들보다 더 높은 수준의 예민한 문제와 더 심각한 의학적 질병으로 방문한다. 구급차로 내원하는 경우가 많고, 검사하는 비율이 높으며 응급실 내 체류시간이 길다.

응급실 노인 환자 돌봄 시 의료 팀은 노화과정에서 노인 환자가 경험하는 몇 가지 중요한 변화에 대해 인지하고 있는 것이 중요하다. 첫째, 노화 과정에서는 뼈의 질량, 근육량 및 체내 수분 함량이 감소하는 등 체성분의 변화가 있다. 총 체지방은 증가하며 가장 일반적으로 내장 지방이 축적된다. 젊거나 중년 성인의 표준화된 영양 요구 사항은 노인에게 적용될 수 없다. 노인 환자의 경우 온도 변화에 대한 반응이 감소하며, 지방 및 피부의 얇아짐, 땀샘의 감소, 피부로의 혈류 감소 및 근육량이 감소한다. 관절이 더 뻣뻣해지고 유연성도 떨어진다. 골밀도가 감소하고 움직임이 느려지고 제한되며 조정 능력이 감소하고 근력이 약화된다. 노화와 관련된 내분비 변화에는 테스토스테론(testosterone)과 에스트로겐(estrogen)의 감소가 포함된다.

심혈관 질환의 발병률은 연령이 증가함에 따라 점진적으로 증가하여 80세 이상의 남성과 여성의 최대 80%에 영향을 미친다. 심혈관계에 대한 노화의 주요 효과는 후부하를 증가시키고 혈압을 증가시키는 동맥 경화 증가이다. 이완기 심부전 및 심방 세동의 위험을 유발하는 심근 이완 및 순응도가 감소한다. 동방결절 기능장애는 방실결절과 결절하 전도계의 전도 속도가 감소함에 따라 더 증가하여 동결절증후군, 방실 차단, 좌전방 섬유차단, 속가지 차단의 위험을 증가시킨다. 또한, 심혈관 변화의 임상적 영향으로 인해 운동이나 질병과 관련하여 증가된 요구를 충족시키는 신체 능력이 감소하고 나이가 들어감에 따라 최대 유산소 능력도 감소한다.

노인 환자의 폐 기능 변화에는 기도 크기 감소, 흉벽 순응도 감소, 늑간근 위축, 강제 폐활량(FVC, forced vital capacity) 감소 등이 있다. 노인 연령층에서 호흡기 합병증을 과대평가하거나 과장하는 경향이 있을 수 있다는 일반적인 오해가 있을 수 있지만 실제로는 그 반대인 경우가 많다. 노인 환자는 문제의 원인이 두 가지 이상일 수 있다. 예를 들어 호흡 곤란, 기침 및 천명이 겹칠 수 있다. 원인에는 천식, 폐기종, 폐쇄성 수면 무호흡증, 심부전 또는 위식도 역류 질환(GERD, gastroesophageal reflux disease)과 같은 질병의 조합이 포함될 수 있다.

노인 환자의 배뇨 변화에는 신장 크기와 무게 감소, 사구체 여과율(GFR, glomerular filtration rate) 감소, 소변 농축 능력 감소, 요도 점막 위축 등이 있다. 노인 환자의 요로계의 다른 변화로는 방광 수축력 저하, 억제되지 않은 방광 수축, 방광 용량 감소, 남성의 전립선 비대가 있으며 이는 소변 배출에 영향을 미칠 수 있다.

응급실을 방문하는 노인 환자를 평가할 때 그들의 질병이 다음으로 인한 것일 수 있음을 인식하는 것이 중요하다.

- 불안정
- 실금
- 부동
- 지적 장애
- 의인성/병원성 문제

불안정성(instability)은 독립성 상실 또는 기저 질환 진행을 더 가속화시키는 전조 증상이 될 수 있다. **요실금**(incontinence)은 섬망, 감염, 약물 치료 또는 이동 제한에 기인할 수 있는 기저 질환의 경고 신호일 수 있다. **부동성**(immobility)은 욕창, 폐렴 발병, 통증, 사회적 고립, 노인 학대 및 영양 실조를 일으킬 수 있다. **지적 장애**(intellectual impairment)는 섬망에서 볼 수 있는 인지 기능의 갑작스러운 변화로 나타날 수도 있고 치매와 같은 느리고 만성적인 상태일 수도 있다. 전해질 불균형은 인지 변화와 감염을 유발할 수 있다. 지적 장애는 두개내 변화 또는 심근 기능 장애로 인한 것일 수도 있다. 마지막으로, **의인성 변화**(iatrogenic changes)는 약물 문제로 인한 것일 수 있다. 다약제는 노인 환자를 돌보는 데 있어 주요 고려 사항이다. 이 문제는 의료 제공자가 약의 효과에 대한 지속적으로 모니터링을 하지 않거나 처방 약물과 일반의약품(OTC) 보조제 또는 약물의 상호작용으로 인해 악화될 수 있다.

응급실 노인 환자 중증도 분류 및 초기 사정

TRIAGE AND INITIAL ASSESS OF THE GERIATRIC PATIENT IN THE EMERGENCY DEPARTMENT

노인 환자와 응급실 중증도 분류를 시작하는 것은 어려울 수 있다. 노인 환자들은 자주 급성 및 만성 문제로 고통 받고 있고 또 인지 장애가 있을 수 있다. 간병인이나 장기 요양 시설로부터 과거력을 얻는 것은 어렵고 시간이 많이 소요될 수 있다. 노인 환자에서 흔히 볼 수 있는 비정형성, 다원인성 및 비특이적 증상을 인식하는 것이 중요하다. 철저한 평가를 하는 것은 시간이 많이 걸리고 집중적인 과정일 수 있다.

박스 46-1 노인 인구에서 과소 분류의 이유

- 생리학적 및 약리학적 요인으로 인해 질병이나 부상의 활력 징후 변화가 가려진 상태
- 비특이적 증상이나 노인 증후군으로의 발현, 이로 인해 더 경미한 증상으로 오인될 수 있는 경우
- 병력 청취의 어려움 또는 환자의 기본 의식 수준이나 신체 기능에 대한 정보 부족
- 중대한 영향을 미칠 수 있는 과거의 의학적 문제에 대한 인식 부족
- 복통과 같이 노인 환자에서 더 위험할 수 있는 증상 및 징후를 인지하지 못함

From Grossman FF, Zumbrunn T, Frauchiger A, Delport K, Bingisser R, Nickel CH. At risk of undertriage? Testing the performance and accuracy of the emergency severity index in older emergency department patients. *Ann Emerg Med.* 2012;60(3):317–325.

중증도 분류의 시간은 노인 환자의 치료에 영향을 줄 수 있는 치매, 허약 또는 기타 동반 질환과 같은 문제를 식별하는 귀중한 시간이 될 수 있다.

입원 가능성이 높은 환자를 식별하는 것은 ISAR (identification of seniors at risk) 점수(위험에 처한 노인 식별)의 사용으로 향상될 수 있다. 박스 46-1은 노인 환자의 과소 분류에 대한 이유를 나열한다.

노인 환자의 과소 분류를 피하는 것만큼 중요한 것은 환자의 비정형적 증상을 인식하기 어렵다는 것이다. 나이와 관련된 생리적 변화는 외부 자극에 대한 다양한 반응으로 이어질 수 있다. 노인 환자의 비정형적 증상은 의식 수준의 변화, 먹고 마시지 못함, 열이 나지 않음, 또는 진단받은 질병의 통증 없음과 같은 질병의 일반적이고 전형적인 징후 및 증상이 안 나타남으로 인해 복잡해질 수 있다. "비정형적 증상 발현"의 정의는

> *전형적인 질병 징후 또는 증상이 모호하거나, 변경되거나, 표현되지 않는 것을 포함하는 노인성 질병의 증상 발현이다.*

노인 환자 중증도를 분류하는 응급 간호사가 비정형적 증상을 인식하고 가능한 경우 기준이 되는 평가를 하는 것이 중요하다. 이러한 기본 정보를 얻으려면 인내, 시간, 그리고 아마도 가장 중요한 것은 신뢰할 수 있는 친척이나 간병인의 도움이 필요하다.

표 46-1 비정형 노인성 질환의 증상

질병	노인 환자에서의 변형된 발현
감염성 질환	발열 없음 낙상 식욕 감소 또는 수분섭취량 감소 착란
"조용한" 급성 복부질환	증상의 부재 경미한 불편함과 변비 빈맥이거나 모호한 호흡기 증상이 있을 수 있음
"조용한" 악성화	느리게 성장하는 유방종양 전이로 인한 요통 요통 장의 무증상 종양
"조용한" 심근경색	흉통 없음 피로, 메스꺼움 등 기능 저하의 모호한 증상 전형적 발현: 숨가쁨이 흉통보다 더 심하게 나타남
우울	슬픔의 부족 신체증상: 식욕 변화, 모호한 위장증상 변비, 수면장애

비정형 노인 질환의 증상 발현의 예는 **표 46-1**에서 볼 수 있다.

두 가지 대표적인 비정형적 증상을 인식하는 것이 중요하다. 통증을 유발하는 것으로 알려진 질병인데 통증이 없는 경우와 일반적으로 열이 동반되는 질병인데 열이 발생하지 않는 것이다. 노인에게 가장 흔하게 나타나는 증상은 종종 폐렴/기관지염 또는 요로 감염과 같은 감염질환 과정과 관련이 있다. 열이 없으면 이러한 환자에서 오진이 발생할 수 있으며 그래서 항상 중증도 분류 간호사가 노인 환자의 기본 병력에 대해 더 자세히 조사하는 것이 필요하다.

노인 환자와의 의사소통 극대화

MAXIMIZING COMMUNICATION WITH THE GERIATRIC PATIENT

환자와의 최적의 의사소통은 가장 완전한 평가를 제공하고, 중증도 분류 과정과 완벽하고 지속적인 치료 과정의 중요한 구성 요소임을 인식하는 것이 중요하다. 노인 환자의 다양한 요구 사항을 인식하면 이 의사소통 과정이 향상되고 환자, 가족 및 간병인이 안심할 수 있다.

간호사의 자세와 몸짓 언어는 초기 평가 동안 병력을 얻는데 중요하다. 눈을 마주치고 위협적이지 않은 것처럼 보이도록 자세를 취한다. 편안하게 보이고 손을 잡는 것과 같은 적절한 신체 접촉을 제공하면 환자의 신뢰를 높일 수 있다. 아마도 바쁜 응급실에서 가장 어려운 것은 인내심을 유지하는 능력일 것이다. 많은 고령 환자는 이미 자신이 부담을 준다고 느낄 수 있으며, 평가를 서두르면 시간을 줄여야 한다는 생각에 병력에 대한 세부 사항을 생략하거나 숨길 수 있다.

돋보기 또는 보청기가 올바르게 작동하는지 확인하는 것은 환자가 중증도 분류 간호사와 상호작용하고 정확하고 적절한 정보를 제공하도록 격려할 것이다. 천천히 명확하게 말하는 것이 평가에 도움이 된다. 노인 환자가 인지 장애가 있는 경우 가능한 한 눈을 마주치고 친근하고 긍정적인 어조를 사용하는 것이 도움이 될 수 있다. 폐쇄형 질문은 인지 장애가 있는 환자가 이해하고 대답하기 더 쉬울 수 있다.

노인 환자는 생활 보조 시설, 요양원 또는 장기 요양 시설에서 응급실로 데려오는 것이 일반적이다. 환자가 약물, 기능적 능력 및 인지 능력에 대한 자세한 기록을 가지고 도착할 수 있지만 환자가 급성 치료 시설로 이송된 실제 이유에 대한 정보가 부족할 수 있다. 이러한 이유로 중증도 분류 또는 환자를 받는 간호사는 환자와 관련하여 다루어야 하는 질문을 알고 있는 것이 중요하다.

이러한 질문 중에는 다음과 같은 주제가 포함된다.

- 낙상 이력
- 통증(어떤 유형/얼마 동안)
- 실금
- 기억 상실
- 우울증
- 불안
- 시력 및 청력 변화
- 체중 감소
- 식습관의 변화
- 수면 장애

이러한 문제를 확인함으로써 간호사는 낙상 후 내원하는 환자의 요실금 또는 빈뇨감처럼 비특이적 불편 사항의 확인을 통해 특정 원인을 식별할 가능성이 더 높다. 식이 요법의 변화와 같은 "노년기"에 기인할 수 있는 문제는 기억 상실과 같은 다른 사건과 관련될 수도 있다.

응급실 노인 환자의 다약제 사용

POLYPHARMACY OF THE GERIATRIC PATIENT IN THE EMERGENCY DEPARTMENT

65세 이상의 환자에서 응급실 방문의 11%가 약물 부작용으로 이어지며, 일반 인구에서는 1~4%이다. “다약제”라는 용어에 대한 합의된 정의는 없지만 일반적으로 하루에 몇 가지 약물을 복용하는 것으로 인정되며 그 중 일부 약제는 환자에게 부적절하다고 판단될 수 있다. 일부 약물은 생명을 구할 수 있으나, 또 다른 약물들은 불필요하고 실제로 노인의 건강과 삶의 질에 해로울 수 있다. 다약제 사용은 낙상의 위험 요소이며 고령 환자에게 약물 부작용의 위험을 증가시킨다. 미국에서 한 대규모 조사에 따르면 고령 환자의 거의 30%가 6가지 이상의 약물을 복용하고 있었다. 노인 환자는 입원 후 첫 24시간 이내에 정확한 약물 목록을 확인하는 것이 중요하다. 여러 약을 복용하고 있는 환자는 약사 또는 노인과 전문의에 의해 약물 재조정을 수행해야 한다.

병원 약국은 고위험 약물 목록을 지정하고 관리해야 한다. 이 목록은 병원에 따라 다르지만 최소한 다음 약물을 포함해야 한다.

- 항응고제 및 항혈소판제
- 항고혈당제
- 디곡신, 아미오다론, 베타 차단제, 칼슘 채널 차단제를 포함한 심장 약물
- 이뇨제
- 마약제제
- 향정신성 약물 및 기타 정신과 약물
- 항암제를 포함한 면역억제제

또한 응급실에서 퇴원하는 노인 환자 중 다약제(polypharmacy)의 위험이 있는 것으로 인식되면 약물에 대한 철저한 검토를 위해 담당 주치의에게 의뢰해야 한다.

노인 환자를 사정할 때 응급 간호사는 노화 과정에서 항상성의 역할을 지속적으로 인식해야 한다. 항상성은 체온, 혈압, 혈당, 혈액 pH, 체액 균형 및 갈증의 조절을 의미한다. 노인의 예비량이 감소하기 때문에 이러한 시스템을 유지하는 능력이 취약할 수 있다. 최소한의 변화에도 노인 환자의 신체는 항상성의 변화에 더 과장되게 반응하여 젊은 환자보다 균형 상태에서 더 멀어질 수 있다. 또한 노인 환자가 젊은 환자보다 균형 상태로 돌아가는 데 더 많은 시간이 걸릴 수 있다.

각 개별 환자는 특정 상황에 다르게 반응하며 만성 질환, 약물 및 기준 상태의 결과에도 영향을 받는다. 노인 환자의 항상성은 체온 변화, 신장기능 변화, 호흡 변화, 인슐린 및 항이뇨호르몬과 같은 호르몬에 대한 조직 민감도의 변화에 의해 영향을 받을 수 있다. 체액 상태의 변화는 수분 보존 능력 및 나트륨 균형의 손상, 갈증 기전의 감소 및 총 체수분의 감소에 의해 영향을 받을 수 있다.

“머리부터 발끝까지” 사정 도구를 사용함으로써 노인 환자는 간호사가 이 연령군에서 특정한 것으로 인식할 수 있어야 하는 상태의 여러 변화를 나타낼 수 있다. 인지 상태를 먼저 검사해야 한다.

노인 환자의 신경학적 상태를 사정할 때 응급 간호사는 정신장애가 모든 응급실 노인 환자의 약 1/4에서 발생한다는 것을 인식하는 것이 중요하다. 이 손상된 정신 상태는 섬망이나 치매 또는 이 둘의 조합으로 인한 것일 수 있다. 두 병리를 구별하는 것은 어려울 수 있다. 혼란 사정은 섬망을 판단하는 데 도움이 되는 빠르고 쉬운 방법이다.

혼란 평가 도구 Confusion Assessment Tool

다음 평가에서 질문 1과 2의 증상이 있고 질문 3 또는 4의 증상이 있으면 섬망을 나타낸다.

1. 환자의 평소의 상태와 비교해 볼 때 정신 상태의 급격한 변화의 증거가 있습니까?
2. 환자가 주의를 집중하는 데 어려움이 있었습니까?(예: 쉽게 주의가 산만하거나 말한 내용을 다시 되짚어 확인하는 데 어려움이 있습니까?)
3. 횡설수설하거나 관련 없는 대화, 불명확하거나 비논리적인 생각의 흐름 같이 환자의 생각이 체계적이지 못하거나 일관성이 없었는지, 주제에서 주제로의 전환을 예측할 수 없었습니까?
4. 전반적으로 이 사람의 의식 수준을 어떻게 평가하겠습니까?
   - 명료(정상)
   - 바짝 경계하는(과한 기민상태)
   - 기면(졸음, 쉽게 깨어남)
   - 혼미(깨우기 어려운)
   - 혼수 상태(깨어나지 않는)

치매나 섬망으로 인한 변화 외에도 뚜렷한 생리적 변화가 있을 수 있다. 혈관-뇌 장벽은 투과성이 높고 뉴런과 신경섬유가 적고 반응시간이 느려지며 하지의 고유수용감각이 감소한다. 또한 신경 전달 시스템, 효소, 수용체 및 신경 전달 물질이 감소한다. 노인의 경우, 뇌가 장애를 나타내는 첫 번째 기관일 수 있으며, 질병의 신호가 되는 혼미, 혼수 또는 동요와 같은 신경학적 변화를 동반한 장애를 보일 수 있다. 노인 환자의 응급실 치료의 어려움은 불안한 환자에 대한 치료이다. 화학적 및 물리적 구속이 적절하게 사용하는 것이 환자의 건강과 안전을 향상시킬 수 있는 중요한 중재임을 인식하는 것이 중요하다. 부적절하게 사용되는 경우 이러한 중재는 실제로 섬망의 심각도나 기간을 증가시킬 수 있다. 동요가 있는 노인 환자의 치료는 비슷한 증상을 가진 젊은 환자의 치료와 매우 다르다. 몇몇 응급실의 지침은 노인 환자에게 절대적으로 필요한 상황에서만 화학적 및 물리적 구속의 사용을 제한하는 것이다. 초조한 노인 환자를 관리하기 위해서는 약물과 병용해서 사용할 수 있는 안전한 방법들을 적절하게 사용하는 것이 중요하다.

섬망을 진단 받은 노인에게 다음과 같은 요인들을 확인해야 한다.

- 감염
- 비뇨기계 감염 또는 폐렴
- 약물
- 진정제/수면제, 마약성 진통제, 새로운 약물 특히 최근에 추가된 여러 가지 약물
- 전해질 불균형
- 음주 여부 및 금단 증상

노인 환자의 심혈관계 사정

CARDIOVASCULAR ASSESSMENT OF THE GERIATRIC PATIENT

심혈관계의 중요한 변화는 노화와 함께 발생한다. 응급 간호사는 이러한 변화를 인식해야 한다. 나이가 들어감에 따라 혈관 경직이 증가하고 혈관 내막 두께가 증가하여 죽상동맥경화증과 고혈압이 발생한다. 또한, 동방 결절이 두꺼워지고 심박조율기 세포 수가 감소하여 느리거나 불규칙한 심장 박동수의 위험에 노출될 수 있다. 감소된 심혈관 예비능력은 심부전의 위험을 증가시킬 수 있으며 심혈관 기관은 혈류량 변화에 덜 반응하고 변화된 심박출량을 생성 및 유지하는 능력이 저하될 수 있다. 베타 차단제의 사용은 심박수를 늦추는 효과 때문에 이 문제를 악화시킬 수 있고 심박수와 심장 리듬의 보상적 증가를 방지하여 기립성 고혈압의 위험을 증가시킬 수 있다. 통증은 국소화되지 않을 수 있다. 노인 환자가 심장 문제와 함께 통증을 호소하면 목, 어깨 또는 복부에 국한될 수 있다. 또한, 환자가 좌식 생활을 할 수 있기 때문에 노인 환자에서 운동성 협심증을 사정하기 어려울 수 있다.

노인 환자의 질병에 대한 증상 발현은 응급 간호사에게 혼란을 줄 수 있다. 고령 환자의 급성 심근경색증은 호흡 곤란, 실신, 메스꺼움 및 구토를 나타내는 비정형적 증상일 수 있다. 85세 이상의 환자 중 43%에서 심전도는 진단에 도움이 되지 않을 수 있다.

응급실 노인 환자는 심장 관련 증상을 보이는 여느 환자와 동일한 방식으로 평가해야 한다. 그러나 이러한 환자들은 일반적으로 심장 문제를 나타낼 수 있는 전형적인 증상을 나타내지 않을 수 있음을 이해해야 한다. 환자가 흉골하 흉통의 "전형적인" 호소 대신 숨가쁨, 메스꺼움, 구토를 호소한다면 심혈관계 문제에 대한 의심 가능성을 높게 인지하고 있어야 한다. 심장 모니터링, 산소 공급, 통증 완화 및 진단 검사는 모두 "전형적인" 심장 환자와 마찬가지로 이러한 환자에게 긴급하게 제공되어야 한다.

탈수 DEHYDRATION

노인 환자의 탈수에 대한 인식은 응급 간호사에게 중요한 고려 사항이다. 노인들에게 가장 흔한 문제이며 다른 심각한 문제로 이어질 수 있다. 이는 부분적으로 전신 수분 감소, 갈증 인식의 변화, 소변 농축 능력의 감소로 이어지는 신장 기능 감소를 포함할 수 있는 정상적인 연령 관련 변화 때문일 수 있다. 노인 환자에게 탈수의 증상은 모호하고 인지하기 어려울 수 있다. 비위관, 감염 및 약물 관련 부작용이 있는 성인은 탈수 위험이 더 높을 수 있다. 노인 환자의 탈수를 평가할 때 피부 긴장도는 신뢰할 수 없는 지표일 수 있으며 요실금 문제는 섭취/배설 기록을 신뢰할 수 없게 만들 수 있다. 노인 환자의 구강 건조는 또한 많은 환자가 항콜린성 약물의 결과로 구강 호흡을 하거나 구강 건조를 겪을 수 있기 때문에 신뢰할 수 없는 징후일 수 있다. 노인 환자의 경우 탈수는 약간의 기립성 저혈압 또

는 변비로만 인식될 수 있다. 응급실 임상의가 이러한 환자의 탈수를 인식하기 위해 징후, 증상 및 진단 검사를 통합해서 보는 것이 중요하다.

노인 환자의 급성 복통

THE ACUTE ABDOMEN IN THE GERIATRIC PATIENT

고령 환자의 급성 복통은 자주 제대로 인지되지 않으며 고령 환자의 40% 정도에서 오진이 발생한다. 노인 환자에서 급성 복부 소견의 가장 흔한 원인으로는 담낭염, 장폐색, 게실 질환, 암 합병증, 약물 부작용 등이 있다. 이러한 환자에서 통증은 산만하게 퍼져 있거나, 경증 또는 없을 수 있다. 고령자의 급성 복부 질환에서는 발열과 빈맥이 자주 나타나지 않는다.

우하복부 통증, 발열, 메스꺼움, 구토와 같은 충수염의 전형적인 징후가 노인에게는 없을 수 있다. 증가된 백혈구가 없을 수 있고 복벽 근육 조직 감소로 인해 이차적으로 반동이 줄어들 수 있다. 통증에 대한 감각의 변화는 노인 충수염 환자의 경우 충수가 파열되는 것과 같이 질병이 상당히 진행되기 전까지는 응급실을 방문하지 않는 것을 보면 알 수 있다. 그때까지 노인 환자는 매우 아플 수 있으며, 이는 젊은 환자보다 사망률이 더 높고, 충수염과 관련된 사망의 50% 이상이 노인에서 발생한다. 이러한 환자의 경우 지연된 진단이나 내원은 간병인의 부재, 교통 수단의 부족, 입원에 대한 두려움 또는 독립성 상실과 같은 사회적 요인 때문일 수 있다.

노인 환자의 감염 및 패혈증

INFECTION AND SEPSIS IN THE OLDER ADULT

고령자의 경우 감염의 징후와 증상을 평가하기 어려울 수 있다. 증가된 백혈구 수 및 발열과 같은 전형적인 징후는 노인에서 신뢰할 수 있는 징후가 아닐 수 있다. 응급실에 있는 노인 환자에게는 모호하고 퍼져 있는 증상, 발열 징후 및 국소 징후가 없는 것으로 나타나는 것이 일반적이다. 노인은 근육량 감소로 인해 기초 체온이 더 낮을 수 있다. 간호사가 기저 감염의 유일한 징후일 수 있는 의식 수준 또는 기능적 상태의 변화를 인식하는 것이 중요하다.

요로 감염이 이러한 현상의 가장 좋은 예일 수 있다. 배뇨 곤란과 빈뇨감을 나타내는 대신에, 남성이든 여성이든 고령의 환자는 혼돈, 요실금 또는 거식증의 징후를 보일 수 있다.

또한, 폐렴 환자는 기침이나 숨가쁨을 나타내지 않고 혼돈과 전반적인 불쾌감을 호소할 수 있다. 연령에 따른 변화로 인한 횡격막 약화로 인해 노인 환자는 폐렴에 걸리기 쉽다. 단순 X선 검사는 고령 환자의 진단에 결정적이지 않을 수 있다. 간호사는 기침, 발열, 흉통과 같은 중요한 징후가 폐렴이 발병하는 고령 환자에게 나타나지 않을 수 있음을 인지하는 것이 중요하다. 때때로 노인 환자가 열이 나면 환자는 이미 패혈증 상태일 수 있다고 추정해야 한다. 백혈구 증가증은 고령자에서 덜 일반적이지만 왼쪽 이동(즉, 백혈구 종류와 수를 포함한 CBC에서 더 높은 비율의 밴드 세포)이 일반적으로 관찰되고 박테리아 감염을 나타낸다. 이러한 미묘하지만 중요한 단서에 주의를 기울이는 것은 환자가 패혈증이 되어 장기간 입원하고 심지어 사망에 이를 수 있는 것을 방지하는 데 중요하다.

신장 RENAL

고령의 환자에서 신장은 사구체 여과율의 감소를 보일 수 있다. 또한, 신장이 소변을 농축하거나 희석하는 능력은 나이가 들면서 감소한다. 신장 기능의 감소를 보상하기 위해 약물 용량을 조정하는 것이 중요하다. 또한 방광 용량이 감소하고 결과적으로 잔여 방광 부피가 증가하여 빈뇨, 절박뇨 또는 요로 감염을 유발한다.

낙상 FALLS

낙상은 노인 환자의 응급실 입원의 가장 흔한 원인이다(15~30%). 낙상 후 환자를 분류할 때 이 낙상이 단순한 낙상 사건인지, 전반적인 노쇠함 또는 약물 문제와 같은 근본적인 어려움으로 인한 것인지 구별하는 것이 중요하다. 낙상은 급성 심근경색, 패혈증, 약물 독성, 급성 복통 또는 노인 학대와 같은 다른 문제의 첫 번째 징후일 수 있다. 낙상의 원인을 기억할 수 없거나, 여러 번 낙상을 하거나, 낙상 후 일어날 수 없는 환자는 추가 사정을 위해 입원을 고려해야 한다. 낙상 후 노인 환자의 평가를 조정하는 간단한 방법은 앞 글자를 따서 기억하기 쉽도록 한 CATASTROPHE를 사용하는 것이다.

C: Caregiver and housing 간병인 및 주택(낙상 상황과 환경에 대한 정보)

A: Alcohol 알코올(금단 포함)

T: Treatment 치료(약물, 최근 추가 또는 중단, 환자 순응도)

A: Affect 정서 상태(우울증)

S: Syncope 실신(기절의 모든 에피소드)

T: Teetering 불안정한 움직임(현기증)

R: Recent illnesses 최근 질병

O: Ocular problems 눈/시력 문제

P: Pain 통증

H: Hearing 청력 상태

E: Environmental hazards 환경적 위험(작은 카페트, 계단, 바닥)

낙상은 골절을 초래할 수 있으며, 고관절 골절은 노인 환자의 자가 관리 능력에 변화를 일으킬 수 있다. 낙상은 노인에게 외상성 뇌 손상을 초래할 수 있으며 겉보기에 단순한 낙상도 노인 환자에서 평가하기 어려울 수 있는 심각한 두개내 손상을 초래할 수 있다. 만성 경막하 혈종은 증상이 나타나기 전에 몇 주 또는 몇 달 동안 존재할 수 있으며 즉시 응급실 치료를 받도록 한다. 낙상 사례의 30~50%에서 환자는 처음 넘어진 것을 기억하지 못할 수 있다. 이는 넘어진 일이 아주 “사소한” 것 같아서인 경우가 대부분이다. 의식 수준의 변화와 두통으로 인해 노인 환자가 의료 기관을 찾게 될 수 있다.

컴퓨터 단층촬영과 같은 뇌 영상 검사를 사용하여 최종 진단을 내릴 수 있다.

유해 결과에 대한 고위험 노인 환자를 식별하기 위해 여러 선별 도구가 개발되었다. ISAR은 응급실에서 쉽게 사용할 수 있는 도구 중 하나이다. 기능 의존성, 최근 입원력, 기억 및 시력 장애, 다약제 사용, 기능 저하에 대해 묻는 자가 보고식 설문지를 사용한다. ISAR과 같은 도구를 사용하면 응급 간호사가 현재와 향후에 낙상 위험이 있는 노인 환자를 식별할 수 있다.

알코올 및 물질 남용

ALCOHOL AND SUBSTANCE ABUSE

알코올 및 약물 남용 장애는 노인 환자의 응급실 방문의 5~14%를 차지한다. 노인 환자의 약물 남용은 벤조디아제핀(benzodiazepine) 및 마약성 진통제와 같은 처방약과 관련될 수 있다. 응급 간호사는 약물 남용 가능성에 대해 노인 환자에게 접근하는 것이 불편할 수 있지만 알코올이나 약물 금단과 같은 미래 문제를 피하기 위해 환자로부터 기본 정보를 얻는 것이 중요하다. 낙상의 경우, 낙상이 알코올이나 다른 물질의 사용과 관련이 있는지 확인하는 것이 중요하다.

취약한 성인 및 노인 학대

VULNERABLE ADULTS AND ELDER ABUSE

세계보건기구(WHO)는 노인 학대를 “신뢰가 예상되는 관계 내에서 발생하는, 노인에게 해를 입히거나 고통을 주는 단일 또는 반복적인 행위 또는 적절한 조치의 부족”으로 정의한다.

노인 학대의 경우 학대자의 90%가 피해자와 아는 관계이며 가장 흔한 학대자는 성인 자녀 또는 배우자이다(제49장 참고). 노인은 종종 부끄러움이나 창피함을 느끼고 잠재적 학대자에게 의존하기 때문에 노인 학대의 유병률을 확인하기 어렵다. 노인 학대는 또한 피해자와 의료 전문가 모두에 의해 과소 보고될 수 있다. 다음은 발생할 수 있는 몇 가지 학대의 유형이다.

- **신체적:** 신체적 고통이나 상해를 입히는 것
- **심리적/정서적:** 정신적 고통, 괴로움 또는 스트레스를 가함
- **재정적/물질적:** 불법 절도, 자금 오용
- **성적:** 모든 종류의 동의 없는 성적 접촉
- **방치:** 음식, 주거지, 건강 관리 또는 보호를 제공할 책임이 있는 사람의 거부 또는 불이행

노인 학대의 위험 요소는 다음과 같다.

- 신체 건강 감소
- 치매 또는 기타 인지 장애
- 여성
- 폭력의 과거력
- 연령 증가

- 공동 거주 생활
- 사회적 고립
- 정신 건강 또는 약물 남용 문제가 있는 피해자 또는 간병인이 있는 경우

응급 간호사가 환자와 처음 접촉하는 것은 의심되는 노인 학대를 식별하고 조치를 취할 수 있는 기회이다. 인지 장애가 있는 환자는 피해자가 될 위험이 높지만, 그래도 학대를 보고할 수는 있다. 우울증이나 불안의 징후가 있으면 보고해야 하며 의사결정 능력을 확인하는 것이 중요하다. 이 능력이 부족한 사람들은 특히 취약하며 가장 큰 위험에 처할 수 있다.

응급 간호사는 주 및 지역 관할 구역의 보고와 관련된 사항을 알고 있어야 한다. 학대와 방임의 가능성에 대한 우려가 있는 경우 즉시 보고해야 한다.

요약

응급실을 방문하는 노인 환자는 철저한 평가가 필요한 특별한 환자군이다. 간호사는 자주 복잡한 병력을 파악해야 한다. 이 과정은 노인 환자가 인지적 또는 신체적으로 손상된 경우 인내심이 필요할 수 있다. 이 능력은 미국 인구가 고령화됨에 따라 더 중요하며 만성 질환 환자가 1차 진료를 위해 응급실을 방문할 수 있기 때문에 더욱 중요해질 것이다.

정신건강 의학 응급 상황

Behavioral Health Emergencies

Wanda S. Pritts

정신과적 응급 상황은 응급실(ED)에서 놀라운 속도로 발생하고 있다. 건강 연구와 질 향상 기관(The Agency for Healthcare Research and Quality) 보고에 따르면 응급실 방문 8건 중 1건은 정신, 행동, 감정 또는 약물 남용 장애와 관련이 있으며 지난 10년 동안 15% 증가했다. 이러한 긴급한 상황은 응급실에서 다양한 형태를 보인다. 환자는 생명, 일상생활 또는 심리적 통합성에 심각한 위협을 나타내는 행동, 기분, 사고 또는 지각과 관련한 심각한 기능 장애를 가지고 응급실에 도착할 수 있다. 중증도는 환자의 기능 및 적응 능력과 관련이 있지만 환자의 지원 체계와도 관련이 있다. 이러한 유형의 환자와 함께 상담하려면 인내심, 이해심 및 유연성이 필요하다. 정신과적 응급 상황에 대한 포괄적인 논의는 이 장의 범위를 벗어난다. 따라서 여기에 제시된 자료는 초조, 거식증, 폭식증, 불안, 공황 장애(PD, panic disorder), 우울증, 자살 충동, 조현병 및 동반 질환과 관련된 약물 남용과 같이 응급실에서 가장 흔히 볼 수 있는 상태에 중점을 두었다.

모든 정신 장애에 대한 초기 평가에는 활력 징후, 병력, 육안 검사, 소변 독성 검사, 인지 검사, 가임 여성에 대한 임신 검사, 건강 진단을 위한 대략적인 건강 검사가 포함되어야 한다. 정신과적 응급 상황에 대한 중재의 목표는 환자와 직원의 위험을 완화하는 것이다. 진정제 없이 환자를 진정시키는 것이 가장 바람직하다.

동요/초조 AGITATION

환자 동요는 응급실에서 심각한 문제이다. 환자, 직원 및 기타 다른 사람들을 위험에 빠뜨리는 공격적인 행동으로 확대될 가능성에 대해서는 즉각적인 평가와 중재가 필요하다. 동요/초조에 대한 평가 및 치료 지침(BETA, Best practices in Evaluation and Treatment of Agitation)은 환자 중증도 분류, 진단 및 대인 진정 기술에서 약물 선택에 이르기까지 동요/초조 관리에 대한 포괄적인 권고 사항을 제시한다. 동요/초조는 비정상적이고 과도한 언어적, 신체적 공격 또는 목적 없는 움직임, 고조된 각성 또는 환자의 기능적인 능력에 임상적으로 의미 있는 장애를 일으키는 기타 증상을 의미한다.

사건을 촉발하는 유발 인자들을 사정하고 규명하는 동안 정확한 초기 병력을 얻는 것이 중요하다. 동요/초조는 두부 외상, 감염, 갑상선 질환, 약물 남용 또는 금단 증상, 정신적 장애 및 우울증을 포함한 의학적, 정신과적 상태로 인해 발생할 수 있다. 병의 원인을 안전하게 식별하는 것은 응급실에서 중요한 과제이다. 가능하다면 산소 수치와 혈당 수치를 측정해야 한다. 치료에는 가능한 경우 구두로 진정시키거나 필요한 경우 물리적 또는 화학적 억제로 동요/초조를 관리하는 것이 포함되어야 한다. 동요/초조를 치료하는 데 사용되는 약물은 **표 47-1**에 나열되어 있다. 동요감/초조함을 줄이는 주요 사항은 다음과 같다.

- 환자의 개인 공간 존중
- 자극 피하기
- 언어적 의사소통 시행
- 차분하고 단순하며 간결한 의사소통 제공

표 47-1 동요/공격성 치료를 위한 약물

일반명	상품명	적응
올란자핀 (olanzapine)	Zyprexa	차분하게 하지만 진정은 아님
리스페리돈 (risperidone)	Risperdal	기분 안정제
할로페리돌 (haloperidol)	Haldol	동요/초조를 위한 두 번째 대안
지프라시돈 (ziprasidone)	Geodon	동요/초조를 위한 두 번째 대안

- 오리엔테이션 및 안심 제공
- 환자의 말을 경청
- 가능한 경우 선택 사항들을 제공하면서 명확한 한계 설정
- 불가피하게 중재가 필요한 경우 환자에게 상황에 대한 설명

치료 계획 수립에는 정신과 환자의 정신 착란 또는 행동 장애 형태의 기저 기질적 질병 또는 약물 관련 증상, 특히 각성제 및 환각제와 관련된 동요/초조에 대한 정신과적 사정이 포함된다. 약리학적 중재의 목표는 사정이 가능하도록 환자를 충분히 진정시키는 것이지만 가능하면 환자가 잠들지 않도록 하는 것이다.

결박 Restraints

응급실에서는 공격성 또는 행동 응급 상황이 있는 환자를 관리하기 위해 덜 제한적인 다른 방법을 모두 사용한 경우에만 결박을 사용해야 한다. 물리적 구속은 더 많은 자원을 필요로 하고 응급실에서 머무는 시간을 연장시키며 환자와 직원 모두에게 부상의 위험을 증가시킨다.

메디케어·메디케이드 서비스 센터(CMS, Center for Medicare and Medicaid Services)가 2007년에 발표한 대상자 관련 마지막 문건에는 환자의 권리에 "결박으로부터 자유로울 권리"를 명시적으로 포함할 것을 요구하고 있다. 결박의 CMS 정의는 "환자의 움직임을 제한하는 모든 수단"이다.

결박 적용 및 관리에 대한 교육은 행동건강 관련 부서와 모든 급성 병원에서 필요하다. 매년 신체적인 결박 훈련 시연이 필요하며 결박 사용 및 환자 관리와 관련된 세부 사항을 설명해야 한다. 지난 24시간 이내에 결박된 환자 또는 결박된 환자의 모든 병원 사망은 적신호 사건으로 보고되어야 하며 CMS의 지역 사무소에 직접 보고해야 한다. 병원 허가에 대한 필수 요구 사항이 있는 주에는 결박 사용과 관련된 추가 요구 사항이 있을 수 있다. 응급실에서 간병인을 고용하는 것도 "결박"으로 간주될 수 있으며 또한 CMS 규칙의 적용을 받는다.

결박 또는 격리의 이유는 기록으로 남겨져 있어야 하며 생명에 대한 즉각적인 위협과 덜 제한적인 다른 방법들이 실패하였다는 것을 포함해야 한다. 결박에 대한 의사 처방은 시간을 명시해서 내려져야 한다. "필요에 따라 결박"은 적절한 의사 처방이 아니다. 환자가 결박되면 환자의 안전과 상태를 15분마다 평가하고 기록해야 한다.

신경성 식욕부진 ANOREXIA NERVOSA

신경성 식욕부진은 심각한 생리적인 이상 결과를 초래할 정도로 심한 체중 감소를 특징으로 하는 섭식 장애이다. 진단 기준에는 다음이 포함된다.

- 날씬함에도 불구하고 비만에 대한 강한 두려움
- 뚱뚱하다는 강력한 신체 이미지 인식
- 기준선에서 최소 25%의 체중 감소 또는 적절한 체중 증가 실패(결과적으로 환자의 이전 성장 곡선에서 예상되는 것보다 25% 적은 체중 감소 곡선)
- 체중 감소 또는 변화된 신체 이미지를 설명하기 위한 다른 신체적 질병의 부재
- 사춘기 전 청소년의 이차성 무월경 또는 일차성 무월경이 최소 3주 이상 지속

관련된 신체적 특징에는 과도한 신체 활동, 굶주림에도 불구하고 배고픔 부정, 무성애 행동, 극단적인 체중 감량 방법의 이력(예: 이뇨제, 완하제, 암페타민(amphetamines), 구토제)이 있다. 학문적 성공은 또 다른 관련 특성이다. 정신과적 특징은 과도한 의존 욕구, 발달 미성숙, 고립을 선호하는 행동, 강박 행동, 감정에 영향을 받아 근육 수축을 하는 정동 수축을 포함한다. 신경성 식욕부진증 환자는 일반적으로 극단적인 음식 제한을 하는 환자와 음식을 폭식하고 그 후에 인위적으로 배출하게 하는 행동의 두 가지 범주로 나뉜다.

신경성 식욕부진은 심리적, 생물학적, 환경적 요인의 결과로 생각된다. 사춘기 이전 환자에서 임상 증상 발현 전 불안 장애의 발생률이 높은데 이 환자들은 신경성 식욕부진이 차후에 발생한다. 환자의 변화된 신체 이미지는 뚱뚱하다는 인식을 갖게 한다. 음식 제한이나 점점 증가하는 배출을 통해 뚱뚱하다고 잘못 인식하고 있는 것을 교정하려는 시도는 기아로 이어진다. 날씬함과 아름다움에 대한 현시대의 집착은 연구에서 직접적인 관계가 입증되지 않았지만 청소년기의 여자 아이들과 젊은 여성의 날씬함에 대한 사고 방식에 기여하는 것으로 생각된다.

거식증 영양 실조는 단백질 결핍을 유발하고 여러 기관의 기능을 방해한다. 저혈당, 심각한 지방 저장 손실, 복합 비타민 결핍을 포함한 영양 결핍이 일반적이다. 거식증의 심혈관 효과에는 부정맥, 서맥, 기립성 저혈압 및 쇼크가 포함된다. 신장 이상은 사구체 여과율 감소, 혈액 요소 질소 증가, 부종, 대

사성 산증, 저칼륨혈증 및 구토로 인한 저염소혈증성 알칼리증을 유발한다. 위장관 소견으로는 변비, 위배출 지연, 위 팽창 및 파열, 치아 에나멜 침식, 식도염, 말로리-와이스(Mallory-Weiss) 파열 등이 있다. 혈소판, 적혈구 및 백혈구 이상을 유발하는 골수 억제도 보고되었다.

응급 간호사는 극단적인 체중 감소와 음식 거부, 무월경, 건강한 사람에서의 탈수증, 무감정증, 긴장성 행동의 병력이 있는 환자에서는 거식증을 의심해야 한다. 환자는 우울할 수 있으므로 자살 위험을 주의 깊게 사정해야 한다. 우울증 및 약물 남용과 강한 연관성이 있으므로 정신 건강 병력을 확인한다.

사정 Assessment

중등도에서 중증의 거식증 환자의 가장 두드러진 신체적 특징은 바짝 마르고 병약해 보이는 외모이다. 신체 검진상 저체온증, 말초 부종 및 가늘어진 모발을 나타낼 수 있다. 행동적으로, 이 환자들은 감정의 동요가 없고 정신운동적인 변화를 보일 수 있다. 신체적 및 행동적 증상은 다른 조건에서도 발생하므로 잠재적으로 치료 가능한 원인을 배제하는 것이 중요하다. 일반혈액검사(CBC)는 굶주림으로 인한 골수 억제로 정상적 구성, 정상색소성 빈혈을 나타낼 수 있다. 혈청 화학 검사는 종종 배변 완화제 남용 또는 구토로 인한 다양한 정도의 저칼륨혈증을 나타낸다. 또한 탈수는 저나트륨혈증을 포함한 심각한 전해질 이상을 유발할 수 있다. 칼슘 결핍 및 관련 단백질 결핍으로 인한 저칼슘 혈증도 발생한다. β-인간 융모막 성선 자극 호르몬은 임신으로 인한 구토 및 전해질 이상 원인인지 여부를 결정할 수 있다. 소변 검사는 요로 감염, 탈수 또는 신장의 산증을 배제하는 데 사용된다. 대변 잠혈에 대한 양성 결과는 식도염, 위염 또는 배변 완화제 남용에 의한 반복적 결장의 손상 및 출혈 장애 또는 심각한 단백질 영양 결핍을 시사한다. 혈청 적혈구 침강 속도 및 갑상선 기능 검사는 응급실에서 수행하지 않을 수 있지만 염증 또는 내분비학적인 질병을 배제하기 위해 처방될 수 있다.

거식증은 여러 심장 리듬 장애를 유발할 수 있으므로 ECG를 검사해야 한다. 주목할만한 ECG 변화에는 비특이적 ST 및 T파 이상, 심방 또는 심실 빈맥, 특발성 심실 전도 지연, 차단, 결절 리듬, 심실성 이탈박동, 조기 심실 수축 및 연장된 QTc 간격이 있다. 이러한 이상은 굶주림, 이페칵(ipecac) 독성, 전해질 및 신경내분비 이상에 기인한다. 저칼슘혈증이 있는 상태에서 반복적인 구토로 늑골 골절이 일어날 수 있으므로 흉부 단순 X선 검사를 받아야 한다. 많은 환자에서 이페칵 독성 또는 영양실조로 인한 심장 비대가 관찰된다. 전해질 장애 또는 영양실조는 장폐색을 유발할 수 있으므로 종종 복부 단순 X선 검사를 촬영한다.

치료 Treatment

응급실에서의 치료에는 수액 보충, 전해질 이상 교정, 지속적인 의학적, 정신과적 치료를 위한 적절한 의뢰가 포함된다. 정신건강의학과 및 청소년 의학 전문가와의 상담은 입원 환자 치료 및 외래 환자 후속 치료를 용이하게 하기 위해 권장된다. 거식증의 특징적인 신체 이미지의 장애를 완화하는 특정 약물은 없다. 영양 요법의 경우, 영양을 대체하고, 영양 결핍 증후군을 안정시키며, 환자가 영양이 보충되었을 때 기분을 변화시키기 위해 완전 경정맥 영양을 통한 강제 영양 주입 또는 위장관 튜브를 통한 식이 진행을 할 수 있다.

폭식증 BULIMIA

신경성 폭식증은 폭식 후 스스로 구토, 완하제 또는 이뇨제 남용, 장기간의 단식 또는 과도한 운동을 특징으로 하는 섭식 장애이다. 폭식 환자는 다음과 같은 특징을 보인다.

- 일정 기간(예: 2시간 이내)동안 다른 사람들이 비슷한 환경에서 유사한 시간 동안 먹을 양보다 더 많은 양의 음식을 섭취함
- 식사하는 동안 섭식에 대한 통제력 부족이 감지됨(즉, 먹는 것을 멈출 수 없거나 무엇을 또는 얼마나 먹는지 통제할 수 없다는 느낌)

신경성 식욕부진증이 있는 일부 환자도 폭식증을 나타낸다. 그러나 폭식증 환자는 일반적으로 정상 체중이거나 과체중이다. 체중 증가를 방지하기 위해 반복적이고 부적절한 보상 행동이 사용된다(예: 스스로 유발한 구토, 완하제, 이뇨제, 관장제 또는 기타 약물의 오용, 금식, 과도한 운동). 중증도는 폭식과 부적절한 보상 행동의 평균 빈도에 따라 결정된다. (1) 경증은 주당 평균 1~3회, (2) 중등도는 주당 평균 4~7회, (3) 중증

은 주당 평균 8~13회, (4) 극심한 상태는 주당 평균 14회 이상 폭식증 상태를 보인다. 자기 평가는 체형과 체중에 의해 과도하게 영향을 받는다.

신경성 폭식증은 스스로 구토를 하거나 완하제, 이뇨제 또는 관장제를 오용하는 경우 정화형으로 분류된다. 자발성 구토나 완하제, 이뇨제, 관장제의 남용 없이 금식이나 과도한 운동과 같은 부적절한 보상 행동을 하면 진단은 비정화형 신경성 폭식증이다. 신경성 폭식증의 특징적인 부적절한 보상 행동을 규칙적으로 사용하지 않고 폭식하는 경우는 달리 분류되지 않은 섭식 장애 범주에 포함된다.

신경성 폭식증은 차츰 쇠약해지는 만성 질환이다. 신경성 폭식증과 관련된 동반 이환 질환에는 주요 우울 장애 및 양극성 장애와 같은 기분 장애, 불안 장애, 알코올 및 물질 남용, 공격성 또는 불완전한 충동 조절 과 관련된 부작용이 포함된다.

신경성 폭식증 환자의 대다수는 여성으로 섭식 장애는 체중이 필요한 스포츠에 참여하는 남성(예: 레슬링)이나 저지방이 중요한 남성(예: 보디빌더) 사이에서도 발생한다. 거식증에서와 마찬가지로 비만에 대한 병적 공포가 심리적인 우선순위이다. 그러나 폭식증은 비만 병력이 있는 사람들에게 더 자주 발생한다. 다이어트의 일반적인 행동은 폭식증의 발병과 관련이 있을 수 있다. 폭식증은 신경성 식욕부진이나 약물 남용의 사건 후에 발생할 수 있다. 자기혐오와 몸에 대한 혐오감은 신경성 식욕부진증보다 폭식증에서 훨씬 더 심각하다.

폭식은 습관적으로 발생할 수도 있고 불쾌한 분노, 불안 또는 우울감에 의해 산발적으로 유발될 수도 있다. 음식 부족(즉, 다이어트)도 폭식을 유발하는 역할을 한다. 죄책감과 불쾌감은 폭식 후 일반적인 감정이다. 그러나 일부 환자는 이러한 폭식 자체가 자신을 진정시킨다는 것을 알게 된다. 폭식은 일반적으로 체중 증가를 방지하기 위한 노력으로 이어지며 환자는 자가 구토로 체중 증가를 방지하려고 한다. 그러나 체중 증가를 방지하기 위해 때때로 이페칵 시럽을 섭취하기도 한다. 이페칵 시럽은 제조업체가 2010년에 생산을 중단하면서 구매하기 어려워졌다. 완하제나 이뇨제의 남용도 흔하지만 이러한 물질은 칼로리 손실보다는 거의 체액 손실을 유발한다. 폭식증 환자는 폭식 사이에 극도의 칼로리 제한을 보이거나 체중의 큰 변동을 보이거나 비만이 될 수 있다.

스스로 유도한 구토의 행위를 가끔 시행하고 그에 따른 결과가 거의 없을 수도 있지만 만성적인 형태로 되면 전반적인 건강 악화, 근력 감소, 치아 부식, 심각한 전해질 이상, 심장 부정맥 또는 사망으로 이어질 수 있다. 구토로 인한 전해질 이상은 완하제 유발 설사 또는 이뇨제 사용으로 인해 악화될 수 있다. 만성 완하제(페놀프탈레인(phenolphthalein)) 과다 복용이 보고되기도 한다. 생리불순은 체중 변동, 영양 결핍 또는 정서적 스트레스로 인해 발생할 수 있다.

폭식증과 관련된 사망은 심장 부정맥으로 인한 것으로 추정된다. 또한 위 또는 식도 파열, 말로리-와이스 파열, 기흉, 폭식과 구토로 인해 발생한 췌장염은 생명을 위협할 수 있는 상황일 수 있다. 다이어트 약을 과다 복용하면 고혈압과 뇌출혈을 유발할 수 있다. 이페칵 관련 사망이 보고되었으며, 아마도 전해질 불균형과 함께 에메틴(emetine) 심장독성으로 인한 것으로 추정된다.

사정 Assessment

일반적인 호소로는 근육 약화, 경련, 현기증, 손발 연축, 토혈, 복통, 흉통, 속쓰림, 인후통 또는 불규칙한 생리가 있다. 환자는 부종에 대한 이뇨제 사용을 인정할 수 있지만 종종 자가 유도 구토 또는 완하제 사용은 부인한다. 카페인, 슈도에페드린(pseudoephedrine), 페닐프로파놀아민(phenylpropanolamine; 현재 시판되지 않음), 인삼, 갑상선 대체제, 마황 및 기타 "장 세척제" 또는 "다이어트용" 약초는 대사율과 칼로리 손실을 증가시키기 위해 사용될 수 있다. 안전이 보장된 것으로 여겨지는 많은 "천연" 또는 약초 요법에는 실제로 혈압을 높이거나 전해질 불균형을 촉진하는 물질이 포함되어 있다.

활력 징후는 정상일 수 있다. 빈맥과 저혈압이 있는 경우 순환혈량 고갈을 시사하는 반면 고혈압은 각성제 사용을 의심해야 한다. 신체 검진에서 탈수의 증상이 나타날 수 있고 치아 우식증이 있거나 또는 없는 치아 에나멜의 짓무름 증상을 나타낼 수 있다. 자가 구토 시 윗니와의 반복적인 접촉으로 인한 굳은살은 환자가 자주 사용하는 손의 검지와 중지의 등쪽 표면에서 발견될 수 있다. 탈모증, 다모증, 부서지기 쉬운 손발톱은 또다른 일반적인 피부 소견이다. 체중은 종종 정상이거나 정상 이상이며 나머지 신체 검진은 일반적으로 정상으로 나타난다. 그러나 복부(예: 상복부 압통, 잠혈 양성 대변), 흉부(예: 식도 파열로 종격동 공간의 공기로 인해 심박동 시 아삭아삭 소리) 또는 사지(예: 부종)에 증상을 동반하기도 한다. 이러한 증상은 다른 상황에서도 발견될 수 있으므로 이러한 증상을 배제하기 위해 주의를 기울여야 한다.

정상 체중의 환자에서도 전해질 검사 값을 확인한다. 강박성 구토에 따른 저칼륨혈증, 저마그네슘혈증 및 대사성 알칼리증은 폭식증을 확진할 수 있다. 나트륨 및 염소화합물 수치가 감소할 수 있다. 완하제를 남용하지만 구토를 하지 않는 환자에서는 저칼륨혈증은 대사성 산증과 관련이 있는 반면, 저칼슘혈증은 설사로 인한 중탄산염과 칼슘의 손실로 인해 발생한다. 이뇨제 남용은 혈청 나트륨 및 칼륨 수치를 감소시키고 요산 및 칼슘 수치를 증가시킬 수 있다. 요 소견은 구토 또는 완하제 유발 설사의 정도, 이뇨제 사용 및 순환혈액량의 상태에 따라 다르다. 소견들은 또한 상태가 급성인지 만성인지에 따라 달라진다. 복통이 있는 경우 혈청 리파아제와 아밀라아제 측정을 통하여 췌장염을 선별한다. 위 파열은 직립 흉부 단순 X선 검사로 확인해야 한다. 식도 파열로 인한 종격동에 공기 여부도 확인할 수 있다. 토혈 또는 흑색변이 보고된 경우, 비위관을 삽관할 수 있다. 가임기의 모든 여성 환자에서 임신 테스트가 수행되어야 한다.

치료 Treatment

응급 간호사는 순환혈액량 고갈, 전해질 이상, 식도염, 말로리-와이스(Mallory-Weiss) 파열, 식도 또는 위 파열, 췌장염, 부정맥 또는 약물 부작용(예: 이페칵, 식욕억제제) 등을 포함한 폭식증의 합병증으로 인한 상황들을 예상하고 중재를 준비해야 한다. 우울증, 불안 장애 및 약물 남용을 포함한 관련 질병은 환자를 또 다른 질병 및 부상의 위험에 빠뜨린다. 자살 충동에 관해서 환자에게 직접 질문한다.

식이요법, 폭식 및 음식 제거의 위험한 일련의 과정을 멈출 수 없는 환자의 경우, 그 주기를 깨기 위해 입원이 필요할 수 있다. 심한 우울증과 자살 충동이 있는 환자, 3개월에 걸쳐 30% 이상의 체중 감소가 있는 환자, 외래에서 체중 관리 유지 실패 또는 가족 위기가 있는 환자의 경우 정신과 입원이 필요할 수 있다. 말로리-와이스 열상, 식도 파열 또는 췌장염과 같은 심각한 대사 장애 또는 폭식 또는 음식 제거의 기타 신체적 합병증이 있는 환자는 병원에 입원해야 한다. 급성 입원 환자 치료가 필요하지 않은 경우 적절한 외래 치료로 의뢰한다.

환자 교육 주제에는 체중 조절이 포함되어야 한다. 굶주림의 영향; 구토 및 완하제 사용의 영향; 자연적이라고 주장하는 다이어트 알약, 암페타민, 에너지 약제 및 다이어트 차 사용의 위험에 대해서도 교육되어야 한다. 후자의 제품에는 종종 허브 형태의 카페인과 에페드린이 포함되어 있으며 고혈압, 뇌혈관 사고 및 사망과 관련이 있다. 처방전 없이 구입할 수 있는 다이어트 약품과 충혈 완화제의 가장 일반적인 성분인 페닐프로파놀아민은 뇌졸중 및 기타 심각한 병리학적 과정(특히 여성의 경우)으로 이어지는 중증 고혈압에 대한 우려 때문에 시장에서 퇴출되었다. 심각한 섭식 장애가 있는 환자는 종종 의료 전문가를 불신하지만 적절한 의뢰를 용이하게 하기 위한 라포를 형성하는 것은 환자의 섭식 행동을 정상화하도록 돕는 열쇠이다.

불안 ANXIETY

불안은 종종 폐, 심장 및 기타 신체적 반응을 동반하는 우려하는 마음, 두려움 및 걱정의 복잡한 느낌이다. 불안은 위협적인 상황에 대한 정상적인 반응이다. 공황 장애, 공포 장애, 강박 장애, 급성 고통, 외상 후 스트레스 장애, 약물 사용과 관련된 불안 및 약물 남용으로 인한 불안과 함께 응급실에는 심각한 불안을 경험하는 환자들이 있다. 가장 심각한 형태의 불안은 심신을 매우 약화시킬 수 있다. 불안 장애는 모든 정신 장애 중 가장 흔하며 기능적 손상과 정서적 손상을 유발할 수 있다. 증가된 생리학적 반응과 상승된 카테콜아민 수치는 스트레스와 불안에 대한 신체의 정상 생리학적 반응에서 중요한 역할을 한다. 세 가지 신경 전달 물질, 즉 노르에피네프린, γ-아미노부티르산(GABA) 및 세로토닌은 불안과 관련이 있다.

사정 Assessment

불안은 경증, 중등도, 중증 또는 공황 장애로 분류된다. 불안을 치료하기 전에 기질적 질병, 약물 남용, 불안 상태의 명백한 정신병적 원인은 배제되어야 하고 문서로 기록해야 한다. 환자는 자신과 다른 사람에게 위험을 초래할 정도로 극심한 불안 상태에 있을 때 불안에 대한 응급실 치료가 필요하다. 철저한 의학적, 정신과적 병력 확인이 중요하다. 기록에는 두통, 현기증, 방향 감각 상실, 혼란 및 실신과 같은 행동 및 신체 증상의 변화가 포함되어야 한다. 가족과 중요한 다른 사람들은 급성 불안이 있는 환자의 믿을 만한 병력을 제공할 수 있다. 이전의 정신과적 문제 및 현재의 의학적 문제가 확인되어야 한다. 불안을 유발하는 물질(예: 카페인, 니코틴, 처방약, 비처방약, 불법 마약 또는 알코올)을 확인한다. 잠재적인 생명을 위협하는 질병을 식별하려면 철저한 신체 평가가 필요하다. 임상의는 먼저 기질적 원인을 제거한 후 불안의 징후와 증상에 집중해야 한다. 진단 검사는 대사 장애와 같은 불안의 물리적 원인을 배제하는 데 사용된다. 주사의 흔적은 불법 마약 사용을 나타내는 반면 간비대, 복수 및 거미 혈관종은 알코올 남용을 나타낸다.

불안이 있는 환자는 갑작스러운 공포와 곧 죽을 것 같은 느낌으로 특징지어지는 전형적인 공황 발작으로 나타날 수 있으며, 심계 항진, 발한, 떨림, 숨가쁨, 흉통, 어지러움, 메스꺼움, 복부 불편감, 부상이나 미쳐버릴 것 같은 두려움, 현실감 상실(변형된 현실에 대한 인식), 이인화(자신의 몸이 초현실적이라는 인식) 등의 증상 중 적어도 4개 이상의 증상을 동반한다. 정신 상태의 평가는 특히 기능 장애와 기관 장애를 구별하는 데 특히 도움이 될 수 있다. 평가에는 다음이 포함되어야 한다.

- 의식 수준
- 정서
- 행동 관찰
- 음성 패턴 및 억양
- 주의력 정도
- 언어 이해
- 기억, 계산 및 판단

불안 상태는 다른 신체 질환의 유병률 증가와 관련이 있다. 불안의 신체 증상을 다른 의학적 상태로 잘못 오인하지 않도록 한다. 신체적 질환을 배제하기 위한 검체 검사에는 CBC, 혈청 화학 검사, 임신 검사, 약물에 대한 혈청 또는 소변 검사가 포함된다. 특정 혈청 내분비 검사도 갑상선 기능 항진증과 같은 질병을 진단하는 데 사용할 수 있다. ECG는 심계항진 및 기타 다른 증상들의 원인으로 빈맥 및 심근경색증을 식별할 수 있다.

생명을 위협하는 질병에 대해 계속 주의하면서 응급 간호사는 불안을 경험하는 환자를 안심시켜야 한다. 공식적인 평가를 위해 환자를 안정되고 조용한 방에 둔다. 불안이 있는 환자를 위해 리듬 호흡, 심상요법 및 최면 암시가 사용될 수 있다.

치료 Treatment

급성 불안은 시간이 경과함에 따라 효과적으로 치료되며, 사회적 지원, 단기간의 속효성 항불안제 치료, 특히 경구 투여형 벤조디아제핀이 권장된다(표 47-2). 불안 치료에서 벤조디아제핀의 효능은 GABA 신경 전달 물질이 불안 장애의 병태 생리학에 대한 주요 인자임을 암시한다. 삼환계 항우울제 및 모노아민 산화효소 억제제와 같은 노르에피네프린(norepinephrine)에 영향을 미치는 약물은 여러 불안 장애의 치료에도 효과적이다. 만성 불안은 종종 심리 치료, 상담 및 광범위한 약물(예: 선택적 세로토닌 재흡수 억제제[SSRI], 세로토닌-노르에피네프린 재흡수 억제제, 벤조디아제핀, 저용량 항경련제 및 항히스타민제)을 사용하는 포괄적인 접근 방식을 필요로 한다.

벤조디아제핀은 지속적인 외래 치료 계획이 있는 의욕적이고 협조적인 환자에게만 처방되어야 한다. 베타 차단제는 내재적 불안을 감소시키지는 않지만 관련 빈맥의 치료에 도움이 될 수 있다.

불안 장애는 종종 만성 질환이며 성공적인 치료를 위해 이후 정신과적 중재가 필요하다. 자살 충동, 살인 충동 또는 급성 정신병을 나타내는 불안을 가진 모든 환자는 응급 정신과 상담이 필요하다. 환자의 말을 경청하고 걱정을 표현하도록 허용하면 환자는 안정감을 느낄 수 있다.

표 47-2 불안 약물

일반명	상품명	약물 분류
알프라졸람(alprazolam)	Xanax	벤조디아제핀
클로르다이아제폭사이드 (chlordiazepoxide)	Lib rium	벤조디아제핀
클로나제팜(clonazepam)	Klonopin	벤조디아제핀
디아제팜(diazepam)	Valium	벤조디아제핀
로라제팜(lorazepam)	Ativan	벤조디아제핀
옥사제팜(oxazepam)[a]	Serax	벤조디아제핀
히드록시진 염산염 (hydroxyzine hydrochloride)	Atarax	항히스타민제
히드록시진(hydroxyzine)	Vistaril	항히스타민제

[a] May be addictive. Sudden withdrawals may cause convulsions.

공황 장애 PANIC DISORDERS

공황 장애를 가진 환자는 다양한 신체적인 증상을 가지고 응급실에 자주 내원하기 때문에 공황 장애를 이해하는 것은 응급간호사에게 중요하다. 일반 인구의 5%가 공황 장애에 대한 공식 기준을 충족하는 것으로 추정된다. 공황 장애는 가장 일반적으로 초기 성인기에 발병하며 유병률은 아동기 및 청소년기에 증가한다. 공황 장애는 최소한 3번의 갑작스럽게 시작되는 공황 발작으로 정의되며, 12가지 증상 중 최소한 4가지가 포함되며 3주 이내에 발생해야 한다. 12가지 증상은 심계항진, 발한, 떨림, 숨가쁨 또는 질식의 감각, 질식, 가슴 통증 또는 불편감의 느낌, 메스꺼움 또는 복부 통증, 어지럽거나 기절하는 느낌, 오한 또는 열 감각, 감각 이상, 현실감 상실(비현실감) 또는 이인증(자신과 분리되는 것), 통제력 상실에 대한 두려움, 또는 죽음에 대한 두려움이다.

천식성 심장 부정맥 또는 저혈당, 저산소증 및 갑상선 폭풍과 같은 대사 장애는 공황 발작을 모방할 수 있다. 공황 장애 환자에서 발견되는 다른 증상으로는 우울증, 강박 장애, 특정 물건 공포증, 사회 공포증, 광장 공포증(공공 장소에서 안전하지 않은 것에 대한 두려움), 과민성 대장 증후군, 편두통, 승모판 탈출증, 알코올 및 약물 남용이 있다. 공황 발작은 부상, 수술, 질병, 대인 관계 갈등 또는 개인적인 상실로 인해 유발될 수 있다. 카페인, 충혈 완화제, 코카인 및 교감신경흥분제(예: 암페타민)와 같은 각성제의 사용은 예민한 환자에게 공황 발작을 유발할 수 있다. 특히 광장 공포증이 있는 환자의 경우 상점 및 대중 교통과 같은 특정 환경에서 공황 상태가 발생할 수도 있다. 신체 질환 및 기타 정신 질환을 배제한 후 간단한 정신상태 선별 검사로 진단을 확정하고 적절한 치료와 의뢰를 시작하는 것은 의료자원 사용률이 높은 환자에게 시간과 비용 면에서 효과적이다.

사정 Assessment

공황 발작을 겪고 있는 환자들은 갑작스러운 극도의 불안이나 두려움을 호소하며 대개 곧 죽을 것 같은 느낌을 함께 호소한다. 이 느낌이 너무 강해서 정상적인 기능이 중단되고 현실에 대한 잘못된 해석이 발생할 수 있다. 발작은 일반적으로 갑자기 나타나고 매우 강렬하며 10분 이내에 지속되다가 가라앉는다. 평가에는 유발 사건, 자살 충동 또는 계획, 공포증, 광장 공포증, 강박 행동, 알코올, 불법 마약 및 자극 효과가 있는 약물(예: 카페인)의 사용이 포함되어야 한다. 공황 또는 기타 정신 질환의 가족력을 확인하는 것이 필요하다.

공황 장애 환자는 여러 신체적 증상 중 하나를 나타낼 수 있다. 불안해 보이며 차갑고 축축한 피부를 가질 수 있고 심박수와 호흡수는 일반적으로 상승한다. 그러나 혈압과 체온은 일반적으로 정상이다. 호흡수와 일회호흡량이 정상으로 나타날 수 있으므로 호흡을 관찰하는 것으로 과호흡을 감지하기는 어려울 수 있다. 대기 중 맥박 산소 측정기 값은 일반적으로 정상범위 내에 있다. 그러나 동맥혈 가스 분석은 산-염기 이상이 있는지를 배제하기 위해 수행되어야 한다. 저탄산혈증이 있는 저산소혈증은 공황 발작이 있는 것으로 보이는 환자에서 폐색전의 가능성을 높게 생각해야 한다. 다른 의학적 문제를 배제하는데 도움이 되는 검사에는 저칼륨혈증 및 산증을 배제하기 위한 혈청 전해질; 저혈당을 배제하기 위한 혈청 포도당; 급성 관상동맥 증후군이 의심되는 환자의 심장 표지자; 실신에 가까운 증상을 보이는 환자의 헤모글로빈; 갑상선 기능 항진증이 의심되는 환자의 갑상선 자극 호르몬; 중독이 의심되는 환자의 암페타민, 코카인 및 펜시클리딘(phencyclidine)에 대한 소변 독성학 검사 등이다. 흉부 단순 X선 검사는 호흡 곤란의 다양한 원인을 배제하는 데 유용하다. 심계항진이 있는 환자의 경우 심실 조기흥분(짧은 PR 및 델타파)의 징후와 긴 QT 간격, 흉통이 있는 환자의 경우 허혈, 경색 또는 심낭염 형태를 보기 위해 심전도 검사를 해야 하는데 이러한 것들은 공황 발작의 증상이거나 또는 공황 발작을 유발할 수 있는 증상들이다.

치료 Treatment

불안을 보이는 것뿐만 아니라 흉통, 호흡 곤란, 심계항진 또는 거의 실신을 호소하며 응급실에 내원한 환자는 임상적으로 증상이 나타나는 대로 치료해야 한다. 환자에게 산소를 공급하고 맥박 산소 측정기, ECG 및 빈번한 활력 징후를 모니터링한다. 공황 장애 환자는 자주 안심시키고 설명을 해 주어야 한다. 증상에 대한 더 심각한 장기 기관의 원인이 배제된 후에는 많은 사람이 사회적 지원 중재 혜택을 받을 수 있다. 치료의 주요 구성 요소는 이러한 증상이 심각한 의학적 상태나 정신적 문제로 인한 것이 아니라 투쟁-도피 반응의 화학적 불균형에서 비롯된다는 교육을 포함한다.

응급실 직원은 환자의 말을 경청하고, 공감을 유지하며, 환자에게 반박하지 않아야 한다. “심각한 것은 아니다.”, “스트레스와 관련이 있다."와 같은 표현은 이해와 관심의 부족을 암시하는 것으로 잘못 해석될 수 있으므로 주의한다. 정맥 주사(IV) 약물(예: Ativan, 20분마다 0.5 mg IV)은 충동 조절이 잘 되지 않아 자신이나 주변 사람들에게 위험을 초래하는 공황 장애 환자에게 필요할 수 있다. 공황 장애가 있는 환자는 자격을 갖춘 정신 건강 전문가에게 의뢰하는 것이 가장 좋다. 이 전문가는 그들과 적극적인 관계를 구축하고 불안 완화제 투여를 시작하기 전에 장기적으로 그들의 필요를 확인할 수 있다.

응급실에서 급성 불안 상태를 치료하는 데 필요한 IV 약물을 제외하고, 공황 장애 환자에 대한 약물 요법의 사용은 대부분의 경우 장기간 환자를 진료하는 정신과 의사의 결정에 맡겨야 한다. 벤조디아제핀은 즉각적인 항공황 효과 때문에 응급실 환자 및 외래 환자 중 치료가 잘 안 되는 환자 치료에 최적이다. 기존에 가지고 있던 질병은 약물 선택에 영향을 미칠 수 있다(예: 모노아민 산화효소 억제제[MAOI], 클로나제팜, 사회공포증을 위한 SSRI, 강박 장애를 위한 SSRI 또는 클로미프라민[Anafranil], 우울증을 위한 삼환계 항우울제[TCA]). 응급실에서 공황 장애에 대한 치료 시설은 매우 제한된 공간이 적절하다. 매우 의욕적이고 협조적이며 자신의 장애의 심리적 특성을 이해하고 일시적인 스트레스에 대한 반응으로 증상이 나타나는 사람이 적합한 대상자가 된다. 이러한 경우에는 1주일 이내의 경구용 벤조디아제핀을 이용한 약물요법이 적절할 수 있다.

자살 충동이 있고 자살 계획이 있는 환자, 또는 심각한 알코올 또는 진정제 금단 증상이 있는 환자, 또는 잠재적인 의학적 장애(예: 불안정 협심증, 급성 심근 허혈)가 필요한 경우 입원 치료가 필요하다. 필요한 경우 화학 물질 의존 치료 전문가의 후속 치료를 연결해야 한다. 공황 장애로 퇴원한 모든 환자는 정신과 의사, 심리학자 또는 다른 정신 건강 전문가에게 의뢰해야 한다.

우울 DEPRESSION

우울증은 인구의 약 7% 정도에서 고통을 받는 잠재적으로 생명을 위협하는 기분 장애이다. 우울증은 신체, 감정, 생각 및 행동에 영향을 미치며 느끼고 생각하고 일상 활동을 처리하는 방식에 영향을 미치는 전신적 장애이다. 상당한 정신적 고통은 개인의 기능 수행 능력에 심각한 영향을 미친다. 우울증을 겪고 있는 사람들의 2/3 정도가 자신이 치료 가능한 우울증이 있다는 것을 깨닫지 못하고 치료를 받지 않는다. 우울증의 사망률은 측정 가능하며 미국에서 10번째 주요 사망 원인인 자살의 직접적인 결과로 밝혀졌다. 고의로 자살하는 거의 모든 사람은 약물 남용 여부에 관계없이 진단 가능한 정신 장애를 가지고 있다. 아이러니하게도 약물 남용은 종종 우울증 증상에 대한 자가 치료 시도의 결과이다. 대부분의 자살 시도는 관심을 끌기 위한 것이 아니라 극도의 고통을 표현하는 것으로 보아야 한다. 이러한 환자는 자살 경향성을 반드시 평가해야 한다. 항우울제를 시작하는 모든 치료는 또한 이러한 약물이 눈에 띄는 효과를 나타내기까지 최대 2주가 소요될 수 있으므로 추후 외래진료 예약이 필요하다. 항우울제는 **표 47-3**에 나열되어 있다.

우울증의 진행은 여러 원인이 있는 것으로 생각되며 생물학적, 생리적, 유전적 또는 심리사회적 요인으로 인한 것일 수 있다. 세로토닌과 노르에피네프린은 우울증과 관련된 주요 신경전달 물질이지만 도파민도 또한 우울증과 관련이 있다. 우울증의 가족력은 흔하다. 양극성 장애는 현저한 우울 증상을 보이지만 우울증과는 다른 임상적 질병으로 본다. 우울증 증후군은 종종 조현병, 약물 남용, 섭식 장애, 분열정동 장애, 경계성 인격 장애와 같은 동반 질환을 가진다.

표 47-3 항우울제

일반명	상품명	적응
아미트립틸리네(amitriptyline)[a]	Elavil	정형적
이미프라민(imipramine)	Tofranil	정형적
독세핀(doxepin)	Sinequan	정형적
플루옥세틴(fluoxetine)	Prozac	비정형적
시탈로프람(citalopram)	Celexa	비정형적
플루복사민(fluvoxamine)	Luvox	비정형적
설트랄린(sertraline)	Zoloft	비정형적
트라조돈(trazodone)	Desyrel	비정형적
벤라팍신(venlafaxine)	Effexor	비정형적
부프로피온(bupropion)	Wellbutrin	기타
미르타자핀(mirtazapine)	Remeron	기타
네파조돈(nefazodone)	Serzone	기타

a These medications can be cardiotoxic—need baseline ECG

사정 Assessment

우울증은 다양한 형태로 나타날 수 있기 때문에 진단하기 어려운 경우가 많다. 우울증의 일반적인 분류에는 파괴적 기분조절곤란 장애가 포함되며, 양극성 장애를 가진 아동 및 청소년 진단의 대안으로 2013년에 도입되었다. 파괴적 기분조절곤란 장애의 증상은 6~18세 사이의 아동 및 청소년에게 지속적이고 심각한 과민성과 분노이며 10세 이전에 발병한다. 미국국립보건원(NIH, National Institutes of Health)은 우울증에 대해 다음을 인정하고 있다.

- 지속적인 우울 장애, 적어도 2년 동안 지속되는 우울한 기분
- 산후우울증, 자녀 출산 후 발생하는 경미한 우울증과 불안부터 주요 우울증에 이르는 우울 증상
- 정신병적 우울증, 심한 우울증과 환각과 같은 정신병이 있을 때 발생
- 계절성 정동 장애, 자연 채광이 적은 겨울철에 우울증이 시작되는 특징
- 양극성 장애

양극성 장애는 우울증과 다르다. 양극성 장애가 있는 일부 대상자는 주요 우울증 상태를 경험하지만 대개 극도의 행복감 또는 "조증"도 경험한다.

주요 우울증의 진단은 다음 특성 중 적어도 5가지가 적어도 2주 이상 있을 때 내려진다: (1) 일상 활동에 대한 관심 상실, (2) 우울한 기분, (3) 체중 변화에 따른 식욕 증가 또는 감소, (4) 불면증 또는 과수면, (5) 피로, (6) 정신운동 초조 또는 저해, (7) 사고 능력 감소, (8) 반복되는 죽음에 대한 생각, (9) 무가치감. 때로는 증상들이 삶의 위기나 다른 질병에 의해 촉발되는 반면, 우울증은 무작위로 발생할 수 있다. 임상적 우울증은 종종 다른 의학적 질병과 동시에 발생하며 이러한 질병의 예후를 악화시킨다.

우울증 환자를 돌볼 때 응급 간호사의 책임은 특히 자살 위험이 있는 대상군에서 우울증 진단에 대한 높은 의심 지수를 유지하는 것이다. 1차 위험 대상군에는 젊은 성인과 노인이 포함된다. 그러나 우울증과 자살은 아동을 포함한 모든 연령대에서 발생할 수 있다. 우울증은 약물 과다복용(알코올 포함), 자해 또는 피해자가 가해자를 알 때 고의로 가해한 경우 부상의 근본 요인으로 의심되어야 한다. 이러한 환자에서 주요 우울증 및 자살에 대한 진단적 증상 선별 검사는 필수적이다.

세로토닌 증후군은 세로토닌 대사에 영향을 미치거나 세로토닌 수용체 작용제로 작용하는 약물에 의해 유발되는 드물지만 잠재적으로 치명적인 상태이다. 이러한 약물은 일반적으로 우울증 관리에 처방되며, 지지적 치료와 함께 세심한 평가는 반응의 지속 기간과 중증도에 상당한 영향을 미치게 될 것이다. 세로토닌 증후군은 다음의 증상들을 동반한 세로토닌 수용체의 과도한 자극에 의해 발생되는 것으로 생각된다. 그 증상들은 불안 초조, 가만히 있지 못하는 정좌불능, 간헐성 경련, 착란, 발한, 설사, 현저한 고열, 반사과다, 고혈압, 장음 증가, 근육강직, 동공 확대, 빈맥, 그리고 떨림 증상이다. 치료는 대증적이고 지지적이다. 약물을 중단하고 수액 보충과와 벤조디아제핀을 사용하여 동요(불안 초조 증상)를 조절한다. 할로페리돌(haloperidol)은 고열을 악화시킬 수 있으므로 진정제로 사용해서는 안 된다. 필요에 따라 진정제, 마취제, 삽관과 함께 외부 냉각 요법을 적용해야 한다. 약물의 의도적인 과다 복용일 가능성을 평가한다. 해독 요법은 섭취한 약물에 따라 효과적일 수 있다.

치료 Treatment

우울증은 임상 진단이다. 그러나 우울증과 관련된 증상은 약물, 대사 장애 및 기타 영양 이상의 결과일 수 있다. 우울증 환자에 대한 평가 및 치료는 다양한 치료 상황을 배제해야 한다. 진단 검사는 주로 신부전, 저혈당 및 약물 독성과 같은 다른 진단을 배제하는 데 사용된다. 추가 진단 검사에는 컴퓨터 단층촬영(CT) 스캔, 자기공명영상(MRI) 스캔 및 뇌파 검사가 포함되어 기질적 뇌 증후군 또는 기타 중추신경계(CNS) 문제를 배제한다. 치료는 우울 증상의 감소와 기능 회복을 목표로 한다. 환자의 안전에 중대한 우려가 있는 경우 약물 치료 및 입원 치료를 권장한다.

자살경향성 SUICIDALITY

자살 위험에 처한 사람들은 정신 장애, 약물 남용, 신체적 학대, 만성 질환 또는 최근 상실 경험과 같은 다양한 호소들을 나타낸다. 합동 위원회(Joint Commission)는 입원환자 자살을 4번째로 보고된 적신호 사건으로 보고하고 자살은 모든 연령대의 사람들에게 10번째 주요 사망 원인이라고 보고한다. 자

살과 관련된 위험 요인에는 (1) 생물학적 요인: 자살 또는 이전 자살 시도의 가족력 및 세로토닌 수치 검사; (2) 심리적 요인: 죽이고 싶다(복수), 죽임을 당하고 싶다(죄책감), 죽고 싶다(절망감)로 보이는 자살에 대한 강한 감정; (3) 환경적 요인: 상실, 분노 또는 자살한 사람과의 동일시(예: 모방 자살)를 동반하는 자살에 대한 환상들의 치명적인 조합; (4) 문화적 요인, 종교적 신념, 가족 가치, 성 문제, 죽음에 대한 태도가 있다.

사정 Assessment

사정은 환자에 대한 임박한 위험을 결정하는 데 중요하다. 사정의 필수 요소에는 현재 환자의 생각/자살에 대한 관념, 의도 및 계획을 포함한 완전한 병력 확인이 필요하다. 이전 자살 시도의 이력; 자살의 가족력; 정신 질환의 병력 및 현재 치료 상태; 알코올 또는 약물 남용의 이력; 현재의 의학적 문제; 최근 생활 스트레스 요인; 그리고 공격성 또는 폭력의 모든 이력 등이다. 환자에게 가족이나 친구와 같은 사회적 지원 체계가 있는지 확인하는 것도 중요하다. 응급실은 이러한 환자의 평가에 일관된 접근 방식을 제공하기 위해 Beck 척도, IS THE PATH WARM 또는 SADD PERSONS 척도와 같은 평가 도구를 적용하는 것이 좋다. IS THE PATH WARM은 I-ideation 자살에 대한 생각, S-substance abuse (약물 남용), P-purposelessness (목적 없음/무의미함), A-anxiety (불안 초조), T-trapped (무엇에 사로잡혀 있음), H-hopelessness (절망), W-withdrawal (금단), A-anger (분노), R-recklessness (무모함), M-mood changes (기분 변화)에 대한 평가로 구성된다. 이러한 도구는 자살에 대한 결정적인 예측 변수는 아니지만 점수를 기반으로 한 치료 과정에 대한 몇 가지 제안을 제공할 수 있다.

치료 Treatment

자살 위험이 있는 환자의 평가를 요구하는 2007년 합동 위원회 국가 환자 안전 목표에도 불구하고 자살은 의료 환경에서 계속 발생한다. 합동 위원회는 심각한 자살 생각이 있는 환자를 안전하게 유지하기 위한 두 가지 전략을 제시한다. (1) 자해나 목매달림을 시도할 수 없는 안전한 방에 환자를 둘 것, (2) 응급실에 가장 중심부에 자살 환자를 위치시킬 것, 지속적인 1:1 모니터링 및 자해의 위험이 있는 모든 물건을 제거할 것. 환자가 퇴원하면 즉각적인 외래 진료 계획을 세워야 한다. 안전을 위해 환자와 "계약서 작성"을 하는 것은 일반적으로 환자가 응급실에 있을 때 치료 계획의 일부이다. 자살 계획이 있는 환자는 적절한 안전 조치가 시행될 때까지 입원해야 한다. 정신과적 평가는 급성 약물 관련 문제가 해결된 후에 이루어져야 한다.

조현병 SCHIZOPHRENIA

조현병은 조현병이 있는 개인과 사회 모두에 중대한 영향을 미치는 심각한 정신 장애이다. 조현병은 양성적, 음성적, 인지적, 정서적으로 분류된 증상을 가진 다양한 정신병리학이 특징이다. 양성적 증상은 망상, 환각, 체계적이지 못한 언어(단어, 문장의 연결이 산만함), 기이하거나 체계적이지 못한 행동과 같이 있어서는 안 되는 것들이 추가되는 것이다. 양성 증상은 재발하는 경향이 있으며, 이는 응급실 입원의 빈번한 원인이 된다. 음성적 증상은 정상으로 간주되는 것에서 "결핍" 또는 부재를 뜻하며, 둔감한 감정, 손상된 동기(목적이나 의욕이 없는 것), 자발적 언어 감소, 생각의 빈곤(무언어증), 즐거움이나 기쁨을 경험할 수 없음(무쾌감증), 사회적 위축 등으로 나타난다. 인지적 증상에는 주의력 결핍, 쉽게 산만해짐 또는 기억력 손상, 문제 해결 능력 부족, 의사결정 능력 부족, 비논리적 사고 및 판단력 손상이 포함된다. 정서적 증상에는 불쾌감, 자살 충동, 절망감 등이 있다. 음성적 및 인지적 증상은 종종 기능에 장기적인 영향과 함께 만성 장애를 유발하는 반면, 정서적 증상은 조현병의 높은 자살률에 기여한다.

징후들이 최소 6개월 동안 지속되고, 활성화 된 증상이 있는 상태로 최소 1개월이 지속되고, 이러한 증상이 직업 및 사회적 기능의 심각한 손상을 초래하는 경우 진단 요건에 충족된다. 약물 사용 장애는 조현병이 있는 대상자의 거의 절반에서 발생한다. 약물 사용은 치료 불순응, 재발, 감금, 노숙자, 폭력, 자살 및 더 나쁜 예후의 높은 비율과 관련이 있다. 연구에 따르면 조현병 환자의 약 20%가 자살을 시도했으며 5~10%가 자살로 사망했고, 이는 일반 인구의 5배에 달하는 비율이다. 자살 외에도 조기 사망은 열악한 건강 유지 상태, 약물 남용, 빈곤 및 노숙으로 인해 발생할 수 있다. 모든 환자의 반 정도에서 증상들은 서서히 시작된다. 전구 증상 단계는 본격적인 증후군보다 몇 년 전에 시작될 수 있다. 이것은 가정, 사회 및 직장에서 이전에 가능했던 기능의 상실을 특징으로 한다(예: 학교나 직장에서의 낮은 성과, 위생 및 외모 악화, 다른 사람과의 정서적 연결 관계 감소, 이상하다고 여겨지는 행동).

점진적인 발병은 더 심각하고 만성적인 질병 경과를 예측하는 반면, 이전에 기능을 했던 환자에서 환각 및 망상, 기이하거나 혼란스러운 사고의 갑작스러운 발병은 더 나은 중장기 결과로 이어질 수 있다. 이러한 환자는 종종 이전에 정신 질환 진단을 받지 않은 상태에서 급성 관리가 필요한 정신병적 위기로 응급실에 도착한다. 그들은 기질적 병인과 대 정신병적 병인, 원발성 정신병 대 정서적 장애 사이에서 진단적 딜레마를 갖게 할 뿐만 아니라 알코올이나 약물 중독으로 인해 더욱 복잡해질 수 있다. 증상 표현의 다양성과 만성병의 진단 요건으로 인해 응급실에서의 조현병의 진단은 최소한의 잠정 진단이다. 배제에 의한 진단으로서, 조현병은 정신병적 행동으로 이어지는 수많은 정신과적 및 기질적 장애와 구별되어야 한다.

사정 Assessment

조현병은 일반적으로 정신병 상황들과 함께 가장 흔히 나타나며, 청소년기 또는 젊은 성인기(15~25세)에 전형적으로 발생하고 남성에서 여성보다 4배 더 자주 발생한다. 응급실에서 경험하는 심각한 정신 상태 변화의 가장 흔한 원인은 정신의학적인 질환이 아니라 장기 질환이 원인이다. 여기에는 약물, 약물 중독, 약물 금단 증후군 및 섬망을 유발하는 일반적인 의학적 질병이 포함된다. 정서 장애(예: 주요 우울증, 양극성 장애 또는 분열정동 장애)는 배제되어야 한다. 조현병으로 오인된 상태는 예후와 치료법이 매우 다르다. 또한 장기 관련 원인(예: 약물 중독, 의학적 질병)이 배제되어야 한다. 일반적으로 항정신병 약물 사용과 관련된 문제가 주 호소이다. 의학적 질병은 정신병적 과정을 유발하거나 복잡하게 만들 수 있다. 철저하게 약물 사용 병력을 확인한다. 일반적으로 처방되는 많은 의약품은 정신병 반응을 일으킬 수 있다.

정신과적 질환과 장기의 질환은 같은 환자에게 공존하고 동시에 상호작용할 수 있다. 급성 정신과적 증상과 신뢰할 수 있는 병력을 얻는 데 어려움이 있으면 심각한 장기의 질병을 발견 못할 수도 있다. 응급실에서 확인된 병력은 치료의 합병증(약물 부작용)이나 조현병의 이차적인 사회경제적 요인(예: 빈곤, 노숙자, 사회적 고립, 지원 시스템의 실패)으로 인한 위기와 관련될 수 있다. 폭력 행위에 대한 실제적 또는 잠재적 가능성에 대한 정보도 확인되어야 한다. 응급실에 내원하는 급성 정신병 환자는 다른 환자와 직원을 위험에 빠뜨린다. 망상과 환각/환청 명령에 반응하는 편집증적 조현병 환자는 극도로 위험하고 행동을 예측할 수 없다. 다른 사람에 대한 위협, 자살 의도의 표현, 집이나 사람에 대한 무기 소지를 식별한다.

조현병 환자는 격렬하게 동요하거나, 호전적이거나, 위축되거나, 심하게 긴장할 수 있다. 반대로 합리적이고 협조적이며 잘 통제되는 것처럼 보일 수도 있다. 감정이 둔해지는 것이 감지되거나 그 사람의 행동, 복장 또는 감정이 미묘하게 이상하거나, 단정하지 않거나, 심하게 기괴해 보일 수도 있다. 활력 징후, 동공 소견, 수분 상태, 의식 수준에 주의하면서 신체 검진을 실시해야 한다. 장기의 원인이나 약물 중독이 정신 상태 변화와 관련될 수 있는 경우 진단 평가가 필요하다. 발열(빈맥은 악성 신경이완 증후군의 징후일 수 있음), 열사병(항정신병제는 발한을 억제함) 및 기타 의학적 질병에 특히 주의한다. 근긴장이상, 정좌불능증, 떨림, 근육 경직이 있는지 살펴본다. 지연성 운동이상증은 장기간(때로는 단기간) 항정신병약물 사용 시 일반적이고, 종종 비가역적 후유증으로 나타나기도 한다. 이 상태는 제어할 수 없는 혀 내밀기, 입술 깨물기, 얼굴 찡그리기가 특징이다. 정신 상태는 일반적으로 정상이며 감각이 명료하고 사람, 장소 및 시간에 대해 지남력이 있는 사람이다. 주의력, 언어, 기억력, 구성 및 실행 기능을 평가한다.

치료 Treatment

조현병을 진단할 수 있는 특정 검체 검사 소견은 없다. 그러나 정신병의 기질적 원인을 배제하거나 조현병 및 그 치료의 합병증을 밝히기 위해 몇 가지 검사가 필요할 수 있다. 특정 정신과 약물, 특히 리튬 및 기분 안정 항경련제의 혈중 농도는 순응도를 확인하거나 독성을 나타낼 수 있다. 약물 남용이 의심되는 경우 혈청 알코올 및 독성학 검사가 유용할 수 있으며, 모세혈관 혈당 검사는 당뇨병 응급 상황을 배제할 수 있다. 유사하게, 산소 포화도는 행동 또는 CNS 장애의 잠재적 원인으로서 저산소증을 확인할 수 있다. 전해질 수치는 수분 중독(심인성 다갈증)으로 인한 이차적 저나트륨혈증을 확인할 수 있으며, 이는 치료가 제대로 이루어지지 않거나 난치성 조현병에서 흔히 볼 수 있다. CT 스캔과 MRI 스캔은 정신분열증 환자의 뇌 구조와 기능의 이상을 확인할 수 있다. 영상 결과가 연구를 위해서는 흥미 있는 것이긴 하지만 그러한 검사는 임상 관련성이 매우 적고 촬영 자체가 상당히 어려울 수 있다.

현대의 항정신병 약물의 효과의 점진적인 발달과 예산 삭감으로 인해 1955년에서 1994년 사이에 공립정신병원의 정신병 환자를 위한 입원 병상이 광범위하게 줄어들었다. 1955년에 공립정신병원에 살았을 사람들의 약 90%가 1994년까지 강제 퇴원 조치되었다. 이 중 50~60% 사이의 환자가 조현병 진단을 받았다. 조현병 환자의 탈시설화는 응급 간호에 큰 영향을 미쳤다. 조현병 환자는 현재 응급실을 자주 방문하며, 질병 악화, 약물 복용 미준수, 약물 부작용, 약물 남용, 빈곤, 노숙자, 지원 시스템 실패로 인한 의료 및 사회경제적 위기에 이르는 다양한 문제를 안고 있다.

응급실에서 조현병 환자에 대한 치료는 긴급하거나 긴급하지 않은 의료적 주 호소의 진단 및 치료로 제한될 수 있다. 일부 환자의 경우에는 정신과적, 위기 중재 또는 사회 서비스 상담 전에 간단한 의학적 평가가 적절하다. 또 다른 사람들에게는 정신과 약물 부작용에 대한 평가와 치료가 필요하다. 환자가 자신이나 타인에 대해 즉각적인 위협을 주고 대안적인 방법들이 실패하였을 때 물리적 및 화학적 결박의 대상이 된다. 조현병이 있는 중증 장애 환자를 정확하게 진단하거나 안전하게 치료하기 위해 기질적 원인에 대한 과정이 배제되는 즉시 정신과 상담을 받아야 한다.

항정신병 약물(이전에는 신경이완제 또는 주요 진정제로 불림)은 조현병의 치료 및 예후를 혁신적으로 바꾸어 놓았다(**표 47-4**). 1세대 항정신병제는 뇌의 도파민 수용체를 차단하는 반면, 2세대 항정신병제는 세로토닌 전달에 영향을 미친다. 2세대 약물(예: 리스페리돈(risperidone), 클로자핀(clozapine), 올란자핀(olanzapine), 퀘티아핀(quetiapine))은 근긴장 이상 및 지연성 운동이상증을 유발할 가능성이 적고 음성적 증상을 개선할 가능성이 더 높다. 그러나 클로자핀을 제외하고는 치료 저항성 환자에서 기존 약제(예: 할로페리돌(haloperidol), 플루페나진(fluphenazine))보다 효과적이지 않다. 벤조디아제핀은 또한 조현병, 특히 급성 정신병 환자의 응급 치료에 역할을 한다. 급성 알코올 금단 증상의 경우 벤조디아제핀계 약물이 선호된다. 모든 조현병 환자의 절반이 동반이환 약물 또는 알코올 남용 문제가 있는 것으로 추정되기 때문에 이것은 중요한 고려 사항이다. 항콜린성 약물은 항정신병 약물의 긴장 이상 및 파킨슨병 부작용(피라미드 외 증상[EPS, extrapyramidal symptoms])에 대응에 사용되는데, 특히 진정은 덜하지만 EPS를 생성할 가능성이 더 높은 고효능 약물로 사용한다.

표 47-4 항정신성 약물

일반명	상품명	적응
클로르프로마진(chlorpromazine)[a, b]	Thorazine	정형적
티오리다진(thioridazine)[a, b]	Mellaril	정형적
할로페리돌(haloperidol)[a, b]	Haldol	정형적
클로자핀(clozapine)[a, b]	Clozaril	비정형적
올란자핀(olanzapine)[a, b]	Zyprexa	비정형적
퀘티아핀(quetiapine)[a, b]	Seroquel	비정형적
리스페리돈(risperidone)[a, b]	Risperdal	비정형적

a 항파킨슨병 약물(Artane, Cogentin, amantadine, Benadryl)은 항정신성 약물의 부작용을 줄이는 데 사용할 수 있다.
b 신경이완제 악성 증후군은 항정신성 약물을 복용하는 모든 사람에게 발생할 수 있는 잠재적으로 생명을 위협하는 부작용이다. 증상으로는 발열, 근육 경직, 의식변화, 감소된 혈압 및 식욕, 소변량을 나타내고 백혈구수와 발한, 맥박이 증가할 수 있다.

조현병은 복잡하고 만성적이며 장애를 일으키는 질병이다. 20% 미만의 환자가 단일 정신병 상황에서 완전히 회복된다. 진단을 받은 대상자의 50% 이상이 간헐적이고 장기적인 정신과적 문제를 갖고 있으며, 20%는 만성 증상과 장애를 경험한다. 실업률은 80~90%로 추산되며 기대 수명은 10~20년 단축된다. 급성 정신병 상황에서의 신속하고 공격적인 약물 치료, 가족 중재 및 인지 행동 치료는 전반적인 예후와 상관 관계가 있다.

약물 남용 SUBSTANCE ABUSE

세계보건기구(WHO)는 약물 남용을 알코올 및 불법 약물을 포함한 유해하거나 위험한 정신활성 물질의 사용으로 정의한다. 2013년에 미국정신의학협회(American Psychiatric Association)는 "약물 남용"과 "약물 의존"을 단일 용어인 약물 사용 장애로 대체했다. 약물 사용 장애는 결과에 관계없이 약물에 대한 갈망, 추구, 사용을 특징으로 하는 복잡한 뇌 질환이다. 지속적인 약물 사용은 뇌 구조와 기능에 실질적인 변화를 가져온다. 약물 남용 장애는 만성 및 재발성이며 응급실을 방문하는 규모는 계속 증가하고 있다. 인구 기반 연구에 따르면 약물 남용 장애는 모든 응급실 방문의 약 6%를 차지하며 일부 연구에서는 12.5%에 달하는 것으로 나타났다. 특히 우려되는 점은 오피오이드 과다복용 유행성이 미국에서 계속 악화되고 있다는 점이다. 오피오이드 중독으로 인한 약물 과다 복용은 미국에서 우발적 사망의 주요 원인이다. 오피오이드 과다 복용 관련 사망은 2015~2016년 사이에 22% 증가했으며 2016~2017년 사이에는 다시 30% 증가했다. 약물 남용 환자는 자살, 살인 및 과다 복용의 위험이 높다.

사정 Assessment

평가에는 다음 주제가 포함된다.

- 환자의 과거 약물 사용 이력은 무엇이며/또는 응급실에 오기 직전에 무엇을 먹었습니까?
- 알코올의 경우: 지난 24시간 동안 마신 양과 마지막으로 음주한 시간 및 양은 어떻습니까?
- 금단과 관련된 기억 소실이나 발작의 이력이 있습니까?
- 약물의 경우: 마지막 사용의 양, 시기 및 경로는 무엇입니까?
- 환자가 이전에 약물 남용 치료를 받은 적이 있습니까?
- 금단증상이나 과다 복용의 병력이 있습니까?
- 약물이나 알코올 문제의 가족력이 있습니까?
- 환자에게 현재 다른 신체적 질병이 있습니까?
- 환자의 현재 의학적 상태는 무엇입니까?
- 신체적 또는 성적 학대의 이력이 있습니까?
- 자신이나 타인에 대한 폭력의 이력이 있습니까?
- 자해에 대한 생각이나 계획이 있습니까?

치료 Treatment

생명을 위협하는 문제를 피하기 위해 금단 또는 과다 복용 증상에 대한 즉각적인 의학적 치료가 수행되어야 한다. 약물 남용과 관련된 신체적 합병증(후천성 면역 결핍 증후군[AIDS], 농양 또는 간염)이 있다면 일단 필요한 의학적 치료가 완료되고 환자가 안정되면 적절한 추적 관찰에 치료의 초점을 맞춰야 한다.

요약

응급실에서 발견되는 심리사회적 상황들은 다양하고 어려움이 있다. 어떤 증상이 나타나더라도 응급 간호사는 환자와 다른 사람들을 위해로부터 보호하면서 공감과 존중으로 환자를 대하는 것이 중요하다. 최근 정신 건강 서비스에 대한 연방 및 주 기금의 감소는 응급실에 내원하는 환자수의 증가에 대한 전조라고 볼 수 있다. 많은 상황에서 환자는 이전에 정신과적 병력이나 정신 건강 시스템과의 접촉이 없을 수 있다. 응급실은 이러한 환자에게 "첫 번째 접촉"이 될 수 있다. 응급 간호사는 이러한 취약한 대상자에게 전문적인 치료를 제공할 수 있는 특별한 준비와 위치를 가진 의료진이다.

응급실의 법의학 간호

Forensic Nursing in the Emergency Department

Colleen Mary Pedrotty

응급실의 법의학 간호의 정의
FORENSIC NURSING DEFINED

외상으로 인한 피해자를 돌보는 일은 응급실에서 흔하게 발생한다. 응급실 의료진은 외상 및 폭력 피해자에게 최적의 응급 진료를 제공함과 동시에 필요에 따라 법의학 차원의 증거를 수집해야 한다. 응급간호사협회(ENA)는 여러 해 동안 과학적인 간호 지식과 정보를 기반으로 법적 측면의 지식을 개발하고 서로 공유하고 있다.

법의학 간호의 필요성은 외부 인자로 인한 조직 손상인 외상에서 비롯된다. 외상 사건은 의도적이거나 비의도적인 것으로 분류될 수 있다. 의도하지 않은 부상은 미국에서 모든 연령대에서 사망의 다섯 번째 주요 원인이다. 살인, 폭행, 대인 폭력, 성적, 신체적, 심리적 학대는 공중 보건의 큰 문제이다. 살인은 1세에서 44세 사이의 5대 사망 원인 중 하나이며, 15세에서 34세 사이에서는 세 번째 주요 원인이며, 1세에서 10세 사이에서는 네 번째 주요 원인이다. 자살은 10~34세 인구의 두 번째 주요 사망 원인이다. 손상 기전(MOI, mechanism of injury)은 환경의 외부 에너지가 신체로 전달되는 결과다. 이러한 부상은 자동차 충돌 사고(MVC), 폭력, 화상, 자살, 익사, 대규모 재해, 열 폭발 및 생물 테러의 결과로 발생한다. 폭력과 범죄가 전 세계적으로 증가하고 있다. 세계보건기구(WHO)는 폭력과 범죄를 사망 원인 4위로 꼽았다.

반면에 심각한 부상이나 경미한 부상을 입은 폭력에서 살아남은 환자(피해자)들은 응급실에서 치료를 받게 되는데 의료 및 사법 시스템의 개입이 필요한 범죄 및 폭력의 피해자로 이를 입증될 때까지 법의학 피해자로 보호되어야 한다. 응급 간호사와 의사는 초기 평가 및 치료 중에 이러한 희생자를 식별해야 한다.

법의학 피해자는 범죄 사건 수사에 도움이 될 수 있는 옷, 신체 및 소지품에 대한 증거를 가지고 응급실에 들어온다. 외상 환자들은 응급실에서 치료를 받은 후 그 증거가 파손될 우려가 있다. 즉, 환자의 상처가 종종 면봉을 통해 증거가 수집되기 전에 노출되고, 세척되고, 봉합되어 손실, 오염 및/또는 증거의 파괴를 초래할 수 있다. 이러한 증거 상실은 피해자의 사법권을 침해할 수 있다. 폭력 피해자는 의료 종사자의 민감성을 필요로 하는 고유한 요구 사항이 있다. 그들은 종종 일어난 일이 자신의 잘못이라고 생각하거나 가해자가 돌아올까 두려워할 수 있다. 응급실은 증거의 식별 및 수집보다 인명 구조와 처리량이 궁극적인 목표인 곳으로 응급실에서 증거가 훼손되거나 인멸될 경우 사건 진행이 훼손될 수 있기 때문에 이러한 희생자를 인식하고 인명 구조 치료를 손상시키지 않고 증거를 확보하는 것이 중요하다. 응급의료진은 법의학 피해자에 대한 교육을 통해 적절한 간호와 치료를 제공해야 한다.

법의학 간호의 역사 HISTORY OF FORENSIC NURSING

Lynch에 따르면 법의학을 정의하는 것은 법의학 간호가 확립된 기반을 확립하는 데 도움이 되었다. 법의학 간호는 과학적 조사에서 의학적인 측면을 적용하는 것이다. 일찍이 1974년에 Burgess와 Holmstrom은 "강간 외상 증후군"이라는 문구를 만들었다. 강간 외상 증후군은 급성기뿐만 아니라 강간의 결과로 발생하는 장기적인 재구성 과정을 포함한다. Burgess와 Holmstrom은 또한 위기 개입 상담을 포함하는 개입 및 치료 스키마를 개발했다. 강간은 1976년에 주요 관심사였으며 강간 방지 및 통제를 위한 국립 센터가 설립되었다. 이 조직은 법정 강간에 대한 개혁의 문을 열었고, 스토킹 법률을 제정하고, 피해자에 대한 치료를 개선하고, 의료 제공자를 위한 프로토콜을 개발하고, 강간 위기 서비스를 위한 자금을 개선했다. 1976년에는 테네시 주 멤피스에서 최초의 성폭력 조사관(SANE) 프로그램이 개발되었다. 1977년 두 번째 프로그램은 미네소타주 미니애폴리스에서 시작되었다. 1979년 텍사스주 Amarillo에서 프로그램을 설립했다. 1980년대에 국립 센터가 폐쇄되어 1994년까지 진행이 느려지기도 했다.

1992년 미네소타주 세인트폴에서 74명의 간호사(대부분 성폭행 간호사 심사관)가 처음으로 국제 법의학 간호사 협회를 결성했다. 이 협약에는 사망 조사관이었던 간호사, 교정 전문가, 법의학 정신과 간호사, 법률 컨설턴트, 간호사 변호사, 법의학 임상 전문가, 법의학 부인과 간호사 및 기타 역할의 간호사가 포함되었다. 이들은 국제법의학간호사협회(International Association of Forensic Nurses)를 결성했다. 협회의 목표는 실천 표준을 개선하고 근거 기반 지식의 개발을 촉진하며 교육 기회를 촉진하는 것이다.

응급 간호사의 역할 및 책임
EMERGENCY NURSE ROLES AND RESPONSIBILITIES

피해자가 응급실에 도착하면 분류 정확도는 고위험 상황을 나타내야 한다. 응급 중증도 지수를 사용하는 레벨 2는 극심한 고통(신체적 또는 정신적)에 있는 모든 환자이다. 여러 다른 분류 척도를 사용할 수 있지만 환자 치료의 긴급성은 동일하다. 직원들은 신뢰 관계를 발전시켜야 하며 환자의 말을 듣고 검사 중에 어떤 일이 일어날지 설명할 수 있어야 한다. 피해자는 개인적인 공간으로 분류/이동해야 한다. 해야 하는 유일한 질문은 관련 병력, 불편 사항 및 활력 징후에 관한 것이다. 간호사는 모든 진술을 인용 부호로 묶어 기록한다. 환자가 폭행을 다시 경험하도록 요구하는 특정 질문은 필요하지 않다. 즉각적인 치료가 필요한 신체적 외상의 존재를 확인하는 것이 최우선 과제이다. 성폭행이 의심되는 경우에는 성폭력대응팀(SART)에 신고해야 한다. 성폭력 대응팀이 없는 경우 시설의 정책 및 절차를 따른다. 법의학 간호사의 기술에는 부상에 대한 기록, 사진 제공, 법의학 증거 수집 및 보존, 법정 증언, 옹호 및 형사사법 실무자와 같은 다른 분야와 협력하는 능력이 포함된다.

성폭행과 관련되지 않은 학대나 방치의 경우 분류 간호사는 다학제 팀의 다른 구성원에게 이를 경고해야 한다. 학대자가 피해자를 응급실에 동반하는 경우 간호사는 면담을 수행하기 위해 피해자를 학대자와 분리하려는 모든 노력을 기울여야 한다. 환자와 동행하는 사람이 환자의 사생활 보호를 침해하려고 하면 응급 간호사가 환자를 대신해 중재해야 한다. 또한 간호사는 환자를 치료하는 과정에서 피해자나 응급실 직원을 위험에 빠뜨리지 않도록 주의해야 한다. 간호사는 응급실에서 안전한 환경을 보장하기 위한 조치를 취하고 퇴원 시 안전한 환경을 옹호할 수 있다. 안전한 진료에는 응급 간호사가 이 목표를 달성할 수 있도록 지원하는 지속적인 교육과 자원이 포함되어야 한다.

동의 Consent

성폭행의 경우 키트 수집을 진행하기 전에 피해자의 동의를 얻어야 한다. 의료 응급 상황에서 의료 팀이 환자 치료를 우선적으로 진행할 수 있다. 피해자가 동의할 수 있으면 동의서에 서명한다. 피해자는 간호사가 증거 수집, 보고 및 법 집행 기관에 증거 제출, CODIS 접근을 위해 연방수사국(FBI)이 승인한 실험실에 증거물 보내기, 부상 사진 촬영을 허가하고 있음을 인지한다. 피해자는 검사의 일부를 거부할 권리가 있으며, 검사 중 언제든지 중단할 수 있다. 동의 연령은 주마다 다르다. 응급 간호사는 동의를 위해 자신의 주법을 알고 있어야 한다. 용의자로부터 증거를 수집할 때 법 집행관은 응급 간호사에게 소환장을 제출해야 한다. 가해자로부터 요청되지 않았거나 추가적인 법의학 표본을 수집하지 않는다.

법의학 면담 Forensic Interview

피해자의 동의를 얻은 후 법의학 면담과 조사를 실시해야 한다. 이상적으로는 법의학 인터뷰가 먼저 이루어져야 한다. 피해자를 먼저 면담하는 목적은 검사를 안내하는 것이다. 이 접근 방식은 조사자가 어떤 표본을 얻어야 하는지 결정하는 데 도움이 된다. 면담은 다른 환자나 환자의 가족이 정보를 엿들을 수 없도록 사적인 장소에서 이루어져야 한다. 조사관은 폭행과 관련된 세부 사항에 세심한 주의를 기울여야 한다. 추적 증거는 최상의 상황에서 찾기 어려운 경우가 많다. 법의학 조사의 또다른 목적은 법 집행 기관이 범죄의 위치에 대한 정보를 얻을 수 있도록 돕는 것이다. 피해자는 의식 상실, 교살 시도, 머리 부상 및 경험한 통증에 대해 질문해야 한다. 수사관과 법의학 간호사와의 면담은 함께 이루어져야 한다. 이것은 이야기의 불일치와 피해자의 피로를 방지한다. 일관성은 가해자 기소의 핵심이다. 모든 정보는 명확하고 읽기 쉽게 문서화되어야 한다.

증거 수집 및 기록/문서화
Documentation of Evidence

문서화는 가해자를 수사하고 기소하는 핵심 요소이다. 이 문서는 필수 사례 정보를 제공한다. 폭행에 대한 완전하고 정확한 기록은 범죄를 조사하고 법원에 사건을 제출하는 데 필수적이다. 상처는 아물고 기억은 잊혀지지만, 문서가 정확하다면 피해자의 녹음된 말은 계속 사용할 수 있다. 법의학 조사관이 조사를 완료하려면 환자 동의, 정보 공개 승인, 법의학 인터뷰, 검사 및 관리 연쇄 문서와 같은 다양한 문서 영역이 필요하다.

법의학 수사의 첫 번째 원칙은 심사관의 객관성이다. 법의학 조사관이 환자를 돌보고 문서화하는 데 있어 편견 없는 접근 방식을 유지하는 것이 중요하다. 법의학 수사관은 가능한 한 의학 용어를 피하고 법 집행관, 검사, 변호인, 그리고 가장 중요한 배심원들이 이해할 수 있는 용어를 사용해야 한다. 피해자의 말을 인용한다. 피해자의 말을 깔끔하게 만들기 위해 말을 바꾸지 않는다. 가능하면 따옴표를 사용하여 기록한다. 예를 들어, 피해자가 가해자가 자신을 위협했다고 진술하는 경우 전체 위협을 인용 부호로 묶고 인용 부호에 가해자의 이름을 포함한다. 예를 들어, "Johnny가 누군가에게 말하면 나를 죽이겠다고 위협했어요."라고 기록한다. 이 접근 방식은 배심원단이 가해자의 얼굴과 이름을 밝히는 데 도움이 된다.

수년이 지나면 간호사가 사례의 세부 사항을 많이 기억하지 못하고 간호사가 문서를 읽지 못할 수 있으므로 기록물은 항상 읽을 수 있어야 한다. 인터뷰 중에는 절대로 피해자를 유도하지 말고 대신 직접적으로 안내해야 한다. 인터뷰를 하는 사람은 균일한 어조를 유지하고, 눈맞춤을 유지하고, 충격을 주는 것을 피하고, 신체 표정/비언어적 표현을 인식해야 한다. 문서에는 폭행 장소와 시간이 포함되어야 한다. 가해자의 인종과 피해자와의 관계, 가해자의 수 관련된 모든 힘 또는 무기; 폭행 유형(성적 및/또는 신체적); 성폭행이 발생한 경우 물건, 손가락 또는 음경의 사용; 삽입 및/또는 사정의 발생; 콘돔 또는 윤활제 사용; 저항하는 것을 두려워하게 만든 피해자의 인용문; 지난 72시간 동안 합의된 성관계; 폭행 이후 피해자의 활동(식사, 음주, 옷 갈아입기, 샤워, 흡연, 배뇨 또는 배변); 그리고 인터뷰와 검사 중 피해자의 외모와 감정적 반응에 대해서도 최대한 상세히 기록한다. 소문에 대한 예외는 인터뷰 시험에서 피해자가 한 자발적 진술인 "흥분된 발화"이다. 기록에 "주장된"이라는 단어를 사용하지 않도록 한다. 이 단어를 사용하면 사례에 의심과 편견이 생길 수 있다. 법의학 문서에 대한 교육을 받지 않은 분류 간호사 및 의사는 이 용어를 사용하지 않도록 교육되어야 한다.

의료인은 문서화에서 편견과 주관성을 제한하면서 객관적이어야 한다. 이 결정은 환자의 성 이력을 고려할 때 가장 분명해진다. 피해자의 과거 성행위는 사건과 무관하다. 관련된 유일한 성행위는 지난 72~96시간 동안 합의된 성관계이다. 과거 변호인단은 환자의 과거 성적 이력을 이용하려 했다. 이러한 전술의 결과로 모든 주에서는 환자의 관련 없는 과거 성 이력이 법정에서 초점이 되는 것을 방지하기 위해 강간 보호법을 통과시켰다. 법의학 수사관이 과거 성행위를 묻고 성 이력을 기록하면 변호인이 검사관에게 질문할 수 있는 문이 열린다. 검사가 반대하더라도 배심원의 머릿속에는 피해자의 과거 성경험이 남아 있다.

응급간호사협회 입장 성명서

Emergency Nurses Association Position Statement

응급 간호사는 폭력과 외상이 환자의 신체적, 심리적 반응에 미치는 영향을 인식할 책임이 있다. 응급 간호사는 증거의 식별, 수집 및 보존을 보장하고 모든 증거의 관리 체계를 유지하기 위한 지침과 정책을 개발하기 위해 모든 팀 구성원과 협력할 의무가 있다. 응급 간호사는 피해자의 사생활과 권리를 보호해야 한다. 가능하면 법의학 간호사가 팀에 있어야 하며 피해자가 확인되는 즉시 알려야 한다.

법의학 증거란 무엇인가?

WHAT IS FORENSIC EVIDENCE?

법의학적 증거는 탄도 분석, 혈액 검사, DNA 검사, 사진촬영 등의 과학적 방법을 통해 확보되며, 이를 법원에서 활용할 수 있다. 증거는 용의자의 유죄 또는 무죄를 입증하는 데 도움이 될 수 있다. 또한 서로 관련이 있을 수 있는 범죄를 연결하는 데 사용할 수도 있다. DNA 증거는 한 명의 범죄자를 여러 다른 범죄 또는 범죄 현장과 연결할 수 있다. 이러한 범죄 연결은 수사관이 가능한 용의자의 범위를 좁히고 패턴을 확립하는 데 도움이 된다. Locard 이론은 사람이 다른 사람과 접촉할 때 물리적 물질의 교환이 있다고 말한다. 남겨진 물질에는 DNA, 지문, 발자국, 머리카락, 피부 세포, 혈액, 체액, 의복 조각, 섬유 등이 있다. 흔적 증거는 아무리 작더라도 사실이다. 이 증거는 때때로 인간의 눈에는 보이지 않는다. 법의학적 수집 및 조사의 확립된 원칙을 철저히 준수하면 범죄율 탐지에 대한 기여도가 높아진다.

오염을 방지하기 위해 잠재적인 증거를 수집하거나 취급할 때 항상 장갑을 착용해야 한다. 또한 교차 오염을 방지하기 위해 장갑을 자주 교체하는 것도 필요하다.

증거 수집 Collection of Evidence

증거 수집은 범죄가 저질러졌다는 환자의 인정으로 시작된다. 중증도 분류 간호사는 종종 폭력 피해자와 가장 먼저 접촉하는 첫 번째 돌보는 사람들이다. 그들은 상황을 인식하고 팀에 알리는 중요한 책임이 있다. 피해자들의 최우선순위는 의료적 안정이다. 불안정한 환자의 경우 간호사는 종종 영원히 소실될 수 있는 중요한 법의학 증거를 간과한다. 이 상황은 불행히도 피해자의 응급 상황에 대한 사실이다. 증거 손실이 발생하지 않도록 모든 노력을 기울여야 한다.

소변/혈액 수집 Urine/Blood Collection

약물을 이용한 성범죄(DFSA, drug-facilitated sexual assault)가 의심되는 경우 소변과 혈액 수집이 가장 먼저 이루어져야 한다. 약물 대사 속도에 편차가 있기 때문에 검체를 채취하는 데 시간이 매우 중요하다. 어떤 약물은 몇 시간 동안만 검출될 수 있으며, 다른 약물은 몇 주 동안 검출될 수 있다. 혈액 표본은 약물에 대한 초기 노출의 지표이다. 소변은 약물을 며칠 동안 검출할 수 있는 지표가 될 수 있다. 혈액과 소변을 채취해야 하며 일반적으로 성폭행 키트와 별도로 포장된다. 음성 테스트 결과는 폭행이 발생하지 않았음을 의미하는 것이 아니라 사용된 약물을 감지하기에는 너무 늦게 수집이 완료되었을 수 있음을 의미한다.

옷/의복 Clothing

의복은 일반적으로 법의학 조사관이 포장해야 하는 다음 품목이다. 피해자는 흰 종이 시트 위에 서서 옷을 벗고 각 옷을 시트 위에 따로 올려 놓는다. 흰 종이 시트는 증거로 키트 안에 넣는다. 각 옷을 종이 봉지에 따로 포장한다. 증거에 적절하게 라벨을 붙이고, 봉인하고, 문서화한다. 용기에 들어갈 만큼만 의복을 접는다. 피해자가 옷을 갈아입었다면 수사관이 폭행 당시 피해자가 입고 있던 옷을 알고 있는지 확인한다. 이것은 경찰관이 회수해야 하는 의류에 대한 설명을 제공하므로 잘못된 항목을 회수할 때 시간과 실수를 줄일 수 있다. 피해자가 옷을 갈아입었다면 속옷과 같이 증거가 될 옷을 제출하는 것이 중요하다. 옷이 젖었다면 말려야 하지만, 피에 젖었다면 경찰서에서 말려야 할 수도 있다. 이러한 경우 문서에 건조의 필요성에 유의하도록 기록한다.

의복에 남아 있는 화약(GSR, gunpowder residue)은 탄도 전문가가 총기 거리를 결정하는 데 도움이 될 수 있다. GSR은 희생자의 입구 상처나 총을 쏜 사람의 옷에서 찾을 수 있다. 피해자의 손에 있는 GSR은 개인이 피해자인지, 가해자인지 또는 둘 다인지를 결정할 수 있다. GSR은 샘플을 얻기 전에 세척, 닦기 또는 기타 활동을 수행하여 제거할 수 있다. 신발 자국이나 발자국은 피해자가 현장에 있었다는 사실을 증명할 수 있다. 이런 이유로 신발도 잘 챙겨야 한다. 실내에서 범죄를 저질렀다면 증거 수집 가방에 신발을 넣을 필요가 없다.

일반적으로 외상 팀은 외상 가위로 모든 옷을 자르고 옷을 더미로 바닥에 던진다. 의복의 손상된 부분을 자르지 않도록 한다. 바닥에 버려진 옷은 쉽게 오염될 수 있다. 외상 환자가 도착하기 전에 깨끗한 병원 시트를 바닥에 놓아 오염을 방지한다. 또한 각 의류 품목은 교차 오염을 방지하기 위해 분리 보관해야 한다. 환자가 스스로 옷을 벗을 수 있으면 시트나 종이 위에 서서 옷을 벗도록 한다. 응급 의료 서비스(EMS, emergency medical services) 들것 및/또는 병원 들것의 시트는 기타 흔적을 보존하기 위해 증거로 수집되어야 한다.

각 옷을 깨끗한 별도의 종이 봉투에 넣는다. 플라스틱 봉투를 사용하지 않는다. 종이 봉투는 통기성이 있어 내용물의 건조를 용이하게 한다. 비닐 봉투는 수분 응결을 허용하여 증거의 품질을 저하시킨다. 조사관은 가방을 놓기 전에 물품을 검사할 수 있다. 종이 봉투는 테이프로 밀봉해야 한다. 간호사는 테이프에 날짜와 이니셜을 적어 간호사가 봉투를 봉인하고 라벨을 붙였다고 지정해야 한다. 내용물에 대한 간략하고 자세한 설명으로 가방에 라벨을 붙인다. 모든 가방을 경찰관에게 주고 아직 젖은 물건이 있으면 경찰관에게 알린다. 이러한 품목을 즉시 냉동, 건조 또는 범죄 연구소로 가져가는 것이 경찰관의 의무이다.

얼룩 또는 기타 파편 Stains or Other Debris

얼룩을 사진으로 찍고 측정한다. 얼룩이 건조한 경우에는 최소한의 증류수를 사용하여 면봉을 적시고 면봉이 과도하게 젖지 않도록 주사기로 빨아들여야 한다. 면봉을 오염시키지 않도록 한다. 면봉 끝이 다른 표면에 닿지 않게 주의한다. 면봉을 돌려 얼룩이 묻었는지 확인한다. 건조 상자에서 면봉을 말린다. 사망한 사람의 얼룩은 지역 검시관이나 검시관의 허가를 받지 않는 한 면봉으로 닦아서는 안 된다. 건조 상자를 사용할 수 없는 경우 거꾸로 된 스티로폼 컵이 건조되는 동안 도포기를 고정하여 교차 오염을 제한한다. 표본을 건조시키고 상자에 넣은 다음 봉투에 넣고 테이프로 밀봉한다. 간호사는 봉투에 얼룩의 모양과 위치를 적어야 한다. 그런 다음 조사자는 외부 봉투에 날짜와 자신의 이니셜을 추가해야 한다.

머리카락, 흙, 나뭇잎 또는 페인트와 같은 떨어진 부스러기도 수집할 수 있다. 깨끗한 흰 종이 한 장을 가져다가 면봉이나 고무 끝 집게를 사용하여 파편을 놓는다. 종이를 다시 접고 깨끗한 봉투에 넣은 다음 표본을 봉인하고 라벨을 붙인다.

정액 Semen as Evidence

혈액 얼룩과 달리 정액 얼룩은 육안으로 항상 명확하게 보이지 않을 수 있다. 정액 얼룩은 최상의 상황에서도 확인하기 어렵다. 밝은색의 천에는 약간 노란 얼룩으로, 어두운 색의 천에는 희끄무레한 색으로 나타날 수 있다. 정액 얼룩은 건조하면 굳어 있는 것처럼 보일 수도 있다. 따라서 피해자의 의복, 특히 성폭력 피해자의 속옷, 피의자의 의복 등 정액 얼룩이 있을 수 있는 물품은 수거하는 것이 좋다. 정액 얼룩의 위치를 사진으로 기록한다.

UV-A 조명 또는 우드 램프라고도 하는 블랙라이트는 장파 자외선을 방출하는 램프이다. 법의학 광원은 적절한 컬러 필터를 통해 볼 때 정액 얼룩을 형광색으로 만들 수 있는 대체 광원으로 최적의 파장은 제품의 표면 특성에 따라 다르다. 특정 표면은 형광 반응을 억제하는 것으로 보인다. 아르곤 이온 레이저(AIL, argon ion laser)도 비슷한 반응을 일으킨다. 간호사와 환자는 AIL을 사용할 때 플라스틱 자외선 보안경을 착용해야 한다. 어떤 옷은 얼룩처럼 보일 수 있지만 실제로는 특정 세제나 음식의 결과로 형광을 발할 수 있다. 2006년 36개의 의류와 린넨 품목에 대한 연구에서 정액보다 DNA 수율이 더 높은 것으로 나타났다.

1986년에 DNA 분석이 처음 사용되었다. 그것은 유전자 코드가 개인을 식별하는 데 사용될 수 있다는 것을 깨달은 알렉 제프리 경(Sir Alec Jeffreys)에 의해 발견되었으며, 1985년에 칼튼 헤이스 병원에서 15세 여학생이 강간당하고 살해당한 이후 1986년에는 또 다른 15세 소년이 인근 마을에서 강간당하고 살해당한 일이 있었는데 두 사건의 DNA가 일치했고 용의자와 연결되는데 유전자 코드가 사용된 사례이다. 용의자는 두 살인에 대해 모두 유죄 판결을 받았다. 이 사건 때문에 DNA 데이터베이스가 개발되었다.

얼룩이 발견되면 간호사는 얼룩을 빨간색 또는 흰색으로 설명해야 하며 실험실에서 검사할 때까지 그것이 혈액이나 정액이라고 가정하지 않는다.

타액 Saliva

수사관이 범행 현장에서 음주, 흡연 등 가해자의 행동을 인지하고 있는지 확인한다. 담배꽁초와 사용한 음료수 캔 또는 병은 범죄 현장에서 흔히 볼 수 있는 타액 함유 증거 유형이다. 성폭행의 경우, 잠재적인 타액 증거를 수집하기 위해 유방이나 기타 신체 부위를 면봉으로 닦는 것을 고려한다. 얼룩의 상황에 따라 마른 면봉이나 촉촉한 면봉을 활용한다.

발사체 Projectiles

발사체는 힘을 가하여 공간에 던져진 모든 물체(빈 것이든 아니든)이다. 발사체의 예로는 총알, 화살, 야구공 및 응급실에서 희생자에게서 발견되거나 수술 중 희생자에게서 제거되는 경우도 있다. 발사체에는 혈액, 머리카락, 섬유, 조직 또는 페인트와 같은 흔적 증거가 포함될 수 있다.

총알에는 범죄에 사용된 총에 총알을 연결할 수 있는 특정 표시가 있다. 금속 발사체는 고무 팁이 없는 금속 집게를 사용하여 취급해서는 안 된다. 금속 기구는 금속 표면을 긁고 총의 특정 표시를 변경할 수 있다. 고무 팁 집게를 사용할 수 없는 경우 장갑을 낀 손을 사용할 수 있다. 각 발사체는 부드러운 거즈로 싸서 별도의 고무 용기나 상자에 넣어야 한다. 의료진은 출구 또는 입구의 총상을 기록해서는 안 된다. 입구 상처가 출구 상처보다 항상 작다는 믿음은 일반적이며 법의학 병리학자조차도 입구와 출구를 구별하는 데 어려움을 겪을 수 있다.

바늘 및 칼 Needles and Knives

때때로 EMS는 외상 외상환자를 구조하고 이송하기 위해 날카로운 물건을 함께 운반할 수 있다. 외상 팀은 흔적 증거의 무결성을 유지하면서 법의학 간호사 또는 기타 응급실 직원을 다치게 하지 않도록 날카로운 물건을 다룰 때 주의해야 한다. 바늘에는 독성 물질이 포함될 수 있고 칼날에는 지문이 포함될 수 있다. 긁힘을 방지하려면 고무 끝이 없는 금속 집게를 사용하여 날카로운 물건을 다루지 않도록 한다. 날카로운 물건은 적절한 판지 상자나 시험관에 조심스럽게 포장해야 한다. 모든 날카로운 물건이 적절한 예방 포장으로 안전하게 보호되고 조사관이 보안된 날카로운 물건을 인지하고 있는지 확인한다.

교살 Strangulation

교살은 종종 친밀한 파트너 폭력(IPV, intimate partner violence)에서 발생한다. 교살 생존자는 안정적으로 보일 수 있지만 높은 이환율 및 사망률과 관련된 은밀한 부상을 입을 수 있다. 교살 시도는 후두기관, 소화기, 혈관 및 신경학적 손상을 초래할 수 있다. 질식의 징후 및 증상은 기억 상실 또는 의식 상실, 눈이나 얼굴의 점상출혈, 침을 흘림, 부기, 흉통, 쉰 목소리, 긁힘, 찰과상, 목소리 변화, 혀 부기, 손가락 자국, 삼키기 어려움, 호흡 곤란 및 귀의 울림이다. 모든 표시는 측정하고 사진을 찍고 문서화해야 한다. 피해자가 교살 시도로 고통을 받았다면 법의학 검사를 받기 전에 의료 평가를 받아야 한다. 생존자는 검사 후 관찰을 위해 입원을 요구할 수 있다.

성폭행 증거 수집 키트 Sexual Assault Evidence Collection Kit

응급 간호사는 자신이 진료하는 주에서 사용하는 성폭행 키트(표 48-1)에 대해 잘 알고 있어야 한다. 키트에는 증거 수집 및 보존에 필요한 모든 용품과 단계별 지침 세트가 포함되어 있다. DFSA 키트는 별도이며 지침도 포함되어 있다. 의류 수집용 종이 봉투는 크기 때문에 일반적으로 분리된다. 간호사는 순서대로 단계를 따르고 절차를 문서화해야 한다.

표 48-1 환자 증거 수집 키트의 내용

항목	수
증거수집 절차	
큰 흰색 봉투	5
흰 종이	10
멸균 면봉 어플리케이터	10
멸균 소변 표본컵	3
멸균 거즈(4×4 인치)	3
큰 종이 봉투	5
작은 종이 봉투	5
슬라이드 글라스	3
다양한 크기의 판지 상자	3
투명 테이프	1
끝이 고무로 된 포셉(멸균)	1
영구(유성) 마커	1
디지털 카메라	
관리의 연속성 양식	

관리의 연속성 CHAIN OF CUSTODY

법의학 조사 전반에 걸쳐 관리의 연속성을 유지해야 한다. 증거를 취급하는 모든 사람은 증거와 접촉한 날짜에 대한 표기로 식별되어야 한다. 이 방법은 증거 수집 시점부터 실험실 분석을 통해 그리고 법정에서 사용하는 동안 증거의 무결성이 유지되었음을 보장한다.

적절한 관리 연속성이 없으면 법원에서 증거가 허용되지 않을 수 있다. 조사관은 수집 과정과 관리 이전 기간 동안 증거에 대한 직접적인 통제를 유지하는 것이 필수적이다. 법의학 조사관은 또한 증거를 안전하게 보관할 때 또는 증거 보관을 다른 개인에게 양도할 때 문서화해야 한다. 관리 이전 시에는 검사관의 서명, 이전 날짜와 시간, 관리를 인계 받은 자의 성명과 서명을 키트에 기재해야 한다. 또한 양 당사자가 서명한 별도의 체크리스트가 있어야 한다. 증거를 연속적으로 전송할 때마다 동일한 문서가 작성되어야 한다. 증거 이전 목록에는 사진, 의복, 성폭행 증거 키트, 탐폰 및/또는 생리대, DFSA 키트 및 기타 확인란에 대한 별도의 확인란이 있어야 한다. 환자, 환자 옹호자, 가족 구성원 또는 지원 담당자는 관리의 연속성에 관여해서는 안 된다. 키트에 증거 이전 양식이 없는 경우 대부분의 경찰 부서에는 검사관이 작성할 수 있는 양식이 있다.

신체 다이어그램 및 사진 BODY DIAGRAMS AND PHOTOGRAPHS

신체 다이어그램은 부상의 명확한 위치와 크기를 보여주며(그림 48-1) 사진 및 간호 문서와 함께 포함되어야 한다. 부상은 번호를 매기고 측정해야 한다. 사진은 분실되거나 품질이 떨어질 수 있으므로 신체 다이어그램을 대체해서는 안 된다.

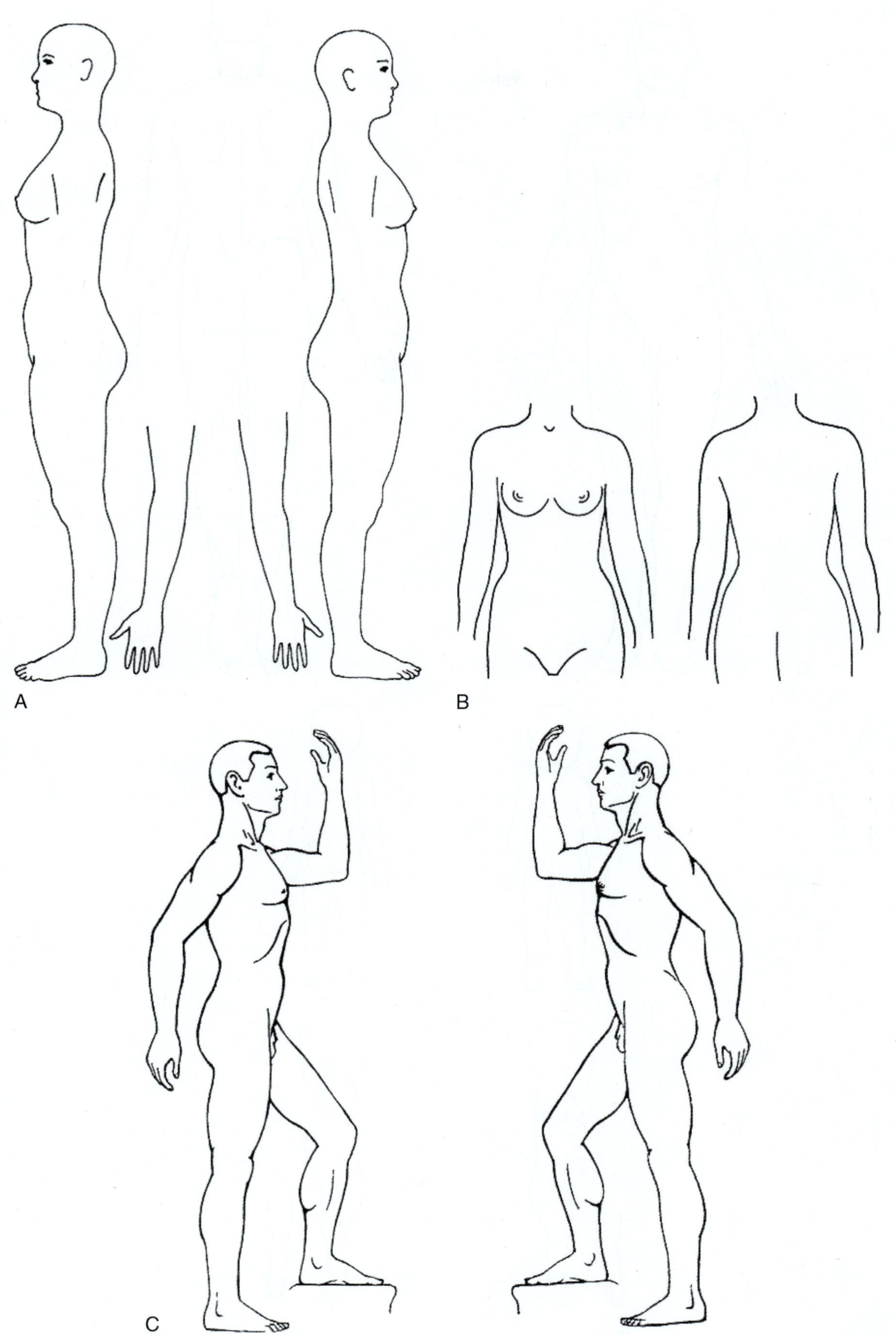

그림 48-1 신체지도. (A) 여성의 전신 측면도, (B) 여성의 흉부, 복부 전방 및 후방, (C) 남성의 전신 측면

-계속

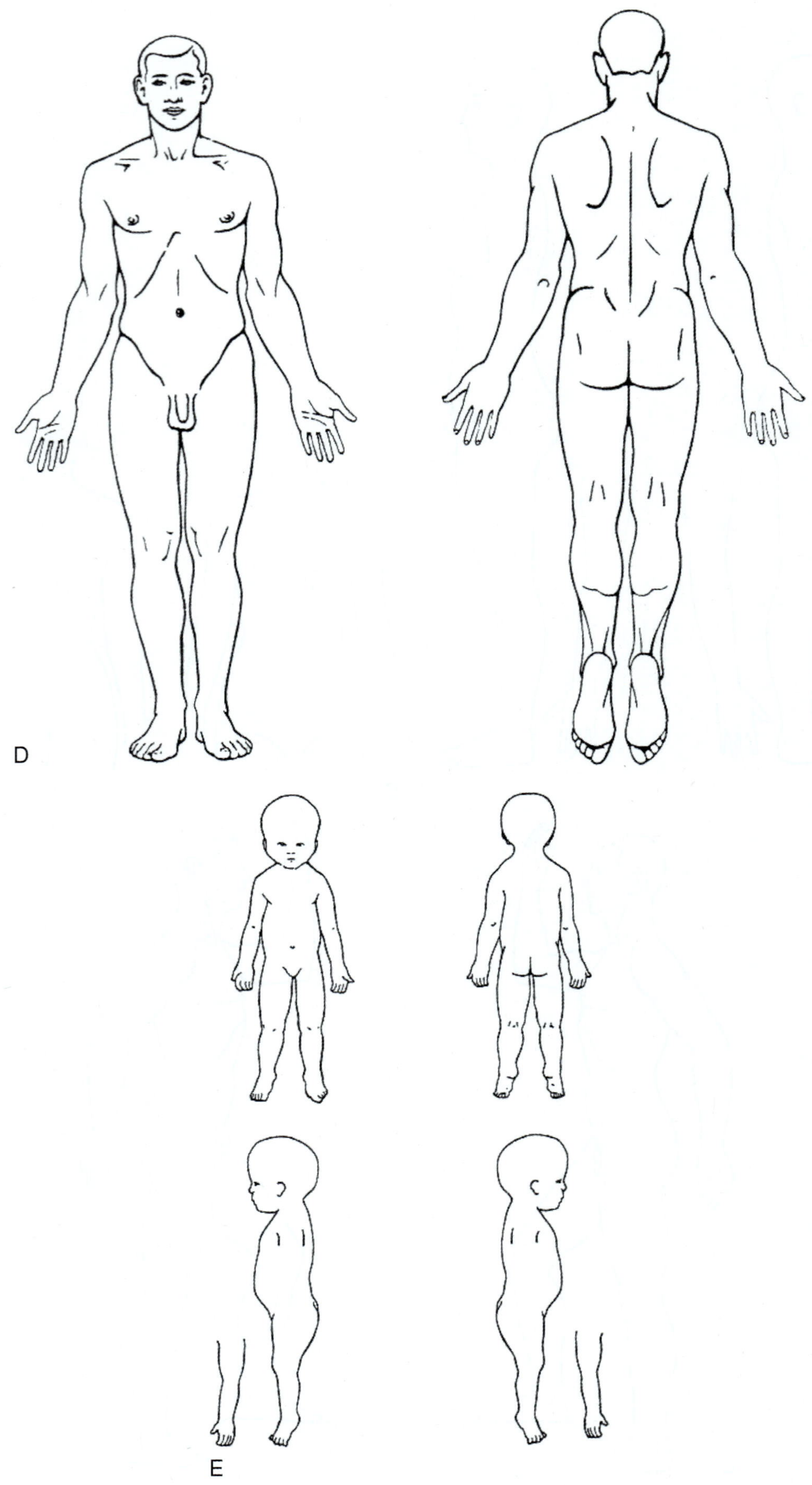

그림 48-1 **신체 지도.** (D) 성인 남성의 전신. 전방 및 후방, (E) 영유아의 복부, 등쪽 및 좌우 측면

-계속

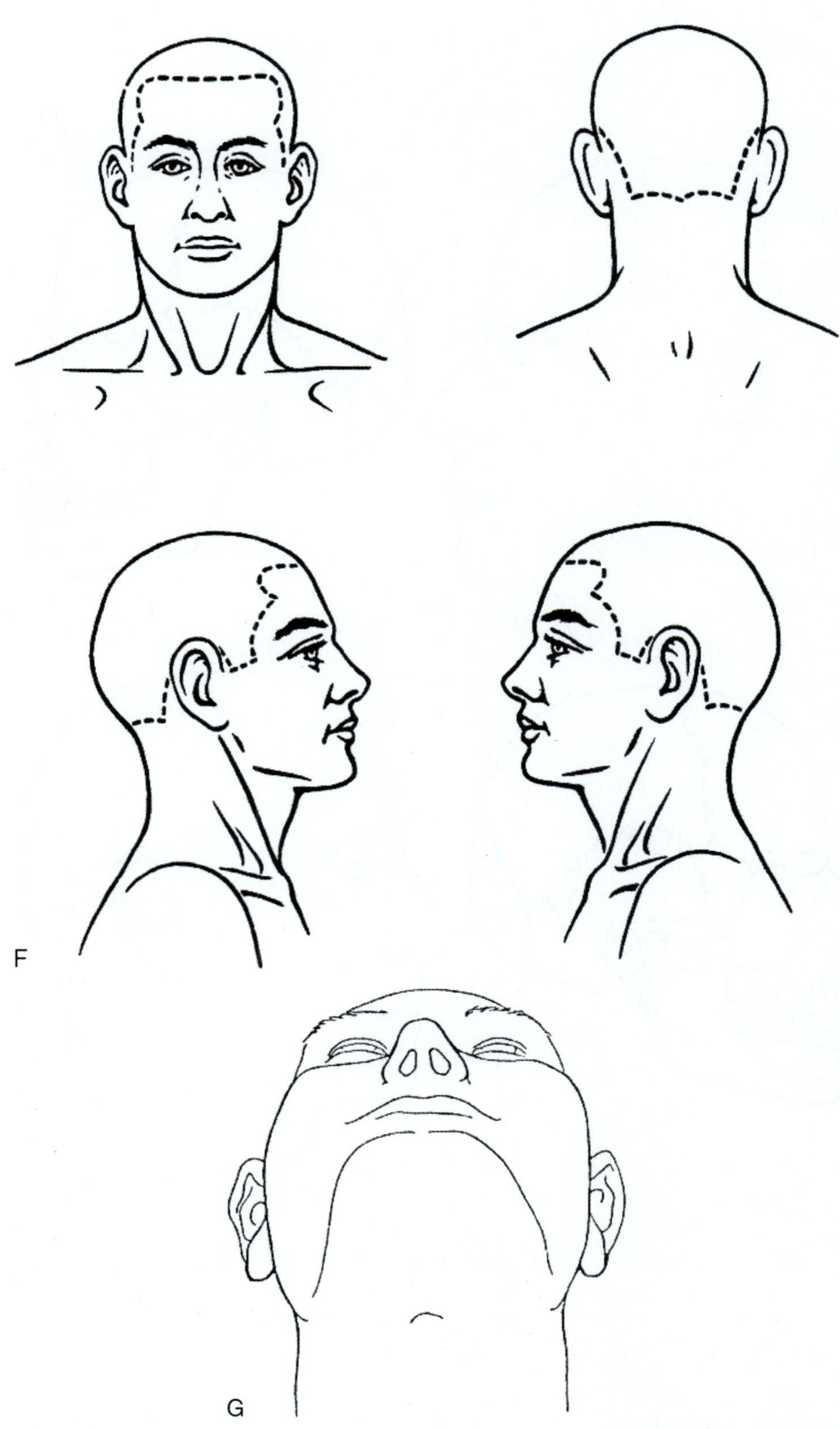

그림 48-1 **신체 지도.** (F) 머리와 얼굴의 다이아그램, (G) 하부 시점

-계속

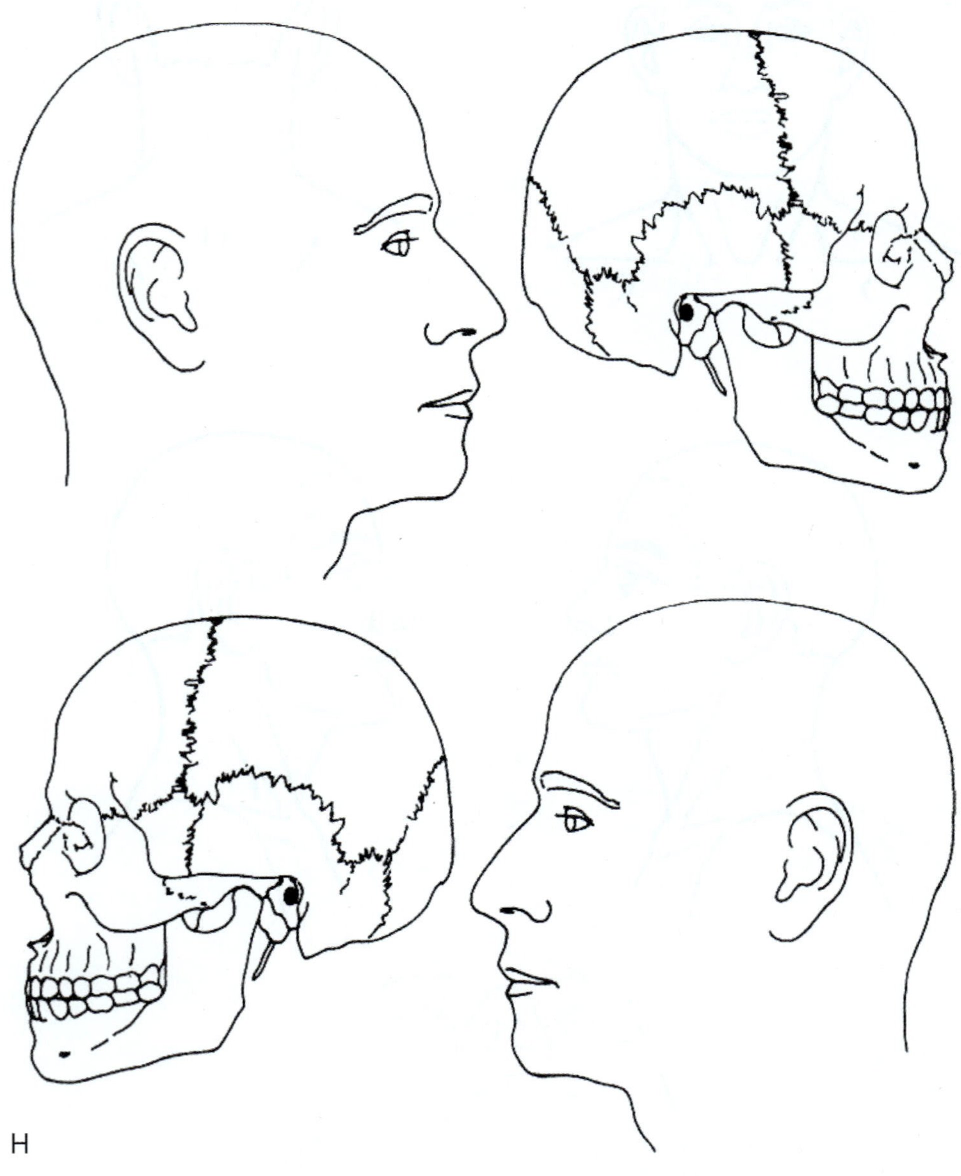

그림 48-1 **신체지도.** (H) 머리와 두개골의 측면

-계속

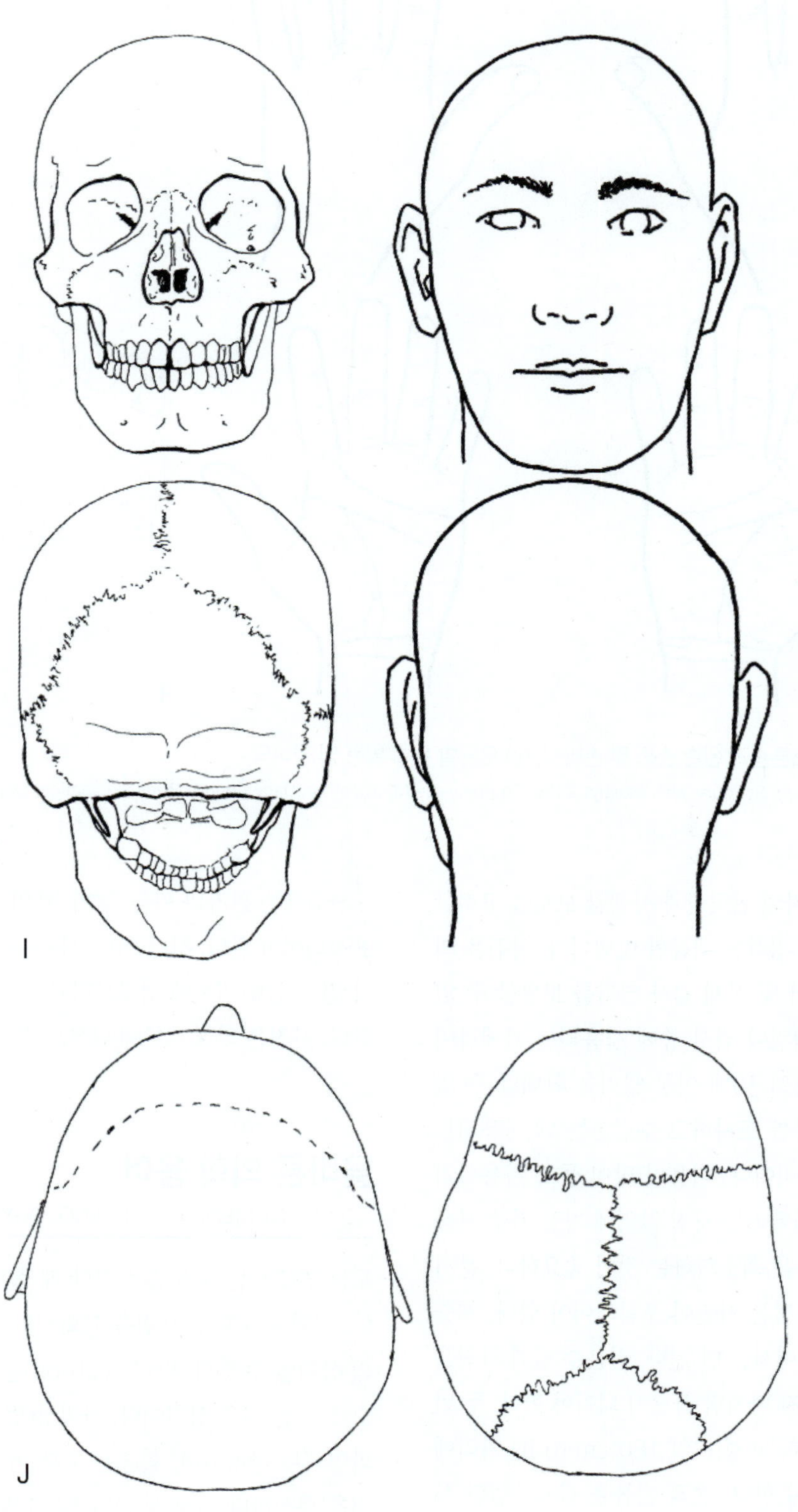

그림 48-1 **신체지도.** (I) 머리와 두개골의 전방 및 후방, (J) 두개골의 상부

-계속

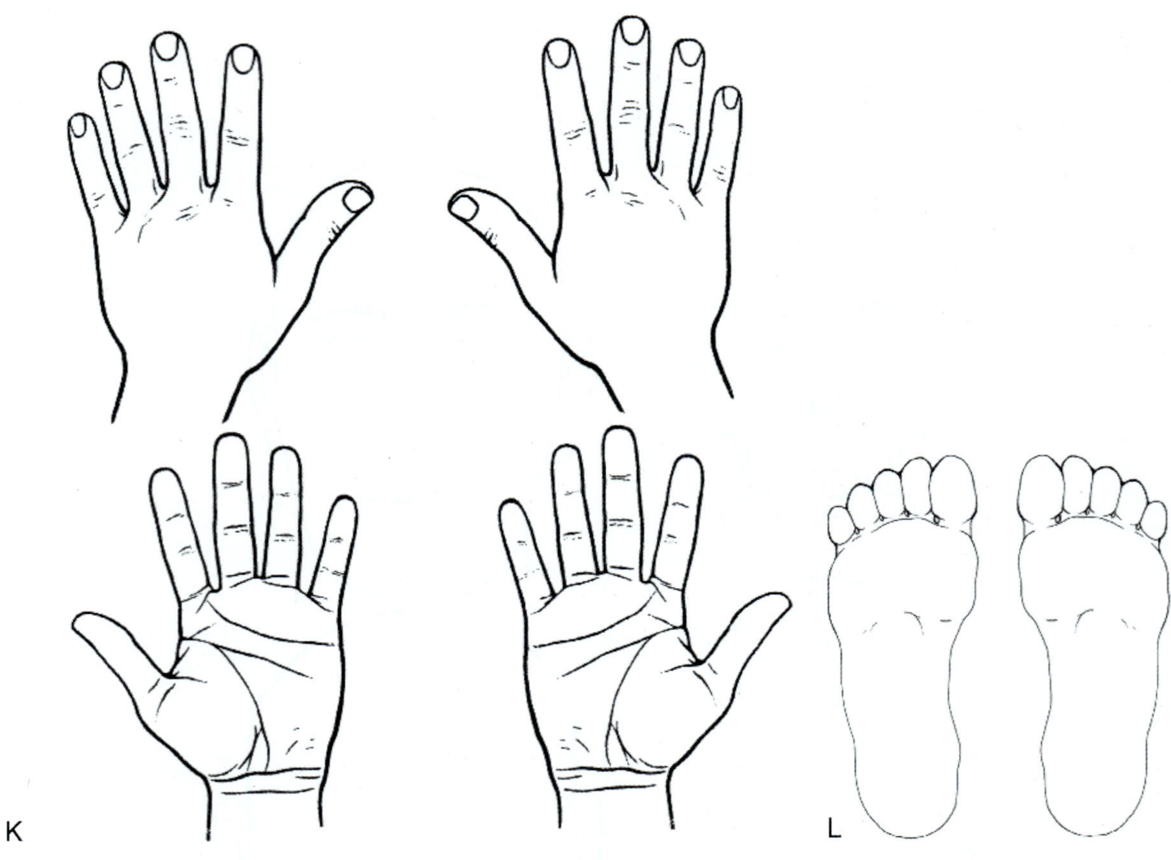

그림 48-1 신체 지도. (K) 오른손과 왼손 손등 및 손바닥, (L) 오른발 왼발 발등 및 발바닥

(From Lynch VA. *Forensic Nursing.* St Louis, MO: Mosby; 2006. Courtesy the Metropolitan Dade County Medical Examiner Department, Dade County, FL.)

사진을 찍을 때는 피해자의 안락함과 사생활 보호를 고려한다. 사진은 인상 증거를 수집하는 귀중한 방법이다. 사진은 의료 법의학 기록, 증거 문서 및 신체 검사 결과를 보완할 수 있다. 이상적으로는 질 확대경이 검사 중에 사용되는 카메라이다. 질확대경 검사는 크기의 30배 이상 영역을 확대할 수 있다. 성폭력 피해자의 증거를 조사하고 수집하는 데 사용되는 카메라가 장착된 특수 장비이다. 비용이 많이 들고 사용하기 어려울 수 있다. 디지털 카메라는 사진 촬영에 가장 자주 사용되는 도구이다. 사진 왜곡을 최소화하는 것이 중요하다. 문서에는 측정 눈금이 있거나 없는 사진이 포함되어야 한다. 체중계는 부상 위나 전체에 두어서는 안 된다. 신분증 팔찌 사진은 검사 중 처음 찍은 사진이자 마지막 사진이 되어야 한다. 두 번째 사진은 피해자가 허용하는 경우 약 180 cm (6 ft) 거리에서의 피해자의 사진이어야 한다. 손과 손톱을 클로즈업한 사진은 혈액, 피부 또는 머리카락의 흔적을 보여줄 수 있다. 공격 중에 발생한 손톱의 손상이나 손톱이 없는 경우 사진을 찍어야 한다.

사진에는 환자의 이름, 날짜, 케이스 또는 의료 기록 번호가 표시되어야 한다. 사진 이미지는 컴퓨터에 안전하게 저장하거나 전자 의료 기록에 업로드하거나 별도의 디스크에 저장해야 한다. 사진은 의료 기록에 다운로드한 후 삭제해야 한다.

올바른 의학 용어

CORRECT MEDICAL TERMINOLOGY

모든 간호사는 부상을 설명할 때 올바른 용어를 사용해야 한다. 찰과상은 피부 표면을 약화시키는 부분적 또는 전체 두께의 상처일 수 있다. 박리(avulsion)는 피부와 연조직의 찢어짐으로 인한 전층 상처이다. 타박상(멍)은 혈관이나 모세혈관이 파열되는 상처이며, 혈종은 피부 아래에서 출혈을 일으켜 혈전을 형성한다. 노인성 자반병은 타박상을 입힌 것과 종종 혼동된다. 노인성 자반병 타상은 연약하고 얇은 피부를 가진 노년층에서 나타나거나 스테로이드와 같은 특정 약물로 발생할 수 있다.

박스 48-1 법의학 증거 수집에 대한 응급간호사협회의 입장 성명

- ENA는 환자에게 신체적 정서적 치료를 제공하는 것뿐만 아니라 응급실에서 수집한 증거를 보존하는 것이 응급 간호사의 역할이라 본다.
- ENA는 응급 진료 환경에서 법의학 증거 수집 및 문서화에 대한 지침을 개발하기 위해 응급의학전문의, 사회복지사 및 법 집행요원과의 협력을 지원한다.
- ENA는 응급 간호사가 증거수집, 사진, 서면 문서화의 개념과 기술을 익히고 법적 절차에서 증언하도록 권장한다.

ENA, 응급간호사협회

또 다른 빈번한 실수는 열상과 절단을 구분하는 것이다. 열상은 압박으로 인해 피부가 파열되어 발생하는 불규칙하고 울퉁불퉁한 상처이다. 베인 상처는 칼과 같은 날이 예리한 도구로 인해 생긴 깨끗하고 가장자리가 잘 맞는 상처이다. 둔기 외상 부상은 둔하고 단단한 표면이나 물체에 부딪힌 충격으로 인해 발생한다. 물린 부상은 멍, 찰과상 및/또는 열상 패턴이 나타나는 난형이다. 송곳니 자국은 물린 부분에서 가장 두드러지거나 가장 깊은 부분으로 볼 수 있다. 거리가 3 cm보다 크면 일반적으로 성인에게 물린 것이다. 패턴 손상은 손상을 유발하는 물체의 특성을 나타내는 패턴이 있는 손상이다. 이 패턴은 무기나 다른 물체가 신체에 미치는 영향으로 인해 발생할 수 있다.

멍의 색깔은 가해진 시간을 예측할 수 없다. 타박상이나 찰과상에서 노화의 결정을 뒷받침하는 진정한 과학적 증거는 없다. 멍 색 차트는 일부 교과서에서 사용할 수 있지만 사용을 지원하는 근거 기반 연구는 없다. 간호사는 부상의 시간과 원인에 관해 피해자가 진술한 내용을 문서화해야 한다. 증거에 기반하지 않은 문제에 대해 결코 증언하지 않는다.

요약

크든 작든, 시골, 교외 또는 도시의 모든 응급실은 폭력의 희생자가 된 환자를 치료한다. 많은 희생자가 자가용으로 응급실에 도착하며 SANE 프로그램을 통해 공인 외상 센터의 환자와 동일한 치료를 받을 자격이 있다. 점점 더 많은 수의 정규 간호 교육 프로그램이 간호사를 법의학 전문가로 준비시키고 있지만 이러한 환자에 대한 법의학 치료의 대부분은 기본 교육을 받은 응급 간호사가 제공한다. 응급 간호사는 폭력 피해자를 돌보고 법의학 증거를 보존하기 위한 정책과 절차를 알아야 한다. 전문 팀이 없다고 해서 폭력 범죄 피해자에게 더 큰 충격을 줄 수는 없다.

49

학대 및 방임

Abuse and Neglect

Angela Dillahunty

이 장에서는 응급 간호사가 사회적으로 일어나지 않기를 바라는 몇 가지 어려운 주제를 다룬다. 그러나 이러한 문제는 우리 사회에 너무 만연해 있다. 간호사로서 우리는 아동 학대, 친밀한 파트너 폭력(IPV, intimate partner violence), 인신매매, 노인 학대와 같은 문제를 선별, 식별, 치료 및 의뢰할 수 있는 탁월한 위치에 있다. 그러나 먼저, 우리는 이러한 중요한 건강 문제에 대해 스스로와 다른 사람들을 교육해야 하며 이러한 희생자를 식별할 수 있도록 높은 의심 지수를 가져야 한다. 또한 업무를 수행하는 지역 및 주 법에 대해 알고 있어야 한다. 마지막으로, 피해자의 건강과 웰빙을 효과적으로 옹호할 수 있도록 공감과 비판단적인 방식으로 이러한 피해자들에게 접근해야 한다.

아동 학대와 방임

CHILD ABUSE AND NEGLECT

아동 학대 및 방임은 모든 연령, 민족, 성별 및 사회경제적 그룹의 아동에게 영향을 미친다. 전국적으로 2016년에 740만 명의 아동과 관련하여 아동 보호 서비스 기관에 410만 건의 신고가 접수된 것으로 추정된다. 간호사, 교사 및 법 집행 요원과 같은 전문가가 관련 보고서의 64.9%를 제출했다. 같은 해에 약 1,750명의 어린이가 학대와 방임으로 사망했는데, 이는 2012년 추정치보다 7.4% 증가한 수치이다. 어린 아이들은 가장 높은 사망률을 경험한다. 3세 미만의 어린이는 아동 학대의 결과로 사망하는 어린이의 거의 4분의 3 (70%)을 차지한다. 1세 미만의 어린이는 1세 이상의 어린이보다 3배 높은 비율로 사망했다(100,000명당 20.63명 vs. 100,000명당 6.5명). 이 수치는 방식과 사망 원인에 대한 부정확한 결정 가능성으로 인해 보수적일 수 있다.

아동 학대와 방임은 여러 면에서 사회에 부담이 된다. 평생 동안 개인에게 불리한 아동기 경험(ACE, adverse childhood experiences; 다양한 유형의 학대 및 방치 포함)의 부정적인 영향에 대해 많은 연구가 수행되었다. 학대 아동은 알코올, 담배, 불법 약물 및 음식을 남용하고, 십대에 임신을 하거나, 성병에 걸리거나, 우울증을 겪거나, 일생 동안 자살을 시도할 가능성이 더 높다. 그들은 또한 실업자이거나 성인이 되어서도 소득이 낮을 가능성이 더 높다. 어린 시절 학대를 받은 사람들은 나이가 들면서 심장병, 천식, 뇌졸중, 당뇨병에 걸릴 위험이 높아진다. ACE가 많을수록 평생에 걸쳐 영향을 미칠 가능성이 높아진다. 그림 49-1을 참고한다. 한 연구에 따르면 어린 시절에 두 가지 이상의 역경을 겪은 여성은 조기 사망 위험이 80% 증가한 반면 남성은 57% 증가했다. 비극적으로 학대 받은 아동은 학대하는 성인으로 성장할 가능성이 더 크다.

재정적 부담도 크다. 치명적이지 않은 아동 학대는 각각 200,000달러 이상의 비용이 드는 것으로 추정되는 반면, 아동의 죽음을 초래하는 학대는 100만 달러가 훨씬 넘는 것으로 추산된다. 이러한 비용에는 의료, 생산성 손실, 형사 사법 비용, 특수 교육 제공, 아동 보호 서비스에서 제공하는 조사 및 서비스 비용이 포함된다. 연간 비용은 1,240억 달러 이상이다.

종종 학대를 받은 아동은 학대나 방임에 대한 선언 없이 응급실을 찾는다. 이러한 상황은 아동의 부상이나 질병을 둘러싼 이력에 대한 허위 진술, 또는 보호자의 의도적인 정보 공개와 함께 아동 학대를 식별하는 데 어려움을 초래한다. 이러한 작은 학대 피해자를 식별하려면 자세한 병력과 철저한 신체 평가가 필수적이다. 과거 자료와 의학적 소견을 비교하고 평가하여 일치 여부를 결정해야 한다. 아동, 간병인 및 직원 간의 상호작용도 평가하는 데 중요하다. 아동이 학대나 방치로 고통받고 있음을 잠재적으로 나타내는 일부 행동은 박스 49-1에서 검토되고 박스 49-2는 아동 학대에 대한 몇 가지 위험 요인을 소개한다.

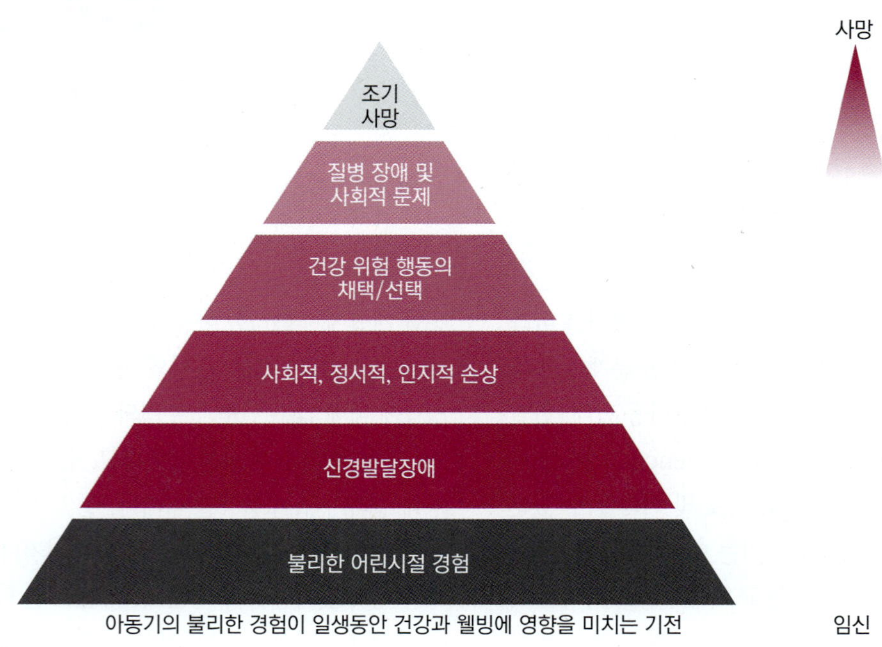

그림 49-1 ACE 피라미드는 ACE 연구의 개념적 프레임 워크를 나타낸다. ACE 연구는 ACE가 전 생애에 걸쳐 질병 및 웰빙에 대한 위험인자의 발달과 어떻게 밀접하게 연관되어 있는지를 밝혔다.

(From Centers for Disease Control and Prevention. About the CDC-Kaiser ACE Study. Centers for Disease Control and Prevention website. https://www.cdc.gov/violenceprevention/acestudy/about.html. Accessed 7 June 2019.)

박스 49-1 아동 학대 또는 방임의 발견

아동	보호자
• 행동의 극단적인 변화(퇴행적, 수동적 또는 지나치게 공격적) • 플랫효과 • 고통스러운 시술이나 치료 중에 울지 않음 • 영양실조, 어수선한 모습 • 학업성취도가 갑자기 낮아짐 • 성인이나 다른 아동에 대한 성행위	• 아동의 부상에 대한 설명이 없거나 말이 바뀜 • 부상에 대한 설명이 임상 소견과 일치하지 않음 • 건강관리가 지연됨 • 의료 팀에 비협조적이거나 적대적임 • 아동의 상태의 심각성에 대한 부적절한 대응

박스 49-2 아동 학대의 위험 요인

아동	보호자	지역사회
• 미숙아 • 산전 약물 노출 • 원치 않는 임신으로 출생 • 발달장애 또는 신체 장애 • 만성질환 • 정상 발달 이정표 달성의 어려움(예: 걷기, 배변훈련 등)	• 아동기 학대의 이력 • 급성 또는 만성 스트레스 요인 • 육아지식의 부족 • 엄격하거나 비현실적인 기대 • 알코올이나 약물 사용 • 낮은 자존감	• 사회적 고립 • 가정 폭력 • 지역사회 폭력 • 실업 • 노숙 • 잦은 이사

방임 Neglect

눈에 띄는 타박상이나 부러진 뼈가 없다는 것은 지속적인 아동 방임이 아동에 대한 조용하고 심각한 공격이며 지속적인 정신적, 신체적 문제를 초래한다는 사실과 다르다. 현재 모든 학대 사례의 74.8%가 방임과 관련되어 있으며, 2016년 사망의 74.6%가 방임으로 인한 것이었다. 방임은 아동의 기본적인 신체적, 정서적 또는 교육적 필요를 제공하지 않거나 아동을 위험으로부터 보호하지 못하는 것으로 정의된다. 또는 응급 간호사에게는 잠재적인 피해가 지저분하거나, 방치되거나, 날씨에 적합한 옷을 입지 않았거나, 영양실조 또는 "성장 장애" 진단을 받은 어린이로 보여질 수 있다. 방임은 제한된 자원에도 불구하고 필수품을 제공하려는 부모의 의지를 인식함으로써 식별할 수 있다. 적절한 신체적 보호, 영양 또는 건강 관리를 제공하지 않는 것은 일반적으로 방임으로 간주되지만 방임에는 인간과의 접촉과 사랑의 부족도 포함될 수 있다. 대부분의 응급실 환자와의 제한된 일회성 진료로 인해 방임을 인식하는 것은 종종 어렵다. 그러나 응급 간호사는 방임을 암시하는 행동에 대해 경계해야 한다(박스 49-3). 그림 49-2는 방임의 경우를 나타낸다.

신체적 방임은 미국에서 가장 많은 아동 학대를 설명한다. 신체적 방임에는 아동 유기, 부적절한 감독, 부적절한 영양, 아동의 안전과 신체적, 정서적 필요를 적절히 제공하지 못하는 경우가 포함된다. 이러한 유형의 방임은 성장 장애/장애, 영양실조, 심각한 질병, 감독 부족으로 인한 부상으로 인한 신체적 손상 및 낮은 자존감을 평생토록 갖게 한다.

의료 방임은 예방 접종, 권장되는 수술 또는 심각한 건강 문제에 필요한 기타 중재를 제공하는 것과 같이 아동에게 적절한 건강 관리를 제공하지 않는 것이다. 어떤 경우에는 부모가 종교적 신념 때문에 전통적인 의료 서비스를 보류할 수 있다. 이러한 경우는 일반적으로 의료 방임의 정의에 해당하지 않는다. 그러나 일부 주에서는 법원 시스템을 통해 중재하여 아동의 생명을 구하거나 생명을 위협하는 부상을 방지하기 위해 아동을 위한 치료를 강제한다. 의료 방임은 전반적인 건강 상태를 악화시키고 의학적 문제를 복잡하게 만들 수 있다.

교육 방임은 아동이 만성 결석을 하도록 두거나 의무 교육 연령이지만 학교에 등록하지 않았거나 필요한 특수 교육 훈련을 받지 않았을 때 발생한다. 이러한 상황은 인지 및 지적 발달, 언어 발달, 학업 성취도에 부정적인 영향을 미칠 수 있다.

마지막으로, 정서적 방임은 물리적 증거가 부족하여 인식하고 진단하기 어렵다. 정서적 방임은 종종 우울증, 습관 장애(빨기, 물기, 흔들기, 야뇨증)와 같은 아동의 행동 또는 반사회적 행동(예: 잔인함)과 같은 행동 및 학습 장애로 표현된다. 정서적 방임에는 아동이 있는 곳에서 상습적이거나 극단적인 배우자 학대, 심리적 보살핌 제공 실패, 애정의 무시 및 억제와 같은 행동이 포함되며, 이러한 행동은 모두 부정적인 자아상, 알코올 또는 약물 남용, 파괴적인 행동, 심지어 자살로 이어진다.

박스 49-3 아동 방임의 잠재적 발견

행동학적 발견	신체적 발견
• 음식을 구걸하거나 훔친다. • 학교에서 졸고 무기력하다. • 출석률이 저조하고 잦은 지각 • 만성적인 배고픔 • 칙칙하고 냉담한 표정의 외모 • 가출 • 집에 부모나 보호자가 없다고 보고 • 가장의 역할	• 연령에 비해 키와 체중이 현저히 낮음 • 날씨에 맞지 않은 옷 • 이, 체취, 비늘 모양의 피부를 포함한 위생 불량 • 부적합한 감독하에 방치된 아동 • 치료하지 않은 질병이나 부상 • 안전하고 따뜻하며 위생적인 은신처 부족 • 필요한 의료 및 치과 치료의 부족

From *For kids sake: a child abuse prevention and reporting kit*, reved, Oklahoma City, 1992, Oklahoma State Department of Health.

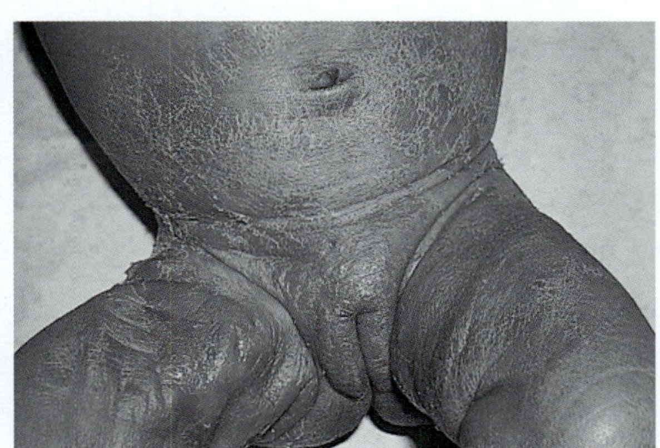

그림 49-2 **방임.** 심각한 성장 장애를 가진 영아는 심하게 방치된 기저귀 발진으로부터 피부염을 보인다.

(From Zitelli BJ, Davis HW. *Atlas of Pediatric Physical Diagnosis*. 4th ed. St Louis, MO: Mosby; 2002.)

성장 장애 Failure to Thrive

성장 장애는 "사용 가능한 충분한 영양 부족으로 정의되고 시간이 지남에 따라 부적절한 체중 증가로 기록되는 비정상적인 체중 증가 패턴이다. 체중 증가 속도의 감소는 아이가 성장 차트에서 예상되는 체중 곡선에서 꾸준히 떨어지는 결과를 낳는다." 체중 증가가 부적절하거나 적절한 유지에 실패하더라도 체중은 성장 장애는 첫 번째 징후이며, 적절한 영양 부족이 계속되면 머리 둘레와 키의 성장이 부족하고 발달 단계를 충족하지 못하게 된다. 성장하지 못하는 것은 의학적 상태(예: 편모충(*Giardia*) 유기체 감염, 체강 질병, 납 중독, 흡수 장애)로 인한 유기적이거나 심리사회적 문제로 인한 무기적일 수 있다.

심리사회적 원인은 종종 아동 방임과 연결되어 보고된다. 잘못된 양육 관행, 만성 가족 질병, 부모의 우울증, 양육자 사이의 약물 남용이 원인으로 알려져 있다. 성장하지 못한다는 것이 반드시 학대나 방임을 의미하는 것은 아니지만 적절한 의료 전문가의 적극적인 치료와 후속 조치가 필요하다. 치료를 받지 않아 성장에 실패하면 신경계 및 기타 시스템의 영양 결핍으로 인한 발달 및 행동 장애로 이어질 수 있다. 성장 장애를 치료하는 다학제간 접근은 성공을 위한 최고의 기회이다. 가족 평가, 영양 상담, 의료 중재 및 가족 지원은 성장에 실패한 환자를 개선하는 데 필수적이다.

방임 평가 Assessment for Neglect

의심되는 방임 및 성장 장애에 대한 의학적 평가에는 철저한 병력, 신체 검사, 수유 관찰 및 의료 제공자의 가정 방문이 포함되어야 한다. 병력은 유전적 상태, 성장 이력, 내분비 장애, 정상적인 성장과 발달에 대한 보호자의 지식, 가족 기능, 식습관, 가정에서 구할 수 있는 음식의 종류, 가족 스트레스 요인을 포함한 아동의 가족력을 검토해야 한다. 신체 검사는 적절한 성장 차트를 사용하여 머리 둘레를 포함한 과거 및 현재 성장 매개변수를 포함해야 한다. 일반적인 검사와 함께 신경학적 검사와 아동의 발달 기술 및 부모와의 상호작용 행동에 대한 주의 깊은 관찰이 필요하다. 진단 테스트는 병력 및 신체 검사의 결과를 기반으로 해야 한다. 부정적인 인지 및 발달 결과를 예방하려면 조기 중재가 중요하다. 그림 49-3은 성장하지 못한 경우를 보여준다.

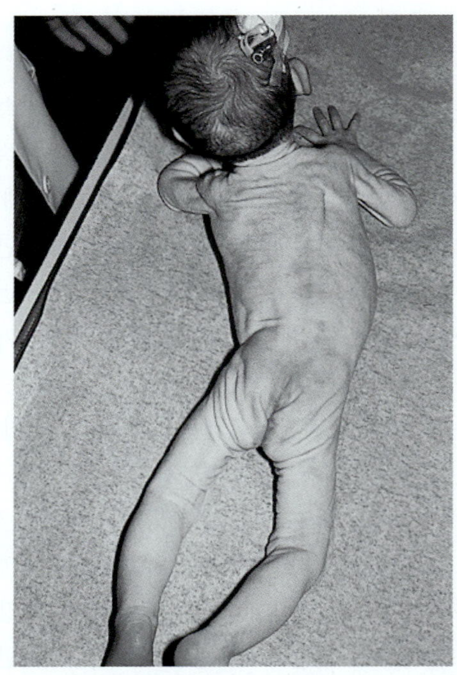

그림 49-3 방치/방임으로 인한 심리적 성장 장애. 아동은 태어난 지 4개월 반 만에 울혈 때문에 응급실에 내원했으며 출생체중보다 낮고 심각한 발달 지체를 앓고 있는 것으로 나타났다. 엉덩이, 어깨, 팔 위쪽에 주름진 피부가 나타나는 피하조직의 현저한 손실이 보인다.

(From Zitelli BJ, Davis HW. *Atlas of Pediatric Physical Diagnosis*. 4th ed. St Louis, MO: Mosby; 2002.)

신체적 학대 Physical Abuse

신체적 학대는 "아동에 대한 의도적인 물리적 힘의 사용으로 신체적 상해를 입거나 초래할 가능성이 있는 것"을 의미한다. 네 가지 유형의 아동 학대 중 신체적 학대는 방임 다음으로 모든 학대 사례의 약 18%를 차지한다. 2016년에는 122,067명의 어린이가 미국에서 신체적 학대의 피해자로 확인되었다. 이러한 통계에도 불구하고 신체적 학대는 학대로 간주되는 개인 및 지역사회의 차이, 학대적 부상을 인식하는 전문가 간의 부적절한 지식, 의심되는 학대 보고를 꺼리는 등 여러 가지 이유로 인해 여전히 제대로 보고되지 않고 있다. 가해자는 학대를 대부분 인정하지 않는다. 아동은 어린 나이, 중상 또는 학대자에 대한 두려움 때문에 사건에 대한 명확한 이력을 제공하지 못할 수 있다. 아동 학대는 일반적으로 시간이 지남에 따라 반복되는 행동 패턴이지만 일회성 공격일 수도 있다.

이 상태는 부상, 고문 또는 불합리한 힘의 사용이 특징이다. 학대는 가혹한 징계나 가혹한 처벌로 인해 발생할 수 있다. 학대 받은 아동은 경미한 부상에서 생명을 위협하는 부상으로 응급실에 내원할 수 있다. 박스 49-4는 신체적 학대에서 발견되는 행동 및 신체적 지표를 식별한다.

박스 49-4 신체적 학대의 발견

행동학적 발견	신체적 발견
• 처벌을 요구하거나 받아야 한다고 느낀다. • 집에 가기 두렵거나 학교 또는 어린이집에 머물기를 요청한다. • 지나치게 수줍음이 많고 어른, 특히 부모와 신체적 접촉을 피하는 경향을 보인다. • 극단적인 행동(금단 또는 공격성)을 나타낸다. • 지나치게 울거나 앉아서 가만히 응시한다. • 부모나 보호자가 부상을 보고하며 부상에 대해 신빙성이 없는 설명을 한다. • 부모보다 의료인에게 집착한다.	• 얼굴, 몸통, 엉덩이 등 또는 허벅지에 설명할 수 없는 타박상이나 멍이 가장 자주 발견됨 • 사용된 물체의 모양을 확인할 수 있음(예: 전기코드, 손, 벨트 버클 등). 다양한 치유 단계에 있을 수 있음 • 손바닥, 발바닥, 엉덩이 또는 등에 종종 원인을 알 수 없는 화상을 입음. 담배 화상, 전기제품 또는 밧줄 화상의 패턴을 볼 수 있음 • 두개골, 갈비뼈, 관절 주위 뼈와 관련된 설명할 수 없는 골절 또는 탈구, 다중 골절 또는 나선형 골절이 나타날 수 있음 • 열상, 찰과상, 사람에 물린 자국 또는 꼬집힌 자국과 같은 설명할 수 없는 기타 부상; 머리카락의 손실, 망막 출혈, 복부 부상

Modified from *For kids sake: a child abuse prevention and reporting kit*, rev ed, Oklahoma City, 1992, Oklahoma State Department of Health.

피부 손상 Skin Injuries

우발적 부상과 달리, 고의로 입힌 부상은 뼈 돌출부가 아닌 표면에서 발생하는 경향이 있다. 머리와 얼굴은 학대 아동에게 멍이 생기는 가장 흔한 부위이다. 움직이지 않는 어린이의 멍은 학대와 관련이 있으며, 4세 이하 어린이의 귀, 목 또는 몸통의 멍은 학대와 관련이 있다. "TEN 4"는 위험 신호와 관련하여 이것을 기억하는 데 도움이 될 수 있는 니모닉이다. T = 몸통; E = 귀; N = 목, 4 = 4세 이하 어린이 또는 4개월 미만 영아의 모든 타박상을 의미한다. 타박상, 열상, 화상 또는 물림의 위치, 크기 및 모양은 의료 기록에 문서화되어야 하며 높은 의심 지수로 학대를 진단해야 한다. 피부 손상의 측정은 부상의 기전과 부상을 가하는 데 사용된 대상을 결정하는 데 도움이 된다. 교합 자국은 가능한 한 주의 깊게 측정하고 사진으로 찍어야 한다. 특정 법의학 정보를 수집할 수 있는 전문가에게 의뢰하는 것이 이상적이다. 화상의 원인은 화학적, 열적 또는 전기적일 수 있다. 화상 패턴의 이력과 연속성은 고의적인 외상의 가능성이 더 크다는 것을 나타낼 수 있다. 의도하지 않은 화상은 일반적으로 어린이의 머리, 몸통 및 상지에 뜨거운 액체가 닿거나 튀기는 것과 관련이 있다. 반대로 고의적인 부상은 튄 자국이 거의 없거나 전혀 없이 뚜렷하게 구분된다.

두부 손상 Cranial Injuries

두부 외상은 아동 학대 피해자의 주요 사망 원인이며 대부분 영유아에서 발생한다. 학대로 인한 두부 손상의 최고 발생률은 1~2개월 영아에서 발견되며, 이는 영아가 정상적인 발달의 일부로 우는 시간이 많으므로 우는 것은 일부 부모와 보호자에게 분노와 좌절을 유발할 수 있으며, 그 결과 영아를 흔들거나 벽, 바닥 또는 가구와 같은 물체에 머리를 부딪힐 수 있다. 소파에서 짧은 낙상, 복합적 또는 후두골 골절을 나타내는 경미한 두부 외상의 병력이 있는 영아에서는 학대를 의심해야 한다. 외상으로 인한 두부 부상을 입은 아동은 우발적인 원인으로 인한 두부 부상을 입은 아동보다 망막 출혈 및 경막하 출혈이 발생할 가능성이 더 높다.

불행히도 학대로 기인한 두부 외상의 징후와 증상을 간과하기 쉽다. 한 획기적인 연구에서는 3건 중 1건 이상이 누락된 것으로 추정했다. 떨림으로 인한 머리의 가감속의 영향은 경막하 출혈(그림 49-4), 망막 출혈(그림 49-5), 의식 수준의 변화 등 세 가지 부상을 유발한다. 외상의 외부 징후가 없는 경우가 많다. 나타나는 증상은 부상의 정도에 따라 짜증, 구토, 영양 부족에서 혼수, 발작, 호흡 정지에 이르기까지 다양하다. 따라서 직원은 이러한 유형의 학대를 경험했을 수 있는 환자를 식별하기 위해 높은 의심 지수를 가져야 한다. 신경학적 증상이 없더라도 2세 미만의 소아는 학대가 의심되는 경우 컴퓨터단층촬영(CT) 또는 자기공명영상(MRI)과 같은 영상 검사를 실시해야 한다.

골격 손상 Skeletal Injuries

골격 골절은 어린 시절에 흔히 발생하여 골절이 의도하지 않은 것인지 아니면 고의로 인한 것인지 판단하기 어렵다. 그러나 우발적 골절은 나이가 많은 어린이에게 흔하지만 18개월 미만의 어린이에게는 드물다. 단일 유형의 골절이 학대를 진단할 수는 없지만, 특히 학대가 우려되는 골절에는 치유 단계가 다른 다발성 골절, 치료를 받지 않은 오래된 골절, 골간단 골절 및 갈비뼈 골절이 포함된다. 유아 역시 가슴을 강하게 쥐어 짜는 동작으로 갈비뼈 골절이 발생할 수 있다. 후방 또는 측면 갈비뼈 골절 또는 다발성 갈비뼈 골절은 특히 학대적 외상을 의

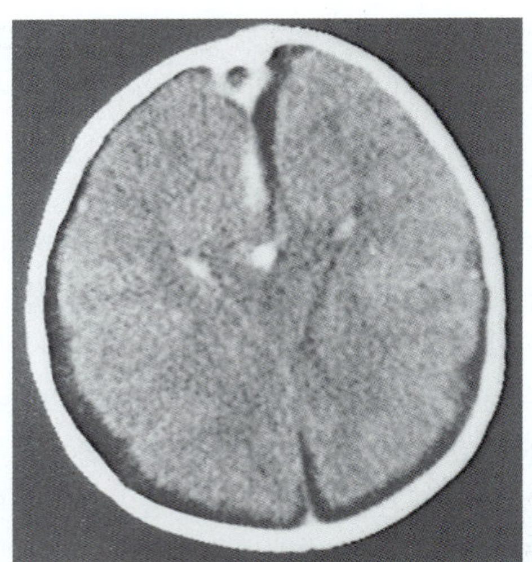

그림 49-4 흔들린 아기 증후군에 따른 경막하 혈종

(From Zitelli BJ, Davis HW. *Atlas of Pediatric Physical Diagnosis.* 4th ed. St Louis, MO: Mosby; 2002. Courtesy the Division of Neuroradiology, University Health Center of Pittsburgh.)

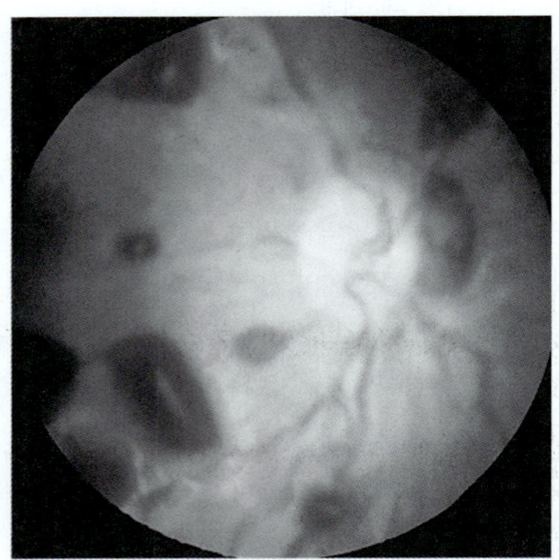

그림 49-5 흔들린 아기 증후군에 따른 망막 출혈

(From Zitelli BJ, Davis HW. *Atlas of Pediatric Physical Diagnosis.* 4th ed. St Louis, MO: Mosby; 2002. Courtesy Dr. Stephen Ludwig, Children's Hospital of Philadelphia.)

미한다. 유아는 짧은 낙상으로 인해 대퇴골 골절이 발생할 수 있지만 이러한 골절은 상완골 골절과 같이 걸을 수 없는 소아에서는 드물다. 골절이 의심되면 피부에 움켜잡은 자국이 있는지 주의 깊게 평가해야 한다. 그러나 타박상이 없다고 해서 학대적 상해 기전이 배제되는 것은 아니다. 학대가 의심되는 2세 미만 아동의 경우 골격 검사가 권장된다. 드물긴 하지만 골절의 용이성과 빈도에 영향을 미칠 수 있는 의학적 상태에 대한 검사도 학대에 대한 잘못된 판단을 방지하기 위해 고려되어야 한다.

간병인/보호자가 조작한 질병

Caregiver-Fabricated Illness

보호자에 의한 뮌하우젠 증후군, 의료 아동 학대 또는 보호자에 의한 인위 장애라고도 하는 보호자 조작 질병은 보호자가 아동에게 부상이나 질병을 속이거나 유도한 결과 발생하는 학대이다. 이러한 상황은 불필요한 의료 검사, 절차 및 치료로 이어진다. 이것은 드문 형태의 아동 학대이며, 가장 자주 아동의 어머니로부부터 자행된다. 프레젠테이션은 조작되는 부상이나 질병에 따라 다르다. 무호흡, 식욕 부진, 요로 감염, 설사, 구토 또는 발작이 일반적으로 보고된다. 보호자 또는 간병인이 존재하지 않는 증상을 나타내거나 어린이를 베개로 질식시켜 무호흡을 유발하거나 이페칵(ipecac)을 투여하여 구토를 유발하는 것과 같은 다양한 수단을 통해 증상을 유발할 수 있다. 부모는 종종 광범위한 의학적 진단을 요구하고 아이를 매우 걱정하는 것처럼 보인다. 아동의 병력에는 여러 기관에서 여러 의사로부터 의료 서비스를 찾는 부모도 포함될 수 있다. 종종 의료 전문가가 감지하지 못하는 간병인이 조작한 질병은 정서적 문제, 만성 장애 및 사망으로 이어질 수 있다.

학대 모방 Abuse Mimics

학대가 의심되는 경우 신체적 소견에 대한 생리학적 또는 병리학적 원인을 항상 고려해야 한다.

- 영아 돌연사 증후군은 아동 학대로 나타날 수 있다. 죽음과 관련된 혈액 응고, 반점 및 기타 변색 때문이며 정확한 사망 원인은 적절한 부검, 임상 소견 검토 및 현장 조사를 통해 완전한 부검을 통해 결정되어야 한다.
- 다형홍반, Henoch-Schönlein 자반병, 백혈병, Wiskott-Aldrich 증후군, 혈우병, 특발성 혈소판감소성 자반병과 같은 장애는 멍이나 화상과 유사한 병변을 유발할 수 있다.
- 몽고반점은 아프리카계 미국인, 히스패닉계 미국인, 아시아인, 라틴계, 아메리카 원주민 또는 어두운 색소 침착이 있는 사람에게서 주로 발견되는 양성의 청회색 모반이다. 몽고반점은 일반적으로 천골 부위와 엉덩이에 위치하지만 다리, 어깨, 팔뚝, 얼굴에도 나타날 수 있다.
- 심한 울음, 구역질 또는 기침으로 인해 대정맥 압력이 증가할 때 얼굴의 여러 점상출혈 및 자반병 병변이 발생할 수 있다. 의도적인 질식과 달리 목 주위에는 자국이 없다.

- 수포성 농가진은 감염된 상처나 화상으로 나타날 수 있다. 이 상태는 보호자가 병변 관리에 무관심한 경우 방임을 반영할 수 있다.
- 글루타리카시듀리아(glutaricaciduria) 1형은 아미노산 대사의 희귀 장애로 경미한 외상 후 경막하 혈종과 망막 출혈을 일으킬 수 있다.
- 주화 또는 부황과 같은 문화적 또는 민족적 관습은 통증, 발열 또는 식욕 부진을 치료하는 데 사용된다. 뼈의 돌출부에 동전을 문지르는 주화(coining)는 줄무늬 "가상화상(pseudoburn)"을 유발한다. 부황(컵, 스푼 또는 유리잔을 기름에 데운 다음 목, 등 또는 갈비뼈에 놓기)은 영향을 받는 부위에 점상 또는 자반성 발진을 유발할 수 있다.
- 불완전 골형성증 또는 "취성 뼈 질환"은 비정상적인 콜라겐 합성을 특징으로 하는 유전 질환으로, 최소한의 외상으로 다발성 골절을 유발할 수 있고 쉽게 출혈하는 경향을 유발할 수 있다.

병력, 기록 확보/청취 Obtaining a History

자세한 병력은 보호자나 간병인에게서 얻어야 한다. 간병인이 한 명 이상인 경우 가능하면 개별적으로 면담하는 것이 이상적이다. 아동이 말을 할 수 있는 경우 아동을 가족이나 보호자와 분리하여 병력을 확보해야 한다. 병력에는 부상을 둘러싼 사건의 순서, 그 자리에 있었던 사람, 아이가 마지막으로 괜찮았던 시간, 증상의 시작, 사건을 목격한 사람이 포함되어야 한다. 추가 증상, 최근 질병 및 최근 활동과 같은 추가 세부 정보도 도움이 될 수 있다. 부상이 제공된 병력 및 아동의 발달 능력과 일치하는지 여부를 결정하기 위해 특별한 주의를 기울여야 한다. 학대에 대한 추가 적신호에는 치료 지연, 명백한 부상을 입은 아동의 외상 부인, 부상에 대한 일관되지 않거나 변경되는 설명, 또는 명백한 심각한 부상에 대한 기록 없음이 포함된다. 진정성 있는 관심과 이해를 전달하면서 관계를 형성하기 위해 모든 노력을 기울인다. 비판적 접근이 필수적이며 판단적 태도는 의사소통을 방해하고 정보를 제한하므로 지양한다. 부상과 관련하여 환자 또는 간병인이 한 모든 진술은 정확하게 문서화되어야 하며 그대로 기록 유지되어야 한다.

가족 역동성 변화 Changes in Family Dynamics

자녀 학대 혐의는 별거, 이혼 및 자녀 양육권 절차 중에 발생하는 경우가 있다. 이혼이나 양육권 절차 중에 한쪽 부모를 자녀 양육권에 대해 "유리한" 위치에 두려는 시도로 거짓 주장이 이루어진다는 인식이 존재한다. 때때로 거짓 고발이 이루어지지만 이혼 절차 중 학대 또는 방임에 대한 모든 주장은 이 기간 동안 학대의 위험이 증가하므로 진지하게 고려되어야 한다. 이혼 과정의 결과 가족이 스트레스를 더 많이 경험하기 때문에 이혼 가정의 경우 학대 및 방임에 대한 더 높은 의심 지수가 필요하다. 부모의 별거는 성적 및 신체적 피해의 기회를 증가시키지만 학대자가 집 밖에 있는 경우 아동이 학대가 발생했음을 밝힐 기회를 제공할 수도 있다.

아동 학대 또는 방임의 신고 Reporting Child Abuse or Neglect

고의적인 외상, 방임, 성적 학대가 의심되는 경우 해당 기관에 즉시 알려야 한다. 모든 50개 주에는 아동 학대 또는 방임이 의심되는 경우 의무적으로 보고하는 법률이 있다. 주마다 아동 학대와 방임을 다르게 정의한다. 그러나 궁극적인 목표는 지리적 위치에 관계없이 즉각적인 중재를 통해 추가 부상을 예방하는 것이다. 주 보고법은 선의의 보고에 대한 면제를 부여한다. 대부분의 주에서 책임은 보고자가 주장이 거짓임을 알고 있거나 개인이 악의적인 목적으로 행동한 경우에만 존재한다.

의료 팀은 부상이 의심되는 경우 부모나 양육자에게 알려야 한다. 정보를 전달할 때 선동적인 표현을 피한다. 대신 아동과 아동의 안전에 대한 팀의 우려를 전달하도록 한다. 아동 보호 서비스 및/또는 경찰에 연락할 때 의심 사항을 보고할 팀의 법적 책임을 간단히 설명한다. 의료서비스제공자는 아동 학대 혐의에 대한 조사가 경찰 또는 가족 서비스의 적절한 부서의 책임임을 기억해야 한다. 아동 학대 또는 방임이 의심되는 응급 간호사는 특정 우려 사항과 그러한 우려 사항에 대한 이유를 보고해야 한다.

신체 검사 Physical Examination

과거 정보와 임상 증거를 비교하여 오래된 부상과 새로운 부상을 모두 식별하고 문서화한다. 위치, 색상, 경결 및 흉터를

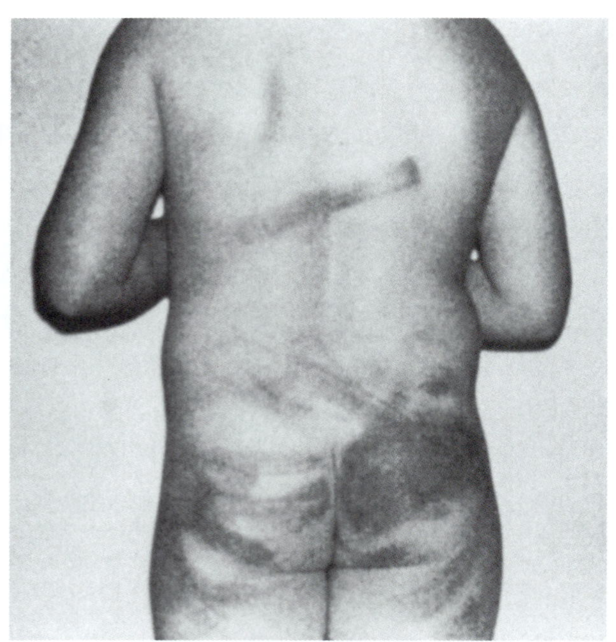

그림 49-6 끈 자국으로 보이는 부상

(From Rosen PR, Barkin RM, Hockberger RS, et al. *Emergency Medicine: Concepts and Clinical Practice.* 4th ed. St Louis, MO: Mosby; 1998. Courtesy J Brummitt, MD, Alberta Children's Hospital.)

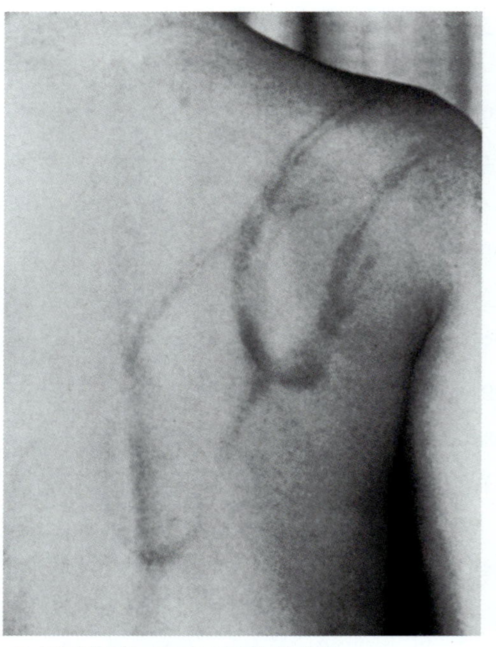

그림 49-7 고리가 있는 코드로 맞아 생긴 멍

(From Rosen PR, Barkin RM, Hockberger RS, et al. *Emergency Medicine: Concepts and Clinical Practice.* 4th ed. St Louis, MO: Mosby; 1998. Courtesy J Brummitt, MD, Alberta Children's Hospital.)

측정하고, 설명한다. 오래된 골절을 나타낼 수 있는 제한된 운동 범위를 평가한다. 담배 화상, 끈 자국(그림 49-6), 전기 코드 자국(그림 49-7), 각인 자국(그림 49-8), 엉덩이에 멍(그림 49-9) 또는 화상(그림 49-9)과 같은 패턴이 있는 부상을 찾는다(그림 49-10). 키, 체중 및 머리 둘레를 측정하고 표준 성장 차트의 측정값과 비교한다. 기능의 발달 수준을 평가한다. 망막 출혈을 확인하려면 안구 및 안저 검사가 필요하다. 그러나 이것은 응급실에서 거의 평가할 수 없다. 기존 골절이나 치유된 골절을 배제하기 위해 2세 미만의 어린이를 대상으로 골격 검사를 시행한다. 프로트롬빈 시간, 부분 트롬보플라스틴 시간, 인자 XIII, 피브리노겐 수치, 혈소판 수 및 출혈 시간 결과는 기존 혈액 장애를 배제하기 위해 권장된다.

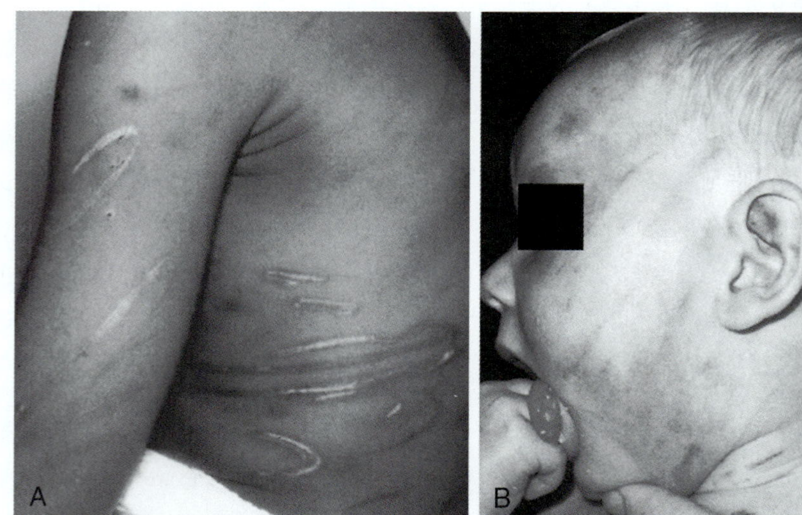

그림 49-8 학대에 사용된 무기를 반영하는 자국. (A) 고리형 전기 코드로 구타한 결과로 생긴 저색소침착 및 과다 색소 침착 흉터, (B) 벨트로 타격을 가하여 생기는 평행선의 특징적인 패턴

(From Zitelli BJ, Davis HW. *Atlas of Pediatric Physical Diagnosis.* 4th ed. St Louis, MO: Mosby; 2002.)

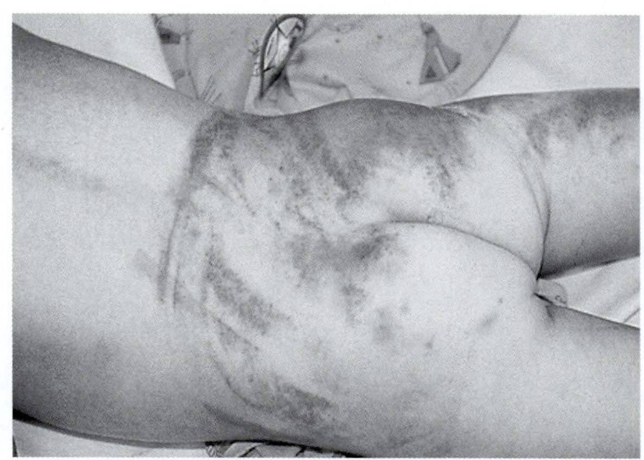

그림 49-9 엉덩이 타박상. 아동에서 보이는 엉덩이와 허리의 심한 타박상은 손과 빗, 벨트에 의해 가해진 것이다.

(From Zitelli BJ, Davis HW. *Atlas of Pediatric Physical Diagnosis.* 4th ed. St Louis, MO: Mosby; 2002.)

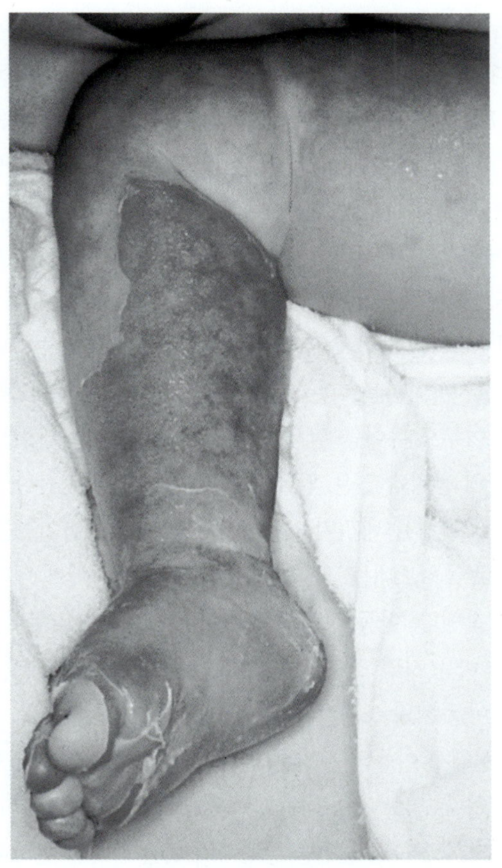

그림 49-10 아동의 발과 아래 다리의 심각한 2도 화상을 확대한 사진으로 학대 상처임

(From Zitelli BJ, Davis HW. *Atlas of Pediatric Physical Diagnosis.* 4th ed. St Louis, MO: Mosby; 2002.)

성적 학대 Sexual Abuse

사회적 금기를 위반하는 성적 활동에 아동을 참여시키는 아동 성적 학대는 종종 나이가 많은 사람의 만족이나 이익을 위해 행해진다. 성적 학대 유형에는 애무, 디지털 조작, 노출증, 포르노, 실제 또는 시도된 구강, 질 또는 항문 성교가 포함되지만 이에 국한되지 않는다. 전국적인 연구에 따르면 여아의 14%와 남아의 6%가 어린 시절에 성폭행을 경험한 것으로 나타났다. 불행히도 아동 성학대의 정의는 주마다 다르고 국가적인 보고 시스템이 없기 때문에 실제 발생률과 유병률을 파악하기 어렵다.

많은 어린이가 성인이 될 때까지 성적 학대를 공개하지 않는다. 아이들이 폭로하면 종종 평가를 위해 응급실에 데려간다. 따라서 응급 치료 전문가는 성적 학대를 인식하고 검사에 능숙하며 의료 및 법의학에 대한 인식이 있어야 한다. 정상 및 비정상 성적 행동, 성적 학대의 신체적 징후, 성병에 대한 적절한 진단 검사, 성적 학대와 혼동되는 의학적 상태에 대한 지식은 그러한 아동을 평가하는 데 유용하다. 특히 아동 성적 학대를 다루는 선별 및 치료 프로토콜은 모든 응급실에 대해 권장된다. 평가 및 치료에 대한 권장 사항과 함께 성적 학대에 대한 논의는 특히 성폭행(제51장) 및 법의학적 고려 사항(제48장)에 관한 장에서 심도 있게 논의될 것이다.

심리적 학대 Psychological Abuse

다른 형태의 아동 학대와 마찬가지로 심리적/정서적 학대의 실제 발생률은 알려져 있지 않다. 정의는 주마다 크게 다르며 심리적 학대를 구성하는 것이 무엇인지 정확하게 정의하기 어렵다. 즉, 아동 학대 유형 중 가장 만연한 유형일 수 있다. 심리적 학대는 "다른 사람의 필요를 충족시킬 때 자신이 무가치하고, 결함이 있고, 사랑받지 못하고, 원치 않거나, 위험에 처하거나, 가치 있는 존재임을 아동에게 전달하는 의도적인 양육자 행동"으로 정의된다. 이러한 유형의 학대 행위에는 아동을 비난, 공포, 고립, 감금, 착취, 조롱 또는 얕보는 것이 포함될 수 있다. 학대는 지속적이거나 간헐적으로 발생할 수 있다. 심리적 학대를 경험한 아동은 자존감이 낮고 학업 성취도가 낮고 IQ가 낮고 우정을 유지하는 데 어려움을 겪을 가능성이 더 크다. 그들은 또한 우울증, 주의력 결핍/과잉 행동 장애를 경험하고 공격적인 행동을 보이며 자살할 가능성이 더 높다.

아동 학대 및 방임과 관련된 기타 문제
OTHER ISSUES RELATED TO CHILD ABUSE AND NEGLECT

다학제 팀 및 성폭행 간호사 검사관
Multidisciplinary Teams and Sexual Assault Nurse Examiners

아동 학대 및 방임 문제는 복잡하며 많은 전문가의 전문 지식이 필요하다. 많은 병원과 지역사회는 의료 제공자(의사 또는 개업 간호사), 사회 복지사 및 팀 코디네이터로 구성된 핵심 팀을 사용하여 다학제 간 접근 방식을 채택했다.

팀에는 아동 정신과 의사, 발달 전문가, 심리학자, 공중 보건 코디네이터, 성인 정신과 의사 및 변호사가 포함될 수 있다. 사례별로 의견을 제시할 수 있는 전문가에는 가정의, 공중 보건 간호사, 아동 보호 종사자, 경찰관, 정신 건강 치료사, 임시 보호자, 양부모, 카운티 변호사 및 교사가 포함된다.

협력적 접근 방식은 반복되는 학대, 심각한 부상, 아동 사망의 발생률을 줄이고 병원이 의심되는 학대를 보고해야 하는 법적 의무를 이행하도록 할 수 있다. 훈련된 전문가의 지속적인 사용은 전체 가족에 대한 치료에 초점을 맞추면서 지역사회 내에서 사례 발견 및 보고를 증가시킨다. 팀 접근 방식은 또한 법의학 증거 및 법원 증언의 전문가 수집을 제공하고 여러 분야에 걸친 지속적인 교육을 보장한다.

아동 학대 및 방임 사례에 대한 증언
Testifying for Child Abuse and Neglect Cases

의료 제공자는 종종 아동 학대를 가장 먼저 알게 되는 전문가이다. 따라서 기록한 문서의 질은 향후 기소 결정에 매우 중요하다. 의료 기록과 아동을 검사한 의료 전문가는 사건이 법원에 갈 경우 거의 확실하게 관련 내용을 증언해야 한다. 결과적으로, 효과적인 의사소통 기술은 차트 작성, 기록 획득, 부모 처리, 조사관 및 변호사와의 상호작용에 필수적이다. 의료 관계자의 증언은 종종 전문으로 간주되지 않으므로 건강 검진 중에 아동이 말한 내용에 대해 증언할 수 있다.

의료 제공자가 소환장을 받으면 의료 제공자는 소환장을 보낸 변호사에게 연락해야 한다. 증언을 통해 기대되는 것이 무엇인지 알아보고 말할 수 있는 것과 말할 수 없는 것에 대해 토론한다. 당신이 물질적 증인으로 부름을 받았다면 "관찰한 것을 말할 것"으로 기대된다. 최신 과학 문헌으로 전문 지식을 준비하고 지원하려면 "전문가" 증인이 필요하다.

아동 사망 조사 팀 Child Death Review Teams

2016년에는 아동 학대 또는 방임으로 인해 1,700명의 아동이 사망했으며, 이는 아동 100,000명당 2명에 해당한다. 비극적으로, 이 아이들의 70%는 3세 미만이었다. 심각하거나 치명적인 학대에 취약한 아동은 지역사회, 교육 프로그램 및 보호 서비스에서 가장 눈에 띄지 않는 아동이다. 많은 사람이 가해자가 피해자와 관련이 없는 사람이라고 생각하지만, 아동 사망의 약 78%는 한 명 이상의 부모에 의해 발생한다. 방임은 전체 사망자의 74.6%를 차지했으며 나머지는 학대, 신체적 학대, 의료 방임이 복합적으로 발생했다.

아동 사망 조사 팀은 아동이 어떻게 그리고 왜 죽어가는지 확인하기 위한 노력에서 성장/발달했다. 국립사망조사 및 예방센터(National Center for Fatality Review and Prevention)에 따르면 아동 사망 조사 팀의 목적은 "아동 사망에 대한 포괄적이고 다학제적 검토를 수행하고, 아동이 어떻게 그리고 왜 사망했는지 더 잘 이해하고, 조사 결과를 활용하여 다른 사망을 예방하고 어린이의 건강과 안전을 개선할 수 있는 조치를 하기 위함"이다. 1983년 아기가 구타를 당해 결국 굶어 죽었던 사례가 있다. 로스앤젤레스 보안관은 10개 기관과 52개 이상의 연락처를 매핑했다. 마약 남용, 가정 폭력, 수상한 부상 신고 및 술 취한 싸움에 대한 조사가 수행되었다. 그러나 다른 기관은 다른 사람이 관련되어 있다는 것을 알지 못했고 아무도 유아를 검사해야 할 필요성을 알지 못했다. 여러 기관의 참여가 있은 후 소규모 전문가 그룹이 만나 기록을 공유하고 결정을 내리기 시작했다. 팀은 함께 아이들을 학대 환경으로 돌려보내는 판사와 마주하고 형제 자매에 대해 질문하기 시작했다. 아동 정신과 의사인 Michael Durfee는 전국에 걸쳐 아동 사망 조사 팀을 모집했다. 현재 전국에 1,350개 이상의 아동 사망 조사 팀이 있다.

응급실에서 아동의 사망은 일반적으로 예상치 못한 갑작스러운 일이다. 의료 제공자는 가족의 필요에 민감해야 하며, 병력을 확보하고 사망 원인을 결정하기 위한 검사를 실시해야 한다. 사망이 선고된 후에는 가족이 아이를 보고 안을 수 있는 기회를 제공한다. 모든 응급실에는 아동 사망 시 따라야 할 체크리스트(박스 49-5)와 함께 문서화된 정책과 절차가 있어야 한다. 검시관과 아동의 주치의에게 사망 사실을 알려야 한다. 부검 요구 사항은 주마다 다르지만 일반적으로 부검은 최소한 의심스럽거나 불분명하거나 설명할 수 없는 사망에 대해 수행되

박스 49-5 아동 사망에 대한 응급실의 체크리스트

완전한 병력 확보(의료, 가족, 사회)
사망 상황에 대한 기술(특히 SIDS가 의심되는 경우):
- 아동이 자고 있던 자세
- 침대 및 침구의 종류
- 아동이 혼자 잤는지 누군가와 함께 잤는지
- 아동이 마지막으로 무엇을 언제 먹었는지
- 아동이 발견된 위치와 누가 발견했는지
- 아동이 입고 있던 옷
- 방의 온도

ED 도착 시 심부 체온
완전한 신체검사 수행(머리부터 발끝까지, 눈, 피부, 생식기 포함)
멍이나 상처가 있는 경우 사진 촬영
이전 의료 기록 검토
골격 조사
배양, 약물 스크리닝 및 일상적인 혈액검사와 같은 진단검사 진행
가족 및 응급실 직원에 대한 슬픔 지원
부검(상황에 대한 문서화된 기록, 실험실 표본은 시체를 영안실로 이동할 때 함께 동봉되어야 함)

SID, 영아 돌연사 증후군; *ED,* 응급실

어야 한다. 상실에 대한 상담을 위한 커뮤니티 자원이 제공되어야 한다. 중대한 사건 스트레스 보고와 같은 병원 자원은 아동의 죽음으로 인해 정서적으로 스트레스를 받은 모든 보호자가 이용할 수 있어야 한다.

예방 Prevention

아동 학대 및 방임의 예방은 매우 어렵다. 의료 제공자가 아동 학대의 위험이 있는 아동과 가족을 인식할 수 있어야 한다. 신체적 학대의 전조에는 과도한 부모의 신체적 징계, 음식과 안전한 집과 같은 기본 필수품 제공의 실패, 부모가 설정한 달성할 수 없는 목표가 포함된다. 아동 학대 및 방임 예방 프로그램은 일반적으로 부모를 중심으로 한 신체적 학대, 양육 기술 및 피해 관행에 중점을 둔다. 가정 방문 및 대중 인식 향상과 같은 시범 프로그램은 일부 지역에서 아동의 신체적 학대를 감소시켰다. 태도를 바꾸고 행동을 수정하는 데 최소 6~12개월이 필요하다. 다양한 인구 내에서 신체적 학대와 방임을 성공적으로 줄이려면 효과적인 자녀 양육 기술 지원을 통해 첫 아이가 태어나기 전이나 직후에 예방 서비스를 시작해야 한다. 예방 노력은 아동의 발달 수준을 부모 향상 교육과 연결해야 한다. 부모는 부모가 원하는 행동을 관찰하고 본보기로 삼을 수 있어야 한다. 아동의 안전은 사회 프로그램을 활용하고 적절한 지원을 받는 부모의 능력에 달려 있다. 모든 예방 프로그램은 문화적 차이를 인식하고 수용해야 한다.

아동 학대와 방치는 복잡하고 생명을 위협하는 상황이다. 아동을 치료하는 의료 전문가는 학대 아동을 위해 목소리를 높여야 한다. 어떤 단일 기관이나 규율도 아동 보호에 대해 단독으로 책임을 질 수 없다. 지역사회, 법 집행 기관, 아동 보호 종사자, 정신 건강 상담사, 입법자, 교육자, 의료 제공자 및 사법 시스템은 신원 확인에 대한 장벽을 제거하기 위해 협력해야 한다.

친밀한 파트너 폭력 INTIMATE PARTNER VIOLENCE

응급실에서 IPV 피해자를 인식, 평가 및 중재하는 것이 어려울 수 있지만 응급 간호사는 피해자의 결과에 영향을 줄 수 있는 기회가 있다. 미국질병통제예방센터(CDC, Centers for Disease Control and Prevention)에 따르면 "친밀한 파트너 폭력에는 현재 또는 이전의 친밀한 파트너(예: 배우자, 남자 친구/여자 친구, 데이트 파트너 또는 지속적인 성 파트너)에 의한 신체적 폭력, 성폭력, 스토킹 및 심리적 공격(강제 전술 포함)"이 포함된다. 친밀한 파트너는 "파트너의 정서적 연결, 규칙적인 접촉, 지속적인 신체적 접촉 및 성적 행동, 부부로서의 정체성, 가족에 대한 친숙함과 지식으로 특징지을 수 있는 친밀한 개인적 관계를 가진 사람"으로 정의된다. 관계가 이러한 차원을 모두 포함하지 않을 수도 있다.

발생 Incidence

IPV는 청소년과 성인, 모든 사회 문화적 그룹, 레즈비언과 게이, 이성애자, 트랜스젠더 커플, 기혼 및 미혼 관계에서 발생한다. IPV의 가장 흔한 발병은 여성에서 나타난다. 국립친밀한파트너와 성폭력 실태조사(National Intimate Partner and Sexual Violence Survey)에 따르면 여성의 23% (4명 중 1명)와 남성의 약 14% (7명 중 1명)가 평생 동안 심한 신체적 폭력을 경험했거나 무기를 사용한 폭력을 당한 것으로 나타났다.

IPV는 모든 연령대의 사람들에게 영향을 미치지만 종종 청소년기에 시작된다. 여성 피해자의 절반 이상과 남성 피해자의 거의 절반이 25세 이전에 처음으로 IPV를 경험했으며, 많

은 사람이 청소년기 또는 어린 시절에 IPV를 경험했다. 고등학생 중 여학생의 21%와 남학생의 10%가 데이트 파트너로부터 신체적 또는 성적 폭력을 경험했다고 보고했다. IPV는 어린 나이에 시작될 수 있지만 평생 동안 사람들에게 계속 영향을 미칠 수 있다. 한 연구에 따르면 70세 이상 여성 10명 중 1명은 전년도에 어떤 형태로든 학대를 경험했다고 보고했다.

특정 인종, 민족 및 사회경제적 그룹의 사람들과 성적 지향에 기반한 일부 그룹의 경우 IPV에 대한 평생 위험 발생률이 더 높다. 가장 위험에 처한 민족 그룹은 다인종 여성(58%), 아메리카 원주민/알래스카 원주민 여성(48%), 흑인 여성(45%)이다. 백인 여성의 평생 위험은 37%이고 히스패닉 여성이 34%로 그 뒤를 이었다. 남성에 대한 IPV의 평생 위험도는 유사한 패턴을 따르며 다인종 남성이 가장 높은 위험(42%)을 갖고 그 뒤를 아메리카 원주민/알래스카 원주민 남성(41%)과 흑인 남성(40%)이 잇고 있다. 백인 남성과 히스패닉 남성의 평생 유병률은 각각 30%이다. 성적 지향은 IPV의 평생 유병률에 영향을 미치며 양성애자 여성이 가장 높은 위험(61%)을 갖고 그 다음이 레즈비언 여성의 44%, 이성애자 여성의 35%가 영향을 미치는 것으로 나타났다. 양성애자 남성의 37%는 일생 동안 성적 또는 신체적 폭력이나 스토킹을 경험하는 반면, 평생 유병률은 게이 남성의 경우 26%, 이성애자 남성의 경우 29%이다. 임산부는 또한 6명 중 1명이 IPV를 경험하는 더 높은 발병률에 주목한다. 임신 중 신체적 학대의 일반적인 부위는 얼굴, 머리, 가슴, 복부이다. IPV의 경제적 효과는 주목할 만한데 피해자의 일생 동안 생산성 손실을 고려할 때 IPV 비용은 1,100억 달러를 초과하는 것으로 추산된다.

위험 요인 Risk Factors

IPV에 대한 가장 높은 위험이 있는 그룹은 계획되지 않은 임신을 경험한 젊은 미혼의 여성이다. 산모가 직면하는 위험 외에도 태아에 대한 심각한 위험이 있다. 임신 중 IPV는 사산, 조산, 태아 사망 및 자궁 내 성장 불량의 위험을 증가시킨다.

어린 시절 학대를 경험한 여성은 어린 시절 학대를 받지 않은 여성보다 일생 동안 IPV를 경험할 가능성이 2배 이상 높다. 여성이 어린 시절에 신체적 학대와 성적 학대를 모두 경험했다면 IPV에 대한 위험은 7배 더 높다. IPV에 대한 위험 증가와 관련된 추가 요인에는 다음이 포함되지만 이에 국한되지는 않는다:

- IPV의 이전 병력
- 어린 나이(청소년기 또는 청년기)
- 낮은 자존감
- 낮은 학업 성취도
- 알코올 및 약물 사용
- 고등학교 교육 이하의 교육을 받은 부모가 있는 경우

다음은 관계 요인이다:

- 적대적인 관계 또는 커뮤니케이션 스타일
- 관계가 깨질 때 더 높은 위험
- IPV를 경험하거나 범하는 친구가 있는 경우

커뮤니티 및 사회적 요인에는 다음이 포함된다:

- 빈곤 및 관련 요인
- 이웃이 IPV를 목격했을 때 중재할 의지가 없음
- 낮은 사회적 자본
- 전통적인 성별 규범(예: 여성은 집에 있어야 하고 일을 하지 않아야 하며 복종해야 한다는 믿음)

폭력의 순환 Cycle of Violence

IPV의 핵심 기능은 위협과 통제다. 통제는 가해자에 의해 신체적, 성적, 정서적 학대, 사회적 고립, 재정적 의존을 통해 이루어진다. 애완 동물도 희생자를 통제하는 데 사용될 수 있다. IPV를 경험한 애완동물을 키우는 여성에 대한 한 연구에서 35% 이상이 애완동물이 학대자에 의해 위협을 받거나 다치거나 살해되었다고 보고했다.

학대적인 관계에서 폭력의 순환은 세 단계로 구성된다.

- **긴장 구축 단계:** 이 단계는 몇 시간, 며칠 또는 몇 달 동안 지속될 수 있다. 긴장이 형성되며 피해자는 일반적으로 학대를 피하기 위해 학대자를 기쁘게 하기 위해 달걀 껍질 위를 걷고 있는 것처럼 느낀다. 이 단계에서 언어적 학대와 위협이 발생할 수 있다.
- **학대 사건:** 신체적, 정서적 및/또는 성적 폭력이 발생한다.
- **허니문 단계:** 가해자는 자신의 행동에 대해 후회나 수치심을 표현하고, 다시는 그런 일이 일어나지 않을 것이라고 약속하고, 피해자를 위해 선물을 구매하고, 애정을 표현한다. 목표는 피해자가 관계를 떠나지 않도록 설득하는 것이다. 결국 허니문 단계가 끝나고 주기가 다시 시작/반복된다.

더욱 불행하게도 폭력의 악순환은 세대를 거쳐 계속될 수 있다. 가정에서 폭력을 목격한 아동은 성인이 되어 IPV의 피해자 또는 가해자가 될 위험이 높아진다.

피해자에 대한 영향 Effect on the Victim

구타는 심각한 부상이나 사망을 초래하는 것 외에도 피해자에게 오래 지속되는 신체적, 정서적, 심리적 영향을 미칠 수 있다. 그 결과 피해자는 우울증, 반사회적 행동, 여성의 자살 행동, 불안, 유산, 낮은 자존감, 남성을 믿지 못함, 친밀감에 대한 두려움을 나타낼 수 있다. 학대적인 관계로 인한 만성 스트레스는 심혈관 및 면역 체계를 포함한 여러 신체 시스템에 부정적인 영향을 미친다. 이는 천식, 섬유근육통, 심혈관 질환, 과민성 대장 증후군, 편두통과 같은 만성 질환을 유발할 수 있다. 구타자들이 종종 강요하는 사회적 고립으로 인해 희생자들은 가족이나 친구와 같은 소셜 네트워크에서 고립되고 서비스에 대한 접근이 제한되며 의료 제공자 및 고용주와 긴장된 관계를 경험할 수 있다.

IPV를 경험하는 여성은 추가 건강 위험을 나타내는 부정적인 건강 행동을 보일 가능성이 더 크다. 일부 주목되는 행동은 보호되지 않은 성관계 또는 여러 파트너와 같은 고위험 성행위, 알코올 또는 약물과 같은 유해 물질 사용 또는 남용, 식사 또는 과식 후 구토와 같은 건강에 해로운 식이 관련 행동에 가담하는 것이다.

어린이에 대한 영향 Effect on Children

주위 환경에서 폭력에 노출된 아동은 신체적 및 행동적 건강 문제 모두에 대한 위험이 증가한다. 삶이 IPV에 의해 영향을 받는 어린이는 낮은 자존감, 우울증, 비효율적인 대처, 높은 수준의 공격성, 반대 행동, 두려움, 불안, 위축, 열악한 동료 및 기타 사회적 관계를 초래할 수 있다. 또한 인지 기능 저하, 학업 성취도 저하, 갈등 해결 능력 부족, 문제 해결 능력 부족 등이 나타난다. 성인이 되면서 가정에서 폭력에 노출되는 등 ACE가 있는 어린이는 심혈관 질환, 뇌졸중 및 당뇨병을 비롯한 다양한 건강 문제의 위험이 증가한다.

여성은 왜 폭력적인 관계를 유지하는가? Why Do Women Stay?

여성이 폭력적인 관계를 유지하기로 선택하는 이유를 이해하는 것은 아마도 IPV 피해자를 돌보는 데 있어 가장 어려운 측면일 것이다. 폭력에 대한 해결책은 "폭력이 일어난 장소(집)에서 나가기"인 것이 분명해 보인다. 그러나 IPV의 피해자에게 이는 도달할 수 없거나 상상할 수 없는 것처럼 보이는 해결책이다. 그들은 그들이 사는 세계가 끔찍하지만, 떠나기로 선택해야 하는 다른 세상은 미지의 세계라 여긴다. 여성은 자신이 "피해자"라고 느끼고 삶에 대한 통제력을 상실한다. 학대자를 충분히 사랑하고 적절하게 행동하면 상황이 바뀔 것이라고 종종 믿기도 한다. 많은 사람이 부정적인 자아 개념을 가지고 있으며 스스로 관리할 수 없는 상태가 된다. 피해자들은 자신이나 자녀를 재정적으로 부양할 수 없을까봐 두려워할 수 있다. 일을 못하게 되었을 수도 있고 일을 할 수 있다 하더라도 번 돈에 접근할 수 없을 수도 있다. 이것은 학대 관계를 벗어나서 집이나 기타 필수품을 살 방법이 없다는 것을 의미할 수 있으며, 집을 떠나면 자녀들과 함께 노숙자가 될 수 있다는 생각이 들게 한다. 수용할 수 있는 행동과 수용할 수 없는 행동을 형성하는 문화적 요인이 있을 수도 있다. 피해자는 보복을 두려워할 수 있다. 살인의 가장 큰 위험은 피해자가 떠나기로 결정했거나 피해자가 떠난 직후에 발생하는 경우가 많다. 미국에서는 여성 살인의 절반 이상이 IPV와 관련이 있다. 응급 간호사는 반복적으로 질문을 하고 피해자가 조치를 취할 준비가 될 때까지 사용 가능한 옵션에 대해 알도록 피해자를 돕는다.

폭력 가해자의 치료 Treatment of Batterers

체포 및/또는 기소와 같은 법적 중재는 종종 가해자들이 치료를 받는 주요 동기이다. 가해자 치료는 예방 및 재범 감소에 중점을 둔다. 중재는 심리적 요인, 위험 평가 또는 약물 남용 이력을 기반으로 특정 유형의 가해자에 맞게 조치된다. 가해자 치료 프로그램의 효과는 다양한 결과로 인해 여전히 의문의 여지가 있다.

응급 간호사의 역할

ROLE OF THE EMERGENCY NURSE

IPV는 경미한 신체적 상해에서 사망에 이르는 수많은 건강 문제와 관련된 심각한 문제이다. 학대를 받은 사람은 응급실에 올 가능성이 더 높고, 여러 부상을 입을 수 있으며, 입원할 가능성이 더 높다. 한 연구에 따르면 학대 받는 여성의 54%가 전년도 내에 응급실에 방문한 적이 있는 것으로 나타났다. 응급 간호사는 학대를 선별하고 환자가 보호소, 상담 서비스 및 법 집행과 같은 이용 가능한 지역사회 서비스에 접근할 수 있도록 돕고 환자가 안전 계획을 세울 수 있도록 돕는 독특한 위치에 있다.

선별 검사 Screening

학대 피해자에 관한 합동 위원회(TJC) 기준은 학대 피해자를 식별하고, 평가하고, 중재하고, 의뢰를 개시하는 것의 중요성을 인식하고 있다. 학대에 대한 선별 요구 사항은 모든 환자의 일상적인 치료에 통합되어 있다. 또한 TJC는 신고된 학대 또는 방치의 피해자를 위한 법적 절차의 일환으로 잠재적인 향후 조치에 대한 정보 및 증거 자료를 수집해야 한다고 언급한다. 응급간호사협회(ENA, Emergency Nurses Association)와 국제법의학간호사협회(IAFA, International Association of Forensic Nurses)의 공동 입장 성명도 IPV에 대한 일상적인 검사를 지지한다. 응급실 스크리닝의 근거는 모든 인구, 특히 서비스가 부족한 사람들을 위한 접근 지점으로 사용하기 때문이다. 응급실은 일반적으로 안전한 환경이며 지속적인 건강관리 관계가 없는 환경에서 더 큰 익명성을 얻을 수 있는 기회를 제공한다. 응급실 방문은 IPV 피해자를 평가하고 지원을 제공할 수 있는 유일한 "기회의 창"일 수 있다.

선별 외에도 ENA는 보고, 보호 및 예방 개선을 위해 IPV 식별 및 다른 분야와의 협력에 대한 직원 교육을 권장한다. 법의학 간호사 조사관이나 성폭행 간호사 조사관과 같은 전문 직원의 활용도 권장된다. 보편적인 선별 검사가 가장 효과적이려면 적절한 평가, 중재 및 위탁 관행도 마련되어 있어야 한다. 이상적으로, 환자는 선별 검사 시 옷을 입은 채로 있어야 한다. 소개를 위해 의료서비스제공자는 "폭력은 많은 사람의 삶에서 너무나 흔한 일이기 때문에 모든 환자에게 일상적으로 이에 대해 묻기 시작합니다."라고 말할 수 있다.

Partner Violence Screen은 응급실 또는 기타 긴급 치료 환경에서 사용하도록 설계된 간단한 선별 도구이다. 이 선별 도구에는 다음 질문이 포함된다.

1. 지난 1년 동안 누군가에게 발로 차거나, 때리거나, 주먹으로 맞거나 다친 적이 있습니까? 그렇다면 누구에 의한 것입니까?
2. 현재 관계에서 안전하다고 느끼십니까?
3. 이전 관계에서 지금 당신을 불안하게 만드는 파트너가 있습니까?

첫 번째 질문은 세 가지 질문의 조합 만큼 민감하고 구체적이다. 공개를 위한 안전한 환경을 조성하기 위해 IPV를 평가하기 위한 선별 질문은 환자를 동반하는 가족이나 친구가 없는 사적인 장소에서 해야 한다. 존중하고 판단하지 않는 어조를 유지한다. 바쁜 응급실 환경에서 개인 정보 보호가 가능한지 분류하는 동안 첫 번째 질문을 할 수 있다. 초기 화면 자체에서 긍정적인 답변은 환자가 파트너와 떨어져 치료 영역에 있는 후에 탐색할 수 있다. 소변 샘플을 얻기 위해 환자를 화장실로 안내하는 것은 환자에게 잠재적인 남용에 대해 질문할 수 있는 이상적인 기회를 제공한다.

환자 프레젠테이션 Patient Presentation

응급 간호사는 의심 지수가 높아야 하며 신체적, 행동적 단서에 주의해야 한다. 가장 흔한 환자 프레젠테이션 부상은 두경부 부상/골절, 타박상, 염좌 및 좌상, 두개골 골절, 임신 합병증 또는 머리, 목 또는 몸통의 열린 상처이다. 부상은 부상이 발생한 방식과 관련하여 제공된 이력과 일치하지 않는 것처럼 보일 수 있으며 오래된 부상도 존재할 수 있다. IPV의 결과로 응급실을 방문하는 환자는 복통, 요통, 골반통, 요로 감염, 두통, 불안, 약물 남용, 성병 감염 또는 외상 후 스트레스 증상과 같은 의학적 불만을 나타낼 수도 있다. 학대 가능성을 나타내는 환자 행동은 기밀 유지에 대한 우려, 상처를 입었을 때의 부주의 또는 어리석음에 대한 언급, 파트너가 응급실에 남겨두는 것에 대한 두려움, 떠나거나 파트너를 방에서 내보내고 싶어하는 것처럼 보이는 것이다. 피해자와 함께 있는 가학적인 파트너는 환자를 평가하고 인터뷰하는 동안 매우 가까운 상태를 유지하거나 파트너가 질문에 응답할 수도 있다. 학대 가해자는 또한 직원에게 매우 공격적이고 요구가 많을 수 있다.

증거 수집 Evidence Collection

성폭행 키트 또는 부상 사진을 포함하여 기소에 도움이 되는 증거가 수집될 수 있다. 가능한 경우 법의학 간호사 조사관이나 성폭행 간호사 조사관과 같이 특수 훈련을 받은 직원을 고용하면 유죄 판결을 받은 사람에 대한 기소가 증가할 수 있다. 증거 수집 및 적절한 관리 체계 유지와 관련하여 법 집행 기관과 협력한다. 적절한 경우 임신 또는 성병에 대한 검사를 고려한다.

안전 계획 및 의뢰 Safety Planning and Referrals

환자가 선별 질문에 긍정적으로 응답하면 폭력 발생률을 평가하고 안전 문제를 식별하기 위해 추가 평가가 수행된다. 응급 간호사는 다음과 같은 질문을 하여 환자의 안전을 평가한다.

- 지난 6개월 동안 신체적 폭력의 빈도나 강도가 증가했습니까?
- 파트너가 무기를 사용하거나 무기로 위협한 적이 있습니까?
- 당신의 파트너가 당신을 죽일 수 있다고 생각합니까?
- 임신 중에 파트너에게 구타를 당한 적이 있습니까?
- 파트너가 당신을 폭력적이고 끊임없이 질투합니까?

안전 계획은 상황이 악화될 경우 환자가 떠날 준비를 하는 데 도움이 되는 도구이다. 사용 가능한 지역 자원에 대한 정보를 제공하는 것 외에도 논의에는 대피소 또는 가족이나 친구의 집과 같이 안전한 장소를 식별하는 것도 포함되어야 한다. 또한 환자가 임박한 위험에 처한 경우 가족이나 친구에게 경고하는 데 사용할 코드어(code word)를 설정하고, 중요한 서류의 사본을 만들고, 자금을 확보하고, 급작스러운 출발에 대비하기 위해 필수 품목에 대한 짐을 싸 놓는 것도 포함될 수 있다.

초기 위기 관리가 즉시 시작된다. 옹호 서비스와 1차 진료에 대한 후속 약속을 제공하기 위한 준비가 이루어져야 한다. 사회 복지사 또는 옹호자가 응급실에 와서 피해자를 만나고 피해자의 안전을 확보하기 위한 초기 조치 계획을 개발하는 데 도움을 줄 수 있다면 이상적이다. 이용 가능한 대피소 및 기타 지역사회 자원에 관한 정보를 제공해야 한다. 환자는 도움을 받기 위해 하루 24시간 전화할 수 있는 웹사이트 또는 전화번호와 같은 자원을 제공해야 한다(National Domestic Violence Hotline: www.thehotline.org 또는 800-799-SAFE, 팸플릿 또는 전화번호가 적힌 카드). 여성 보호소와 같은 지역 자원에 대한 정보. IPV가 언급된 자료를 집으로 가져오는 것이 안전하지 않을 수 있으므로 환자가 카드나 전화번호를 거부할 수 있음을 유의한다. 환자가 어떤 자료도 받지 않을 경우 온라인 검색을 위해 응급실 번호나 지역 IPV 조직의 이름을 알려준다.

구타에 대한 책임이 환자에게 있지 않음을 설명하고 환자를 안심시킨다. 많은 환자는 자신이 폭력을 선동하기 위해 무언가를 했다고 생각하거나 단순히 적절한 방식으로 행동하면 추가 폭력을 예방할 수 있다고 확신한다. 이것은 잘못된 가정이다. 학대의 패턴은 외부 중재가 멈출 때까지 계속될 것이다. 고위험 성행위와 같은 위험 요소라도 피해자가 가해자의 행동으로 인해 책임을 지도록 하지 않는다는 점을 강조한다.

문서화/기록 및 보고 Documentation and Reporting

문서화는 IPV 피해자를 돌보는 데 있어 중요한 단계이다. 문서에는 따옴표로 묶인 환자 자신의 단어를 사용하여 부상 또는 기타 신체적 불만을 둘러싼 모든 선별 및 안전 질문과 사건에 대한 응답이 포함되어야 한다. 신체 지도를 사용하여 위치와 크기를 표시하고 사진으로 이를 뒷받침하는 모든 부상에 대한 정확한 설명을 기록한다. 문서는 다음을 포함하여 다양한 용도로 사용된다.

- 환자의 삶에서 진행 중인 가정 폭력에 대해 다른 의료 제공자에게 경고
- 사고 원인과 일치하지 않는 부상이 관찰되었다는 객관적인 문서 역할
- 진료의 질을 모니터링하는 사람들을 지원하여 현재 진행 중인 선별 검사 비율을 결정
- 희소한 자원이 환자가 가장 일반적으로 제시하는 문제에 할당되도록 병원 및 진료소 정책 결정에 데이터를 제공

IPV 피해자를 돌보는 데 있어 이러한 핵심 요소를 요약하기 위해 1992년 Massachusetts Medical Society는 RADAR라는 약어를 개발했다.

- Routinely screen (정기적으로 선별)
- Ask direct questions (직접적인 질문)

- Document your findings (결과를 기록/문서화)
- Assess patient safety (환자의 안전을 평가)
- Review possible options with the victim and provide referrals (피해자와 가능한 옵션을 검토하고 추천을 제공)

이미 많은 응급실에서 사용할 수 있는 법의학 간호사 검사관은 IPV와 관련된 부상을 평가하고 문서화하는 훌륭한 리소스이다. 법의학 간호사 조사관은 법 집행 기관, 임상의, 옹호 기관 및 지역사회 서비스와 함께 종합 팀의 일원으로 일상적으로 일한다. 그들은 법의학 증거 수집, 사진 문서화 및 법적 증언의 원칙에 정통자다.

응급 간호사는 해당 주의 의무 보고법을 숙지하고 있어야 한다. 대부분의 주에서는 의료 제공자가 총에 맞거나 찔리거나 부상당한 환자를 치료할 때 보고하도록 요구한다. 일부 주에는 특히 IPV를 다루는 법률이 있다. 가족폭력예방기금(Family Violence Prevention Fund)은 온라인에서 찾을 수 있는 모든 주의 의무 보고법 목록 및 평가를 제공하고 있다.

IPV 요약 IPV Summary

응급 간호사로서 우리는 특히 피해자가 폭력적인 관계를 유지하거나 자신을 위험에 빠뜨릴 때 IPV 피해자를 돌보는 데 큰 좌절감을 느낄 수 있다. 진행 과정은 느리지만 많은 여성이 학대하는 파트너를 떠나고 있다. 간호사의 역할은 판단하는 것이 아니라 적절한 치료를 제공하고, 안전 위험에 대한 환자의 현재 상황을 평가하고, 피해자가 선택하는 경우 변경할 수 있는 옵션과 리소스에 대한 인식을 전달하는 것이다. 우리는 환자의 자율성을 지원하고 희망을 제시하며 환자가 궁극적으로 폭력의 순환을 멈추기 위한 조치를 취할 수 있도록 권한을 부여하는 과정의 필수적인 부분이 될 수 있다.

인신매매 HUMAN TRAFFICKING

인신매매는 일반적으로 두 가지 광범위한 범주 중 하나로 분류된다. 성매매는 "상업적 성행위가 강제, 사기 또는 강압에 의해 유도되거나 그러한 행위를 성인이 아닌 사람이 수행한 경우"으로 정의된다. 노동 인신매매는 "무력, 사기 또는 강제를 사용하여 비자발적 노역에 복종할 목적으로 사람을 모집, 은닉, 운송, 제공 또는 노동 또는 서비스를 위해 획득하는 것, 작약, 부채 속박, 또는 노예"로 정의된다.

성매매에는 강제, 사기 또는 강압을 통해 매춘, 결혼 또는 음란물 제작에 참여하도록 유도하는 것이 포함된다. 노동 인신매매에는 건설, 식품 서비스, 미용실 서비스, 제조, 농업 및 가사 노동과 같은 산업에서의 강제 노동이 포함된다. 소수의 사람들이 장기 조달을 위해 인신매매된다. 인신매매의 유형에 관계없이 인신매매범의 목표는 경제적 이익이다. 인간을 파는 것은 매우 수익성이 높으며 연간 약 1,500억 달러를 벌어들인다. 성매매로 인해 약 990억 달러가 발생한다. 510억 달러는 노동 인신매매로 창출된다. 연간 이익에서 불법 무기 거래를 능가한 성매매는 이제 마약 밀매에 이어 두 번째로 높은 수익을 창출한다.

유병률 Prevalence

노예의 한 형태인 인신매매는 전 세계적인 문제이다. 2016년에는 하루에 4천만 명 이상의 희생자가 발생한 것으로 추정된다. 2011년에 전 세계적으로 인신매매된 것으로 확인된 사람들 중 40%는 노동을 강요 받았고, 53%는 성매매를 당했으며, 0.3%는 장기가 적출되었으며, 7%는 어린이들을 무장 전투에 투입하는 것과 같은 다른 형태의 인신매매를 경험했다. 영향을 받은 사람들의 70% 이상은 여성이었다. 미국에서 인신매매에 연루된 아동의 74%가 성매매를 목적으로 인신매매된다. 성 착취를 위해 인신매매된 사람들의 대다수는 여성인 반면, 남성이나 트랜스젠더는 더 적은 비율을 차지한다. 강제 노동을 위해 인신매매된 사람들의 3분의 2가 남성이다. 2016년 동안 미국의 다양한 연방 법 집행 기관은 3,800건 이상의 인신매매 사례를 조사했다. 미국, 멕시코, 필리핀은 인신매매의 상위 3개 국가로 확인되었다. 미국은 노동력과 성에 대한 높은 가격 때문에 인신매매자들이 선호하는 목적지 국가이기도 하다. 성매매 피해자 한 명이 인신매매범에게 하루 최대 750달러를 벌어들일 수 있게 해준다. 가령 누군가 제품을 판다면, 그들은 판매할 더 많은 제품을 얻기 위해 자신의 이익의 일부를 써야 한다. 그러나 사람이 성매매를 목적으로 팔려도 인신매매범은 추가 자금 지출 없이 계속해서 반복적으로 판매할 사람을 갖게 된다.

인신매매 vs 밀입국 Trafficking Versus Smuggling

인신매매는 밀입국과는 다르다. 밀입국은 "이민법을 고의적으로 회피하는 행위를 포함하여 미국으로 사람들을 수입하는 것"으로 정의된다. 이 범죄에는 불법 외국인을 미국으로 데려오는 것은 물론 이미 미국에 체류 중인 외국인을 불법적으로 운송하고 은닉하는 것도 포함된다. 밀입국은 사람의 운송을 포함하며 밀수되는 사람의 동의하에 이루어진다. 밀입국 대상자와 밀수업자 사이의 관계는 일반적으로 목적지에 도달하면 끝난다. 그러나 밀입국은 강제, 사기 또는 강압을 사용하는 경우 인신매매가 될 수 있다. 인신매매는 사람에 대한 착취를 포함하며 반드시 한 위치에서 다른 위치로 사람을 이동시키는 것을 포함하지는 않는다. 국경을 넘지 않는 국내 인신매매는 보안 검색대와의 상호작용이 없기 때문에 덜 복잡하고 식별 위험이 낮다. 희생자의 모든 운송은 공공 도로에서 개인 차량으로 수행될 수 있으며, 이는 한 사람이 쉽게 수행할 수 있다. 다수의 희생자가 관련된 대규모 작전이나 국경을 넘어 희생자를 이송하는 작업에는 잘 조직된 범죄 집단이 연루되었을 가능성이 높다.

모집 Recruitment

노동을 위해 인신매매된 사람들은 높은 임금과 기대하는 노동에 대한 더 나은 삶을 약속받을 수 있다. 어떤 경우에는 고용한 사람에게 엄청난 비용을 지불하고 작업 및/또는 교통 수단과 거주 장소를 마련한다. 그런 다음 그들은 빚을 갚기 위해 인신매매업자에게 임금 수령을 포기해야 한다. 단순히 약속한 임금을 받지 못하고 대신 거의 또는 전혀 받지 않고 장시간 노동을 해야 한다. 여성들이 노동을 위해 인신매매될 때, 그들은 종종 성적 학대도 받는다.

성매매를 목적으로 인신매매된 사람들은 결혼이나 사랑의 관계를 추구하다가 강제로 매춘을 하거나 음란물 제작에 참여하게 되었을 수 있다. 인터넷은 특히 어린이와 청소년을 대상으로 인신매매를 조장한다. 사악한 계획을 가진 누군가가 인터넷에서 어린이를 표적으로 삼고 친구가 된 다음 시간이 지남에 따라 속옷이나 벗은 사진을 공유하도록 강요하고 조작할 수 있다. 일단 첫 번째 사진이 입수되면, 아동에게 협조하지 않으면 이미지를 아동의 친구 및 가족과 공유할 것이라고 말함으로써 아동에게 점점 더 노골적인 사진과 비디오를 보내도록 강요한다. 인신매매범은 영리를 목적으로 아동이 성행위를 하는 것을 실시간으로 스트리밍하거나 아동에게 성행위를 하도록 강요할 수 있으며, 이때 아동은 더 많은 피해를 입게 된다. "포주" 인신매매범에게는 이러한 한 명의 피해 여아가 있을 수도 있고, 여러 희생자와 함께 대규모 작업을 수행하고 있을 수도 있다.

인신매매범은 남성일 수도 있고 여성일 수도 있다. 대부분의 가해자는 남성이지만 전 세계적으로 유죄 판결을 받은 인신매매범의 30%가 여성이다. 부부는 인신매매 대상자를 모집하기 위해 함께 일할 수 있으며 가족은 다른 가족 구성원을 인신매매할 수도 있다. 인신매매범은 피해자의 신뢰를 얻는 데 능숙하며 정직한 지역사회 시민으로 보일 수 있다. 피해자는 신체적 폭력, 심리적 학대, 두려움, 수치심, 거짓말을 통해 통제된다. 여권과 같은 법적 서류를 가져갈 수 있다. 피해자는 자신이 속한 국가의 언어를 구사하지 못하고 당국을 불신하여 더욱 고립될 수 있다. 많은 경우 피해자들은 쉽게 통제할 수 있도록 추가적인 수단으로 약물을 사용해야 한다. 그들은 또한 인신매매의 심리적 영향을 피하기 위해 마약을 사용할 수도 있다. 불행히도, 피해자가 약물을 사용하면 자신에게 무슨 일이 일어나고 있는지 다른 사람에게 말할 때 그들이 믿을 가능성이 낮아진다. 미국에서 특히 인신매매의 위험에 처한 인구에는 임시 비자로 미국에 있는 다른 국가의 노동자, 이주 노동자, 서류 미비자, 영어 능력이 제한된 사람이 포함된다. 가출이나 집이 없는 아이들도 매우 취약하다. 그들은 단지 생존을 위해 음식이나 거주지에 대한 지불을 위해 섹스에 참여하도록 강요받을 수 있다. 추가 위험 인구에는 장애가 있는 사람들이 포함된다. 레즈비언, 게이, 트랜스젠더, 질문(또는 퀴어) 또는 인터섹스(LGBTQI)인 개인; 알래스카 원주민; 그리고 아메리칸 인디언 등도 해당된다.

신분 확인/피해자 식별 Identification

응급실 직원은 인신매매 피해자를 식별하는 중요한 위치에 있다. 연구에 따르면 피해자의 87% 이상이 인신매매되는 동안 병원을 방문했으며, 대부분은 응급실을 통한 내원으로 인신매매 피해자는 다양한 증상을 나타낸다. 성인 피해자의 3분의 2 이상과 아동 피해자의 절반 이상이 성병에 걸렸다고 보고했다. 성인의 80% 이상과 어린이의 70% 이상이 인신매매 기간 동안 마약이나 알코올을 사용했다. 대부분의 사람은 어떤 종류의 신체적 또는 성적 폭력이나 폭행을 경험한다. 그들은 종종 치료되지 않은 상태, 부족한 영양상태, 위장관 문제 및 치아손실의 문제가 있다. 심리적 효과는 또한 파괴적이어서 성인 피해자의 96% 이상이 우울증, 불안, 스트레스, 양극성 장애, 죄책감, 수치심, 회상, 악몽, 자살 시도와 같은 적어도 하나의 정신 건강 증상을 나타낸다. 인신매매된 여성들은 하루 평균 13번 성매매를 하고 있으며 일부는 훨씬 더 많다고 보고된다. 당연히 이러한 여성들은 임신, 유산, 낙태와 같은 생식기계 건강 문제를 자주 경험한다. 일부 여성들은 임신 중에 이익 가치가 떨어질 수 있기 때문에 낙태를 강요받는다. 인신매매와 관련된 학대의 잠재적인 건강 결과에 대한 추가 정보는 **표 49-1**을 참고한다.

응급 간호사는 응급실에 동반하는 사람과 환자의 상호작용과 관련된 위험 신호를 찾는 것이 중요하다. 예를 들어, 환자를 대신해 질문에 대한 답변을 하거나 환자의 곁을 떠나기를 거부하거나 환자의 신원과 관련된 모든 문서를 소유하고 있는 경우 이러한 행동이 의심을 불러일으킬 수 있다. 철저한 병력과 신체 검사도 인신매매 피해자를 식별하는 데 중요하다. 위협, 두려움, 수치심, 죄책감 및/또는 언어 장벽으로 인해 피해자는 자신의 곤경을 자발적으로 보고하는 경우가 거의 없다.

표 49-1 신체적 성적, 정서적 학대 및 물질 사용/오남용과 인신매매로 인한 잠재적 관련 결과

학대와 위험의 형태	잠재적 건강 결과[†]
신체적 학대	
신체적 결핍(수면, 식욕, 빛, 기본 필수품)	피로, 탈진
신체적 구속 또는 감금	영양불량, 영양실조, 기아
의료 또는 기타 필수 치료 보류	장애, 신체적, 정서적
신체적 폭행	급성 또는 만성 상해/부상
살인	사망
성적 학대	
강간	성매개 질환
강제 매춘	요로감염
강제적 보호되지 않은 성관계	생리주기의 변화
강제 TOP, 안전하지 않은 TOP	성관계 중 급성 또는 만성 통증
성적 굴욕	질 손상
경구 피임약 또는 기타 피임법의 강제 남용	원치 않는 임신 안전하지 않은 TOP 합병증 과민성대장증후군, 스트레스 증후군
정서적 학대	
위협	우울, 불안 및 동요/공격성
거짓말, 속임수 협박	자살충동, 자해, 자살
감정 조작	기억상실, 해리
안전하지 않고 예측 불가능하고 통제할 수 없는 사건 및 환경	신체적 불만
격리 및 강제적 종속	면역 억제
	다른 사람이나 자신에 대한 신뢰 상실, 정체성과 자존감의 문제 또는 변화, 죄책감, 수치심, 친밀한 관계의 어려움

–계속

표 49-1 신체적 성적, 정서적 학대 및 물질 사용/오남용과 인신매매로 인한 잠재적 관련 결과[a]

학대와 위험의 형태	잠재적 건강 결과[†]
물질 사용/오남용	
마약과 알코올의 강제적 사용	물질 중독 및 의존
	약물 또는 알코올 과다 복용
	알코올 및 약물 사용의 직접적인 건강 영향 및 합병증
사회적 제약과 소외	
이동 시간 및 활동 제한	우울과 불안
잦은 이동	치료 부족 또는 치료 지연과 관련된 건강 악화 및 기존 건강 문제
의료 및 기타 서비스에 대한 접근 거부 또는 통제	이용 가능한 의료 서비스로부터의 소외
문화적 및 사회적 배제	학대자 또는 착취적 고용주에 대한 신체적 심리적 의존 증가
공공 서비스, 법률 지원 및 의료에 대한 제한된 접근	건강하지 못한 대처 전략 채택
대중의 차별과 낙인	
수입 감소 및 협상력 약화	
경제적 착취	
계약된 노예	기본적 생필품과 건강관리를 감당할 수 없음
여행서류, 주택, 음식, 의복, 콘돔, 건강관리, 기타 기본 생필품에 대한 고리대금	잠재적으로 위험한 자가투약 또는 투약 포기
수익 통제 및 몰수	성병 및 기타 감염, 업무 관련 부상에 대한 취약성 증가
(임금) 수입을 방해하기 위해 피해자를 당국에 넘김	소득이 충분하지 않거나 소득을 원청징수하거나 도주 시도에 대한 물리적 또는 경제적 보복
금전적 요구를 충족시키기 위해 오랜시간, 많은 수의 고객 성적 위험을 강요하거나 수용시킴	
법적 불안정성	
여행서류, 여권, 티켓 및 기타 중요한 문서의 압수	위험한 상황에 대한 노출, 인신매매업자 및 고용주에 대한 의존
당국에 노출될 위협	급성, 만성 및 예방 치료를 위한 의료 서비스에 대한 접근성 부족
법적 지위의 은폐	당국에 대한 두려움
노동및 생활환경의 열악함	
학대적인 근무시간 및 관행	부상
위험한 작업 및 생활 조건	감염, 기생충 및 전염병에 대한 취약성
학대적인 대인관계, 개인안전의 결여	탈진, 탈수, 영양부족 및 기아
동의 없는 마케팅 또는 판매 착취	

TOP, 임신 중절

a Adapted from Zimmerman C. *Trafficking in Women. The Health of Women in Post-Trafficking Services in Europe Who Were Trafficked Into Prostitution or Sexually Abused as Domestic Laborers* [PhD thesis]. University of London; 2007. https://www.annemergmed.com/article/S0196-0644(16)30054-3/fulltext

b 학대의 많은 형태는 그 결과가 서로 겹치며 특히 부병적인 정신건강결과는 종종 각기 다른 형태의 학대로 인해 발생한다. 반복을 피하기 위해 주로 심리적 학대에서 강조되어 설명한다.

병력/기록 청취 Obtaining a History

환자와 이야기할 때 비판단적이고 문화적으로 민감한 접근 방식을 유지한다. 비밀을 유지하면서 사적인 영역에서 질병이나 부상을 둘러싼 사건의 포괄적인 이력을 확인한다. 직접적인 인용문을 사용하여 환자의 병력을 기록 문서화한다. 신뢰를 구축하는 것이 중요하다. 환자가 영어를 구사하지 못하는 경우 전문 통역사를 사용한다. 응급실에 환자를 동반한 사람이 인신매매범이거나 인신매매범과 함께 일하는 사람이 통역사인 경우 환자는 자신의 상황을 공개할 기회가 거부된다. 상충되는 이야기, 부상과 일치하지 않는 이력, 다른 사람의 동의 없이 말하거나 결정하기를 꺼리는 것, 자신의 상황에 대한 지식 부족이 위험 신호이다.

신체검사 Physical Examination

치료하지 않은 상처나 골절과 같은 학대의 징후를 평가한다. 신체 지도는 부상의 크기, 색상 및 위치를 문서화하는 데 사용해야 한다. 성병, 요로 감염 또는 성폭행이나 강제 낙태로 인한 부상의 징후를 평가한다. 노동 인신매매 피해자는 안전하지 않은 작업 환경으로 인해 시각 또는 청각 문제, 호흡기 합병증 또는 피부 문제를 나타낼 수 있다. 피해자는 과밀하거나 비위생적인 환경에서 생활함으로써 결핵이나 간염과 같은 질병에 걸릴 수도 있다. 많은 인신매매 피해자는 약물 및/또는 알코올을 남용하며 공황 발작을 일으키거나 과잉 경계, 외상 후 스트레스 장애(PTSD, posttraumatic stress disorder) 또는 불안을 나타낼 수 있다. 일부 피해자는 자신이 상품임을 나타내는 바코드, "소유자"의 이름이나 이니셜 또는 가격을 나타낼 수 있는 다양한 통화 기호와 같은 낙인이나 문신을 가지고 있다.

장기 적출/밀수 Organ Removal

장기 적출을 위해 인신매매된 사람의 비율은 적지만 응급 간호사는 불법적으로 적출된 장기의 기증자 또는 수혜자였던 환자를 만날 수 있다. 장기 기증자는 "무력 사용, 강압, 납치, 사기, 기만, 권력 남용 또는 취약한 위치의 위협, 또는 장기 적출을 포함한 착취의 목적으로 피해자를 통제하는 사람의 동의를 얻어야 한다." 세계보건기구(WHO) 지침과 기타 다양한 전 세계 조직의 프로토콜은 장기를 금전적 또는 기타 보상 없이 기증할 것을 요구하고 금전적 이득을 위한 상품으로 장기를 사용하는 것을 금지하고 있다. 이식을 위한 장기에 대한 수요가 공급을 훨씬 초과하여 수익성 있는 시장을 창출한다. 2011년에는 장기 거래로 연간 12억 달러의 이익이 발생하는 것으로 추산되었다. 일반적으로 가난하고 교육을 받지 못한 피해자는 신장에 대해 거액의 돈을 약속 받을 수 있지만 약속된 것보다 아무것도 받지 못하거나 훨씬 적게 받을 수 있다. 종종 절차의 전체 위험에 대해 알지 못하며 "다시 자랄 것입니다."와 같은 거짓말을 듣게 될 수도 있다. 또한 수술 후 치료를 거의 받지 않는다. 장기 기증자들은 주로 매우 가난한 국가 출신인 반면 수혜자는 북미, 유럽, 근동과 같은 부유한 국가 출신인 경우가 대부분이다. 신장 이식이 필요한 사람은 장기가 어떻게 조달되었는지에 대한 자세한 내용을 알지 못하고 이식을 위해 해외로 여행을 떠날 수도 있고, 극심한 빈곤에 처한 사람에게 신장을 제공하는 것이 상호 이익이 된다고 생각할 수도 있다.

밀매된 장기를 제공하거나 받은 사람은 적절한 의료나 약물 치료를 받지 않은 채 최근에 제거 또는 이식된 장기를 가지고 응급실에 예고 없이 나타날 수 있다. 그들은 절차에 관한 적절한 의료 기록이 부족할 수 있으며 세부 사항에 대해 논의하기를 꺼릴 수 있다. 간염, 인간 면역 결핍 바이러스(HIV), 패혈증, 농양 또는 이식 실패와 같은 감염 또는 기타 합병증이 있을 수 있다. 수혜자는 인신매매자로 간주되지 않으며 수혜자와 기증자 모두 적절한 의료 서비스를 받아야 한다.

보고 Reporting

모든 50개 주와 미국 영토에서는 노동 또는 성매매를 위한 아동 인신매매를 포함하여 의심되는 아동 학대를 보고하도록 의무화하고 있다. 18세 이상 성인 학대 신고에 관한 법률은 주마다 다르다. 성인 환자의 인신매매를 보고할 법적 의무가 없는 경우 환자와 보고의 위험과 이점에 대해 논의한다. 당국에 보고하는 것과 관련된 결정을 지원한다.

환자가 안전 계획을 수립하도록 돕고 환자를 지원할 수 있는 지역 및 국가 자원에 대한 정보를 제공한다. 다학제 간 접근은 환자에게 유익하다(그림 49-11). 정신 건강 전문가, 사회 서비스 제공자, 옹호자, 중독 전문가, 지역사회 기반 전문가를 음식, 주택 및 법률 서비스에 참여시키면 환자가 결정을 내린 후 성공적으로 떠나는 데 필요한 도구를 이용할 수 있다. 국가 자원은 피해자가 한 지역에서 다른 지역으로 이동할 수 있기 때문에 중요하다. 국립인신매매자원센터(NHTRC, National

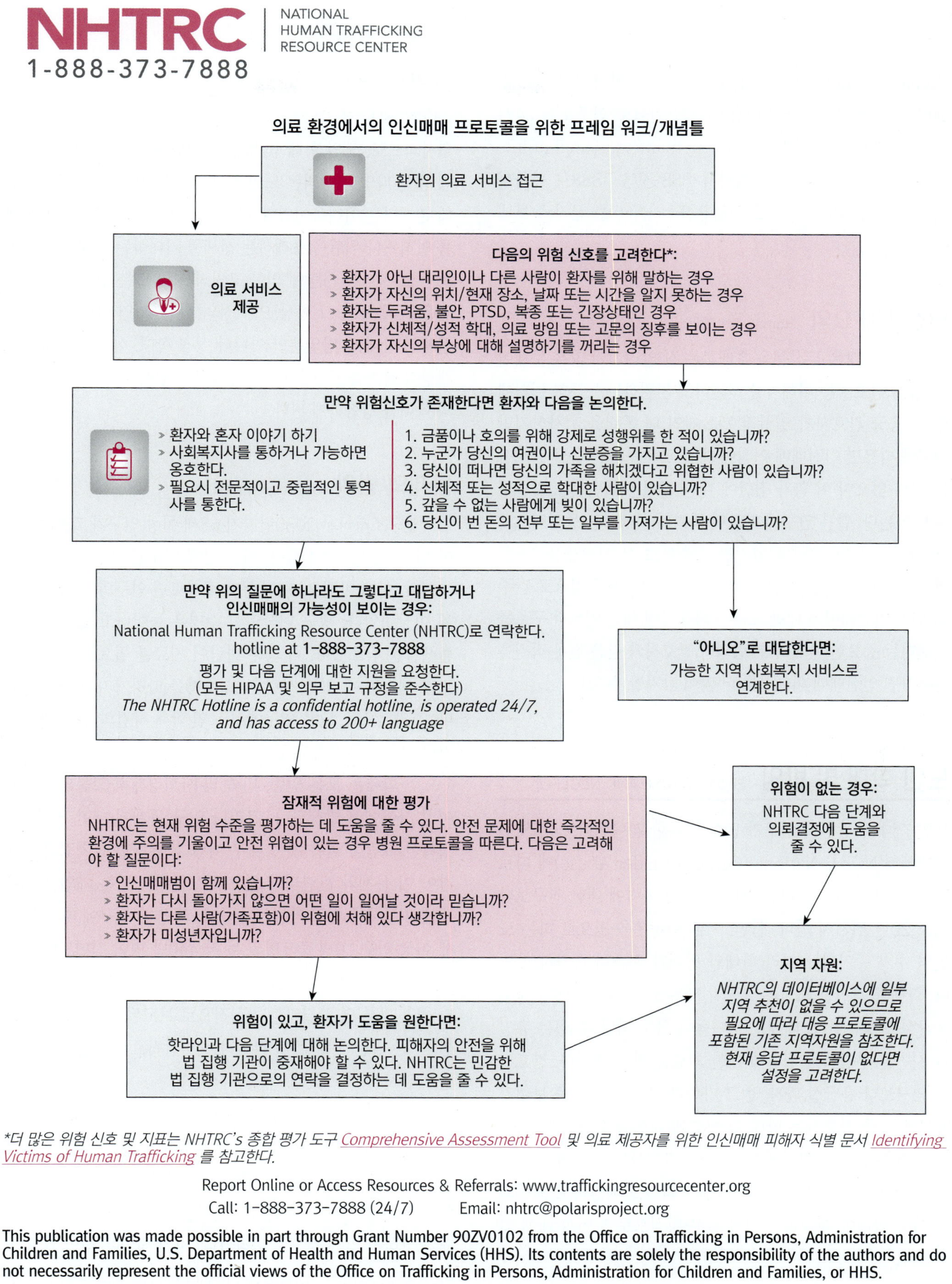

NATIONAL HUMAN TRAFFICKING RESOURCE CENTER

의료 환경에서의 인신매매 프로토콜을 위한 프레임 워크/개념틀

환자의 의료 서비스 접근

의료 서비스 제공

다음의 위험 신호를 고려한다*:

- 환자가 아닌 대리인이나 다른 사람이 환자를 위해 말하는 경우
- 환자가 자신의 위치/현재 장소, 날짜 또는 시간을 알지 못하는 경우
- 환자는 두려움, 불안, PTSD, 복종 또는 긴장상태인 경우
- 환자가 신체적/성적 학대, 의료 방임 또는 고문의 징후를 보이는 경우
- 환자가 자신의 부상에 대해 설명하기를 꺼리는 경우

만약 위험신호가 존재한다면 환자와 다음을 논의한다.

- 환자와 혼자 이야기 하기
- 사회복지사를 통하거나 가능하면 옹호한다.
- 필요시 전문적이고 중립적인 통역사를 통한다.

1. 금품이나 호의를 위해 강제로 성행위를 한 적이 있습니까?
2. 누군가 당신의 여권이나 신분증을 가지고 있습니까?
3. 당신이 떠나면 당신의 가족을 해치겠다고 위협한 사람이 있습니까?
4. 신체적 또는 성적으로 학대한 사람이 있습니까?
5. 갚을 수 없는 사람에게 빚이 있습니까?
6. 당신이 번 돈의 전부 또는 일부를 가져가는 사람이 있습니까?

만약 위의 질문에 하나라도 그렇다고 대답하거나 인신매매의 가능성이 보이는 경우:

National Human Trafficking Resource Center (NHTRC)로 연락한다.
hotline at 1-888-373-7888
평가 및 다음 단계에 대한 지원을 요청한다.
(모든 HIPAA 및 의무 보고 규정을 준수한다)
The NHTRC Hotline is a confidential hotline, is operated 24/7, and has access to 200+ language

"아니오"로 대답한다면:

가능한 지역 사회복지 서비스로 연계한다.

잠재적 위험에 대한 평가

NHTRC는 현재 위험 수준을 평가하는 데 도움을 줄 수 있다. 안전 문제에 대한 즉각적인 환경에 주의를 기울이고 안전 위협이 있는 경우 병원 프로토콜을 따른다. 다음은 고려해야 할 질문이다:

- 인신매매범이 함께 있습니까?
- 환자가 다시 돌아가지 않으면 어떤 일이 일어날 것이라 믿습니까?
- 환자는 다른 사람(가족포함)이 위험에 처해 있다 생각합니까?
- 환자가 미성년자입니까?

위험이 없는 경우:

NHTRC 다음 단계와 의뢰결정에 도움을 줄 수 있다.

위험이 있고, 환자가 도움을 원한다면:

핫라인과 다음 단계에 대해 논의한다. 피해자의 안전을 위해 법 집행 기관이 중재해야 할 수 있다. NHTRC는 민감한 법 집행 기관으로의 연락을 결정하는 데 도움을 줄 수 있다.

지역 자원:

NHTRC의 데이터베이스에 일부 지역 추천이 없을 수 있으므로 필요에 따라 대응 프로토콜에 포함된 기존 지역자원을 참조한다. 현재 응답 프로토콜이 없다면 설정을 고려한다.

**더 많은 위험 신호 및 지표는 NHTRC's 종합 평가 도구 Comprehensive Assessment Tool 및 의료 제공자를 위한 인신매매 피해자 식별 문서 Identifying Victims of Human Trafficking 를 참고한다.*

Report Online or Access Resources & Referrals: www.traffickingresourcecenter.org
Call: 1-888-373-7888 (24/7) Email: nhtrc@polarisproject.org

This publication was made possible in part through Grant Number 90ZV0102 from the Office on Trafficking in Persons, Administration for Children and Families, U.S. Department of Health and Human Services (HHS). Its contents are solely the responsibility of the authors and do not necessarily represent the official views of the Office on Trafficking in Persons, Administration for Children and Families, or HHS.

그림 49-11 의료 환경에서의 인신매매 프로토콜을 위한 프레임워크. *HIPAA,* Health Insurance Portability and Accountability Act of 1996년 건강 보험 이동성 및 책임법; *PTSD,* 외상 후 스트레스 장애

(From National Human Trafficking Resource Center. Framework for a human trafficking protocol in health care settings. Polaris, 2010. https://humantraffickinghotline.org/resources/framework-human-trafficking-protocol-healthcare-settings. Updated February 2016. Accessed June 7, 2019.)

Human Trafficking Resource Center)는 핫라인 및 리소스 센터로 전국 어디서나 200개 이상의 언어로 연중무휴 24시간 이용 가능하다. 직원은 www.humantraffickinghotline.org에서 실시간 채팅을 하거나 1-888-373-7888로 전화하거나 233733(BeFree)으로 HELP 또는 INFO를 문자로 보낼 수 있다.

인신매매 요약 Human Trafficking Summary

인신매매는 많은 부작용을 초래하는 잘 알려지지 않은 문제이다. 응급 간호사는 피해자를 식별하고 지원하는 독특한 위치에 있다. 응급 간호사가 일상적으로 개인 내 폭력을 검사하지만 연구에 따르면 인신매매 인식에 대한 교육을 받은 응급 간호사는 거의 없으며 이 환자 집단에 대한 선별은 일반적으로 발생하지 않는다. 같은 연구에 따르면 폭력의 희생자는 동정적으로 "허약한" 것으로 간주되었지만 매춘부로 본 사람들은 "거친 라이프 스타일" 및 "자신의 생활 방식을 선택한" 것으로 간주되었다. 인신매매에 대한 교육은 피해자에 대한 인식과 구조를 개선하는 중요한 단계이다. 법의학 간호사와 같은 전문 직원을 활용하면 인신매매 피해자를 더 많이 탐지할 수 있다.

노인 학대 및 방임 ELDER ABUSE AND NEGLECT

노인 학대와 방임은 연구가 많이 부족한 분야이다. 국립노인학대센터(NCEA, National Center of Elder Abuse)에 따르면 이 분야의 연구는 아동 학대 및 가정 폭력에 대한 연구보다 최소 20년 뒤쳐져 있다. 한편, 의존적 돌봄을 필요로 하는 노인의 수가 증가함에 따라 학대와 방치가 꾸준히 증가하고 있다. 학대를 경험한 노인은 그렇지 않은 노인보다 두 배나 자주 응급실을 방문한다. 때때로 노인들이 집을 떠날 수 있는 유일한 시간은 부상이나 질병에 대한 치료를 받을 때이다. 간호사는 의사보다 응급실 환자 및 그 가족과 더 많은 시간을 보내기 때문에 응급 간호사는 학대 및 방임에 대한 위험 신호를 식별할 수 있는 고유한 위치에 있다. 응급 간호사는 이 문제의 범위와 위험 요소에 대한 민감도와 높은 의식을 배양하고 의심되는 아동 학대에 대처하는 것과 같은 방식으로 노인 학대에 접근한다.

노인 학대 및 방임의 정의

Defining Elder Abuse and Neglect

역사적으로, 노인 학대 및 방임에 대한 다양한 정의와 "노인"에 대한 다양한 정의는 노인 학대 및 방임의 만연을 결정하는 데 존재하는 어려움이었다. CDC는 노인 학대를 "노인에게 해를 입히거나 위험을 초래하는 신뢰를 기대하는 관계에 있는 간병인 또는 다른 사람에 의한 고의적 행위 또는 행동 불이행(노인은 60세 또는 그 이상)으로 정의"한다. 노인 학대 및 방임은 신체적 학대 및 방임뿐만 아니라 성적 학대, 심리적 학대 또는 재정적 착취를 포함할 수 있다. 많은 노인은 한 가지 유형 이상의 학대를 경험하게 된다.

문제의 범위 Scope of the Problem

미국인구조사국은 2030년까지 65세 이상 인구가 7,300만 명이 넘을 것으로 추정한다. 이는 전체 인구의 20%에 해당하는 수치다. 이에 비해 2012년 통계에 따르면 인구의 14%만이 65세 이상이었다. 평균 미국인의 수명은 늘어나고 있지만 미국 출생률은 감소했다. 더 많은 사람이 치료를 필요로 하지만 치료를 제공할 수 있는 사람은 그 숫자를 따라가지 못하는 실태다. 결과적으로, 많은 연구에서 노인 학대 사건의 수가 계속 증가할 것이라 추정하고 있다.

노인 학대는 모든 인종, 민족 및 사회경제적 그룹의 남성과 여성 사이에서 발생한다. 그러나 인구 통계에 대한 명확하고 정확한 그림을 얻는 것은 매우 어렵다. 상당한 수치심과 당혹감이 이 문제와 관련되어 있으므로 학대를 받는 개인은 가족 내에서 문제를 숨길 가능성이 높다. 최근 한 연구에 따르면 70세 이상 인구 10명 중 1명 또는 약 440만 명이 전년도에 어떤 형태로든 신체적, 성적 또는 심리적 학대를 경험한 것으로 나타났다. 다른 연구 결과는 공식적으로 보고된 학대 사례가 "훨씬 더 큰 빙산의 일각"일 뿐이라는 일반적으로 통용되는 이론을 확인시켜 주고 있다.

예를 들어, 전국 노인 학대 연구(National Elder Mistreatment Study)에서는 60세 이상 성인의 5.2%가 금전적 학대를 경험했다고 밝혔지만, 후속 연구에 따르면 놀랍게도 발생한 사건의 87.5%가 가족, 친구 또는 지인이 가해자가 되었을 때 보고하지 않은 것으로 나타났다. 자기 방임은 성인 보호 서비스(APS, Adult Protective Services)에 보고되는 가장 흔한 학대 유형이다. 그러나 방임은 간병인에 의해 자행될 수도 있다. 요양원 및 주거 요양원의 거주자라도 학대와 방임에서 자유롭지 않다. 이러한 시설에서 가장 흔히 보고되는 학대 유형은 심리적/언어적 학대이며, 그다음이 신체적 학대이다. 성적 학대는 또한 요양원과 주거 환경 모두에서 보고되며 가장 적게 보고되는 유형의 학대이다. 가해자는 직원 또는 기타 거주자일 수 있다.

대부분의 연구에 따르면 학대의 위험은 나이가 들수록 감소한다. 70세 미만의 사람은 70세 이상의 사람보다 학대를 경험할 가능성이 더 크다. 신체적 또는 인지적 장애가 있고 일상생활 활동에 대한 도움을 다른 사람에게 의존하면 학대의 위험이 증가하고 사회적 지원 부족 및 저소득도 마찬가지이다. 학대나 방임을 경험한 노인은 학대 받지 않은 노인보다 조기 사망할 위험이 더 높다. 그들은 또한 우울증, 불안, 자살 충동 및 전반적인 건강 악화를 경험할 가능성이 더 높다.

학대 가해자는 모든 연령의 남성 또는 여성일 수 있지만 가장 일반적으로 가해자는 30세에서 59세 사이로 나타난다. 여성은 언어 폭력과 일부 신체적 폭력의 가해자가 될 가능성이 더 높은 반면 남성은 피해자가 더 심한 신체적 폭행을 당할 가능성이 더 높다. 가해자에 의한 약물 및 알코올 남용은 흔한 발견이다. 가해자는 다양한 방식으로 관련되어 있거나 혈연이 아닌 간병인일 수 있지만, 약 25%의 경우 가해자는 피해자의 배우자로 드러났다. 성인 아들도 종종 가해자로 밝혀진다.

문제의 근원 Origin of the Problem

네 가지 주요 이론인 역할 이론, 세대 전이론, 정신병리학 이론 및 스트레스를 받는 간병인(간병인-스트레스 이론) 이론으로 노인 학대를 설명할 수 있다.

역할 이론 Role Theory

부모가 나이를 먹고 더 어린아이처럼 될수록 자녀는 부모의 역할을 떠맡아야 한다. 한때 자녀를 도왔던 부모가 이제는 그 자녀의 명령을 따라야 하고 이러한 역할 반전의 심리적 효과는 두 세대 모두에게 중요한 변화를 만든다. 역할 갈등이 있을 때 남용의 가능성이 상당히 증가한다. 많은 가족 간병인은 자신의 자녀를 돌보는 동시에 연로한 부모나 배우자의 부모를 돌보는 것 사이에 "샌드위치"상황이 되어 추가적인 스트레스와 역할 갈등을 유발하는 상황이 초래된다.

세대 전이론 Transgenerational Theory

기본 철학은 폭력이 학습된 행동이라는 것이다. 공격적인 행동이 삶의 일부인 가정에서 아이가 자라면 아이는 비슷한 행동을 보이게 된다. 부모가 아이를 학대했다면 아이는 양육자로서 보복으로 부모를 학대한다.

정신병리학 이론 Psychopathology Theory

정신 질환이나 약물 또는 알코올 의존과 같은 심리적 문제로 인한 충동 조절의 변화는 노인을 학대의 위험에 더 많이 노출시킨다.

간병인/보호자-스트레스 이론 Stressed-Caregiver Theory

이것은 노인에게 장기요양을 제공하는 간호사나 가족 간병인이 할 수 있는 한 쉽게 책임을 남용할 수 있는 영역 중 하나이다. 스트레스를 받는 간병인은 제한된 내부 자원을 가지고 있다. 건강 관리 환경과 관련된 스트레스와 개인 및 가족 생활의 스트레스는 간병인으로 하여금 노인에 대한 학대를 통해 스트레스를 표현하도록 할 수 있다.

노인 학대의 주요 범주 Primary Categories of Elder Maltreatment

신체적 학대는 "급성 또는 만성 질환, 신체적 상해, 신체적 통증, 기능적 손상, 고통 또는 사망을 초래하는 신체적 힘의 의도적인 사용"이다. 때리기, 밀치기, 치기, 구타, 발로 차기, 잘못된 자세 지정, 꼬집기, 화상, 물기, 과용 또는 과소 투약, 또는 부적절한 구속 사용으로 인해 부상이 발생한다. 신체적 학대의 징후에는 팔이나 목 주위의 타박상 또는 움켜쥔 자국, 열상, 골절, 손목 및/또는 발목의 로프 자국 또는 부푼 자국 등이 있다.

성적 학대는 "노인과의 모든 종류의 강제 및/또는 원치 않는 성적 상호작용(만지거나 만지지 않는 행위)"을 의미한다. 여기에는 옷 아래 또는 위의 손가락, 성기 또는 기타 물체로 성기를 원치 않거나 강제로 접촉하거나 입과 성기를 접촉하는 것이 포함될 수 있다. 또한 노인에게 포르노를 시청하도록 강요하거나 노인의 성 관련 노골적인 사진 촬영, 관음증 또는 성희롱을 포함할 수 있다. 징후에는 설명할 수 없는 생식기 또는 항문 출혈 또는 멍, 유방의 멍 또는 성병 감염이 포함된다. 성적 학대를 받은 노인은 우울증, 위축, 불안 또는 특정 사람이나 장소에 대한 두려움과 같은 갑작스러운 성격 변화를 보일 수도 있다.

방임은 "간병인 또는 기타 책임자가 노인을 해로부터 보호하지 못하거나 필수 의료, 영양, 수분 공급, 위생, 의복, 일상생활의 기본 활동 또는 피난처에 대한 요구를 충족시키지 못하여 건강과 안전에 심각한 위험이 있는 상태"이다. 방임의 징후로는 탈수, 영양실조, 욕창, 개인 위생 불량 등이 있다.

자기 방임은 자신의 건강이나 안전을 위협하는 노인의 행동을 포함한다. 피해자는 대개 우울하거나 혼란스럽거나 극도로 허약한 상태로 정신적으로 유능한 노인이 자신의 건강이나 안전을 위협하는 행위에 참여하기 위해 의식적이고 자발적인 결정을 내리는 상황은 제외된다.

심리적 또는 정서적 학대는 "노인과 신뢰 관계에 있는 간병인 또는 기타 사람이 자행하는 고뇌, 정신적 고통, 두려움 또는 고통을 초래하는 언어적 또는 비언어적 행동"으로 정의된다. 여기에는 언어적 공격성, 위협 및 굴욕을 사용하는 것이 포함된다. 예로 노인의 재산이나 서비스를 박탈하거나, 요양원에 입원시키거나, 재정 지원을 중단하겠다고 위협하는 행위 부당한 요구를 하는 것; 고의적으로 노인을 무시하는 행동, 가족, 친구 또는 활동에서 노인을 격리/고립하는 것이 있다. 심리적 학대를 암시하는 발견에는 의사소통이 없고 반응이 없는 노인이 있다. 부당하게 두렵거나 의심스러운 사회적 접촉에 대한 관심 부족; 만성적인 신체적 또는 정신적 건강 문제가 있다. 또는 정서적 고통, 고통 및 회피를 나타낸다.

개인의 권리를 침해하는 것은 양도할 수 없는 권리(예: 개인의 자유, 개인 재산, 언론의 자유, 사생활, 투표)를 박탈하는 것이다.

유기는 "합리적인 사람이 계속해서 보살핌과 양육을 제공할 수 있는 상황에서 노인을 돌보거나 양육하는 사람이 노인을 버리거나 고의적으로 무시하는 것"이다.

재정적 학대/착취는 "간병인이나 신뢰하는 관계에 있는 다른 사람이 노인이 아닌 다른 사람의 이익을 위해 노인 개인의 자원을 불법, 무단 또는 부적절하게 사용하는 것"이다. 여기에는 자금 오용, 경미한 절도, 물질적 착취, 계약서에 서명하도록 장로에게 강요, 청구서를 지불하지 않거나 장로가 재산을 몰수할 능력이 없다고 선언하는 것이 포함된다. 여기에는 장로가 재정 기록이나 보험 정보와 같이 합법적으로 접근할 수 있는 정보에 접근하지 못하게 하는 것도 포함될 수 있다. 이러한 유형의 착취는 가족 간병인에게만 발생하는 것이 아니다. 혼란스럽거나 오해의 소지가 있는 우편이나 전화를 통해 노인을 이용하는 개인이나 기업(예: 여러 잡지를 구독하거나 수표에 있는 서명이 요청하지 않은 서비스에 대한 계약이거나 매우 높은 이율의 대출임을 깨닫지 못한 메일) 역시 착취의 가해자로 볼 수 있다.

학대의 위험 요인 Risk Factors for Maltreatment

위험 요인은 경제적, 간병인 관련, 사회적 및 신체적 등 4가지 범주로 나눌 수 있다. 경제적 상황의 예는 관련 재정 문제와 함께 비좁은 환경에서 생활하는 스트레스일 수 있다. 간병인 요인은 연약하고 아픈 노인의 복잡한 요구를 다루는 간병인의 경험 부족일 수 있다. 간병인의 정신 질환; 그리고 "샌드위치 세대"로 돌봄 중복으로 인한 스트레스, 가정에 노인이 추가되면 가정에 어린 자녀가 있는 간병인에게 갑작스럽고 원치 않는 예기치 않은 의존성 등이 원인이 되기도 한다. 간병인에 대한 의존도가 높을수록 학대의 위험이 커진다. 사회적 요인은 부모가 아동을 학대하고 아동이 성인이 되어 부모를 학대하는 역할 반전에서 볼 수 있다. 신체적 요인에는 간병인 또는 노인의 고령, 노인 또는 간병인의 알코올 또는 약물 남용이 포함될 수 있다. 연구에 따르면 어린 시절에 성적 또는 정서적 학대를 경험한 사람은 노인이 되어서도 학대를 받을 위험이 더 높다.

학대의 단서 인식하기 Recognizing Clues of Maltreatment

응급실에서 노인 학대 또는 방치를 식별하는 것은 여러 가지 이유로 어렵다. 노화 과정, 동반 질환 및 일부 약물은 종종 남용이 없는 경우에도 골절 및 멍의 가능성을 높여 우발적 부상과 입은 부상을 구별하기 어렵게 만든다. 노인들은 학대나 방임에 대해 소리를 지르는 것을 꺼리거나 학대자의 보복을 두려워하거나 학대자를 보호하려는 욕구의 결과로 나타날 수 있다. 또한 학대자가 치료를 위해 의지하는 사람인 경우 독립성을 잃거나 요양원에 보내지는 것을 두려워할 수 있다. 일부 노인들은 일어난 일을 누군가에게 말할 정신적 능력이 없을 수 있다. 응급실의 의사와 간호사는 일반적으로 노인 학대 식별에 대한 정규 교육이 부족하다. 연구에 따르면 응급 의사는 응급실에서 평가된 60세 이상의 환자 중 0.02% 미만에서 노인 학대를 공식적으로 진단했으며, 이는 학대 또는 방임을 경험한 추정 유병률 10%보다 훨씬 낮은 수치이다.

학대의 단서는 환자의 병력 검토 중, 신체 평가 중 및/또는 환자의 심리적 상태에 의해 감지될 수 있다.

병력은 그 사람의 정확한 단어로 인용 부호로 기록되어야 하며 가족이나 간병인이 없는 곳에서 개인적으로 환자로부터 입수해야 한다.

가족이나 간병인이 학대의 가해자가 되는 경우가 많다. 환자는 학대자 앞에서 학대에 대한 세부 사항을 공유하는 것을 꺼리거나 경험한 세부 사항으로 가족에게 부담을 주고 싶지 않을 수 있다. 의심되는 학대자와 대화할 때 공감과 이해 접근 방식은 환자의 치료 환경에 대한 정보를 얻는 데 큰 도움이 된다. 환자의 진단으로 인해 문제를 일으킬 수 있는 특정 문제를 식별한다. 예를 들어, 치매 환자의 피부 손상과 잦은 요실금을 면밀히 모니터링하는 것은 어려운 일이다. 이 환자의 간병인과 이야기할 때 "이 단계의 치매에 있는 아버지를 돌보는 것은 때때로 정말 어려운 일입니다. 책임감에 압도당한 적이 있습니까? 어떻게 처리합니까?"라고 질문할 수 있으며, 평가의 단계에서 대립을 피하는 것이 중요하다.

물리적 단서는 이전에 설명할 수 없는 부상, 오래되거나 새로운 멍의 존재, 부상을 유지하기 위해 제공된 기록과 일치하지 않는 부상, 체중 증가 또는 감소 또는 열악한 개인 위생으로 입증될 수 있다. 반복적으로 머리카락을 잡아당기거나 한 자세로 오랜 시간 동안 머리를 고정하여 발생하는 탈모증은 또 다른 중요한 소견이다. 눈에 타격을 가하면 수정체 탈구, 결막하 출혈 또는 망막 박리가 발생할 수 있다. 심하게 흔들면 채찍 부상이 나타날 수 있다. 부상을 일으킨 물건의 모양을 반영하는 패턴화된 부상은 신체적 학대에 대해 매우 우려된다. 걷거나 앉는 데 어려움이 있는 경우 성적 학대의 가능성을 고려한다. 이것은 미묘한 징후일 수 있지만 안쪽 허벅지나 생식기의 멍이나 열상은 더 명백한 소견이다. 생식기 부위의 통증이나 가려움증은 성병을 나타낼 수 있다. 중재가 없는 다발성 욕창은 방임을 시사한다. "노인은 항상 욕창에 걸린다."라는 의미에 주의한다. 부상이나 질병에 대한 치료를 늦게 받는 것도 위험 신호일 수 있다. 타박상, 열상 및 기타 부상의 사진을 가져와 부상의 유형과 정도를 기록해야 한다.

학대의 심리적 단서는 극단적인 기분 변화, 위축되거나 초조한 행동, 우울증, 두려움, 불면증 또는 과도한 수면, 가족 및/또는 간병인에 대한 양가감정으로 나타난다. 노인은 스스로 말할 기회가 주어지지 않을 수 있다. 간병인은 노인에 대해 무관심하거나 분노하는 태도를 보일 수 있다. 간병인은 자신의 상태에 대해 환자를 비난할 수 있다(예: 요실금은 신체 기능 장애의 결과가 아니라 의도적인 행동으로 간주됨).

애완동물의 건강도 학대나 방치의 가능성에 대한 단서를 제공할 수 있다. 돌보는 사람이 애완동물을 위협하거나 학대하여 주인을 침묵시키거나, 사람이 관계를 끊고 싶지만 동물을 남겨두는 것을 두려워할 수 있다.

올바른 질문하기 Asking the Right Questions

노인 학대 및 방치를 선별하기 위해 보편적으로 인정되는 도구는 없다. 최근에 제안된 고령자 학대 식별(ED Senior AID) 도구는 여전히 추가 검증이 필요하지만 이 평가에 도움이 된다. 다만 점수 체계가 없고 대신 잠재적인 노인 학대 및 학대에 대한 임상의의 인식을 높이는 선별 도구 역할을 한다.

- 인지 장애를 평가한 후 환자에게 "지난 6개월 이내에..."라고 질문한다. 목욕, 옷 입기, 쇼핑, 은행 업무 또는 식사에 도움이 필요했습니까?
  - 대답이 "예"인 경우 이를 도와줄 사람이 있습니까?
  - 대답이 "예"인 경우 이 사람은 필요할 때 항상 거기에 있습니까?
- 가까운 사람이 당신의 이름을 부르거나 폄하한 적이 있습니까?
- 당신이 그들에게 너무 많은 어려움을 준다는 말을 한 사람이 있습니까?
- 가까운 사람이 당신을 위협하거나 기분을 상하게 한 사람이 있습니까?
- 누군가가 당신의 의지에 반해 서류에 서명하거나 돈을 사용하도록 강요한 적이 있습니까?
- 가까운 사람이 당신을 해치거나 해를 입히려 했는가? 신체 평가 동안 간호사는 위험 신호나 관련 소견이 있는지 스스로에게 물어봐야 한다.

학대를 암시하는 요소는 다음에 대해 질문하여 식별할 수 있다.

- 비정상적인 위치에서 발생하는 타박상 또는 여러 타박상 또는 큰 타박상이 있는 경우
- 의도적인 부상을 암시하는 화상 패턴
- 패턴 부상
- 의도적인 부상을 암시하는 찰과상 또는 열상
- 방임의 증거

남용을 암시할 수 있는 요소는 다음과 같다.

- 탈수증의 증거
- 의학적 문제를 잘 통제하지 못한다는 증거
- 영양실조의 증거
- 촉진 시 부어 오르거나 압통이 있는 부위

몇 가지 특정 상황도 논의해야 한다.

- 생식기 외상 또는 감염–성적 학대의 증거
- 학대로 인한 골절
- 오랫동안 존재해 온 현재 문제
 (이 경우 학대에 대한 진료가 이례적으로 지연되지 않았는지 문의한다)

이러한 평가가 완료되면 간호사는 다음과 같이 질문해야 한다. "환자가 제공한 답변, 환자의 주요 불만 사항, 관찰한 내용을 포함하여 사용 가능한 모든 정보를 기반으로 볼 때 현재 진행 중인 노인 학대 문제가 의심됩니까?"

학대 및 방임에 대한 중재

Interventions for Abuse and Neglect

1965년 미국노인법과 그 수정안은 학대, 방치, 착취 노인을 인식하고 치료하는 데 관련된 기관을 식별하고 적절한 서비스의 필요성을 결정하도록 각 주에서 요구한다. 50개 주 모두 성인 보호법을 가지고 있지만 의무 보고법은 주마다 다르다. 응급 간호사는 특정 상태에 대한 보고 요구 사항을 잘 알고 있어야 한다.

중재의 주요 목표는 노인 환자를 즉각적이고 미래의 위험으로부터 보호하는 것이다. 중재의 두 번째이자 동등하게 중요한 목표는 학대의 악순환을 끊는 것이다. 학대 받는 개인의 복지는 학대자의 대처 능력과 동시에 고려되어야 한다.

가족이 중재하는 노인 학대에 대한 중재는 크게 두 가지 범주로 나뉜다. 첫 번째는 노인이 신체적 또는 정신적 장애가 있고 일상적인 보살핌을 가족에게 의존하는 경우이다. 두 번째 그룹은 간병인의 병적 행동에 가려져 최소한의 보살핌이 필요한 개인으로 구성된다. 두 범주 모두에 대한 잠재적 중재 전략에는 상황을 지속적으로 모니터링하기 위해 지역사회 기관에 의뢰하고, 간병인의 스트레스를 줄이기 위한 지원 서비스 제안, 다른 의료 제공자로 전환하는 것을 방지하기 위해 긴밀한 의료 후속 조치 수행, APS에 보고가 포함된다. 유해한 환경에서 개인을 쉽게 제거하거나 가정 간호 기관을 통해 24시간 감독을 사용한다.

접근은 노인 학대 또는 방치 혐의에 대한 평가 및 중재의 주요 문제이다. 유능한 노인은 스스로 개인 관리 결정을 내릴 권리가 있다. 노인은 변화를 주려는 모든 노력에도 불구하고 학대적인 상황에 머물기로 선택할 수 있다. 이것은 의심되는 학대를 보고해야 하는 응급 간호사의 책임을 무효화하지 않는다. 학대 피해자는 종종 학대자에 대해 긍정적인 감정과 부정적인 감정을 모두 가지고 있다. 그러한 양가성은 학대 피해자에게 학대자와의 분리를 어렵게 만든다.

시간이 지남에 따라 가정에 있는 노인들은 더 많은 돌봄을 필요로 하게 된다. 그러나 심리사회적 및 재정적 준비 측면에서 가족의 자원이 항상 같은 비율로 증가하는 것은 아니다. 중재에는 다학제 간 팀 접근이 필요하다. 그러한 팀은 신체적 상해, 정신 상태, 능력, 재정적 비정규성, 합법성, 치료, 지원, 보호 또는 기소와 같은 상황의 측면을 평가할 수 있다. 노인 학대가 의심되는 정도가 높은 경우에는 사회복지사 또는 해당 지역의 담당 기관에 문의해야 한다. 적절한 경우 홈 케어 기관에 연락하여 초기 가정 평가를 수행한다. 급박한 상황에서 노인은 피난처나 보호 보살핌이 필요할 수 있다.

불행히도, 노인 학대 사건을 기소하는 것은 종종 어려운 일이다. 피해자의 피해자의 신체적 건강; 부당한 영향을 입증하는 피해자의 협력; 증인 협박, 정신 능력 감소로 인해 어려움이 발생한다.

노인 학대 요약 Elder Abuse Summary

미국 인구는 점차 고령화되고 있다. 베이비 붐 세대가 고령에 접어들면서 건강 문제가 있는 노인들이 일상생활의 간단한 활동을 수행하는 데 도움이 필요하게 된다. 간병인은 종종 젊은 가족, 직업 및 연로한 부모의 요구를 균형 있게 조정한다.

어렸을 때 우리는 어머니와 아버지를 공경하고 연로한 노인을 존경하고 보살피는 법을 배운다. 연약한 노인들이 사랑하고 신뢰하는 사람으로 인해 두려움과 고통의 삶에 직면한다는 개념은 우리의 이해를 초월할 수 있다. 마찬가지로 부모의 보살핌과 양육에서 어린 아이처럼 그 부모를 돌보는 어른이 된 사람의 좌절, 두려움, 슬픔을 이해하는 것 또한 받아들이기 어렵다. 의료 전문가가 노인 학대를 성공적으로 진단하고 치료하려면 관련된 모든 사람에 대해 비판단적이고 개방적이며 돌보는 태도가 필수적이다.

50

물질 사용 장애

Substance Use Disorders

Joanne Ingalls McKay

지난 40년 동안 물질 사용 장애(SUD, substance use disorders)는 응급실에 오는 환자의 1차 및/또는 2차 주 호소로 점차 일반화되었다. 여기에는 알코올, 니코틴, 불법 및 일반의약품(OTC, over-the-counter), 처방약의 남용 및 중독이 포함된다. 약물 남용으로 인해 미국인은 의료 비용 증가, 범죄 및 생산성 손실로 연간 7,000억 달러 이상을 소비하고 있다. 2017년 10월, 불법 및 처방약 사용 및 사망의 전염병 수준을 기반으로 미국 정부는 오피오이드 위기를 공중 보건 비상 사태로 선언했다. 2017년 대통령의 마약 중독 및 아편류 위기 퇴치 위원회에 따르면 2016년에는 매일 174명 이상의 미국인이 약물 남용으로 사망했으며 이 상황은 "미국 역사상 최악의 마약 위기"로 간주되었다. 2015년에는 미국에서 33,091명의 아편유사제 과다복용으로 사망했으며, 2016년에는 42,000명 이상이었으며 이는 다른 모든 약물 관련 사망 또는 교통 사망자 수를 초과한 수치이다. 이러한 약물과 관련하여 가장 자주 언급되는 약물 사망은 불법 및 처방 오피오이드(헤로인(heroin), 옥시코돈(oxycodone), 메타돈(methadone), 모르핀(morphine), 하이드로코돈(hydrocodone), 펜타닐(fentanyl)), 벤조디아제핀(알프라졸람(alprazolam) 및 디아제팜(diazepam)), 각성제(코카인(cocaine) 및 메탐페타민(methamphetamine))였다.

모든 연령대의 사람들이 약물 남용과 중독의 해로운 결과를 겪고 있다. 자궁에서 약물에 노출된 아기는 조산 및 저 체중으로 태어날 수 있으며, 이는 아동의 지적 발달을 늦추고 행동발달에 영향을 줄 수 있다. 임신 중에 아편유사제를 사용하는 산모에게서 태어난 아기는 신생아 금욕 증후군(NAS, neonatal abstinence syndrome)에 걸릴 수 있으며 금단 증상을 겪을 수 있고 특별한 해독이 필요할 수 있다. 마약을 남용하는 청소년은 종종 집에서 행동하고, 학교에서 낙제하며, 범죄로 인해 학교를 중퇴하고 법적 문제/범죄에 연루될 수 있다. 또한 계획하지 않은 임신, 폭력, 전염성 질병 감염의 위험에 처해 있다. 약물을 남용하는 성인은 명확하게 생각하고 기억하고 주의를 기울이는 데 어려움을 자주 겪는다. 약물 남용의 결과로 열악한 사회적 행동을 하는 경향이 있으며 업무 성과와 대인 관계에 어려움을 겪게 된다. 중독자가 부모라면, 그들의 SUD는 종종 혼란스럽고 스트레스로 가득 찬 가정, 아동 학대 및/또는 방임을 초래한다. 물질 의존적인 사람과 함께 사는 것은 집에 사는 아이들에게 해를 입히고 발달을 저해하며 아이들이 십대가 될 때 SUD가 나타나도록 기여할 수 있다. 약물이나 물질을 남용하는 십대 및/또는 젊은 성인의 부모와 형제자매도 고통을 받는다. 종종 학교 무단 결석, 가정 내 절도, 약물 남용을 유지하기 위해 약물 사용자가 범한 불법 활동에 대한 법률 관련 문제를 해결해야 한다. 이 상황은 매우 부정적인 방식으로 가족 전체에 영향을 미친다.

응급 간호사는 매일 약물 남용과 오용으로 응급실에 오는 환자와 그 가족을 치료하고 돌보는 일에 직면해 있으므로 문제의 범위에 대한 지식과 이해는 간호사가 SUD를 관리하는 데 도움이 될 수 있다. 이 장의 목적을 위해 불법 및 여러 OTC 약물, 알코올 및 담배에 대한 특정 정보가 제공된다. 독자는 처방약(마약, 각성제, 억제제, 스테로이드)의 남용과 과다복용과 관련된 광범위한 문제에 대한 보다 포괄적인 논의를 위해 추가 자료를 찾아보는 것이 좋다.

정의 DEFINITIONS

다음 정의는 알코올, 담배/니코틴, 처방약, 불법 약물 및 여러 OTC (over-the-counter) 약물의 사용에 적용된다.

- **중독:** 약물 복용을 중단하려는 욕구에도 불구하고 강박적으로 약물을 복용하는 것으로 나타나는 자제력의 실질적인 상실이 있는 물질 사용 장애의 가장 심각하고 만성적인 단계를 나타내는 데 사용되는 용어

- **약물 보조 치료**(MAT, neonatal abstinence syndrome): 아편유사제, 알코올 및 담배 사용 장애 치료를 지원하는 데 사용되는 약물
- **물질 남용**: 사용자나 주변 사람들에게 해를 끼칠 수 있는 방식, 상황, 양 또는 빈도로 물질을 사용하는 것. 일부 물질 또는 개인의 경우 사용은 오용에 해당(예: 미성년자 음주, 주사 약물 사용)
- **약물 사용 장애**: 건강 문제, 장애, 직장, 학교 또는 가정에서의 주요 책임 이행 실패와 같이 임상적으로나 기능적으로 심각한 손상을 유발하는 알코올, 담배 또는 기타 약물의 반복적인 사용을 가리키는 진단 용어. 중증도에 따라 이 장애는 경증, 중등도 또는 중증으로 분류

SUD의 하위 범주에는 청소년과 성인 및 노인 모두에게 영향을 미치는 임상적으로 심각한 손상 또는 고통을 유발하는 특정 물질이 포함된다.

- **아편유사제 사용 장애**(OUD, opioid use disorder): 문제가 있는 아편유사제 사용 패턴
- **담배 사용 장애**(TUD, tobacco use disorder): 니코틴이 함유된 담배 제품의 문제 사용 패턴
- **알코올 사용 장애**(AUD, alcohol use disorder): 문제가 있는 알코올 사용 패턴
- **약물 사용 장애 치료**: 개인이 알코올 및/또는 기타 약물 사용을 줄이거나 제거하고, 관련된 신체적 또는 정신적 건강 문제를 해결하고, 환자가 최대의 기능적 능력을 발휘할 수 있도록 함

중독의 과학 THE SCIENCE OF ADDICTION

과학자들은 1930년대부터 중독 행동을 연구하기 시작했고 그 이후로 마약 중독자들은 도덕적으로 결함이 있고 약물 남용을 멈출 의지가 없는 것으로 여겨졌다. 수십 년 동안 이러한 견해는 약물 남용에 대한 사회의 반응을 형성했으며, 이를 건강 문제가 아니라 도덕적 실패로 취급하여 예방 및 치료보다 처벌을 강조하게 되었다. 지난 수십 년 동안 과학적 관점, 뇌 연구, SUD 및 중독에 대한 반응이 극적으로 변화했다. 약물 중독은 신경 전달 물질인 도파민을 통해 쾌락 중추와 뇌의 다른 측면을 변화시키는 생물학적 기반 질병이다. 자물쇠에 열쇠가 끼워지는 것처럼 도파민이 수용체와 결합하면 뉴런의 생화학적 과정이 활성화된다. 이 과정을 화학적 신경 전달이라고 하며 수용체 뉴런이 다른 뉴런과 연결되도록 한다. 중독의 생물학적 근거는 화학적 신경 전달을 바꾸는 반복적인 과정이다. 이러한 약물의 반복적인 사용은 영구적으로 뇌에 영향을 미친다. 중독은 쾌락 회로가 반복적으로 자극될 때 시작된다.

생물학, 환경 및 발달을 포함하여 중독 위험에 영향을 미치는 요인의 조합이 알려져 있다. 위험 요소가 많을수록 약물 복용이 중독으로 이어질 가능성이 커진다. 위험의 약 50%는 약 40~60%의 범위 내에서 유전적이다. 환경은 가족, 친구, 경제적 지위 및 일반적인 삶의 질을 포함하여 다양한 영향을 포함한다. 또래의 압력, 신체적 및 성적 학대, 약물에 대한 조기 노출, 스트레스, 부모의 지도와 같은 다른 요인도 약물 사용 및 중독에 영향을 미칠 수 있다. 나이에 상관없이 약물을 복용하거나 다른 물질을 사용하는 것은 중독으로 이어질 수 있지만 약물이나 물질을 일찍 사용할수록 중독으로 진행될 가능성이 더 크다. 두뇌 발달은 10대와 젊은이들에게 많은 중요한 발달 및 사회적 변화가 일어나는 20대 중반까지 계속된다. 의사결정, 판단 및 자제를 제어하는 뇌의 전두엽 피질이 아직 발달 중이어서 물질 실험을 포함하여 위험한 행동을 하기 쉽기 때문에 십대는 위험에 처하게 된다. 수십 년 동안 연구자들은 중독의 기저에 깔린 전기 및 화학 회로를 매핑해 왔으며, 영상 연구는 중독에서 회복되는 동안 뇌가 어떻게 재 연결되는지를 보여주었다. 연구자들은 현재 이러한 신경 경로를 치유하기 위한 전략을 확인하기 위해 노력하고 있다.

물질 사용 장애의 구분 IDENTIFICATION OF SUBSTANCE USE DISORDERS

물질 사용 장애가 있는 사람들은 조기 식별 및 치료를 시작해야 한다. 약물, 담배 및 알코올 남용에 대해 응급실에서 적절한 선별 도구를 사용해야 문제를 감지하고 조기 중재를 시작할 수 있다. 약물, 담배 및 알코올의 물질 사용 장애에 대해 응급실 환자를 평가하는 데 사용할 수 있는 검증된 온라인 검사 도구가 많이 있다. 일부는 성인 또는 청소년용이고 일부는 청소년 전용이다. 성인 및 청소년을 위한 근거 기반 선별 도구 및 평가 차트는 국가약물남용연구원(NIDA, National Institute on Drug Abuse) 웹사이트에서 확인할 수 있다. 응급실에서

는 BSATD (Abcohol, Tobacco, and other Drugs) 도구, 청소년을 위한 S2BI (간단한 중재에 대한 선별) 도구, 담배, 알코올, 처방약 및 기타 약물 사용을 포함한 (TAPS) 성인용 도구를 고려할 수 있다. CAGE-AID 설문지와 AUDIT-C는 모두 성인의 알코올 평가를 위한 것이다. 응급실 환자의 간호사 선별은 의심되거나 알려진 약물 사용을 평가하는 핵심 부분이다.

특정 물질 사용 SPECIFIC SUBSTANCES

SUD와 관련된 응급 상황은 본질적으로 급성 또는 만성일 수 있다. 환자는 심각한 약물 중독/과용, 급성 금단 증상, 약물 사용으로 인한 이차적 부상 또는 중독에 대한 도움을 요청하여 응급실에 올 수 있다. 이 장에서는 급성 중독보다는 약물 남용과 중독에 초점을 맞출 것이다. 기타 독성 비상 사태에 대한 정보는 제31장을 참고한다. 이 장에는 응급 간호사가 환자와 담배 및 알코올 사용 장애를 치료할 주요 화학 물질이 포함된다. NIDA는 불법 및 처방약, OTC 약물, 알코올 및 담배를 포함하여 일반적으로 남용되는 참고용 약물의 광범위한 목록을 게시한다.

화학 물질 남용 Chemical Substance Use

마약단속국(DEA, Drug Enforcement Agency)은 9가지 종류의 약물(우울/진정제, 디자이너 약물, 우려 약물, 환각제, 흡입제, 마리화나/대마초, 마약, 스테로이드 및 각성제)을 구분하며, 대부분은 다음 절에서 논의된다.

진정제 Depressants

감마-하이드록시부티레이트(GHB)/Xyrem
Gamma-hydroxybutyrate (GHB)/Xyrem

GHB는 기면증 치료에만 사용하도록 승인된 CNS 억제제이지만, 술집, 파티, 클럽 및 "raves" (철야 댄스 파티)를 알코올 음료에 넣어 사용된다. GHB는 종종 술이나 다른 음료와 함께 삼키기 때문에 성폭행 및 기타 범죄 행위에 사용되는 물질이다. 무색 액체 또는 백색 분말로 제공되며 무취이지만 비눗물 또는 짠맛이 날 수 있다. GHB는 국내외 실험실에서 불법적으로 생산되고 있다. 단기 효과에는 행복감, 졸음, 불안 감소, 혼란 및 기억상실이 포함된다. 15~30분 후에 효과가 나타나며 3~6시간 지속된다. 장기적인 영향에는 불면증, 불안, 메스꺼움, 구토, 서맥, 낮은 체온, 발작, 혼수 또는 사망이 있다.

로히프놀(플루니트라제팜) Rohypnol (flunitrazepam)

Rohypnol은 디아제팜(diazepam)과 같은 처방 진정제와 화학적으로 유사한 벤조디아제핀(benzodiazepine) 계열 약물에 속하는 CNS 억제제이다. 이 약물은 일반적으로 바, 나이트클럽, 콘서트 및 파티에서 십대와 젊은 성인에 의해 남용된다. 희생자를 진정시키고 무력화시키는 능력 때문에 성폭행에 주로 사용된다. 분쇄하여, 코로 흡입되거나, 액체에 용해되는 정제로 제공된다. 단기 효과에는 졸음, 진정, 수면, 기억상실, 실신, 불안 감소, 근육 이완, 반응 시간 및 운동 조정 장애, 정신 기능 및 판단 장애, 혼란, 공격성, 흥분성, 어눌한 언어, 두통, 호흡 저하, 심장 감소 등이 있다.

디자이너 약물 Designer Drugs

합성 카티논(목욕염, 3,4-methylenedioxypyrovalerone-MDPV)
Synthetic cathinones (bath salts, 3,4-methylenedioxypyrovalerone-MDPV)

합성 카티논은 khat ("cot"으로 발음) 식물에서 발견되는 물질인 카티논(cathinone)과 화학적으로 관련된 인공 CNS 자극제이다. 합성 카티논은 암페타민, 코카인, 엑스터시/MDMA와 같은 약물과 화학적으로 유사하다. 합법적인 의학적 사용이 없는 규제되지 않은 정신 활성 물질이며 뇌에서 통제 물질의 효과를 모방하도록 만들어졌다. 일반적으로 온라인 및 마약 도구 상점 또는 주유소에서 구입하며 "목욕용 소금"으로 판매되지만 사람들이 목욕하는 동안 사용하는 Epsom Salt 또는 Calgon 제품과 혼동해서는 안 된다. 이 약은 흰색 또는 갈색 결정성 분말처럼 보이며 작은 플라스틱 또는 호일 패키지 또는 병으로 판매된다. 코로 들이키거나 주사하거나 전자 담배나 베이프 펜으로 훈제하거나 혀에 떨어뜨리거나 음료수에 떨어뜨려 복용한다. 이러한 약물은 일반적으로 편집증, 실제처럼 보이지만 실제가 아닌 감각과 이미지가 있는 환각/환청/환시, 친근감 증가, 성욕 증가, 공황 발작, 흥분된 섬망(극도의 동요 및 폭력적인 행동)을 포함하는 효과를 생성한다. 합성 카티논의 일부 생리학적 효과에는 빈맥, 고혈압 및 흉통이 있다. 최악의 결과는 코를 킁킁거리거나 바늘 주입과 관련되어 사망한다.

합성 카나비노이드 Synthetic cannabinoids

합성 카나비노이드는 마리화나의 테트라하이드로칸나비놀(THC, tetrahydrocannabinol)과 관련된 인공 카나비노이드 화학 물질을 함유한 합성 약물이지만 훨씬 더 강력하고 위험하며 THC를 모방하고 마리화나와 유사한 방식으로 신체에 영향을 미친다. 합성 카나비노이드는 일반적으로 허브 제품에 뿌려진다. 이러한 약물은 종종 "허브 향" 또는 "포푸리"로 판매되며 청소년 및 젊은 성인에게 인기가 있다. 2009년 이후로, 국제 및 국내 출처에서 주유소, 편의점 및 인터넷에서 마리화나의 "합법적인" 대안으로 다양한 유형이 판매되었다. 대부분은 규제 표준이나 품질 관리 없이 아시아에서 생산된다. 건조되고 갈가리 찢긴 식물 재료로 제공되며 일반적으로 훈제되거나 차로 마신다. 알려진 부작용으로는 초조, 불안, 메스꺼움, 구토, 빈맥, 혈압 상승, 떨림, 발작, 환각, 편집증 행동 및 무반응이 있다. 현재 사용 중인 사람들에게서 이를 식별할 수 있는 테스트가 없기 때문에 감지하거나 규제하기가 어렵다.

우려 약물 Drugs of Concern

일반의약품: 덱스트로메토르판 및 로페라미드

Over-the-counter medicines: dextromethorphan and loperamide (Imodium)

일반적으로 오용되는 두 가지 OTC 의약품은 덱스트로메토르판(DXM, dextromethorphan)과 로페라미드(loperamide[이모디움(Imodium)])이다. DXM은 많은 OTC 감기약에서 발견되는 기침 억제제이다. 남용되는 DXM의 가장 일반적인 출처는 "초강력" 기침 시럽, 용해 스트립, 로젠지, 씹을 수 있는 정제 및 젤 캡슐(예: Robitussin, Coricidin 및 Nyquil)이다. DXM은 종종 원래 형태로 삼키거나 풍미를 위해 소다와 혼합된다. 로페라미드(loperamide)는 설사용이며 정제, 캡슐, 분말 또는 액체 형태로 제공된다. 로페라미드를 오용하면 많은 양의 약을 삼켜 각성 효과를 일으키게 된다. DXM과 로페라미드는 오피오이드로 분류되지만 둘 다 각성 효과도 있다.

다른 아편유사제와 마찬가지로 사람들이 DXM 또는 로페라미드를 과량 복용하면 호흡이 느려지거나 멈추는 경우가 많으며 이는 혼수 상태, 영구적인 뇌 손상 또는 사망을 포함한 신경계에 영향을 줄 수 있다. DXM 과다 복용의 부작용에는 졸음, 현기증, 흐린 시야, 메스꺼움 또는 심한 구토, 배뇨 곤란, 떨림, 불안정한 보행, 비정상적인 흥분, 신경 행동 또는 심한 과민 반응이 있다. 로페라미드의 부작용으로는 불명확한 언어, 시력 변화, 발한, 고혈압, 복통, 운동 조절 불량, 과흥분성 및 에너지 부족이 있다. 이러한 약물은 종종 알코올 및 마리화나와 같은 다른 약물과 함께 오용된다. 날록손(naloxone)은 DXM을 급성 과량복용한 사람에게 투여할 수 있으며, 섭취가 몇 시간 이내인 경우 활성탄을 DXM 및 로페라미드에 사용한다.

크라톰 Kratom

크라톰은 아편유사제와 같은 효과가 있는 화합물을 포함하는 잎이 있는 동남아시아 원산의 열대 나무에서 자란다. 잎은 보통 으깬 다음 훈제하거나 차로 우려내거나 씹거나 젤 캡슐에 넣는다. 효과는 일반적으로 사용 후 5~10분 이내에 시작되어 2~5시간 동안 지속된다. 부작용으로는 가려움증, 메스꺼움, 구토, 구강 건조, 발한, 졸음, 식욕 부진, 배뇨 증가 등이 있다. 일반적으로 아편유사제 효과가 나타나는 적당한 용량과 고용량에서 추가적인 부작용으로는 빈맥과 현기증, 저혈압, 구강 건조, 발한 및 변비의 아편유사제 부작용이 있다. 고용량의 크라톰을 자주 사용하면 떨림, 식욕 부진, 체중 감소, 발작 및 정신병이 발생할 수 있다. 크라톰은 일부 주 및 관할 구역에서 금지되어 있다. 크라톰은 인터넷에서 쉽게 구입할 수 있다. 크라톰의 과다 복용은 날록손으로 관리된다.

샐비아 Salvia

샐비아는 멕시코 남부와 중남미가 원산지인 박하과의 환각 식물/약초이다. 대부분의 주에서 합법적으로 *Salvia divinorum*으로 판매되며 신선하거나 말린 잎으로 나온다. 샐비어는 훈제, 기화, 흡입, 씹거나 차로 우려낸다. 단기 효과에는 강렬한 환각, 시각 지각/기분/신체 감각 변화, 기분 변화, 몸에서 분리된 느낌, 발한 등이 있다. 샐비아는 또한 두려움과 공포, 통제할 수 없는 웃음, 겹치는 현실감을 유발할 수 있다. 샐비어 중독은 알려져 있지 않다.

환각제 Hallucinogens

환각제는 현실에 대한 사람의 인식에 심각한 왜곡을 일으키는 약물이며 아야와스카(ayahuasca), 디메틸트립타민(DMT, dimethyltryptamine), 케타민(ketamine), 리세르그산 디에틸아미드(LSD, lysergic acid diethylamide), 메스칼린(mescaline (페요테(peyote)), 펜시클리딘(PCP, phencyclidine), 실로시빈(psilocybin) 및 샐비아(salvia)를 포함한다. 환각제 중독을 치료하기 위해 FDA(미국식품의약국)에서 승인한 약물은 현재까지 없다.

디메틸트립타민(DMT) Dimethyltryptamine (DMT)

DMT는 강력하지만 상대적으로 짧은(30~45분) 환각 경험을 생성하는 합성 약물이다. 백색 또는 황색의 결정성 분말로 불법적으로 입수 가능하며 훈제 또는 주사된다. 단기 효과에는 강렬한 시각적 환각, 청각 왜곡, 시간 및 신체 이미지에 대한 인식 변화가 포함된다. 신체적 영향은 고혈압, 빈맥, 동공 확장, 현기증, 동요 및 발작이다. 고용량에서 혼수, 심장 및 호흡 정지가 발생할 수 있다.

아야와스카 Ayahuasca

아야와스카는 아마존 지역에서 DMT를 함유한 식물과 다른 포도나무를 함께 양조하여 만든 환각제이다. Ayahuasca 식물 및 준비는 예정된 화학 물질을 포함하지 않기 때문에 합법이다. 그러나 DMT가 포함된 식물을 사용하여 만든 양조주는 DMT가 Schedule I 약물이기 때문에 불법이 된다. 양조주를 마심으로 인한 단기 효과에는 시각 및 청각 인식이 변경된 강한 환각, 심박수 및 혈압 증가, 메스꺼움, 구토, 위장의 작열감, 따끔거림 및 피부 민감도 증가가 있다. 장기적 효과는 세로토닌 및 면역계에 변화가 있을 수 있음을 보여주었지만 추가 연구가 필요하다.

케타민 Ketamine

케타민은 동물과 인간의 마취제로 사용되는 환각 효과가 있는 해리성 약물(시각, 소리 및 지각 왜곡)이다. 마취를 위해 상업적으로 생산되지만 미국에서 불법적으로 판매되는 케타민의 대부분은 합법적인 출처에서 전용되거나 도난되거나 멕시코에서 밀수된다. 레이브와 댄스 클럽에서 십대와 젊은 성인이 가장 자주 사용하는 약물이다. 냄새도 없고 맛도 없고 기억상실증을 유발하는 성질이 있어 성폭행을 용이하게 하기 위해 음료에 첨가하기도 한다. 투명한 액체와 흰색 또는 회백색 분말로 제공된다. 코로 흡입하거나 삼키거나 훈제(담배 또는 마리화나에 가루로 첨가)하거나 주사한다. 환각제로서 사용자가 현실과 동떨어진 느낌을 받게 하며 단기적인 영향으로는 주의력/학습/기억에 집중하기 어려움, 꿈과 같은 상태, 환각, 진정, 혼란, 기억 상실, 고혈압, 의식 상실 및 위험할 정도로 느려진 호흡이 있다. 장기적인 영향에는 궤양과 방광 통증, 신장 문제, 복통, 우울증 및 기억력 저하가 나타날 수 있다.

리세르그산 디에틸아미드(LSD) Lysergic acid diethylamide (LSD)

LSD는 호밀 및 기타 곡물에서 자라며 미국의 불법 실험실에서 생산되는 균류인 맥각에서 발견되는 고전적이고 강력한 환각제이다. 정제, 캡슐, 액체 형태 또는 입으로 빨 수 있는 LSD가 첨가된 압지 형태로 거리에서 판매된다. 단기 부작용에는 급격한 감정 변화와 현실을 인식하고, 합리적으로 생각하거나, 다른 사람과 의사소통하는 능력의 왜곡; 동공 확장; 마른 입; 확대된 동공; 고혈압; 빈맥; 체온 상승; 발한; 현기증; 식욕 상실; 떨림; 불면증이 나타나며 장기적인 영향에는 무서운 플래시백, 지속적인 시각 장애, 급성 불안, 우울증 및 혼란스러운 사고가 포함된다.

엑스터시/MDMA (3,4-메틸렌디옥시-메탐페타민) Ecstasy/MDMA (3,4-methylenedioxy-methamphetamine)

엑스터시는 불법 실험실에서 만든 합성 약물이다. 환각 및 각성 효과가 있는 MDMA는 종종 청소년과 젊은 성인이 복용한다. 1980년대에 밤샘 파티(레이브)로 처음 인기를 얻었다. 로고가 각인된 다양한 색상의 정제, 캡슐, 분말 및 액체로 제공된다. 사용자는 일반적으로 삼키거나 부수고 코로 들이키지만 주사하는 경우는 드물다. 알코올이나 다른 약물과 함께 복용하는 경우가 많으며 30~45분 이내에 효과가 나타나며 4~6시간 지속된다. 단기적 영향에는 억제 감소, 감각 지각 강화, 빈맥, 고혈압, 근육 긴장, 메스꺼움, 실신, 오한 또는 발한, 의식 상실 또는 발작이 포함된다. 장기적인 영향에는 오래 지속되는 혼란, 우울증; 주의력, 기억력 및 수면 문제; 불안; 충동성; 성욕 감소 등이 있다.

메스칼린(페요테) Mescaline (peyote)

메스칼린은 페요테를 비롯한 여러 선인장의 왕관에 있는 원반 모양에서 발견되는 불법 물질이다. 메스칼린은 수세기 동안 멕시코 북부와 미국 남서부에서 종교 의식의 일부로 사용되었다. 페요테에서 추출하거나 합성으로 생산된다. 신선한 말린 선인장을 씹거나 물에 담가 액체를 만든다. 때때로 분말로 갈아서 삼키기 위해 캡슐에 넣거나 담배 또는 대마초와 같은 잎 재료로 훈제한다. 단기 효과에는 지각 및 느낌 향상, 환각, 행복감에 이어 불안, 체온/심박수/혈압 증가, 발한, 두통, 근력 약화, 협응 장애 등이 있으며 장기적인 영향은 알려져 있지 않다.

펜시클리딘(PCP) Phencyclidine (PCP)

PCP는 원래 마취제로 개발되었지만 심각한 부작용으로 인해 중단된 해리성 약물이다. 형태는 흰색 또는 유색 분말, 정제, 캡슐 및 투명한 액체로 일반적으로 주사, 코로 흡입, 삼키기, 흡연(민트, 파슬리, 오레가노 또는 마리화나에 가루로 첨가)이 있다. 단기 효과에는 망상, 환각, 편집증, 사고력 문제, 환경과의 거리감, 불안 등이 있으며, 저용량에서 사용자는 종종 약간의 호흡수 증가, 혈압 및 심박수 증가, 얕은 호흡, 안면 홍조, 발한, 손이나 발의 무감각, 운동 문제를 느낀다. 고용량에서 사용자는 메스꺼움, 구토, 침흘림, 균형 상실, 현기증, 발작, 혼수 상태 및 사망 가능성을 경험한다.

실로시빈 Psilocybin

실로시빈은 멕시코, 남미 및 미국의 열대 및 아열대 지역에서 특정 유형의 신선하거나 건조된 버섯에서 발견되는 화학물질이다. 버섯은 밑면에 어두운 아가미 모양의 모자로 덮인 듯한 길고 가느다란 줄기를 가지고 있다. 구두로 섭취하지만 차에 양조하거나 쓴맛을 숨기기 위해 다른 음식에 첨가할 수 있다. 이 버섯은 환각, 시간에 대한 변화된 인식, 현실과 환상을 구분할 수 없음, 공황, 근육 이완 또는 약화, 운동 문제, 동공 확대, 메스꺼움, 구토 및 졸음과 같은 LSD와 유사한 효과를 나타낸다. 장기적인 영향에는 플래시백 및 기억 문제의 위험이 포함된다. "버섯"은 미국에서 불법이다.

흡입제 Inhalants

흡입제는 화학 증기를 생성하는 일반적인 가정 용품에서 발견되는 보이지 않는 휘발성 물질이다. 1,000개 이상의 제품이 존재하며, 흡입 시 정신 작용 또는 정신 변화 효과를 일으키기 때문에 매우 위험하다. 여기에는 가정용 제품에서 발견되는 용제, 에어로졸, 가스 및 아질산염이 포함된다.

용제 Solvents

용제에는 접착제, 페인트 희석제 또는 제거제, 탈지제, 드라이 클리닝 유체, 가솔린, 라이터 유체, 수정 유체 및 마커가 포함된다.

에어로졸 Aerosols

에어로졸에는 스프레이 페인트, 모발 또는 탈취제 스프레이, 에어로졸 컴퓨터 클리너 및 식물성 기름 스프레이가 포함된다.

가스 Gases

가스에는 부탄 라이터, 프로판 탱크, 휘핑 크림 에어로졸, 냉매 가스, 에테르, 클로로포름 및 아산화질소가 포함된다.

아질산염 Nitrites

아질산염에는 비디오 헤드 클리너, 실내 탈취제, 가죽 클리너 및 액체 아로마가 포함된다. 코나 입으로 흄을 흡입함으로써(킁킁거림, 헐떡거림) 가장 일반적으로 중학생 연령의 어린이가 들이마신다. 아질산염 사용으로 인한 단기 효과에는 혼란, 메스꺼움, 불명확한 언어, 조정 부족, 행복감, 현기증, 졸음, 억제력 저하, 현기증, 망상 또는 두통이 포함된다. 심각한 영향에는 심부전으로 인한 사망(에어로졸에서 발견되는 부탄, 프로판 및 기타 화학 물질로 인한)과 질식, 경련 또는 발작, 혼수 또는 사망이 있다. 장기적인 영향에는 간 및 신장 손상이 포함된다. 골수 손상; 신경 손상으로 인한 사지 경련; 사고, 움직임, 시각 및 청력에 문제를 일으키는 산소 부족으로 인한 뇌 손상도 나타날 수 있다. 임신 중에 아질산염을 사용하면 저체중아 출산, 뼈 문제, 뇌 문제로 인한 행동 발달 지연, 신진 대사 및 신체 구성 변화와 같은 아기에게 문제를 일으킬 수 있다.

마리화나/대마초 Marijuana/Cannabis

마리화나는 미국에서 가장 일반적으로 사용되는 불법 약물이다. 2016년 기준으로 12세 이상의 2,400만 명이 사용했으며, 마리화나 단독 사용으로 인한 응급실 방문은 드물지만 다른 약물과 함께 자주 사용된다. 마리화나는 대마 식물인 *Cannabis sativa*에서 다양한 형태(잎, 추출물 및 오일)로 추출된다. 마리화나의 주요 향정신성 화학 물질은 일반적으로 THC로 알려진 delta-9-tetrahydrocannabinol이다. 잎 종류는 일반적으로 담배(이음매라고 함) 또는 파이프나 봉으로 훈제된다. 음식에 섞어 먹거나 차로 끓여서 마시기도 한다. 추출물 또는 오일은 물 또는 송유관을 통해 훈제되거나 전자 담배를 통해 기화되거나 먹거나 마신다(음식 또는 음료에 혼합). DEA는 마리화나 농축액을 매우 강력한 THC를 함유한 물질로 설명한다. 이 농축액은 종종 오일 또는 “710” (“OIL” 철자가 거꾸로 및 거꾸로 되어 있음)이라고 한다. 이 오일의 THC 수준은 40%에서 80%까지 다양하며, 이는 “고급” 마리화나 식물에서 발견되는 것보다 약 4배 더 강력하다. 무취이므로 전자담배 펜이나 음식에서 감지하기 어렵고 부모, 교사 및 법 집행 직원이 언제 사용되는지 알기가 더 어렵다.

많은 주에서 의료 또는 레크리에이션 목적으로 마리화나의 판매 및 사용을 합법화했지만 연방법에 따라 여전히 불법이다. 마리화나 사용의 단기 효과에는 진정, 충혈된 눈, 빈맥, 폐 자극으로 인한 기침, 배고픔 증가, 혈압 감소 등이 있다. 장기적인 영향에는 기관지염, 폐기종, 기관지 천식 또는 면역 체계 억제가 포함될 수 있다. 금단 증상에는 안절부절, 짜증, 수면 장애, 식욕 감소 등이 있다. 고용량 마리화나로 인한 금단 증상에는 두통, 떨림, 발한, 복통 및 메스꺼움이 포함되며 일부 환자는 응급실 치료를 받는다.

마취제 Narcotics

헤로인 Heroin

헤로인은 다양한 아편 양귀비 식물의 꼬투리에서 추출한 천연 물질인 모르핀으로 만든 불법 아편유사제다. 2016년에 약 948,000명의 사람들이 헤로인 사용자였으며, 2007년 이후 계속 증가하고 있다. 많은 헤로인 사용자가 먼저 처방된 아편유사제에 중독되고 계속해서 알약을 얻는 데 어려움을 겪다가 더 저렴하고 복용하기 쉬운 헤로인으로 전환한다. 헤로인의 일반적인 형태는 “블랙 타르 헤로인”으로 알려진 흰색 또는 갈색 분말 또는 검은색의 끈적한 물질이다. 주사, 훈제 또는 코로 흡입한다. 단기적인 영향에는 행복감, 구강 건조, 가려움증, 메스꺼움, 구토, 진통, 느린 호흡 및 심박수 등이 있다. 장기적인 영향은 허탈된 정맥, 농양, 심낭염, 변비, 위경련, 간 또는 신장 질환, 폐렴이다. 임신 중에 복용하면 유산, 저체중아 또는 NAS가 발생할 수 있다. 헤로인 중독자의 금단 증상은 육체적으로 힘들고 종종 약물을 더 이상 얻을 수 없는 경우 응급실에서 치료를 받도록 한다. 증상으로는 안절부절, 근육 및 뼈 통증, 불면증, 설사, 구토, 복통 또는 끊을 때 소름이 돋는 냉증이 있다. 헤로인 남용은 또한 간염 및 인간 면역 결핍 바이러스(HIV)/AIDS와 같은 전염병의 전파 증가에 기여하는 것으로 나타났다.

아편유사제 사용 장애(OUD)의 치료

Treatment of opioid use disorder (OUD)

OUD의 치료는 복잡하다. 헤로인 중독자는 과량 복용 후 또는 정맥 주사와 관련된 문제가 있는 급성 금단 증상으로 응급실에 나타날 수 있다. 급성 헤로인 중독은 적절한 경우 날록손(naloxone) 인공호흡기와 정맥내 수액 투여로 치료한다. 날록손 투여는 일부 환자에서 심각한 금단 현상을 유발할 수 있으므로 주의 깊은 모니터링이 필수적이다. 헤로인 중독에 대한 응급실 후 치료는 복잡하며 중독에서 회복되기를 원하는 중독자를 포함한다. 이 단계는 중독자가 약물을 끊는데 성공하기까지 몇 년이 걸리고 수많은 치료 시도가 실패하기도 한다. 헤로인(heroin), 모르핀(morphine), 코데인(codeine)과 같은 속효성 아편유사제뿐만 아니라 옥시코돈(oxycodone), 하이드로코돈(hydrocodone)과 같은 반합성 아편유사제에 대한 아편유사제 의존 및 중독은 지속적인 행동 치료 전략과 함께 메타돈(methadone), 부프레노르핀(buprenorphine) 및 날트렉손(naltrexone)(단효성 및 지속성 형태)으로 치료된다. 사람들은 몇 달, 몇 년 또는 평생 동안 이 약을 안전하게 복용할 수 있다. OUD로 응급실에 내원한 환자의 경우, 연구에 따르면 응급실에서 부프레노르핀(buprenorphine)으로 약물 보조 치료(MAT, medication-assisted treatment)를 시작하고 1차 진료를 계속하면 간략한 중재 및 의뢰 CDC는 응급실이 아편유사제 처방을 개선하고, 과다 복용 예방 교육과 친구/가족을 위한 날록손 교육 및 배포를 통해 과다 복용에 대응하고, 환자를 치료 및 서비스를 제공하고 응급실에서 MAT를 시작하도록 공표했다. **표 50-1** 및 “약물 사용 장애 치료” 절을 참고한다.

표 50-1 아편유사제, 알코올 및 담배관련 장애를 치료하는데 사용되는 약물 요법

약물	사용	용량정보	투여
부프레노르핀-날록손 (Suboxone)	OUD	설하/필름제: 2 mg/0.5 mg, 4 mg/1 mg, 8 mg/2 mg, 12 mg/3 mg 설하정제: 1.4 mg/0.36 mg, 2 mg/0.5 mg, 2.9/0.71 mg, 5.7 mg/1.4 mg, 8 mg/2 mg, 8.6 mg/2.1 mg, 11.4 mg/2.9 mg 필름제: 2.1 mg/0.3 mg, 4.2 mg/0.7 mg, 6.3 mg/1 mg	16세 이상 개인의 해독 또는 금욕 유지에 사용된다. 부프레노르핀을 처방하고자 하는 의사는 SAMHSA로부터 허락을 받아야 하며 국가에서 처방할 수 있는 권한을 부여받아야 한다.
부프레노르핀염산염 (Subutex, Probuphine, Sublocade)	OUD	설하정제: 2 mg, 4 mg, 8 mg, 12 mg 프로부핀 임플란트: 80 mg × four 임플란트 총량 320 mg	이 제제는 아편유사제 의존 치료에 사용되며 유도에 선호된다. 임산부, 간질환 환자, 날록손에 감수성이 있는 환자에서 주로 선호된다. 또한 이러한 환자에서 금단증상을 유발할 위험이 있기 때문에 날록손을 함유한 제품보다 메타돈에서 전환하는 환자의 치료를 시작하는 데 사용된다. 저용량에서 중간 용량의 부프레노르핀에 이미 안정된 사람들을 위해 주로 사용되며 임플란트 제형을 투여하기 위해 특별한 기술이 필요하고, 외과적으로 삽입 또는 제거해야 한다.
메타돈(Dolophine, Methadose)	OUD	정제: 5 mg, 10 mg 현탄액: 40 mg 경구 농축액: 10 mg/mL 경구용 수액: 5 mg/5 mL, 10 mg/5 mL 주사: 10 mg/mL	해독 또는 유지 프로그램에서 아편유사제 중독 치료에 사용되는 메타돈은 SAMHSA가 인증하고 지정된 주 당국에서 승인한 아편류 치료 프로그램(OTP)에 의해서만 조제된다. 연방 규정에 따라 OTP 의사의 재량에 따라 18세 미만인 사람에게 사용할 수 있다.
날트렉손(Revia/Vivitrol)	OUD 및 AUD	레비아정: 정제(매일): 25 mg, 50 mg, 100 mg 비비트롤: 서방형 주사용 현탄액 월: 380 mg/vial	처방으로 제공된다. 날트렉손은 아편유사제 수용체를 차단하고 갈망을 줄이며 알코올 및 아편유사제의 효과를 감소시킨다. 아편유사제나 알코올에 대한 재발을 방지하기 위해 서방형 주사 가능한 날트렉손의 사용이 권장된다. 처방자는 의사일 필요는 없지만 주에서 처방할 수 있는 면허와 승인을 받아야 한다. 코카인 또는 기타 아편유사제 남용 약물의 사용에 영향을 미치는 것으로 나타나지 않았다.
아캄프로세이트(Campral)	AUD	서방정 1일 3회: 333 mg	아캄프로세이트는 금욕의 유지에 사용된다. 처방자는 의사일 필요는 없지만 주에서 처방할 수 있는 면허와 승인을 받아야 한다.
디설피람(Antabuse)	AUD	정제: 250 mg, 500 mg	디설피람을 알코올과 함께 복용하면 오심, 구토, 홍조 및 심장 두근거림을 포함한 심각한 신체반응을 일으킨다. 알코올을 섭취하면 반응이 일어날 가능성이 있다는 지식은 음주를 억제하는 역할을 한다.
부프로피온염산염(Zyban)	TUD	시작용량: 매일 150 mg을 6일, 7~12주 동안 7일째에 1일 2회 150 mg으로 증량한다.	환자가 여전히 흡연 중일 때 치료를 시작하고 두 번째 주에 목표 중지 날짜(금연 날짜)를 설정하는 것이 좋다.
바레니클린(Chantix)	TUD	1~3일: 0.5 mg 하루 한 번 4~7일: 0.5 mg 하루 두 번 8일~마지막 치료: 1 mg(1일) 12주 동안	이 옵션은 8일째, 35일째 및 84일째 금연에서 세 가지 다른 금연 접근 방식을 제공한다.

-계속

표 50-1 아편유사제, 알코올 및 담배관련 장애를 치료하는데 사용되는 약물 요법

약물	사용	용량정보	투여
니코틴 대체품 (패치, 껌 , 로젠지)	TUD	21-mg 패치/일 1~6주 14-mg 패치/일 7~8주 7-mg 패치/일 9~10주 껌: 따끔거림이 느껴질 때까지 껌을 천천히 씹은 다음 따끔거림이 남을 때까지 볼에 껌을 대고 있는다. 이후 따끔거리는 느낌이 돌아올 때까지 껌을 천천히 씹고 다시 볼에 대는 것을 반복한다. 30분 후 껌을 뱉는다. 60분 이상 껌을 씹지 않는다. 로젠지: 씹지 않고 20~30분에 걸쳐 천천히 녹인다. 6주 동안 매일 최소 9개의 로젠지를 사용하되 하루에 20개 이하로 제한한다.	하루에 10개비 이하의 담배를 피우는 경우 패치를 6주 동안 14 mg으로 시작하고 2주 동안 7 mg으로 시작한 다음 중단한다.

AUD, 알코올 사용장애; *OUD*, 아편사용장애; *SAMHSA*, 물질사용 및 정신건강 서비스 관리국; *TUD*, 담배 사용 장애

From US Department of Health and Human Services. Facing Addiction in America: The Surgeon General's Report on Alcohol, Drugs, and Health. Washington, DC: US Department of Health and Human Services; 2016. https://addiction.surgeongeneral.gov/sites/default/files/surgeon-generals-report.pdf. Accessed June 11, 2019.

National Institute on Drug Abuse. Treatment approaches for drug addiction. https://www.drugabuse.gov/publications/drugfacts/treatment-approaches-drug-addiction, Revised January 2019. Accessed June 11, 2019.

각성제 Stimulants

코카인 Cocaine

코카인은 볼리비아, 페루, 콜롬비아의 코카나무 잎으로 만든 중독성이 강한 불법 각성제다. 2016년 현재 코카인 사용자의 추정치는 12세 이상 약 190만 명이었다. 코카인은 백색 결정성 분말로 분포되어 있으며 코카인 베이스(균열)는 작은 흰색 암석 결정처럼 보인다. 분말 코카인은 코로 흡입하거나 물에 녹인 후 주입한다. 코카인 베이스(크랙)를 훈제한다. 단기적인 건강 영향에는 혈관 협착, 동공 확대, 체온/심박수/혈압 증가, 두통, 복통, 메스꺼움, 행복감, 에너지 증가, 각성, 불면증, 안절부절, 불안, 변덕 및 폭력적인 행동, 공황 발작, 편집증, 정신병, 심장 리듬 문제, 심장 마비, 뇌졸중, 발작 또는 혼수 상태가 있다. 다른 코카인 관련 문제에는 동요, 편집증 및 코피가 있다. 코카인과 관련된 생명을 위협하는 응급 상황에는 흉통, 발작, 중증 고혈압 및 뇌졸중이 있다. 생명을 위협하는 이러한 응급 상황의 관리는 이러한 문제가 있는 다른 환자와 마찬가지로 코카인을 사용하는 환자에게서도 다르지 않다. 이러한 환자들과 함께 자신과 타인에게 부상의 위험이 증가하므로 응급 간호사는 자극을 줄이고 환자를 주의 깊게 모니터링해야 한다.

카트 Khat

카트는 "cot"으로 발음되며 동부 아프리카와 남부 아라비아에서 발견되는 꽃이 만발한 상록수 관목으로 만들어진다. 각성 효과에 일반적으로 사용되는 향정신성 화학 물질인 카티논과 카틴을 함유하고 있다. 카트 사용은 불법이지만 공장은 통제되지 않는다. 신선하거나 말린 잎으로 제공되며 씹거나 차로 양조한다. 단기 효과에는 행복감, 각성 및 각성 증가, 혈압 및 심박수 증가, 우울증, 편집증, 두통, 식욕 부진, 불면증, 미세한 떨림, 단기 기억 상실 등이 있다. 장기적인 영향은 변비, 궤양, 위 염증과 같은 위장 장애와 심근 경색의 위험 증가가 있다.

메스암페타민 Methamphetamine

메스암페타민은 슈도에페드린 제품으로 불법적으로 만든 중독성이 매우 강한 CNS 각성제 암페타민 약물이다. 백색 분말 또는 알약으로 제공된다. 크리스탈 필은 유리 조각이나 다양한 크기의 반짝이는 청백색 "돌"처럼 보인다. 삼키거나, 코로 흡입하거나, 주사하거나, 흡연할 수 있다. 단기 효과에는 각성 및 신체 활동 증가, 식욕 감소, 호흡/심박수/혈압/체온 증가 및 부정맥이 포함된다. 만성 필로폰 사용자는 폭력적인 행동, 불안, 혼란, 기억 상실, 불면증 및 편집증, 공격성, 시각 및 청각 환각, 기분 장애와 같은 정신병적 특징 및 곤충이 자신의 피부 위나 아래로 기어다는 것 같은 감각의 망상을 나타낼 수 있다. 또한 심혈관계 손상, 영양실조, 심각한 치과 문제를 경험할 수 있다. 메스암페타민을 사용하여 임산부에게서 태어난 아기는 조산, 태반이 자궁에서 분리, 저체중 출생, 무기력, 심장 및 뇌 문제를 경험할 수

있다. 메스암페타민 남용은 간염 및 HIV/AIDS와 같은 전염병의 전파 증가에 기여하는 것으로 나타났다.

담배 사용 TOBACCO USE

담배/시가/파이프 담배 Cigarette/Cigar/Pipe Tobacco

니코틴은 뇌에서 도파민 방출을 증가시키는 담배 및 기타 형태의 담배에 포함된 중독성 각성제이다. 2017년 기준으로 거의 4천만 명의 미국 성인이 담배를 피우고 있으며 약 470만 명의 중학생 및 고등학생이 전자 담배를 포함하여 하나 이상의 담배 제품을 사용한다. 1,600만 명 이상의 미국인이 흡연 관련 질병을 앓고 있다. 담배 사용은 미국에서 예방 가능한 질병, 장애 및 사망의 주요 원인이다. 담배 흡연은 미국에서 가장 흔한 담배 사용 형태이며 감소 추세에 있다. 흡연으로 인한 사망은 매년 480,000명 이상이다. 간접흡연은 또한 어린이와 성인에게 심각한 건강 위험이다. 간접 흡연에 노출된 비흡연자는 관상동맥 심장 질환에 걸릴 가능성이 25~30% 더 높으며 많은 사람들이 심장 질환이나 암으로 사망했다.

물담배 Hookah Tobacco

지난 20년 동안 청소년과 대학생들 사이에서 점점 더 인기를 얻고 있는 또 다른 형태의 담배는 일반적으로 물담배라고 불리는 관을 사용하는 것이다. 물담배는 일반적으로 집이나 물담배 라운지/카페에서 사람 간에 전달되는 동일한 마우스피스를 사용하여 그룹으로 흡연된다. 물담배는 사과, 민트, 체리, 초콜릿, 코코넛, 감초, 카푸치노, 수박과 같은 다양한 맛의 특수 제작 담배를 피우는 데 사용된다. 많은 사용자는 물담배 흡연이 담배 흡연보다 덜 해롭다고 생각하지만 더 많은 것은 아니더라도 동일한 건강 위험을 많이 가지고 있다. 담배가 숯을 태우는 고열에 노출될 때 물담뱃대를 사용하는 방식 때문에 사용자는 흡연자보다 담배 연기에서도 발견되는 독성 화학 물질을 더 많이 흡수하는 경향이 있다. 이 파이프의 사용은 폐/구강/방광암 및 호흡기 및 심장 질환과 관련이 있다.

전자 담배 Electronic Cigarettes

미국에서 청소년과 성인의 전자담배 사용이 증가했다. 전자담배는 베이프 펜, 베이프, 개조, 탱크 시스템 및 전자 니코틴 전달 시스템(ENDS, electronic nicotine delivery systems)과 같은 다양한 이름으로 알려져 있다. 대부분의 전자담배에는 니코틴이 함유되어 있어 중독성이 있으며 태아에게 유독하다. 전자 담배 에어로졸에는 폐에 유해한 화학 물질이 포함될 수 있다. 전자 담배는 결함이 있는 전자 담배 배터리에 불이 붙거나 폭발할 때 의도하지 않은 부상을 입힐 수도 있다. 어린이와 성인은 전자 담배 액체를 삼키거나, 호흡하거나, 피부나 눈을 통해 전자 담배 액체를 흡수하여 중독되기도 한다.

무연 담배 Smokeless Tobacco

무연 담배는 구강에 넣을 수 있도록 잘게 썰거나, 갈아서, 가루로 만든 담배 또는 잎담배를 말한다. 무연 담배에는 씹는 담배(잎, 플러그, 꼬임/롤), 용해성 담배(마름모꼴, 막대기, 스트립, 구), 코담배(습한, 마른 담배, 스누스라고 하는 패킷)와 같은 다양한 유형의 무연 담배가 있다. 무연 담배를 사용하면 니코틴 중독 및 구강암(혀, 볼, 잇몸), 식도 및 췌장암; 잇몸 질환 및 치아 상실과 같은 구강 질환; 임신 중 사용 시 조기 분만 및 사산 위험 증가; 어린이의 니코틴 중독; 심장병 및 뇌졸중으로 인한 사망 위험 증가로 이어질 수 있다.

담배 사용 장애에 대한 약물 Medications for Tobacco Use Disorder

담배 사용 장애(TUD)에 대한 행동 요법의 사용과 함께 담배 사용 장애를 치료하기 위해 승인된 세 가지 약물이 있다(**표 50-1** 참고).

니코틴 대체 치료 Nicotine Replacement Therapy

니코틴 대체 요법(NRT)에는 OTC 또는 처방에 의해 구할 수 있는 약물이 포함되며 니코틴 물질을 끊을 때 니코틴 금단 증상을 치료하는 데 사용된다. 이러한 약물은 과민성, 분노, 우울증, 불안 및 집중력 감소와 같은 니코틴 금단 증상을 줄이는 데 도움이 된다. 이러한 OTC 약물은 니코틴이 함유된 껌, 경피 패치 또는 로젠지를 통해 전달되는 니코틴이 훈제 담배를 통한 니코틴의 전신 전달보다 작용 개시가 더 느리기 때문에 담배에 대한 갈망에 거의 영향을 미치지 않는 경향이 있다. 니코틴 흡입기와 비강 스프레이는 니코틴을 뇌에 더 빠르게 전달하고 더 빠르게 작용하기 때문에 처방전을 통해서만 구입할 수 있다.

부프로피온염산염(Zyban)

Bupropion Hydrochloride (Zyban)

부프로피온염산염(Zyban)은 원래 항우울제로 개발 및 승인되었으며 사람들이 금연하는 데 도움이 되는 것으로 밝혀졌다. 이 약물은 니코틴 금단 및 우울증 치료에 동일한 용량으로 사용할 수 있다.

바레니클린 타르트레이트(Chantix)

Varenicline Tartrate (Chantix)

바레니클린 타르트레이트(Chantix)는 담배에 대한 갈망을 줄이고 금연에 도움이 되는 니코틴 부분 작용제다. 흡연자는 약물 복용 첫 주 동안 계속 담배를 피우며 정해진 금연 날짜에 니코틴 사용을 중단하는 것이 좋다. 이 약은 12주간의 치료 기간 동안 복용한다. 일부 사용자는 강렬한 꿈/악몽을 경험하고 약물 사용을 중단한다고 불평한다. 부프로피온(bupropion)과 바레니클린(varenicline)은 처방약으로만 사용할 수 있다. 상담과 약물을 함께 사용하면 담배 의존 치료에 효과적이며 둘 중 하나만 사용하는 것보다 더 효과적이다.

알코올 남용 ALCOHOL USE

알코올의 과도한 사용은 미국에서 심각한 공중 보건 문제이다. 에틸알코올(에탄올)은 효모, 설탕 및 전분을 발효시켜 생성되는 맥주, 와인 및 주류의 중독 성분이다. 현재 약 18세 이상의 성인 약 1,700만 명이 음주 문제가 있는 부모와 함께 집에 사는 어린이 10명 중 1명에게 영향을 미치는 알코올 사용 장애(AUD)를 앓고 있다. 알코올은 널리 사용되고 남용되는 진정제이며 그 효과는 섭취량, 음주 빈도, 연령, 건강 상태, 가족력 등 다양한 요인에 따라 개인마다 다르다. 음주에는 적당한 음주, 폭음, 과음의 3단계가 있다. 적당한 섭취량은 여성의 경우 하루 최대 한 잔, 남성의 경우 하루 최대 두 잔으로 정의된다. 폭음은 혈중 알코올 농도(BAC, blood alcohol concentration) 수치를 0.08 g/dL까지 끌어올리는 음주 패턴이다. 이것은 약 2시간 동안 여성의 경우 4잔, 남성의 경우 5잔 후에 발생한다. 과음은 지난 한 달 동안 5일 이상 폭음하는 것이다.

알코올이 신체에 미치는 영향은 다양하며 수십 년 동안 기록되었다. 단기적인 영향에는 음주 운전, 부적절한 성적 행동, 판단력 장애, 조정 및 반사, 흐릿한 언어, 기억 문제 및 사망을 포함한 부상 및 위험한 행동이 포함될 수 있다. 알코올 남용의 장기적인 영향은 전신에 영향을 미치며 부정맥, 뇌졸중; 고혈압; 간경화 및 간 섬유증; 구강, 인후, 간 및/또는 유방암을 포함한다. 알코올을 과도하게 마시는 여성은 태아 알코올 증후군(FAS, fetal alcohol syndrome)과 같은 임신 관련 영향을 받을 수도 있다.

알코올 남용 치료 Treatment for AUD

지난 60년 동안 알코올 연구 분야에서 상당한 발전의 결과로 AUD를 치료하는 데 사용할 수 있는 다양한 방법이 있다. 제공자는 일반적으로 환자와 협력하여 최상의 치료 조합(약물, 상호 지원 그룹 및/또는 행동 요법)을 결정한다. 다음 세 가지 약물은 알코올 사용 장애를 치료하기 위해 FDA에서 승인한 것이다.

- 아캄프로세이트(acamprosate[캠프랄(Campral)])는 장기간 금단 증상(갈망)을 감소시키며 금욕을 달성한 사람들이 몇 주에서 몇 달 동안 금욕을 유지하는 데 도움이 되는 것으로 나타났다.
- 날트렉손(naltrexone)[레비아(Revia)])은 아편유사제의 효과를 차단하고 갈망을 줄이는 데에도 사용된다.
- 디설피람(Disulfiram[안타부스(Antabuse)])은 신체가 알코올을 대사하는 방식을 변경하여 사람이 약물을 복용한 다음 알코올을 섭취하면 홍조, 메스꺼움 및/또는 구토를 포함한 불쾌한 반응을 일으킨다. 이러한 약물에 대한 추가 정보는 **표 50-1**을 참고한다.

약물 사용 장애 치료 TREATMENT OF SUBSTANCE USE DISORDER

응급 간호사의 일차적인 책임은 급성 질병이나 부상을 치료하고 해독 및/또는 재활 치료의 필요성을 해결하는 것이다. 응급 간호사는 SUD의 평가 및 식별에서 자신의 역할을 잘 알고 있어야 회복을 돕기 위해 의료 치료 및/또는 의뢰가 시작될 수 있다. SUD의 진단은 정신 장애 진단 및 통계 매뉴얼 제5판(DSM-5)에 정의된 11가지 증상을 기반으로 훈련된 전문가에 의해 이루어진다. SUD의 유형에 따라 치료 프로그램을 개별화할 때 일반적으로 여러 구성 요소가 사용된다. 여기에는 MAT, 입원 및 거주 치료, 개인 및 그룹 상담, 집중 외래 환자 치료, 부분 병원 프로그램, 사례 또는 치료 관리, 회복 지원 서비스, 12단계 프로그램(즉, AA, NA), 동료 지원 그룹 및 마약 법원이 있으며, 이는 점점 더 효과적으로 변화하고 있다. 오피오이드, 담배 및 알코올 사용 장애를 치료하기 위해 FDA에서 승인한 약물은 **표 50-1**에 나와 있다. 앞서 언급한 다른 치료법은 개별적으로 확인된 치료 계획을 개발하는 데 사용된다.

간호 고려 사항 NURSING CONSIDERATIONS

응급 간호사는 약물 남용 장애에 대해 자신과 다른 사람들을 계속 교육해야 한다. 마약 남용은 사회적 경계가 없으며 미국에서 만연한 상태다. 응급간호사협회(ENA, Emergency Nurses Association)에는 응급 치료 환경에서 약물 남용 장애 및 중독 환자라는 입장 성명이 있다. 응급 간호사가 치료와 서비스를 제공하는 것은 중요하다.

> *응급 간호사는 약물 사용 장애, 남용 및 중독이 있는 환자의 즉각적인 요구를 해결하고 적절한 치료를 제공하기 위해 고안된 응급실 관리 계획 및 처방 지침 개발에 참여한다. 응급 퇴원 계획 단계의 일환으로 간호사는 현재 지역사회에서 이용 가능한 예방, 치료 옵션 및 재활 서비스에 관해 약물 남용 장애, 남용 및 중독의 영향을 받는 개인과 가족을 교육한다....*

환자가 약물을 남용하는 것으로 의심되는 경우 적절한 관리가 시작될 수 있도록 환자의 치료를 관리하는 의사에게 결과를 보고한다. 약물 사용에 대해 모든 환자를 선별한다. 비정상적이거나 변덕스러운 행동을 보이는 환자를 위해 남용 약물을 선별하기 위해 소변 또는 혈액 표본을 요청한다. 응급실에서 일하는 환자, 방문객 및 직원을 위한 안전한 환경을 보장한다. 약물의 영향을 받는 개인의 폭력 가능성이 증가한다. 환자는 종종 약물 남용보다는 폭행, 관통 외상, 둔기 외상 및 성병과 같은 고위험 행위와 관련된 부상의 치료를 위해 내원한다. 잠재적으로 생명을 위협하는 부상을 치료한 다음 약물 관련 문제에 대해 환자를 평가한다. 약물 남용의 급성 징후 및 증상이 있는 환자는 복용하는 약물의 효과에 대한 의학적 중재가 필요하다. 환자가 의학적 치료를 받은 후 약물 남용 치료를 위해 약물 치료 센터로의 상담 또는 의뢰된다.

SUD는 응급 간호사에게 중요한 과제로 남아 있다. 응급 간호사는 불법 및 불법 약물 남용 경고 신호에 대해 알고 있어야 한다. 이 환자 집단을 돌보는 것은 어려운 일이며 많은 응급 치료 자원을 소모한다. 응급 간호사는 환자와 가족이 이용할 수 있는 자원을 보유하여 약물 남용 장애 및 부상을 경험한 환자를 옹호하고 치료하고 교육할 준비가 되어 있어야 한다.

51

성폭력

Sexual Assault

Colleen Mary Pedrotty

미국에서는 98초마다 성폭행 피해자가 발생하고 있다. 성폭력의 정의는 주에 따라 다르다. 2011년 연방수사국(FBI)은 성폭행을 성별과 구강 및 항문 폭행을 모두 포함한다고 정의했다. 통일범죄총계보고서(UCR, Uniform Crime Reporting)의 성폭력 정의는 "아무리 경미하더라도 다른 사람의 동의 없이 질이나 항문에 신체 일부나 물건을 삽입하거나 다른 사람의 성기를 구강 삽입하는 것"으로 정의한다. 이 정의는 이전보다 더 포괄적이기는 하지만 힘을 다루지는 않는다. 힘은 또한 가해자가 피해자를 강요하기 위해 감정, 심리적 요인 또는 조작을 사용하는 것을 나타낼 수 있다. 종종 피해자는 가족에 대한 위협이 두려워 행위에 동의하며 이는 배우자 성폭행 사건에서 발생한다.

성폭력/성폭행에서 비교적 덜 정의된 용어로 동의가 있다. 강간, 학대 및 근친상간 내셔널 네트워크(RAINN, Rape, Abuse & Incest National Network)는 개별 주별로 동의를 나열했으며 각 주마다 고유한 정의가 있다. 일부 주에는 한 단락으로 정의되어 있다. 다른 주에는 여러 페이지가 있다. 이러한 단절은 특히 친밀한 파트너 강간의 경우에 종종 가해자를 기소하는 데 어려움을 준다. 강간은 열정의 범죄가 아니라 권력과 통제에 관한 범죄이다. 도발적인 옷차림을 하는 여성은 자신에게 주의를 집중시키고 위험에 빠뜨릴 수 있다는 통념이 있다. 피해자학은 범죄를 당한 피해자가 입은 피해와 피해자에 대한 상대적 보상 범위를 연구하는 학문이다.

"희생"이라는 용어는 외부의 힘이 사람과 접촉하여 그 사람이 고통을 느끼도록 하고 때로는 부상을 입히는 과정을 말하며, 그 중 하나는 단기적일 수도 있고 장기간의 고통과 때로는 죽음을 초래할 수도 있다. 법무부 통계국(Bureau of Justice Statistics)에 따르면 2015년 미국의 연간 피해자 수는 약 500만 명이다. 현재 피해자 피해의 가능한 원인으로 피해자 강수 이론, 생활 방식 이론, 일탈 장소 이론, 일상 활동 이론의 네 가지 이론이 검토되고 있다.

피해자 강수 이론은 피해자가 실제로 수동적으로든 능동적으로든 범죄 행위를 시작하여 궁극적으로 부상이나 사망에 이르게 할 수 있다고 제안한다. 라이프스타일 이론은 개인이 자신의 라이프스타일 선택에 따라 표적이 되며, 이로 인해 범죄자와 범죄를 저지를 수 있는 상황에 노출된다고 제안한다. 일탈 장소 이론은 위험한 장소에 더 많이 노출되면 범죄의 희생자가 될 가능성이 더 높아진다고 주장한다. 일상적 활동 이론에 따르면 피해자의 비율은 전형적인 개인의 일상, 적절한 대상의 가용성, 유능한 보호자의 부재, 동기가 있는 범죄자의 존재를 반영하는 일련의 상황을 통해 이루어진다. 일상 활동 이론에 따르면 하나 이상의 고위험 상황이 존재하면 희생될 위험이 더 높아진다.

피해자 비난을 포함하지 않는 좀 더 받아들여지는 이론은 Marvin Wolfgang과 같은 범죄학자들의 저술에 그 뿌리를 두고 있으며 피해자의 상호작용이 피해자를 범죄에 취약하게 만든다고 제안한다. 세계피해자학회(WSV, World Society of Victimology)의 최근 연구는 피해에 초점을 맞췄다. 이 학회의 목적은 공정성, 존중, 존엄성, 법원 절차 통지, 중요한 사법 절차에 대한 출석 기회, 도난당한 재산의 신속한 반환, 협박 및 괴롭힘으로부터 보호, 배상 및/또는 배상을 통해 피해자의 기본 권리와 범죄에 대한 보상을 보장하는 것이다. 이러한 변화는 사회가 성폭력 피해자를 바라보는 시각을 변화시켰고, 피해자를 비난하고 가해자에게 책임을 돌리는 데 초점을 맞추었다. 다시 말하지만, 성폭행은 열정의 범죄가 아니라 권력과 통제에 관한 범죄로 강간과 성폭행은 대인관계 공격과 갈등과 심리적 문제에 의해 유발된다.

권력 주장 강간범, 분노 흥분 강간범, 가학적 강간범, 기회주의자 등 다양한 유형의 강간 가해자가 있다. 권력을 주장하는 강간범이 가장 흔한 유형으로 통제하는 것이 목적이지만 해를 끼치는 것은 아니다. 이 강간범은 반복적이고 자주 공격하는 것을 특징으로 한다. 가장 위험한 유형은 분노 흥분 및/또는 가학적 강간범이다. 이 강간범들은 피해자를 해치고 싶어하며 살인이 궁극적인 만족을 준다. 대부분의 강간범은 인종이나 성별 분류가 없다. 그러나 FBI의 범죄 분류에는 용어 표준화, 의사소통 촉진, 교육 및 데이터베이스 개발이라는 목적으로 인종 및 성별을 분류한다.

누구나 성폭력의 피해자가 될 수 있다. 연구 결과에 따르면 여성의 17~18%와 남성의 3%가 일생 동안 강간 또는 강간 미수를 경험했다. 농촌 환경에서 강간 발생률은 30%에 이를 수 있다. 이 숫자에 대한 대응은 의료 및 법률 시스템에 의한 성폭행에 대한 접근 방식을 극적으로 변화시켰다. 1970년대 이전에는 성폭행을 당한 환자들이 훈련을 받지 않은 의료인에게 치료를 받았다. 피해자들은 종종 몇 시간 동안 응급실 대기실에 앉아 있어야 했다. 치료는 응급실마다 달랐고 법 집행 기관, 의료 팀, 검사 간에 의사소통이 거의 없었다. 미국법무부는 성폭행의 15.8~35%만이 경찰에 신고되는 것으로 보고 있다. RAINN에 따르면 피해자가 신고하지 않은 이유 중 20%는 보복이 두려워, 13%는 경찰이 도와주지 않을 것이라고 믿었고, 2%는 경찰이 그들을 도울 수 없다고 믿었기 때문이었다. 남성에 대한 강간은 2012년까지 FBI의 성폭력 정의에 포함되지 않았다. 남성에 대한 강간은 여성보다 덜 빈번하지만 그만큼 파괴적이다. 미국 남성의 약 3%가 강간을 시도하거나 완료한 경험이 있다. 2011년 조사에 따르면 레즈비언과 양성애자 여성은 이성애자 여성보다 3배 더 성폭행을 당할 가능성이 높고 게이 남성은 이성애자 남성보다 15배 더 위험이 높다. 레즈비언, 게이, 양성애자, 트랜스젠더, 퀴어(LGBTQ) 및 이성애 남성은 이성애 여성과 같은 이유로 성폭행을 당한다. 모든 생존자는 동일한 수준의 연민과 인정이 필요하다.

근거 없는 믿음과 오해
MYTHS AND MISCONCEPTIONS

강간을 둘러싼 많은 오해는 피해자가 최종 결과에 대해 책임을 지도록 무언가를 했다는 것이다. 또 다른 신화는 피해자가 과음을 하거나 마약을 사용하면 강간을 당할 자격이 있다는 것이다. 법은 그 사람이 동의할 능력이 있어야 한다고 명시하고 있다. 알코올과 약물은 사전 동의를 제공하는 능력을 박탈한다. 또 다른 오해는 강간은 가해자가 물리적인 힘을 가한 경우에만 발생하며 부상이 있어야 한다는 것이다. 신체적 상해를 유발하는 성폭행은 거의 없다. 때때로 가해자는 다른 사람에게 해를 입히거나 해를 입히겠다고 위협한다. 일부 피해자는 충격으로 인해 싸울 수 없거나 싸움이 더 악화될 것이라고 믿는다. 강간에 대한 또 다른 오해는 이전에 두 사람이 합의하에 성관계를 가졌다면 언제나 괜찮다는 것이다. 성관계는 가질 때마다 동의를 받아야 한다. 성폭행과 강간에 관한 최악의 통념 중 하나는 어렸을 때 성적 학대를 받은 사람들이 학대자가 될 가능성이 높다는 것이다. 학대 받는 사람들의 대다수는 다른 사람을 결코 성폭행하지 않을 것이다. 여성은 해가 진 후에 낯선 사람에게 강간을 당할 가능성이 높기 때문에 일부 사람들은 여성이 해가 진 후에 나가서는 안 된다고 생각하기도 한다. 강간은 통제와 권력에 관한 것임을 이해해야 한다.

성폭행/강간 외상 증후군
RAPE-TRAUMA SYNDROME

강간 외상 증후군은 감정적, 신체적, 행동적 반응의 집합체이며 강간을 시도했거나 완료된 피해자에게서 볼 수 있다. 1974년에 처음 기술된 증후군은 3단계로 나뉜다. 급성기가 강렬하며 피해자는 불신과 충격을 표현한다. 피해자의 반응은 안절부절, 긴장, 울음 또는 흐느끼는 것과 같은 정서적 반응의 범위에서 다양하다. 또 다른 희생자는 침착하거나 차분한 감정으로 나타날 수 있다. 이 단계는 강간 후 며칠 또는 몇 주 후에 발생한다. 두 번째 단계는 피해자가 정상적인 생활을 재개하는 것처럼 보이지만 내적 혼란을 겪는 외적 적응 단계이다. 징후는 무감각, 혼란, 둔한 감각, 구토, 강박 관념, 히스테리, 수면 장애 및 불안일 수 있다. 이 단계는 강간 후 몇 달에서 몇 년까지 지속될 수 있다. 세 번째 단계는 재정규화로 생존자들은 강간이 더 이상 자신의 삶의 초점이 아님을 인식한다.

응급실 성폭행 생존자
The Sexual Assault Survivor in the Emergency Department

생존자가 응급실에 도착하면 극심한 신체적 또는 정신적 고통으로 인해 우선순위가 높은 고위험 2등급 환자로 분류해야 한다. 의료진은 신뢰 관계를 구축하고 환자의 말을 경청하고, 검사 중에 일어날 일을 설명한다. 피해자는 개인적인 공간으로 분류되어야 한다. 유일한 질문은 관련 병력과 전반적인 불만사항에 관한 것이다. 간호사는 모든 진술을 따옴표로 묶어 환자의 말로 기록한다. 환자가 폭행을 다시 경험하도록 요구하는 특정 질문은 검사에 필요하지 않다. 즉각적인 치료가 필요한 신체적 외상의 존재를 확인하는 것이 최우선 과제이다. 성추행 대응 팀(SART, sexual assault response team)이 있는 경우 이를 알려야 한다. 그렇지 않은 경우 시설 정책 및 절차를 따른다. 피해자를 즉시 개인 치료 공간에 배치하면 안심할 수 있다.

정신적 피해의 정도는 추정할 수 없다. 성범죄에 대한 반응은 사람마다 다르다. 개인은 웃거나 울거나 농담을 하거나 긴장 상태가 될 수 있다. 환자들은 반항하거나 반항하지 않는 것에 대해 스스로를 비난/자책할 수 있다. 어떤 조치를 취했는지에 관계없이 환자에게 자신의 행동이 시련을 극복하는 데 도움이 되었음을 알린다. 환자는 가해자를 신뢰하여 강간이 발생했다 생각할 수 있다. 그들이 폭행을 일으킨 것이 아님을 생존자에게 상기시킨다. 이 모든 반응은 외상의 징후로 생존자들에게 앞으로 나서서 가해자로 인한 악순환을 막는 용기를 잃지 말것을 상기시킨다. 피해자에게 더 많은 힘이 주어질수록 무력감이 줄어든다. 피해자를 돌보는 데 있어 모든 피해자에게 동일하게 적용되는 명확한 지침이 있어야 한다.

대부분의 주에는 단계별 지침 시트와 표준 문서 양식이 포함된 키트가 있다. 검사 결과 및 기록물은 법 집행 기관, 범죄 수사학 연구소 및 병원에 사본을 제공해야 한다. 이 표준화된 서류 및 키트는 동일한 방식으로 증거를 수집하는 데 도움이 된다.

성폭력 대응 팀 Sexual Assault Response Team

SART는 성폭력 피해자에 대한 지원 부족 문제를 해결하기 위해 개발된 전문 팀이다. SART를 사용하기 위한 움직임 이전에는 훈련을 받지 않은 의사와 간호사가 성폭행 피해자를 돌볼 것이었다. 피해자는 대기실에 앉아 셀 수 없이 많은 시간을 보낼 것이다. 간호사와 의사는 이 희생자들이 겪은 범죄에 대한 지침이나 이해가 없었다. 따라서 피해자에 대한 보살핌이 부족하여 전문화되고 훈련된 팀이 구성되었다. 팀은 SART로 성폭행 조사관(SANE, sexual assault examiner), 강간 위기 옹호자, 법 집행관, 법률 고문으로 구성되어 있다. 일부 프로그램은 간호사가 의사와 함께 시작했지만 정식 교육은 포함하지 않았다. 1992년 국제법의간호사협회(IFNA, International Forensic Nurses Association)는 SANE에 대한 전문적인 지침을 제공하기 위해 설립되었다.

SANE은 인터뷰 기술 사용, 검사 수행, 법의학 키트 자료 수집, 성병(STI) 예방 제공, 임신 예방 약물 제공, 퇴원 지침 제공에 대한 전문 교육을 받는다. SANE은 전문 옹호자 및 법 집행 기관과 협력하여 보다 피해자 중심적인 경험을 제공한다. 법 집행 기관과 SANE는 불일치를 방지하고 피해자의 피로를 줄이기 위해 가능한 한 함께 인터뷰를 실시한다. SANE 직원은 성폭력 분야의 의료 및 법률 전문가가 된다. 종종 SANE는 성폭행 피해자가 응급실이나 독립 진료소에 왔을 때 전화를 걸어 대응한다. 이것은 SART가 없는 응급실이 피해자를 돌볼 수 없다는 것을 의미하지는 않는다.

개별 병원은 선정된 간호사를 교육하고 훈련하여 성폭행 생존자를 돌볼 수 있다. 확인된 직원은 독립적으로 또는 의사와 함께 완전한 증거 조사를 수행할 수 있다. 부서 정책은 이러한 관행을 반영하기 위해 개발되었다.

검사 시작 The Examination Begins

피해자를 분류하여 안전한 보안실에 배치한 후 응급 의료 상태를 배제하기 위해 건강 검진 검사를 수행해야 한다. 희생자를 돌볼 간호사 한 명이 배정되어야 하며 지원 담당자에게 연락할 수 있는 선택권을 부여해야 하고 피해자가 동의하는 경우 강간 위기 팀의 옹호자를 불러야 한다. 법 집행 요원에게 신체 검사 중 퇴장을 요청할 수 있다. 프라이버시가 가장 중요함을 잊지 않도록 한다.

동의 Consent

응급 상황에서 동의를 가정한다. 성폭력의 경우, 가능한 한 빨리 폭행과 관련된 간호 및 치료에 대한 동의를 얻어야 한다. 간호사는 피해자가 동의서를 읽도록 하거나 간호사가 피해자에게 동의서를 읽어줄 수 있다. 동의 양식은 피해자에게 압도적일 수 있다. 피해자는 치료뿐만 아니라 부상 사진 촬영에도 동의해야 한다. 피해자는 검사나 사진 촬영의 일부를 거부할 권리가 있다.

일부 피해자는 동의하기에는 너무 어릴 수 있다. 각 주에는 미성년자를 돌보는 자체 기준이 있다. 의료진은 진료하는 주에서 동의 연령을 알고 있어야 한다. 피해자도 검사에 동의할 수 있지만 의료 기록을 위해 Jane Doe로 남을 수 있다(검사에 동의한 피해자는 개인정보에 대해 보호 요청 시 존중되어야 한다).

피해자에게 동의를 강요하지 않는다. 피해자는 동의서의 어떤 부분에도 서명하도록 강요되어서는 안 된다. 이것은 일종의 희생을 강요하는 것과 동일하다. 병원이 법 집행 기관에 통보해야 하는 경우 피해자에게 알려야 하며 피해자가 술에 취했거나 약물을 복용한 경우 동의를 얻는 것이 지연될 수 있다. 치료는 계속 진행되지만 법의학 검사 및 인터뷰가 지연될 수 있다.

병력/과거력 History

검사를 시작하기 전에 병력을 수집해야 한다. 기록은 간호사가 필요한 증거 수집 유형을 결정하는 데 도움이 된다. 성폭행 후 72시간 이내에 실시하는 조사가 최적이지만, 그 후 5~6일까지 증거가 확보된다. 피해자가 이해할 수 있는 방식으로 질문해야 한다. 진술을 좀 더 전문적으로 만들기 위해 피해자의 말을 절대 바꾸지 않는다. 환자가 말하는 내용만 작성하고 가능하면 인용문을 사용하여 기록한다. 법의학 인터뷰를 하는 이유는 피해자 진술에 따라 조사를 안내하기 위함이다. 이를 통해 검사관은 증거의 법의학 수집과 추가 증거를 찾을 위치에 집중할 수 있다. 피해자가 약물이나 술에 취한 경우 검사관은 종합적이고 철저한 검사를 완료해야 한다.

약물 촉진 성폭행(DFSA, drug-facilitated sexual assault)이 의심되는 경우 일반적으로 키트의 일부가 아닌 특수 수집 용기가 사용된다. 대부분의 약물은 반감기가 짧기 때문에 DFSA 검체 수집에는 혈액 및 소변 샘플이 필요하다. 약물에 의한 성폭행을 경험한 환자에게서 흔히 볼 수 있는 징후와 증상은 다음과 같다.

- 술을 마신 것을 기억하지만 그 후에 일어난 일을 기억하지 못하는 경우
- 누군가와 성관계를 가졌다고 의심되지만 사건 전체를 기억하지 못하거나 누구와 함께했는지 기억하지 못하는 경우
- 과거와 같은 양의 술을 마신 후 평소보다 더 취한 느낌
- 속옷이나 의복 없이 잠에서 깨어나거나
- 깨어 난 후 일정기간 동안에 대해 설명을 하지 못하거나 기억을 못하는 경우

DFSA에서 가장 많이 사용되는 물질은 에탄올이다. 따라서 앞의 목록에 있는 징후와 증상으로 피해자에게 질문할 때 피해자가 몇 시간 동안 얼마나 많은 음료를 마셨는지 물어본다. 또한 피해자가 무엇을 마셨는지 물어본다. 술과 다른 점은 없었는지 음료를 관찰하지 않고 방치한 적이 있는지 등을 확인한다. 이 접근 방식은 피해자의 이력을 확인하는 데 도움이 될 수 있다. 피해자가 도착한 후 가능한 한 빨리 약물 및 임신 테스트를 위해 소변 검체를 수집한다. 많은 DFSA 약물의 반감기가 짧다는 것을 기억한다.

신체검사 및 증거 수집
Physical Examination and Evidence Collection

피해자에게 옷을 벗으라고 요청하기 전에 외모와 옷의 상태를 확인한다. 피해자는 흰 종이 위에 서서 옷을 벗으라는 요청을 받는다. 각 의류 품목을 종이 봉투에 넣는다. 의류 품목 및 피해자 인구 통계에 대한 설명으로 각 가방에 라벨을 붙인다. 증거의 일부가 아닌 한 신발과 코트는 범죄 수사관에 제출되지 않는다. 모든 물품은 가방에 넣기 전에 건조해야 한다. 의복이 혈액이나 기타 분비물로 포화된 경우 경찰 증거실에서 건조가 발생할 수 있다. 모든 가방은 증거 테이프로 밀봉해야 한다. 피해자가 옷을 벗은 종이 드레이프도 종이 증거 가방에 넣는다. 모든 증거는 법 집행 기관에 전달되며 간호사는 경찰관에게 제공된 증거 가방의 수를 기록해야 한다.

이 후 피해자는 가운을 입고 머리에서 발끝까지 사정을 수행하여 부상의 징후를 찾는다. 가능하다면 우드 램프나 자외선을 사용하여 흔적 증거를 찾을 수 있다. 정액은 피부에 주황색 또는 청록색으로 나타날 수 있다. 해당 부위는 촉촉한 면봉으로 닦아야 한다. 부상은 빨간색 표시로 나타날 수 있지만 시간이 지남에 따라 색이 바뀐다. 후속 사진은 나중에 필요할 수 있으며 일반적으로 경찰서에서 수행한다. 다음으로 피해자의 디옥시리보핵산(DNA, deoxyribonucleic acid)에 대해 구강(협측) 면봉을 채취하거나 일부 지역에서는 혈액을 채취한다. 그런 다음 구강 침투가 발생한 경우 구강 면봉을 채취한다. 손톱 긁힌 자국에서도 가해자 DNA를 수집할 수 있다.

모든 부상에 대한 문서에는 멍, 긁힌 자국, 열상, 찰과상, 물린 자국 및 부기와 같은 부상의 색상과 크기가 포함되어야 한다. 타박상은 그러한 관행이 매우 부정확하기 때문에 연출되거나 날짜가 지정되지 않는다. 일반적으로 성폭행 키트에서 구할 수 있는 신체 그림을 사용하여 부상 위치, 크기 및 설명을 문서화한다. 보푸라기와 같은 다른 재료도 형광을 내기 때문에 우드 램프의 발견을 보고할 때 주의해야 한다. 정액의 증거

및 참조 샘플로 구강 면봉을 사용한다. 참조 샘플에는 타액, 혈액, 정액, 음모 및 체모가 포함된다. 이러한 참조 샘플의 범죄학 실험실 결과는 잠재적인 용의자의 샘플과 비교된다.

여성 환자의 경우 골반 검사는 외부 구조의 육안 검사로 시작된다. 외부 생식기의 손상 징후나 이물질이 있는지 검사하고 정액이나 타액을 채취한다. 환자가 남성인 경우 음낭과 음경을 면봉으로 닦아야 한다. 여성의 경우 처녀막을 검사하고 가시화되지 않은 경우 풍선을 팽창시켜 처녀막 조직을 지나도록 요도 카테터를 삽입할 수 있다. 질벽과 자궁경부를 검사할 수 있도록 질경을 삽입한다. 그런 다음 질벽과 자궁경부를 면봉으로 채취한다. 모든 면봉과 슬라이드에는 시간, 날짜, 수집 장소, 증거 수집자의 이름과 함께 환자와 출처를 식별할 수 있는 라벨이 붙어 있어야 한다.

사진은 생식기 외상을 감지하고 문서화하는 데 사용된다. 질 확대경은 확대 및 시각화를 제공하지만 항상 사용할 수 있는 것은 아니다. 질 확대경을 사용하지 않고도 부상이 명백한지 문서에 명시해야 한다.

음모를 수집할 수 있다. 음모는 대부분의 주에서 더 이상 당기거나 자르지 않는다. 골반 검사 중에 면봉과 슬라이드를 사용하여 채취한다.

직장 검사가 수행된다. 면봉을 사용하며 남색이 발생했거나 의심되는 경우 항문 내시경 검사를 시행한다. 면봉 및/또는 슬라이드는 가능한 경우 건조 장치에 넣어야 한다. 그런 다음 표본을 가방에 넣고 라벨을 붙이고 키트에 넣는다. 간호사는 증거 취급을 제한하고 증거에 자신의 DNA를 남기지 않도록 주의해야 한다. 장갑을 자주 교체하는 좋은 방법이다. 증거물과 접촉하는 모든 장비는 청소해야 한다.

관리 연속성 Chain of Custody

관리 연속성은 검사 중과 검사 후에 유지되어야 한다. 간호사는 증거가 혼자 남겨진 적이 없고 변조가 없었다는 것을 증명할 수 있어야 한다. 기록된 문서에는 관리 연속성 정보가 반영되어야 한다. 증거는 간호사에서 법 집행관에게 이전되어야 하고 키트에는 경찰관과 간호사가 함께 서명해야 한다. 모든 증거 이전은 서류에 포함되어야 한다. 증거는 정확한 온도의 경찰 증거실에 적절하게 보관되어야 한다.

검사 후 After Examination

검사 후 피해자가 샤워를 하고 옷을 갈아입기 위해 개인 공간으로 안내하는 것이 이상적인 상황이다. 적절한 크기의 적절한 갈아입을 옷을 제공해야 한다. 병원에서 새 옷을 제공할 수 있다. 피해자는 헌 옷이나 수술복을 입고 싶어하지 않는다. 헌 옷이나 스크럽은 폭행을 상기시킨다. 피해자는 종종 이웃이 자신을 보고 무슨 일이 일어났는지 알까 두려워하기도 한다.

폭행 후 치료를 위한 약물 관리를 고려하는 것이 중요하다. 질병통제예방센터(CDC)는 현재 트리코모나스증, 세균성 질염, 임질 및 클라미디아 감염에 대한 예방적 치료를 권장한다. 박스 51-1 참고한다. 인간 면역 결핍 바이러스(HIV) 및 B형 간염에 대한 예방은 노출 위험이 높은 피해자에 대해 고려해야 한다. HIV는 이러한 고위험 희생자들에게 심각한 관심사이다. 이러한 고위험 피해자에게는 비직업적 노출 후 예방(n-PEP)의 즉각적인 시작이 중요하며 지연될 경우 노출이 증가한다. 또한, 임신 테스트 결과가 음성인 경우와 그 이후에 임신 예방에 대한 동의를 얻어야 한다. 환자에게 관련 위험에 대한 정보가 제공된다.

박스 51-1 성폭력에서의 약물적 예방

임질에 노출될 가능성을 위한 치료로 3세대 세파로스포린인 (ceftriaxone[록세핀(Rocephin)]), 단일용량으로 250 mg 근육 주사

또는

가능한 세균성 질염 및 성폭행 후 트리코모나스증의 치료를 위해 세픽심(Ccefixime[슈프락스(Suprax)]) 400 mg 경구투여 및 메트로니다졸(metronidazole[프라질(Flagyl)]) 2 g을 단일용량 경구 투여(이전 24시간 이내에 알코올을 섭취한 경우 환자에게 처방하여 투약하도록 한다)

아지트로마이신(azithromycin[(Zithromax; macrolide)]) 1 g 단일용량으로 경구투여하여 클라미디아 노출 가능성 치료

응급 피임법(고려 사항: Plan B, Plan B One-Step, ella)

임신 예방 치료는 병원 프로토콜에 따라 1회 투여 또는 2회 개별 투여 가능

항구토제의 선택적 사용

사후 관리 Follow-up Care

10일에서 2주 이내에 추적 관찰해야 한다. 산부인과나 가까운 병원에 의뢰하는 것이 필수적이다. 후속 진료예약에서 HIV 검사 일정에 대해 논의할 수 있다. 확립된 많은 전문 팀은 전체 프로그램의 일부로 후속 치료를 포함한다. SART 프로그램의 옹호자는 후속 검사 시간에 이용할 수 있으며 상담에 대한 환자의 필요성을 평가할 수 있다. 그들은 또한 법원에 피해자와 동행할 수 있다.

법적 측면 LEGAL ASPECTS

사건의 법적 측면은 사건이 법적 영역에 있기까지 몇 주, 몇 달 또는 몇 년이 걸릴 수 있다. 간호사는 검사의 사실 증인으로 호출될 수 있으며 지방 검사 또는 피고인을 대리하는 변호사로부터 소환장을 받을 수 있다. 간호사는 대부분 사례에 대한 사실만을 제공하고 의견이나 감정을 통해 편견을 표현하는 것을 삼가야 한다. 법원 심리 전에 간호사는 기록을 검토하고 법정 대리인과 소통해야 한다. 석사 학위를 가진 간호사는 법정에 제출된 전문 이력서(CV, curriculum vitae)를 가지고 있어야 한다. 간호사는 자신의 교육, 경험 및 성폭행 훈련을 설명할 준비가 되어 있어야 한다. 법정 복장은 전문적이고 비즈니스 스타일이어야 한다.

증인석에 서 있을 때 간호사는 전문적이어야 하고, 질문에 대답만 하고, 아무것도 추가하지 않으며, 항상 확신에 찬 눈으로 배심원을 대하고, 방어적이거나 통제 불능 상태가 되어서는 안 되며, 판사를 방해하지 않아야 한다. 질문에 대답할 때 자신감 있고 침착하게 답한다. 어떤 경우에는 간호사가 판사에 의해 전문가 증인 자격을 갖출 것이다. 전문가 증인은 의견 증언을 하고 자신의 조사 결과에 대한 결론을 제시할 수 있다.

요약

응급 간호사는 다른 인간에게 자행된 가장 극악무도한 범죄의 희생자를 세심하고 전문적으로 돌볼 기회가 있다. 모든 병원에 SART 프로그램이 있는 것은 아니지만 의료계 및 법 집행 기관의 다른 구성원과 함께 이러한 희생자를 돌보는 것은 간호 전문직의 의무이다.

색인

INDEX

ㅈ

A

B

D

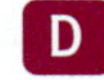

E

F

G

O

P

Q

R

T

U

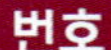

컬러 삽화

COLOUR PLATES

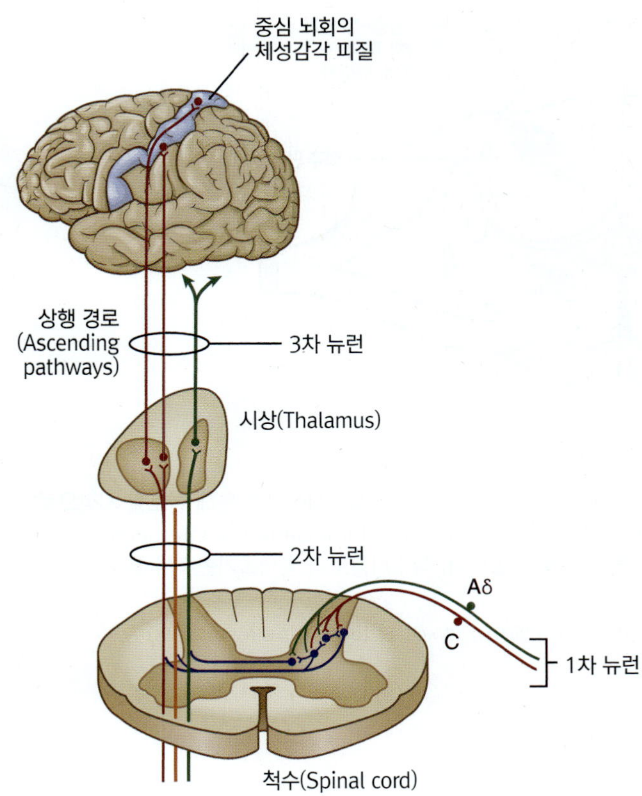

그림 10-1 통각 경로. A-델타(Aδ) 섬유와 C 섬유는 척수의 후방의 관문으로 들어오는 1차 감각 구심로를 구성한다. 여기에서 우리는 척수를 가로질러 교차하는 2차 뉴런이 척수시상로의 일부인 시상으로 올라가는 것을 볼 수 있다. 3차 구심신경은 변연계, 전두엽 피질, 두정엽의 후중심회(postcentral gyrus)의 일차 감각 피질로 투사된다.

(From McCance KL, Huether SE: *Pathophysiology: The Biologic Basis for Disease in Adults and Children.* 8th ed. St Louis, MO: Mosby; 2019.)

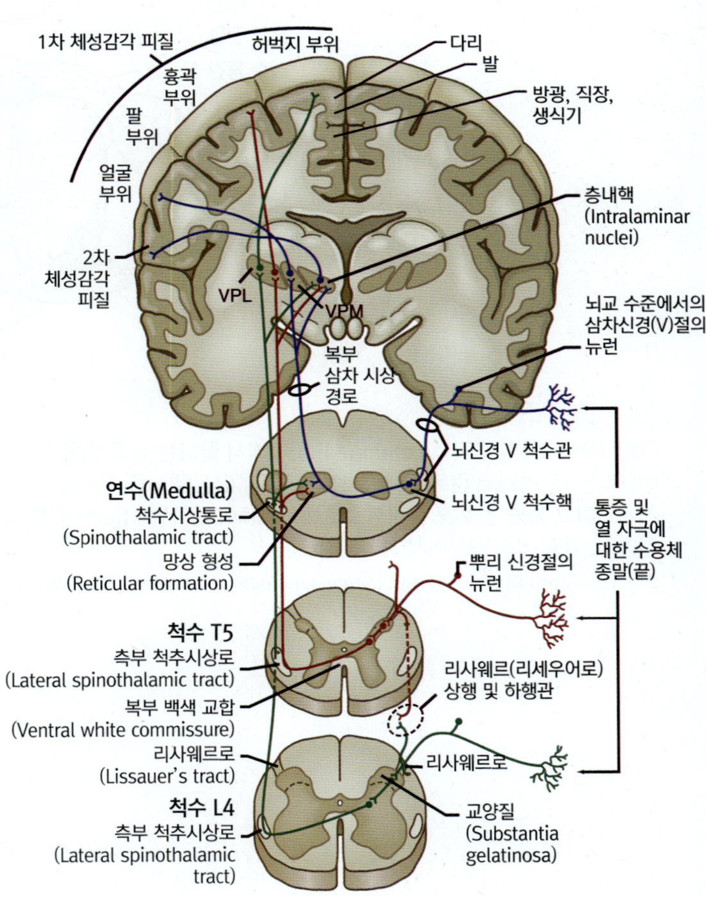

그림 10-2 통증과 온도 감각을 매개하는 중추신경계 통로. VPL, Ventral posterior lateral thalamic nuclei; VPM, ventral posterior medial thalamic nuclei.

(From McCance KL, Huether SE: *Pathophysiology: The Biologic Basis for Disease in Adults and Children.* 8th ed. St Louis, MO: Mosby; 2019.)

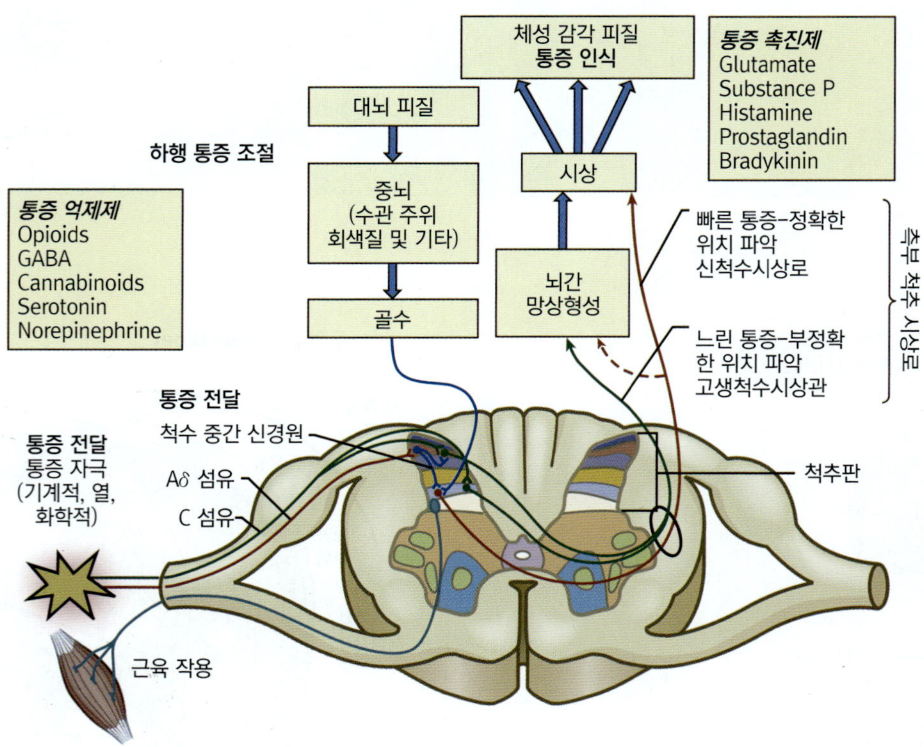

그림 10-3 **척추 후각의 Laminae II 및 V에서 끝나는 통증 섬유.** 수초화된 Aδ 섬유(빠른 국소 통증)는 신척수시상로를 통해 신호를 시상으로 전달하는 두 번째 뉴런 세트에서 시냅스한다. C 섬유(느린 통증)는 laminae II, IV 및 V의 뉴런과 연결되는 laminae II 및 V interneurons에서 시냅스하고 통증 신호를 수시상로(paleospinothalamic tract)를 통해 망상계 및 중뇌로 전달한다. 척수시상로의 축색돌기는 척수를 가로질러 전방 및 외측 척수 백질에서 올라간다.

(From McCance KL, Huether SE: *Pathophysiology: The Biologic Basis for Disease in Adults and Children*. 8th ed. St Louis, MO: Mosby; 2019.)

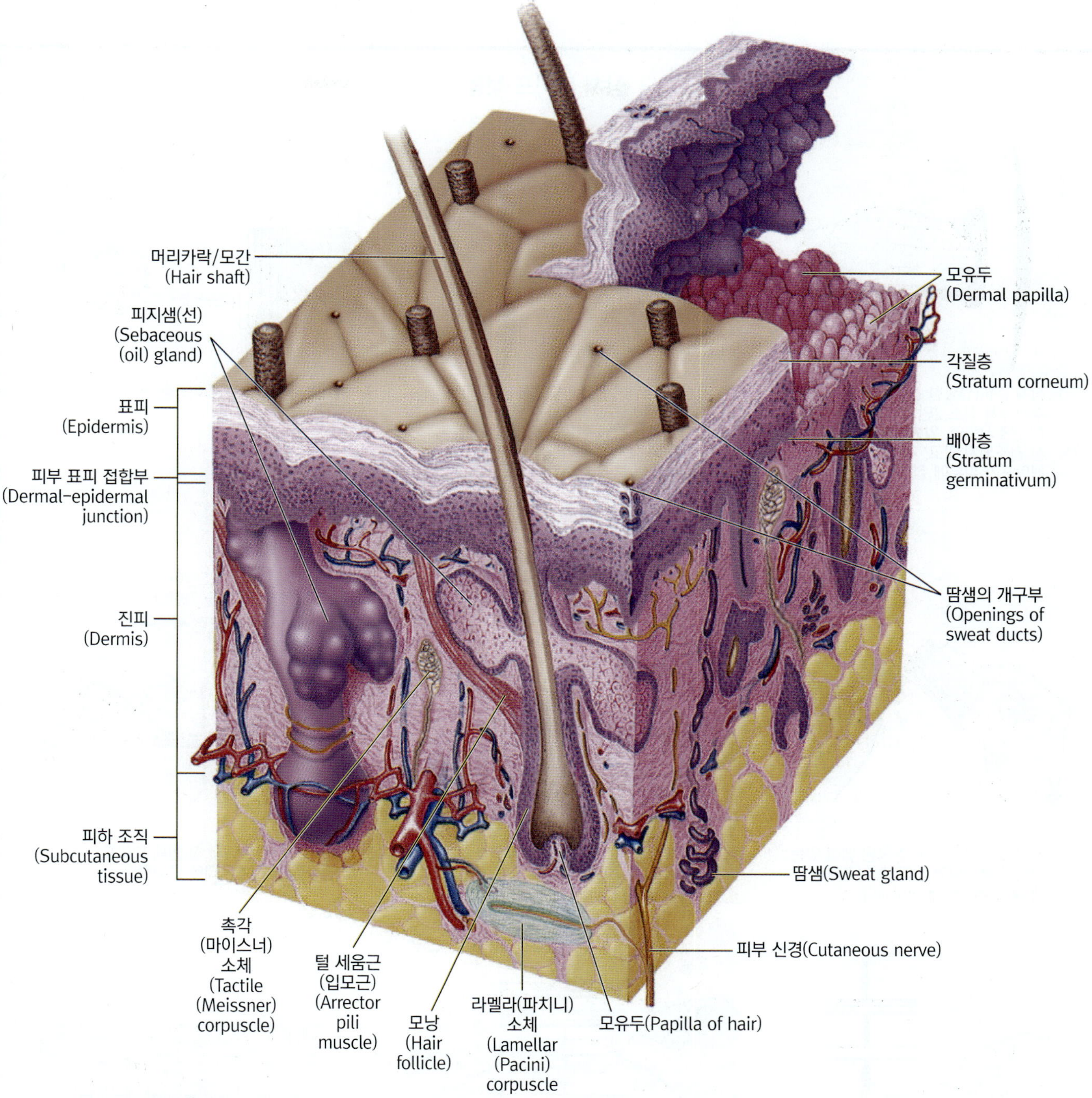

머리카락/모간
(Hair shaft)
피지샘(선)
(Sebaceous
(oil) gland)
표피
(Epidermis)
피부 표피 접합부
(Dermal-epidermal
junction)
진피
(Dermis)
피하 조직
(Subcutaneous
tissue)
촉각
(마이스너)
소체
(Tactile
(Meissner)
corpuscle)
털 세움근
(입모근)
(Arrector
pili
muscle)
모낭
(Hair
follicle)
라멜라(파치니)
소체
(Lamellar
(Pacini)
corpuscle
모유두(Papilla of hair)
피부 신경(Cutaneous nerve)
땀샘(Sweat gland)
땀샘의 개구부
(Openings of
sweat ducts)
배아층
(Stratum
germinativum)
각질층
(Stratum corneum)
모유두
(Dermal papilla)

그림 11-1 **피부의 해부학적 구조**

(From Patton KT, Thibodeau GA. *Structure and Function of the Body.* 15th ed. St Louis, MO: Mosby; 2016.)

Coagulation
Inflammation
Polymorphonuclear neutrophils predominant
Macrophages predominant
Fibroplasia and granulation tissue formation
50% of normal tissue strength
Vasoconstriction
Maturation and remodeling
Vasodilation
Angiogenesis
Epithelialization
- incomplete basement membrane
- complete basement membrane
Contraction
1 2 3 4 5 10 20 30 minutes 60
1 2 3 4 5 6 12 hours 24 48
1 2 3 4 5 6 days 7 14
1 2 3 weeks 7 10
1 2 3 4 5 6 months 12
1 2 years

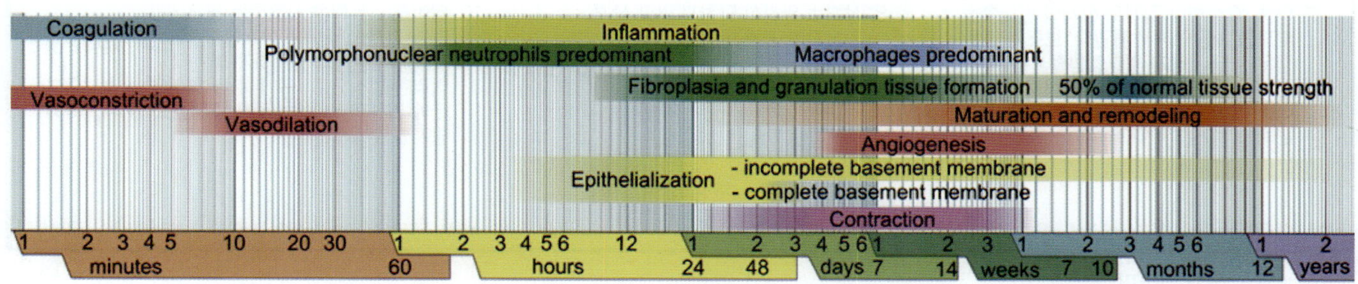

그림 11-2 **상처 치유의 타임라인**

(By Mikael Häggström, used with permission.)

상처 테이프 적용

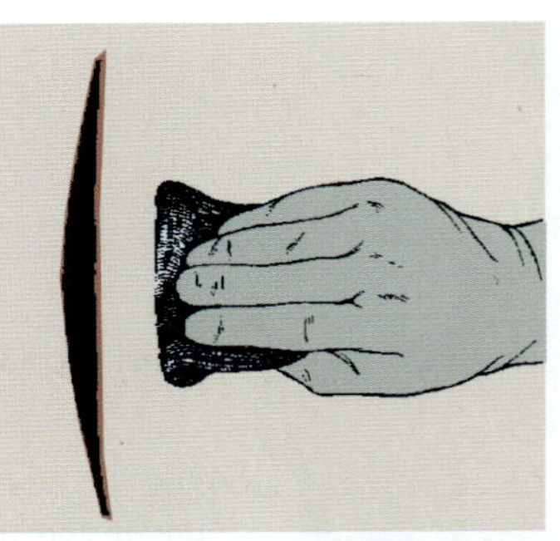

1. 상처 준비(필요한 경우 봉합) 후 상처 주위에서 최소 2인치의 피부를 완전히 건조시킨다. 일반적으로 피부가 잘 건조되지 않고, 지혈에 실패하면 테이프가 피부에 접착되지 않는다.

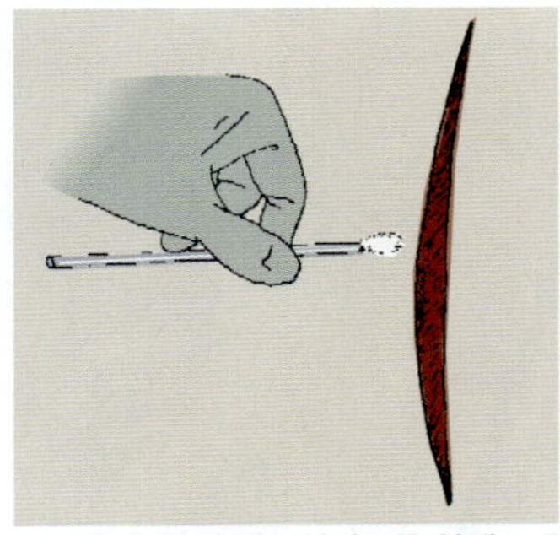

2. 상처 주위에 벤조인팅크를 얇게 코팅하여 테이프 접착력을 높인다. 벤조인은 감염 위험을 증가시키기 때문에 상처에 들어가지 않아야 한다. 벤조인이 눈에 들어가지 않도록 한다.

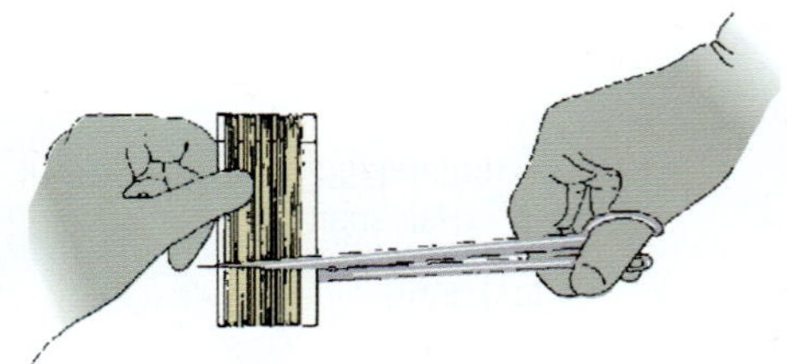

3. 뒷면을 제거하기 전 테이프를 원하는 길이로 자른다.

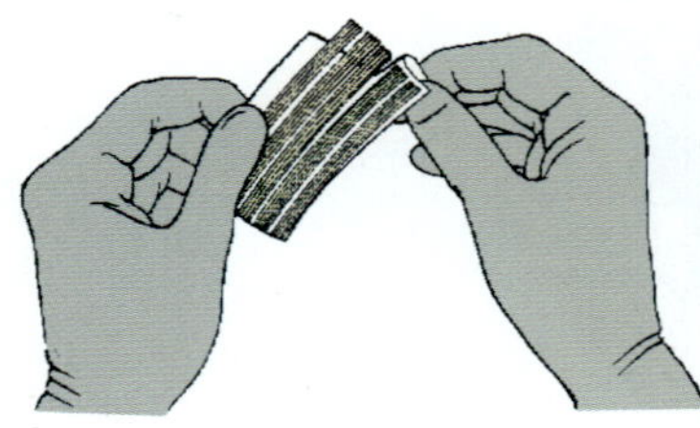

4. 테이프는 양쪽 끝에 천공된 탭이 있는 카드에 부착되어 있다. 테이프에서 탭 끝을 부드럽게 떼어낸다.

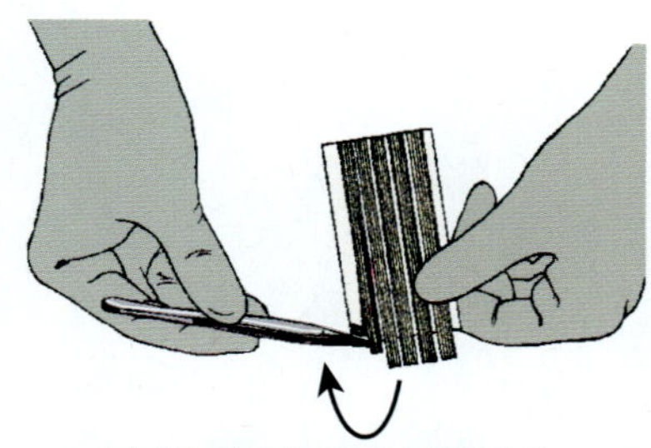

5. 집게를 사용하여 카드 뒷면에서 테이프를 떼어낸다. 옆이 아닌 뒤로 직접 당긴다.

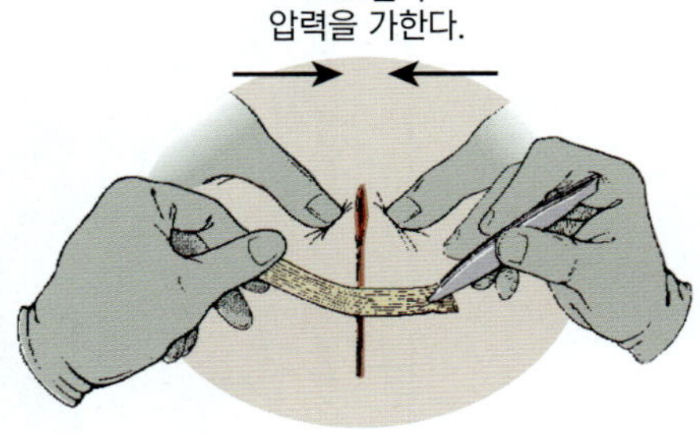

6. 상처의 중간 부분에서 첫 번째 테이프의 절반을 놓고 제자리에 고정한다.

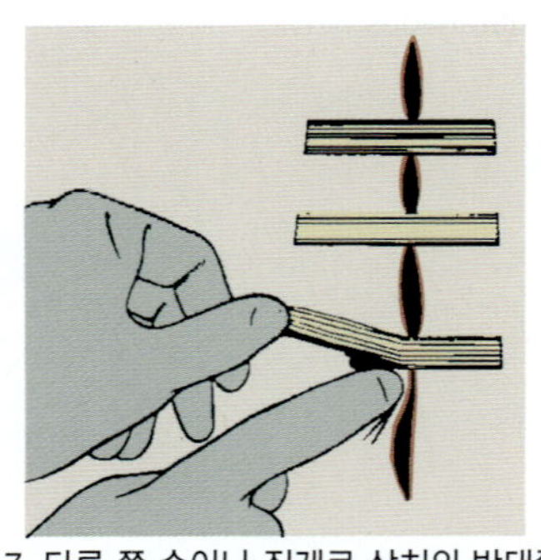

7. 다른 쪽 손이나 집게로 상처의 반대쪽을 부드럽고 단단하게 붙인다. 보조가 없는 경우 상처 가장자리를 접합할 수 있다. 상처가 충분히 닫힐 때까지 상처를 양분하여 테이프를 부착한다.

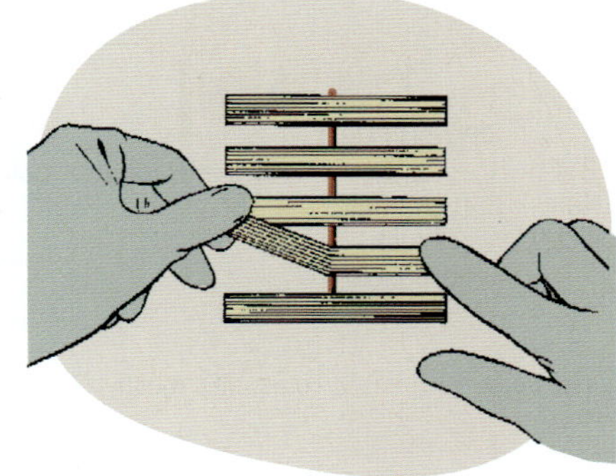

8. 상처는 완전히 막히지 않고 상처 가장자리가 완전히 붙는다.

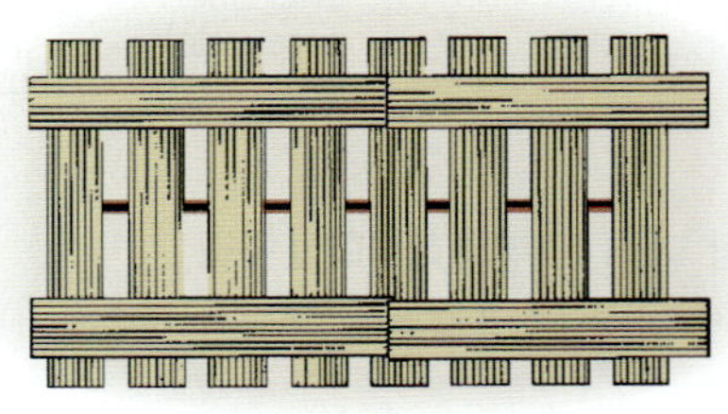

9. 테이프 스트립을 사용하는 경우에만 추가 지지 스트립을 상처에서 약 2.5 cm 상처 방향과 평행하게 놓는다. 이러한 방식으로 테이핑하면 테이프 끝에 발생할 수 있는 피부 물집을 방지할 수 있다.

그림 11-4 상처 테이핑

(From Roberts JR, Custalow CB, Thomsen T, eds. *Robert's and Hedge's Clinical Procedures in Emergency Medicine and Acute Care.* 7th ed. Philadelphia, PA: Elsevier; 2018.)

상처 스테이플

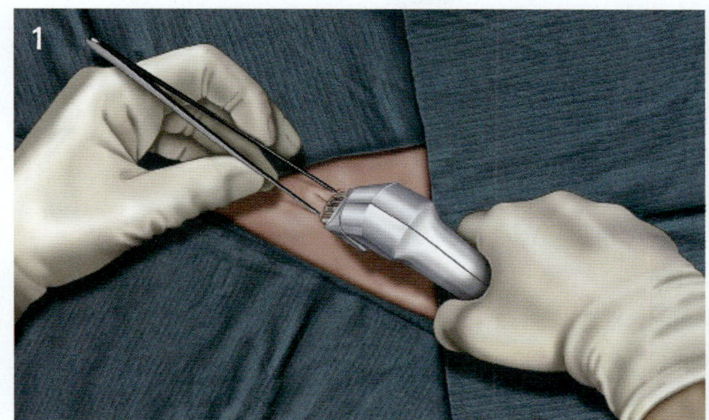

스테이플로 고정하기 전 손이나 집게로 피부 가장자리를 대략적으로 뒤집는다. 가능하면 보조가 임무를 수행하도록 한다. 상처 가장자리를 뒤집지 못하면 돌이킬 수 없는 결과를 초래한다.

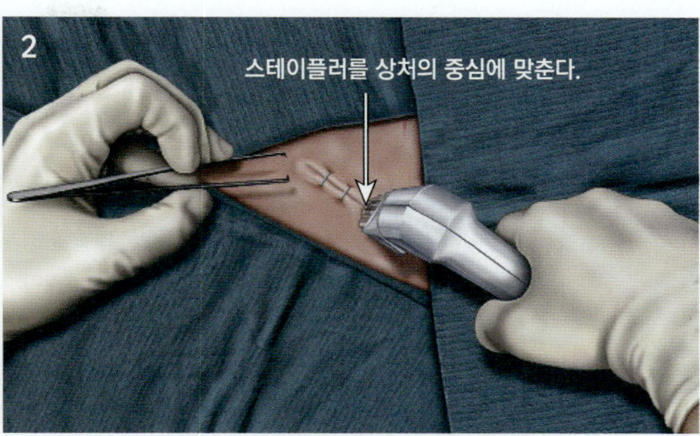

상처의 중심에 스테이플의 중심을 맞춘다. 스테이플 핸들을 눌러 스테이플 하나를 상처 여백으로 전진시킨다. 스테이플이 너무 깊게 삽입되지 않도록 피부를 너무 세게 누르지 않는다.

3

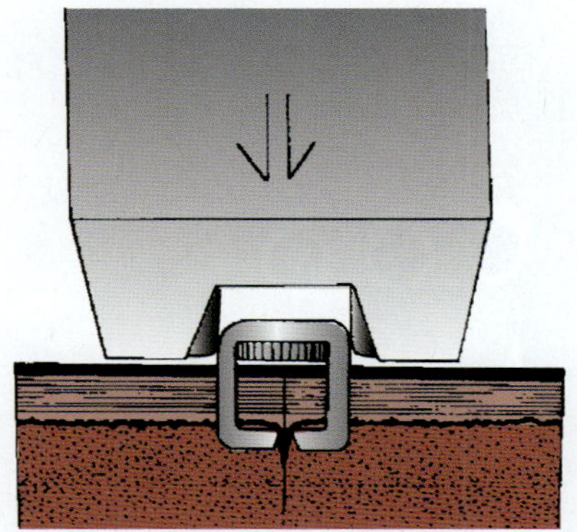

핸들을 누르면 모루가 자동으로 스테이플을 적절한 구성으로 구부린다.

4

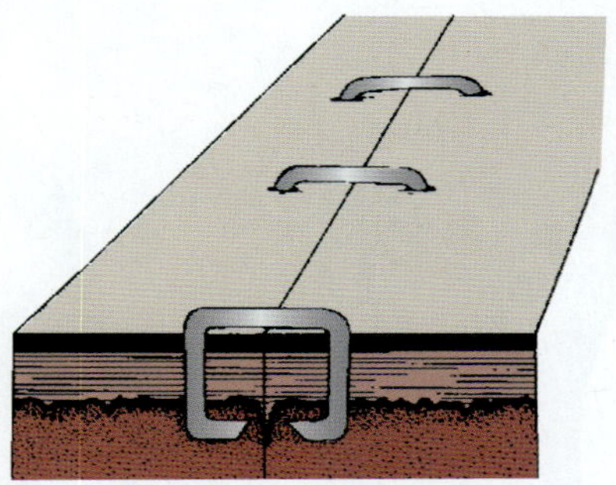

피부와 스테이플의 크로스바 사이에 약간의 공간을 남겨 둔다. 스테이플을 너무 깊게 삽입하여 생성된 과도한 압력은 제거 시 통증뿐만 아니라 상처 가장자리 허혈을 유발한다. 스테이플 바는 피부선에서 2~3 mm 위에 있다.

5

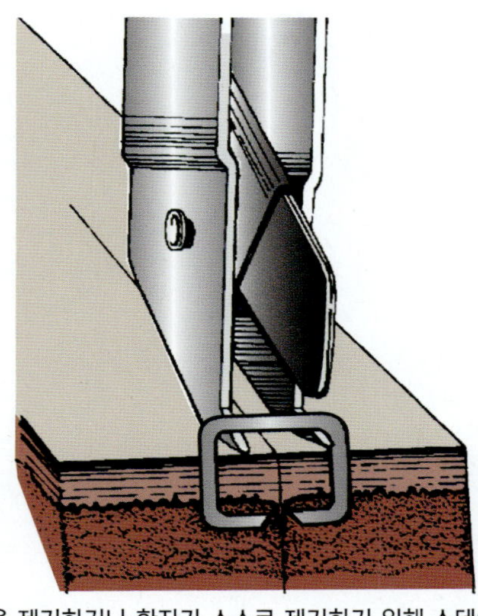

스테이플을 제거하거나 환자가 스스로 제거하기 위해 스테이플 제거기를 제공한다. 스테이플을 제거하려면 제거기의 아래턱을 스테이플의 크로스바 아래에 놓는다.

6

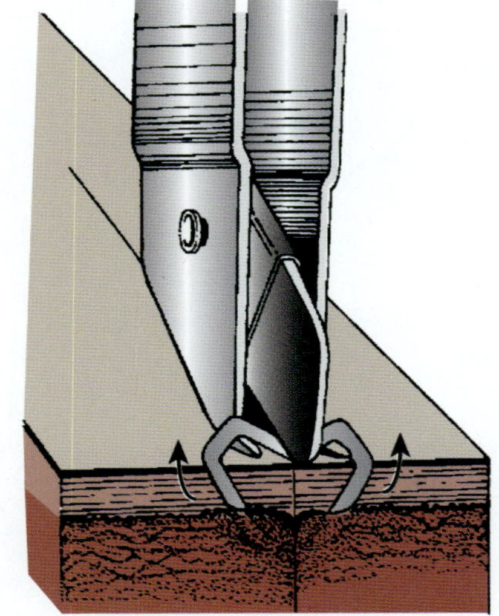

핸들을 부드럽게 쥐면 윗턱이 스테이플을 압박하여 피부에서 빠져나온다.

그림 11-5 **상처 스테이플 적용**

(From Roberts JR, Custalow CB, Thomsen T, eds. *Robert's and Hedge's Clinical Procedures in Emergency Medicine and Acute Care.* 7th ed. Philadelphia, PA: Elsevier; 2018.)

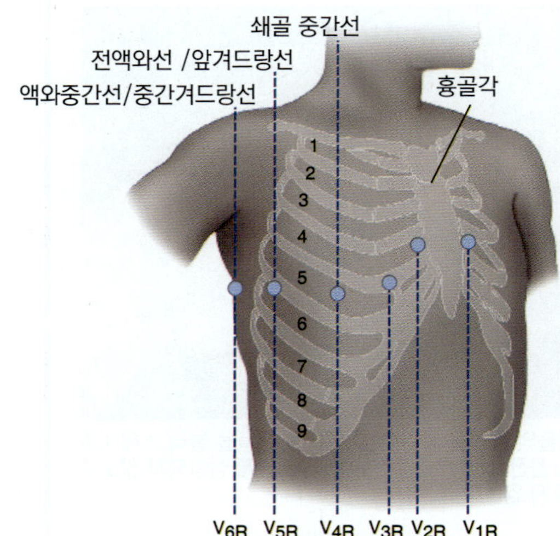

우측 흉부 리드

V_{1R}: 왼쪽 흉골 경계의 4번째 늑간강(ICS) (V_2)와 동일

V_{2R}: 오른쪽 흉골 경계에 있는 4번째 ICS (V_1)과 동일

V_{3R}: V_{2R}와 V_{4R} 중간

V_{4R}: 5번째 ICS의 오른쪽 쇄골 중앙선

V_{5R}: V_{4R}과 같은 수평 높이에 있는 오른쪽 앞겨드랑선

V_{6R}: V_{4R}과 같은 수평 높이에 있는 오른쪽 앞 중간겨등랑선

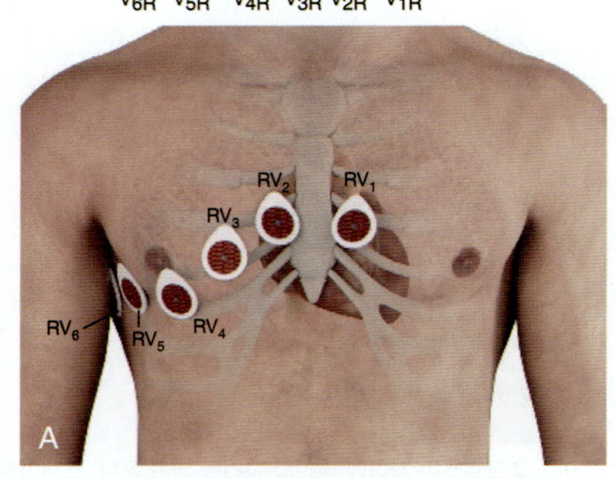

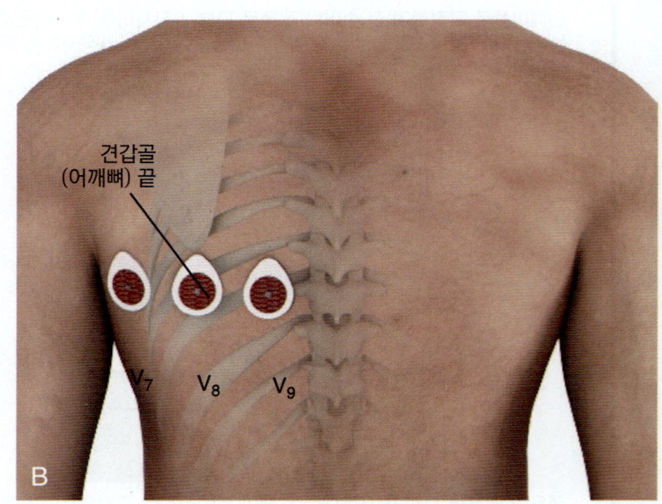

그림 23-15 **우심실** (A) 후벽면, (B) 심전도 유도 부착 부위

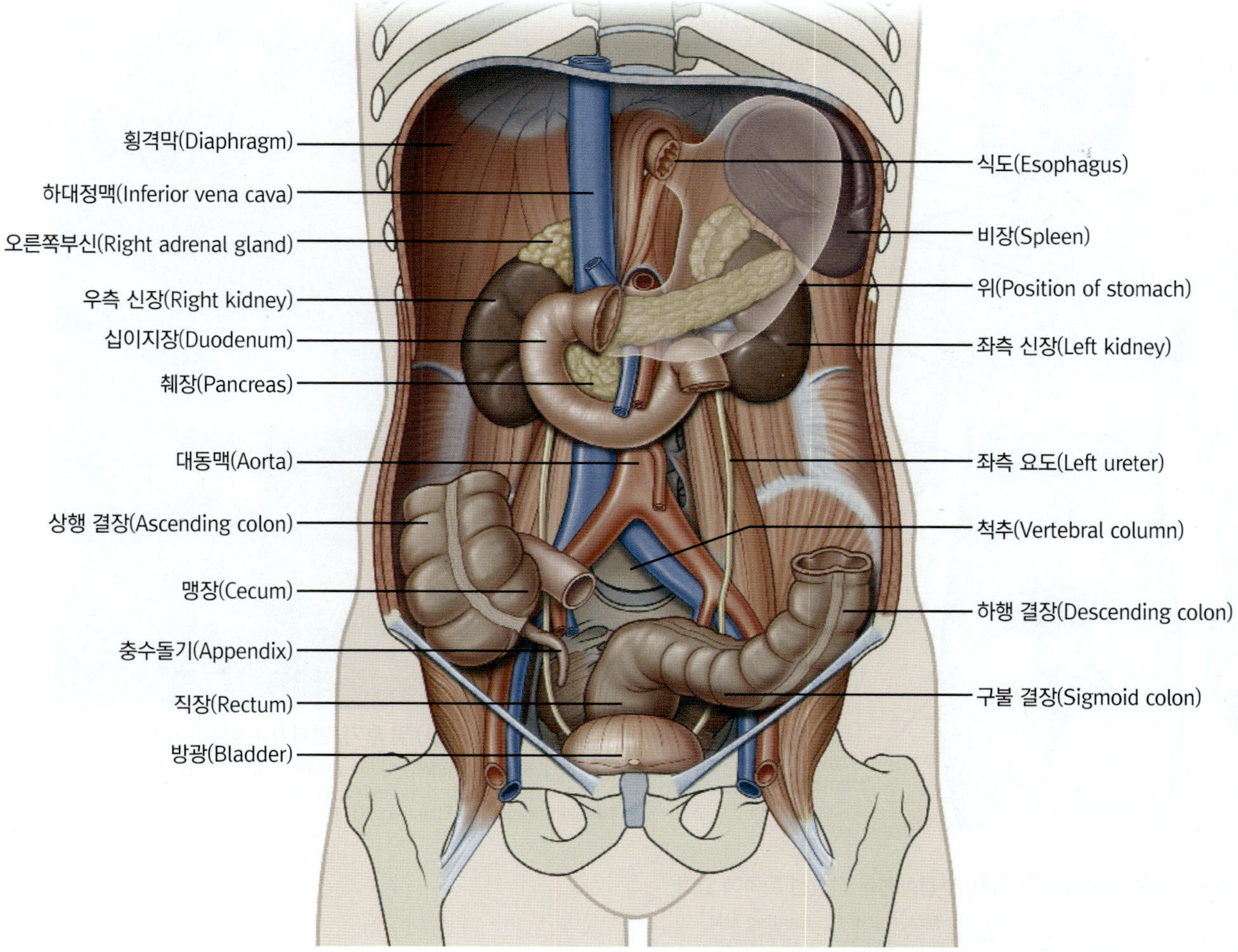

횡격막(Diaphragm)
하대정맥(Inferior vena cava)
오른쪽부신(Right adrenal gland)
우측 신장(Right kidney)
십이지장(Duodenum)
췌장(Pancreas)
대동맥(Aorta)
상행 결장(Ascending colon)
맹장(Cecum)
충수돌기(Appendix)
직장(Rectum)
방광(Bladder)
식도(Esophagus)
비장(Spleen)
위(Position of stomach)
좌측 신장(Left kidney)
좌측 요도(Left ureter)
척추(Vertebral column)
하행 결장(Descending colon)
구불 결장(Sigmoid colon)

그림 25-1 소화기계 해부도

(From Waugh A, Grant A. *Ross & Wilson Anatomy and Physiology in Health and Illness.* 13th ed. Elsevier Ltd, 2018.)

투석기로부터 유입
투석기로 배출
A
B
루프 이식편
동맥
정맥
C

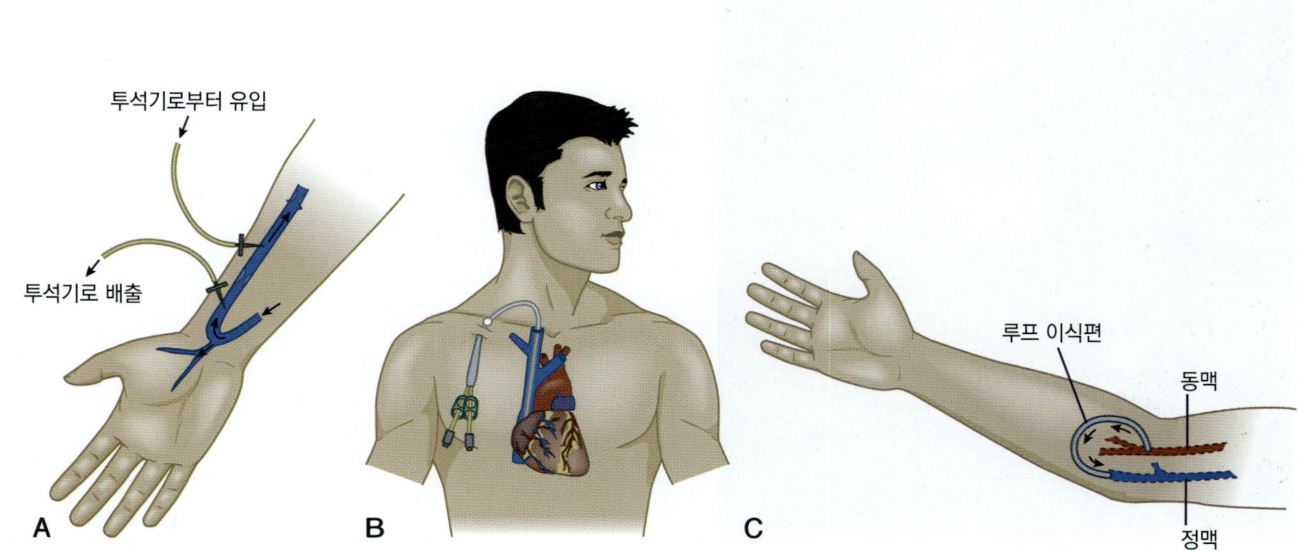

그림 26-1 투석 접근부위 유형. (A) 팔뚝 동정맥 누공, (B) 임시 혈액 투석 접근을 위한 정맥 카테터, (C) 인공루프 이식

(From National Institute of Diabetes and Digestive and Kidney Diseases. *Kidney Failure: Choosing a Treatment That's Right for You.* NIH Publication 00-2412. Bethesda, MD: National Institutes of Health; 2007.)

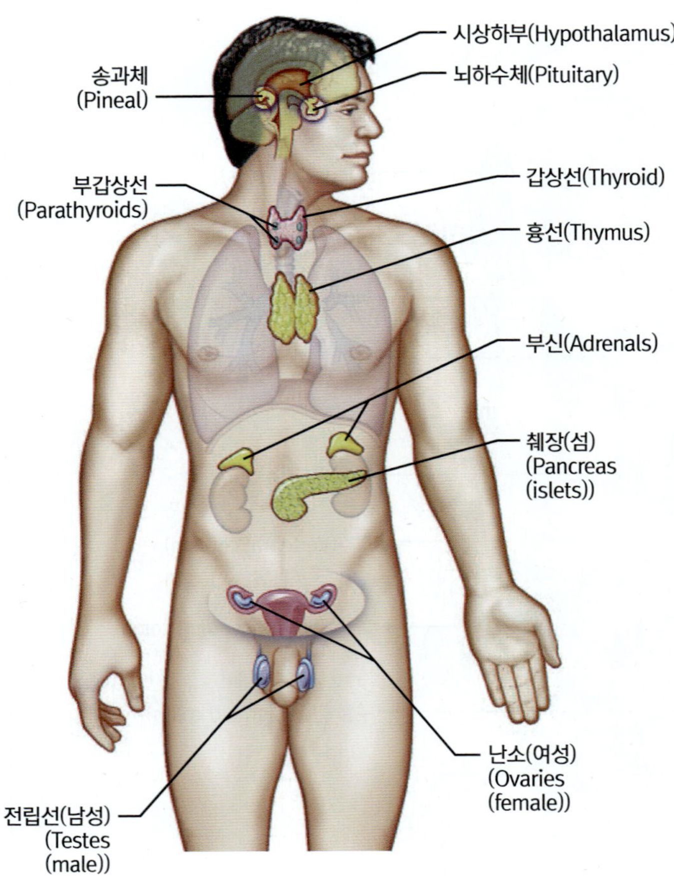

그림 28-1 **주요 내분비 샘의 위치.** 부갑상선은 갑상선 뒤쪽에 있다.

(From Lewis SL, Dirksen SR, Heitkemper MM, Bucher L, Harding MM. *Medical-Surgical Nursing: Assessment and Management of Clinical Problems.* 9th ed. St Louis, MO: Elsevier-Mosby; 2014.)

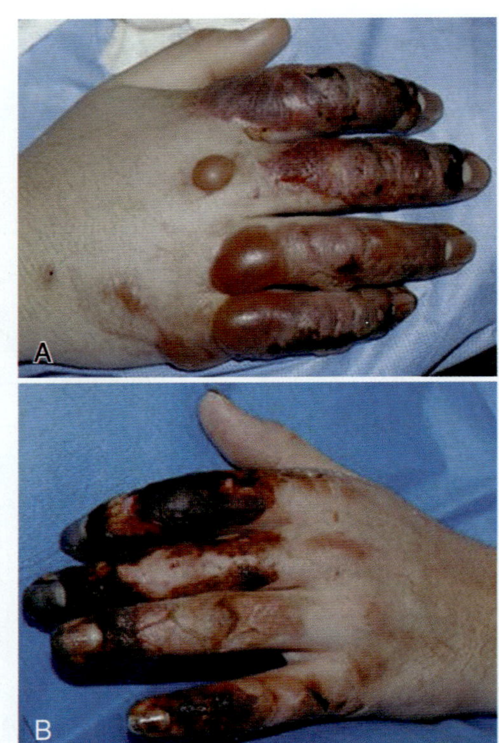

그림 30-2 **초기 (A) 및 후기/말기 (B) 동상의 사진**

(From Freer L, Handford C, Imray CHE. Frostbite. In: Auerbach PS, Cushing TA, Harris NS, eds. *Auerbach's Wilderness Medicine.* 7th ed. Philadelphia, PA: Elsevier; 2017.)

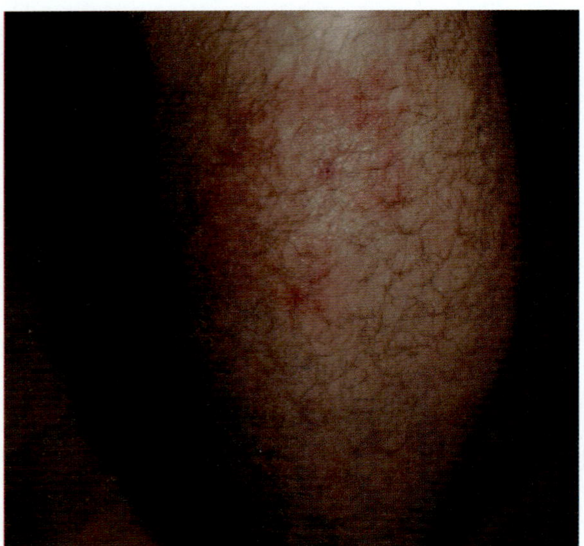

그림 30-7 1기 라임병에서 볼 수 있는 전형적인 이동홍반 발진

(From Cummins GA, Traub SJ. Tick-borne diseases. In: Auerbach PS, Cushing TA, Harris NS, eds. *Auerbach's Wilderness Medicine.* 7th ed. Philadelphia, PA: Elsevier; 2017.)

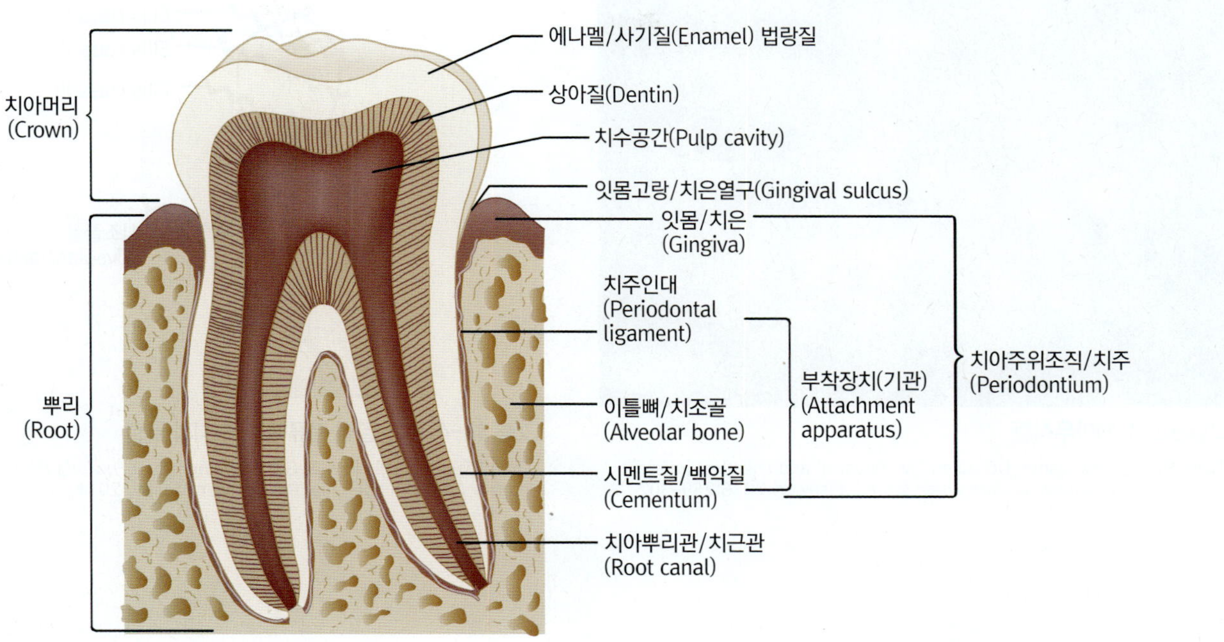

그림 32-1 치과용 해부학적 단위 및 부착 장치(기관)

(From Walls RM, Hockberger RS, Gausche-Hill M, ed. *Rosen's Emergency Medicine: Concepts and Clinical Practice.* Philadelphia, PA: Elsevier; 2018:771-790.)

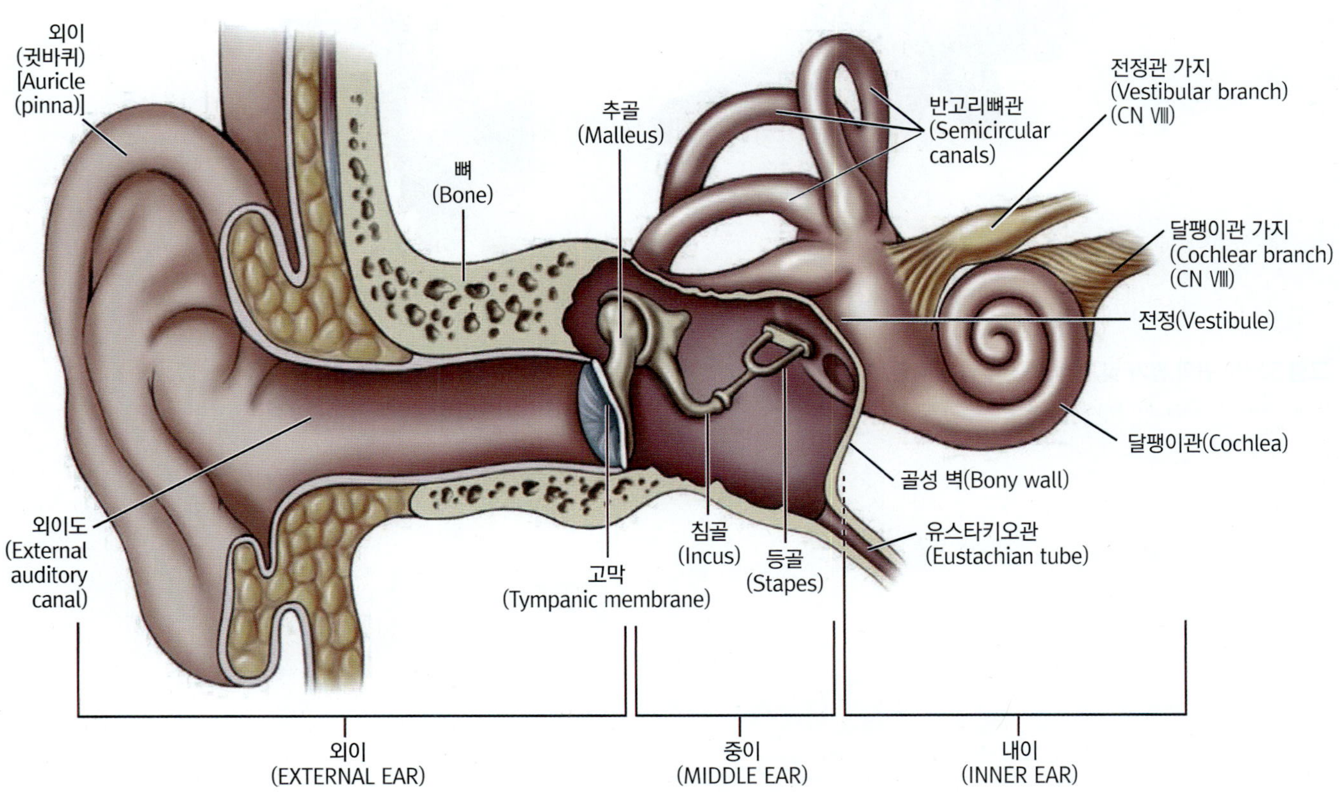

그림 32-2 외이, 중이, 내이의 단면도

(From Herlihy B. *The Human Body in Health and Illness.* 6th ed. St Louis, MO: Elsevier; 2017.)

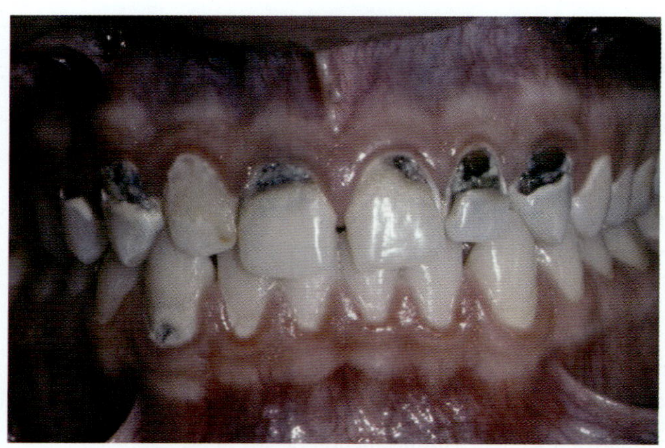

그림 32-3 치아우식증

(From Neville BW, Damm DD, Allen CM. Physical and chemical injuries. In: *Oral and Maxillofacial Pathology*. 4th ed. Elsevier; 2016:259–302.)

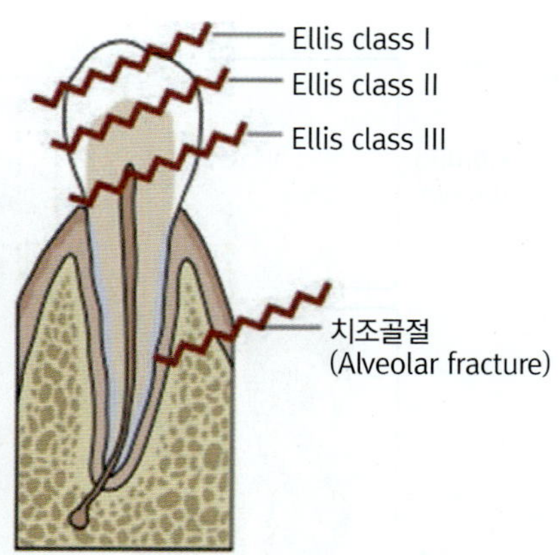

그림 32-4 Ellis 골절 분류에 따른 치과 골절

(From Pfenninger JL, Fowler GC. *Pfenninger and Fowler's Procedures for Primary Care*. Philadelphia, PA: Elsevier/Mosby; 2011.)

성인

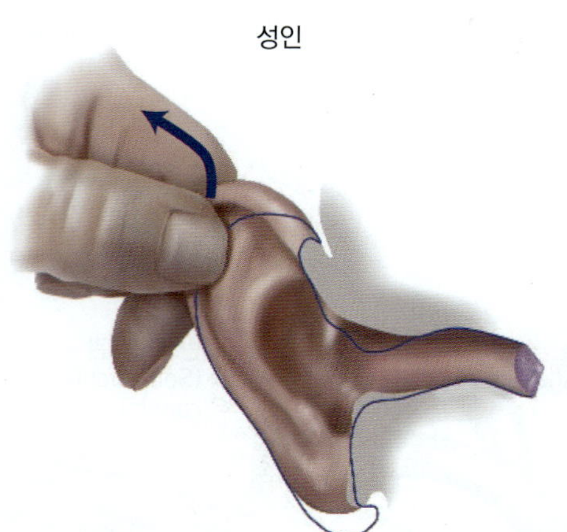

성인-귓바퀴를 후상방으로 당긴다.

아동

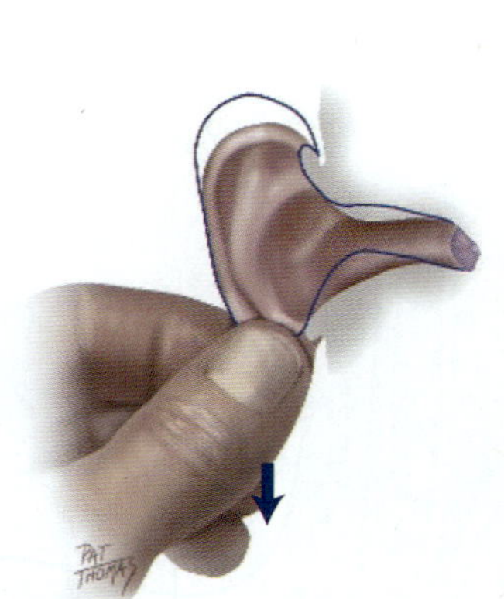

신생아/3세 이하 영아-후하방으로 당긴다.

그림 32-5 귀의 평가 및 점적 약물 주입을 위한 귀 위치 지정

(From Jarvis C. Ears. In: *Physical Examination and Health Assessment*. 7th ed. St Louis, MO: Elsevier; 2016:325–351.)

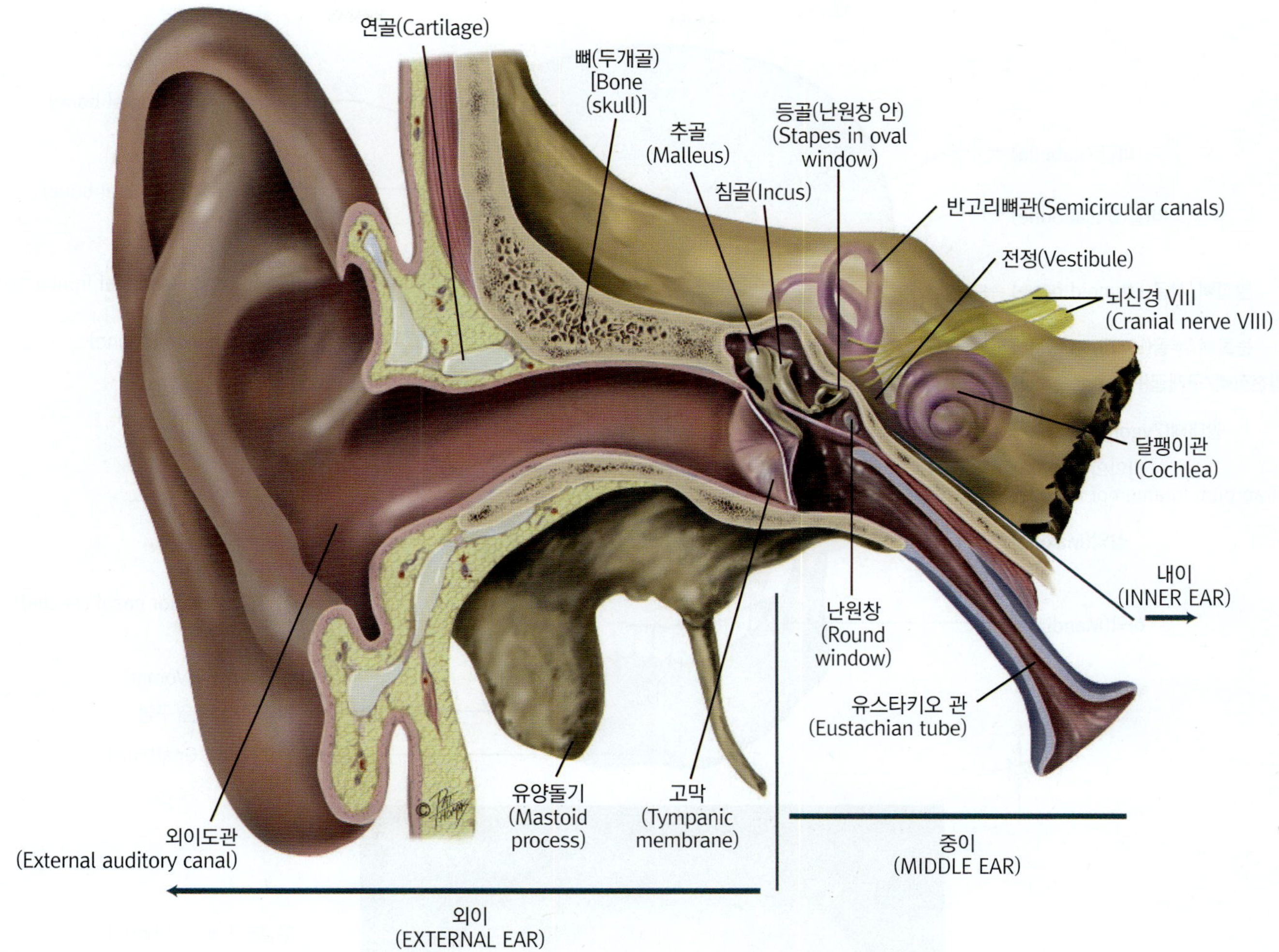

그림 32-6 **외이도염(수영선수의 귀)**

(From: Jarvis C. Ears. In: *Physical Examination and Health Assessment.* 7th ed. St Louis, MO: Elsevier; 2016:325–351.)

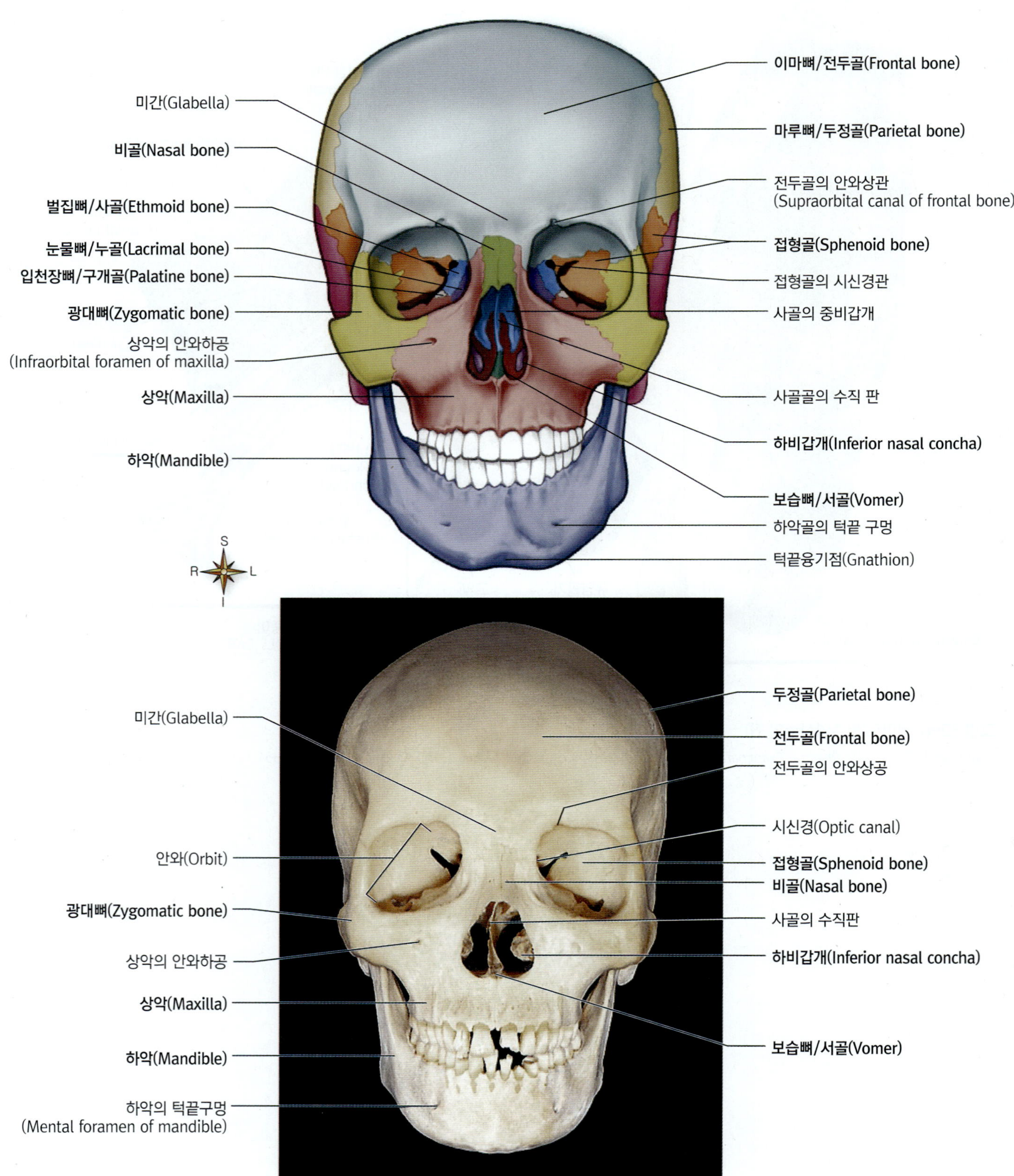

그림 36-1 **안면뼈**

(From Patton KT. *Anatomy & Physiology*, 7th ed. St Louis, MO: Elsevier; 2010.)

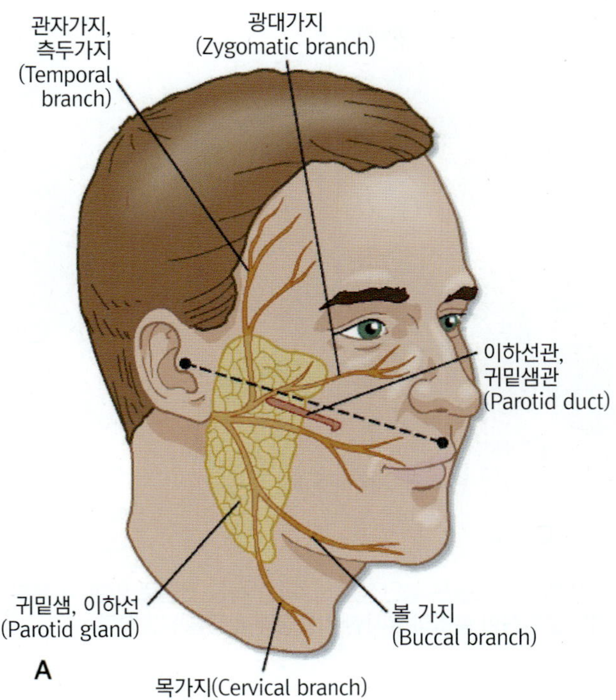

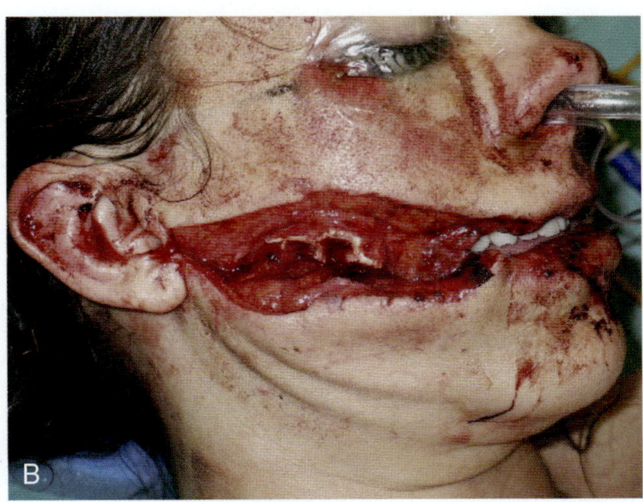

그림 36-2 (A) 귀의 이주에서 윗입술의 중간까지 생긴 선은 이하선의 경로와 가깝다. 이하선 샘의 손상은 일반적으로 교근의 전방경계 또는 말단에 위치한다. (B) 이하선 및 관련 샘의 부상 위험이 높은 안면 열상

(A, From Adams J, Barton E, Collings J, et al. *Emergency Medicine.* St Louis, MO: Saunders; 2008. B, From Fonesca RJ, Walker RV, Barber HD, et al. *Oral & Maxillofacial Trauma.* 4th ed. St Louis, MO: Elsevier Saunders; 2013.)

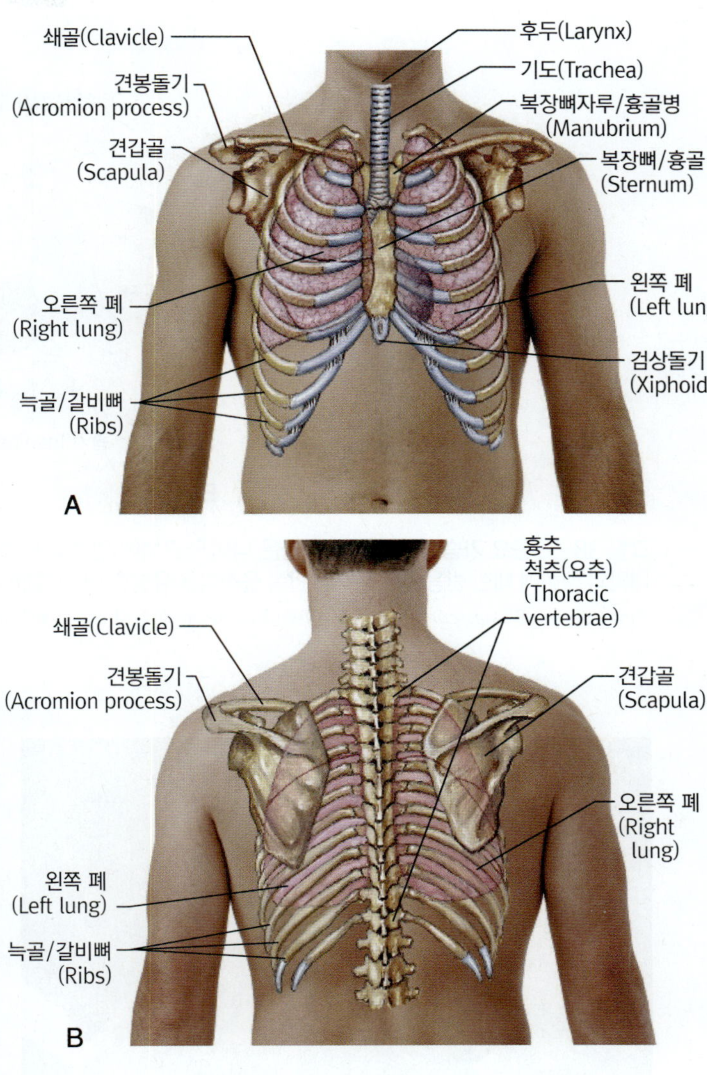

그림 38-1 흉부의 해부학적 랜드마크

(From Thompson JM, Wilson SF. Health assessment for nursing practice. St Louis, MO: Mosby; 1996. In: Ball JE, Dains JW, Flynn JA, Solomon B, Stewart RW. *Seidel's Guide to Physical Examination: An Interventional Approach.* 9th ed. St Louis, MO: Elsevier; 2017.)

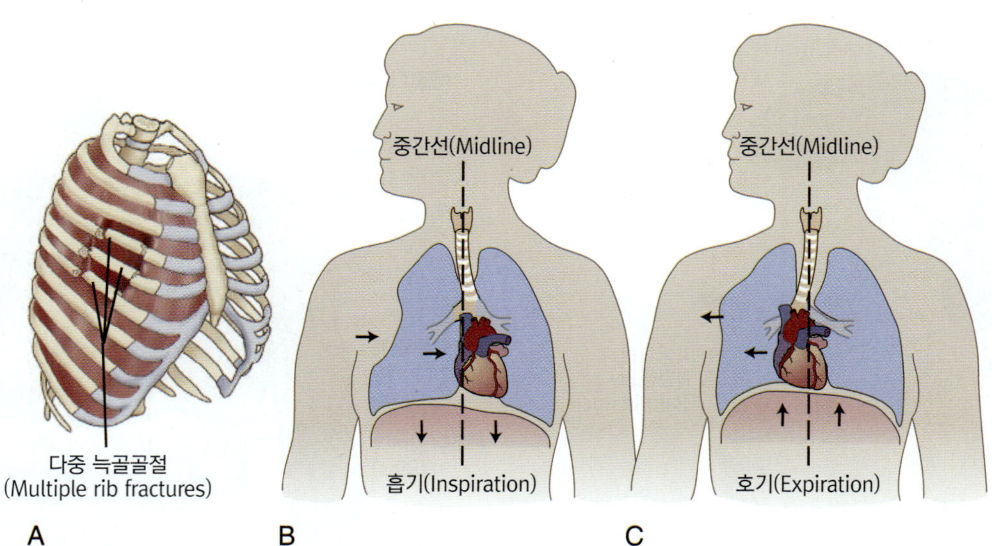

그림 38-5 **동요 가슴.** (A) 골절된 늑골은 나머지 흉벽에 연결되어 있지 않다. (B) 역설적 호흡은 불안정성(즉, 다중 늑골 골절로 인한)이 흉부 내압의 생성에 대한 반응으로 흉벽의 안쪽 움직임을 유발할 때 발생한다. (C) 호기는 불안정한 흉벽의 유사한 기능장애 확장을 유발한다.

(From Shiland B. *Mastering Healthcare Terminology*. 5th ed. St Louis, MO: Mosby, 2016.)

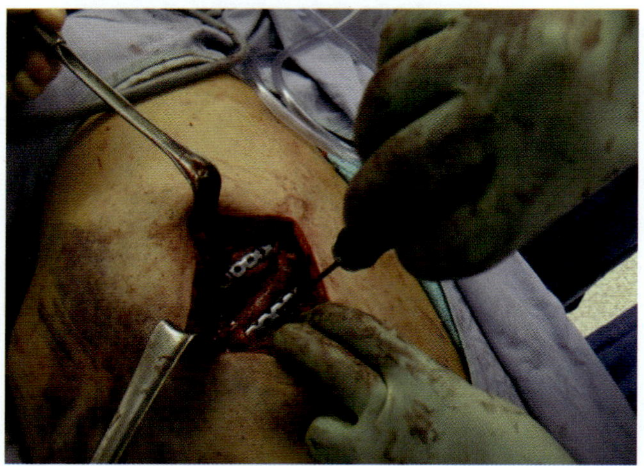

그림 38-6 **흉관 삽관 및 늑골 교정**

(From de Moya M, Nirula R, Biffl W. Rib fixation: who, what, when? *Trauma Surg Acute Care Open*. 2017;2(1):1-4. doi:10.1136/tsaco-2016-000059.)

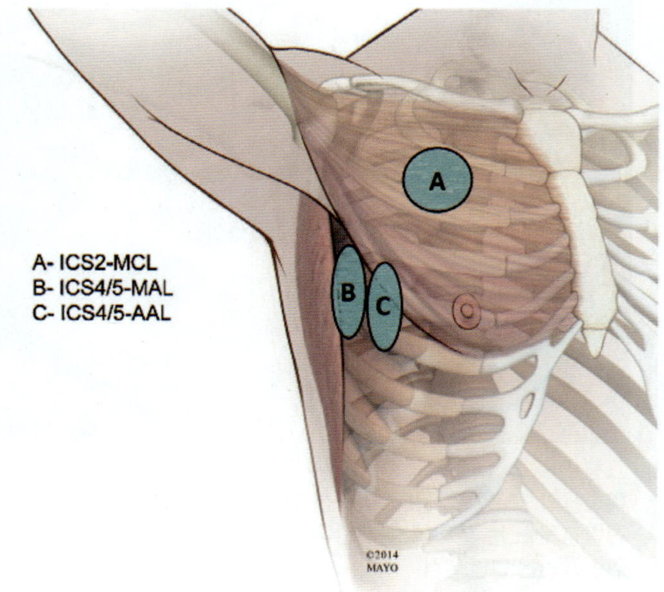

그림 38-11 바늘 개흉술 감압을 위한 해부학적 위치-바늘개흉술 부위. (A) 현재 권장되는 2번째 늑간강 중간 쇄골라인(ICS2-MCL); (B) 4번째 및 5번째 늑간 공간 중간겨드랑이선(ICS4/5-MAL); (C) 4번째 및 5번째 늑간공간 전방 겨드랑이 선(ICS4/5-AAL). (컬러 삽화 참고)

(From Laan DV, et al. *Injury*. 2016;47(4):797-804. Used with permission of Mayo Foundation for Medical Education and Research.)

PERICARDIOCENTESIS (SUBXIPHOID APPROACH)

1

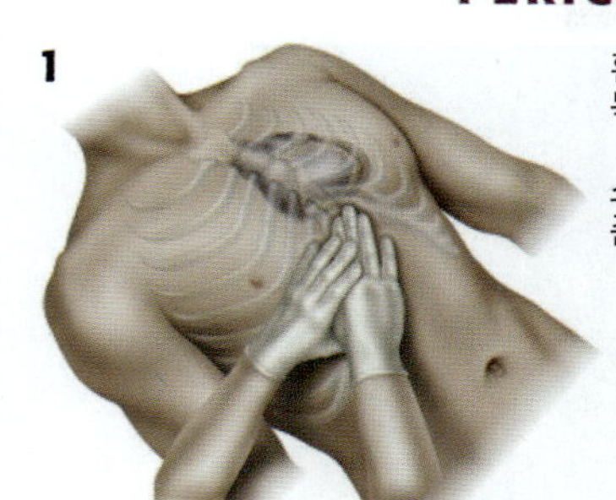

환자를 검사하여 검상돌기와 늑골의 끝부분을 촉진한다.

소독약으로 해당 부위를 소독하여 준비하고 국소 마취를 실시한다.

2

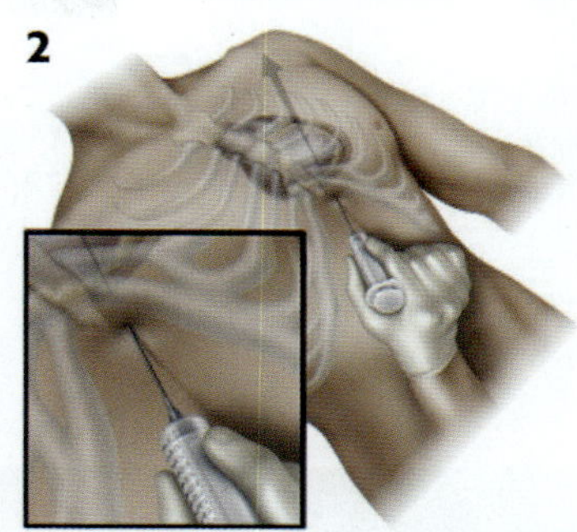

바늘 1 cm 을 30도 각도로 왼쪽 검상돌기 각도보다 아래쪽으로 피부에 삽입한다. 왼쪽 어깨를 겨누어 삽입한다.

3

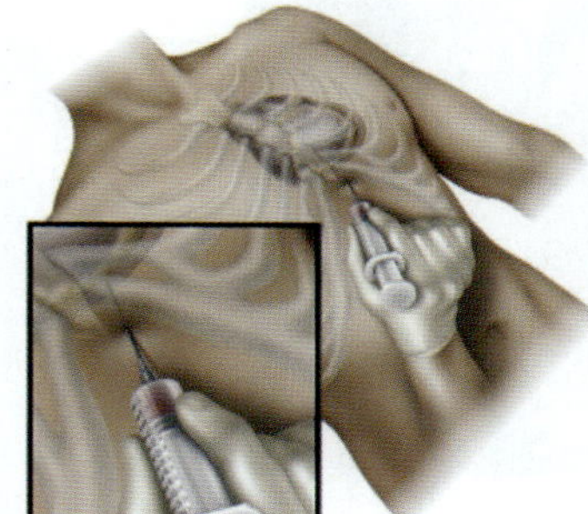

바늘을 전진시키는 동안 흡인하고 체액이 역류하는지 살펴본다.

만약 역류한다면 바늘 삽입은 중지한다.

4

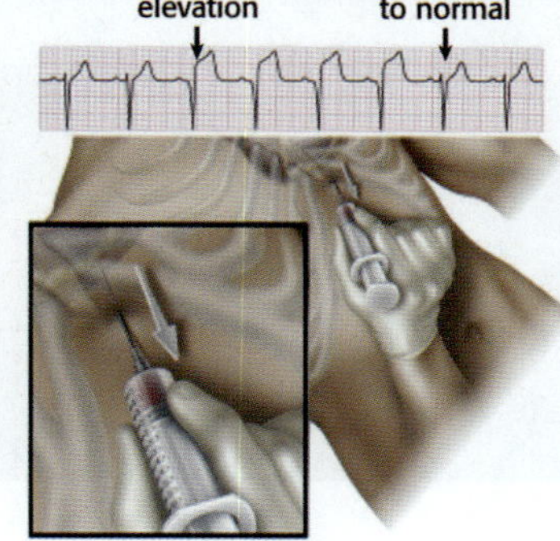

심전도 모니터링을 사용하는 경우 바늘이 전진하는 동안 이상 여부를 관찰한다. 이상이 보이는 부분은 심막에 닿았음을 나타내므로 이 경우 바늘을 약간 빼낸다.

5

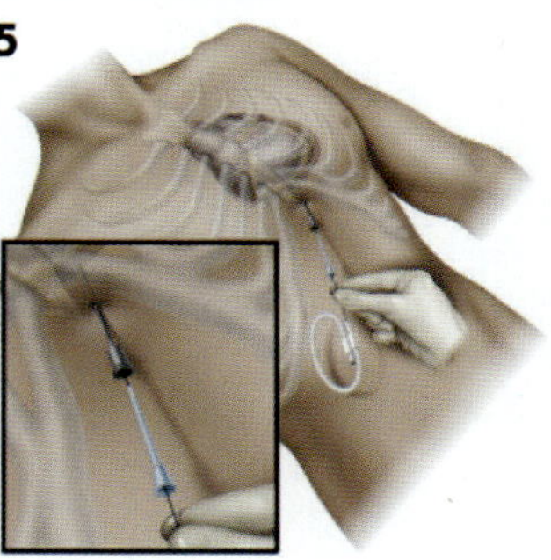

J-팁 가이드 와이어를 바늘을 통과하여 심박으로 이동시킨다.

6

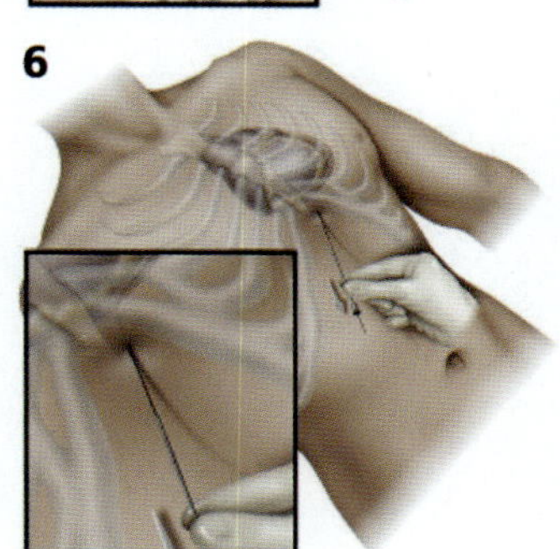

가이드 와이어를 심막에 그대로 두고 바늘을 제거한다.

7

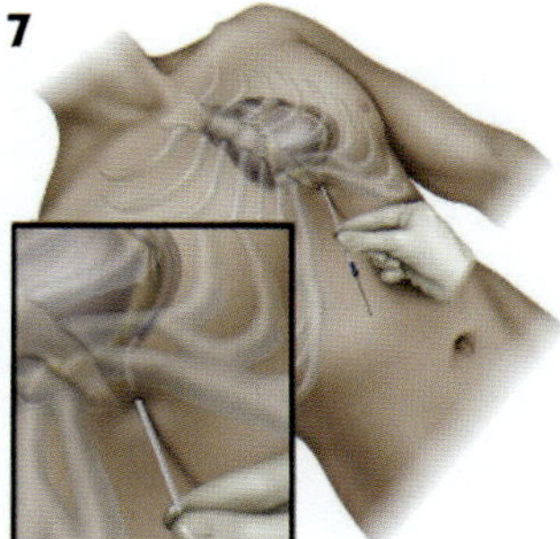

와이어 뒤로 6~8 Fr dilator를 전진시킨 후 dilator를 제거한다.

8

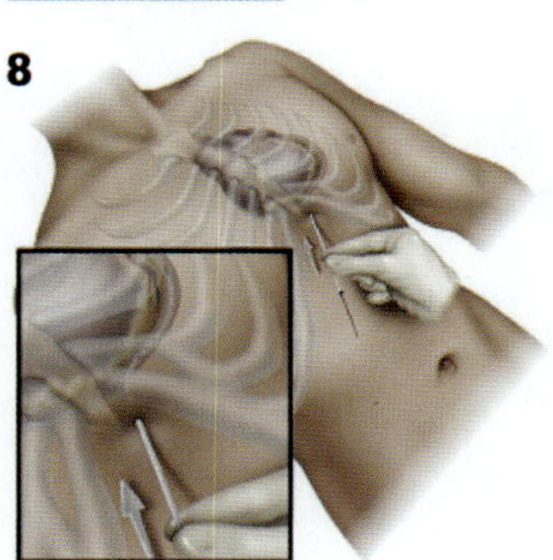

6~8 Fr 카테터를 심막으로 이동시킨다.

9

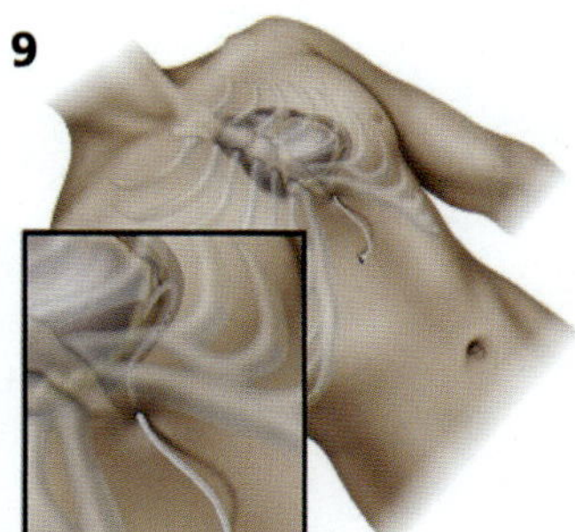

와이어를 제거하고 심낭액을 배출한다.

그림 38-14 심낭천자

(From Custalow CB: *Color Atlas of Emergency Department Procedures*. Philadelphia, PA: Saunders: 2005. In: Roberts JR, Custalow CB, Thomsen TW, eds. *Roberts and Hedges, Clinical Procedures in Emergency Medicine and Acute Care*. 7th ed. Philadelphia, PA: Elsevier; 2019.)

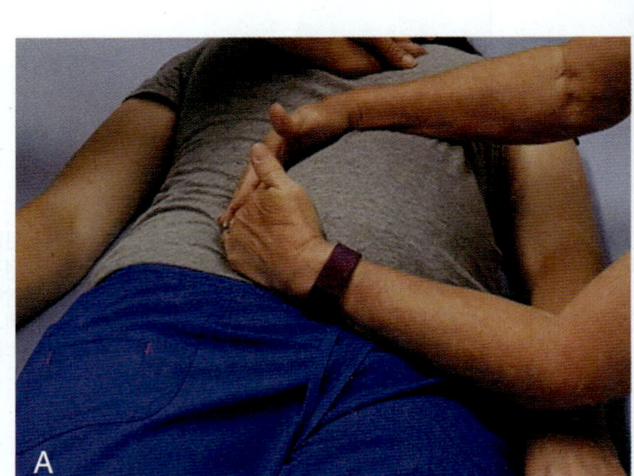

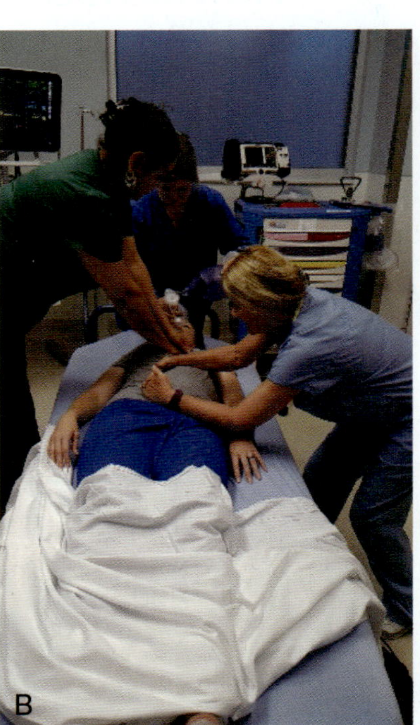

그림 43-2 도수 자궁 전위